CB002557

Terapia Intensiva Pediátrica e Neonatal

4ª edição

Volume 2

Terapia Intensiva Pediátrica e Neonatal

4ª edição

Mário Roberto Hirschheimer

Médico Pediatra com título de especialista em Medicina Intensiva e certificado nas áreas de atuação de Endocrinologia e Terapia Intensiva Pediátricas. Membro da Diretoria Executiva da SPSP (Presidente no triênio 2013-2016). Presidente do Departamento de Segurança da Criança e do Adolescente da SBP. Membro dos Departamentos de Bioética e do Núcleo de Estudos da Violência contra Crianças e Adolescentes da SPSP. Delegado e Membro da Câmara Técnica de Pediatria do CREMESP

Werther Brunow de Carvalho

Professor Titular de Terapia Intensiva/Neonatologia do ICr-HC-FMUSP. Coordenador da Pediatria do Hospital Santa Catarina em São Paulo

Toshio Matsumoto

Médico Preceptor da UTI Pediátrica do HMIMJ. Vice-Presidente do Departamento de Terapia Intensiva da SPSP

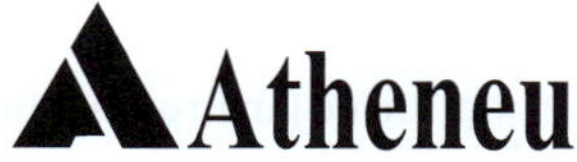

EDITORA ATHENEU

São Paulo — Rua Jesuíno Pascoal, 30
Tel.: (11) 2858-8750
Fax: (11) 2858-8766
E-mail: atheneu@atheneu.com.br

Rio de Janeiro — Rua Bambina, 74
Tel.: (21) 3094-1295
Fax: (21) 3094-1284
E-mail: atheneu@atheneu.com.br

Belo Horizonte — Rua Domingos Vieira, 319 – conj. 1.104

Produção Editorial: Et Cetera Editora/Kleber Kohn
Capa: Equipe Atheneu

CIP-BRASIL. CATALOGAÇÃO NA PUBLICAÇÃO
SINDICATO NACIONAL DOS EDITORES DE LIVROS, RJ

T493

Terapia intensiva pediátrica e neonatal / editores Mário Roberto Hirschheimer, Werter Brunow de Carvalho, Toshio Matsumoto. - 4. ed. - Rio de Janeiro : Atheneu, 2018.
: il.

Inclui bibliografia
ISBN 978-85-388-0862-6

1. tratamento intensivo pediátrica e neonatal. I. Título.

17-47567 CDD: 610.7561
CDU: 616-083.98

20/10/2017 23/10/2017

HIRSCHHEIMER, M. R.; CARVALHO, W. B.; MATSUMOTO, T.
Terapia Intensiva Pediátrica e Neonatal – 4ª edição

Colaboradores

Alexandre T. Rotta

Division Chief, Pediatric Critical Care Medicine, UH Rainbow Babies & Children's Hospital Medical Director, Cardiothoracic Surgery Intensive Care, UH Rainbow Babies and Children's Hospital Interim Division Chief, Pediatric Emergency Medicine, UH Rainbow Babies and Children's Hospital Professor, Pediatrics, CWRU School of Medicine, United States

Alfredo Elias Gilio

Mestre e Doutor em Medicina (Pediatria) pela FMUSP. Docente do Departamento de Pediatria da FMUSP. Diretor de Divisão da Clínica Pediátrica do HU-USP. Coordenador do Centro de Imunizações do HIAE

Amélia Gorette Reis

Doutora em Medicina (Pediatria) pela FMUSP. Médica do Setor de Emergência do ICr-HC-FMUSP

Ana Carolina Gouvêa Bermudes

Médica da UTI Pediátrica do ICr-HC-FMUSP

Ana Cristina Aoun Tannuri

Professora Associada da Disciplina de Técnica Cirúrgica e Cirurgia Experimental da FMUSP. Médica do Serviço de Cirurgia Pediátrica e Transplante Hepático do ICr-HC-FMUSP. Pesquisadora do Laboratório de Cirurgia Pediátrica do HC-FMUSP (LIM-30)

Ana Cristina Ribeiro Zöllner

Mestre em Saúde Materno Infantil pela UNISA. Especialista em Administração Hospitalar pela Universidade Nove de Julho. Especialista em Bioética pela USP. Professora e Coordenadora Adjunta do Curso de Medicina da UNISA. Membro da Diretoria da SPSP. Membro da Diretoria da SBP. Delegada do CREMESP. Membro da Câmara Técnica de Pediatria do CREMESP

Ana Paula de Carvalho Panzeri Carlotti

Professora Associada do Departamento de Puericultura e Pediatria da FMRP-USP. Responsável pelo Centro de Terapia Intensiva Pediátrico do HC-FMRP-USP

André Luis Albiero
Médico da Hematologia Pediátrica do ICr-HC-FMUSP

Andréa Hiromi Imamura
Médica da UTI Pediátrica do ICr-HC-FMUSP

Andrea Watanabe
Chefe do Setor de Nefrologia – Disciplina de Pediatria Clínica do ICr-HC-FMUSP

Andréia Cascaes Cruz
Enfermeira. Doutora em Ciências pela Escola de Enfermagem da USP. Professora Adjunta Substituta da Disciplina de Enfermagem em Pediatria Clínica e Cirúrgica do Departamento de Enfermagem Pediátrica da EPE-UNIFESP

Antonio Carlos Camargo Carvalho
Professor Livre-Docente Titular e Chefe da Disciplina de Cardiologia da UNIFESP

Arnaldo Prata Barbosa
Mestre em Pediatria. Doutor em Clínica Médica – Saúde da Criança e do Adolescente pela Faculdade de Medicina da UFRJ. MBA em Gestão pela COPPEAD-UFRJ. Professor Colaborador Voluntário do Departamento de Pediatria da Faculdade de Medicina da UFRJ. Coordenador de Pesquisa em Pediatria e Diretor de Ensino do Instituto D'Or de Pesquisa e Ensino (IDOR). Coordenador Geral dos Serviços de Pediatria dos hospitais da Rede D'Or São Luiz no Rio de Janeiro

Artur Figueiredo Delgado
Mestre, Doutor e Livre-Docente pela FMUSP. Médico do Hospital Israelita Albert Einstein. Membro da Comissão de Terapia Nutricional da Diretoria Clínica do HC-FMUSP

Barbara Amorim Hackbart
Mestranda em Neurologia pela EPM-UNIFESP. Neuropediatra do Hospital Estadual Nossa Senhora da Glória em Vitória/ES

Benita Galassi Soares Schvartsman
Doutora em Medicina (Pediatria) pela USP. Médica da Unidade de Nefrologia Pediátrica do ICr-HC-FMUSP

Cacilda Rosa Barbosa Dias
Mestre em Ciências da Saúde pela UNIFESP. Médica da UTI Pediátrica do HSP-UNIFESP.

Camila Lucia Dedivitis Tiossi Wild
Chefe do Serviço de Cardiopediatria do Hospital Infantil Darcy Vargas da Secretaria Estadual da Saúde de São Paulo. Médica do serviço de Cardiopediatria do ICr-HC-FMUSP

Carolina Vieira de Campos
Médica Pediatra do ICr-HC-FMUSP. Cardiologista Pediátrica pelo Instituto do Coração do HC-FMUSP. Complementação Especializada em Insuficiência Cardíaca e Transplante Cardíaco infantil pelo Instituto do Coração do HC-FMUSP

Ceila Maria Sant'Ana Málaque

Mestre em Doenças Infecciosas e Parasitárias e Doutora pelo Programa de Fisiopatologia Experimental pela FMUSP. Médica do Hospital Vital Brazil do Instituto Butantã. Médica na Unidade de Terapia Intensiva do Instituto de Infectologia Emílio Ribas

Célia Maria Camelo Silva

Fellowship em Cardiologia Pediátrica pelo Hospital for Sick Children. Especialização em *Fellowship* em Cardiologia Pediátrica pela Royal Brompton National Heart & Lung Hospital. Doutora em Medicina (Cardiologia) pela UNIFESP

Chiu Seing Tsok Paulo

Médico Pediatra com certificação na área de atuação de Medicina Intensiva Pediátrica e com título de especialista em Nutrição Parenteral e Enteral. Médico Coordenador do *Home Care* da PRONEP – Medicina Domiciliar

Cintia Johnston

Fisioterapeuta. Doutora em Saúde da Criança, PUC-RS. Coordenadora do Serviço de Fisioterapia-Pediatria/Neonatologia do HSP-UNIFESP. Coordenadora da Residência Multiprofissional em Saúde da Criança/Adolescente – COREMU da UNIFESP

Cintia Kotomi Tanaka

Fonoaudióloga do Hospital Municipal e Maternidade Escola Vila Nova Cachoeirinha e do Hospital Regional Sul – São Paulo-SP. Mestranda Profissional em Ensino em Ciências da Saúde-CEDESS UNIFESP

Claudio Flauzino Oliveira

Doutor em Pediatria pela FMUSP. Médico no Centro de Terapia Intensiva Pediátrica do HIAE

Clovis Artur Almeida da Silva

Professor Associado do Departamento de Pediatria da FMUSP. Chefe da Unidade de Reumatologia Pediátrica do ICr-HC-FMUSP

Cristiane Freitas Pizarro

Mestre em Ciências (Pediatria) pela FMUSP. Médica Diarista da UTI Pediátrica do ITACI (Instituto de Tratamento do Câncer Infantil) – HC-FMUSP. Médica do Centro de Terapia Intensiva Pediátrica do HIAE

Cristiane Kochi

Doutora pela FCMSCSP. Professora Adjunta da FCMSCSP. Médica na Endocrinopediatria do Departamento de Pediatria da ISCMSP

Cristina Erico Yoshimoto

Mestre em Ciências da Saúde pela FMUSP. Médica do Centro de Tratamento Intensivo Neonatal 2 do ICr-HC-FMUSP

Cristina Malzoni Ferreira Mangia

Doutora em Ciências da Saúde pela UNIFESP. Médica da Unidade de Cuidados Intensivos Pediátricos do HSP-UNIFESP. Professora Afiliada do Departamento de Pediatria da UNIFESP

Cristina Ryoka Miyao Yoshioka

Mestre em Pediatria pela FMUSP. Médica da Enfermaria de Pediatria do HU-USP

Dafne Cardoso Bourguignon da Silva

Mestre e Doutora em Ciências (Pediatria) pela FMUSP. Coordenadora Médica da UTI Pediátrica Oncológica do Instituto de Oncologia Pediátrica da UNIFESP/GRAACC – Grupo de Apoio ao Adolescente e à Criança com Câncer

David Szpilman

Médico Especialista em Clínica Médica e Terapia Intensiva com foco em afogamento. Chefe da Unidade de Terapia Intensiva do Hospital Municipal Miguel Couto. Tenente Coronel Médico da Reserva do Corpo de Bombeiros do Estado do Rio de Janeiro. Membro do Conselho Médico da Federação Internacional de Salvamento Aquático (ILS). Sócio Fundador, Ex-presidente e atual Diretor Médico da Sociedade Brasileira de Salvamento Aquático. Membro da Câmara Técnica de Medicina Desportiva do CREMERJ. Guarda-vidas formado pelo Serviço de San Diego, Califórnia. Revisor Médico das revistas *Resuscitation* e *New England Journal of Medicine*

Denise Varella Katz

Médica do Centro de Terapia Intensiva Pediátrica do HIAE

Edna Maria de Albuquerque Diniz

Professora Livre-docente e Professora Associada em Neonatologia do Departamento de Pediatria da FMUSP

Eduardo Juan Troster

Professor Livre-docente do Departamento de Pediatria da FMUSP. Coordenador Médico do CTI-Pediátrico do HIAE. Médico do ITACI (Instituto de Tratamento do Câncer Infantil) do HC-FMUSP

Eduardo Mekitarian Filho

Mestre, Doutor e Pós-doutor em Pediatria pela FMUSP. Professor Colaborador da FMUSP e Professor da Graduação em Medicina da UNICID e da UNISA. Pediatra Intensivista da UTIP do Hospital Santa Catarina de São Paulo

Eliana Regina Marques Zlochevsky

Pediatra com certificado nas áreas de atuação de Terapia Intensiva. Ex-médica da UTI Pediátrica do HMIMJ

Erika Arai Furusawa

Doutora em Medicina (Pediatria) pela USP. Médica do Setor de Nefrologia Pediátrica do ICr-HC-FMUSP

Estela Azeka

Professora Livre-docente pela FMUSP. Médica e Responsável Clínica do Programa de Transplante Cardíaco Pediátrico do Instituto do Coração do HC-FMUSP

Ester Emerick Eller
Farmacêutica Clínica do Hospital Santa Catarina de São Paulo

Fabio Marioni
Coordenador Médico do Serviço de Endoscopia da ISCMSP. Médico Endoscopista do Hospital da Beneficência Portuguesa de São Paulo/SP. Especialista em Endoscopia Digestiva e Respiratória pela AMIB

Fernando Manuel Freitas de Oliveira
Coordenador da Residência Médica do HMIM. Preceptor de Pediatria da UNICID

Flavia Krepel Foronda
Doutora em Pediatria pela FMUSP. Médica do Hospital Sírio-Libanês e do ICr-HC-FMUSP

Flávio Roberto Nogueira de Sá
Médico da UTI Pediátrica do HIAE. Coordenador da Pediatria e UTI Pediátrica do Hospital Estadual de Vila Alpina em São Paulo

Giselle Sogayar Bechara
Psicóloga do HMIMJ. Especializada em Medicina Psicossomática e Psicanálise da Criança pelo Instituto Sedes Sapientiae

Graziela de Araujo Costa Zanatta
Médica Pediatra com certificado na área de atuação em Medicina Intensiva Pediátrica. Preceptoria na UTI Pediátrica do ICr-HC-FMUSP

Gustavo Foronda
Coordenador da Unidade de Cuidados Intensivos Pediátricos do Instituto do Coração do HC-FMUSP

Heitor Corrêa Barbin
Médico Primeiro Assistente do Setor de Endoscopia da ISCMSP. Mestre em Gastrenterologia pela UNIFESP. Especialista em Endoscopia Digestiva e Respiratória pela AMIB. Médico Endoscopista do HMIMJ, do Hospital São Luiz em São Paulo e do Hospital Beneficência Portuguesa em São Paulo

Heitor Pons Leite
Mestre em Pediatria e Ciências Aplicadas à Pediatria e Doutor em Medicina pela EPM-UNIFESP. Professor Afiliado da Disciplina de Nutrologia do Departamento de Pediatria e Orientador do Curso de Pós-Graduação em Pediatria da EPM-UNIFESP. Responsável pela Equipe Multidisciplinar de Suporte Nutricional da UCI Pediátrica do HSP-UNIFESP e pelo Ambulatório de Nutrição em Cardiopatias da Disciplina de Nutrologia do Departamento de Pediatria da EPM-UNIFESP. Membro da Society of Critical Care Medicine e da American Society for Parenteral and Enteral Nutrition

Heloisa Amaral Gaspar Gonçalves
Doutora em Pediatria pela FMUSP. Médica Pediatra Intensivista no HIAE

Heloisa Helena de Souza Marques
Doutora em Pediatria pela FMUSP. Chefe da Unidade de Infectologia do ICR-HC-FMUSP

Iracema C. O. F. Fernandes
Mestre em Pediatria pela FMUSP. Médica da UTI Pediátrica do Hospital da Criança – São Luiz-Rede – Morumbi em São Paulo. Médica Coordenadora da UTI Pediátrica do Hospital e Maternidade SinoBrasileiro em Osasco-SP. Médica da UTI Pediátrica do Hospital Infantil Sabará

Irene Kazue Miura
Doutora em Pediatria pelo Departamento de Pediatria da FMUSP. Médica do Grupo de Hepatologia e Transplante Hepático do A.C.Camargo Cancer Center e do HMIMJ

Irene Walter de Freitas
Médica da UTI Pediátrica do HSPM e do Instituto de Infectologia Emílio Ribas

Ivan Polastrini Pistelli
Professor Doutor da FCMSCSP. Chefe da Emergência Pediátrica da ISCMSP. Chefe da UTI Pediátrica do Hospital São Luiz – Morumbi em São Paulo. Coordenador da Disciplina de Emergência Pediátrica da FCMSCSP. Presidente do Departamento de Terapia Intensiva da SPSP

Janete Honda Imamura
Médica Pediatra com certificado na área de atuação de Medicina Intensiva Pediátrica. Mestre em Ciências no Programa de Medicina pela FMUSP. Médica Plantonista da UTI Pediátrica do Hospital Santa Catarina de São Paulo

Jaqueline Tonelotto
Pediatra com certificado de habilitação em Medicina Intensiva Pediátrica e em Neonatologia. Coordenadora do Núcleo de Segurança do Paciente do HMUSBC/FUABC. Membro da Health Technology Assessment International (HTAi)

Jaqueline Wagenfuhr
Médica Cardiologista Pediátrica do ICr-HC-FMUSP. Médica Cardiologista Pediátrica e Ecocardiografista do Hospital e Maternidade Santa Joana e da Maternidade Pro Matre Paulista em São Paulo

João Aléssio Juliano Perfeito
Professor Adjunto da Disciplina de Cirurgia Torácica do Departamento de Cirurgia da EPM-UNIFESP

João Domingos Montoni da Silva
Médico da Unidade de Nefrologia Pediátrica do ICr-HC-FMUSP

João Fernando Lourenço de Almeida
Médico Pediatra com certificação na área de atuação de Terapia Intensiva Pediátrica. Médico do Centro de Terapia Intensiva Pediátrica do HIAE. Coordenador da Unidade de Terapia Intensiva Pediátrica do Hospital Estadual Vila Alpina em São Paulo

João Gilberto Maksoud (*in memoriam*)
Membro fundador e ex-presidente da Associação Brasileira de Cirurgia Pediátrica. Professor da FMUSP e membro do Colégio Brasileiro de Cirurgiões

João Gilberto Maksoud Filho
Doutor em Clínica Cirúrgica pela USP. Chefe da Cirurgia Pediátrica do HMIMJ

João Paulo Becker Lotufo
Doutor em Pediatria pela USP. Representante do assunto Drogas na SBP e na SPSP. Médico do HU-USP. Responsável pelo Ambulatório Antitabágico do HU-USP. Criador do projeto Dr. Bartô – prevenção de drogas no ensino fundamental e médio

João Seda Neto
Médico do Núcleo Avançado de Fígado do Hospital Sírio-Libanês. *Fellowship* em Transplante de Órgãos (University of Pittsburgh Medical Center, Pittsburgh, USA)

Joaquim Carlos Rodrigues
Mestre e Doutor em Medicina (Pediatria) pela USP. Livre-docente em Pediatria pela FMUSP. Professor Livre-docente do Departamento de Pediatria da FMUSP. Coordenador da Unidade de Pneumologia Pediátrica do ICr-HC-FMUSP. Presidente do Centro de Apoio ao Ensino e à Pesquisa em Pediatria associado ao ICr-HC-FMUSP

José Colléti Junior
Médico Diarista da UTI Pediátrica do Hospital Santa Catarina, São Paulo. Médico coordenador da UTI Pediátrica do Hospital Assunção-Rede D'Or São Luiz, São Bernardo do Campo/SP

José Oliva Proença Filho
Médico Pediatra com certificado na área de atuação em Medicina Intensiva Pediátrica. Coordenador da UTI Pediátrica e Neonatal do Hospital e Maternidade Brasil em Santo André/SP. Coordenador da Residência em Terapia Intensiva Pediátrica do Hospital Municipal Arthur Ribeiro de Saboya, em São Paulo/SP

José Ricardo Dias Bertagnon
Médico Pediatra com habilitação nas áreas de atuação de Neonatologia e Medicina Intensiva Pediátrica. Chefe da Disciplina de Neonatologia na UNISA. Médico Neonatologista do Hospital Geral do Grajaú. Mestre em Ciências da Saúde pela Faculdade de Saúde Pública da USP. Doutor em Perinatologia pelo IAMSPE

José Roberto Fioretto
Professor Titular de Medicina Intensiva Pediátrica pela FMB-UNESP. Responsável pela Disciplina de Medicina Intensiva e Emergências Pediátricas e Chefe Acadêmico da UTI Pediátrica da FMB-UNESP. Coordenador do Curso EcoPed da AMIB

José Yamin Risk
Médico da Enfermaria Clínica do HMIMJ e do Hospital Vital Brazil do Instituto Butantã, em São Paulo.

Josefina Aparecida Pellegrini Braga
Professora Adjunto do Departamento de Pediatria da EPM-UNIFESP

Juang Horng Jyh
Médico Pediatra com certificado na área de atuação de Medicina Intensiva Pediátrica, Nutrição Enteral e Parenteral. Mestre em Ciências Biológicas – Farmacologia pelo Instituto de IBC-UNESP. Doutor em Pediatria pela FMB-UNESP. Coordenador da Gerência de Risco Hospitalar do HMCC. Membro do Grupo de Trabalho em Tecnovigilância da ANVISA. Membro do Núcleo de Avaliação de Tecnologias em Saúde da Secretaria Estadual da Saúde de São Paulo. Delegado e Coordenador da Câmara Técnica de Medicina Intensiva do CREMESP

Juliana Ferreira Ferranti
Médica Pediatra com certificação na área de atuação de Terapia Intensiva Pediátrica. Preceptora da Residência da Unidade de Terapia Intensiva do ICr-HC-FMUSP e da Unidade de Terapia Intensiva Pediátrica do HIAE

Karina Nascimento Costa
Professora Adjunta da Área da Medicina da Criança e do Adolescente da Faculdade de Medicina da Universidade de Brasília. Doutora em Ciências Médicas pela Universidade de Brasília. Médica da UTI Pediátrica do Hospital de Base do Distrito Federal

Kelly Cristina Sbampato Calado
Enfermeira Especialista em Emergência. Mestre em Ciências da Saúde pela EPE-UNIFESP. Professora da Disciplina de Enfermagem em Pediatria Clínica e Cirúrgica do Departamento de Enfermagem Pediátrica da EPE-UNIFESP

Laura Emília Monteiro Bigelli Cardoso
Mestre em Ciências da Saúde pela FMUSP. Médica Neonatologista do Centro Neonatal 1 do ICr-HC-FMUSP

Laura Fonseca Darmaros
Médica da UTI Pediátrica do ICr-HC-FMUSP. Coordenadora da Pediatria e UTI Pediátrica do Hospital Estadual de Vila Alpina em São Paulo

Laura Naspitz
Médica Intensivista da Unidade de Internação de Cirurgia em Pediatria do HSP-UNIFESP

Letícia de Faria Bandeira
Médica Cardiologista Pediátrica e Clínica Pediátrica Geral do HC-FMB-UNESP

Ligia Sakai
Médica da UTI Pediátrica do ICr-HC-FMUSP

Lilian dos Santos Rodrigues Sadeck
Doutora em Medicina pela FMUSP. Pediatra Neonatologista de Centro Neonatal do ICr-HC-FMUSP. Diretora de Cursos e Eventos da SBP. Presidente do Departamento de Neonatologia da SPSP. Vice-presidente da SPSP

Loraine Martins Diamente

Enfermeira da Gerência de Risco Hospitalar e do Núcleo de Segurança do Paciente do HMCC. Mestre em Enfermagem pela Universidade de Guarulhos. Doutora em Bases Gerais da Cirurgia – Área de Administração Hospitalar pela FMB-UNESP. Membro do Núcleo de Avaliação de Tecnologias em Saúde da Secretaria Estadual da Saúde de São Paulo. Coordenadora da Comissão de Bioética e do Grupo de Estudos e Apoio em Cuidados Paliativos do HMCC

Lúcio Flávio Peixoto Lima

Médico da UTI Pediátrica do HSP-UNIFESP. Coordenador da UTI Pediátrica do Hospital SEPACO em São Paulo

Luis Antonio Belli

Médico da UTI Pediátrica do HSP-UNIFESP, da UTI Pediátrica do Hospital Santa Catarina em São Paulo e da UTI Pediátrica do HMIMJ

Luis Antonio Stuginski

Médico da UTI Pediátrica do HMIMJ

Luiz Figueiredo Mello

Médico Urologista Pediátrico da Disciplina de Urologia da UNIFESP e do Serviço de Urologia do HMIMJ

Luiza do Nascimento Ghizoni Pereira

Médica Pediatra com certificado na área de atuação de Nefrologia Pediátrica. Médica do Serviço de Nefrologia Pediátrica da ISCMSP. Especializanda em Transplante Renal Pediátrico pela EPM-UNIFESP

Marcello Creado Pedreira

Médico Pediatra do Serviço de Emergências do Hospital Sírio-Libanês e do Instituto Israelita de Responsabilidade Social Albert Einstein

Marcelo Barciela Brandão

Médico Pediatra com título de especialista em Terapia Intensiva e certificado na área de atuação de Terapia Intensiva Pediátrica. Mestre e Doutor em Saúde da Criança e do Adolescente na área de Pediatria pela FCM-UNICAMP. Médico da Unidade de Terapia Intensiva Pediátrica e do Pronto-socorro de Pediatria do HC-UNICAMP. Coordenador da Unidade de Terapia Intensiva Pediátrica do Hospital Estadual Sumaré – UNICAMP. Vice-presidente do Departamento de Terapia Intensiva da SPSP

Marcelo Biscegli Jatene

Doutor em Medicina (Cirurgia Torácica e Cardiovascular) e Professor Livre-docente pela FMUSP. Diretor da Unidade de Cirurgia Cardíaca Pediátrica e Orientador do Instituto do Coração da FMUSP. Médico responsável pelo Setor de Cirurgia Cardiopediátrica do Hospital do Coração da Associação do Sanatório Sírio. Vice-presidente da Sociedade de Cardiologia do Estado de São Paulo (Biênio 2010-2011). Membro do Conselho Deliberativo da Sociedade de Cirurgia Cardiovascular do Estado de São Paulo (Biênios 2008-2009 e 2010-2011)

Marcelo Cunio Machado Fonseca

Médico Pediatra com certificado na área de atuação de Terapia Intensiva Pediátrica. Professor na Faculdade de Tecnologias em Saúde da UNIFESP. Gerente Geral do Núcleo de Avaliação de Tecnologias em Saúde da UNIFESP

Marcia Elluiza Ellovitch

Médica Pediatra com certificado na área de atuação de Medicina Intensiva Pediátrica. Médica da UTI Neonatal do HC-FMRP-USP, da UTI Neonatal e Pediátrica do Hospital São Luiz de Araras/SP e da UTI Pediátrica do HMIMJ

Marco César Rodrigues Roque

Médico Neurologista Pediátrico. Preceptor do Serviço de Residência Médica do HMIMJ. Neurologista Pediátrico do Hospital e Maternidade Santa Joana e Pro Matre Paulista. Membro da Sociedade Brasileira de Neurologia Infantil

Marcos Alvo

Pediatra com certificado na área de atuação de Terapia Intensiva Pediátrica. Médico Responsável pela UTI Pediátrica do Hospital Estadual Infantil Cândido Fontoura em São Paulo

Marcos Brotto

Médico da Ultrassonografia do Hospital Santa Catarina e Radiologista do Hospital Beneficência Portuguesa de São Paulo

Maria Esther Jurfest Rivero Ceccon

Professora Livre-docente em Neonatologia pela FMUSP. Coordenadora de Ensino de Neonatologia do ICr-HC-FMUSP

Maria Helena Müller Dittrich

Mestre em Ciências da Saúde pela FMUSP

Maria Teresa de Sande e Lemos Ramos Ascensão Terreri

Mestre e Doutora em Pediatria e Ciências Aplicadas à Pediatria pela UNIFESP. Doutora em Pediatria pela Albert-Ludwigs-Universität Freiburg. Professora Adjunta da Disciplina de Alergia, Imunologia Clínica e Reumatologia do Departamento de Pediatria da UNIFESP

Mario Cicero Falcão

Médico Pediatra. Doutor em Medicina (Pediatria) pela USP. Médico da Unidade de Cuidados Intensivos Neonatal do ICr-HC-FMUSP. Membro do Departamento de Nutrologia da SPSP. Membro dos Departamentos de Suporte Nutricional da SBP e de Neurodesenvolvimento da SBP. Coordenador da Equipe Multidisciplinar de Terapia Nutricional Pediátrica e do Centro de Educação e Desempenho Profissional do Hospital Santa Catarina em São Paulo

Mário Roberto Hirschheimer

Médico Pediatra com título de especialista em Medicina Intensiva e certificado nas áreas de atuação de Endocrinologia e Terapia Intensiva Pediátricas. Membro da Diretoria Executiva da SPSP (Presidente no triênio 2013-2016). Presidente do Departamento de Segurança da Criança e do Adolescente da SBP. Membro dos Departamentos de Bioética e do Núcleo de Estudos da Violência contra Crianças e Adolescentes da SPSP. Delegado e Membro da Câmara Técnica de Pediatria do CREMESP

Marta Avena

Doutora em Enfermagem pela EPE-UNIFESP. Professora da EPE-UNIFESP

Marta Maria Galli Bozzo Mataloun

Doutora e Mestre em Ciências da Saúde pela FMUSP

Massami Hayashi

Médica diarista da UTI Pediátrica do HMIMJ

Mavilde Pedreira

Doutora em Enfermagem e Professora-associada Livre-docente da EPE-UNIFESP. Pesquisadora do Conselho Nacional de Desenvolvimento Científico e Tecnológico – CNPq

Milton Harumi Miyoshi

Professor Assistente da Disciplina de Pediatria Neonatal do Departamento de Pediatria da EPM-UNIFESP. Consultor Médico da UTI Neonatal do Hospital e Maternidade Santa Joana e Pro Matre Paulista em São Paulo

Nadia Litvinov

Médica Infectologista Pediátrica do ICr-HC-FMUSP

Nelson Hamerschlak

Professor Livre-docente no Departamento de Pediatria (Disciplina de Pediatria Clínica) da FMUSP. Coordenador da Unidade de Transplante de Medula Óssea do HIAE

Nilton Ferraro Oliveira

Doutor em Ciências da Saúde pela UNIFESP. Chefe da Unidade de Cuidados Intensivos Pediátricos do HSP-UNIFESP. Supervisor do Programa de Residência Médica de Medicina Intensiva Pediátrica da EPM-UNIFESP

Nilzete Bresolin

Pediatra com certificado nas áreas de atuação de Nefrologia e Terapia Intensiva Pediátricas. Professora Assistente de Nefrologia Pediátrica na Universidade Federal de Santa Catarina. Presidente do Departamento de Nefrologia Pediátrica da Sociedade Catarinense de Pediatria. Coordenadora do Programa de Residência em Terapia Intensiva Pediátrica do Hospital Infantil Joana de Gusmão em Florianópolis/SC

Nivaldo de Souza

Médico da UTI Pediátrica do HSP-UNIFESP

Norberto Antonio Freddi
Doutor em Ciências pelo Departamento de Pediatria da FMUSP.
Presidente da Comissão de Título da AMIB

Olberes Vitor Braga de Andrade
Doutor em Medicina (Pediatria) pela FCMSCSP. Professor-assistente da FCMSCSP.
Médico da UTI Pediátrica do HIAE

Patrícia Leão Tuma
Médica da UTI Pediátrica do ICr-HC-FMUSP

Paula Alves
Médica do Centro Neonatal-2 do HC-FMUSP

Paulo Chapchap
Doutor em Medicina (Clínica Cirúrgica) pela FMUSP. *Research Fellow* e
Visiting Assistant Professor in Liver Transplantation pela Universidade de Pittisburgh.
Presidente do Hospital Sírio-Libanês

Paulo Ramos David João
Professor Assistente de Pediatria da Universidade Positivo de Curitiba.
Chefe das UTIs Cirúrgica e Pediátrica do Hospital Pequeno Príncipe de Curitiba.
Presidente dos Departamentos Científicos de Terapia Intensiva da SBP
e da Sociedade Paranaense de Pediatria

Paulo Roberto Antonacci Carvalho
Professor Titular do Departamento de Pediatria, Programa de Pós-Graduação em Saúde
da Criança e do Adolescente da Faculdade de Medicina da UFRGS. Médico da UTI Pediátrica –
Serviço de Emergência e Terapia Intensiva Pediátrica do Hospital de Clínicas de Porto Alegre

Paulo Sergio Lucas da Silva
Mestre em Ciências da Saúde pela UNIFESP. Médico da Unidade de Cuidados Intensivos
Pediátricos do HSPM, da Unidade de Cuidados Intensivos Pediátricos do Hospital de
Transplantes do Estado de São Paulo Euryclides de Jesus Zerbini e da Unidade de Cuidados
Intensivos Pediátricos do Hospital Estadual de Diadema

Pedro Takanori Sakane
Ex-médico-chefe da Unidade de Terapia Intensiva e da Unidade de Infectologia
do ICr-HC-FMUSP. Diretor Técnico da Divisão Clínica do ICr-HC-FMUSP.

Priscilla Costa
Enfermeira. Mestre e Doutora em Ciências da Saúde pela Escola de Enfermagem da USP.
Professora Adjunta da Disciplina de Puericultura e Pediatria Social do Departamento de
Enfermagem Pediátrica da EPE-UNIFESP

Regina Gricolli Cesar
Coordenadora da UTI Pediátrica da ISCMSP. Professora da FCMSCSP. Médica
da UTI Pediátrica do Hospital Infantil Sabará em São Paulo-SP.

Renata Dejtiar Waksman
Doutora em Pediatria pela FMUSP. Médica do Departamento Materno Infantil do HIAE. Membro do Departamento de Segurança da Criança e do Adolescente da SBP. Coordenadora dos Núcleos de Estudos da Violência Doméstica contra Crianças e Adolescentes e de Diretos da Criança e do Adolescente da SPSP. Membro da Câmara Técnica de Pediatria do CREMESP

Renata de Araújo Monteiro Yoshida
Médica do Centro Neonatal-1 do HC-FMUSP

Renato de Souza Gonçalves
Médico Cardiologista da FMB-UNESP

Renato Lopes de Souza
Mestre e Doutor em Pediatria pelo Departamento de Pediatria da EPM-UNIFESP. Médico da Unidade de Terapia Intensiva Pediátrica e Coordenador da Unidade Internação de Cirurgia em Pediatria do HSP-UNIFESP

Ricardo Othon Sidou
Médico Pediatra com certificado na área de atuação de Terapia Intensiva Pediátrica. Professor-assistente do Departamento de Saúde Materno-Infantil da Universidade Federal do Ceará

Ricardo Silveira Yamaguchi
Médico da UTI Pediátrica do ICr-HC-FMUSP

Roberto Guarniero
Mestre, Doutor, Professor-associado e Livre-docente no Departamento de Ortopedia e Traumatologia da FMUSP. Responsável pelo Laboratório LIM-41 do Instituto de Ortopedia e Traumatologia e Membro da Comissão de Acreditação e Avaliação do Corpo Clínico do HC-FMUSP. Chefe do Grupo de Ortopedia Pediátrica do HMIMJ

Rodrigo Genaro Arduini
Médico Pediatra com certificado na área de atuação de Medicina Intensiva Pediátrica. Mestre em Ciências (Pediatria) pela UNIFESP. Médico da UTI Pediátrica do Instituto de Oncologia Pediátrica da UNIFESP/GRAACC e Coordenador da UTI Pediátrica do Hospital Vera Cruz em Campinas

Romy Schmidt Brock Zacharias
Doutora em Ciências Médicas pela FMUSP. Médica Encarregada do Centro Neonatal-1 do ICr-HC-FMUSP

Roseli Giudici
Professora Adjunta da Disciplina de Cirurgia Torácica do Departamento de Cirurgia da EPM-UNIFESP

Rosely Miller Bossolan
Médica da UTI Pediátrica do HMIMJ e do Instituto de Infectologia Emílio Ribas

Rossano César Bonatto
Professor-assistente Doutor e Chefe da Disciplina de Cardiologia Pediátrica do Departamento de Pediatria da FMB-UNESP

Rubens Feferbaum
Doutor em Pediatria pela FMUSP. Médico do Centro Neonatal-2 do ICr-HC-FMUSP

Rui Maciel Godoy Júnior
Médico da Disciplina de Ortopedia Pediátrica do Departamento de Ortopedia e Traumatologia da FMUSP. Mestre e Doutor em Ortopedia e Traumatologia pela FMUSP. Presidente da Sociedade Brasileira de Ortopedia Pediátrica (biênio 2011-12). Vice-presidente do Departamento Científico de Ortopedia da SPSP (triênio 2010-12)

Samuel Saiovici
Médico Urologista Pediátrico, Chefe do Setor de Urologia Pediátrica da Disciplina de Urologia da UNIFESP. Ex-responsável pelo Serviço de Urologia do HMIMJ

Sandra Elisabete Vieira
Mestre, Doutora e Professora Livre-docente pelo Departamento de Pediatria da FMUSP

Sergio Daré Junior
Médico Pediatra com habilitação na área de Neonatologia. Doutor em Ciências pela FMUSP. Professor do Curso de Medicina da UNICID. Médico e Coordenador do Estágio em Neonatologia para Residentes em Pediatria do Serviço de Neonatologia do Hospital Maternidade Leonor Mendes de Barros da Secretaria Estadual da Saúde de São Paulo

Sergio Emmanuele Graff
Médico Pediatria com especialização em Medicina de Urgência. Mestre em Toxicologia pela Faculdade de Ciências Farmacêuticas da USP

Sergio Massaru Horita
Médico Pediatra com certificado na área de atuação de Medicina Intensiva Pediátrica. Mestre em Medicina pelo Departamento de Pediatria da FMUSP. Médico do Pronto-atendimento e da Unidade de Terapia Intensiva Pediátrica do HU-USP

Silvia Fukukava
Médica da UTI Pediátrica do HMIMJ e da UTI Pediátrica do Hospital Santa Marcelina em São Paulo

Silvia M. de Macedo Barbosa
Doutora em Medicina (Patologia) pela FMUSP. Diretora Técnica de Serviço de Saúde da Diretoria Executiva do ICr-HC-FMUSP. Presidente do Departamento Científico de Cuidados Paliativos da SPSP. Membro do Departamento Científico de Dor e Medicina Paliativa da SBP

Silvia Maria Luporini

Doutora em Hematologia pelo HC-FMUSP. Professora-assistente da Disciplina de Onco-Hematologia Pediátrica da FCMSCSP. Médica Responsável pelo Serviço de Hematologia do HMIMJ. Especialista em Hematologia e Hemoterapia pela Associação Brasileira de Hematologia e Hemoterapia, Especialista em Oncologia Pediátrica pela Sociedade Brasileira de Cancerologia. Membro do Comitê de Hematologia e Oncologia da SPSP

Simone Brasil de Oliveira Iglesias

Médica Pediatra com Certificado na Área de Atuação de Medicina Intensiva Pediátrica e em Terapia Nutricional Enteral e Parenteral. Especialização em Bioética pela FMUSP. Mestre e Doutora em Pediatria pela UNIFESP. Médica da Unidade de Cuidados Intensivos Pediátricos do HSP-UNIFESP. Coordenadora da Disciplina de Bioética do Programa de Pós-graduação e do Projeto de Educação Permanente em Bioética do Departamento de Pediatria da UNIFESP. Membro do Comitê de Ética em Pesquisa e da Comissão de Ética Médica da UNIFESP. Corresponsável pela Equipe Multidisciplinar de Suporte Nutricional da UCI Pediátrica e Coordenadora do Grupo de Bioética e Cuidados Paliativos do Departamento de Pediatria da UNIFESP. Presidente do Departamento Científico de Dor e Medicina Paliativa da SBP

Sonia Regina Testa da Silva Ramos

Professora Livre-docente do Departamento de Pediatria da FMUSP. Responsável Técnica pelo Serviço de Controle de Infecção Hospitalar do HMIMJ

Suzi Laine Longo dos Santos Bacci

Fisioterapeuta. Coordenadora de Fisioterapia da UTI Pediátrica do HC da Universidade Federal de Uberlândia (HC/UFU). Mestranda em Ciências da Saúde na UFU. Especialista em Terapia Intensiva Pediátrica e Neonatal pela Associação Brasileira de Fisioterapia Cardiorrespiratória e Fisioterapia em Terapia Intensiva/Conselho Federal de Fisioterapia e Terapia Ocupacional. Preceptora do Programa de Residência Multiprofissional em Saúde da Criança do HC/UFU

Taís Sica da Rocha

Professora Adjunta do Departamento de Pediatria e Coordenadora do Núcleo de Treinamento em Reanimação Cardiorrespiratória da Faculdade de Medicina da UFRGS. Chefe da UTI Pediátrica do Serviço de Emergência e Terapia Intensiva Pediátrica e Supervisora da Residência Médica em Terapia Intensiva Pediátrica do Hospital de Clínicas de Porto Alegre

Thiago Caldi de Carvalho

Médico Pediatra com certificado nas áreas de atuação de Pediatria e Pneumologia Pediátrica. Médico na Clínica de Pediatria e Pneumologia no Hospital Israelita Albert Einstein. Membro da ATS (American Thoracic Society). Membro da ERS (European Respiratory Society). Médico pneumopediatra da UTI pediátrica da Associação de Assistência à Criança Deficiente em São Paulo

Toshio Matsumoto

Médico Preceptor da UTI Pediátrica do HMIMJ. Vice-presidente do Departamento de Terapia Intensiva da SPSP

Uenis Tannuri

Professor Titular da Disciplina de Cirurgia Pediátrica do Departamento de Pediatria da FMUSP. Chefe do Serviço de Cirurgia Pediátrica e Transplante Hepático do ICr-HC-FMUSP. Chefe do Laboratório de Cirurgia Pediátrica do HC-FMUSP (LIM 30)

Vanessa Lemos

Fisioterapeuta. Mestre em Fisioterapia pela Universidade do Triangulo Mineiro. Pós-graduada em Fisioterapia Cardiorrespiratória e Terapia Intensiva pela Faculdade de Ciências Médicas de Minas Gerais

Vera Herminia Koch

Doutora e Professora Livre-docente do Departamento de Pediatria da FMUSP. Responsável pela Unidade de Nefrologia Pediátrica do ICr-HC-FMUSP

Vicente Odone Filho

Professor Titular do Departamento de Pediatria da FMUSP. Responsável pelo Serviço de Onco-Hematologia Pediátrica do ICr-HC-FMUSP. Diretor-presidente da Fundação Pró-Sangue – Hemocentro de São Paulo. Ex-*fellow* em Oncologia e Hematologia Pediátrica do Hospital St. Jude em Memphis, Tennessee.

Vinicius Scaramuzzi

Neurologista Pediátrico do Hospital e Maternidade Escola Vila Nova Cachoeirinha, São Paulo/SP

Vívian Mara Gonçalves de Oliveira Azevedo

Fisioterapeuta. Professora Adjunta da Faculdade de Educação Física e Fisioterapia da Universidade Federal de Uberlândia. Doutora em Ciências da Saúde/Saúde da Criança e do Adolescente pela Universidade Federal de Minas Gerais

Walter Koga

Médico Diarista da UTI Pediátrica do Hospital Santa Catarina em São Paulo

Werther Brunow de Carvalho

Professor Titular em Terapia Intensiva/Neonatologia do ICr-HC-FMUSP. Coordenador da Pediatria do Hospital Santa Catarina em São Paulo

Woady Jorge Kalil Filho

Doutor em Pediatria pela FMUSP. Ex-médico da UTI Pediátrica do ICr-HC-FMUSP. Diretor Médico da Inter Partner Assistance do Brasil – Grupo AXA, transporte e regulação médica operacional de doentes brasileiros no exterior e estrangeiros no Brasil

Abreviaturas utilizadas

AMB	Associação Médica Brasileira
AMIB	Associação de Medicina Intensiva Brasileira
CREMESP	Conselho Regional de Medicina do Estado de São Paulo
EPE-UNIFESP	Escola Paulista de Enfermagem da Universidade Federal de São Paulo
EPM-UNIFESP	Escola Paulista de Medicina da Universidade Federal de São Paulo
FCMSCSP	Faculdade de Ciências Médicas da Santa Casa de São Paulo
FCM-UNICAMP	Faculdade de Ciências Médicas da Universidade Estadual de Campinas
FMB-UNESP	Faculdade de Medicina de Botucatu da Universidade Estadual Paulista Júlio de Mesquita Filho
FMRP-USP	Faculdade de Medicina de Ribeirão Preto da Universidade de São Paulo
FMUFRJ	Faculdade de Medicina da Universidade Federal do Rio de Janeiro
FMUSP	Faculdade de Medicina da Universidade de São Paulo
HC	Hospital das Clínicas
HIAE	Hospital Israelita Albert Einstein
HMCC	Hospital Municipal Doutor Carmino Caricchio da Prefeitura de São Paulo (Tatuapé)
HMIMJ	Hospital Municipal Infantil Menino Jesus da Prefeitura de São Paulo
HSP-UNIFESP	Hospital São Paulo – Hospital Universitário da Universidade Federal de São Paulo
HSPM	Hospital do Servidor Público Municipal de São Paulo
HUSBC/FuABC	Hospital Municipal Universitário de São Bernardo do Campo/Fundação do ABC
HU-USP	Hospital Universitário da Universidade de São Paulo
IAMSPE	Instituto de Assistência Médica ao Servidor Público do Estado de São Paulo
ICr-HC-FMUSP	Instituto da Criança do Hospital das Clínicas da Faculdade de Medicina da Universidade de São Paulo
ISCMSP	Irmandade da Santa Casa de Misericórdia de São Paulo
ITACI	Instituto de Tratamento do Câncer Infantil
PUC-RS	Pontifícia Universidade Católica do Rio Grande do Sul
SBP	Sociedade Brasileira de Pediatria
SPSP	Sociedade de Pediatria de São Paulo
UFRGS	Universidade Federal do Rio Grande do Sul
UNESP	Universidade Estadual Paulista Júlio de Mesquita Filho
UNICID	Universidade Cidade de São Paulo
UNIFESP	Universidade Federal de São Paulo
UNISA	Universidade de Santo Amaro
UFRJ	Universidade Federal do Rio de Janeiro
USP	Universidade de São Paulo

Introdução

Após 28 anos da publicação de sua primeira edição, em 1989, uma das pioneiras em reunir conhecimentos em terapia intensiva pediátrica no mundo, temos a satisfação de juntos lançarmos a quarta edição deste livro. Ela tem a pretensão de continuar sua tradição de excelência e permanecer como padrão na área da medicina intensiva pediátrica e neonatal.

Esta quarta edição tem 117 capítulos, distribuídos em 13 seções, que foram escritos por 160 colaboradores com a ambição de oferecer explicações claras dos princípios fisiopatológicos dos agravos que requerem cuidados intensivos neonatais e pediátricos, bem como a forma como esses princípios são aplicados na prática clínica.

Apesar de manter a mesma estrutura das edições anteriores (2ª edição, em 1997, e 3ª edição, em 2010), todos os textos foram totalmente atualizados no que diz respeito a entendimento, tratamentos, tecnologias e resultados de hoje em relação às enfermidades críticas em neonatos, crianças e adolescentes. Os autores de cada capítulo enfrentaram o desafio de integrar os conhecimentos médico-científicos, baseados nas melhores evidências disponíveis na atualidade, à sensibilidade ética e humanitária numa única abordagem que permite oferecer a melhor assistência possível às nossas crianças e adolescentes gravemente enfermos.

Nossos agradecimentos aos que colaboraram para tornar este livro possível, particularmente aos que nos acompanham desde sua primeira edição – vem sendo uma bela jornada!

Mário Roberto Hirschheimer

Werther Brunow de Carvalho

Toshio Matsumoto

Sumário

VOLUME 1

SEÇÃO I A UTI PEDIÁTRICA

SEÇÃO V DISTÚRBIOS METABÓLICOS

VOLUME 2

SEÇÃO VI MOLÉSTIAS INFECCIOSAS

SEÇÃO IX ASPECTOS CIRÚRGICOS E ANESTÉSICOS

Seção VI

MOLÉSTIAS INFECCIOSAS

59 Imunoparalisia

Werther Brunow de Carvalho

As crianças com trauma, infecção e inflamação desenvolvem uma alteração do sistema imunológico e a imunomodulação representa um objetivo atrativo relacionado à terapêutica adjunta desses pacientes. Atualmente, um melhor entendimento da fisiopatologia da sepse tem nos indicado não apenas um estado hiperinflamatório inicial, mas uma condição de supressão profunda do sistema imunológico, conhecida como "imunoparalisia", que é um dos responsáveis pela grande maioria dos óbitos relacionados com a sepse, devido à maior vulnerabilidade do paciente a infecções secundárias, bem como à possibilidade de reativação de infecções subjacentes. A identificação dos pacientes que evoluem para imunoparalisia por meio da utilização de biomarcadores, é de extrema importância para orientar o tratamento de imunoestimulação.

A sepse grave apresenta uma resposta mista, pró e anti-inflamatória a um organismo infeccioso e a uma lesão tecidual grave (Quadro 59.1). Algumas definições são necessárias para a melhor compreensão da resposta imune:

- Resposta hiperinflamatória: rede de efeitos da resposta imunológica, caracterizada pela produção de citocinas pró-inflamatórias e ativação de leucócitos[1].
- Resposta hipoinflamatória: rede de efeitos da resposta imunológica caracterizada pela produção de citocinas anti-inflamatórias, sinalização negativa da regulação dos receptores tool-like e diminuição da comunicação do sistema imune inato-adaptativo[1].
- Tolerância imunológica: estado transitório observado nas células do sistema imune inato após uma exposição repetida às baixas concentrações dos padrões moleculares associados ao patógeno (PAMPs) ou padrão molecular associado à lesão (DAMPs), após o qual eles são impossibilitados de responder normalmente a uma exposição adicional ao PAMP ou DAMP[1].
- Tolerância à endotoxina: estado transitório observado nas células do sistema imune inato depois de repetida exposição às baixas concentrações de endotoxina, após o qual elas

são impossibilitadas de responder normalmente a uma nova carga de endotoxina[2].

- **Tolerância cruzada**: estado transitório de tolerância imunologia para uma indução por PAMP ou DAMP por meio de uma baixa exposição para diferentes PAMP ou DAMP[2].

Em termos gerais, o sistema imunológico pode ser dividido em dois ramos: inato e adaptativo (Quadro 59.1).

A sepse em pediatria nos Estados Unidos acomete a população neonatal com uma prevalência de 9,7/1.000 recém-nascido (RN)s, contrastando com 2,25/1.000 nos lactentes e 0,23-0,52/1.000 em crianças mais velhas[4]. O sistema imunológico pós-natal apresenta uma maturação rápida, aproximando-se do sistema do adulto ao redor de três anos de idade, com uma maturação mantida até a segunda década de vida (Figura 59.1).

A resposta imune normal no período neonatal é relativamente hipoinflamatória, comparada com a resposta típica de um adulto[6]. A resposta das células T *in utero* e no RN pré-termo e de termo, é caracterizada pela predominância de células T e *helper* do tipo 2 e resposta regulatória das células T. Conforme exista uma maturação do sistema imunológico nas fases precoces da vida, essas respostas são substituídas por respostas das células maduras Th1. A expressão dos receptores *tool-like* 4 é relativamente baixa *in utero* e nos RNs muito prematuros, aumentando os níveis na idade adulta. Os fatores solúveis maternos e derivados do feto (fator transformado do crescimento-b, prostaglandina E_2, progesterona, adenosina) influenciam a resposta da célula T *in utero* e na idade pós-natal precoce. Interessantemente, os mecanismos que diferenciam a resposta imune madura do adulto da resposta imatura do RN recapitulam as condições hiper e hipoinflamatórias da sepse.

Uma célula que participa da resposta imunológica é o monócito, possuindo um papel chave

QUADRO 59.1 ***Elementos do sistema imunológico inato e adaptativo.***

Inato	Adaptativo
Elementos celulares » Fagocitose • Monócitos/macrófagos • Leucócitos polimorfonucleares • Células dendríticas » Apresentação do antígeno • Monócito/macrófago • Células dendríticas » Morte citotóxica • Células naturais *killer* • Leucócitos polimorfonucleares » Produção de citocinas/quimoquinas • Todos os acima	Elementos celulares » Produção de anticorpo • Células plasmáticas/células B » Morte citotóxica • Células T CD8+ » Produção de citocina/quimoquinas • Células T CD4+ • Células T_H1 (pró-inflamatórias) • Células T_H2 (anti-inflamatórias) • Células T_{reg} (anti-inflamatórias)
» Elementos não celulares • Citocinas • Quimoquinas • Complemento	Elementos não celulares • Imunoglobulinas • Citocinas • Quimoquinas

Fonte: adaptado de Frazier *et al.*[3].

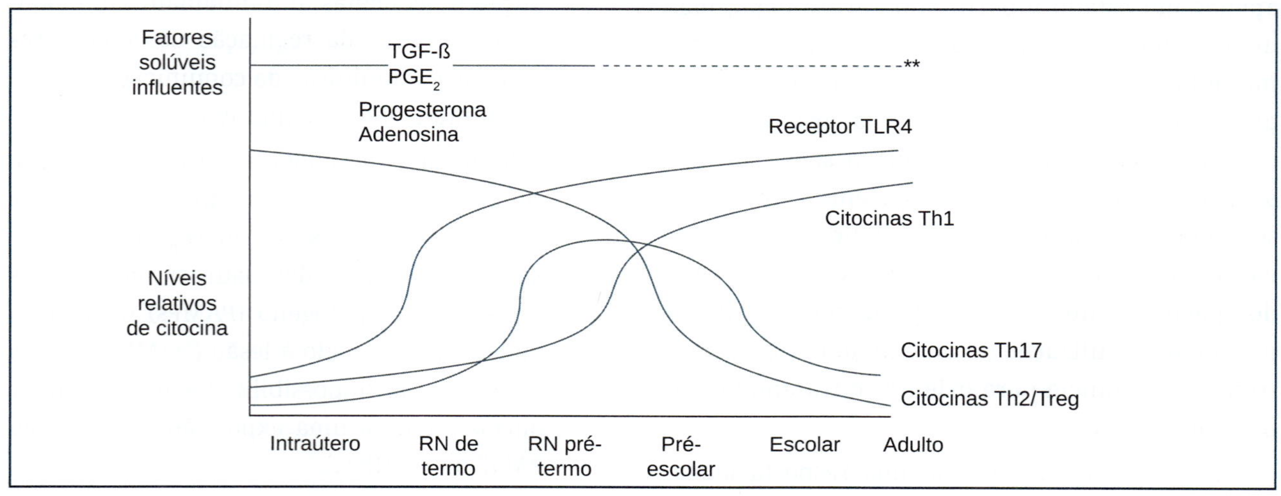

FIGURA 59.1 ***Alterações dependentes da idade nas respostas das células T induzidas pela endotoxina.***
Siglas: TGF-β = fator de transformação do crescimento – β; PGE_2 = prostaglandina E_2; TLR4 = receptor Toll-like 4; Treg = respostas de regulação das células T.
Fonte: adaptada de Maddux *et al.*[5].

determinante na resposta imunológica aguda. Ele tem diversos papéis, incluindo reconhecimento e fagocitose dos patógenos e secreção de mediadores que modulam a resposta imunológica global (Figura 59.2).

Monócito é uma célula importante da resposta inata no início e na regulação da resposta inflamatória, pois, em pacientes sépticos, encontra-se uma diminuição da expressão das moléculas do complexo maior de histocompatibilidade (CMH) classe II, particularmente antígenos leucocitários humanos DR (HLA-DR), fazendo com que essa etapa seja primordial em relação à apresentação do antígeno. O monócito em contato com lipopolissacáride (LPS) bacteriano pode produzir de uma maneira importante citocinas pró-inflamatórias, independentemente se ele teve ou não exposição anterior ao LPS.

O sistema inato compõe a primeira linha celular de defesa e inclui como membros aqueles que têm um papel primário na fagocitose e morte intracelular (células polimorfonucleares), morte citotóxica (células *natural killer*) e apresentação do antígeno (células dendríticas).

Sabe-se que as células supressoras derivadas mieloide têm um papel no processo inflamatório agudo e crônico, sugerindo que a expansão dessas células não é simplesmente uma resposta patológica a um tumor em crescimento, mas uma resposta programada em relação à inflamação, independentemente de sua origem (tumoral ou infecciosa). Durante a infecção e inflamação, as necessidades e o consumo dessas células aumentam dramaticamente, conforme haja resposta do hospedeiro em relação aos produtos microbianos exógenos com uma reorganização da mielopoiese[7,8]. As células mieloides são vitais para esse processo, assim como os efetores diretos da imunidade inata envolvidos na fagocitose e/ou morte dos produtos microbianos ou das células em transformação e também através da liberação de mediadores inflamatórios e comunicação com o sistema imunológico adaptativo[9]. Habitualmente, o número fisiológico de neutrófilos e monócitos maduros é mantido por uma condição de equilíbrio da via mielopoioética, enquanto, na infecção aguda ou em um processo inflamatório endógeno, existe a mobilização de neutrófilos maduros e populações mais imaturas a partir da medula óssea e do sangue

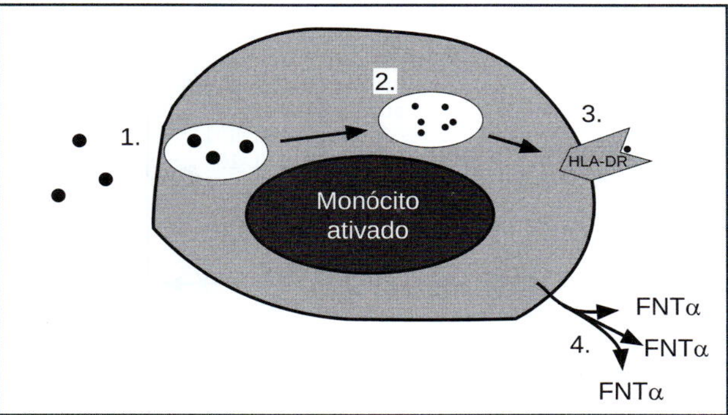

FIGURA 59.1 ***Funções do monócito ativado. O monócito imunoparalisado demonstra expressão reduzida do antígeno leucocitário humano – DR (HLA-DR) e alteração da capacidade de produção de TNFα. (1) fagocitose; (2) processamento do antígeno; (3) apresentaçãoo do antígeno; (4) produção extracelular de FNTα.***

Sigla: FNTα = fator de necrose tumoral alfa.

Fonte: adaptada de Frazier *et al.*[3].

para o local da inflamação[7,8]. O resultado dessa mobilização é uma depleção precoce das reservas da medula óssea e a liberação de mediadores locais que poderão ajudar a acelerar a mielopoiese na medula óssea (Figura 59.3).

Existem muitas evidências, tanto em experimentos animais como em humanos, que a sepse pode evoluir com uma "tempestade de citocinas", caracterizada por níveis plasmáticos elevados de citocinas e quimoquinas pró-inflamatórias[11], sinais clínicos de febre, taquicardia e taquipneia, seguidos pelo desenvolvimento de choque, disfunção multiorgânica e óbito.

A maioria dos investigadores reconhece que Balk[12] conceituou que a sepse é acompanhada de uma resposta hiperinflamatória exuberante (síndrome da resposta inflamatória sistêmica – SRIS) e ajudou a reconhecer a importância da síndrome da resposta anti-inflamatória compensatória (SRAC), que frequentemente se segue após a fase hiperinflamatória, especialmente nos pacientes que desenvolvem sepse grave (Figura 59.4).

Existe atualmente uma discrepância entre o modelo sequencial originalmente proposto por Rogen C. Bone, com um modelo chamado "concurrente" (Figura 59.5) sugerido por Van der Poll *et al.*[14].

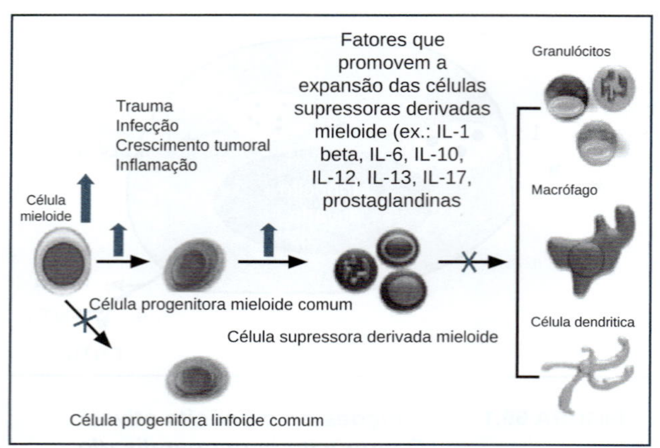

FIGURA 59.3 ***Mielopoiese e expansão da população das células supressoras derivadas mieloide na sepse.***

Sigla: X = bloqueio.

Fonte: adaptada de Cuenca *et al.*[10].

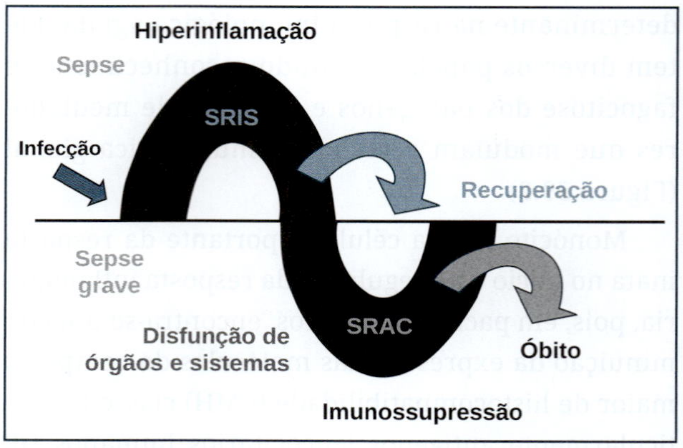

Hiperinflamação
Sepse
SRIS
Infecção
Recuperação
Sepse grave
Disfunção de órgãos e sistemas
SRAC
Óbito
Imunossupressão

FIGURA 59.4 ***Divisão da sepse em duas fases.***

Fonte: adaptada de Faix[13].

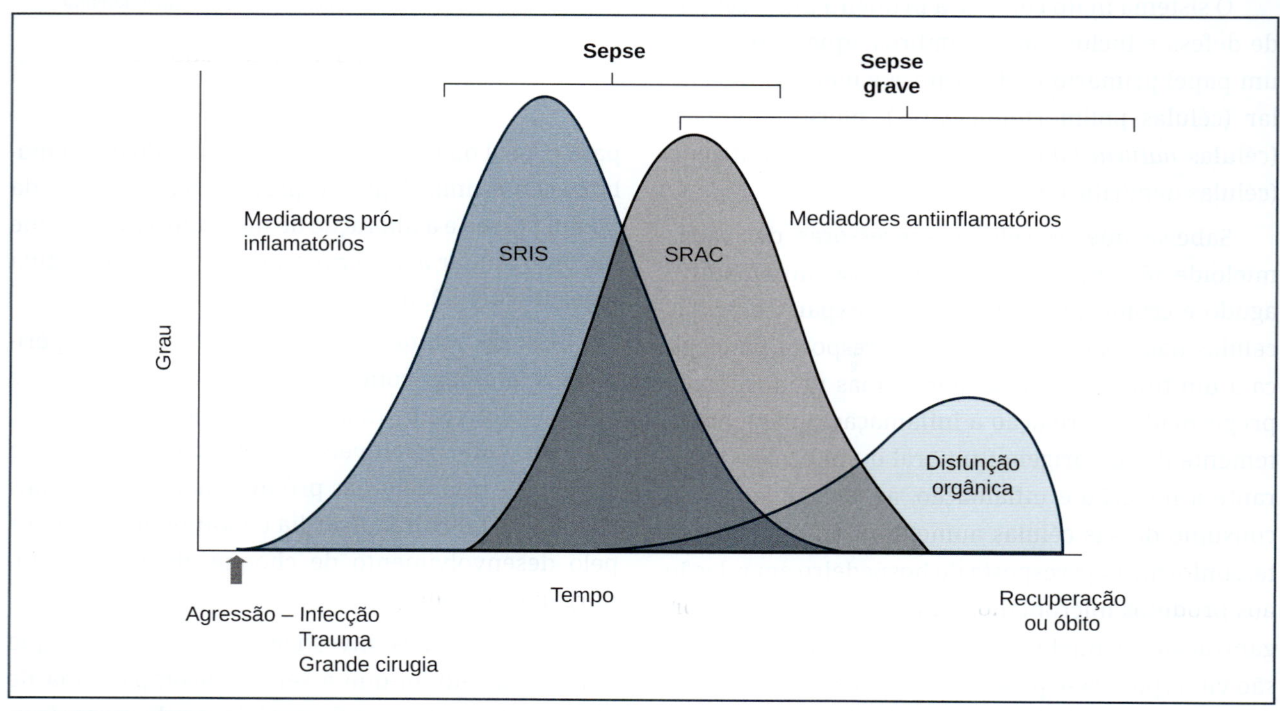

FIGURA 59.5 ***Modelo alternativo para progressão da sepse grave, introduzindo o conceito de que a resposta sistêmica anti-inflamatória inicia-se enquanto está presente a resposta sistêmica pró-inflamatória.***

Fonte: adaptada de Faix[13].

Nesse modelo, quando existe uma evolução para sobrevida na presença de uma fase imunossupressiva, esse fato indica que a função imunológica retornou ao normal[15]. Quais fatores contribuem para essa evolução? Um marcador ou, mais provavelmente, um painel de marcadores poderá identificar os pacientes que estão evoluindo do estado hiperinflamatório para a condição anti-inflamatória, ajudando desse modo a identificar os pacientes que poderão se beneficiar de novas terapêuticas que objetivam a restauração da função imunológica.

Uma agressão grave devida a procedimentos cirúrgicos ou traumas extensos pode produzir uma disfunção imunológica como resultado da lesão tecidual, infecção no pós-operatório e síndrome da disfunção de múltiplos órgãos (SDMO) (Figura 59.6).

A resposta inicial pró-inflamatória é mediada primariamente pelas células do sistema imunológico inato. Ela é seguida por uma resposta anti-inflamatória que é mediada pelas células do sistema imunológico adaptativo[17]. Após uma agressão traumática maciça pode haver uma resposta pró-inflamatória precoce e vigorosa e uma SRIS grave, independentemente da infecção (modelo de um "golpe"), ocasionando uma SDMO precoce. No cenário com "dois golpes", os pacientes inicialmente menos gravemente acometidos desenvolvem a SDMO tardia em consequência da reativação da sua resposta inflamatória, ocasionada por um evento intercorrente como: estresse cirúrgico adicional, infecção bacteriana ou lesão de isquemia/reperfusão. A SDMO tardia é frequentemente acompanhada pela SRAC[18]. Um desbalanço na resposta anti-inflamatória compensatória pode resultar em anergia e imunossupressão, o qual predispõe o hospedeiro ao desenvolvimento de infecções.

Evidências indicam que a sepse pode estar associada com estado de imunossupressão, definida grosseiramente como linfopenia, e perda da função imunológica. A incidência e a natureza da imunossupressão permanecem ainda não bem caracterizadas em humanos e, especialmente, em pediatria e neonatologia[19].

IMUNOPARALISIA

Imunoparalisia: persistência de uma resposta imunológico inata anti-inflamatória compensatória após a agressão, como sepse, grande cirurgia ou trauma. A imunoparalisia é uma condição de imunodeficiência prolongada e grave, adquirida de forma secundária à sepse e várias outras causas (trauma, cirurgia) e que está associada a infecções intra-hospitalares e aumento da mortalidade[3].

Nessa condição clínica de imunossupressão, o monócito possui um papel fundamental ao iniciar e regular a resposta inflamatória. A expressão reduzida de HLA-DR nos monócitos estabelece o diagnóstico de imunoparalisia em pacientes criticamente enfermos[20], quando apresenta um valor de HLA-DR menor do que 30%. Pode se associar também como critério diagnóstico uma resposta menor que 200

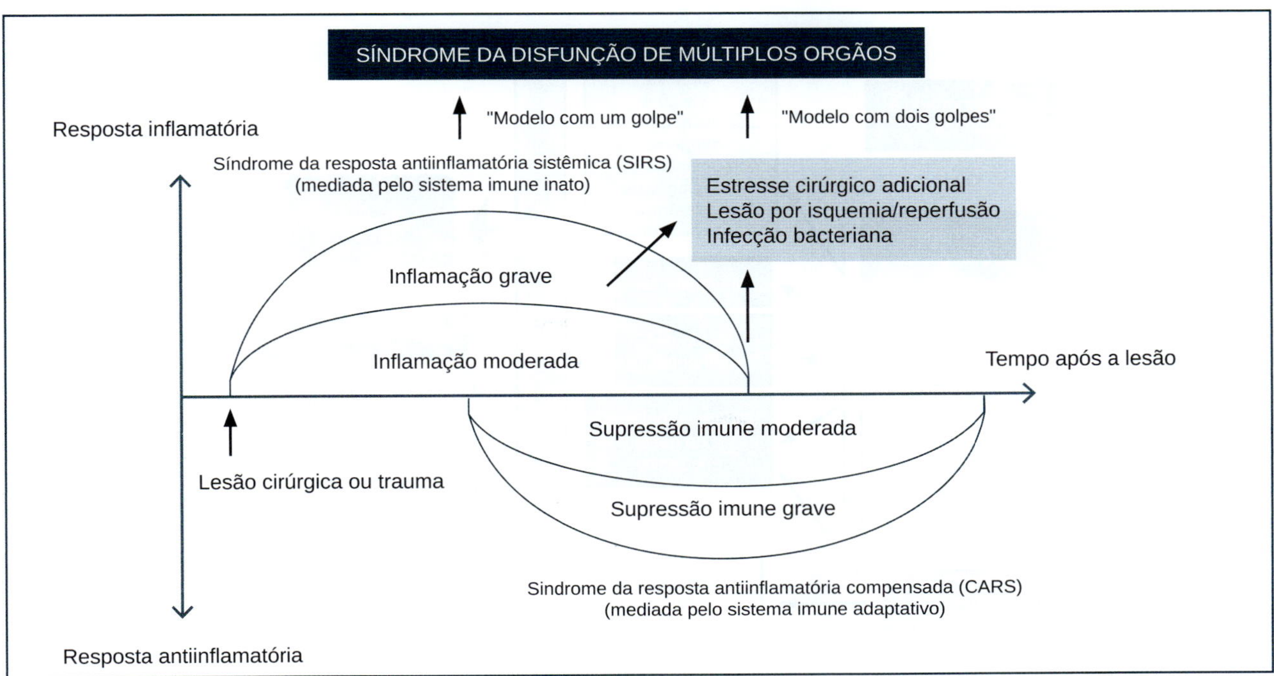

FIGURA 59.6 ***Modelo de lesão pela resposta inflamatória sistêmica, resposta anti-inflamatória compensada e síndrome da disfunção de múltiplos órgãos.***
Fonte: adaptada de Kimura *et al.*[16].

pg/ml de FNTa induzida pelo LPS por mais do que cinco dias[21]. A diminuição da expressão do HLA-DR está associada com um pior prognóstico, que inclui o desenvolvimento de infecção intra-hospitalar e óbito por sepse.

A redução da expressão do antígeno do leucócito humano na superfície celular do monócito (HLA-DR), que é importante na apresentação do antígeno, está associada com evolução adversa em adultos, incluindo o desenvolvimento de infecção intra-hospitalar e óbito na sepse[22,23], trauma[24], pancreatite aguda.

O segundo biomarcador da função do monócito é a diminuição da capacidade de produção do fator de necrose tumoral alfa (FNTα) após estimulação *ex vivo* com lipopolissacáride (LPS), demonstrando-se uma evolução adversa na sepse de pacientes adultos[21], trauma[25], bem como após o uso de circulação extracorpórea em pediatria.

Outro dado que pode sugerir a presença de depressão imunológico em uma segunda fase da sepse grave é a linfopenia prolongada e a depleção linfoide[26].

MODELO DA SÍNDROME DO CATABOLISMO COM INFLAMAÇÃO-IMUNOSSUPRESSÃO PERSISTENTE

Com os padrões de falência de múltiplos órgãos apresentando uma evolução, as definições tradicionais da condição imunológica estão se tornando ultrapassadas. O sucesso no manejo dos pacientes com SRIS nas UTIs tem aumentado o número de pacientes que permanecem nas unidades durante semanas com uma síndrome de disfunção orgânica moderada, infecção secundária, necessidade de suporte de vida e catabolismo proteico progressivo, resultando em uma perda corpórea de massa magra e má nutrição da criança (Figura 59.7).

Observa-se a conceituação de uma nova síndrome chamada "síndrome do catabolismo por inflamação – imunossupressão persistente" (SCIP), presente na situação de inflamação crônica e imunossupressão adaptativa e com um papel protetor contra infecção intra-hospitalar secundária e na prevenção do catabolismo proteico grave (Figura 59.8).

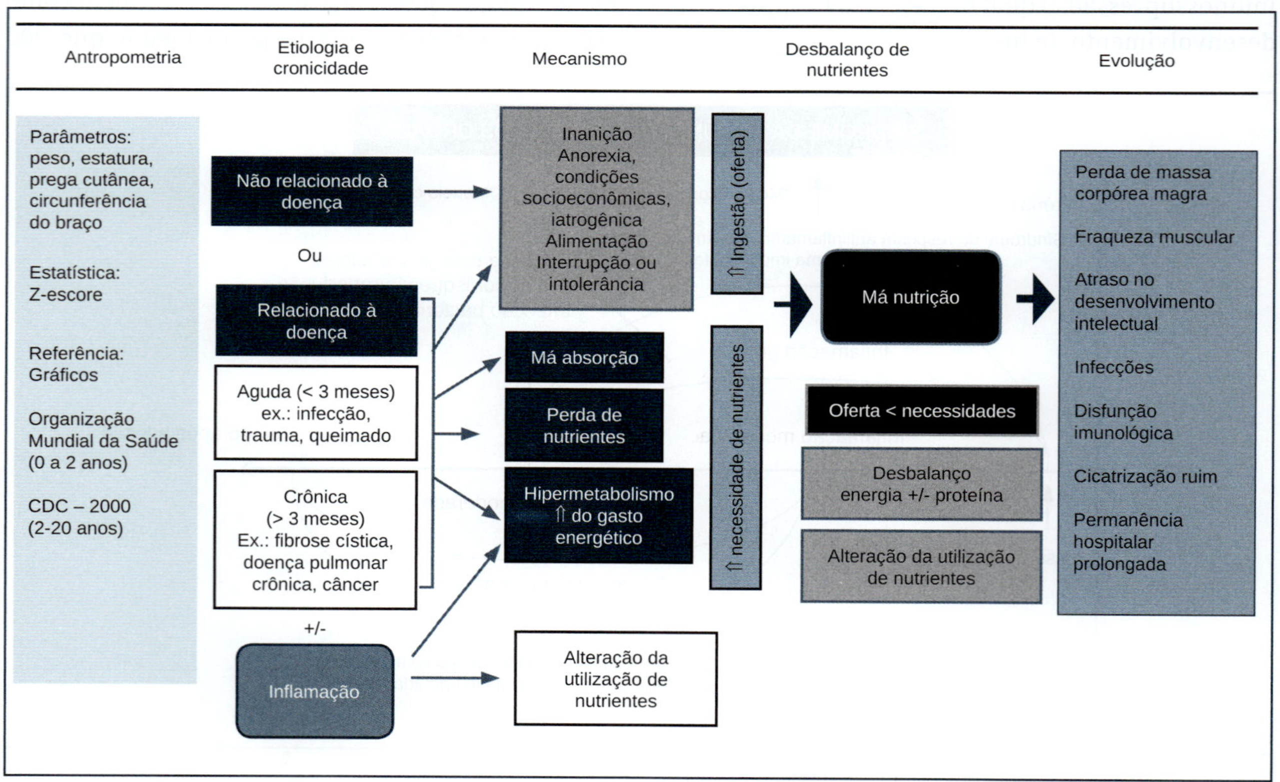

FIGURA 59.7 ***Definindo a má nutrição na criança hospitalizada.***
Fonte: adaptada de Mehta *et al.*[27].

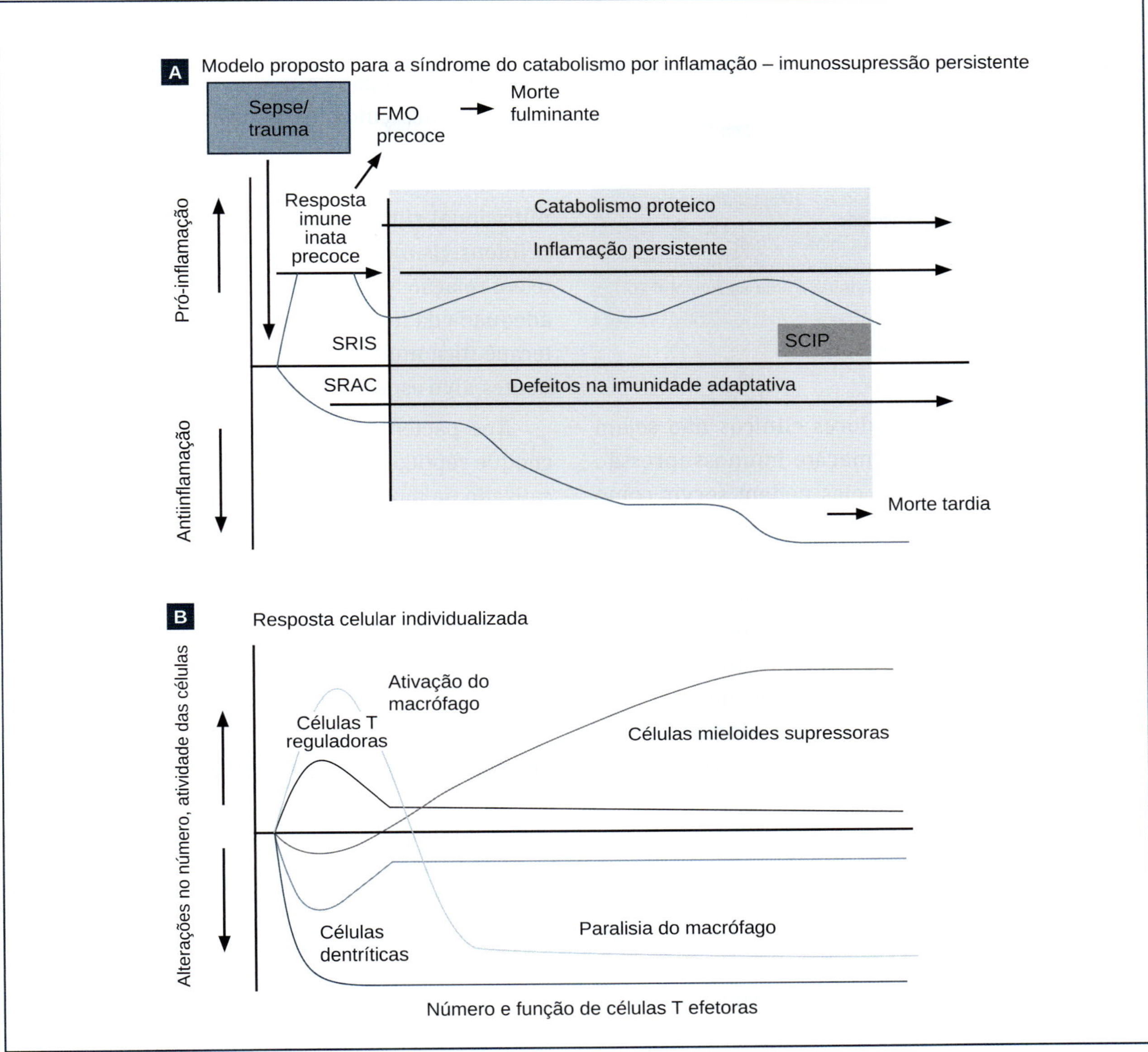

FIGURA 59.8 ***Síndrome do catabolismo por inflamação – imunossupressão persistente (SCIP) e os componentes celulares que contribuem para o seu desenvolvimento. Após uma agressão inicial, existem respostas simultâneas relacionadas à SRIS-SRAC, com muitos pacientes apresentando disfunção orgânica tratável. Clinicamente, esses pacientes exibem um catabolismo proteico progressivo, com uma condição nutricional ruim, cicatrização pobre e infecções recorrentes. Adicionalmente, eles têm um baixo grau de inflamação persistente, com defeitos na imunidade inata-adaptativa, incluindo paralisia do macrófago, aumento persistente da população de células mieloides supressoras e uma função e número diminuído de células T efetoras.***

Fone: adaptada de Gentile *et al.*[28].

O modelo da SCIP envolve a presença de múltiplos defeitos fisiológicos e imunológicos que ocorrem simultaneamente e que provavelmente necessitam de uma terapêutica multimodal. Os pacientes com SCIP são criticamente enfermos, com tempo prolongado de internação, e alterações clínicas e laboratoriais. O Quadro 59.2 apresenta os critérios clínicos para se definir a SCIP.

QUADRO 59.2 *Critérios clínicos para SCIP.*

Determinantes clínicos da SCIP	Medidas
Persistente	Permanência prolongada na UTI > 10 dias
Inflamação	Proteína C reativa > 150 mg/dL
Imunossupressão	Contagem total de linfócitos < 0,80 x 10^9/L
Catabolismo	Perda corpórea > 10% durante a hospitalização
	Nível de albumina < 2 g/dL
	Nível de pré-albumina < 10 mg/dL
	Nível de proteína ligada ao retinol < 10 mg/dL

Fonte: adaptado de Gentile *et al.*[28].

Embora esses marcadores clínicos não sejam medidas diretas da inflamação, imunossupressão ou catabolismo proteico, eles podem servir como representantes disponíveis em muitos cenários vinculados aos cuidados intensivos. Tem-se também a possibilidade de melhor caracterização da imunossupressão e inflamação crônica associada com a doença grave por meio de metodologias laboratoriais, como ELISA (ensaio de imunoabsorção enzimática) e Luminex (para biomarcadores do sistema imunológico em pequenos volumes de amostras)[28].

MANEJO MÉDICO

A estratégia para manejo das doenças graves tem melhorado progressivamente, com um manejo estruturado após a agressão inicial, tanto na sepse grave, quanto no trauma ou após intervenções cirúrgicas, objetivando o não desenvolvimento da falência multiorgânica tardia. Os pacientes que sobrevivem aos cuidados iniciais na UTI e que não progridem para uma recuperação normal persistem com disfunções orgânicas, catabolismo, condição nutricional ruim e infecções recurrentes com SCIP. O intensivista deve identificar a SCIP precocemente em relação à sua evolução, ter uma compreensão adequada da fisiopatologia subjacente e iniciar uma terapêutica multimodal apropriada para os componentes-alvo específicos da síndrome.

Nos pacientes que preenchem os critérios de choque séptico, o primeiro e principal objetivo é focalizado na monitoração e suporte hemodinâmico e dos órgãos, adicionalmente ao controle do foco primário. Deve-se realizar a remoção de tecidos infectados (de modo cirúrgico se necessário), em combinação com a utilização de antibióticos, sendo esses procedimentos a chave do sucesso do tratamento da sepse[29].

TERAPÊUTICAS IMUNOMODULADORAS

Com a rápida evolução relacionada ao conhecimento da exaustão da célula T e o papel de receptores inibitórios na função do linfócito, existe um grande potencial de intervenção para modulação do sistema imunológico e restauração da função do linfócito na sepse (Figura 59.9).

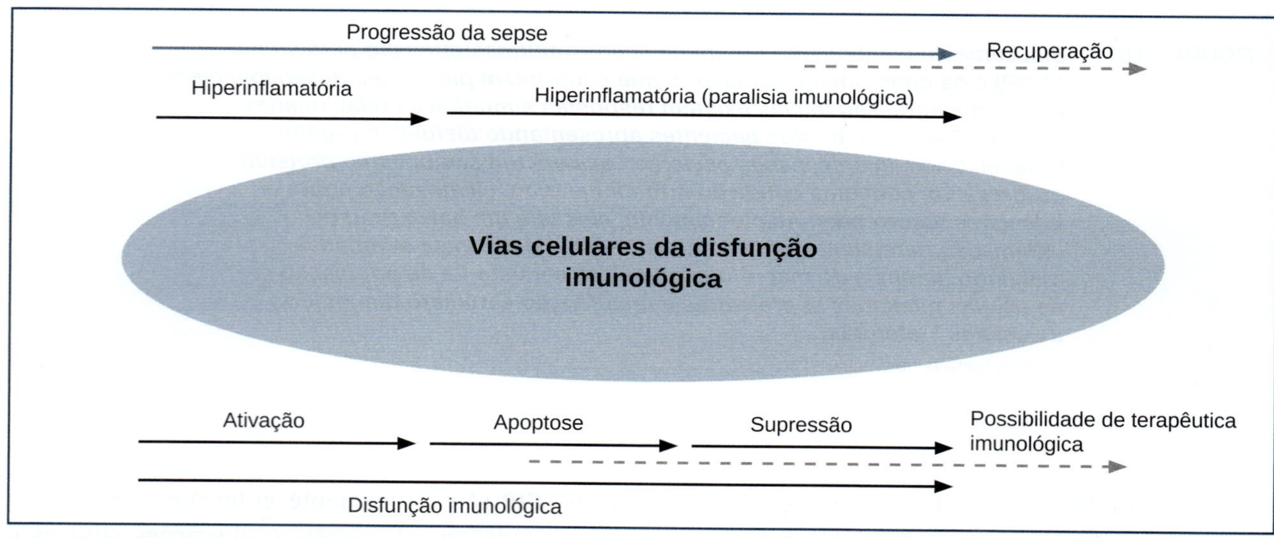

FIGURA 59.9 *Evolução da disfunção imunológica e possibilidade de terapêutica imunológica na sepse.*
Fonte: adaptada de Boomer *et al.*[30].

Como a importância da condição de depressão imunológica na evolução da sepse, atualmente, tem um maior reconhecimento, investigam-se várias possibilidades de terapêutica imuno-estimulatória, principalmente em estudos animais, mas também em algumas pesquisas em voluntários sadios e pacientes com sepse.

Novos tratamentos são colocados para prevenir e tratar os efeitos adversos da fase imunoparalítica da sepse. Vários estimulantes da função imunológica, quando utilizados, demonstram resultados favoráveis na situação *in vitro*, *ex vivo* (efeitos na expressão do HLA-DR do monócito e/ou produção do FNTa) e na situação *in vivo* em animais. As terapêuticas estudadas e seus mecanismos de ação estão evidenciados na Figura 59.10.

As aplicações clínicas dessas diversas terapêuticas incluídas na Figura 59.10 ainda necessitam mais estudos clínicos para avaliar sua segurança e eficácia. A interleucina-7 aparece como uma citocina anti-apoptótica potente, que aumenta a função celular efetora imunológico e é essencial para a sobrevida do linfócito[32], tendo sido demonstrado que melhora a sobrevida em modelos de sepse em camundongos[33]. A interleucina-7 aumenta a produção de interferon gama (IFN-g), o qual pode ter um papel importante em relação aos efeitos imunoestimulatórios[34,35].

Os dois agentes com estudos clínicos utilizados para reversão da imunoparalisia são o IFN-g[36] e o fator estimulador de colônia de granulócito-macrófago (FSC-GM)[37-39]. Ambos são potentes estimuladores da função celular mieloide, aumentando a produção, diferenciação e maturação de granulócitos e monócitos, potencializando desse modo a capacidade da apresentação do antígeno através do aumento de mHLA-DR e da expressão de citocinas pró-inflamatórias nos monócitos[40,41]. O FSC-GM e o IFN-g têm demonstrado resultados promissores em pequenos estudos clínicos, mas são necessárias pesquisas adicionais em grande escala.

A reversão da disfunção da célula T e do monócito pelo bloqueio da molécula PD-1 (Programmed

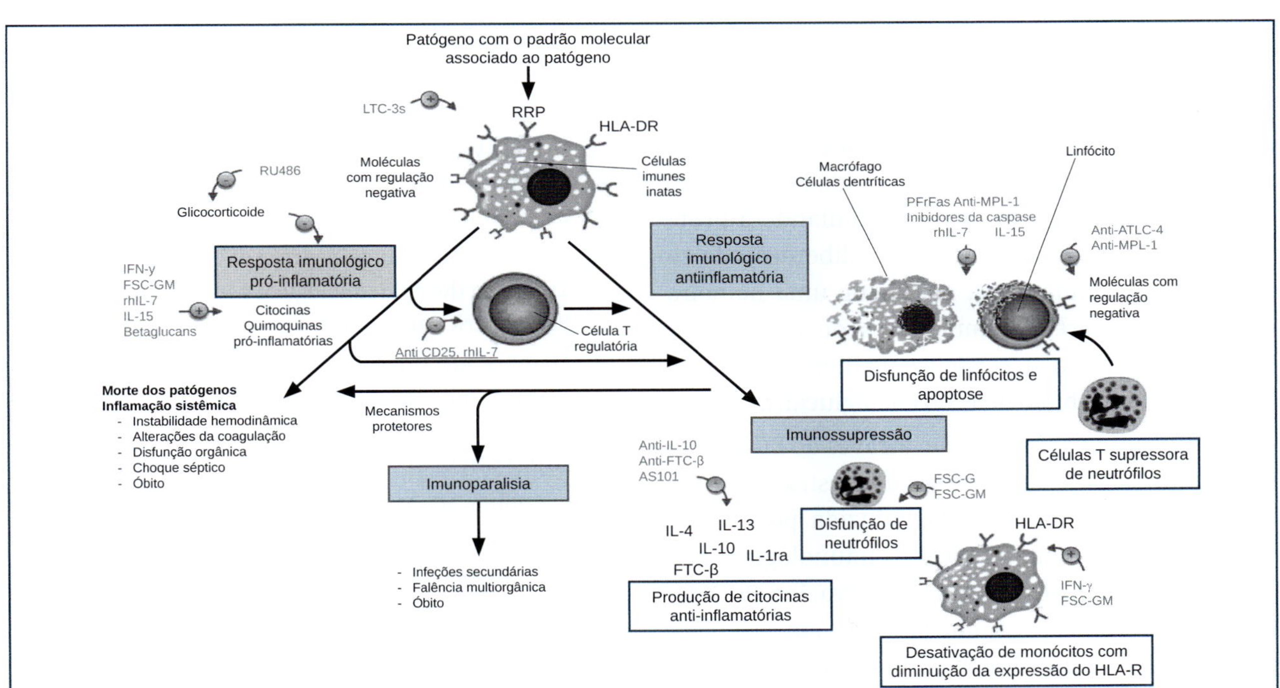

FIGURA 59.10 ***Representação simplificada da resposta imunológica inata na sepse. Evidenciados em vermelho estão os compostos imunoestimulatórios que são/têm sido estudados na reversão da imunoparalisia.***

Siglas: RRP = receptor de reconhecimento do padrão; ATLC = antígeno T linfocitário citotóxico; PFrFas = proteína de fusão do receptor fas; HLA = antígeno do leucócito humano; PMAP = padrão molecular associado ao patógeno; rhIL-7 = IL-7 recombinante humano; L-MP = ligante de morte programada; LTC-3s = ligante da tirosinacinase-3 semelhante ao Fms; IFN-y = interferon gama; FTC-β = fator de transformação do crescimento-Beta; IL-4 = interleucina-4; IL-10 = interleucina-10; IL-13 = interleucina-14; IL-1ra = antagonista do receptor de interleucina-1.

Fonte: adaptada de Leentjens *et al.*[31].

Death 1) co-estimulatória negativa ou de ligante PD-L1 (lingantes da molécula PD-1) pode representar um alvo atrativo relacionado à terapêutica imunoestimulatória, pois pesquisas em modelos animais de sepse resultaram em melhora da sobrevida[42,43].

A interleucina-15 (IL-15) possui uma ação antiapoptótica, mas também efeitos importantes na imunidade inata através de um efeito antiapoptótico potente nas células dendríticas. Estudos em modelos animais demonstram que a sua administração aumenta a produção de citocinas pró-inflamatórias, aumenta a sobrevida das células T e NK e inibe de modo potente a apoptose, determinando um aumento da depuração de bactérias, fungos e parasitas, melhorando desse modo a sobrevida[44,45].

Adicionalmente, a neutralização da interleucina-10 (IL-10) ou fator de transformação do crescimento-beta (TGF-beta), utilizando anticorpos monoclonais, diminui o número de células T reguladoras CD4+25+, aumenta o número de células T CD4+ e melhora a sobrevida em um modelo animal de sepse[46].

Vários agentes com propriedades de modular a resposta imunológica de maneira não específica podem ter efeitos benéficos na imunoparalisia induzida pela sepse. Entre eles estão os betaglucans, que aumentam diretamente a atividade funcional de granulócitos e macrófagos, estimulando a proliferação (APCs) e potencializando a liberação de citocinas pró-inflamatórias, agindo de uma maneira similar aos fatores estimuladores de colônia[47,48]. Entretanto, não existe consenso na literatura em relação aos efeitos biológicos dos betaglucans.

A utilização de imunização através do BCG (bacilo de Calmette-Guérin) pode ser uma estratégia para se reverter a imunoparalisia induzida pela sepse, visto que possui efeitos benéficos imunológicos não específicos[49,50]. A administração da vacina BCG determina diminuição da mortalidade em crianças, principalmente em relação à diminuição da sepse neonatal, infecção respiratória e febre[51,52].

CONCLUSÕES

Tanto a resposta imunológica inata quanto a adaptativa apresentam disfunção grave nas crianças com imunossupressão adquirida na UTI. Essa imunossupressão contribui para o desenvolvimento de infecção intra-hospitalar/fúngica, bem como uma inabilidade em combater a infecção primária. A imunoparalisia tem um papel no aumento da morbidade e mortalidade na sepse. A combinação de biomarcadores pró e anti-inflamatórios pode ajudar a identificar os pacientes que estão desenvolvendo sepse grave antes que a disfunção orgânica tenha uma progressão mais avançada. A terapêutica adjunta que estimula o sistema imunológico do paciente torna-se no momento promissora. Estimulantes do sistema imunológico, como o interferon-g e o fator estimulador de colônia de granulócito e monócito, são terapêuticas atraentes e sob investigação de pesquisas clínicas. Entretanto, qual paciente, quando tratar e qual agente imunoestimulante utilizar são questões que ainda não foram respondidas.

REFERÊNCIAS

1. Wiersinga WJ, Leopold SJ, Cranendonk DR, et al. Host innate immune responses to sepsis. Virulence. 2014;5(1):36-44.
2. Cavaillon JM, Adib-Conquy M. Bench-to-bedside review: endotoxin tolerance as a model of leukocyte reprogramming in sepsis. Crit Care. 2006;10(5):233.
3. Frazier WJ, Hall MW. Immunoparalysis and adverse outcomes from critical illness. Pediatr Clin North Am. 2008;55(3):647-68.
4. Hartman ME, Linde-Zwirble WT, Angus DC, et al. Trends in the epidemiology of pediatric severe sepsis. Pediatr Crit Care Med. 2013;14(7):686-93.
5. Maddux AB, Douglas IS. Is the developmentally immature immune response in paediatric sepsis a recapitulation of immune tolerance? Immunology. 2015;145(1):1-10.
6. Randolph AG, McCulloh RJ. Pediatric sepsis: important considerations for diagnosing and managing severe infections in infants, children, and adolescents. Virulence. 2014;5(1):179-89.
7. Ueda Y, Cain DW, Kuraoka M, et al. IL-1R type I-dependent hemopoietic stem cell proliferation is necessary for inflammatory granulopoiesis and reactive neutrophilia. J Immunol. 2009;182(10):6477-84.
8. Ueda Y, Kondo M, Kelsoe G. Inflammation and the reciprocal production of granulocytes and lymphocytes in bone marrow. J Exp Med. 2005;201(11):1771-80.
9. Fearon DT, Locksley RM. The instructive role of innate immunity in the acquired immune response. Science. 1996;272(5258):50-3.

10. Cuenca AG, Delano MJ, Kelly-Scumpia KM, et al. A paradoxical role for myeloid-derived suppressor cells in sepsis and trauma. Mol Med. 2011;17(3-4):281-92.
11. Berger MM, Chioléro RL. Antioxidant supplementation in sepsis and systemic inflammatory response syndrome. Crit Care Med. 2007;35(9 Suppl):S584-90.
12. Balk R. Roger C. Bone, MD and the evolving paradigms of sepsis. Contrib Microbiol. 2011;17:1-11.
13. Faix JD. Biomarkers of sepsis. Crit Rev Clin Lab Sci. 2013;50(1):23-36.
14. Van der Poll T, van Deventer SJ. Cytokines and anticytokines in the pathogenesis of sepsis. Infect Dis Clin North Am. 1999;13(2):413-26.
15. Hotchkiss RS, Karl IE. The pathophysiology and treatment of sepsis. N Engl J Med. 2003;348(2):138-50.
16. Kimura F, Shimizu H, Yoshidome H, et al. Immunosuppression following surgical and traumatic injury. Surg Today. 2010;40(9):793-808.
17. Angele MK, Chaudry IH. Surgical trauma and immunosuppression: pathophysiology and potential immunomodulatory approaches. Langenbecks Arch Surg. 2005;390(4):333-41.
18. Tschoeke SK, Hellmuth M, Hostmann A, et al. The early second hit in trauma management augments the proinflammatory immune response to multiple injuries. J Trauma. 2007;62(6):1396-403.
19. Hotchkiss RS, Coopersmith CM, McDunn JE, et al. The sepsis seesaw: tilting toward immunosuppression. Nat Med. 2009;15(5):496-7.
20. Tschaikowsky K, Hedwig-Geissing M, Schiele A, et al. Coincidence of pro- and anti-inflammatory responses in the early phase of severe sepsis: Longitudinal study of mononuclear histocompatibility leukocyte antigen-DR expression, procalcitonin, C-reactive protein, and changes in T-cell subsets in septic and postoperative patients. Crit Care Med. 2002;30(5):1015-23.
21. Döcke WD, Randow F, Syrbe U, et al. Monocyte deactivation in septic patients: restoration by IFN-gamma treatment. Nat Med. 1997;3(6):678-81.
22. Volk HD, Reinke P, Krausch D, et al. Monocyte deactivation--rationale for a new therapeutic strategy in sepsis. Intensive Care Med. 1996;22 Suppl 4:S474-81.
23. Monneret G, Finck ME, Venet F, Debard AL, et al. The anti-inflammatory response dominates after septic shock: association of low monocyte HLA-DR expression and high interleukin-10 concentration. Immunol Lett. 2004;95(2):193-8.
24. Hershman MJ, Cheadle WG, Wellhausen SR, et al. Monocyte HLA-DR antigen expression characterizes clinical outcome in the trauma patient. Br J Surg. 1990;77(2):204-7.
25. Ploder M, Pelinka L, Schmuckenschlager C, et al. Lipopolysaccharide-induced tumor necrosis factor alpha production and not monocyte human leukocyte antigen-DR expression is correlated with survival in septic trauma patients. Shock. 2006;25(2):129-34.
26. Hotchkiss RS, Monneret G, Payen D. Immunosuppression in sepsis: a novel understanding of the disorder and a new therapeutic approach. Lancet Infect Dis. 2013;13(3):260-8.
27. Mehta NM, Corkins MR, Lyman B, et al. Defining pediatric malnutrition: a paradigm shift toward etiology-related definitions. JPEN J Parenter Enteral Nutr. 2013;37(4):460-81.
28. Gentile LF, Cuenca AG, Efron PA, et al. Persistent inflammation and immunosuppression: a common syndrome and new horizon for surgical intensive care. J Trauma Acute Care Surg. 2012;72(6):1491-501.
29. Kumar A, Roberts D, Wood KE, et al. Duration of hypotension before initiation of effective antimicrobial therapy is the critical determinant of survival in human septic shock. Crit Care Med. 2006;34(6): 1589-96.
30. Boomer JS, Green JM, Hotchkiss RS. The changing immune system in sepsis: is individualized immuno-modulatory therapy the answer? Virulence. 2014;5(1):45-56.
31. Leentjens J, Kox M, van der Hoeven JG, et al. Immunotherapy for the adjunctive treatment of sepsis: from immunosuppression to immunostimulation. Time for a paradigm change? Am J Respir Crit Care Med. 2013;187(12):1287-93.
32. Mackall CL, Fry TJ, Gress RE. Harnessing the biology of IL-7 for therapeutic application. Nat Rev Immunol. 2011;11(5):330-42.
33. Unsinger J, Burnham CA, McDonough J, et al. Interleukin-7 ameliorates immune dysfunction and improves survival in a 2-hit model of fungal sepsis. J Infect Dis. 2012;206(4):606-16.
34. Venet F, Foray AP, Villars-Méchin A, et al. IL-7 restores lymphocyte functions in septic patients. J Immunol. 2012;189(10):5073-81.
35. Levy Y, Lacabaratz C, Weiss L, et al. Enhanced T cell recovery in HIV-1-infected adults through IL-7 treatment. J Clin Invest. 2009;119(4):997-1007.
36. Chen J, Ivashkiv LB. IFN-γ abrogates endotoxin tolerance by facilitating Toll-like receptor-induced chromatin remodeling. Proc Natl Acad Sci U S A. 2010;107(45):19438-43.
37. Flohé SB, Agrawal H, Flohé S, et al. Diversity of interferon gamma and granulocyte-macrophage colony-s-

timulating factor in restoring immune dysfunction of dendritic cells and macrophages during polymicrobial sepsis. Mol Med. 2008;14(5-6):247-56.

38. Smith RP, Baltch AL, Ritz WJ, et al. IFN-gamma enhances killing of methicillin-resistant Staphylococcus aureus by human monocytes more effectively than GM-CSF in the presence of daptomycin and other antibiotics. Cytokine. 2010;51(3):274-7.
39. Bundschuh DS, Barsig J, Hartung T, et al. Granulocyte-macrophage colony-stimulating factor and IFN-gamma restore the systemic TNF-alpha response to endotoxin in lipopolysaccharide-desensitized mice. J Immunol. 1997;158(6):2862-71.
40. Flohé S, Lendemans S, Selbach C, et al. Effect of granulocyte-macrophage colony-stimulating factor on the immune response of circulating monocytes after severe trauma. Crit Care Med. 2003;31(10):2462-9.
41. Kox WJ, Bone RC, Krausch D, et al. Interferon gamma -1b in the treatment of compensatory anti-inflammatory response syndrome. A new approach: proof of principle. Arch Intern Med. 1997;157(4):389-93.
42. Zhang Y, Zhou Y, Lou J, et al. PD-L1 blockade improves survival in experimental sepsis by inhibiting lymphocyte apoptosis and reversing monocyte dysfunction. Crit Care. 2010;14(6):R220.
43. Huang X, Venet F, Wang YL, et al. PD-1 expression by macrophages plays a pathologic role in altering microbial clearance and the innate inflammatory response to sepsis. Proc Natl Acad Sci U S A. 2009;106(15):6303-8.
44. Maeurer MJ, Trinder P, Hommel G, et al. Interleukin-7 or interleukin-15 enhances survival of Mycobacterium tuberculosis-infected mice. Infect Immun. 2000;68(5):2962-70.
45. Inoue S, Unsinger J, Davis CG, et al. IL-15 prevents apoptosis, reverses innate and adaptive immune dysfunction, and improves survival in sepsis. J Immunol. 2010;184(3):1401-9.
46. Hiraki S, Ono S, Tsujimoto H, et al. Neutralization of interleukin-10 or transforming growth factor-β decreases the percentages of CD4+ CD25+ Foxp3+ regulatory T cells in septic mice, thereby leading to an improved survival. Surgery. 2012;151(2):313-22.
47. Sherwood ER, Williams DL, McNamee RB, et al. Enhancement of interleukin-1 and interleukin-2 production by soluble glucan. Int J Immunopharmacol. 1987;9(3):261-7.
48. Tzianabos AO. Polysaccharide immunomodulators as therapeutic agents: structural aspects and biologic function. Clin Microbiol Rev. 2000;13(4):523-33.
49. Shann F. The non-specific effects of vaccines. Arch Dis Child. 2010;95(9):662-7.
50. Ritz N, Mui M, Balloch A, et al. Non-specific effect of Bacille Calmette-Guérin vaccine on the immune response to routine immunisations. Vaccine. 2013;31(30):3098-103.
51. Roth A, Jensen H, Garly ML, et al. Low birth weight infants and Calmette-Guérin bacillus vaccination at birth: community study from Guinea-Bissau. Pediatr Infect Dis J. 2004;23(6):544-50.
52. Shann F, Nohynek H, Scott JA, et al. Randomized trials to study the nonspecific effects of vaccines in children in low-income countries. Pediatr Infect Dis J. 2010;29(5):457-61.

Infecções na Criança Imunodeprimida e com Síndrome da Imunodeficiência Adquirida

Heloisa Helena de Sousa Marques
Nadia Litvinov

INTRODUÇÃO

A frequência de pacientes hospitalizados com quadros de imunodepressão tem aumentado sobremaneira nas últimas décadas. A origem dessa tendência é multifatorial e, em pediatria, podem ser destacados: 1) o surgimento da infecção pelo vírus da imunodeficiência adquirida (HIV) e todas as suas complicações desde o início de 1980; 2) o maior uso de modalidades como os transplantes de órgãos sólidos (TOS) e de células tronco hematopoiéticas (TCTH), hoje bastante utilizados para o tratamento de condições clínicas previamente intratáveis; 3) os pacientes com câncer que são tratados com quimioterapia convencional e imunoterapia; 4) a maior sobrevida das crianças portadoras de imunodeficiências primárias, congênitas; 5) a introdução da terapêutica com anticorpos monoclonais para condições clínicas como doença de Crohn, artrite idiopática e outras que podem ser adequadamente controladas por meio de imunossupressão iatrogênica[1].

Muitos dos acometidos por essas doenças evoluem com níveis variáveis de alterações da imunidade, tanto pela própria doença como também pelos procedimentos terapêuticos e diagnósticos, tornando os seus portadores mais vulneráveis às infecções, que geralmente costumam ser graves e com grande risco de morte.

Apesar dos avanços significativos na prevenção, diagnóstico e tratamento da infecção no imunodeprimido, a infecção continua sendo a principal causa de morbidade, duração da permanência em hospital, aumento de custos totais e também apresenta grande impacto na mortalidade. As taxas de mortalidade nas unidades de terapia intensiva (UTI) são maiores nos pacientes imunodeprimidos, em parte devido à gravidade do quadro infeccioso, tornando críticos tanto a necessidade de detecção precoce como o manejo adequado das infecções nesses pacientes[1,2].

Deve-se destacar que a UTI é um local onde com frequência pode ser admitida uma criança em que surja pela primeira vez a suspeita de ser portadora de imunodeficiência – se ocorrem infecções causadas por germes não habituais; se a apresentação clínica se revestir de uma gravidade inusitada para um determinado agente patológico, mesmo este sendo habitual para a idade; e se for isolado um agente oportunista –, nesses casos é altamente recomendado que seja investigada a existência de imunodeficiência.

- Uma vez diagnosticado um estado de imunodeficiência, algumas regras devem nortear o tratamento:
- A febre deve ser considerada de etiologia infecciosa bacteriana, até que se prove o contrário;
- Deve-se investir na procura exaustiva do agente infeccioso antes da introdução do antimicrobiano, incluindo culturas de sangue, lavado broncoalveolar, punções de coleções e biópsias. A pesquisa deve se estender para agentes não usuais, como vírus, micobactérias, fungos e protozoários. A bacterioscopia, a pesquisa de fungos e a pesquisa de bacilos álcool-ácido resistentes do material coletado de coleções e biópsias são recursos rápidos e que podem auxiliar na escolha do tratamento e/ou na sua adequação. A utilização de métodos mais modernos de cultura, como os automatizados, radiométricos e de biologia molecular, que fornecem o resultado em horas, deve ser incentivada. Os recursos de diagnóstico por imagem também são bastante úteis;
- A escolha do antimicrobiano deve recair para aquele que tiver ação preferencialmente bactericida e cujo espectro contemple os microrganismos mais comumente encontrados na localidade e as suas respectivas sensibilidades. A via de aplicação inicial deve ser preferencialmente intravenosa;

Na vigência do uso de medicações imunossupressoras, discutir a possibilidade da suspensão, ou pelo menos da redução da dose, durante o período agudo, mais crítico da doença infecciosa.

PRINCIPAIS ALTERAÇÕES IMUNITÁRIAS E RISCO DE INFECÇÕES

As imunodeficiências podem ser didaticamente subdivididas em **primárias** ou congênitas, hoje um espectro que inclui mais de uma centena de síndromes descritas, e as **secundárias** ou iatrogênicas, como as que ocorrem devido ao tratamento do câncer e doenças reumatológicas, as decorrentes de transplantes de órgãos e tecidos e, além dessas, destacam-se ainda a desnutrição grave e a síndrome da imunodeficiência adquirida (AIDS).

Os agentes etiológicos consistem não somente naqueles adquiridos na comunidade, como também no ambiente hospitalar, além de um grande número de patógenos oportunistas.

Nesses pacientes, a resposta inflamatória está em geral alterada e isso resulta em manifestações clínicas frustras ou atípicas. Os achados radiológicos, por exemplo, quando houver comprometimento pulmonar, ou laboratoriais podem demorar a se apresentar de forma mais característica, o que muitas vezes traz dificuldade para o diagnóstico mais precoce. A evolução dos quadros infecciosos tende a ser rápida e dramática e o uso de procedimentos invasivos diagnósticos deve ser cogitado com a maior precocidade[3].

As imunodeficiências secundárias têm se tornado cada vez mais frequentes e constituem hoje um contingente importante dos pacientes internados nas UTIs, especialmente naquelas que atendem crianças acometidas por neoplasias, infecção pelo vírus da imunodeficiência humana ou submetidas a transplantes de órgãos e tecidos e outras condições. Essas crianças, além do risco decorrente da própria imunossupressão, ainda podem ter a barreira mucocutânea comprometida, o que funciona como porta de entrada, e, obviamente, têm maior probabilidade de estar colonizadas por cepas de microrganismos resistentes a vários antimicrobianos.

INFECÇÕES EM PACIENTES COM IMUNODEFICIÊNCIAS PRIMÁRIAS

As imunodeficiências primárias podem ser divididas didaticamente em: humorais, celulares, do sistema fagocítico e do sistema complemento. Existem mais de 150 doenças heterogêneas diferentes de imunodeficiência primária. A Classificação Internacional de Imunologia divide-as em oito grupos: 1) imunodeficiência combinada de células B e T; 2) deficiência de anticorpo; 3) síndromes de imunodeficiência bem definidas; 4) doenças de desregulação imune; 5) defeitos da fagocitose; 6) defeitos da imunidade inata; 7) distúrbios anti-inflamatórios; e 8) deficiência do complemento.

O conhecimento dos principais agentes infecciosos que acometem cada tipo pode auxiliar na escolha do antimicrobiano. O Quadro 60.1 demonstra resumidamente os germes mais frequentemente envolvidos nas infecções em pacientes com imunodeficiência, segundo o defeito predominante.

QUADRO 60.1 ***Agentes infecciosos associados a imunodeficiências, segundo o defeito predominante.***

Imunodeficiência	Agente infeccioso
Linfócito B/defeito de anticorpos	▪ Organismos piogênicos encapsulados (*Streptococcus pneumoniae*, *Haemophilus influenzae* tipo b, *Streptococcus pyogenes*) ▪ *Staphylococcus aureus* ▪ *Giardia lamblia* ▪ Enterovírus
Deficiência de Linfócitos T	▪ Fungos [*Candida albicans*, *Pneumocystis jiroveci (carinii)*] ▪ Vírus (citomegalovírus, vírus da varicella zoster, vírus *Herpes simplex*) ▪ Bactérias intracelulares (*Listeria monocytogenes*, micobacterioses, *Legionella pneumophila*), incluindo a BCGite disseminada ▪ Protozoários (*Toxoplasma gondii*)
Deficiência de Fagócitos	▪ *Staphylococcus aureus* ▪ *Staphylococcus epidermidis* ▪ Enterobactérias Gram-negativas (*Escherichia coli*, *Klebsiella pneumoniae*, *Proteus* sp., *Serratia marcescens*) ▪ *Burkholderia cepacia*, *Pseudomonas aeruginosa* ▪ *Nocardia*, Aspergilose *e Candida*
Deficiência de Complemento	C3-C5 ▪ Bactérias Gram-positivas (*S. pneumoniae*, *Staphyloccus sp*) ▪ Bactérias Gram-negativas (*H. influenza*, *Neisseria spp*) C5-C9 ▪ *Neisseria meningitidis*, *N. gonorrhoeae*, *Neisseria sp*

Febre e Neutropenia em Crianças com Doenças Neoplásicas

As infecções são os principais fatores de risco de morte entre as crianças e adultos com câncer submetidos à quimioterapia[4]. A febre ocorre em aproximadamente um terço dos episódios de neutropenia e é frequentemente o único sintoma existente. Por isso, deve ser considerada um alerta para uma intervenção de emergência[5,6]. Qualquer paciente oncológico que apresente febre durante um período de neutropenia deve ser considerado de alto risco para uma infecção potencialmente fatal e, portanto, necessita ser cuidadosamente monitorizado até que haja a recuperação medular[4,5].

Tanto o impacto da própria doença de base quanto a terapêutica que altera os mecanismos de defesa do organismo aumentam os riscos infecciosos desse paciente[7,8]. Sabe-se que tanto o número quanto a função dos neutrófilos estão diminuídos em pacientes oncológicos que receberam quimioterapia, e que o risco infeccioso cresce diretamente com a redução do número de neutrófilos (neutrófilos menor que 500 cels/mm^3). Os linfócitos T e B e as imunoglobulinas também podem estar diminuídos. A ruptura da barreira mucocutânea, facilitando a entrada de microrganismos, pode ocorrer de várias maneiras: desde infiltrações tumorais, cirurgias e radioterapia, até a intensa mucosite causada pelos quimioterápicos. Além disso, o uso de cateteres centrais, as punções e outros cateteres facilitam a penetração de microrganismos diretamente na corrente sanguínea[4,6].

Principais Organismos Causadores de Infecção

Os principais agentes causadores de infecção nesse paciente são os germes Gram-negativos (*Pseudomonas aeruginosa*, *E. coli*, enterobactérias etc.), oriundos da flora intestinal, e os Gram-positivos domiciliares (*Streptococcus* e *Staphylococcus aureus*). Nas últimas décadas, com o aumento do uso de cateteres centrais, tem aumentado também o número de infecções por estafilococo coagulase negativo[4,6,9]. Em pacientes com internação prolongada, é preciso levar em conta o risco de infecções por germes intra-hospitalares, como o MRSA (estafilococo multirresistente) e enterobactérias multirresistentes.

A neutropenia prolongada (decorrente de protocolos com medicações mais agressivas), o uso de cateteres centrais e de antibióticos de amplo espectro, e as condições do ambiente hospitalar podem predispor a infecções fúngicas[4,10]. Embora a candidíase e a aspergilose constituam as mais frequentes etiologias das infecções fúngicas em neutropênicos, vários outros fungos vêm sendo isolados, como *Fusarium sp*, *Trichosporon beigelii*, *Scedosporium apiospermum* e outros. Todos têm em comum o envolvimento sistêmico de vários órgãos, a resistência à maioria dos antifúngicos e a alta mortalidade.

Antibioticoterapia Empírica Inicial

A escolha da antibioticoterapia empírica inicial deve contemplar os germes mais prevalentes, ou seja, os Gram-negativos entéricos e os Gram-positivos domiciliares. A monoterapia com um antibiótico betalactâmico, com cobertura para pseudômonas, é a escolha mais racional (cefepima, meropenem ou piperacilina-tazobactam). Caso haja suspeita de infecção por MRSA, o glicopeptídeo poderá ser associado (vancomicina ou teicoplanina), Figura 60.1. Em pacientes com infecção intra-hospitalar, a terapêutica poderá ser adaptada segundo o padrão de resistência local.

A associação de antifúngicos ao esquema inicial pode ser feita quando houver evidência de infecção fúngica ou quando a febre e a neutropenia se prolongarem e não responderem à antibioticoterapia intravenosa de amplo espectro. A medicação de escolha é a anfotericina B – desoxicolato ou em uma das formulações lipídicas[(4)]. Outros antifúngicos do grupo dos azóis ou das equinocandinas – fluconazol, voriconazol, caspofungina – podem ser utilizados quando houver evidência de infecção por fungos a eles sensíveis.

A profilaxia primária com antifúngicos em crianças neutropênicas é utilizada apenas em alguns casos específicos (leucemia mieloide aguda [LMA], leucemias recaídas e transplante de medula óssea [TMO])[(4)].

A recuperação medular é o fator mais importante para decidir a duração da terapêutica. Quando uma infecção for identificada, a terapêutica deve ser mantida até que haja sinais de recuperação medular, o paciente esteja afebril por pelo menos três dias e existam evidências clínicas, radiológicas e microbiológicas de resolução da infecção. Pacientes com infecção documentada que permaneçam neutropênicos devem ser tratados por 10 a 14 dias[(4)], Figura 60.2.

Entretanto, é preciso lembrar que crianças com câncer e neutropenia febril costumam ter uma resposta mais demorada e têm em média cinco dias de febre. Por isso, para determinar a eficácia de um esquema antimicrobiano é necessário administrá-lo por pelo menos três a cinco dias. Modificações antes desse prazo estão indicadas apenas se houver piora clínica ou caso haja informação microbiológica de resultado de culturas positivas.

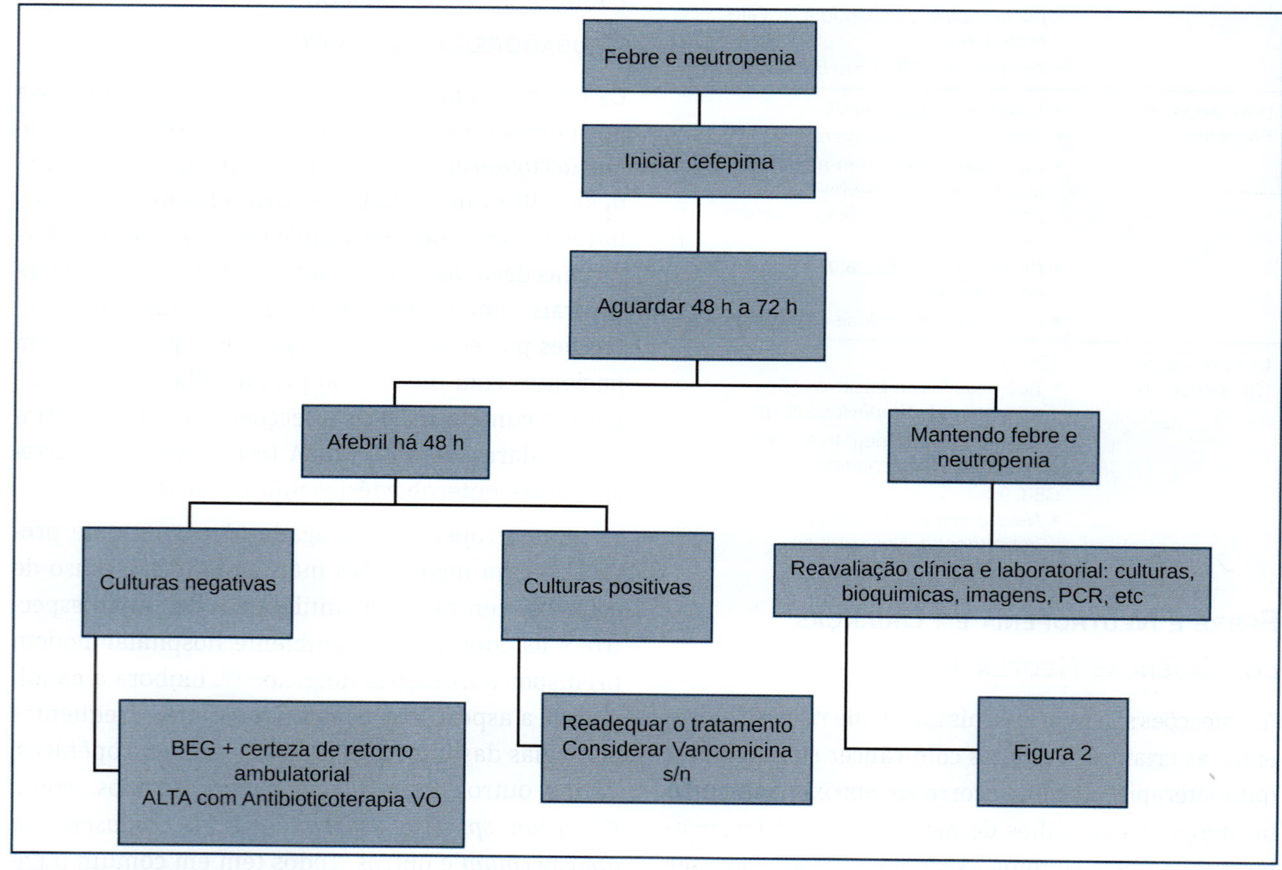

FIGURA 60.1 *Algoritmo de conduta terapêutica em crianças neutropênicas nas primeiras 48 horas a 72 horas de febre[(11)].*

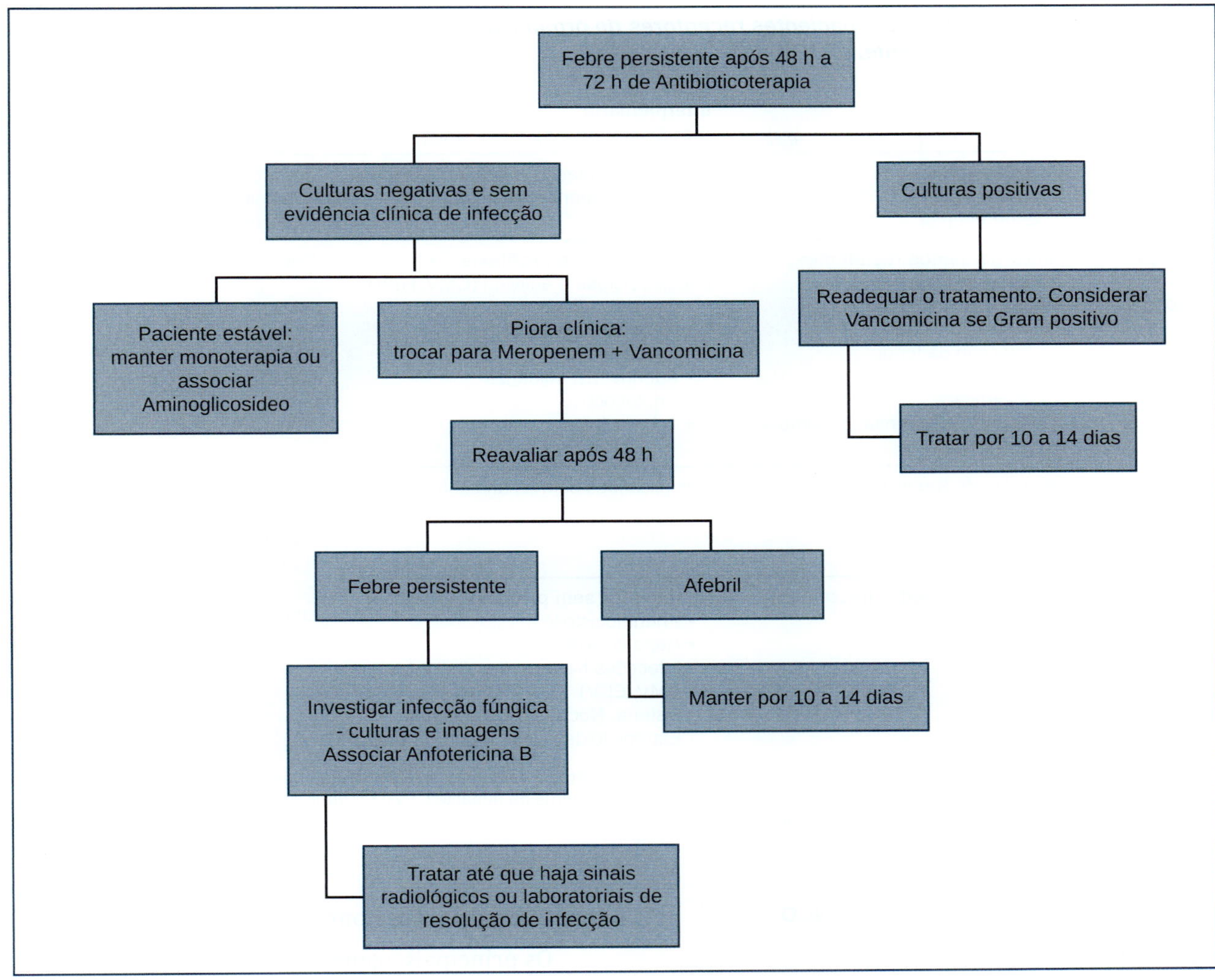

FIGURA 60.2 ***Algoritmo de conduta terapêutica em crianças neutropênicas após 48 horas a 72 horas de febre persistente[11].***

INFECÇÕES EM CRIANÇAS SUBMETIDAS A TRANSPLANTES DE ÓRGÃOS SÓLIDOS E DE CÉLULAS-TRONCO HEMATOPOIÉTICAS

Os avanços alcançados com a disponibilidade de novas medicações imunossupressoras e o aprimoramento das técnicas cirúrgicas têm contribuído para o aumento das taxas de sobrevida de crianças submetidas a transplantes de órgãos sólidos e de células tronco hematopoiéticas. Entretanto, as complicações infecciosas permanecem como as principais causas de morbidade e mortalidade, particularmente em pacientes pediátricos e, sobretudo, no primeiro ano após o transplante; e tem-se que de 40% a 80% dos pacientes submetidos a transplantes de órgãos sólidos têm pelo menos um episódio de infecção[12].

TRANSPLANTE DE ÓRGÃOS SÓLIDOS

O risco de infecção em crianças submetidas a TOS está principalmente relacionado a: 1) condições do doador e do receptor; 2) procedimentos e técnicas cirúrgicas complexas; e 3) a necessidade de intensa imunossupressão com a combinação de agentes.

De modo geral, os agentes podem ser identificados segundo o intervalo pós-transplante, na ausência de intervenção antimicrobiana, e são agrupados em três períodos: precoce, intermediário e tardio. Essa sistematização tem se demonstrado útil para o diagnóstico diferencial de pacientes com possível quadro infeccioso e para o manejo diante de quadros febris, e está apresentada no Quadro 60.2[13].

QUADRO 60.2 ***Infecções em pacientes receptores de órgãos sólidos, segundo o período decorrido após o transplante.***

Período	Precoce (zero a 30 dias)	Intermediário (um a seis meses)	Tardio (depois do sexto mês)
Riscos	Técnica cirúrgica Hospitalização Doador/receptor	Ativação de infecções latentes, residuais e infecções oportunistas	Infecções adquiridas na comunidade e/ou as condições do enxerto
Doenças e Patógenos	**Microrganismos resistentes:** *S. aureus* (MRSA) Enterococo (VRE) *Candida* não *albicans* • Infecção da ferida • Infecção em cateter • Aspiração • Sepse, bacteremia, pneumonia Colite *C. difficile*	No **receptor sob profilaxia** contra pneumocistose e antiviral (CMV, HBV) • Colite *C. difficile* • Nefropatia (vírus BK) • Hepatite (HCV) • Adenovírus, influenza • Criptococose • Tuberculose	Pneumonia Infecção urinária Aspergilose, fungos atípicos, espécies de Mucor Nocardia, Rhodococcus Virais tardias • CMV (colite, retinite) • Hepatites (HBV, HCV) • HSV (encefalite) • Vírus JC (LEMP) Linfoma (doença linfoproliferativa)
	Oriundas do **Receptor (colonização)**: *Aspergillus* Pseudomonas	Complicações com as anastomoses	
	Oriundas do **Doador (incomum)**: HSV, LCMV, raiva	No **receptor sem profilaxia,** adicionar: • Pneumocistose • Hepatite (HBV) • Infecções herpes-vírus (HSV, VVZ, CMV, EBV) • Listeria, Nocardia, Toxoplasma, Estrongiloides, Leishmania, *T. cruzi.*	

Siglas: MRSA = *S. aureus* resistente à meticilina; VRE = enterococo resistente à vancomicina; HSV = vírus herpes simples; LCMV = vírus da coriomeningite; CMV = citomegalovírus; HBV = vírus da hepatite B; HCV = vírus da hepatite C; VVZ = vírus da varicela-zóster; EBV = vírus Epstein-Barr; LEMP = leucoencefalopatia multifocal progressiva.
Fonte: modificado de Fishman *et al.*[14].

Transplante de Células-tronco Hematopoiéticas

A etiologia das principais infecções apresentadas pelos pacientes submetidos ao TCTH também varia de acordo com o período pós-transplante. Pode-se subdividir, didaticamente, a reconstituição do sistema imune do paciente em três fases:

Fase I, anterior à "pega", inicia-se no D0 e vai até os primeiros 30 dias após a infusão de células; é a mais crítica e com maior risco de mortalidade. Durante esse período, o risco de infecções é o mesmo para transplantes autólogos ou alogênicos.

Fase II cujo início ocorre após a "pega", aproximadamente de 30 a 100 dias após o TCTH, quando predomina a deficiência da imunidade celular.

E na Fase III, a fase tardia, os pacientes que foram submetidos a transplante autólogo têm uma recuperação da função imunitária mais rápida e, por isso, são menos suscetíveis à infecção do que os submetidos a transplante halogênico, porém continuam suscetíveis a uma variedade de agentes patogênicos por tempo mais prolongado[15-17].

Os principais agentes envolvidos estão assinalados no Quadro 60.3.

Manejo da Criança Infectada pelo HIV

No Brasil, foram notificados 686.478 casos de AIDS desde 1980 até junho de 2013, tendo-se que 14.352 casos são de crianças até 13 anos de idade. O principal modo de aquisição das crianças, 12.551 casos (92,6%), foi por transmissão vertical. Entretanto, houve uma redução significativa da transmissão vertical na última década, de 764 casos/ano, em 2003, para 75 casos/ano, em 2013[18].

A história natural da doença em crianças foi descrita de acordo com três padrões distintos de evolução: a) progressão rápida (20% a 30% das crianças não tratadas, que evoluem com quadros graves no primeiro ano de vida e têm morte precoce antes dos quatro anos); b) progressão normal, que é mais lenta (na maioria 70% a 80% dos casos) e os sintomas podem se iniciar na idade escolar, com tempo médio de sobrevida de nove a 10 anos[19]; c) progressão

QUADRO 60.3 ***Principais infecções em pacientes submetidos a transplantes de células tronco hematopoiéticas.***

	Fase I, anterior à pega < 30 dias	Fase II, após à pega 30 a 100 dias	Fase II, após à pega > 100 dias
Deficiência imune do hospedeiro	Neutropenia, mucosite doença enxerto versus hospedeiro aguda	Deficiência da imunidade celular e doença do enxerto contra hospedeiro aguda e crônica	Deficiência da imunidade celular e humoral e doença do enxerto contra hospedeiro crônica
Infeções	Vírus respiratórios e enterovírus	Vírus respiratórios e enterovírus	Vírus respiratórios e enterovírus
	Virus Herpes simples	Citomegalovírus	Citomegalovírus
			Citomegalovírus
	Bacilos Gram-negativos facultativos	Doença linfoproliferativa relacionada ao EBV	Doença linfoproliferativa relacionada ao EBV
	Estafilococos epidermidis	Estafilococos epidermidis	Bacterias encapsuladas
	Enterococos trato intestinal		
	Todas as espécies de Cândida	Todas as espécies de Cândida	
	Aspergillus sp.	*Aspergillus sp.*	*Aspergillus sp.*
		Pneumocistis jiroveci	Pneumocistis jiroveci
		Toxoplasma gondii	Toxoplasma gondii
		Mycobacterium sp.	*Mycobacterium sp.*

Fonte: adaptado de Centers for Disease Control and Prevention[17].

lenta, descrita em uma porcentagem pequena (< 5%) das crianças infectadas, que apresentam progressão mínima ou nula da doença, com contagem normal de linfócitos T CD4+ ao longo de toda a infância e adolescência.

O diagnóstico precoce possibilitará um manejo adequado das crianças com infecção pelo HIV, resultando em melhoria do tempo e da qualidade da sobrevida, pela redução da morbidade relacionada à doença por meio da indicação de terapêutica antirretroviral, intervenções profiláticas e orientação nutricional.

O **diagnóstico** da infecção pelo HIV em crianças é orientado de acordo com a faixa etária, resumido a seguir[20,21].

Diagnóstico das Crianças com Idade Inferior ou Igual a 18 Meses

A carga viral (RNA viral) é um teste quantitativo, permitindo a quantificação de partículas virais dos subtipos do HIV circulantes no país; é o método disponibilizado pelo Ministério da Saúde (Brasil), que recomenda:

A primeira carga viral deve ser coletada com quatro a seis semanas de vida. Se houver vírus detectável, deve-se coletar nova amostra imediatamente. Se a primeira amostra for negativa (o termo correto é "abaixo do limite de detecção"), deve-se repetir a coleta após os quatro meses de idade. Cargas virais positivas indicam infecção pelo HIV e devem sempre ser confirmadas por nova coleta. A criança com duas cargas virais negativas (sendo a segunda após o quarto mês de vida) é considerada não infectada. Recomenda-se documentar a não infecção com sorologia anti-HIV após os 12 meses de vida. Deve-se ter cautela na interpretação de resultados positivos até os 24 meses de idade, por possibilidade de persistência de anticorpos maternos circulantes[20,21].

Diagnóstico das Crianças com Idade Superior a 18 Meses

As crianças maiores de 18 meses serão consideradas "não infectadas" quando houver uma amostra de soro não reagente, ao se utilizar uma das metodologias que detecta os anticorpos anti-HIV-1, incluindo o tipo O, e os anticorpos anti-HIV-2, no geral teste

ELISA (Enzime – Linked Immunosorbent Assay). Persistindo a suspeita de infecção, uma nova amostra deve ser coletada após 30 dias.

O diagnóstico de "criança infectada" será realizado obtendo-se uma amostra reagente em um teste, seguida de um teste confirmatório positivo, em geral Western-blotting[20,21].

Diagnóstico Clínico e Imunológico

A classificação da infecção pelo HIV adotada no Brasil é a elaborada pelo Centers for Diseases Control and Prevention (CDC) desde 1994[22].

As categorias imunológicas são definidas por meio da contagem dos linfócitos CD4, tanto em número absoluto como porcentual (Quadro 60.4).

A apresentação clínica dessas crianças depende da oportunidade de expressão das diversas complicações, infecciosas ou não, divididas em quatro categorias, apresentadas no Quadro 60.5.

QUADRO 60.4 ***Categorias Imunológicas Baseadas em Contagem Absoluta ou Percentual de Linfócitos CD4+.***

Categoria imunológica	Idade		
	< 12 m	1-5 anos	6-12 anos
Ausência de imunodepressão Classe 1	≥ 1.500 (25%)	≥ 1.000 (25%)	≥ 500 (25%)
Imunodepressão moderada Classe 2	750-1.499 (15-24%)	500-999 (15-24%)	200-499 (15-24%)
Imunodepressão grave Classe 3	< 750 (15%)	< 500 (< 15%)	< 200 (< 15%)

Fonte: adaptado de Centers for Disease Control and Prevention[22].

Aspectos Gerais do Tratamento das Crianças com Infecção pelo HIV

O cuidado das crianças com infecção confirmada pelo HIV pode ser subdividido em vários tópicos: a) terapêutica antirretroviral; b) tratamento das infecções oportunistas; c) intervenções profiláticas; d) calendário de vacinações etc. Esses tópicos podem ser encontrados na última versão do *Guia de Tratamento Clínico da Infecção pelo HIV em Crianças*, do Ministério da Saúde do Brasil, de 2013[20].

QUADRO 60.5 **Categorias Clínicas da Infecção pelo HIV em Crianças.**

Categoria N: não sintomáticas ou apenas uma das condições da categoria A
Categoria A: sintomas leves, com presença de duas ou mais das seguintes condições: linfonodomegalia, hepatomegalia, esplenomegalia, dermatite, parotidite crônica e infecções persistentes ou recorrentes de vias aéreas superiores
Categoria B: sintomatologia moderada, com a presença de: alterações hematológicas, com destaque para plaquetopenia; infecção bacteriana invasiva; candidíase oral persistente; cardiomiopatia; diarreia crônica; hepatite; citomegalovirose (início < 1 mês); estomatite por herpes-vírus (> dois episódios/ano); herpes-zóster (dois episódios ou mais do que um dermátomo); pneumonia intersticial linfocítica; febre persistente; e varicela disseminada ou complicada
Categoria C: sintomas graves, como: infecções bacterianas graves, múltiplas ou recorrentes; candidíase esofágica ou pulmonar; criptosporidiose ou isosporíase, com diarreia > um mês; encefalopatia pelo HIV; *Wasting Syndrome* (síndrome da emaciação); infecções oportunistas, como neurocriptococose, neurotoxoplasmose, citomegalovirose disseminada, micobacterioses, pneumonia por *P. carinii*; tumores, tendo-se que na criança os mais frequentes são os linfomas etc.

Situações de Emergências em Crianças com AIDS

É importante destacar que há três cenários possíveis em que uma criança ou adolescente com AIDS possa necessitar de internação em unidades de cuidados intensivos: 1) doenças associadas ao HIV, como as infecções oportunistas ou neoplasias; 2) complicações graves da terapêutica antirretroviral (TARV); ou 3) pacientes estáveis sob TARV, com complicações não relacionadas ao HIV[22]. Nos Quadros 60.6 e 60.7 estão relacionados os principais motivos e síndromes clínicas causadores de admissão em UTI dessas crianças[23-25].

As infecções oportunistas mais comuns em crianças infectadas pelo HIV (taxa de evento > 1 por 100 crianças/ano), nos Estados Unidos, na era pré-TARV (terapêutica antirretroviral combinada), eram: as infecções bacterianas graves, na maioria das ocasiões pneumonias, mas também as bacteriemias; infecção pelo herpes-zóster; doença disseminada pelo *Mycobacterium avium complex* (MAC); pneumonia por *Pneumocystis jirovecii* (PCP); e candidíase (esofágica doença traqueobrônquica). Com ocorrência menos comum (taxa de evento < 1 por 100 crianças-ano) estavam a doença causada por CMV, criptosporidiose, tuberculose, infecções fúngicas sistêmicas e toxoplasmose[26,27]. Apesar da maioria dos quadros ocorrerem em crianças com imunodepressão grave, as infecções bacterianas graves, herpes-zóster e tuberculose podem incidir em qualquer espectro do estado imune. As descrições das infecções oportunistas pós-TARV são escassas; houve diminuição significativa da mortalidade e morbidade, porém, apesar de o número ter diminuído, elas ainda continuam acometendo esses pacientes[28,29].

QUADRO 60.6 ***Razões para admissão em UTI de pacientes com infecção pelo HIV.***

Causas infecciosas/ relacionadas a HIV	Causas não infecciosas
Respiratórias PCP Pneumonite CMV Pneumonite viral • VRS • Influenza • Parainfluenza • Adenovírus Pneumonia bacteriana Tuberculose	**Iatrogênicas** **Complicações da TARV** • Pancreatite (ITRNS) • Acidose láctica (ddI, estavudina, AZT) • Reação de hipersensibilidade ao abacavir • Exantema extenso, síndrome de Stevens-Johnson (nevirapina) • Hepatotoxicidade (nevirapina e tipranavir) • Hemorragia intracraniana (tipranavir) • Rabdomiólise (raltegravir)
Cardiovasculares Cardiomiopatia	**Reconstituição Imune**
Neurológicas Encefalopatia pelo HIV Encefalopatia – outras causas Meningite bacteriana Meningite por criptococo Toxoplasmose de Sistema Nervoso Central	**Neoplasias** • Linfomas • Sarcoma de Kaposi
Gastrointestinais Gastroenterite Abdome agudo Hepatite e falência renal Pancreatite	
Renais Nefropatia pelo HIV Insuficiência renal Hiponatremia	
Infecção Grave Sepse Infecção disseminada por micobactérias Varicela disseminada	

Fonte: modificado de Welch, Lyall[24].

QUADRO 60.7 ***Sintomatologia de condições clínicas graves em crianças e adolescentes com infecções pelo HIV.***

Sepse ▪ Incidência aumentada de doença bacteriana invasiva ▪ Febre ou hipotermia com perfusão diminuída
Desconforto Respiratório ▪ Desconforto respiratório com hipóxia intensa ▪ Considerar e iniciar tratamento para pneumonia por *P. jiroveci* ▪ A pneumonite por CMV também pode ser rapidamente progressiva ▪ Sangramento gastrointestinal ▪ Gastroenterite bacteriana, viral e parasitária ▪ A enterite pós-CMV pode causar grave sangramento gastrointestinal; o uso empírico de terapêutica com ganciclovir pode ser útil
Convulsões e/ou mudança abrupta do estado mental ▪ Considerar meningite (bacteriana, viral e patógenos oportunistas) ▪ *Stroke* é uma complicação rara, mas relatada ▪ Etiologias metabólicas e/ou tóxicas relacionadas ou não ao HIV

Fonte: modificado de Callahan[25].

Manejo da Criança com Infecção pelo HIV com Febre

A febre é uma condição muito frequente em crianças com AIDS e os processos infecciosos são sempre as causas mais preocupantes. Entretanto, deve-se ter em mente que outras causas podem provocar aumento de temperatura nas crianças.

As principais causas de febre de origem infecciosa são: bacteremia (31%); acometimento de trato respiratório (29%) e geniturinário (18%); pele e subcutâneo (14%); e outros (8%). Os germes envolvidos nas infecções adquiridas na comunidade são os correspondentes ao grupo etário, inclusive à sua sensibilidade antimicrobiana. Assim, devem ser considerados o pneumococo, os estreptococos, o hemófilo, as enterobactérias (dentre as quais, a salmonela) e o estafilococo[25].

A abordagem deve incluir uma anamnese e exame físico detalhados, com ênfase nos dados epidemiológicos, na medicação em uso e na identificação de possíveis doenças oportunistas pregressas. Solicitar alguns exames recomendados, como:

- Hemograma completo e plaquetas;
- Reações de fase aguda: proteína C reativa e VHS;

- Hemoculturas para bactérias, micobactérias e fungos (três amostras);
- Urina I e urocultura;
- Coprocultura;
- Radiografia de tórax e de seios da face;
- Se houver indicação clínica, punção lombar, com pesquisa de fungo (tinta da china) e Baar, além do quimiocitológico e bacteriologia convencional.

Se a criança apresentar rápida deterioração, considerar quadro séptico e iniciar tratamento com antibioticoterapia parenteral, de amplo espectro.

Insuficiência Respiratória

O sistema respiratório é um dos órgãos mais atingidos em crianças com AIDS, particularmente naquelas com imunodepressão grave; segundo alguns serviços europeus, a insuficiência respiratória é a responsável por 46% a 77% das internações em UTI de crianças com AIDS[24]. Deve-se destacar que tanto os métodos de imagem como a indicação precoce de lavado bronquioalveolar podem contribuir para um diagnóstico mais precoce e preciso do quadro pulmonar. No Quadro 60.7, estão destacados os principais agentes e métodos de investigação etiológica.

Para a maioria dos organismos citados no Quadro 60.8, as considerações acerca das manifestações e tratamento já foram destacadas na parte inicial deste capítulo; restaram as infecções por micobactérias, que serão detalhadas na última seção deste capítulo.

QUADRO 60.8 ***Diagnósticos das causas de insuficiência respiratória em pacientes com infecção pelo HIV.***

Organismos	Investigação Laboratorial
Bactérias convencionais *S. pneumoniae, S. aureus, H. influenzae, Klebsiella, M. catarrhalis*	Coloração pelo Gram e culturas e PCR para alguns deles
Pneumocystis jiroveci	Esfregaço com prata metenamina ou imunofluorescência e PCR
Citomegalovírus	PCR, cultura, métodos sorológicos
Vírus respiratórios (VRS, influenza, parainfluenza, adenovírus)	PCR, cultura, métodos sorológicos
Mycobacterium tuberculosis e outras micobactérias	Coloração de Ziehl-Nielsen, culturas e PCR *real time*, Gen Expert RM, IGRAs
Fungos	Microscopia, cultura, galactomanana, B-glucana

Teste IGRA = Interferon Gamma Release Assay.
Fonte: modificado de Welch, Lyall[24].

Complicações Gastrintestinais

O sistema digestório é um dos pontos mais frequentemente atingidos na criança com AIDS, com complicações que se iniciam desde a cavidade oral até o reto. A candidíase é uma manifestação muito frequente; esofagite por herpes ou cândida, infecções por micobactérias não tuberculosas, protozoários e citomegalovírus podem causar morbidade relevante nesses pacientes.

Gastroenterocolite Aguda

Complicação frequente nessas crianças, sendo os agentes comuns no grupo etário, como os rotavírus, adenovírus intestinal, Astrovírus, Salmonela não tífica, Shigela, *campilobacter*, *Yersinia* sp., *E. coli* e outros. O diagnóstico é realizado pelas culturas e pesquisa de vírus. Nos casos de diarreia crônica, devem ser pesquisadas as causas mais comuns, como criptosporídio, isospora, microspora, giardia, helmintíases clássicas intestinais, citomegalovírus e, em crianças febris, com CD4 baixo, o *Mycobacterium avium-intracellulare*. Na presença de enterorragia, deve-se indicar colonoscopia para pesquisa de úlceras, frequentemente causadas por citomegalovírus.

A seguir estão listados os tratamentos de alguns protozoários causadores de doença sintomática em pacientes imunodeprimidos:

- *Cryptosporidium* spp – Medicação de escolha é nitazoxanida para crianças: de um a três anos, na dose de 100 mg, de 12 em 12 horas, por três dias; entre 4 e 11 anos, 200 mg, de 12 em 12 horas, por três dias; e para os > 12 anos, 500 mg, de 12 em 12 horas, por três dias. Tratamento alternativo para infecção crônica: paromomicina na dose de 25 a 35 mg/kg/dia, dividida em três tomadas diárias + azitromicina 10 mg/kg no primeiro dia, e a seguir 5 mg/kg, do segundo ao quinto dia.
- *Giardia lamblia* – Medicação de escolha é o metronidazol 15 mg/kg/dia, dividido em três doses diárias, por cinco a sete dias; ou tinida-

zole 50 mg/kg/dia, dose única; ou nitazoxanida nas mesmas doses acima.

- *Strongyloides:* Ivermectina 200 μg/kg/dia, por dois dias. Alternativa: albendazole 400 mg, via oral, duas vezes ao dia, durante sete dias.

Complicações Neurológicas

A situação de emergência mais comum nessas crianças é a convulsão. Na presença de cefaleia intensa, convulsões ou sinais focais, acompanhados por febre, o primeiro diagnóstico a ser afastado é a meningite bacteriana. A maior sobrevida dessas crianças implica maior exposição a infecções oportunistas que eram mais vistas nos adultos, como a neurotoxoplasmose, a neurocriptococose e a neurotuberculose, sem se esquecer do linfoma primário do sistema nervoso central (SNC).

A punção liquórica deve considerar a presença eventual de hipertensão intracraniana, mas não deve ser postergada. O material deve ser encaminhado para exame quimiocitológico, bacterioscópico e de cultura, pesquisa de fungos, de micobactérias (direta e cultura), de antígenos bacterianos e por biologia molecular (PCR). A dosagem de ADA (adenosina deaminase) é importante quando a suspeita for de meningite tuberculosa.

Os exames de imagem, como a tomografia (com contraste) e a ressonância magnética, são exames que oferecem dados importantes, podendo sugerir determinadas etiologias: a) lesão sugestiva de linfoma: lesão solitária ou múltipla, com realce, edema perilesional importante e efeito massa; b) lesão sugestiva de toxoplasmose: várias lesões, com captação de contraste em forma de anel, presença de edema perilesional, às vezes, com efeito massa. Esse diagnóstico deve ser sempre aventado nas crianças que têm sorologia positiva para toxoplasmose e que apresentam febre, cefaleia, alterações de comportamento e sinais focais ou convulsões; c) sem lesão aparente ou com sinais de hipertensão, mas com febre, cefaleia, distúrbios de conduta, convulsões sem sinais de localização, coma. Pesquisar criptococo e tuberculose no LCR. No primeiro caso, o líquor mostra citologia pouco alterada, proteinorraquia normal ou discretamente elevada, glicose pouco reduzida, pesquisa pela tinta da china positiva em 60% a 80%, sendo de 100% a pesquisa de antígeno e a cultura, de 95% a 100%. O LCR na neurotuberculose apresentará aumento dos leucócitos, hipoglicorraquia e hiperproteinorraquia, sendo rara a presença do bacilo ao exame bacterioscópico.

O tratamento de escolha para neurotoxoplasmose é a associação de pirimetamina, na dose de 2 mg/kg, uma vez ao dia, por três dias, e a seguir 1 mg/kg/dia + sulfadiazina, 100 a 200 mg/kg/dia, divididas em quatro tomadas + ácido folínico (Leucovorin®), 10 a 25 mg/dia. O tempo de tratamento em imunodeprimidos é geralmente de seis ou mais semanas. A medicação alternativa, no caso de intolerância à sulfa, é clindamicina na dose de 20 a 30 mg/kg/dia, dividida em quatro tomadas[30].

O tratamento da meningoencefalite causada por *C. neoformans* deve ser de acordo com a condição imune do paciente e a presença de doença de base. Para os pacientes infectados pelo HIV: 1) Fase de indução – anfotericina B convencional: 0,7 a 1 mg/kg, IV, uma vez ao dia + flucitosina 100 mg/kg/dia, divida em quatro doses por duas semanas. Considerar o uso de anfotericina lipossomal em pacientes com risco ou predisposição à disfunção renal ou naqueles com intolerância comprovada (reação intensa) à infusão da anfotericina B convencional. 2) Fase de consolidação – fluconazole: 6 a 12 mg/kg/dia por oito semanas. 3) Fase de manutenção – fluconazole: 6 mg/kg/dia por 12 meses[31].

No Quadro 60.9 estão sintetizados os principais agentes e órgãos envolvidos nos agravos infecciosos da criança com infecção pelo HIV/AIDS.

A seguir, será apresentada uma síntese dos principais agentes etiológicos causadores de infecções em crianças imunodeprimidas, com as opções de tratamento recomendadas.

Infecções Bacterianas

São frequentes, recorrentes e também podem ser muito graves; acometem particularmente as crianças portadoras de deficiência de anticorpos (deficiência de IgA, hipogamaglobulinemia transitória da infância, agamaglobulinemia, anemia falciforme, asplenia), de fagócitos (doença granulomatosa crônica, neutropenias, síndrome de Chediak-Higashi), defeito de complemento e imunodeficiência combinada.

Nas **infecções de corrente sanguínea**, sem porta de entrada reconhecível, deve ser considerado se a

QUADRO 60.9 ***Infecções mais frequentes na criança com AIDS.***

Patógenos	SNC	Pulm	TD	Teg	Bac	ID	Tratamento
Vírus							
▪ Herpes	-	-	-	+	-	+	Acyclovir
▪ CMV	+	+	+	-	-	+	Ganciclovir, Foscarnet
▪ VZV	-	-	-	+	-	+	Acyclovir
Bactérias							
▪ Hemófilo	+	+	-	+	+	-	Cloranfenicol, Cef II ou Cef III
▪ Pneumo	+	+	-	-	+	-	Penicilina, Ampicilina, Vancomicina
▪ Estafilo	+	+	-	+	+	-	Oxacilina, Vancomicina, Cef I, Teicoplanina, Clindamicina
▪ Salmonela	+	-	+	-	+	-	Aminoglicosídeos, Cef III
▪ Tbc	-	+	-	-	-	+	INH + RMP + PZA ± ETB
▪ M. atípicas	+	+	+	-	-	+	ETB + Claritromicina
Fungos							
▪ Cândida	-	+	+	+	-	+	Equinocandinas, Fluconazol, Anfotericina B
▪ Histoplasma	-	+	-	-	-	+	Cetoconazol, Anfotericina B, Fluconazol
▪ Criptococo	+	-	-	-	-	+	Anfotericina B, Fluconazol
▪ *P. carinii*	-	+	-	-	-	-	SMTX/TMP, Pentamidina, Clindamicina
Protozoários							
▪ Toxoplasmose	+	-	-	-	-	-	Sulfadiazina+, pirimetamina
▪ Criptosporidio	-	-	+	-	-	-	Nitazoxanida, Paromomicina+ Azitromicina
▪ Isospora	-	-	+	-	-	-	SMTX/TMP

Siglas: SNC = sistema nervoso central; Pulm = pulmões; TD = trato digestivo; Teg = pele, subcutâneo e mucosas; Bac = bacteremia; ID = infecção disseminada; Cef I, II, III = cefalosporina de primeira, segunda, terceira geração; SMTX/TMP = sulfametoxazol-trimetoprin; INH = isoniazida; RMP = rifampicina; PZA = pirazinamida; ETB = ethambutol.

criança é proveniente do seu domicílio ou se provem de algum hospital. Quando de origem domiciliar, o germe preponderante é o pneumococo, seguido pelo meningococo e hemófilo, este quando a criança tiver menos de cinco anos. A escolha do antimicrobiano deve contemplar esses agentes, sendo a penicilina a medicação de escolha para a maioria dos casos. Quando houver a suspeita de hemófilo, as cefalosporinas de segunda ou a amoxicilina/clavulanato ou cefalosporinas de terceira geração são as alternativas, dependendo da localização e gravidade do quadro. Considerar também a cobertura para germes relacionados à doença de base, como, por exemplo, para *Pseudomonas* no neutropênico febril, é indicado o uso de antimicrobianos com cobertura para Gram-negativos, incluindo pseudomonas (cefepima, meropenem, pipetazobactam e aminoglicosídeo) e para estafilococo nos pacientes com doença granulomatosa crônica.

O uso amplo das vacinas contra hemófilo tipo b e contra pneumococo vem contribuindo para a diminuição da ocorrência de infecções por esses agentes, porém eles ainda devem ser considerados frente à doença invasiva em lactentes com ou sem imunodepressão.

Quando houver foco infeccioso identificado ou porta de entrada, direcionar a terapia antimicrobiana conforme o Quadro 60.10. Nesse Quadro, citam-se as principais portas de entrada e os respectivos agentes prováveis.

Nas crianças que apresentam tempo de internação superior a 48 horas, considera-se que já houve a substituição dos germes domiciliares pelos hospitalares. Essas infecções adquiridas no hospital constituem-se hoje no principal problema no manuseio desses pacientes, uma vez que os germes tendem a ser cada vez mais resistentes a antimicrobianos, além da possibilidade de ocorrerem infecções por agentes pouco habituais, o que torna difícil a abordagem empírica inicial. Lembrar-se sempre de considerar a possibilidade de infecção por *Candida sp.* quando o quadro febril se arrasta, tanto nas crianças com neutropenia e como nas portadoras de cateteres.

Micobactérias

M. tuberculosis

O *M. tuberculosis* tem grande prevalência no nosso meio. A história pode ser crônica, aguda ou oligos-

QUADRO 60.10 ***Local da porta de entrada e as possíveis bactérias, com antibióticos sugeridos.***

Foco inicial	Germes prováveis	Antimicrobiano
Pele	▪ *S. aureus*, Estafilococos coagulase negativo ▪ *P. aeruginosa*	▪ Oxacilina, cef I (A); vancomicina(H) ▪ Ceftazidima(A) ▪ Cepepima (H), carbapenem(H) ▪ Piperacilina-tazobactam (H) ▪ Aminoglicosídeo (A/H)
Trato respiratório	< 5 anos ▪ *H. influenzae* ▪ Pneumococo sensível ▪ *K. pneumoniae* ▪ Estafilococos > 5 anos ▪ Pneumococo sensível ▪ *K. pneumoniae* ▪ Estafilococo	▪ Cef II ou III(A), amoxi/clavulanato ▪ Penicilina, ampicilina ▪ Cef II ou III (H) ▪ Vancomicina (H), oxacilina (A) ▪ Penicilina, ampicilina ▪ Cef II ou III, amicacina, SMX/TMP ▪ Vancomicina
Trato gastrintestinal	▪ Enterobactérias ▪ P. aeruginosa ▪ Anaeróbios	▪ Aminoglicosídeos (A/H) ▪ Cef II ou III (H) ▪ Cefepima (H) ▪ Piperacilina-tazobactam (H) ▪ Piperacilina-tazobactam (H) ▪ Metronidazol
Trato urinário	▪ Germes Gram-negativos	▪ Aminoglicosídeos (A/H) ▪ Cef II ou III
Osso e articulação	▪ Estafilococos	▪ Oxacilina, clindamicina (A) ▪ Vancomicina (H)
Cateteres	▪ Estafilococos ▪ *K. pneumoniae*	▪ Oxacilina (A) ▪ Vancomicina (H) ▪ Cef II ou III, amicacina, SMX/TMP
Pós-operatório	▪ Estafilococos ▪ Germes Gram-negativos ▪ Anaeróbios (cirurgia abdominal)	▪ Vancomicina (H) ▪ Aminoglicosídeos ▪ Cef II ou III ▪ Metronidazol

Siglas: A = admissional; H = hospitalar; Cef I, II, III = cefalosporinas de primeira, segunda, terceira geração.

sintomática, consistindo em tosse, febre não muito alta, sudorese noturna, aceleração da perda do peso e anorexia. A história epidemiológica é fundamental para o seu diagnóstico. A radiografia torácica mostra um padrão alveolar difuso, reticulonodular, às vezes com áreas de consolidação e, mais raramente, cavitação. Derrame pleural não é frequente, mas a adenopatia hilar é um encontro bastante característico. Sempre que houver suspeita, deve-se insistir na investigação diagnóstica, com pesquisa e cultura de BAAR no lavado gástrico, escarro induzido (inalação com NaCl 3%), lavado broncoalveolar, sangue e fezes. O resultado da cultura pode ser mais precoce com o uso do sistema Bactec (cultura radiométrica) e também por meio do uso de biologia molecular (PCR). Os esquemas de tratamento foram revistos em 2011, pelo Programa Nacional de Controle da Tuberculose, e estão destacados nos Quadros 60.11 e 60.12[32]. Em alguns casos de imunodeficiência grave e com evolução arrastada do quadro de tuberculose, será necessário ampliar o esquema terapêutico com outras drogas ou estender o tempo de tratamento.

Micobactérias Não Tuberculosas

O complexo *M. avium-intracellulare* acomete crianças em estágio avançado da doença, com intensa imunodepressão, devendo ser considerado frente a um quadro de febre prolongada, perda de peso, sudorese, hepatoesplenomegalia, anemia, neutro-

QUADRO 60.11 *Esquema básico para crianças. Indicado nos casos novos de todas as formas de TB pulmonar e extrapulmonar, inclusive infectados pelo HIV (crianças até 10 anos).*

Fases do Tratamento	Drogas	Peso do doente			
		Até 20 kg	Mais de 20 kg e até 35 kg	Mais de 35 kg e até 45 kg	Mais de 45 kg
		mg/kg/dia	mg/dia	mg/dia	mg/dia
1ª fase (2 meses – RHZ)	R H Z	10 10 35	300 200 1.000	450 300 1.500	600 400 2.000
2ª fase (4 meses – RH)	R H	10 10	300 200	450 300	600 400

Siglas: R = rifampicina; H = isoniazida; Z = pirazinamida.

QUADRO 60.12 *Esquema básico para o tratamento de tuberculose para adultos e adolescentes (2RHZE/4RH).*

Regime	Fármacos	Faixa de peso	Unidade/dose	Meses
2 RHZE Fase Intensiva	RHZE 150/75/400/275 comprimido em dose fixa combinada	20 kg a 35 kg	2 comprimidos	2
		36 kg a 50 kg	3 comprimidos	
		> 50 kg	4 comprimidos	
4 RH Fase de Manutenção	RH Comprimido ou cápsula de 300/200 ou de 150/100 ou comprimidos de 150/75*	20 a 35 kg	1 comprimido ou cápsula de 300/200 mg ou 2 comprimidos de 150/75*	4
		36 kg a 50 kg	1 comprimido ou cápsula de 300/200 mg + 1 comprimido ou cápsula de 150/100 mg ou 3 comprimidos de 150/75*	
		> 50 kg	2 comprimidos ou cápsula de 300/200 mg ou 4 comprimidos de 150/75*	

Obs.: O esquema com RHZE pode ser administrado nas doses habituais para gestantes e está recomendado o uso de Piridoxina (50 mg/dia) durante a gestação pela toxicidade neurológica (devido à isoniazida) no recém-nascido. * As apresentações em comprimidos de rifampicina/isoniazida de 170/75 mg estão substituindo as apresentações de R/H 300/200 e 150/100 e deverão ser adotadas tão logo estejam disponíveis.

penia e diarreia crônica. A imagem radiográfica é muito variável. A pesquisa da micobactéria é realizada em escarro, suco gástrico, fezes, lavado broncoalveolar, medula óssea e sangue. É útil a definição do agente pela cultura pelo sistema Bactec para se distinguir da tuberculose. O tratamento consiste na associação de claritromicina, na dose de 7,5 a 15 mg/kg (dose máxima 500 mg/dose), por via oral de 12 em 12 horas, + ethambutol, este na dose de 15 a 25 mg/kg, por via oral, uma vez ao dia.

Para quadros muito graves, a inclusão de outras medicações será indicada: ciprofloxacina – 10 a 15 mg/kg, via oral, de 12 em 12 horas, ou levofloxacina e/ou amicacina – 15 a 30 mg/kg/dia, intravenosa, dividido em uma ou duas doses diárias, na dependência da extensão do processo e/ou da resposta ao tratamento inicial[29].

Doença Disseminada Causada por *Mycobacterium Bovis* Atenuada Vacinal (BCGite disseminada)

A doença disseminada ocorre em crianças portadoras de síndrome da imunodeficiência conjugada (SCID) e naquelas com deficiências graves de linfócitos e está relacionada com elevada taxa de mortalidade. Ela pode se apresentar de forma disseminada, com acometimentos em múltiplos órgãos, como pulmão, linfonodos, pele, fígado e baço. Apesar de não haver tratamento padronizado, recomenda-se o uso de esquema com quatro ou mais drogas. É reconhecido amplamente que a maioria das cepas de *M. bovis* é resistente à pirazinamida, entretanto, na maioria dos regimes, essa droga é incluída, pois inicialmente não se pode excluir a *M. tuberculosis* e deverá ser suspensa quando da confirmação do diagnóstico da doença causada por BCG. Sugere-se o esquema composto por:

- Isoniazida: 15 a 20 mg/kg/dia, via oral;
- Rifampicina: 20 mg/kg/dia;
- Ethambutol: 20 a 25 mg/kg/dia;
- Pirazinamida: 35 mg/kg/dia (até a exclusão da tuberculose);
- Ofloxacina: 15 mg/kg/dia ou ciprofloxacina 30 mg/kg/dia ou levofloxacina 20 mg/kg/dia, de 12 em 12 horas, em menores de cinco anos, e 10 mg/kg/dia uma vez ao dia, em maiores.

O tempo de tratamento não está estabelecido, baseando-se em experiência de tratamento em adultos; o tempo mínimo situa-se ao redor de nove meses[33].

Infecções Virais

Os vírus constituem outro problema sério para as crianças que apresentam imunodeficiência; mesmo que os agravos não sejam fulminantes, como nos casos de infecções bacterianas, muitas das infecções podem resultar em óbito. A evolução mais recente dos métodos de biologia molecular tem permitido cada vez mais a possibilidade de se realizar o diagnóstico etiológico das diversas viroses de uma maneira rápida, e tem se avolumado o arsenal terapêutico.

Os principais vírus que acometem as crianças com imunodepressão e que podem promover quadros mais graves ou dramáticos são os herpes-vírus 1 e 2, o vírus da varicela-zóster, o citomegalovírus, o vírus da influenza, o parvovírus, o vírus Epstein-Barr e o vírus sincicial respiratório, além dos enterovírus e adenovírus.

Adenovírus

Tem sido reconhecido como patógeno relevante em pacientes que são submetidos a transplantes de órgãos e tecidos. O quadro clínico é muito variável, porém pode causar pneumonite grave e doença disseminada. O diagnóstico atualmente é realizado em horas pela pesquisa do vírus no material da secreção da nasofaringe, tanto por método direto como por PCR. O cidofovir e a ribavirina são ativos *in vitro*, mas não há dados de estudos prospectivos e as drogas têm toxicidade significativa. Há dois esquemas de doses com o cidofovir intravenoso: a) 5 mg/kg, uma vez por semana, ou b) 1 a 1,5 mg/kg/dose, três vezes por semana. Lembrar-se da necessidade de hidratação intravenosa intensiva e probenecida oral para reduzir a toxicidade renal[34,35].

Citomegalovírus

É um vírus muito relacionado na evolução dos pacientes que são submetidos a transplantes de órgãos e tecidos. Pode ser encontrado em pacientes com HIV e imunodeprimidos graves e tem sido encontrado em pacientes criticamente enfermos, associado a mau prognóstico. O quadro clínico é muito variável e pode iniciar-se como um processo febril inespecífico, evoluindo com uma pneumonite e óbito. Em outras ocasiões, apresenta-se como causador de úlceras de mucosa, de miocardites, de encefalites e de hepatites. O diagnóstico também é difícil de ser definido, pois quase sempre é uma reagudização de uma infecção preexistente, o que invalida a análise da resposta sorológica. A pesquisa do DNA viral, utilizando-se a técnica de PCR em sangue total, plasma ou leucócitos, e a pesquisa de antígeno pp65 nos leucócitos, são hoje amplamente disseminadas nos centros de transplantes. O tratamento antiviral é realizado com ganciclovir na dose de 5 mg/kg a cada 12 horas, intravenoso, durante 14 a 21 dias, dependendo do órgão acometido. Nos indivíduos que não toleram o ganciclovir, ou na presença de cepas resistentes, a opção é o uso de foscarnet, na dose de 60 mg/kg a cada oito horas, intravenoso, durante 14 a 21 dias[30,35].

Herpes-vírus 1 e 2

São causadores de úlceras, muitas vezes hemorrágicas, na mucosa do trato gastrintestinal, além do quadro de encefalite. Quadros cutâneos, com formação de vesículas, muitas vezes podem ser confundidos com infecções causadas pelo vírus da varicela-zóster. O diagnóstico pode ser realizado por meio da microscopia eletrônica de material das lesões (apenas sugestivo, pois não os diferencia dos outros herpes-vírus), da biópsia e pelo uso de PCR (reação em cadeia pela polimerase), pesquisando o vírus no líquido das vesículas e no líquido cefalorraquidiano. O tratamento antiviral é realizado pelo uso de aciclovir parenteral 10 mg/kg/dose, de oito em oito horas.

Influenza

A infecção por influenza em pacientes com a imunidade diminuída pode determinar quadros graves e até fatais, principalmente pelo acometimento pulmonar. O diagnóstico atualmente é realizado em horas pela pesquisa do vírus no material da secreção da nasofaringe, tanto por método direto como por PCR. No Brasil, há a recomendação do Ministério da Saúde, no Protocolo de Tratamento de Influenza, publicado em 2013, de iniciar o tratamento antiviral para pacientes com síndrome respiratória aguda grave (SRAG)[36] (Quadro 60.13).

Parvovírus

Pode causar complicações em pacientes com doença hematológica, como crises aplásicas, depressão medular crônica, com diáteses hemorrágicas, anemia grave, trombocitopenia, neutropenia. Há alto risco de reativação enquanto permanecer a imunossupressão. O diagnóstico é realizado pela pesquisa do vírus pelo PCR e sorologia. Não há tratamento específico, mas em algumas circunstâncias pode ser recomendado o uso de imunoglobulina intravenosa.

Vírus Epstein-Barr

É o principal causador da síndrome da mononucleose, podendo provocar doenças graves em pacientes com imunodepressão, como encefalite, síndrome de Guillain-Barré, meningite, trombocitopenia, anemia, miocardite e doença linfoproliferativa. Outras doenças atribuídas a esse vírus são carcinoma de nasofaringe, linfoma de Burkitt e linfoma de células B indiferenciadas. O diagnóstico pode ser realizado pela sorologia, detectando os anticorpos contra o antígeno da cápsula (EBVCA), e pela pesquisa do DNA viral, pela técnica de hibridização *in situ* no material de biópsia, e por meio de PCR quantitativo. Não há tratamento específico, mas em casos muito graves tem sido tentado o uso de antiviral (ganciclovir ou aciclovir), rituximab e ainda imunomodulação com gamaglobulina intravenosa. A redução da terapia imunossupressora deve ser uma medida adotada no manejo da doença linfoproliferativa pelo EBV após transplantes[35].

Vírus Sincicial Respiratório

Apresenta risco aumentado para as crianças com cardiopatia congênita, principalmente acompanhada de hipertensão pulmonar, problemas pulmonares subjacentes, prematuridade ou imunodepressão.

QUADRO 60.13 ***Medicações e doses para tratamento de influenza.***

Medicação	Faixa etária		Tratamento
Fosfato de oseltamivir (Tamiflu®)	Adulto		75 mg, 12/12 h, 5 dias
	Criança maior de 1 ano de idade	≤ 15 kg	30 mg, 12/12 h, 5 dias
		> 15 kg a 23 kg	45 mg, 12/12 h, 5 dias
		> 23 kg a 40 kg	60 mg, 12/12 h, 5 dias
		> 40 kg	75 mg, 12/12 h, 5 dias
	Criança menor de 1 ano de idade	< 3 meses	12 mg, 12/12 h, 5 dias
		3 a 5 meses	20 mg, 12/12 h, 5 dias
		6 a 11 meses	25 mg, 12/12 h, 5 dias
Zanamivir (Relenza®)	Adulto		10 mg: duas instalações de 5 mg, 12/12 h, 5 dias
	Criança	≥ 7 anos	10 mg: duas instalações de 5 mg, 12/12 h, 5 dias

Obs.:
A indicação de zanamivir somente está autorizada em casos de impossibilidade clínica da manutenção do uso do fosfato de oseltamivir.
O zanamivir é contraindicado em menores de cinco anos e para todo paciente com doença respiratória crônica, pelo risco de broncoespasmo grave.
O zanamivir não pode ser administrado para paciente em ventilação mecânica porque essa medicação pode obstruir os circuitos do aparelho de ventilação mecânica.

Nesse grupo, o vírus pode causar uma doença pulmonar grave. O diagnóstico pode ser realizado rapidamente com o uso de técnica de enzimoimunoensaio, para detecção de antígeno viral, e por meio de PCR. O tratamento é ainda de suporte, mas em casos muito graves pode ser utilizada a ribavirina aerosol, apesar de a sua eficácia não estar bem estabelecida. Como referência, pode-se utilizar as recomendações para o tratamento de VSR da IV Conferência Europeia sobre Infecções em Leucemias, conhecida pela sigla ECIL-4, publicada recentemente, com níveis de evidência, as quais estão descritas no Quadro 60.14[37].

QUADRO 60.14 ***Recomendações para o tratamento de doença causada por VSR em pacientes hematológicos[9].***

- Para o tratamento de VSR, a ribavirina aerossol pode ser administrada na dose de 2 g por duas horas, a cada oito horas, ou 6 g por 18 h/dia, durante sete a 10 dias (BII)
- Para esse tratamento, devem ser adotadas precauções para evitar a exposição ambiental e potenciais efeitos teratogênicos para profissionais de saúde ou visitantes grávidas (AII)
- Pacientes sob tratamento com ribavirina aerossol devem ser monitorizados e tratados os eventos adversos, incluindo claustrofobia, broncospasmo, náuseas, conjuntivite e diminuição da função pulmonar (BII)
- Para o tratamento de VSR, pode ser administrada ribavirina sistêmica por via oral (BIII) ou intravenosa para pacientes que não consigam tomar medicação oral na dose (10-30 mg/kg, dividida em três doses diárias) (CIII)
- Pacientes sob uso de ribavirina sistêmica devem ser monitorados e tratados os eventos adversos que incluem hemólise, alteração das provas de função hepática e declínio da função renal (BIII)
- Para pacientes receptores de TCTH alogênico, com doença por VSR em trato respiratório inferior ou com alto risco de desenvolver doença do trato respiratório inferior, o tratamento com ribavirina aerossol ou ribavirina sistêmica pode ser combinado com IGIV ou preparações enriquecidas de anticorpos anti-VSR (BIII)

Vírus da Varicela-Zóster

O diagnóstico da varicela nessas crianças às vezes é dificultoso pela apresentação não típica das lesões. Em pacientes imunodeprimidos, a evolução em geral é mais grave, a visceralização da varicela pode levar ao óbito, principalmente devido à pneumonite. A confirmação do vírus pode ser realizada em horas usando-se a técnica de PCR no material da vesícula. O tratamento antiviral é realizado pelo uso de aciclovir parenteral 10 mg/kg/dose, de oito em oito horas.

Infecção por Fungos

É cada vez maior a participação de fungos como agente responsável da infecção, principalmente em locais onde a utilização de antibióticos de largo espectro é muito disseminada. Os fatores de risco para infecção fúngica são, além do uso de antibióticos, o tempo de granulocitopenia (maior que sete dias) e a presença de cateteres e de nutrição parenteral. O gênero mais frequentemente associado a infecções graves é a *Candida albicans*, mas C. *tropicalis, parapsilosis, glabrata* e outros são cada vez mais recuperados em crianças imunodeprimidas. Outros fungos que devem ser considerados são *Aspergillus, Criptococcus, Histoplasma* e, no nosso meio, o *Paracoccidioidis*. Um agente importante nesse grupo de crianças, recentemente incluído na classe de fungos, é o *Pneumocystis jiroveci* (anteriormente denominado *P. carini).*

As manifestações clínicas da **candidíase** podem ser cutâneo-mucosas ou sistêmicas. Na pele, nas crianças com imunodepressão, podem provocar lesões muito extensas, às vezes de difícil diagnóstico. São lesões que acometem principalmente as regiões gluteoinguinal e interdigital e o pescoço, mas qualquer região do corpo pode ser alvo da infecção. As lesões da mucosa podem variar de simples monilíase oral até formas mais graves, como esofagite, laringite e cistite. A candidíase mucocutânea crônica acompanha doenças com depressão células T. As formas invasivas costumam ser muito graves, levando até ao óbito. As manifestações clínicas variam desde febre sem sinais de localização, até quadros sépticos com coagulação intravascular disseminada (CIVD). Na suspeita de participação de cândida, devem-se fazer culturas em meios adequados, monitorar fundo de olho e candidúria. O tratamento, nos casos sistêmicos, deve ser realizado com equinocandinas e/ou anfotericina B, eventualmente com fluconazol. Os fatores de risco, como cateteres, antibioticoterapia de largo espectro e nutrição parenteral prolongada (NPP), devem ser removidos quando possível.

A **aspergilose** tem sido reconhecida com frequência cada vez maior. Nas UTIs, podem se manifestar como aspergilose pulmonar ou como forma invasiva. A aspergilose pulmonar se manifesta como uma doença pulmonar aguda, como uma pneumonite, com sibilos, expectoração amarronzada, febre baixa e insuficiência respiratória de graus variáveis. O hemograma pode revelar eosinofilia. Na forma invasiva, a apresentação clínica é a de uma doença grave, acometendo pulmão, cérebro, rins e cavidade sinusoidal. A lesão histológica característica é o acometimento dos vasos sanguíneos, levando à formação de trombos, ruptura de vasos, com hemorragia local, e invasão de outros órgãos. O diagnóstico também não é fácil, pois raramente cresce em hemoculturas, sendo necessário o isolamento do fungo em material de biópsia ou material de lavado broncoalveolar. Mais recentemente, o uso da dosagem de galactomamana seriada tem auxiliado no diagnóstico precoce em pacientes de alto risco.

O tratamento de escolha da aspergilose é o voriconazol, nas doses para crianças de dois a 12 anos de 9 mg/kg, a cada 12 horas (dose máxima de 350 mg de 12 em 12 horas); em crianças > 12 anos: 6 mg/kg, a cada 12 horas (no primeiro dia), a seguir 4 mg/kg a cada 12 horas. Outras opções de tratamento: anfotericina B lipossomal (3 a 5 mg/kg/dia), anfotericina B desoxicolato (1 mg/kg/dia), micafungina (4 a 12 mg/kg/dia, uma vez ao dia, dose máxima adulto 50 a 100 mg) e caspofungina (70 mg/m^2 dose inicial, a seguir 50 mg/m^2, uma vez ao dia)[30,35,38].

A pneumonia por ***P. jiroveci (carinii)*** ainda continua sendo um quadro prevalente, mesmo com o uso disseminado da quimioprofilaxia. A clínica é de tosse persistente, seca, dispneia progressiva, ausculta pulmonar muito pobre e, na radiografia torácica, nota-se infiltrado intersticial bilateral, sem adenopatia, áreas de hiperinsuflação, tendo-se que cerca de 10% dos indivíduos apresentam o exame normal. A gasometria apresenta pH dentro do normal, hipoxemia grave e hipocapnia. A desidrogenase lática (DHL) no soro está frequentemente muito elevada. O diagnóstico é realizado pela pesquisa do agente em lavado traqueobrônquico, broncoalveolar, escarro induzido ou biópsia pulmonar, podendo ser utilizado o PCR para *P. carinii* como método diagnóstico, além das colorações específicas. O tratamento é realizado com sulfametoxazol-trimetroprim em doses elevadas: 75-100 mg/kg/dia de sulfametoxazol, 15-20 mg/kg/dia de trimetoprim, divididos em quatro doses diárias, intravenoso ou oral, durante 21 dias. O tratamento alternativo é a pentamidina, 3 a 4 mg/kg/dia, intravenosa, durante 21 dias[30].

Quando a hipoxemia é importante (PaO_2 menor que 50 mmHg em ar ambiente), o uso de corticoides (2 mg/kg/dia de prednisona) tem mostrado contribuir para uma melhor evolução clínica.

REFERÊNCIAS

1. Linden PK. Approach to the immunocompromised host with infection in the intensive care unit. Infect Dis Clin North Am. 2009;23:353-6.
2. Rosen MJ, Narasimhan M. Critical care of immunocompromised patients: human immunodeficiency virus. Crit Care Med. 2006;34(Suppl):S245-50.
3. Fishman JA. Infections in Immunocompromised Hosts and Organ Transplants Recipients: Essentials. Liver Transpl. 2011;17:S34-7.
4. Hughes WT, Armstrong D, Bodey GP, Bow EJ, Brown AE, Calandra T, et al. Guidelines for the Use of Antimicrobial Agents in Neutropenic Patients with Cancer. Clin Infect Dis. 2002;34(6):730-51.
5. Bodey GP, Buckley M, Sathe YS, Freireich EJ. Quantitative relationships between circulating leukocytes and infection in patients with acute leukemia. Ann Intern Med. 1966;64:328-40.
6. Meckler G, Lindemulder S. Fever and Neutropenia in Pediatric Patients with Cancer. Emerg Med Clin North Am. 2009;27:525-44.
7. te Poele EM, Tissing WJ, Kamps WA, de Bont ES. Risk assessment in fever and neutropenia in children with cancer: what did we learn? Crit Rev Oncol Hematol. 2009;72:45-55.
8. Phillips B, Wade R, Stewart LA, Sutton AJ. Systematic review and meta-analysis of the discriminatory performance of risk prediction rules in febrile neutropaenic episodes in children and young people. Eur J Cancer. 2010;46(16):2950-64.
9. Klastersky J, Paesmans M, Rubenstein EB, et al. The multinational association for supportive care in cancer risk index: a multinational scoring system for identify low□risk febrile neutropenic cancer patients. J Clin Oncol. 2000;18:3038-51.
10. Vilarroel M, Aviles CL, Silva P, Guzman AM, Poggi H, Alvarez AM, et al. Risk factor associated with invasive fungal disease in children with cancer and febrile neutropenia. Pediatr Infect Dis J. 2010;29(9):1-6.
11. Aquino MZ. Febre e Neutropenia em crianças com doenças neoplásicas. In: Sousa Marques HH, Sakane PT, Baldacci ER, coords. Infectologia. Barueri, SP: Manole; 2011. p. 374-86. [Coleção Pediatria; Schvartsman BGS, Maluf PT Jr, editores.]
12. Dharnidharka VR, Stablein DM, Harmon WE. Post-transplant infections now exceed acute rejection as cause for hospitalization a report of the NAPRTCS. Am J Transplant. 2004;4:384-9.
13. Fishman JA, Rubin RH. Infection in organ-transplant recipients. N Engl J Med. 1998;338:1741-51.

14. Fishman JA; AST Infectious Diseases Community of Practice. Introduction: infection in solid organ transplant recipients. Am J Transplant. 2009;9:S3-6.
15. Nucci M, Maiolino A. Infecções em Transplante de Medula Óssea. Medicina (Ribeirão Preto). 2000;33:278-93.
16. Voltarelli JC, Stracieri ABPL. Aspectos Imunológicos dos Transplantes de Células Tronco Hematopoéticas. Medicina (Ribeirão Preto). 2000;33:443-62.
17. Centers for Disease Control and Prevention. Guidelines for Preventing Opportunistic Infections among Hematopoietic Stem Cell Transplant Recipients: Recommendations of CDC, the Infectious Disease Society of America, and the American Society of Blood and Marrow Transplantation. MMWR Morb Mortal Wkly Rep. 2000;49:RR-10.
18. Ministério da Saúde (Brasil), Secretaria de Vigilância em Saúde, Departamento de DST, AIDS e Hepatites Virais. Boletim Epidemiológico AIDS. 2013.
19. Barnhat HX, Cadwell MB, Thomas P, Mascola L, Ortiz I, Hsu HW, et al. Natural history of human immunodeficiency virus disease in perinatally infected children: An analysis from the Pediatric Spectrum on Disease Project. Pediatrics. 1998;102:1064-86.
20. Ministério da Saúde (Brasil), Secretaria de Vigilância em Saúde. Recomendações para Tratamento Antirretroviral em Crianças Infectadas pelo HIV. Brasília: Ministério da Saúde, Secretaria de Vigilância em Saúde; 2014. Disponível em: <www.aids.gov.br>.
21. Marques HHS, Litvinov N. Manejo do HIV Perinatal. In: Sociedade Brasileira de Pediatria; Procianoy RS, Leone CR, orgs. PRORN Programa de Atualização em Neonatologia: Ciclo 11. Porto Alegre: Artmed/Panamericana; 2014. p. 9-49. [Sistema de Educação Médica Continuada a Distância. v. 3.]
22. Centers for Disease Control and Prevention (CDC). 1994 Revised Classification System for Human Immunodeficiency Virus Infection in Children Less than 13 Years of Age. MMWR. 1994;43(RR-12):1-10.
23. Tan DHS, Walmsley SL. Management of persons infected with human immunodeficiency vírus requiring admission to the intensive care unit. Crit Care Clin. 2013;29:603-20.
24. Welch SB, Lyall EGH. Infants and Children with Human Immunodeficiency Virus. In: Nadel S, editor. Infectious Diseases in the Pediatric Intensive Care Unit. London: Springer; 2008. p. 350-69.
25. Callahan JM. Emergency evaluation and care. In: Zeichner SL, Read JS. Handbook of Pediatric HIV Care. 2nd ed. Cambridge University Press; 2006. p. 177-205.
26. Gona P, Van Dyke RB, Williams PL, et al. Incidence of opportunistic and other infections in HIV-infected children in the HAART era. JAMA. 2006;296(3):292-300.
27. Nesheim SR, Kapogiannis BG, Soe MM, et al. Trends in opportunistic infections in the pre- and post -highly active antiretroviral therapy eras among HIV-infected children in the Perinatal AIDS Collaborative Transmission Study, 1986-2004. Pediatrics. 2007; 120(1):100-9.
28. Kourtis AP, Bansil P, Posner SF, Johnson C, Jamieson DJ. Trends in hospitalizations of HIV-infected children and adolescents in the United States: analysis of data from the 1994-2003 Nationwide Inpatient Sample. Pediatrics. 2007;120(2):e236-43.
29. Centers for Disease Control and Prevention. Guidelines for the prevention and treatment of opportunistic infections among HIV-exposed and HIV-infected children. MMWR. 2009;58(RR-11):1-166.
30. American Academy of Pediatrics. In: Pickering LK, Baker CJ, Kimberlin DW, Long SS, editors. Red Book: 2012 Report of the Committee of Infectious Diseases. Elk Grove Village, IL: American Academy of Pediatrics; 2012. p. 1058.
31. Hoz RM, Pappas PG. Cryptococcal infections: changing epidemiology and implications for therapy. Drugs. 2013;73:495-504.
32. Ministério da Saúde (Brasil), Secretaria de Vigilância em Saúde, Programa Nacional de Controle da Tuberculose 2011. Manual de Recomendações para o Controle da Tuberculose no Brasil. Brasília: Ministério da Saúde. 288 p.
33. Hesseling AC, Rabie H, Marais BJ, Manders M, Lips M, Schaaf HS, et al. Bacille Calmette-Guérin Vaccine–Induced Disease in HIV-Infected and HIV-Uninfected Children. Clin Infect Dis. 2006;42:548-57.
34. Lenaerts l, De Clercq E, Naesens L. Clinical features and treatment of adenovírus infections. Rev Med Virol. 2008;18:357-74.
35. Bradley JS, Nelson JD. Nelson's Pediatric Anticrobial Therapy. 20th ed. American Academy of Pediatrics; 2014. 258 p.
36. Ministério da Saúde (Brasil), Secretaria de Vigilância em Saúde. Protocolo Tratamento Influenza 2013. Brasília. 20 p. Disponível em: <http://bvsms.saude. gov.br/bvs/publicacoes/protocolo_tratamento_influenza_2013_pdf>.
37. Hirsch HH, Martino R, Ward KN, Boeckh M, Einsele H, Ljungman P. Fourth European Conference on Infections in Leukaemia (ECIL-4): guidelines for diagnosis and treatment of human respiratory syncytial virus, parainfluenza virus, metapneumovirus, rhinovirus, and coronavirus. Clin Infect Dis. 2013;56:258-66.
38. Walsh TJ, Anaissie EJ, Denning DW, Herbrecht R, Kontoyiannis DP, Marr KA, et al. Treatment of Aspergillosis: Clinical Practice Guidelines of the Infectious Diseases Society of America. Clin Infect Dis. 2008;46:327-60.

61 Uso Racional de Antibióticos

Sonia Regina Testa da Silva Ramos

The public will demand (the drug and)... then will begin an era ... of abuses. The microbes are educated to resist penicillin and a host of penicillin-fast organisms is bred out witch can be passed to other individuals and perhaps from there to others until they reach someone who gets a septicemia or a pneumonia which penicillin cannot save. In such case the thoughtless person playing with penicillin treatment is morally responsible for the death of the man who finally succumbs to infection with the penicillin-resistant organism. I hope the evil can be averted.

– Alexander Fleming

INTRODUÇÃO

Em 1945, logo após a descoberta e utilização da penicilina, Fleming registrou sua apreensão quanto ao futuro do antibiótico em seu pronunciamento na cerimônia em que recebeu o Prêmio Nobel. Palavras proféticas que anteviram o que iria acontecer com os antimicrobianos, como já foi possível constatar logo a seguir: um aumento muito rápido na resistência microbiana, associado a uma diminuição da capacidade de descoberta e desenvolvimento desses fármacos.

Sem sombra de dúvida, os antimicrobianos contribuíram e ainda contribuem para a diminuição da morbidade e mortalidade no mundo todo. Entretanto, seu uso inadequado e abusivo resultou em situações catastróficas de resistência em muitas localidades, levando a Organização Mundial da Saúde (OMS) a normatizar uma estratégia global para a sua contenção globalmente.

As Unidades de Terapia Intensiva (UTI) congregam pacientes criticamente doentes, muitas vezes imunocomprometidos pela doença de base, por procedimentos invasivos ou pelo uso de medicamentos imunosupressores, e que têm uma chance maior de contrair uma infecção hospitalar associada a microrganismos resistentes.

Dados norte-americanos mostram que as UTI têm menos de 10% dos leitos na maioria dos hospitais, mas apresentam mais de 20% das infecções hospitalares (IH). Além disso, mais de 50% a 60% de todas as IH são causadas por bactérias resistentes, e a situação nas UTI é pior, uma vez que frequentemente são encontradas bactérias multirresistentes ou mesmo panresistentes.

A OMS listou alguns microrganismos que são motivo de preocupação nos hospitais: *Staphylococcus aureus* resistentes à oxacilina e/ou vancomicina; *Staphylococcus* coagulase negativo resistente à vancomicina; enterococos resistentes aos aminoglicosídeos, vancomicina; enterobactérias resistentes aos aminoglicosídeos, cefalosporinas de terceira geração e carbapenêmicos; *Pseudomonas aeruginosa* resistentes às fluoroquinolonas, penicilinas de espectro estendido, aminoglicosídeos, ceftazidima e carbapenêmicos; *Acinetobacter* spp resistentes aos aminoglicosídeos, ceftazidima e carbapenêmicos; *Candida* spp resistentes à anfotericina B e azóis.

Esses são os microrganismos que devem ser monitorados e que sofrem uma influência direta da pressão seletiva do uso de antimicrobianos.

No estado de São Paulo, em uma análise que incluiu 150 UTI pediátricas, durante o ano de 2015, os bacilos Gram-negativos foram os microrganismos identificados com frequência maior nas hemoculturas (48%), seguidos pelos Gram-positivos (32%) e pela *Candida* spp (12%). Entre os bacilos Gram-negativos houve o predomínio da *Klebsiella pneumoniae* (18%), seguida pelo *Acinetobacter* spp (8%). Já entre os Gram-positivos, o *Staphylococcus* coagulase negativo e *o Staphylococcus aureus* foram os mais frequentes. Entre as 189 UTI neonatais analisadas, nos microrganismos isolados em hemocultura houve o predomínio de Gram-positivos (46%, sendo 34% deles o *Staphylococcus* coagulase negativo), seguidos pelos bacilos Gram-negativos (37%; e a *Klebsiella pneumoniae* foi a predominante, com 16% dos isolamentos) e *Candida* spp (11%). Nas UTI neonatais, o mais preocupante é o padrão de resistência aos antimicrobianos: 84% das cepas de *Staphylococcus* coagulase negativo são resistentes à oxacilina, 29% das cepas de *K. pneumoniae* são resistentes às cefalosporinas e 8% resistentes aos carbapenêmicos, e 25% dos *Acinetobacter* spp resistentes aos carbapenêmicos. Padrão semelhante também foi encontrado nos microrganismos isolados em hemocultura nas UTI pediátricas brasileiras em estudo coordenado pela Agência Nacional de Vigilância Sanitária.

Entre as maneiras propostas para preservar a eficiência dos antimicrobianos: 1) estabelecer um banco de dados nacional e comparar a resistência com a de outras localidades; 2) restringir o uso de antimicrobianos na agricultura e na criação animal; 3) prevenir a aquisição de infecções hospitalares; 4) promover o uso racional de antimicrobianos nos hospitais e na comunidade; 5) incentivar o uso de testes laboratoriais para o diagnóstico correto da infecção; 6) facilitar o desenvolvimento de novos fármacos – destaca-se para o médico prescritor em UTI pediátricas e neonatais o uso adequado e sensato desses fármacos.

Desse modo, entenda-se por uso adequado a escolha do fármaco correto, na posologia correta e pelo tempo preconizado (Quadro 61.1).

QUADRO 61.1 ***Princípios do uso racional de antimicrobianos em pacientes hospitalizados.***

- Antibioticoterapia empírica inicial
  - Diagnóstico correto da infecção
  - Seleção do antimicrobiano
    - Eficácia clínica
    - Sensibilidade do patógenos em cada localidade
    - Infecção comunitária ou hospitalar
    - Efeitos adversos
    - Características do hospedeiro
- Antibioticoterapia definitiva após o isolamento do microrganismo envolvido
  - Rever o esquema que está sendo utilizado
    - Descalonar
    - Posologia correta
    - Duração do tratamento
- Abordagem clínica da "falha do antimicrobiano"
- Programas de vigilância e educação dos prescritores
- Elaboração de protocolos clínicos para o uso de antimicrobianos, incluindo a adequação do uso profilático de antimicrobianos

Neste capítulo, será abordado o uso racional de antimicrobianos, com ênfase nos aspectos práticos do dia a dia em UTI pediátricas e neonatais.

ANTES DE INICIAR O ESQUEMA ANTIMICROBIANO

O primeiro passo para uma antibioticoterapia adequada é estabelecer o diagnóstico correto da infecção (Quadro 61.2). Isso inclui uma anamnese detalhada, procurando reaver a sequência de aparecimento dos sinais e sintomas. Muitas vezes, o diagnóstico de uma infecção bacteriana secundária após um quadro viral é suspeitado pelo reaparecimento de febre ou piora clínica em uma criança que já estava melhorando.

QUADRO 61.2 ***Recomendações gerais para o diagnóstico dos processos infecciosos em crianças.***

a. Procurar estabelecer o diagnóstico antes de iniciar os antimicrobianos
  1. Dados clínicos
    – Fazer uma anamnese detalhada
    – Investigar antecedentes epidemiológicos, incluindo a procedência do paciente – domiciliar ou hospitalar
    – Verificar o esquema vacinal
    – Realizar um exame físico pormenorizado
  2. Dados laboratoriais
    – Colher os testes diagnósticos apropriados, incluindo os que indicam inflamação (hemograma, proteína C reativa, procalcitonina)
    – Obter amostras adequadas para testes rápidos (Gram, imunofluorescência etc.), culturas e testes de sensibilidade (sempre orientados pelos dados clínicos) ou teste da polimerase em cadeia
    – Exames de imagem se o quadro clínico apontar sua necessidade
  3. Avaliar a possibilidade de causas não infecciosas para a febre
    – Hemorragia
    – Outras situações inflamatórias, como doenças reumatológicas
    – Medicamentos
    – Problemas metabólicos
    – Neoplasias

Fonte: Fish, Ohlinger[15].

Os dados epidemiológicos são imprescindíveis e devem abranger a procedência imediata do paciente, domiciliar ou hospitalar, e o contato com doentes com processos infecciosos. Algumas infecções na criança, como a tuberculose, requerem uma investigação pormenorizada dos comunicantes. Em grande parte dos casos de tuberculose em lactentes, pode-se identificar um comunicante intradomiciliar. Nos pacientes com doenças crônicas e com várias reinternações, culturas anteriores podem auxiliar na escolha do esquema antimicrobiano.

A verificação do esquema vacinal também não deve ser esquecida. É fato conhecido a mudança do perfil das infecções de origem comunitária nas crianças após a introdução das vacinas. Desde a eliminação/erradicação em alguns locais da poliomielite e do sarampo, até recentemente as alterações da etiologia das infecções bacterianas com as vacinas pneumocócicas e meningocócicas.

Não é necessário enfatizar que um exame físico pormenorizado, tirando-se toda a vestimenta do paciente, é imperativo.

Na maioria das vezes, com os dados clínicos e epidemiológicos já é possível fazer um diagnóstico definitivo, como com a varicela ou as celulites. Entretanto, se isso não for possível, pelo menos o diagnóstico anatômico deve ser perseguido.

O objetivo final é o diagnóstico etiológico e, para atingi-lo, pode-se requisitar o auxílio dos exames laboratoriais. Os exames inespecíficos, como o hemograma, a proteína C reativa e a procalcitonina, que apontam para a presença de processos inflamatórios, podem ajudar, juntamente com os dados clínicos, a fazer a diferenciação entre infecções bacterianas e virais.

É necessário colher amostras adequadas dos locais possivelmente implicados na infecção, como liquor, urina, sangue, líquido pleural ou ascite, entre outros. Não se esquecer de solicitar testes de sensibilidade aos antimicrobianos dos agentes bacterianos recuperados.

Em algumas situações, quando houver necessidade de um diagnóstico etiológico presuntivo mais rapidamente, pode-se solicitar testes rápidos, como, por exemplo, de esfregaço do liquor corado pelo método de Gram ou a contra-imunoeletroforese. O diagnóstico de tuberculose também é feito inicialmente, em particular nos adolescentes que são bacilíferos pelo esfregaço do escarro corado pelo método de Ziehl Neelsen. Isso é importante, pois o bacilo da tuberculose cresce muito lentamente em culturas.

Outra abordagem recente são os testes moleculares rápidos que permitem a identificação dos microrganismos por meio de alvos presentes em seu genoma. Entre eles, os mais disseminados são da polimerase em cadeia (PCR) e o Multiplex PCR, que usam sondas fluorescentes para amplificar um alvo no DNA. A sua sensibilidade é, na maioria das vezes, melhor do que aquela das culturas, em particular nos pacientes que já receberam antibióticos anteriormente. Por exemplo, os testes rápidos para identificar o *M. tuberculosis* e verificar sua resistência aos fármacos antituberculosos. Também podem ser utilizados para a identificação viral, o que pode ser de muita utilidade, tanto para a prescrição de antivirais como para orientar a terapêutica, apontando a falta de necessidade de antimicrobianos.

ANTIBIOTICOTERAPIA EMPÍRICA INICIAL

As perguntas-chave para a escolha empírica inicial do antimicrobiano são:

1. Qual é o processo infeccioso que se deseja tratar?
2. Qual é a etiologia provável?
3. O microrganismo envolvido tem origem domiciliar ou hospitalar?

A escolha do(s) antimicrobiano(s) deve sempre levar em conta os mecanismos de defesa do paciente, se é ou não imunocomprometido, e a idade da criança (Quadro 61.3). O conhecimento das caraterísticas farmacocinéticas e farmacodinâmicas do fármaco a ser administrado também é de muita importância em pacientes criticamente enfermos, muitas vezes com distúrbios compartimentais. É recomendado que se inicie a antibioticoterapia com agentes de amplo espectro, a não ser que a etiologia seja evidente, como no caso das celulites e pneumonias pneumocócicas.

A escolha adequada do agente requer a ciência dos microrganismos mais frequentes na comunidade e sua sensibilidade aos antimicrobianos. Sabe-se que uma terapia que contemple o agente etiológico, logo de início, está associada com mortalidade menor e a necessidade de menos dias de UTI. Como exemplo, o agente bacteriano mais isolado nas pneumonias comunitárias em quase todas as faixas etárias é o *S. pneumoniae* e, nos dados brasileiros de 2013, eles são sensíveis à penicilina, que deve ser a primeira escolha no tratamento (Quadro 61.4). Já no caso da meningite pneumocócica, a penicilina não deve ser usada empiricamente, pois 32,3% das cepas mostraram-se resistentes. A recomendação atual para a terapia empírica inicial da meningite pneumocócica é a associação de ceftriaxona com vancomicina se as cepas mostrarem uma somação da sensibilidade intermediária e resistência maior do que 10% nos isolamentos comunitários. Após a recuperação do patógeno e verificação do antibiograma, faz-se a opção por um deles, ou mesmo um antimicrobiano de espectro mais restrito, como a penicilina, se a cepa for sensível a ela.

QUADRO 61.3 ***Recomendações para a escolha do esquema antimicrobiano empírico inicial em Unidades de Terapia Intensiva Pediátrica e Neonatal.***

a. Antes de iniciar os antimicrobianos, considerar:
1. O local e os patógenos mais prováveis da infecção
2. O resultado de exames laboratoriais prévios, incluindo as culturas quando disponíveis
3. As taxas locais de resistência dos patógenos aos antimicrobianos e se são comunitários ou hospitalares (lembrar que as infecções precoces no recém-nascido, habitualmente são causadas por patógenos de origem materna e, na maioria das vezes, comunitários)
4. A exposição prévia aos antimicrobianos com a seleção potencial de patógenos resistentes
5. A necessidade de associação de antimicrobianos

b. A terapêutica inicial deve ser de amplo espectro, parenteral, a não ser quando a avaliação clínica e laboratorial prévia apontar patógeno específico (exemplo, pneumonia pneumocócica; meningite meningocócica)
1. A farmacocinética e a farmacodinâmica dos antimicrobianos em pacientes graves
2. Os problemas hidroeletrolíticos e distúrbios compartimentais em pacientes com doença grave
3. A idade e a disfunção de órgãos para que a posologia seja adequada
4. Os eventos adversos que podem resultar do uso dos antimicrobianos escolhidos
5. Interações medicamentosas
6. Utilização de antimicrobianos de custo menos elevado quando for possível

Fonte: Fish, Ohlinger[15].

QUADRO 61.4 ***Sensibilidade (%) aos antimicrobianos de cepas de* S. pneumoniae*, recuperados de crianças com < 5 anos de idade. (Brasil, 2013 [OPAS, 2016]).***

Antimicrobiano	Sensível	Intermediária	Resistente
Penicilina (meningite)*	67,7	–	32,3
Penicilina (não meningite)†	89,1	10,9	0,0
Ceftriaxona (meningite)‡	85,5	11,3	3,2
Ceftriaxona (não meningite)‡	95,7	4,3	0,0
Eritromicina	77,3	0,0	22,7
SMZ-TMP&	53,9	9,1	37,0
Cloranfenicol	99,4	–	0,6

* MIC (concentração inibitória mínima): sensível ≤ 0,06 µg/mL; resistente ≥ 0,12 µg/mL.
† MIC: sensível ≤ 2,0 µg/mL; intermediária = 4,0 µg/mL; resistente ≥ 8,0 µg/mL.
‡ MIC: sensível ≤ 1,0 µg/mL; intermediária = 2,0 µg/mL; resistente ≥ 4,0 µg/mL.
Sigla: &SMZ-TMP = sulfametoxazol-trimetroprim.

Já para o *S. aureus*, de origem comunitária, os dados brasileiros mostram ainda uma sensibilidade elevada à oxacilina, diferentemente de outras regiões do globo. Estudos em diversas localidades brasileiras mostram resistência entre 0,2% e 6,7% em crianças da comunidade, tanto com infecção como colonização de nasofaringe (Quadro 61.5). Entre 2010 e 2014, entre 34 cepas de *S. aureus* de origem comunitária, isoladas de hemocultura no Hospital Municipal Infantil Menino Jesus, somente uma delas (2,9%) mostrou-se resistente à oxacilina.

No caso de os pacientes estarem internados, a escolha inicial deve levar em conta a sensibilidade dos microrganismos em cada hospital e, mais, em cada unidade de internação. É notória a resistência das bactérias que colonizam ou infectam os pacientes em UTI pediátricas e neonatais em nosso meio. Se for tomado como exemplo o *S. aureus*, 44% das cepas recuperadas nas UTI neonatais no estado de São Paulo, em 2015, eram resistentes à oxacilina. Como já foi visto no início deste capítulo, os bacilos Gram-negativos têm ainda um padrão de resistência mais preocupante, notadamente o *Acinetobacter* spp, a *Klebsiella* spp e as *Pseudomonas* spp, que muitas vezes são multirresistentes, tornando a escolha do esquema terapêutico muito difícil, e com a necessidade de antimicrobianos com perfil de segurança mais problemático.

As propriedades farmacocinéticas e farmacodinâmicas do antimicrobiano também devem ser consideradas na escolha. A farmacocinética engloba o destino do fármaco no organismo, desde a via de administração, absorção, distribuição tecidual, metabolismo até a excreção. Nas crianças, esses parâmetros sofrem alterações conforme a idade e o desenvolvimento das funções orgânicas, em particular do fígado e dos rins. O esquema antimicrobiano, como doses e intervalos entre elas, deve ser alterado para aumentar a eficiência e diminuir a toxicidade do agente utilizado.

A erradicação dos patógenos e a cura microbiológica requerem uma concentração adequada do agente no local da infecção. Desse modo, no tratamento da meningite bacteriana, o antibiótico deve ter uma concentração no liquor que seja de preferência bactericida para a bactéria envolvida. É o caso da penicilina em doses elevadas para os pneumococos sensíveis a ela. Por outro lado, os aminoglicosídeos raramente atingem concentrações liquóricas adequadas para tratar as meningites causadas por bacilos Gram-negativos. Muitos antimicrobianos são pouco ativos em locais com pH baixo, pouco oxigenados e com concentração elevada de proteínas, como é o caso dos abscessos e empiemas pleurais; e a solução terapêutica mais adequada, sempre que for possível, é a drenagem da coleção purulenta para que haja a cura do processo infeccioso.

As propriedades farmacodinâmicas dos antimicrobianos descrevem como e onde eles atuam para causar a inibição ou a morte dos patógenos. Alguns deles, como os aminoglicosídeos matam as bactérias de modo dependente da concentração sérica ou no local da infecção, e o aumento dessa concentração irá elevar também a sua atividade. Isso propicia, juntamente com o efeito pós-antibiótico que possuem, a administração a intervalos mais longos, com doses elevadas, em geral a cada 24 horas, nos pacientes sem problemas renais.

Por outro lado, os fármacos que têm sua atividade dependente do tempo, como os betalactâmicos e os glicopeptídeos, devem ter suas concentrações séricas e no local da infecção acima da concentração inibitória mínima para o patógeno durante todo o intervalo entre as doses, o que leva à necessidade

QUADRO 61.5 ***Sensibilidade à oxacilina de cepas* S. aureus *de origem comunitária em diversas localidades brasileiras.***

Autor, ano	Local	N	*S. aureus* (%)	*S. aureus* Oxa-R (%)	Comentários
Lamaro-Cardoso[38]	Goiânia	686	13,5	1,02	Crianças < 5 anos, material coletado nas primeiras 6 horas de internação; colonização orofaringe
Nascimento-Carvalho[39]	Salvador	122 C 55 H		4,9 30,9	C = comunidade H = hospital; Infecções
Scribel[40]	Porto Alegre	336	11,5	0	Idade ≥ 18 anos, Posto de Saúde; colonização orofaringe
Gomes[41]	Salvador	90		6,7	Internados com doença estafilocócica comunitária
Vieira[42]	Goiânia	701	9,1	0,6	Recém-nascidos em UTI neonatal; colonização orofaringe
Vieira[42]	Goiânia	2.034	20,1	0,2	< 5 anos em Posto de Saúde; colonização orofaringe

de administração a intervalos mais curtos. O Quadro 61.6 mostra os principais parâmetros farmacodinâmicos dos antimicrobianos mais utilizados em UTI pediátrica e neonatal, bem como o local de ação do agente na célula microbiana. Os antimicrobianos mais antigos, como as polimixinas e a anfotericina B, não têm seus parâmetros farmacodinâmicos bem estudados.

A associação de antimicrobianos pode ser necessária, embora o uso de um agente único deva ser perseguido. Destacam-se as seguintes situações:

- Ampliar o espectro de ação do tratamento quando houver suspeita de microrganismos resistentes ou de uma infecção polimicrobiana, em particular nas infecções hospitalares. Por exemplo, a maioria das infecções intra-abdominais é causada por diversos cocos Gram-positivos, bacilos Gram-negativos e anaeróbios, como são vistos em crianças com peritonite decorrente de uma apendicite supurada.
- Diminuir a emergência de cepas resistentes. Sabe-se que o mecanismo de resistência é diferente conforme o antimicrobiano. Assim, a chance de se ter um mutante resistente aos dois fármacos usados é bem menor e o tratamento tem mais chance de ser bem-sucedido.
- Agir sinergicamente, ou seja, quando a atividade *in vitro* da associação de antimicrobianos for maior do que quando são testados isoladamente. Associações sinérgicas são muito úteis no tratamento de infecções graves com a necessidade de uma atividade bactericida elevada no soro ou no local da infecção. Como exemplo, pode-se citar a endocardite bacteriana causada pelo enterococo, na qual a primeira escolha terapêutica é a associação de penicilina (se o enterococo for sensível a ela) e gentamicina; nessa situação, a penicilina isoladamente é bacteriostática e a gentamicina tem pouca atividade, mas a associação é bactericida. Em geral, os antimicrobianos que agem na parede celular, como os betalactâmicos e glicopeptídeos, aumentam a permeabilidade da célula bacteriana e permitem que aqueles que agem na síntese proteica, como os aminoglicosídeos, atinjam o seu alvo dentro da célula.
- Diminuir a toxicidade relacionada à dose como resultado de ser possível diminuir as doses do antimicrobiano mais tóxico. Também a diminuição do tempo de tratamento deve ser considerada nas associações, como na terapêutica antituberculosa.
- Inibir as betalactamases: o agente em associação não tem como alvo o microrganismo, mas sim as enzimas que ele produz e que impedem a ação dos betalactâmicos. São exemplos o ácido clavulânico, o sulbactam e o tazobactam, que se ligam irreversivelmente às betalactamases e permitem que antimicrobianos como a oxacilina, a ampicilina e a piperacilina tenham sua ação bactericida finalizada por meio do acesso às proteínas ligadoras de penicilina da parede bacteriana.

QUADRO 61.6 ***Principais parâmetros farmacodinâmicos e sítios de ação na célula microbiana dos antimicrobianos mais utilizados em UTI pediátricas e neonatais.***

Farmacodinâmica	Antimicrobiano	Local de ação	Valores dos parâmetros para eficiência em pacientes críticos
Atividade dependente de concentração e efeitos moderados ou prolongados	Aminoglicosídeos Fluoroquinolonas Metronidazol	Ribossoma Ribossoma Ácido nucleico	Cmax/MIC:10 AUC/MIC > 125 AUC/MIC > 70
Atividade dependente de tempo, com efeitos persistentes mínimos	Betalactâmicos Linezolida	Parede celular Ribossoma	T > MIC: 70-100% AUC/MIC > 80% T > MIC 85%
Atividade dependente de tempo e efeitos moderados ou prolongados	Macrolídeos Clindamicina Vancomicina	Ribossoma Ribossoma Parede celular	T > MIC:ND T > MIC:ND AUC/MIC:400

Siglas: Cmax = pico de concentração plasmática; AUC = área sob a curva de concentração plasmática versus tempo; MIC = concentração inibitória mínima; T = tempo; ND = não determinado; T > MIC = % de tempo acima do MIC.
Fonte: Álvarez-Lerma *et al.*; Bradley *et al.*; Neely *et al.*[1,8,24].

- Diminuir a produção de toxinas. Os esquemas atuais de tratamento do choque tóxico estafilocócico ou estreptocócico incluem o uso de um betalactâmico (oxacilina ou penicilina, respectivamente) associado à clindamicina, cuja função é diminuir a produção das toxinas. Em um estudo australiano, os pacientes que receberam associação de clindamicina e betalactâmicos eram mais graves, mas tiveram mortalidade bem menor (15% *versus* 39%). A clindamicina também pode ser usada com essa finalidade em pacientes com síndrome hemolítica urêmica associada às *E. coli* êntero-hemorrágicas produtoras de toxina SLT (*Shigalike toxin*) quando houver a necessidade de se introduzir antimicrobianos para tratar infecções concomitantes.

Antes de introduzir uma associação, verificar a possiblidade de ela ser antagônica ou se não há interação medicamentosa ou aumento dos efeitos adversos.

Um questionamento frequente é a época de se iniciar o esquema antimicrobiano. Isso irá depender da gravidade do paciente; naqueles críticos como em choque séptico, nos neutropênicos febris e naqueles com meningite bacteriana, o tratamento deve ser iniciado logo após a coleta dos exames. Nos pacientes com infecções subagudas ou naqueles estáveis, pode-se aguardar para que se possa coletar mais de uma hemocultura. É o caso dos pacientes com endocardite bacteriana subaguda, nos quais a identificação do agente etiológico é fundamental para o sucesso terapêutico.

Algumas particularidades do paciente também não podem ser desprezadas na escolha do esquema terapêutico:

- A função hepática e renal. A posologia pode precisar de ajustes se houver disfunção desses órgãos. Também é preferível, quando for viável, optar por um fármaco que não seja hepatotóxico ou nefrotóxico.
- A idade, que está envolvida em alterações dos parâmetros farmacocinéticos dos fármacos.
- As mutações genéticas, como as deficiências enzimáticas que podem interferir na metabolização do antimicrobiano ou levar a efeitos adversos, como a hemólise nos deficientes de glicose-6-fosfato-desidrogenase (G6PD) quando expostos à dapsona, primaquina ou nitrofurantoína.
- História de alergia ou intolerância ao medicamento. Considerar o uso de outra classe de antimicrobianos se o problema for grave, como no paciente que teve anafilaxia à penicilina. Ele não deve receber nenhum betalactâmico.
- História de uso recente de antimicrobianos que pode ter resultado em microrganismos resistentes frente à pressão seletiva do agente utilizado.
- Uso de medicamentos que podem interferir na ação dos antimicrobianos ou aumentar a possibilidade de efeitos adversos por meio da interação medicamentosa (será abordada com mais profundidade no item "Tratamento definitivo").

TRATAMENTO DEFINITIVO

Os objetivos nesta fase do tratamento são, frente ao resultado das culturas, utilizar o antimicrobiano com menor espectro ao qual o microrganismo recuperado mostrar-se sensível. Essa conduta resultará em redução da toxicidade, reduzirá os custos do tratamento e a emergência de cepas resistentes no hospital e na comunidade.

A interpretação dos testes de sensibilidade, que medem a capacidade de um microrganismo crescer *in vitro* na presença de determinados antimicrobianos, irá auxiliar no cumprimento dos objetivos.

Há vários testes disponíveis e os mais usados são a difusão em disco, o E test e os testes de microdiluição em caldo para avaliar a concentração inibitória mínima (CIM). Outros, como a concentração inibitória mínima em tubo, a concentração bactericida mínima (CBM), os testes de sinergismo e antagonismo e o poder bactericida do soro, são pouco utilizados devido à sua complexidade, serem muito trabalhosos e haver um tempo longo para que se obtenham os resultados, além do custo.

O teste de difusão em disco (Kirby-Bauer) é o mais simples, mas é um teste qualitativo, sendo o microrganismo classificado como sensível intermediário ou resistente. A interpretação dos resultados baseia-se na correlação entre o CIM e as zonas de inibição na placa, que são inversamente proporcionais, ou seja, à medida que o CIM aumenta, a zona de inibição diminui. Ele não fornece o CIM, que às vezes pode ser necessário, como, por exemplo, no tratamento das infecções por *S. aureus* com sensibilidade intermediária à vancomicina, ou o *Acinetobacter* spp com sensibilidade intermediária aos carbapenêmicos, que podem responder a doses mais elevadas dos respectivos antimicrobianos, na dependência do CIM.

Algumas precauções devem ser tomadas na interpretação dos resultados dos antibiogramas:

O local da infecção: por exemplo, o *S. aureus* pode ser sensível à cefalotina, mas esse antibiótico não deve ser usado no tratamento das meningites causadas por esse microrganismo, pois não atinge concentrações adequadas no líquor.

A produção de certas enzimas, como as betalactamases de espectro estendido, que conferem resistência a todas as cefalosporinas, mesmo que os testes *in vitro* possam mostrar sensibilidade a alguma delas.

É recomendado discutir com a equipe do laboratório de microbiologia toda vez em que os resultados dos antibiogramas parecerem pouco usuais. Às vezes, há a necessidade de outros exames.

Outro aspecto do tratamento definitivo é o monitoramento dos antimicrobianos que possuem um índice terapêutico estreito, como a vancomicina e os aminoglicosídeos (Quadro 61.7). Essa abordagem irá propiciar maior eficiência e menos toxicidade desses agentes. Em geral, colhe-se o material no pico (30 a 60 minutos após uma dose intravenosa) e no vale (30 minutos antes da próxima dose). A interpretação é específica para cada agente.

As interações devem ser averiguadas, pois é comum os pacientes na UTI receberem múltiplos medicamentos. As mais frequentes são listadas a seguir:

- Betalactâmicos: alteram a flora intestinal para os fármacos que apresentam circulação êntero-hepática e interferência na produção de vitamina K; as cefalosporinas apresentam interação com os agentes supressores da acidez gástrica, como os antagonistas H_2 e os antiácidos;
- Macrolídeos: inibem o sistema do citocromo CY450 e PGP, podendo alterar o metabolismo de vários fármacos;
- Fluoroquinolonas; aumento dos níveis de teofilina com ciprofloxacina, interação com antiácidos, carbonato de cálcio que reduzem a sua absorção oral;

QUADRO 61.7 ***Recomendações para a escolha do tratamento definitivo.***

Verificar as culturas e testes de sensibilidade

1. O espectro de atividade do(s) antimicrobiano(s) selecionado(s) deve ser o mais estreito possível se o patógeno for conhecido
2. Verificar a necessidade de associação de antimicrobianos
3. Para a escolha sempre considerar:
   a. As propriedades farmacocinéticas, farmacodinâmicas, eventos adversos e possíveis interações medicamentosas do(s) antimicrobiano(s)
   b. As características do hospedeiro: idade, disfunção de órgãos, imunocomprometimento
   c. Possibilidade de administração oral
   d. Sempre que possível, optar pelo tratamento menos oneroso

Fonte: Fish, Ohlinger[15].

- Aminoglicosídeos: aumento da toxicidade renal quando administrados com outros agentes nefrotóxicos, como a anfotericina B, a ciclosporina, a vancomicina, a indometacina e as polimixinas. Os diuréticos de alça associados aos aminoglicosídeos aumentam a ototoxicidade;
- Vancomicina: aumento da nefrotoxicidade quando associada aos aminoglicosídeos.

Um aspecto muito importante, e que não pode ser esquecido, é o monitoramento laboratorial da evolução do processo infeccioso. Estudos mostram que o emprego da pró-calcitonina e da proteína C reativa podem diminuir a mortalidade e o tempo de tratamento.

DESCALONAMENTO

O descalonamento pode ser entendido como uma redução do espectro dos antimicrobianos que estão sendo administrados, a sua interrupção frente a um processo patológico não tratável com antimicrobianos e a interrupção de fármacos de mesmo espectro aos quais o patógeno é sensível. Como exemplo, pode-se interromper os fármacos antibacterianos frente a uma infecção pelo vírus da influenza ou vírus sincicial respiratório, desde que o quadro clínico e laboratorial não indique uma infecção bacteriana secundária.

O novo paradigma da antibioticoterapia em pacientes graves é iniciar com um amplo espectro e interromper o tratamento o mais precocemente possível. Isso é recomendado pelo fato de a morbidade e mortalidade poderem ser maiores se o esquema inicial não contemplar o patógeno envolvido. Entretanto, um dos principais problemas dessa abordagem é a pressão seletiva dos antimicrobianos e, consequentemente, o aumento da resistência microbiana. Assim, a diminuição do espectro ou a interrupção de antimicrobianos desnecessários frente à sensibilidade do patógeno isolado auxilia a diminuir:

- A resistência microbiana dentro da UTI pediátrica e neonatal;
- A infecção por *Clostridium difficile* ou a superinfecção por bactérias multirresistentes ou fungos;
- Os efeitos adversos sobre o metabolismo e funcionamento dos órgãos e sistemas de um paciente já comprometido, como aqueles das UTI;
- Os custos do tratamento.

O Quadro 61.8 mostra a abordagem prática para o descalonamento. Nunca é demais enfatizar que o diagnóstico etiológico e a sensibilidade do(s) patógeno(s) isolado(s) são o ponto crítico da intervenção. Recomenda-se que o esquema terapêutico seja revisto até 72 horas após o seu início.

QUADRO 61.8 ***Orientação prática para o descalonamento de antimicrobianos em Unidades de Terapia Intensiva Pediátrica e Neonatal.***

1. Verificar diariamente a necessidade dos antimicrobianos
2. Até 72 horas de internação, proceder uma avaliação geral dos exames solicitados na investigação e tomar uma decisão: • Interromper o(s) antimicrobiano(s) (não há infecção) • Limitar o espectro do esquema terapêutico • Reduzir o número de antimicrobianos administrados se vários deles são ativos contra o patógeno recuperado • Não alterar o tratamento se houver motivos documentados, como a falta de resultados de exames • Avaliar a cada dia subsequente se há necessidade de continuar, alterar ou interromper o tratamento

Fonte: Masterton[21].

Um dos maiores problemas com a implantação do descalonamento é a falta de adesão dos prescritores. Habitualmente, isso é decorrente do receio de que a retirada dos antimicrobianos aumente o risco de piora clínica do paciente e que possa levar a um desfecho desfavorável.

Estudos em UTI para adultos mostram que o descalonamento foi realizado em 30% a 50% dos pacientes com sepse e somente 10% daqueles com pneumonia associada a respirador, em especial, quando há bactérias multirressistentes associadas. Mas, a maioria dos estudos revela que, ao contrário do que é difundido, a morbidade e a mortalidade, bem como o tempo de internação, diminuem quando o esquema antimicrobiano é descalonado (para detalhes dos estudos, ver Garnacho-Montero *et al.*; Masterton)[16,21].

Vários exemplos mostram que a eficiência terapêutica pode ser melhorada quando se utiliza o fármaco de escolha quanto ao melhor índice terapêutico para o agente recuperado e com as propriedades farmacocinéticas e farmacodinâmicas mais adequadas para o paciente, individualmente. A morbidade e a mortalidade decorrentes de infecções graves causadas pelo *S. aureus* sensível à oxacilina é bem menor quando ela é utilizada comparada com os glicopeptídeos (vancomicina e teicoplanina). Também o prognóstico foi significantemente melhor com a oxacilina ou cefalotina no tratamento de sepse por *S. aureus* sensível à oxacilina do que com a associação piperacilina-tazobactam.

Assim, o descalonamento não só protege a população da UTI do aparecimento de cepas resistentes, mas também pode melhorar o prognóstico dos pacientes quando é aplicado.

DURAÇÃO DO TRATAMENTO E PASSAGEM DOS ANTIMICROBIANOS PARA A VIA ORAL

Algumas dúvidas com que sempre se depara no dia a dia são: quando se deve interromper o tratamento, e é possível a administração por via oral ou a via parenteral deve ser mantida?

Há poucos estudos controlados sobre a duração ideal da antibioticoterapia em crianças. A tendência atual é encurtar o tempo de administração ao menor possível para diminuir os efeitos adversos e a resistência microbiana. Entretanto, as características dos microrganismos envolvidos na infecção e do paciente que está sendo tratado, como a imunossupressão, devem ser sempre levadas em conta quando se deseja transpor os resultados dos estudos existentes, que, na maioria das vezes, são realizados em pessoas imunocompetentes. Um esquema prolongado, de quatro a seis semanas, é necessário em algumas infecções, como a endocardite e as infecções intra-abdominais, para que o processo seja curado e não haja recidivas.

McMullian *et al.*[22], em uma revisão sistemática da literatura, compilaram os estudos existentes sobre o tratamento de infecções em crianças (Quadro 61.9). Verificaram que há poucos estudos que têm essa informação. Dentre os 4.090 estudos identificados inicialmente, 170 foram incluídos na revisão. Os critérios gerais para a passagem dos antimicrobianos parenterais para a via oral incluem o desaparecimento da febre e a melhora clínica, com ou sem melhora laboratorial. Para algumas infecções, como a osteomielite bacteriana aguda sem complicações, a troca da via parenteral para a via oral pode ser feita mais precocemente do que se preconizava anteriormente. Entretanto, os estudos para outras infecções são raros ou inexistem. O mesmo pode ser aplicado à duração total do tratamento. Muitas vezes, o tempo necessário está baseado em relato ou série de casos ou na opinião de especialistas.

Os princípios gerais para a mudança do antimicrobiano para a via oral estão descritos no Quadro 61.10.

ABORDAGEM DO PACIENTE QUE NÃO RESPONDE ADEQUADAMENTE AOS ANTIMICROBIANOS

Ao avaliar o paciente que parece não estar respondendo aos antimicrobianos, alguns aspectos práticos merecem ser discutidos:

QUADR0 61.9 ***Recomendações para a duração mínima de antimicrobianos por via intravenosa e quando mudar para a via oral nas principais infecções em crianças.***

Infecção	Duração mínima IV (dias)	Critérios para trocar para a VO	Duração mínima total (dias)	Comentários
Bacteremia e endocardite				
Meningocócica	4-5	Não se aplica	4-5	Somente para bacteremia não complicada
Pneumocócica Oculta febril	1	Quando houver melhora	7-10	Se houver pneumonia, iniciar IV até melhora clínica
Séptica	7-10	Não se aplica	7-10	Complicações: oeteomielite, pioartrite, endocardite – ver recomendações específicas
S.aureus	7-14	Não se aplica	7-14	*Pseudomonas* spp, *Acinetobacter* spp – 14 dias
Bacilos Gram-	10	Não se aplica	10-14	Remover o cateter se as culturas forem + após 72 horas de antibióticos. Fungos em recém-nascidos e lactentes – remover o cateter de início
Bacteremia associada a cateter venoso central	7-10	Não se aplica	7-10 (prolongar conforme o microrganismo)	Não complicada – 4 semanas; acompanhar com Ecocardiograma
Endocardite	4 a 6 semanas	Não se aplica	Conforme a evolução	
Infecções do sistema nervoso central				
Meningite bacteriana	7-21	Não se aplica	*N. meningitidis*-7	Para as infecções sem complicações
Abscesso cerebral e empiema subdural	2-4 semanas	Não se aplica	*H. influenzae* – 7-10 *S. pneumoniae* – 10-14 *Streptococcus* do grupo B- 14-21 Bacilos G- 21 *Listeria monocytogenes* – 21	Drenar, se possível, antes dos antimicrobianos. Administração oral depende da penetração do ATM no antimicrobiano

continua >>

>> continuação

QUADRO 61.9 ***Recomendações para a duração mínima de antimicrobianos por via intravenosa e quando mudar para a via oral nas principais infecções em crianças.***

Infecção	Duração mínima IV (dias)	Critérios para trocar para a VO	Duração mínima total (dias)	Comentários
Infecções respiratórias				
Abscesso peritonsilar	1-2 (após drenagem bem-sucedida)	Logo que tolerar	10	
Mastoidite	5	Melhora clínica	10-14	Maior duração se houver complicações intracranianas
Sinusite bacteriana aguda	0 Toxemia + alto risco 1-2	Melhora clínica	7 após melhora dos sintomas	
Pneumonia comunitária	0 Toxemia ou complicações – iniciar IV	Melhora clínica	7-10	Grave ou complicada: satO_2 < 85%; choque, imunocomprometido,doença pulmonar ou cardíaca crônica, derrame pleural
Pneumonia associada à ventilação mecânica	Iniciar IV	Sem bacteremia, melhora clínica e tolerância oral	7-14	Boa resposta clunica – 7 dias; Gram- como *Pseudomonas* spp – 14 dias.
Empiema pleural	Iniciar IV	Afebril pelo menos 2 dias, dreno de tórax removido	7 dias- 6 semanas	Depende da gravidade
Musculoesqueléticas				
Osteomielite aguda	3-4 (não complicada)	Afebril, melhora clínica e PCR ou VHS em queda	3-4 semanas	Complicada com bacteremia, abscessos pode requerer mais tempo IV
Artrite séptica	2-4	Afebril, melhora clínica e PCR ou VHS em queda	2-3 semanas	Complicada com bacteremia, abscessos pode requerer mais tempo IV
Infecções de pele e partes moles				
Celulite	Leve = 0 Moderada e grave = 1-3	Melhora clínica, da febre e do eritema	7-10	Se associada à osteomielite (ver indicações desta)
Celulite periorbitária (pré-septal)	2-3	Melhora clínica, da febre e do eritema	7-10	
Celulite orbitária	3-4	Melhora clínica, da febre e do eritema	7-10	Devem ser drenados, com raras exceções. Se os sintomas persistirem, investigar complicações
Abscesso	Se drenado e localizado = 0	Tão logo tolerar	0-10	Se for associado com celulite instituir tratamento correspondente
Infecções abdominais				
Apendicite não complicada	Dose única pré-operatória	Não se aplica	Dose única	Profilaxia cirúrgica
Apendicite complicada com infecção intra-abdominal	Tratamento inicial	Melhora clínica e função intestinal normal	7 dias	Perfuração, peritonite e pus na cavidade
Colangite aguda	Tratamento inicial	Sem recomendação	Depende da melhora clínica	Se houver bacteremia, usar a recomendação correspondente
Enterocolite necrosante	7-10	Não se aplica	7-10 (mais prolongado se não houver melhora clínica)	Interromper os antimicrobianos, se o diagnóstico não for confirmado

continua >>

>> *continuação*

QUADRO 61.9 ***Recomendações para a duração mínima de antimicrobianos por via intravenosa e quando mudar para a via oral nas principais infecções em crianças.***

Infecção	Duração mínima IV (dias)	Critérios para trocar para a VO	Duração mínima total (dias)	Comentários
Infecções abdominais				
Apendicite não complicada	Dose única pré-operatória	Não se aplica	Dose única	Profilaxia cirúrgica
Apendicite complicada com infecção intra-abdominal	Tratamento inicial	Melhora clínica e função intestinal normal	7 dias	Perfuração, peritonite e pus na cavidade
Colangite aguda	Tratamento inicial	Sem recomendação	Depende da melhora clínica	Se houver bacteremia, usar a recomendação correspondente
Enterocolite necrosante	7-10	Não se aplica	7-10 (mais prolongado se não houver melhora clínica)	Interromper os ATM, se o diagnóstico não for confirmado
Infecções genitourinárias				
Infecção do trato baixo	0 Se < 3 meses, iniciar IV	Melhora clínica	3-5	Se houver bacteremia, usar a recomendação correspondente
Pielonefrite	0 Se < 3 meses, ou não tolerar VO, iniciar IV	Melhora clínica e tão logo tolere VO	7-10	Se houver bacteremia, usar a recomendação correspondente

Siglas: ATM = antimicrobiano; IV = via intravenosa; PCR = proteína C reativa; SNC = sistema nervoso central; VHS = velocidade de hemossedimentação; VO = via oral.
Fonte: McMullan *et al.*[22].

QUADRO 61.10 ***Orientações gerais para a passagem do antimicrobiano da via parenteral para a oral.***

Estado clínico ▪ Paciente estável sem sinais de sepse grave (a febre isoladamente não impede a mudança)
Capacidade de absorção por via oral ▪ Sem vômitos e alimentação oral (pelo menos em parte) ▪ Sem problemas na absorção intestinal ▪ Idade maior do que 28 dias (não é contraindicação formal, mas a absorção é errática no recém-nascido)
Disponibilidade de um antimicrobiano apropriado por via oral ▪ Verificar o antibiograma ▪ Verificar se há uma formulação pediátrica palatável
Aderência aos antimicrobianos orais e da família com o tratamento

Fonte: McMullan *et al.*[22].

1. A resposta clínica não é imediata. Crianças e adolescentes imunocompetentes começam a melhorar de 48 a 72 horas após o início dos antimicrobianos.
2. Alguns parâmetros clínicos, como a febre, podem demorar a se normalizar. Em crianças com pneumonia pneumocócica, em um estudo multicêntrico nos Estados Unidos, Tan *et al.* incluíram 368 crianças e a mediana de duração da febre, naquelas com pneumonia complicada com derrame pleural, foi de 8,3 dias, ou seja, 50% delas tiveram mais de oito dias de febre. Nessa situação, a melhora da toxemia, do estado geral e da aceitação alimentar deve ser mais valorizada do que a febre.
3. Os exames laboratoriais podem não apresentar melhora ou mesmo apresentar piora nos primeiros dias de tratamento e, nesse caso, as condições clínicas são preponderantes para a avaliação. Exemplos são a piora do Raio X de tórax nas crianças com pneumonia e do quimiocitológico do liquor naquelas com meningite bacteriana no início do tratamento. Lembrar sempre que é o paciente como um todo que deve ser avaliado, e não os parâmetros laboratoriais isoladamente.

Schlossberg divide as causas prováveis do fracasso da antibioticoterapia em (Quadro 61.11):

1. Doenças não infecciosas que cursam com febre e comprometimento do estado geral, em particular, as afecções reumatológicas, as

neoplasias, e os efeitos adversos de fármacos, entre outros;

2. Afecções infecciosas que não são tratadas com antimicrobianos, como a maioria dos processos virais e aqueles causados por toxinas bacterianas;
3. Pacientes com resposta incompleta aos antimicrobianos. São aqueles que melhoram clinicamente, ficam estáveis, mas podem manter a febre, e os exames laboratoriais, como o hemograma, a proteína C reativa e a procalcitonina, não se normalizam, indicando um processo inflamatório ativo ainda.

QUADRO 61.11 ***Orientação para a abordagem do paciente com "falha" da terapêutica antimicrobiana.***

1. Doenças não infecciosas mais comuns que podem mimetizar infecções em crianças, como vasculites, artrites, efeito adverso de medicamentos, aspiração e hemorragia pulmonares, neoplasias
2. Processos infecciosos que não são tratados com antimicrobianos – a maioria das infecções virais e doenças induzidas por toxinas (como a intoxicação alimentar)
3. Infecções tratáveis, mas com resposta incompleta a. Drenar abscessos b. Debridar tecidos desvitalizados c. Verificar locais de cateteres intravasculares, e infecções intravasculares e cardíacas (como a endocardite) d. Remover as próteses se possível
4. Infecções tratáveis que não respondem a. Antimicrobiano incorreto 1. Necessidade de antimicrobiano bactericida 2. Necessidade de uma cobertura adicional 3. Resistência primária e secundária aos antimicrobianos 4. Superinfecção b. Antimicrobiano não chega ao local da infecção 1. Sistema nervoso central 2. Pacientes com disfunções compartimentais 3. Coleções purulentas com alteração de pH 4. Formação de biofilme c. Paciente imunossuprimido d. Início do tratamento muito tardio para ser efetivo (como meningococcemia algumas horas após o início, leptospirose e febre maculosa após 5 dias de doença, influenza A 48 horas após o início)

Fonte: Schlossberg[30].

A primeira providência é investigar a existência de abscessos não visíveis e drená-los. Os locais mais frequentes dos abscessos ocultos, em especial nos imunocomprometidos, são o fígado, o baço, a região subdiafragmática e o músculo psoas. Alguns respondem ao tratamento clínico, como os abscessos hepáticos, mas a resposta é lenta.

Outros locais de manutenção do processo infeccioso são os cateteres intravasculares e as próteses. Pode haver a formação de biofilmes e a efetividade dos antimicrobianos fica comprometida. A endocardite bacteriana também pode estar associada a esses dispositivos e não deve ser esquecida nos pacientes que persistem com febre.

Os tecidos desvitalizados, mesmo que não infectados, devem ser desbridados, pois mantêm o estado inflamatório. Outras situações associadas com inflamação e febre são as complicações pulmonares como a embolia, a aspiração e as atelectasias, e também as úlceras de decúbito.

Infecções tratáveis que não respondem aos antimicrobianos. Em primeiro lugar, deve-se avaliar se o(s) antimicrobiano(s) está(ão) adequado(s) em relação à posologia e resistência aos patógenos isolados, e se não ocorreu uma nova infecção. Não é raro em crianças, em especial nos recém-nascidos e nos lactentes, o antimicrobiano não ser administrado corretamente devido a problemas de acesso vascular.

Se o estado clínico e os exames laboratoriais indicarem uma nova infecção e houver a necessidade de adequar o esquema terapêutico, deve-se sempre antes coletar novos exames microbiológicos. Pacientes que recebem antibioticoterapia de amplo espectro, especialmente aquela que tem ação na flora anaeróbia intestinal, como a vancomicina e os carbapenêmicos, estão mais sujeitos à superinfecção fúngica.

Para alguns processos infecciosos é importante que o esquema antimicrobiano seja bactericida, como na endocardite bacteriana causada pelo enterococo, que necessita de uma combinação sinérgica de antimicrobianos (penicilina ou vancomicina, dependendo da sensibilidade), mais um aminoglicosídeo.

O antimicrobiano pode não chegar ao local da infecção em concentrações adequadas e isso fica patente nas infecções do sistema nervoso central, quando os fármacos enfrentam a barreira hematoliquórica antes de chegar ao seu destino. O uso de dexametasona para diminuir a inflamação e, consequentemente, as sequelas, também pode reduzir a penetração do antibiótico, uma vez que os betalactâmicos, a vancomicina e os aminoglicosídeos atravessam melhor a barreira inflamada. Às vezes, é necessário utilizar a via intratecal ou intraventricular.

No paciente crítico, as alterações farmacocinéticas podem estar presentes devido a problemas na absorção, distribuição, metabolismo ou excreção dos fármacos.

A via gastrintestinal é pouco utilizada na fase crítica, mas a indicação do uso posterior pode depender da presença de distúrbios, como a isquemia e a atrofia intestinal por períodos prolongados de desuso, o edema e a interação com outros fármacos, os alimentos, o grau de solubilidade em lipídeos, e a sua estabilidade, são fatores que podem comprometer a absorção do antimicrobiano.

As anormalidades de perfusão, a hipotensão e o choque diminuem a absorção dos fármacos administrados por via intramuscular e subcutânea.

A distribuição de um fármaco nos tecidos depende da chegada do sangue ao local, sua ligação proteica, sua penetração e sua solubilidade em lipídeos e o pH do local, entre outros. Durante a fase crítica da doença, muitos deles estão comprometidos, como, por exemplo, as alterações do pH devido à insuficiência respiratória e renal e ao choque. Isso irá influenciar a ionização do fármaco, o que pode resultar em aumento ou diminuição de sua distribuição pelos tecidos.

Nos estados sépticos há um aumento da permeabilidade capilar e diminuição da pressão oncótica do plasma, o que facilita a formação do "terceiro espaço", com o acúmulo de grandes volumes líquidos no interstício, evidenciados por edema generalizado, derrame pleural e ascite. Os fármacos hidrofílicos, como os aminoglicosídeo, depositam-se nesses locais e seu espaço de distribuição aumenta consideravelmente. Isso irá diminuir a concentração sérica e em outros tecidos, comprometendo a atividade antimicrobiana, uma vez que para os aminoglicosídeos ela é dependente da concentração no local da infecção.

O metabolismo de grande parte dos antimicrobianos ocorre no fígado e depende do fluxo sanguíneo, da atividade enzimática e da ligação proteica, todos eles comprometidos no paciente crítico, o que leva à diminuição na fase aguda. Após a fase crítica, o metabolismo pode estar aumentado pelo uso de determinados fármacos que aceleram a transformação hepática, como o fenobarbital. O mesmo ocorre com o aumento da oferta proteica na fase de recuperação.

Os biofilmes são estruturas formadas por células bacterianas circundadas por matriz polimérica autoproduzida e que aderem a superfícies sólidas inertes, como cateteres vasculares ou urinários ou próteses articulares e valvulares cardíacas; ou orgânicas, como no aparelho respiratório de pacientes com fibrose cística.

Nos biofilmes, as bactérias estão relativamente protegidas dos efeitos dos antimicrobianos e essas infecções são muito difíceis de ser erradicadas. Ocorre com frequência o fenômeno da tolerância aos antimicrobianos, que pode ser de 100 a 1.000 vezes maior do que nas bactérias de vida livre. Desse modo, a antibioticoterapia prolongada pode resultar em resistência dos microrganismos e a única solução é remover o dispositivo.

O início muito tardio dos antimicrobianos pode resultar no chamado "ponto sem retorno", ou seja, muito tardio para que possa ser efetivo no tratamento de infecções que poderiam ser curadas se fossem tratadas mais precocemente. É o caso da meningococcemia, após algumas horas de evolução, e da leptospirose se o tratamento for iniciado após cinco dias do início do quadro clínico.

PROGRAMAS DE VIGILÂNCIA E USO RACIONAL DE ANTIMICROBIANOS

Estudos norte-americanos mostram que cerca de 160 milhões de tratamentos com antimicrobianos são utilizados anualmente em pacientes na comunidade e mais de 50% deles são inadequados. Os hospitalizados consomem 30% a 50% dos antimicrobianos produzidos todo ano e, em cerca de um terço, o uso não é adequado.

Em face desse cenário, várias iniciativas foram desenvolvidas para monitorar e empregar medidas educativas sobre o uso racional de antimicrobianos. Nos hospitais, as intervenções coordenadas pela Organização Mundial da Saúde e por Sociedades de Doenças Infecciosas e Epidemiologia Hospitalar de vários países, em particular o Antibiotic Stewardship Program (ASP) norte-americano, recomendam, entre outras medidas:

- A pré-autorização e a avaliação prospectiva do uso dos antimicrobianos;
- O desenvolvimento de normas específicas para o tratamento das doenças e das síndromes infecciosas mais comuns em cada faixa etária;

- A implantação de medidas educativas junto aos prescritores, associadas a outras ações do Programa, para aprimorar a prescrição dos antimicrobianos;
- A implantação de medidas que reduzam o uso de antimicrobianos associados com a doença causada pelo *Clostridium difficile*;
- O desenvolvimento de medidas que encorajem os prescritores a rever rotineiramente a necessidade do uso;
- A monitoração dos níveis séricos de vancomicina e de aminoglicosídeos para melhorar a eficiência e diminuir os efeitos adversos;
- Utilizar a procalcitonina ou a proteína C reativa para monitorar a terapêutica. Essa intervenção diminui o uso de antimicrobianos;
- Desenvolver programas para aumentar o uso de antimicrobianos por via oral logo de início ou, quando o paciente não puder utilizar essa via, trocar para a via oral tão logo quanto possível.

Os programas para o uso racional de antimicrobianos são a base para promover o uso apropriado desses fármacos e reduzir a resistência bacteriana. Mas há muitos desafios a serem enfrentados, como o dos prescritores cuja conduta é muito diferente de seus pares e que não aceitam as normatizações com base em evidências. Deve ser enfatizado que a educação é a atitude mais adequada em relação a eles e fazer com que eles entendam que "errar é humano e é remediável, mas repetir a conduta de risco que conscientemente ignora os padrões estabelecidos, colocando o paciente e a comunidade em perigo, é inaceitável", como foi enfatizado por Golstein *et al.*

REFERÊNCIAS

1. Álvarez-Lerma F, Grau S. Management of antimicrobial use in the intensive care unit. Drugs. 2012; 72:447-70.
2. Avdic E, Carroll KC. The role of microbiology laboratory in antimicrobial stewardship programs. Infect Dis Clin North Am. 2014;28:215-35.
3. Barlam TF, Cosgrove SE, Abbo LM, MacDougall C, Schuetz AN, et al. Implementing an antibiotic stewardship program: guidelines by the infectious diseases society of America and Society for Healthcare Epidemiology of America. Clin Infect Dis. 2016;62:1197-202.
4. Baron EJ, Miller M, Weinstein MP, et al. A guide to utilization of the microbiology laboratory for diagnosis of infectious diseases: 2013 recommendations by the Infectious Diseases Society of America (IDSA), and the American Society for Microbiology (ASM). Clin Infect Dis. 2013;57:e22-121.
5. Bartlett JG, Gilbert DN, Spellberg B. Seven ways to preserve the miracle of antibiotics. Clin Infect Dis. 2013;56:1445-50.
6. Bauer KB, Perez KK, Forrest GN, Goff DA. Review of rapid diagnostic tests used by antimicrobial stewardship programs. Clin Infect Dis. 2014;59:S134-45.
7. Boucher BA, Wood GC, Swanson JM. Pharmacokinetic changes in critical illness. Crit Care Clin. 2006;22:255-71.
8. Bradley JS, Long SS. Principles of anti-infective therapy. In: Long SS, Pickering LK, Prober CG, editors. Principles and Practice of Pediatric Infectious Diseases. Edinburgh: Elsevier-Saunders; 2012. p. 1412-21.
9. Caliendo AM, Gilbert DN, Ginocchio CG, Hanson KE, et al. Better tests, better care: improved diagnostics for infectious diseases. Clin Infect Dis. 2013;57(Suppl 3):S139-70.
10. Cantey JB, Patel SJ. Antimicrobial stewardship in the NICU. Infect Dis Clin North Am 2014;28:247-61.
11. Carlet J. The World Alliance against antibiotic resistance: consensus for a declaration. Clin Infect Dis. 2015;60:1837-41.
12. Davey PG, Marwick C. Appropriate vs inappropriate antimicrobial therapy. Clin Microbiol Infect. 2008; 14(Suppl 3):S15-21.
13. Dellit TH, Owens RC, McGowan JE Jr, et al.; Infectious Diseases Society of America and the Society for Healthcare Epidemiology of America. Guidelines for developing an institutional program to enhance antimicrobial stewardship. Clin Infect Dis. 2007;44:159-77.
14. Dumford DM, Skalweit M. Antibiotic-resistant infections and treatment challenges in the immunocompromised host. Infect Dis Clin North Am. 2016;30: 465-89.
15. Fish DN, Ohlinger MJ. Antimicrobial resistance: factors and outcomes. Crit Care Clin. 2006;22:291-311.
16. Garnacho-Montero J, Escoresca-Ortega A, Fernández-Delgado E. Antibiotic de-escalation in the ICU: how is it best done? Curr Opin Infect Dis. 2015;28:193-8.
17. Goldman JL, Newland JG. New horizons for pediatric antibiotic stewardship. Infect Dis Clin North Am. 2015;29:503-11.
18. Goldstein EJ, Goff DA, Reeve W, Naumovski S, et al. Approaches to modifying the behavior of clinicians who are noncompliant with antimicrobial stewardship program guidelines. Clin Infect Dis. 2016;63:532-8.

19. Kimberlin DW, Brady MT, Jackson MA, Long SS, editors. Red Book: 2015 Report of the Committee on Infectious Diseases. 30th ed. Elk Grove Village, IL: American Academy of Pediatrics; 2015.
20. Leekha S, Terrell CL, Edson RS. General Principles of antimicrobial therapy. Mayo Clin Proc. 2011;86:156-67.
21. Masterton RG. Antibiotic de-escalation. Crit Care Clin. 2011;27:149-62.
22. McMullan BJ, Andresen D, Blyth CC, Avent MI, Clark JE, et al. Antibiotic duration and timing of the switch from intravenous to oral route for bacterial infections in children: systematic review and guidelines. Lancet Infect Dis. 2016;16:e139-52.
23. Ministério da Saúde (Brasil); Agência Nacional de Vigilância Sanitária. 07 – Rede Nacional de Monitoramento da Resistência Microbiana em Serviços de Saúde – Rede RM: Resistência Microbiana em IPCSL relacionada a CVC em UTI (2012). Disponível em: <http://www20.anvisa.gov.br/segurancadopaciente/index.php/publicacoes/item/07-rede-nacional-de-monitoramento-da-resistencia-microbiana-em-servicos-de-saude-rede-rm-resistencia-microbiana-em-ipcsl-relacionada-a-cvc-em-uti-2012>.
24. Neely MN, Reed MD. Pharmacokinetic-pharmacodynamic basis of optimal antibiotic therapy. In: Long SS, Pickering LK, Prober CG, editors. Principles and Practice of Pediatric Infectious Diseases. Edinburgh: Elsevier-Saunders; 2012. p. 1433-53.
25. Olsen I. Biofilm-specific antibiotic tolerance and resistance. Eur J Clin Microbiol Infect Dis. 2015;34:877-86.
26. Organización Panamericana de la Salud. Informe Regional de SIREVA II, 2011: datos por país y por grupos de edad sobre las características de los aislamientos de Streptococcus pneumoniae, Haemophilus influenzae y Neisseria meningitidis en procesos invasivos bacterianos. Washington, D.C.: OPS; set 2016. Disponível em: <http://iris.paho.org/xmlui/handle/123456789/31147>.
27. Overturf GD. Antimicrobial prophylaxis. In: Cherry JD, Harrison GJ, Kaplan SL, Steinbach WJ, Hotez PJ. Feigin and Cherry's Textbook of Pediatric Infectious Diseases. Edinburg: Elsevier-Saunders; 2014. p. 3242-57.
28. Owens RC. Antimicrobial stewardship: application in the intensive care unit. Infect Dis Clin North Am. 2009;23:683-702.
29. Ramos SRTS, Baldacci ER, editores. Manual de Pediatria: terapêutica antimicrobiana e infecção hospitalar. São Paulo: Sarvier; 1996.
30. Schlossberg D. Clinical approach to antibiotic failure. Med Clin North America. 2006;90:1265-77.
31. Ministério da Saúde (Brasil), Secretaria de Estado da Saúde, Centro de Vigilância Epidemiológica, Divisão de Infecção Hospitalar. Sistema de Vigilância das Infecções Hospitalares do Estado de São Paulo. Dados 2015.
32. Shlaes DM, Gerding DN, John JF Jr, Craig WA, Bornstein DL, Duncan RA, Eckman MR, Farrer WE, Greene WH, Lorian V, Levy S, McGowan JE, Paul SM, Ruskin J, Tenover FC, Watanakunakorn C. Society for Healthcare Epidemiology of America and Infectious Diseases Society of Joint Committee on the Prevention of Antimicrobial Resistance: Guidelines for the prevention of Antimicrobial Resistance in Hospitals. Infect Control Hosp Epidemiol. 1997;18:275-91.
33. Simonsen KA, Anderson-Berry AL, Delair SF, Davies HD. Early-onset neonatal sepsis. Clin Microbiol Rev. 2014;27:21-47.
34. Tamma PD, Cosgrove SE, Maragakis LL. Combination therapy for treatment of infections with Gram-negative bacteria. Clin Microbiol Rev. 2012;25:450-70.
35. Tan TQ, Mason EO, Wald ER, et al. Clinical characteristics of children with complicated pneumonia caused by Streptococcus pneumoniae. Pediatrics. 2002;110:1-6.
36. Toltzis P, Blumer JL. Antibiotic resistance. In: Cherry JD, Harrison GJ, Kaplan SL, Steinbach WJ, Hotez PJ. Feigin and Cherry's Textbook of Pediatric Infectious Diseases. Edinburg: Elsevier-Saunders; 2014. p. 3137-59.
37. World Health Organization. WHO global strategy for containment of antimicrobial resistance. Genève: World Health Organization; 2001.
38. Lamaro-Cardoso J, Castanheira M, de Oliveira RM, et al. Carriage of methicillin-resistant Staphylococcus aureus in children in Brazil. Diagn Microbiol Infect Dis. 2007;57:467-70.
39. Nascimento-Carvalho CM, Lyra TG, Alves NN, et al. Resistance to methicillin and other antimicrobials among community-acquired and nosocomial Staphylococcus aureus strains in a pediatric teaching hospital in Salvador, Northeast Brazil. Microb Drug Resist. 2008;14:129-31.
40. Scribel LV, Scribel MV, Bassani E, et al. Ausência do carreamento nasal de Staphylococcus aureus resistentes à meticilina em pacientes em unidade básica de saúde de Porto Alegre, Brasil. Rev Inst Med Trop S Paulo 2011;53(4):197-9.
41. Gomes RT, Lyra TG, Alves NN, et al. Methicillin-resistant and methicillin-susceptible community-acquired Staphylococcus aureus infection among children. Braz J Infect Dis. 2013;17(5):573-8.
42. Vieira MA, Minamisavab R, Pessoa-Júnior V, et al. Methicillin-resistant Staphylococcus aureus nasal carriage in neonates and children attending a pediatric outpatient clinics in Brazil. Braz J Infect Dis. 2014;18(1):42-7.

62 Sepse

Sergio Massaru Horita
Renata de Araújo Monteiro Yoshida

INTRODUÇÃO

A sepse, uma síndrome clínica complexa causada pela resposta inflamatória a um evento infeccioso, permanece como causa principal de mortalidade em crianças no mundo, com aproximadamente 1,6 milhões de óbitos por ano. A mortalidade persiste elevada, mesmo em países industrializados, que contam com a disponibilidade de antibióticos e de cuidados intensivos avançados. A Campanha de Sobrevivência à Sepse realiza consensos internacionais periodicamente, com atualização de diretrizes de tratamento da sepse, sendo a última realizada em 2012.

DEFINIÇÃO

Sepse é uma síndrome clínica caracterizada pela resposta inflamatória sistêmica a um evento infeccioso. A sepse e suas sequelas representam estágios consecutivos da mesma doença, na qual uma resposta sistêmica a uma infecção, desencadeada por mediadores endógenos, pode ocasionar uma reação inflamatória generalizada, atingindo órgãos distintos daquele onde ocorreu a agressão inicial e, eventualmente, a disfunção ou falência desses órgãos. A sepse é a causa mais importante de óbito em unidades de terapia intensiva pediátrica (UTIs).

Existia muita confusão na literatura médica sobre as definições de sepse, o que tornava difícil a comparação de diferentes trabalhos sobre epidemiologia e o sucesso de algumas intervenções terapêuticas, pois as definições adotadas nesses trabalhos não coincidiam. Em 1991, uma reunião de consenso em Chicago, Estados Unidos, estabeleceu as definições para os vários estágios de infecção: bacteremia, sepse, sepse grave, choque séptico e síndrome da falência múltipla de órgãos. Em 2005, as definições foram estabelecidas para crianças e estão descritas no Quadro 62.1.

A SIRS é uma reação inflamatória que pode ser iniciada por fatores infecciosos ou não e se manifesta pela presença de dois ou mais dos seguintes sinais ou sintomas: alterações da temperatura corpórea (hiper ou hipotermia), taquicardia, taquipneia ou alterações no hemograma (leucocitose ou leucopenia ou leucócitos normais com desvio à esquerda). Como taquicardia e taquipneia são sintomas comuns a várias patologias pediátricas, uma das alterações deve ser obrigatoriamente alteração da temperatura ou do leucograma. Os valores numéricos de cada alteração devem ser modificados conforme a faixa etária, e estão descritos na Tabela 62.1.

QUADRO 62.1 ***Definições de síndrome da resposta inflamatória sistêmica (SIRS), sepse, sepse grave e choque séptico.***

SIRS

Presença de pelo menos dois dos seguintes quatro critérios, um dos quais deve ser alteração da temperatura ou do leucograma:

- Temperatura central > 38,5°C ou < 36°C
- Taquicardia definida como frequência cardíaca > 2 DP acima do normal para idade, na ausência de estímulo externo; drogas de uso crônico ou estímulo doloroso ou elevação não explicada, persistindo por mais de 0,5-4 horas **OU**, para crianças < 1 ano, bradicardia, definida como frequência cardíaca < percentil 10 para a idade na ausência de estímulo vagal externo; uso de β-bloqueadores ou doença cardíaca congênita, ou diminuição não explicada, persistindo por mais de 0,5 hora
- Frequência respiratória > 2 DP acima do normal para idade ou necessidade de ventilação pulmonar mecânica para um processo agudo, não relacionado à doença neuromuscular, ou pós-anestesia geral
- Número de leucócitos aumentados ou diminuídos para a idade (não secundário à quimioterapia) ou > 10% de neutrófilos jovens

INFECÇÃO

Infecção suspeita ou comprovada (cultura positiva, bacterioscópio ou teste da reação em cadeia da polimerase) **OU** síndrome clínica associada com alta probabilidade de infecção. Evidência de infecção inclui achados no exame clínico, testes laboratoriais ou de imagem (por exemplo, leucócitos em fluido corpóreo estéril, víscera perfurada, radiografia sugestiva de pneumonia, *rash* purpúrico ou petequial ou *purpura fulminans*)

SEPSE

SIRS na presença de, ou como resultado de, infecção suspeita ou comprovada

SEPSE GRAVE

Sepse associada à disfunção cardiovascular **OU** síndrome do desconforto respiratório agudo **OU** duas ou mais disfunções de outros órgãos. A disfunção de órgãos está definida no Quadro 62.2

CHOQUE SÉPTICO

Sepse e disfunção cardiovascular estão definidas no Quadro 62.2

QUADRO 62.2 ***Critérios para disfunção de órgãos.***

DISFUNÇÃO CARDIOVASCULAR

Apesar da administração de fluido isotônico em bolo ≥ 40 mL/kg em 1 hora

- Diminuição da PA (hipotensão) < percentil 5 para a idade ou PAS < 2 DP para a idade **OU**
- Necessidade de droga vasoativa para manter PA (dopamina > 5 µg/kg/min ou dobutamina, adrenalina ou noradrenalina em qualquer dose) **OU**
- Duas alterações seguintes

Acidose metabólica não explicada: BE > 5 mEq/L
Lactato arterial > 2 x limite superior do normal
Oligúria: débito urinário < 0,5 mL/kg/h
Enchimento capilar prolongado: > 5 s
Diferença entre T central e periférica > 3° C

RESPIRATÓRIA

- PaO_2/FiO_2 < 300 na ausência de cardiopatia cianogênica ou pneumopatia prévia **OU**
- $PaCO_2$ > 65 mmHg ou acima de 20 do basal **OU**
- Necessidade comprovada de FiO_2 > 50% para manter $SatO_2$ > 92% **OU**
- Necessidade de ventilação mecânica invasiva ou não invasiva

NEUROLÓGICA

- Escala de Coma de Glasgow ≤ 11 **OU**
- Alteração aguda de sensório, com diminuição da escala de Coma de Glasgow ≥ 3 pontos do basal

HEMATOLÓGICA

- Plaquetas < 80.000/mm³ ou diminuição de 50% do maior valor dos 3 últimos dias (para pacientes oncológicos ou hematológicos crônicos) **OU**
- INR > 2

RENAL

- Creatinina sérica ≥ 2 x limite superior para idade ou aumento de mais de 2 x do nível basal

HEPÁTICO

- Bilirrubina total ≥ 4 mg/dL (não aplicável para recém-nascidos) **OU**
- ALT 2 x limite superior para idade

TABELA 62.1 ***Sinais vitais e parâmetros laboratoriais específicos para idade.***

Idade	Taquicardia	Bradicardia	Frequência respiratória	Leucócito x 10³/mm	Pressão sistêmica
0-1 semana	> 180	< 100	> 50	> 34	< 65
1 semana-1 mês	> 180	< 100	> 40	> 19,5 ou < 5	< 75
1 mês-1 ano	> 180	< 90	> 34	> 1.735 ou < 5	< 100
2-5 anos	> 140	NA	> 22	> 15,5 ou < 6	< 94
6-12 anos	> 130	NA	> 18	> 13,5 ou < 4,5	< 105
13 anos < 18 anos	> 110	NA	> 14	> 11 ou < 4,5	< 117

NA = não se aplica valores inferiores de FC, número de leucócitos e pressão sistêmica são para percentil 5; e valores superiores de FC, FR e número de leucócitos são para percentil 95.

A sepse é definida como a SIRS causada por uma infecção comprovada ou suspeita. A sepse grave é a sepse complicada, com disfunção cardiovascular ou com síndrome do desconforto respiratório agudo (SDRA) ou com mais de uma disfunção de outros órgãos. O choque séptico é definido como sepse complicada, com disfunção cardiovascular. A disfunção cardiovascular é definida quando, após administração de soro isotônico 40 mL/kg, há persistência de hipotensão ou de necessidade de medicações vasoativas ou de dois dos sinais a seguir: acidose metabólica não explicada, lactato arterial elevado, oligúria, enchimento capilar maior que cinco segundos e diferença da temperatura central com a periférica maior que 3°C.

Uma longa lista de sinais e sintomas foi definida pelo Consenso de Definição de Sepse de 2001 e pode auxiliar no diagnóstico clínico na prática diária à beira do leito. O Quadro 62.3 mostra os critérios clínicos para o diagnóstico de sepse, ressaltando-se as modificações para a faixa pediátrica. Os critérios de diagnóstico de sepse em crianças foram definidos como sinais e sintomas de inflamação, mais infecção com hiper ou hipotermia (temperatura retal maior que 38,5ºC ou menor que 35°C), taquicardia (pode estar ausente em paciente hipotérmico) e pelo menos uma das seguintes indicações de função orgânica alterada: estado mental alterado, hipoxemia, nível sérico de lactato aumentado ou pulsos diminuídos. Esses critérios foram utilizados na atualização das Diretrizes Internacionais da Campanha de Sobrevivência à Sepse de 2012.

EPIDEMIOLOGIA

A prevalência de sepse grave em crianças, nos Estados Unidos, aumentou de 0,56 casos/1.000 crianças, em 1995, para 0,63, no ano de 2000, e para 0,89, no ano de 2005. O aumento foi creditado ao aumento de sepse em recém-nascidos. Em lactentes, a prevalência foi de 9,7 casos/1.000 crianças nos subgrupos de um a 19 anos, e a variação foi de 0,23 a 0,52/1.000.

Estudo retrospectivo analisou as internações de crianças brasileiras de 28 dias a 19 anos no período de 1992 a 2006. A sepse foi responsável pela internação de 11,2 casos/1.000 internações nos primeiros quatro anos, com queda para 6/1.000 internações nos últimos quatro anos do estudo. A sepse acometeu principalmente crianças de um mês a um ano, cerca de 60%. A mortalidade causada pela sepse variou pouco, de 20,5% nos primeiros quatro anos para 19,7% nos últimos quatro anos do estudo.

Em recém-nascidos, as bactérias causadoras de sepse são geralmente o estreptococo do grupo B e as enterobactérias, principalmente *Escherichia coli.* O protocolo de profilaxia periparto reduziu a incidência de sepse por estreptococo do grupo B.

O *Hemophilus influenza* tipo B (HiB) foi um dos principais responsáveis por sepse em crianças menores de quatro anos, mas a vacinação efetiva tornou o HiB agente etiológico raro de sepse, restrito a imunodeprimidos ou a crianças não vacinadas.

O pneumococo continua como causa principal de internação por pneumonia em crianças. A vacina conjugada antipneumocócica não só diminuiu a incidência de doença invasiva por pneumococo como também limita o número de portadores de sorotipos invasivos.

O meningococo apresenta distribuição etária bimodal, acometendo primeiramente lactentes e depois adolescentes. A vacina conjugada contra meningococo do tipo C é eficaz, mas outros sorotipos para os quais não há vacina na rede pública podem determinar a sepse.

QUADRO 62.3 ***Critérios clínicos para sepse.***

INFECÇÃO, DOCUMENTADA OU SUSPEITA, E ALGUNS DOS ACHADOS SEGUINTES

Variáveis gerais

- Febre (temperatura central > 38,3°C)
- Hipotermia (temperatura central < 36°C)
- Frequência cardíaca > 90/min ou > 2 DP do valor normal para a idade
- Taquipneia
- Alteração do sensório
- Edema ou balanço hídrico positivo significativo (> 20 mL/kg/24 h)
- Hiperglicemia (> 140 mg/dL), na ausência de diabetes

Variáveis inflamatórias

- Leucocitose (> 12.000/mL)
- Leucopenia (< 4.000/mL)
- Número de leucócitos normais com > 10% de formas jovens
- Proteína C reativa (PCR) > 2 DP acima do normal
- Procalcitonina plasmática > 2 DP acima do normal

Variáveis hemodinâmicas

- Hipotensão arterial (PS < 90 mmHg, PAM > 70 ou queda e PS > 40 mmHg em adultos ou < 2 DP abaixo do normal para a idade)

Variáveis de disfunção orgânica

- Hipoxemia arterial (PaO_2/FiO_2 < 300)
- Oligúria aguda (débito urinário < 0,5 mL/kg/h, por pelo menos duas horas)
- Aumento de creatinina > 0,5 mg/dL
- Alterações da coagulação (INR > 1,5 ou tempo de tromboplastina parcial ativada TTPA > 60 s)
- Íleo (ausência de ruídos hidroaéreos)
- Plaquetopenia (< 100.000/mL)
- Icterícia (BT > 4 mg/dL)

Variáveis de perfusão tecidual

- Lactato elevado (> 1 mmol/L)
- Enchimento capilar lentificado ou moteado

Outras bactérias causadoras de sepse e que causam preocupação crescente são *Staphylococcus aureus* e *Streptococcus pyogenes* (estreptococo do grupo A), que ocasionam a pneumonia necrosante ou infecção cutânea grave, acompanhada de choque séptico em crianças anteriormente saudáveis. Cepas de *S. aureus* comunitárias resistentes à oxacilina são cada vez mais frequentes.

Bactérias Gram-negativo multirresistentes, como pseudomonas, acinetobacter e burkholderia, e outras enterobactérias determinam sepse grave, com mortalidade alta em crianças imunocomprometidas; crianças sob hospitalização e antibioticoterapia prolongadas; com procedimentos invasivos, como cateter venoso central e traqueostomia; ou com patologias oncológicas. Estafilococos coagulase negativo e *S. aureus* oxacilina-resistente também devem ser considerados. Crianças neutropênicas têm alta mortalidade por sepse por pseudomonas ou por estreptococo α-hemolítico (especialmente, na presença de mucosite).

Uma variedade de vírus pode determinar sepse, dependendo da faixa etária e do estado imunitário. O vírus da influenza é a causa mais frequente de sepse viral. Adenovírus e vírus parainfluenza podem causar pneumonia grave em crianças imunocomprometidas ou pneumopatas. A coinfecção vírus-bactéria pode ocorrer em até 23% dos casos de pneumonia grave, com maior probabilidade de insuficiência respiratória e sepse. Crianças com câncer imunodeprimidas ou crianças com HIV podem desenvolver sepse por vírus herpes simplex, citomegalovírus, adenovírus ou vírus Epstein-Barr.

A diarreia já foi o mais frequente foco de sepse, mas a vacinação contra rotavírus e a melhora das condições sanitárias tornaram infrequentes sepse por gastroenterite.

A dengue, arbovirose presente em proporções crescentes no Brasil, causa um sepse caracterizada por extravasamento capilar, com choque e coagulação intravascular disseminada.

Os fungos, principalmente as espécies de *Candida*, são causa de sepse grave em crianças com fatores predisponentes, como imunossupressão, antibioticoterapia prolongada, cateterização venosa central, nutrição parenteral prolongada e mucosite.

RESPOSTA DO HOSPEDEIRO

A infecção desencadeia uma resposta complexa, variável e prolongada do hospedeiro, no qual mecanismos pró-inflamatórios e anti-inflamatórios podem contribuir para a erradicação da infecção e regeneração tecidual, por um lado, e disfunção orgânica e infecção secundária, por outro lado. A resposta específica em qualquer paciente depende do patógeno (carga e virulência) e do hospedeiro (características genéticas e doenças coexistentes), com respostas locais e sistêmicas variáveis. O curso da resposta do hospedeiro se altera com o tempo, em paralelo à evolução clínica.

IMUNIDADE INATA

A ativação das células imunitárias ocorre por meio da interação entre receptores de reconhecimento de padrão expressos pelas células do hospedeiro na superfície celular, nos endossomas ou no citoplasma e estruturas que são conservados entre espécies microbianas, os chamados "padrões moleculares associados a patógenos", resultando em estimulação da transcripção do gene inflamatório e início da imunidade inata. Os mesmos receptores identificam moléculas endógenas liberadas de células lesadas, os chamados "padrões moleculares associados à lesão", as alarminas. Alarminas são liberadas também durante lesão estéril, como trauma, sugerindo patogênese semelhante entre falência de múltiplos órgãos desencadeada por sepse e doenças não infecciosas. Ocorre ativação de uma ampla gama de genes, com produção de citocinas pró-inflamatórias, quimiocinas, moléculas de adesão às células vascular e óxido nítrico.

Leucócitos polimorfonucleares são ativados e expressam moléculas de adesão, que causam agregação e marginação ao endotélio vascular. Por meio de adesão, diapedese e quimiotaxia, migram até o local da lesão. A liberação de mediadores no local é responsável pelos sinais de inflamação: calor, eritema e edema devido ao aumento da permeabilidade vascular.

São mediadores pró-inflamatórios o fator de necrose tumoral (TNF), interleucina -1(IL-1), IL-2, IL-6, IL-8, HMGB-1, fator inibitório de migração de macrófagos (MIF), óxido nítrico e fator ativador de plaquetas (PAF). A intensidade da resposta inflamatória inicial determina a probabilidade de disfunção multiorgânica e choque que acompanha a resposta à sepse.

Ao mesmo tempo, mecanismos anti-inflamatórios são acionados para atenuar efeitos potencialmente lesivos do processo inflamatório. Os fagócitos mudam para um fenótipo anti-inflamatório, que promove regeneração tissular, e células T reguladoras e células supressoras reduzem a inflamação. O reflexo neuroinflamatório, através do nervo vago, suprime a liberação de citocinas pró-inflamatórias pelos macrófagos. Citocinas anti-inflamatórias, como Il-10, PGI2, receptores solúveis de TNF, antagonistas de receptor do IL-10, fosfatases e cortisol, são liberadas.

O equilíbrio entre a resposta inflamatória e a resposta anti-inflamatória vai determinar se a infecção será controlada e se a homeostase será restabelecida.

Pacientes que sobrevivem à sepse e permanecem dependentes de cuidados intensivos apresentam evidência de imunossupressão. Esses pacientes apresentam focos infecciosos de difícil tratamento, apesar de antibioticoterapia adequada, ou reativação de infecções virais latentes. Linfócitos e esplenócitos mostram alterações funcionais importantes. Apoptose aumentada de células B, células T CD4+ e células dendríticas foliculares foram implicadas na imunossupressão associada à sepse.

A sepse está associada à trombose microvascular causada pela ativação da coagulação (mediada pelo fator tissular), pela alteração dos mecanismos de anticoagulação consequente à atividade reduzida das vias anticoagulantes endógenas (mediadas PCR ativada, antitrombina e inibidor da via do fator tissular) e pela fibrinólise alterada devido à liberação aumentada de inibidor do ativador do plasminogênio. A capacidade de regeneração da PCR ativada é prejudicada pela redução da expressão de receptores endoteliais. A formação de trombo é aumentada pela liberação de produtos de neutrófilos em degeneração.

RESPOSTA NA SEPSE

Disfunção Orgânica

Os mecanismos que desencadeiam falência orgânica não foram totalmente elucidados. Oxigenação tissular prejudicada tem papel importante. Vários fatores, incluindo hipotensão, trombose microvascular e diminuição da deformabilidade das hemácias, contribuem para a diminuição da oferta de oxigênio no choque séptico. Inflamação pode causar disfunção do endotélio vascular, acompanhada de morte celular e perda da integridade da barreira, levando à edema cavitário e de subcutâneo. Lesão mitocondrial causada pelo estresse oxidativo prejudica a utilização do oxigênio tissular e libera alarminas no meio extracelular, que podem ativar neutrófilos e causar lesão tissular maior.

Quadro Clínico e Diagnóstico

O quadro clínico da sepse é variável, dependendo do foco inicial da infecção, do agente etiológico, do padrão da disfunção orgânica, do estado de saúde inicial do paciente e do tempo decorrido entre o início da sepse e a instituição do tratamento. Os sintomas tanto da infecção quanto da disfunção orgânica podem ser sutis. A melhor abordagem é suspeita clínica, combinada com história clínica, sinais vitais e exame físico completo. Merecem especial atenção crianças com fatores predisponentes à sepse: imunodeficiência, esplenectomia, anemia falciforme, desnutrição, internação prolongada, antibioticoterapia prolongada de amplo espectro e procedimentos invasivos, como cateterização venosa profunda, sondagem vesical e ventilação mecânica.

A descrição pelos pais de alterações vagas do comportamento habitual, como irritabilidade, hipoatividade e baixa ingesta, pode ser indicativa de infecção grave incipiente. Relato de palidez e extremidades frias também é sugestivo de sepse. Ao exame físico, a criança séptica pode apresentar-se letárgica ou inconsolável, sem chorar ou com choro fraco, com contato visual pobre, pouco interativa ou já com alteração importante da consciência. Desconforto respiratório e taquipneia podem ser sinais de doença respiratória primária, de mecanismo compensatório de acidose metabólica primária ou de dor, ansiedade ou febre. Taquicardia persistente, descartando-se causas como febre, ansiedade, dor, desidratação e anemia, é um sinal potencial de sepse e choque. Crianças com sepse grave ou choque séptico geralmente são capazes de manter pressão arterial normal ou mesmo elevada como resultado de mecanismos compensatórios, com taquicardia e aumento da resistência periférica. Pacientes com choque frio apresentam palidez, livedo e cianose com enchimento capilar lentificado. Por outro lado, crianças com choque quente apresentam pele quente e eritematosa, com enchimento capilar rápido. O Quadro 62.3, definido pelo Consenso de Definição de Sepse de 2001, mostra os critérios clínicos para o diagnóstico de sepse, ressaltando-se as modificações para a faixa pediátrica.

Exames laboratoriais devem ser dirigidos para o isolamento do agente etiológico, por meio de culturas de sangue, urina, liquor, secreções e cateteres antes da administração do antibiótico. O uso prévio de antibiótico não invalida a coleta de culturas porque, uma vez informado, o laboratório pode aumentar a chance de isolamento por intermédio de inibidores de antibióticos no meio de cultura. Na presença de cateter venoso, deve-se coletar sangue para cultura do cateter e de veia periférica. Se a hemocultura colhida do cateter se mostrar positiva duas horas antes da hemocultura periférica, com grande chance o cateter é o foco da infecção, determinando sua retirada.

O hemograma se mostra inespecífico na indicação do agente etiológico. Presença de leucopenia importante pode indicar utilização de fatores estimulantes de colônias. Anemia e plaquetopenia são achados frequentes.

O perfil laboratorial metabólico pode auxiliar na programação terapêutica, com especial atenção para distúrbios acidobásicos, glicemia e calcemia. O coagulograma é essencial para a detecção precoce de distúrbios de coagulação, que são frequentes na sepse.

A dosagem de marcadores séricos de processo

inflamatório, como interleucinas, fator de necrose tumoral, proteínas de fase aguda e procalcitonina, foi utilizada como recurso para diagnóstico precoce da sepse. A especificidade e sensibilidade de tais marcadores demonstradas nessas pesquisas não permitiram elegê-los como essenciais para o diagnóstico de sepse. Participam dos critérios diagnósticos de sepse a procalcitonia e a PCR reativa.

A procalcitonina é um precursor da calcitonina secretada pelas células C da tireoide e geralmente está elevada na sepse grave. A dosagem seriada da calcitonina pode ser útil como indicador prognóstico de falência múltipla de órgãos.

A proteína C reativa (PCR) é uma proteína de fase aguda liberada pelo fígado em resposta a citocinas pró-inflamatórias. A utilidade da PCR na sepse é desconhecida; supõe-se que a PCR recrute monócitos precocemente na infecção e estimule a fagocitose. Estudos recentes sugerem que a PCR serviria como uma molécula de "pesquisa" no organismo, reconhecendo patógenos lesados ou células em apoptose.

O lactato produzido pelo metabolismo anaeróbio é um indicador de hipoperfusão tecidual. Níveis elevados na fase inicial seriam preditivos de evolução para quadro grave. A diminuição do lactato em mais de 10% após ressuscitação fluídica inicial é associada com melhor prognóstico em sepse grave e choque séptico em adultos.

A coleta do liquor, mesmo na suspeita de meningite, normalmente é postergada até melhora das condições hemodinâmicas. Nesse caso, é vital a utilização de antibiótico com boa penetração em barreira hematoliquórica.

Tratamento

A ressuscitação deve ser iniciada na sala de emergência logo após o diagnóstico da sepse. O pilar da terapêutica inicial é restaurar o balanço entre demanda e oferta de oxigênio, adequando pré-carga, pós-carga e contratilidade, por meio do uso de fluidos, medicações vasoativas, oxigênio, antibióticos e otimização da ventilação. As metas terapêuticas a serem alcançadas incluem: enchimento capilar menor que dois segundos; débito urinário maior que 1 mL/kg/h; pulsos normais, sem diferença entre pulsos centrais e pulsos periféricos; saturação de oxigênio venosa central ($ScvO_2$) maior que 70%; diminuição do lactato sérico e do déficit de base; e melhora do nível de consciência. Normalmente, crianças têm pressão arterial mais baixa que adultos e a queda da pressão é compensada por vasoconstrição e aumento da frequência cardíaca, portanto a pressão arterial por si só não é um parâmetro confiável como meta terapêutica.

O tratamento pode ser dividido naquele praticado na primeira hora e no período subsequente. Normalmente, a primeira hora da ressuscitação ocorre no pronto atendimento, onde o paciente dá entrada. O algoritmo de tratamento do choque séptico em crianças, sugerido pelas diretrizes da Campanha de Sobrevivência à Sepse, é mostrado na Figura 62.1.

Tempo 0-5 min

Idealmente, o reconhecimento do choque deve ser feito antes do surgimento da hipotensão. Sinais clínicos de choque incluem hipotermia ou hipertermia, alteração do sensório, vasodilatação periférica (choque quente) ou vasoconstrição (choque frio), débito urinário baixo, pulsos periféricos finos ou diferença entre pulso periférico e central, e hipotensão. Oxigênio deve ser ofertado através de máscara de alto fluxo. Se a saturação de oxigênio se mantiver abaixo de 94% ou se houver desconforto respiratório, deve-se instalar cateter nasal de alto fluxo ou pressão de vias aéreas contínua, via nasofaríngea, com o objetivo de aumentar a capacidade residual funcional e diminuir o trabalho respiratório. A decisão de intubação é difícil, mas deve-se basear nos sinais clínicos de esforço respiratório aumentado ou hipoxemia refratária, ou a combinação de ambos; não se deve aguardar resultado da gasometria. Há menor risco da intubação traqueal se o paciente receber ressuscitação fluídica inicial, mas esse fato não deve retardar a intubação traqueal. Acesso venoso periférico de grande calibre deve ser obtido. Se possível, aproveitar a punção para coleta de exames: gasometria, lactato, cálcio ionizado, hemograma e hemocultura. A glicemia deve ser estimada através da glicofita. Se houver dificuldade de punção venosa, deve-se instalar acesso intraósseo.

Tempo 5-15 min

Os próximos 10 minutos de tratamento visam a restauração do sensório, de níveis normais de frequência cardíaca, da perfusão periférica (enchimento capilar ≤ 2 seg), pulsos periféricos palpáveis e da

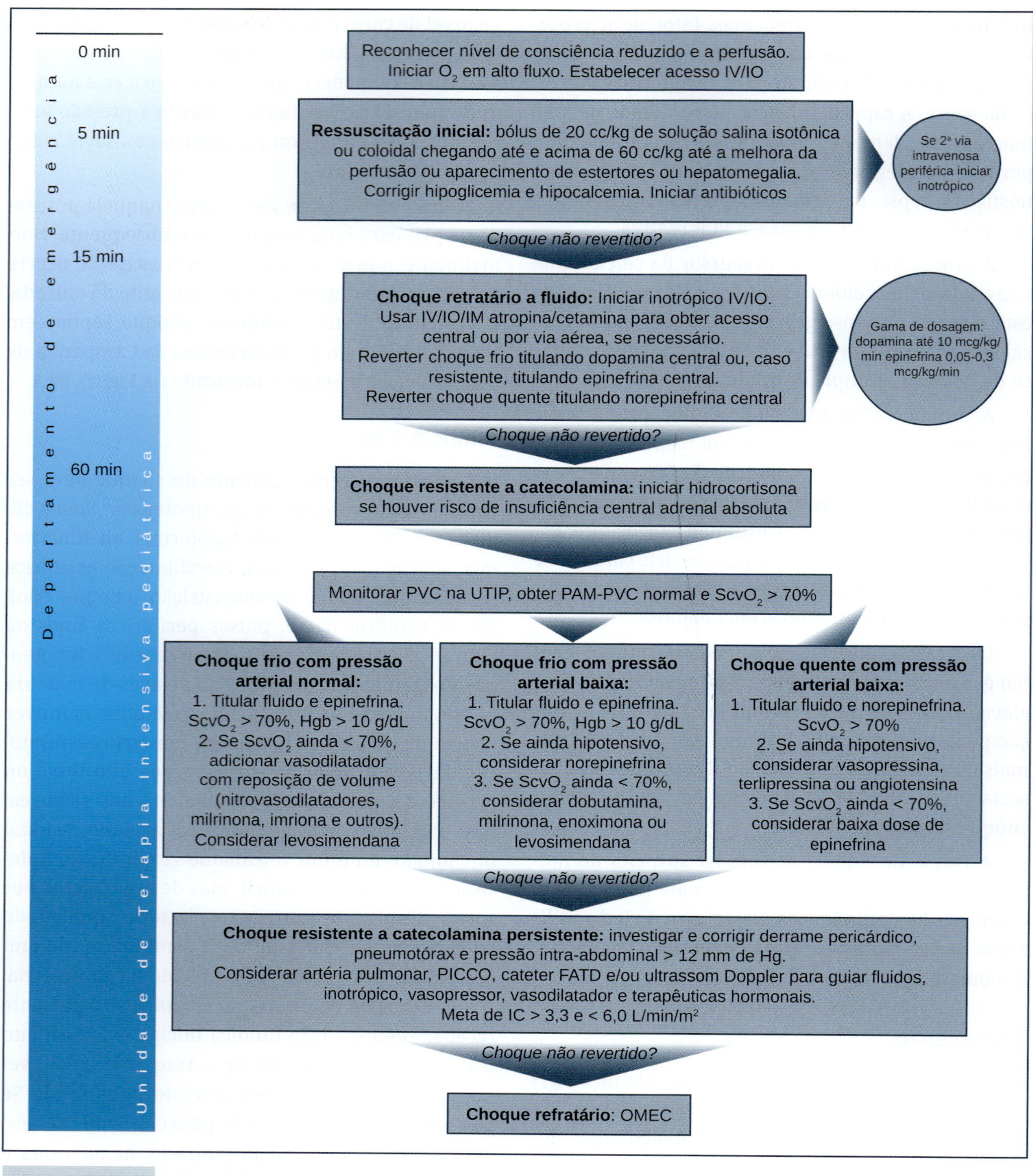

FIGURA 62.1 *Algoritmo do choque séptico.*

pressão arterial normal para a idade. A administração de fluidos é realizada em bolos de solução cristaloide (ou de albumina equivalente) de 20 mL/kg a cada 5-10 minutos. Normalmente, são necessários 40 a 60 mL/kg, podendo chegar a 200 mL/kg. Após administração de cada bolo, o paciente deve ser avaliado para verificação de melhora hemodinâmica ou de sinais de hipervolemia: subcrepitação, aumento do trabalho respiratório, hipoxemia e hepatomegalia. Se sinais de hipervolemia surgirem, está indicado o uso de medicações inotrópicas. Em relação aos fluidos, na fase inicial não há diferença significativa na eficácia com o uso de coloides, podendo-se utilizar solução isotônica (soro a 9% ou Ringer lactato).

Em pacientes com hemólise grave, sem hipotensão (malária grave ou anemia falciforme), a transfusão sanguínea é considerada superior à infusão de bolos de cristaloides ou de albumina.

Hipoglicemia (< 45 mg/dL em recém-nascidos e < 60 mg/dL em crianças maiores) deve ser prontamente corrigida através da administração de 0,5 a 1 g/kg de glicose. Em veia periférica, não utilizar concentração acima de 25% de glicose.

Hipocalcemia (Ca^{++} ionizado < 1,025 mmol/L) deve ser corrigida através da administração de gluconato de cálcio 100 mg/kg, em bolo em cinco a cinco minutos, com o devido cuidado de evitar extravasamento para o subcutâneo.

O antibiótico deve ser iniciado ainda na primeira hora de tratamento, idealmente após a coleta de hemocultura, mas a dificuldade ou impossibilidade de coleta não deve retardar o início da antibioticoterapia. Vários fatores devem ser considerados na escolha da antibioticoterapia: idade da criança, possível foco da infecção, necessidade de concentração adequada em sistema nervoso central, uso prévio de antibióticos, resultados de culturas, bacterioscopia e pesquisa de antígenos, padrão de resistência dos germes, local de aquisição da infecção (nosocomial ou comunitária) e perfil de imunidade da criança. O uso racional dos antibióticos evitará seleção de germes de alta resistência e diminuirá a chance de infecção incontrolável na evolução da sepse, especialmente na fase anérgica da sepse. A antibioticoterapia deve sempre ser reavaliada à luz dos resultados de culturas e da evolução do paciente. Se a suspeita de infecção não se confirmar, os antibióticos devem ser suspensos precocemente. Face ao germe isolado, o perfil de sensibilidade antimicrobiana deve auxiliar na escolha de um antibiótico de espectro mais estreito e com menor efeito colateral.

Deve-se ter atenção especial ao controle do foco infeccioso, incluindo retirada de cateter ou corpo estranho colonizado, drenagem de abscesso e debridamento de tecidos desvitalizados.

Tempo 15-60 min

Neste tempo, se não houver reversão do choque, este é considerado choque refratário a fluidos. Inotrópicos devem ser iniciados. Idealmente, o paciente deve ser transferido para a UTI. Os inotrópicos podem ser administrados inicialmente por meio de acesso venoso periférico ou acesso intraósseo até a passagem de cateter venoso central.

A necessidade de ventilação pulmonar mecânica é clara nos casos de falência respiratória ou de depressão do sensório. No choque refratário, a ventilação pulmonar mecânica provê maior segurança na passagem de cateter venoso central, diminui o trabalho respiratório e diminui a pós-carga do ventrículo esquerdo, o que pode beneficiar o paciente com débito cardíaco baixo e alta resistência periférica, e permite hiperventilação nos pacientes com hipertensão pulmonar.

O sedativo recomendado para esses procedimentos é a cetamina. A cetamina não afeta o eixo adrenal e a estabilidade cardiovascular, o que a torna o sedativo ideal para pacientes em choque.

Choque Frio

O choque frio é caracterizado por má perfusão periférica, com extremidades frias, enchimento capilar lento e pulsos periféricos finos ou ausentes. As medicações vasoativas recomendadas inicialmente são a dopamina e a adrenalina. A dose de dopamina utilizada é de 5 a 10 μg/kg/min, com efeito inotrópico. Se não houver resposta à adrenalina, é utilizada na dose de 0,05 a 0,3 μg/kg/min. Nessa dosagem, a adrenalina exerce efeito β-adrenérgico, com aumento da frequência cardíaca e do volume sistólico. A adrenalina promove aumento da glicemia e do lactato sérico. Há controvérsia no uso de dopamina nessa fase. A dopamina não é utilizada como medicação inicial em adultos por ter efeito arritmogênico. Estudo brasileiro recente mostrou maior índice de mortalidade e de infecção hospitalar com o uso de dopamina como medicação vasoativa de primeira escolha em crianças com choque refratário a fluidos, comparativamente ao uso de adrenalina.

Choque Quente

O choque quente é causado pela queda da resistência periférica e é caracterizado por enchimento capilar rápido, pulsos periféricos amplos e rubor. A medicação vasoativa indicada é a noradrenalina, na dose de 0,05 a 1 μg/kg/min. A noradrenalina tem potente efeito α-adrenérgico e menor efeito β, promovendo aumento do tônus vascular arterial (aumento da PAM) e venoso (aumento da pré-carga).

Tempo 60 minutos

Se após a administração de volume e de medicações vasoativas não houver reversão do choque, este é considerado choque catecolamina-resistente. O uso de corticoides ainda se reveste de grande controvérsia. Nessa fase, o corticoide está indicado em crianças com insuficiência adrenal comprovada ou suspeita. Cerca de 25% das crianças com choque séptico apresentam insuficiência adrenal absoluta. Estão sob risco de insuficiência adrenal crianças com choque séptico e púrpura, crianças sob corticoterapia por doenças crônicas e crianças com alterações adrenais ou pituitárias. Hidrocortisona é utilizada inicialmente em dose de estresse de 50 mg/kg/m², podendo ser aumentada até 50 mg/kg por prazo curto. A dosagem de cortisol antes da administração de corticoide pode ser útil. A insuficiência adrenal pode ser diagnosticada se o nível sérico de cortisol estiver abaixo de 18 mcg/dL.

Além da Primeira Hora

Neste momento, o paciente deve estar em uma UTI e a monitoração invasiva deve guiar o tratamento. Se ainda não realizada, deve-se proceder à cateterização venosa central, com medida da pressão venosa central (PVC). A PVC ideal para cada paciente deve ser ditada de acordo com a condição clínica. PVC em torno de 5 a 10 cm de água pode ser considerada normal, mas é a variação da PVC após conduta clínica ou alteração de estado clínico que pode trazer informações valiosas. A pouca variação da PVC após infusão de volume, mesmo se estiver elevada, pode predizer o benefício da infusão de mais volume. A instalação de cateter arterial permite medida da pressão arterial média (PAM). Um dos objetivos do tratamento é manter a pressão de perfusão (PAM-PVC) acima de 55, para recém-nascido, e acima de 65, para crianças maiores de dois anos. A saturação venosa central ($SvcO_2$) serve como indicador indireto da adequação do débito cardíaco à demanda tecidual de oxigênio e deve ser mantida acima de 70%. A hemoglobina deve ser mantida acima de 10 g/dL, para garantir oferta tecidual de oxigênio adequada.

Se, em caso de choque frio com pressão arterial normal, houver persistência da $ScvO_2$ < 70%, apesar da infusão de fluidos e da titulação de adrenalina, vasodilatadores como nitroprussiato de sódio e milrinona estão indicados. Nitroprussiato de sódio promove rápida vasodilatação periférica, com diminuição da pós-carga, possibilitando melhora do débito cardíaco. A milrinona é um inibidor da fosfodiesterase tipo III e promove aumento da contratilidade e diminuição da resistência periférica e da resistência vascular pulmonar. Não é mediada por receptores, o que pode ser útil quando os receptores adrenérgicos estão dessensibilizados, e também não induz tolerância. A milrinona tem meia-vida maior em relação a outras medicações vasoativas, portanto, se houver hipotensão com seu uso, pode ser necessário o uso de alguma medicação vasoconstritora para restauração da pressão arterial. A dose de milrinona é de 0,5 a 0,75 mcg/kg/min; na sepse, questiona-se a dose de ataque inicial. Tanto o nitroprussiato quanto a milrinona devem ser utilizados sob estreita monitorização em caso de insuficiência renal.

Em caso de choque frio se a hipotensão persistir após infusão de fluidos, titulação da adrenalina, ajuste da $ScvO_2$ > 70% e Hb > 10 g/dL, deve-se considerar o uso de noradrenalina. Se $ScvO_2$ < 70%, deve-se considerar o uso de dobutamina, milrinona ou levosimendana. A dobutamina tem efeito cronotrópico e inotrópico positivo e efeito vasodilatador periférico. É utilizada na dose de 5 a 10 µg/kg/min. O levosimendana aumenta a sensibilidade das proteínas contráteis do músculo cardíaco ao cálcio, por meio da ligação com a troponina C, promovendo aumento do inotropismo, sem aumento do consumo de oxigênio pelo miocárdio. O levosimendana tem efeito dilatador através da abertura dos canais de potássio na musculatura lisa dos vasos.

Em caso de choque quente com hipotensão persistente, apesar da titulação da noradrenalina, pode-se considerar o uso de vasopressina ou terlipressina. Há falta de evidências para utilização dessas medicações com segurança em crianças. A vasopressina promove vasoconstrição periférica, com aumento da resistência, mas o aumento reflexo do tônus vagal torna o aumento do débito cardíaco mínimo. A sensibilidade vascular à noradrenalina aumenta quando a vasopressina é administrada, criando um efeito sinérgico e diminuindo a necessidade de noradrenalina. A dose de vasopressina utilizada é de 0,0005 a 0,008 U/kg/min. A variação grande da dose denota a variabilidade de resultados obtidos com seu uso. A terlipressina é um análogo sintético da vasopressina, com farmacodinâmica semelhante e farmacocinética diferente. A meia-vida da vasopressina é de seis minutos, enquanto a meia-vida da terlipressina é de seis horas. A dose em crianças não está estabelecida. Estudos utilizaram dose inicial de 20 mcg/kg, seguida de infusão contínua de 4 a 20 mcg/kg/hora ou doses de 10 a 20 mcg/kg a cada quatro a seis horas.

Em caso de choque quente com hipotensão e persistência de $ScvO_2$ abaixo de 70%, deve-se considerar associação com baixa dose de adrenalina.

Se o choque persistir apesar das medidas anteriores, considera-se choque persistente, resistente à catecolamina. Deve-se pesquisar e corrigir derrame pericárdico, pneumotórax e síndrome compartimental abdominal (pressão intra-abdominal maior que 12 mmHg).

Monitoração adicional através de cateter de artéria pulmonar ou de ultrassom com Doppler pode trazer informações adicionais sobre o débito cardíaco, guiando a terapêutica para uma meta de índice cardíaco maior de 3,3 e menor que 6,0 L/min/m^2.

No choque refratário, a oxigenação por membrana extracorpórea (OMEC) pode ser salvadora. Relato de literatura alcançou 39% de sobrevida em crianças maiores com choque sépticos submetidas à OMEC.

O nível de hemoglobina deve ser mantido acima de 10 g/dL durante a fase de ressuscitação do choque séptico. Após estabilização da perfusão e da oxigenação, um nível maior que 7 g/dL parece ser aceitável.

Transfusão com concentrado de plaquetas está indicada profilaticamente se menor ou igual a 10.000/mm^3, na ausência de sangramento aparente, e se menor ou igual a 20.000/mm^3, se o paciente tiver risco alto de sangramento. Nível de plaquetas acima de 50.000/mm^3 é aconselhável se houver sangramento ativo ou necessidade de cirurgia ou de procedimentos invasivos.

O plasma fresco não deve ser utilizado para correção das alterações de coagulograma, a não ser que estejam acompanhadas de sangramento ativo ou de alterações clínicas sugestivas de coagulação intravascular disseminada progressiva ou de púrpura trombocitopênica trombótica.

As variações de glicemia são frequentes em crianças sépticas. Velocidade de infusão de glicose de 4 a 6 mg/kg/min é recomendada inicialmente. Glicemia acima de 180 mg/dL deve ser evitada, sendo necessário administração de insulina se duas medidas consecutivas mostrarem valores maiores. A insulinoterapia deve ser realizada com controle frequente da glicemia, pelo risco de hipoglicemia devido à escassez relativa de depósitos de glicogênio e de massa muscular para neoglicogênese e devido à heterogeneidade dos pacientes, alguns com secreção mínima de insulina endógena e outros com altos níveis de insulina e alta resistência periférica.

A nutrição deve ser iniciada assim que houver estabilidade hemodinâmica e correção dos distúrbios metabólicos, geralmente nas primeiras 48 horas. A via enteral deve ser utilizada, quando possível associada à nutrição parenteral se necessário. A nutrição enteral precoce traz a vantagem teórica de manter a integridade da mucosa intestinal e de prevenir a translocação bacteriana e disfunção orgânica. A administração de nutrientes suplementares, como arginina e glutamina, apresenta vantagens teóricas, mas não há ainda recomendação específica para crianças sépticas.

Episódios de trombose venosa profunda em crianças estão associados a cateter venoso central. Não há recomendação atual para a profilaxia de trombose venosa profunda em crianças.

Em adultos, há recomendação de profilaxia de úlcera de estresse com bloqueadores H_2 ou inibidores de bomba de próton em pacientes sépticos com fatores de risco de sangramento (coagulopatia, ventilação pulmonar mecânica por pelo menos 48 horas, hipotensão), com sugestão para uso de inibidores de bomba de próton. Em crianças, não há recomendação específica, mas a profilaxia é utilizada rotineiramente em crianças sob ventilação pulmonar mecânica.

A ventilação pulmonar mecânica deve lançar mão de estratégias protetoras, evitando-se maior lesão pulmonar. Para a sedação, não se recomenda uso de propofol (acidose metabólica fatal em crianças abaixo de três anos com uso prolongado), etomidato (supressão do eixo adrenal) e dexmedetomidina (inibição do sistema nervoso simpático, com hipotensão).

O uso de diuréticos pode ser necessário para reverter a sobrecarga hídrica após a resolução do choque. Se não houver resposta ao diurético, diálise ou hemofiltração está indicada, evitando-se sobrecarga maior que 10% do peso corporal.

Prognóstico

A mortalidade causada pela sepse em crianças diminuiu de 97%, na década de 60, para 10% nos Estados Unidos, bem menor que a mortalidade atual estimada de 30% em adultos. No Brasil, estudo compreendendo o período de 1992 a 2006 encontrou mortalidade em torno de 20%.

Atenção especial deve ser dada à morbidade e mortalidade relacionadas à sepse além da fase aguda. Estudos revelam que adultos que se recuperaram da fase aguda da sepse têm risco aumentado de morte até cinco anos após alta, mesmo se descontando os efeitos de comorbidades. Outro estudo mostrou mortalidade de 45% em adultos dois anos após sepse grave e diminuição da qualidade de vida em média por 17 meses. Estudo retrospectivo de mais de sete mil casos de sepse grave em crianças revelou que metade dessas crianças foi reinternada pelo menos uma vez nos três meses seguintes à alta. Infecção respiratória foi a causa mais comum de reinternação. Trinta por cento dessas crianças reinternadas não apresentavam comorbidades. A mortalidade adicional foi de 6,5% durante a reinternação.

SEPSE NEONATAL

Introdução

No início da vida, o neonato, cujo sistema imunológico ainda não está totalmente desenvolvido, é mais vulnerável às infecções. A sepse neonatal representa uma complicação frequente na internação dos recém-nascidos nas unidades de cuidados intensivos neonatais, especialmente entre os prematuros e aqueles com baixo peso ao nascer. Incide em 1-8/1.000 nascidos vivos (NV) e apresenta mortalidade variável de 3% a 50%. A maioria dos óbitos (80%) ocorre em recém-nascidos com peso de nascimento inferior a 2.500 g. Conforme a Organização Mundial de Saúde, a mortalidade neonatal corresponde a 44% da mortalidade nas crianças até 5 anos de idade no mundo. Dentre as principais causas de mortalidade neonatal, citam-se a prematuridade e suas complicações (33%), as condições relacionadas ao parto (24%) e sepse neonatal (20%).

Definição e Epidemiologia

A sepse neonatal é definida como a que ocorre nos primeiros 28 dias de vida, e é didaticamente dividida em precoce e tardia, de acordo com a época de aparecimento dos sintomas. Esta classificação é útil para guiar o tratamento e contribui na identificação dos diferentes mecanismos fisiopatológicos e agentes etiológicos associados ao processo infeccioso.

A sepse neonatal precoce aparece nas primeiras 72 horas de vida e, geralmente, resulta da transmissão vertical do agente infeccioso pela mãe no período periparto. Apresenta incidência de 0,9-1,5:1.000 NV e está associada a fatores de risco, como prematuridade, baixo peso ao nascer, colonização materna pelo *Streptococcus* do grupo B (EGB), rotura de membranas amnióticas por período superior a 18 horas, infecção urinária materna, corioamnionite e febre materna intraparto. A corioamnionite está associada à elevada morbidade materna e neonatal. Apresenta incidência inversamente proporcional à idade gestacional, acometendo 14% a 28% das gestantes com parto entre 22 e 28 semanas. É diagnosticada por meio dos critérios de Gibbs: presença de febre materna (≥ 38° C) e pelo menos dois dos seguintes achados:

- leucocitose materna (leucócitos > 15.000 células/mm^3);
- taquicardia materna (> 100 bpm);
- taquicardia fetal (> 160 bpm);
- amolecimento uterino;
- fisiometria.

A sepse neonatal tardia é caracterizada pelo início dos sintomas após 72 horas de vida e está relacionada à transmissão horizontal, com patógenos do ambiente hospitalar. Apresenta incidência entre 3 e 3,7 casos/1.000 NV e está associada à prematuridade, baixo peso ao nascer, jejum prolongado, quebra de barreiras naturais (pele e mucosa), uso de cateter vascular, procedimentos invasivos, nutrição parenteral, ventilação mecânica, uso prolongado de antibióticos e administração de bloqueador do receptor H_2 ou bomba de próton. Os principais agentes etiológicos envolvidos na sepse precoce e tardia estão listados no Quadro 62.4.

QUADRO 62.4 ***Etiologia da sepse neonatal precoce e tardia.***

Sepse precoce
- *Streptococcus* do grupo B
- *Listeria monocytogenes*
- *Staphylococcus* coagulase-negativo
- *Escherichia coli*
- *Streptococcus pyogenes*
- *Streptococcus pneumoniae*
- *Enterococcus* sp.
- outras bactérias gram-negativas

Sepse tardia
- *Staphylococcus* coagulase-negativo
- *Staphylococcus aureus*
- *Enterococcus* sp.
- *Klebsiella* sp.
- *Pseudomonas aeruginosa*
- *Serratia* sp.
- *Citrobacter* sp.
- *Enterobacter* sp.
- *Candida* sp.

Tem sido observada uma mudança no perfil epidemiológico da etiologia da sepse. Um estudo comparando a etiologia da sepse precoce nos períodos entre 1996 e 2004 e 2005 e 2012 mostrou aumento na incidência de bactérias gram-negativas no segundo período, sobretudo na presença de bolsa rota por tempo superior a sete dias. Em 1996, foi publicada a primeira recomendação de pesquisa de colonização materna e profilaxia intraparto para o *Streptococcus* do grupo B, depois atualizada, em 2002 e 2010. Após a introdução desta prática, a incidência de sepse precoce por esse agente diminuiu de 1,8 para 0,24 casos/1.000 NV nos Estados Unidos da América; porém, esta bactéria permanece responsável por 10% a 40% dos casos de sepse na primeira semana de vida. Por outro lado, houve redução da taxa de mortalidade associada a esse microrganismo, de 50%, na década de 1970, para 8%, atualmente.

O *Streptococcus* do grupo B é um diplococo gram-positivo, b hemolítico, encapsulado, encontrado geralmente no sistema digestório e genital de adultos e no sistema respiratório de recém-nascidos. Apresenta dez sorotipos descritos, baseados em suas proteínas de superfície e polissacarídeo capsular. Os sorotipos Ia, Ib, II e V estão relacionados à sepse neonatal precoce e o sorotipo III é o mais comum na sepse tardia com meningite.

A *Listeria* é um anaeróbio facultativo, gram-positivo encontrado no solo, vegetação, flora fecal e alimentos crus não processados. Apresenta múltiplos fatores de virulência que facilitam sua disseminação, incluindo listeriolisina, fosfolipase C e lecitinase, que favorecem sua replicação intracelular. As gestantes apresentam 17% mais chance de infecção por *Listeria* quando comparadas às mulheres não grávidas e esta infecção se associa a perdas fetais e sepse neonatal precoce. A maioria dos casos decorre dos sorotipos I, II e IV, sendo o sorotipo IV o mais frequente na sepse com meningite. Deve-se suspeitar de infecção por *Listeria* sempre que a gestante tiver história de ingestão de alimentos crus não processados ou leite e queijo e não pasteurizados.

As espécies de *Staphylococcus* colonizam a pele e mucosas e são capazes de aderir a superfícies plásticas com formação de biofilmes, que protegem a bactéria da penetração de antibióticos. O *Staphylococcus* coagulase-negativo é atualmente o agente mais comumente associado a sepse tardia, correspondendo a 55% dos casos de infecção nos recém-nascidos de muito baixo peso ao nascer. Dentre os *Staphylococcus* coagulase-negativo, o *Staphylococcus epidermidis* é o mais frequente, porém os *Staphylococcus* capitis, *Staphylococcus haemolyticus* e o *Staphylococcus hominis* também são descritos como agentes de sepse neonatal. O *Staphylococcus aureus* está presente em 4% a 8% dos casos de sepse tardia. O *Staphylococcus aureus* meticilino-resistente (MRSA) é isolado em 28% das infecções estafilocócicas no período neonatal. A mortalidade associada à sepse por espécies de *Staphylococcus* é de 25%.

A sepse neonatal causada por bactérias gram -negativas está associada a mortalidade elevada. Incide em 30-35% dos casos de sepse tardia com mortalidade de 40-70%. As bactérias gram-negativas apresentam como componente de sua membrana o lipopolissacarídeo (LPS); ele é responsável por desencadear a resposta inflamatória, constituindo um importante fator de virulência. É formado por um domínio hidrofóbico denominado lipídeo A, um núcleo de oligossacarídeo e um polissacarídeo distal chamado antígeno-O. Os reservatórios para sua transmissão são o trato gastrointestinal, as mãos dos profissionais de saúde, reservatórios de água e nutrição parenteral e leite. São mais frequentemente isolados: *Escherichia coli*, *Klebsiella* sp., *Pseudomonas aeruginosa*, *Serratia* sp., *Citrobacter* sp. e *Enterobacter* sp.

A *Klebsiella* sp. é uma bactéria gram-negativa, encapsulada, da família *Enterobacteriaceae*. Dentre as quatro espécies descritas, *Klebsiella pneumoniae*, *Klebsiella oxytoca*, *Klebsiella terrigena e Klebsiella planticola*, a *Klebsiella pneumoniae* é a mais frequentemente observada em infecções neonatais graves, podendo causar sepse precoce ou tardia. Estudo realizado em 42 neonatos com sepse por *Klebsiella pneumoniae* observou quadro clínico inespecífico, incluindo febre, hipotermia, taquipneia, apneia, intolerância alimentar e, em 95% dos casos, aumento da proteína C reativa. A mortalidade foi de 21%, com maior ocorrência de *Klebsiella pneumoniae* produtora de b-lactamase nos pacientes com sepse tardia.

A *Pseudomonas aeruginosa* é uma bactéria gram -negativa da família *Pseudomonadaceae*, e está associada à sepse neonatal tardia com mortalidade elevada. Em uma coorte de 536 recém-nascidos, foram observados 825 episódios de sepse. A maioria dos casos com evolução fulminante teve como agente etiológico bactérias gram-negativas como *Pseudomonas* sp. (42%), *Escherichia coli* (10%), *Klebsiella* sp. (8%) e *Enterobacter* sp. (8%). A frequência de sepse fulminante foi elevada na infecção por *Pseudomonas* sp., quando 56% dos recém-nascidos faleceram nas primeiras 48 horas após o isolamento do agente em hemocultura.

O *Citrobacter* tem a habilidade de sobrevivência intracelular causando infecção crônica e está associado à formação de abcessos cerebrais e em outros órgãos.

As infecções causadas por *Candida* sp. representam a terceira causa de sepse no período neonatal. Como fatores de risco destacam-se: baixo peso ao nascer, o uso de antibióticos de amplo espectro, o jejum prolongado, a cirurgia abdominal e o uso de nutrição parenteral. As espécies mais frequentemente isoladas são *Candida albicans* e *Candida parapsilosis*.

Resposta do Hospedeiro

O sistema imune neonatal apresenta particularidades necessárias ao período de transição do ambiente intrauterino para o extrauterino. O feto e o neonato têm exposição antigênica limitada para induzir a imunidade adaptativa. A competência imunológica do recém-nascido progride rapidamente nos primeiros meses de vida, com a maturação das células envolvidas na resposta adaptativa e a experiência antigênica adquirida.

O recém-nascido precisa ser capaz de iniciar uma resposta inflamatória eficiente para garantir proteção contra infecção, e, ao mesmo tempo, permitir o desenvolvimento de colonização sem que ocorra inflamação exacerbada em sua resposta. O sistema imune neonatal caracteriza-se pela menor ativação macrofágica e menor produção de anticorpos responsáveis pela opsonização, resultando em aumento da susceptibilidade à infecção por patógenos intracelulares; portanto, no início da vida, o neonato depende dos componentes da resposta inata e da aquisição passiva dos anticorpos da mãe.

A resposta inata é constituída por mecanismos protetores que representam a linha de frente na defesa imunológica. Os padrões moleculares associados a patógenos são reconhecidos por meio de receptores, dentre eles, os do tipo Toll. Não exige exposição prévia ao patógeno e apresenta sempre a mesma intensidade, independentemente do número de exposições ao agente. Participam da resposta inata: as barreiras naturais constituídas pela pele, pelo epitélio respiratório, gastrointestinal e outras mucosas; as células fagocíticas (neutrófilos, monócitos e macrófagos); as células que liberam mediadores inflamatórios (basófilos, mastócitos e eosinófilos) e as células *natural Killer*. Os componentes moleculares desta resposta incluem o complemento, as proteínas de fase aguda e as citocinas.

A resposta adaptativa, em contraste, aumenta quando há exposição repetida ao agente, ou seja, produz memória imunológica. Desta forma, sua intensidade será cada vez maior na ocorrência de reinfecção. É gerada pela proliferação de linfócitos B e T específicos para um determinado antígeno. Ocorrem síntese e secreção de imunoglobulinas específicas para cada antígeno. Estes anticorpos são os responsáveis pela ativação de mecanismos que culminam com a eliminação do microrganismo.

Quadro Clínico

Os sinais e sintomas sugestivos de sepse precoce e tardia são inespecíficos, o que torna um desafio o diagnóstico dessa condição. É muito difícil diferenciar a infecção de outras etiologias não infecciosas que também apresentam os mesmos sinais e sintomas. As manifestações clínicas presentes na sepse neonatal estão apresentadas no Quadro 62.5.

QUADRO 62.5 ***Quadro clínico na sepse neonatal precoce e tardia.***

Instabilidade de temperatura
Desconforto respiratório
Apneia
Icterícia
Intolerância alimentar
Distensão abdominal
Abaulamento da fontanela
Taquicardia ou bradicardia
Hipoglicemia ou hiperglicemia
Distúrbios de coagulação
Hipoatividade
Convulsão
Lesões de pele
Dor à manipulação de articulações
Hipotensão arterial e choque

Diagnóstico

O diagnóstico precoce da sepse não é simples e é fundamental para o início rápido do tratamento. Além de quadro clínico inespecífico, os exames laboratoriais complementares também têm limitações – quando alterados, são sugestivos de sepse; quando normais, não excluem a possibilidade de infecção e devem ser seriados.

Permanece como um desafio para o neonatologista conseguir identificar quais são os recém-nascidos com alta probabilidade de sepse; identificar o neonato assintomático com risco infeccioso que deve ser investigado; reconhecer o paciente com sintomas clínicos não relacionados a processo infeccioso e que não requer tratamento; suspender o tratamento quando o diagnóstico de sepse não for comprovado, para evitar o uso indiscriminado de terapia antimicrobiana e consequentemente a indução de resistência nas unidades de cuidados neonatais.

A história detalhada da gestante e dos dados do parto deve ser realizada com o objetivo de identificar os recém-nascidos que apresentam fatores de risco para infecção de origem materna.

Exames Complementares

Os exames obtidos na suspeita de sepse devem ser interpretados de acordo com as seguintes características:

- Sensibilidade: se a infecção está presente, com que frequência este exame estará alterado?
- Especificidade: se a infecção está ausente, com que frequência o exame está normal?
- Valor preditivo positivo: se o exame está alterado, com que frequência a infecção está presente?
- Valor preditivo negativo: se o exame está normal, com que frequência a infecção está ausente?

Na investigação do recém-nascido com suspeita de sepse devem ser solicitados os seguintes exames:

- hemograma completo;
- proteína C reativa;
- hemocultura (central e periférica se houver cateter vascular);
- urina tipo 1 e urocultura (na sepse tardia);
- liquor cefalorraquidiano (após resultado das plaquetas e se as condições clínicas permitirem);
- radiografia de tórax (se houver desconforto respiratório).

O hemograma no período neonatal, ao contrário do que acontece em crianças mais velhas e adultos, não é um preditor confiável de sepse. A presença de leucopenia e índice neutrofílico (neutrófilos jovens/neutrófilos totais) 0,2 é a alteração que melhor se associa a infecção (RR 5.38 e 7.90, respectivamente). Estudos sugerem que a sensibilidade e especificidade do hemograma aumentam quando ele é seriado. Murphy e Weiner mostraram que dois hemogramas com índice neutrofílico normais e hemocultura negativa nas primeiras 24 horas de vida têm valor preditivo negativo de 100%, valor preditivo positivo de 51% e especificidade de 8,8%. Outras alterações, como a plaquetopenia, podem estar relacionadas à sepse fúngica, por bactéria gram-negativa e infecções congênitas como citomegalovírus. No entanto, alterações na contagem dos leucócitos, neutrófilos e plaquetas também sofrem influência de patologias maternas como hipertensão arterial, lúpus eritematoso, púrpura trombocitopênica, dentre outras; portanto, o hemograma deve ser interpretado com cuidado, em conjunto com as manifestações clínicas, história e em associação a outros exames laboratoriais.

A proteína C reativa (PCR) foi descrita inicialmente em 1930 e, desde então, inúmeros estudos vêm demostrando elevação da PCR em pacientes com inflamação de etiologia infecciosa e não infecciosa. É a prova de fase aguda mais disponível em nosso meio e se altera em resposta a liberação de interleucina 6 (IL-6). Apresenta elevação entre 6 a 8 horas e pico com 24 horas após o início do quadro infeccioso. No período neonatal a dosagem seriada da PCR nas primeiras 24 a 48 horas do início dos sintomas pode ser útil para auxiliar no diagnóstico de infecção e monitorar o progresso da inflamação. A dosagem de PCR aumenta a sensibilidade do teste e o valor normal nesse período apresenta um valor preditivo negativo de 99%. Valores alterados de PCR podem ter interpretação difícil, especialmente no diagnóstico de sepse precoce, porque fatores como rotura prolongada de membranas amnióticas, febre materna, doença hipertensiva específica da gestação, uso de corticoide, sofrimento fetal e até o próprio parto e trabalho de parto podem causar elevação da PCR. Os estudos sugerem que a dosagem de PCR deve ser seriada e usada como auxiliar no diagnóstico da sepse.

A hemocultura positiva representa o padrão ouro para o diagnóstico de sepse neonatal, embora tenha baixa positividade, influenciada por fatores como administração de antibióticos no parto e amostra com volume de sangue pequeno. Estudos demonstram que a hemocultura pode ser negativa em 38% dos pacientes com sepse e meningite. O volume mínimo necessário para que a hemocultura seja válida é 1 mL.

A coleta de urina tipo I e urocultura com técnica asséptica é recomendada na investigação da sepse neonatal tardia e não deve fazer parte da investigação do recém-nascido com suspeita de sepse precoce. Deve ser realizada por sonda para evitar a contaminação.

A punção lombar deve ser realizada em todo recém-nascido sintomático ou com diagnóstico de sepse confirmado. Não é necessária a coleta de liquor cefalorraquidiano nos neonatos assintomáticos em investigação de sepse precoce.

A liberação tecidual de procalcitonina aumenta na infecção e auxilia no diagnóstico de sepse. É avaliada como um bom marcador para sepse precoce, pois seus níveis se elevam mais rapidamente em relação ao PCR. Apresenta elevação em 2 horas e pico com 12 horas após o início do quadro infeccioso. O valor de 2,4 ng/dL é considerado corte para diferenciar os casos de infecção, independente da idade gestacional, com uma sensibilidade de 62% e especificidade de 84%. Apesar de parecer um exame promissor, têm maior custo e não está disponível em todos os laboratórios.

Múltiplas citocinas foram estudadas para o diagnóstico de sepse, incluindo IL-6, IL-8, IL-10 e TNF-alpha. IL-6 e IL-8 aumentam rapidamente após a invasão bacteriana, porém, esses níveis ficam alterados por um curto período, aproximadamente 24 horas, o que limita seu uso. A dosagem de IL-10 em conjunto com TNF-alpha tem sido usada para auxiliar no diagnóstico de sepse precoce com algum sucesso, porém, mais estudos são necessários para validar o uso desses exames na prática clínica.

Tratamento

O tratamento deste grupo é baseado nos fatores de risco presentes, idade gestacional e presença de sintomas. Qualquer recém-nascido com sinais e sintomas de sepse deve ser prontamente avaliado com a coleta de exames e o início da antibioticoterapia deve ser imediato (na primeira hora de atendimento), independente da idade gestacional.

Quando o recém-nascido apresenta risco infeccioso, mas está assintomático, o que orienta a conduta é a idade gestacional.

- Idade gestacional < 34 semanas, deve ser realizada a coleta de exames e o início da antibioticoterapia (na primeira hora de atendimento).
- Idade gestacional ≥ 34 semanas, deve ser realizada a coleta de exames com 12 a 24 horas de vida e a antibioticoterapia só é iniciada se os exames forem alterados ou se o recém-nascido passar a apresentar sintomas.

Na presença de gestante com corioamnionite ou febre durante o parto, deve ser realizada a coleta de exames e o início da antibioticoterapia imediato (na primeira hora de atendimento), independente da idade gestacional.

A escolha do antibiótico deve ser baseada na idade de aparecimento dos sintomas.

Na sepse precoce é recomendado tratamento de amplo espectro para cobertura dos germes de canal de parto.

- Sepse precoce sem meningite: é recomendado iniciar a associação penicilina cristalina ou ampicilina + aminoglicosídeo (amicacina ou gentamicina).
- Sepse tardia com meningite: é recomendado iniciar a associação de penicilina cristalina ou ampicilina (dose para cobertura de sistema nervoso central) + uma cefalosporina de terceira geração (cefotaxima).

A antibioticoterapia empírica para o tratamento da sepse tardia deve ser direcionada para cobertura de agentes intra-hospitalares e deve ser baseada na flora microbiana e perfil de sensibilidade do hospital.

- Sepse tardia sem meningite: é recomendado iniciar a associação de um antibiótico do grupo das penicilinas resistentes à betalactamase ou um glicopeptidico com um aminoglicosídeo (oxacilina ou vancomicina ou teicoplanina + amicacina ou gentamicina).
- Sepse tardia com meningite: é recomendado iniciar a associação de um antibiótico do grupo das penicilinas resistentes à betalactamase glicopeptídico com uma cefalosporina de terceira ou quarta geração ou um carbapenêmico (vancomicina ou teicoplanina + cefotaxima ou ceftazidima ou meropenem).

Prognóstico

Os neonatos que sobrevivem a sepse apresentam risco aumentado para alterações do desenvolvimento neuropsicomotor. Em um estudo retrospectivo realizado com 133 recém-nascidos com idade gestacional < 34 semanas, observou-se que 33% tinham alteração de substância branca cerebral. Em uma coorte de 6.093 recém-nascidos de muito baixo peso ao nascer, aqueles com história de sepse apresentaram maior incidência de paralisia cerebral, menor ganho de peso e menor acuidade visual.

A sepse permanece como causa significativa de morbidade e mortalidade no período neonatal. O desenvolvimento de marcadores diagnósticos capazes de auxiliar no diagnóstico precoce permitirá o uso de terapêutica antimicrobiana mais racional. O acesso da gestante ao pré-natal e a adesão às políticas de controle de infecção, incluindo treinamento de higiene das mãos, retirada de dispositivos e cateteres vasculares o mais rápido possível, manipulação mínima, nutrição enteral precoce e uso de leite humano são de extrema importância para diminuir a ocorrência da sepse nessa população tão vulnerável.

Referências

1. Angus DC, van der Poll T. Sever sepsis and septic shock. N Engl Med J. 2013;369:840-51.
2. Balamuth F, Weiss Sl, Neuman MI, et al. Pediatric severe sepsis in US Children's hospitals. Pediatr Crit Care Med. 2014;15(9):798-805.
3. Brierley J, Carcillo JA, Choong K, et al. Clinical practice parameters for hemodynamic support of pediatric and neonatal septic shock: 2007 uptodate from the American College of Critical Care Medicine. Crit Care Med. 2009;37(2):666-88.
4. Dellinger RP, Carlet JM, et al. Surviving Sepsis Campaign guidelines for management of severe sepsis and septic shock. Crit Care Med. 2004;32(3):858-71.
5. Dellinger RP, Levy MM, Rhodes A, et al. Surviving sepsis campaign: international guidelines for management of severe sepsis and septic shock: 2012. Crit Care Med. 2013;41(2):580-637.
6. Glodstein B, Giroir B, Randolph A, et al. International pediatric sepsis consensus conference: definitions for sepsis and organ dysfunction in pediatrics. Pediatr Crit Care Med. 2005;6(1):2-8.
7. Hanna W, Wong HR. Pediatric sepsis: challenges and adjunctive therapies. Crit Care Clin. 2013;29(2):203-22.
8. Khilnani P, Singhi S, Lodha R, et al. Pediatric sepsis guidelines: summary for resource-limited countries. Indian J Crit Care Med. 2010;14(1):41-52.
9. Mangia CMF, Kissoon N, Branchini OA, Andrade MC, Kopelman BI, Carcillo J. Bacterial sepsis in brazilian children: a trend analysis from 1992 to 2006. PLoS One. 2011;6(6):e14817.
10. Marik PE. Early management of severe sepsis. Chest. 2014;145(6):1407-18.
11. Nduka OO, Parrillo JE. The pathophysiology of septic shock. Crit Care Clin. 2009;25:677-702.
12. Randolph AG, McCulloh RJ. Pediatric sepsis. Virulence. 2014;5(1):179-89.
13. Robert SM, Halstead ES, Carcillo JA, Aneja RK. Definitions, epidemiology and pathophysiology. Open Inflamm J. 2011;4S:16-23.

14. Schorr CA, Zanotti S, Dellinger RP. Severe sepsis and septic shock. Management and performance improvement. Virulence. 2014;5(1):190-9.
15. Wheeler D. Pediatric sepsis: markers, mechanisms, and management. Open Inflamm J. 2011;4(Suppl 1-M1):1-3.
16. Wynn J, Cornell TT, Wong HR, Shanley TP, Wheeler DS. The host response to sepsis and developmental impact. Pediatrics. 2010;125(5):1031-41.
17. Zawistowski CA. The management of sepsis. Curr Probl Pediatr Adolesc Health Care. 2013;43:285-91.
18. Liu L, Oza S, Hogan D, Perin J, Rudan I, Lawn JE, et al. Global, regional, and national causes of child mortality in 2000-13, with projections to inform post-2015 priorities: an updated systematic analysis. Lancet. 2015;385:430-40.
19. Lawn JE, Blencowe H, Oza S, You D, Lee AC, Waiswa P, et al. Lancet Every Newborn Study Group. Every newborn: progress, priorities, and potential beyond survival. Lancet. 2014;384(9938):189-205.
20. Shah BA, Padbury JF. Neonatal sepsis an old problem with new insights. Virulence. 2014;5(1):170-8.
21. Camacho-Gonzalez A, Spearman PW, Stoll BJ. Neonatal infectious diseases: evolution of neonatal sepsis. Pediatr Clin North Am. 2013;60(2):367-89.
22. Gibbs RS, Castelo MS, Rodgers PG. Management of acute chorioamnionite. Am J Obstet Gynecol. 1980;136:709-13.
23. Stoll BJ, Hansen NI, Bell EF, et al. Eunice Kenndy Shriver National Institute of Child Health and Human Development Research Network. Neonatal outcomes of extremely preterm infants. Pediatrics. 2010;126(3):443-56.
24. Goenka A, Kollmann TR. Development of immunity in early life. J Infect. 2015;71(Suppl 1):S112-20.
25. Dowling DJ, Levy O. Ontogeny of early life immunity. Trends Immunol. 2014;35(7):299-10.
26. Polin RA; Committee on Fetus and Newborn. Management of neonates with suspected or proven early-onset bacterial sepsis. Pediatrics 2012;129;1006.
27. Zea-Vera A, Ochoa TJ. Challenges in the diagnosis and management of neonatal sepsis. J Trop Pediatr. 2015;61(1):1-13.
28. Stoll BJ, Hansen NI, Sánchez PJ, Faix RG, Poindexter BB, Van Meurs K, et al. Early onset neonatal sepsis: the burden of group B Streptococcal and E.coli disease continues. Pediatrics. 2011;127(5):817-26.
29. Jeong H, Han SJ, Yoo HN, Choi SJ, Oh SY, Kim YJ, et al. Comparison of changes in etiologic microorganisms causing early-onset neonatal sepsis between preterm labor and preterm premature rupture of membranes. J Matern Fetal Neonatal Med. 2015:28(16):1923-8.
30. Downie L, Armiento R, Subhi R, Kelly J, Clifford V, Duke T. Community-acquired neonatal and infant sepsis in developing countries: efficacy of WHO's currently recommended antibiotics-systematic review and meta-analysis. Arch Dis Child. 2013;98(2):146-54.
31. Phares CR, Lynfield R, Farley MM, Mohle-Boetani J, Harrison LH, Petit S, et al. Epidemiology of invasive group B streptococcal disease in the United States, 1999-2005. JAMA. 2008;299(17):2056-65.
32. Centers for Disease Control and Prevention. Prevention of perinatal group B Streptococcal disease. MMWR Recomm Rep. 2010;59(RR-10):1-34.
33. Embree EJ, Alfattoh NI. Infections in the newborn. In: Gleason CA, Devaskar SU, Avery ME. Avery's neonatology pathophysiology and management of the newborn 7th ed. Philadelphia: Elsevier; 2015. p. 930-1169.
34. Nizet V, Klein OJ. Bacterial sepsis and meningitis. In: Remington JS. Infectious diseases of the fetus and newborn. 7th ed. Philadelphia: Elsevier; 2010. p. 222-75.
35. Mai JY, Zhu ML, Chen C, He XL, Lin ZL. Clinical characteristics of neonatal Klebsiella pneumoniae sepsis and the antibiotic sensitivity pattern of strains. Chin J Contemp Pediatr. 2010;12(9):700-3.
36. Vaz FAC, Ceccon MEJ, Diniz EMD, Valderato F. Indicadores imunológicos (IgM e proteína-C-reativa) nas infecções neonatais. Rev Ass Med Brasil. 1998;44(3):185-95.
37. Murphy K, Weiner J. Use of leukocyte counts in evaluation of early-onset neonatal sepsis. Pediatr Infect Dis J. 2012;31:16-9.
38. Hornik CP, Benjamin DK, Becker KC, Benjamin DK Jr, Li J, Clark RH, et al. Use of the complete blood cell count in early-onset neonatal sepsis. Pediatr Infect Dis J. 2012;31:799-802.
39. Karlowicz MG, Buescher ES, Surka AE. Fulminant late-onset sepsis in a neonatal intensive care unit 1988-1997, and the impact of avoiding empiric vancomycin therapy. Pediatrics. 2000;106(6):1387.
40. Krebs VLJ, Costa GAM. Clinical outcome of neonatal bacterial meningitis according to birth-weight. Arq Neuropsiquiatr. 2007;65(4-B):1149-53.
41. Stoll BJ, Hansen N, Fanaroff AA, Wright LL, Carlo WA, Ehrenkranz RA, et al. To tap or not to tap: high likelihood of meningitis without sepsis among very low birth weight infants. Pediatrics. 2004;113:1181-6.
42. Shane AL, Stoll BJ. Neonatal sepsis: Progress towards improved outcomes. Journal of Infection. 2014;68:S24-S32.

Síndrome do Choque Tóxico

Sergio Massaru Horita

INTRODUÇÃO

A síndrome do choque tóxico (SCT) é uma doença febril multissistêmica que cursa com hipotensão. Inicialmente, foi associada à infecção ou colonização por *Staphylococcus aureus*, mas, atualmente, descreve-se também a SCT causada por *Streptococcus pyogenes* (estreptococo do grupo A), com critérios diagnósticos distintos.

FISIOPATOLOGIA

Está envolvida na patogênese da SCT a produção de superantígenos, tanto pelo estafilococo (TSST-1 e enterotoxinas) quanto pelo estreptococo (exotoxinas pirogênicas estreptocócicas A-C e F, exotoxina mutagênica Z e superantígeno estreptocócico). Os superantígenos têm atividades imunomodulatórias potentes e têm como características não se utilizar das vias normais de apresentação e processamento de antígenos. Por meio da ativação direta de linfócitos T e B e monócitos, haveria a produção maciça de citocinas.

SÍNDROME DO CHOQUE TÓXICO ESTAFILOCÓCICO

Os primeiros casos de SCT estafilocócico foram descritos em crianças, mas posteriormente revelou-se mais comum em mulheres jovens em período menstrual, sob uso de tampões vaginais. A mudança da composição dos tampões vaginais fez declinar a incidência de SCT estafilocócico associado à menstruação, sendo mais frequentes atualmente os casos de SCT não menstrual.

Os fatores de risco para SCT estafilocócico não menstrual são: colonização ou introdução de *Staphylococcus aureus* produtor de toxinas, ausência de anticorpo protetor antitoxina e presença de local infectado, geralmente a pele com infecção primária ou pós-operatória. Em algumas ocasiões, o foco infeccioso não é detectado.

Pacientes com SCT não apresentam anticorpos anti-TSST-1 e geralmente não produzem esses anticorpos na convalescença, possivelmente pelo efeito inibidor causado pela toxina na produção de imunoglobulinas. Apenas 1/3 das crianças entre seis meses e dois anos apresentam anticorpos anti-TSST-1, portanto apresentariam maior susceptibilidade a SCT.

O diagnóstico de SCT estafilocócico é baseado em critérios clínicos e laboratoriais bem definidos (Quadro 63.1).

Em crianças, o pródromo é de um a seis dias, com presença de vômitos, diarreia, mialgia e tonturas. Pode haver também edema duro de face, pálpebras e extremidades. A febre é elevada e persistente nos primeiros dias. O *rash* é geralmente difuso, macular, não pruriginoso, desaparece à digitopressão e lembra queimadura solar. Após cinco a 12 dias do desaparecimento do *rash*, os pacientes desenvolvem descamação, envolvendo principalmente mãos e pés. Alguns pacientes apresentam alopecia em placas e perdas de unhas. As mucosas também são acometidas, estando bem hiperemiadas. Língua em framboesa é frequentemente encontrada na fase aguda.

A hipotensão surge mais tardiamente em crianças, quando já estão hospitalizadas. Perdas aumentadas pela diarreia, febre e vômitos, sequestro em terceiro espaço pelo escape capilar de fluido e proteínas, diminuição do tônus vasomotor e depressão miocárdica, com presenças de disritmias, contribuem para o choque.

SÍNDROME DO CHOQUE TÓXICO ESTREPTOCÓCICO

A SCT estreptocócico é definida por vários critérios que fazem parte do diagnóstico de sepse associados à evidência de infecção invasiva por estreptococos do grupo A (EGA). Enquanto a SCT estafilocócico está associada a infecções leves ou até ocultas, a SCT estreptocócico está associada à bacteremia por EGA ou infecção grave de pele. Nos últimos anos, verificou-se maior incidência de infecções invasivas por EGA, geralmente associadas à morbimortalidade relevante. Os seguintes fatores foram associados à infecção grave por EGA: traumas leves, incluindo traumas que resultam em hematoma, escoriação ou distensão muscular; uso de anti-inflamatórios não hormonais; cirurgia recente; infecção viral (influenza, varicela); e período pós-parto. Em crianças, a varicela é um fator importante de risco de infecção por EGA e SCT.

A SCT estreptocócico pode se iniciar após trauma aparentemente banal, sem lesão de continuidade. Inicia com dor local, seguida de edema e hiperemia de progressão rápida, com aspecto equimótico, evoluindo para fasciite necrosante e piomiosite. Febre e sintomas constitucionais importante acompanham o quadro. O choque surge nas primeiras horas, com

QUADRO 63.1 ***Critérios diagnósticos de SCT estafilocócico.***

Febre	▪ Temperatura > 38,9°C
Rash	▪ Eritroderma macular difuso
Descamação	▪ Uma a duas semanas após início da doença, particularmente palmoplantar
Hipotensão	▪ PA < 90 mmHg ou abaixo do percentil 5 em crianças abaixo de 16 anos, queda da PA > 15 mmHg da posição deitada para sentada, síncope ortostática ou tontura na posição ortostática
Envolvimento multissistêmico (três ou mais dos seguintes)	▪ GI: vômitos e diarreia no início da doença
	▪ Muscular: mialgia grave ou CPK > 2x limite superior
	▪ Membranas e mucosas: hiperemia de vagina, orofaringe ou conjuntival
	▪ Renal: creatinina ou ureia > 2x limite superior ou piúria (> 5 leucócitos por campo) na ausência de infecção urinária
	▪ Hepático: BT ou SGOT ou SGPT > 2x limite superior
	▪ Hematológico: plaquetas < 100.000/mm^3
	▪ SNC: desorientação ou alteração da consciência, sem sinais neurológicos focais na ausência de febre ou hipotensão
Exames laboratoriais (se obtidos)	▪ Culturas negativas de sangue, faringe e LCR (hemocultura pode ser positiva para *S. aureus*)
	▪ Sorologias negativas para leptospirose, sarampo e riquetsiose

Siglas: PA = pressão arterial; GI = gastrintestinal; CPK = creatina fosfoquinase; BT = bilirrubina total; SGOT = aspartato aminotransferase sérica; SGPT = alanina aminotransferase sérica; SNC = sistema nervoso central; LCR = líquido cefalorraquidiano.

alteração do nível de consciência. *Rash* escarlatiniforme pode surgir em alguns casos.

A SCT estreptocócico é uma complicação grave da varicela. A febre inicial da varicela se prolonga além do quarto dia, com presença de pus nas lesões e aprofundamento das lesões com presença de celulite, ectima, fasciite necrosante e miosite. A queda do estado geral é abrupta, com presença de toxemia, alteração do nível de consciência, taquidispneia e choque.

O diagnóstico de SCT estreptocócico exige o isolamento do EGA em locais estéreis (sangue, liquor, líquido peritonial, biópsia), associado à hipotensão e disfunção de pelo menos dois sistemas orgânicos. Se o EGA só foi isolado de local não estéril, como faringe, escarro e vagina, o caso é considerado provável, se outras causas foram afastadas. O Quadro 63.2 apresenta os critérios para diagnóstico da SCT estreptocócico.

O Quadro 63.3 mostra as diferentes características entre a SCT estafilocócico e a SCT estreptocócico.

O diagnóstico diferencial da SCT deve ser feito com doença de Kawasaki, síndrome da pele escaldada, riquetsiose, leptospirose, sarampo, lúpus eritematoso sistêmico, meningococcemia e outras doenças mucocutâneas febris.

QUADRO 63.2 ***Critérios diagnósticos da SCT estreptocócico.***

1. Isolamento de estreptococos do grupo A:
   - a. de local estéril (sangue, liquor, líquido peritonial, biópsia)
   - b. de local não estéril (faringe, escarro, vagina)
2. Sinais clínicos de gravidade:
   - a. *hipotensão*: PA < 90 mmHg em adultos ou < percentil 5 em crianças
   - b. dois ou mais dos seguintes sinais:
     - *disfunção renal*: creatinina > 2 mg/dL em adultos ou > 2x limite superior para a idade
     - *coagulopatia*: plaquetas < 100.000/mm^3 ou coagulação intravascular disseminada
     - *envolvimento hepático*: BT ou SGOT ou SGPT > 2x limite superior para a idade
     - síndrome do desconforto respiratório agudo (SDRA)
     - *rash* macular eritematoso generalizado, que pode descamar
     - necrose de tecido mole, incluindo fasciite necrotizante ou miosite ou gangrena

Obs.:
Doença preenchendo critérios 1.a., 2.a. e 2.b. pode ser definida como caso confirmado.
Doença preenchendo critérios 1.b., 2.a. e 2.b. pode ser considerada caso provável, se nenhuma outra causa para a doença foi identificada.

QUADRO 63.3 ***Diferenças entre SCT estafilocócico e estreptocócico.***

Características	SCT estafilocócico	SCT estreptocócico
Fatores predisponentes	Tampão vaginal, queimaduras, feridas	Varicela, anti-inflamatório não hormonal, feridas
Sítios de infecção associados	Superficiais como impetigo, queimaduras, ferida cirúrgica, lesões genitais	Profundas como trauma fechado, fasciite necrosante, miosite, artrite, ferida cirúrgica
Infecção de partes moles	Raro	Comum
Dor intensa abrupta	Raro	Comum
Rash	Comum	Menos comum
Diarreia, vômitos	Comum	Menos comum
Creatinina cinase aumentada	Raro	Comum em fasciite ou mionecrose
Bacteremia	Raro	60%
Descamação	7-14 dias	Menos comum
Mortalidade	3-5%	5-10%

TRATAMENTO

A reversão do choque por meio da reposição imediata e rápida das perdas por extravasamento capilar e vasodilatação, com infusão de soluções salinas ou coloides, é fator essencial para a prevenção de uma maior agressão orgânica.

A distinção entre SCT estafilocócico e SCT estreptocócico na fase inicial pode ser impossível, portanto a antibioticoterapia inicial deve incluir um antibiótico antiestafilocócico β-lactamase resistente e um antibiótico inibidor da síntese proteica, como clindamicina. A vantagem da clindamicina é sua capacidade de inibir a produção de toxinas bacterianas e seu efeito não é afetado pelo tamanho do inóculo. A incidência crescente de estafilococo oxacilina-resistente comunitário pode exigir a inclusão de vancomicina no lugar do β-lactâmico.

Uma vez identificado o estreptococo como agente etiológico, o esquema antibiótico pode ser alterado para penicilina e clindamicina. Se o estafilococo for isolado, então o antibiótico mais adequado pelo padrão de sensibilidade deve ser associado à clindamicina.

A duração da antibioticoterapia em SCT estafilocócico deve ser de 10 a 14 dias para se evitar recorrência da doença. Em SCT estreptocócico, a duração do tratamento deve ser baseada no foco inicial.

O tratamento local do foco infeccioso, com drenagem ou retirada de corpos estranhos, é essencial. Em casos de fasciite necrotizante, a exploração cirúrgica com debridamento de tecido necrótico pode determinar o prognóstico.

O uso de imunoglobulina intravenosa teria sua indicação em casos de SCT estafilocócico em que não houve resposta às medidas terapêuticas iniciais ou naqueles com infecção em áreas não passíveis de drenagem. Em casos de SCT estreptocócico, o uso intravenoso de imunoglobulina estaria corroborado pela neutralização *in vitro* de toxinas estreptocócicas e por relatos de maior sobrevida com sua utilização. A sugestão de dose seria de 1 g/kg no primeiro dia, seguida de 0,5 g/kg nos dois dias seguintes.

PROGNÓSTICO

A mortalidade causada pela SCT estafilocócico está em torno de 3% a 5%, enquanto a SCT estreptocócica causa uma mortalidade em redor de 5% a 10%. Reveste-se de grande importância o diagnóstico precoce, com reversão do choque e instituição de antibioticoterapia adequada. O tratamento do local da infecção não deve ser postergado, com debridamento de tecidos desvitalizados.

REFERÊNCIAS

1. Hajjej RA, et al. Toxic shock syndrome in the United States: surveillance update, 1979-1996. Emerg Infect Dis. 1999;5(6):807-10.
2. Issa NC, Thompson RL. Staphylococcal toxic shock syndrome. Postgrad Med. 2001;110(4):1-9.
3. Laupland KB, Davies HD, Low DE, Schwaratz B, et al. Invasive group A streptococcal disease in children and association with varicella-zoster virus infection. Pediatrics. 2000;105(5):E60.
4. Norrby-Teglund A, Stevens DL. Novel therapies in streptococcal toxic shock syndrome: attenuation of virulence factor expression and modulation of the host response. Curr Opin Infect Dis. 1998;11(3):285-91.
5. Stevens DL. Streptococcal toxic shock syndrome: spectrum of disease, pathogenesis and new concepts in treatment. Emerg Infect Dis. 1995;1(3).
6. The Working Group on Severe Streptococcal Infections. Defining the group A streptococcal toxic shock syndrome: rationale and consensus definition. JAMA. 1993;269:390-1.
7. Reglinski M, Sriskandan S. The contribution of group A streptococcal virulence determinants to the pathogenesis of sepsis. Virulence. 2014;5(1):127-36.
8. Krakauer T. Uptodate on staphylococcal superantigen -induced signaling pathways and therapeutic interventions. Toxins. 2013;5:1629-54.
9. Chuang YY, Huang YC, Lin TY. Toxic Shock Syndrome in children. Paediatr Drugs. 2005;7(1):11-25.
10. Linnér A, Darenberg J, Sjolin J, Henriques-Normark B, Norrby-Teglund A. Clinical efficacy of polyspecific intravenous immunoglobulin therapy in patients with Streptococcal Toxic Shock Syndrome: a comparative observational study. Clin Infec Dis. 2014;59:851-9.

64 Infecções do Sistema Nervoso Central

Irene Walter de Freitas
Rosely Miller Bossolan

As infecções agudas do sistema nervoso central (SNC) são relativamente frequentes na infância e adolescência, sendo relacionadas com significante morbidade e mortalidade.

Embora vários agentes infecciosos possam causar infecções do SNC (bactérias, vírus, fungos ou protozoários), as meningites bacterianas e virais e as encefalites ou meningoencefalites virais representam atualmente maior frequência epidemiológica.

Os cuidados específicos de cada agressão microbiológica, somados aos cuidados em centros de terapia intensiva, principalmente frente à instabilidade hemodinâmica e neurológica, são fundamentais na boa evolução desses agravos[1].

A apresentação clínica das síndromes meningoencefálicas tem correlação com a estrutura do SNC que foi acometida. Nas meningites, definidas pela inflamação das leptomeninges (aracnoide e pia-máter), há predomínio de sinais clínicos que evidenciam irritação das meninges, como rigidez de nuca e os sinais de Brudzinski e Kernig, além de febre, vômitos e cefaleia. As encefalites se manifestam com alterações de nível de consciência, convulsões e sinais neurológicos localizados. Na mielite, ocorre alteração de sensibilidade e paraplegia.

As meningites, encefalites e mielites ocorrem em todas as faixas etárias, com especial gravidade e potencial para sequelas no período neonatal e nas crianças abaixo de dois anos de idade, apesar dos avanços nos cuidados intensivos.

O sistema de vigilância epidemiológica para esses eventos orienta as medidas de controle e terapêuticas, que deverão ser adotadas em função do agente etiológico que estiver circulando na comunidade e também revelam o impacto que as medidas de imunização específica representam (Figura 64.1).

MENINGITES BACTERIANAS

Etiologia

Entre todas as etiologias, as meningites causadas por bactérias ainda são doenças com altas taxas de morbidade e mortalidade em todo o mundo, a despeito das mudanças ocorridas após a era antibiótica e com a introdução de vacinas conjugadas para *Haemophilus influenzae* sorotipo b (Hib), *Streptococcus*

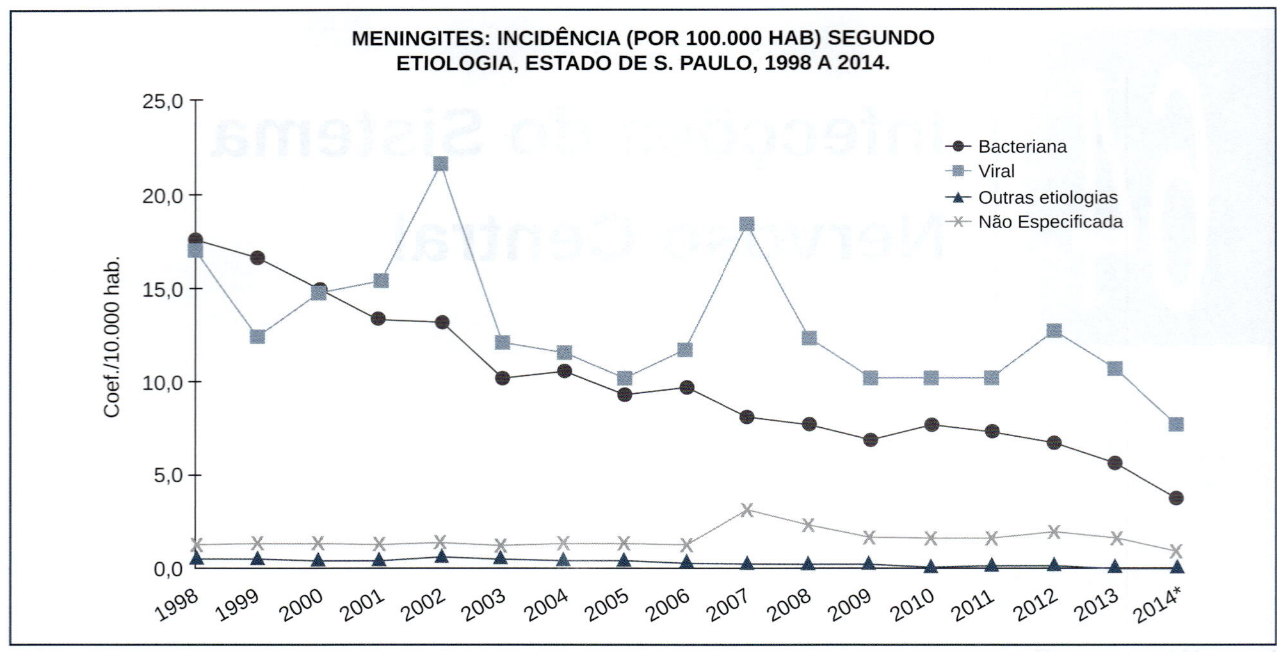

FIGURA 64.1 *Incidência das meningites, segundo a etiologia, no período de 1998 a 2014 no Estado de São Paulo.*

pneumoniae (S. pneumoniae, pneumococos*) e Neisseria meningitidis* (*N. meningitidis,* meningococos) sorogrupo C.

A epidemiologia das meningites bacterianas foi alterada drasticamente em países como Canadá e Estados Unidos onde a imunização é universal. O mesmo não é observado em países onde a cobertura vacinal não é ideal[2-6].

No Brasil, como pode ser observado na Figura 64.2, o impacto positivo da introdução da vacina conjugada para Hib em 1999, para crianças a partir de dois meses de idade, com três doses no primeiro ano de vida; bactéria essa que aparecia como o segundo agente etiológico mais frequente entre as meningites bacterianas no Estado de São Paulo.

Da mesma forma, no Brasil, é esperada mudança no cenário epidemiológico das meningites bacterianas com a introdução das vacinas para pneumococos, inicialmente heptavalente (PVC7) e, atualmente, 10 valente (PCV10) e *N. meningitidis* sorogrupo C, no Programa Nacional de Imunização do Ministério da Saúde (Figura 64.3).

A análise epidemiológica de duas décadas de internação por meningites nos Estados Unidos, antes e após a introdução das vacinas conjugadas PCV-7 e meningocócica 4 v (MCV-4), mostra uma importante redução dos casos em crianças e indivíduos mais velhos, seguindo a introdução da vacina PCV-7, e uma redução na faixa de 10 a 14 anos após a introdução da MCV-4. Observou-se ainda que a vacinação contra pneumococos diminuiu a ocorrência de estado de portador de pneumococos em orofaringe cuja presença poderia ser fator de risco para infecção meningocócica[7].

Durante o período neonatal, as bactérias que causam meningites refletem a flora materna, que podem colonizar o canal de parto: estreptococo do Grupo B (*Streptococcus agalactie*), *Listeria monocytogenes* e enterobactérias, principalmente *Escherichia coli* e *Klebsiella sp*[8].

Os recém-nascidos (RNs) que permanecem internados após os três primeiros dias de vida são também suscetíveis aos agentes microbiológicos da unidade neonatal, tanto para quadro de sepse como para meningites bacterianas.

Em lactentes jovens, com idade entre um e três meses, as meningites bacterianas ainda podem ser causadas pelas bactérias predominantes no período neonatal, mas também pelos agentes da comunidade: Hib, *S. pneumoniae e Neisseria meningitidis.*

Em crianças com idade entre três meses a cinco anos, a *N. meningitidis* e o *S. pneumoniae* respon-

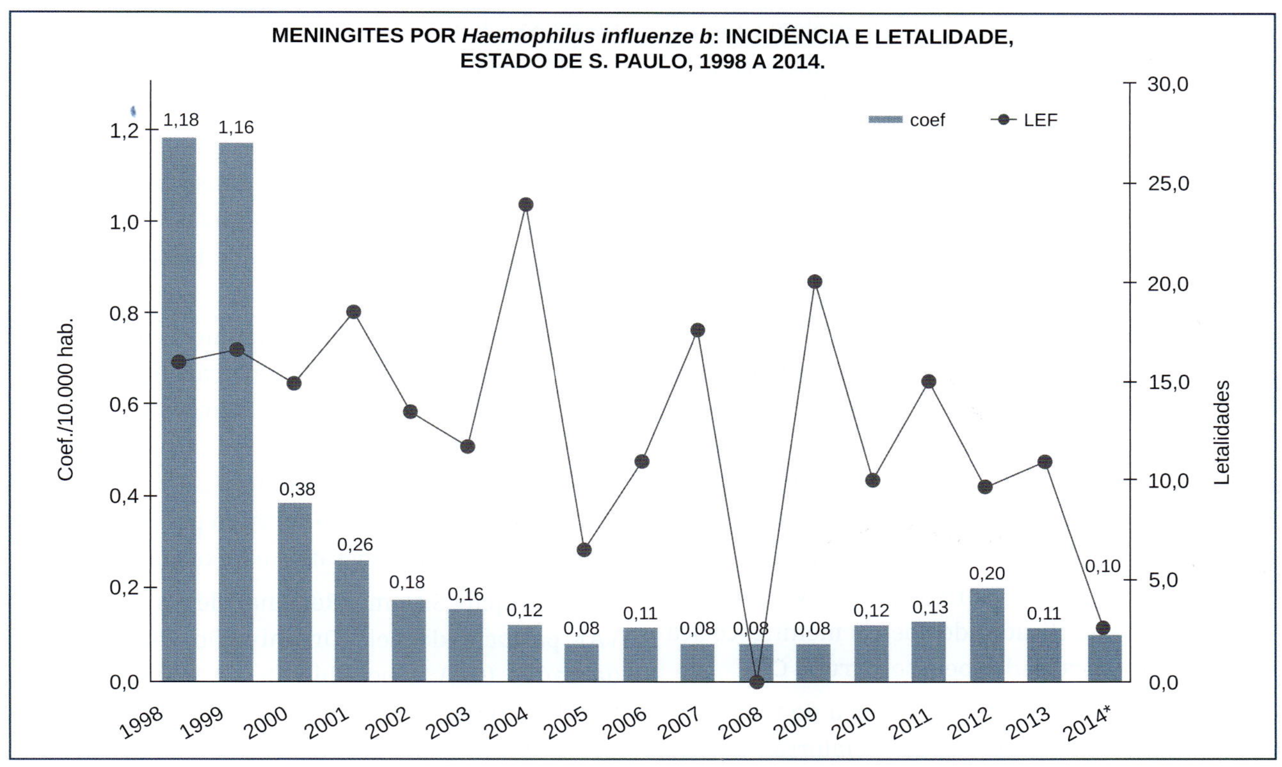

FIGURA 64.2 ***Impacto positivo da introdução da vacina conjugada para** Haemophilus influenzae **sorotipo b (Hib) em 1999, para crianças a partir de dois meses de idade, com três doses no primeiro ano de vida.***

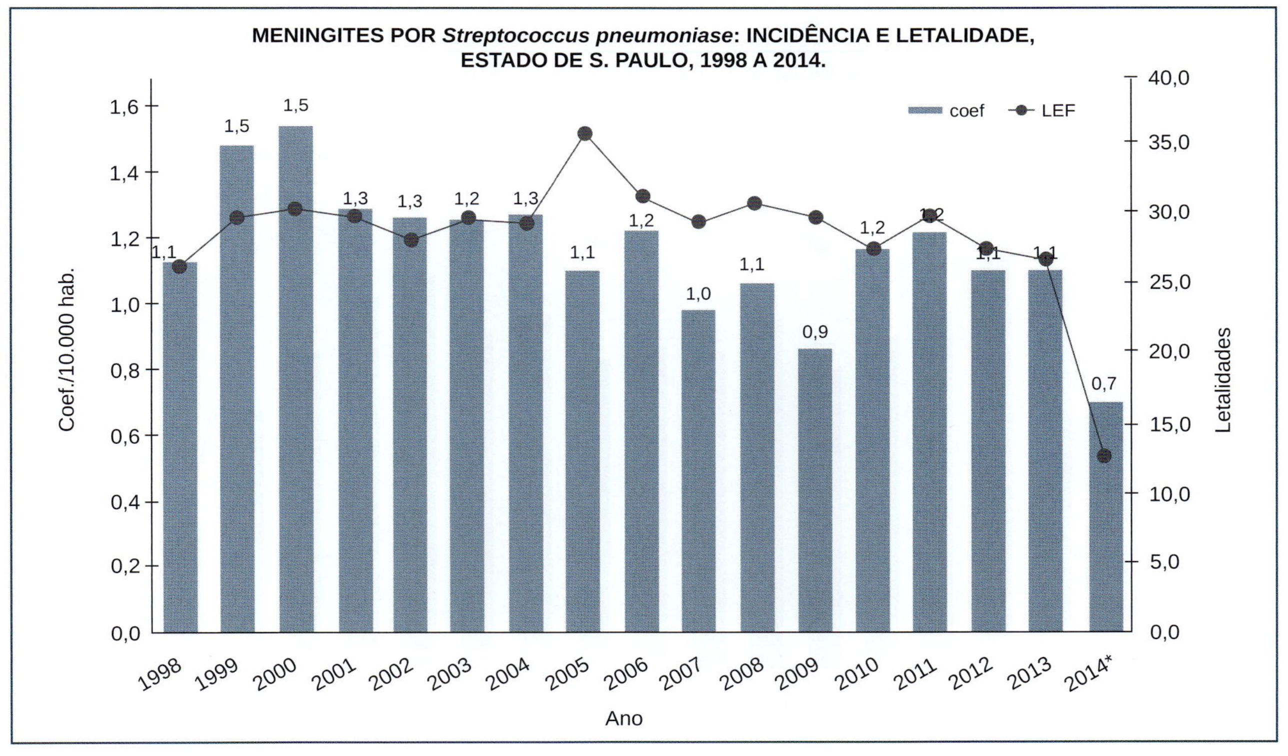

FIGURA 64.3 ***Introdução das vacinas para pneumococos no Programa Nacional de Imunização do Ministério da Saúde.***

dem pela maioria dos casos com etiologia identificada, com a possibilidade do Hib nas crianças inadequadamente imunizadas ou com condições clínicas que favoreçam a infecção por bactérias capsuladas.

Após os cinco anos de idade, predominam as meningites bacterianas por meningococos e pneumococos.

A doença meningocócica (Figura 64.4) pode ser causada por vários sorogrupos. No Brasil, a *N. meningitidis* sorogrupo B foi prevalente na década de 1980, declinou ao longo dos anos, com o sorogrupo C surgindo como prevalente a partir de 2002. Atualmente, a doença meningocócica pelos sorogrupos B e C responde por cerca de 90% dos casos. Os outros 10% são causados pelos sorogrupos Y e W. Em 2013, 70% dos casos notificados de doença meningocócica no Brasil foram causados pelo sorogrupo C[6].

A partir da introdução da técnica de reação de cadeia de polimerase no líquido cefalorraquidiano (LCR), para identificação de meningococos, pneumococos e *Haemophilus* no Estado de São Paulo, em 2008, houve aumento na positividade das amostras testadas de 50% para 75%, mostrando que o meningococo é o patógeno mais prevalente no Estado de São Paulo, com coeficiente de incidência de 2,3/100.000 habitantes[9].

O *S. pneumoniae* é um importante patógeno, envolvido especialmente nas infecções respiratórias adquiridas na comunidade, e é causa de morbimortalidade elevada para todas as faixas etárias, especialmente nas crianças com idade inferior aos dois anos[10].

As cepas patogênicas de pneumococo, para o ser humano, são revestidas por uma cápsula polissacarídica, com antígenos que permitem a sua classificação em mais de 90 sorotipos, dos quais somente oito a dez são responsáveis por entre 60% a 70% das infecções pneumocócicas. O sorotipo prevalente varia conforme a região geográfica e faixa etária[8].

O projeto Sistema Regional de Vacinas (SIREVA), patrocinado pela Organização Panamericana da Saúde (OPAS), possibilitou a vigilância laboratorial do pneumococo nos países da América Latina, incluindo o Brasil. Dados referentes ao SIREVA II, apresentados em 2010, que incluem a vigilância de *S. pneumoniae, H. influenzae e N. meningitidis* na América Latina e Caribe, revelam que os sorotipos isolados de pneumococos prevalentes em pneumonias causadas pelo *S. pneumoniae* no Brasil são:

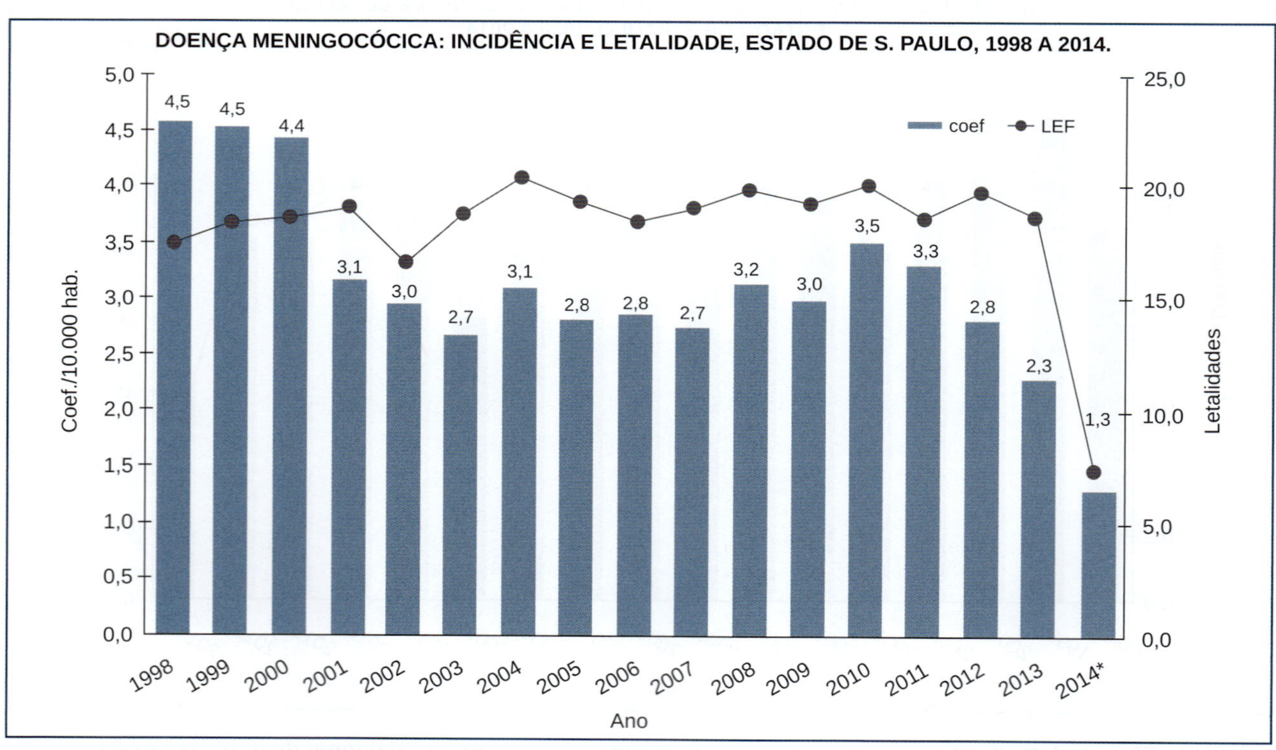

FIGURA 64.4 ***Incidência de doença meningocócica.***

- Em 95 crianças < 2 anos de idade: 3, 4, 6A, 6B/6D, 7A, 7F, 9V, 14, 19A, 19F, 23F e outros;
- Em 59 crianças > 2 anos de idade: 3, 6A, 6B/6D, 7F, 9V, 14 e outros[11,12,14].

As taxas de incidência de meningite pneumocócica apresentaram queda de 18 para 5,6/100.000 habitantes, segundo os dados de 2000 e 2013, respectivamente. Esse fato é atribuído à introdução da vacina pneumocócica, inicialmente heptavalente (sorotipos 4, 6B, 9V, 14, 18C, 19F e 23F), seguida em 2010 pela introdução da 10-valente (acrescentando os sorotipos 1, 5 e 7F) em menores de dois anos de idade.

A letalidade, porém, mantém-se inalterada, variando de 26,9 a 31,1%[6,13].

A presença de algumas condições clínicas especiais pode predispor à meningite bacteriana por alguns patógenos, entre eles (Quadro 64.1)[15]:

QUADRO 64.1 *Condições clínicas especiais.*

Situação clínica	Principais agentes
▪ Presença de derivação ventrículo peritoneal (DVP) ▪ Pós-operatório de neurocirurgia	*Staphilococcus aureus* Bacilos Gram-negativos (por exemplo: *Pseudomonas aeruginosa)*
▪ Alteração barreira hematoencefálica ▪ Implante coclear ▪ Síndrome nefrótica	*Streptococcus pneumoniae*
▪ Deficiência de complemento	*Streptococcus pneumoniae* *Neisseria meningitidis*
▪ Esplenectomia, ▪ Asplenia ▪ Anemia falciforme	*Streptococcus pneumoniae*
▪ Cardiopatia congênita cianótica: maior risco de embolia séptica	Estafilococos *Streptococcus pneumoniae*
▪ Meningomielocele ▪ Cisto dermoide	Estafilococos Bactérias entéricas Gram-negativas

Outros fatores predisponentes para as meningites bacterianas são:

- Exposição recente a paciente com doença meningocócica ou meningite por Hib;
- Viagens para áreas onde a doença meningocócica é endêmica ou infecção respiratória recente.

FISIOPATOLOGIA

A meningite bacteriana surge quando fatores patogênicos se sobrepõem às defesas do organismo, permitindo que a bactéria colonize o epitélio mucoso da nasofaringe do hospedeiro, invada e sobreviva na corrente sanguínea, atravesse a barreira hematoencefálica e se multiplique no LCR.

A resposta inflamatória acarreta uma série de lesões no epitélio da barreira hematoencefálica, que resultará em edema cerebral (edema vasogênico), perda de mecanismos de autorregulação e aumento da pressão intracraniana, podendo causar áreas de isquemia cerebral, lesão citotóxica e apoptose neuronal, definindo o prognóstico da doença.

Outro mecanismo responsável pelo edema cerebral é a ação direta das bactérias, ou de seus produtos, sobre as células cerebrais (edema citotóxico). A diminuição do fluxo sanguíneo cerebral, pelo aumento da pressão intracraniana, tem como consequência a diminuição acentuada da oferta de oxigênio, aumento de lactato e queda da glicose no LCR.

A maior parte da agressão tissular é decorrente da produção, pelos astrócitos e micróglia (células nervosas equivalentes aos macrófagos), de citocinas locais (interleucina 1, interleucina 6 e fator de necrose tumoral), como resposta inflamatória apresentada pelo hospedeiro. Essas citocinas ativam receptores que promovem a adesão nas células endoteliais vasculares do cérebro, com atração e ligação dos leucócitos ao local do estímulo. Ocorrerão então ruptura e disfunção da barreira hematoencefálica, com passagem de proteínas séricas e leucócitos polimorfonucleares do sangue para o LCR[8,16-18].

QUADRO CLÍNICO

As meningites bacterianas agudas podem se apresentar com dois cursos:

1. Como doença inicialmente febril que, em um ou alguns dias, evolui progressivamente para meningite; ou
2. Doença de apresentação aguda e fulminante, com manifestação clínica de sepse e meningite, que se desenvolvem em horas.

O reconhecimento precoce da meningite bacteriana e a instituição do tratamento imediato são fundamentais para o bom prognóstico da doença.

A suspeita diagnóstica, por meio da história clínica e do exame físico, deve ser complementada com a coleta de líquido cefalorraquidiano para análise laboratorial, salvo se as condições clínicas do paciente não permitirem o procedimento, como, por exemplo, sinais de HIC ou estado de choque, quando então o tratamento deve ser instituído mediante a suspeita.

A doença tem início agudo, com manifestações clínicas dependentes da faixa etária do paciente.

No período neonatal, a frequência da associação de sepse com meningite varia de 25% a 30%. Uma das maiores preocupações quanto à meningite neonatal é sua morbimortalidade e seu quadro clínico muitas vezes inespecífico[19].

A apresentação clínica no RN ocorre com febre ou hipotermia, letargia ou irritabilidade, sucção débil, abaulamento de fontanela bregmática, cianose, apneia e convulsões.

Nos lactentes, apresenta-se com febre alta, vômitos, irritabilidade, gemência, abaulamento de fontanela bregmática e convulsões.

Nas crianças maiores, é mais frequente a apresentação clássica das meningites, com febre alta, cefaleia sem localização definida, vômitos em jato e sinais de irritação meníngea[8]:

- Rigidez de nuca: rigidez e resistência à movimentação passiva do pescoço;
- Sinal de Brudzinski: com o paciente em decúbito dorsal, ocorre flexão espontânea das pernas quando se efetua a flexão passiva do pescoço;
- Sinal de Kernig: com o paciente em decúbito dorsal, ocorre flexão voluntária do joelho quando o examinador tenta fletir a coxa sobre a bacia, com a perna em extensão ou o paciente refere dor[20].

As convulsões estão presentes em cerca de 20% a 30% das crianças com meningite. Choque e presença de petéquias e sufusões hemorrágicas são classicamente associadas à doença meningocócica, mas podem também estar presentes em outros agentes, como o Hib e *S. pneumoniae*[8].

As manifestações clínicas das meningites bacterianas podem ser sistêmicas ou específicas de SNC.

A manifestação clínica sistêmica está relacionada ao choque, instabilidade hemodinâmica, hipovolemia e alterações de coagulação, podendo haver coagulação intravascular disseminada (CIVD).

A presença de choque e CIVD caracterizam a síndrome de Waterhouse-Friderichsen: quadro de instalação rápida, com palidez cutânea, sudorese, hipotonia muscular, taquicardia, pulso fino e rápido, queda da pressão arterial, oligúria e má perfusão periférica, com evolução para coma em poucas horas.

A manifestação específica de SNC ocorre por alteração no padrão do fluxo sanguíneo cerebral, hipertensão intracraniana (HIC) e aos efeitos decorrentes do processo inflamatório que se segue à infecção e resultam na combinação de sinais como convulsão, alteração do nível de consciência ou sinais focais como paralisia de pares cranianos.

Evidência clínica do aumento da pressão intracraniana pode ser encontrada tanto no exame físico inicial (abaulamento de fontanela, alteração do nível de consciência, alterações no diâmetro pupilar e nos pares cranianos, principalmente terceiro, quarto e sexto pares), como por meio de avaliação da pressão intracraniana (PIC) por raquimanometria. A presença de hipertensão arterial sistêmica, bradicardia e depressão respiratória (Tríade de Cushing) é sinal tardio de HIC.

As crises convulsivas, generalizadas, podem ocorrer nas primeiras 48 horas do quadro em 20% a 30% dos pacientes com meningite, e refletem a evolução do processo infeccioso e a reação inflamatória, em geral, sem implicação no prognóstico. As convulsões tardias, geralmente focais, podem representar lesões corticais por isquemia ou lesão neuronal, com implicação prognóstica definitiva[15].

Diagnóstico

A suspeita clínica de meningite bacteriana é uma emergência médica, com diagnóstico e tratamento de instituição imediata.

A punção de liquor cefalorraquidiano deve ser postergada nos casos fulminantes, acompanhados de hipotensão, sinais localizatórios sugerindo HIC, papiledema, insuficiência respiratória aguda, lesões cutâneas no local da punção ou alterações da coagulação, procedendo-se à coleta de uma amostra de sangue para cultura e à administração imediata e empírica de antibióticos.

O exame do liquor deve ser o mais completo possível, sendo solicitadas: contagem das células (leucócitos e eritrócitos) com diferencial, concentração de glicose e proteína, bacterioscopia (coloração de Gram ou outra que se faça necessária, como, por exemplo, pesquisa de bacilo álcool ácido resistente pela coloração de Ziehl Nielsen) e cultura, lembrando também de acrescentar cultura em meio apropriado quando houver suspeita de neurotuberculose.

A avaliação do resultado da análise do liquor baseia-se na alteração encontrada correspondente ao liquor normal para a faixa etária e ao padrão conforme o agente etiológico envolvido.

Período Neonatal

A interpretação dos resultados da análise do liquor em RNs representa um desafio. O valor de normalidade dos parâmetros de liquor nos neonatos difere do de crianças maiores e adultos, variando também conforme a idade gestacional, idade cronológica e peso de nascimento[21,22].

Além desses fatores, há sobreposição entre os parâmetros de liquor em neonatos com ou sem meningite.

O aumento do número de leucócitos no LCR de neonatos acima de 20/mm³ apresenta sensibilidade e especificidade de cerca de 80% para prever cultura comprovada de meningite. Estudos consideram valores normais para leucócitos no LCR de RN a termo até 20/mm³ e, para prematuros, até 15/mm³, com < 60% de polimorfonucleares[21,23-27].

A contagem de leucócitos é tipicamente maior em neonatos com meningite por bactéria Gram-negativa, comparando-se com a meningite por Gram-positivo. Por outro lado, a comparação da contagem de leucócitos na fase inicial de meningite em neonatos, por exemplo, por estreptococos do grupo B e outros, com meningite por bactéria Gram-negativa, demonstrou que aproximadamente 30% e 4%, respectivamente, apresentavam contagem normal de leucócitos no LCR[28].

O valor normal de proteína no LCR de RNs tem alta variabilidade, revelando valores no percentil 95 de 115 mg/dL[23,29].

Vários autores sugerem que valores de proteína no LCR > 150 mg/dL, em RNs prematuros, e > 100 mg/dL, no RN a termo, são compatíveis com meningite[25,26].

As causas de elevação de proteína no LCR de neonatos, sem pleocitose, devem ser consideradas e investigadas, entre elas as infecções parameníngeas, como abscesso cerebral, infecções congênitas e hemorragia intracraniana.

A concentração normal de glicose no LCR de RNs a termo e pré-termo é considerada > 30 mg/dL, desde que o RN esteja com glicemia normal e o LCR estocado por pouco tempo. A porcentagem da glicose do LCR para o sangue é de 60% a 70% em RN a termo e prematuro[21,24-26,28].

A coloração de Gram tem importância no diagnóstico etiológico presuntivo antes do resultado final da cultura do LCR. Entretanto, a ausência de organismo no Gram não exclui o diagnóstico. Aproximadamente, 20% de neonatos com cultura de LCR positiva têm bacterioscopia negativa, provavelmente devido à baixa concentração de microrganismo no LCR, especialmente nos casos de infecção por *Listeria monocytogenes*[28,30].

O ajuste da contagem de leucócitos no LCR de neonatos, nos quais a punção foi traumática, com presença de hemácias, não tem utilidade diagnóstica, resultando na perda da sensibilidade do exame. Esses RNs deverão receber tratamento adequado, aguardando o resultado da cultura do LCR[31].

Os Quadros 64.2 e 64.3 mostram os valores normais do LCR em lactentes e crianças, e o padrão de alteração nas meningites bacterianas e virais e na meningoencefalite tuberculosa.

QUADRO 64.2 ***Valores normais do LCR em lactentes e crianças[32,33].***

Avaliação	Valor da normalidade
Leucócitos	0-6/mm³
Glicose	40-80 mg/dL
Proteína	5-40 mg/dL
Ácido láctico	< 14 mg/dL
Pressão inicial	11,5-28 cmH_2O (~ 20 mmHg)

A contagem de leucócitos que é encontrada nas meningites bacterianas é geralmente > 1.000/mm³, com predomínio de neutrófilos, embora, em coletas muito precoces, no início do quadro clínico, pouco

QUADRO 64.3 *Características do LCR nas meningites*[8].

LIQUOR	Meningite Bacteriana	Meningite Viral	Meningoencefalite Tuberculosa
Leucócitos/mm^3	> 1.000	< 1.000	20 a 500
Diferencial	Predomínio de neutrófilos polimorfonucleares	Predomínio de linfócitos	Predomínio de linfócitos
Glicose	Diminuição acentuada < 30 mg/dL	Normal	Diminuída
Proteínas	Aumentadas	Normais ou levemente aumentadas	Bastante elevadas > 100 mg/dL
Bacterioscopia	Positiva em mais de 85% dos casos	Negativa	Ziehl Neelsen positivo em 30% dos casos
Cultura	Positiva	Negativa	Pode ser positiva para *M. tuberculosis*

ou nenhum leucócito possa estar presente. Essa situação pode ainda ocorrer em pacientes com fístula liquórica que apresentem meningites de repetição: nesses casos, a resposta dos leucócitos pode ser mínima ou ausente, porém frequentemente apresenta cultura positiva. A contagem de leucócitos > 6/mm³, em crianças maiores, e > 9/mm³, em crianças com 29 até 90 dias de vida, podem ser consideradas anormais.

A coleta sob condições que propiciem acidentes na punção pode ocasionar a presença de sangramento no LCR. Se houver sangramento discreto, desconta-se um leucócito para cada 500 hemácias extravasadas. Mas nenhuma fórmula para ajuste da contagem de leucócitos na presença de sangramento pode ser usada com total confiança se houver suspeita de meningite bacteriana. Nesses casos, deve-se iniciar o tratamento enquanto se aguarda o resultado de cultura[34].

A presença de neutrófilos no LCR não é evidência absoluta de meningite bacteriana: pacientes com meningite asséptica (provavelmente, viral) podem ter, na fase inicial da doença, 30% a 90% de neutrófilos no LCR. Nova coleta, em segundo momento, pode apresentar predomínio de leucócitos linfomononucleares.

A concentração da glicose liquórica é geralmente de 2/3 (relação glicose no liquor/sérica < 0,6) da concentração sérica, e é importante parâmetro na diferenciação das meningites bacteriana e viral. É importante colher a glicemia antes da coleta do LCR, quando a criança está mais calma.

Os valores de proteína na meningite bacteriana geralmente são superiores a 100-500 mg/dL, podendo estar também aumentados se houver trauma na coleta do liquor devido ao extravasamento de plasma e liberação de proteína pela ruptura de hemácias. Nesses casos, a concentração de proteínas deve ser corrigida, subtraindo 1 mg/dL para cada 1.000 hemácias extravasadas. A elevação de proteína com baixa celularidade é uma das características da neurotuberculose (dissociação proteinocitológica)[34].

A presença de bactérias no liquor, evidenciadas pela coloração de Gram, pode sugerir etiologia bacteriana um a dois dias antes do resultado definitivo da cultura. A probabilidade de essa técnica evidenciar bactérias vai depender do número de organismos presentes e da utilização prévia de antibióticos (falso negativo). Em cerca de 2/3 das meningites bacterianas, o diagnóstico etiológico presuntivo pode ser feito pela bacterioscopia[15].

A detecção de antígenos bacterianos tem grande valor no diagnóstico, principalmente em casos de uso prévio de antibióticos, que poderia tornar a cultura negativa.

A contraimunoeletroforese (CIE) é um método rápido, consagrado desde a década de 1970, capaz de identificar antígenos bacterianos em diferentes fluidos e diagnosticar meningites por *N. meningitidis* (sorogrupos A, B e C), *S. pneumoniae* e Hib no liquor, com positividade que pode variar de 70% a 90%[8,15].

O teste de aglutinação de látex também tem sido utilizado com a mesma finalidade.

A reação de cadeia de polimerase em tempo real (RT-PCR), para identificação de DNA bacteriano, tem se mostrado uma técnica eficiente no diagnóstico de meningites bacterianas por *N. meningitidis, S. pneumoniae, S. agalactie, L. monocytogenes* e Hib. Introduzida na rotina diagnóstica do Instituto Adolfo Lutz (IAL), de São Paulo, em 2007, apresenta sensibilidade e especificidade acima de 90% e substituiu, a partir de 2010, a CIE na rotina diagnóstica oferecida pelo IAL[18,35].

Outros métodos laboratoriais podem colaborar no diagnóstico.

Em um estudo de coorte, retrospectivo, o nível de procalcitonina acima de 0,5 ng/mL mostrou ser útil na diferenciação de meningites bacterianas das virais, com 99% de sensibilidade e 86% de especificidade. Mas não há consenso na sua indicação como exame de rotina[36].

A dosagem do nível de fator de necrose tumoral (FNT) pode distinguir meningite viral da bacteriana, mas não está disponível no nosso meio.

A dosagem de lactato no LCR é um método barato, rápido e disponível, e é útil na definição de meningite bacteriana aguda da meningite viral[36].

Uma metanálise, conduzida com 31 estudos com 1.885 pacientes adultos e crianças, concluiu que o grau de acurácia diagnóstica da dosagem de lactato é maior que os níveis de leucócitos, glicorraquia e concentração de proteínas na diferenciação das meningites bacterianas e virais, com sensibilidade de 93% e 97% e especificidade de 96% e 94%, respectivamente.

Nos pacientes que receberam antibióticos previamente à punção lombar, a dosagem de lactato tem sensibilidade muito menor (49%) quando comparados aos que não receberam (98%). Em pacientes com outras doenças neurológicas concomitantes, como convulsões e traumatismo craniano, quando é esperado que o nível de lactato esteja aumentado, a sua dosagem no diagnóstico de meningites passa a ser limitada[37,38].

TRATAMENTO

Diante da suspeita diagnóstica, o tratamento deve ser o mais precoce possível, em ambiente hospitalar. O tratamento é baseado em terapêutica antimicrobiana específica, terapêutica de suporte e prevenção de sequelas e complicações.

São situações que indicam internação em unidade de cuidados intensivos:

- Instabilidade hemodinâmica e respiratória;
- Alteração do nível de consciência, principalmente se a escala de coma de Glasgow for inferior a 10 em 15;
- RNs ou lactentes com idade inferior a dois meses;
- Crises convulsivas de difícil controle.

Assim como em qualquer outra doença grave, a manutenção adequada da permeabilidade das vias aéreas, com instalação de suporte ventilatório, e a abordagem da instabilidade hemodinâmica e choque devem ser agressivos, principalmente na doença meningocócica com meningococcemia, na qual a evolução é muito rápida e atrasos podem ser catastróficos.

O objetivo dessa etapa de tratamento é a busca da estabilidade hemodinâmica, garantindo a pressão de perfusão cerebral e a pressão intracraniana (PIC) e a prevenção de outras condições, como a necrose tubular aguda. A correção de distúrbios eletrolíticos e acidobásicos segue as mesmas indicações presentes em outras patologias.

A oferta hídrica diária deve seguir os padrões de reposição, de acordo com as necessidades basais e a condição clínica do doente, com alimentação precoce sempre que possível. Não há indicação de restrição de oferta de líquidos por via parenteral ou enteral.

Na presença de manifestações clínico-laboratoriais sugestivas de síndrome de secreção inapropriada do hormônio antidiurético (SSIADH), como hiponatremia, aumento da concentração de sódio urinário, diminuição da osmolaridade sérica e ganho de peso sem edema visível, recomenda-se a restrição das necessidades hídricas diárias em 2/3 a 3/4 do basal, com monitoração laboratorial dos níveis de sódio e da osmolaridade sérica e urinária.

A presença de hipertensão arterial sistêmica, quando o quadro neurológico é estável, pode indicar um mecanismo compensatório para garantir a pressão de perfusão cerebral adequada; sendo assim, não deve ser abordada com uso de medicações anti-hipertensivas.

A presença de hipertensão intracraniana (HIC), que se apresenta com sinais clínicos de rebaixamento de nível de consciência e alteração do padrão respiratório, até apneia, alterações de diâmetro pupilar e bradicardia, indica atuação imediata.

O estabelecimento de suporte ventilatório, sedação e analgesia (para evitar aumentos bruscos da pressão intracraniana pela dor e agitação), posição elevada da cabeceira do leito (com cabeça em posição neutra) e monitoração do fluxo sanguíneo cerebral constituem medidas recomendadas.

Tratamento Etiológico Específico

Dois grandes princípios gerais devem orientar a terapêutica antimicrobiana na meningite bacteriana[39]:

1. O antimicrobiano usado deve ter ação bactericida contra o agente etiológico suspeito, para que possa exercer sua ação antimicrobiana, uma vez que o LCR é um local de baixa imunidade humoral. Esse princípio é sustentado pela observação clínica de que pacientes que receberam terapêutica bacteriostática, com drogas como clindamicina ou tetraciclina, apresentaram evolução clínica muito ruim.
2. O antimicrobiano deve ser capaz de penetrar a barreira hematoencefálica e alcançar concentrações adequadas no liquor. A reação inflamatória favorece a concentração de antibióticos no LCR. A via preferencial para administração é a intravenosa, mas com exceção à administração oral de cloranfenicol para tratamento de meningite por Hib em crianças, nas quais se observou evolução favorável.

A escolha do antimicrobiano depende ainda do conhecimento do agente etiológico. Na maioria dos casos, a introdução é empírica, levando-se em conta o conhecimento do agente etiológico mais provável para a faixa etária e condição clínica, assim como pelo conhecimento do perfil de sensibilidade para os antimicrobianos (Quadro 64.4).

Em nosso meio, a quase totalidade das cepas *N. meningitidis* são sensíveis às penicilinas e cefalosporinas. Cerca de 30% das cepas de Hib produzem betalactamase, sendo, portanto, resistentes à ampicilina, mas permanecem sensíveis às cefalosporinas de terceira geração.

Em relação ao *S. pneumoniae* em nosso meio, a incidência de cepas de pneumococo isoladas em liquor não sensíveis à penicilina é de cerca de 30% e a maioria mostra resistência intermediária; já a resistência a cefalosporinas de terceira geração ainda é baixa[40].

Nos casos de resistência comprovada do pneumococo à penicilina e cefalosporinas, é indicada a associação de vancomicina (60 mg/kg/dia, de seis em seis horas), com a cefalosporina de terceira geração (cefotaxima ou ceftriaxona). Essa indicação ocorre, pois a vancomicina tem baixa penetração liquórica, não devendo ser utilizada sozinha[39].

O esquema empírico clássico de ampicilina associada ao cloranfenicol, recomendado por anos, só se justificaria nos casos em que os antibióticos acima citados não estiverem disponíveis.

A introdução de antimicrobianos em condições especiais segue o mesmo princípio de cobertura para os agentes infecciosos mais frequentes nas diversas condições:

- Nas imunodeficiências: associação de ceftazidima (150 mg/kg/dia, de oito em oito horas) com ampicilina.
- Nas imunodeficiências celulares, com defeitos de linfócitos T, assim como em transplantes renais: associação de vancomicina e cefalosporina de terceira geração (cefotaxima ou ceftriaxona) e ampicilina (pela possibilidade de infecção por *L. monocytogenes*).
- Após trauma cranioencefálico, portadores de fístula liquórica ou pós-procedimento neurocirúrgico: ceftazidima (150 mg/kg/dia, de oito em oito horas), associada à vancomicina. Uma opção alternativa nos casos de má evolução clínica é cefepima (150 mg/kg/dia, de oito em oito horas) ou meropenem para bacilos Gram-negativos (120 mg/kg/dia, de oito em oito horas). A retirada da derivação deve ser avaliada.
- presença de defeitos anatômicos como cisto dermoide, malformação de trato urinário: vancomicina associadas à ceftriaxona ou cefotaxima e aminoglicosídeo (gentamicina 7,5 mg/kg/dia 8/8 h ou amicacina 15 mg/kg/dia 12/12 h ou 8/8 h) no caso de presença de bacilo Gram negativo em liquor.
- Presença de fístula liquórica traumática ou pós-cirúrgica: penicilina cristalina 300.000 UI/kg/dia, de quatro em quatro horas, ou vancomicina, na dependência do perfil de resistência do pneumococo.

QUADRO 64.4 ***Dose de antibióticos habituais na meningite por faixa etária***[8,15,58].

Faixa etária	Antimicrobiano	Dose diária (intravenosa)
Até 30 dias de vida	Ampicilina +	**< 7 dias** P < 2 kg: 100 mg/kg/dia, 12/12 h P > 2 kg: 150 mg/kg/dia, 8/8 h **≥ 7 dias** < 1.200 g: 50-100 mg/kg/dia, 12/12 h 1.200-2.000 g: 75-150 mg/kg/dia, 8/8 h > 2 kg: 100-200 mg/kg/dia, 6/6 h
	Cefotaxima	**≤ 7 dias** < 2 kg: 100 mg/kg/dia, 12/12 h ≥ 2 kg: 100-150 mg/kg/dia, 8/8 h **> 7 dias** < 1.200 g: 100 mg/kg/dia, 12/12 h 1.200-2.000 g: 150 mg/kg/dia, 8/8 h > 2 kg: 150-200 mg/kg/dia, 8/8 h ou 6/6 h
30-60 dias	Ampicilina +	200 a 300 mg/kg/dia, 6/6 h
	Ceftriaxona	100 mg/kg/dia, 12/12 h (dose máx. 4 g/24 h)
2 meses-5 anos	Ceftriaxona ou Penicilina cristalina ou Ampicilina	100 mg/kg/dia, 12/12 h (dose máx. 4 g/24 h) 400.000 UI/kg/dia, 4/4 h (máx. 24 milhões de unidades/24 h) 300 mg/kg/dia, 6/6 h (dose máx. 12 g/24 h)
> 5 anos	Ceftriaxona ou Penicilina cristalina ou Ampicilina	100 mg/kg/dia, 12/12 h (dose máx. 4 g/24 h) 400.000 UI/kg/dia, 4/4 h (máx. 24 milhões de unidades/24 h) 300 mg/kg/dia, 6/6 h (dose máx. 12 g/24 h)

A duração do tratamento vai depender do agente etiológico e do curso clínico. Em meningite não complicada, a duração do tratamento é[41,42]:

- *Streptococcus pneumoniae*: 10 a 14 dias;
- *Neisseria meningitidis*: sete dias;
- *Haemophilus influenzae* tipo b: sete a 10 dias;
- *Listeria monocytogenes*: ≥ 21 dias;
- *Streptococcus agalactiae*: 14-21 dias;
- Bacilos Gram-negativos: 21 dias.

A febre associada à meningite bacteriana usualmente se resolve em 5-7 dias após o início do antibiótico, porém cerca de 10% dos pacientes apresentam febre prolongada (> 10 dias)[41].

Complicações da Meningite Bacteriana

As complicações da meningite bacteriana podem ser divididas em sistêmicas e neurológicas. As complicações sistêmicas são usualmente consequências da bacteremia, que frequentemente acompanha a meningite. As complicações neurológicas da meningite podem surgir subitamente ou gradualmente e a qualquer momento após iniciados os sintomas, inclusive após o término do tratamento[8].

As complicações neurológicas das meningites abrangem:

- Alteração do nível de consciência;
- Edema cerebral e aumento da PIC;
- Crise convulsiva;
- Déficits focais: perda auditiva, paralisia de pares cranianos, hemiparesia e tetraparesia;
- Ataxia;
- Coleção subdural;
- Hidrocefalia;
- Disfunção hipotalâmica;
- Alteração no desenvolvimento neuropsicomotor.

As sequelas neurológicas permanentes, como perda auditiva e déficits neurológicos focais, são comuns em sobreviventes de meningite, particularmente nos pacientes com meningite por pneumococos. Essas complicações ocorrem tanto como consequência da resposta do hospedeiro, como pela ação da bactéria.

Todos esses riscos estão relacionados com a idade e condição subjacente do paciente, o patógeno, a severidade e duração da doença no momento da apresentação e no atraso para iniciar a antibioticoterapia.

Estudos demonstraram que a perda auditiva e a evolução neurológica estão relacionadas à gravidade da resposta inflamatória do paciente, levando à avaliação do uso de agentes anti-inflamatórios associados ao antibiótico no tratamento da meningite bacteriana[15].

CORTICOTERAPIA

As recentes recomendações para tratamento de meningite bacteriana em crianças, baseadas em evidências, são claras e concordantes sobre os procedimentos diagnósticos, cuidados de suporte e uso de antibióticos. Todavia, ainda não está claro se o corticoide deve ser sempre utilizado como terapêutica complementar aos antibióticos, devido aos resultados díspares de ensaios clínicos e evidências clínicas[34].

O impacto do uso do corticosteroide tem sido avaliado na taxa de mortalidade, perda auditiva e outras sequelas neurológicas nas meningites bacterianas.

Estudos indicam o uso de dexametasona intravenosa (0,15 mg/kg/dose, de seis em seis horas, por dois dias), no tratamento de crianças com idade > 6 semanas com meningite bacteriana aguda causada por Hib. Nesses casos, foi demonstrado que as crianças que receberam corticoide apresentaram menos febre e taxas de proteína no LCR menores, assim como o nível de lactato, e redução na lesão permanente do nervo auditivo, manifestada por perda auditiva neurossensorial. O benefício do corticoide apresentou ser máximo quando administrado até 1-2 horas antes do início dos antibióticos, com melhores resultados se aplicado 15-20 minutos antes do antibiótico[8,41,42].

A administração de dexametasona não demonstrou modificar a incidência de outras sequelas neurológicas[43].

Em um estudo randomizado e duplo-cego, com crianças entre dois meses e 16 anos, com meningite bacteriana tratada com ceftriaxona e com terapêutica adjuvante (dexametasona intravenosa ou glicerol oral, ou ambos, e placebo), observou-se que a cada ponto mais baixo na escala de coma de Glasgow houve aumento da perda auditiva em 15-20% e a cada aumento no mês de idade houve a diminuição da perda auditiva em 2-6%. Concluiu-se que, na meningite bacteriana, a condição clínica da criança e a baixa idade são os mais importantes preditores para a perda auditiva[44].

Os mecanismos responsáveis pelas sequelas neurológicas são decorrentes da invasão bacteriana e liberação de seus componentes após autólise espontânea ou após o início do tratamento com antibiótico, promovendo inflamação, invasão de leucócitos e estimulação de micróglia. Os leucócitos, macrófagos e micróglia liberam radicais livres, proteases, citocinas e aminoácidos excitatórios, ocasionando a falha de energia e morte celular. Ocorre vasculite, isquemia focal e edema cerebral na sequência do aumento na saída do líquido cefalorraquidiano, contribuindo para a lesão cerebral secundária[8].

O corticoide tem grande poder de limitar a reação inflamatória. A dexametasona administrada antes dos antibióticos (que causam rápida lise de bactérias) pode modular a resposta inflamatória exacerbada das meninges decorrente da ação das bactérias e da ação dos antimicrobianos e inibir a produção de citocinas.

Se o corticosteroide é útil no tratamento de meningite bacteriana em crianças, é uma questão de debate. Os ensaios clínicos realizados até o momento incluíram várias populações, com diferenças raciais, culturais e de comorbidade. Isso explica porque ensaios clínicos similares chegaram a diferentes conclusões, principalmente em relação aos efeitos benéficos sobre as sequelas auditivas[43].

Além disso, o diagnóstico das crianças envolvidas nos estudos, a gravidade da doença no momento do diagnóstico e a diversidade do tempo de início dos sintomas parecem ser fatores que interferem no resultado e podem explicar essa diferença não relacionada com os achados etiológicos. Do mesmo modo, o acompanhamento dos pacientes foi diferente entre os estudos, assim como o método de avaliação das sequelas, principalmente a perda auditiva[43].

Em uma revisão com 25 ensaios clínicos, incluindo 4.121 participantes, ficou evidente que o uso de dexametasona ocasionou uma redução na perda auditiva e outras sequelas neurológicas em países desenvolvidos, mas não foi conclusivo para os países em desenvolvimento, devido a diferenças nos estudos. Uma análise por agente demonstrou que o uso de corticoide reduz a mortalidade em meningite por pneumococos e reduz a perda auditiva em meningite por Hib[45].

As considerações dos estudos levam à conclusão de que o uso da dexametasona demostrou bons resultados em prevenir a perda auditiva na meningite por Hib se administrada antes ou ao mesmo tempo da primeira dose do antibiótico. A dexametasona deve ser avaliada na meningite por pneumococos, sendo menor o benefício quando ocorre atraso no diagnóstico e deve ser desfavorável nos casos de pneumococos resistentes à cefalosporina[43].

Um estudo prospectivo com meningite bacteriana (maior grupo com meningite por pneumococos e menor por meningococos), em adultos, demonstrou que o tratamento precoce com dexametasona diminuiu o risco de evolução desfavorável e óbito (foram utilizados parâmetros evolutivos primários por meio da escala de resultados de Glasgow e parâmetros evolutivos secundários, como anormalidades neurológicas focais), porém não demonstrou efeito benéfico nas sequelas neurológicas, incluindo a surdez. Entretanto, as sequelas neurológicas foram predominantes nos pacientes mais graves, sendo esse grupo maior na taxa de sobrevida quando comparado com o grupo placebo[46].

A literatura apresenta estudos em adultos e crianças que demonstraram a associação entre evolução desfavorável e sequelas nos pacientes com meningite bacteriana que apresentam, na admissão, convulsão, anormalidades neurológicas focais e rebaixamento do nível de consciência. Parâmetros laboratoriais também têm sido associados com resultado adverso, sendo: baixa contagem de leucócitos no LCR (< 1.000/mm³), glicose no LCR < 20 mg/dL, lactato no LCR > 10 mmol/L, proteína C reativa no sangue > 200 mg/L (na admissão) e hiponatremia (nas primeiras 72 horas da admissão)[47].

O mecanismo fisiopatológico que resulta no comprometimento do SNC parece ser similar nos diferentes agentes etiológicos, ocasionando a estimulação da produção de fator de necrose tumoral alfa e interleucina 1, que seriam suprimidos pela administração da dexametasona, e esta teria efeito mais benéfico quando dos parâmetros laboratoriais descritos acima[47].

A evidência disponível suporta o benefício da dexametasona na meningite por Hib, para redução da evolução para perda auditiva, devendo ser avaliada na meningite por pneumococos. Não há, até o momento, evidência benéfica nos casos de meningite meningocócica[43].

Entretanto, no cenário clínico, o mais frequente é que o antibiótico e a dexametasona sejam administrados nas meningites bacterianas antes do conhecimento do agente etiológico[47].

QUIMIOPROFILAXIA

A profilaxia medicamentosa está indicada na doença meningocócica e na doença pelo Hib.

Na doença meningocócica, a quimioprofilaxia está indicada para:

- Contactantes domiciliares;
- Contactantes em creches e pré-escola, com o caso índice até sete dias antes do início da doença;
- Contactantes com secreções orais do paciente (por meio de beijo ou respiração boca a boca, compartilhamento de escovas de dente);
- Passageiros de viagens aéreas, com duração acima de oito horas, que tenham compartilhado assento ao lado do caso índice;
- Para profissionais da saúde, está indicada àqueles que realizaram intubação ou aspiração de vias aéreas sem utilizar equipamentos de proteção individual.

Quimioprofilaxia recomendada:

- A medicação de escolha é a rifampicina:

  > 1 mês de idade: 10 mg/kg/dose (máximo 600 mg) de 12 em 12 horas, por dois dias;

  < 1 mês de idade: 10 mg/kg/dose, de 12 em 12 horas, por dois dias.
- Como alternativa, ceftriaxona:

  < 15 anos: dose única de 125 mg, intramuscular;

  > 15 anos: dose única de 250 mg, intramuscular.
- Outra alternativa: ciprofloxacino para > 18 anos, dose única de 500 mg, por via oral, ou azitromicina na dose única de 10 mg/kg (máxima de 500 mg/dia).

A azitromicina não deve ser recomendada de rotina, pois a erradicação da *Neisseria meningitidis* da nasofaringe foi observada em um estudo[48].

A profilaxia da doença invasiva pelo Hib é recomendada:

- Para todos os contactantes domiciliares de qualquer idade, que coabitem com o caso índice, desde que haja no mesmo ambiente criança menor que quatro anos de idade, não vacinada ou parcialmente vacinada, ou criança imunocomprometida, independentemente do estado vacinal.
- A medicação utilizada é a rifampicina 20 mg/kg, dose única diária (máximo de 600 mg), por quatro dias[49].

O tratamento da doença meningocócica e da doença invasiva por Hib, com ceftriaxona ou cefotaxima, erradica a colonização da *Neisseria meningitidis* e do Hib, respectivamente. Nos pacientes tratados com outros regimes antibióticos, há indicação de profilaxia com rifampicina ao término do tratamento[48,49].

MENINGOENCEFALITE TUBERCULOSA

A tuberculose do SNC usualmente ocorre nos primeiros seis a 24 meses após a primoinfecção e acomete mais frequentemente em crianças abaixo dos quatro anos de idade[50].

O quadro clínico varia conforme o estágio da doença:

- Estágio 1: febre baixa, anorexia e cefaleia;
- Estágio 2: após cerca de duas semanas do início dos sintomas, apresenta febre alta, sonolência, convulsões e paralisias oculomotoras;
- Estágio 3: sinais neurológicos focais e coma[50].

O prognóstico está diretamente relacionado com o início da terapêutica, que deve ser principiada assim que se suspeitar da infecção.

O tratamento da meningite tuberculosa, para crianças < 10 anos de idade, segue o esquema básico de tratamento para tuberculose do Ministério da Saúde do Brasil, devendo-se prolongar a fase de manutenção[51].

Ao tratamento, é associada corticoterapia com prednisona oral, de 1 a 2 mg/kg/dia, por quatro semanas, ou, nos casos graves, dexametasona intravenosa, de 0,3 a 0,4 mg/kg/dia, por quatro a oito semanas, com redução gradual nas quatro semanas subsequentes (Tabela 64.1)[51].

Meningites Virais

As meningites virais, também chamadas de "assépticas", apresentam sinais e sintomas clínicos semelhantes aos apresentados pelas meningites bacterianas, geralmente de evolução autolimitada, resolvendo-se em 7-14 dias e com prognóstico geralmente bom.

Os vírus mais frequentemente envolvidos são os enterovírus, principalmente do grupo Echovírus e Coxsackievírus, com aumento da incidência no verão e outono[52].

As alterações do LCR estão descritas no Quadro 64.3.

A terapêutica de suporte às vezes se faz necessária devido à sintomatologia.

Encefalites Virais

As infecções virais do SNC podem ocorrer na forma de meningite, meningoencefalite ou encefalite, em ordem decrescente de frequência.

TABELA 64.1 ***Esquema básico de tratamento da tuberculose para crianças < 10 anos.***

Fase de tratamento	Medicamento	Até 20 kg (mg/kg/dia)	de 21 a 35 kg (mg/dia)	De 35 a 45 kg (mg/dia)	> 45 kg (mg/dia)
Ataque (2 meses) R	R	10	300	450	600
H	H	10	200	300	400
Z	Z	35	1.000	1.500	2.000
Manutenção (4 meses) R	R	10	300	450	600
H	H	10	200	300	400

Siglas: R = rifampicina; H = isoniazida; Z = pirazinamida.

A encefalite é uma inflamação do parênquima cerebral, manifestada na quase totalidade por febre e disfunção neurológica, como:

- Alteração ou depressão do nível de consciência (incluindo letargia, irritabilidade importante) e do comportamento ou personalidade por mais de 24 horas;
- Déficits motores ou sensoriais;
- Distúrbios de fala ou dos movimentos;
- Convulsões;
- Hemiparesias e parestesias.

A encefalite implica inflamação do cérebro e, estritamente falando, é um diagnóstico patológico. Entretanto, na prática, muitos pacientes com encefalite têm o diagnóstico baseado nas manifestações clínicas de disfunção cerebral e na evidência laboratorial e no exame de imagem de inflamação.

A encefalite é uma emergência clínica que requer intervenção imediata, podendo evoluir com complicações, como estado de mal convulsivo, edema cerebral, SSIADH, insuficiência cardiorrespiratória e coagulação intravascular disseminada.

Os agentes virais e doenças autoimunes são as principais causas diagnósticas das encefalites.

Uma grande variedade de vírus pode causar encefalite, entre elas: enterovírus (como coxsackievírus A e B), vírus herpes simples tipo 1 e 2, varicela-zóster, Epstein-Barr, citomegalovírus, herpes vírus 6, vírus do sarampo, influenza e arbovírus[53].

Encefalite Herpética

A encefalite por herpes simples 1 e 2 (HSV-1 e HSV-2) requer terapêutica específica e início mesmo diante da suspeita de um melhor prognóstico.

A infecção pelo HSV-1 é transmitida por gotículas respiratórias ou contato direto com secreção infectada. A aquisição da infecção pelo HSV-2 é usualmente via transmissão genital.

A infecção primária e a recorrente podem causar doença do SNC, sendo cerca de 1/3 dos casos pela infecção primária e, desses casos, a maioria abaixo de 18 anos de idade[54].

Para o diagnóstico da encefalite herpética, desde que seja clinicamente possível, é necessária a coleta do LCR, na qual se espera a contagem variável de leucócitos (média de 100 leucócitos/mm³), com predominância de linfócitos, podendo haver algum número de hemácias. A bioquímica do LCR varia desde normal até presença de hipoglicorraquia e hiperproteinorraquia[54].

A detecção do DNA viral no LCR, pela técnica da reação de cadeia de polimerase (PCR), tornou-se o método diagnóstico de escolha por apresentar alta sensibilidade e especificidade.

O estudo diagnóstico não invasivo do SNC inclui o eletroencefalograma (EEG), tomografia computadorizada (TC) de crânio e ressonância magnética de crânio (RM crânio).

O EEG mostra lentificação do traçado e descargas periódicas lateralizadas que surgem a partir do lobo temporal. No início da doença, essas alterações usualmente comprometem o lobo temporal unilateral e, com a evolução, ocorre o acometimento do lobo temporal contralateral, geralmente em um período de sete a 10 dias. O EEG tem boa sensibilidade, mas baixa especificidade.

A TC de crânio inicialmente mostra áreas de baixa densidade, com efeito de massa, localizadas no lobo temporal, que podem evoluir para lesões hemorrágicas e/ou radioluscentes.

A RM crânio mostra precocemente (antes da TC crânio) áreas de edema focal em lobos temporais e frontais, além de realce anormal de gadolínio em outras áreas do encéfalo[54,55].

O tratamento de escolha para a encefalite por herpes simples é o aciclovir intravenoso por 14 a 21 dias. Alguns autores defendem a avaliação do LCR quando completado os 14-21 dias e a continuidade do tratamento até que a reação de cadeia de polimerase para o HSV se apresente negativa[56,57].

A preocupação com o tratamento ser ineficaz ocorre particularmente nos pacientes com doença grave, comprometimento imunológico e recaída anterior[57].

O risco de recaída pode ser mais elevado em crianças entre três meses a 12 anos de idade, e alguns autores têm defendido que esse grupo deve receber um mínimo de 21 dias de aciclovir intravenoso[57].

As doses de aciclovir são:

- Do nascimento até três meses de idade: 60 mg/kg/dia, divididos de oito em oito horas;
- ≥ três meses a 12 anos de idade: 30-45 mg/kg/dia, divididos de oito em oito horas;
- ≥ 12 anos: 30 mg/kg/dia, divididos de oito em oito horas.

REFERÊNCIAS

3. Rubenstein JS. Acute Pediatric Central Nervous System Infections. In: Fuhrman BP, Zimmerman JJ. Pediatric Critical Care. St. Louis, Missouri: Mosby-Year Book; 1998. p. 645-53.
4. Le Saux N. Guidelines for the management of suspected and confirmed bacterial meningitis in Canadian children older than one month of age. Pediatr Child Health. 2014;19(3):141-6.
5. Bettinger JA, Scheifele DW, Kellner JD, et al.The effect of routine vaccination on invasive pneumococcal infections in Canadian children, Immunization Program, Active 2000-2007. Vaccine. 2010;28(9):2130-6.
6. Bettinger JA, Scheifele DW, Halperin AS, et al. Evaluation of meningococcal sorogroup C conjugate vaccine programs in Canadian children: Interin analysis. Vaccine. 2012;30(27):4023-7.
7. Thigpen MC, Whitney CG, Messonier NE, et al. Bacterial meningitis in the United States. 1998-2007. N Engl J Med. 2011;364(21):2016-25.
8. Ministério da Saúde (Brasil). Situação das doenças transmissíveis. [Acesso fev 2015.] Disponível em: <www.saude.gov.br/svs>.
9. Pellegrino P, et al. Epidemiological analysis on two decades of hospitalizations for meningitis in the United States. Eur J Clin Microbiol Infect Dis. 2014;33:1519-24.
10. Sáfadi MAP, Farhat CK. Meningites Bacterianas. In: Farhat CK, Carvalho LHFR, Succi RCM, editores. Infectologia Pediátrica. São Paulo: Atheneu; 2007. p. 153-79.
11. Centro de Vigilância Epidemiológica Alexandre Vranjack (CVE), Divisão de Doenças de Transmissão Respiratória. Protocolo Laboratorial – Meningites Bacterianas. Maio de 2013. Disponível em: <www.cve.saude.sp.gov.br>.
12. American Academy of Pediatrics. Pneumococcal Infections. In: Pickering LK, Baker CJ, Kimberlin DW, Long SS, editors. Red Book: 2012 Report of the Committee on Infectious Diseases. Elk Grove Village, IL: American Academy of Pediatrics; 2012. p. 571-82.
13. Organization Panamericana de la Salud. Informe Regional de SIREVA II, 2010. Dados por país y por grupos de edad sobre las características de los aislamientos de *Streptococcus pneumoniae, Haemophilus influenzae* y *Neisseria meningitidis*, em processos invasores. Washington DC: OPS; 2011.
14. Yoshioka CRM, Martinez MB, Brandileone MCC, Ragazzi SB, Guerra MLLS, Santos SR, et al. Análise das cepas de *Streptococcus pneumoniae* causadores de pneumonia invasiva: sorotipos e sensibilidade aos antimicrobianos. J Pediatr (Rio J). 2011 jan/fev [acesso dec 2014];87(1). Disponível em: <http://dx.doi.org/10.1590/S0021-75572011000100012>.
15. Salgado MM, Gonçalves MG, Fukasawa LO, Higa FT, Paulino JT, Sachi CT. Evolution of bacterial meningitidis diagnosis in Sao Paulo Sate-Brazil and future challenges. Arq Neuropsiquiatr. 2013;71(9):672-6.
16. Castañeda E, Agudelo CI, Regueira M, Corso A, Brandileone MC, Brandão AP, et al. Laboratory-based surveillance of *Streptococcus pneumoniae* invasive disease in children in 10 Latin American countries: a SIREVA II Project, 2000-2005. Pediatr Infect Dis J. 2009;28:265-70.
17. Kim KS. Bacterial meningitis beyond the neonatal period. In: Cherry JD, Harrison GJ, Kaplan SL, et al., editors. Feigin and Cherry's Textbook of Pediatric Infectious Diseases. 7th ed. Philadelphia: Elsevier Saunders; 2014. p. 425.
18. Chavez–Bueno S, McCracken GH Jr. Bacterial meningitis in children. Pediatr Clin North Am. 2005;52(3): 795-810.
19. Tunkel AR. Pathogenesis and pathophysiology of bacterial meningitis. [Acesso 2 out 2014.] Disponível em: <http://www.uptodate.com/contents/pathogenesis-and-pathophysiology-of-bacterial-meningitis>.
20. Sacchi CT, Fukasawa LO, Gonçalves MG, Salgado MM, Shutt KA, Carvalhanas TR, et al. Incorporation of Real-Time PCR into Routine Public Health Surveillance of Culture Negative Bacterial Meningitis in São Paulo, Brazil. São Paulo RT-PCR Surveillance Project Team. PLoS One. 2011;6(6):e20675. doi:10.1371/journal.pone.0020675.
21. Krebs VLJ. Meningite Bacteriana Neonatal. In: Vaz FAC, Diniz EMA, Ceccon MEJR, Krebs VLJ. Neonatologia. Barueri, SP: Manole; 2011. p. 408-19.
22. Rodrigues MM, Rodrigues MG, Vilanova LCP. Neurológico. In: Puccini RF, Hilário MOE, editores. Semiologia da Criança e do Adolescente. Rio de Janeiro: Guanabara Koogan; 2008. p. 174-96.
23. Bonadio WA, Stanco L, Bruce R, et al. Reference values of normal cerebrospinal fluid composition in infants ages 0 to 8 weeks. Pediatr Infect Dis J. 1992;11:589.
24. Srinivasan L, Shah SS, Padula MA, et al. Cerebrospinal fluid reference ranges in term and preterm infants in the neonatal intensive care unit. J Pediatr. 2012;161:729.
25. Garges HP, Moody MA, Cotten CM, et al. Neonatal meningitis: what is the correlation among cerebrospinal fluid cultures, blood cultures and cerebrospinal fluid parameters? Pediatrics. 2006;117:1094.
26. Naidoo BT. The cerebrospinal fluid in the healthy newborn infant. S Afr Med J. 1968;42:933-5.

27. Rodriguez AF, Kaplan SL, Mason EO Jr. Cerebrospinal fluid values in the very low birth weight infant. J Pediatr. 1990;116:971.

28. Ahmed A, Hickey SM, Ehrett S, et al. Cerebrospinal fluid values in the term neonate. Pediatr Infect Dis J. 1996;15:298.

29. Kestenbaum LA, Ebberson J, Zorc JJ, et al. Defining cerebrospinal fluid white blood cell count reference values in neonates and young infants. Pediatrics. 2010;125:257.

30. Harrison GJ. Approach to Infections in the Fetus and Newborn. In: Feigin RD, Cherry JD, Harrison GJ, Kaplan SL, editors. Textbook of Pediatric Infectious Diseases. 7th ed. Philadelphia: Elsevier Saunders; 2014. p. 877-901.

31. Shah SS, Ebberson J, Kestenbaum LA, et al. Age-specific reference values for cerebrospinal fluid protein concentration in neonates and young infants. J Hosp Med. 2011;6:22.

32. Kessler SL, Dajani AS. Listeria meningitis in infant and children. Pediatr Infect Dis J. 1990;9:61-2.

33. Greenberg RG, Smith PB, Cotton CM, et al. Traumatic lumbar punctures in neonates: test performance of the cerebrospinal fluid white blood cell count. Pediatr Infect Dis J. 2008;27:1047-51.

34. Engorn B, Flerlage J. Blood Chemistries and Body Fluids. In: Engorn B, Flerlage J, editors. The Harriet Lane Handbook: a manual for pediatric house officers. 20th ed. Philadelphia: Elsevier Saunders; 2015. p. 631.

35. Avery RA, Shah SS, Licht DJ. Reference range for cerebrospinal fluid opening pressure in children. N Engl J Med. 2010;363:891-3.

36. Tunkel AR, Hartman BJ, Kaplan SL, et al. Practice guidelines for the management of bacterial meningitis. Clin Infect Dis. 2004;39(9):1267-84.

37. Yadhav K. Study of bacterial meningitis in children below 5 years with comparative evaluation of gram staining, culture and bacterial antigen detection. J Clin Diagn Res. 2014 Apr;8(4):DC04-6.

38. Duboz F, Korczowiski B, Aygun DA, et al. Serum procalcitonin level and other biological markers to distinguish between bacterial and aseptic meningitis in children: a European multicenter case cohort study. Arch Pediatr Adolesc Med. 2008;162:1157.

39. Sakushima K, Hayashino Y, Kawaguchi T, Jackson JL, Fukuhara S. Diagnostic accuracy of cerebrospinal fluid lactate for differentiating bacterial meningitis from aseptic meningitis: A meta-analysis. J Infect. 2011;62:255-62.

40. Mekitarian E Filho, Horita SM, Gilio AE, Nigrovic LE. Cerebrospinal fluid lactate level as a diagnostic biomarker for bacterial meningitis in children. Int J Emerg Med. 2014;7:14. -in-children-older-than-one-month., 03/10/2014.

41. Kaplan SL. Bacterial meningitis in children older than one month: Treatment and prognosis. Disponível em: <http://www.uptodate.com/contentes/bacterial-meningitis>.

42. Centro de Vigilância Epidemiológica (CVE) do Estado de São Paulo, Divisão de Doenças de Transmissão Respiratória. Disponível em: <www.cve.saude.sp.gov.br>.

43. Prober CG. Central Nervous System Infections. In: Behrman RE, Kliegman RM, Jenson HB, editors. Nelson Textbook of Pediatrics. 17th ed. 2004. p. 2038-47.

44. Sáfadi MAP, Marques HHS. Meningites Bacterianas. PRONAP – Sociedade Brasileira de Pediatria. 2014;17(3):44-60.

45. Esposito S, Semino M, Picciolli I, Principi N. Should corticosteroids be used in bacterial meningitis in children? Eur J Paediatr Neurol. 2013;17:24-8.

46. Peltola H, Roine I, Fernández J, et al. Hearing impairment in childhood bacterial meningitis is little relieved by dexamethasone or glycerol. Pediatrics. 2010;125:e1-8.

47. Brower MC, McIntyre P, Prasad K, Van de Beek D. Corticosteroids for acute bacterial meningitis. Cochrane Database Syst Rev. 2013;6:CD004405. doi: 10.1002/14651858.

48. De Gans J, Van Beek D. Dexamethasone in Adults with Bacterial Meningitis. N Engl J Med. 2002;347:1549-56.

49. Cornelis A-S, Hachimi-Idrissi S. The Use of Dexamethasone in Bacterial Meningitis in Children and Adults: A Retrospective Analysis. ISRN Pediatr. 2011;2011: 380283. doi: 10.5402/2011/380283.

50. American Academy of Pediatrics. Meningococcal Infections. In: Pickering LK, Baker CJ, Kimberlin DW, Long SS, editors. Red Book: 2012 Report of the Committee on Infectious Diseases. Elk Grove Village, IL: American Academy of Pediatrics; 2012. p. 500-9.

51. American Academy of Pediatrics. *Haemophilus influenzae* Infections. In: Pickering LK, Baker CJ, Kimberlin DW, Long SS, editors. Red Book: 2012 Report of the Committee on Infectious Diseases. Elk Grove Village, IL: American Academy of Pediatrics; 2012. p. 345-52.

52. Succi RCM. Tuberculose. In: Farhat CK, Carvalho LHFR, Succi RCM. editores. Infectologia Pediátrica. São Paulo: Atheneu; 2007. p. 511-24.

53. Ministério da Saúde (Brasil), Secretaria de Vigilância em Saúde. Manual de Recomendações e Controle da Tuberculose no Brasil. Brasília: Ministério da Saúde; 2011. p. 64-6. [Série Normas e Manuais Técnicos.]

54. Branchini OAG, Berezin EN. Infecções Graves do Sistema Nervoso Central. In: Carvalho WB, Hirscheimer MR, Matsumoto T. Terapia Intensiva Pediátrica. 3ª ed. São Paulo: Editora Atheneu; 2006. p. 943-63.

55. Bronstein DE, Shields WD, Glaser CA. Encephalitis and Meningoencephalitis. In: Cherry JD, Harrison GJ, Kaplan SL, et al., editors. Feigin and Cherry's Textbook of Pediatric Infectious Diseases. 7th ed. Philadelphia: Elsevier Saunders; 2014. p. 492.

56. Whitley RJ, Kimberlin DW. Herpes Simplex: Encephalitis Children and Adolescents. Semin Pediatr Infect Dis. 2005;16:17-23.

57. Rocha C. Neuroviroses. In: Farhat CK, Carvalho LHFR, Succi RCM, editores. Infectologia Pediátrica. São Paulo: Atheneu; 2007. p. 181-91.

58. American Academy of Pediatrics. Herpes Simplex. In: Pickering LK, Baker CJ, Kimberlin DW, Long SS, editors. Red Book: 2012 Report of the Committee on Infectious Diseases. Elk Grove Village, IL: American Academy of Pediatrics; 2012. p. 398-408.

59. Kneen R, Michael BD, et al. Management of suspected viral encephalitis in children – Association of British Neurologists and British Paediatric Allergy, Immunology and Infection Group National Guidelines. J Infect. 2012;64:440-77.

60. Lee CKK, Engorn B, Flerlage J. Drug Dosages. In: Engorn B, Flerlage J, editors. The Harriet Lane Handbook: a manual for pediatric house officers. 20th ed. Philadelphia: Elsevier Saunders; 2015. p. 645-986.

65 Infecções Intra-hospitalares

Sonia Regina Testa da Silva Ramos

INTRODUÇÃO

As infecções hospitalares (IHs) são definidas como aquelas que ocorrem em pacientes hospitalizados e que não estavam presentes ou encontravam-se no período de incubação no momento da internação no hospital. Do ponto de vista prático, para as doenças sem período de incubação bem definido, são consideradas infecções hospitalares aquelas que se manifestam 48 a 72 horas após a admissão hospitalar.

Deve-se considerar também como IHs aquelas que se manifestam após a alta do paciente, desde que associadas aos cuidados intra-hospitalares. Nos pacientes que estiveram em unidades de cuidados intensivos (UCIs), recomenda-se fazer a vigilância pelo menos 48 horas após sua alta da unidade.

A incidência de gastrenterocolites, infecções de trato respiratório superior e inferior e de meningite é muito mais elevada em lactentes do que nas crianças mais velhas e nos adultos; e quando essas crianças estão gravemente enfermas e submetidas a procedimentos invasivos, os processos infecciosos aumentam mais ainda a morbidade e a mortalidade. Esse é o cenário que se descortina nas UCIs pediátricas. Ao adquirir uma IH, o paciente já debilitado pela doença que motivou a sua internação, muitas vezes, apresenta complicações irreversíveis que culminam com o óbito. Isso é particularmente verdadeiro para as infecções que comprometem a homeostasia, como as pneumonias, as infecções de corrente sanguínea, as infecções gastrintestinais e a meningite.

Dados do projeto norte-americano de controle de IH (National Nosocomial Infection Surveillance System – NNIS) revelam que, em média, as IHs resultaram em quatro dias a mais de internação, sendo as infecções de corrente sanguínea que demandaram internações mais prolongadas, em média 14 dias adicionais de internação.

A mortalidade atribuída às IHs também é elevada para as infecções sistêmicas, estando na dependência da gravidade da doença de base do paciente e do tipo de microrganismo envolvido. Por exemplo, em recém-nascidos pré-termo, com idade gestacional menor do que 28 semanas, a letalidade atribuída às infecções de corrente sanguínea associadas à *Candida* spp. é aproximadamente de 40% e a bacilos Gram-negativos, de 15% a 25%.

Neste capítulo, serão discutidas a epidemiologia das IHs nos pacientes internados em UCIs pediátricas e as principais intervenções para sua prevenção e controle.

EPIDEMIOLOGIA

Frequência das IHs

Dentro da faixa etária pediátrica, as taxas de IH são mais elevadas nas UCIs neonatais.

Os recém-nascidos a termo, internados no berçário ou em alojamento conjunto, exibem taxas de IH ao redor de meio a um por 100 saídas. Nas UCIs neonatais, os maiores estudos foram feitos pelo NNIS (em 99 hospitais) e mostram taxas entre seis a 30 infecções por 100 saídas. Nessa população, as taxas nos recém-nascidos de muito baixo peso (< 1.000 g ao nascimento) são significantemente maiores do que naqueles com peso normal ao nascimento. As unidades destinadas a recém-nascidos com problemas cirúrgicos apresentam taxas mais elevadas do que as destinadas a recém-nascidos com problemas clínicos.

As taxas de IH em crianças variam também conforme a população internada no serviço. As taxas são maiores nas UCIs pediátricas destinadas a pacientes com doenças de base, como aqueles com doenças oncológicas, e nas unidades de transplante.

Os dados do NNIS para a ocorrência de IH em UCIs pediátricas, entre 1992 e 1997, incluindo 61 UCIs e 110.709 pacientes, mostram uma taxa de IH de 5,7% e uma densidade de incidência de 14,7 infecções para 1.000 pacientes-dia.

Atualmente, notificam-se as densidades de incidência de infecções associadas aos procedimentos invasivos que espelham melhor o risco dos pacientes adquirem uma infecção grave. Assim, nas UCIs pediátricas são monitoradas a frequência de utilização de cateteres vasculares, de ventilação invasiva e de uso de cateteres urinários, e as taxas de infecção associadas ao seu uso.

O sistema norte-americano de segurança do paciente mostrou em dados de 2013, nas UCIs pediátricas clínicas/cirúrgicas para cuidados agudos, as medianas de densidade de incidência de: infecção de corrente sanguínea confirmada laboratorialmente – 0,7 infecções/1.000 cateteres vasculares-dia (percentil 10 e 90: 0,0-3,2); infecção de trato urinário associada a cateter – 1,4 infecções/1.000 cateteres urinários-dia (percentil 10 e 90: 0,0-5,7); e pneumonia associada a aparelho de ventilação pulmonar mecânica (VPM) – 0,0 infecções/1.000 pacientes em ventilação mecânica (VM)/dia (percentil 10 e 90: 0,0-1,3). As taxas de utilização de dispositivos invasivos foram: cateteres vasculares centrais, mediana de 35%; cateter urinário, mediana 18%; e a mediana de uso de ventilação mecânica, 28%.

No estado de São Paulo, em estudo que incluiu 155 UCIs pediátricas, durante o ano de 2013, as taxas mostraram-se bem mais elevadas: infecção de corrente sanguínea confirmada laboratorialmente – 4,3 infecções/1.000 cateteres vasculares-dia (percentil 10 e 90: 0,0-12,5); infecção de trato urinário associada a cateter – 2,4 (percentil 10 e 90: 0,0-14,8); e pneumonia associada a ventilação mecânica – 3,5 infecções/1.000 pacientes em ventilação mecânica-dia (percentil 10 e 90: 0,0-14,2). As taxas de utilização de dispositivos invasivos também foram mais elevadas, com exceção dos cateteres urinários: cateteres vasculares centrais, mediana de 47%; cateter urinário, mediana 18%; e a mediana de uso de aparelhos de VM, 44%.

Localização das Infecções e Microrganismos Envolvidos

A localização preferencial das infecções hospitalares difere muito nos recém-nascidos e crianças quando comparada à dos adultos. Nas UCIs pediátricas e neonatais predominam as infecções da corrente sanguínea, enquanto, nos adultos, predominam as pneumonias e infecções do trato urinário. Parte dessa diferença pode ser explicada pelo uso menos frequente de cateteres urinários nas crianças. Entretanto, as taxas de utilização de cateteres vasculares também são bem menores nas crianças, mostrando que a maior taxa de infecções de corrente sanguínea não está associada somente ao procedimento.

As infecções de origem comunitária, como as infecções do trato respiratório inferior e superior, as diarreias e as doenças infecciosas da infância, podem ser introduzidas nas UCIs pediátricas e neonatais por meio de um paciente infectado, pelos acompanhantes e pelos membros da equipe de saúde.

As infecções do trato respiratório inferior não são muito frequentes nas UCIs pediátricas. Por outro lado, os quadros respiratórios altos, sobretudo os de etiologia viral, podem ocorrer de forma epidêmica, particularmente em unidades que atendem a crianças com menos de três anos de idade e também nos berçários. Os vírus mais implicados são o vírus sincicial respiratório, o influenza e o parainfluenza. As fontes dessas infecções, habitualmente, são os pacientes admitidos para o tratamento de bronquiolite e pneumonia de etiologia viral. O vírus sincicial respiratório, durante essas epidemias, é transmitido com facilidade aos membros das equipes médicas e de enfermagem. A transmissão para os outros pacientes ocorre de modo direto, ou indiretamente pelas mãos dos funcionários, ou ainda por contato com superfícies contaminadas com secreções respiratórias. A interrupção dessas epidemias é muito difícil.

Os quadros diarreicos são mais raros após a vacinação contra o rotavírus, mas ainda são observados surtos decorrentes de sua introdução nas UCIs.

As doenças exantemáticas comuns da infância, como o sarampo e a rubéola, hoje são muito raras em localidades com boa cobertura vacinal. A sua ocorrência como infecção hospitalar é excepcional. O mesmo pode ser dito em relação à parotidite epidêmica e à coqueluche.

A varicela ainda é um problema significante, não em número de ocorrências, mas em gravidade, em particular nas unidades oncológicas e naquelas destinadas a outros tipos de pacientes imunocomprometidos. Uma maior cobertura vacinal para essa doença pode alterar esse cenário.

A transmissão da tuberculose entre as crianças é incomum, pois elas habitualmente são pauci ou não bacilíferas.

As bactérias e fungos associados à IH variam muito conforme o tipo de infecção, a época e os locais analisados. O conhecimento dos agentes etiológicos mais comuns em cada serviço não só é de importância epidemiológica, mas também é indispensável para o tratamento adequado dessas infecções.

No estado de São Paulo, em estudo que incluiu 155 UCIs pediátricas, durante o ano de 2013, os bacilos Gram-negativos foram os microrganismos identificados com frequência maior nas hemoculturas (49%), seguidos pelos Gram-positivos (30%) e pela *Candida* spp. (13%). Entre os bacilos Gram-negativos, houve o predomínio da *Klebsiella pneumoniae* (15%), seguida pela *Pseudomonas aeruginosa* (10%). Já entre os Gram-positivos, o *Staphylococcus* coagulase negativo e o *Staphylococcus aureus* foram os mais frequentes. Entre as 209 UCIs neonatais analisadas, nos microrganismos isolados em hemocultura houve o predomínio de Gram-positivos (42%, sendo 29% deles o *Staphylococcus* coagulase negativo), seguidos pelos bacilos Gram-negativos (40% e a da *Klebsiella pneumoniae*) e *Candida* spp. (11%). Nas UCIs neonatais, o mais preocupante é o padrão de resistência aos antimicrobianos: 77,4% das cepas de *Staphylococcus* coagulase negativo são resistentes à oxacilina, 33,4% das cepas de *K. pneumoniae* são resistentes às cefalosporinas e 6,9% resistentes aos carbapenêmicos, e 29,2% dos *Acinetobacter* spp. são resistentes aos carbapenêmicos. Padrão semelhante também foi encontrado nos microrganismos isolados em hemocultura nas UCIs pediátricas brasileiras, em estudo coordenado pela Agência Nacional de Vigilância Sanitária.

Fatores de Risco Associados à Aquisição das Infecções Hospitalares

Os fatores de risco associados à aquisição das IHs em crianças podem ser divididos em: próprios do paciente, relacionados a procedimentos e relacionados ao ambiente hospitalar (Quadro 65.1).

QUADRO 65.1 ***Principais fatores de risco associados com o aumento da frequência das infecções hospitalares em crianças.***

Categoria da precaução	Lavagem das mãos	Quarto privativo	Máscaras	Aventais	Luvas
Aérea (aerossol)	Sim	Sim, com pressão negativa	Sim (N95)	Não	Não
Gotículas respiratórias	Sim	Sim	Sim (máscara cirúrgica para as pessoas perto do paciente)	Não	Não
Contato	Sim	Sim	Não	Sim	Sim

De modo geral, dentro da faixa etária pediátrica, as IHs são mais comuns em neonatos e mais raras nos adolescentes. As UCIs pediátricas têm populações heterogêneas de crianças e adolescentes, com idades, diagnósticos e doenças de base variados, desde os lactentes com anomalias congênitas até os adolescentes com traumas múltiplos. Assim, os pacientes na mesma UCI podem diferir muito quanto ao risco de adquirir uma infecção hospitalar.

A baixa idade, a permanência hospitalar prolongada e a gravidade da doença de base são os fatores que influenciam a aquisição de IH em toda a faixa etária pediátrica.

Algumas características próprias das crianças podem facilitar a ocorrência das infecções:

- Imaturidade anatômica e funcional dos mecanismos de defesa, incluindo o sistema imunológico que só completa seu desenvolvimento no final da infância e início da adolescência.
- A falta de contato prévio com os microrganismos. A primeira exposição a várias bactérias e vírus, após o primeiro semestre de vida, coincide com a ausência de anticorpos específicos, pois aqueles recebidos da mãe, por via transplacentária, estão em queda e a criança ainda não passou a produzir os seus próprios anticorpos.
- Na criança de baixa idade, particularidades anatômicas, como a trompa de Eustáquio mais curta, mais larga e retificada, que facilita o acesso de microrganismos da nasofaringe ao ouvido médio, estão associadas à ocorrência mais frequente de infecções.
- O contato direto com adultos que lhes prestam cuidados e a falta de desenvolvimento neuropsicomotor para as suas necessidades básicas, como a alimentação e a eliminação de excretas, também propiciam as infecções cruzadas. As crianças de baixa idade engatinham e colocam tudo à boca, estando expostas ao contato com superfícies contaminadas por fômites.

As doenças de base podem comprometer ainda mais as defesas da criança. As neoplasias malignas, as doenças autoimunes, as imunodeficiências congênitas e adquiridas (incluindo as infecções congênitas crônicas e a infecção pelo HIV), a esplenectomia, a falência renal, a insuficiência hepática e os problemas respiratórios crônicos, além da desnutrição grave, assumem papel de destaque.

No paciente com doenças agudas e graves, a nutrição pode estar comprometida. O estado catabólico que se instala resulta em alteração das funções imunes, com consequente aumento das complicações infecciosas. A ocorrência de IH em receptores de órgãos e tecidos é apreciável, tanto pelo trauma cirúrgico, como pela imunossupressão necessária após o transplante.

A gravidade do paciente, avaliada por escores de risco, mostra-se associada de modo independente com a ocorrência de infecção hospitalar.

Os medicamentos utilizados para o tratamento das doenças de base, como os imunossupressores, os quimioterápicos e os corticoides, pioram ainda mais as defesas do paciente. A quimioterapia frequentemente causa mucosite, com perda das barreiras mucosas.

Traumas, queimaduras e cirurgias resultam em perda do papel protetor do tegumento.

A intubação intratraqueal impede a ação protetora da camada mucosa do trato respiratório superior, que filtra as impurezas e microrganismos do ar inspirado, e contribui para as infecções do trato respiratório inferior.

Os cateteres intravasculares, os drenos e os eletrodos para monitoração invasiva de pressão intracraniana fornecem uma via de entrada direta para os microrganismos na corrente sanguínea, cavidades corpóreas, vísceras e sistema nervoso central.

A nutrição enteral, particularmente em pacientes hipotônicos e com a consciência comprometida, aumenta os riscos de pneumonia aspirativa. As soluções de hidratação e nutrição parenterais, se não forem submetidas a normas rígidas de controle de IH na manipulação e administração, também servem de veículo para a introdução de microrganismos e de suas toxinas na corrente sanguínea. Os lípides infundidos por via intravenosa estão associados às infecções fúngicas.

Epidemias no hospital e na comunidade oferecem oportunidade para que os microrganismos entrem em contato com crianças já comprometidas pela doença que motivou a hospitalização. São bem conhecidas as influências sazonais das viroses respiratórias sobre os índices de infecção hospitalar.

Earle *et al.* avaliaram a gravidade e as causas de óbito em seis UCIs no México e no Equador. Verificaram que a mortalidade em pacientes de baixo risco, classificados segundo o Pediatric Risk Index Score for Mortality (PRISM), foi significantemente maior do que nas UCIs norte-americanas e que a intubação traqueal, o uso de cateteres centrais, a pneumonia e a sepse estavam associados com a evolução para o óbito. Observaram ainda que o uso de procedimentos invasivos em pacientes de baixo risco foi bem maior do que nos Estados Unidos. Concluiu-se que a diminuição dos procedimentos invasivos em pacientes de baixo risco, bem como um controle mais efetivo das IHs, poderia diminuir a mortalidade nas UCIs estudadas e, possivelmente, em UCIs com características semelhantes nos países em desenvolvimento.

Outro problema grave verificado nas UCIs em países em desenvolvimento é o número insuficiente de pessoal capacitado em relação ao número de pacientes. Os médicos intensivistas têm outros empregos fora da unidade para complementar a renda, as enfermeiras especializadas nem sempre estão em proporção adequada para a quantidade de pacientes e, de modo geral, há poucos recursos aplicados em educação e em salários.

Todos esses são fatores de risco que podem estar associados ao retardo na procura de atendimento médico, que resulta em pacientes mais graves, maior necessidade de procedimentos invasivos, maior permanência na UCI e, consequentemente, maiores taxas de ocorrência de IH, observadas nos países em desenvolvimento.

Prevenção

Os principais objetivos do controle das IHs são proteger os pacientes e o pessoal da equipe de saúde, bem como outros comunicantes que estejam no ambiente hospitalar.

Para que esses objetivos sejam atingidos, é necessário que se conheça a incidência e a localização das infecções, bem como os microrganismos mais prevalentes. Isso envolve a vigilância das IHs pelo pessoal responsável pelo seu controle.

Vigilância das Infecções Hospitalares

A importância da vigilância das IHs é destacada em estudos que mostram três intervenções comprovadamente bem-sucedidas no controle das IHs:

- O trabalho em equipe multidisciplinar;
- A educação continuada da equipe envolvida nos cuidados diretos ao paciente, em especial, a enfermagem;
- A vigilância das IHs, com taxas calculadas especificamente para cada unidade, e a discussão com o corpo clínico local.

O Ministério da Saúde do Brasil, por meio da Portaria MS nº 2.616, publicada no DOU em 13 de maio de 1988, tornou obrigatória a realização da vigilância epidemiológica das IHs nas UCIs neonatais e berçários de alto risco, nas UCIs pediátricas e para adultos, nas unidades para vítimas de queimaduras e imunocomprometidos, definindo como indicadores mínimos a serem calculados:

1. Taxa de infecção hospitalar;
2. Taxa de doentes com IH;
3. Distribuição percentual das infecções hospitalares por distribuição topográfica;
4. Taxa de letalidade associada à infecção hospitalar.

Nas UCIs, pelo risco elevado de infecções graves, recomenda-se a vigilância ativa de todas as infecções, em todas as localizações topográficas e durante todo o tempo, sendo aconselhável seguir o paciente que teve alta da UCI para outra enfermaria por pelo menos 48 horas.

A vigilância deve ser realizada por profissional treinado (de preferência, uma enfermeira) em controle de IH, com conhecimento de como identificar as infecções dentro de definições padronizadas.

Os métodos de busca ativa têm uma sensibilidade mais elevada e permitem uma interação maior entre o serviço de controle de IH e a equipe assistencial da UCI. Ambos os atributos são altamente desejáveis para a identificação precoce dos problemas e sua prevenção.

Como Calcular os Índices

Em todos os indicadores, o numerador é o número de infecções hospitalares ou o número de doentes que apresentaram infecções hospitalares durante um determinado período de tempo, em geral, um mês. Em UCIs pequenas, com poucas admissões, pode-se calcular os indicadores a cada três ou seis meses.

Os denominadores variam conforme o indicador a ser calculado: número de admissões, número de saídas (altas + óbitos + transferências), pacientes-dia e procedimentos-dia. É recomendado que os denominadores tenham pelo menos 50 admissões ou saídas, para o cálculo das taxas, e pelo menos 500 pacientes-dia, para o cálculo da densidade de incidência.

O detalhamento desses cálculos e aqueles que são realizados na vigilância do estado de São Paulo estão descritos no *Manual de orientações e critérios diagnósticos. Hospital Geral. Revisão de janeiro de 2015.*

Taxa de Infecção Hospitalar

É a incidência acumulada das infecções hospitalares em determinado local ou período. Expressa a probabilidade ou risco de se adquirir qualquer infecção hospitalar.

Taxa de infecção hospitalar (%) = n × 100 ÷ total de saídas ou admissões

Sendo:

- n = número de infecções hospitalares em determinado período
- Total de saídas = altas + óbitos + transferências

Considerar as infecções hospitalares que ocorreram até 48 horas após a alta como sendo do local onde o paciente esteve internado.

Taxa de Doentes com IH

Expressa o risco de um indivíduo adquirir uma ou mais infecções hospitalares, em um determinado período de tempo.

Taxa de doentes com IH (%) = n × 100 ÷ total de saídas ou admissões

Sendo:

- n = número de doentes com IH
- Total de saídas= óbitos + altas + transferências

Distribuição Percentual das Infecções Hospitalares por Distribuição Topográfica

Mede a frequência relativa das infecções em determinada localização anatômica, em relação ao total de infecções hospitalares.

Distribuição % por localização = n × 100 ÷ total de IH

Sendo:

- n = número de episódios de IH em cada localização anatômica
- IH = infecção hospitalar

Taxa de Letalidade Associada à Infecção Hospitalar

É a porcentagem de óbitos nos pacientes que desenvolveram infecção hospitalar e estão com a infecção ativa ou em tratamento por ocasião do óbito.

Letalidade associada à IH = n × 100 ÷ total de doentes com IH

Sendo:

- n = número de óbitos de pacientes com IH
- IH = infecção hospitalar

A metodologia National Nosocomial Infection Surveillance System (NNIS) utiliza também alguns indicadores específicos associados a determinados procedimentos com o objetivo de verificar a ocorrência das infecções hospitalares por fatores de risco. Em última análise, eles foram desenvolvidos para que fosse possível comparar os coeficientes de infecção, levando em consideração o uso de procedimentos invasivos que são fatores de risco para a sua ocorrência, em particular nas UCIs.

Densidade de Incidência de IH (‰)

Mede a ocorrência de IH por unidade de tempo de exposição. Não mede diretamente o risco.

DI = n × 1.000 ÷ pacientes-dia (por 1.000 pacientes-dia)

Sendo:

- n = número de infecções hospitalares
- pacientes-dia = soma total dos pacientes internados a cada dia

Taxa Específica de IH Associadas a um Fator De Risco (‰)

Mede a relação de uma determinada infecção com o fator de risco, ou seja, com o procedimento utilizado, em um período determinado de tempo, como as taxas de pneumonias associadas à VPM, de bacteremias associadas a cateter central ou de infecções urinárias associadas à sondagem vesical.

Para o cálculo dos procedimentos-dia, usa-se o total de pacientes submetidos a eles. Por exemplo, pacientes submetidos à VPM-dia durante um mês.

DI pneumonias associadas à VPM = n × 1.000 ÷ n. de pacientes sob VPM-dia

Sendo:

- n = número de pneumonias em pacientes em ventilação mecânica
- n de pacientes sob VPM-dia = soma total dos dias de pacientes sob VPM

Principais Medidas para a Prevenção das Infecções Hospitalares

Pode-se dividir as principais medidas de prevenção das IHs em UCI em dois grandes grupos:

- Medidas gerais – que incluem a lavagem das mãos, a higiene ambiental, o uso de precauções-padrão (tais como o uso de equipamentos protetores pelo pessoal da equipe de saúde) e o acondicionamento e descarte adequado dos resíduos;
- Medidas específicas – voltadas à prevenção dos três tipos de IH associados à morbidade elevada nas UCIs, ou seja, as infecções de corrente sanguínea relacionadas aos dispositivos intravasculares, as pneumonias relacionadas à VPM e as infecções urinárias associadas a cateter vesical, além das precauções específicas para diminuir a transmissão das doenças infectocontagiosas.

Medidas Gerais

As medidas gerais são recomendadas para todo o pessoal que trabalha nos cuidados diretos ou indiretos com os pacientes, para todos os pacientes atendidos ou internados em hospitais, durante todo o tempo.

Arquitetura Hospitalar

A influência da arquitetura do hospital no desenvolvimento de IH é pouco estudada. A Agência Nacional de Vigilância Sanitária recomenda uma área mínima destinada aos leitos em UCI pediátrica, de acordo com a idade do paciente, o distanciamento entre eles e a necessidade de quartos para isolamento por aerossol, em sua Resolução RDC nº 50, de 21 de fevereiro de 2002, alterada pela Resolução RDC nº 307, de 14 de novembro de 2002. Os requisitos mínimos para o funcionamento das UCIs pediátricas e neonatais estão descritos na Resolução ANVISA nº 7, de 24 de fevereiro de 2010.

Higiene Ambiental

Até a década de 1980, o papel do ambiente na transmissão das IHs em UCIs era muito pouco valorizado. Mas, progressivamente, as evidências científicas mostraram que a contaminação das superfícies pode estar implicada na transmissão de vários patógenos hospitalares, como o *Staphylococcus aureus* resistente à oxacilina, o *Enterococcus* resistente à vancomicina, o *Clostridium difficile*, o *Acinetobacter* spp. e o norovírus. Todos esses microrganismos permanecem nas superfícies por horas ou dias e podem colonizar transitoriamente as mãos dos profissionais da saúde e, por meio das mãos, podem ser transmitidos para outros pacientes. Podem ainda causar surtos onde o ambiente está implicado.

Deve ser lembrado também que, nos pacientes imunocomprometidos, a exposição aos patógenos do ambiente, como o *Aspergillus* spp. e a *Legionella* spp., ou a patógenos veiculados por aerossóis, como o vírus da varicela-zóster, pode ser desastrosa.

Algumas diretrizes básicas são aceitas para minimizar o impacto do ambiente hospitalar na transmissão dos patógenos:

- O ambiente do hospital deve estar sempre limpo e livre de poeira e sujidades;
- Recomenda-se que, em áreas críticas, como as UCIs, seja realizada limpeza concorrente duas vezes ao dia ou mais, se for necessário, e limpeza terminal após a alta, óbito ou transferência do paciente, ou a cada sete dias em casos de permanência prolongada do paciente. Entende-se por limpeza concorrente a higienização do piso, remoção de poeira do mobiliário e limpeza completa do sanitário, além da reposição de material de consumo, como sabão, papel-toalha, papel higiênico, sacos de lixo etc. A limpeza terminal inclui a higieniza-

ção e desinfecção de pisos, paredes, teto, janelas, sanitários, camas, colchão e outros itens do mobiliário, além dos dispositivos usados pelo paciente, como incubadoras, monitores, oxímetros etc.;

- A melhora da limpeza terminal leva a uma diminuição das taxas de infecção;
- A desinfecção terminal está recomendada, em especial, quando o ocupante do quarto estava colonizado ou infectado por um microrganismo resistente;
- Os regulamentos governamentais devem ser cumpridos em relação à qualidade do ar e da água (incluindo a limpeza e desinfecção periódica dos reservatórios), acondicionamento de resíduos, cuidados com a roupa, higiene de alimentos e controle das infestações;
- Todo o pessoal envolvido nas atividades de higiene hospitalar deve receber treinamento sobre a prevenção das IHs e uso de equipamento protetor;
- Não se recomenda a coleta rotineira de culturas do ambiente hospitalar, exceto a determinação da qualidade microbiológica da água em unidades de hemodiálise. Ocasionalmente, os responsáveis pelo controle das IHs podem solicitar culturas do ambiente para a investigação de surtos;
- O auxílio do pessoal do controle de IHs deve ser solicitado quando da construção e reformas no hospital, em especial, em unidades que atendem imunocomprometidos.

Higienização das Mãos

A higienização das mãos é tida como a intervenção mais simples e mais efetiva no controle das IHs. A Organização Mundial da Saúde elegeu a higiene das mãos como uma das seis ações prioritárias na segurança do paciente.

Entende-se por higienização das mãos a lavagem com água e sabão, a lavagem com antissépticos, a fricção com antissépticos, como o álcool gel, ou a antissepsia cirúrgica.

Deve ser lembrado que os patógenos podem ser recuperados das mãos das pessoas da equipe de saúde, não somente após a manipulação de áreas infectadas ou com secreção, mas também de áreas com a pele íntegra. As áreas mais colonizadas dos pacientes são as regiões perineal e inguinal, mas as axilas, o tronco e as extremidades superiores também podem conter microrganismos, assim como os objetos e o mobiliário próximos a eles. A contaminação dos objetos é mais comum com os estafilococos e enterococos, que são resistentes à dessecação, mas pode ocorrer com os bacilos Gram-negativos, *Clostridium difficile* e vírus. Estes últimos são de grande importância nas UCIs pediátricas, em particular, o rotavírus e o vírus sincicial respiratório, que já foi recuperado das mãos de funcionários que haviam administrado alimentos, trocado as fraldas ou simplesmente brincado com os lactentes infectados. A fricção com álcool gel não remove adequadamente o *Clostridium difficile*.

A lavagem das mãos com água e sabão, com fricção vigorosa durante pelo menos 15 segundos, remove o material orgânico, a flora transitória e controla o crescimento excessivo da flora patogênica residente.

O uso de antissépticos, como o álcool, a clorexidina, os iodóforos e o triclosan, pode melhorar a eficiência da lavagem das mãos, reduzindo a flora residente. Habitualmente, nas UCIs, utilizam-se antissépticos escolhidos pelo grupo de controle das IHs, com base nos microrganismos mais prevalentes e na receptividade da equipe de saúde.

De modo geral, as mãos devem ser lavadas:

- Antes e após o contato com os pacientes, incluindo procedimentos na pele intacta, como verificar o pulso e a temperatura;
- Após o contato com fluídos corpóreos, mucosas, pele não intacta e com objetos provavelmente contaminados;
- Entre os procedimentos no mesmo paciente;
- Após a remoção das luvas.

Quando as mãos estiverem visivelmente sujas, deve-se usar água e sabão ou sabão com antissépticos. O uso do álcool gel é preconizado quando não houver sujidades visíveis nas mãos.

Antes da lavagem das mãos, não se esquecer de dobrar as mangas até o cotovelo, remover anéis, relógios e outras joias. Nunca usar unhas artificiais.

As pessoas com dermatite têm um número maior de bactérias em suas mãos. Elas precisam ser tratadas e usar luvas durante suas atividades com os pacientes. Não se recomenda o uso de cremes hidratantes após a lavagem das mãos durante o turno de trabalho devido à possibilidade de contaminação e de neutralização da atividade antisséptica residual da substância utilizada.

O grande desafio para o controle das IHs é a aderência da equipe de saúde à higienização das mãos. Estudos mostram que ela é baixa, em média 40%. Os fatores associados com a aderência baixa são a categoria profissional, o tipo de enfermaria, a hora do dia, o dia da semana e o tipo e a intensidade dos cuidados com os pacientes. A aderência é menor nos finais de semana e quando a intensidade dos cuidados é maior. Os fatores que facilitam a aderência são o acesso fácil a pias, sabão, antissépticos ou álcool gel e uma relação paciente/pessoal da equipe de saúde adequada. A inexistência de água aquecida para lavar as mãos nos dias frios também pode ser um fator importante.

As estratégias recomendadas para promover a aderência requerem educação, motivação do pessoal e, algumas vezes, alterações nos protocolos e na área física da unidade.

Normas sobre Isolamentos e Precauções em Hospitais

As recomendações sobre as práticas de isolamento e precauções vêm sendo atualizadas periodicamente, à medida que os mecanismos de transmissão das doenças infecciosas são mais bem conhecidos.

Os principais modos de transmissão de microrganismos observados em pacientes hospitalizados são:

- Contato direto de pessoa para pessoa (paciente ou funcionário);
- Contato indireto através de um objeto ou dispositivo intermediário, incluindo mãos contaminadas;
- Gotículas geradas por tosse, espirro e fala, o que é facilitado por determinados procedimentos como broncoscopia e aspiração. São propelidas pelo ar a curtas distâncias (menor que um metro), diferentemente da transmissão aérea por aerossóis;
- Aérea, que ocorre pelo núcleo da gotícula (igual ou menor que 5 micra), com microrganismos ou poeira e que permanecem longo tempo no ar.

Em 1996, o Center for Disease Control and Prevention (CDC), dos Estados Unidos, publicou uma revisão das normas sobre isolamentos e precauções em hospitais, que foi atualizada em 2007, e contém:

- Precauções-padrão – indicadas para todos os pacientes, qualquer que seja seu diagnóstico e estado imunológico, se for antecipado que haverá contato com sangue, secreções, excreções, pele não íntegra ou mucosas. São aplicadas durante toda a permanência do paciente no hospital e podem ser associadas às precauções com base na transmissão. Seu principal objetivo é proteger a equipe de saúde;
- Precauções com base na transmissão – aplicadas a pacientes portadores, mesmo que só suspeitos, de infecção ou colonização por patógenos de importância clínica, transmitidos por via aérea (precauções com aerossóis), perdigotos (precauções respiratórias) ou contato com a pele ou superfícies contaminadas (precauções de contato), que são usadas em associação com as precauções-padrão e podem ser associadas entre si nas doenças que possuem vias múltiplas de transmissão (Quadros 65.2 e 65.3).

Precauções-padrão

As precauções-padrão são aplicadas a todos os pacientes e consistem em:

1. Lavagem das mãos após contato físico com o próprio paciente, sangue ou líquidos corporais e sempre após a retirada das luvas, para evitar a transmissão de microrganismos para os pacientes ou o ambiente. Está indicado o uso de detergente líquido, a não ser em situações específicas definidas pelo serviço de controle de infecção hospitalar (como em surtos).
2. Uso de luvas (não estéreis) está indicado quando for antecipado contato com sangue e outros líquidos corporais, mucosas, pele não íntegra e quaisquer itens que possam estar contaminados. As luvas devem ser retiradas imediatamente após o uso, antes de tocar superfícies ambientais ou do atendimento de outro paciente. A lavagem das mãos é obrigatória após a retirada das luvas.

QUADRO 65.2 ***Recomendações de precauções para pacientes hospitalizados com base na transmissão dos microrganismos.***

Tipo de precaução	Doenças envolvidas
Precauções-padrão	Para o cuidado com todos os pacientes
Precauções aéreas	Sarampo, varicela, tuberculose
Precauções respiratórias	Doença invasiva causada pelo *H. influenzae* tipo b (meningite, epiglotite, pneumonia, sepse). Doença invasiva causada pela *N. meningitidis* (meningite, pneumonia, sepse). **Outras bactérias**: (doença respiratória grave disseminada por gotículas respiratórias). Difteria faríngea; pneumonia por *Mycoplasma;* coqueluche; peste pneumônica; faringite, pneumonia estreptocócica e escarlatina em lactentes e crianças de baixa idade. **Virais:** (doença respiratória grave disseminada por gotículas respiratórias) Adenovírus; influenza; caxumba; parvovírus B19; rubéola.
Precauções de contato	Infecção/colonização por bactérias multirresistentes. **Infecções entéricas:** *Clostridium difficile*; *E. coli* O157:H7 (êntero-hemorrágica), *Shigella* sp., hepatite A e rotavírus (em pacientes com fraldas ou incontinentes). **Infecções respiratórias:** Vírus sincicial respiratório, parainfluenza, enterovírus (em lactentes ou crianças de baixa idade). **Infecções de pele:** Difteria cutânea; herpes simples (neonatal ou mucocutâneo); abscessos, celulite, úlcera infectada ou impetigo generalizado; pediculose, escabiose; furúnculo estafilocócico em lactentes e crianças de baixa idade; zóster (disseminado ou em paciente imunocomprometido); conjuntivite viral/hemorrágica.

Fonte: Committee on Infectious Diseases and Committee on Hospital Care[29].

QUADRO 65.3 ***Precauções para pacientes hospitalizados, com base na forma de transmissão.***

Tipo de precaução	Doenças envolvidas
Precauções-padrão	Para o cuidado com todos os pacientes
Precauções aéreas	Sarampo, varicela, tuberculose
Precauções respiratórias	Doença invasiva causada pelo *H. influenzae* tipo b (meningite, epiglotite, pneumonia, sepse), Doença invasiva causada pela *N. meningitidis* (meningite, pneumonia, sepse). **Outras bactérias**: (doença respiratória grave disseminada por gotículas respiratórias), Difteria faríngea; pneumonia por *Mycoplasma;* coqueluche; peste pneumônica; faringite, pneumonia estreptocócica e escarlatina em lactentes e crianças de baixa idade.**Virais:** (doença respiratória grave disseminada por gotículas respiratórias); adenovírus; influenza; caxumba; parvovírus B19; rubéola
Precauções de contato	Infecção/colonização por bactérias multirresistentes. **Infecções entéricas:** *Clostridium difficile*; *E.coli* O157:H7(êntero-hemorrágica), *Shigella* sp., hepatite A e rotavírus (em pacientes com fraldas ou incontinentes). **Infecções respiratórias:** vírus sincicial respiratório, parainfluenza, enterovírus (em lactentes ou crianças de baixa idade). **Infecções de pele:** Difteria cutânea; herpes simples (neonatal ou mucocutâneo); abscessos, celulite, úlcera infectada ou impetigo generalizado; pediculose, escabiose; furúnculo estafilocócico em lactentes e crianças de baixa idade; zóster (disseminado ou em paciente imunocomprometido); conjuntivite viral/hemorrágica

Fontes: Siegel; Gardner[23,30].

3. Uso de aventais limpos (não estéreis) está indicado para proteger roupas e superfícies corporais toda vez que possa ser antecipada a contaminação por líquidos corporais ou sangue, por meio de jatos ou borrifamentos desses líquidos. Deve-se retirar os aventais logo que possível e lavar as mãos a seguir.
4. Máscara, óculos e protetor facial somente são indicados quando forem previstas contaminações da face, especialmente das mucosas, por sangue e líquidos corporais.
5. Equipamentos que contenham sangue ou líquidos corporais devem ser manuseados com cuidado e sua reutilização em outro paciente deve ser precedida de limpeza e desinfecção, assim como antes do seu envio para a manutenção.
6. Dispositivos de acesso vascular ou cavitário e outros materiais perfurocortantes, após seu uso, devem ser transportados com cuidado e acondicionados de modo adequado, em recipientes rígidos, para prevenir acidentes e a transferência de microrganismos para o ambiente ou para outro paciente. Não se deve reencapar agulhas e remover as agulhas das seringas com a mão.
7. Os pacientes devem ser mantidos em quarto privativo sempre que a higiene e a contami-

nação ambiental não puderem ser controladas. O Serviço de Controle das Infecções Hospitalares deve ser consultado para avaliar os riscos e propor alternativas, sempre que necessário.

8. Processos para a limpeza e desinfecção do mobiliário dos pacientes e do ambiente devem ser desenvolvidos e as roupas de cama sujas com sangue, secreções e excreções devem ser manipuladas de forma a evitar a exposição da pele e mucosas e a contaminação das roupas dos funcionários, com risco de transferências dos microrganismos para outros pacientes e para o meio ambiente.
9. A reanimação boca a boca deve ser realizada usando dispositivos apropriados para evitar contato direto entre o reanimador e o paciente.

Medidas Específicas

Além das precauções-padrão, as precauções específicas são utilizadas para os pacientes com doenças infectocontagiosas para diminuir a possibilidade de sua transmissão dentro do hospital.

Precauções de contato

Estão indicadas para pacientes com infecção ou colonização por microrganismos com importância epidemiológica e que são transmitidos por contato direto (pele a pele) ou indireto (contato com itens ambientais ou itens de uso do paciente). Consistem em:

1. Quarto privativo ou coorte (quando os pacientes estiverem acometidos pela mesma doença transmissível). Crianças e outros pacientes que não deambulam não requerem quarto privativo, desde que as camas tenham um afastamento maior do que um metro entre elas. Os recém-nascidos e lactentes pequenos podem ser mantidos em incubadora.
2. Luvas para entrar no quarto do paciente. Após o contato com material que contenha grande concentração de microrganismos (por exemplo, sangue, fezes e secreções), as luvas devem ser trocadas e as mãos lavadas. Após a lavagem das mãos, deve-se evitar o contato com superfícies ambientais potencialmente contaminadas.
3. Avental limpo não estéril para entrar no quarto, se for previsto contato com o paciente que possa estar contaminando significativamente o ambiente (diarreia, incontinência, incapacidade de higienização, colostomia, ileostomia, ferida com secreção abundante ou não contida por curativo). O avental deve ser retirado antes da saída do quarto, após o que se deve evitar o contato das roupas com superfícies ambientais potencialmente contaminadas.
4. As superfícies ambientais, os materiais e os equipamentos com os quais o paciente tem contato devem ser submetidos à limpeza diária.
5. Equipamentos de cuidado com os pacientes, como estetoscópio e esfingomanômetro, e a cômoda ao lado do paciente, sempre que possível, devem ser usados somente por um único paciente. Se não for possível, a desinfecção desse material é recomendada entre o uso em um e outro paciente.
6. Transporte de pacientes para fora do quarto deve ser reduzido ao mínimo e as precauções devem ser mantidas durante o transporte.

Precauções respiratórias (gotículas)

São indicadas para pacientes portadores de microrganismos transmitidos por gotículas de tamanho superior a 5 micra, que podem ser geradas durante tosse, espirro, conversação ou realização de procedimentos. Estas precauções consistem em:

1. Quarto privativo ou coorte de pacientes com a mesma infecção. A distância mínima entre dois pacientes deve ser de um metro. A porta pode permanecer aberta.
2. Máscara deve ser utilizada se houver aproximação ao paciente numa distância inferior a um metro, todas as vezes que um profissional, visitante ou acompanhante entrar no quarto.
3. O transporte dos pacientes deve ser limitado ao mínimo indispensável e, quando for necessário, o paciente deve usar máscara.

Precauções aéreas (com aerossóis)

São indicadas para pacientes com infecção comprovada ou suspeita por microrganismos transmitidos por aerossóis (partículas de tamanho ≤ 5 m), que ficam suspensos no ar e que podem ser dispersos a longas distâncias. Consistem em:

1. Quarto privativo (ou coorte, que deve ser evitada) que possua sistema que promova pressão de ar negativa em relação às áreas vizinhas, capaz de realizar, no mínimo, seis trocas de ar por hora. São necessários cuidados com o ar que é retirado do quarto (filtragem com filtros HEPA) antes da recirculação em outras áreas do hospital. As portas devem ser mantidas fechadas.
2. Proteção respiratória com máscara que possua capacidade adequada de filtração e boa vedação lateral (máscaras N95), que deve ser colocada antes de entrar no quarto. Pessoas (funcionários, acompanhantes ou visitantes) suscetíveis a sarampo e varicela não devem entrar no quarto de pacientes com suspeita ou portadores dessas infecções. Devido ao custo elevado dessas máscaras, é recomendável que uma mesma pessoa a possa reutilizar durante seu período de trabalho na unidade.
3. O transporte desses pacientes deve ser limitado, mas, se for necessário, eles devem usar máscara (a máscara cirúrgica é suficiente).

Cuidados com os comunicantes de doenças infectocontagiosas

Serão descritos somente os cuidados com os comunicantes das principais doenças infectocontagiosas em crianças: coqueluche, doença invasiva pelo *Haemophilus influenzae* tipo b, doença meningocócica, influenza, parotidite epidêmica, rubéola, sarampo, tuberculose e varicela-zóster.

Sempre que for possível, os funcionários que prestam cuidados diretos aos pacientes devem ser imunizados, para evitar que adquiram e transmitam essas doenças. As vacinas altamente recomendadas são: contra o tétano, difteria, tríplice acelular de adulto (tétano, difteria, pertussis acelular), sarampo, caxumba, rubéola, hepatite B, influenza e varicela-zóster (Quadro 65.4).

Coqueluche

Caso-índice: precauções respiratórias para gotículas, além das precauções padrão (Quadro 65.4).

Comunicantes próximos, no mesmo quarto, e pessoas expostas e não protegidas por EPI devem receber a profilaxia com macrolídeos:

Azitromicina:

- Recém-nascido e lactentes com menos de seis meses de idade: 10 mg/kg/dia, em dose única diária por cinco dias;
- Lactentes ≥ seis meses e crianças: 10 mg/kg, dose única no primeiro dia (máximo 500 mg) e depois 5 mg/kg/dia como dose única diária nos dias de dois a cinco (máximo 250 mg);
- Adolescentes e adultos: 500 mg, dose única no primeiro dia e depois 250 mg nos dias dois a cinco.

Claritromicina:

- Recém-nascido: não recomendada;
- Lactentes com mais de um mês de idade e crianças: 15 mg/kg/dia, divididos em duas doses diárias por sete dias (máximo 1 g/dia);
- Adolescentes e adultos: 1 g/dia, dividida em duas doses diárias por sete dias.

Eritromicina:

- Recém-nascido: não recomendada;
- Lactentes com mais de um mês de idade e crianças: 40 mg/kg/dia, divididos em quatro doses diárias por 14 dias (máximo 2 g/dia);
- Adolescentes e adultos: 2 g/dia, divididas em quatro doses diárias por 14 dias.

Aqueles com menos de sete anos de idade que não foram vacinados ou receberam menos de quatro doses da vacina DPT ou DPT acelular devem ter sua vacinação iniciada ou continuada conforme os esquemas usuais. Não há necessidade de isolamentos para os comunicantes intra-hospitalares.

Doença invasiva por H. influenzae *tipo B*

Caso-índice: precauções respiratórias para gotículas, além das precauções-padrão (Quadro 65.4).

Comunicantes próximos, no mesmo quarto, devem receber:

- Rifampicina, na dose de 20 mg/kg/dia (10 mg/kg/dia para o recém-nascido e máximo de 600 mg/dia), por via oral, em uma única dose diária, durante quatro dias;
- Não há necessidade de isolamento para os comunicantes intra-hospitalares.

QUADRO 65.4 ***Tipo e duração das precauções recomendadas para os principais agentes e doenças infecciosas em pacientes na faixa etária pediátrica.***

Infecção, condição, agente	Precauções	
	Tipo	**Duração**
Abscesso Drenagem abundante, celulite	 C	 DD
AIDS	P	
Adenovirose	R, C	DD
Candidíase	P	
Caxumba	R	Até 5 dias após o início de edema da parótida
Citomegalovirose	P	
Chlamydia trachomatis (todas as formas)	P	
Conjuntivite	P	
Coqueluche	R	Até 5 dias após o início da terapêutica adequada (ou 3 semanas nos não tratados)
Diarreia (criança não continente)	C	DD
Enterovirose	C	DD
Escabiose	C	T 24 horas
Estafilococcias Diarreia, enterocolite Furunculose Pele (ferida, queimaduras) Extensa Limitada Pneumonia Síndrome da pele escaldada	 P C C P P C	 DD DD DD
Estreptococcias Furunculose Pele (ferida, queimaduras) Extensa Limitada Pneumonia	 C C, R P R P	 DD T 24 horas T 24 horas
Gonococcia (gonorreia e oftalmia neonatal)	P	
Hepatite viral Vírus A Vírus B, C e demais	 C P	 DD
Herpes simples	C	DD
Herpes-zóster	A, C	Até que todas as lesões estejam sob a forma de crostas
Impetigo (disseminado)	C	DD (todas as lesões secas)
Influenza sazonal	R	DD (5 dias após o início dos sintomas)
Influenza pandêmica	R	Até 10 dias após o aparecimento dos sintomas, mais tempo em imunocomprometidos. Usar máscara N95 quando houver exposição a procedimentos que geram aerossóis
Leptospirose	P	
Micoplasma (pneumonia)	R	DD
Micobacteriose atípica	P	

continua >>

>> *continuação*

QUADRO 65.4 ***Tipo e duração das precauções recomendadas para os principais agentes e doenças infecciosas em pacientes na faixa etária pediátrica.***

Infecção, condição, agente	Precauções	
	Tipo	Duração
Meningite		
Asséptica	P	
Bacteriana por Gram-negativos	P	
Fúngica	P	
H. influenzae (também na suspeita)	R	T 24 horas
Listeria monocytogenes	P	
Meningocócica (também na suspeita)	R	T 24 horas
Pneumocócica	P	
Tuberculosa	P	
Outra causa bacteriana	P	
Microrganismos multirresistentes (infecção ou colonização)	C	DD (verificar a importância epidemiológica do microrganismo)
Mononucleose (vírus Ebstein-Barr)	P	
Parainfluenza	C	DD
Pediculose	C	T 24 horas
Pneumonia		
Adenovírus	R, C	DD
Clamydia spp.	P	
Fúngica	P	
H. influenzae	R	T 24 horas
Legionella spp.	P	
Micoplasma	R	DD
Pneumococo	P	
P. carinii	P	
S. aureus	P	
Streptococcus do grupo A	P	
Rubéola	C	Até um ano de idade (na congênita), a não ser que duas culturas virais (nasofaringe e urina) sejam negativas após três meses de idade
Sarampo (todas as apresentações)	A	Até 4 dias após o início do exantema nos imunocompetentes e toda a internação nos imunocomprometidos
Sífilis (qualquer forma)	P	
Toxoplasmose	P	
Tuberculose		
Extrapulmonar, com ou sem drenagem	P	
Pulmonar (também na suspeita)	A	Suspender as precauções após 3 baciloscopias negativas, ou se o diagnóstico de tuberculose for afastado
Varicela	A, C	Até que todas as lesões estejam sob a forma de crostas
Vírus sincicial respiratório	C	DD

Siglas: A = precauções por aerossóis; C = precauções de contato; P = precauções-padrão; R = precauções respiratórias; DD = durante toda a duração da doença, em feridas até o desaparecimento das secreções; T = tempo especificado após o início do tratamento apropriado.
Fonte: Siegel JD[23].

Doença meningocócica

Caso-índice: precauções respiratórias para gotículas, além das precauções-padrão (Quadro 65.4).

Comunicantes: os que tiveram contato próximo e os pacientes que compartilharam o mesmo quarto devem receber:

- Rifampicina, na dose de 20 mg/kg/dia (10 mg/kg/dia para o recém-nascido e máximo de 600 mg/dia), por via oral, divididos de 12 em 12 horas, durante dois dias. Como alternativa, pode-se administrar ceftriaxona, 125 mg IM (para crianças com idade ≤ 12 anos) ou 250 mg (para os maiores de 12 anos), em dose única;

- Não há necessidade de isolamento para os comunicantes intra-hospitalares.
- **Observação:** somente aos profissionais que realizaram respiração boca a boca ou intubação traqueal não protegida por máscara, recomenda-se a profilaxia. Aqueles sem exposição direta com as secreções orais do paciente não necessitam de profilaxia.

Influenza

Caso-índice: precauções respiratórias para gotículas e também contato para os lactentes, além das precauções padrão (Quadro 65.4).

Comunicantes: os que tiveram contato próximo e os pacientes que compartilharam o mesmo quarto e que pertencerem ao grupo de alto risco para morbimortalidade (diabetes, imunocomprometidos, doença pulmonar crônica, obesidade mórbida, submetidos a transplantes de órgãos sólidos e medula óssea, gestantes) devem receber oseltamivir profilático na dose de 30 mg/dia se tiverem menos de 15 kg; 45 mg se o peso estiver entre 15 e 23 kg; 60 mg se o peso estiver entre 23 e 40 kg; e 75 se o peso for maior do que 40 kg. A medicação é administrada em uma única dose diária durante 10 dias.

A quimioprofilaxia está contraindicada em larga escala.

Parotidite epidêmica (caxumba)

Caso-índice: precauções respiratórias para gotículas, além das precauções-padrão (Quadro 65.4).

Comunicantes: a vacinação pós-exposição não previne a doença, mas pode-se administrar a vacina, pois ficarão protegidos contra exposições futuras, caso não tenham sido contaminados. A vacinação durante o período de incubação não aumenta o risco de eventos adversos.

- Não há necessidade de isolamento para os comunicantes intra-hospitalares.

Rubéola

Caso-índice: precauções respiratórias para gotículas para a rubéola adquirida e de contato para a rubéola congênita, além das precauções-padrão (Quadro 65.4).

Comunicantes: não há necessidade de isolamento para os comunicantes intra-hospitalares. As mulheres suscetíveis devem ser afastadas dos comunicantes entre o 10º e o 21º dia após o início do exantema no caso-índice. O uso de imunoglobulina humana padrão pós-exposição não garante que a infecção fetal seja prevenida e não está indicado de rotina.

Sarampo

Caso-índice: precauções respiratórias com aerossóis, além das precauções-padrão (Quadro 65.4).

Comunicantes intra-hospitalares: expostos e suscetíveis devem ser colocados em precauções para aerossol do quinto dia após a primeira exposição até 21 dias após a última exposição.

- Nos comunicantes vacinados, não é necessária qualquer medida de controle, exceto os com AIDS ou imunocomprometimento grave, que devem receber imunoglobulina humana padrão (dose única de 0,5 mL/kg por via intramuscular), mesmo que tenham sido vacinados.
- Nos comunicantes não vacinados, deve-se:
  - Vacinar o mais precocemente possível, até 72 horas após a exposição. É uma profilaxia eficaz, em particular, no controle de surtos;
  - A administração de imunoglobulina (IG) até seis dias após a exposição previne ou modifica a doença:
    - Imunoglobulina humana padrão por via intramuscular (IGIM), na dose de 0,25 mL/kg por via intramuscular para os imunocompetentes e de 0,5 mL/kg para os imunocomprometidos (máximo de 15 mL);
    - Imunoglubulina intravenosa (IGIV): é a preparação de escolha para gestantes e pessoas com imunocomprometimento grave, na dose de 400 mg/kg. Pessoas que recebem IGIV regularmente não requerem uma dose adicional se receberam a preparação dentro de três semanas da exposição.
  - Os comunicantes com as características descritas a seguir devem receber imunoglobulina e não devem receber a vacina:
    - Recém-nascidos de mães com sarampo;

- Lactentes de até seis meses de idade cuja mãe é suscetível;
- Pacientes imunocomprometidos, com risco de complicações da vacina;
- Comunicantes domiciliares suscetíveis, quando houver pessoas imunocomprometidas na casa.

Tuberculose

Caso-índice: precauções com aerossóis, além das precauções-padrão (Quadro 65.4).

Comunicantes:

- Os familiares e outros comunicantes próximos a uma criança com prova tuberculínica (PT) positiva e não vacinada com o BCG devem ser submetidos à pesquisa de tuberculose;
- Todos os comunicantes próximos a doentes com tuberculose bacilífera devem ser submetidos à pesquisa de tuberculose;
- Os contatos com menos de cinco anos de idade, as pessoas com HIV-aids, e os portadores de condições de alto risco devem ter prioridade na investigação e no tratamento da infecção latente;
- Os comunicantes intra-hospitalares assintomáticos:
  - Deve-se fazer a quimioprofilaxia secundária em:
    - Recém-nascidos comunicantes de pessoa com tuberculose pulmonar bacilífera. Não vacinar de imediato. Administrar isoniazida por três meses e fazer a PT. Se a PT $\geq$ 5 mm, a quimioprofilaxia deve ser mantida por seis a nove meses. Se PT negativa ou < 5 mm, vacinar com BCG e interromper a isonizada;
  - **Crianças** (em especial aquelas com menos de cinco anos de idade):
    - PT $\geq$ 5 mm naquelas não vacinadas ou vacinadas a mais de dois anos com BCG ou com qualquer afecção imunossupressora;
    - PT $\geq$ 10 mm naquelas vacinadas a menos de dois anos;
  - **Adolescentes e adultos.** Deve-se avaliar o risco-benefício da profilaxia, pois a hepatotoxicidade da isoniazida aumenta com o aumento da idade.
    - PT $\geq$ 5 mm, indicar se o paciente estiver em uso de TNF-α, naquelas com sequelas pulmonares sugestivas de tuberculose ao raio X, transplantados em terapia imunossupressora, portadores de HIV-aids;
    - PT $\geq$ 10 mm naqueles com neoplasias de cabeça e pescoço e naqueles com disfunção renal em diálise;
    - Conversão PT (segunda PT com aumento de 10 mm em relação à primeira) em contatos com tuberculose bacilífera, profissional da saúde e de laboratório de micobactérias, trabalhadores do sistema prisional e de instituições de longa permanência;
    - A quimioprofilaxia é feita com a isoniazida na dose de 5 a 10 mg/kg/dia (máximo 300 mg), uma vez ao dia, por via oral, durante seis a nove meses.

Varicela-zóster

Caso-índice: varicela e zóster disseminado – precauções com aerossóis e de contato. Zóster localizado em imunocompetente – contato, além das precauções padrão (Quadro 65.4).

Comunicantes: Se houver exposição dentro do hospital, deve-se tomar algumas medidas de controle:

- Identificar os suscetíveis entre os pacientes, funcionários e visitantes expostos;
- Administrar imunoglobulina específica contra a varicela-zóster (VZIG) até 96 horas após o contato, na dose de 125 UI para cada 10 kg de peso (dose máxima 625 UI), por via IM, para as pessoas com indicação:
  - Pessoas imunocomprometidas, sem história de varicela, incluindo os infectados pelo HIV;
  - Gestantes suscetíveis, devido ao risco de complicações na gestante;
  - Recém-nascidos de mães que tiveram o início da varicela entre os cinco dias antes e dois dias após o parto;
  - Recém-nascidos prematuros hospitalizados (< 28 semanas de idade gestacional) se a mãe não tiver história de varicela ou for soronegativa;

- Recém-nascidos prematuros hospitalizados (< 28 semanas de idade gestacional ou com peso de nascimento ≤ 1.000 g), qualquer que seja a história materna.

Os pacientes que recebem IGIV (400 mg/kg ou mais) em intervalos regulares não necessitam de dose adicional se a administração foi a menos de três semanas.

- Administrar a vacina contra a varicela até 120 horas após a exposição para as pessoas imunocompetentes suscetíveis, exceto naquelas que têm indicação de VZIG. A posologia recomendada é 0,5 mL por via subcutânea em dose única para crianças entre 12 meses e 12 anos. Após 13 anos de idade, deve-se administrar duas doses da vacina, com intervalo de quatro a oito semanas entre elas;
- Dar alta precoce a todos os pacientes suscetíveis e expostos;
- Estabelecer precauções para aerossóis para todos os pacientes suscetíveis que não tiveram alta hospitalar, do oitavo até o 21º dia após a exposição ao caso-índice e até o 28º dia se receberam VZIG ou IGIV;
- Excluir dos cuidados diretos ao paciente todos os funcionários suscetíveis entre o oitavo até o 21º dia após a exposição ao caso-índice e até o 28º dia se tiverem recebido VZIG ou IGIV;
- Os recém-nascidos de mães que tiveram o início da varicela entre os cinco dias antes e dois dias após o parto devem receber VZIG ou IGIV e permanecerem hospitalizados; devem ser mantidos em precauções de contato e aerossol até 21 dias de vida se não receberam ou até 28 dias se receberam as IG;
- Os recém-nascidos com embriopatia não requerem precauções se não tiverem lesões ativas.

MEDIDAS ESPECÍFICAS PARA A PREVENÇÃO DAS INFECÇÕES MAIS COMUNS NAS UCIS PEDIÁTRICAS E NEONATAIS

Na prevenção das infecções associadas aos dispositivos invasivos, preconiza-se atualmente algumas estratégias, que, em conjunto, mostraram-se eficientes no dia a dia. Esses conjuntos de medidas (*bundles*) estão descritos resumidamente nos Quadros 65.5, 65.6 e 65.7, e baseiam-se em vigilância das infecções associadas ao dispositivo, cuidados na inserção do dispositivo e na sua manutenção. Os *bundles* incluem precauções para evitar os principais fatores associados ao risco dessas infecções.

QUADRO 65.5 ***Estratégias para prevenir as infecções urinárias associadas às sondas vesicais (IU-SV).***

Práticas básicas recomendadas para todos os hospitais de cuidados agudos
A. Prover infraestrutura adequada para prevenir as IU-SV
1. Providenciar e atualizar normas escritas para o uso, inserção e manutenção das SV
2. Somente o pessoal treinado deve inserir as SV
3. Certificar-se que há o material básico necessário para a técnica asséptica de inserção
4. Documentar no prontuário do paciente: ordem médica para a passagem do cateter, data e horário da inserção, documentação do procedimento de inserção, cuidados tomados diariamente com a manutenção do cateter e data e horário da remoção
B. Realizar a vigilância das IU-SV, utilizando os critérios estabelecidos pelos órgãos de controle
C. Fornecer educação e treinamento para a equipe envolvida na inserção, manutenção e vigilância
D. Usar técnica apropriada de inserção do cateter
1. Inserir a sonda vesical somente quando for necessária para os cuidados com o paciente e deixar no local somente enquanto as indicações persistirem
2. Praticar a higiene das mãos imediatamente antes da inserção e antes e após qualquer manipulação do local do cateter
3. Inserir o cateter usando técnica asséptica e dispositivos estéreis
4. Usar luvas, gazes e algodão estéreis, uma solução antisséptica para limpar o meato urinário e um lubrificante estéril para a inserção
5. Usar uma sonda de menor calibre que proporcione uma drenagem adequada para minimizar o trauma uretral

continua >>

>> *continuação*

QUADRO 65.5 ***Estratégias para prevenir as infecções urinárias associadas às sondas vesicais (IU-SV).***

E. Praticar a manutenção adequada do cateter urinário
1. Fixar adequadamente a SV
2. Manter um sistema de drenagem estéril e fechado
3. Trocar o cateter e o sistema coletor, usando técnica asséptica, quando houver quebra das técnicas assépticas, desconexão ou ruptura
4. Para coletar urina, usar o local indicado para essa finalidade
5. Manter o sistema desobstruído
6. Usar a higiene habitual. A limpeza do meato com solução asséptica não é necessária

Fonte: Yokoe DS[28].

QUADRO 65.6 ***Estratégias para prevenir as pneumonias associadas à ventilação mecânica.***

Práticas básicas recomendadas para pacientes pediátricos
A. Evitar a intubação, se possível
1. Usar ventilação não invasiva em pacientes selecionados, sempre que factível
B. Minimizar a duração da ventilação mecânica
1. Verificar diariamente a possibilidade de extubação traqueal
2. Evitar extubações não planejadas ou reintubações
C. Praticar a higiene oral regularmente
D. Elevar a cabeceira do leito, a menos que esteja contraindicada clinicamente
E. Manter os circuitos do aparelho de VPM
1. Trocar os circuitos do aparelho de VPM somente quando estiverem visivelmente sujos ou não funcionando adequadamente
2. Remover a condensação de água dos circuitos com frequência
3. Aspirar as secreções orais antes de cada mudança de posição do paciente
F. Seleção da cânula intratraqueal e manutenção
1. Usar cânulas com *cuff*
2. Manter a pressão e volume do *cuff* no mínimo para evitar perda de ar ao redor do tubo
G. Evitar o uso de agentes bloqueadores de receptores de histamina ou inibidores de prótons
H. Evitar a distensão gástrica
Práticas básicas recomendadas para recém-nascidos pré-termo
A. Evitar a intubação traqueal, se possível
1. Considerar a pressão positiva contínua, com dispositivo nasal com ou sem ventilação mecânica intermitente nasal, como alternativa para a intubação traqueal
B. Minimizar a duração da ventilação mecânica
1. Manter o paciente sem sedação sempre que possível
2. Verificar diariamente a possibilidade de extubação traqueal
3. Evitar extubações não planejadas ou reintubações
4. Realizar a higiene oral com água estéril
5. Minimizar as falhas no circuito do aparelho de VPM
6. Trocar os circuitos do aparelho de VPM somente quando estiverem visivelmente sujos ou não funcionando adequadamente
C. Evitar o uso de agentes bloqueadores de receptores de histamina ou inibidores de prótons
D. Evitar a distensão gástrica

Fontes: Rosenthal VD; Yokoe DS[20,28].

QUADRO 65.7 ***Estratégias para prevenir as infecções primárias de corrente sanguínea associadas a cateter vascular central (IPCS).***

Práticas básicas recomendadas para prevenir e monitorar as IPCS, recomendadas para todos os hospitais de cuidados agudos
A. Antes da inserção
1. Providenciar acesso fácil a uma lista de indicações de uso de cateter venoso central, com base em evidências, para minimizar o uso desnecessário
2. Somente o pessoal treinado deve inserir e prestar cuidados de manutenção
3. Dar banho diário com uma preparação à base de clorexidina em todos os pacientes com mais de dois meses de idade
B. Na inserção
1. Certificar-se de que há o material básico necessário para a técnica asséptica de inserção
2. Fazer uma relação das práticas recomendadas para a prevenção das infecções para assegurar a aderência a elas
3. Praticar a higiene das mãos imediatamente antes da inserção e antes e após qualquer manipulação do local do cateter
4. Usar as precauções máximas de barreira durante a inserção do cateter
5. Usar uma preparação antisséptica de clorexidina alcoólica para o preparo da pele
C. Após a inserção
1. Assegurar que a relação entre profissionais de enfermagem e pacientes esteja apropriada e evitar os profissionais não alocados na UCs
2. Desinfetar as conexões do cateter antes de usá-lo
3. Remover os cateteres não essenciais
4. Para os cateteres não tunelizados, trocar os curativos transparentes e realizar os cuidados locais com solução de clorexidina a cada 5 a 7 dias ou imediatamente se o local estiver com sujidades; trocar os curativos de gaze a cada dois dias ou imediatamente se houver sujidades
5. Trocar os equipos de infusão não utilizados para sangue, produtos de sangue e lípides em intervalos não maiores do que 96 horas
6. Fazer a vigilância das IPCS nas UCIs e em outros locais fora da UCI

Fonte: Yokoe DS[28].

Alguns estudos em UCIs pediátricas e neonatais confirmam que esses pacotes, quando utilizados com boa adesão dos membros da equipe de saúde, auxiliam na prevenção das IHs. Em estudo realizado em 10 UCIs pediátricas em países em desenvolvimento, Rosenthal *et al.*[20] verificaram uma redução do risco de infecções urinárias associadas à sonda vesical de 57% (a densidade de incidência foi de 5,9 casos/1.000 cateteres urinários-dia antes da intervenção e 2,6 casos/1.000 cateteres urinários-dia após a intervenção – p = 0,0344). Já para as pneumonias associadas à VM em recém-nascidos de 15 UCIs neonatais, também em países em desenvolvimento, o mesmo autor verificou uma redução do risco de 33% (a densidade de incidência foi de 17,8 casos/1.000 pacientes em VM/dia antes da intervenção e 12,0 casos/1.000 pacientes em VM/dia após a intervenção – p = 0,001). Na UCI pediátrica do Hospital Infantil Menino Jesus, na cidade de São Paulo, após a implantação de *bundle* para cateter vascular central observou-se uma queda de 58% na densidade de incidência das infecções da corrente sanguínea associadas aos cateteres. A avaliação da adesão aos itens do protocolo em 234 pacientes mostrou que o registro da indicação da passagem do cateter estava presente em 98%; o registro do tempo de permanência em 82%. Não foram observadas não conformidades na passagem do cateter, mas, em 74 avaliações realizadas, os cuidados com a manutenção dos dispositivos estava aquém do desejável, sendo observado que 26% das vezes não houve a higienização adequada das mãos antes da manipulação do cateter.

Cabe, ainda, assinalar que o uso racional de antimicrobianos, para que não haja seleção de microrganismos resistentes no ambiente da UCI, é abordado no Capítulo 61, "Uso Racional de Antibióticos em Terapia Intensiva Pediátrica e Neonatal".

REFERÊNCIAS

1. Ministério da Saúde (Brasil), Agência Nacional de Vigilância Sanitária. Resolução RDC nº 50 – Normatização para construção em hospitais. Brasília; 21 fev 2002.
2. Assis DB, Madalosso G, Ferreira SA, Yassuda YY. Sistema de Vigilância das Infecções Hospitalares do Estado de São Paulo. Dados 2004-2012. BEPA. 2014;11:3-30.
3. Boyce JM, Pittet D. Guidelines for hand hygiene in health-care settings. MMWR Recomm Rep. 2002; 51(RR-16):1-45.
4. Centers for Disease Control and Prevention (CDCP), National Healthcare Safety Network (NHSN). Tracking infections in acute care hospitals facilities. Disponível em: <http://www.cdc.gov/nhsn/acute-care -hospital/index.html>.
5. Coffin SE, Zaoutis TE. Healthcare-associated infections in the nursery. In: Remington JS, Klein JO, editors. Infectious diseases of the fetus and newborn infant. London: Elsevier Inc.; 2011. p. 1126-43.
6. Dudeck M, Edwards JR, Allen-Bridson K, Gross C, Malpiedi PJ, Peterson KD, Pollock DA, Weiner LM, Sievert DM. National Healthcare Safety Netwoek report, data summary for 2013. Device-associated Module. Am J Infect Control. 2015;43:206-21.
7. Earle M Jr, Natera OM, et al. Outcome of pediatric intensive care at six centers in México and Equador. Crit Care Med. 1997;25:1462-7.
8. Horan T, Andrus M, Dudeck M. CDC/NHSN surveillance definition of health care-associated infection and criteria for specific types of infections in acute care setting. Am J Infect Control. 2008;36:309-32.
9. Horan TC, Gaynes RP. Surveillance of Nosocomial Infections. In: Mayhall CG, editor. Hospital Epidemiology and Infection Control. Philadelphia: Lippincott Williams & Wilkins; 2004. p. 1659-702.
10. Huskins WC, Sammons JS, Coffin SE. Health Care- Associated Infections. In: Cherry JD, Harrison GJ, Kaplan SL, Steinbach WJ, Hotez PJ. Feigin and Cherry's Textbook of Pediatric Infectious Diseases. Philadelphia: Elsevier-Saunders; 2014. p. 3377-419.
11. Lopes JMM, Tonelli E, et al. Prospective surveillance applying the National Nosocomial Infection Surveillance methods in a Brazilian pediatric public hospital. Am J Infect Control. 2002;30:1-7.
12. Loveday HP, Wilson JA, Pratt RJ, Gossorkhi M, et al. epic3: National evidence-based guidelines for preventing health care- associated infections in NHS Hospitals in England. J Hosp Infect. 2014;86(Suppl 1): S1-70.
13. Mermel LA, Allon M, Bouza E, et al. Clinical Practice Guidelines for the Diagnosis and Management of Intravascular Catheter-Related Infection: 2009 Update by Infectious Diseases Society of America. Clin Infect Dis. 2009;49:1-45.
14. Ministério da Saúde (Brasil). Portaria nº 2.616. Brasília: Diário Oficial da União; 13 mai 1998.
15. Ministério da Saúde (Brasil), Agência Nacional de Vigilância Sanitária. 07 – Rede Nacional de Monitoramento da Resistência Microbiana em Serviços de Saúde – Rede RM: Resistência Microbiana em IPCSL relacionada a CVC em UTI (2012). Disponível em: <http://www20.anvisa.gov.br/segurancadopaciente/index.php/publicacoes/item/07-rede-nacional-de-monitoramento-da-resistencia-microbiana-em-servicos-de-saude-rede-rm-resistencia-microbiana-em-ipcs-l-relacionada-a-cvc-em-uti-2012>.
16. Pickering LK, Baker CJ, Long SS, McMillan JA, editors. Red Book: 2012. Report of the Committee on Infectious Diseases. 28th ed. Elk Grove Village, IL: American Academy of Pediatrics; 2012.
17. Ramos SRTS, Baldacci ER, editores. Manual de Pediatria: terapêutica antimicrobiana e infecção hospitalar. São Paulo: Sarvier; 1996.
18. Ramos SRTS. O Papel da Informática no Controle das Infecções Hospitalares. In: Rodrigues EAC, Mendonça JS, Amarante JMB, Alves Filho MB, Grinbaum RS, Richtman R, editores. Infecções Hospitalares: Prevenção e Controle. São Paulo: Sarvier; 1997. p. 86-92.
19. Rosenthal VD, Ramachandran B, Dueñas L, et al. Effectiveness of a multidimensional approach on catheter-associated urinary tract infections rates in Pediatric Intensive Care Units of 6 developing countries. Infect Control Hosp Epidemiol. 2012;33:696-703.
20. Rosenthal VD, Rodríguez-Calderón ME, Rodríguez-Ferrer M, et al. Impact of a multidimensional strategy to reduce ventilator-associated pneumonia em NICU in 10 developing countries. Infect Control Hosp Epidemiol. 2012;33:704-10.
21. Safdar N, Anderson DJD, Braun BI, Carling P, Cohen S, et al.; Research Committee of the Society for Healthcare Epidemiology of America. The evolving landscape of healthcare-associated infections: recent advances in prevention and a road map for research. Infect Control Hosp Epidemiol. 2014;35:480-93.
22. Secretaria de Estado da Saúde de São Paulo, Centro de Vigilância Epidemiológica "Prof. Alexandre Vranjac", Divisão de Infecção Hospitalar. Manual de orientações e critérios diagnósticos. Hospital Geral. [Revisão janeiro de 2015.] Disponível em: <http://www.cve.saude.sp.gov.br/htm/ih/pdf/manual15_hospgeral_crit_diag.pdf>.

23. Siegel JD, Rhinehart E, Jackson MJ, et al.; Healthcare Infection Control Practices Advisory Committee, 2007. Guideline for isolation precautions: preventing transmission of infectious agents in healthcare settings. June 2007. Disponível em: <http://www.cdc.gov/ncidod/dhqp/pdf/isolstion2007.pdf>.

24. Sydnor ER, Perl TM. Hospital Epidemiology and Infection Control in Acute-Care Settings. Clin Microbiol Rev. 2011;24:141-73.

25. Weber DJ, Rutala WA. Understanding and preventing transmission of healthcare associated pathogens due to the contaminated hospital environment. Infect Control Hosp Epidemiol. 2011;32:687-99.

26. Wendt C, Herwaldt LA. Epidemics: Investigation and Management. In: Wenzel RP, editor. Prevention and Control of Nosocomial Infections. Baltimore: Williams & Wilkins; 1997. p. 175-213.

27. WHO. Clean care is safer care: the first global challenge of the WHO world alliance for patient safety. Infect Control Hosp Epidemiol. 2005;26:891-4.

28. Yokoe DS, Anderson DJ, Berenholtz SM, et al. A compendium of strategies to prevent healthcare-associated infections in acute care hospitals: 2014 updates. Infect Control Hosp Epidemiol. 2014;35:967-77.

29. Committee on Infectious Diseases and Committee on Hospital Care. Pediatrics, 1998. The revised CDC guidelines for isolation precautions in hospitals: Implications for pediatrics. Pediatrics. Mar 1998;101(3):e13.

30. Gardner JS, Szpunar CA, O'Connell MJ, Facklam DP, Mariano JP, Borden EK, et al. Cohort maintenance and comparability in a pharmacoepidemiologic study using a commercial consumer panel to recruit comparators. Pharmacoepidemiol Drug Saf. 1996;5(4):207-14.

Seção VII

DISTÚRBIOS DE OUTROS SISTEMAS

Fisiologia Renal

Luiza do Nascimento Ghizoni Pereira
Olberes Vítor Braga de Andrade

INTRODUÇÃO

Os rins desempenham diversas funções regulatórias no organismo, as quais são indispensáveis à manutenção da vida. Dentre elas, podemos destacar a regulação do equilíbrio hidroeletrolítico e acidobásico; regulação da volemia; controle da pressão arterial; excreção de produtos do metabolismo, de nutrientes e produtos de detoxificação celular; regulação mineral óssea; eritropoiese; excreção de uma série de substâncias endógenas e exógenas; além da secreção, metabolização e excreção de diversos hormônios e peptídeos[1-4]. Embora representem menos de 0,5% do volume corpóreo, os rins são altamente perfundidos, recebem de 20-30% do débito cardíaco total e desempenham um trabalho altamente especializado e de grande consumo de oxigênio e energia. Dessa forma, o papel do rim, por meio dos mecanismos de filtração glomerular e reabsorção e secreção tubular, são essenciais para proporcionar o funcionamento adequado e a homeostase do organismo[1-5]. Muitas das funções renais são partilhadas com outros órgãos, tais como pulmão, coração, fígado, adrenais etc., tendo-se que a interação molecular, inflamatória e imunológica entre os órgãos cada vez mais é estabelecida, como é o caso da sepse e a lesão renal aguda (LRA)[5-7].

Em pacientes graves, diversas respostas fisiológicas adaptativas são estabelecidas. A magnitude e consequências dessas respostas dependem da doença de base, do comprometimento hemodinâmico e cardiorrespiratório, do uso de medicações vasoativas e nefrotóxicas e dos fatores infecciosos, inflamatórios e genéticos, entre outras comorbidades envolvidas[5]. Esses aspectos denotam uma sensibilidade elevada desses mecanismos regulatórios frente aos distúrbios patológicos intrínsecos e extrínsecos, tal como observado em pacientes em terapia intensiva. Como consequência fisiopatológica, vários cenários se agregam, tais como LRA, distúrbios hidroeletrolíticos, distúrbios acidobásicos e emergências hipertensivas, entre outras manifestações. Embora ocorra na atualidade uma grande busca para caracterização de biomarcadores da disfunção renal, na avaliação rotineira da função renal, os intensivistas e nefrologistas consideram, na prática, a análise do volume urinário e a excreção renal de produtos do metabolismo e, eletivamente, a mensuração da creatinina sérica. Entretanto, a creatinina sérica apresenta várias interferências quanto à sua interpretação, além de constituir uma marcadora tardia da função renal. Além da avaliação da função glomerular, análises laboratoriais diretas ou valores derivados calculados podem ser de utilidade na avaliação funcional tubular[6]. Todos esses aspectos tornam imprescindível o conhecimento da fisiologia renal.

Anatomia Funcional do Rim

No recém-nascido de termo, o rim pesa cerca de 25 g, mensurando cerca de 4-5 cm. Nos primeiros dois anos de vida, ocorre um período de rápido crescimento de 2-3 mm/ano até alcançar, na adolescência, o tamanho e o peso de um rim de adulto (cerca de 12 cm e 150 g, respectivamente)[4]. Habitualmente, os rins encontram-se no compartimento retroperitoneal do abdome, na projeção dos corpos vertebrais entre T12 e L3[4,8,9]. Diante de uma secção renal mediana podemos identificar três partes principais: uma parte externa, o córtex; uma interna, a medula renal; e a pelve renal[1,2,9]. O córtex renal, caracteristicamente, é amarronzado e possui uma aparência granular, sendo o local onde encontramos todos os glomérulos, túbulos contorcidos proximais e distais e a porção inicial do ducto coletor. Assim, é no córtex renal que se inicia a depuração do sangue para a formação de um filtrado que dará origem à urina. Duas variantes anatômicas de néfrons são descritas no córtex: os *néfrons corticais*, com corpúsculos renais situados na cortical externa e que possuem alças de Henle curtas; e os *néfrons justamedulares*, correspondendo a cerca de 20-30% dos néfrons, os quais apresentam corpúsculos renais mais volumosos, estão situados profundamente e próximo à transição corticomedular e possuem alças de Henle longas e delgadas[2,9,10] (Figuras 66.1, 66.2 e 66.3).

A medula renal possui uma coloração mais clara e uma aparência listrada, resultado da disposição em paralelo das alças de Henle. Os ramos da alça de Henle e a maior parte dos ductos coletores estão localizados na medular renal. A medula renal ainda pode ser dividida em duas partes: uma mais externa e próxima ao córtex, a medula externa; e uma mais profunda e distante do córtex, a medula interna[1,2,9]. O ultrafiltrado glomerular é modificado, posteriormente, por meio dos mecanismos associados à reabsorção, secreção, diluição e concentração tubular. O produto do fluxo urinário resultante, que alcança a papila (porção central da medula interna) e é oriundo dos ductos coletores, drena a seguir nos cálices, pelve, ureter e bexiga, sendo posteriormente eliminado pela uretra[2,4,9].

Do ponto de vista funcional, o rim está organizado em uma série de lóbulos, correspondendo em geral de 8 a 18 lóbulos, podendo existir variações anatômicas[9-11]. Cada lóbulo consiste de uma pirâmide de tecido medular associado ao tecido cortical que recobre a sua base. A porção medular dessa pirâmide é denominada "pirâmide de Malpighi" (Figura 66.1). O ápice da pirâmide medular forma a papila renal, e cada papila renal apresenta de 10 a 15 aberturas distais para a drenagem da urina já formada para o cálice menor[2]. O cálice maior é formado pela união dos cálices menores, e drena a urina para a pelve renal. O hilo renal é uma porção invertida da face medial do rim onde encontramos o ureter, os nervos, os vasos linfáticos e a artéria e a veia renal, entrando ou saindo do rim. O envoltório externo dos rins é formado por uma membrana de tecido conjuntivo, a cápsula renal, e, ao redor dessa cápsula, está a gordura perirrenal, a fáscia de Gerota[9].

Vascularização Renal

Ramo da aorta abdominal, o sangue flui pela artéria renal que, ao penetrar no hilo renal, sofre uma divisão, originando os ramos anterior e posterior, e, na sequência, as artérias segmentares[2,4,5,9]. Uma vez no interior do rim, esses ramos arteriais originam as artérias interlobares, que se projetam no interior das colunas renais. Quando essas artérias alcançam a junção corticomedular, ramificam-se perpendicularmente na base das pirâmides, constituindo as artérias arqueadas (Figura 66.2). Destas, emergem as artérias interlobulares, que sobem perpendicularmente entre dois raios medulares no interior do córtex renal. A artéria interlobular emite inúmeras arteríolas aferentes que originarão o glomérulo, que, juntamente com a cápsula de Bowman, constituem os corpúsculos renais[2,4,9].

Cada arteríola aferente enovela-se para constituir o glomérulo renal, após penetrar a cápsula de Bowman pelo polo vascular. Essa disposição permite uma grande superfície disponível para a filtração glomerular. Em seguida, os capilares glomerulares

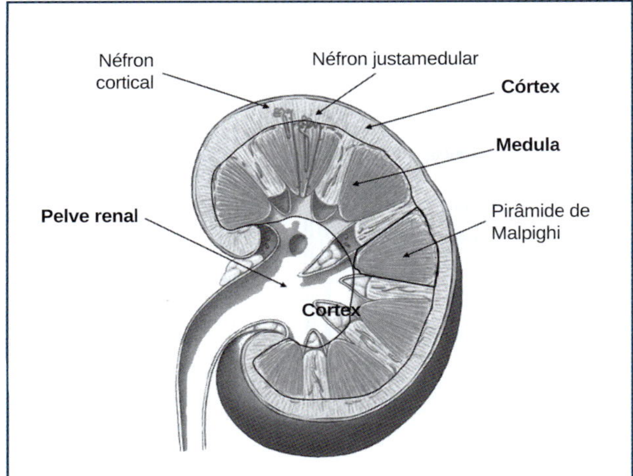

FIGURA 66.1 ***Esquema ilustrativo de secção mediana sagital do rim humano, demonstrando o córtex (parte externa), a medula (parte interna) e a pelve renal. No córtex renal, onde ocorre a depuração do sangue para a formação do filtrado glomerular, encontra-se a unidade funcional do rim, o néfron (constituído pelo corpúsculo renal e pelos túbulos). No córtex, encontramos os corpúsculos renais (constituídos pelo glomérulo e pela cápsula de Bowman), os túbulos contorcidos proximais, os túbulos contorcidos distais e a porção inicial do ducto coletor. Duas populações de néfrons são evidenciadas: os néfrons corticais (alças de Henle curtas) e os néfrons justamedulares (alças de Henle longas, que se estendem para a medular interna). A medula renal apresenta habitualmente 8-18 pirâmides e é constituída pelas alças de Henle e a maior parte dos ductos coletores (vide texto para mais detalhes).***

Fonte: adaptada de Guyton *et al.*; Toporovski *et al.*[2,9].

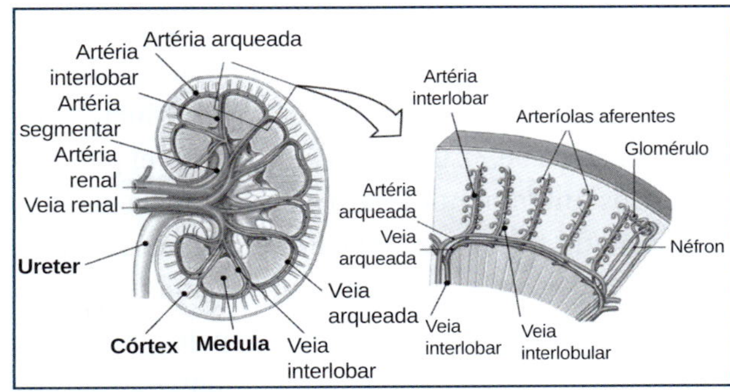

FIGURA 66.2 ***Ilustração demonstrando o córtex, a medula e a vascularização renal. A artéria renal origina sequencialmente as artérias segmentares, interlobares, arqueadas e interlobulares e a arteríola aferente, a qual se enovela para originar o glomérulo renal. Após a filtração glomerular, a arteríola eferente (não demonstrada na Figura) leva o sangue arterial para fora do glomérulo, originando as veias interlobulares (os quais também recebem sangue dos capilares tubulares), que retornam o sangue do córtex para as veias arqueadas, veias interlobares e veia renal, tributária da veia cava inferior (vide texto para maiores detalhes).***

Fonte: adaptada de Guyton *et al.*; Kriz *et al.*[2,10].

unem-se e saem também pelo polo vascular, constituindo a arteríola eferente, que leva o sangue arterial para fora do glomérulo. A maioria das arteríolas eferentes ramificam-se para formar uma segunda rede capilar, os capilares peritubulares[2,9,11]. O sangue dos capilares peritubulares retorna pelas veias interlobulares, que retornam o sangue do córtex para as veias arqueadas. Estas juntam-se para formar as veias interlobares, que passam pelo interior das colunas renais, juntando-se numa veia única, a veia renal, tributária da veia cava inferior[2,9].

As arteríolas retas são extensões das arteríolas eferentes que envolvem no interior da medula renal as alças de Henle e formam também alças que se continuam como vênulas retas, levando sangue para as veias interlobulares. Somente 1% a 2% do sangue renal total flui através desses vasos, coletivamente denominados "vasos retos" (*vasa recta*), constituindo a rede capilar peritubular de cada néfron. A disposição dos *vasa recta* na medula renal desempenha um importante papel no mecanismo de concentração urinária, como será comentado posteriormente.

O Néfron

O néfron é a unidade funcional básica do rim. Cada rim contém entre 1 e 1,3 milhões de néfrons, e cada um deles consiste em um corpúsculo renal, ou corpúsculo de Malpighi, e um sistema tubular; este último formado pelo túbulo contorcido proximal, alça de Henle, túbulo contorcido distal e ducto coletor[1,2,9] (Figura 66.3). O néfron é responsável por dois processos fundamentais para a produção da urina: a formação do filtrado glomerular e o adequado processamento desse filtrado em seu sistema tubular.

O corpúsculo renal, composto pelo glomérulo e pela cápsula de Bowman, é o componente do néfron que inicia a filtração sanguínea. Os glomérulos são compostos por um tufo de capilares oriundos da arteríola aferente (pequenos ramos provenientes da artéria interlobular), pelas células mesangiais e pelas células endoteliais viscerais (também chamadas de podócitos). Após se enovelarem, os tufos capilares se unem e formam a arteríola eferente, que deixa o glomérulo[1,2,9]. Assim, a barreira de ultrafiltração glomerular (BUF) é constituída pelo endotélio vascular, pela membrana basal glomerular e pelos podócitos (Figura 66.4). Estes últimos são células especiais que possuem prolongamentos, chamados de "processos podais", que envolvem as alças glomerulares e formam as fendas de filtração. Interiormente, entre as alças capilares glomerulares, localiza-se o mesângio, um tecido conjuntivo de sustentação e que apresenta várias funções relacionadas com ação hormonal e polipeptídica e envolvimento nos mecanismos de progressão da doença renal e de inúmeras glomerulopatias[1,9,10]. Externamente ao glomérulo, temos a cápsula de Bowman, formada por dois folhetos: o parietal mais externo, que forma uma espécie de cálice; e o visceral, junto aos capilares glomerulares. Portanto, entre os dois folhetos cria-se o espaço capsular ou espaço urinário ou espaço de Bowman, local onde se coletará o produto do filtrado glomerular após a adequada passagem pela membrana glomérulo-capilar, o qual será processado ao longo do néfron até a formação da urina final. Vários componentes estruturais e funcionais são responsáveis pela integridade da BUF, principalmente relacionados e localizados com a biologia do podócito. Mutações genéticas dos componentes da BUF (principalmente proteínas podocitárias) estão relacionadas com várias glomerulopatias na infância[12,13].

O sistema tubular renal segue o corpúsculo renal na sequência fisiológica da formação da urina. É formado pelo túbulo contorcido proximal, alça de Henle, túbulo contorcido distal e ducto coletor, de forma consecutiva. O filtrado glomerular coletado no espaço de Bowman segue para o sistema tubular renal onde será processado adequadamente para a formação da urina, que será entregue ao cálice renal[1,2]. Alguns aspectos do seu funcionamento e suas particularidades fisiológicas serão expostos a seguir.

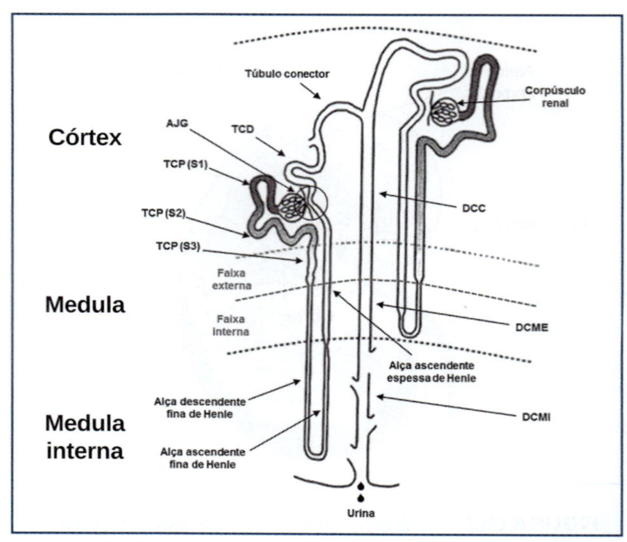

FIGURA 66.3 ***Diagrama ilustrativo da estrutura do néfron. A unidade funcional do rim abrange o corpúsculo renal (glomérulo e cápsula de Bowman) e os túbulos renais. Demonstra-se, à direita, o néfron cortical (alça de Henle curta) e, à esquerda, o néfron justamedular (alça de Henle longa). A formação da urina depende inicialmente dos mecanismos de permeabilidade e seletividade da barreira de ultrafiltração glomerular. O ultrafiltrado glomerular sofre influência posterior dos mecanismos de reabsorção e secreção tubular, para a formação da urina final. O túbulo contorcido proximal é formado por três segmentos: S1, S2 e S3. O túbulo distal é formado pelo túbulo contorcido distal, túbulo conector e ducto coletor cortical (vide texto para maiores explicações).***

Siglas: TCP = túbulo contorcido proximal (com segmentos S1, S2 e S3); AJG = aparelho justaglomerular; TCD = túbulo contorcido distal; DCC = ducto coletor cortical; DCME = ducto coletor medular externo; DCME = ducto coletor medular interno.

Fonte: adaptada de Guyton *et al.*; Toporovski *et al.*; Kriz *et al.*[2,9,10].

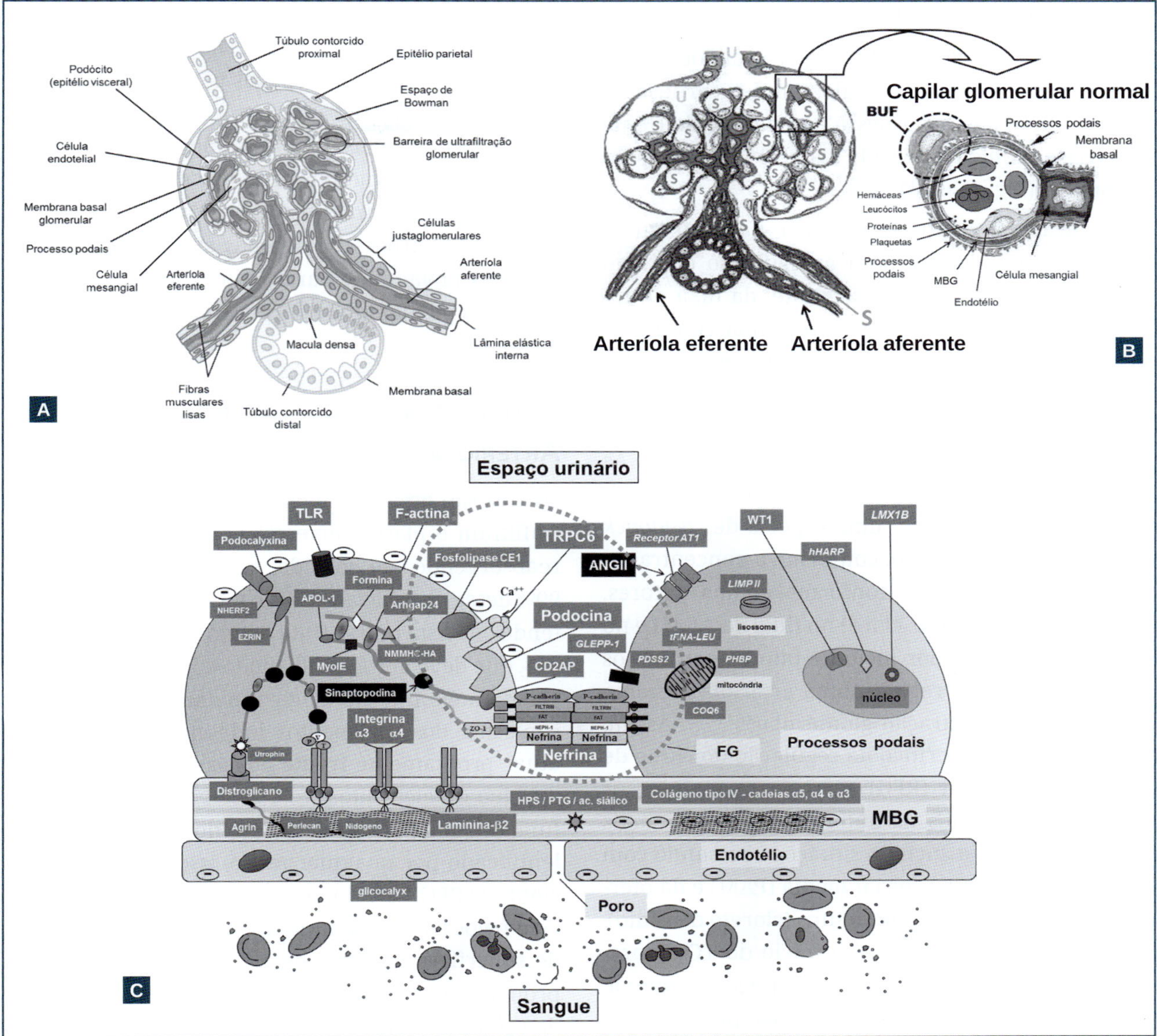

FIGURA 66.4 ***Representação esquemática do glomérulo, do aparelho justaglomerular (AJG) e da barreira de ultrafiltração glomerular (BUF). (A) O sangue entra nos capilares glomerulares através da arteríola aferente e a filtração ocorre através da BUF, gerando ultrafiltrado inicial no espaço urinário (Bowman). O AJG, localizado no polo vascular do glomérulo é um dos sítios de regulação do*** *feedback* ***tubuloglomerular. Formado pelas células justaglomerulares e pela mácula densa, permite uma comunicação fisiológica entre o fluído tubular e as arteríolas aferente e eferente. (B) Detalhe esquemático da BUF, formada pelas células endoteliais fenestradas, membrana basal glomerular e células epiteliais viscerais (podócitos). (C) Modelo esquemático mais detalhado da barreira de ultrafiltração glomerular, formado pelo capilar e pela célula endotelial (com poros), pela membrana basal glomerular (MBG) e pelo podócito (com seus processos podais) e a fenda diafragmática (FG). Várias proteínas, canais iônicos e vias enzimáticas são responsáveis pela estrutura, biologia de funcionamento e estabilização da BUF. Mutações genéticas desses componentes, principalmente proteínas situadas no podócito, são responsáveis por inúmeras glomerulopatias, cursando principalmente com síndrome nefrótica córtico-resistente e glomeruloesclerose segmentar e focal. Modificações na concentração de NaCl na região da mácula densa determinam mudanças no calibre da arteríola aferente, mediadas pela ação de renina. Dessa forma, o aumento da oferta de NaCl na mácula densa, por exemplo, resulta em constrição da arteríola aferente, reduzindo o ritmo de filtração glomerular (vide texto para maiores detalhes).***

Fonte: adaptada de Rose; Guyton *et al.*; Hunley *et al.*; Kriz *et al.*; Winn; Geary *et al.*; Bailey *et al.*[1,2,3,10,12,14,15].

O Aparelho Justaglomerular

O aparelho justaglomerular (AJG) está localizado no polo vascular do glomérulo, entre o corpúsculo renal e o final da alça espessa ascendente de Henle (AEAH) e o túbulo contorcido distal (TCD) do mesmo néfron[1,9,11] (Figura 66.4).

O posicionamento estratégico das estruturas do AJG é fundamental para a regulação do fluxo sanguíneo renal e, por conseguinte, da taxa de filtração glomerular. O AJG permite uma comunicação fisiológica entre o fluído tubular e as arteríolas aferente e eferente. Para a formação do AJG, duas estruturas devem ser consideradas: as células justaglomerulares (CJG) e a mácula densa (MD)[1,2]. As CJG são responsáveis pela produção e secreção da renina. Já a MD permite uma espécie de "*feedback* tubuloglomerular" (FTG), conforme a concentração de solutos (sódio e/ou, conforme alguns autores, mais apropriadamente, cloro) no final da AEAH e no início do TCD, que, por meio de fatores parácrinos (ação local), exerce regulação na arteríola aferente com impacto na filtração glomerular[1-3,14,15]. Assim, o FTG exerce papel crítico na regulação do ritmo de filtração glomerular (RFG), conjuntamente com os processos envolvidos na autorregulação (ver mais adiante). De forma sucinta, situações cursando com aumento da pressão arterial média (PAM) e da oferta hídrica e/ou da carga de solutos (cloreto de sódio), no lúmen do final da AEAH e início do TCD, apresentam sinalização do AJG para secreção de renina, entre outros mecanismos intrínsecos, promovendo vasoconstrição da arteríola aferente e aumento da resistência vascular renal, com o objetivo de homeostase do RFG[4,5,15,16]. Por outro lado, situações de baixa pressão de perfusão renal (PPR) induzem vários mecanismos adaptativos (ver posteriormente a Figura 66.11), baixa concentração da carga desses solutos (cloreto de sódio) e da oferta de fluido tubular no mesmo local; ocorre liberação de renina no AJG e ativação do SRAA, que resulta nas seguintes ações: vasoconstrição sistêmica e renal (eferente > aferente), liberação de aldosterona, liberação de prostaglandina, aumento da reabsorção de Na^+ no TP e aumento do RFG[4,8,14].

Fisiologia Renal: a Formação da Urina

Para a formação da urina, como já mencionado, três processos estão envolvidos: filtração glomerular, reabsorção tubular e secreção tubular[2,9,15,16]. A filtração glomerular consiste na ultrafiltração do plasma dentro dos glomérulos para o espaço de Bowman. Esse ultrafiltrado é processado nos túbulos onde ocorre a reabsorção da maior parte da água e eletrólitos previamente filtrados, de tal forma que estes retornam para os capilares que os circundam. Ao final do processo, algumas substâncias são secretadas novamente para o interior dos túbulos renais, complementando o processo de excreção das mesmas[1,15-17].

Filtração Glomerular e Regulação das Arteríolas Aferentes e Eferentes

Os rins são órgãos amplamente vascularizados e ultrafiltram o plasma diversas vezes ao longo do dia, reabsorvendo em seguida, seletivamente, cerca de 99% desse ultrafiltrado. Isso é totalmente apropriado, tendo em vista que se trata de um sistema de depuração, que deve verificar de modo contínuo a composição do meio interno e agir rapidamente para livrar o plasma dos metabólitos indesejáveis, bem como atuar prontamente frente aos excessos ou carência de água ou eletrólitos[2,14-16]. Esse ritmo de filtração é fundamental para a adequação do processo; e se for lentificado por qualquer razão, isso o tornará ineficiente. O RFG é o volume total de ultrafiltrado produzido pelos rins por minuto (padronizado para a área de superfície corpórea de 1,73 m^2) e é diretamente proporcional ao número de glomérulos funcionais de cada indivíduo[15-18]. Em outras palavras, esse fluxo relativamente contínuo de ultrafiltração, ou RFG, representa a filtração que ocorre em ambos os rins e reflete o produto do *ritmo de filtração glomerular por néfron* (SNGFR) e o número de néfrons filtrantes[3]. O RFG é amplamente utilizado na prática clínica como método de avaliação da função renal.

O processo de filtração glomerular depende do balanço entre as pressões hidrostáticas e coloidosmóticas que ocorrem ao longo dos capilares glomerulares, as quais são denominadas "forças de Starling"[1,3,4,15-18]. Duas características distinguem a ultrafiltração glomerular (UF) das trocas transcapilares de outros órgãos: 1) a parede capilar glomerular exibe uma permeabilidade extraordinariamente elevada para água e solutos, permitindo até 33% de filtração intraglomerular do plasma; 2) O glomérulo exclui do filtrado, quase que completamente, proteinas plasmáticas do tamanho e/ou maiores do que a albumina[3]. As pressões e mecanismos determinantes envolvidos na UF são[1,3-5,15,16]:

1. A pressão hidrostática do capilar glomerular (P_{CG}), que é determinada pela pressão arterial e pela resistência oferecida pelas arteríolas aferentes e eferentes.
2. A pressão hidrostática na cápsula de Bowman (P_{CB}), que, em condições normais, é pequena, porém aumenta significativamente em situações de obstrução do trato urinário.
3. A pressão oncótica da cápsula de Bowman (π_{CB}), que é considerada praticamente nula pela ausência significativa de proteína no ultrafiltrado.
4. A pressão oncótica ou coloidosmótica glomerular no plasma (π_{CG}), que aumenta ao longo dos capilares pela hemoconcentração que ocorre ao longo do processo.
5. A diferença da pressão hidráulica transcapilar glomerular média (ΔP), que é a diferença entre a pressão hidrostática do capilar glomerular (P_{CG}) e a pressão oncótica da cápsula de Bowman (π_{CB}), isto é, $\Delta P=(P_{CG}-\pi_{CB})$.
6. A diferença da pressão colodoismótica glomerular ($\Delta\pi$). Portanto, o $\Delta\pi$ é a diferença entre a π_{CG} e a π_{CB} ($\Delta\pi = \pi_{CG} - \pi_{CB}$)
7. A pressão de ultrafiltração (P_{UF}), que é resultante da diferença entre ΔP e $\Delta\pi$, isto é, ($P_{UF} = \Delta P - \Delta\pi$).
8. Além desses fatores acima, há o coeficiente de ultrafiltração (k) específico ou intrínseco de cada capilar, que determina a permeabilidade vascular específica da barreira.
9. Para uma análise global, levamos em conta a área total de superfície disponível para filtração (S).
10. O coeficiente de filtração (Kf) é o produto de k x S.

Considerando que as pressões individuais são expressas como valores médios ao longo da extensão de todos os capilares e néfrons, teremos:

UF= k x S x [(Δ pressão hidráulica – Δ pressão oncótica)]

$$UF = k \times S \times [(P_{CG} - P_{CB}) - (\pi_{CG} - \pi_{CB})]$$

$$UF = k \times S \times [(\Delta P - \Delta\pi)]$$

$$UF = Kf \times [(\Delta P - \Delta\pi)]$$

O fluxo sanguíneo renal (FSR) é determinado por dois fatores: 1) pela PPR – aproximadamente equivalente à pressão arterial (PA); e (2) pela resistência vascular renal (RVR) – determinada primariamente pelas arteríolas aferentes e eferentes[3]. Como em diversos órgãos, os rins também possuem mecanismos autorregulatórios intrínsecos, os quais ajustam a resistência vascular local, conforme mudanças da pressão de perfusão renal. O FSR e, mais apropriadamente, o fluxo plasmático renal (FPR) são dependentes desses dois leitos de resistência capilares, os quais operam em série[5,15]. Esses mecanismos de autorregulação mantêm o FSR relativamente constante, apesar de mudanças da PA e da PPR. A PPR é determinada pela pressão hidrostática no interior do glomérulo e pela pressão oncótica glomerular e tubular, e influencia a filtração glomerular. Mudanças específicas nas resistências das arteríolas aferentes e eferentes acometem, dessa forma, a hemodinâmica renal. Aumento na resistência arteriolar aferente reduz o FSR e, consequentemente, a filtração glomerular. Ao contrário, redução da resistência da arteríola aferente promove aumento do FSR e da filtração glomerular.

Portanto, sob circunstâncias normais, o RFG é mantido em um nível relativamente constante, apesar de flutuações na pressão arterial média e no fluxo sanguíneo renal. A regulação do RFG é mantida por meio dos mecanismos de *autorregulação* e de *feedback tubuloglomerular*[3-5,16-19]:

1. *Autorregulação.* O sangue chega aos glomérulos através da arteríola aferente e segue pelo tufo capilar glomerular, que, ao final, forma a arteríola eferente. Para dimensionar esse mecanismo, pode-se tentar correlacioná-lo com um processo hidráulico em série, com duas resistências, uma em cada extremidade. Assim sendo, o diâmetro de cada uma dessas resistências influenciará diretamente a pressão dentro do sistema, criando um dos mecanismos de autorregulação do RFG. Esses mecanismos autorregulatórios permitem também que, a despeito das oscilações de pressão arterial, o fluxo sanguíneo renal permaneça relativamente constante[1,3,15-19]. A principal determinante da resistência vascu-

lar nos glomérulos é a arteríola aferente, que, quando há aumento ou redução da PAM, se contrai ou se dilata, respectivamente, a fim de manter a pressão dentro dos capilares glomerulares e o RFG inalterados. O mecanismo desse reflexo vascular depende, basicamente, dos receptores de estiramento miogênicos (mediados provavelmente pela adenosina trifosfato-ATP), que, quando são distendidos por um aumento da PAM, respondem com contração muscular e, quando submetidos à PAM reduzida, se relaxam por meio da liberação de vasodilatadores renais, tais como prostaglandinas e óxido nítrico[1,3,15,16,19].

2. *Feedback tubuloglomerular.* Neste processo, que sofre influência do AJG, a composição do ultrafiltrado, monitorado pela MD, influencia o RFG, constituindo o princípio do FTG, brevemente comentado acima[1-3,15,16,19,20].

A redução primária do RFG ocasiona a redução na carga de solutos (NaCl) que chega no lúmen do final da AEAH e início do TCD, durante o processo de reabsorção e secreção tubular. Esse perfil de ultrafiltrado é "percebido" pela MD, estrutura que monitora, detecta e interpreta continuamente a quantidade de solutos nessa porção do ultrafiltrado. Então, as células mesangiais transmitem a mensagem das células da MD para as células granulares do AJG, que, por sua vez, secretam renina, entre outros mecanismos, promovendo dilatação da arteríola aferente e constrição da eferente, aumento da pressão hidrostática dentro do capilar glomerular e aumento do RFG. Sendo o baixo fluxo renal um estímulo para a secreção de renina pelas células justaglomerulares, e a consequente formação de angiotensina II, esta estimulará a liberação de aldosterona pelas suprarrenais, para que haja aumento da reabsorção renal de sódio e água, com o objetivo de restaurar a volemia e o RFG. Quanto há um aumento do RFG, o aumento da carga de solutos e fluído tubular para o mesmo sistema, com estímulo da MD, resulta no aumento da vasoconstrição da arteríola aferente e a subsequente redução do FSR, retornando o RFG ao nível basal[19,20].

Em condições fisiopatológicas anormais, diversos fatores podem limitar esses mecanismos de ajuste autorregulatórios, tais como a hipovolemia (redução do volume circulante efetivo), a insuficiência cardíaca, a sepse e situações de nefrotoxicidade (por exemplo, uso de diuréticos e/ou anti-inflamatórios não hormonais [AINH]), entre outros[3-5,20].

Os rins são órgãos de elevado metabolismo, sendo responsáveis por ~10% do consumo de energia em repouso. Trata-se do segundo órgão em consumo de energia em repouso, ultrapassado somente pelo coração, e sua principal fonte energética é o ATP, derivado do metabolismo oxidativo[4]. Paralelo a essa necessidade de consumo, os rins vivem sob um regime habitual de hipoxemia. Além do mais, a medula renal convive fisiologicamente com uma PaO_2 comparativamente mais reduzida, tendo-se que um gradiente de oxigênio também existe entre a medula externa e a interna. Normalmente, existe uma discrepância entre a medula e o córtex renais quanto a fluxo sanguíneo, oferta e consumo de oxigênio. Enquanto o córtex recebe ~94% do fluxo sanguíneo renal e a PaO_2 é ~50 mmHg, a medula renal recebe somente 6% e vive num sistema de hipoxemia mais intensa (PaO_2 média ~8 mmHg)[21]. Esse fato pode determinar uma maior fragilidade da medula renal, particularmente em quadros de isquemia e/ou nefrotoxicidade[5,15,16,21]. Nesses cenários, o organismo é mais suscetível à LRA, entre outros distúrbios[5].

No Quadro 66.1, observamos os efeitos de diversos hormônios, drogas e medicamentos no tônus vascular dos leitos vasculares das arteríolas aferentes e eferentes. O resultado final no RFG pode ser variável, dependendo da volemia, dose utilizada, influência no FSR etc. Por exemplo, a angiotensina II, sob moderada depleção de volume, causa vasoconstrição preferencial da arteríola eferente, com aumento da fração de filtração, enquanto, em cenários de hipovolemia mais grave, há indução de vasoconstrição de ambos os leitos capilares, com redução da pressão do capilar glomerular e da fração de filtração[5].

Avaliação do Ritmo de Filtração Glomerular

O índice de formação do ultrafiltrado ou o RFG, normalmente, é de cerca de 20% do FPR e ocorre por duas razões: 1) somente uma fração do plasma atravessa a barreira seletiva de filtração de cada glomérulo para o lúmen tubular; e 2) nem todo o plasma que se dirige aos rins passa através do leito glomerular. Essa razão entre o RFG e o FPR é conhecida como "fração de filtração" (FF), ou seja, a FF= RFG/FPR[2,15,16,18].

QUADRO 66.1 ***Condições e fatores fisiológicos e farmacológicos e seus efeitos na hemodinâmica glomerular e no ritmo de filtração glomerular.***

Composto/Mediador ou Condição	Arteríola aferente	Arteríola eferente	Efeito final no RFG
Angiotensina II	Constrição +	Constrição +++	Aumento
Noradrenalina	Constrição +	Constrição +	Aumento
Adrenalina	Constrição+	Constrição+	Redução
Endotelina-1	Constrição +++	Constrição +	Redução
Adenosina	Constrição+	Sem efeito	Redução
Peptídeo atrial natriurético (doses elevadas)	Dilatação +	Constrição +	Aumento
Óxido nítrico	Dilatação +++	Dilatação +	Aumento (?)
Prostaglandinas (PGE_2/PGI_2)	Dilatação+	Dilatação (?)	Aumento
Bloqueadores dos canais de Ca^{++}	Dilatação +++	Dilatação +	Aumento
Bloqueadores da angiotensina II (IECA/BRA)	Dilatação +	Dilatação +++	Inalterado ou redução (?)
Anti-inflamatórios não hormonais	Constrição+++	Constrição+	Redução
Ciclosporina	Constrição	Sem efeito	Redução
Dopamina	Dilatação +	Dilatação +	Aumento
Atividade simpática renal	Constrição +++	Constrição	Redução
Dieta hiperproteica	Dilatação+	Sem efeito	Aumento

Siglas: IECA = inibidores da enzima de conversão da angiotensina; BRA = bloqueadores dos receptores da angiotensina; RFG = ritmo de filtração glomerular.
Nota: o efeito final nem sempre apresenta consenso, podendo apresentar resultados divergentes e dependentes de vários fatores: volemia, dose utilizada, efeitos no fluxo sanguíneo renal, pressão de ultrafiltração e coeficiente de ultrafiltração (Kf), este também dependente do controle das células mesangiais.
Fonte: adaptada de Samraj *et al.*; Bailey *et al.*[5,15].

Devido à própria natureza do processo de ultrafiltração, é muito difícil medir o RFG diretamente. Por essa razão, todas as técnicas indiretas para avaliação do RFG envolvem a utilização de marcadores, ou seja, substâncias que sejam produzidas pelo organismo de forma relativamente constante, filtradas livremente pelos glomérulos, não reabsorvidas nem secretadas, além de ter seus níveis facilmente dosados no sangue e na urina. Dessa maneira, calculando-se a depuração renal dessa substância ideal, determinaremos a taxa de filtração glomerular[3,4,14-16]. A depuração representa a taxa de depuração plasmática desse elemento, o qual é proporcional à sua concentração no plasma e é uma propriedade intrínseca ao organismo em relação a cada substância, dependendo das propriedades dos sistemas de depuração, que são basicamente o fígado e os rins. A depuração renal de uma determinada substância x é igual ao quociente entre a massa dessa sustância retirada do plasma, em uma unidade de tempo, e a concentração plasmática desta, sendo representada pela seguinte fórmula[1,4,15,16,18]:

$$Cl_x = U_x \times V / P_x$$

Em que U_x é a concentração urinária de x; V representa o volume urinário, e P_x, a concentração plasmática de x.

A depuração de inulina é o padrão-ouro para a mensuração do RFG e é utilizado quando há necessidade de grande acurácia em sua avaliação. Entretanto, ele não é utilizado na prática clínica, pois a inulina deve ser infundida continuamente por via intravenosa, limitando-se assim a utilização desse método, que acaba restrito a situações experimentais ou de pesquisa. Outros métodos utilizados para a mensuração do RFG são a depuração plasmática de Iohexol e o uso de isótopos (DTPA-Tc^{99}m, EDTA-Cr^{51} e Iothalamato-I^{125}), entre outros[3,18,22].

Na prática diária, utiliza-se a creatinina, que, apesar de não ser o ideal, guarda uma correlação mais próxima entre sua depuração e o RFG. Ela é um marcador endógeno, produzido continuamente pelas células musculares esqueléticas, diretamente proporcional à massa muscular e inversamente proporcional ao RFG[1,4,15,16,18,20]. A creatinina sérica varia conforme a idade, o sexo e, consequentemente, a massa muscular do paciente, além de ser, em uma pequena porção, secretada nos túbulos renais, fato que induz à superestimativa do RFG[3,4,15,16,18,20]. Observa-se também que, em situações de disfunção renal e redução no RFG, a creatinina leva um tempo maior para alterar suas concentrações plasmáticas (marcador tardio da função renal), estimulando a busca de novos biomarcadores (BM) de maior sensibilidade e especificidade, pela comunidade científica, principalmente em cenários de risco ("angina renal") para LRA.

Vários BM de fonte de amostras variáveis (sangue, urina etc.) são candidatos à avaliação do RFG, apresentando, cada um, áreas de melhor utilização e/ou limitações, conforme o cenário e a população avaliada. Dessa forma, há correlação com avaliação do RFG em indivíduos saudáveis, situações de LRA, doença renal crônica, nefrotoxicidade etc. Entre os diversos novos BM, citamos a cistatina C, a lipocalina associada à gelatinase de neutrófilos (NGAL), a interleucina 18 e a KIM-I; estes últimos três particularmente na avaliação da LRA[18,23,24]. O avanço das tecnologias "Omics" (proteômica, metabolômica, transcriptômica, genômica etc.) tem proporcionado literatura crescente nessa área. Entretanto, até o momento, os biomarcadores sinalizados ainda aguardam validação, melhor determinação de acurácia, sensibilidade, especificidade e cenário de utilização, paralelamente ao estabelecimento mais rotineiro na prática clínica[23,24].

Tendo em vista a dificuldade de se coletar a urina de 24 horas de maneira confiável, algumas fórmulas foram desenvolvidas a fim de estimar a depuração de creatinina por meio de sua mensuração plasmática. Em adultos, temos a fórmula de *Cockroft-Gault* e *The Modification of Diet in Renal Disease* (MDRD), entre outras fórmulas derivativas[16,18].

Em pediatria, a estimativa do RFG pela fórmula de Schwartz é a mais utilizada e validada na prática clínica "à beira do leito". Utiliza uma constante para cada faixa etária, multiplicada pela estatura (em centímetros), dividida pela creatinina sérica (mg/dL)[25]. A fórmula tradicional ou original de Schwartz utilizava o método colorimétrico para análise da creatinina sérica (Jaffé), método que pode apresentar resultados imprecisos pela interferência de pseudocromógenos e variações de calibração[18,22]. A evolução e o desenvolvimento metodológico, utilizando agora métodos cinéticos e enzimáticos, com maior especificidade e acurácia, já realizados por grande parte dos laboratórios, levaram à necessidade de revisão da fórmula original, com modificação da constante utilizada (fórmula de Schwartz atualizada)[26,27]. Dessa forma, é importante a informação da metodologia de análise da creatinina sérica utilizada. A fórmula e as constantes estão no Quadro 66.2. Na Tabela 66.1, uma referência com valores utilizados de normatização do RFG, baseados na depuração de inulina, conforme a faixa etária[18].

Enquanto não se estabelece a utilização rotineira de biomarcadores com validade comprovada, na prática em situações de LRA, se configura a utilização de critérios de classificação, considerando a magnitude

TABELA 66.1 *Ritmo de filtração glomerular (RFG em mL/min/1,73 m²) em crianças e adolescentes saudáveis avaliado através da mensuração da depuração de inulina[18].*

Faixa etária	Média do RFG (DP)
Lactentes prematuros	
1-3 dias	14.0 (5.0)
1-7 dias	18.7 (5.5)
8-14 dias	35,4 (13.4)
1,5-4 meses	
Lactentes nascidos a termo	
1-3 dias	20.8 (5.0)
3-4 dias	39.0 (15.1)
6-14 dias	54.6 (7.6)
1-3 meses	85.3 (35.1)
4-6 meses	87.4 (22.3)
7-12 meses	96.2 (12.2)
1-2 anos	105.2 (17.3)
Crianças e adolescentes	
3-4 anos	111.2 (18.5)
5-6 anos	114.1 (18.6)
7-8 anos	111.3 (18.3)
9-10 anos	110.0 (21.6)
11-12 anos	116.4 (18.9)
13-15 anos	117.2 (16.1)

Sigla: DP: desvio padrão.

QUADRO 66.2 ***Estimativa da depuração de creatinina (fórmula de Schwartz)[25-27].***

Estimativa da TFG (mL/min/1,73 m^2) = K x estatura (cm)/ creatinina sérica	
Fórmula de Schwartz tradicional (Métodos colorimétricos (Jaffé):	Fórmula de Schwartz atualizada (Métodos cinético/ enzimático):
RN pré-termo até 1 ano: K= 0,33 RN termo até 1 ano: K = 0,45 1 ano – 12 anos: K = 0,55 Meninas: 13-21 anos: K = 0,55 Meninos: 13-21 anos: K = 0,70	Todas as faixas etárias: K = 0,413

ou mudança do ritmo de filtração glomerular por meio da avaliação da depuração de creatinina estimado (fórmula de Schwartz) e a mudança do volume urinário. O critério RIFLE (acronímia de *Risk*, *Injury*, *Failure*, *Loss* e *End*) estratifica diferentes graus de comprometimento e disfunção renal em cinco níveis. R, I e F são estágios que refletem os graus de lesão, enquanto L e E, estágios de avaliação de seguimento e evolução. Derivadas inicialmente da aplicabilidade em populações adultas, atualmente dois critérios são os mais utilizados em pediatria: o p-RIFLE (2007) e o K-DIGO (*Kidney Disease Improving Global Outcomes* – 2012)[28,29] (Quadro 66.3). Esses critérios promovem consensos para uma melhor padronização de definições, conceitos, fatores de risco, morbidade, tempo de internação, mortalidade e, inclusive, correlação com custos financeiros na abordagem da LRA. Outros objetivos, além da uniformidade diagnóstica, levam em consideração a educação continuada dos profissionais de saúde na detecção mais precoce do comprometimento e na prevenção da progressão da falência renal em situações de risco elevado (caracterizado como "angina renal").

Devemos lembrar que a avaliação da ureia sérica pode apresentar divergências na sua interpretação, em relação à avaliação da função renal. A ureia é continuamente formada através do metabolismo hepático, não se liga às proteínas séricas, é rapidamente clareada pela filtração glomerular e sofre reabsorção tubular, de tal forma que os níveis de ureia ou nitrogênio ureico sérico (BUN) não se correlacionam diretamente com o RFG[15,16]. Embora aumentos da ureia sérica possam estar associados com hipovolemia e lesão renal pré-renal (desidratação, uso de diuréticos, insuficiência cardíaca, drogas etc.), várias condições aumentam a ureia desproporcionalmente ao RFG, tais como hemorragia do trato gastrintestinal, utilização de corticoterapia, traumas, situações de hipercatabolismo, infecções e sepse. Ao contrário, reduções da ureia sérica desproporcionais ao RFG podem ocorrer na desnutrição e nas hepatopatias (inabilidade na conversão de amônia em ureia)[16].

Reabsorção e Secreção Tubular

Os diversos segmentos do túbulo renal apresentam funções específicas de reabsorção e secreção tubular, influenciando em diversos mecanismos de homeostase[18]. Vários distúrbios eletrolíticos e acidobásicos com manifestações clínicas variáveis podem estar relacionados com distúrbios agudos em situações críticas, devido a disfunções primárias ou secundárias da função glomérulo-tubular. Inúmeras tubulopatias, grande parte apresentando mutações genéticas, também podem estar associadas. Eventualmente, distúrbios no transporte de solutos relacionados com comprometimento funcional de cotransportadores e distúrbios na geração de ATP podem estar presentes em situações agudas e críticas, relacionadas com distúrbios hemodinâmicos, hormonais, nefrotoxicidade, infecções etc. Esses aspectos podem influenciar na apresentação dos distúrbios acidobásicos e eletrolíticos. Nos Quadros 66.4 e 66.5, sumarizamos, respectivamente, as principais funções de cada sítio do néfron e as principais tubulopatias associadas, conforme o segmento tubular com maior comprometimento[4,18,30-40]. No Quadro 66.6, registramos testes diagnósticos e valores de normatização direta ou derivados para utilização e auxílio na investigação funcional e interpretação dos principais distúrbios tubulares[6,14,18,31-37]. Nas Figuras 66.5, 66.6, 66.7, 66.8 e 66.9, estão registradas funções mais específicas dos segmentos tubulares, assim como os sítios das principais tubulopatias primárias associadas.

Túbulo Contorcido Proximal

O túbulo contorcido proximal (TCP) é composto de três segmentos, conforme microscopia eletrônica e funcionalidade: S1 (porção curta inicial), S2 (segmento cortical) e S3 (segmento medular reto). Nesses segmentos, ocorre a reabsorção da maior parte do fluido tubular, juntamente com os eletrólitos e

QUADRO 66.3 ***Critérios de classificação da Lesão Renal Aguda, baseados na magnitude da redução da depuração de creatinina e do volume urinário[28,29].***

pRIFLE (2007)			KDIGO (2012)		
Classe	**eCCl: Depuração de creatinina estimada (fórmula de Schwartz)**	**Débito urinário**	**Estágio**	**Creatinina sérica ou RFG**	**Débito urinário**
Risk	↓ eCCl em 25%	< 0,5 mL/kg/h x 8 h	**I**	↑ Crs ≥ 0,3 mg/dL ou ≥ 1,5-1,9 x basal em < 48 h	< 0,5 mL/kg/h por 6-12 h
Injury	↓ eCCl em 50%	< 0,5 mL/kg/h x 16 h	**II**	↑ Crs de 2,0-2,9 x basal	< 0,5 mL/kg/h por 12 h
Failure	↓ eCCl em 75% ou eCCl < 35 mL/min/1,73 m²	< 0,3 mL/kg/h x 24 h ou anúria por 12 h	**III**	↑ Crs ≥ 3,0 x basal ou Crs> 4,0 mg% ou início de TSR ou * Em < 18 anos: eCCl < 35 mL/min/1,73 m²	< 0,3 mL/kg/h por 24 h ou anúria por 12 h
Loss	Falência > 4 semanas		**Loss**	Falência > 4 semanas	
ESRD	Falência > 3 meses		**ESRD**	Falência > 3 meses	

QUADRO 66.4 ***Principais funções de cada segmento do néfron[2,4,5,18 e 40].***

Segmento do Néfron	Funções Principais
Glomérulo	Formação do ultrafiltrado
Túbulo contorcido proximal	Reabsorção isosmótica de ~ 65-70% do sódio e ~ 55-60% da água filtrados
	Reabsorção de ~ 80-90% do bicarbonato filtrado
	Reabsorção praticamente total dos aminoácidos e glicose filtrados
	Reabsorção parcial de K^+, Ca^{++}, Mg^{++}, ureia e ácido úrico. Reabsorção de sulfato e fosfato (co-transportadores apicais Na-fosfato)
	Reabsorção de proteínas
	Secreção de oxalato, bases, anions, cátions e ácidos orgânicos, incluindo drogas e medicamentos ligados a proteínas.
	Produção e secreção de amônia através da desaminação da glutamina
	Participação na produção da eritropoetina
	Atividade da 1-α-hidroxilase e conversão de $25(OH)_2D_3$ em $1,25(OH)_2D_3$
Alça de Henle	Reabsorção de ~15-25% do cloreto de sódio filtrado (co-transportador NKCC2) e modulação na reabsorção de K^+ (ROMK/Kir1.1)
	Reabsorção proporcionalmente maior de cloreto de sódio em relação à água, processo este necessário para o ajuste da osmolalidade urinária
	Reabsorção de ~15% do bicarbonato filtrado
	Modulação na reabsorção paracelular de Na^+, NH_4^+, Ca^{++} e Mg^{++} (proteína de membrana claudina)
	Participação no transporte de amônia
	Geração de interstício hipertônico necessário e fundamental para o mecanismo contracorrente multiplicador
Túbulo contorcido distal	Reabsorção de ~ 5% do cloreto de sódio filtrado (co-transportador apical tiazídico-sensível NCCT/TSC)
	Regulação da reabsorção de cálcio (TRPV5) e magnésio (TRPM6)
Ducto Coletor	Presença ou ausência de expressão de canais de água induzidas por HAD (células principais; receptor AVPR2 e aquaporina-2), determinando concentração ou diluição urinária e a reabsorção de água
	Reabsorção de sódio modulada também por aldosterona através de canais de sódio (ENaC)
	Secreção de K^+ e H^+ mediadas pela aldosterona
	Papel na excreção ácida e na acidificação urinária (célula intercaladas A ou α) com titulação e geração de pCO_2, acidez titulável e amônio

QUADRO 66.5 ***Principais defeitos genéticos associados com tubulopatias, conforme o principal segmento tubular comprometido***[15, 38, 39 e 40].

Segmento tubular	Distúrbios	Principais manifestações clínico-laboratoriais*. Modo de transmissão, gene, proteína ou transportador/receptor alterados
Túbulo Contorcido Proximal	Síndrome de Fanconi	Deficiência de crescimento, síndrome poliúria-polidipsia, raquitismo secundário, distúrbios hidroeletrolíticos variáveis (hiponatremia, hipofosfatemia, hipocalcemia, etc.) e metabólicos (acidose metabólica de anion gap normal), entre outras manifestações. Presença de bicarbonatúria, aminoacidúria, fosfatúria, glicosúria, proteinúria tubular, etc. Causas primárias/genéticas ou secundárias (ex. utilização de ifosfamida, cistinose, galactosemia, intolerância hereditária á frutose, etc.). AR
	Cistinúria tiposI e II	Litíase urinária e ITU; excreção urinária excessiva de cistina, lisina, arginina e ornitina. Existem três fenótipos de cistinúria (tipos I, II e III), entretanto, sem utilidade clínica prática. Potencial de evolução com uropatia obstrutiva e doença renal crônica. AR. Tipo I: gene *SLC3A1* e proteína rBAT. Tipo II: gene *SLC7A9* e proteína BAT1
	Doença de Hartnup	Aminoacidúria hereditária. Exantema, "manifestações pellagra-like", ataxia cerebelar, distúrbios psiquiátricos, má absorção intestinal. AR. Gene: *SLC6A19*. Proteína: Sistema de transporte de aa B^0
	Glicosúria hereditária	Assintomática. Achado ocasional. AR. Gene: *SLC5A2*. Proteína: SGLT2
Alça Espessa Ascendente de Henle	Síndrome de Bartter (tipo 1)	Variedade grave perinatal. Polidramnio, natriurese, hipocalemia, alcalose metabólica hipoclorêmica, deficiência de crescimento, poliúria, desidratação, fraqueza muscular, hipercalciúria; nefrocalcinose frequentemente presente. Magnesemia, em geral normal. AR. Gene: *SLC12A1*. Transportador: NKCC2
	Síndrome de Bartter (tipo 2)	Idem SB tipo I. Pode ocorrer hipercalemia inicial eventual. AR. Gene: *KCNJ1*. Transportador: ROMK (kir1.1)
	Síndrome de Bartter (tipo 3)	Idem SB tipo I, entretanto com nefrocalcinose variável e início mais tardio (1-5 anos); hipomagnesemia frequente, hipercalciúria variável Déficit de crescimento. AR. Gene: *CLCNKB*. Transportador: ClC-Kb
	Síndrome de Bartter (tipo 4)	Idem SB tipo I, usualmente início neonatal; surdez neurosensorial; magnesemia e hipercalciúria variáveis; variedade grave com evolução potencial para doença renal crônica. AR. Gene: *BSND*. Proteína: Barttina
	Síndrome de Bartter (tipo 5)/Hipocalcemia AD com hipercalciúria	Idem SB tipo I; hipocalcemia leve, hipercalciúria, PTH baixo, hipomagnesemia ocasional. AD. Gene: *CASR*. Receptor: CaSR
	Hipomagnesemia familiar com hipercalciúria e nefrocalcinose (FHHNC)	Fraqueza muscular, tetania, litíase urinária, ITU recorrente, hematúria, proteinúria, poliúria, polidpsia, anormalidades oculares (particularmente CLDN19). AR. Gene: *CLDN16 e CLDN19*. Receptor: claudinas 16 e 19
	Hipercalcemia hipocalciúrica familiar/Hiperparatireodismo primário neonatal grave	Mutações de perda de função. Homozigoze com hipercalcemia moderada ou grave, fraturas, déficit de crescimento, hipermagnesemia, hipomagnesiúria e hipocalciúria. AD/AR. Gene: *CASR*. Receptor: CASR
Túbulo Contorcido Distal	Síndrome de Gitelman	Avidez ao sal, hipocalemia, alcalose metabólica hipoclorêmica, fraqueza muscular, cãibras, parestesias, tetania, espasmos, dor abdominal, vertigem, hipomagnesemia, hipocalciúria, condrocalcinose, artralgia, polidipsia, etc. AR. Genes: *SLC12A3 e CLCNKB*. Transportador: NCCT/TSC e ClC-Kb
Ducto Coletor	Síndrome de Liddle	Hipertensão arterial, alcalose metabólica hipoclorêmica, hipocalemia, renina e aldosterona séricas baixas, risco de acidentes cerebro-vasculares. Mutações de ganho do ENaC. AR. Gene: *SCNN1B (AD)*. Proteína: subunidades β e γ do ENaC
	Diabete insípido nefrogênico	Polidipsia, poliúria, hipostenúria, desidratação hipernatrêmica, deficiência de crescimento, calcificações cerebrais, atraso de DNPM, distúrbios neurológicos e comportamentais. Variedades: ligada ao X (*AVPR2)*, AR e AD (AQP2)
	Acidose tubular renal distal	Acidose metabólica de anion gap normal/hiperclorêmica, nefrocalcinose, vômitos, desidratação, retardo de crescimento, raquitismo. Duas variedades: com ou sem surdez neurosensorial. Mutações das subunidades β_1 e α4 da H^+-ATPase. Obs: existem outros subtipos
	Pseudohipoaldosteronismos tipo Ia (AD) e Ib (AR)	*Tipo Ia*: Hiponatremia, hipercalemia, acidose metabólica hiperclorêmica, aumento de atividade de renina e aldosterona plasmáticas. Forma restrita ao rim, menos grave (comparada ao PHA tipo Ib). Remite com a idade. Mutação no receptor mineralocorticoide *Tipo Ib*: Natriurese grave, desidratação grave, hipercalemia grave, acidose metabólica, hiponatremia, distúrbios respiratórios. Defeitos no transporte de Na^+ nos tecidos-alvos da aldosterona, incluindo rins, pulmões, glândulas salivares e sudoríparas. Suplementação individualizada de sal e/ou bicarbonato de sódio e resinas trocadoras de potássio. Mutações nas subunidades do ENaC (α,β,ϒ)

Siglas: * As descrições dos distúrbios não estão completas e podem apresentar variabilidade de apresentação. Existem inúmeras outras tubulopatias relacionadas com distúrbios dos segmentos tubulares acima. AD: autossômica dominante; AR: autossômica recessiva.

QUADRO 66.6 ***Testes diagnósticos e valores derivados de auxílio para investigação e interpretação dos principais distúrbios tubulares***(6,14,18,31,32-37 e 40).

Distúrbios	Testes/Ferramentas	Comentários
Avaliação da oligúria, lesão renal aguda e balanço do sódio	a)Sódio urinário (UNa) b)Fração de excreção de sódio (FeNa) *[(UNa x PCr)/(PNa x UCr)] x 100* c)Fração de excreção de ureia (FeUr) *[(UUr x PCr)/(PUr x UCr)] x 100*	▪ UNa: Em situações de hipovolemia e função renal tubular normal: UNa < 20 mEq/L ou < 40 mEq/L no recém-nascido de termo. Níveis elevados de sódio urinário sugerem lesão renal aguda (LRA) parenquimatosa (isquemia, nefrotoxicidade, lesão túbulo-intersticial) ▪ FeNa: Valores < 1% são consistentes com apropriada retenção de sódio em cenários de hipovolemia (LRA pré-renal). Valores > 1,5-2,5% são mais sugestivos de perda inapropriada de sódio urinário ou lesão parenquimatosa. Em recém-nascidos (RN) valores > 2,5% sugerem lesão tubular (para RN prematuros, considerar > 5%). Considerar situações de aumento e redução de natriurese e falsos positivos (uso de diuréticos, dopamina, etc.) e falsos negativos (ICC, síndrome nefrótica, contraste) ▪ FeUr: valores < 35% sugerem LRA pré-renal, e valores > 50% sugerem LRA parenquimatosa. Índice mais sensível quando do uso de diuréticos
Acidemia metabólica	a)Anion gap sérico (AGS): $Na^{+} - (HCO_3^{-} + Cl^{-})$ b)Anion gap sérico corrigido (AGc): *AGS + [0,25 x (44 – albumina em g/L)]*	▪ Interpretação do mecanismo etiofisiopatogênico das acidoses metabólicas ▪ Valores normais: 12 ± 4 mEq/L[d] ▪ ATR distal: Acidose metabólica de AGS normal, hiperclorêmica
Reabsorção de bicarbonato e acidificação urinária	a)Fração de excreção de bicarbonato ($F_{Exc}Bic$) b)pH urinário: (UpH) c)$UpCO_2$ (urinária – sérica): $UpCO_2$ (U-S) d)Anion gap urinário (U_{AG}): $UNa^{+} + UK^{+} - UCl^{-}$ [a] d)Gap osmolar urinário (UGO): *NH_4^{+}= (UOsm mensurada – UOsm calculada*)/2* [b]	▪ $F_{Exc}Bic$: avaliada durante infusão parenteral ou oral de bicarbonato (com bicarbonatemia 22-25 mEq/L). Classicamente, pacientes com ATR proximal/síndrome de Fanconi apresentam valores > 15% ▪ UpH: O ideal é a mensuração em amostra de urina fresca e matinal e sob óleo mineral (análise eletrométrica e determinação potenciométrica – pHmetro). A urina não pode estar infectada ▪ Sob acidemia sistêmica, o UpH deve estar < 5,5. Com UpH < 5,5, ATR distal clássica é improvável mas não exclui outros tipos de ATR tipo 4 e defeitos voltagem-dependentes. Se UpH < 6,3, sob bicarbonatemia < 16 mEq/L: baixa probabilidade de ATR proximal ▪ Um pH urinário baixo não certifica acidificação distal normal (se excreção de amônio é baixa) e vice-versa ▪ O pH urinário precisa ser avaliado em conjunção com o NH_4^{+} para avaliação adequada da acidificação distal ▪ Em casos suspeitos específicos e sem acidose franca, a avaliação do UpH pode ser refinada após testes de sobrecarga ácida (cloreto de amônio ou furosemida parenteral) ▪ **$UpCO_2$(U-S):** Avaliação da capacidade de acidificação distal, realizada habitualmente após sobrecarga parenteral de bicarbonato e sob coleta anaeróbica. Valores diferenciais < 30 mmHg sugerem ATR distal [d] ▪ **U_{AG}:** Estimativa da excreção urinária de cátions não mensuráveis (~NH_4^{+}) sob acidemia metabólica. Interpretação da capacidade do túbulo distal na acidificação urinária ▪ Com AG=zero, o NH_4^{+} urinário corresponde a ~ 80 mmol/L ▪ Excreção normal diária de NH_4^{+} ~ 0,7-0,8 mmol/kg sem acidemia. Sob acidemia: normalmente 3-5 mmol/kg. Alguns autores estimam a excreção urinária de NH_4^{+} correlacionando-na com a excreção de creatinina urinária normal (125-150 micromol/kg/dia ou 14-17 mg/kg/dia) ▪ U_{AG}: valores negativos: adequada excreção urinária de amônio ▪ U_{AG}: valores positivos: redução da excreção urinária de amônio. Em situações de ânion gap urinário positivo não podemos concluir necessariamente quanto à presença ou ausência de NH_4^{+} na urina porque o amônio pode ser excretado com outros anions que não o cloro (ex. lítio, cetonas e hipurato) Considerar o cenário clínico e avaliação do UGO ▪ UGO: Outra forma de estimativa indireta da excreção de NH_4^{+} urinária. A concentração de NH_4^{+} é equivalente à metade do gap osmolar urinário [d]. No contexto de acidose metabólica, concentração estimada < 20 mmol/L indica impedimento da excreção urinária de NH_4^{+} ▪ UOsm calculada: $[(2 (UNa^{+} + UK^{+}) + (U\ ureia/6) + (U\ glicose/18)]$ [b]

continua >>

>> *continuação*

QUADRO 66.6 ***Testes diagnósticos e valores derivados de auxílio para investigação e interpretação dos principais distúrbios tubulares***[6,14,18,31,32-37 e 40].

Distúrbios	Testes/Ferramentas	Comentários
Alcalemia metabólica	Amostra isolada do cloro urinário: (UCl^-)	■ Interpretação do mecanismo etiofisiopatogênico das alcaloses metabólicas ■ UCl^- < 15-20 mEq/L: alcalose metabólica salino-sensível ■ UCl^- > 20-25 mEq/L: alcalose metabólica salino-resistente [d] ■ Outras avaliações séricas complementares: Na, K, Cl, renina e aldosterona
Potássio	a)TTKG (Gradiente transtubular de K^+): *[UK/PK] × [Posm/Uosm]* [c] b)FeK (Fração de excreção de K^+): *9(UK x PCr)/(PK x UCr)] x 100* [c,d]	■ TTKG: Estimativa de excreção tubular de K^+ sob influência da aldosterona (ex. diagnóstico de ATR tipo 4). ■ Considerar o TTKG quando UNa^+ > 25 mEq/L e quando UOsm excede a plasmática (há limitações do teste com urina diluída ou em situações de alto fluxo urinário) ■ Valores esperados normais: hipercalemia: > 7-8 e hipocalemia: < 2,5-5,0 [d] ■ TTKG < 7-8, sob hipercalemia: sugere inadequada secreção distal de K^+ por deficiência ou irresponsividade à aldosterona [d] ■ FeK: na vigência de hipercalemia: valores < 15% indicam inapropriada secreção de K^+ (ATR tipo 4). Na vigência de hipocalemia: FEK > 30-40% sugere perda renal [d]. Considerar variações conforme dieta e o RFG (ideal uso de nomogramas) ■ Outras testes/avaliações: renina, aldosterona, cortisol, eletrólitos séricos (principalmente Na^+), pH, bicarbonato, UNa e UOsm
Fosfato	a)RTP (reabsorção tubular de fosfato): *1 – (UP x PCr)/(Pp x UCr)* [d,e] b)TmP/RFG (reabsorção tubular máxima de fosfato por ritmo de filtração glomerular) – comparável à concentração máxima de fosfato sérico após a qual, a fosfatúria se estabeleceria: *Pp – (Up x PCr)/UCr* [d,e]	■ Avaliação da fosfatúria por perda renal na hipofosfatemia. Investigação na síndrome de Fanconi e nos diversos tipos de raquitismo ■ Excreção urinária normal: 20-25 mg/kg/dia ■ Valores normais para RTP: > 85% sob hipofosfatemia (considerar variações conforme a dieta e faixa etária) [d] ■ Em geral, valores normais de TmP/RFG entre 2,8-4,4 mg/d. Alguns autores consideram nomogramas específicos e variações conforme a idade: a) crianças > 2 anos: 4-6 mg/dL; b) 20 anos de idade: 2,8-4,2 mg/dL [d] ■ Ponderar análise de outros parâmetros: Ca, P, Mg, PTH, 25(OH) vitamina D, $1.25(OH)_2$ vitamina D, etc.
Aminoacidúria, glicosúria, proteínas de baixo peso molecular e citratúria	Avaliação qualitativa/quantitativa dos aminoácidos, glicose urinária, proteínas de baixo peso molecular (PBPM) e citratúria	■ Aminoacidúria presente de forma variável em aminoacidúrias hereditárias específicas e na síndrome de Fanconi. ■ Glicosúria presente na glicosúria renal e na síndrome de Fanconi (sob glicemia normal) ■ PBPM: RBP urinária (URBP), N-acetil-glucosaminidase, etc., presentes na Doença de Dent (> 5-10 x acima do normal), síndrome de Fanconi e algumas doenças túbulo-intersticiais ■ Hipocitratúria na vigência de acidemia metabólica e hipercalciúria contribuem para o diagnóstico de ATR distal
Calciúria	Avaliação da hipercalciúria e hipocalciúria *(UCa:Cr) ou UCa/24 h*	■ Hipercalciúria: relação UCa:Cr (mg/mg) em amostra isolada, variável conforme a idade e a ingestão de cálcio [d]. 0-6 m: > 0,8; 6-12 m: > 0,6; 1-2 anos > 0,4 > 2anos > 0,21. Urina de 24 h: > 4 mg/kg/dia. Presente em várias condições: ATR, síndrome de Bartter, hipercalciúria idiopática, etc ■ Hipocalciúria: < 0,5 mg/kg/dia. Considerar na síndrome de Gitelman, na hipomagnesemia isolada dominante e em outras condições tubulares
Magnesiúria	Fração de Excreção de Magnésio Urinário FE_{Mg}: *(UMgxPCr)/(0,7xPMgxPCr) x 100*	■ Valores normais: 5% do Mg filtrado é excretado. Em neonatos, 2-4% ■ Sob hipomagnesemia, Fe_{Mg} > 5% sugere perda renal de magnésio

continua >>

>> *continuação*

QUADRO 66.6 ***Testes diagnósticos e valores derivados de auxílio para investigação e interpretação dos principais distúrbios tubulares***[6,14,18,31,32-37 e 40].

Distúrbios	Testes/Ferramentas	Comentários
Concentração urinária	a)Densidade urinária: *(DU)* b) U Osm, POsm e UOsm/POsm c: Teste de restrição hídrica (TRH) e administração de DDAVP (acetato de desmopressina)	▪ Conjuntamente com eletrólitos e outros metabólitos séricos e urinários, auxílio no diagnóstico inicial dos quadros de hipertonicidade, hipotonicidade, poliúria e avaliação do diabete insípido (DI) ▪ DU: Após jejum noturno, geralmente > 1.020. Isostenúria sugere defeito na concentração urinária. Triagem urinária com primeira urina matinal com DU > 1010 torna pouco provável o diagnóstico de diabete insípido ▪ Em geral: U Osm: ~ DU x 40.000 (ex: DU: 1,010 ⇒ 0,010 x 40.000= 400 mOsm/kg. Limitações de análise devido a presença de solutos urinários (glicose e albumina). Em geral, DU normal na polidipsia primária ▪ UOsm matinal: valores normais esperados de osmolalidade urinária após jejum ou TRH: > 750-800 mOsm/kg. Valores esperados após teste com DDAVP: aumento em 50% do basal (em geral, > 800 mOsm/kg em crianças maiores e > 600 mOsm/kg em lactentes)[d] ▪ TRH: limitado e perigoso em lactentes e contraindicado na vigência de hipernatremia ou hiperosmolalidade plasmática. Realização monitorada em ambiente hospitalar. Muitas vezes dispensável. Suspensão do teste se perda de peso > 3% ou POsm > 300 mOsm/kg [d] ▪ UOsm/POsm: avaliação *aproximada* da depuração de água livre e na interpretação dos distúrbios da água e do sódio ▪ UOsm/POsm: Valores normais esperados: Se POsm > 290 (mOsm/L): > 2,5; Se POsm < 275: < 1. Evidência de UOsm < POsm na presença de osmolalidade plasmática elevada é sugestiva de diabete insípido [d] ▪ DDAVP: protocolos variáveis e heterogêneos. Em geral: DI central: UOsm > 800 mOsm/kg e > 600 mOsm/kg em crianças e lactentes, respectivamente. DI nefrogênico: UOsm sem mudanças e DI nefrogênico parcial: UOsm: 300-600 mOsm/kg [d]

[a] O UAG não deve ser valorizado: na ausência de acidemia, em hipovolemia, UNa^+ < 25 mEq/L, em situações com aumento da excreção de outros ânions não mensuráveis (ex. lítio, cetonas e hipurato) e na faixa neonatal. A acurácia se reduz com o UpH > 6,5. [b] Valores expressos em mmol/L [c]. Limitações de interpretação sob urina muito diluída ou fluxo urinário elevado. Valores muito variáveis, conforme a dieta e o ritmo de filtração glomerular. Pode ser usado na impossibilidade de realização do TTKG. [d] Considerar valores de normatização conforme instituição, fonte consultada, parâmetros dietéticos, faixa etária, entre outras variáveis. [e] Na vigência de hipofosfatemia, sob dieta e função renal normais. RFG: ritmo de filtração glomerular. Algumas ferramentas e testes diagnósticos foram omitidos.

outras substâncias, como glicose e aminoácidos. Isso representa cerca de 2/3 do ultrafiltrado. Essa alta permeabilidade à água deve-se às características específicas desse segmento tubular, tais como a presença de inúmeras microvilosidades na membrana luminal, grande quantidade de mitocôndrias (alta atividade metabólica), receptores especializados e presença de junções/invaginações intercelulares responsáveis pelo transporte de grande parte dos solutos e elementos filtrados, entre os quais, proteínas[1,5,15,41]. A reabsorção de proteínas e polipeptídeos ocorre por meio de mecanismos complexos, envolvendo receptores endocíticos, como a megalina e a cubilina[18,30,32]. No TCP, ocorre a reabsorção de praticamente todos os aminoácidos filtrados. Distúrbios genéticos e erros inatos do metabolismo podem cursar com aminoacidúrias específicas, com comprometimento clínico variável (Figura 66.5). O TCP também é responsável pelo metabolismo de aminoácidos, de tal forma que a glutamina renal é metabolizada em amônia e ocorre a conversão da citrulina em arginina, aminoácido básico envolvido na resposta imunológica e cicatrização[5].

Um fator importante que promove a elevada reabsorção de água do túbulo contorcido proximal é a grande quantidade de Na^+/K^+-ATPase na membrana basolateral de suas células, além do aumento da superfície de absorção, promovido pela borda em escova e pelas microvilosidades da membrana apical.

O principal eletrólito reabsorvido no túbulo proximal é o sódio. A atividade da bomba Na^+/K^+-ATPase impulsiona a atividade do contratransportador NHE-3, que reabsorve sódio, em troca da excreção de íons hidrogênio (H^+). O sódio também é reabsorvido por meio do cotransporte com glicose, aminoácidos, fosfato e ácido úrico. A água segue o sódio, sendo reabsorvida através das junções paracelulares, ou *tight junctions,* e através de aquaporinas que existem nessa porção do néfron, proporcionando uma reabsorção isosmótica. O potássio, cálcio e magnésio seguem a água, sendo reabsorvidos por convecção (ou arraste) nessa via paracelular. Cerca de 60-70% do potássio é reabsorvido nessa porção tubular(42). Outro soluto reabsorvido no TCP é o citrato. Várias condições primárias e secundárias podem levar à hipocitratúria e risco de litogênese(14,18,40). O cloro também é reabsorvido por via paracelular, porém sua reabsorção ocorre muito mais intensamente nos segmentos mais distais do túbulo proximal e tem o gradiente eletroquímico como impulsionador(18,42).

O fosfato é reabsorvido quase que exclusivamente (85-95%) pelo TCP, através de uma via transcelular. O sistema de transporte utiliza cotransportadores apicais Na-fosfato, estabelecidos pelo gradiente de sódio resultante da atividade da Na^+-K^+-ATPase basolateral. Há três tipos de cotransportadores da família de carreadores de solutos (SLC34): NPT2a (*SLC34A1*, NaPi-2a), PiT2 (*SLC34A2*, Npt2b, NaPi-2b) e NPT2c (*SLC34A3*, NaPi-Iic)(21,31). O NPT2a é regulado pelo PTH e pelo FGF-23 (que reduzem a atividade da NPT2a, resultando em fosfatúria) e requer o fator regulatório do trocador Na^+/H^+ (NHERF-1) para exercer sua função de reabsorção de fosfato. Duas outras proteínas específicas, a PHEX (proteína codificada pelo gene regulador de fosfato com homologia para as endopeptidases) e a DMP1 (proteína da matriz da dentina-1), são necessárias para limitar a expressão do FGF-23, permitindo assim a conservação de fosfato. O FGF-23 atua no TCP, mediante um complexo (formado com seu receptor, heparina e pela proteína klotho), promovendo fosfatúria (diminuição da reabsorção de fosfato tubular) e diminuição da 1α-hidroxilase e da $1,25(OH)_2D_3$(14,18,40,43). O PTH é outro mediador importante que influencia na reabsorção de fosfato proximal (induzindo fosfatúria), além de influenciar no metabolismo do cálcio e da vitamina D. Diversos tipos de raquitismo e outras patologias sistêmicas podem levar a distúrbios graves de cálcio e fosfato(35,37-40).

O TCP também é responsável pela atividade da 1-α-hidroxilase, enzima que participa na ativação na conversão da $25(OH)_2D_3$ em $1,25(OH)_2D_3$ (vitamina D metabolicamente ativa)(2,5,14,42). Outras atividades: participação na gliconeogênese (síntese de glicose através de aminoácidos e outros precursores), amoniogênese e secreção de oxalato, ânions, cátions orgânicos e determinas toxinas(2,4,5,15,16). Apesar da elevada reabsorção de solutos, não se desenvolve gradiente osmótico no TCP, devido à permeabilidade livre à água (reabsorção isosmótica).

No TCP também ocorre a reabsorção de grande parte do bicarbonato filtrado (~80-90%). Esse processo ocorre por meio da atividade da enzima luminal anidrase carbônica (AC) tipo IV, que, pela união entre H^+ e HCO_3^-, gera H_2CO_3 e, posteriormente, CO_2 e H_2O(4):

$$H^+ + HCO_3^- \Leftrightarrow H_2CO_3 \Leftrightarrow CO_2 + H_2O$$

O CO_2 é absorvido por difusão na membrana apical e, no interior da célula, através da AC tipo II, volta a ser transformado em H^+ e HCO_3^-. O primeiro é secretado na luz tubular pelo contratransportador NHE-3 e o bicarbonato é reabsorvido para os capilares peritubulares, em associação com o sódio, por meio do cotransportador NBC-1, localizado na membrana basolateral(1,15,16,18,42) (Figura 66.5, para mais detalhes).

São diversas as patologias envolvidas nessa porção do túbulo, dentre as quais podemos destacar a síndrome de Fanconi (SF), que consiste em uma disfunção global das funções de reabsorção do túbulo proximal, ocasionando assim a acidose metabólica de "ânion *gap*" normal; poliúria; hipocalemia; hipofosfatemia; hipouricemia; presença de glicosúria; e proteinúria tubular, entre outras alterações. Atualmente, a principal etiologia está relacionada com a toxicidade tubular à ifosfamida, um agente quimioterápico utilizado frequentemente nos protocolos de tratamento de neoplasias sólidas. Outras condições que se associam à SF são: doenças genéticas, erros inatos do metabolismo (cistinose, galactosemia, intolerância hereditária à frutose etc.), quadros sindrômicos (síndrome de Lowe, síndrome nefrótica) e medicações (gentamicina, valproato, metotrexato, cisplatina etc.), entre outras(4,5,37-40). Outros distúrbios de destaque nesse segmento são a cistinúria, a glicosúria e a doença de Hartnup (Quadro 66.5 e Figura 66.5).

A acetazolamida é um diurético que age no túbulo proximal, inibindo a ação da AC, promovendo natriurese, diurese osmótica e bicarbonatúria, com consequente alcalinização urinária(5,44). Os diuré-

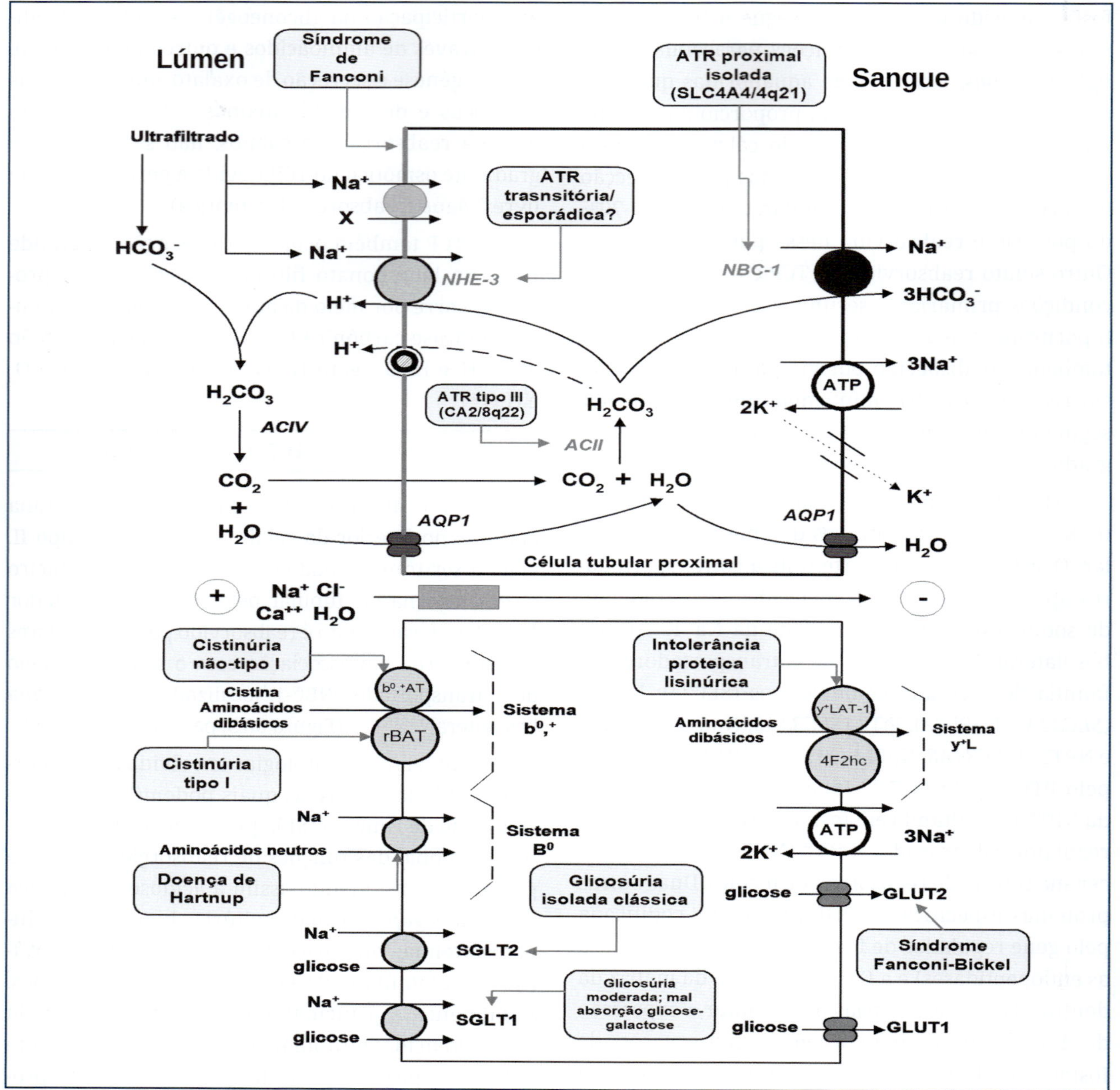

FIGURA 66.5 *Modelo esquemático geral de transporte de solutos, água e reabsorção de bicarbonato, aminoácidos e glicose pelo túbulo proximal(30,37,38, 39 e 40). O modelo celular superior demonstra a reabsorção de bicarbonato. A Na^+-K^+-ATPase basolateral gera um gradiente eletroquímico aos transportadores de sódio presentes na membrana luminal, facilitando a troca Na^+-H^+ e a reabsorção de Na^+ acoplado a vários elementos (X): aminoácidos, glicose, ácido úrico, fosfato, proteínas, etc. A reabsorção do bicarbonato luminal ocorre de uma forma indireta. A secreção apical de H^+ ocorre pela H^+-ATPase e pela troca Na^+-H^+, modulada pelo trocador NHE-3. O HCO_3^- filtrado e o H^+ secretado formam o ácido carbônico que, através da ação da anidrase carbônica tipo IV (ACIV) promove a geração luminal de água e CO_2, o qual sofre retrodifusão para a célula. A hidratação intracelular de CO_2 através da anidrase carbônica tipo II (ACII) gera H^+ e HCO_3^-. Este é transferido para o capilar peritubular através do co-transportador NBC-1 que promove a troca Na^+-HCO_3^- na membrana basolateral, resultando na reabsorção peritubular. O modelo celular inferior demonstra as vias de transporte de glicose e de alguns aminoácidos através das membranas luminal e basolateral. Os quadros em amarelo sinalizam tubulopatias relacionadas a alguns distúrbios de transporte específicos.*

Sigla: AQP1= aquaporina 1.

ticos osmóticos, como o manitol, também agem no túbulo contorcido proximal, aumentando a osmolaridade do ultrafiltrado e reduzindo a reabsorção de sódio e água[44].

Disfunções agudas no TCP podem comprometer a atividade da Na^+/K^+-ATPase. Isso ocorre, por exemplo, em situações de hipoxemia-isquemia. A hipovolemia com aumento da angiotensina II, devido ao aumento da pressão oncótica peritubular, pode aumentar a reabsorção de solutos e água filtrados nesse segmento (balanço glomérulo-tubular). A noradrenalina também promove efeitos similares[5]. Várias condições podem aumentar a atividade do contratransportador NHE-3 no TCP: hipovolemia, estimulação α-adrenérgica, hipercapnia, hipocloremia, aldosterona, corticoides. Esses fatores, promovendo a troca luminal Na^+-H^+, podem se associar à alcalose metabólica[14,18,34,37,42]. Por outro lado, expansão do volume extracelular, PTH e dopamina inibem a NHE-3 e a troca luminal Na^+-H^+, promovendo acidose metabólica[14,18,34,37,42]. Em situações de estresse, a dopamina também inibe o transporte de solutos no TCP (ação natriurética clássica).

O segmento S3 do TCP é mais suscetível à lesão, hipóxia e necrose tubular aguda em situações de hipovolemia e choque, considerando a hipoxemia relativa e a baixa proporção de FSR relativo da medula renal[5].

Alça de Henle

A alça de Henle é dividida em três subsegmentos: a alça descendente fina (ADFH), a alça ascendente fina (AAFH) e a alça espessa ascendente (AEAH)[2,14,18]. As porções finas, tanto descendentes quanto ascendentes, são pouco adaptadas para a realização de transporte intenso de solutos, pois suas células são pobres em mitocôndrias e há pouca Na^+/K^+-ATPase em sua membrana basolateral[14,18]. Entretanto, a despeito de sua pequena permeabilidade aos solutos, exibem grande permeabilidade à água, fundamentais para o mecanismo de concentração urinária, especialmente em relação aos néfrons justamedulares, com suas alças mais profundas[15,45].

Como já comentado, apesar da grande reabsorção de água e solutos no TCP, ela ocorre de forma praticamente isotônica, ou seja, são reabsorvidas proporções semelhantes de água e solutos. Todavia, quando o ultrafiltrado chega à alça de Henle em sua porção fina (ADFH), composta por aquaporinas, se inicia o processo de concentração urinária, que vai se tornando progressivamente mais efetivo, à medida que atinge as profundezas da medula renal, a qual possui uma osmolalidade progressivamente maior graças ao mecanismo contracorrente multiplicador, que será explicado a seguir. Assim sendo, a urina equilibra sua osmolalidade com a da medula e, consequentemente, torna-se mais concentrada[15,16,45].

Na porção da AAFH, começa a haver uma inversão entre a permeabilidade de água e solutos, e, enquanto o sódio e a ureia podem cruzar a parede desse segmento, a água fica retida na luz tubular. Logo, à medida que a alça se afasta da papila renal, o ultrafiltrado volta a diluir-se e acompanhar a queda da osmolalidade intersticial[15,16,45].

A porção espessa da alça de Henle (AEAH), ao contrário das demais, volta a ser rica em mitocôndrias e com uma densidade maior de Na^+/K^+-ATPase em sua membrana basolateral[2,18]. Esse fato confere um alto grau de transporte de solutos de maneira ativa. Cerca de 25% da carga filtrada de sódio é reabsorvida nesse segmento. Sua impermeabilidade à água faz com que tenha um papel fundamental como "diluidor" do fluido tubular[1,14,15,18,45].

Como descrito, a atividade intensa da Na^+/K^+-ATPase na membrana basolateral impulsiona a atividade de seu principal cotransportador localizado na membrana apical, o NKCC-2, o qual promove a reabsorção de sódio, potássio e duas moléculas de cloro. O potássio retorna ao lúmen através do canal de potássio, denominado Kir 1.1 (previamente denominado ROMK). O cloro é encaminhado para os capilares peritubulares através dos canais de cloro ClCK1 e CLCK2. Então, o gradiente eletroquímico, gerado pela redução de cargas aniônicas na luz tubular pela reabsorção de Cl^-, impulsiona a reabsorção de sódio, potássio, cálcio e magnésio, por via paracelular[46]. O magnésio tem seu principal sítio de reabsorção nessa porção do néfron e depende do adequado funcionamento das claudinas, proteínas de membrana presentes nas *tight junctions* que determinam seletivamente sua permeabilidade (Figura 66.6).

Nesse sítio da AEAH agem os diuréticos de alça, com destaque para a furosemida, que inibe a ação do cotransportador NKCC-2. Dessa maneira, não haverá reabsorção de sódio, potássio e cloro de modo direto e, indiretamente, são afetados o cálcio e magnésio, pela ausência do gradiente eletroquímico gerado pelo funcionamento desse transporte. Logo, haverá poliúria pela natriurese e perdas urinárias de potássio, cálcio e magnésio, além de alcalose metabólica. A alcalose metabólica ocorre por diversos mecanismos: 1) O aumento do volume urinário promove uma contração do fluido extracelular (FEC), mantendo uma "quantidade fixa" de bicarbonato (denominada "alcalose de contração"). 2) O bloqueio da entrada de Na^+ pelos diuréticos de alça, via cotransporte Na^+-K^+-$2Cl^-$, reduz a atividade de Na^+ intracelular, o que promove o aumento da secreção de H^+, via trocador Na^+/H^+ na membrana apical, também presente na AEAH. 3) A hipovolemia estimula o sistema renina-angiotensina-aldosterona (SRAA); a aldosterona estimula diretamente a secreção de H^+ através da H^+-ATPase na membrana luminal da célula intercalada A (α) e, indiretamente, pelo aumento da diferença de potencial e eletronegatividade do lúmen (persistência do cloro urinário). 4) A hipocalemia, resultante da ação do diurético, promove alcalose metabólica pelo aumento da produção de amônio, estimulação da reabsorção de bicarbonato pelo TCP e aumento da atividade da H^+/K^+-ATPase no néfron distal. 5) A contração do FEC estimula a troca Na^+/H^+ no TP, podendo reduzir a carga filtrada de bicarbonato[14,37,44].

Disfunções agudas nesse segmento podem comprometer o mecanismo contracorrente multiplicador e a habilidade na concentração urinária. Os quadros de LRA com hipoxemia/isquemia podem comprometer a região medular, a AEAH e os *vasa recta*. Distúrbios da homeostase acidobásica e eletrolítica são mais pronunciados com a disfunção desse sítio renal, com maior possibilidade de acidose metabólica e aumento da excreção urinária de magnésio e cálcio[4]. Os efeitos dos diuréticos de alça (furosemida, bumetanida, ácido etacrínico e torsamida) e sua interface com as porções distais do néfron podem induzir alcalose metabólica, hipocalemia, hipercalciúria e hipermagnesiúria, além do risco de nefrocalcinose, particularmente no período neonatal[44].

Dentre as tubulopatias desse segmento, destacamos a síndrome de Bartter (SB), que tem seus efeitos muito semelhantes aos de uma condição hipotética de excesso de furosemida no organismo, ocasionando a alcalose metabólica, poliúria, baixo ganho ponderal, hipocalemia e hipocalcemia, além de outras manifestações[37-40]. Atualmente, existem cinco subtipos de SB, apresentando algumas características fenotípicas especiais. Uma desordem digênica poderia corresponder a um sexto tipo. A Figura 66.6 exibe um modelo esquemático dos transportes envolvidos na AEAH e a sinalização de algumas tubulopatias relacionadas. No Quadro 66.5, descreve-se alguns aspectos de algumas dessas tubulopatias.

Túbulo Distal e Ducto Coletor

O túbulo distal (TD) compreende três segmentos: o TCD, também denominado túbulo contornado distal; o túbulo conector (função intermediária de ligação entre o TCD e o próximo segmento); e o início do ducto coletor cortical[2,15,16,18,46]. O ducto coletor, além de ser formado pelo ducto coletor cortical (porção inicial), também apresenta outros dois segmentos: o ducto coletor medular externo e o ducto coletor medular interno[46] (Figura 66.3). A transição do TCD com a AEAH forma o AJG, cuja função no *feedback* tubuloglomerular já foi explicada previamente.

A porção inicial do TD, o TCD mantém características muito semelhantes aas de AEAH, como a alta permeabilidade aos solutos, porém impermeabilidade à água, mantendo a função de "diluidora" do ultrafiltrado. Não há o cotransportador NKCC-2, porém há outro cotransporte apical de sódio e cloro, denominado NCCT. Esse transporte é impulsionado pela atividade da Na^+/K^+-ATPase na membrana basolateral e o cloro entra nos capilares peritubulares através de canais de cloro ali presentes. Nessa porção dos túbulos são absorvidos cerca de 5% do NaCl filtrado[2,15,16,18,46].

O NCCT é também conhecido como TSC (*thiazide-sensitive cotransporter)*, pois ele é inibido pelos diuréticos tiazídicos. Eles são considerados diuréticos de média potência, geralmente indicados quando há uma necessidade sutil de aumentar a natriurese. Promovem aumento da excreção de potássio, porém não tão agudamente exuberante quanto os diuréticos de alça. Os tiazídicos também aumentam a reabsorção de cálcio urinário, reduzindo a calciúria. Outros efeitos adversos potencialmente relacionados com o uso de tiazídicos são: hiponatremia, hiperlipidemia e hiperuricemia, entre outros[14,18,34,44]. A Figura 66.7 exibe um modelo esquemático dos principais mecanismos de transportes relacionados com o

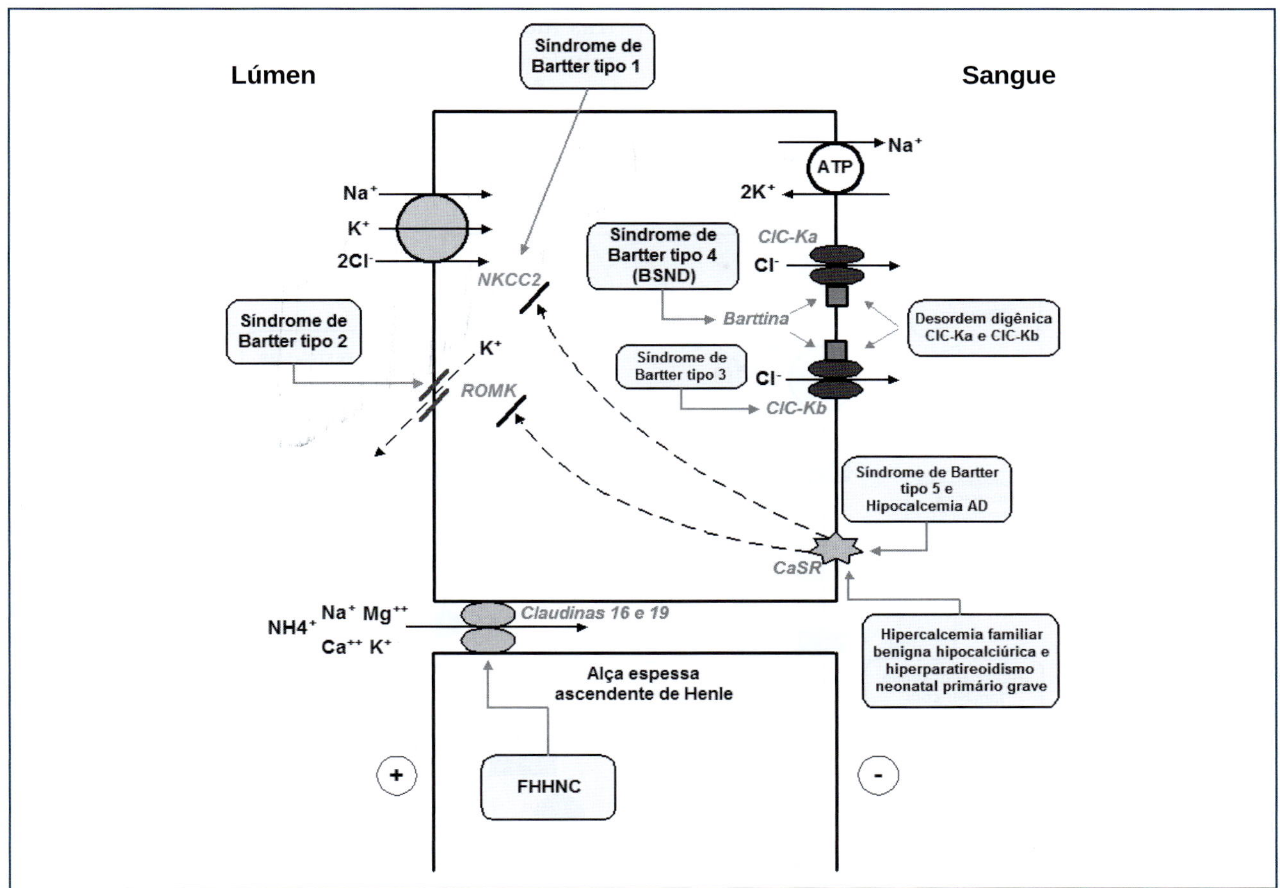

FIGURA 66.6 ***Modelo esquemático geral de transporte transcelular e paracelular na alça ascendente espessa de Henle (AEAH)[37-40,46]. Este segmento é impermeável à água e apresenta alto índice de transporte de cloreto de sódio, resultando em hipertonicidade medular. A reabsorção de cloro e sódio através da membrana luminal ocorre através do co-transportador Na^+-K^+-$2Cl^-$ (NKCC2). O co-transporte é impulsionado pelas baixas concentrações intracelulares de Na^+ e Cl^- geradas pelas Na^+-K^+-ATPase e ClC-Kb basolaterais. O canal de potássio da medula renal externa (ROMK ou Kir1.1.) facilita a função da NKCC2, reciclando K^+ para o lúmen urinário. A saída de K^+ luminal e de Cl^- pela via basolateral cria um gradiente elétrico luminal positivo, modulando a reabsorção paracelular de Ca^{++} e Mg^{++} através das claudinas 16 e 19 e também de Na^+ e NH_4^+. A ativação do receptor cálcio sensível (CaSR) através de altas concentrações séricas de Ca^{++} e Mg^{++} promove uma sinalização intracelular, resultando na inibição da ROMK e da NKCC2, resultando na redução da reabsorção de NaCl, redução do gradiente luminal positivo e aumento da excreção urinária de Ca^{++} e Mg^{++}. Na AEAH também ocorre reabsorção de ~ 15% do bicarbonato luminal de uma forma indireta, similar ao que ocorre no TCP com participação de anidrases carbônicas e pela troca Na^+-H^+ (este mecanismo não está demonstrado nesta figura). Em destaque nos quadros amarelos, várias tubulopatias hereditárias relacionadas aos defeitos no transporte destes mecanismos. BSND= síndrome de Bartter com surdez.***

Siglas: AD = autossômica dominante; FHHNC = hipomagnesemia familiar com hipercalciúria e nefrocalcinose.

TCD e, conjuntamente com o Quadro 66.5, sinaliza algumas tubulopatias relacionadas. Destacamos a síndrome de Gitelman (SG), distúrbio autossômico recessivo causado por inativação do gene *SLC12A3* (com disfunção do NCCT) ou, raramente por mutações do gene *CLCNKB*, ocasionando disfunção do canal de cloro CLC-kb basolateral. A natriurese resultante promove perda de Na^+ e Cl^-, com hipovolemia secundária e ativação do SRAA. Essa ativação, conjuntamente com o aumento da natriurese para o ducto coletor cortical, estabelece promoção da reabsorção de sódio pelos ENac, contrabalançada pela excreção de K^+ e H^+, resultando em alcalose metabólica hipocalêmica. Outros dados associados são hipomagnesemia e hipocalciúria. Sintomas incluem fraqueza muscular, tetania, dor abdominal e presença de condrocalcinose e artralgia, entre outras manifestações atípicas[30,38-40]. Vários distúrbios tubulares genéticos, cursando com hipomagnesemia, se apresentam nesse segmento.

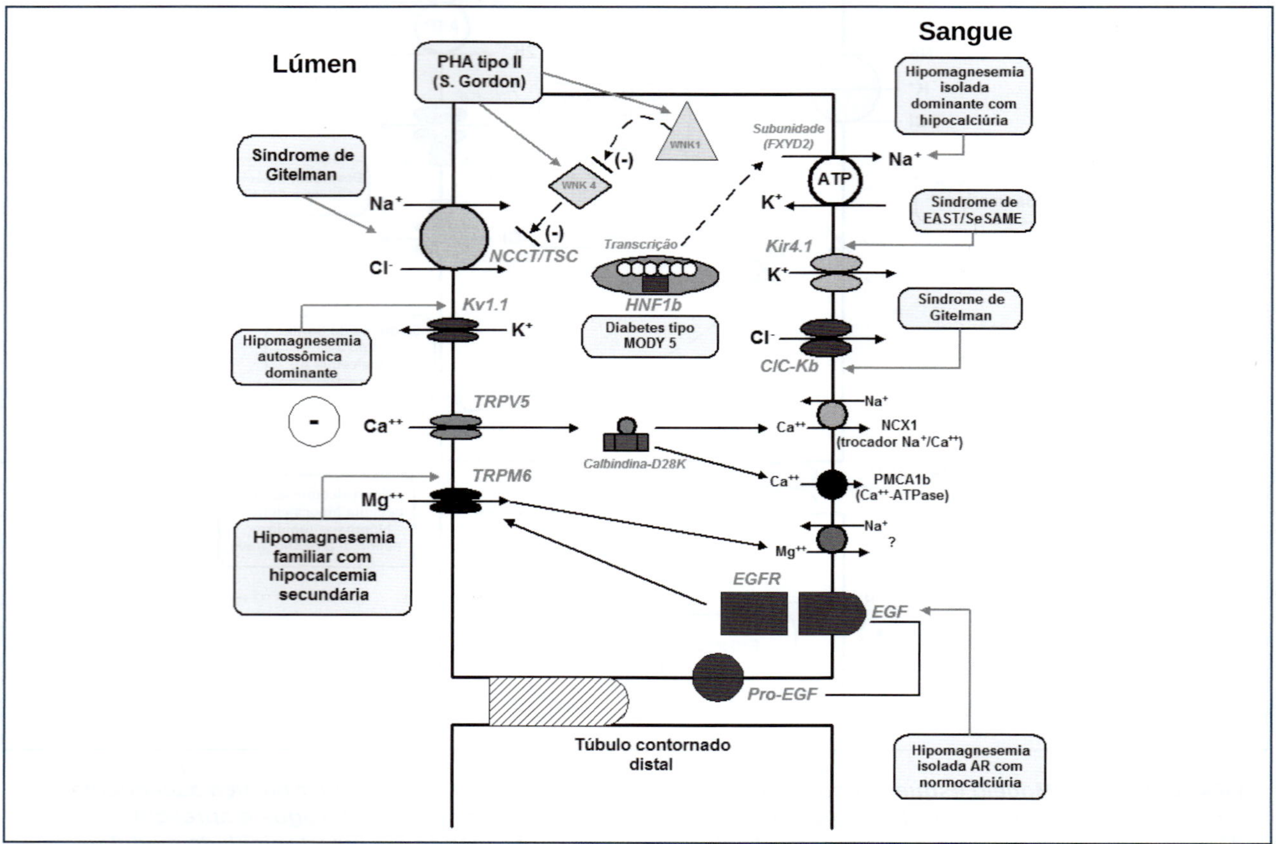

FIGURA 66.7 *Mecanismos de transporte no túbulo contorcido (ou contornado) distal (TCD) e principais mecanismos relacionados com a reabsorção tubular de cálcio e magnésio[30, 38-40]. A reabsorção luminal de Na^+ e Cl^- ocorre via co-transportador tiazídico-sensível (NCCT/TSC), cuja atividade é modulada por vários fatores, entre os quais pela ação das WNKs – WNK4 e WNK1 (proteínas da família das serinas treonina-quinases). A atividade do NCCT é inibida pela WNK4 e a atividade do WNK4 é suprimida pela WNK1. Na^+ e Cl^- são transferidos da célula, através da Na^+-K^+-ATPase (composta pelas subunidades α, β e γ) e da ClC-Kb basolaterais, respectivamente. O Ca^{++} entra na célula através do canal de cálcio luminal TRPV5, sendo transportado pela calbindina dependente-de-vitamina-D-D28K (CaBP), saindo da célula através da Ca^{++}-ATPase (isoforma PMCA1b) e pelo trocador Na^+-Ca^{++} (NCX1), transportadores basolaterais. Este processo é regulado pela 1,25$(OH)_2$D3 que aumenta a expressão de TRPV5, dos transportadores NCX1 e pelo PTH, aumentando a reabsorção de cálcio (não demonstrado na figura). O Mg^{++} entra na célula através do canal de Mg^{++} luminal TRPM6 e sai da célula através do trocador basolateral Na^+-Mg^{++}. A atividade da Na^+-K^+-ATPase mantém a concentração elevada de K^+ intracellular o qual favorece à extrusão deste íon através da ação dos canais de potássio Kv1.1 (luminal) e Kir 4.1 (basolateral, o qual recicla o K^+ intracelular para o interstício, via Na^+-K^+-ATPase), estabelecendo um gradiente elétrico positivo lúmen-célula. Este fato, favorece a entrada de Mg^{++} na célula através do canal apical TRPM6. Assim, o TRPM6 modula a entrada de Mg^{++} promovido pelo potencial negativo da membrana intracelular. Desta forma, a reabsorção de Mg^{++} está correlacionada ao potencial de membrana luminal induzido pelo canal Kv1.1. A subunidade γ da Na^+-K^+-ATPase (FXYD2) é regulada pelo fator nuclear hepatocítico 1b (HNF1b). O receptor do EGF-fator de crescimento epidérmico (EGFR), por sua vez, ativa o canal TRPM6, promovendo o aumento da reabsorção luminal de Mg^{++}. A identidade molecular do trocador Na^+/Mg^{++} ainda é desconhecida. Em destaque (quadros amarelos), várias tubulopatias genéticas causadas por defeitos no transporte de vários mecanismos acima citados.*

Siglas: PHA = pseudohipoaldosteronismo; AR = autossômica recessiva.

O túbulo conector e o ducto coletor cortical possuem características funcionais semelhantes e são compostos por três tipos de células: principais, intercaladas A e intercaladas B. As células principais reabsorvem sódio e água, secretam potássio e apresentam receptores para aldosterona e para o hormônio antidiurético. As células intercaladas são subdivididas em A (ou α), importante para os mecanismos de acidificação urinária, e B (ou β), relacionada com o transporte de bicarbonato[46] (Figura 66.8).

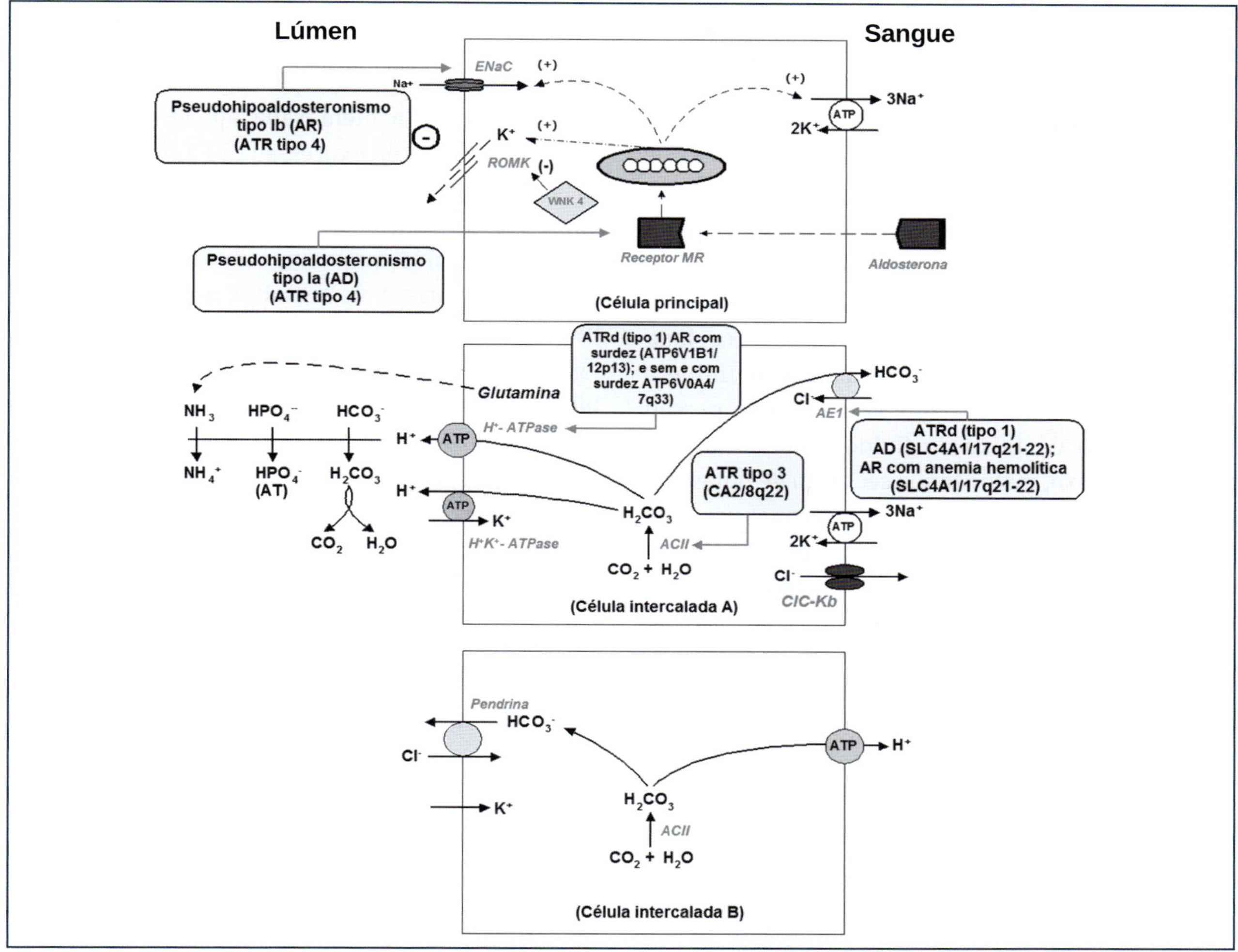

FIGURA 66.8 ***Modelo esquemático e mecanismos envolvidos no transporte de eletrólitos e do equilíbrio ácido-base nas células principais, intercaladas A (α) e intercaladas B (β) do ducto coletor cortical[30,32,37-40]. Na célula principal, o complexo formado pela aldosterona e seu receptor, interage com elementos responsivos de DNA no núcleo da célula, resultando em ativação do ENaC e aumento da reabsorção luminal de Na^+, ativação da Na^+-K^+-ATPase e reabsorção basolateral de Na^+ e excreção luminal de K^+ (via ROMK). Mutações do WNK4 exacerbam a inibição da ROMK, resultando em hipercalemia. H^+ e HCO_3^- são formados na célula tubular intercalada A como resultado da ação da anidrase carbônica intracelular (ACII), resultando em secreção luminal de H^+ através da H^+-ATPase ou da H^+-K^+-ATPase. Os principais tampões urinários locais são o próprio HCO_3^-, ainda presente neste segmento tubular (resultando na formação de pCO_2 e água), os sais de fosfato (resultando na formação de acidez titulável) e, principalmente, a amônia/NH_3 (resultando na formação de amônio). Na célula intercalada B, o H^+ é secretado para o interstício através da H^+-ATPase basolateral, enquanto o HCO_3^-, é secretado para o lúmen através de troca com o cloro, através da atividade da pendrina na membrana apical. Em destaque (quadros amarelos), algumas tubulopatias genéticas causadas por defeitos no transporte destes mecanismos acima citados.***

Siglas: PHA = pseudo-hipoaldosteronismo; AT = acidez titulável; MR = mineralocorticoide; ENaC = canais epiteliais de sódio; AR = autossômica recessiva; AD = autossômica dominante.

O túbulo conector e o ducto coletor são responsáveis pelo balanço fino de sódio (transporte eletrogênico), mediado pelos canais epiteliais de sódio (ENaCs), situados na membrana apical e sensíveis à aldosterona[46]. Os ENaCs reabsorvem sódio, impulsionados pela atividade da Na^+/K^+-ATPase na membrana basolateral. Isso ocasiona uma diferença de potencial, que estimula a secreção de cátions para haver o equilíbrio, que, nessa circunstância, são potássio e hidrogênio, com preferência ao primeiro, nas células principais[46].

As células principais, além desse balanço de sódio, possuem a função de secretar potássio, que é livremente filtrado pelos glomérulos, e que até então foi amplamente reabsorvido pelas porções proximais do túbulo. A secreção de potássio é acoplada eletricamente à reabsorção de sódio e sofre influência da oferta do mesmo, que chega a essa porção tubular, além do fluxo do fluido tubular (quanto maior esse fluxo, maior será a secreção de potássio), e à ação da aldosterona[46]. A aldosterona, produzida pelas suprarrenais, sob estímulo do SRAA frente à redução do RFG, tem como objetivo principal a restauração desse fluxo, otimizando a reabsorção de sódio, com consequente aumento da excreção de potássio e hidrogênio. Esse hormônio é lipossolúvel e atravessa livremente a membrana celular. No citoplasma, ela se liga a seu receptor específico e esse complexo migra até o núcleo, ativando genes específicos que irão: 1) aumentar a densidade da Na^+/K^+-ATPase na membrana basolateral; 2) aumentar a densidade dos ENaCs na membrana luminal; e 3) aumentar a densidade de canais de potássio na membrana luminal (Figura 66.8). Em situações de carência de potássio, a carga secretada pode ser reabsorvida pelas células intercaladas A, onde existe uma bomba H^+/K^+-ATPase que reabsorve K^+, em troca da secreção de H^+[46].

O ducto coletor medular tem como sua função principal a absorção de água, participando no controle fino da concentração urinária, modulado pelo hormônio antidiurético (HAD), também chamado arginina vasopressina (AVP). A partir da detecção do aumento da osmolaridade plasmática, a hipófise posterior secreta HAD, cuja finalidade é aumentar a reabsorção de água a fim de restaurar a volemia e a tonicidade plasmática ideal. O HAD age em dois diferentes receptores: V1 (promovendo vasoconstrição e liberação de prostaglandinas que bloqueiam o HAD com *feedback* negativo) e V2 (ou AVPR2) (encontrado nas células principais do ducto coletor, os quais modulam a resposta antidiurética). O HAD se liga ao receptor AVPR2, localizado na membrana basolateral das células principais; essa ligação ativa uma cascata de reações intracelulares, mediadas por AMP_c, que culminam com o estímulo à produção e polimerização das aquaporinas 2, bem como seu transporte para a membrana apical[2,4,18,46] (Figura 66.9). O aumento da expressão das aquaporinas, associado ao gradiente osmótico entre a luz tubular e o interstício renal, faz com que haja a reabsorção de água livre e, consequentemente, aumento da osmolalidade urinária. Vale ressaltar que esse mecanismo é limitado pela tonicidade da medula renal. A Figura 66.9 demonstra um modelo esquemático simplificado dos mecanismos envolvidos na reabsorção de água, regulados pelo HAD e pela aquaporina 2.

Entre as disfunções agudas desses segmentos do túbulo renal, destacamos a síndrome de secreção inapropriada do HAD (SSIADH), caracterizada por excesso de retenção de água livre e hiponatremia por excesso de secreção de HAD, na ausência de estímulo fisiológico osmótico para sua secreção. Vários estímulos não osmóticos estão associados com retenção de água livre, principalmente em situações patológicas (pneumopatias, vírus sincicial respiratório, pós-operatórios cirúrgicos etc.) e de ambiente intra-hospitalar. Inúmeras drogas e medicamentos (opiáceos, analgésicos, quimioterápicos etc.) estão associados. O uso de soluções de hidratação parenteral hipotônicas e o excesso de oferta de volume e água livre são fatores de risco reconhecidos para hiponatremia[47]. Nessas condições, as crianças apresentam maior risco de encefalopatia hiponatrêmica[48]. A utilização de soluções isotônicas como manutenção parenteral, na maioria das situações críticas, resulta em menor risco de hiponatremia[49,50].

Entre as tubulopatias envolvidas nesse contexto, destacamos o diabete insípido nefrogênico (DIN). O DIN se caracteriza pela irresponsividade tubular ao HAD, resultando em poliúria, hipostenúria e polidipsia[30,38-40,51]. O diagnóstico diferencial da etiologia dos quadros de poliúria é importante, visando critérios diferenciais entre DIN e diabete insípido central. São reconhecidas formas adquiridas ou secundárias (a maioria dos casos) e formas congênitas

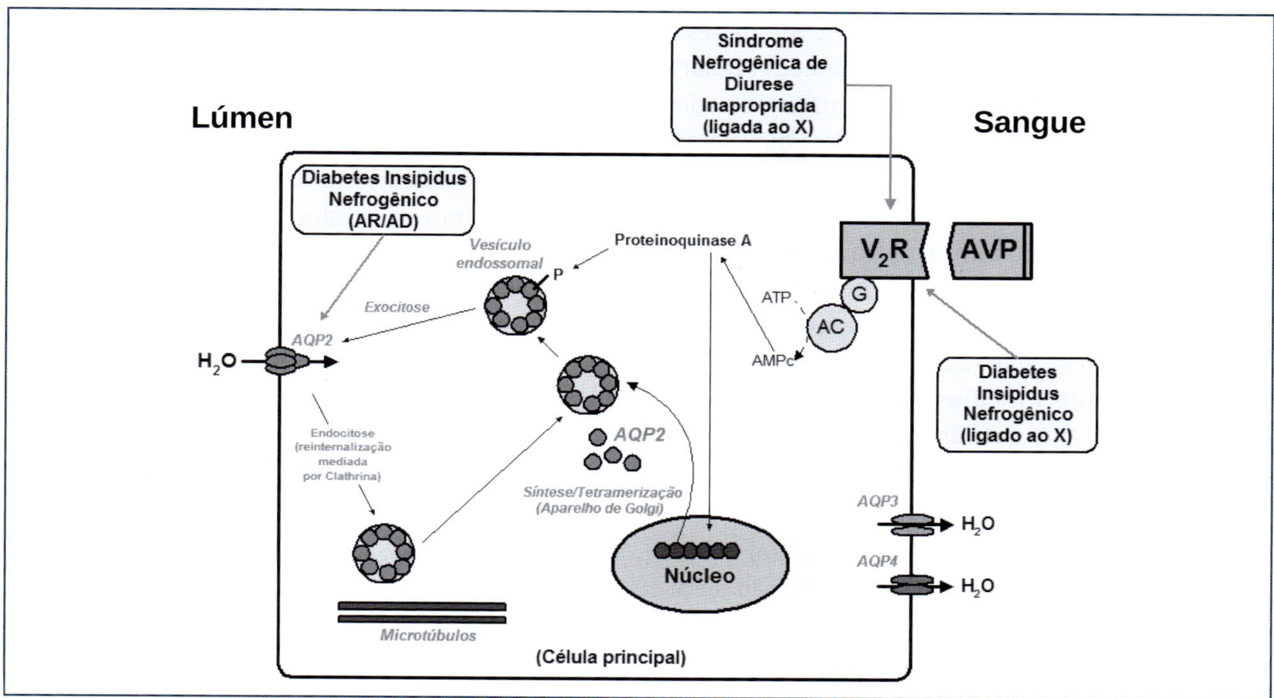

FIGURA 66.9 ***Modelo esquemático simplificado e mecanismos envolvidos na reabsorção de água na célula principal do ducto coletor, regulada pela AVP (arginina vasopressina) e pela aquaporina 2 (AQP2). A AVP se liga ao seu receptor V_2R ou AVPR2 (receptor da vasopressina tipo 2) na membrana basolateral, promovendo uma sinalização intracelular em cascata[30,38-40,46,51]. A ativação da proteína G, aumenta o AMPc e promove a ativação da proteinoquinase A, resultando em fosforilação nuclear da proteína 1 ligada ao elemento responsivo CREB-1, síntese, tetramerização (aparelho de Golgi) e fosforilação da AQP2. Posteriormente, ocorre transporte e fusão das vesículas endossomais funcionais com a membrana apical, tornando a célula mais permeável à água. O processo de internalização e endocitose da AQP2, mediada pela clathrina, promove reciclagem endossomal, retornando a célula ao estado de impermeabilidade à água. Microtúbulos, filamentos de actina e outros processos celulares (não demonstrados) são necessarios para o movimento, estabilização e reciclagem das vesículas no citoplasma. A reasorção de água pela membrana basolateral ocorre através das aquaporinas 3 (AQP3) e 4 (AQP4). Em destaque (quadros amarelos), as tubulopatias hereditárias relacionadas com defeitos nestes mecanismos.***

Siglas: AR = autossômica recessiva; AD = autossômica dominante.

(mais raras e mais graves). Outras manifestações observadas são déficit pôndero-estatural, irritabilidade, febre não esclarecida, episódios recorrentes de hipernatremia, hipercloremia, calcificações cerebrais e sequelas neurológicas e/ou comportamentais em longo prazo[51].

Mecanismos de Acidificação Urinária

Para a homeostase do equilíbrio acidobásico, embora a maioria da produção ácida diária do organismo seja de ácidos voláteis (produção final de CO_2 com participação dos pulmões), os rins precisam excretar os chamados ácidos fixos, de tal forma que a reabsorção do bicarbonato filtrado e a excreção ácida tubular mantenham a eficiência do tamponamento extracelular no organismo. Outro mecanismo importante para essa finalidade é a produção e reciclagem de amônia, mecanismo fundamental para a secreção tubular final de H^+. Trata-se de um processo complexo, com participação de segmentos múltiplos do néfron[2,4,14]. No segmento S1 do TCP, a amônia (NH_3) é secretada, derivada da glutamina, e reciclada na alça de Henle. No lúmen tubular do ducto coletor, a amônia é protonada para formar o amônio (NH_4^+), tamponamento importante para a acidificação final da urina[4].

A participação renal no controle acidobásico do organismo tem início no TCP, através da reabsorção tubular do bicarbonato filtrado (80-90%), que está vinculada a atividade da AC tipo IV (lúmen tubular), da AC tipo II (intracelular), do contratransportador NHE3 (responsável pela troca de sódio e hidrogênio na membrana apical) e do cotransportador NBC1 (localizado na membrana basolateral) e que reabsorve sódio e bicarbonato. Esse mecanismo já foi previamente detalhado[15,16,18,42,52]. A porção espessa ascendente da alça de Henle também participa da reabsorção de bicarbonato, sendo responsável por aproximadamente 15% desse processo. Isso ocorre de maneira bastante similar à do túbulo contorcido proximal. Os mecanismos de reabsorção do bicarbonato filtrado no TP estão ilustrados na Figura 66.5.

A acidificação urinária no néfron distal ocorre a partir de: 1) reabsorção de pequena fração de bicarbonato filtrado que não ocorreu no túbulo proximal; 2) titulação pelo fosfato básico bivalente (HPO_4^{-2}), que é convertido em fostato ácido monovalente ($H_2PO_4^-$) ou acidez titulável; 3) acúmulo de amônia (NH_3) intraluminal, que tampona o H^+ formando o amônio (NH_4)[42,52]. Para esse processo, as células intercaladas A e B exercem função central. As células do tipo A expressam em sua membrana apical a bomba H^+-ATPase e o contratransportador H^+/K^+-ATPase, que promoverão a secreção tubular de hidrogênio e reabsorção de potássio, além do trocador Cl^-/HCO_3^- (AE-1) na membrana basolateral, que atuará na reabsorção de bicarbonato para o interstício. Nas células intercaladas do tipo A, o hidrogênio é secretado no lúmen tubular, ali participando da formação de amônio, de pCO_2 e da acidez titulável na urina[42,52]. Em contraste, as células intercaladas do tipo B expressam H^+-ATPase na membrana basolateral e Cl^-/HCO_3^- no polo apical, com participação da pendrina, resultando em secreção de bicarbonato para a luz tubular[42,46,52] (Figura 66.8).

A aldosterona, como já mencionado, também exerce função na acidificação urinária. Ela estimula, de forma independente, a atividade da bomba H^+-ATPase e a secreção de H^+ nas células intercaladas A, e, indiretamente, por meio do aumento da eletronegatividade (diferença de potencial) do lúmen, devido à reabsorção de sódio[42,46,52]. A Figura 66.8 demonstra um esquema dos principais mecanismos de transporte envolvidos no transporte de eletrólitos e do equilíbrio acidobásico nesses segmentos tubulares.

O rim participa da regulação hidrogeniônica, conjuntamente com múltiplos sistemas e vias de ações hormonais e bioquímicas. A hipovolemia ocasiona retenção de sódio e bicarbonato pelo túbulo proximal, resultando em alcalose metabólica. A hipocalemia também resulta em alcalose metabólica. A hipercapnia (acidose respiratória) ocasiona uma resposta renal, aumentando a secreção de H^+ nas porções finais do túbulo e aumento da troca Na^+-H^+ no TP, promovendo também a reabsorção de bicarbonato. Essa reabsorção é mais eficiente e significativa na acidose respiratória crônica[42]. A redução do RFG promove redução do bicarbonato filtrado, com aumento da excreção de H^+. O aumento de aldosterona eleva a excreção de H^+, de K^+ e a reabsorção de sódio. Hipocalemia e hipocloremia aumentam a reabsorção de bicarbonato, gerando alcalose metabólica[1,20,42]. Além disso, distúrbios primários ou secundários podem interferir nos mecanismos de acidificação urinária, determinando diversas tubulopatias, tais como a acidose tubular renal tipo 1 e o pseudo-hipoaldosteronismo (Quadro 66.5).

A acidose tubular renal distal (ATRd), também denominada tipo 1 ou clássica, é caracterizada por uma inabilidade da acidificação urinária (em geral, o pH urinário permanece > 6), na vigência de uma acidemia metabólica sistêmica de “ânion *gap*” normal e hiperclorêmica[14,32,42]. Outro achado na vigência de acidemia é a presença de “ânion *gap*” urinário positivo, uma estimativa de redução da excreção de amônio urinário [U (Na^+ + K^+) > UCl^-][4,14,18,40,42]. Na infância, os principais sintomas e manifestações clínicas da ATRd são a deficiência pôndero-estatural, hipotonia e/ou fraqueza muscular, vômitos, desidratação, poliúria-polidipsia, constipação, tetania, nefrocalcinose e doença óssea metabólica (caracterizada por osteomalácia), fraturas patológicas ou raquitismo. Alguns tipos podem cursar com ou sem surdez neurossensorial[38-40]. Devemos lembrar que várias medicações podem interferir nos mecanismos de acidificação acima implicados. A anfotericina B pode ocasionar a ATRd, usualmente associada com hipocalemia[4,14,42]. Situações de uropatia obstrutiva, anemia falciforme, hipovolemia grave e algumas medicações (lítio, trimetropim e amilonida) podem ocasionar uma forma de ATRd hipercalêmica, com distúrbio voltagem-dependente[4,14,40,46].

O pseudo-hipoaldosteronismo tipo I (PHA-I) ocorre classicamente em neonatos e lactentes, os quais apresentam nefropatia perdedora grave de sal, déficit pôndero-estatural, episódios de desidratação, hipercalemia, acidose metabólica hiperclorêmica, aumento da atividade plasmática da renina e aldosterona e irresponsividade aos mineralocorticoides. Existem duas formas de PHA-I, apresentando diferentes mecanismos fisiopatogênicos[4,14,38-40].

Mecanismo Contracorrente Multiplicador

Para que, durante a evolução, fosse possível aos animais não mais dependerem de viver somente dentro do ambiente aquático e pudessem se desenvolver exclusivamente no meio terrestre, foi necessária a seleção de um mecanismo que possibilitasse a excreção dos produtos do metabolismo, reduzindo a diluição destes na água. Ou seja, havia a necessidade de um sistema elaborado para concentração mais efetiva da urina, com baixo gasto energético[45].

Resumidamente, os fatores requeridos para a formação de uma urina concentrada são: 1) presença de interstício hipertônico (gerado pela ação dos mecanismos envolvidos na alça de Henle); e 2) presença e atividade de HAD e expressão de aquaporinas no ducto coletor. Para a formação de uma urina diluída: 1) reabsorção de NaCl proporcionalmente maior em relação à reabsorção de água na alça de Henle; 2) ausência de expressão de aquaporinas e reabsorção de água no ducto coletor; e 3) filtração glomerular preservada[2,4,14,18,45].

O sistema ou mecanismo, elegantemente elaborado, foi denominado "contracorrente multiplicador" e depende, basicamente, das propriedades da porção fina da alça de Henle, permeável à água e impermeável a solutos; da alça espessa ascendente de Henle, que, de forma oposta, secreta apenas NaCl para o interstício; da recirculação de ureia; da presença de hormônio antidiurético (ADH) e seus receptores no ducto coletor; e da disposição em "U" da vascularização tubular pelos *vasa recta*, que formam a "contracorrente" ao fluxo intratubular, para que a hipertonicidade da medula não seja perdida[2,45].

O processo tem início na alça de Henle, em sua porção fina, altamente permeável à água pela presença de aquaporinas, associado ao transporte de solutos que é praticamente nulo. Isso permite que, devido ao aumento de osmolalidade, à medida que a alça se aproxima da medula, haja o transporte de água para os capilares peritubulares e a consequente concentração do conteúdo da luz tubular. Gradualmente, ocorre a transição para a AEAH, e então o processo se inverte, havendo a excreção de solutos (NaCl) para o interstício, o que contribui sobremaneira para a hipertonicidade desse meio[2,14,15,18,45].

As alças de Henle finas são relativamente permeáveis à ureia (a ascendente mais permeável que a descendente), enquanto a AEAH e segmentos posteriores são impermeáveis. Assim, a ureia progride gradativamente pela luz até os ductos coletores, os quais são altamente permeáveis à ureia, na presença do HAD. Na porção do ducto coletor medular interno, a ureia é reabsorvida para o interstício (recirculação da ureia) por meio de transportadores específicos chamados UT (*urea transportes*), contribuindo assim para que a tonicidade da medula aumente consideravelmente e proporcione um maior gradiente osmótico entre medula e lúmen, potencializando a capacidade de concentração urinária[2,8,14,18,45]. O HAD é secretado pela hipófise em situações de aumento da tonicidade do plasma. Este se liga ao seu receptor AVPR2 nas células do ducto coletor e desencadeia um processo intracelular que estimula a polimerização de aquaporinas 2 e o aumento de sua expressão na membrana luminal. Esse processo aumenta também a permeabilidade do ducto coletor à ureia. O aumento de expressão de aquaporinas faz com que haja a reabsorção de água livre, contribuindo para o controle fino da osmolalidade urinária. A Figura 66.10 demonstra um esquema simplificado desses mecanismos[1,2,8,14-16,18,45].

Por fim, para que todo esse sistema, o qual culmina com o aumento da tonicidade da medula renal, não seja perdido com a diluição pela água reabsorvida nos túbulos, existem os capilares peritubulares que formam os *vasa recta*. Eles estão dispostos circundando a alça de Henle e as porções distais do néfron, de forma a apresentar um fluxo oposto ao fluxo do fluido tubular (mecanismo de contracorrente). Dessa maneira, eles seguem reabsorvendo água e solutos filtrados, a fim de manter intacto o progressivo aumento da tonicidade intersticial[2,14-16,18,45] (Figura 66.10).

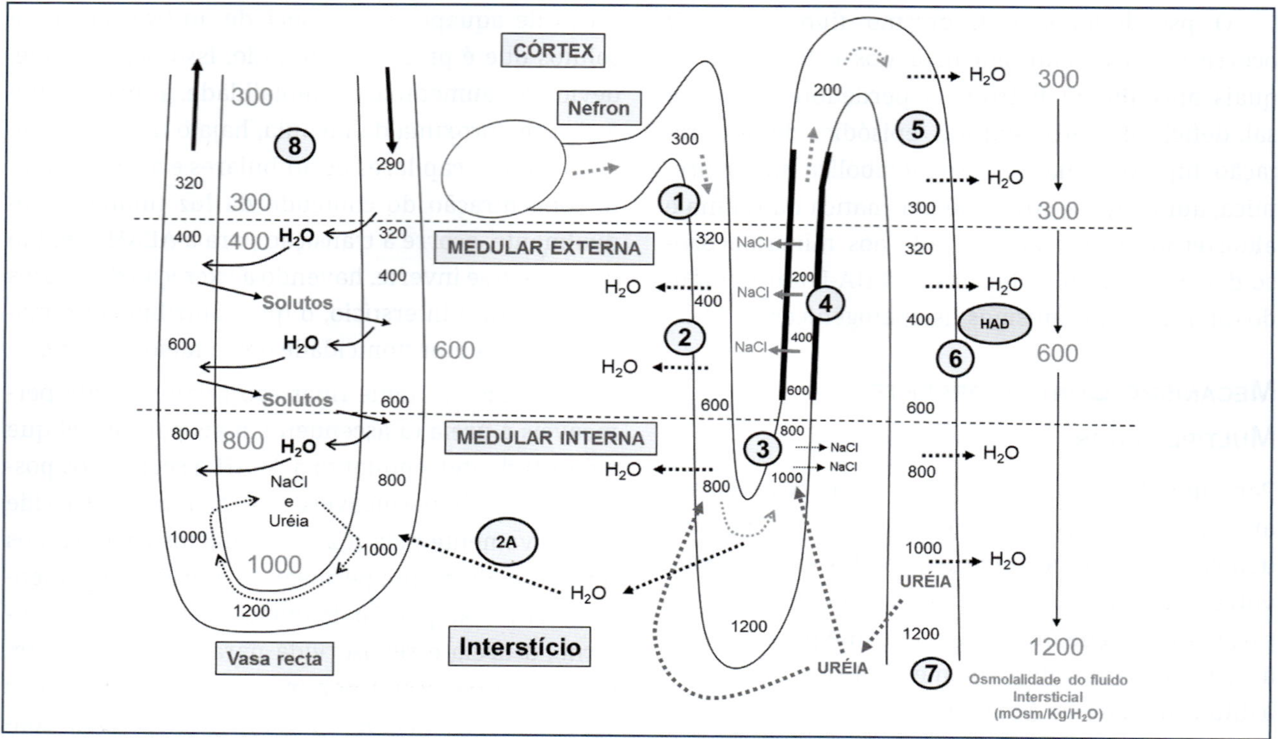

FIGURA 66.10 *Mecanismo contracorrente multiplicador. Esta hipótese, considera que uma pequena diferença de osmolalidade entre fluxos em paralelo dos túbulos renais seria multiplicado per meio de um princípio contra-corrente[1,2,8,15,16,45]. O néfron justamedular apresenta alça de Henle longa e também em paralelo ao vasa recta, permitindo um sistema de amplificação da habilidade de concentração urinária. (1) O fluido tubular na porção distal do túbulo contorcido proximal, apresenta-se inicialmente isosmótico (300 mOsm/kg) em relação ao plasma. (2) Na alça descendente fina de Henle a água se difunde progressivamente em direção ao interstício medular mais hipertônico, sendo removida pelos vasa recta (2A), resultando em um fluido tubular hipertônico devido ao aumento proporcional da concentração de NaCl luminal. Conjuntamente, a ureia se difunde também para o interstício hipertônico aumentando progressivamente a osmolalidade do fluido tubular (~1200 mOsm/kg). (3) Na alça ascendente fina de Henle, o NaCl difunde-se passivamente para o interstício, reduzindo progressivamente a osmolalidade do fluido tubular. Neste segmento, também ocorre a difusão passiva de ureia do interstício para o fluido tubular (reciclagem da ureia). (4) Na alça espessa ascendente de Henle (também chamada "segmento diluidor"), caracteristicamente impermeável à água, a reabsorção ativa de sódio pela Na^+-K^++-$2Cl^-$ (NKCC2) e pela Na^+/K^+-ATPase basolateral, promove aceleração da diluição tubular, o mesmo ocorrendo na porção inicial do túbulo distal. Este mecanismo de reabsorção de NaCl, conjuntamente com a reciclagem da ureia, são importantes para a geração da hipertonicidade medular. (5) No segmento do ducto coletor cortical a osmolalidade luminal é próxima ao do plasma (~300 mOsm/kg) devido à presença de ureia, creatinina e outros componentes excretados e o reinício de reabsorção de água. (6) O ducto coletor medular é responsável pelo estabelecimento da concentração final da urina através da ação modulatória do hormônio antidiurético (argina vasopressina) no controle da reabsorção de água o qual, passivamente se difunde para o interstício hipertônico. (7) Apesar da difusão de ureia para o interstício no final do ducto coletor medular, a concentração máxima da urina aproxima-se à concentração do interstício medular (~1200 mOsm/kg). Na ausência do HAD, os ductos coletores permanecem impermeáveis à água, diluindo a urina. Vide texto para maiores detalhes. (8) Vasa recta: O arranjo em contrafluxo e em forma de "U" do suprimento vascular medular, proporciona entrada de solutos e perda de água no ramo descendente do vasa recta que são compensados pela perda de soluto e entrada de água no ramo ascendente do capilar. Desta forma, no ramo descendente do capilar, a água se difunde para o interstício devido o gradiente osmótico. No interstício, o sódio se difunde para o capilar, também conforme o gradiente de concentração. Este processo de permuta ou troca contracorrente é praticamente passivo, existindo quase zero de perda de gradiente osmótico dentro da medula.*

Observa-se que, na presença de diuréticos, principalmente os de ação em alça, com redução da reabsorção de solutos nessa porção, haverá um desequilíbrio desse mecanismo, com consequente redução da osmolalidade intersticial medular. Dessa forma, em ambiente de terapia intensiva, devemos considerar esse potencial efeito adverso relacionado ao uso dos diuréticos.

Homeostase, Hemodinâmica e Disfunção Renal em Situações Críticas

Como já comentado, diversas condições e distúrbios interferem na homeostase, tais como distúrbios hemodinâmicos e da volemia; distúrbios cardíacos, gastrintestinais e neurológicos; distúrbios hidroeletrolíticos (sódio, potássio, cálcio, magnésio, cloro); distúrbios acidobásicos; utilização de medicações nefrotóxicas etc. Para sua compreensão, a familiaridade com os mecanismos fisiológicos adaptativos e de fisiologia renal torna-se essencial. Os mecanismos de atuação do SRAA, peptideo atrial natriurético, peptideo cerebral natriurético, sistema nervoso simpático e HAD são importantes na manutenção do volume circulante efetivo (VCE) e na homeostase eletrolítica, principalmente do sódio e do potássio, e no equilíbrio acidobásico[4,42]. É importante a distinção entre VCE e volume corpóreo em situações patológicas. Por exemplo, pacientes com insuficiência cardíaca crônica podem apresentar um adequado volume, mas, devido ao baixo débito cardíaco, o VCE pode ser reduzido com sensibilização dos barorreceptores, promovendo a retenção hidrossalina para melhora da perfusão, resultando em edema e aumento do volume corpóreo[4,34]. Em hepatopatias crônicas e na cirrose hepática, comumente há redução do VCE e vasodilatação periférica, apesar de aumento do volume corpóreo[4,34].

É muito importante a manutenção de uma adequada perfusão renal por meio de reavaliações frequentes do grau de hidratação do paciente, bem como de seu estado hemodinâmico e da diurese. Esses desequilíbrios podem se manifestar com situações de hipovolemia e redução do volume circulante efetivo e/ou redução da pressão arterial média, com participação do SRAA; atividade simpática; produção de péptide atrial natriurético; secreção apropriada ou inapropriada do HAD (SSIADH) etc.

Os cenários de redução do VCE resultam em amplificação da reabsorção tubular de sódio e água, clinicamente manifestada pela redução da diurese (Figura 66.11). Nessas circunstâncias de hipovolemia, é possível o estabelecimento de disfunção renal de origem pré-renal. Os mecanismos adaptativos, com ativação do SRAA, atividade simpática e participação da aldosterona e do HAD, já foram comentados previamente. O aumento da atividade simpática tenta aumentar a resistência periférica e manter a PAM[4]. Vale ressaltar o papel dos peptídeos natriuréticos. O peptídeo atrial natriurético (PAN) é um hormônio/polipeptídeo vasoativo, sintetizado primariamente no átrio, em resposta ao estiramento, como ocorre em situações de expansão volêmica. A ação primária do PAN nos rins, resulta no aumento do RFG (combinação de vasodilatação da arteríola aferente e vasoconstrição da arteríola eferente, sem mudanças no FSR) e na indução de natriurese pela inibição da reabsorção de sódio no ducto coletor medular e redução da produção de renina e aldosterona. Situações de redução do VCE promovem redução do PAN e redução da atividade simpática, além da redução da natriurese, resultando também em redução da excreção de água, na tentativa de restauração da volemia[1,4,15,20] (Figura 66.11). A insuficiência cardíaca congestiva, cursando com aumento da pressão e estiramento atrial, resulta também em níveis elevados de PAN. Em situações especiais, podemos ter a participação do BNP (peptídeo cerebral natriurético) em disfunções cardíacas ou na participação etiofisiopatogênica da síndrome perdedora de sal.

O SRAA, também tem interface com diversas patologias que acometem o paciente criticamente enfermo. Sua ativação suprafisiológica também pode estar relacionada com hipertensão arterial sistêmica e crise hipertensiva.

A administração de anti-inflamatórios não hormonais, inibidores das prostaglandinas e ciclo-oxigenases, particularmente em situações de depleção de sal, uso de diuréticos, hipotensão, cirrose, síndrome nefrótica, insuficiência cardíaca e em situações de renina elevada, podem reduzir o FSR por vasoconstrição (arteríola aferente), ocasionando redução do RFG e isquemia renal[4,5,8].

Os conhecimentos fisiológicos também facilitam a compreensão dos mecanismos de ação dos diver-

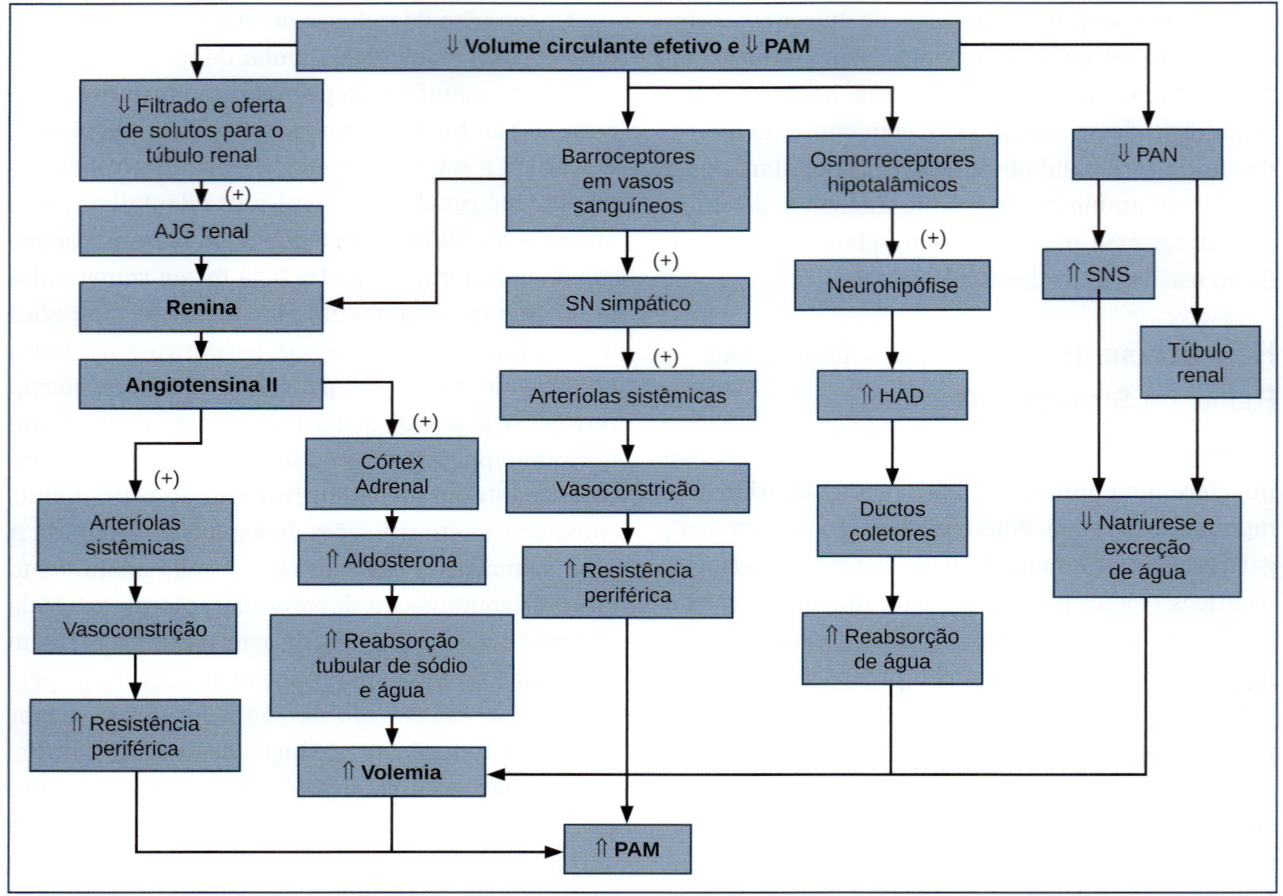

FIGURA 66.11 ***Modelo esquemático de homeostase hemodinâmica em situações de redução do volume circulante efetivo e da pressão arterial média, resultando em mecanismos renais e sistêmicos com aumento da reabsorção de sódio e água, redução da natriurese e aumento da resistência periférica e da pressão arterial média[1,4, 15,42].***

Siglas: AJG = aparelho justaglomerular; PAN = peptídeo atrial natriurético; SNS = sistema nervoso simpático; HAD = hormônio antidiurético; PAM = pressão arterial média.

sos diuréticos e, assim, proporcionam que a indicação da classe mais adequada seja feita nas diferentes condições clínicas. É importante registrar que a utilização inadequada de diuréticos pode potencializar a disfunção da homeostase hemodinâmica, por meio da piora da perfusão tissular, bem como pela limitação dos mecanismos adaptativos renais.

A hipercalemia e a piora da lesão renal podem estar relacionadas ao uso de inibidores da enzima conversora de angiotensina (IECA) ou bloqueadores do receptor de angiotensina II (BRA), devido à inibição da aldosterona e vasodilatação suprafisiológica da arteríola eferente, condicionando a queda do RFG. Os IECAs e os BRA2 também podem induzir LRA em situações de estenose de artéria renal e/ou na presença de rim único[5,9]. Vale lembrar também que algumas situações de LRA não se evidenciam com oligoanúria, como, por exemplo, em cenários de nefrotoxicidade por aminoglicosídeos e contraste radiológico e em significativa percentagem de LRA no período neonatal[14,53,54]. A imaturidade glomerular e tubular presente no neonato condiciona limitações na habilidade e nos mecanismos de concentração e acidificação urinária, e torna os recém-nascidos mais suscetíveis, como, por exemplo, aos distúrbios do sódio e acidobásicos[4,14,53,54].

A noradrenalina (NE) induz à vasoconstrição dos principais vasos renais, mediada através de receptores α1. Entretanto, o efeito pressor da utilização da NE, em função da vasodilatação sistêmica, pode preservar ou até melhorar a função renal[20]. Embora não exista consenso em pediatria, a NE é a primeira escolha como terapêutica vasopressora em adultos com choque séptico[55].

Os mecanismos de patogênese da sepse associados à LRA são controversos. O paradigma na sepse e no choque séptico estabelece uma desregulação do FSR. A LRA é secundária à redução do FSR, devido ao extravasamento do capilar sistêmico e da P_{CG}, com concomitante vasoconstrição renal (arteríola aferente), hipóxia tubular, falência bioenergética e morte celular. Entretanto, modelos experimentais em ovelhas não demonstram consistentemente esse perfil, inclusive com estado hiperdinâmico e estabelecimento de aumento do FSR e redução da P_{CG} proveniente da redução do tônus da arteríola aferente (com redução da resistência vascular renal). Outros efeitos da sepse também dependem da ação de AII, comprometimento da microcirculação renal, oferta de energia e oxigênio, estresse oxidativo, mecanismos de apoptose tubular e disfunção endotelial, hipercoagulabilidade e trombose de microvasculatura, disruptura do glicocálix, produção de endotelinas e citoquinas inflamatórias etc. O envolvimento multissistêmico constitui um desafio para a total compreensão desses mecanismos; e, provavelmente, a participação de citoquinas inflamatórias sistêmicas parecem contribuir mais do que a participação de mediadores locais[4,7,55-57].

Um aspecto importante com relação a esses conhecimentos é a de necessidade de correção das doses de medicamentos de acordo com a função renal ou, preferencialmente, a adoção de protocolos para monitoração de níveis séricos de medicamentos (por exemplo, vancomicina, amicacina, ciclosporina etc.). A racionalidade no uso de antimicrobianos é de grande importância e, muitas vezes, isso não ocorre e não há racionalidade na utilização ou na manutenção ou descontinuidade de medicamentos com grande potencial de toxicidade. Familiarizados com o conceito de depuração, é de fácil compreensão que, em situações de redução do RFG, a depuração das medicações de excreção renal também estará comprometida, mantendo o nível sérico aumentado por períodos mais prolongados, justificando a racionalidade de utilização e o ajuste posológico.

Essas, dentre muitas outras, compreendem aplicações práticas da ampla compreensão da fisiologia renal e seus mecanismos adaptativos, e, da união desse conhecimento ao entendimento das doenças, pode-se visualizar com maior clareza a fisiopatologia, bem como elaborar um plano terapêutico mais adequado e eficiente.

REFERÊNCIAS

1. Rose BD. Clinical Physiology of Acid-Base and Electrolyte Disorders. 4th ed. New York: McGraw-Hill, Inc; 1994.
2. Guyton AC, Hall JE. Textbook of Medical Physiology. 11th ed. Elsevier Saunders; 2006.
3. Hunley TE, Kon V, Ichikawa I. Glomerular Circulation and Function. In: Avner ED, Harmon WE, Niaudet P, Yoshikawa N (editors). Pediatric Nephrology. 6th ed. Berlin: Springer-Verlag; 2009. p. 31-64.
4. Rashid M, Schwartz GJ. Overview, Structure and Function of the Nephron. In: Lucking SE, Maffei FA, Tamburro RF, Thomas NJ, (editors). Pediatric Critical Care Study Guide Text and Review. London: Spring Verlag; 2012. p. 133-68.
5. Samraj RS, Basu RK. Applied Renal Physiology in the PICU. In: Wheeler DS, Wong HR, Shanley TP, (editors). Pediatric Critical Care Medicine. 2nd ed. Springer London; 2014. p. 129-46.
6. Kiessling SG, Goebee J, Somers MJG. Pediatric Nephrology in the ICU. Springer-Verlag Berlin Heidelberg; 2009.
7. Blatt NB, Srinivasan S, Mottes T, et al. Biology of sepsis: Its relevance to pediatric nephrology. Pediatr Nephrol. 2014;29(12):2273-87.
8. Pinsk MN, Norwood VF. Renal Structure and Function. In: Fuhrman BP, Zimmerman JJ, Carcillo JA, Clark RSB, Relvas M, Rotta AT, Thompson AE, Tobias JT (editors). Pediatric Critical Care. 4th ed. Philadelphia: Elsevier Saunders; 2011. p. 935-43.
9. Toporovski J, Mello VR, Martini Filho D, et al. Nefrologia Pediátrica. 2ª ed. Rio de Janeiro: Guanabara Koogan; 2006.
10. Kriz W, Elger M. Renal Anatomy. In: Johnson R, Feehally J, Floege J (editors). Comprehensive Clinical Nephrology. 5th ed. Philadelphia: Elsevier Saunders; 2015. p. 2-13.
11. Nguyen C, Chand DH, Valentini RP. Anatomy and Physiology of the Nephron. In: Chand DH, Valentini RP (editors). Clinician's Manual of Pediatric Nephrology. New Jersey: World Scientific; 2011. p. 3-8.
12. Winn MP. 2007 Young Investigator Award: TRP'ing into a new era for glomerular disease. J Am Soc Nephrol. 2008;19:1071-5.
13. Saleem MA. New developments in steroid-resistant nephrotic syndrome. Pediatr Nephrol. 2013;28:699-709.

14. Geary DF, Schaefer F. Comprehensive Pediatric Nephrology. 1st ed. Philadelphia: Mosby Elsevier; 2008.

15. Bailey MA, Shirley DG, Unwin RK. Renal Physiology. In: Johnson RJ, Feehally J, Floege J (editors). Comprehensive Clinical Nephrology. 5th ed. Philadelphia: Elsevier Saunders; 2015. p. 14-27.

16. Mcilroy D, Sladen RN. Renal Physiology, Pathophysiology, and Pharamacology. In: Miller RD, Cohen NH, Eriksson LI, Fleisher LA, Wiener-Kronish JP, Young WL. (editors). Miller's Anesthesia. 8th ed. Philadelphia: Elsevier Saunders; 2015. p. 545-88.

17. Phadke K, Goodyer P, Bitzan M (editors). Manual of Pediatric Nephrology. 1st ed. Springer Verlag Berlin Heidelberg; 2014.

18. Silverstein DM, Symons JM, Alon US. Pediatric Nephrology. A Handbook for Training Health Care Providers. 1st ed. New Jersey: World Scientific Publishing; 2012.

19. Schnermann J, Traynor T, Yang T, et al. Tubuloglomerular feedback: new concepts and developments. Kidney Int Suppl. 1998;67:S40-5.

20. Shoskes DA, McMahon AW. Renal Physiology and Pathophysiology. In: Wein AJ, Kavoussi LR (editors). Campbell-Walsh Urology. 10th ed. Philadelphia; 2012. p. 1025-46e3.

21. Brezis M, Rosen S, Epstein F. The pathophysiological implications of medullary hypoxia. Am J Kidney Dis. 1989;13:253-8.

22. Delanghe JR. How to estimate GFR in children. Nephrol Dial Transplant. 2009;24:714-16.

23. Fuchs TC, Hewitt P. Biomarkers for Drug-Induced Renal Damage and Nephrotoxicity – An Overview for Applied Toxicology. AAPS J. 2011;13(4):615-31.

24. Al-Ismaili Z, Palijan A, Zappitelli M. Biomarkers of acute kidney injury in children: discovery, evaluation, and clinical application. Pediatr Nephrol. 2011; 26:29-40.

25. Schwartz GH, Brion LP, Spitzer A. The use of plasma creatinine concentration for estimating glomerular filtration rate in infants, children, and adolescents. Pediatr Clin North Am. 1987;34:571-90.

26. Schwartz GH, Munoz A, Schneider MF, et al. New equations to estimate GFR in children with CKD. J Am Soc Nephrol. 2009;20:629-37.

27. Schwartz GJ, Work DF. Measurement and Estimation of GFR in Children and Adolescents. J Am Soc Nephrol. 2009;20:629-37.

28. Akcan-Arikan A, Zappitelli M, Loftis LL, et al. Modified RIFLE criteria in critically ill children with acute kidney injury. Kidney Int. 2007;71:1028-35.

29. Kidney Disease: Improving Global Outcomes (KDIGO), Acute Kidney Injury Work Group. KDIGO Clinical Practice Guideline for Acute Kidney Injury. Kidney Int. 2012;2 Suppl:1-138.

30. Chadha V, Alon US. Hereditary Renal Tubular Disorders. Semin Nephrol. 2009;29(4):399-401.

31. Bagga A, Bajpai A, Menon S. Approach to Renal Tubular Disorders. Indian J Pediatr. 2005;72(9):771-6.

32. Quigley R. Renal tubular acidosis. In: Avner E, Harmon WE, Niaudet P, Yoshikawa N (editors). Pediatric Nephrology. Berlin: Springer-Verlag; 2009. p. 979-1003.

33. Friedman A. Laboratory Assessment and Investigation of Renal Function. In: Avner ED, Harmon WE, Niaudet P, Yoshikawa N (editors). Pediatric Nephrology. 6th ed. Berlin: Springer-Verlag; 2009. p. 491-504.

34. Feld LG, Kaskel FJ. Fluid and Electrolytes in Pediatrics. A Comprehensive Handbook. 1st ed. Humana Press; 2010.

35. Rees L, Brogan PA, Bockenhauer D, et al. Paediatric Nephrology. 2nd ed. Oxford University Press; 2012.

36. Chan JC, Santos F, Hand M. Fluid, Electrolyte, and Acid-Base Disorders in Children. In: Taal MW, Chertow GM, Marsden P, Skorecki K, Yu ASL (editors). Brenner & Rector's The Kidney. 9th ed. Philadelphia: Elsevier; 2012. p. 2572-621.

37. Battle D, Chen S, Haque SK. Physiologic Principles in the Clinical Evaluation of Electrolyte, Water, and Acid-Base Disorders. In: Alpern RJ, Caplan MJ, Moe OW (editors). Seldin and Giebisch's The Kidney Physiology and Pathophysiology. 5th ed. London: Elsevier; 2013. p. 2477-511.

38. Bonnardeaux A, Bichet DG. Inherited Disorders of the Renal Tubule. In: Taal MW, Chertow GM, Marsden P, Skorecki K, Yu ASL (editors). Brenner & Rector's The Kidney. 9th ed. Philadelphia: Elsevier; 2012. p. 1584-625.

39. Zelikovic I. Hereditary tubulopathies. In: Oh W, Guignard J-P, Baumgart S (editors). Nephrology and fluid/electrolyte physiology neonatology questions and controversies. 2nd ed. Philadelphia: Saunders Elsevier; 2012. p. 305-34.

40. Andrade OVB. Tubulopatias na Infância. In: Penido MGMG, Tavares MS (editores). Nefrologia Pediátrica. Manual Prático. São Paulo: Livraria Balieiro; 2015. p. 182-248.

41. Baum M. Renal Tubular Development. In: Avner ED, Harmon WE, Niaudet P, Yoshikawa N (editors). Pediatric Nephrology. 6th ed. Springer-Verlag Berlin; 2009. p. 64-94.

42. Halperin M, et al. Fluid, Electrolyte and Acid-Base Physiology. A Problem-based Approach. 4th ed. Philadelphia: Saunders Elsevier; 2010.
43. Gattineni J, Baum M. Genetic disorders of phosphate regulation. Pediatr Nephrol. 2012;27(9):1477-87.
44. Ellison DH. Physiology and Pathophysiology of Diuretic Action. In: Alpern RJ, Caplan MJ, Moe OW (editors). Seldin and Giebisch's The Kidney Physiology and Pathophysiology. 5th ed. London: Elsevier; 2013. p. 1353-404.
45. Sands JM, Layton H. The Urine Concentrating Mechanism and Urea Transports. In: Alpern RJ, Caplan MJ, Moe OW (editors). Seldin and Giebisch's The Kidney Physiology and Pathophysiology. 5th ed. London: Elsevier; 2013. p. 1463-509.
46. Gamba G, Wenhui W, Schild L. Sodium Chloride Transport in Loop of Henle, Distal Convoluted Tubule, and Collecting Duct. In: Alpern RJ, Caplan MJ, Moe OW (editors). Seldin and Giebisch's The Kidney Physiology and Pathophysiology. 5th ed. London: Elsevier; 2013. p. 1143-79.
47. Hoorn EJ, Geary D, Robb M, et al. Acute hyponatremia related to intravenous fluid administration in hospitalized children: an observational study. Pediatrics. 2004;113:1279-84.
48. Moritz ML, Ayuz JC. New aspects in the pathogenesis, prevention, and treatment of hyponatremic encephalopathy in children. Pediatr Nephrol. 2010;25(7):1225-38.
49. Montañana PA, Alapont VM, Ocón AP, et al. The use of isotonic fluid as maintenance therapy prevents iatrogenic hyponatremia in pediatrics: a randomized, controlled open study. Pediatr Crit Care Med. 2008;9:589-97.
50. Padua AP, Macaraya JRG, Dans LF, et al. Isotonic versus hypotonic saline solution for maintenance intravenous fluid therapy in children: a systematic review. Pediatr Nephrol. 2015;30:1163-72.
51. Wesche D, Deen PMT, Knoers VAM. Congenital nephrogenic diabetes insipidus: the current state of affairs. Pediatr Nephrol. 2012;27:2183-204.
52. Hamm LL, Alpern RL, Preisig PA. Cellular Mechanisms of Renal Tubular Acidification. In: Alpern RJ, Caplan MJ, Moe OW (editors). Seldin and Giebisch's The Kidney Physiology and Pathophysiology. 5th ed. London: Elsevier; 2013. p. 1917-78.
53. Jetton JG. Askenazi DJ. Acute Kidney Injury in the Neonate. Clin Perinatol. 2014;41:487-502.
54. Dell KM. Fluid, Electrolytes, and Acid-Base Homeostasis. In: Martin RJ, Fanaroff AA, Walsh MC. Fanaroff and Martin's neonatal-perinatal medicine: diseases of the fetus and infant. 10th ed. Philadelphia: Elsevier Saunders; 2015. p. 613-29.
55. Dellinger RP, Levy MM, Rhodes A, et al. Surviving Sepsis Campaingn: International guidelines for Management of Severe Sepsis and Septic Shock, 2012. Intensive Care Med. 2013;39:165-228.
56. Wan L, et al. Pathophysiology of septic acute kidney injury: what do we really know? Crit Care Med. 2008;36(4 Suppl):S198-203.
57. Bagshaw SM, Bellomo R, Devarajan P, et al. [Review article: Acute kidney injury in critical illness]. Can J Anaesth. 2010;57:985-98.

67

Disfunção Renal Aguda e sua Farmacologia

Nilzete Bresolin

INTRODUÇÃO

A insuficiência renal aguda (IRA), hoje denominada "lesão renal aguda" (LRA), é uma desordem complexa que ocorre em diversas situações clínicas, e que se apresenta como um desafio, com incidência crescente em pacientes gravemente enfermos e com influência significante sobre a taxa de mortalidade[1-5]. Os intensivistas e emergencistas têm papel fundamental no reconhecimento precoce e também na prevenção de lesões iatrogênicas, evitando, sempre que possível, o uso de medicações nefrotóxicas e, nos casos em que as mesmas sejam essenciais, fazendo o ajuste de doses de acordo com o depuração da creatinina[5-8]. É importante destacar que dados de estudos recentes de acompanhamento de longo prazo, de pacientes que desenvolveram LRA, têm demonstrado que até 25% dos pacientes (mesmo os que recebem alta com níveis normais de creatinina) podem desenvolver, anos após, proteinúria, hipertensão e nefropatia. Portanto, cabe também a esses mesmos intensivistas e nefrologistas a tarefa de orientar os familiares sobre a importância de monitoração desses pacientes após a alta hospitalar[6,7]. Em relação à taxa de mortalidade, apesar dos avanços em cuidados nefrológicos e intensivos, a mesma se mantém elevada, variando entre 30% e 57%, segundo dados recentemente publicados[2-5]. O aumento da consciência e adoção de definições de consenso para o diagnóstico e classificação da LRA tem ampliado a possibilidade de diagnóstico precoce da mesma[4]. Os marcadores convencionais, ureia e creatinina, apresentam limitações e não refletem as alterações da taxa de filtração glomerular (TFG) em tempo real. Contribuem, portanto, para a demora no diagnóstico e no tratamento de suporte e terapêutico. Esses marcadores aumentam por acúmulo, precisam de tempo para se acumular antes de se elevar no sangue e só aumentam quando já houve lesão renal. Outro ponto é que 10% a 40% dos valores séricos de creatinina são depurados do sangue por secreção tubular e essa secreção pode mascarar a redução inicial da TFG e contribuir para a demora no diagnóstico e início da terapêutica[10]. Assim, embora a creatinina seja o marcador mais utilizado para avaliação da função renal, não parece ser um marcador ideal em pacientes criticamente enfermos, uma vez que, embora as alterações na TFG produzam respostas previsíveis em seus valores, essas respostas são lentas[4,10,11]. Primariamente, a geração da creatinina é determinada pela massa muscular (diariamente, 1% a 2% da creatina muscular é convertida em creatinina) e, também, pela oferta diária de proteína da dieta. Esses fatores respondem, provavelmente, por variações séricas observadas entre diferentes faixas etárias e diferentes grupos étnicos, raciais e geográficos[10]. Stevens *et al.*[10], em um estudo publicado em 2006, demonstraram que os valores de creatinina são maiores: no sexo masculino; em pacientes que se alimentam com carne, em relação aos vegetarianos; em negros, em relação aos asiáticos; e em pacientes que fazem musculação, em relação aos sedentários. Por outro lado, demonstraram níveis séricos de creatinina reduzidos em desnutridos e em pacientes que sofreram qualquer tipo de amputação. Além disso, seus níveis séricos dependem do volume de distribuição, isto é, da água corpórea total, que pode estar dramaticamente aumentado após ressuscitação volêmica de pacientes graves; do comprometimento da função hepática (responsável por sua geração), que pode resultar em diminuição dos seus níveis e de condições, tais como trauma e febre, que pode resultar em elevação dos seus níveis[10]. Assim, deve-se estar atento para o fato de que, principalmente quando seu valor basal é baixo, um pequeno aumento de sua concentração, clinicamente inaparente (mesmo que dentro dos limites de normalidade) pode demonstrar perda significativa da função renal. Exemplificando, pacientes gravemente enfermos, com doença hepática crônica, podem ter valores normais de creatinina (diminuição da produção por diminuição da síntese hepática de creatina, aumento da secreção tubular de creatinina ou perda de massa muscular esquelética), apesar da TFG gravemente reduzida e do comprometimento da função renal[10-12]. Todas essas considerações estão de acordo com evidências recentes que demonstram que mesmo alterações mínimas nos níveis de creatinina podem se associar com alta taxa de mortalidade[13,14]. Lassnigg *et al.*[13], em um estudo prospectivo com 4.118 pacientes em pós-operatório de cirurgia cardíaca, avaliando a creatinina sérica em 48 horas de pós-operatório e a mortalidade em 30 dias (com correção para fatores demográficos), observaram mortalidade de 32% nos pacientes com aumento de creatinina sérica maior ou igual a 0,5 mg/dL e de 6% quando a creatinina se mantinha inalterada ou com aumentos inferiores a 0,5 mg/dL. Essa observação permitiu aos autores concluírem que mesmo pequenos aumentos da creatinina poderiam resultar em redução substancial da sobrevida desses pacientes. Zappitelli *et al.*[12] também demonstraram, em crianças em pós-operatório de cirurgia cardíaca, que mesmo pequenos aumentos de creatinina se associavam independentemente com aumento da morbimortalidade. Deve-se observar, também, na análise do resultado da creatinina que algumas substâncias, tais como cimetidina, trimetroprim e ácido acetilsalicílico, podem inibir sua secreção tubular e, assim, aumentar "falsamente" os níveis séricos da mesma, sem que tenha ocorrido mudança na TFG. Outros fármacos, como, por exemplo, as cefalosporinas, podem alterar o resultado por interferir com método de Jaffé (utilizado em diversos laboratórios) e produzir elevação artificial de seus níveis[15,16]. Da mesma forma, aumentos nos níveis séricos de bilirrubinas também interferem com os resultados desse método e causam redução artificial nos seus valores[15,16]. Essa interferência pode ser minimizada por manobras de desproteinização ou de oxidação do soro antes da dosagem da creatinina através da reação de Jaffé[17,18]. Todas as considerações expostas têm estimulado diversos autores na busca por novos biomarcadores (BM) que permitam o diagnóstico de LRA antes do aumento dos níveis séricos de creatinina[11,19,20]. Há diversos novos BM sob avaliação e, dentre eles, os mais promissores são a lipocalina gelatinase associada a neutrófilos (NGAL) sérica e urinária, interleucina 18 urinária (IL-18), a molécula de injúria renal 1 (KIM-1) e a cistatina C sérica[19-21]. Esses BM podem se elevar em diferentes fases da LRA e, por essa razão, provavelmente, permitirão diagnosticar o tempo de ocorrência, a duração e a gravidade da mesma[19]. Importa destacar, no entanto, que a experiência clínica com esses BM é escassa e inclui a população pediátrica em geral (isto é, crianças maiores e neonatos), envolvendo, em especial, pacientes em pós-operatório de cirurgia cardíaca[22]. Portanto, necessitam mais estudos para serem validados na população pediátrica; não se encontram amplamente disponíveis e apresentam alto custo. Dessa forma, até que esses obstáculos sejam vencidos, recomendam-se os novos critérios de diagnóstico e classificação da LRA, denominados *risk/inju-*

ry/failure/loss/end stage (RIFLE) (para adultos) e *pediatric/risk/injury/failure/loss/end stage* (pRIFLE) (para crianças). Esses critérios foram elaborados por um grupo de trabalho de Iniciativa de Qualidade de Diálise Aguda (AQDI), criado no início dos anos 2000, e composto por nefrologistas e intensivistas, incluindo representação pediátrica[1] propôs. Esses estudiosos propuseram um sistema de escalonamento no qual são enquadradas classes crescentes de gravidade da LRA, objetivando a aplicabilidade clínica nos diversos centros e utilizando, como parâmetro, mudança nos valores basais de creatinina, classificação em quadros agudos e crônicos e diferenciação em acometimento brando e grave[1]. O grupo analisou os dados descritos na literatura sobre LRA, classificou-os de acordo com sua validade científica e, a partir daí, definiu os critérios diagnósticos para LRA. Essa classificação utiliza mudanças nos valores da creatinina (ou na TFG) a partir dos níveis basais ou da alteração do débito urinário (o pior dos dois critérios) para definir três níveis crescentes de disfunção renal: risco, lesão e insuficiência, além de dois critérios clínicos evolutivos: perda da função renal e fase final de doença renal. Os detalhes dessa classificação foram publicados em 2004[1] (Quadro 67.1) e têm sido validados na literatura em diversos estudos[1,3,8,14].

QUADRO 67.1 ***Critérios do RIFLE.***

	Critério TFG	Critério Débito U
Risk Risco Disfunção Renal	Cr sérica x 1,5 ↓TFG < 25%	< 0,5 mL/kg/h x 6 h
Injury Lesão Renal	Cr sérica x 2,0 ↓TFG < 50%	< 0,5 mL/kg/h x 12 h
Failure Insuficiência Renal	Cr sérica x 3,0 Cr ≥ 4 mg/dL ou Aumento Cr > 0,5 mg/dL	< 0,3 mL/kg/h x 24 h ou anúria x 12 h
Loss Perda FR	Falência > 4 semanas	
End Doença Final	Falência > 3 meses	

Sigla: TFG = taxa de filtração glomerular.
Fonte: Bellomo *et al.*[1].

Dentre as diversas publicações que analisaram os critérios de RIFLE, destaca-se o estudo de Hoste *et al.*[14], que envolveu 5.383 pacientes adultos admitidos em unidade de terapia intensiva (UTI) entre 2000 e 2001, dos quais 67% tinham algum grau de disfunção renal (12% classificados como "R" risco, 27% como "I" lesão e 28% como "F" insuficiência renal). Os autores demonstraram que aumentos nos graus de gravidade da LRA se associavam significantemente a aumento na mortalidade, isto é, a taxa de óbito foi de 8,8% nos pacientes classificados como "R", 11,4% nos classificados como "I" e 26,4% nos classificados como "F"; comparados com 5,5% nos pacientes sem diagnóstico de LRA. Demonstraram, ainda, que havia um risco maior de os pacientes classificados como "R" evoluírem para "I" ou "F" quando comparados com aqueles pacientes sem LRA. Além disso, os pacientes classificados como classe "I" ou "F" tiveram maior tempo de internação, em comparação com aqueles com "R" ou sem LRA. Em crianças, os critérios foram analisados e modificados por Akcan-Arikan *et al.*[23], objetivando desenvolver uma versão modificada do RIFLE para pacientes pediátricos (pRIFLE) (Quadro 67.2).

QUADRO 67.2 ***Critérios modificados de RIFLE para pacientes pediátricos[23].***

	ClCr Estimado	Critério Débito Urinário
Risk Risco Disfunção Renal	eClCr diminuído 25%	< 0,5 mL/kg/h x 8 h
Injury Lesão Renal	eClCr diminuído 50%	< 0,5 mL/kg/h x 16 h
Failure Insuficiência Renal	eClCr diminuído 75% eClCr < 35 mL/min/1,73 m²	< 0,3 mL/kg/h x 24 h ou anúria x 12 h
Loss Perda FR	Falência > 4 semanas	
End Doença Final	Falência > 3 meses	

Sigla: eClCr = *clearance* estimado de creatinina.
Fonte: Akcan-Arikan *et al.*[23].

O eClCr de base foi calculado utilizando a equação de Schwartz[24], a partir de uma creatinina medida até três meses antes da internação em UTI e, se ela não fosse disponível, considerava-se como eClCr de base o valor de 100 mL/min/1,73 m².

Os autores estudaram 150 crianças em UTI e demonstraram que 123/150 (82%) apresentavam algum grau de LRA. Sessenta pacientes (48%) pertenciam à categoria “R”, 32 crianças (26%) à categoria “I” e 31 crianças (25%) à categoria “F”. As classes “I” ou “F” apresentavam duas vezes mais risco de óbito em relação à “R” ou sem LRA. Quando feitos os ajustes em relação ao índice prognóstico PRISM II, o risco de óbito foi três vezes maior para os pacientes com LRA. Em relação ao momento do diagnóstico de LRA, os autores demonstraram também que a LRA ocorreu muito precocemente no curso da UTI, frequentemente dentro da primeira semana. Por outro lado, se a função renal não melhorasse nas primeiras 48 horas, havia grande risco de necessidade de terapêutica de substituição renal (TSR). Com base nessas observações, os autores sugeriram a utilização dos critérios de RIFLE como guia para possibilidade de melhora da função renal ou para indicação precoce da TSR[23]. Os critérios de RIFLE modificados para pediatria (pRIFLE) são baseados na redução do *clearance* da creatinina estimado (eCCL), pela fórmula de Schwartz[24], e no débito urinário em relação ao peso corpóreo[23]. Segundo a fórmula de Schwartz[24], a depuração de creatinina é o resultado da multiplicação de uma constante K (que apresenta valores específicos para cada faixa etária, conforme descrito a seguir) pela estatura do paciente em centímetros, com a divisão desse resultado pela creatinina plasmática em mg/dL. Assim:

$$\text{Depuração da creatinina (mL/min)} = k \times \frac{\text{altura}}{\text{Cr}}$$

RNPT .... k = 0,33

RNT e crianças < dois anos .... k = 0,45

Crianças > dois anos e adolescentes femininos ... k = 0,55

Adolescentes masculinos .... k = 0,70

Os critérios modificados de pRIFLE também foram validados em diversos estudos pediátricos. Em estudo prospectivo realizado em nosso serviço e publicado em 2010[25], a incidência de LRA foi de 30,6%, com pRIFLE máximo durante a internação de 12,1% para R, 12,1% para I e 6,4% para F. Os pacientes foram avaliados, em relação à gravidade, por meio do Pediatric Index of Mortality (PIM) e observou-se que os que evoluíram com LRA apresentaram risco 10 vezes maior de óbito em relação aos não expostos[25]. Em outro estudo prospectivo, também realizado em nosso serviço e publicado em 2013, a incidência de LRA foi de 46% e a mortalidade hospitalar foi 12 vezes maior nos pacientes com LRA, em relação aos pacientes sem LRA[8]. Em revisão da literatura, observa-se que, para validação dos critérios de RIFLE, mais de 71 mil pacientes foram incluídos nos diversos estudos publicados[26]. Dentre os estudos que apresentam dados sobre mortalidade, observam-se nos pacientes sem LRA taxa de mortalidade de 6,9% e naqueles com LRA, taxa de 31,2%. A mortalidade demonstrada, de acordo com o critério de RIFLE, foi de 18,9% para os pacientes com R, 36,1% para os pacientes com I e 46,5% para os pacientes com F. Observa-se, também, aumento gradual do RR de óbito no curso das três classes: R 2,4%, I 4,5% e F 6,15%[26]. Apesar de todos esses dados, no entanto, a aplicação dos critérios de RIFLE apresenta limitações, que incluem: as classes R, I e F são definidas a partir de variações nos valores de creatinina e do débito urinário, porém a atribuição de alteração nesses parâmetros, nas diferentes classes, não é baseada em evidências. Ainda, conforme relatado anteriormente, em muitas situações, a creatinina sérica encontrada durante LRA não se correlaciona diretamente com as mudanças na TFG do paciente. Além disso, nos casos em que não se dispõe de creatinina basal, deve-se assumir TFG 100 mL/min/1,73 m^2 em crianças, mas essa abordagem não foi validada prospectivamente[23,26]. Devido a essas limitações, em 2005, o grupo Acute Kidney Injury Network (AKIN) propôs, em Amsterdã, modificação dos critérios de RIFLE (Quadro 67.3)[27]. Com base no fato de que pequenas alterações nos níveis de creatinina podem se associar a eventos que, no curto e longo prazo, podem exercer impacto sobre a mortalidade, esses autores adotaram o incremento de 0,3 mg/dL no valor da creatinina sérica como parâmetro para considerar perda da função renal após correção da volemia[26,27]. Além disso, estabeleceram um período de 48 horas para o diagnóstico, devido à evidência de que pequenas mudanças de creatinina podem resultar em prejuízo significante, principalmente quando a elevação ocorre em 24 a 48 horas[3,8,12,13].

De qualquer forma, uma análise cuidadosa permite observar que a classificação de AKIN é muito semelhante ao RIFLE, com três níveis crescentes de disfunção renal. O ponto de destaque na classificação de AKIN reside no fato de que, no AKIN 1, além de aumentos nos níveis de creatinina basal em 1,5 a duas vezes, aumentos maiores ou iguais a 0,3 mg/dL já são parâmetro para diagnóstico da classe 1 de LRA. Os critérios de débito urinário foram os mes-

QUADRO 67.3 *Sistema AKIN de classificação/estadiamento para lesão renal aguda*[27].

	TFG	Débito urinário
AKIN 1	Aumento Cr sérica 1,5-2 x Cr basal ou de 0,3 mg/dL	< 0,5 mL/kg/h x 6 h
AKIN 2	Aumento Cr sérica 2-3 vezes do seu valor basal	< 0,5 mL/kg/h x 12 h
AKIN 3	Aumento Cr sérica > 3 vezes do seu valor basal ou em ≥ 0,3 mg/dL em pacientes com Cr sérica > 4 mg/dL	< 0,3 mL/kg/h ou anúria por 12 h

Sigla: TFG = taxa de filtração glomerular.
Fonte: Metha *et al.*[27].

mos adotados no RIFLE nos três níveis crescentes de disfunção renal[27]. Visando à comparação dos dois critérios de classificação (RIFLE e AKIN), um estudo realizado em 57 UTIs, ligadas à Sociedade de Cuidados Intensivos da Austrália e Nova Zelândia, estudou 120 mil pacientes em cinco anos (dos quais, 27,8% apresentavam sepse)[28]. Foi observada pequena diferença no número de pacientes (< 1%) em relação ao grau de LRA pelo RIFLE e AKIN. O AKIN aumentou discretamente o número de pacientes classificados com AKIN 1, enquanto diminuiu discretamente o número dos classificados como AKIN 2, em relação ao RIFLE. A área sob a curva ROC para mortalidade hospitalar foi de 0,66, para RIFLE, e 0,67, para AKIN[26,28]. Dados esses que permitiram aos autores concluírem que os critérios AKIN não melhoraram a sensibilidade e/ou capacidade preditiva de definição de LRA nas primeiras 24 horas após admissão na UTI[28].

AVALIAÇÃO CLÍNICO-FISIOPATOLÓGICA E LABORATORIAL DO PACIENTE COM LRA

Diversos são os mecanismos fisiopatológicos envolvidos no desenvolvimento da LRA em pacientes em UTI. Esses pacientes comumente apresentam situações de hipovolemia, hipoxemia e hipoperfusão, que resultam em uma resposta orgânica fisiologicamente orquestrada, envolvendo mecanismos autorreguladores a partir de receptores de volume, e liberação de fatores humorais (prostaglandinas, angiotensina II, endotelina, noradrenalina), além de secreção de hormônio antidiurético (ADH), que atuam visando manter TFG e que podem ocasionar a IRA pré-renal. Nesse caso, quando a hemodinâmica renal não for reestabelecida por reposição volêmica, oxigenoterapia, administração de medicações vasoativas ou correção da doença de base, pode-se estabelecer necrose tubular aguda (NTA) ou apoptose e, nos casos de isquemia mais intensa, necrose cortical aguda (NCA)[5]. No que se refere à NTA, acredita-se que haja contribuição tanto de eventos hemodinâmicos quanto de fatores não hemodinâmicos, os quais incluem: ação de lipolissacárides, a partir de processo inflamatório inespecífico; ativação da cascata inflamatória, com participação de citocinas; e ativação de polimorfos nucleares, que geram radicais livres de O_2 e provocam a expressão de moléculas de adesão capazes de oxidar proteínas e membranas. Essa oxidação resulta em lesão celular, contribuindo para a síndrome de disfunção de múltiplos órgãos e sistemas (DMOS), e a LRA é frequentemente um dos componentes dessa síndrome[11]. Além disso, pesquisas recentes apontam para um novo conceito em relação à patogênese da lesão da célula tubular renal, que é a apoptose aguda. Esse conceito parece estar de acordo com as poucas alterações histológicas comumente observadas na chamada necrose tubular aguda e, também, com evidências crescentes do papel da apoptose na lesão de órgãos durante sepse e inflamação em geral[4,10,29]. Apoptose pode ser definida como morte celular, sem precipitar resposta inflamatória. Difere da NTA porque requer ativação de um programa geneticamente determinado, o qual provoca fragmentação do DNA, condensação citoplasmática e formação de corpos apoptóticos. O processo é ativado em resposta a um estímulo (isquemia, hipóxia, lesão oxidante, ação de lipopolissacárides e citocinas) que funciona como um "gatilho", ativando o programa, e enzimas intracelulares, que ocasionam a proteólise de múltiplos substratos intracelulares e, consequentemente, morte celular[29].

Feitas essas considerações fisiopatológicas, serão destacadas a seguir algumas situações clínicas comuns em UTI e que frequentemente cursam com LRA. O pós-operatório de cirurgia cardíaca merece destaque devido aos inúmeros relatos de alta incidência de LRA associada ao curto-circuito cardiopulmonar. Nesse caso, embora a etiologia da LRA também seja multifatorial, o baixo débito e injúria isquêmica do rim, por perfusão inadequada, representam fatores etiológicos maiores[12,30]. Além do dano isquêmico direto, o curto-circuito cardiopulmonar pode desencadear, também, lesão inflamatória e comprometimento funcional dos rins, e há ainda risco de que a circulação extracorpórea (CEC), prótese valvular ou reação transfusional possam desencadear hemoglobinúria, com seus efeitos tóxicos sobre as células tubulares. A síndrome do baixo débito, que é uma disfunção transitória do ventrículo esquerdo, resulta da liberação de radicais livres de O_2 em resposta à indução do estado inflamatório após o curto-circuito. Em relação à LRA induzida por hemoglobinúria, sugere-se considerar essa possibilidade quando, a um evento hemolítico, seguir-se em minutos ou horas urina escura acompanhada, ou não, por redução no débito urinário ou na função renal. A fisiopatologia da LRA secundária à hemoglobinúria será abordada a seguir. Os quadros de LRA que ocorrem tardiamente, em relação ao pós-operatório de cirurgia cardíaca, podem estar associados à sepse, administração de nefrotoxinas, baixo débito cardíaco (por disfunção miocárdica ou defeito cardíaco residual) e/ou DMOS[11,12]. Além do pós-operatório de cirurgia cardíaca, há a LRA induzida por toxinas endógenas[31]. Destacam-se nesse grupo três situações clínicas que merecem atenção especial porque a lesão renal pode ser prevenida com tratamento específico e precoce. A hemoglobinúria, já citada como uma das causas de LRA em pós-operatório de cirurgia cardíaca, também pode ocorrer secundariamente à hemólise, transfusão, acidentes por abelhas ou por aranha[32]. A mioglobinúria é secundária à rabdomiólise em síndrome do esmagamento, hipertermia maligna, acidente por picada de abelhas ou alterações metabólicas, tais como hiperosmolaridade, hipofosfatemia e hipocalemia[32]. A hiperuricosúria é secundária à síndrome lise tumoral (SLT) após quimioterapia ou espontânea nas doenças linfoproliferativas[31]. Os mecanismos pelos quais hemoglobinúria, mioglobinúria e uricosúria podem causar lesão renal permanecem indefinidos. Nos casos de hemoglobinúria, a LRA parece estar associada a alterações sofridas pelo pigmento heme quando em contato com a urina ácida. A hemoglobina se dissocia e há evidências de que a hematina seja um pigmento tóxico que, principalmente em situações de depleção de volume, pode predispor à LRA pigmento induzida[11]. Em relação à rabdomiólise, há três mecanismos potenciais: vasoconstrição-hipoperfusão (induzida por perda de fluido para o terceiro espaço, ativação da cascata citocina-endotoxina, redução do óxido nítrico pela mioglobina), obstrução tubular secundária à formação de cilindros facilitada por pH urinário baixo, citoxicidade tubular mediada por mioglobina secundária à agressão por radicais livres e peroxidação lipídica (agravada por baixo pH urinário)[32]. Na SLT, um mecanismo potencial de LRA é a cristalização do ácido úrico ou do fosfato de cálcio no túbulo renal, que pode resultar em obstrução tubular do fluxo urinário ou nos microvasos renais que podem eventualmente diminuir o FSR[31]. Quanto à LRA medicação-induzida, deve-se ressaltar que o rim está particularmente exposto à agressão tóxica por receber 25% do volume do débito cardíaco e também porque numerosas substâncias são transportadas através do epitélio tubular e se concentram no interstício renal. As lesões renais, nesse caso, estabelecem-se por: mecanismos diversos, especialmente por efeitos tóxicos diretos nos túbulos renais, induzindo à lesão celular, indução de comprometimento da função lisossomal, indução de apoptose via receptor de cálcio, e ocasionando morte em NTA; ou pode também induzir inflamação no interstício renal, que poderá determinar nefrite intersticial aguda (NIA)[11]. Outras possibilidades de lesão tubular nefrotóxica incluem nefrose osmótica, induzida por solução hipertônica, e obstrução tubular, por precipitação de medicação. A NIA é uma resposta inflamatória indiossincrásica à exposição a medicações. Há, também, a possibilidade de que as medicações sejam indiretamente nefrotóxicas por modularem o FSR e, dessa forma, aumentarem a vulnerabilidade renal à isquemia e lesão em situações de redução do FSR. Raramente, alguns agentes terapêuticos têm sido associados com doença glomerular ou vasculite[11]. Devido a essas inúmeras possibilidades de nefrotoxicidade – direta, mediada por hipersensibilidade, secundária a alteração hemodinâmica, nefrose osmótica e obstrução tubular –, o intensivista deve sempre pesquisar os possíveis efeitos “renais” antes de realizar a prescrição de pacientes graves.

Abordagem Terapêutica

Embora seja difícil desenvolver parâmetros para sistematizar o manuseio da LRA, devido à etiologia multifatorial e à pobreza de dados de estudos prospectivos, sugere-se: prevenção a partir da identificação dos pacientes de risco e, sempre que possível, a eliminação de fatores predisponentes; diagnóstico e correção da doença de base; manutenção da homeostase até a recuperação da função renal; e evitar novos agravos renais. Em relação à prevenção, a maioria dos pacientes gravemente enfermos é considerada paciente de risco para LRA. Nesse grupo, destacam-se os pacientes sépticos, chocados, em PO de cirurgia cardíaca e de grande cirurgia, politraumatizados, que estejam recebendo ou tenham recebido medicações nefrotóxicas, grandes queimados, submetidos a exames contrastados, intoxicados, vítimas de acidentes por animais peçonhentos etc.[13,30,32]. Dentre os fatores predisponentes a serem eliminados, destacam-se: depleção de volume, hipoxemia, hipotensão, hipoperfusão, doenças crônicas, administração de medicações nefrotóxicas e medicações que interfiram nos elementos vasoconstritores e vasodilatadores intrarrenais. Ainda em relação à prevenção, deve-se reestabelecer a hemodinâmica renal a partir da adequação da volemia, otimização da oxigenação, do débito cardíaco, da pressão arterial média, da pressão de perfusão renal e da saturação venosa de oxigênio[11]. Para se atingir esses alvos, dependendo da condição clínica do paciente, deve-se lançar mão de medicações inotrópicas, vasopressoras e vasodilatadoras, e, concomitantemente, evitar ou eliminar agentes nefrotóxicos[2,5,11,32]. Nesse contexto, conforme já exposto, deve-se estar atento, também, para LRA induzida por toxinas endógenas (hemoglobinúria, mioglobinúria e hiperuricosúria)[5,11,32]. Essas condições são, particularmente, importantes porque a lesão renal pode ser prevenida com tratamento específico e precoce. No caso de mioglobinúria e hemoglobinúria, recomenda-se hidratação agressiva e furosemide, para melhorar o fluxo tubular e prevenir obstrução; alcalinização urinária (pH urina > 7) a partir do uso de bicarbonato 20 a 30 mEq/L; e TSR nos pacientes que não respondam às medidas conservadoras[11]. Especificamente em relação à hiperuricosúria, além da hiperidratação e do uso de furosemide para melhorar o fluxo tubular e prevenir obstrução (naqueles pacientes que respondam com diurese), deve-se buscar a redução dos níveis séricos de ácido úrico, utilizando inibidores da xantino-oxidase, os quais inibem a sua produção (Alopurinol®). Esses, no entanto, podem resultar em produção de xantina e hipoxantina, que podem causar uropatia obstrutiva[31]; uma nova opção é a utilização da rasburicase, que cataliza a oxidação enzimática do ácido úrico em alantoína, uma substância hidrossolúvel facilmente excretada pelo rim[31]. Importante, também, é destacar que, em relação à alcalinização na SLT, a Associação Americana de Oncologia, em seu último *guideline*, publicado em 2008, destacou que, embora a alcalinização seja historicamente indicada nos pacientes com SLT, por facilitar a excreção urinária do ácido úrico, ela não deve mais ser utilizada rotineiramente, exceto nos casos de acidose metabólica. A razão para essa mudança é que a mesma pode ocasionar a precipitação de fosfato de cálcio intratubular[31]. Ainda no contexto prevenção, conforme demonstrado em diversos estudos, a LRA é reconhecida como um dos mais potentes fatores prognósticos para os pacientes em pós-operatório de cirurgia cardíaca[2,16,30,33]. Isso se deve não apenas à retenção hídrica e aos distúrbios metabólicos (uremia, acidose, hipercalemia), mas também à circulação extracorpórea (CEC) e à reação inflamatória que resulta em aumento da permeabilidade capilar, edema tecidual generalizado e disfunção miocárdica, com diminuição do débito urinário e aumento do tempo de ventilação pulmonar mecânica. Com a maior duração da ventilação pulmonar mecânica, há maior risco de barotrauma, infecção, desenvolvimento de síndrome do desconforto respiratório agudo (SDRA), DMOS e aumento da taxa de mortalidade. Os diversos estudos sobre o tema formaram a base para a indicação profilática da TSR em PO de cirurgia cardíaca, objetivando prevenção de acúmulo de líquido e redução da mortalidade[30,33,34]. Os pacientes de alto risco saem do centro cirúrgico com cateter de diálise peritoneal instalado. Outro grupo de pacientes que pode se beneficiar da prevenção da LRA é o grupo dos neonatos com asfixia perinatal. Nesses pacientes, devido à asfixia perinatal, ocorre vasoconstrição renal secundária a metabólitos de adenosina que causam diminuição da TFG e da fração de filtração. Esse efeito pode ser inibido por antagonista inespecífico de receptores de adenosina, como, por exemplo, a teofilina[35]. Os diversos estudos sobre esse tema são a base para que a Sociedade Internacional de Nefrologia, em sua última publicação, em 2012, tenha recomendado dose única de teofilina de 5 mg/kg uma hora após o nascimento de neonatos com asfixia e que estejam em alto risco de LRA (classe 2B)[36].

Feitas as considerações sobre prevenção, passaremos para a abordagem terapêutica propriamente dita. Ela deve incluir: diagnóstico e tratamento da doença base, manutenção da homeostase renal, até a recuperação da função renal, e evitar novos agravos. A manutenção da homeostase inclui adequar a oferta de fluidos ao estado volêmico do paciente, considerando as perdas insensíveis, as perdas anormais e a diurese das últimas 24 horas. Deve haver controle diário do peso e balanço hídrico a cada quatro ou seis horas. Além disso, conforme já dito na prevenção, deve-se assegurar débito cardíaco e pressão arterial média adequada a partir do uso de inotrópicos, vasopressores e/ou vasodilatadores, de acordo com a condição hemodinâmica do paciente. Os distúrbios hidroeletrolíticos e acidobásicos devem ser monitorados e corrigidos. Deve-se lembrar de que a acidose metabólica é, praticamente, uma constante em LRA e que os distúrbios de potássio podem resultar em colapso circulatório devido à arritmia[11,16]. Em relação à oferta hídrica, em pacientes gravemente enfermos, a importância da terapêutica precoce direcionada alvos é inquestionável, com estudos randomizados demonstrando melhor prognóstico para pacientes em choque que recebam precocemente fluido, antibiótico e oxigenoterapia direcionados a alvos[37]. Apesar dos diversos estudos, no entanto, a quantidade de fluido a ser administrada durante a ressuscitação do paciente grave permanece altamente empírica. Pouco fluido pode resultar em hipoperfusão tissular e piora da disfunção de órgãos, e hiper prescrição de fluidos pode resultar em riscos de impacto negativo sobre a função dos órgãos. O efeito negativo da sobrecarga hídrica em pacientes gravemente enfermos tornou-se aparente nos últimos anos, e diversos estudos têm demonstrado que sobrecargas hídricas superiores a valores entre 10% e 20% elevam o risco relativo de óbito em até três vezes, além de aumentar o tempo de internação hospitalar, mesmo após as correções para fatores demográficos e para a gravidade da doença[37]. Em relação ao modo pelo qual a sobrecarga hídrica pode afetar a sobrevida dos pacientes, Schrier[37] esclarece que, em situação de sepse e endotoxemia, usualmente ocorre vasodilatação sistêmica, com aumento do espaço de distribuição da albumina e alteração das forças de Starling. Isso favorece acúmulo do excesso de fluido administrado no espaço intersticial, resultando em edema pulmonar e hipóxia tissular. Com isso, haverá necessidade de ventilação pulmonar mecânica, com os riscos inerentes de barotrauma, infecção e toxicidade do oxigênio. Pode então ocorrer alteração da complacência pulmonar, SDRA e DMOS, com alta taxa de mortalidade[37].

Outro ponto muito importante no manuseio da LRA é o suporte nutricional. A restrição nutricional não se aplica ao paciente com LRA, não somente devido ao risco de desnutrição e perda de massa corpórea, mas também devido ao risco de disfunção orgânica e déficit imunológico. Assim, sempre que houver dificuldade em adequar o suporte nutricional, devido à dificuldade em manter o balanço hídrico, deve-se indicar TSR[11]. A via de administração deve ser a enteral sempre que possível, e a oferta de aminoácidos deve estar de acordo com as necessidades do paciente, visando compensar o catabolismo proteico que ocorre na LRA[11]. O requerimento energético deve ser ofertado com a mistura de carboidratos e lípides, lembrando-se de que a LRA pode cursar com hipertrigliceridemia secundária à diminuição da lipólise e da depuração lipídica em até 50% dos seus valores normais[11].

Farmacoterapia

Embora se saiba que o uso de furosemida não melhora o prognóstico da LRA já estabelecida e haja muitas controvérsias em relação ao seu uso, vários autores concordam que seu uso se justifica nos pacientes que respondem com diurese[4,37,38]. Dentre as possíveis vantagens do mesmo, destacam-se: redução do consumo de O_2 na medula renal externa, devido à inibição do mecanismo de contracorrente na alça ascendente de Henle; aumento do fluxo urinário tubular, minimizando o risco de obstrução por restos celulares, cristais e debris; e auxílio no controle da hiperpotassemia e no manuseio hídrico nos pacientes que respondam à sua administração[37-39]. As principais desvantagens são ototoxicidade, nefrite intersticial, nefrocalcinose e depleção de volume. Hipovolemia pode agravar a LRA, principalmente quando associada ao uso de nefrotoxinas, como os aminoglicosídeos e a vancomicina[38,40]. Quanto ao modo de administração, estudos têm demonstrado que a infusão em *bolus* apresenta maior estimulação neuroendócrina, vasoconstrição e ototoxicidade. Assim, a recomendação atual é de infusão contínua, objetivando a manutenção da diurese com menores doses e menor ototoxicidade[39]. Dentre as contraindicações para o seu uso, estão: pacientes hipovolêmicos, em coma hepático e que não respondam com diurese. Há, no entanto, muitas opiniões conflitantes em relação ao uso do mesmo, e elas podem ser exemplificadas no estudo de Metha *et al.*[40], publicado no JAMA, em 2002, o qual analisou 552 pacientes com IRA internados em UTI em quatro centros associados à Universidade da Califórnia. O estudo concluiu que o uso de diuréticos estaria associado a aumento estatisticamente significante no risco de óbito, além de não auxiliar na recuperação da função renal. No entanto, especificamente, esse estudo gerou várias cartas ao editor questionando sua metodologia nos seguintes pontos: a maioria dos pacientes já estava em uso de diurético quando ocorreu a avaliação inicial pelo nefrologista; os pacientes que evoluíram mal com o uso de diuréticos foram os que não responderam ao uso inicial do mesmo; e não houve diferença na taxa de mortalidade entre os que responderam inicialmente e os que receberam placebo. Assim, a diferença observada poderia estar relacionada à maior gravidade da LRA e talvez também à doença de base, e não ao uso de furosemida[40]. Outro ponto a ser observado é que, mais recentemente, estudos têm demonstrado risco de desenvolvimento de resistência diurética por uso crônico de furosemida, como, por exemplo, em pacientes cardiopatas[39]. Deve-se suspeitar da mesma quando ocorre diminuição da resposta diurética sem haver piora da função renal, comprometimento hemodinâmico ou redução da oferta de fluidos[39]. Essa condição parece estar associada à hipertrofia das células tubulares distais renais, devido ao aumento da concentração distal tubular de sódio induzida pela inibição do mecanismo de contracorrente na alça ascendente de Henle. A hipertrofia seria uma tentativa de compensar e aumentar a reabsorção de sódio nesse local[39]. Essa complicação pode ser tratada por administração concomitante de baixas doses de um diurético com ação no túbulo distal (por exemplo, hidroclorotiazida), medicação esta que também está indicada para o tratamento e prevenção da nefrocalcinose, outra complicação induzida por uso de furosemida[39]. Em relação à dopamina, em dose dopaminérgica, diversos estudos demonstraram que ela não previne LRA[11]. E, embora, ela efetivamente possa aumentar o fluxo sanguíneo renal e a natriurese, a mesma apresenta efeitos colaterais potenciais, os quais incluem: risco de arritmia; de lesão isquêmica miocárdica, por aumentar o consumo de O_2; aumento do *shunt* intrapulmonar; e comprometimento da função dos linfócitos T. Assim, seu uso objetivando prevenir LRA não se justifica com base nas evidências clínicas atuais[11]. Quanto ao fenoldopam, agonista dopaminérgico seletivo, estudos em adultos demonstram aumento do fluxo sanguíneo renal, redução da taxa de mortalidade e da necessidade de TSR[11]. Os resultados em crianças são controversos e, por não haver estudos prospectivos de coorte pediátrica, os mesmos não podem ser recomendados para prevenção e tratamento da LRA.

Ajuste de Medicações

As doses das medicações utilizadas devem ser ajustadas de acordo com *a* depuração da creatinina ou com a "dialisância" nos pacientes em terapêutica dialítica. Os níveis séricos das medicações nefrotóxicas, especialmente vancomicina e aminoglicosídeos, que têm índice terapêutico estreito e grande variabilidade entre os pacientes, devem ser controlados e reajustados sempre que necessário. Algumas medicações são removidas pela TSR e devem ser suplementadas[11].

Terapêutica de Substituição Renal (TSR)

Em relação à TSR, existe um consenso de que deve ser iniciada ao primeiro sinal de necessidade. A escolha dentre os diferentes métodos (diálise peritoneal [DP], hemodiálise [HD] intermitente e os métodos contínuos) deverá ser feita de acordo com o objetivo da TSR, a experiência do clínico e os recursos institucionais, pesando-se as vantagens e desvantagens únicas de cada método[41]. As indicações de terapêutica dialítica não são absolutas e devem considerar uma série de fatores, incluindo apresentação clínica (rapidez de início e gravidade), dados bioquímicos, etiologia da LRA, idade da criança e ausência de resposta ao tratamento conservador[11,16,41]. Sobrecarga hídrica com risco potencial de insuficiência cardíaca congestiva, edema agudo de pulmão, hipertensão arterial refratária, distúrbio hidroeletrolítico grave (hipercalemia, hiponatremia, hipernatremia), acidose de difícil controle (principalmente se acompanhada de hipernatremia), necessidade de administração de fluidos para medicações, e suporte hemodinâmico e nutricional, além de sintomas de intoxicação urêmica (encefalopatia, irritabilidade, náuseas, vômitos, sangramento, pericardite) são indicações de TSR[31,32,41]. Dentre essas indicações, merece destaque, conforme já citado, acúmulo volêmico superior a 20% do peso inicial do paciente, por estar independentemente associado a maior mortalidade[41,42]. Na síndrome hemolítico-urêmica, a indicação precoce da diálise é fator prognóstico e deve ser considerada, embora nem todos os pacientes necessitem ser dialisados. Além disso, há os erros inatos do metabolismo que cursam com hiperamonemia e as intoxicações medicamentosas[11,41].

Métodos de Terapêutica de Substituição Renal

Diálise peritoneal (DP)

A DP continua sendo considerada uma modalidade efetiva para o manuseio de crianças com LRA em muitos centros. Apresenta eficácia na remoção de solutos por difusão (gradiente de concentração) e na retirada de fluidos por ultrafiltração (UF) (gradiente osmótico gerado por glicose). O transporte de solutos por convecção, passagem de solutos com a água gerada pela UF e determinada pelo gradiente osmótico é pequeno. A relação superfície do peritôneo/superfície corpórea é muito maior na criança, em relação à do adulto, e isso permite, no mínimo, o dobro da eficiência dialítica nessa faixa etária. Tecnicamente, a DP pode ser realizada com facilidade e rapidez com cateter rígido (que pode ser instalado à beira do leito) ou cateter de Tenckhoff (disponível nos tamanhos neonatal, pediátrico e adulto) de instalação cirúrgica, o qual tem se mostrado superior em relação aos cateteres rígidos[41]. No entanto, em pacientes menos estáveis e com maior urgência em iniciar o procedimento dialítico, a instalação de cateter rígido percutâneo pode ser a melhor opção[41,43]. As soluções de DP disponíveis no mercado apresentam concentrações de dextrose variáveis: 1,5%, 2,5% e 4,25%, associadas aos componentes eletrolíticos levemente hipertônicos em relação ao plasma, sem adição de potássio e com lactato como tampão. Porém, em situações de insuficiência hepática e instabilidade hemodinâmica, com aumento de lactato, deve-se substituir o tampão de lactato por bicarbonato, podendo resultar em correção mais rápida da acidose metabólica e melhora hemodinâmica[41,43]. Quando não houver disponibilidade comercial de solução com tampão bicarbonato, esta pode ser manipulada. A hipertonicidade eletrolítica (em relação ao plasma) determina o gradiente de concentração de solutos que promove o transporte transperitoneal por difusão. A solução de DP a 1,5%, chamada isotônica, é hipertônica em relação ao plasma e promove o gradiente osmótico necessário para o processo de UF e convecção. Durante a realização de DP, deve-se monitorar a concentração sérica de potássio e, sempre que a mesma se encontrar abaixo de 3,5 mEq/L, adicionar potássio à solução de DP na concentração de 4 mEq/L. A prescrição da DP pode ser iniciada com a infusão de volume de 10 mL/kg de solução de diálise a 1,5%, com tempo de permanência de 30 a 60 minutos, e de drenagem não excedendo a 20 minutos. Recomenda-se aumento progressivo do volume até 30 a 50 mL/kg, desde que não ocorra desconforto respiratório. Volumes inferiores a 25 mL/kg podem comprometer a UF[41]. Pode-se prevenir a formação de coágulos de fibrina acrescentando heparina à solução de diálise, na concentração de 500 UI/L[41,43]. A solução deve ser aquecida a 37°C para evitar hipotermia, vasoconstrição dos vasos peritonais e desconforto durante a infusão da solução. O uso de sistemas fechados é fundamental para diminuir o risco de contaminação. Para otimizar a UF ao longo da terapia, pode-se diminuir o tempo de permanência, aumentar gradualmente a concentração de glicose ou aumentar gradualmente o volume de infusão até 800-1.200 mL/m^2. A absorção da glicose da solução de DP pode resultar em hiperglicemia, principalmente na infusão com concentrações maiores de glicose, em pacientes recém-nascidos e pacientes em choque séptico. Nesse caso, pode-se administrar insulina nos banhos de diálise[41,43]. Se possível, a perda proteica que ocorre através da DP deve ser considerada e acrescida ao suporte nutricional. Um ponto importante a ser observado é que as vantagens da UF e da depuração lenta de solutos (característicos da DP), relatados anteriormente, podem funcionar como desvantagem nos pacientes com sobrecarga hídrica grave e hipercalemia que represente risco de vida. Nesse caso, a HD e/ou métodos contínuos seriam melhor opção[43,44]. As principais complicações relacionadas à DP estão associadas com extravasamento pericateter, à deslocamento e bloqueio do cateter por omento ou fibrina, e à peritonite, que pode ocasionar a ineficiência do método e maior perda de proteína[41,43]. As contraindicações, em sua maioria relativas, incluem certas condições clínicas, como função pulmonar comprometida (não permitindo grandes volumes de dialisato no abdome), hérnia diafragmática, cirurgias intra-abdominais recentes ou sepse com foco intra-abdominal, e grandes visceromegalias, além de defeitos e queimadura de parede abdominal, *shunt* ventrículo-peritoneal, diátese hemorrágica ou enterocolite necrosante[41,42].

Terapêuticas extracorpóreas

As terapêuticas extracorpóreas se baseiam na difusão de partículas entre dois compartimentos separados por uma membrana semipermeável, da região mais concentrada para a de menor concentração. Quanto menor a molécula e maior o gradiente de concentração, maior a difusão, de maneira a favorecer a depuração de moléculas pequenas[44,45]. O movimento de fluidos através de membrana, com arraste de partículas, é denominado "convecção" e é determinado pelo gradiente de pressão transmembrana e limitado pelo tamanho do poro. A pressão transmembrana resulta da pressão no compartimento do filtro contra a pressão no compartimento do dialisado e efluente, com interferência contrária da pressão oncótica do plasma. Todas as partículas menores que o poro são "arrastadas" pela água e favorecem a depuração de moléculas maiores, em relação à depuração difusiva[45,46]. A UF resulta da convecção, e a depuração de substâncias depende da quantidade de fluidos que atravessa a membrana. Para se atingir uma depuração convectiva efetiva de solutos, é necessária uma grande taxa de UF, com necessidade de reposição[44,45]. Na HD, há predomínio da depuração por difusão e, na hemofiltração (HF), a base é a convecção, e a UF de grande quantidade de fluidos deve ser compensada com solução de reposição. A hemodiafiltração (HDF) é a soma dos dois processos[45]. Os processos hemodialíticos podem ser contínuos ou intermitentes. Pacientes instáveis hemodinamicamente, aqueles com necessidade de grande quantidade de UF ou ainda aqueles com hipertensão intracraniana beneficiam-se de retiradas lentas e contínuas[44,45]. A HD intermitente é o método mais eficaz para retirada de fluidos e de solutos, e é o método de escolha em situações que necessitem rápida retirada de solutos, como na SLT e na hiperamonemia[45]. São necessários equipamento específico, pré-tratamento da água e acesso vascular que permita fluxo sanguíneo adequado para o tamanho do paciente, o que, em muitos casos, representa um problema. O acesso preferencial é a jugular interna direita; o acesso via subclávia está associado com maior número de complicações, como trombose e estenose. Na femoral ocorre maior índice de recirculação e infecção. O volume de preenchimentos das linhas e capilares não deve ultrapassar 10% da volemia da criança (cerca de 80 mL/kg). Nos casos em que esse volume seja ultrapassado, há necessidade de *prime* do circuito com soro fisiológico ou sangue[41,44,45]. O fluxo sanguíneo inicial é de 8 a 10 mL/kg/min e o do dialisado de 500 mL/min. Pacientes com instabilidade hemodinâmica, entretanto, podem não tolerar retiradas rápidas de fluidos. Nesse contexto, a TSR contínua tem a vantagem de permitir retirada lenta de fluidos e solutos, sendo bem tolerada pela maioria dos pacientes pediátricos com LRA e DMOS; por isso, tem se apresentado como método preferencial em algumas UTIs pediátricas terciárias[41,44,45]. No entanto, a realização de TSR contínua exige equipe treinada e equipamentos específicos de alto custo, em comparação com a DP e a HD. Há equipamentos disponíveis que permitem controle de UF e linhas e filtros com menor volume de preenchimento, além da possibilidade de escolha entre as terapêuticas HD, HF e HDF[45]. Da mesma forma que para a DP, quando não houver disponibilidade de soluções de bicarbonato específicas para o dialisado e para reposição, elas podem ser manipuladas nas farmácias locais, com possibilidade de mudança de acordo com as necessidades eletrolíticas do paciente. A heparina e o citrato são as substâncias mais utilizadas para evitar coagulação do circuito extracorpóreo. Estudo do grupo multicêntrico norte-americano ppCRRT (*prospective pediatric continuous renal replacement therapy*) não demonstrou superioridade do citrato em relação à heparina em termos de durabilidade do circuito extracorpóreo. Entretanto, a utilização de heparina associou-se a risco de sangramentos, além de um caso de trombocitopenia induzida por heparina. Observou-se que a anticoagulação com o citrato associou-se a alcalose metabólica e *lock* de citrato em pacientes com insuficiência hepática[46]. Na faixa etária pediátrica, tem-se utilizado, como dose de depuração convectiva, 2.000 a 3.000 mL/1,73 m²/hora, divididos entre reposição e dialisado, o que resulta em uma dose de depuração convectiva de pelo menos 35 mL/kg/hora[44]. Em relação ao suporte nutricional, durante a TSR contínua, recomenda-se reposição das perdas proteicas especialmente no contexto de sepse. A sugestão para faixa etária pediátrica é de 2,5 a 3 g/kg/dia de proteína, mantendo-se a ureia sérica menor que 60 mg/dL e a oferta calórica 20% a 30% acima do gasto energético em repouso, preferencialmente via enteral[44].

Evolução e prognóstico

Para finalizar, destaca-se que o prognóstico da LRA depende da causa da LRA, do tipo de alteração patológica (NTA, necrose cortical, apoptose) e da extensão e gravidade do comprometimento de outros órgãos. A taxa de mortalidade, na fase aguda, conforme relatado em diversos estudos, permanece bastante elevada. Além disso, estudos recentemente publicados têm chamado a atenção para a necessidade de monitoração em longo prazo desses pacientes, os quais podem evoluir com proteinúria, hipertensão arterial e comprometimento progressivo da função renal, mesmo quando os valores de creatinina no momento da alta hospitalar encontrem-se dentro de valores de normalidade[6,7,15,47]. Exemplificando, Abitbol *et al.*[47] estudaram 20 recém-nascidos pré-termo por período de até 18 anos e constataram, em nove dos 20 pacientes, deterioração da função renal. Os fatores de risco proeminentes para a progressão da lesão renal foram, ao redor de um ano de idade: índice proteinúria/creatinúria superior a 0,6, creatinina sérica superior a 0,6 mg/dL e tendência à obesidade – alto índice de massa corpórea.

CONCLUSÃO

A LRA é uma entidade complexa que ocorre em diversas situações clínicas em UTI. Os novos critérios de diagnóstico/classificação de LRA (RIFLE, pRIFLE e AKIN)[1,23,27], baseados em variação dos níveis séricos de creatinina e do débito urinário, permitiram que estudos, tanto em adultos quanto em populações pediátricas, demonstrassem consistentemente que a LRA exerce impacto independente na sobrevida dos pacientes, mesmo após correção para comorbidades, complicações e gravidade da doença[1,8,16,23,28]. Espera-se, portanto, que os novos critérios diagnósticos e, em futuro próximo, os novos BM garantam diagnóstico precoce, prevenção de lesões iatrogênicas, reconhecimento de situações de risco e, assim, auxiliem no prognóstico desses pacientes.

REFERÊNCIAS

1. Bellomo R, Ronco C, Kellum J, et al. Acute renal failure – definition, outcome measures, animal models, fluid therapy and information technology needs: the Second International Consensus Conference of the Acute Dialysis Quality Initiative (ADQI) Group. Crit Care. 2004;8:R204-12.
2. Bailey D, Phan V, Litalien C, et al. Risk factors of acute renal failure in critically ill children: A prospective descriptive epidemiological study. Pediatr Crit Care Med. 2008;8:29-35.
3. Plötz FB, Bouma AB, van Wijk JAE, et al. Pediatric acute kidney injury in the ICU: an independent evaluation of pRIFLE criteria. Intensive Care Med. 2008;34:1713-7.
4. Prowle JR. Acute kidney injury: an intensivist's perspective. Pediatr Nephrol. 2014;29:13-21.
5. Bresolin NL, Silva C, Hallal A, et al. Prognosis for children with acute kidney injury in the intensive care unit. Pediatr Nephrol. 2009;24:537-44.
6. Sinha R, Nandi M, Tullus K, et al. Ten-year follow-up of children after acute renal failure from a developing country. Nephrol Dial Transplant. 2009;24:829-33.
7. Askenazi DJ, Feig DI, Graham NM, et al. 3-5year longitudinal follow-up of pediatric patients after acute renal failure. Kidney Int. 2006;69:184-90.
8. Bresolin N, Bianchini AP, Haas CA. Pediatric acute kidney injury assessed by pRIFLE as a prognostic factor in the intensive care unit. Pediatr Nephrol. 2013;28:485-92.
9. Fernandez C, Herce JL, Flores JC, et al. Prognosis in critically ill children requiring continuous renal, replacement therapy. Pediatr Nephrol. 2005;20:1473-7.
10. Stevens LA, Coresh J, Greene T, et al. Medical progress assessing kidney function – measured and estimated glomerular filtration rate. N Engl J Med. 2006;354:2473-83.
11. Andreolli SP. Acute kidney injury in children. Pediatr Nephrol. 2009;24:253-68.
12. Zappitelli M, Bernier PL, Saczkowski RS, et al. A small post-operative rise in serum creatinine predicts acute kideny injury in children undergoing cardiac surgery. Kidney Int. 2009;76:885-92.

13. Lassnigg A, Schmidlin D, Mouhieddine M, et al. Minimal changes of serum creatinine predict prognosis in patients after cardiothoracic surgery: a prospective cohort study. J Am Soc Nephrol. 2004;15:1597-605.

14. Hoste EAJ, Clermont G, Kersten A, et al. RIFLE criteria for acute kidney injury are associated with hospital mortality in critically ill patients: a cohort analysis. Crit Care. 2006;10:R73-82.

15. Bresolin NL, Toporovski J. Insuficiência renal aguda no período neonatal. Arch Latin Nefr Ped. 2003; 3:18-30.

16. Askenazi DJ, Ambalavanan N, Goldstein SL. Acute kidney injury in critically ill newborn: What do we know? What do we need to learn? Pediatr Nephrol. 2009;24:265-74.

17. Lolekha PH, Jaruthunyaluck S, Srisawasd P. Deproteinization of serum another best approach to eliminate all forms of bilirubin interference on serum creatinine by the kinetic Jaffe reaction. J Clin Lab Anal. 2001;15:116-21.

18. Rajs G, Mayer M. Oxidation markedly reduces bilirubin interference in the Jaffe creatinine assay. Clin Chem. 1992;38:2411-3.

19. Devarajan P. The future of pediatric acute kidney injury management – biomarkers. Semin Nephrol. 2008;28:493-8.

20. Zappitelli M, Washburn KK, Arikan AA, et al. Urine neutrophil gelatinase-associated lipocalin is an early marker of acute kidney injury in critically ill children: A prospective cohort study. Crit Care. 2007;11:R84.

21. Andersen TB, Eskild-Jensen A, Frokiaeer J, et al. Measuring glomerular filtration rate in children; can cystatin C replace established methods? A review. Pediatr Nephrol. 2009;24:929-41.

22. Mishra J, Ma Q, Prada AQ, et al. Identification of neutrophil gelatinase-associated lipocalin as a novel early urinary biomarker for ischemic renal injury. J Am Soc Nephrol. 2003;14:2534-43.

23. Akcan-Arikan A, Zappitelli M, Loftis LL, et al. Modified RIFLE criteria in critically ill children with acute kidney injury. Kidney Int. 2007;71:1028-35.

24. Schwartz GJ, Brion LP, Spitzer A. The use of plasma creatinine concentration for estimating glomerular filtration rate in infants, children, and adolescents. Pediatr Clin North Am. 1987;34:571-90.

25. Freire KMS, Bresolin NL, Farah ACF, et al. Lesão renal aguda em crianças: incidência e fatores prognósticos em apcientes gravemente enfermos. Rev Bras Ter Intensiva. 2010;22:166-74.

26. Abreu KLS, Silva GB Jr, Daher EF. Novas classificações RIFLE e AKIN: fatores preditivos de gravidade da lesão renal aguda. In: Cruz J, Cruz HMM, Kirsztajn GM, Barros RT, editores. Atualidades em Nefrologia Pediátrica 11. São Paulo: Sarvier; 2010. p. 110-8.

27. Metha RL, Kellum JA, Shah SV, et al. Acute Kidney Injury Network (AKIN): report of an initiative to improve outcomes in acute kidney injury. Crit Care. 2007;11:R31.

28. Bagashaw SM, George C, Bellomo R, et al. A comparison of the RIFLE and AKIN criteria for acute kidney injury in critically ill patients. Nephrol Dial Transplant. 2008;23:1569-74.

29. Wan L, Bellomo R, Giantomasso DD, et al. The pathogenesis of septic acute renal failure. Curr Opin Care. 2003;9:496-502.

30. Bahar I, Akgul A, Ozatik MA, et al. Acute renal failure following open heart surgery: risk factors and prognosis. Perfusion. 2005;20:317-22.

31. Coiffer B, Altman A, Pui CH, et al. Guidelines for the management of pediatric and adult tumor lysis syndrome: an evidence-based review. J Clin Oncol. 2008;26:2767-78.

32. Bresolin NL, Carvalho FLC, Góes JEC, et al. Acute renal failure following massive attack by Africanized bee stings. Pediatr Nephrol. 2002;17:625-7.

33. Blinder JJ, Goldstein SL, Lee VV, et al. Congenital heart surgery in infants: effects of acute kidney injury on outcomes. Thorac Cardiovasc Surg. 2012;143:368-74.

34. Alkan T, Akçevin A, Türkoglu H, et al. Postoperative prophylactic peritoneal dialisys in neonates and infants after complex congenital cardiac surgery. ASAIO J. 2006;52:693-7.

35. Bakr AF. Prophylatic theophylline to prevent renal dysfunction in term neonates with perinatal asphyxia. Pediatr Nephrol. 2005;20:1249-52.

36. International Society of Nephrology. Clinical practice guideline for acute kidney injury. KDIGO. 2012 Mar;2 Suppl 1. Disponível em: <http://www.kidney-international.org>.

37. Schrier RW. Fluid administration in critically ill patients with acute kidney injury. Clin J Am Soc Nephrol. 2010;5:733-9.

38. Bagashaw SM, Bellomo R, Kellum JA. Oliguria, volume overload, and loop diuretics. Crit Care Med. 2008;36:S172-8.

39. Bestic M, Reed MD. Common diuretics used in the preterm and term infant. Neoreviews. 2005;6:e392-8.

40. Metha RL, Pascual MT, Soroko S. Diuretics, mortality, and nonrecovery of renal function in acute renal failure. JAMA. 2002;288:2547-53.

41. Walters S, Porter C, Brophy PD. Dialysis and pediatric acute kidney injury: choice of renal support modality. Pediatr Nephrol. 2009;24:37-48.
42. Gillespie RS, Siedel KI, Symons JM. Effect of fluid overload and dose of replacement fluid on survival in hemofiltration. Pediatr Nephrol. 2004;19:1394-9.
43. Ansari N. Peritoneal dialysis in renal replacement therapy for patients with acute kidney injury. Int J Nephrol. 2011;2011:739-94.
44. Cerda J, Ronco C. Modalities of Continuous Renal Replacement Therapy: Technical and Clinical Considerations. Semin Dial. 2009;22:114-22.
45. Strazdins V, Watson AR, Harvey B. Renal replacement therapy for acute renal failure in children: European Guidelines. Pediatr Nephrol. 2004;19:199-207.
46. Brophy PD, Somers MJG, Baum MA, et al. Multi-centre evaluation of anticoagulation in patients receiving continuous renal replacement therapy (CRRT). Nephrol Dial Transplant. 2005;20:1416-21.
47. Abitbol C, Bauer CR, Montane B, et al. Long-term follow-up of extremely low birth weight infants with neonatal renal failure. Pediatr Nephrol. 2003;18: 887-93.

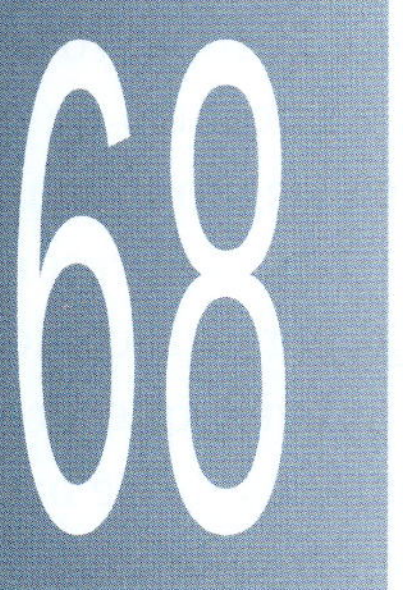

Microangiopatia Trombótica

Vera Hermina Koch

INTRODUÇÃO

A microangiopatia trombótica (MAT) engloba várias síndromes que podem ocorrer em qualquer idade, com apresentação aguda ou insidiosa. Essas síndromes apresentam características clínicas e patológicas comuns, que incluem anemia hemolítica microangiopática, trombocitopenia e lesões de órgãos. Do ponto de vista anatomopatológico, verifica-se lesão vascular manifestada por trombose arteriolar e capilar, com anormalidades características no endotélio e na parede do vaso[1].

Neste capítulo, serão abordadas com mais ênfase as MAT associadas às infecções e a deficiências das proteínas reguladoras do sistema complemento, historicamente conhecidas, respectivamente, como síndrome hemolítico urêmica (SHU) típica e atípica, e aquela associada à deficiência de ADAMTS 13 (a sigla ADAMTS corresponde ao termo *A Desintegrin And Metalloprotease with eight ThromboSpondin-1-like*, e o número 13 porque essa é a 13ª enzima de uma família de 19 enzimas), conhecida como púrpura trombocitopênica trombótica (PTT). As MAT associadas a mutações das enzimas responsáveis pelo metabolismo da vitamina B_{12}, a reações adversas a medicações e a distúrbios primários da coagulação serão brevemente abordadas. Os Quadros 68.1 e 68.2 apresentam, respectivamente, um resumo das alterações laboratoriais e anatomopatológicas comuns à SHU e à PTT.

SÍNDROME HEMOLÍTICO-URÊMICA

A SHU se caracteriza por um quadro simultâneo de anemia hemolítica com esquizócitos, plaquetopenia e falência renal aguda[2].

É uma das causas mais importantes de infecção renal aguda (IRA) na criança abaixo de cinco anos de idade[2].

A SHU secundária a um processo infeccioso se associa mais frequentemente à diarreia, em geral com muco e sangue. O agente mais frequentemente isolado é a *E. coli* O157 H7 (EHEC), produtora de toxina shiga, shigatoxina ou verotoxina. Outros agentes infecciosos podem estar envolvidos, como a *Shigella dysenteriae* e o pneumococo. A lesão renal aguda é reversível na maioria dos casos, mas pode deixar sequelas renais, principalmente se a anúria for superior a uma semana.

QUADRO 68.1 ***Principais alterações laboratoriais na SHU típica.***

Anemia hemolítica microangiopática com Reticulócitos
Esfregaço de sangue periférico: esquizócitos e frequentemente hemácias nucleadas (por compensação e/ou ruptura da barreira medular por episódios oclusivos intramedulares)
↑ DHL ↑ BI
↓ Haptoglobina
Teste de Coombs negativo
Pode haver discreta leucocitose
Plaquetopenia, presença de plaquetas gigantes e/ou diminuição da sobrevida plaquetária, consistentes com consumo periférico
Medula óssea: hiperplasia eritroide e ↑ número de megacariócitos
TP, TTPA, fibrinogênio e fatores de coagulação em geral estão normais (# com CIVD), no entanto pode ocorrer fibrinólise discreta e ↑ produtos de degradação da fibrina
↑ PAI -1 (inibidor da ativação do plasminogênio)
↑ Geração de fibrina e trombina manifesto por ↑ D-dímeros

QUADRO 68.2 ***Principais alterações anatomopatológicas na SHU.***

Vasos em órgãos acometidos
Microtrombos com imuno-histoquímica predominante de fibrina
Depósitos subendoteliais e edema de células endoteliais com ↓ luz vascular
Microscopia óptica renal
Microtrombos glomerulares ou arteriolares, ou ambos. Espessamento das paredes capilares, com lesões em duplo contorno por aumento do espaço subendotelial, edema de células endoteliais e ↓ luz ou obliteração
Lesões arteriolares podem se resolver em fibrose
Artérias interlobulares podem também ser acometidas
Glomérulos de aparência isquêmica; pode haver necrose cortical e/ou necrose tubular aguda.
Imunofluorescência renal
Positiva para fibrinogênio C3 e IgM nas paredes dos capilares glomerulares e nos trombos arteriais
Microscopia eletrônica renal
Edema do endotélio glomerular, presença de material entre o endotélio e a membrana basal glomerular (MBG), com destacamento da MBG, que permanece intacta

SHU ASSOCIADA À DIARREIA

A SHU associada à diarreia é a forma mais frequente de SHU na criança. Acomete, em geral, crianças de um a cinco anos de idade, com incidência anual de 1-3 casos por 100 mil crianças com idade inferior a cinco anos, nos Estados Unidos e Europa; 70% casos são secundários a EHEC, mas o encontro de outros sorotipos é possível, como O145 (segundo mais prevalente na Argentina), O11 e O103. A apresentação clássica da infecção por EHEC começa como uma diarreia aquosa, com cólicas graves, que progride para uma diarreia sanguinolenta. A febre é baixa ou está ausente. Entretanto, a doença sintomática pode variar de uma diarreia aquosa heme-negativa a uma franca hematoquezia. As cólicas importantes, a ausência de febre ou a presença de sangue podem ocasionar confusão diagnóstica com uma variedade de doenças não infecciosas, incluindo intussuscepção, enteropatia inflamatória e isquemia intestinal[3].

As bactérias aderem ao enterócito, ocasionando desaparecimento das microvilosidades, e liberam verotoxina (VT). A verotoxina se fixa a receptores específicos no leucócito, sendo transportada à circulação. A subunidade B da VT reconhece um receptor específico globotriaosilceramida (Gb3), expresso nas células tubulares renais e no endotélio, principalmente em vasos renais e cerebrais. Após a penetração na célula, a subunidade A cinde o RNA ribossomal e bloqueia a síntese proteica. O efeito citotóxico pode se acompanhar de morte celular e resposta inflamatória[4]. A VT também tem ação pró-inflamatória e pró-trombótica, por meio da indução da secreção endotelial do fator de Von Willebrand[5].

Os bovinos constituem o maior reservatório de EHEC; a contaminação ocorre por meio da carne, leite e derivados contaminados e não devidamente expostos ao calor ou à pasteurização; assim como frutas e verduras irrigadas com água contaminada e mal lavados para consumo. Oito por cento a 10% dos contaminados com EHEC produtora de verotoxina desenvolvem diarreia, e 10% deles evoluem com SHU.

O intervalo entre o início da diarreia e a manifestação de SHU pode variar de um a 10 dias. A EHEC pode causar SHU na ausência de diarreia, a partir de uma infecção urinária.

Clinicamente, a anemia é do tipo hemolítico, com haptoglobina baixa, presença de esquizócitos (pode ser > 10%), Coombs negativo, níveis pouco elevados de bilirrubina indireta e DHL. A hemólise pode ser importante por dias a semanas.

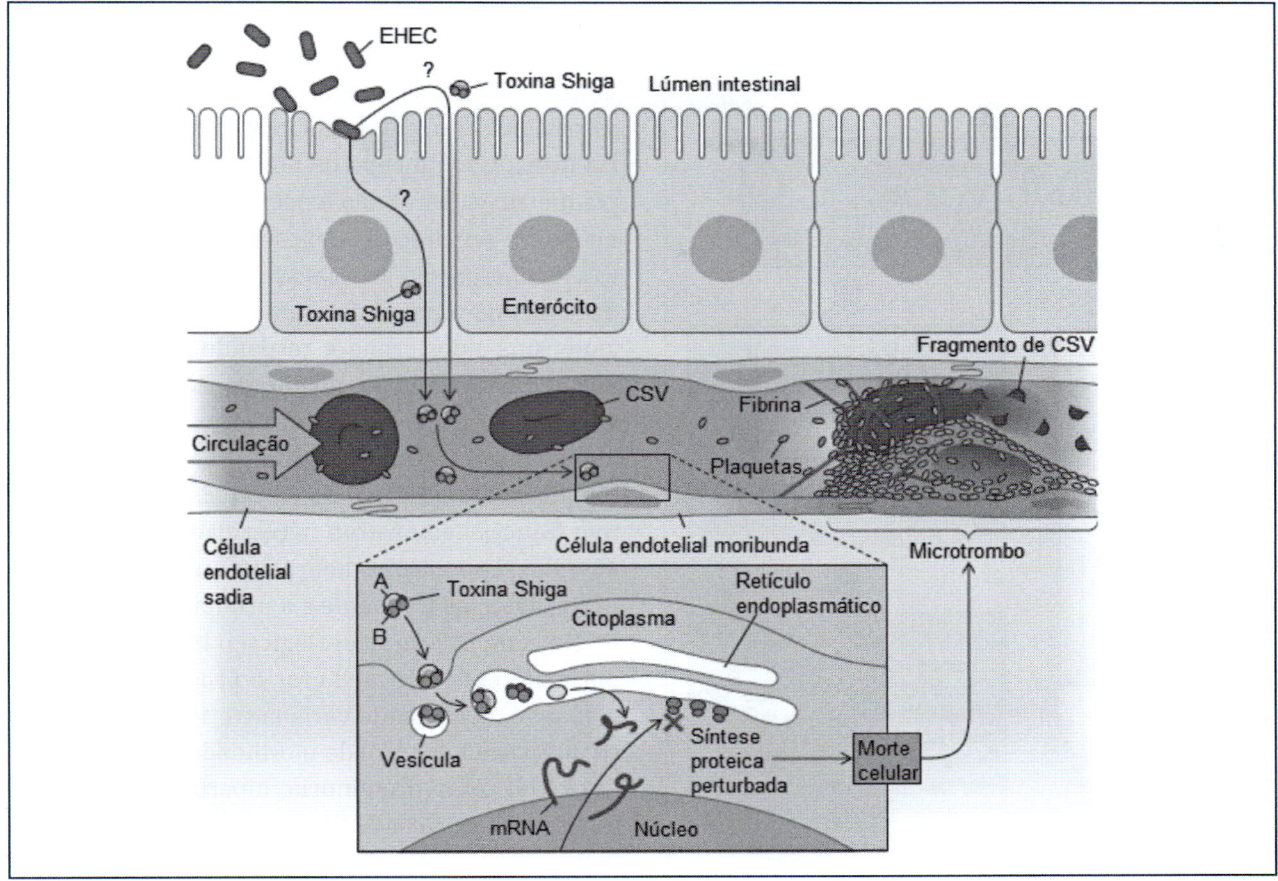

FIGURA 68.1 ***Patogênese das infecções causadas por EHEC.***

As cepas de EHEC expressam intimina e Tir, bem como empregam o sistema de secreção de tipo III, que produz o efeito de fixação e ofuscamento. A EHEC produz toxinas Shiga. Estas são codificadas por bacteriófagos e promovem a infecção estável da bactéria. As toxinas Shiga são sensíveis ao calor, conseguem atravessar as monocamadas epiteliais intestinais e se disseminam ao nível sistêmico, através de fixação a receptores específicos no leucócito. A subunidade B da toxina reconhece um receptor específico globotriaosilceramida (Gb3), expresso nas células tubulares renais e no endotélio, principalmente em vasos renais e cerebrais. As células endoteliais são células-alvo, particularmente importantes para as toxinas Shiga. Depois que se liga ao receptor glicolipídico e entra na célula hospedeira, a toxina é transportada de forma retrógrada em vesículas ligadas à membrana até o retículo endoplasmático. A subunidade A induz depuração de um resíduo específico de adenina no RNA ribossômico. Isso leva à cessação da síntese proteica e à morte da célula. A superfície alterada da célula endotelial intoxicada atua como um ninho de ativação da cascata de coagulação, que leva à formação de microtrombos e causa necrose isquêmica distal, consumo de plaquetas e fragmentação de hemácias – principais características da síndrome hemolítica-urêmica[14].

Siglas: mRNA = RNA mensageiro; CSV = hemácias ou células sanguíneas vermelhas.

Fonte: modificada de Donnenberg[3].

Não há correlação entre a gravidade da anemia e do acometimento renal. A plaquetopenia (< 40.000 mm^3) não se acompanha de púrpura ou de outros sangramentos. A intensidade da plaquetopenia não se correlaciona com o grau de acometimento renal. Cinquenta por cento dos casos fazem IRA oligúrica, os demais apresentam em geral hematúria microscópica e proteinúria não nefrótica. A hematúria macroscópica é rara. Pode ocorrer cilindrúria estéril. A hipertensão arterial (HAS) é frequente. Pacientes do sexo masculino, presença de HAS, anúria prolongada e hemoglobina > 10 g/L ao início do quadro podem estar associados a maior **risco** de sequela renal na criança[6].

Pode ocorrer acometimento de outros órgãos: colite hemorrágica, necrose colônica, hepatomegalia com elevação de enzimas hepáticas, pancreatite, diabetes melito ou acometimento de sistema nervoso central (convulsões, coma, hemiparesia).

O diagnóstico pode ser confirmado por meio de coprocultura nos primeiros dias do quadro. As cepas de EHEC podem ser detectadas em placas de ágar sorbitol MacConkey. A infecção com essa e outras

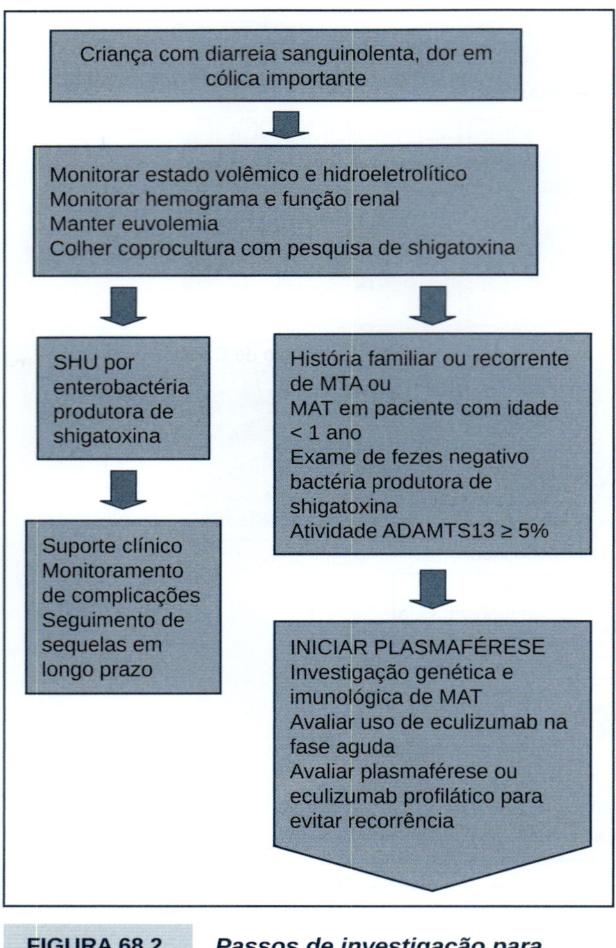

FIGURA 68.2 ***Passos de investigação para os casos com risco de MAT associada à diarreia***[27].

cepas de *E. coli* produtoras de toxina shiga pode ser diagnosticada por ensaio ELISA, utilizando amostra de fezes para detecção das toxinas shiga. Como os resultados de cultura são mais demorados, pode-se também utilizar reação de cadeia de polimerase para pesquisa do gene VT1 nas fezes ou pesquisa de anticorpos IgM antilipopolissacaride da VT1[3,7].

A lesão renal se caracteriza por microangiopatia trombótica, com acometimento do capilar glomerular, paredes capilares em duplo contorno por deposição de material fibrilar da matriz mesangial. Em casos mais graves, há acometimento das arteríolas pré-glomerulares e necrose cortical.

A maioria das crianças tem boa evolução, com regressão da IRA, mas o acompanhamento de 10 anos mostra sequelas em 30% casos. Pacientes com diarreia com sangue e suspeita de infecção por *E. coli*, produtora de verotoxina, não devem receber antibióticos, agentes antimotilidade intestinal, derivados de morfina ou medicações anti-inflamatórias não hormonais. Manutenção de hidratação ideal favorece a "nefroproteção". A terapêutica de SHU, associada à diarreia, é de suporte. Pode ser necessária transfusão de papa de hemácias. Transfusão de plaquetas em geral não é necessária. Diálise peritoneal deve ser precoce, em casos de anúria > 48 horas. A hipertensão arterial se relaciona ao processo de isquemia renal e ativação do sistema renina-angiotensina-aldosterona e responde bem ao uso de agentes inibidores da enzima de conversão da angiotensina (i-ECA) ou bloqueadores do receptor da angiotensina (BRA), que podem ser associados aos bloqueadores do canal de cálcio. Estudo retrospectivo francês demonstrou necessidade de diálise em 46% dos casos. Lesão neurológica é a complicação não renal mais frequente e a primeira causa de óbito. Na complicação neurológica, o início precoce de plasmaférese pode melhorar o prognóstico. A taxa global de mortalidade varia entre 1% e 5%. Um terço dos pacientes sofre de morbidade renal no longo prazo, tal como proteinúria, hipertensão arterial e diminuição da taxa de filtração glomerular. Quanto mais longa for a duração da anúria, maior o risco de sequelas. O prognóstico renal se correlaciona com o acometimento renal na biópsia; acometimento < 50% glomérulos mostra bom prognóstico, enquanto o acometimento > 50% glomérulos ou necrose cortical, em grande parte evolui com sequelas renais. Todo paciente com história de SHU deve ter seguimento clínico em longo prazo[8].

SHU SECUNDÁRIA À *SHIGELLA DYSENTERIAE* TIPO 1

Mais comum na Índia, Bangladesh e África do Sul.

Mesmo mecanismo patogênico da EHEC, mas com mortalidade maior, de cerca de 15% durante a fase aguda, com evolução para doença renal crônica em 40% casos.

SHU SECUNDÁRIA À PNEUMOCOCO

Começa entre três a 13 dias após o início de uma infecção por pneumococo (pneumonia ou meningite, em geral). A anemia, plaquetopenia e IRA são mais graves e prolongadas que na SHU pós-diarreia. Análise epidemiológica sequencial de casos de SHU, associada a pneumococo nos Estados Unidos, demonstra associação independente da ocorrência da mesma com sepse/bacteremia por pneumococo e com casos de pneumonia pneumocócica complicada[9].

O antígeno de Thomsen Friedenreich (antígeno T) é uma estrutura normal da superfície de hemácias e endotélio capilar renal que fica oculto pelo ácido neuramínico. A neuraminidase produzida pelo *S. pneumoniae* é liberada no sangue do paciente e remove o ácido neuramínico das glicoproteínas, revelando o antígeno T na superfície das células. Em sequência, IgM circulante, presente no plasma desde seis meses de idade, liga-se ao antígeno T, resultando em hemólise, aglutinação e microangiopatia no parênquima renal, com plaquetopenia secundária.

O nível de IgM anti-T circulante pode chegar a zero por consumo. O antígeno T ativado também está presente no hepatócito, podendo ocorrer disfunção hepática. Da mesma forma, a presença de antígeno T no plexo coroide pode levar à manifestação meningítica.

Pacientes com SHU associada a pneumococo apresentam atividade demonstrável de neuraminidase através de uma lectina-aglutinina do amendoim ligada a fluoresceína (100% sensibilidade, 48% especificidade) para pneumococccia invasiva com SHU. O diagnóstico pode ser feito também através do Coombs direto, que é positivo em 90% casos (alta sensibilidade, com especificidade?).

O reconhecimento precoce de pneumococo, como etiologia de SHU, é importante para que se evite a utilização de plasma ou produtos derivados de sangue que contenham plasma, o que pode piorar o prognóstico da SHU. Deve-se preferir hemácias lavadas quando necessário. Acredita-se que 0,6% das infecções invasivas por pneumococo evoluam para SHU. A mortalidade da SHU associada a pneumococo é elevada (~ 20% casos), associada à IRA, à doença renal crônica ou à gravidade do quadro infeccioso. Muitos dos sobreviventes apresentam função renal comprometida[10].

Estudo retrospectivo na Inglaterra, no período de 1998-2005, demonstra aumento na incidência de SHU associada a pneumococo, em relação a séries históricas, com mortalidade oito vezes maior do que a verificada na SHU associada à diarreia. As cepas de pneumococo, isoladas no período estudado, em sua maioria não seriam cobertas pela vacina antipneumocócica 7-valente[11].

SHU ASSOCIADA À DESREGULAÇÃO DO SISTEMA COMPLEMENTO

Outra forma de SHU, historicamente chamada atípica, é uma manifestação de doenças genéticas ou adquiridas de componentes reguladores do sistema de complemento, levando a uma ativação exacerbada da via alternada. A ativação da via alternada do complemento ocasiona a formação de uma C3 convertase, que cliva o C3 e produz C3b, que se liga a patógenos e a células do hospedeiro. O C3b, em uma superfície ativadora, liga-se ao fator B e forma C3b:B. O fator B é clivado pelo fator D, levando à formação da C3 convertase, C3b, Bb, que ativa o circuito de amplificação e produção exponencial de C3b e permite a formação do complexo de ataque de membrana. A desregulação do sistema complemento ocorre como resultado de uma mutação com perda de função em um gene regulador (CFH, CFI ou CD46) ou através de ganho de função de um gene efetor (CFB ou C3). Outra possibilidade é a existência de anticorpos antifator H, levando a uma deficiência funcional do fator H regulador; essa condição é uma causa adquirida de SHU e pode ser responsável por até 10% das microangiopatias trombóticas mediadas por complemento.

Clinicamente, pode-se apresentar sem pródomos ou ser deflagrada por processos infecciosos, em qualquer idade, pode evoluir em surtos e ocasionar a doença renal crônica. A penetrância da SHU, associada à desregulação do complemento de causa genética, é 50%, portanto o risco de um membro da família de acometido desenvolver a doença em vigência da mutação é difícil de ser predito. Podem ocorrer mutações associadas em vários genes no mesmo paciente. Há grande heterogeneidade genética intrafamiliar, sugerindo que outros fatores genéticos podem estar envolvidos.

Defeito no Fator H

Constitui o quadro mais grave, podendo ocasionar a doença renal terminal desde o primeiro surto.

SHU de característica autossômica recessiva (AR) ou autossômica dominante (AD) por mutações no gene codificador do fator H. Algumas dessas mutações cursam com baixa concentração de fator H circulante, outras com fator H normal. Mutação no fator H é responsável por 15% das SHU esporádicas e 40% das formas familiares; mais de 65 mutações já foram descritas.

A SHU se inicia no lactente ou na criança. A anemia hemolítica grave evolui em surtos e com taxa de haptoglobina constantemente baixa. A HAS é importante e a doença renal crônica se instala frequentemente.

Os pacientes com forma AR apresentam fator H C3 e CH50 muito diminuídos, enquanto aqueles com mutação heterozigota apresentam fator H em concentração normal ou pouco diminuído, com C3 normal ou pouco diminuído.

A atividade biológica do fator H pode estar normal ou diminuída, induzindo à conclusão de que taxas normais de fator H e de C3 não descartam a possibilidade de mutação no gene do fator H.

Tratamento: plasma fresco pode ser eficaz em alguns casos, sendo necessário repetir a infusão segundo o caso clínico (em geral, de duas vezes por semana a duas vezes ao mês). A meia-vida do fator H é de seis dias, mas esse valor pode ser irrelevante frente à ativação de complemento da SHU[12-14].

Deficiência do Fator I

Mais raramente, pode ser a causa de SHU[15]. Terapêutica com plasma fresco pode ser útil, mas é pouco documentada.

Deficiência da MCP (CD46)

Mutações homo ou heterozigotas da MCP (*membrane cofactor protein*), uma glicoproteína transmembrana largamente expressa, que age como um cofator do fator I, foram identificadas em pacientes com SHU e C3 baixo, com avaliação genética normal para fator H. Essas mutações diminuem a expressão da MCP na superfície celular, com perda da capacidade de regulação da ativação do complemento. Os casos descritos evoluem com uma forma de SHU mais leve, com pouca chance de evolução para doença renal crônica[16]. Essa alteração não responde à terapêutica com plasma, mas seu grau de remissão espontânea é elevado.

Outras Mutações

Outras mutações das proteínas do complemento podem ocasionar a SHU atípica, como mutações heterozigotas do fator B, que promovem ganho de função, aumentando a capacidade do fator B se ligar ao C3b[17].

A Tabela 68.1 demonstra os dados da série francesa de pacientes com forma esporádica ou familiar de SHU historicamente definida como atípica, quanto à prevalência de alterações genéticas e adquiridas do sistema complemento[17].

TABELA 68.1 ***Dados da série francesa de pacientes, com forma esporádica ou familiar de SHU historicamente definida como atípica, quanto à prevalência de alterações genéticas e adquiridas do sistema complemento[17].***

	Forma familiar/esporádica (n = 200)
CFH	54 (27.0)
MCP	20 (10.0)
CFI	18 (9.0)
C3	16 (8.0)
CFB	3 (1.5)
Anti-CFH	14 (7.0)
Mutações Combinadas	8 (4.0)
Doença mediada por complemento	132 (66.0)
Indeterminado	68 (34.0)

Autoanticorpos Antifator H

A SHU, associada a autoanticorpos dirigidos contra o fator H, responde por pelo menos 6% a 10% dos casos de SHU associada à desregulação do sistema complemento, mas apenas alguns relatos clínicos estão disponíveis. Ocorre principalmente em crianças entre nove e 13 anos, mas também pode acometer adultos. Apresenta-se frequentemente com sintomas gastrintestinais e complicações extrarrenais e tem um curso recidivante. A ativação da via alternada do complemento no início da doença indica um prognóstico ruim. Tratamento específico precoce, por meio de plasmaférese e imunossupressão, pode ocasionar resultados favoráveis[18].

O diagnóstico da MAT, associada à desregulação de proteínas reguladoras do sistema complemento, é baseado em critérios que incluem:

- Nível de creatinina no sangue ≥ limite superior da normalidade;
- Anemia hemolítica microangiopática;
- Trombocitopenia;
- Atividade ADAMTS13 ≥ 5%;
- Exames de fezes negativos para infecção produtora de shigatoxina.

Esses critérios não são específicos; eles podem também ocorrer em outras síndromes primárias de microangiopatia trombótica, bem como em outros pacientes com anemia hemolítica microangiopática e trombocitopenia.

O diagnóstico diferencial da MAT primária se impõe em qualquer condição de anemia hemolítica microangiopática e trombocitopenia, associada ou não com coagulação intravascular disseminada, pois diferentes infecções sistémicas, seja por vírus (HIV, citomegalovírus), fungos (como *Aspergillus*) ou bactérias, assim como doenças oncológicas e processos autoimunes (lúpus eritematoso sistêmico, síndrome antifosfolípide, entre outros), a hipertensão grave ou a síndrome HELLP (hemólise, elevação de enzimas hepáticas e plaquetopenia) podem estar associadas com anemia hemolítica microangiopática e trombocitopenia, com ou sem coagulação intravascular disseminada.

Estudos genéticos do sistema complemento, disponíveis comercialmente, podem fornecer um diagnóstico mais específico. Níveis plasmáticos normais de C3, C4 e fatores de complemento H e B não excluem o diagnóstico de microangiopatia trombótica mediada por complemento.

O tratamento se baseia na suplementação de plasma ou na plasmaférese que pode ser associada à terapêutica anticomplemento, com potencial de evitar a realização do transplante de fígado; terapêutica realizada historicamente para suprir a síntese dos fatores reguladores do complemento, especialmente do fator H, que é realizada no tecido hepático. O eculizumab, um anticorpo monoclonal humanizado que tem como alvo a proteína C5 do complemento, é atualmente o único agente anticomplemento disponível. O seu efeito pode ser limitado entre os pacientes que apresentam mutações C5[19].

Estudo prospectivo de eficácia e segurança do eculizumab, em pacientes com MAT em fase ativa (Estudo1) e em pacientes com SHU definida como atípica de longa duração com doença renal crônica (Estudo 2), demonstrou após dois anos de seguimento que o eculizumab inibiu com eficácia a atividade do complemento terminal. No Estudo 1, com 17 pacientes, houve melhora da contagem plaquetária desde a fase inicial de utilização e normalização hematológica em 13 pacientes na semana 26, e em 15 pacientes aos um e dois anos de seguimento. A taxa de filtração glomerular estimada (EGFR) melhorou significativamente em comparação com os valores basais e do ano 1. No Estudo 2, com 20 pacientes, estado livre de eventos de MAT foi alcançado por 16 pacientes na semana 26, por 17 pacientes no ano 1, e 19 pacientes no ano 2. Critérios para a normalização hematológica foram alcançados por 18 pacientes. Melhoria de 15 mL/min por 1,73 m^2 ou mais em EGFR foi atingido por um paciente na semana 26, três pacientes em um ano e oito pacientes em dois anos de seguimento. A alteração média na EGFR não foi significativa, em comparação com o início da terapêutica, a semana 26, ou ano 1. Eculizumab foi bem tolerado, sem novas preocupações de segurança ou infecções meningocócicas[20].

A falta de especificidade dos critérios de diagnóstico da MAT, associada à desregulação geneticamente determinada do sistema complemento, e o fato de que pacientes sem mutação identificada podem ter uma resposta favorável ao eculizumab dificultam a decisão inicial de utilizar esse agente. Para casos em que o anticorpo anti-H estiver positivo, deve-se optar pelo uso de imunossupressão para reduzir a titulação do anticorpo. O alto custo de eculizumab e a implicação de que, nos casos geneticamente determinados, ele deve ser continuado indefinidamente, são questões críticas para sua indicação. A utilização de eculizumab eleva o risco de infecção meningocócica, portanto, antes de sua introdução, pacientes devem receber vacinação antimeningocócica. Como somente a vacinação pode não proteger da infecção meningocócica, introdução de profilaxia antibiótica deve também ser considerada em vigência da utilização desse monoclonal[1].

A recidiva da SHU, associada à diarreia, é muito rara, mas ocorria em 25% dos casos associados à desregulação do sistema complemento de natureza genética, antes da disponibilização para uso clínico do eculizumab, principalmente nos pacientes com mutações no gene codificador do fator H (CFH). Esse padrão de recidiva inviabilizava, nessa condição clínica, o transplante renal com doador vivo e induzia à indicação do transplante combinado fígado-rim, sob cobertura de infusões de plasma ou plasmaférese, em associação à utilização de anticoagulação no pós-operatório. Espera-se que o tratamento com medicamentos anticomplemento melhore o prognóstico de curto e longo prazo da MAT associada à desregulação geneticamente determinada do sistema complemento[1].

PÚRPURA TROMBOCITOPÊNICA TROMBÓTICA

O fator Von Willebrand é uma glicoproteína que transporta o fator VIII circulante e permite a adesão e agregação plaquetária.

Os grandes multímeros de fator Von Willebrand são mais eficazes para agregação e adesão do que os dímeros. Esses multímeros, provenientes do endotélio e das plaquetas, não circulam, pois são clivados por uma proteína específica sintetizada pelo fígado, a 13ª protease da família ADAMTS, cujo gene codificador fica no cromossomo 19. A ação do ADAMTS 13 é facilitada pelo estresse do atrito na parede vascular, que modifica a conformação do multímero globular para uma forma alongada com exposição dos pontos de clivagem, aos quais se liga o ADAMTS 13.

Deficiências congênitas do ADAMTS 13 ou formação de anticorpos adquiridos contra essa proteína ocasionam a presença de multímeros ultragrandes do fator de Von Willebrand em circulação. Esses multímeros grandes e hiperativos são secretados a partir das células endoteliais, causando agregação plaquetária disseminada na microvasculatura. Numerosos casos de púrpura trombocitopênica tombótica (PTT) no adulto são relacionados ao déficit dessa protease do fator Von Willebrand, que pode ser de herança AR ou adquirida através de um autoanticorpo neutralizante. Alguns casos de SHU infantil são ligados a mutações no gene codificador da ADAMTS13 (síndrome de Schulman-Upshaw); a apresentação é em geral neonatal, com anemia hemolítica e plaquetopenia, o dano renal é posterior e progressivo. Um início mais tardio é possível.

A PTT é em geral esporádica, caracteriza-se por febre (25% dos casos), anemia microangiopática, plaquetopenia, sintomas neurológicos (90% dos casos, em geral fenômenos tromboembólicos) e disfunção renal (25% dos casos, RFG < 40 mL/min/1,73 m²). A púrpura é rara, em geral ausente, sangramentos retinianos podem ocorrer, sangramentos sistêmicos são raros. Pancreatite, abdome agudo e morte súbita são manifestações menos frequentes. Em pacientes com deficiência congênita de ADAMTS-13, a protease pode ser fornecida pela infusão de plasma. Em pacientes com deficiência adquirida, o autoanticorpo pode ser depurado do plasma por plasmaférese[21].

O tratamento da PTT hereditária é a suplementação de ADAMTS13 por infusão de plasma. Pacientes com reações alérgicas graves ao plasma podem ser efetivamente tratados com o fator VIII derivado de concentrado de plasma, que contém ADAMTS13. Embora muitos pacientes necessitem de plasma apenas quando ocorre trombocitopenia ou outros sintomas, outros podem exigir infusões regulares profiláticas de plasma.

A PTT adquirida, isto é, por anticorpos anti-ADAMTS13, deve ser tratada com plasmaférese, que deve ser iniciada assim que o diagnóstico for estabelecido, devido à alta mortalidade dessa condição clínica. Os glicocorticoides são o tratamento padrão; a utilização de rituximab e outros agentes imunossupressores pode ser apropriada quando o curso clínico for complicado. A diálise é raramente necessária.

Defeito Congênito no Metabolismo da Vitamina B_{12}

A vitamina B_{12} ou cobalamina é a coenzima da metionina sintase que transforma homocisteína em metionina, e da coenzima da metilmalonil CoA mutase que transforma metilmalonil CoA em succinil CoA. As crianças com mutações homozigotas ou heterozigotas combinadas no gene MMACHC desenvolvem deficiência de metilcobalamina, diminuição dos níveis de metionina no plasma, aumento da homocisteinemia, homocistinúria e acidúria metilmalonica, e 25% dos casos desenvolvem SHU. Os primeiros sintomas aparecem no período neonatal, com anorexia e vômitos, hipotonia, convulsões e letargia; a SHU se inicia entre o fim do primeiro mês e o terceiro mês; a anemia hemolítica com esquizócitos é grave e macrocítica; a plaquetopenia é frequente. A lesão renal se apresenta com hematúria, proteinúria e IRA.

O diagnóstico é feito por cromatografia de ácidos orgânicos e aminoácidos, que mostra aumento da homocisteína e diminuição da metionina no plasma, com aumento da excreção urinária de ácido metilmalônico e homocisteína.

O tratamento: deve ser iniciado precocemente, com hidroxicobalamina parenteral, ácido folínico e betaína (fator de transmetilação participa do ciclo da metionina). O prognóstico vital e neurológico depende da precocidade de início da terapêutica[22,23].

MAT Associada a Medicamentos

Muitos medicamentos, incluindo imunossupressores e agentes quimioterápicos, podem causar MAT por mecanismo tempo e dose-dependente ou imunomediado. Dentre aqueles que atuam por via dose-dependente, destacam-se os inibidores de calcineurina, como ciclosporina e tacrolimo, eventualmente por sua capacidade de ocasionar a disfunção endotelial e aumento da agregação plaquetária, possivelmente por meio da inibição da prostaciclina. A apresentação típica é a perda gradual de função renal, com desenvolvimento de HAS. A MAT pode ser abrupta e grave.

O tratamento é de suporte, com descontinuação da medicação. No caso dos inibidores de calcineurina, pode-se tentar reduzir a dose empregada antes de suspendê-la completamente.

Para uma revisão aprofundada do tema, recomenda-se a leitura de artigos especializados[24].

MAT Associada a Distúrbios de Coagulação

As anomalias genéticas de trombomodulina, plasminogênio, dediacilglicerol-quinase ε (DGKE), entre outras, foram identificadas em pacientes com MAT, sugerindo que pode haver um papel primário para proteínas de coagulação na patogênese da síndrome MAT. Há dúvida se a alteração da trombomodulina na MAT é relacionada a um distúrbio primário de coagulação ou se é secundário à alteração do sistema complemento. O papel da DKGE foi documentado em dois relatos envolvendo 22 pacientes em 12 famílias e parece não estar associado a alterações da regulação do sistema complemento. Todos os pacientes se apresentaram clinicamente com IRA, sendo a maioria abaixo de um ano de idade. A terapêutica com plasmaférese, imunossupressão e terapêutica anticomplemento mostrou resultados inconsistentes, com evolução frequente para doença renal crônica terminal[25,26].

Tendo em vista que SHU associada à diarreia é mais frequente na criança, mas sabendo que a diarreia pode também ser pródomo de SHU associada à desregulação do sistema complemento, são apresentados na Figura 68.2 os passos de investigação e diagnóstico diferencial para os casos de diarreia com evolução para MAT.

Referências

1. George JN, Nester C. Syndromes of Thrombotic Microangiopathy. N Engl J Med. 2014;371:654-66.
2. Niaudet P. Hemolytic and uremic syndrome in the child. Nephrol Ther. 2008;4(1):34-40.
3. Donnenberg M. Infections due to E. coli and other enteric Gram-negative bacilli. ACP Medicine. 2010;1-10.
4. Nguyen Y, Sperandio V. Enterohemorrhagic *E. coli* (EHEC) pathogenesis. Front Cell Infect Microbiol. 2012;2:90.
5. Huang J, Motto DG, Bundle DR, et al. Shiga toxin B subunits induceVWF secretion by human endothelial cells and thrombotic microangiopathy in ADAMTS13-deficient mice. Blood. 2010;116:3653-9.
6. Tonshoff B, Sammet A, Sanden I, et al. Outcome and prognostic determinants in the hemolytic uremic syndrome of children. Nephron. 1994;68:63-70.
7. Melli LJ, Ciocchini AE, Caillava AJ, et al. Serogroup -Specific Bacterial Engineered Glycoproteins as Novel Antigenic Targets for Diagnosis of Shiga Toxin-Producing-Escherichia coli-Associated Hemolytic-Uremic Syndrome. J Clin Microbiol. 2015;53(2):528-38.
8. Bertholet-Thomas A, Ranchin B, King LA, et al. Post-diarrheal haemolytic uremic syndrome: when shall we consider it? Which follow-up? Arch Pediatr. 2011;18(7):823-30.
9. Veesenmeyer AF, Edmonson MB. Trends in US hospital stays for Streptococcus pneumoniae-associatedhemolytic uremic syndrome. Pediatr Infect Dis J. 2013;32(7):731-5.
10. Nathanson S, Deschenes G. Prognosis of Streptococcus pneumoniae- induced haemolytic-uremic syndrome. Pediatr Nephrol. 2001;16:362-5.
11. Waters AM, Kerecuk L, Luk D, et al. Hemolytic uremic syndrome associated with invasive pneumococcal disease: the United Kingdom experience. J Pediatr. 2007;151(2):140-4.

12. Caprioli J, Noris M, Brioschi S, et al. International Registry of Recurrent and Familial HUS/TTP. International registry of recurrent and familial HUS/TTP. Genetics of HUS: the impact of MCP, CFH, and IF mutations on clinical presentation, response to treatment, and outcome. Blood. 2006;108:1267-79.
13. Saunders RE, Abarrategui-Garrido C, Fremeaux-Bacchi V, et al. The interactive factor H-atypical haemolytic-uremic syndrome mutation database and website: update and integration of membrane cofactor protein and factor I mutations with structural models. Hum Mutat. 2007;28:222-34.
14. Neumann HP, Salzmann M, Bohnert-Iwan B, et al. Haemolytic-uraemic syndrome and mutations of the factor H gene: a registry-based study of German speaking countries. J Med Genet. 2003;40:676-81.
15. Kavanagh D, Kemp EJ, Mayland E, et al. Mutations in complement factor I predispose to development of atypical hemolytic uremic syndrome. J Am Soc Nephrol. 2005;16(7):2150-5.
16. Noris M, Brioschi S, Caprioli J, et al.; International Registry of Recurrent and Familial HUS/TTP. Familial haemolytic uraemic syndrome and an MCP mutation. Lancet. 2003 Nov 8;362(9395):1542-7.
17. Fremeaux-Bacchi V, Fakhouri F, Garnier A, et al. Genetics and outcome of atypical hemolytic uremic syndrome: a nationwide French series comparing children and adults. Clin J Am Soc Nephrol. 2013;8(4):554-62.
18. Dragon-Durey MA, Sethi KS, Bagga A, et al. Clinical Features of Anti-Factor H Autoantibody–Associated Hemolytic Uremic Syndrome. J Am Soc Nephrol. 2010;21(12):2180-7.
19. Nishimura J-I, Yamamoto M, Hayashi S, et al. Genetic variants in C5 and poor response to eculizumab. N Engl J Med. 2014;370:632-9.
20. Licht C, Greenbaum LA, Muus P, et al. Efficacy and safety of eculizumab in atypical hemolytic uremic syndrome from 2-year extensions of phase 2 studies. Kidney Int. 2015 Feb 4. doi: 10.1038/ki.2014.423. [in press]
21. Furlan M, Robles R, Galbusera M, et al. Von Willebrand factor-cleaving protease in thrombotic thrombocytopenic purpura and the hemolytic uremic syndrome. N Engl J Med. 1998;339:1578-84.
22. Russo P, Doyon J, Sonsino E, et al. A congenital anomaly of vitamin B12 metabolism: a study of three cases. Hum Pathol. 1992;23:504-12.
23. Geraghty MT, Perlman EJ, Martin LS, et al. Cobalamin C defect associated with hemolytic-uremic syndrome. J Pediatr. 1992;120:934-7.
24. Al-Nouri ZL, Reese JA, Terrell DR, et al. Drug-induced thrombotic microangiopathy: a systematic reviewof published reports. Blood. 2015;125(4):616-8.
25. Ozaltin F, Li B, Rauhauser A, et al. DGKE variants cause a glomerular microangiopathy that mimics membranoproliferative GN. J Am Soc Nephrol. 2013;24:377-84.
26. Lemaire M, Frémeaux-Bacchi V, Schaefer F, et al. Recessive mutations in DGKE cause atypical hemolytic-uremic syndrome. Nat Genet. 2013;45:531-6.
27. Grisaru S. Management of hemolytic uremic syndrome in children. Int J Nephrol Renovasc Dis. 2014;7:231-9.

69 Insuficiência Hepática Aguda

Irene Kazue Miura
Massami Hayashi
João Seda Neto

INTRODUÇÃO

A insuficiência hepática aguda (IHA) é uma condição complexa multissistêmica relativamente rara em crianças, porém associada a alta morbidade e mortalidade. Nos Estados Unidos, estima-se uma frequência de cerca de dois mil casos/ano e, no Reino Unido, de um a oito casos/milhão de população. A incidência de IHA é de menos que 10 casos por milhão de pessoas por ano em países desenvolvidos[1]. Na infância, a frequência de IHA é desconhecida. Nos Estados Unidos, acomete cerca de 50 a 150 crianças/ano, correspondendo a 10% a 15% de todos os transplantes hepáticos realizados[2]. A sobrevida dos pacientes com IHA melhorou dramaticamente nas últimas três décadas, refletindo avanços no tratamento clínico e utilização do transplante hepático[3]. A taxa de sobrevida subiu de < 15% para > 65% com a introdução do transplante hepático nos Estados Unidos[4].

O diagnóstico etiológico preciso, o tratamento específico quando disponível e o encaminhamento precoce para centros de transplante são fundamentais para uma maior sobrevida dos pacientes.

CONCEITO

A IHA é uma síndrome potencialmente reversível, caracterizada por acometimento da função hepática, resultante de necrose aguda de uma grande proporção de hepatócitos ou de comprometimento súbito e grave da função hepatocelular. Geralmente, ocorre em indivíduos previamente sadios, porém pode ser a primeira manifestação de uma doença metabólica (doença de Wilson) ou de hepatite autoimune não reconhecida previamente. Em recém-nascidos, a maioria dos casos de IHA é secundária a erros inatos do metabolismo não reconhecidos (mitocondriopatias ou defeito de oxidação de ácidos graxos) ou a um insulto intrauterino, os quais são, por definição, doenças pré-existentes. A necrose hepática pode estar ausente em algumas doenças metabólicas, como na síndrome de Reye ou nos erros inatos do metabolismo Reye-*like*. Em crianças, é muito difícil reconhecer os estágios precoces da encefalopatia, e ela pode ficar aparente somente nos estágios tardios terminais de insuficiência hepática[5-7].

A definição mais amplamente utilizada é a de Trey e Davidson[1], na qual a hepatite fulminante

(HF) pode ser definida como IHA complicada com encefalopatia nas primeiras oito semanas após o início dos sintomas em pacientes sem evidência de lesão hepática prévia.

O Grupo de Estudo de Falência Hepática Aguda Pediátrica (PALFSG), dos Estados Unidos, definiu em 2004 a IHA como a condição em que há ausência de evidência de doença hepática crônica, presença de evidência de lesão hepática aguda e coagulopatia não responsiva à vitamina K: tempo de protrombina (TP) ≥ 15 segundos ou INR (razão normalizada internacional) ≥ 1,5, com encefalopatia, ou TP ≥ 20 segundos ou INR ≥ 2 com ou sem encefalopatia[2,6-8]. São incluídos casos de cirrose se a doença for reconhecida há menos de 26 semanas: doença de Wilson, hepatite B adquirida verticalmente e hepatite autoimune[7,8].

ETIOLOGIA

A etiologia da IHA difere nas diversas regiões do mundo, varia com a idade e o prognóstico depende da etiologia. As principais causas podem ser vistas no Quadro 69.1[2,5,6,8,9].

As principais causas de IHA no período neonatal são as infecções congênitas, as doenças metabólicas e a linfo-hisitocitose hematofagocítica. Nas crianças maiores, são as hepatites virais e a hepatotoxicidade a drogas.

No período neonatal, os vírus que não costumam causar hepatite grave em crianças maiores e em adultos têm importância, como herpes-vírus, ecovírus, vírus *coxsackie* B, adenovírus e eritrovírus. Em recém-nascidos e crianças menores que um ano de idade, as doenças metabólicas devem ser sempre consideradas: galactosemia, intolerância hereditária à frutose, tirosinemia tipo 1, hemocromatose neonatal ou doença hepática aloimune gestacional, distúrbios da cadeia respiratória mitocondrial, defeitos do ciclo da ureia, erros inatos do metabolismo de ácidos biliares e síndrome hematofagocítica. Em crianças maiores, a partir de dois anos de idade, pensar também em doença de Wilson como causa de IHA[2,6,7,8,9].

A hepatite A evolui para a forma fulminante em 0,1% a 0,4% dos casos e a hepatite B, em 1%[2,8]. Em alguns países, a hepatite A ainda é a principal causa de IHA. Na Argentina, correspondia a 60% dos casos de HF e, na Santa Casa de São Paulo, a 50%. Recém-nascidos de mães com vírus da hepatite B (VHB)

QUADRO 69.1 ***Principais causas de IHA.***

Infecções
Herpes-vírus, echovírus, adenovírus, coxsackie B, VHA, VHB, VHC, VHD, VHE, vírus não A-G, vírus Epstein-Barr, citomegalovírus, eritrovirus, varicela zoster, togavírus, papilomavírus, paramixovírus, febre amarela, dengue, lues, rubéola, toxoplasmose
Doenças metabólicas
Galactosemia, intolerância à frutose, tirosinemia, hemocromatose neonatal, mitocondriopatias, defeitos de oxidação de ácidos graxos, erros inatos do metabolismo de ácidos biliares, doença de Alpers, doença de Wilson, síndrome de Reye, esteatose aguda da gravidez, síndrome HELLP
Drogas e toxinas
Paracetamol, valproato, carbamazepina, isoniazida, rifampicina, halotano, fenitoína, tetracloreto de carbono, fósforo branco, cocaína, ecstasy, Amanita phalloides
Produtos com ervas/suplementos nutricionais
Kava-kava, confrei, senécio, heliotropo, herbalife
Insuficiência vascular
Cardiopatia congênita/cirurgia cardíaca, asfixia grave, miocardite, miocardiopatia, síndrome de Budd-Chiari, doença veno-oclusiva, choque, isquemia
Miscelânea
Sepse, hepatite autoimune, doença metastática hepática, leucemia aguda, linfoma, transplante hepático, hepatectomia parcial, hipertermia, histiocitose, anastomose ileojejunal, abscesso hepático amebiano, suspensão da quimioterapia imunossupressora em portadores do vírus da hepatite B, síndrome hematofagocítica familiar

mutante ou com anti-HBe positivo têm maior risco de evolução para hepatite fulminante. O vírus da hepatite C (VHC) não é causa significativa de IHA em crianças, porém a superinfecção de vírus da hepatite A (VHA) em portadores crônicos de VHC está associada à maior prevalência de IHA. O vírus da hepatite E (VHE) é causa comum de hepatite aguda e pode evoluir para IHA em adolescentes e adultos jovens de áreas endêmicas, como Índia e África[1,9]. Mulheres grávidas têm maior risco de desenvolver HF.

A hepatite é denominada não A-G quando cursa com marcadores virais negativos e outras causas conhecidas são excluídas, como drogas, toxinas e doenças metabólicas. É a causa mais frequente de IHA nos países desenvolvidos. Associa-se com anemia aplástica em até 10% dos pacientes e a taxa de recuperação espontânea é baixa (5% a 43%)[8].

Após as hepatites virais, as drogas e as toxinas são as causas mais comuns de IHA em crianças e adultos. Deve-se obter história detalhada do uso de drogas prescritas e não prescritas, ervas e suplementos alimentares no último ano. Paracetamol, isoniazida e propiltiouracil são as medicações que mais frequentemente ocasionam à IHA em crianças, e o halotano é comum em adultos, podendo ocorrer também em crianças. Valproato de sódio, amiodarona e quimioterápicos podem ocasionar à falência hepática. Recentemente, fórmulas com ervas e suplementos nutricionais têm sido implicadas como causadoras de lesão hepática[4,8].

PATOGENIA[2]

As consequências clínicas da IHA são determinadas pelas alterações metabólicas adversas da insuficiência hepática, pela grande variedade de substâncias tóxicas liberadas do fígado necrótico para o plasma e pela capacidade de regeneração do fígado. A perda da massa de hepatócitos devido à necrose maciça resulta em piora da coagulopatia e perda da função sintética do fígado. Entretanto, os mecanismos pelos quais a IHA ocasiona encefalopatia e falência de múltiplos órgãos permanecem ainda obscuros. Vários mecanismos fisiopatológicos têm sido propostos, porém ainda não há uma hipótese única. A hipótese da massa metabólica propõe que, uma vez que a massa crítica de hepatócitos é perdida, o fígado não é mais capaz de fornecer fatores necessários para o funcionamento dos órgãos, isto é, não consegue manter oxigenação adequada, resistência periférica, tônus vascular e função renal.

A hipótese das toxinas sugere que as consequências clínicas da insuficiência hepática podem resultar da incapacidade do fígado doente de clarear várias toxinas da circulação, as quais são responsáveis pela lesão dos órgãos finais.

A hipótese da cascata das citocinas propõe uma teoria mais complexa, de que a lesão dos hepatócitos e dos órgãos periféricos é mediada pela interação de hepatócitos, células não parenquimatosas (células de Kupffer, células endoteliais), endotoxinas, várias citocinas (fator de necrose tumoral alfa, interleucinas, interferon), eicosanoides, enzimas proteolíticas, ânions superóxidos e óxido nítrico.

QUADRO CLÍNICO

A história cuidadosa deve incluir antecedentes familiares de hepatopatias, consanguinidade, história alimentar e de viagens recentes, transfusão de sangue e derivados, contato com caso de hepatite, uso de drogas ou medicamentos, atividade sexual nos adolescentes e aspectos sociais[7].

As manifestações clínicas dependem da etiologia da IHA e podem se desenvolver de forma gradual ou abrupta, acometendo múltiplos órgãos. A maioria das crianças é previamente sadia. Podem aparecer pródromos, como mal-estar, mialgia, náuseas, vômitos, diarreia e, posteriormente, icterícia. Os graus da icterícia e da encefalopatia variam nos estágios precoces, porém todas as crianças apresentam coagulopatia. A doença pode progredir rapidamente ou a deterioração pode ocorrer após um período de melhora[2,8].

Existem três formas de IHA: IHA sem doença hepática prévia; IHA sobre portador de doença crônica, como doença hepática gordurosa não alcoólica, doença hepática alcoólica, hepatites crônicas pelos VHB e VHC; e IHA em portadores de cirrose hepática.

A encefalopatia hepática tem espectro muito variável, desde disfunção cerebral leve até o coma profundo, com reversibilidade completa na maioria dos pacientes. É necessário alto índice de suspeita, pois o seu diagnóstico é particularmente difícil nos recém-nascidos e nas crianças pequenas. Vômitos e baixa aceitação alimentar são sinais precoces, enquanto irritabilidade e reversão do padrão de sono dia/noite indicam encefalopatia mais estabelecida. Em crianças maiores, a encefalopatia pode se apresentar como comportamento agressivo e convulsões[2,5,8].

No exame físico, deve-se avaliar o estado de consciência e o grau de coma. Pode-se encontrar hepatomegalia ou fígado diminuído de tamanho, *fetor hepaticus*, *asterixis*, hiperventilação e sinais de sangramento nos locais de punção, nas narinas ou no trato gastrointestinal. Durante a evolução da IHA, pode ocorrer redução progressiva do fígado. A presença de esplenomegalia sugere hepatopatia crônica prévia. Deve-se procurar sinais que possam indicar a etiologia da IHA, como anéis de Kayser-Fleischer, catarata e sinais de picada de agulha[7,8].

QUADRO HISTOLÓGICO

A biópsia hepática percutânea é pouco realizada na IHA por causa do risco de sangramento e da baixa probabilidade de se alterar a conduta. A biópsia por via transjugular pode ser realizada com segurança. Pode ser indicada na suspeita de hepatite autoimune com autoanticorpos negativos, doença hepática metastática, linfoma e hepatite por herpes simples. Os padrões histológicos na IHA incluem: necrose hepatocelular maciça (hepatites virais, drogas, toxinas, isquemia) e esteatose micro (síndrome Reye, aspirina, valproato, defeitos da oxidação de ácidos graxos) e macrovesicular (hidrocarbonetos, amiodarona), e infiltração linfomatosa, leucêmica ou carcinoma metastático no fígado[4].

EXAMES LABORATORIAIS

Pesquisa da Etiologia

Deve-se levar em consideração a faixa etária, os fatores epidemiológicos e ambientais, a história alimentar e de ingestão de drogas, a história familiar e a história da moléstia atual (Quadro 69.2). A etiologia pode indicar o prognóstico e permitir tratamento específico[3,4].

TESTES BIOQUÍMICOS[2,4,6,8]

- Geralmente há hiperbilirrubinemia de ambas as frações direta (fase precoce) e indireta (fase tardia). O aumento da fração indireta, sem hemólise, indica insuficiência hepática grave.
- Aminotransferases (AST e ALT) estão muito elevadas na necrose hepática maciça e pouco elevadas em doenças metabólicas, como doença de Wilson e tirosinemia. Seus níveis tendem a diminuir com a progressão da doença.
- Geralmente, há hipoglicemia, principalmente na infância, sendo muitas vezes persistente e de difícil correção.
- Albumina sérica normal em níveis tende a cair com a progressão da doença. Quando o seu nível inicial for baixo ou se os níveis de gamaglobulina estiverem elevados, suspeitar de doença hepática prévia.
- Nível sérico de amônia geralmente elevado.
- Tempo de protrombina (TP) prolongado que não responde à administração de vitamina K.

QUADRO 69.2 ***Exames laboratoriais para pesquisa etiológica de IHA[2,4,8].***

Agentes infecciosos	
VHA	anti-VHA IgM
VHB	anti-HBc IgM, AgHBs
VHC	RNA-VHC
VHE	anti-VHE IgM
Vírus Epstein-Barr	anti-VCA IgM
CMV	anti-CMV IgM
Eritrovírus	anti-eritrovírus IgM, PCR
Enterovírus, Adenovírus, Herpes simples tipo 6 - PCR	
Doenças metabólicas	
Galactosemia	Dosagem da atividade da galactose-1-fosfato uridil-transferase em hemácias
Tirosinemia	Pesquisa de succinilacetona no sangue ou na urina
Hemocromatose	Biópsia de mucosa oral, ferritina e saturação da transferrina, deposição de ferro extraneonatal hepática na RNM
Linfo-histiocitose	Mielograma, ferritina, triglicérides, fibrinogênio hematofagocítica
Doença de Wilson	Ceruloplasmina sérica, cobre sérico e urinário pesquisa do anel de Kayser-Fleischer, bilirrubina total/fosfatase alcalina > 2, dosagem de cobre hepático, ácido úrico baixo
Drogas	Dosagem do nível de paracetamol e de outras drogas suspeitas
Hepatite autoimune	Pesquisa de fator antinúcleo (FAN), anticorpo antimúsculo liso, anticorpo antimicrossomal fígado-rim e imunoglobulinas

- Há queda dos fatores sintetizados pelo fígado (I, II, V, VII, IX e X).
- Frequentemente, há anormalidades nos níveis séricos de sódio, potássio, cálcio, fósforo e magnésio.
- Alcalose respiratória ocorre nos estágios precoces da encefalopatia por hiperventilação central. Alcalose metabólica ocorre por hipopotassemia e uso vigoroso de diuréticos. Acidose metabólica é multifatorial (doença metabólica de base, acúmulo de lactato e de ácidos graxos livres, hipoxia tissular e disfunção renal). A acidose respiratória pode ocorrer com o aprofundamento do coma[2,4,8].

São sinais de alerta na IHA: queda rápida das aminotransferases, tempo de protrombina alargado não responsivo à vitamina K, sangramentos, icterícia persistente com rápido aumento das bilirrubinas, hipoglicemia, hiperamonemia, diminuição do tamanho do fígado e sinais de encefalopatia e de hipertensão intracraniana (pupilas dilatadas fixas, bradicardia, hipertensão e edema de papila). Picos maiores de AST e ALT são observados em não sobreviventes, porém não há relação entre os níveis das aminotransferases e a evolução[2,8].

CONDUTA

Frente a um caso de IHA, deve-se seguir os seguintes itens: diagnosticar a etiologia da doença hepática; avaliar a gravidade da insuficiência hepática; iniciar medidas de suporte; introduzir terapêuticas específicas (Quadro 69.3) quando possível; prevenir e tratar as complicações e considerar precocemente o transplante hepático.

MEDIDAS GERAIS

Paciente com qualquer grau de encefalopatia deve ser transferido para UTI e, para um centro de transplante, na presença de encefalopatia grau I ou II devido à possibilidade de rápida progressão da doença.

É necessário manter o paciente em isolamento entérico até o estabelecimento do diagnóstico etiológico.

Evitar estimulação ou sedação, exceto para procedimentos invasivos e ventilação mecânica.

Garantir a melhor oxigenação do paciente. As indicações de ventilação mecânica são hipóxia, encefalopatias graus I/II com agitação (antes da transferência para centros terciários) e coma grau III/IV[4].

MONITORAÇÃO DO PACIENTE

A monitoração do paciente com IHA deve ser rigorosa, com especial atenção para os seguintes itens:

- Exame físico geral e especial evolutivo do paciente, visando aos sistemas cardiovascular, respiratório e nervoso central, além de mensuração do fígado por meio da percussão e palpação.
- Eletrólitos séricos, glicemia, gases arteriais, osmolaridade sanguínea e urinária, hemograma completo, bilirrubina total e frações no soro, ureia e creatinina séricas, aminotransferases plasmáticas e tempo de protrombina – diariamente.
- Monitoração frequente da glicemia por meio do uso de Dextrostix, colhendo-se a glicemia para confirmação sempre que necessário.
- Monitoração das complicações da IHA.

QUADRO 69.3 **Terapias específicas[2,4,7,8].**

Causa	Tratamento
Paracetamol	Carvão ativado dentro de 4 horas da apresentação, N-acetilcisteína
Hepatite B	Lamivudina, adefovir e outros análgos de nucleos(t)ídios
Herpes-vírus simples ou Varicela-Zoster	Aciclovir
Citomegalovírus	Ganciclovir
Hepatite autoimune	Corticosteroide em pacientes com coagulopatia e encefalopatia leve
Amanita phalloides	Penicilina G, silimarina
Síndrome HELLP, esteatose	Parto precoce quando o RN apresentar pulmões desenvolvidos
Síndrome de Budd-Chiari	*Shunt* protossistêmico transjugular (TIPS) Trombólise Angioplastia da veia hepática Colocação de *stent* na veia cava inferior Anticoagulação
Doença veno-oclusiva	*Shunt* descompressivo vascular Trombólise
Insuficiência cardíaca	Inotrópicos
Choque séptico	Antibióticos, drogas vasopressoras, suporte cardiovascular
Doença de Wilson	d-penicilamina
Linfoma, leucemia	Quimioterapia
Hemocromatose	Exsanguinotransfusão, altas doses de imunoglobulina intravenosa neonatal

DIETA, FLUIDOS E ELETRÓLITOS[4,8]

- Restrição proteica: 1 a 1,5 g/kg/dia de proteína de origem vegetal.
- Introdução de alimentação enteral ou parenteral. Devido ao alto custo das soluções de aminoácidos de cadeia ramificada e a não comprovação da sua utilidade na IHA, não se recomenda o seu uso rotineiro. O papel das

fórmulas especiais (arginina, taurina, ácidos graxos), que melhoram o estado imunológico de pacientes criticamente doentes, não está estabelecido na IHA. Fornecer energia suficiente para reverter o catabolismo.

- Manter a glicemia normal.
- Suplementação de potássio, cálcio e magnésio por via oral ou endovenosa, quando necessário.
- Reposição de volume e manutenção do volume intravascular adequado são recomendadas na apresentação dos pacientes com IHA. O tratamento inicial da hipotensão deve ser feito de solução salina 0,9% inicialmente, e substituído por solução com metade de solução salina 0,9%, contendo 75 mEq/L de bicarbonato de sódio se houver acidose, antes de considerar o uso de vasopressores. Norepinefrina deve ser administrada em hipotensão refratária ao volume para garantir adequada pressão de perfusão cerebral (PPC). Vasopressina ou terlipressina podem ser adicionadas com cautela em pacientes com encefalopatia grave e hipertensão intracraniana. O objetivo do suporte circulatório é manter a pressão arterial média (PAM) ≥ 75 mmHg e a PPC > 60 mmHg.

PREVENÇÃO E TRATAMENTO DAS COMPLICAÇÕES

Encefalopatia Hepática, Edema Cerebral e Hipertensão Intracraniana[1-4,8,10]

A presença de EH pode ser notada já no início do quadro clínico de hepatite, mesmo antes do aparecimento da icterícia. Os sintomas neuropsiquiátricos são muitos e diversificados, desenvolvendo-se rapidamente e podendo evoluir para coma em horas ou dias. As alterações consistem em distúrbios leves da personalidade e mudanças no ritmo de sono, podendo também ser observadas graves confusões mentais, delírio, intensa sonolência, convulsões, estupor e coma. *Flapping* ou *asterixis* são incomuns em crianças. Algum grau de EH estava presente à admissão em 50% das crianças com IHA e em 65% na primeira semana após a internação, segundo dados da PALFSG. A EH resulta primariamente de anormalidades metabólicas, sendo as alterações anatômicas insuficientes para explicar essas manifestações potencialmente reversíveis. A progressão da EH é classificada em quatro graus (Quadro 69.4). O principal mecanismo é o acúmulo de amônia não metabolizada; outras substâncias envolvidas incluem os mercaptanos, ácidos graxos, aminoácidos de cadeia aromática, substâncias benzodiazepínico -*like*, ácido gama-aminobutírico, glutamato e metais tóxicos, tais como zinco, cobre e manganês. Alterações complexas na permeabilidade da barreira hematoencefálica também têm participação.

A prevalência de encefalopatia grave tem diminuído nos últimos anos, possivelmente como consequência do reconhecimento de pacientes que necessitam de suporte renal e do melhor controle das infecções.

O edema cerebral é uma complicação grave da IHA. Os sinais de hipertensão intracraniana só se tornam aparentes quando a pressão intracraniana (PIC) ultrapassa 30 mmHg. É raramente observada em pacientes com encefalopatia de graus I e II, aumenta para 25% a 35% no grau II e para 65% a 75% ou mais em pacientes com grau IV[4]. Sinais clínicos de hipertensão intracraniana incluem: hipertensão sistólica, bradicardia, hipertonia muscular, mioclonia, convulsões focais, diminuição ou abolição dos reflexos fotomotores direto e consensual, posturas de descerebração e decorticação, midríase paralítica e abolição dos reflexos oculocefálico e oculovestibular.

A patogênese do edema cerebral na IHA é complexa, envolvendo interação entre amônia, fluxo sanguíneo cerebral e inflamação. Concentrações elevadas de amônia são geradas como consequência da falência hepática, a qual leva à concentração intracerebral aumentada. A amônia entra no astrócito rico em glutamina sintetase. A conversão de amônia e glutamato em glutamina, um potente osmolito intracelular, resulta em um gradiente osmótico que favorece o edema do astrócito, o qual contribui para o edema cerebral e a hipertensão intracraniana. Alterações na resistência vascular sistêmica e intracraniana, associadas a restrições ao fluxo sanguíneo devido ao edema, torna a estimativa da PPC (PAM menos PIC) ideal difícil. Alterações do *milieu* inflamatório, sepse, administração de fluidos ou derivados do sangue podem resultar em aumento súbito da PIC e suas consequências[8].

QUADRO 69.4 *Graus de encefalopatia hepática.*

Graus de encefalopatia	Nível de consciência	Função intelectual	Anormalidades neurológicas	Alterações de EEG
I	Diminuição da atenção, alteração da personalidade, inversão do ritmo de sono, euforia, irritabilidade	Falta de atenção, esquecimento fácil	Tremor leve, incoordenação, *flapping*, escrita incorreta	Ondas lentas, simétricas (5-6 ciclos/seg), ondas trifásicas
II	Letargia, comportamento inadequado incontrolável	Perda de orientação de calcular, fala incoerente	*Flapping*, reflexos anormais, fácies inexpressiva, disartria, ataxia anormais, rigidez muscular, incontinência esfincteriana, hiperreflexia	Ondas lentas, simétricas, ondas trifásicas
III	Estupor, desorientação no espaço, delírio, agitação	Perda da capacidade	*Flapping* mais intenso, reflexos	Ondas lentas, simétricas,
IV	Coma profundo	Ausente	Babinski, convulsões, ausência de reflexos, postura de descerebração, resposta pupilar preservada	Aparecimento de ondas delta (2-3 ciclos/seg)

A ocorrência de edema cerebral e hipertensão intracraniana está relacionada à gravidade da encefalopatia[4].

ENCEFALOPATIA GRAUS I E II

- Considerar transferência para centro de transplante e listar na fila de transplante;
- Evitar sedação; quando necessária utilizar benzodiazepínicos de curta duração;
- Tomografia de crânio para descartar outras causas de alteração mental, como hemorragia intracraniana;
- Administrar lactulose (1 a 2 mL/kg a cada quatro a seis horas para obter duas a três evacuações/dia). Nos estágios precoces da encefalopatia, a lactulose pode ser usada por via oral ou retal; não deve provocar diarreia nem provocar distensão abdominal, que pode dificultar tecnicamente o transplante hepático.

ENCEFALOPATIA GRAUS III E IV

- Idem item anterior.
- Realizar intubação traqueal; utilizar cis-atracurium como bloqueador neuromuscular e propofol para sedação.
- Elevar a cabeça a 30°.
- Considerar monitoração da PIC para prevenir herniação e preservar a PPC, embora não seja utilizada em muitos centros. O objetivo é manter a pressão intracraniana < 20 mmHg e manter a PPC > 60 mmHg[11].
- Na ausência de monitoração da PIC, a avaliação neurológica frequente (hora em hora) é recomendada para identificação precoce de hipertensão intracraniana.
- EEG seriado é útil para monitorar a progressão da EH e para avaliar o prognóstico. As alterações observadas no EEG não são específicas de falência hepática e geralmente precedem a piora clínica. Não há sempre uma correlação entre a gravidade da encefalopatia avaliada clínica e eletroencefalograficamente. A acentuação das anormalidades observadas no traçado pode estar associada com súbita deterioração clínica. Atividade epileptiforme subclínica detectável com monitoração contínua com EEG é comum nos pacientes com encefalopatia graus III ou IV e pode exacerbar o desbalanço entre demanda e suprimento de oxigênio, precipitando ou exacerbando o edema cerebral.
- Tratar imediatamente as convulsões com fenitoína ou benzodiazepínicos de curta duração nos casos refratários à fenitoína.
- Usar manitol (0,5 a 1 g/kg a cada duas a seis horas; a osmolaridade sérica não deve exceder 320 mOsm/kg) para elevações acen-

tuadas da PIC ou sinais clínicos iniciais de herniação.

- Considerar uso de barbituratos de curta ação e hipotermia (temperatura corpórea de 34-35°C) na hipertensão intracraniana refratária como ponte para transplante hepático. Barbituratos (tiopental e pentobarbital) podem ser considerados em hipertensão intracraniana grave que não responde a outras medidas, pois reduzem efetivamente a PIC. A hipotensão sistêmica significativa frequentemente limita o seu uso e dificulta a avaliação neurológica por longos períodos de tempo.
- A hiperventilação ($PaCO_2$ entre 25 a 30 mmHg) tem efeito curto, podendo ser utilizada para casos de herniação iminente.
- Em pacientes com IHA com alto risco para edema cerebral (amônia sérica > 150 mmol/L, encefalopatias graus III/IV, insuficiência renal aguda necessitando de vasopressores para manter a PAM, indução profilática da hipernatremia com solução hipertônica para manter níveis de Na sérico de 145-155 mEq/l é recomendado[4,12].
- São fatores que agravam a encefalopatia hepática: sangramento digestivo, hipovolemia, hipopotassemia, hipoglicemia, uso de sedativos e anestésicos, uremia, infecções, alta ingestão proteica, obstipação intestinal, *shunt* porto-cava ou TIPS.
- Administração de flumazenil (antagonista de benzodiazepínicos) pode reverter a encefalopatia aguda não complicada na maioria dos pacientes; a resposta clínica ocorre em minutos e dura várias horas. A falta de resposta indica pior prognóstico. É útil para avaliar se a encefalopatia é reversível nos pacientes que serão transplantados logo.
- A tomografia computadorizada ou a ressonância magnética de crânio são úteis para avaliar edema cerebral e dano cerebral irreversível na fase tardia. Na presença de edema cerebral, ocorre achatamento dos giros cerebrais, redução do volume ventricular e perda da definição entre a substância branca e a cinzenta. Embora a presença de edema cerebral nos métodos de imagem seja útil, a sua ausência não exclui essa possibilidade, pois há relatos de exame normal na vigência de hipertensão intracraniana.
- O índice de pulsatilidade cerebral pelo Doppler transcraniano é um método não invasivo de avaliar a hemodinâmica cerebral e pode ser útil para predizer o prognóstico do paciente com IHA[13].

COAGULOPATIA[2,4,8,10]

O aumento do tempo de protrombina (TP) é um índice sensível de disfunção hepática, porém o TP e o INR não são bons marcadores do risco de sangramento em pacientes com IHA, pois um estudo recente, utilizando a tromboelastografia, mostra que a hemostasia é normal devido a vários mecanismos compensatórios, mesmo em pacientes com INR muito elevado[14]. Na IHA, ocorre redução tanto de proteínas procoagulantes (Fatores V, VII, X e fibrinogênio) como de proteinas anticoagulantes (antitrombina, proteínas C e S). O fator VII, com meia-vida de duas horas, é o primeiro fator depletado na disfunção hepatocelular grave e é o primeiro a se normalizar com a melhora da função do fígado. Níveis baixos de fator V indicam diminuição da síntese hepática independente da vitamina K. Ocorre plaquetopenia em cerca de 50% dos casos. Elevação dos níveis de fibrina ou dos produtos de degradação do fibrinogênio e diminuição dos níveis de ativador do plasminogênio, plasminogênio e plaquetas sugerem coagulação intravascular disseminada.

Deve-se dar pelo menos uma dose de vitamina K. Plasma fresco congelado somente na presença de sangramentos ou antes de procedimentos invasivos; fator VIIa recombinante corrige temporariamente a coagulopatia e pode ser útil quando houver insuficiência renal, para evitar sobrecarga de volume. Manter plaquetas ao redor de 50 a 70.000/mm^3 antes de procedimentos invasivos. A profilaxia da úlcera de estresse pode ser feita com bloqueadores H_2 ou inibidores da bomba de próton[1-3,6,8]. A anemia aplástica ocorre em pequeno número de crianças, principalmente nos casos de etiologia indeterminada.

DISFUNÇÃO RENAL[1-4,8,10]

A disfunção renal ocorre em mais de 50% dos casos[1] por uremia pré-renal, necrose tubular aguda ou disfunção renal funcional (síndrome hepatorrenal). A elevação da ureia sérica, por si só, não significa insuficiência renal, pois pode ocorrer na presença de desidratação ou por absorção de componentes nitrogenados pelo intestino após hemorragia do tubo digestivo. Por outro lado, o nível de ureia sérica pode estar baixo devido à menor síntese pelo fígado.

A manutenção do volume circulante é fundamental para prevenir a falência renal pré-renal. Falência renal estabelecida pode levar à hemodiálise ou hemofiltração antes e/ou após o transplante hepático. A diálise contínua é melhor que a intermitente para maior estabilidade dos parâmetros cardiovasculares e intracranianos e permite controle gradual e previsível de qualquer distúrbio metabólico. Há reversão da falência renal funcional após o transplante de fígado[1-3,8].

DISTÚRBIOS CARDIOVASCULARES[1,2,4,8,10]

Na IHA ocorre estado circulatório hiperdinâmico, caracterizado por aumento do débito cardíaco (taquicardia e aumento do volume sistólico) e diminuição da resistência vascular periférica (dilatação arteriolar periférica, recrutamento dos capilares e abertura de *shunts* arteriovenosos preferenciais nos tecidos periféricos). O paciente frequentemente tem extremidades quentes, rubor facial e eritema de palmas e plantas, apesar da hipotensão profunda (choque quente).

Com a progressão da IHA, é frequentemente observada bradicardia decorrente da hipertensão intracraniana. A pressão venosa central é baixa no início, refletindo diminuição do volume sanguíneo central; posteriormente, observa-se hipervolemia, resultante do volume de fluidos infundido, bem como desenvolvimento de oliguria e falência renal. Nos estágios avançados, o débito cardíaco diminui, frequentemente associado com sepse e síndrome da resposta inflamatória sistêmica (SIRS).

A PAM é inicialmente mantida pelo aumento do débito cardíaco, mas fica comprometida quando o débito cardíaco diminui por depleção de volume intravascular, disritmias ou depressão miocárdica. Nos estágios finais, a vasodilatação periférica acentuada também contribui para hipotensão e colapso hemodinâmico. Hipotensão associada à vasodilatação periférica e acidose metabólica ou lactato elevado é indicação de morte iminente.

DISTÚRBIOS RESPIRATÓRIOS[1,2,4,8,10]

O quadro clínico inicial é caracterizado por hiperventilação de origem central, que produz alcalose respiratória. Quando a PIC começa a subir, há aumento adicional da frequência respiratória. O desenvolvimento de hiperventilação acentuada e súbita pode preceder a parada respiratória.

A princípio, a oxigenação está relativamente preservada nos pacientes com IHA, porém, com a progressão do quadro, sobrevém a alteração da relação ventilação-perfusão (sobrecarga de volume, insuficiência ventricular esquerda, *shunt* arteriovenoso intrapulmonar, aumento da permeabilidade capilar, pneumonia, derrame pleural, hemorragia pulmonar), que resulta em hipoxemia[1,2,6,8]. Quando a pressão capilar pulmonar é normal na presença de edema pulmonar, pode ser feito o diagnóstico de síndrome do desconforto respiratório do adulto. Ela pode ocorrer como componente da SIRS. Falência respiratória pode se desenvolver na forma de hipoventilação ou alteração da oxigenação.

INFECÇÕES[2,4,8,10]

As infecções bacterianas e fúngicas são comuns na IHA. O uso de cateter intravenoso, sonda vesical e tubo intratraqueal predispõe à infecção. Bacteremia e infecções dos tratos respiratório e urinário são as mais frequentes. As infecções por Gram-positivos (*S. aureus, S. epidermidis*, estreptococos) são importantes. As infecções fúngicas ocorrem em mais de 30% dos casos, principalmente nos estágios mais tardios e quase sempre em associação com sepse bacteriana concomitante. A predisposição às infecções bacterianas é uma consequência da diminuição da função fagocítica de neutrófilos e células de Kupfer, da redução da produção hepática de complemento e do aumento da translocação bacteriana da flora intestinal. Cerca de um terço dos pacientes com sepse é afebril e tem número de leucócitos normais no hemograma, salientando-se a necessidade de vigilância e alto índice de suspeita. Uma análise de 887 pacientes com HF admitidos em um único centro no Reino Unido por um período de 11 anos mostrou associação significante entre infecção, gravidade da SIRS e encefalopatia progressiva, reduzindo a possibilidade para o transplante hepático e conferindo pior prognóstico. São componentes da SIRS: temperatura > 38°C ou < 36°C; frequência cardíaca > 90 batimentos/minuto; taquipneia > 20 respirações/minuto ou $PaCO_2$ < 4,3 kPa; leucócitos > $12x10^9$/L ou < $4x10^9$/L; ou presença de > 10% de neutrófilos imaturos[15].

O paciente com IHA necessita de monitorização microbiológica rigorosa, com culturas diárias de sangue, urina, escarro e ponta de cateteres. Embora a presença de leucocitose e febre seja um indicador útil de infecção subjacente, sua ausência não exclui a possibilidade de processo infeccioso. A cobertura antibiótica deve ser feita para germes Gram-negativos, Gram-positivos e fungos.

HIPOGLICEMIA[2,4,8,10]

A hipoglicemia é uma complicação frequente na IHA em crianças. Os depósitos de glicogênio são depletados e a gliconeogênese está comprometida quando a necrose hepática for maciça. Alterações nas concentrações séricas de insulina, glucagon e hormônio de crescimento podem contribuir para a patogênese da hipoglicemia.

DISTÚRBIOS HIDROELETROLÍTICO E ACIDOBÁSICO[2,4,8,10]

A hiponatremia está frequentemente presente, resultante de hemodiluição e falência da bomba de sódio (Na) e potássio (K). A retenção renal de sódio aumentada em pacientes com IHA comumente associa-se à hipopotassemia clinicamente significativa. A ingestão inadequada de potássio, vômitos, hiperaldosteronismo secundário e uso de diuréticos predispõem à hipocalemia. Essa última condição pode exacerbar o quadro da encefalopatia. Hipocalcemia e hipomagnesemia podem também ocorrer na IHA.

A hiperventilação pode provocar alcalose respiratória. A necrose hepática maciça, especialmente na presença de hipotensão, pode resultar em acidose metabólica, com acúmulo de ácido láctico, piruvato, acetoacetato, citrato, succinato, fumarato e ácidos graxos livres. Há depressão do centro respiratório decorrente da presença de toxinas circulantes ou edema cerebral, com ou sem herniação.

OUTRAS COMPLICAÇÕES

A pancreatite ocorre em pequena porcentagem de casos. Ascite surge como complicação tardia, mas, quando aparece precocemente, é sinal de mau prognóstico.

TERAPÊUTICAS DE SUPORTE HEPÁTICO[1,3,4,8,10]

Servem como ponte para o transplante hepático ou suprem a função hepática enquanto o fígado nativo se regenera: exsanguinotransfusão, plasmaférese, hemoperfusão com carvão ativado e dispositivos de suporte hepático artificial (detoxificação sem utilizar materiais celulares, tais como MARS e Prometheus), ou suporte bioartificial (detoxifica e assume algumas funções sintéticas do fígado [HepatAssit, ELAD, MELS, BLSS, AMCBAL]). Os sistemas de suporte hepático atualmente não são recomendados a não ser em ensaios clínicos. A experiência pediátrica é ainda mais limitada[1,2,8].

TRANSPLANTE HEPÁTICO AUXILIAR E TRANSPLANTE DE HEPATÓCITOS[1,3,4,8,10]

No transplante hepático auxiliar, o segmento de fígado do doador sadio provê a função hepática necessária, enquanto o próprio fígado do paciente está se regenerando, possibilitando a suspensão da imunossupressão. A sobrevida global relatada é de aproximadamente 60% a 65% e a imunossupressão tem sido retirada com sucesso um ano pós-transplante em 65% a 85% dos pacientes[16]. O transplante de hepatócitos consiste na infusão intraportal ou intraperitoneal de hepatócitos humanos isolados para melhorar a função hepática. Tem sido utilizado com sucesso em neonatos e lactentes com erros inatos do metabolismo; a experiência em IHA pediátrica é limitada[1].

TRANSPLANTE HEPÁTICO

O transplante hepático é uma opção terapêutica em IHA grave. Corresponde a cerca de 8% dos transplantes hepáticos na Europa e Estados Unidos[17].Todos os pacientes com IHA devem ser considerados potenciais candidatos ao transplante, principalmente os portadores de encefalopatia graus III e IV. A sobrevida é menor comparada aos casos eletivos, sendo de 79% em um ano e 72% em cinco anos[1]. Os critérios prognósticos e de indicação de transplante foram desenvolvidos devido à dificuldade de se prever os casos com possibilidade de completa recuperação sem transplante ou com evolução rápida e fatal caso não sejam transplantados. Os critérios mais utilizados para indicação de transplante hepático são os do King's College, de Londres, e de Clichy, de Paris:

1. Critérios do King's College:
   - HF não induzida pelo paracetamol:
     - » TP > 100 segundos ou INR > 6,5 (independentemente do grau de encefalopatia) ou três dos seguintes critérios:
       - » Idade < 10 anos ou > 40 anos;
       - » Etiologia não A-não B, droga ou halotano;
       - » Tempo entre icterícia e encefalopatia > 7 dias;
       - » Bilirrubina sérica > 300 mmol/L ou > 17 mg/dL;
       - » TP > 50 segundos ou INR > 3,5.
   - HF induzida pelo paracetamol:
     - » P_H < 7,30 (independentemente do grau de encefalopatia) ou os três seguintes critérios:
       - » TP > 100 segundos ou INR > 6,5;
       - » Creatinina sérica > 300 mmol/L ou > 3,4 mg/dL;
       - » Encefalopatia graus III ou IV.
2. Critérios de Clichy – na presença de encefalopatia graus III ou IV:
   - Idade ≤ 30 anos: fator V < 20%; ou
   - Idade > 30 anos: fator V < 30%.

A Secretaria de Saúde do Estado de São Paulo (Sistema Estadual de Transplantes, Portaria nº 1.160, de 29 de maio de 2006, <www.saude.sp.gov.br>) utiliza a definição de Trey e Davidson para insuficiência hepática fulminante e utiliza os critérios de Clichy e/ou de King's College modificados para indicação de transplante hepático: INR > 6,5, independentemente do grau de encefalopatia, ou três condições seguintes: icterícia anterior à encefalopatia de pelo menos sete dias, INR > 3,5 e bilirrubina > 17 mg/dL.

São contraindicações ao transplante hepático na IHA: lesão cerebral grave e irreversível, sepse, doença cardiopulmonar grave, neoplasia maligna extra-hepática, síndrome da imunodeficiência adquirida descompensada, disfunção de múltiplos órgãos, pancreatite hemorrágica e melhora da função hepática.

TRANSPLANTE COM DOADOR VIVO

Um dos maiores problemas do transplante hepático é a escassez de órgãos para os pacientes com doença hepática terminal. Esse problema é maior nos pacientes com HF, fazendo com que seja utilizado doador vivo. Em crianças, podem ser utilizados como enxerto tanto o lobo direito como o esquerdo, obtidos de um doador adulto. Em adultos, o lobo direito é utilizado. Estudo recente do Japão mostra sobrevida cumulativa dos pacientes de 79%, 74% e 73%, em um, cinco e 10 anos após o transplante, respectivamente[18].

CAUSAS DE ÓBITO

O edema cerebral é a causa direta da morte na maioria das crianças com IHA. Outras causas incluem: infecções, sangramentos, falência circulatória e disfunção de múltiplos órgãos[1,8].

PROGNÓSTICO[1,2,4,5,8,10]

O prognóstico depende da etiologia, dos achados clínicos, dos indicadores bioquímicos e da presença de contraindicações ao transplante hepático.

Pacientes com IHA de etiologia indeterminada, reação idiossincrásica a drogas e IHA por doença de Wilson provavelmente não sobreviverão sem transplante hepático. Por outro lado, os portadores de hepatite A, hepatite autoimune com coagulopatia, IHA por paracetamol sem acidose e os portadores de doença metabólica, como tirosinemia ou IHA induzida pelo choque, têm maior probabilidade de sobrevida sem transplante. Na linfo-histiocitose hematofagocítica ou doença mitocondrial, a sobrevida é improvável apesar do transplante hepático[3]. São também indicadores de pior prognóstico da IHA: idade < 10 anos e > 40 anos, grau do coma à admissão III e IV, e duração da icterícia maior que sete dias antes do início da encefalopatia.

Em crianças com hepatite não A-G esporádica, a probabilidade de recuperação é < 10%. Pacientes menores de um ano de idade com HF, aqueles com coagulopatia acentuada decorrente de doença metabólica ou eritrofagocitose familiar têm pior prognóstico. O grau de encefalopatia influi na sobrevida, sendo de 18%, 48% e 66% na encefalopatia graus IV, III e II, respectivamente.

Segundo análise do Pediatric Acute Liver Failure Group (PALFG), idade < 3 anos, bilirrubina total > 5 mg/dL, INR maior que 2,55 e presença de encefalopatia foram fatores de risco preditivos de óbito ou de transplante hepático[8]. Lu *et al.*[19], utilizando o escore *Liver Injury Units* (LIU), que inclui os maiores valores de bilirrubina total, tempo de protrombina/INR e amônia durante um período de sete dias e a LIU com valores obtidos à admissão hospitalar, observaram que, com 21 dias, 50,3% dos pacientes estavam vivos sem transplante, 36,2% foram transplantados e 13,4% morreram. O índice c para sobrevida livre de transplante foi de 0,81, baseado no escore LIU com INR (95% CI, 0,78-0,85) e 0,76 baseado no escore aLIU (95% CI, 0,72-0,79). O escore LIU foi melhor preditor de transplante do que de óbito. Recentemente, o grupo do King's College de Londres encontrou quatro parâmetros prognósticos de sobrevida em IHA: INR > 4, bilirrubina total > 235 nmol/L, idade < 2 anos e leucócitos > $9x10^9$/L têm sensibilidade > 85% em predizer óbito sem transplante[2].

CONCLUSÕES

A IHA representa uma condição clínica muito estressante para toda equipe médica, pois necessita de diagnóstico, prevenção e tratamento das complicações rapidamente e, consequentemente, de laboratório adequado e equipe multiprofissional experiente no manejo do portador de falência hepática grave. O encaminhamento precoce para UTI e centros especializados em transplante hepático é fundamental para a maior sobrevida desses pacientes.

REFERÊNCIAS

1. Bernal W, Wendon J. Acute liver failure. N Engl J Med. 2013;369:2525-34.
2. Alonso EM, Squires RH, Whitington PF. Acute liver failure in children. In: Suchy FJ, Sokol RJ, Balistreri WF, editors. Liver disease in children. 3rd ed. New York: Cambridge University Press; 2007. p. 71-96.
3. Bernal W, Lee WM, Wendon J, et al. Acute liver failure; a curable disease by 2024? J Hepatol. 2015;62:S112-20.
4. Lee WM, Larson AM, Stravitz RT. AASLD Position Paper: The management of acute liver failure: update 2011 The American Association for the Study of Liver Diseases.
5. Dhawan A. Acute liver failure in childhood. J Gastroenterol Hepatol. 2004;19:S382-5.
6. Bucuvalas J, Yazigi N, Squires RH Jr. Acute liver failure in children. Clin Liver Dis. 2006;10(1):149-68.
7. Squires RH Jr. Acute liver failure in children. Semin Liver Dis. 2008;28(2):153-66.
8. Squires RH, Alonso EM. Acute liver failure in children. In: Suchy FJ, Sokol RJ, Balistreri WF, editors. Liver disease in children. 4th ed. New York: Cambridge University Press; 2014. p. 32-50.
9. Dhawan A. Etiology and prognosis of acute liver failure. Liver Transpl. 2008;14(Suppl 2):S80-4.
10. Stravitz RT, Kraner AH, Davern T, et al. Intensive care of patients with acute liver failure: recommendations of the US Acute Liver Failure Study Group. Crit Care Med. 2007;35:2498-508.
11. Rosen DR, Magee GA, Frankel HL. Who should undergo intracranial pressure monitoring in acute liver failure? A Concise Clinical Review. Concise Clinical Reviews. 2015.
12. Murphy N, Auzinger G, Bernal W, Wendon J. Effect of hypertonic sodium chloride on intracranial pressure in patients with acute liver failure. Hepatology. 2004;39:464-70.
13. Kawakami M, Koda M, Murawaki Y. Cerebral pulsatility index by transcranial Doppler sonography predicts the prognosis of patients with fulminant hepatic failure. Clin Imaging. 2010;34:327-31.
14. Stravitz RT, Lisman T, Luketic VA, et al. Minimal effects of acute liver injury/acute liver failure on hemostasis as assessed by thromboelastography. J Hepatol. 2012;56:129-36.
15. Rolando N, Wade J, Davalos M, et al. The systemic inflammatory response syndrome in acute liver failure. Hepatology. 2000;32:734-9.
16. Faraj W, Dar F, Bartelett A, et al. Auxiliary liver transplantation for acute liver failure in children. Ann Surg. 2010;251:351-6.
17. O'Grady J. Timing and benefit of liver transplantation in acute liver failure. J Hepatol 2014;60:663-70.
18. Yamashiki N, Sugawara Y, Tamura S, et al. Outcomes after living donor liver transplantation for acute liver failure in Japan: results of a nationwide survey. Liver Transpl. 2012;18:1069-77.
19. Lu BR, Zhang S, Narkewicz M, et al. Evaluation of the liver unit scoring system to predict survival in a multinational study of pediatric acute liver failure. J Pediatr. 2013;162:1010-6.

70 Enterocolite Necrosante

Maria Esther Jurfest Rivero Ceccon

INTRODUÇÃO

A enterocolite necrosante (ECN) é uma das doenças gastrintestinais mais graves no período neonatal. Causa inflamação do intestino e evolui com necrose de coagulação das alças. É uma doença do recém-nascido (RN) pré-termo (RNPT), no entanto ocorre também com menor frequência em RNs de termo ou próximos ao termo[1,2].

EPIDEMIOLOGIA E FISIOPATOLOGIA

A incidência da ECN não vem diminuindo com os avanços no tratamento das várias doenças neonatais. Pelo contrário, esses avanços aumentaram a sobrevida de RNs cada vez mais pré-termos e, como consequência, elevaram o número de expostos ao risco de ECN[3]. A incidência de ECN é de 7% a 14% nos RNPT de muito baixo peso ao nascer, ou seja, com peso inferior a 1.500 g; e mais ainda naqueles com peso inferior a 1.000 g ao nascer e idade gestacional inferior a 28 semanas. A mortalidade é de 20% a 40%[4,5].

Entre as complicações tardias da evolução dos RNs com ECN, são observadas estenose intestinal, síndrome do intestino curto e alterações do desenvolvimento neuropsicomotor (DNPM). A mortalidade depende da gravidade da doença[6].

A etiologia da ECN é multifatorial, porém a do intestino prematuro parece ser a principal. Entre os outros fatores etiológicos envolvidos na ECN do RNPT, citamos o fluxo sanguíneo diminuído no intestino (isquemia transitória) e o fluxo lento, como ocorre nos RNPTs com restrição de crescimento intrauterino. O jejum prolongado, a dieta utilizada e a velocidade de progressão da dieta enteral também são implicados como fatores etiológicos, além da colonização bacteriana[7,8]. A fisiopatologia pode ser observada na Figura 70.1.

QUADRO CLÍNICO E LABORATORIAL

O quadro clínico é um conjunto de sinais e sintomas sistêmicos e gastrintestinais e, em geral, se apresenta quando o RNPT já está em fase de recuperação, em média no final da segunda semana de vida. Observa-se, em geral de forma aguda, piora do estado

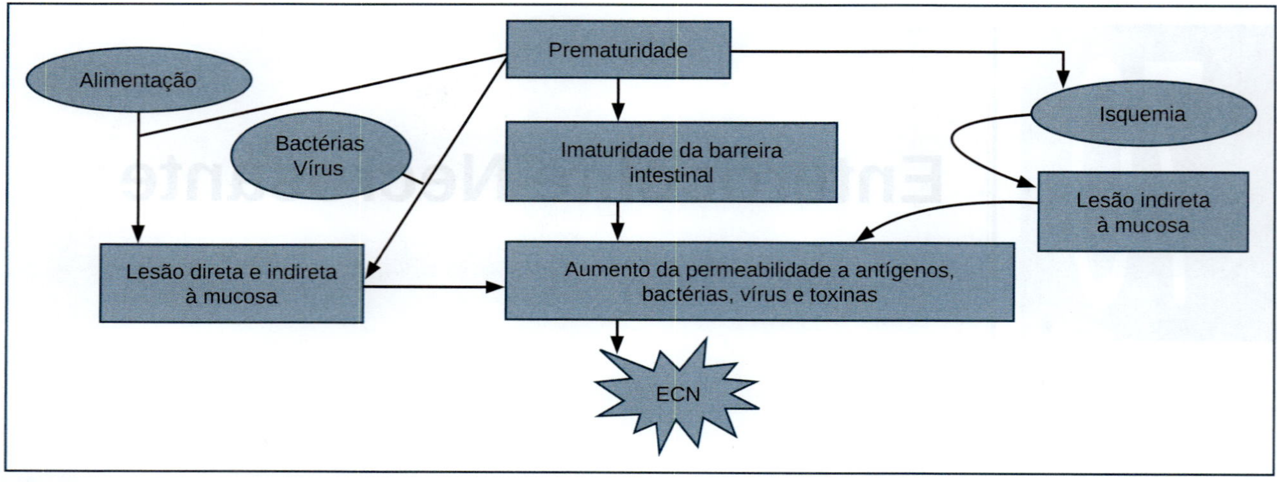

FIGURA 70.1 ***Fisiopatologia da ECN.***

geral, letargia, palidez, distensão abdominal, episódios de apneias e perfusão periférica lenta[9].

Entre as alterações hematológicas observadas, citamos neutrofilia, neutropenia, anemia e plaquetopenia. Outras alterações também frequentes são hipoglicemia, hiponatremia, acidose metabólica, coagulação intravascular disseminada (CIVD), elevação da proteína C-reativa, sepse e choque; e, em alguns pacientes, não é possível evitar a evolução para o óbito[7,9].

Do ponto de vista intestinal, ocorrem resíduos gástricos inicialmente claros e depois sanguinolentos, distensão e dor abdominal e sangue oculto nas fezes, seguidos de melena ou enterorragia[7,9].

O segmento mais acometido é o íleo terminal, seguido pelo cólon e pelo jejuno. Sinais de peritonite e insuficiência de múltiplos órgãos estão presentes em alguns pacientes[10,11]. Os microrganismos mais comumente isolados na ECN de etiologia infecciosa são bactérias anaeróbias e aeróbias Gram-negativas e Gram-positivas: *Clostridium dificilli, Escherichia coli, Klebsiella, Enterobacter, Pseudomonas, Salmonella* e os *S. aureus e* caogulase negativos. Alguns vírus também podem causar ECN, como enterovírus e rotavírus[12].

Na pesquisa realizada por Vieira e Lopez[13], em 2003, os aspectos clínicos mais observados foram distensão abdominal, em 91% dos casos, e hematoquezia, em 58,9%. Em relação à apresentação clínica, foram evidenciadas quatro formas: 1) suspeita diagnóstica (21,4%); 2) fulminante, com choque e óbito (17,8%); 3) aguda, com a presença de pneumatose extensa em RNs a termo (23,2%); e 4) insidiosa, acometendo principalmente os RNs prematuros (37,5%).

Entre os fatores associados à ECN, os autores acima citam a ocorrência de apneia, a progressão rápida da dieta (acima de 20 mL/kg/dia). O agente infeccioso mais identificado foi a *Klebsiella sp.*[13].

No raio X de abdome, é possível serem observados edema das alças intestinais, aumento do volume de líquido peritoneal e, em achados anatomopatológicos, a camada serosa do intestino se mostra edemaciada e recoberta por fibrina. Há necrose da mucosa em alguns segmentos do intestino, que, com o progredir da doença, passa a comprometer as demais camadas da parede e extensões intestinais maiores[13].

A característica radiológica típica da ECN é a pneumatose intestinal e, em alguns casos, observa-se pneumoperitônio e gás no sistema porta. Esse gás é o hidrogênio resultante do metabolismo bacteriano anaeróbio[10,11] (Figuras 70.2 e 70.3).

Bell *et al.*[14], em 1978, estabeleceram critérios para a classificação dos graus da enterocolite necrosante, os quais foram adaptados, em 1986, por Walsh, Kliegman[15] (Quadro 70.1).

A classificação dos autores serve como guia para determinar a gravidade da doença e guiar o tratamento. O grau I inclui sintomas abdominais não específicos (distensão abdominal) e sinais sistêmicos de infecção, de difícil diferenciação de um íleo infeccioso. No grau II, a doença está mais avançada e, além da distensão abdominal no exame radiológico de abdome, pode-se observar a imagem caracterís-

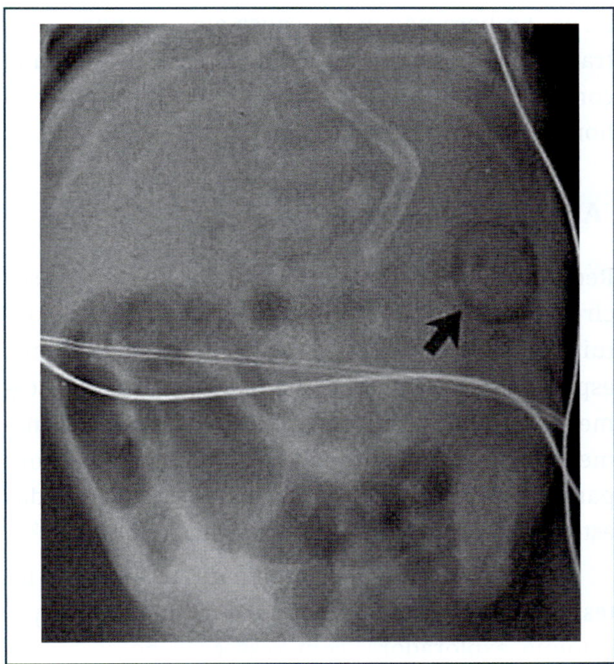

FIGURA 70.2 *Raios X de abdome. Distensão de alças intestinais e pneumatose intestinal (seta).*

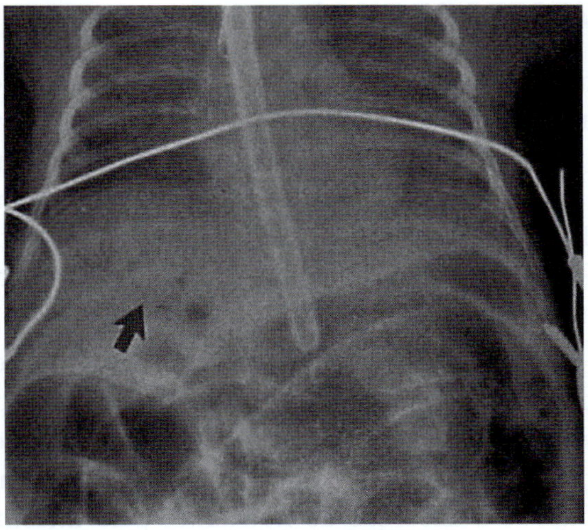

FIGURA 70.3 *Raios X de abdome. Presença de ar no sistema porta (seta).*

QUADRO 70.1 *Graus de ECN: Critérios de Bell[14], modificados por Walsh, Kliegman[15].*

Grau	Sinais	Raio-X	Tratamento
I A	apneia, letargia, bradicardia, instabilidade térmica, resíduo gástrico, vômitos, sangue oculto	normal ou dilatação de alças	Jejum por 3-7 dias, antibiótico, NPP
IB	mesmo I A sangue vivo	distensão e edema de alças	jejum por 7-14 dias antibiótico NPP
II A	mesmo IB + dor +RHA (-)	pneumatose	Jejum por 14-21 dias antibiótico NPP
II B	mesmo IIA + acidose + plaquetopenia + celulite	mesmo IIA + ascite gás na veia porta	mesmo II A volume bicarbonato
III A	mesmo I A + CIVD distensão, edema de parede peritonite e dor abdominal	mesmo II B + ascite	Jejum 21 dias + antibiótico + NPP + suporte + cirurgia?
III B	mesmo III A, deterioração súbita, distensão súbita	mesmo III A + pneumoperitoneo	mesmo III A cirurgia

Siglas: NPP = nutrição parenteral prolongada; RHA = ruídos hidroaéreos; CIVD = coagulação intravascular disseminada.

tica de pneumatose intestinal. No grau III, que é o mais grave, existe peritonite, perfuração intestinal e aumento da mortalidade[14,15].

O encontro de pneumatose instestinal representa a presença de gás no interior da parede intestinal, o qual, como já citado anteriormente, é produzido pelas bactérias que se encontram no intestino. O gás no sistema porta é a progressão do gás intestinal, representado nos raios X de abdome por vasos dispostos linearmente. Finalmente, a doença progride para o grau máximo e a perfuração intestinal provoca o pneumoperitônio[14,15].

FATORES DE RISCO

Embora a real causa da ECN não esteja ainda bem elucidada e ela seja multifatorial, como comprovado nas pesquisas, a doença é muito mais frequente no RNPT. Esse fato pode ser explicado parcialmente pela própria imaturidade do sistema imunológico do RNPT e, quanto mais pré-termo ele for, menos sistema de defesa ele terá[16].

Outro fator de risco importante para ECN é a hipomotilidade intestinal; esse evento é citado por vários pesquisadores da literatura, uma vez que a hipomotilidade aumenta o crescimento bacteriano e impede a absorção de nutrientes pelo intestino, além de provocar fermentação dos carboidratos, com aumento dos gases e distensão abdominal. Ocorre lesão do epitélio da parede intestinal e, muitas vezes, translocação bacteriana devido à lesão do intestino[14,15].

Na ECN, mais do que em qualquer outra doença do RNPT, há o risco aumentado pela falta de aleitamento materno. O leite materno contém substâncias, como lactoferrina, lisozima, oligossacarídeos, glicoproteínas, lípases, agentes antivirais, fibronectina, mucina, imunomoduladores, fatores anti-inflamatórios, leucócitos, imunoglobulinas e, principalmente, IgA, que protegem as mucosas do RN, prevenindo assim as infecções[17].

A translocação bacteriana é a passagem da bactéria patogênica através da barreira intestinal, e é comum naqueles RNPTs que se encontram em jejum prolongado. A cascata inflamatória é ativada e são liberados mediadores inflamatórios que provocam lesão intestinal e necrose de alças[14,15].

A alteração da autorregulação do fluxo sanguíneo gastrintestinal e do metabolismo do fator ativador de plaquetas (PAF)[18] é outro fator indutor de ECN. Os RNPTs com ECN apresentam aumento do PAF circulante, e os RNPTs apresentam deficiência da atividade da PAF-acetil hidrolase, enzima que degrada o PAF e regula sua concentração, prevenindo o acúmulo dessa substância lesiva para a mucosa intestinal. Essa enzima é outro fator de defesa que se encontra em boas quantidades no leite materno.

A ECN também é mais frequente em filhos de mãe hipertensa, de mães fumantes, RN com restrição de crescimento intrauterino (CIUR), corioamnionite e uso de fórmulas no lugar de aleitamento materno. Embora não exista causa-efeito conhecida, a transfusão de sangue pode também estar associada com aumento do risco para ECN nas primeiras 48 horas após a transfusão[1,5,18].

ABORDAGEM CIRÚRGICA

Recomenda-se como conduta inicial para os casos cirúrgicos de ECN, a drenagem peritoneal, com o intuito de se obter a estabilização clínica do paciente, esperando a recuperação da extensão total do segmento intestinal comprometido. A seguir, oportunamente, o RN é submetido à laparotomia exploradora para ressecção das alças necrosadas e realização das estomias e, se possível, da anastomose primária[19].

Quando a doença evolui para perfuração intestinal, o paciente geralmente é submetido à laparotomia exploradora, com ressecção do segmento acometido e exteriorização da parte viável através de estomias, seguida de drenagem da cavidade peritoneal[10].

No caso de a necrose ser localizada, é possível fazer a ressecção, seguida de anastomose primária. Por outro lado, quando a necrose parece ser total, é conveniente não ressecar todo o intestino. Nesse caso, fecha-se a laparotomia em único plano, operando-se novamente após 48 horas para que nesse tempo ocorra a delimitação da lesão[11].

Nos RNPTs extremos ou naqueles RNs clinicamente instáveis, é indicada a drenagem peritoneal simples, e não a laparotomia. Essa drenagem pode ser realizada na Unidade junto ao paciente[12].

A incidência de estenoses pós-ECN situa-se em torno de 15% a 30% dos casos, e a síndrome de intestino curto, devido à ressecção de grande parte das alças, também pode ocorrer, sendo essa situação muito grave e caracterizada por absorção intestinal deficiente de nutrientes; e na criança pode causar o óbito por desnutrição grave se não for adequadamente tratada. Essa morbidade responde por comprometimento da qualidade de vida do paciente e da sua família.

TRATAMENTO

Assim que é feita a suspeita diagnóstica de ECN, o RN deve ficar em jejum, com sonda orogástrica aberta, para diminuir a distensão abdominal e para a observação da cor do fluido drenado. Deve-se manter o equilíbrio hidroeletrolítico e prescrever fluído suficiente para manter esse equilíbrio. A nutrição parenteral é essencial para manter a nutrição[10]. Exames complementares devem ser realizados: hemograma completo, com contagem de plaquetas; coagulograma; gasometria arterial; e culturas de sangue, urina e, se houver suspeita de uma sepse, sempre coletar líquido cefalorraquidiano (LCR) se a clínica do paciente assim o permitir, caso contrário, pode ser administrada antibioticoterapia e coletar o LCR no dia seguinte[12].

Em relação à antibioticoterapia inicial, ela deve ser iniciada de acordo com a sensibilidade ou resistência bacteriana da unidade neonatal onde o RN encontra-se. Se os germes forem sensíveis, é possível administrar inicialmente ampicilina, associada à gentamicina e metronidazol.

Se a infecção for mais tardia, o esquema pode ser oxacilina associada à gentamicina e metronidazol. Sendo os germes da unidade resistentes à maioria dos antibióticos, pode ser administrada em último caso com vancomicina e meropenem[10].

O cirurgião infantil deve acompanhar o paciente junto com o neonatologista desde a suspeita diagnóstica. O raio X de abdome deve ser realizado seriadamente para verificar a evolução das alças. O intervalo depende da velocidade ou não da doença, ao redor de oito em oito ou de 12 em 12 horas.

PREVENÇÃO

A prática de manter os RNPTs em pausa alimentar, com receio de que o início precoce da alimentação induza à ECN, mostrou o contrário. Quanto maior o tempo de jejum ou pausa alimentar, maior será a incidência de ECN. A alimentação tardia provoca atrofia da mucosa intestinal e maior permeabilidade, com aumento da incidência de ECN[20].

Brown[8] observou que a velocidade de progressão da dieta, por meio de protocolos alimentares agressivos em que os aumentos são superiores a 20 mL/kg/dia de leite, contribuiu para o aumento da incidência de ECN. Vários outros trabalhos não foram capazes de demonstrar esse efeito. A questão da rapidez *versus* lentidão e precocidade *versus* atraso na alimentação mantém-se controversa. Acredita-se que o uso de pequenas quantidades de alimentos, a dieta enteral mínima ou dieta trófica, com o objetivo de estimular a maturação da função gastrintestinal, seja preventiva[21,22].

Berseth *et al.* estudaram dois grupos de lactentes: o primeiro recebeu dieta trófica (20 mL/kg/dia nos primeiros 10 dias de vida), com progressão lenta; e o outro, dieta de 20 mL/kg/dia, com progressão rápida para 140 mL/kg/dia, mantida até o décimo dia do estudo. ECN foi diagnosticada em apenas um dos 71 lactentes do grupo de dieta enteral mínima, com progressão lenta; e em sete dos 70 do grupo de progressão rápida da dieta[23].

Após esse trabalho, tem-se recomendado o uso de pequenos volumes de dieta, com progressão lenta do volume diário ofertado ao prematuro, sempre de preferência leite humano fresco e de preferência da própria mãe. Na falta do leite da própria mãe, pode ser usado leite humano de Banco de Leite se possível da mesma idade gestacional do RNPT[24].

ALIMENTAÇÃO ENTERAL MÍNIMA

É a utilização precoce de pequenos volumes enterais para o RNPT, juntamente com nutrientes fornecidos pela nutrição parenteral. A alimentação enteral mínima serve para iniciar a alimentação do RNPT após o nascimento, ou para realimentar aquele que necessitou de uma cirurgia abdominal[22].

A nutrição enteral mínima é realizada pela administração de pequenos volumes de leite, entre 10 a 20 mL/kg/dia, os quais são suficientes para prevenir a atrofia intestinal e insuficientes para aumentar o risco de ECN[23].

INDICAÇÃO DA NUTRIÇÃO ENTERAL MÍNIMA

A nutrição enteral mínima (NEM) está indicada em RN com peso ao nascimento inferior a 1.500 g e idade gestacional inferior a 32 semanas. O RNPT em uso de ventilação pulmonar mecânica por mais de três dias e aqueles que apresentaram insuficiência respiratória, com necessidade de oxigenoterapia superior a sete dias, também se beneficiam[24].

No RN estável, podemos iniciar a NEM desde 24 horas de vida até oito dias de vida, em média com 72 horas. A maioria dos médicos inicia a NEM quando o RN encontra-se estável, mas ainda não é possível utilizar alimentação nutritiva.

As vantagens dessa nutrição é a melhoria da tolerância à alimentação enteral, conseguindo-se uma nutrição enteral plena mais rapidamente, com maior ganho de peso e menor duração da nutrição parenteral prolongada (NPP) e, com isso, menor tempo de internação. Ocorrem síntese e liberação de enzimas digestivas e melhora da coordenação dos movimentos peristálticos, diminui a translocação bacteriana, previne a atrofia da mucosa intestinal e prepara o intestino para a oferta enteral.

A NEM não aumenta a incidência de ECN, nem a intensidade da icterícia, nem a intolerância à glicose. Aumenta o ganho de peso e diminui a incidência de osteopenia, além do efeito pré-biótico[25].

CORTICOIDE ANTENATAL

O uso de corticoide para a gestante com parto prematuro, com o objetivo de induzir a maturação pulmonar e diminuir a incidência de síndrome do desconforto respiratório (SDR), está bem documentado. Alguns estudos admitem que esse tratamento também possa amadurecer o trato gastrintestinal, evitando a ECN, porém os resultados ainda são conflitantes. Apesar disso, a rotina de administração antenatal de corticoide continua sendo a melhor prática médica objetivando a maturação pulmonar[4,17].

IMUNOGLOBULINAS

Como os RNTs possuem níveis diminuídos de imunoglobulinas, particularmente da IgA secretora, alguns pesquisadores avaliaram a administração profilática de imunoglobulina na incidência de ECN. As evidências disponíveis não suportam a administração de imunoglobulina oral para prevenção de ECN. A administração de imunoglobulina intravenosa também não mostrou diminuição da incidência de ECN em RNPTs[26].

SUPLEMENTAÇÃO DE AMINOÁCIDOS

O óxido nítrico é um gás vasodilatador que está relacionado com a regulação do fluxo intestinal e com a manutenção da integridade do intestino. Dessa forma, quando ocorre deficiência do aminoácido arginina que entra na via de produção de óxido nítrico com baixos níveis em lactentes prematuros, haveria maior vasoconstrição e isquemia-reperfusão, propiciando o desenvolvimento de ECN.

As concentrações de L-arginina no plasma foram significativamente menores em lactentes com ECN. Os RNPTs com ECN têm deficiência seletiva de aminoácidos, incluindo níveis reduzidos de glutamina e arginina, o que poderia predispor à doença.

Em lactentes prematuros, a suplementação de L-arginina foi capaz de reduzir a incidência de ECN. Embora novos estudos sejam necessários para esclarecer o papel dos aminoácidos, como a L-arginina e L-carnitina, na patogênese da ECN, a suplementação da L-arginina seria uma promessa para a prevenção dessa doença[27].

GLUTAMINA

A glutamina é um aminoácido condicionalmente essencial e um substrato para a síntese de óxido nítrico tecidual. Apresenta um papel anabólico, regulando o ciclo da ureia e a síntese de creatina, aumentando a atividade dos linfócitos T e estimulando ou preservando a função imunológica. Esse aminoácido tem papel importante também no trofismo intestinal e na barreira mucosa[27].

No entanto, apesar de suas ações, a suplementação de glutamina em RNPTs, segundo um trabalho de metanálise realizado onde o desfecho era a morbidade e o ganho de peso, o autor não recomenda a sua suplementação. Dois ensaios clínicos randomizados, realizados onde os desfechos foram a segurança e os efeitos benéficos, os autores tambem **não** recomendaram esse aminoácido para evitar a ECN.

FECHAMENTO DO CANAL ARTERIAL

A persistência do canal arterial na vida pós-fetal pode estar associada com a existência de ECN, devido ao fato de ocorrer hipoperfusão tecidual. O fechamento do canal de forma precoce e quando indicado pode diminuir a incidência de ECN. Já o uso de indometacina, para o fechamento do canal arterial sintomático, pode estar associado a uma maior incidência de ECN, presumivelmente por diminuição de fluxo sanguíneo tecidual. As evidências atuais não associam a indometacina a um risco aumentado para o desenvolvimento de ECN[28].

ADMINISTRAÇÃO DE PRÉ E PROBIÓTICOS

Muitos fatores afetam a colonização bacteriana do intestino do RN, incluindo uso de antibióticos, isolamento do lactente, idade gestacional e tipo de parto.

Pré-bióticos são ingredientes alimentares não digeríveis, como as oligofrutoses, que seletivamente estimulam o crescimento e/ou ativação de espécies bacterianas potencialmente benéficas presentes no cólon. O uso da oligofrutose, na prevenção da ECN, já foi demonstrado em modelo animal e está em estudo em prematuros.

Probióticos, como as bifidobactérias, são microrganismos vivos, capazes de melhorar o balanço da microbiota intestinal do hospedeiro. Sua eficácia já foi demonstrada na prevenção da ECN em modelos animais. Em lactentes humanos, Hoyos demonstrou uma redução na incidência de ECN após alimentação enteral com espécies de *Lactobacillus;* entretanto, usou controles históricos e administrou *Lactobacillus* para todos os neonatos admitidos na UTI[29].

Pesquisas com probióticos por via enteral têm mostrado alguns resultados positivos na prevenção da ECN. Deshpande *et al.*[30], em metanálise em 2010, confirmaram os resultados benéficos dos probióticos na diminuição da ECN e da sepse neonatal entre os PTs, preconizando seu uso rotineiro. Braga[31], em 2010, analisou RNs que receberam *Lactobacillus casei* e *bifidobacterium* breve, adicionados ao leite materno, e RNs que receberam leite materno e placebo; o estudo demonstrou diminuição da ECN nos RNs com probióticos de forma significante em relação aos RNs que usaram placebo.

Apesar de parecer um tratamento promissor para evitar a ECN, ainda os probióticos *não estão sendo usados de rotina.*

Como muitas das crianças com ECN foram alimentadas com fórmula infantil antes do aparecimento da doença, verificou-se que o leite materno apresenta um grande número de peptídeos biologicamente ativos, dentre eles o fator de crescimento epidérmico (EGF), o fator estimulador de colônias de granulócitos (G-CSF) e a eritropoietina (EPO). Além disso, o fluido amniótico, deglutido pelo feto no último trimestre de gestação, também contém concentrações significativas de fatores de crescimento que gradualmente aumentam durante a gestação, com os maiores níveis sendo alcançados no fim do período normal de gestação.

O uso de fatores de crescimento para o tratamento de doenças gastrintestinais é associado com preocupações sobre seus riscos potenciais. Fatores de crescimento administrados sistematicamente poderiam induzir a proliferação celular em outras regiões do corpo, com risco teórico de malignidade. Portanto, a administração desses fatores de crescimento deveria ser feita diretamente no local de injúria intestinal, de forma enteral.

FATOR DE CRESCIMENTO HEMATOPOIÉTICO

O G-CSF, também chamado de fator de crescimento hematopoiético, de granulócitos neutrófilos, possui ação bem estabelecida nessas células sanguíneas. Entretanto, seus receptores também podem ser encontrados em abundância nos enterócitos. Ele pode estar ligado ao desenvolvimento do intestino, porém o mecanismo pelo qual isso ocorre ainda não é bem conhecido.

Estudos em animais demonstraram que o G-CSF, administrado por via oral, teve efeitos na área da vilosidade intestinal, no comprimento, no perímetro, na profundidade das criptas intestinais e na expressão do antígeno marcador da multiplicação das células da cripta. A absorção intestinal do G-CSF recombinante humano (rhG-CSF), após sua administração oral, foi mínima e independente de dose, idade e função do receptor G-CSF.

Canpolat *et al.*[32], em 2006, publicaram ensaio clínico com prematuros com enterocolite grau I, randomizados, para receber placebo ou rhG-CSF por via enteral na dose de 20 µg/kg/dia por cinco dias, a partir do primeiro dia do diagnóstico. Nenhum dos prematuros do grupo rhG-CSF apresentou progressão da doença para os graus II ou III, enquanto, no grupo controle, 50% evoluíram para os outros graus. Nesse trabalho, o rhG-CSF não apenas se mostrou capaz de impedir a progressão da enterocolite, como também diminuiu o tempo para a resolução da doença.

FATOR DE CRESCIMENTO EPIDÉRMICO

Em condições fisiológicas normais, o epitélio gastrintestinal passa por um processo contínuo de proliferação, diferenciação e maturação celular. Os mecanismos precisos que regulam e coordenam essas rápidas modificações não são bem conhecidos, mas o fator de crescimento epidérmico (FCE) parece desempenhar um papel importante.

O FCE é um peptídeo que se liga ao seu receptor específico, distribuído através do trato gastrintestinal fetal e neonatal. Warner *et al.*[33] demonstraram um papel-chave desse fator na cicatrização do trato gastrintestinal após extensa ressecção do intestino delgado. Administração enteral e parenteral do FCE foram capazes de otimizar a adaptação intestinal após a ressecção do intestino delgado.

O uso desses fatores de crescimento, no tratamento e prevenção da enterocolite necrosante neonatal, tem mostrado bons resultados iniciais. Enquanto isso, a melhor prática médica é a prevenção da doença por meio do uso de leite materno sempre que possível, da progressão da dieta como recomendado e evitar os fatores de risco associados à ECN.

Concluímos o capítulo demonstrando os dados citados por Parker[5], em 2013, em relação à ECN e que se encontram no Quadro 70.2, em que podemos observar o que já está comprovado em relação à ECN, o que ainda está em estudo e o que foi possível provar que não é mais eficaz.

QUADRO 70.2 ***Estudos na enterocolite necrosante.***

Comprovados	Em estudo	Sem eficácia
Aleitamento materno	Leite de doadoras	Imunoglobulinas
Seguimento de protocolos em relação à alimentação	Probióticos	Ácidos graxos poli-insaturados
Restrição de volume	Arginina	

Fonte: Parker[5].

REFERÊNCIAS

1. Lin P, Stoll B. Necrotizing enterocolitis. Lancet. 2006; 308:1271-83.
2. Ng S. Necrotizing enterocolitis in the full-term neonates. J Paediatr Child Health. 2001;37:1-4.
3. Pike K, Anabres J, Bassier D, et al. Outcomes at 7 years for babies who developed neonatal necrotizing enterocolitis the ORACLE Children Study. Arch Dis Child Fetal Neonatal Ed. 2012;97:318-32.
4. Holman RC, Stoll BJ, Curns AT, et al. Necrotizing enterocolitis hospitalizations among neonatal in the United States. Paediatr Perinatal Epidemiol. 2006;20:498-506.
5. Parker LA. Necrotizing Enterocolitis. Adv Neonatal Care. 2013;13:317-24.
6. Sorisham AS, Amin HJ, Al-Hindi, et al. Does necrotizing enterocolitis impact the neurodevelopmental and growth outcomes in preterm infants with birthweight < 1200 g? J Paediatr Child Health. 2006;42:499-504.
7. Kliegman RM. Pathophysiology and epidemiology of necrotizing enterocolitis. In: Polin A, Fox WW. Fetal and neonatal physiology. 2nd ed. Philadelphia: WB Saunders; 1992. p. 376-87.
8. Brown, EG, Sweet, AY Eds. In: Neonatal Necrotizing Enterocolitis. New York, Grune e Stratton, 1980.
9. Gibbs K, Lin J, Hozman IR. Necrotizing enterocolitis: the state of the Science. Indian J Pediatr. 2007;74:67-72.
10. Tannuri U. Emergências cirúrgicas abdominais do recém-nascido. Pediatr Mod. 2000;36:219-31.
11. Kosloske AM. Indications for operation in necrotizing enterocolitis revisited. J Pediatr Surg. 1994;29:663-6.
12. de Oliveira ND, Miyoshi MH. Advances in necrotizing enterocolitis. J Pediatr (Rio J). 2005;81:S16-22.
13. Vieira MTC, Andrade LJM. Fatores associados à enterocolite necrosante. J Pediatr (Rio J) 2003;79:159-64.
14. Bell MJ, Ternberg JL, Feigin RD, et al. Neonatal necrotizing enterocolitis. Therapeutic decisions based upon clinical staging. Ann Surg. 1978;187:1-7.
15. Walsh MC, Kliegman RM. Necrotizing enterocolitis: treatment based on staging criteria. Pediatr Clin North Am. 1986;33:179-201.
16. Emani CN, Petrosyan M, Giuliani S, et al. Role of the host defense system and intestinal microbial flora in the pathogenesis of necrotizing enterocolitis. Surg Infect (Larchmt). 2009;10:407-17.
17. Kliegan R. The relationship of neonatal feeding practices and the Pathogenesis and prevention of NEC. Pediatrics. 2003;117:52-68.
18. Rabinowitz SS, Dzakpasu P, Piecuch S, et al. Platelet-activating factor in infants at risk for necrotizing enterocolitis. J Pediatr. 2001;138:81-6.
19. Been JV, Lievense S, Zimmermann LJ, et al. Chorioamniotitis as a risk factor for necrotizing enterocolitis a systematic review and meta-analysis. J Pediatr. 2013;162:236-42.

20. Ein SH, Marshall DG, Girvan D. Peritoneal drainage under local anesthesia for perforations from necrotizing enterocolitis. J Pediatr Surg. 1977;12:963-67.
21. Reber KM, Nankervis CA. Necrotizing enterocolitis preventative strategias. Clin Perinatol. 2004;31:157-67.
22. Diehl-Jones WL, Askin DF. Nutritional modulation of neonatal outcomes. AACN Clin Issues. 2004;15:83-6.
23. Berseth CL, Bisquera JA, Paje VU. Prolonging small feedings volume early in life depresses the incidence of necrotizing enterocolitis in very low birth weight infants. Pediatrics. 2003;111:529-34.
24. Berseth CL. Feedings strategies and necrotizing enterocolitis. Curr Opin Pediatr. 2005;17:170-3.
25. Newell SJ. Nutritional feeding in the micropremie. Clin Perinatol. 2000;27:221-34.
26. Amin HL, Zamora SA, McMillan DD, et al. Arginine supplementation prevents necrotizing enterocolitis in the premature infant. J Pediatr. 2002;140:425-31.
27. Silva DCS, Quinello C, Pires DA, et al. Uso de fatores de crescimento epidérmico e estimulador de colônias de granulócitos na prevenção e tratamento da enterocolite necrosante no recém-nascido. Rev Paul Pediatr. 2008;26:170-5.
28. Patole SK, Kumaran V, Travadi JN, et al. Does patent ductus arteriosus affect feed tolerance in preterm neonates? Arch Dis Child Fetal Neonatal Ed. 2007;92:F53-5.
29. Hoyos AB. Reduced incidence of necrotizing enterocolitis associated with enteral administration of Lactobacillus acidophilus and Bifidobacterium infantis to neonates in an intensive care unit. Int J Infect Dis. 1999;3:197-202.
30. Deshpande G, Rao S, Patole S. Probiotics for prevention of Necrotizing enterocolitis in preterm neonates with very low birth weight: Systematic review of randomized controlled trials. Lancet. 2007;369:1614-20.
31. Almeida Braga TD. Enterocolite necrosante em recém-nascidos prematuros [tese de doutorado]. Recife: Universidade Federal de Recife; 2010.
32. Canpolat FE. Enteral granulocyte colony-stimulating factor for the treatment of mild (stage I) necrotizing enterocolitis: a placebo-controlled pilot study. J Pediatr Surg. 2006;41:1134-8.
33. Warner BW, Warner BB. Role of epidermal growth factor in the pathogenesis of neonatal necrotizing enterocolitis. Semin Pediatr Surg. 2005;14:175-80.

71 Doença de Kawasaki

Pedro Takanori Sakane
Heloisa Helena de Sousa Marques

INTRODUÇÃO

A doença de Kawasaki (DK) é uma doença febril, exantemática, que se caracteriza por uma vasculite multissistêmica, comprometendo principalmente artérias de médio e pequeno calibre, com uma curiosa predileção pelas coronarianas, nas quais ocorrem dilatações, tortuosidades e aneurismas. Foi descrita pela primeira vez em 1967 pelo próprio Kawasaki[1] e, entre nós, em 1983[2].

A doença em si é autolimitada, entretanto podem ocorrer, na evolução, complicações por vezes muito graves, principalmente relacionadas ao sistema cardiovascular, como arritmias, insuficiência cardíaca congestiva, aneurisma, trombose e estenose das arteria coronarianas, infarto de miocardio e óbito, sendo hoje considerada uma das mais importantes causas de cardiopatia adquirida[3].

Apesar de não ser uma patologia muito comum nas unidades de terapia intensiva pediátrica, o intensivista entra em contato com a doença:

a. Quando o paciente já vem com o diagnóstico firmado e a internação é apenas para aplicação de imunoglobulina IV (IGIV);
b. Quando a internação ocorre para diagnosticar e tratar uma criança com febre, com ou sem lesões disseminadas na pele, e estado geral comprometido;
c. Quando o paciente apresenta alguma das complicações mais graves, tais como: choque, quadro sepsis-*like* e problemas gastrointestinais, renais e cardíacos.

É necessário que o pediatra esteja preparado não só para fazer o diagnóstico e instituir a terapêutica adequada, mas também para adequar a conduta frente a uma evolução não habitual.

ETIOPATOGENIA E EPIDEMIOLOGIA

Apesar de já terem decorrido quase 50 anos após as primeiras descrições da doença, não se conseguiu determinar a sua etiologia.

Analisando-se os dados clínicos e epidemiológicos, aparentemente existe a participação de um ou vários agentes infecciosos que funcionariam como um gatilho para deflagrar uma cascata de reações inflamatórias mediadas imunologicamente. Esse(s) agente(s) deve(m), na maioria das crianças, causar uma infecção clínica ou subclínica, que evolui sem causar lesão vascular; entretanto, naquelas geneticamente predispostas, a resposta inflamatória pode ser exagerada e causar um quadro exuberante, com febre, exantema, mucosite e vasculite[4].

São dados que reforçam essa tese: as manifestações clínicas predominantes, com instalação súbita, constituídas por febre, linfadenomegalia e exantema, assim como a evolução autolimitada, comuns nas doenças infecciosas; a observação de que são poucos os casos da doença nos primeiros seis meses de vida, o que leva a admitir a possibilidade de ocorrer proteção transitória, por parte de anticorpos específicos transferidos da mãe para o feto durante a gestação; a menor frequência em crianças mais velhas, adolescentes e adultos, induzindo à suposição de uma imunidade adquirida através de infecções assintomáticas; a variação sazonal da incidência; e a observação de surtos epidêmicos.

Esses agentes desencadeariam um processo imunológico cujo alvo seriam as paredes vasculares. Nestas, observa-se uma infiltração de células inflamatórias que acabam destruindo as células endoteliais luminares, as da lâmina elástica e as musculares da camada média. Essa perda da integridade da parede das artérias ocasiona o aparecimento de dilatações, aneurismas e irregularidades. As células inflamatórias são constituídas por neutrófilos, células T (principalmente, as CD8), eosinófilos, células plasmáticas (particularmente, as produtoras de IgA) e macrófagos[5].

Existem evidências[6] da presença de anticorpos antiendoteliais e de imunocomplexos circulantes em crianças com DK. Foram também encontrados plasmócitos que produzem IgA na parede vascular, ocasionando um processo inflamatório. A distribuição do IGA, em diferentes órgãos, pode sugerir um agente que penetre no organismo através das vias respiratórias, como um coronavírus[7], e se dissemine por via hematogênica, atingindo os órgãos alvos, como as artérias coronarianas, onde causaria reação inflamatória.

A DK tem distribuição universal, já tendo sido descrita em todos os continentes, com predomínio no Extremo Oriente, e nas pessoas oriundas dessa parte do mundo. No Japão, país onde a notificação é obrigatória, já se tem registro de mais de 250 mil casos desde a sua descrição, em 1967. Existe uma variação sazonal, sendo maior o número de casos entre o outono e inverno e um pequeno aumento na primavera. O grupo etário mais atingido é o de crianças entre seis meses a cinco anos de idade, com predomínio no sexo masculino (1,4 a 1,6 dos casos no sexo masculino para um, no feminino) e, neste, o risco de comprometimento cardíaco é maior; 50% dos casos ocorrem em crianças com menos de dois anos de idade. A taxa de recaída é de 3% e o acometimento de irmãos, 1% a 2%. No Japão, o risco chega a ser dez vezes maior quando um dos irmãos é acometido, e duas vezes maior quando um dos pais teve a doença na infância[8,9].

QUADRO CLÍNICO

O quadro clínico, nos casos típicos, lembra muito um quadro infeccioso e deve fazer parte dos diagnósticos diferenciais de doenças que evoluem com febre e exantema. Os sintomas chamados de "principais" estão listados no Quadro 71.1 e são utilizados para o diagnóstico.

QUADRO 71.1 ***Critérios para o diagnóstico de DK.***

1. Febre de duração superior a cinco dias
2. Alterações de extremidades Fase inicial: hiperemia palmoplantar; edema das mãos e dos pés Fase tardia: descamação membranosa da ponta dos dedos
3. Hiperemia conjuntival bilateral
4. Alterações da cavidade oral
5. Adenomegalia cervical não supurativa
6. Exantema polimórfico

Fonte: Ministério de Saúde e Bem-Estar do Japão.

- Febre: com duração maior do que cinco dias. O seu nível é costumeiramente muito alto. Em mais de 20% das vezes, perdura por mais de duas semanas, desde que a doença não seja tratada.
- Hiperemia conjuntival bilateral: ocorre em cerca de 85% e, caracteristicamente, não se acompanha de secreção, dor ou prurido; portanto, não é uma verdadeira "conjuntivite", tratando-se de uma vasculite "visível".

- Alterações da mucosa oral: caracterizam-se por edema, hiperemia, secura, fissura e formação de crostas em lábios, língua em framboesa e enantema difuso. As lesões dos lábios podem ser tão dolorosas que dificultam a alimentação.
- Adenomegalia cervical: O diâmetro deve ser maior do que 1,5 cm, pode anteceder em alguns dias a febre, costuma ser dolorosa na fase aguda e tem duração variável, mas jamais chega a supurar.
- Alterações das extremidades: são muito sugestivas e ocorrem em duas fases: na inicial, ou seja, na primeira semana da evolução, podem ser notados hiperemia palmoplantar e edema de dedos, que impede sua movimentação. Esse edema pode atingir o dorso das mãos e dos pés. Na segunda semana, observa-se uma descamação lamelar da ponta dos dedos, que se inicia com uma fissura na transição entre a unha e a pele, progredindo a seguir, chegando, às vezes, até os punhos.
- Exantema: não tem uma característica própria, sendo bastante polimorfo; varia desde o maculopapular até o purpúrico, e engloba quadros urticariformes, escarlatiniformes ou petequiais, podendo até coexistir vários tipos numa mesma criança.

A identificação de cinco desses seis critérios, sendo a febre um achado obrigatório, permite o diagnóstico presuntivo da DK, e é necessário que se excluam outras patologias. Na presença de aneurisma de coronárias, a presença de quatro desses sintomas é o suficiente para firmar o diagnóstico.

Como a base fisiopatológica da doença é uma vasculite generalizada, outros órgãos são acometidos durante a sua evolução, e fazem parte dos chamados sintomas e sinais *secundários*[10].

1. No sistema locomotor são descritos miosite, artrite e, mais comumente, artralgia.
2. No trato gastrintestinal, o sintoma mais comum é a anorexia, seguida de vômitos e diarreia. São também descritos quadros de obstrução aguda do intestino, intussuscepção, necrose de alça, hepatite e pancreatite. A hidropsia de vesícula biliar é um evento não comum, mas bem sugestivo de DK.
3. As alterações do sistema urinário são caracterizadas por piúria asséptica, em decorrência de uretrite, achado muito frequente, sendo mais raras a nefrite e a insuficiência renal aguda.
4. O sistema nervoso central (SNC) é outro provável local de acometimento, tendo sido descritos casos de crises convulsivas, coma, paralisias e meningite asséptica.
5. Um sinal típico da DK é a reacerbação da cicatriz de BCG, uma vez que é um fenômeno não visto em outras doenças febris.
6. Outros achados descritos são: alopecia, uveíte anterior, surdez, coriza, tosse, pneumonite intersticial, aparecimento de linhas horizontais nas unhas, hiperemia e descamação perineana, torcicolo e orquite. Um quadro extremamente preocupante é o da ativação macrofágica, que se caracteriza pela ativação e proliferação de macrófagos e de células T, ocasionando citopenias, coagulopatias e tromboses.
7. O acometimento do sistema cardiovascular é o que mais preocupa nessa doença, e é a principal causa da morbimortalidade. Por vezes, evolui para cronicidade e, em alguns locais, é a principal causa de cardiopatia adquirida nas crianças. Ocorrem casos de miocardite, pericardite, valvulite, coronarite e vasculite de outros vasos sanguíneos, podendo ocasionar tromboses e consequente necrose de órgãos e tecidos.

QUADRO LABORATORIAL

O laboratório reflete o intenso processo inflamatório que ocorre.

1. Hemograma: anemia normocítica, normocrômica, leucocitose com neutrofilia e desvio à esquerda, plaquetose acentuada na segunda semana de evolução.
2. Proteínas da fase aguda do soro: elevação da velocidade de hemossedimentação (VHS), aumento da proteína C-reativa (PCR) e da alfa 2-globulina, hipoalbuminemia.
3. Imunologia: Na fase aguda, observa-se linfocitopenia T, com depressão de células T CD8,

elevação da célula T CD4 e depressão da célula T reguladora CD4/CD25[11].

4. Provas de função hepática: elevações nas transaminases ocorrem em 37% e de bilirrubinas, em 13%; de gamaGT, em 41%. Os pacientes com essas alterações teriam mais risco de não responder ao tratamento com IgIV[12].
5. Hiponatremia ($Na^+ < 135$ mEq/L): cerca de 89% dos pacientes cursam com hiponatremia, sendo o vale constatado entre o terceiro e o quinto dias de evolução, com níveis de 130 mEq/L ou menos. A hiponatremia, como fator isolado é um fator preditivo positivo de lesão coronariana[13].
6. Liquor cefalorraquidiano: alteração em cerca de 40% dos casos, com média de 22 células mononucleares; ocasionalmente, a pleocitose pode ser muito mais elevada, com predomínio de polimorfonucleares[14].
7. Perfil dos lípides séricos: elevação de triglicérides e lipoproteínas de baixa densidade (LDL) e depressão das lipoproteínas de alta densidade (HDL). A normalização pode levar anos em crianças não tratadas, mas, para as que tomaram imunoglobulina, ocorre em poucos meses[15].

CASOS INCOMPLETOS

É importante considerar os casos incompletos, ou seja, quando o paciente não preenche esses critérios, uma vez que podem evoluir com lesões coronarianas, as quais, paradoxalmente, parecem ser mais prevalentes do que nos casos típicos. Febres prolongadas, sem explicação, e exantemas febris que se acompanham ou não de descamação das extremidades podem ser indicativos dessa doença. Deve-se atentar ao fato de que são mais comuns em crianças menores de um ano ou em adolescentes. Frequentemente, esses pacientes são tratados como portadores de um processo séptico e, principalmente devido às alterações do hemograma e do PCR, recebem antibióticos e, devido à falta de resposta, medicações cada vez mais potentes e de espectro cada vez mais amplo. Em comparação com as formas típicas, as incompletas apresentam:

1. Adenopatia. É a manifestação menos frequente, mesmo nos típicos, nos quais se nota em 40% a 50%. Nos incompletos, está ausente em até 90%;
2. O exantema está ausente em 50%, comparando-se com 7% a 10% nos completos;
3. As alterações de extremidades não são notadas em aproximadamente 40%, em comparação aos 15% nos completos.

Frente a pacientes menores de seis meses de idade, com febre sem explicação com ≥ 7 dias de duração, ou naquelas maiores, com duração de febre > 5 dias com menos do que três critérios diagnósticos, o diagnóstico de DK incompleta deve entrar entre os diagnósticos diferenciais. Nesses casos, a Academia Americana de Pediatria e a Associação Americana de Cardiologia recomendam colher os seguintes exames[16] e seguir um algoritmo (Figura 71.1).

1. Reações de fase aguda do soro: proteína C-reativa (PCR) ou velocidade de hemossedimentação (VHS);
2. Hemograma completo;
3. Exame de urina;
4. Transaminase glutâmico pirúvica (TGP ou ALT);
5. Albumina sérica.

São sugestivos da DK quando:

1. PCR ≥ 3,0 mg/dL ou VHS ≥ 40 mm/hora;
2. Leucócitos ≥ 15.000/mm³;
3. Anemia normocítica, normocrômica para a idade;
4. Piuria;
5. TGP > 50 U/L;
6. Albumina sérica ≤ 3 g/dL;
7. Plaquetas ≥ 450.000/mm³ após o sétimo dia da doença.

DIAGNÓSTICO DIFERENCIAL

Como não há um exame que seja patognomônico, o diagnóstico da DK se faz clinicamente, por meio dos critérios listados anteriormente e há a necessidade de afastar outras etiologias prováveis (Quadro 71.2).

ESCARLATINA

É, talvez, um dos diagnósticos diferenciais mais difíceis de serem feitos, pois cursa com febre, exantema, adenomegalia, língua em framboesa e descamação da pele na evolução. Os dados clínicos que ajudam o raciocínio são: na escarlatina, o exantema

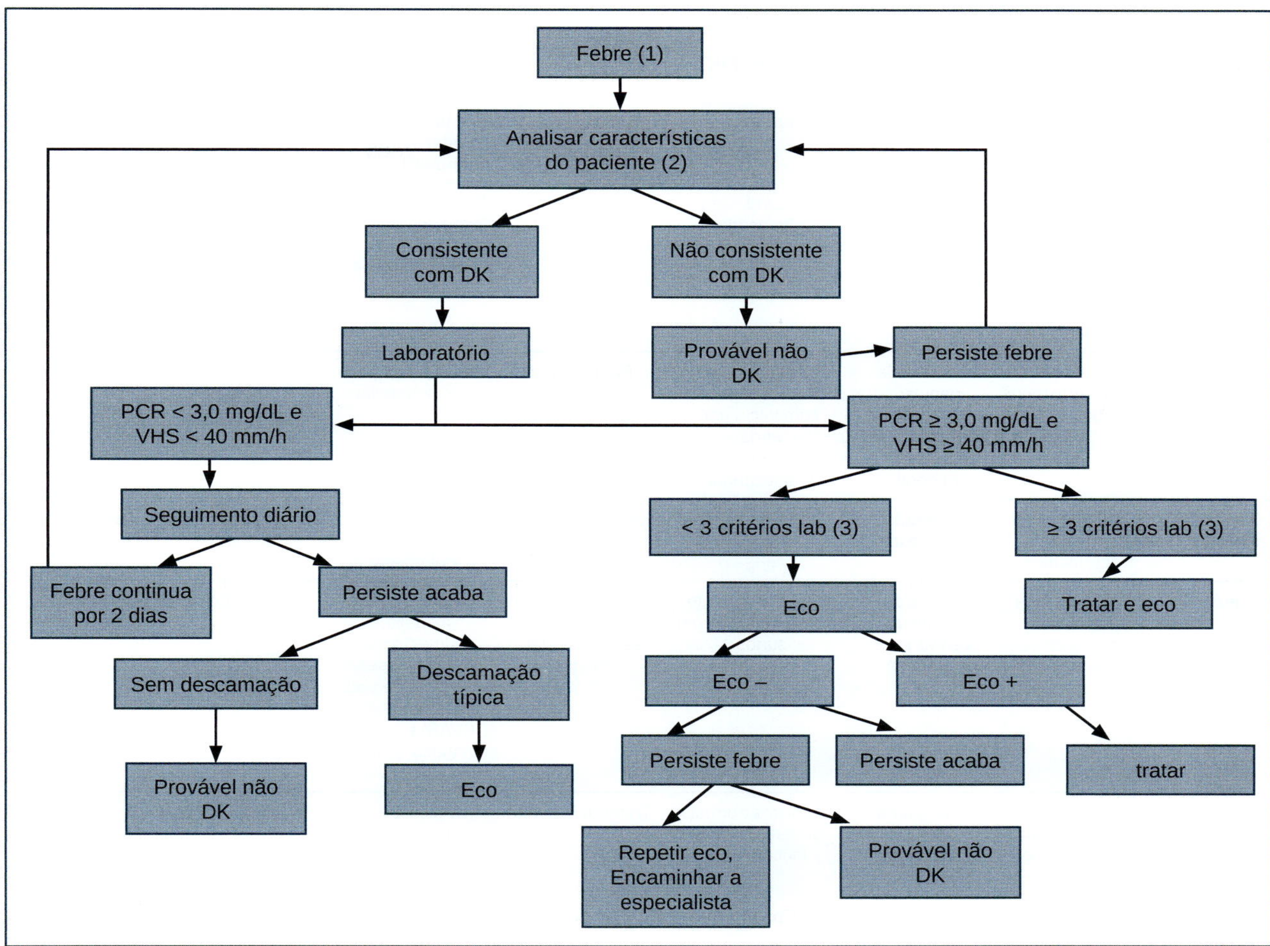

FIGURA 71.1 ***Algoritmo para DK incompleta. (1) Febre > 5 dias e 2-3 critérios clínicos; (2) considerar diagnósticos diferenciais; (3) albumina ≤ 3,0 g/dL, anemia para a idade, elevação do TGO, plaquetose ≥ 450.000/mm³ após sétimo dia, leucócitos ≥ 15.000/mm³ e urina I com > 10 células brancas.***

Siglas: Eco = ecocardiograma; PCR = proteína C-reativa; VHS = velocidade de hemossedimentação; DK = doença de Kawasaki; Lab = laboratório.

Fonte: adaptada de Newburger *et al.*[16].

QUADRO 71.2 ***Diagnóstico diferencial da DK.***

	Doença de Kawasaki	Escarlatina	Sarampo	Síndrome do choque tóxico	Viroses: enterovírus, adenovírus, EBV	Reação a drogas (SSJ)	Artrite idiopática juvenil
Idade (em geral)	< 5 anos	2 a 8 anos	< 5 anos	> 10 anos	Variável	Variável	2 a 5 anos
Febre	Persistente	Variável, < 10 dias	Persistente, < 10 dias	< 10 dias	Variável, < 10 dias	Prolongada	Prolongada
Olhos	Conjuntivite não exsudativa	Normal	Conjuntivite exsudativa, fotofobia	Conjuntivite	Desde hiperemia conjuntival até conjuntivite hemorrágica	Conjuntivite exsudativa, queratite	Normal
Mucosa oral	Eritema difuso, língua em framboesa	Faringite, língua em framboesa	Enantema, manchas de Koplik	Eritematosa	Variável: faringite intensa (EBV), herpangina com vesículas (enterovírus)	Eritema, ulcerações, formação de pseudomembranas	Normal

continua >>

>> continuação

QUADRO 71.2 ***Diagnóstico diferencial da DK.***

	Doença de Kawasaki	Escarlatina	Sarampo	Síndrome do choque tóxico	Viroses: enterovírus, adenovírus, EBV	Reação a drogas (SSJ)	Artrite idiopática juvenil
Extremidades	Eritema de palmas e plantas, edema endurado, descamação periungueal	Descamação lamelar nas mãos e pés, furfurácea no tronco	Em geral, sem alterações	Inchaço de mãos e pés	Edema, eritema e lesões papulares na síndrome mãos-pés-boca (Coxsackie)	Normal	Artrite
Exantema	Eritematoso, polimorfo, com lesões-alvo ou purpúrico em 20%	Eritrodermia papular, sinais de Pastia e palidez perioral	Maculopapular, pode ser confluente, com início em região retroauricular e distribuição craniocaudal	Eritrodermia	Variável, em geral maculopapular	Polimorfo, lesões em alvo	Transitório, róseo, fugaz
Gânglios cervicais	Aumentados não purulentos	Aumentados e dolorosos	Micropoliadenopatia	Normais	Aumentados, podem ser dolorosos	Normal	Adenomegalia generalizada
Outros	Artrite, piuria asséptica, aumento de transaminases	Cultura de garganta positiva para Estrepto A	História de contato, viagem a locais com surtos	Prostração, alteração do estado mental, choque	Hepatoespleno-megalia, aumento de transaminases, infecções de vias aéreas superiores (IVAS) e febre faringoconjuntival (adenovírus)	Artralgia	Artrite, pericardite
Dados laboratoriais	Aumento PFA, anemia, plaquetose	Hemograma com leucocitose e eosinofilia	Leucócitos normais ou tendência a leucopenia	Trombocitopenia	Linfocitose e atipia (EBV)	Incaracterísticos	Anemia, aumento PFA

Siglas: PFA = provas de fase aguda; EBV = vírus de Epstein Barr; SSJ = síndrome de Stevens Johnson.

é mais homogeneo, do tipo escarlatiniforme, com acentuação nas dobras, presença de palidez perioral, frequentemente percebe-se o local da instalação do estreptococo (pode-se realizar o teste rápido na orofaringe para detecção do estreptococo), o tipo da descamação (lamelar nas mãos e pés, furfurácea no tronco), a relativa prostração da criança, o grupo etário maior e, principalmente, a rápida resposta ao antibiótico.

SARAMPO

Evolui também com febre, exantema, mucosite. No sarampo, entretanto, a hiperemia conjuntival se acompanha de secreção e fotofobia, o exantema se inicia na região retroauricular com disseminação característica, notam-se as manchas de Koplik, a tosse e a prostração são mais acentuadas. O leucograma é, nos casos não complicados, normal ou com tendência à leucopenia. Epidemiologicamente, existe história prévia de contato com pessoa doente, ou de viagens a locais onde esteja havendo surto.

SÍNDROME DE CHOQUE TÓXICO ESTREPTOCÓCICO OU ESTAFILOCÓCICO

São doenças potencialmente graves e que cursam com hipotensão, exantema, mucosite e agressão a vários sistemas, como rim, fígado, SNC e músculo. O estado toxêmico do paciente é um dado importante e ajuda na diferenciação: na DK, não se observa prostração; aliás, o paciente encontra-se extremamente irritado. No caso da participação do estreptococo, detecta-se o foco, como, por exemplo, uma fasciíte ou miosite necrosante.

INFECÇÃO POR ENTEROVÍRUS, ADENOVÍRUS, VÍRUS EPSTEIN-BARR (EBV)

São viroses que entram no diagnóstico diferencial da DK, uma vez que apresentam febre, exantema, adenomegalia e, eventualmente, algum grau de comprometimento de mucosas, como hiperemia conjuntival. No caso do enterovírus, a lesão oral costuma ser vesicular, como acontece na herpangina;

a conjuntivite é hemorrágica e as lesões das extremidades são papulares (doença de mãos, pés, boca); e os exames laboratoriais não refletem grande processo inflamatório; na adenovirose, os sintomas de IVAS são proeminentes e existe secreção conjuntival (febre faringoconjuntival); na infecção pelo EBV, o hemograma, tipicamente, apresenta linfocitose com presença de atipias.

FEBRE MACULOSA BRASILEIRA

É uma doença exantemática aguda, causada pela *Rickettsia rickettsii*, transmitida por carrapatos. Caracteriza-se por apresentar febre, mialgia, cefaleia intensa e um exantema, que tipicamente se inicia nos punhos e nos tornozelos. As lesões orais em geral são ausentes e o hemograma não apresenta alterações muito significativas, a não ser trombocitopenia. Com o tratamento eficaz, a resposta é rápida.

LEPTOSPIROSE

Os sintomas e sinais mais comuns são febre, cefaleia, dores musculares, dor abdominal, náuseas, vômitos e alterações hepáticas e renais. Mais raramente, na evolução podem aparecer conjuntivite e exantema. As queixas musculares e articulares são mais proeminentes e a história pregressa de contato com urina de ratos é um dado epidemiológico importante. Os exames laboratoriais mostram acometimento de músculo (DHL e CPK alterados) e de rim (creatinina e ureia elevadas, hematúria). Plaquetopenia aparece em 80% dos pacientes.

ARTRITE REUMATOIDE JUVENIL E OUTRAS DOENÇAS REUMATOLÓGICAS

Em muitas ocasiões, o diagnóstico diferencial é muito difícil de se fazer e apenas a evolução pode dar a definição. A evolução prolongada, a presença de adenomegalia generalizada, de hepatosplenomegalia e de exantema mais tênue, recorrente, fala mais a favor de doenças reumatológicas.

REAÇÃO A MEDICAÇÕES

Principalmente, nos casos que evoluem com a síndrome de Stevens Johnson. A presença de edema bipalpebral, de lesões aftoides na cavidade oral e ausência de edema e de hiperemia palmoplantar falam mais a favor de reação à medicações. Os exames inespecíficos, como o hemograma, a velocidade de hemossedimentação e a dosagem de PCR não costumam se alterar na reação a medicações.

TRATAMENTO

O tratamento se faz com o uso de imunoglobulina intravenosa (IgIV), na dose de 2 g/kg de peso em dose única, aplicada nos primeiros 10 dias de doença, juntamente com aspirina, na dose de 80 a 100 mg/kg/dia, dividida em quatro tomadas. A imunoglobulina deve ser infundida com cuidado, em oito a 12 horas, se possível com monitoração da função cardíaca. O efeito protetor da imunoglobulina, quando aplicada após o décimo dia de evolução, não tem sido avaliado, mas, naqueles casos em que a febre ainda persiste, sempre deve ser considerado o seu uso. A utilização desse recurso terapêutico diminui a incidência de aneurisma em 60% a 80% dos casos, englobando a prevenção dos aneurismas gigantes, os quais respondem pela maioria dos óbitos. A recuperação da função ventricular e da sua contratilidade é mais rápida nos pacientes tratados, quando se compara com o tratamento isolado com a aspirina.

Os exames de fase aguda normalizam-se lentamente, a despeito do uso da gama, e as alterações podem persistir até duas semanas após o seu uso, mesmo em casos de boa evolução.

Os efeitos adversos da imunoglobulina ocorrem raramente, sendo os mais comuns cefaleia, febre e exantema. Os riscos mais graves são o choque e a coagulação intravascular disseminada. Meningite assética ocorre entre 1% a 17%, entre seis e 48 horas após a infusão.

A aspirina tem como finalidade a ação anti-inflamatória na fase inicial e antiplaquetária na convalescência. Após 3-4 dias sem febre, recomenda-se que seja diminuída para a dose antiplaquetária, de 3 a 5 mg/kg/dia, em uma única vez ao dia, por dois a três meses, ou enquanto perdurarem as alterações coronarianas.

Os riscos do uso de aspirina são: aumento de transaminases, gastrite, sangramento, síndrome de Reye. Essa medicação deve ser descontinuada na ocorrência de influenza, varicela e dengue.

Dependendo da extensão e gravidade do envolvimento coronariano, uma combinação da aspirina e outras drogas antiplaquetárias, como dipiridamol e clopidogrel, é indicada, podendo, nos casos mais graves, como de aneurismas gigantes, haver necessidade de se anticoagular, com warfarina e heparina de baixo peso molecular. Quando se indicar warfarina, é aconselhável que, no início, haja uso concomitante de heparina, até que o INR esteja entre 2 e 3, devido ao risco de reação paradoxal do primeiro[17].

O uso concomitante de ibuprofeno e aspirina deve ser evitado, devido ao seu efeito antagônico sobre a atividade antiplaquetária[18].

Frente a uma formação de trombo, com risco de infarto agudo do miocárdio, indicam-se agentes trombolíticos, como a estreptoquinase[19], para se tentar a desobstrução.

Nos casos de persistência da estenose, que evolui para doença coronariana isquêmica, a cirurgia com implante de artéria mamária tem mostrado índices de sobrevida em 98,7% dos casos, em um seguimento de oito anos[20,21].

CASOS REFRATÁRIOS

Quando a febre persistir ou recorrer entre 36 a 48 horas após a infusão da imunoglobulina, os casos são considerados refratários e correspondem a cerca de 10% dos pacientes. Nessas crianças, o risco da coronariopatia tende a ser maior (OR 10.38, 95% IC 6.98-15.45) e também da ocorrência de aneurisma gigante (OR 54.06, 95% IC 12.84-227.65). Kobayashi estratificou os fatores de risco que estão listados no Quadro 71.3[22].

Entretanto, antes da introdução de qualquer terapêutica adicional, é necessário tomar certos cuidados, tais como:

a. Reavaliar o diagnóstico, principalmente nos casos incompletos, uma vez que, na ausência de um exame laboratorial confirmatório, pode-se estar frente à outra doença;
b. Afastar alguma outra infecção ou doença concorrente;
c. Analisar a possibilidade de reação à medicação (imunoglobulina ou algum antibiótico que eventualmente esteja recebendo), principalmente nos casos em que a febre não desaparece ou recrudesce antes das 36 horas.

QUADRO 71.3 ***Fatores de risco para falha de tratamento com IgIV.***

1. Pacientes muito jovens, menores de um ano de idade
2. Diagnóstico muito precoce, com início de tratamento antes do quinto dia de doença
3. PCR > 80-100 mg/L
4. ALT e AST elevados
5. Plaquetas ≤ 300.000/mm³
6. Aumento de neutrófilos segmentados (> 68%) e hematócrito baixo (< 32,5%)
7. Sódio sérico ≤ 133 mmol/L
8. Albumina sérica baixa, ≤ 3 g/dL
9. Outros fatores seriam: episódios recorrentes (OR 1.38, 95% IC1.0-1.9) e sexo masculino (OR 1.2, 95% IC1.06-1.37)

Siglas: OR = razão de chance; IC = intervalo de confiança.

Não há um consenso na conduta diante de casos refratários, mas a maioria dos autores recomenda terapêutica adicional com imunoglobulina IV, na dose de 2 g/kg.

Caso não haja resposta mesmo com a segunda dose, uma terceira tentativa pode ser feita, mas não há estudos na literatura que mostrem vantagens com a aplicação de mais de 4 g/kg de imunoglobulina. A conduta mais aceita é o uso de metilprednisolona em pulso, ou seja, 30 mg/kg/dia via intravenosa, por três dias consecutivos, seguida de 2 mg/kg via oral, por sete dias, ou até a normalização do PCR, retirando-se progressivamente, por duas a três semanas. Deve-se lembrar de que, nessa dose, a metilprednisolona pode ser associada a complicações, tais como: hipertensão, arritmias, hipocalemia e psicose, entre outras.

Muito raramente, alguns pacientes não apresentam resposta ao corticosteroide e necessitam de terapêuticas alternativas.

TERAPÊUTICAS ALTERNATIVAS

Nas formas extremas, quando não se observa resposta, apesar do uso da imunoglobulina (duas ou três vezes) e da metilprednisolona, alternativas diferentes, as quais se mostram eficazes no controle de outras vasculites, têm sido descritas na literatura, sendo o infliximab, um anticorpo monoclonal anti-TNF-alfa (fator de necrose tumoral alfa), o agente mais utilizado hoje em dia. A dose preconizada é de 5 mg/kg e tem eficácia comprovada na diminuição da febre e dos marcadores inflamatórios, mas com pequena evidência no prognóstico nas lesões coronarianas. A limitada experiência e o alto custo da medicação dificultam a sua indicação rotineira.

Plasmaférese é outra forma de abordar os casos refratários. Mori[23] analisou 46 crianças de uma coorte de 105 crianças que não responderam à segunda dose de imunoglobulina, e que fizeram plasmaférese, e as comparou com 59 que receberam uma terceira dose da imunoglobulina. Lesão coronariana ocorreu em quatro das 46 (17,3%), contra 24 das outras 59 (40,7%). Entretanto, são necessárias maiores evidências para se chegar a uma conclusão definitiva.

Alguns trabalhos têm mostrado eficácia maior na prevenção da coronariopatia quando, como terapêutica inicial, se utiliza a associação imunoglobulina + metilprednisolona[24], mas existem controvérsias[25].

Discute-se a possibilidade de se usar terapêutica combinada, como, por exemplo, imunoglobulina juntamente com metilprednisolona, nos casos em que, à entrada, os pacientes preencham os critérios de gravidade listados anteriormente[26].

Na Figura 71.2, observa-se um algoritmo básico para tratamento.

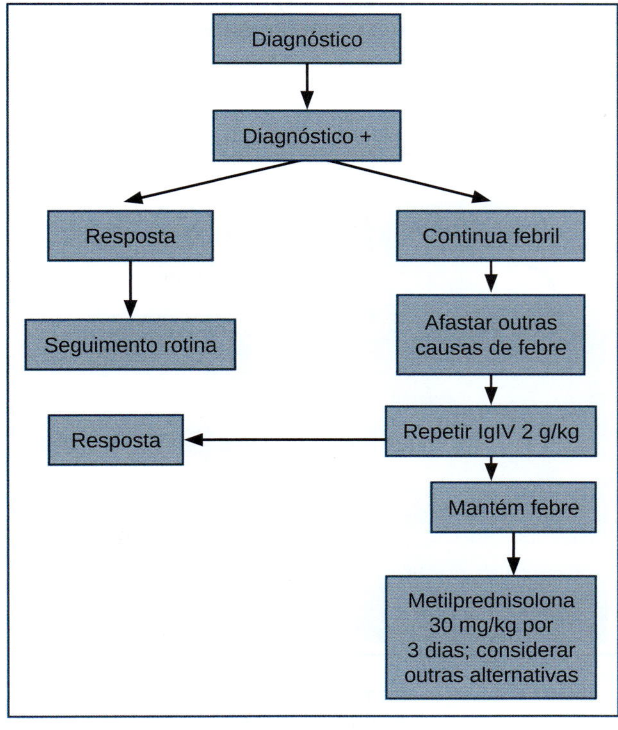

FIGURA 71.2 ***Algoritmo de tratamento.***
Sigla: IgIV = imunoglobulina intravenosa.

COMPLICAÇÕES

As complicações que podem interessar ao intensivista podem ser divididas em cardíacas e não cardíacas.

Complicações Cardíacas

Durante a fase aguda, além das coronárias, o coração é alvo de processos inflamatórios de pericárdio, miocárdio, sistema de condução, válvulas e endocárdio. Interessante notar que, apesar de ser a parte mais importante da doença, as alterações cardíacas não fazem parte dos critérios diagnósticos. Entretanto, a sua presença dá suporte ao diagnóstico, uma vez que a maioria das doenças que fazem parte do diagnóstico diferencial não evolui com agressão ao coração.

O exame cardíaco pode mostrar taquicardia não proporcional à temperatura, denotando um estado hiperdinâmico, que, associado à anemia, leva frequentemente ao aparecimento de sopros inocentes. O sopro patológico é mais frequente no foco mitral, devido à regurgitação secundária a uma valvulite.

O comprometimento coronariano ocorre desde as fases iniciais, quando há, na parede dos vasos, uma infiltração de células inflamatórias, como neutrófilos, linfócitos, macrófagos e células plasmáticas, ocasionando uma dissociação e ruptura das camadas média e interna. Crianças menores de um ano e maiores de nove anos têm risco maior de apresentar lesões cardíacas[27,28].

Coronárias

A agressão ao sistema cardiovascular foi registrada logo após o reconhecimento da DK, quando algumas crianças que tiveram esse diagnóstico poucas semanas antes morreram por infarto de miocárdio, devido à trombose de aneurismas coronarianos.

Na era pré-tratamento, 25-27% das crianças afetadas desenvolviam aneurismas. A despeito de a incidência ter diminuído drasticamente, a partir do uso da imunoglobulina, ainda cerca de 4% a 5% dos pacientes tornam-se portadores de coronariopatia[29].

Uma simples dilatação ou ectasia das coronárias está presente muito frequentemente logo na primeira semana da evolução, mas o aneurisma, complicação mais séria dessa doença, ocorre como regra, do décimo dia da doença até a quarta semana da evolução.

Os estudos evolutivos têm mostrado involução, trombose ou estenose desses aneurismas. Cinco a 18 meses mais tarde, 50% das lesões involuem pela neoformação da parede vascular que havia sofrido uma necrose durante a fase de inflamação. Às vezes, essa neoformação pode ocasionar a estenose das coronárias, com completa oclusão; entretanto, como esse processo é mais lento, com frequência as crianças formam ramos colaterais exuberantes e não evoluem para infarto. Kato[30], entretanto, mostrou num seguimento de 10 a 21 anos que alguns pacientes evoluíram com estenose das coronárias e 39% deles apresentaram infarto de miocárdio. A trombose ocorre devido à coagulação intravascular no local do aneurisma, por causa da irregularidade da parede vascular e fluxo turbilhonado.

O grupo que mais risco apresenta é aquele cujo diâmetro interno do aneurisma é igual ou maior que 8 mm, ou com *score* z ≥ +10, pois dificilmente involuem e tendem a apresentar trombos com maior frequência (Figura 71.3).

Os sintomas do infarto de miocárdio em crianças são diferentes daqueles observados em adultos. Kato[31] descreveu em 195 crianças os sintomas mais frequentes, os quais foram choque, inquietude, vômitos e dor abdominal; em 37% dos casos, o infarto foi assintomático. O maior risco ocorre entre 15 e 45 dias da doença.

Os fatores de risco para o desenvolvimento dos aneurismas são: idade menor do que um ano e maiores de nove anos; sexo masculino; febre ≥ 14 dias; sódio sérico < 135 mEq/L; hematócrito < 35%, leucócitos > 12.000/mm³.

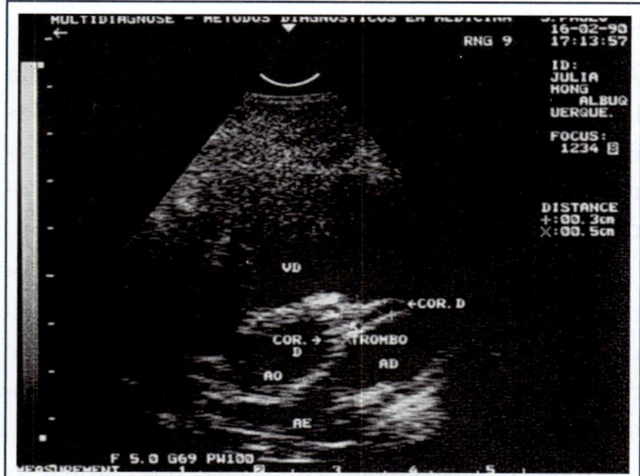

FIGURA 71.3 ***DK. Ecocardiografia de coronária direita, com a presença de trombo.***
Fonte: acervo dos autores.

O estudo das coronárias, hoje, é feito com a ecocardiografia bidimensional. O exame padrão-ouro seria a angiocoronariografia (Figuras 71.4, 71.5 e 71.6), porém é um método invasivo e, mais recentemente, a ressonância magnética das coronárias tem surgido como alternativa. Estudos mostram que esse exame diagnosticou todos os casos de aneurisma, obstruções e estenose das coronárias, quando comparado com a angiografia[32].

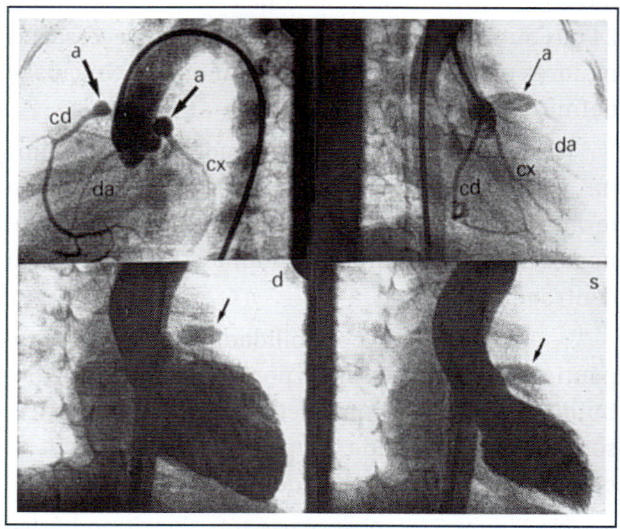

FIGURA 71.4 ***DK. Cinecoronariografia: (a) aneurisma; (cd) coronária direita; (cx) circunflexa; (da) descendente anterior.***
Fonte: acervo dos autores.

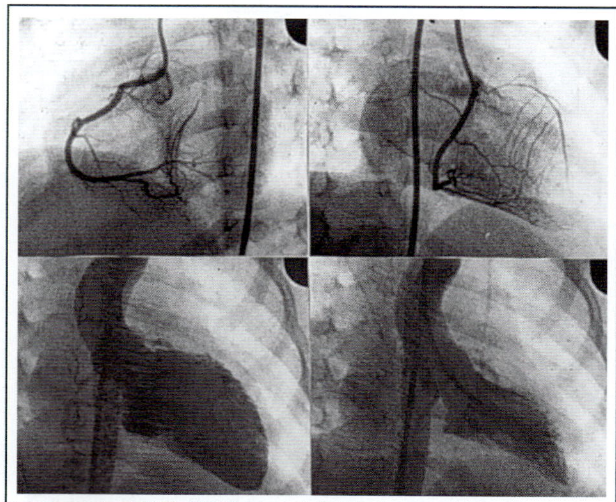

FIGURA 71.5 ***Imagens da mesma criança da Figura 71.4, demonstrando a exuberância das colaterais.***
Fonte: acervo dos autores.

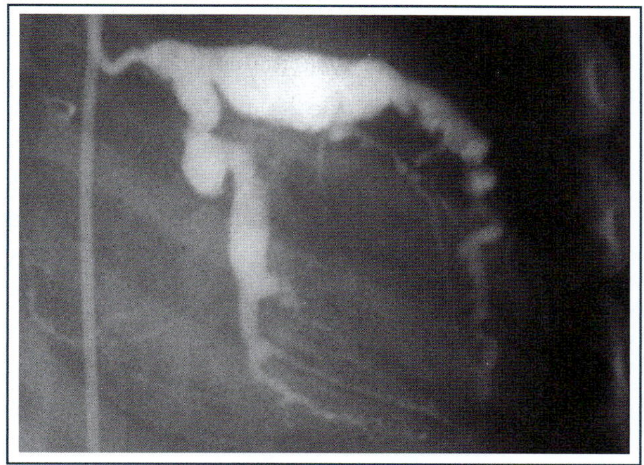

FIGURA 71.6 ***Aneurisma gigante.***
Fonte: acervo dos autores.

A angiotomografia tem como vantagem a rapidez do exame, porém acarreta uma sobrecarga de radiação. Esses exames, no futuro, deverão substituir a ecocardiografia bidimensional (Figura 71.7).

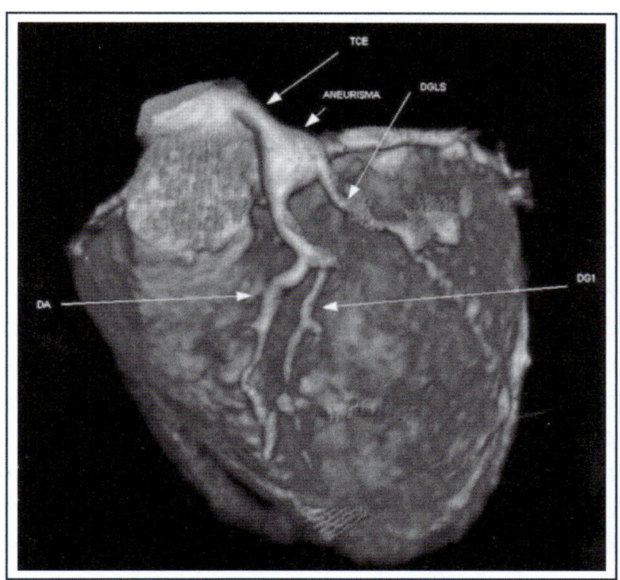

FIGURA 71.7 ***Angiotomografia de coração, com aneurisma de coronária na DK.***
Fonte: acervo dos autores.

Miocárdio

Sinais clínicos, eletrocardiográficos e ecocardiográficos de acometimento do miocárdio ocorrem em até de 50% dos casos[33]. Nota-se, ao eletrocardiograma (ECG), aumento do intervalo PR, alterações do segmento ST e ondas R com baixa voltagem. Alteração ecocardiográfica, demonstrando disfunção do ventrículo esquerdo, caracterizado por depressão da contractilidade, ocorre em 20%. Estudos com galio 67, entretanto, têm mostrado que o acometimento do miocárdio ocorre em até 60-80% dos casos[34]. Caso não haja infarto do miocárdio, essas alterações melhoram rapidamente com a infusão na IgIV[35].

Como regra, a disfunção miocárdica é subclínica. Raramente, a depressão é mais significativa, com possibilidade de progredir para insuficiência cardíaca congestiva (ICC), complicação quase sempre da fase aguda da doença e que se manifesta por um ritmo de galope, taquicardia desproporcional à febre e dispneia. A depressão pode ficar mais proeminente durante uma eventual expansão de volume ou infusão da imunoglobulina. O uso cuidadoso dessa medicação reverte rapidamente o dano miocárdico[36].

Apesar de a disfunção miocárdica não ser um problema clínico frequente na fase aguda da DK, estudos com biópsia de miocárdio têm mostrado graus variados de infiltração celular, fibrose e miócitos com estrutura alterada[37]. Esses dados lançam uma preocupação em relação ao futuro dos pacientes e justificam o seguimento no longo prazo, considerando-os como de risco cardíaco, com controle de lípides plasmáticos e de glicemia, alimentação regrada, prática de esportes e avaliações cardíacas periódicas.

Na suspeita de isquemia do miocárdio, indicam-se testes de *stress* para analisar a consequência funcional, tais como mapeamento e ecocardiografia de esforço físico ou químico.

Válvula

Inflamação reversível das válvulas cardíacas pode aparecer na DK, mas, em geral, detectada apenas pela ecocardiografia[38].

Regurgitação mitral de média a moderada gravidade é detectada em ¼ dos pacientes, e o acometimento da válvula aórtica é bem mais raro, em cerca de 1%.

A via mais comum de insuficiência valvular na DK é uma coronarite, que evolui para isquemia miocárdica e, em consequência, disfunção ventricular e comprometimento valvular. Entretanto, pode ocorrer agressão valvular, mesmo sem alteração coronariana. Insuficiência valvular aguda é complicação rara, mas possível[39].

Sopros inocentes são mais comuns de serem detectados.

Pericárdio

Comprometimento do pericárdio na DK é relativamente frequente, acometendo perto de 25% dos pacientes, sendo detectado precocemente; entretanto, a grande maioria evolui de uma maneira assintomática, detectada apenas pela ecocardiografia. Sintomas clássicos de pericardite, como dor torácica (que se irradia para as costas, melhorando ao se sentar, inclinando-se para a frente), tosse seca, febre e sensação de fadiga são muito pouco relatadas. Quando sintomática, a pericardite pode ser erroneamente diagnosticada como um infarto do miocárdio, e vice-versa.

Mesmo ao exame físico, raramente detectam-se os sinais clássicos, como atrito de fricção pericárdica abaixo do esterno e regurgitação da veia cava superior. No eletrocardiograma, pode-se notar alterações, como elevação-ST e depressão-PR.

O derrame pericárdico tem resolução rápida com o uso de imunoglobulina e, naqueles casos resistentes a essa medicação, se forem sintomáticos, há indicação de pulsoterapia com a metilprednisolona. Formas graves de tamponamento já foram descritas, quando há então necessidade de rápida intervenção, como punção esvaziadora ou pericardiocentese[40,41].

Evolução

A evolução do acometimento cardíaco da DK costuma ser dividida em fases:

- Na aguda, ocorrem miocardite, arritmias, insuficiência cardíaca congestiva, pericardite de grau variável e valvulite, sendo a causa de morte insuficiência cardíaca congestiva (ICC) por miocardite ou arritmias.
- Após a segunda semana de evolução, quando os principais sintomas já tendem a entrar em regressão, aparecem as coronarites e a *causa mortis* é o rompimento dos aneurismas.
- A fase da convalescença, considerada até o segundo mês da evolução, caracteriza-se por completa defervescência dos sintomas clínicos; no entanto, os aneurismas e as tortuosidades das coronárias persistem e, caso não haja um bom controle, as crianças podem ter morte súbita por infarto do miocárdio.
- A fase crônica, que se prolonga por anos, ainda permanece sob análise e existe a forte suspeição de que muitas coronariopatias diagnosticadas na idade adulta podem ter sua origem na infância, em decorrência de DK não reconhecida, pois Takahashi, examinando crianças que, mesmo não tendo alterações cardíacas ao ecocardiografia e que morreram de outras causas, notou alterações importantes nas coronárias de algumas delas[42].

Outros vasos

A arterite não se resume apenas ao comprometimento coronariano, mas também de outros vasos, principalmente artérias musculares de médio calibre, tais como axilar, ilíaca, baquial e mesentérica, tendo-se que as menores, viscerais e veias são menos atingidas[43].

O acometimento dos vasos periféricos ocasiona alterações da vascularização dos membros, traduzindo-se em áreas de isquemia ou de gangrena. Quando a lesão ocorre em vasos viscerais, a clínica dependerá do órgão atingido, como o intestino, rim, SNC etc.

Choque

Kanegaye descreveu um quadro, denominado "síndrome de choque de doença de Kawasaki" (KDSS), usando como critérios de definição as seguintes condições: hipotensão sistólica para a idade (< 60 mmHg para crianças de 0-28 dias de idade; < 70 mmHg entre um e 12 meses; < 70 + (2 × idade) mmHg entre um e 10 anos; > 10 anos, ≤ 90 mm Hg), queda de 20% pressão sanguínea da linha basal e sinais clínicos de hipoperfusão (taquicardia, preenchimento capilar lento, extremidades frias, pulso fino, oligúria e alterações mentais). Entre 2003 e 2007, em uma unidade de terapia intensiva, analisou 187 pacientes e 13 (6,95%) deles preencheram esses critérios, o que mostra que essa eventualidade não é rara. Todos receberam expansão de volume e medicações vasoativas. Comparando-se com pacientes com DK, mas sem alterações hemodinâmicas, notou-se um predomínio do sexo feminino, plaquetopenia (< 150.000/mm^3), hemoglobina menor e PCR maior. Quarenta e seis por cento deles haviam tido falha na primeira infusão de imunoglobulina. Conquanto houvesse regressão clínica após o tratamento, notou-se persistência de disfunção ventricular[44].

Comprometimento do SNC

Convulsões

Convulsões não são frequentes na evolução da DK, a despeito da febre alta que costuma acompanhar esses pacientes. Yoshikawa, analisando as convulsões que ocorreram no decurso da doença, notou que convulsão febril é um evento extremamente raro, e que as crianças que tiveram crises tinham alterações no liquor cefalorraquidiano, denotando meningite ou encefalite. Mesmo pacientes que tinham tido história pregressa de convulsão febril, não apresentaram crises. Dessa maneira, quando ocorrerem crises convulsivas, os pacientes devem ser investigados quanto à presença de meningite ou de vasculites do SNC[45].

Hipoacusia

Por ser, em geral, transitório, o comprometimento auditivo em crianças com DK não costuma ser relevado. Entretanto, nos primeiros 30 dias, até 55% dos pacientes podem apresentar algum grau de hipoacusia neurossensorial, e essa alteração pode persistir até seis meses. Comprometimento no longo prazo, entretanto, é raro[46].

Meningite e encefalite

Meningoencefalite clínica na evolução da DK ocorre em 2% a 3% dos casos, e se manifesta com cefaleia, vômitos, convulsões, irritabilidade, letargia, sonolência e sinais de irritação meníngea, entre o quinto e o 15° dia da evolução.

Laboratorialmente, nota-se aumento de leucócitos, principalmente de mononucleares, com glico e proteinorraquia normais, em até 39% dos casos. A média de células é de 22,5 cel/mm^3, mas pode chegar a 320/mm^3, com 79% de polimorfonucleares[47].

A patogênese dessa afecção não é conhecida, mas especula-se que seja devido a uma vasculite, com alteração da permeabilidade capilar e o consequente edema cerebral ou hipoperfusão localizada[48].

Vasculites

Assim como em outros órgãos, alterações de artérias ocorrem no SNC, podendo ocasionar estreitamentos e aparecimento de aneurismas. Esses comprometimentos ocasionam áreas de hipoperfusão e de necrose focal, traduzindo-se clinicamente em convulsões, ataxias, coleção subdural e paralisias, como, por exemplo, do nervo facial e hemiplegia[49]. Na época pós-imunoglobulina, essas complicações, que já não eram frequentes, estão bem mais raras e, na sua grande maioria, são reversíveis.

Alterações de comportamento

Alguns relatos têm mostrado, na evolução, alterações de comportamento, como agressividade, dificuldades de aprendizagem e ansiedade nas crianças com DK, principalmente naquelas com sequelas cardíacas. Discute-se se isso é consequência da doença ou de atitude superprotetora da família[50].

Trato gastrintestinal

Envolvimento do trato gastrintestinal não é raro na DK[51]. As alterações notadas no intestino delgado incluem degeneração, necrose e descamação das células epiteliais, assim como exsudato inflamatório na lâmina própria e na lâmina muscular. Nota-se vasculite e trombose das artérias da submucosa ou hemorragia da submucosa. Tais alterações são vistas também no fígado, pâncreas e tecido linfoide.

As manifestações clínicas mais comuns são vômitos, diarreia, dor abdominal, distensão abdominal, icterícia, hepatite, pancreatite, íleo paralítico e hidropsia da vesícula biliar.

A hidropsia da vesícula, alias, é um achado muito característico da DK, incidindo em torno de 15%, sendo um sinal bastante útil, principalmente nos casos incompletos ou duvidosos, uma vez que, nas outras doenças exantemáticas, a sua ocorrência é extremamente rara. Algumas vezes, alcança tamanhos significativos, mas, como regra, não há necessidade de intervenção cirúrgica[52]; entretanto, tem se verificado maior resistência à imunoglobulina nesses pacientes. As causas são ainda obscuras, mas considera-se que possam ocorrer: 1) adenopatia local, causando uma obstrução; 2) vasculite ou perivasculite da parede da vesícula biliar; e 3) infiltração inflamatória local, uma vez que são notados maiores índices de exames inflamatórios (PCR, neutrófilos)[53].

As complicações cirúrgicas são muito menos frequentes e incluem obstrução do intestino delgado, intussuscepção, colite isquêmica, perfuração de duodeno, enterite hemorrágica, apendicite e pancreatite[54,55].

Sistema renal

A manifestação renal mais comumente encontrada na DK é a piuria asséptica, que ocorre em cerca de metade dos casos[56]. Interessante notar que, apesar do nome piuria, a maioria das células encontradas na urina corresponde a mononucleares[57]. A origem da piuria seria devido à uretrite decorrente de uma vasculite da uretra, uma vez que raramente se encontra leucócitos na bexiga, a não ser que ocorra cistite ou lesão renal.

As lesões renais podem ser decorrentes de processos inflamatórios, com presença de infiltrado leucocitário ou por vasculite dos vasos do parênquima renal. Lesão renal aguda, levando a quadros de insuficiência renal aguda, pode ocorrer secundária à hipovolemia, nefrite túbulo-intersticial, síndrome hemolítica-urêmica, hipotensão por síndrome de choque, síndrome nefrítica aguda, síndrome nefrótica, tubulopatias e causas desconhecidas. Apesar de não ser frequente, a agressão renal pode complicar o manejo da DK, o que torna a monitoração da pressão arterial e de função renal controles obrigatórios[58].

Sistema osteoarticular

Comprometimento articular não faz parte dos critérios clínicos de DK, mas a sua incidência é de cerca de 25%, variando de 7,5% a 31%; apresenta-se tanto como simples artralgia como uma franca artrite, com os sinais clássicos de edema, rubor, calor e dor, e 55% têm comprometimento oligoarticular e 45%, poliarticular. A resposta à imunoglobulina costuma ser dramática em cerca de 90% dos pacientes[59].

As articulações mais acometidas na fase aguda são as grandes e médias, como o coxofemoral e joelhos, e costumam se apresentar com sinais floridos de inflamação, incluindo a análise do líquido sinovial, com grande quantidade de leucócitos e predomínio de neutrófilos. A artropatia que acontece na fase mais tardia, como regra, é mais discreta e, à punção, nota-se aumento de linfomononucleares[60].

Os estudos com ressonância magnética mostram hiperemia e inflamação da sinóvia, semelhante ao que é encontrado em outras doenças, como artrite reumatoide, artrites reativas e lúpus eritematoso. Não há lesões erosivas ou hipertróficas das sinóvias, o que pode explicar a transitoriedade da artropatia[61].

A presença de citocinas pró-inflamatórias no líquido sinovial aponta para um possível processo inflamatório local, que acompanharia a intensa reação que ocorre sistemicamente nessa doença.

Na fase pré-imunoglobulina, a presença do acometimento articular era preocupante, pois era acompanhada de maior incidência de cardiopatia.

Torcicolo é outro achado interessante na DK; pode ser uma pista nos casos incompletos e é um diagnóstico diferencial de abscesso retrofaríngeo[62].

CONCLUSÕES

A DK é uma doença para a qual todos os pediatras, intensivistas ou não, têm de estar atentos, pois o diagnóstico precoce e o pronto atendimento diminuem, em muito, a morbimortalidade. Ao lado dos casos típicos, há que se prestar atenção aos chamados incompletos, principalmente em crianças menores de um ano e em maiores de nove anos, inclusive porque esses grupos apresentam incidência maior de lesão coronariana. Febres prolongadas, com exames laboratoriais que denotem um processo inflamatório importante, devem orientar para o diagnóstico; entretanto, deve-se atentar para a grande gama de diagnósticos diferenciais que devem ser excluídos antes da indicação intempestiva de imunoglobulina IV. Os pacientes que apresentam quadros mais graves e cuja evolução não seja a habitual, sem rápida resposta ao tratamento, merecem atenção especial, uma vez que podem estar sendo vítimas de alguma complicação, cardíaca ou não. Deve-se tomar cuidado com os indicadores de mau prognóstico, como a idade, sexo e alterações laboratoriais muito acentuadas, como leucocitose importante, hipoalbuminemia e hiponatremia. A refratariedade à IgIV e recorrência da doença são também dignos de maior preocupação.

O esquema terapêutico clássico é a infusão de IgIV, mais aspirina, e esta deve ser mantida por seis a oito semanas, nos casos sem lesão coronarianas ao ecocardiografia, ou até a normalização naqueles que apresentem coronariopatia. Warfarínicos e heparina são indicados nos pacientes com aneurismas gigantes.

Como existe a possibilidade da ocorrência de miocardiopatia, deve-se orientar as crianças para uma vida mais saudável, com dieta balanceada, controle de colesterol sanguíneo, exercícios físicos e abstinência ao tabaco, além de monitoração da função cardíaca periódica.

O seguimento, no longo prazo, também faz parte do atendimento, pois sequelas tardias são passíveis de acontecer.

Apoio psicológico à família deve fazer parte do atendimento, pois não é infrequente observar-se superproteção à criança, o que traz sérias alterações de comportamento.

REFERÊNCIAS

1. Kawasaki T. Acute febrile mucocutaneous syndrome with lymphoid involvement with specific desquamation of the fingers and toes in children [in Japanese]. Arerugi. 1967;16:178-222.
2. Sakane PT, Mendonça JS, Mazzucato G, et al. Doença de Kawasaki (Síndrome Mucocutanea Linfonodal). Relato de sete casos e breve revisão. Rev Paul Med. 1983;101;62-7.
3. Burns JC, Glodé MP. Kawasaki syndrome. Lancet. 2004;364:533-44.
4. Takahashi K, Oharaseki T, Yokouchi Y. Pathogenesis of Kawasaki disease. Clin Exp Immunol. 2011;164 Suppl 1:20-2.
5. Brown TJ, Crawford SE, Cornwall ML, et al. CD8 T lymphocytes and macrophages infiltrate coronary artery aneurysms in acute Kawasaki disease. J Infect Dis. 2011;184(7):940-3.
6. Grunebaum E, Blank M, Cohen S, et al. The role of anti-endothelial cell antibody in Kawasaki disease – in vitro and in vivo studies. Clin Exp Immunol. 2002;130:233-40.
7. Esper F, Shapiro E, Weibel C, et al. Association between a novel human coronavirus and Kawasaki Disease. J Infect Dis. 2005;191:499-502.
8. Hirata S, Nakamura Y, Yanagawa H. Incidence rate of recurrent Kawasaki disease and related risk factors: from the results of nationwide surveys of Kawasaki disease in Japan. Acta Paediatr. 2001;90(1):40-4.
9. Uehara R, Yashiro M, Nakamura Y, et al. Kawasaki disease in parents and children. Acta Paediatr. 2003;92(6):694-7.
10. Baker AL, Lu M, Minich LL, et al.; Pediatric Heart Network Investigators. Associated symptoms in the ten days before diagnosis of Kawasaki disease. J Pediatr. 2009;154(4):592-5.
11. Furuno K, Yuge T, Kusuhara K, et al. CD25+CD4+ regulatory T cells in patients with Kawasaki disease. J Pediatr. 2004;145:385-90.
12. Adawy ME, Dominguez SR, Anderson MS, et al. Abnormal Liver Panel in Acute Kawasaki Disease. Pediatr Infect Dis J. 2011;30(2):141-4.
13. Muta H, Ishii M, Egami K, et al. Serum Sodium Levels in Patients with Kawasaki Disease. Pediatr Cardiol. 2005;26:404-7.
14. Dengler LD, Capparelli EV, Bastian JF, et al. Cerebrospinal fluid profile in patients with acute Kawasaki disease. J Pediatr Infect Dis J. 1998;17(6):478-81.
15. Salo E, Pesonen E, Viikari J. Serum cholesterol levels during and after Kawasaki disease. J Pediatr. 1991;119(4):557-61.
16. Newburger J, Takahashi M, Gerber M, et al. Diagnosis, treatment, and long-term management of Kawasaki disease: a statement for health professionals from the committee on rheumatic fever, endocarditis, and Kawasaki disease, council on cardiovascular disease in the young, American Heart Association. Pediatrics. 2004;114:1708-33.
17. Jane W, Newburger MPH, Takahashi M, et al. Diagnosis, Treatment, and Long-Term Management of Kawasaki Disease. Circulation. 2004;110:2747-71.
18. *Catella-Lawson F, Reilly MP, Kapoor SC, et al. Cyclooxygenase inhibitors and the antiplatelet effects of aspirin.* N Engl J Med. 2001;345:1809-7.
19. Liang CD, Huang SC, Su WJ, et al. Successful intravenous streptokinase treatment of a child with Kawasaki disease complicated by acute myocardial infarction. Cathet Cardiovasc Diagn. 1995;35(2):139-45.
20. Fulton DR, Newburger JW. Long term cardiac sequelae of Kawasaki disease. Curr Rheumatol Rep. 2000;2:324-9.
21. Tizard EJ. Complications of Kawasaki disease. Curr Paediatr. 2005;15:62-8.
22. Kobayashi T, Inoue Y, Takeuchi K, et al. Prediction of intravenous immunoglobulin unresponsiveness in patients with Kawasaki disease. Circulation. 2006; 113(22):2606-12.
23. Mori M, Imagawa T, Katakura S, et al. Efficacy of plasma exchange therapy for Kawasaki disease intracta-

ble to intravenous gamma-globulin. Mod Rheumatol. 2004;14(1):43-7.

24. Zhu BH, Lv HT, Sun L, et al. A meta-analysis on the effect of corticosteroid therapy in Kawasaki disease. J Pediatr. 2012;171(3):571-8.
25. Newburger JW, Sleeper LA, McCrindle BW, et al. Randomized trial of pulsed corticosteroid therapy for primary treatment of Kawasaki disease. N Engl J Med. 2007;356(7):663-7.
26. Kobayashi T, Saji T, Otani T, et al. Efficacy of immunoglobulin plus prednisolone for prevention of coronary artery abnormalities in severe Kawasaki disease (RAISE study): a randomised, open-label, blinded-endpoints trial. Lancet. 2012;379(9826):1613-20.
27. Belay ED, Maddox RA, Holman RC, et al. Kawasaki syndrome and risk factors for coronary artery abnormalities: United States, 1994-2003. Pediatr Infect Dis J. 2006;25(3):245-9.
28. Stockheim JA, Innocentini N, Shulman ST. Kawasaki disease in older children and adolescents. J Pediatr. 2000;137(2):250-2.
29. Curtis N, Levin M. Kawasaki disease thirty years on. Curr Opin Pediatr. 1998;10(1):24-33.
30. Kato H, Sugimura T, Akagi T, et al. Long-term Consequences of Kawasaki Disease. A 10- to 21-Year Follow -up Study of 594 Patients. Circulation. 1996;94:1379-85.
31. Kato H, Ichinose E, Kawasaki T. Myocardial infarction in Kawasaki disease: clinical analyses in 195 cases. J Pediatr. 1986;108(6):923-7.
32. Greil GF, Stuber M, Botnar RM, et al. Coronary magnetic resonance angiography in adolescents and young adults with Kawasaki disease. Circulation. 2002;105:908-11.
33. Hiraishi S, Yashiro K, Oguchi K, et al. Clinical course of cardiovascular involvement in the mucocutaneous lymph node syndrome: Relationbetween clinical signs of carditis and development of coronary arterial aneurysms. Am J Cardiol. 1981;47:323-9.
34. Takahashi M. Myocarditis in Kawasaki syndrome. A minor villain? Circulation.1989;79:1398-400.
35. Moran AM, Newburger JW, Sanders SP, et al. Abnormal myocardial mechanics in Kawasaki disease: rapid response to gamma-globulin. Am Heart J. 2000;139(2):217-23.
36. Newburger JW, Sanders SP, Burns JC, et al. Left ventricular contractility and function in Kawasaki syndrome. Effect of intravenous gamma-globulin. Circulation. 1989;79(6):1237-46.
37. Fujiwara H, Hamashima Y. Pathology of the heart in Kawasaki disease. Pediatrics. 1978;61:100-7.
38. Ying-Jui L, I-Chun L, Hong-Ren Y, et al. Tricuspid Regurgitation in Acute Phase of Kawasaki Disease Associated With Intensive Care Unit Admission. Pediatr Cardiol. 2013;34:250-5.
39. 39) Vincent RN, Kesselman MS, Collins GF. Severe mitral insufficiency associated with Kawasaki's valvulitis. Pediatr Cardiol. 1986;7(4):203-4.
40. Dahlem PG, von Rosenstiel IA, Lam J, et al. Pulse methylprednisolone therapy for impending cardiac tamponade in immunoglobulin-resistant Kawasaki disease. Intensive Care Med. 1999;25(10):1137-9.
41. Ozdogu H, Boga C. Fatal cardiac tamponade in a patient with Kawasaki disease. Heart Lung. 2005;34(4): 257-9.
42. Takahashi K, Oharaseki T, Nave S. Pathological study of post coronary artrites in adolescents and young adults with reference to the relationship between sequelae of Kawasaki disease and atherosclerosis. Pediatr Cardiol. 2001;22:138-42.
43. Amano S, Hazama F, Hamashima Y. Pathology of Kawasaki disease: II. Distribution and incidence of the vascular lesions. Jpn Circ J. 1979;43(8):741-8.
44. Kanegaye JT, Wilder MS, Molkara D, et al. Recognition of a Kawasaki disease shock syndrome. Pediatrics. 2009;123(5):e783-9.
45. Yoshikawa H, Abe T. Febrile convulsion during the acute phase of Kawasaki disease. Pediatr Int. 2004;46(1):31-2.
46. Knott PD, Orloff LA, Harris JP, et al. Sensorineural hearing loss and Kawasaki disease: a prospective study. Kawasaki Disease Multicenter Hearing Loss Study Group. Am J Otolaryngol. 2001;22(5):343-8.
47. Dengler LD, Capparelli EV, Bastian JF, et al. Cerebrospinal fluid profile in patients with acute Kawasaki disease. Pediatr Infect Dis J. 1998;17(6):478-81.
48. Ichiyama T, Nishikawa M, Hayashi T. Cerebral Hypoperfusion During Acute Kawasaki Disease. Stroke. **1998**;29:**1320-1.**
49. Terasawa K, Ichinose E, Matsuishi T, et al. Neurological complications in Kawasaki disease. Brain Dev. 1983;5(4):371-4.
50. King WJ, Schlieper A, Birdi N, et al. The effect of Kawasaki disease on cognition and behavior. Arch Pediatr Adolesc Med. 2000;154(5):463-8.
51. Miake T. Small bowel pseudo-obstruction in Kawasaki disease. Pediatr Radiol. 1987;17:383-6.
52. Suddleson EA, Reid B, Woolley MM, Takahashi M. Hydrops of the gallbladder associated with Kawasaki syndrome. J Pediatr Surg. 1987;22(10):956-9.
53. Chen CJ, Huang FC, Tiao MM, et al. Sonographic Gallbladder Abnormality Is Associated with Intravenous

Immunoglobulin Resistance in Kawasaki Disease. ScientificWorldJournal. 2012; 2012:485758.

54. Yaniv L, Jaffe M, Shaoul R. The surgical manifestations of the intestinal tract in Kawasaki disease. J Pediatr Surg. 2005;40(9):e1-4.

55. Sakane PT, Yamamoto M, Marques HHS, et al. Intussuscepcão intestinal: uma complicação da doenca de Kawasaki [relato de caso com duas recidivas]. Pediatria (São Paulo). 1988;3;142-3.

56. Watanabe T, Abe TY, Sato S, et al. Sterile pyuria in patients with Kawasaki disease originates from both the urethra and the kidney. Pediatr Nephrol. 2007;22(7):987-91.

57. Ohta K, Seno A, Shintani N, et al. Increased levels of urinary interleukin-6 in Kawasaki disease. Eur J Pediatr. 1993;152(8):647-9.

58. Watanabe T. Kidney and Urinary Tract Involvement in Kawasaki Disease [review article]. Int J Pediatr. 2013;2013:831834.

59. Gong GW, McCrindle BW, Ching JC, et al. Arthritis presenting during the acute phase of Kawasaki disease. J Pediatr. 2006;148(6):800-5.

60. Hicks RV, Melish ME. Kawasaki syndrome. Pediatr Clin North Am. 1986;33(5):1151-5.

61. Izumi G, Narugami M, Saita Y, et al. Arthritis associated with Kawasaki disease: MRI findings and serum matrix metalloproteinase-3 profiles. Pediatr Int. 2011;53(6):1087-9.

62. Runel-Belliard C, Lasserre S, Quinet B, et al. Febrile torticollis: an atypical presentation of Kawasaki disease. Arch Pediatr. 2010;16(2):115-7.

72 Síndromes Hemorrágicas

Ivan Pollastrini Pistelli
Chiu Seing Tsok Paulo
Paulo Sergio Lucas da Silva

HEMOSTASIA

A hemostasia é o processo ativo do corpo que forma o coágulo de sangue onde o vaso sanguíneo é lesionado e limita a extensão desse coágulo na área da lesão. Com o tempo, esse coágulo é dissolvido pelo sistema fibrinolítico para que haja o restabelecimento do fluxo de sangue do vaso lesado. Para que tal resposta ocorra, há necessidade de um conjunto de ações coordenadas, com a participação de plaquetas, cascata de coagulação, endotélio vascular e fibrinólise. A formação de coágulo é favorecida pela trombina e a sua lise é induzida pela plasmina, e são processos intimamente relacionados e regulados.

A coagulação sanguínea é um processo ativo, dinâmico, e pode ser didaticamente dividida em fases: formação do coágulo de plaquetas, propagação da cascata de coagulação, formação do coágulo e fibrinólise desse coágulo.

A hemostasia normal depende da interação adequada entre as plaquetas e proteínas do sistema de coagulação que se encontram presentes no sistema vascular funcionante.

A hemostasia primária é a resposta imediata à agressão tissular e ocorre em segundos a minutos. As plaquetas e o fator de Von Willebrand (VWF) formam o coágulo primário, que, em conjunto com a constrição dos vasos, promove uma redução do fluxo sanguíneo. A hemostasia secundária, ou coagulação, é um processo mais lento, demora de minutos a horas e termina com a formação de um coágulo definitivo.

FASE VASCULAR

A integridade vascular é mantida por meio do revestimento de células endoteliais, que são sustentadas pela membrana basal, tecido conjuntivo e músculo liso. Essas células são importantes na manutenção de uma barreira às macromoléculas e, quando lesionadas, contribuem para a resposta metabólica e vasoconstrição local. A parede vascular é um importante contribuinte na hemostasia.

O endotélio sadio não somente representa uma importante barreira entre os componentes sanguíneos e o subendotélio, que é altamente trombogênico, mas também está envolvido em uma série de vias bioquímicas intrínsecas e na produção de substâncias que regulam a formação do coágulo e da fibrina. Dentre essas substâncias, destacam-se os glicosaminoglicans endoteliais, semelhantes à heparina, que se ligam e ativam a antitrombina III, que, por sua vez, tem a capacidade de neutralizar efetivamente a trombina e outras proteases séricas. Ainda, o endotélio secreta o fator ativador de plasminogênio tecidual, que, além de ativar o plasminogênio, facilita a dissolução da fibrina. As células endoteliais também podem produzir dois importantes inibidores plaquetários: a prostaciclina (PGI2), um potente vasodilatador e inibidor plaquetário, e o fator relaxante derivado do endotélio, cujo principal componente é o óxido nítrico. Esses mecanismos, em conjunto com outros ainda não determinados, previnem a deposição de plaquetas e a formação de fibrina no endotélio íntegro.

PLAQUETAS

O evento inicial na hemostasia é a ligação ou adesão de plaquetas ao subendotélio vascular, o qual se encontra exposto após agressão ou exposição do revestimento endotelial vascular.

As plaquetas são fragmentos citoplasmáticos complexos, liberados a partir de megacariócitos da medula óssea e que estão sob controle da trombopoetina. As plaquetas contêm lisossomas, grânulos, membrana plasmática trilaminar, microtúbulos e um sistema canalicular.

As reações plaquetárias podem ser divididas em três processos fisiológicos: adesão ao colágeno subendotelial; ativação, por meio da alteração de sua conformação e secreção de várias substâncias; e agregação entre as plaquetas ativadas adjacentes.

Quando ativadas, as plaquetas modificam sua forma discoide normal para uma esfera compacta, com extensões dendríticas para facilitar a adesão. Há duas classes de grânulos secretores: o primeiro tipo, de grânulos densos, secreta ADP e cálcio, o que reforça a agregação e as reações da coagulação que ocorrem na superfície plaquetária. O segundo tipo, de alfagrânulos, secreta uma grande variedade de proteínas, tais como VWF, fator plaquetário 4, fibrinogênio e proteínas plasmáticas.

Receptores glicoproteicos presentes na membrana das plaquetas medeiam a sua adesão ao tecido subendotelial e a subsequente agregação, formando, dessa forma, o tampão hemostático inicial, que se contrai para limitar o tamanho do coágulo.

O papel das plaquetas na hemostasia pode ser resumido da seguinte forma:

1. Adesão ao tecido conjuntivo subendotelial: colágeno, membrana basal e microfibrilas não colágeno. Fator VIII permite o primeiro tampão, promovendo a sua atividade e adesão.
2. Liberação de:
   - Adenosina difosfato (ADP), mediador e amplificador primário da agregação;
   - Tromboxane A, um outro agregador e potente vasoconstrictor;
   - Cálcio, serotonina, epinefrina e traços de trombina.
3. Agregação plaquetária sobre a área onde se apresenta a lesão endotelial.
4. Estabilização do tampão hemostático por meio da interação com o sistema de coagulação:
   - Fator plaquetário 3, um fosfolípide que auxilia a acelerar certos passos do sistema de coagulação;
   - Fator plaquetário 4, uma proteína que neutraliza a heparina;
   - Início e aceleração da cascata por meio da produção de trombina;
   - Possível secreção de formas ativas de proteínas de coagulação.
5. Estímulo de reações que limitam a atividade plaquetária.

PROCESSO DE COAGULAÇÃO

A cascata de coagulação tem início à medida que ocorre a ativação plaquetária, ocasionando a formação de fibrina e a estabilização do tampão primário (Figura 72.1). Várias pró-enzimas requerem ativação; por sua vez, os cofatores aceleram as reações enzimáticas e os inibidores, as limitam. A cascata de coagulação consiste tradicionalmente em duas vias: intrínseca e extrínseca. A via intrínseca é iniciada pela exposição do sangue a uma superfície carregada negativamente (por exemplo, a superfície de vidro no exame laboratorial tempo de coagulação – TTPa). A via extrínseca é ativada pelo fator tecidual que é exposto no local do vaso lesionado ou pela tromboplastina. Ambas as vias convergem para ativar o fator X, que, por sua vez, ativa a protrombina na formação da trombina.

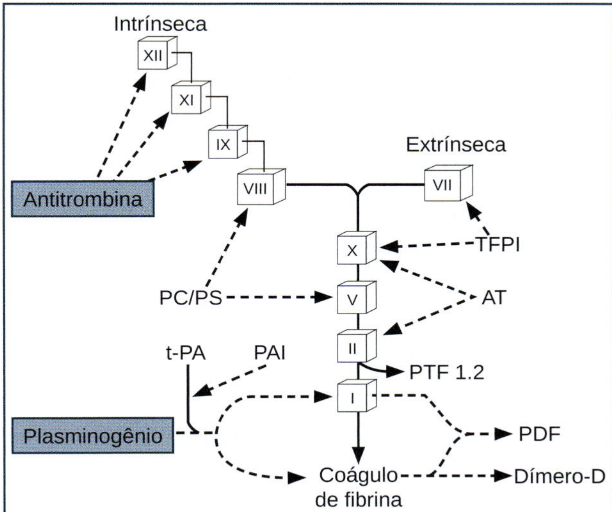

FIGURA 72.1 ***Cascata da coagulação.***
A formação do coágulo de fibrina resulta da produção de trombina, que é dependente de uma interação sequencial de pró-enzimas e fatores de coagulação ativados nas vias comum, intrínseca e extrínseca.
Siglas: PL = fosfolipídio; TF = fator tecidual; PDF = produtos de degradação de fibrina.

O endotélio vascular intacto é a barreira primária contra a hemorragia ou sangramento. As células endoteliais que se alinham ao longo da parede do vaso sanguíneo normalmente inibem a coagulação, formando uma superfície lisa que permite um adequado e rápido fluxo sanguíneo. Os fatores XI e XII do sistema intrínseco são ativados por meio do contato com células endoteliais lesionadas. A calicreína acelera essa reação e o cininogênio de alto peso molecular serve como um cofator. O fator IX, por sua vez, é ativado pelo XIa, mas também pode ser ativado pela via extrínseca por meio do fator VII tecidual. O fator VIII é um cofator que acelera a ativação do fator X pelo IXa. O fator X também pode ser ativado por meio da via extrínseca, fator VII e fator tecidual. O fator VII é ativado pela liberação ou exposição de fatores teciduais a partir das células endoteliais. A via comum prossegue com a ativação do fator II (protrombina), tendo como cofator o fator V. Chega-se finalmente à trombina, enzima-chave da hemostasia, que possui várias funções. Fator IIa ou trombina ativa os fatores V e VIII, aumentando ainda mais a sua formação; cliva dois pequenos peptídeos a partir do fibrinogênio (peptídeos A e B), que resultarão na formação de fibrina; enquanto isso, os monômeros de fibrina remanescentes sofrem polimerização para formar um longo filamento de fibrina que resulta em um coágulo de fibrina. O fator XIII estabiliza a associação dos monômeros de fibrina por meio da introdução de pontes dissulfito covalentes entre os filamentos.

As vias intrínseca, extrínseca e comum devem funcionar normalmente para que a hemostasia ocorra, devendo cada uma dessas vias ser avaliada mediante testes laboratoriais. Os grupos de fatores de coagulação (Quadro 72.1) clinicamente importantes são os seguintes:

- Fatores dependentes da trombina, que contribuem para a resposta metabólica e vasoconstrição local: II, VII, IX e X;
- Fatores dependentes da vitamina K: II, VII, IX e X;
- Sítios de atividade da heparina: IIa, IXa, Xa (sítio maior), XIa e o fator plaquetário 3.

QUADRO 72.1 ***Fatores de coagulação sanguínea.***

Fator de coagulação	Sinônimo	Distúrbio
I	Fibrinogênio	Deficiência (afibrinogenemia) ou disfunção (disfibrinogenemia)
II	Protrombina	Deficiência ou disfunção congênita
V	Fator lábil, proacelerina	Deficiência congênita (para-hemofilia)
VII	Fator estável, proconvertina	Deficiência congênita
VIII	Fator anti--hemofílico	Deficiência congênita (hemofilia A)
IX	Fator de Chirstmas	Deficiência congênita (hemofilia B)
X	Fator de Stuart-Prower	Deficiência congênita
XI	Antecedente de tromboplastina plasmática	Deficiência congênita (hemofilia C)
XII	Fator de Hageman	Deficiência congênita (assintomática)
XIII	Fator estabilizador de fibrina	Deficiência congênita

REGULAÇÃO DA COAGULAÇÃO SANGUÍNEA

A regulação da coagulação é exercida em cada nível da cascata por meio da inibição de enzimas ou modulação da atividade dos receptores (Figura 72.2).

O inibidor do fator tecidual impede as reações que envolvem o fator tecidual e o fator VIIa. A maioria das enzimas geradas durante a ativação da coagulação é inibida pela antitrombina inibidora da protease sérica, previamente denominada "antitrombina III", "alfa-2 macroglobulina" e "cofator de heparina II". O papel fisiológico da antitrombina é limitar o processo de coagulação nos sítios de lesão vascular e proteger a circulação das enzimas liberadas. A antitrombina é, por natureza, um inibidor pouco eficaz, entretanto a heparina e moléculas semelhantes à heparina, que estão normalmente presentes na superfície endotelial, estimulam a sua atividade. Esse mecanismo é a base molecular para o emprego da heparina como um anticoagulante terapêutico. O cofator de heparina II é um inibidor específico da trombina, mas, com base em testes *in vitro*, aparentemente inibe apenas uma pequena quantidade de trombina. Alfa-2 macroglobulina (alfa2-M) inibe a maioria das proteases séricas, incluindo a trombina, mas tem um papel relativamente menor em relação à antitrombina III no bloqueio da trombina em adultos. Outros inibidores, como a1-antitripsina e inibidor de C1-esterase, têm funções importantes na inibição dos fatores de coagulação na fase de contato.

O sistema anticoagulante, constituído pela proteína C, regula a coagulação por meio da modulação da atividade de dois cofatores, Va e VIIIa. A proteína C, componente-chave desse sistema, é um zimogênio (protease anticoagulante) dependente de vitamina K. É ativada pela ligação da trombina, a partir da superfície de células endoteliais intactas, com a trombomodulina. A trombomodulina é um receptor de alta afinidade responsável pelo clareamento de grande parte da trombina presente na corrente sanguínea. Desse modo, a trombina tem a capacidade de expressar funções pró e anticoagulantes, dependendo do contexto em que for gerada.

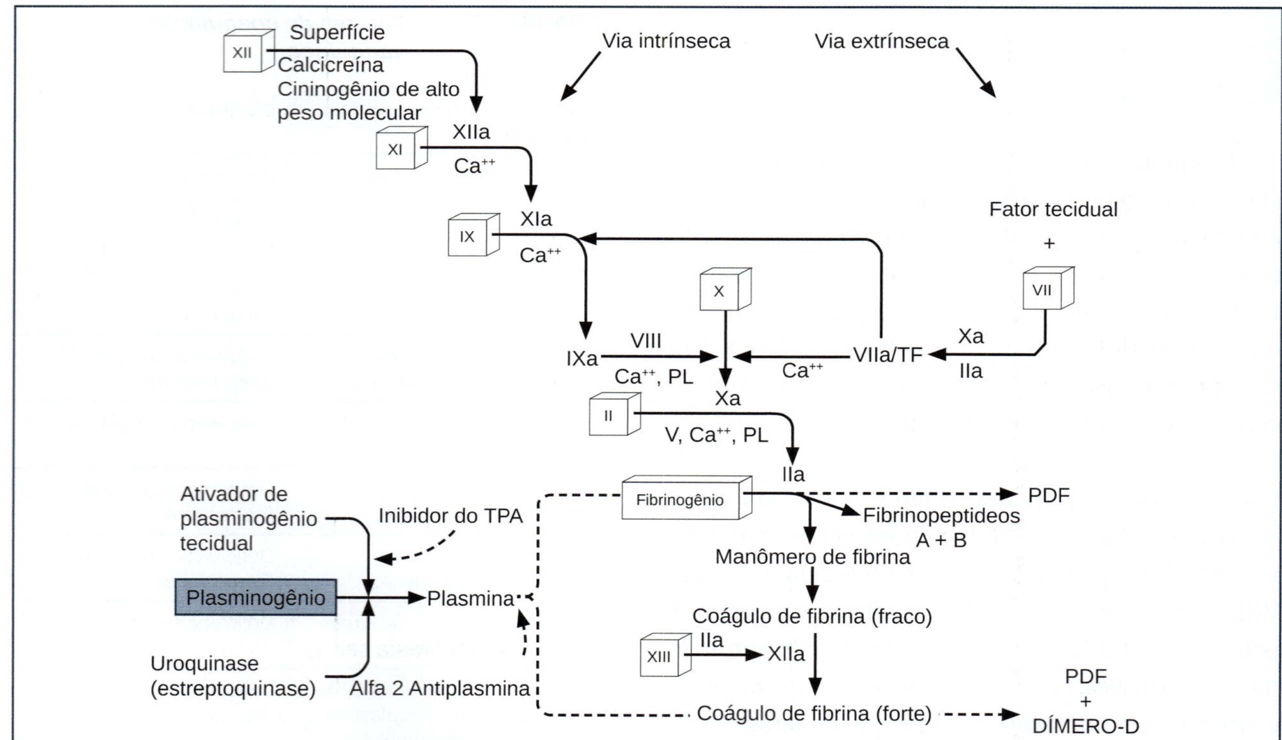

FIGURA 72.2 *Cascata de coagulação ilustrando a ação dos inibidores da coagulação e do sistema fibrinolítico. Onde PC/PS é proteína C/proteína S; t-PA é ativador de plasminogênio tecidual; PAI, inibidor do ativador de plasminogênio; TFPI, inibidor do fator tecidual; PTF1, 2 fragmento de protrombina 1,2; AT, antitrombina; PDF, produtos de degradação de fibrina.*

A proteína C ativada (na presença da proteína S) cliva os cofatores Va e VIIIa, resultando na inibição do sistema de coagulação. Um cofator proteico vitamina K dependente, a proteína S, sustenta a atividade anticoagulante da proteína C ativada.

Uma vez formado um tampão estável de fibrina-plaquetas, o sistema fibrinolítico limita sua extensão e também desfaz o coágulo (fibrinólise) para restabelecer a integridade vascular. A plasmina gerada do plasminogênio pelos ativadores do plasminogênio, semelhante à uroquinase (u-PA) ou tecidual (t-PA), degrada o coágulo de fibrina. No processo de dissolução do coágulo de fibrina, os produtos de degradação de fibrina (PDF) são produzidos. A via fibrinolítica é regulada por inibidores do ativador de fibrinogênio e alfa2-antiplasmina, bem como pelo inibidor de fibrinólise ativável por trombina (TAFI). Finalmente, o fluxo de sangue para dentro e ao redor do coágulo é crucial, pois o sangue ao fluir retorna ao fígado onde os complexos de fator de coagulação são removidos e novas proteínas pré-coagulantes e anticoagulantes são sintetizadas a fim de manter a homeostase do sistema.

PARTICULARIDADES NA HEMOSTASIA DO RECÉM-NASCIDO

O sistema hemostático no recém-nascido tem características singulares em relação às dos adultos. Essas distinções incluem diferenças na concentração de componentes do sistema hemostático, diferenças na habilidade em produzir trombina e diferenças na habilidade em inibir a trombina quando esta é formada.

As concentrações absoluta e relativa dos componentes do sistema de coagulação no recém-nascido diferem das no adulto e são dependentes da idade gestacional e pós-natal. As proteínas envolvidas na coagulação não atravessam a barreira placentária e são sintetizadas independentemente durante o primeiro trimestre da gestação. Por volta da 10ª e da 11ª semana de gestação, começam a aparecer os primeiros componentes do sistema hemostático fetal.

O nível dos componentes do sistema de coagulação dos lactentes sadios, em relação ao do adulto, não mostra um padrão uniforme. Por exemplo, os valores médios para os fatores vitamina K dependentes (fatores II, VII, IX e X) e os fatores de contato (fatores XI e XII, pré-calicreína e cininogênio de alto peso molecular) são todos menores que 70% dos valores dos adultos. Por outro lado, os valores médios do fibrinogênio, fator V, fator VIII, VWF e fator XIII são todos superiores a 70% dos valores dos adultos. Esse perfil de fatores pró-coagulantes, embora bem diferente dos adultos, é semelhante nos lactentes prematuro e a termo.

AVALIAÇÃO CLÍNICA – HISTÓRIA E EXAME FÍSICO

A gravidade de um distúrbio hemorrágico pode ser estimada a partir da duração e intensidade do sangramento (especialmente, a necessidade de transfusão de produtos sanguíneos) em resposta a um estímulo (extração dentária, trauma, cirurgia etc.). Deve-se obter uma história clínica adequada para determinar se o paciente apresenta uma tendência verdadeira para o sangramento e se o mesmo é congênito ou adquirido, com base em dados tais como história familiar, ocorrência nos sexos e hemorragia na infância. Antecedentes de sangramento espontâneo ou após trauma, em cirurgias ou procedimentos dentários, demora na cicatrização de feridas, histórico menstrual em mulheres. Também deve ser observado o uso de medicações (como, por exemplo, aspirina, anti-inflamatórios não hormonais, anticoagulantes, contraceptivos orais e antibióticos). No exame físico, os problemas relacionados à hemostasia primária são sugeridos pelo sangramento espontâneo de mucosa. Essa condição pode se manifestar como áreas focais de sangramento no tecido celular subcutâneo (inferior a 2 mm) que podem não clarear com a pressão (petéquias); manchas maiores (menos que 1 cm), designadas como "púrpuras"; ou áreas extensas de contusão (maior que 1 cm), denominadas "equimoses". As petéquias se apresentam tipicamente em áreas sujeitas a aumentos na pressão hidrostática, tais como as regiões dependentes ou região periorbitária, acompanhando tosse ou vômitos. Distúrbios de hemostasia secundária geralmente produzem equimoses profundas, hematomas, hemartroses ou sangramento tardio após trauma ou cirurgia.

AVALIAÇÃO LABORATORIAL

A avaliação laboratorial pode ser extensa, mas, em pacientes que têm histórico sugestivo ou que apresentam sangramento ativo, os testes iniciais quase sempre incluem a contagem de plaquetas, o tempo de protrombina (TP) e o tempo de tromboplastina parcial ativado (TTPa), para analisar a cascata de coagulação; e o tempo de sangramento (TS), para avaliar a qualidade das plaquetas. Esses testes podem ser complementados com exames mais específicos, de acordo com a alteração encontrada. No paciente com antecedente de sangramento anormal e histórico familiar positivo, ensaios anticoagulantes específicos devem ser realizados. Devido à grande complexidade geralmente encontrada nos distúrbios de coagulação, deve-se sempre que possível solicitar a avaliação de um hematologista.

CONTAGEM SANGUÍNEA E ESFREGAÇO SANGUÍNEO

A contagem sanguínea completa avalia o grau de anemia associado ao episódio de sangramento. Reduções nos valores de hematócrito e hemoglobina frequentemente refletem a perda de células sanguíneas na hemorragia aguda em decorrência do retardo no sistema de coagulação. O esfregaço periférico pode apresentar esquizócitos ou hemácias fragmentadas na coagulação intravascular disseminada. Uma condição morfológica característica é observada na trombocitopenia associada à mononucleose infecciosa, deficiência de folato e vitamina B_{12}, e leucemia.

CONTAGEM DE PLAQUETAS

A contagem de plaquetas é essencial na avaliação da criança com sangramento, pois a trombocitopenia é a causa mais frequente de diátese hemorrágica em crianças. Normalmente, há uma plaqueta para cada 10 a 20 hemácias. A contagem de plaquetas é determinada por meio de contadores automatizados, contudo contagens anormais devem ser verificadas manualmente. Os valores normais variam de 150.000/mm^3 a 400.000/mm^3, e contagens inferiores a 100.000/mm^3 definem trombocitopenia. O tempo de sangramento aumenta em uma relação direta com a contagem de plaquetas abaixo de 100.000/mm^3. Pacientes com contagem de plaquetas acima de 50.000/mm^3 raramente têm sangramento clínico significativo. Valores abaixo de 20.000/mm^3 podem estar associados a hemorragias espontâneas graves. Pseudotrombocitopenia é causada pelo agrupamento de plaquetas devido ao EDTA e, nesse caso, a contagem de plaquetas deve ser repetida usando-se sangue coletado em frascos citratados.

TEMPO DE SANGRAMENTO (TS)

O tempo de sangramento é um teste que avalia a integridade vascular e a função plaquetária. O tempo normal é de oito minutos; um tempo de oito a 10 minutos é considerado limítrofe e um tempo maior do que 10 minutos é tipicamente anormal. Esse teste não deve ser realizado após o uso de determinadas medicações, particularmente a aspirina, e nas trombocitopenias graves (< 20.000/mm^3). O teste não depende do sistema de coagulação.

Conforme mencionado anteriormente, o tempo de sangramento é prolongado para contagens de plaquetas abaixo de 100.000/mm^3, mas não representa uma disfunção plaquetária. Entretanto, tempos de sangramento associados a contagens de plaquetas maiores do que 100.000/mm^3 sugerem comprometimento da função.

É apropriada a investigação para doença de Von Willebrand (VWD) quando houver uma história positiva de sangramento associado a uma contagem normal de plaquetas e um tempo de sangramento anormal. Como o fenótipo é variável e os testes para o seu diagnóstico são relativamente insensíveis, uma avaliação negativa não exclui a VWD. Se a suspeita clínica for alta, deve-se proceder à repetição dos testes. Os testes são os seguintes:

- Antígeno VWF (VWF:Ag): medida da proteína VWF circulante por meio de técnicas de imunoensaio;
- Atividade de VWF (VWF:RCo): é um teste funcional que avalia a capacidade do VWF presente no plasma do paciente de aglutinar plaquetas *in vitro* na presença de ristocetina.

Há uma variedade de condições que podem aumentar (por exemplo, doença hepática, gravidez, contraceptivos) ou diminuir (por exemplo, hipotireoidismo, sangue tipo O) o VWF:Ag ou VWF:Rco.

A avaliação correta do TS requer para sua realização a cooperação da criança, o que às vezes pode ser difícil em crianças pequenas, e a presença de um técnico qualificado. O uso do TS está diminuindo em muitos centros.

TEMPO DE PROTROMBINA (TP)

O tempo de protrombina (TP) testa os fatores das vias extrínseca e comum. O plasma anticoagulado do paciente é combinado com cálcio e fator tecidual preparado a partir de tecido cerebral humano ou de coelho. O tempo decorrido entre a adição da mistura e o surgimento do coágulo é o TP. A sensibilidade para deficiências é altamente dependente da qualidade da tromboplastina usada. O TP detecta deficiências de fibrinogênio, protrombina, fator V, fator VII e fator X. É tipicamente usado para testar a via extrínseca. Prolongamento significativo do TP ocorre quando a atividade de um desses fatores cair abaixo de 30%. O TP normal, em adultos e crianças, varia de 12 a 14 segundos. A relação internacional normalizada (INR) evoluiu para permitir a comparação dos testes de TP realizados em laboratórios que usam diferentes tromboplastinas reagentes.

A fórmula é a seguinte: $INR = (TP\ paciente/TP\ controle)^{ISI}$, onde ISI (índice internacional de sensibilidade) é uma medida da sensibilidade da tromboplastina. Quanto menor o ISI, mais sensível será a tromboplastina. O INR é usado para monitorar a terapêutica com warfarin em estado de equilíbrio, controle. Não é útil para avaliar doença hepática ou coagulação intravascular disseminada.

TEMPO DE TROMBOPLASTINA PARCIAL ATIVADO (TTPA)

O tempo de tromboplastina parcial ativado (TTPa) é o tempo requerido para a formação de coágulo após a ativação de sangue anticoagulado (isto é, citratado) com cálcio, fosfolípide e uma superfície carregada negativamente, tal como a caolina. Este teste encontra-se prolongado pela deficiência de fatores das vias intrínseca e comum, ou seja, todos os fatores da cascata de coagulação, exceto os fatores VII e XIII. Variações de valores normais podem ocorrer de acordo com o laboratório. O tempo normal é tipicamente de 25 a 29 segundos. O nível de fatores deve estar reduzido a uma taxa de 25% a 40% da atividade normal para prolongar o TTPa. A heparina prolonga o TTPa por facilitar a inativação da trombina pela antitrombina. Valores erroneamente elevados podem ocorrer se o plasma for muito denso ou ictérico. O TTPa é mais sensível para anormalidades presentes na sequência da cascata de coagulação que precedem a ativação do fator X.

FIBRINOGÊNIO

O fibrinogênio encontra-se presente em concentração suficiente para ser medido diretamente. Como representa o substrato final da coagulação, seu nível reflete o balanço entre a produção e o consumo. Pode estar diminuído em decorrência de subprodução, como na doença hepática grave, ou por excesso de consumo, como nos casos de coagulação intravascular disseminada. Níveis baixos ou funções alteradas aumentam o TP, o TTPa e o tempo de trombina. Como o fibrinogênio é um reagente da fase aguda, certas condições, incluindo doenças malignas, sepse e inflamação, podem alterar a interpretação do resultado.

TEMPO DE TROMBINA (TT)

Avalia a etapa final da cascata de coagulação, o tempo para a formação do coágulo após a adição de trombina ao sangue anticoagulado, convertendo diretamente o fibrinogênio em fibrina. É sensível para avaliar deficiências qualitativas e quantitativas de fibrinogênio e de inibidores, tais como heparina, produtos de degradação da fibrina e paraproteínas. O tempo de trombina (TT) normal varia de acordo com os laboratórios, mas fica geralmente entre 11 e 15 segundos.

SOLUBILIDADE DO COÁGULO

O resultado do teste de solubilidade do coágulo pode representar anormalidade em distúrbios que envolvem a deficiência do fator XIII e fibrinogênio. O coágulo lavado é incubado em ácido acético ou ureia. Se o coágulo não estiver adequadamente formado, observa-se a sua dissolução.

ESTUDOS DE MISTURA

Devem ser realizados na avaliação inicial de um teste de coagulação prolongado. Um TP ou TTPa prolongado pode representar uma deficiência de fator ou a presença de um inibidor. Se o plasma testado for misturado na proporção 1:1 com plasma normal, os fatores deficientes serão restaurados em pelo menos 50% dos níveis normais, nível este suficiente para normalizar o teste de coagulação, enquanto os inibidores permanecerão em excesso e, portanto, o teste prolongado não será corrigido. Se o teste prolongado não for corrigido em uma mistura 1:1, devem ser realizados testes específicos para identificar o fator deficiente. Se os estudos de mistura falharem em corrigir o teste de coagulação, deve-se então realizar testes específicos para inibidores de fatores.

Inibidores são anticorpos que interferem com os testes de coagulação. Anticorpos específicos para fatores VIII e IX, por exemplo, são adquiridos por hemofílicos tratados com a infusão de concentrados de fatores ou que ocasionalmente podem ser observados em indivíduos não tratados.

D-DÍMERO

O D-dímero é formado pela degradação de plasmina da fibrina reticulada, produzida quando o fibrinogênio é coagulado pela trombina e reticulado pelo fator XIIIa, e é mais específico para a fibrinólise do que para os produtos de degradação da fibrina (PDFs). O D-dímero é elevado em pacientes com CIVD ou trombose venosa profunda, porém é relativamente inespecífico; no entanto, em outros pacientes hospitalizados por outras doenças que têm frequentemente nível elevado de D-dímero. Os estudos realizados em adultos mostram que o D-dímero pode ser útil para ajudar a excluir trombose venosa e embolia pulmonar, devido ao alto valor preditivo negativo; por exemplo, é improvável que um paciente com valor normal de D-dímero tenha trombose aguda.

ABORDAGEM INICIAL

A abordagem inicial de um paciente com suspeita ou diagnóstico de distúrbio hemorrágico inclui o seu controle clínico por meio da reposição de volume, concentrado de glóbulos e fatores de coagulação. Se o distúrbio for conhecido, deverão ser consideradas as complicações clínicas associadas a essa condição fisiopatológica. Caso contrário, uma rápida avalição laboratorial deverá ser realizada. Um esquema útil para abordar os distúrbios hemorrágicos, na prática clínica, é subdividir os três sistemas ligados à hemostasia: integridade vascular, plaquetas e fatores de coagulação. Focalizaremos o diagnóstico diferencial dos distúrbios hemorrágicos, que ainda podem ser subdivididos em enfermidades hereditárias (manifestadas pela deficiência quantitativa ou funcional de um fator de coagulação) ou adquiridas.

DISTÚRBIOS VASCULARES

A resposta fisiológica inicial a uma solução de continuidade de uma superfície vascular é a hemostasia primária. Praticamente, é independente do sistema de coagulação. Os distúrbios vasculares são observados por meio de sinais e sintomas semelhantes aos estados trombocitopênicos. As formas hereditárias são raras. As formas adquiridas geralmente estão associadas ao tecido conjuntivo ou lesão endotelial. O diagnóstico diferencial dos distúrbios vasculares é apresentado a seguir (Quadro 72.2).

QUADRO 72.2 ***Diagnóstico diferencial dos distúrbios vasculares.***

Hereditários
Distúrbios do tecido conjuntivo
Pseudoxantoma elástico
Síndrome de Ehler-Danlos
Osteogênese imperfeita
Distúrbios dos vasos sanguíneos
Telangiectasia hemorrágica (doença de Osler-Weber-Rendu)
Adquiridos
Escorbuto (deficiência da vitamina C)
Púrpura simples ou senil
Púrpura secundária ao uso de esteroide
Lesão vascular
Infecção (meningococcemia)
Azotemia (síndrome hemolítica-urêmica)
Hipoxemia
Púrpura trombocitopênica trombótica
Picada de cobra
Púrpura disproteinêmica

DISTÚRBIOS DE PLAQUETAS

Abordagem Geral

A maioria das anormalidades plaquetárias ocorre em mulheres e é adquirida. O sangramento ocorre geralmente nos capilares, resultando em petéquias cutâneas e de mucosas, ou equimoses. Epistaxe, metrorragia e sangramento gastrintestinal são os sintomas iniciais mais comuns. A hemorragia é leve e ocorre imediatamente após uma cirurgia ou extração dentária. O trauma geralmente não causa um incidente hemorrágico. As petéquias e púrpuras podem ser observadas ao exame físico. Equimoses superficiais podem ser encontradas ao redor do local da punção venosa. Hematomas musculares profundos e hemartroses não são típicos do quadro clínico. O tempo de sangramento está prolongado e a contagem de plaquetas pode estar baixa, normal ou alta. O diagnóstico diferencial dos distúrbios de plaquetas encontra-se no Quadro 72.3.

QUADRO 72.3 ***Diagnóstico diferencial dos distúrbios de plaquetas.***

Trombocitopenia
Produção diminuída
Megacariócitos reduzidos, secundários a drogas, toxinas ou infecção
Sequestro esplênico e
Destruição aumentada
Imunológico
Relacionado à doença do colágeno vascular, linfoma, leucemia
Relacionado à medicações
Infecção
Pós-transfusão
Púrpura trombocitopênica idiopática (autoimune)
Mecânica
Coagulação intravascular disseminada
Púrpura trombocitopênica trombótica (síndrome de Moschcowitz)
Síndrome hemolítica-urêmica
Vasculite
Dilucional secundário à intensa transfusão sanguínea
Trombocitopatia
Defeitos de adesão, como na doença de Von Willebrand
Defeitos na liberação: adquirida ou relacionada à droga
Defeitos na agregação, como na trombastenia (doença de Glanzmann)
Trombocitose
Autônoma (trombocitemia primária)
Reativa (trombocitemia secundária)
Deficiência de ferro
Infecção/inflamação
Trauma
Malignidade não hematológica
Pós-esplenectomia
Rebote do álcool, terapêutica com droga citotóxica, deficiência de folato/vitamina B_{12}

TROMBOCITOPENIA

Produção Diminuída

A produção diminuída de plaquetas pode ser causada por efeito direto de medicações quimioterápicas, por doenças mieloproliferativas e por lesão química na medula óssea.

Sequestro Esplênico

O sequestro esplênico é raro e é observado basicamente no hiperesplenismo resultante de uma malignidade hematológica, hipertensão portal ou distúrbios relacionados ao aumento de destruição esplênica de glóbulos vermelhos, como a esferocitose hereditária ou a anemia hemolítica autoimune.

Destruição Aumentada

A trombocitopenia imune, associada a um aumento de destruição periférica e diminuição de sobrevida das plaquetas, causados por anticorpo antiplaqueta, é observada em várias doenças. Na maioria das vezes, a causa é identificável. Doenças do colágeno vasculares, particularmente o lúpus eritematoso sistêmico (LES), podem causar uma redução de plaquetas relacionada ao anticorpo antiplaqueta. Associações semelhantes têm sido observadas com a leucemia e o linfoma, especialmente o linfoma linfocítico. A investigação de uma possível trombocitopenia imune deverá incluir a realização de hemograma completo, esfregaço de sangue periférico, teste de anticorpo antinuclear e exame da medula óssea. Várias drogas estão associadas à trombocitopenia de origem imunológica. Quinina e quinidina são agressores comuns de plaquetas por meio de um mecanismo chamado "espectador inocente". A medicação atua como um hapteno e forma um complexo com uma proteína plasmática ("carregadora"). Esse complexo é antigênico e induz a produção de anticorpos de alta afinidade. Os anticorpos se ligam à medicação e o complexo antígeno-anticorpo se adere à membrana plaquetária através de seu receptor Fc. A plaqueta então é coberta pelos complexos antígeno-anticorpo; o complemento se fixa, ocorrendo, dessa forma, a lise plaquetária intravascular. Devido à sua relativa alta frequência, a heparina é uma causa importante de trombocitopenia medicamentosa em pacientes hospitalizados. As plaquetas são ativadas pela formação de um complexo IgG-heparina. A heparina de baixo peso molecular pode estar associada a uma menor incidência de trombocitopenia em relação à heparina não fracionada (*comum*); entretanto, ambas as formas de heparina têm reação cruzada. Digitoxina, sulfonamidas, fenitoína, heparina e aspirina podem também causar efeitos deletérios nas plaquetas, geralmente dentro das 24 horas após a sua ingestão. Um tipo de síndrome semelhante à púrpura trombocitopênica idiopática (PTI) foi descrito nos usuários de cocaína intravenosa. Ensaios clínicos com antagonistas GPIIb-IIIa (glicoproteína) sugerem que o uso desses inibidores (GPIIb-IIIa) intravenosos pode apresentar um risco elevado de trombocitopenia, independentemente da terapêutica de heparina. A contagem de plaquetas pode cair abaixo de 10.000/mm^3 e ser agravada por hemorragia grave. Testes laboratoriais podem confirmar a presença de anticorpo, especialmente nos casos de quinina e quinidina. Após a interrupção da droga, a contagem de plaquetas melhora lentamente entre três e sete dias. Uma curta terapêutica com corticosteroide (por exemplo, prednisona) apresenta uma rápida resolução, o que pode facilitar a recuperação.

Trombocitopenia imune pós-infecção está geralmente associada a doenças virais como rubéola, varicela e outros vírus. Apesar de muitos casos associados à sepse serem de origem mecânica, alguns mecanismos imunes foram observados.

Trombocitopenia pós-transfusão é um distúrbio raro que causa uma queda abrupta de plaquetas aproximadamente em uma semana após a transfusão. Em 90% dos casos, está ligado ao antígeno PLAI encontrado na plaqueta. A contagem de plaquetas frequentemente cai abaixo de 10.000/mm^3, com um risco significativo de ocorrência de sangramento. Hemorragia intracraniana ocorre em aproximadamente 10% dos casos. Os pacientes geralmente são mulheres de meia-idade, que podem ter sido sensibilizadas para o antígeno PLAI durante a gravidez. Apesar de 2% do sangue dos receptores serem incompatíveis em relação a esse antígeno, é uma ocorrência rara. A realização de troca de plasma ou plasmaférese pode ser eficaz.

Púrpura Trombocitopênica Idiopática (PTI)

A púrpura trombocitopênica idiopática (PTI) pode ser considerada após a exclusão de todas as outras causas. Pode estar associada a uma imunoglobulina (IgG) anticorpo antiplaqueta, que, até o momento, tem sido de difícil detecção. As duas principais formas clínicas são a aguda e a crônica. A forma aguda é observada com maior frequência em crianças de dois a seis anos de idade. É comum um pródromo viral, observado geralmente três semanas antes do início da doença. A contagem de plaquetas cai frequentemente até abaixo de 20.000/mm^3. Seu curso é autolimitado, com uma taxa de remissão espontânea acima de 90%. A morbidade e a mortalidade são baixas, embora a recuperação total possa levar algumas semanas. O tratamento é de suporte e a terapêutica com esteroides não altera o curso da doença. A forma mais crônica de PTI é basicamente uma doença de adulto, sendo observada três vezes mais em mulheres que nos homens. Seu início é insidioso, sem pródromo, e se apresenta como predisposição em manifestar hematomas, ciclos menstruais prolongados e hemorragia de mucosas. O paciente pode apresentar petéquias ou púrpuras e é comum a contagem de plaquetas entre 30.000/mm^3 e 100.000/mm^3. Esplenomegalia é rara. Complicações hemorrágicas são de frequência e gravidade imprevisíveis, embora a taxa de mortalidade no longo prazo seja de aproximadamente 1%.

Outras doenças associadas, tais como linfoma e LES, devem ser afastadas antes do diagnóstico definitivo. Testes laboratoriais quantitativos de anticorpos antiplaquetas podem diferenciar os pacientes entre os que responderão favoravelmente à terapêutica e aqueles que não responderão. É recomendada a hospitalização durante a avaliação inicial porque o diagnóstico diferencial é complexo e o risco de hemorragia é significativo. Geralmente, o tratamento inclui corticosteroides, esplenectomia e, nos casos refratários, terapêutica imunossupressora com ciclofosfamida, azatioprina ou vincristina. Plasmaférese, andrógenos, gamaglobulina, anti-Rh (D), danazol e colchicina têm sido utilizados, mas com sucesso variado. Transfusões de plaquetas são utilizadas somente para controlar a hemorragia com risco de morte, devido ao incremento no título de anticorpos antiplaquetas e ao efeito hemostático de curta duração. O tratamento, portanto, é de suporte. Deve-se descontinuar todas as medicações não essenciais, particularmente aquelas que podem inibir a função plaquetária, como a aspirina.

Coagulação Intravascular Disseminada

A destruição não imune de plaquetas é decorrente principalmente do consumo ou do trauma mecânico. O consumo ocorre como parte do processo de coagulação intravascular, embora possa ser observado em locais onde há uma perda significativa de endotélio. Púrpura trombocitopênica trombótica, síndrome hemolítico-urêmica e vasculite, todas iniciam a destruição plaquetária por meio da lesão endotelial. As diferenças mais significativas entre as duas primeiras são a idade de início e o prognóstico.

Púrpura Trombocitopênica Trombótica (PTT)

O estado patológico da púrpura trombocitopênica trombótica (PTT) é resultante do depósito subendotelial e intraluminal de fibrina e de agregados de plaquetas em capilares e arteríolas. A síndrome hemolítico-urêmica (SHU) é semelhante à PTT, entretanto está associada a um menor envolvimento do sistema nervoso central (SNC) e a um maior comprometimento renal.

Apesar de o evento inicial ser indeterminado, acredita-se que a prostaciclina e a agregação anormal de plaquetas tenham um papel central na patogênese da doença. A doença pode afetar pacientes de qualquer idade ou sexo, mas a maioria é de indivíduos entre 10 e 40 anos de idade, e 60% dos casos ocorrem em mulheres. Classicamente, são observados púrpura trombocitopênica, anemia hemolítica microangiopática, sintomas neurológicos flutuantes, doença renal e febre. Porém, somente 40% dos casos apresentam essas cinco características clássicas. A contagem de plaquetas varia de 10.000/mm^3 a 50.000/mm^3, e são comuns a presença de púrpura generalizada e queixas de sangramento. Anemia é universal, com níveis de hematócrito geralmente abaixo de 20%. A hemólise pode causar icterícia ou palidez, e o esfregaço de sangue contém caracteristicamente numerosos esquizócitos e fragmentos de células sanguíneas vermelhas. Os sintomas neurológicos incluem sangramento, convulsões, parestesias, alteração do nível de consciência e coma, todos com característica flutuante em relação à gravidade. O componente renal varia de hematúria e proteinúria à disfunção renal aguda. Febre está presente em 90% dos pacientes.

Caso não seja tratada, a doença segue um curso progressivo e fatal, com uma taxa de mortalidade de 80%, de um a três meses após o diagnóstico. Terapêutica inclui corticosteroides, esplenectomia, anticoagulação, exsanguinotransfusão e dextran. Todavia, a troca plasmática com plasma fresco congelado (plasmaférese) tem sido o tratamento de escolha. Após vários anos, o uso intensivo da plasmaférese tem reduzido a taxa de mortalidade de forma importante (de 90% para 17%). Além disso, na terapêutica inicial, pode-se incluir esteroides, como prednisona, e agentes antiplaquetários, como aspirina e dipiridamol. Esplenectomia, gamaglobulina, vincristina e outras terapêuticas podem ser utilizadas nos casos resistentes. Com a exceção da hemorragia ameaçadora à vida, a transfusão de plaquetas deve ser evitada, pois as plaquetas podem causar trombos adicionais à microcirculação.

Situações Específicas

Trombocitopenia dilucional ocorre nos casos de transfusão maciça, exsanguinotransfusão ou circulação extracorpórea. A reposição de volume com sangue estocado oferece uma baixa quantidade de plaquetas, já que sua meia-vida é de apenas nove dias. O número de transfusões correlaciona-se diretamente com o grau de trombocitopenia. Em adultos, a prática atual de transfusão é monitorar a contagem de plaquetas para cada dez unidades de concentrado de hemácias e administrar plaquetas quando a contagem aproximar-se de 50.000/mm^3.

Trombocitopatia

O conhecimento da função plaquetária anormal, como um distúrbio clínico, cresceu rapidamente nos últimos anos. A disfunção induzida por droga pode ser uma das causas mais comuns de sangramento anormal. Defeitos podem ocorrer em qualquer nível da função plaquetária, incluindo adesão, liberação e agregação.

Defeitos de Adesão

Um distúrbio representativo de defeito de adesão é a doença de Von Willebrand, distúrbio relacionado ao fator VIII. As plaquetas estão normais em termos de condição morfológica, número, liberação e agregação. A adesão anormal não resulta de defeito da plaqueta, mas da deficiência plasmática do componente.

Defeitos de Liberação

Os defeitos de liberação incluem as síndromes *storage pool*, em que a liberação está normal, mas a quantidade de difosfato de adenosina (ADP), cálcio e serotonina está diminuída. Defeitos de liberação podem ser congênitos ou adquiridos, como no lúpus eritematoso sistêmico (LES), alcoolismo ou linfoma. As medicações são as principais causas que afetam a liberação. Aspirina e medicações relacionadas bloqueiam a enzima ciclo-oxigenase, que participa na formação de tromboxane A_2. A menor liberação de tromboxane A_2 resulta em uma redução na agregação e em menor possibilidade de vasoconstricção local. Fenilbutazona e indometacina acometem a função somente enquanto estiverem circulantes. Defeito semelhante também pode ocorrer na uremia ou disproteinemia.

Defeitos de Agregação

Os defeitos de agregação basicamente estão associados à rara condição recessiva de trombastenia, isto é, uma anormalidade na membrana da plaqueta diagnosticada por meio da ausência de retração do coágulo durante um teste de duas horas.

Transfusão de Plaquetas

A maioria dos distúrbios plaquetários não é tratada com a transfusão de plaquetas, já que sua eficácia é questionável e pode ocorrer o fenômeno de aloimunização. Transfusão de plaquetas tem indicação mais precisa em distúrbios de medula óssea (por exemplo, anemia aplástica e leucemia aguda). O estabelecimento do risco de sangramento espontâneo por meio da contagem de plaquetas é questionável. O menor grau de maturação das plaquetas em situações de consumo periférico ou sequestro proporciona uma menor probabilidade de sangramento espontâneo se comparado às condições associadas ao envolvimento primário da medula óssea. Uma estimativa da funcionalidade está combinada com a contagem de plaquetas para uma melhor predição do potencial da hemostasia primária. Com uma contagem abaixo de 50.000/mm^3, haverá um risco de grau variável, especialmente se estiver associado a trauma, úlcera ou procedimento invasivo. Acima de 50.000/mm^3, não se espera a ocorrência de sangramento por deficiência de plaquetas. Sangramento espontâneo na ausência de cirurgia, trauma ou fatores de risco pode se desenvolver com contagem de plaquetas abaixo de 10.000/mm^3.

Trombocitose

A forma reativa é considerada benigna. O diagnóstico diferencial deve ser considerado quando se encontrar contagem de plaquetas acima de 600.000/mm^3 a 1.000.000/mm^3. O estado primário ou autônomo pode estar associado à hemorragia ou trombose. É frequente o seu achado associado à policitemia vera, mielofibrose ou leucemia mieloide. A suspeita de trombocitose autônoma requer uma avaliação hematológica completa.

Distúrbio do Sistema de Coagulação

O sistema de coagulação realiza a hemostasia secundária por meio de uma complexa cascata enzimática. Os distúrbios clínicos significativos têm uma variedade de quadros característicos que os diferenciam dos distúrbios de plaquetas. Estão incluídos os seguintes:

1. A fonte da hemorragia é frequentemente um hematoma intramuscular ou de tecido profundo de pequenas arteríolas;
2. A forma congênita da doença ocorre predominantemente em homens, frequentemente como herança ligada ao X;
3. Hemorragia pode ocorrer após cirurgia ou trauma, mas é retardada no seu início em até 72 horas;4. Epistaxe, metrorragia e fontes hemorrágicas gastrintestinais são raras, uma vez que a hematúria e a hemartrose são comuns em casos graves;
4. O tempo de sangramento está normal, exceto nos casos de VWD.

O tempo de protrombina (TP) e o tempo de tromboplastina parcial (TTP) são instrumentos laboratoriais básicos utilizados na avaliação dos distúrbios de coagulação e podem ser usados para organizar a abordagem diagnóstica.

Tempo de Protrombina Anormal e Outros Testes Normais

Um tempo de protrombina elevado reflete uma anormalidade na via extrínseca, deficiência de fator VII. A forma hereditária é rara e derivada de um gene autossômico recessivo. A forma adquirida é observada como manifestação de deficiência de vitamina K, uso de cumarínicos ou doença hepática.

Como o fator VII tem a meia-vida mais curta (três a cinco horas) dos fatores de coagulação, é o primeiro a se manifestar quando houver deficiência (subprodução da forma ativa). O TP é um marcador sensível da função hepática e da eficácia da administração de cumarínico. INRs calculam a razão da protrombina aumentada pelo poder do índice de sensibilidade (151) dos reagentes específicos para a tromboplastina. A maioria das terapêuticas com warfarin recomenda manter o INR entre dois e três.

Tempo de Tromboplastina Parcial Anormal e Outros Testes Normais

Dois grupos de distúrbios hereditários manifestam-se com elevação isolada no TPP. O primeiro grupo é formado pelos fatores de contato (por exemplo, XII – fator Hageman), pré-calicreína (fator Fletcher) e cininogênio de alto peso molecular. Eles causam um distúrbio benigno, no qual o TPP está elevado, mas o paciente não apresenta diátese sanguínea. Essas deficiências existem como anormalidades laboratoriais isoladas e, portanto, não devem ser consideradas causas de um distúrbio hemorrágico. Podem ser especificamente detectadas laboratorialmente quando o diagnóstico preciso for necessário. O segundo grupo causa distúrbios hemorrágicos significativos, resultantes de deficiências de fatores da via intrínseca. Correspondem às anormalidades hereditárias mais comuns de todo o sistema de coagulação. Deficiência de fatores VIII, IX e XI é responsável por 99% dos distúrbios hemorrágicos hereditários. Pacientes com hemorragia ameaçadora à vida, nos quais se suspeita de distúrbio hemorrágico congênito, podem ser tratados com plasma fresco congelado, 15 mL/kg, enquanto os estudos para o diagnóstico estiverem sendo realizados. O risco de transmissão do vírus da hepatite B ou C ou do HIV (vírus da imunodeficiência humana) deve ser considerado.

No paciente com um TPP prolongado e história de hemorragia de longa data, o teste mais importante para o diagnóstico diferencial é o ensaio para fator VIII. Esse teste mede a capacidade do plasma do paciente em corrigir o TPP prolongado do plasma deficiente em fator VIII. Essa capacidade é comparada ao plasma normal e o resultado é oferecido como porcentagem do normal. O teste mede a atividade pró-coagulante do fator VIII, mas não discrimina entre atividade anormal de um fator VIII anormal ou de um baixo nível sérico de fator VIII. As duas formas dessa deficiência são hemofilia A e DvW.

Hemofilia A

A hemofilia A é causada pela forma variante do fator VIII que está presente em níveis normais, mas não apresenta propriedades promotoras de coagulação. Ao redor de 70% dos casos de hemofilia A são de natureza ligada ao X, isto é, a doença está presente no cromossomo X localizada no Xq28, acometendo as crianças do sexo masculino. A incidência de hemofilia na população é de 1:5.000 homens. O fator VIII circula no plasma em concentrações muito baixas e normalmente está ligado ao FvW. Há dúvidas quanto ao local de produção do fator, mas considera-se que o fígado tenha um importante papel, já que a hemofilia A pode ser corrigida com o transplante hepático. A forma familial tem uma consistência de gravidade excepcional de geração para geração, embora o grau de gravidade tenha considerável variação. Essa gravidade pode estar diretamente ligada ao nível de atividade coagulante do fator VIII (fator VIII:C). Pacientes com menos de 1% de atividade são considerados forma grave, com tendência à hemorragia espontânea. Pacientes com atividade de 1% a 5% são considerados forma moderada, com ocorrência rara de hemorragias espontâneas, mas com maior risco quanto à cirurgia ou trauma. Formas leves são consideradas com 5% a 10% de atividade ou mais, com pouco risco de sangramento espontâneo, mas ainda com risco após trauma e cirurgia. A maioria dos hemofílicos apresenta atividade maior que 10%, com poucos problemas desde que não sejam submetidos a fatores de estresse. O TPP pode ser pouco sensível para esse grupo, pois será prolongado somente se os níveis de fator VIII:C estiverem abaixo de 35% a 40%.

A doença é vista como um distúrbio da hemostasia secundária, com um padrão característico de hemorragia. Os sangramentos podem ocorrer em qualquer lugar, mas os locais mais comuns são músculos profundos, articulações, trato urinário e regiões intracranianas. A hemartrose recorrente, com destruição progressiva das articulações, é a maior causa de morbidade na hemofilia. A hemorragia intracraniana é a maior causa de óbito em todas as faixas etárias de hemofílicos. O sangramento de mucosas, como epistaxe e sangramento oral ou menorragia, é raro, exceto quando associado à DvW ou com a inibição de plaquetas, como no uso de aspirina. O sangramento gastrintestinal é raro, a menos que haja úlcera péptica. O trauma é a principal causa de hemorragia em todos os estágios da doença, em termos de gravidade. Essa causa potencial deve ser observada cuidadosamente em todos os hemofílicos, pois pode ocorrer hemorragia tardia, geralmente em oito horas, mas que pode ser observada até de um a três dias após o trauma.

Tratamento da Hemofilia A

A terapêutica da hemofilia envolve o esforço de um time de médicos, enfermeiras especializadas, fisioterapeutas e assistentes sociais, bem como do paciente e de sua família. A responsabilidade terapêutica do médico de emergência consiste em: preparo e identificação do problema, avaliação inicial e admissão de novos pacientes com hemorragia; e antecipação de ameaças potenciais à vida e admissão de pacientes que apresentem hemorragia para sua observação em circunstâncias especiais. Os hemofílicos diagnosticados adequadamente e acompanhados ambulatorialmente somente procuram o pronto-atendimento em situações mais significativas ou decorrentes de trauma, e a maioria tem amplo conhecimento de sua doença.

Tratamento de Reposição

A terapêutica recomendada para hemofilia A é a reposição de fator VIII, utilizando crioprecipitado ou concentrado de fator VIII:C. Esses concentrados são expostos ao tratamento com calor ou misturas solvente-detergente para reduzir a transmissão de hepatites B e C, e HIV. Fator VIII é também produzido por técnicas recombinantes de DNA e é considerado por alguns o produto de escolha para a reposição. Fator VIII derivado de recombinação é comparável ao fator VIII derivado do plasma, em termos de característica e controle da hemorragia, mas sem efeitos colaterais perceptíveis. Concentrados de fator VIII:C são geralmente utilizados na hemofilia grave e para uso domiciliar. Crioprecipitado é a fração proteica precipitada e congelada, derivada do plasma fresco congelado liquefeito em 1°C a 6 °C. Foi a principal terapêutica na hemofilia A.

A terapêutica de reposição oferece algum risco para hepatites C e B. Atualmente, são encontrados na população hemofílica o antígeno de superfície da hepatite B no sangue em 5% e o antígeno de superfície anti-B em 80% dos pacientes.

A terapêutica para um episódio de hemorragia inclui várias considerações: as circunstâncias nas quais o fator VIII é administrado, o tempo de manutenção, a duração da dosagem, a presença de anticorpos e os meios para estimar efetividade (Quadro 72.4).

A resposta à terapêutica pode ser monitorizada por meio da melhora clínica, diminuição do TPP e, se possível, níveis seriados de atividade do fator VIII:C. A infusão de uma unidade de fator VIII por quilo de peso promove um incremento nos níveis de fator VIII de 2%. A ausência de resposta à administração de fator VIII pode aumentar a questão quanto

QUADRO 72.4 ***Administração de fator VIII.***

Risco de hemorragia		Nível desejado de fator VIII (%)	Dose inicial (U/kg)
Leve		5-10	12,5
Moderado		20-30	25
Grave		50 ou mais	50
Cálculo padrão			
1. Volume de plasma do paciente (50 mL/kg • peso em quilos)	• (nível desejado de fator VIII em porcentagem)	- (nível atual de fator VIII em porcentagem)	= (número de unidades para a dose inicial)
2. Na emergência, o nível atual de fator VIII presumido é zero			
3. Uma unidade é a atividade de fator de coagulação presente em 1 mL de plasma normal humano			
4. Como a meia-vida do fator VIII é de oito a 12 horas, o nível desejado é mantido por meio da administração da metade da dose inicial a cada oito a 12 horas			
5. Presume-se que o crioprecipitado tenha 80 a 100 unidades de fator VIII:C por bolsa; concentrado de fator VIII:C registra as unidades por frasco no rótulo			

à presença de anticorpos circulantes. Todos os hemofílicos devem ser investigados para o desenvolvimento desses anticorpos antifator ao receberem terapêutica no hospital ou caso se tornem refratários à terapêutica domiciliar. Geralmente, 7% a 20% dos pacientes que desenvolvem essas imunoglobulinas apresentam uma deficiência grave, necessitando de múltiplas transfusões de fator VIII. O tratamento poderá ser complexo e a hospitalização, necessária. Várias terapêuticas têm sido propostas, incluindo maior dose de fator VIII, plasmaférese, terapêutica imunossupressora e infusão de complexos de protrombina contendo fatores de coagulação ativados. Outras recomendações incluem o fator VIII porcino, que apresenta uma menor reatividade cruzada com o produto humano e, em pouco tempo, uma possibilidade de uso do fator VII recombinado ativado. Pacientes não hemofílicos podem adquirir anticorpos IgG antifator hemofílico, podendo ocorrer no período pós-parto, como reações imunológicas à penicilina ou fenitoína, e em associação a SLE, artrite reumatoide ou doença inflamatória intestinal. O diagnóstico é feito por meio da ocorrência da síndrome hemofilia-*like* adquirida, com títulos positivos de anticorpos no evento.

Estudos têm demonstrado que o acetato de desmopressina (DDAVP) aumenta o nível de fatores VIII:C e VIII:Ag nos pacientes com hemofilia A e em alguns pacientes com DvW. É administrado na dose de 0,3 mg/kg/dose IV. Os benefícios são significativos nos pacientes com doença moderada e permanecem por quatro a seis horas.

Traumatismo Craniano no Hemofílico

A antecipação da hemorragia em pacientes com hemofilia pode requerer a internação e observação devido a uma variedade de lesões relacionadas ao trauma. Pacientes com lacerações profundas, pacientes com lesões de partes moles em áreas onde a pressão de um hematoma pode ser destrutiva (como em olho, boca, pescoço, dorso e coluna espinhal) e pacientes com história de trauma grave são candidatos à internação profilática. Traumatismo craniano é potencialmente ameaçador para os hemofílicos, e hemorragia do SNC é a maior causa de óbito em todas as faixas etárias. Estudos mostram risco de 3% a 13% de hemorragia intracraniana e, nos pacientes que receberam terapia de reposição dentro de seis horas, não ocorreu nenhum caso de hemorragia intracraniana. Recomenda-se aos pacientes hemofílicos com traumatismo craniano que recebam o fator VIII para atingir 50% do nível de atividade, e que se mantenham em observação por 24 horas. Todos os pacientes com traumatismo craniano devem realizar estudo com tomografia computadorizada (TC) craniana. Qualquer paciente com nível de consciência alterado ou sinais neurológicos focais deve receber imediatamente terapêutica com fator VIII e ser submetido à TC de crânio.

A terapêutica gênica representa um desenvolvimento potencial no tratamento da hemofilia. Ao clonar os genes que codificam o fator VIII, existe a possibilidade da cura parcial ou completa da hemofilia. Apesar de se dispor de testes e aconselhamento genético, não está disponível atualmente nenhuma terapia gênica para hemofilia A.

Doença de Von Willebrand

Para entender a doença de DvW, é fundamental revisar a nomenclatura utilizada para referir o fator VIII em alguns centros. Fator VIII tem pelo menos três atividades. A primeira é a atividade anti-hemofílica, ou coagulante, fator VIII:C. Todas as referências ao fator VIII neste capítulo até então têm sido para essa atividade. A segunda atividade mantém a adesão de plaquetas e agregação *in vitro* ao antibiótico ristocetina; é chamada de atividade fator Von Willebrand, ou fator VIII/FvW. Um terceiro componente reage com anticorpos leporídeos para fator VIII. É chamado de antígeno de fator VIII, ou fator VIII:Ag, e correlaciona-se mais com o nível plasmático medido do que com a atividade de fator VIII. O antígeno e a atividade do cofator para a função plaquetária estão estruturalmente relacionados. A DvW apresenta uma redução no nível de fator VIII:Ag e na atividade de fator VIII:C secundário à subprodução. As plaquetas do paciente estão normais em número, condição morfológica e outras funções, mas, na ausência do fator VIII/FvW, suas propriedades de aderência estão diminuídas. A VWD é o distúrbio hemorrágico hereditário mais comum, com uma prevalência estimada de 1%. Essa doença apresenta um padrão autossômico dominante com penetrância variável. Foi descrita uma rara herança ligada ao X.

A apresentação da doença é geralmente mais leve e menos incapacitante do que a hemofilia. O nível de fator VIII:C está na faixa de 6% a 50%. Os locais de hemorragia são predominantemente mucosa (por exemplo, epistaxe) e cutâneo. Hemartroses são raras, mas menorragia e sangramento gastrintestinal são comuns. A diferenciação laboratorial da hemofilia A inclui tempo de sangramento anormal, nível diminuído de fator VIII:Ag e agregação plaquetária anormal com ristocetina. Nos pacientes com doença grave, a terapia de reposição com fator VIII na forma de crioprecipitado é o método de escolha. Como o conteúdo de VIII/FvW de cada bolsa não está disponível, a dose-padrão é uma bolsa de crioprecipitado para cada 10 kg de peso corpóreo. Há grande quantidade de VIII:C e fator influenciador de VIII/FvW. Uma resposta singular à transfusão de componentes do plasma com a DvW é a estimulação de um progressivo aumento na atividade VIII:C, com duração de 12 a 40 horas. Após a dose inicial, poucas unidades são necessárias e esquemas de dosagem mais espaçados podem ser acompanhados, conforme a resposta clínica e a combinação de atividade de fator VIII:C e tempos de sangramento seriados.

Hemofilia B (Doença de Christmas)

Hemofilia B é a deficiência de atividade do fator IX. Seu padrão genético e apresentação clínica são equivalentes aos da hemofilia A, mas sua incidência é somente de um quinto. Fator IX é uma glicoproteína dependente da vitamina K. Essa deficiência é diagnosticada pelo teste de fator IX, geralmente após o teste de fator VIII:C apresentar-se como normal. O esquema de reposição é semelhante ao da hemofilia A, mas emprega-se o concentrado purificado de fator IX ou preparado de fator IX recombinado. O complexo de protrombina plasmático (fatores II, VII, IX e X) e o plasma fresco congelado são também úteis, mas apresentam maiores riscos de transmissão viral e trombose venosa ou arterial. O esquema de dosagem de manutenção é incrementado a cada 24 horas devido à maior meia-vida do fator IX.

Da mesma forma que a hemofilia A, dispõem-se de teste e aconselhamento genético. A terapêutica gênica em animais mostrou resultados promissores, e resultados preliminares de estudos humanos sugerem que a gravidade da hemofilia B poderá ser alterada e melhorada por meio da manipulação genética.

Distúrbios Variados de Coagulação

Alterações nos achados laboratoriais podem ser causadas por qualquer deficiência da via comum de coagulação. Um nível alterado ou função anormal de fibrinogênio é uma causa relativamente comum. Nesse tipo de deficiência, o tempo de trombina também está anormal. As formas hereditárias são raras. As formas adquiridas têm sido relacionadas às substâncias bloqueadoras de fibrina e à hipofibrinogenemia, que é encontrada com mais frequência nos casos de coagulação intravascular disseminada (CIVD) e disfibrinogenemia associada à macroglobulinemia, mieloma múltiplo e hepatomas. No contexto da medicina de emergência, o papel mais importante do fibrinogênio relaciona-se à sua atividade na CIVD.

Outros componentes da via comum de coagulação (fatores II, V e X) representam deficiências hereditárias raras. As formas adquiridas são de longe as mais comuns e se relacionam à deficiência de vitamina K (diminuição de atividade de fatores II, VII, IX e X), uso de cumarínicos, insuficiência hepática, (potencialmente todos os fatores, exceto VIII) e transfusão maciça de sangue estocado (pobre em fatores V, VIII e plaquetas).

Coagulação Intravascular Disseminada (CIVD)

A CIVD é uma coagulopatia adquirida relativamente comum em pediatria. Sua natureza ampla, de múltiplas origens e potencialmente com sequelas devastadoras, requer um efetivo tratamento e faz com que seja crítico o diagnóstico precoce desse processo hematológico. Frequentemente, é encontrada nos ambientes de cuidados intensivos. Hemostasia é um equilíbrio entre pró-coagulantes e inibidores, formação de trombo e lise. Esse equilíbrio pode ser alterado pelos processos patológicos que resultam em coagulação e cascata fibrinolítica fora de controle dentro da circulação sistêmica. Pode-se encontrar a seguinte sequência de eventos nessa coagulação anormal:

1. Consumo de plaquetas e fatores de coagulação, especialmente fibrinogênio e fatores V, VIII e XIII;
2. Formação de trombina, sobrepujando seu sistema inibidor e agindo para acelerar o pro-

cesso de coagulação e ativar diretamente o fibrinogênio;

3. Depósito de fibrina nos pequenos vasos em múltiplos órgãos;
4. O sistema fibrinolítico, por via da plasmina, pode quebrar a fibrina e piorar a formação de trombina;
5. Liberação dos produtos de degradação de fibrina (PDF), afetando a função plaquetária e inibindo a polimerização da fibrina;
6. Diminuição do nível dos fatores de inibição de coagulação (por exemplo, antitrombina III, proteína C e inibidor da via fator tecidual).

A consequência clínica desses processos é uma combinação de diátese hemorrágica ameaçadora à vida, decorrente da perda de plaquetas e fatores de coagulação, fibrinólise e interferência de PDF; obstrução de pequenos vasos e isquemia tecidual, devido ao depósito de fibrina; assim como lesão do eritrócito e anemia consequente ao depósito de fibrina. Deve-se suspeitar dessa condição em qualquer paciente que desenvolva púrpura, tendência à hemorragia e sinais de lesão orgânica, particularmente de SNC ou rim.

O diagnóstico clínico deve ser acompanhado por testes laboratoriais. Os testes recomendados no Quadro 72.5 geralmente confirmam a presença de CIVD.

Duas condições que podem simular CIVD são doença hepática grave e fibrinólise primária. Doença hepática grave geralmente se manifesta com icterícia clínica e esplenomegalia. Fibrinólise primária é um distúrbio raro que afeta o fibrinogênio e a fibrina, mas apresenta, com frequência, os componentes da coagulação (plaquetas, fator V e fator VIII) no limite inferior da normalidade. Para instituir um tratamento adequado, o médico da emergência deve lembrar que a defibrinação é sempre secundária ao grave processo patológico de base. Uma vez confirmado o diagnóstico, o tratamento inicial é reverter o mecanismo desencadeante. Alguns quadros de CIVD são autolimitados, como na reação transfusional, ou compensados, como os associados à massa tumoral, e não requerem intervenção e, sim, apenas suporte.

Tratamento de reposição é instituído simultaneamente às tentativas de controlar o processo primário. O objetivo é evitar a depleção dos fatores de coagulação. O tratamento é parcialmente baseado nos dois maiores componentes patológicos da CIVD que dominam o quadro clínico. Caso haja hemorragia ativa, recomenda-se terapia de reposição com plaquetas, fatores de coagulação encontrados no plasma fresco congelado ou crioprecipitado (I, V, VIII) e concentrado de glóbulos. Terapêutica de reposição seletiva pode ser baseada na resposta laboratorial e clínica. A hemorragia tardia, diminuição de produtos de degradação de fibrina, aumento na contagem de plaquetas e nível de fibrinogênio são indicadores úteis. A normalização do tempo de coagulação é muito tardia para ser considerada na monitoração.

A heparina tem uso limitado no tratamento da CIVD, quando o depósito de fibrina e trombose domina o quadro patológico. Certas fases de doenças

QUADRO 72.5 ***Diagnóstico laboratorial da coagulação intravascular disseminada (CIVD).***

Teste	Achado	Fisiopatologia
Esfregaço periférico	Poucas plaquetas, esquizócitos, fragmentos de eritrócitos	Fragmentação de eritrócitos em banco de fibrina; esquizócitos nem sempre observados
Contagem de plaquetas	Baixa (geralmente < 100.000/mm³)	Consumido na coagulação; baixos números são refletidos no tempo de sangramento
TP*	Prolongado	Consumo de fatores II e IV
TPP†	Prolongado	Consumo de fatores II, V e VIII
Tempo de trombina	Prolongado	Diminuição no fator II e produtos de degradação de fibrina
Nível de fibrinogênio	Baixo	Consumo de fator II; pode ser difícil interpretar, pois é um reagente de fase aguda
Produtos de degradação de fibrina	Zero	Depende da quantidade de fibrinólise secundária
Creatinina sérica ou urina tipo I	Pode estar anormal	Avaliação funcional do órgão lesionado com mais frequência pelo depósito de fibrina

* TP = tempo de protrombina; † TPP = tempo de tromboplastina parcial.

estão mais associadas ao depósito de fibrina, para o qual a terapêutica com heparina deveria ser considerada. Exemplos incluem a púrpura fulminante, óbito fetal retido antes do parto, hemangioma gigante e leucemia promielocítica aguda. Terapêutica com heparina traz pouco benefício nos casos de meningococcemia, placenta prévia, doença hepática grave e trauma. Atualmente, baixas doses de heparina (300 a 500 U/hora) em infusão contínua têm sido recomendadas. Heparina de baixo peso molecular pode também ser utilizada no lugar da heparina não fracionada. Monitoração contínua da resposta clínica, dos níveis de heparina e do quadro hemorrágico é imprescindível. Outros agentes terapêuticos (por exemplo, antitrombina III, proteína C e inibidores de fator tecidual) permanecem sob investigação.

Os objetivos do cuidado de emergência nos casos de CIVD incluem suspeita, diagnóstico objetivo agressivo, conhecimento das potenciais complicações ameaçadoras à vida e, raramente, início da terapia.

CONCLUSÃO

Pode-se concluir que o processo hemostático resulta na ação de diversos componentes celulares e moleculares atuando em um complexo mecanismo de defesa e de controle da perda sanguínea, como consequência de uma lesão vascular ou mesmo em outras condições patológicas, como câncer, sepse, colite e outras doenças inflamatórias sistêmicas. A hemostasia é um processo multifuncional, complexo e de regulação delicadamente controlada pelo organismo, envolvendo a participação de diversos componentes fisiológicos celulares e acelulares, incluindo a parede vascular e a membrana basal, microfibrilas e colágeno, ativação plaquetária e a cascata de coagulação e da fibrinólise. A refinada regulação desses sistemas coloca em posições antagônicas dois processos em equilíbrio permanente. De um lado se situa um eficiente processo fisiológico, a hemostasia, constituindo um complexo, redundante e eficiente mecanismo de defesa capaz de prevenir a perda não controlada de sangue. Do outro lado, basicamente os mesmos componentes celulares e moleculares que asseguram a função fisiológica para a hemostasia e constituem as bases do mecanismo desencadeador das condições fisiopatológicas graves, como a hemorragia funcional, as hipercoagulopatias e a trombose vascular. Assim, o quadro tromboembólico, frequentemente incompatível com a própria vida, pode ser considerado uma extensão mal regulada do processo da hemostasia.

Dessa forma, a compreensão dos mecanismos envolvidos nesses fenômenos é essencial para o tratamento de pacientes com distúrbios hemorrágicos adquiridos ou hereditários, além de propiciar pesquisas para o descobrimento de novos princípios ativos e de drogas ou produtos capazes de propiciar a adoção de procedimentos clínicos e terapêuticos novos como instrumentos de intervenção antitrombótica.

REFERÊNCIAS

1. American Society of Hematology. ITP Practice Guideline Panel: Diagnosis and treatment of idiopathic thrombocitopenic purpura: recommendations of the American Society of Hematology. Ann Intern Med. 1997;126:319-26.
2. Andrew M, Paes B, Johnston M. Development of the hemostatic system in the neonate and young infant. Am J Pediatr Hematol Oncol. 1990;12(1):95-104.
3. Ansell JE. Hemorragic and Thrombotic Disorders. In: Noble J, *et al.*, editors. Textbook of Primary Care Medicine. Saint Louis: Mosby Inc.; 2001. p. 1044.
4. Berger M, Silva WOB da, Santi L, Guimarães JA. Hemostasia: Uma breve revisão. Caderno Pedagógico, Lajeado. 2014;11(1):140-8.
5. Dahlbäck B. Blood coagulation. Lancet. 2000;355: 1627-32.
6. DiMichele D, Neufeld EJ. Hemophilia: A new approach to an old disease. Hematol Oncol Clin North Am. 1998;12:1315.
7. Erban SB, Kinnar JL, Scwartz SJ. Routine use of the prothrombin and partial thromboplastin times. JAMA. 1989;262:2428.
8. Esmon CT. Blood Coagulation. In: Nathan DG, Oski FA, editors. Hematology of Infancy and Childhood. Philadelphia: WB Saunders Company; 1998. p. 1531.
9. George JN, Raskob GE, Shah SR, et al. Drug-induced thrombocytopenia: a systematic review of published case reports. Ann Intern Med. 1998;129:886-90.
10. George JN, Shattil SJ. The clinical importance of acquired abnormalities of platelet function. N Engl J Med. 1991;324:27-39.
11. George JN. Platelets. Lancet. 2000;355:1531-9.
12. Greenberg CS, Ohrthner CL. Blood coagulation and fibrinolysis. In: Lee GR, et al., editors. Wintrobes's clinical hematology. Baltimore: Williams & Wilkins; 1999.

13. Handin RI. Blood Platelets and the Vessel Wall. In: Nathan DG, Oski FA, editors. Hematology of Infancy and Childhood. Philadelphia: WB Saunders Company; 1998. p. 1511.
14. Janz TG, Hamilton GC. Disorders of Hemostasis. In: Marx J, et al., editors. Rosen's Emergency Medicine: Concepts and Clinical Practice. Saint Louis: Mosby Inc.; 2002. p. 1688.
15. Levi M, Tem Cate H. Disseminated intravascular coagulation. N Engl J Med. 1999;341:586.
16. Lilleyman JS. Management of childhood idiopathic thrombocytopenic purpura. Br J Haematol. 1999;105:871-5.
17. Najean Y, Lecompte T. Hereditary thrombocytopenias in childhood. Semin Thromb Hemost. 1995;21:294-304.
18. Parise LV, et al. Platelets in hemostasis and thrombosis. In: Lee GR, et al., editors. Wintrobes's clinical hematology. Baltimore: Williams & Wilkins; 1999.
19. Redei I, Rubin RN. Recognizing the most common causes of bleeding in the ICU: How to diagnose and treat platelet and coagulation disorders. J Crit Illn. 1995;10:121-37.
20. Scott JP, Raffini LJ, Montgomery RR. Doenças Hemorrágicas e Trombóticas. In: Klieman R, et al. Nelson – Tratado de Pediatria. Rio de Janeiro: Elsevier; 2014. Seç. 7. p. 1691-720.
21. Tabatabai A. Disorders of Hemostasis. In: Department of Medicine, Washington University School of Medicine. Washington Manual of Medical Therapeutics. Washington; 2001. p. 394.
22. Vesely S, Buchanan GR, George JN, Raskob GE, Cohen A. Self-reported diagnostic and management strategies in childhood idiopathic thrombocytopenic purpura: results of practicing pediatric hematology/oncology specialists. Am J Pediatr Hematol Oncol. 2000;22:55-61.

73 Síndrome Hemofagocítica Linfo-histiocitose

Silvia Maria Luporini

Linfo-histiocitose hemofagocítica (LHH) é uma síndrome de ativação do sistema imune que ocorre como desordem familiar ou como condição esporádica, em associação com uma variedade de "gatilhos". Caracteriza-se por uma condição hiperinflamatória, potencialmente fatal, causada por resposta imune altamente estimulada, mas ineficaz.

A forma primária, LHH familiar (LHHF), é doença genética autossômica recessiva que afeta principalmente crianças e jovens, e a forma LHH secundária, associada a infecções (notadamente infecções virais), malignidades ou doenças reumatológicas[1-3].

A LHHF é uma doença rapidamente fatal, com mediana de sobrevida menor que dois meses após diagnóstico, se não tratada. Na maioria dos casos, o início do quadro é no período de lactância, embora existam relatos de formas menos típicas, com início mais tardio, apresentando-se em adolescentes e adultos. É uma doença rara. Na Suécia, a incidência anual foi estimada em 1,2 casos novos em cada milhão de crianças, sem predominância de sexo ou raça[3]. No Brasil, não há estudos epidemiológicos da doença.

GENÉTICA DE LHHF PRIMÁRIA[2,4-6]

Os cinco subtipos de LHHF já descritos derivam de defeitos genéticos evidenciados (entre 1999 e 2010) e que estão relacionados entre si na via da citotoxicidade celular mediada por grânulos. Esses defeitos genéticos interrompem os mecanismos responsáveis para o "gatilho" da apoptose.

Classificação genética da LHHF (Quadro 73.1):

- LHHF1 – *linkage* para 9q21.3-22 – lócus de gene com função ainda pouco conhecida;
- LHHF2 – *linkage* para 10q21-22 – lócus do gene PRF1, que codifica perforina, uma proteína citolítica sintetizada em células *natural killer* (NK) e linfócitos T citotóxicos (CTLs) e sequestrada em grânulos citotóxicos secretórios (envolvidos na citotoxicidade celular);
- LHHF3 – mutação localizada em 17q25 – lócus do gene UNC13D, que codifica a proteína Munc13-4, essencial em grânulos citolíticos para fusão com a membrana de células citotóxicas;

- LHHF4 – mutação localizada em 6q24 – lócus do gene STX11, que codifica a proteína sintaxina 11, resultando em degranulação defeituosa. Alguns desses pacientes desenvolvem síndrome mielodisplásica ou leucemia mieloide aguda;
- LHHF5 – mutação localizada em 19p13.2 – lócus do gene STXBP2, que codifica a proteína-2 ligadora da sintaxina (ou proteína Munc18-2), envolvida na regulação do transporte de vesículas para a membrana plasmática. A interação entre a proteína Munc18-2 e sintaxina 11 é eliminada pela mutação. Dado que a atividade das células NK e linfócitos T citotóxicos está marcadamente reduzida ou ausente em LHF5, parece que a Munc18-2 é requerida no último estágio da via secretória para liberação de grânulos citotóxicos pela ligação com a sintaxina 11.

IMUNODEFICIÊNCIAS PRIMÁRIAS ASSOCIADAS À LHH[1,2,7-9]

Várias imunodeficiências herdadas são causadas por defeitos moleculares do processo citotóxico dependente de perforina exercido por linfócitos T e células NK, com importante papel dessa via lítica no controle da expansão de linfócitos e homeostasia. Essas patologias incluem: a) síndrome linfoproliferativa ligada ao X (XLP), em que 60% a 70% dos pacientes têm mutações no gene *SAP* (*SH2D1A*), com múltiplos efeitos, incluindo citotoxicidade de linfócitos T CD8/células NK; b) síndrome de Chédiak-Higashi, que é ligado ao gene *LYST* (gene regulador do tráfico lisossomal de vesículas, 1q42); e c) síndrome de Griscelli tipo 2, que está ligada ao gene *RAB27a* (proteína 27a ligada ao *Ras* – reguladora da fusão de vesículas, 15q21), um efetor chave da exocitose de grânulos citotóxicos que funciona em associação com Munc13-4.

O papel preciso dessas mutações na patogenia da LHHF não está totalmente esclarecido. Entretanto, o fato de as proteínas Munc13-4, sintaxina 11 e proteína-2 ligadora da sintaxina (Munc18-2) estarem envolvidas no tráfego de vesículas e fusão de membrana sugere que defeitos na via de grânulos secretórios em células citotóxicas podem estar envolvidos na patogenia comum em pacientes com LHH.

ETIOPATOGENIA[1,2,8,10-13]

Em pacientes imunocompetentes, células NK e células T citotóxicas (CTLs) destrõem células infectadas por uma via não secretória, envolvendo ligantes Fas (CD95-L), mas, principalmente, pela via dependente da perforina. Células T citotóxicas são equipadas com grânulos tóxicos, também chamados lisossomos secretórios, que contêm perforina e granzimas. Sob a ativação de células NK ou CTLs, esses grânulos se direcionam ao longo de microtúbulos em direção à sinapse imunológica, entre o efetor e a célula-alvo.

QUADRO 73.1 ***Classificação das Linfo-histiocitoses Hemofagocíticas (LHH).***

LHH genética	Gene	Proteína	Locação cromossômica
LHH Familial			
LHF-1	Desconhecido	Desconhecida	9q21.3-q22
LHF-2	PFR1	Perforina	10q21-22
LHF-3	UNC13D	Munc13-4	17q25
LHF-4	STX11	Sintaxina 11	6q24
LHF-5	STXBP2 (UNC18B)	Munc18-2	19p13.2-3
Síndromes de Imunodeficiências			
Sd Chédiak Higashi	LYST	Lyst	1q42.1-q42.2
Sd Griscelli	RAB27A	Rab27a	15q21
Sd Linfoproliferativa ligada ao cr. X (XLP-1)	SH2D 1A	SAP	xq25
Sd Linfoproliferativa ligada ao cr. X (XLP-2)	BIRC4	XIAP	xq25
LHH adquirida			
Agentes infecciosos			
Doenças autoinflamatórias e autoimunes (síndrome de ativação macrofágica – SAM)			
Doenças malignas			
Imunossupressão, transplante de células tronco hematopoiéticas (TCTH), transplante de órgãos, AIDS			
Doenças metabólicas			

Nesse processo complexo, os grânulos são ativados para migrar, unir-se e fundir-se com a membrana celular e liberar seu conteúdo na sinapse. Junto com granzimas, a perforina mediará a morte apoptótica de células-alvo e a resposta imune é inibida.

Células NK e T citotóxicas também desempenham um importante papel na manutenção do equilíbrio da resposta imune a estímulos externos, e são críticas para prevenir e controlar condições autoimunes e graves reações a infecções. As células NK modulam as respostas iniciais de células apresentadoras de antígeno (APCs)/células dendríticas, provavelmente por meio de sinalização de citoquinas, atenuando a ativação subsequente de células T antígeno-específicas. Células NK participam na eliminação de células T ativadas e histiócitos em estágios finais da ativação antigênica, contribuindo para que a resposta imune retorne à sua condição basal. O mecanismo da apoptose é fundamental na regulação desse processo. Em pessoas saudáveis, a homeostasia imune é mantida pela contração da resposta imune após sucesso na eliminação do "gatilho". A perforina desempenha um papel crítico nesse processo. Assim, falha na eliminação de células dendríticas não somente impediria a redução da carga viral, como também resulta em estimulação contínua de células imunes.

Em LHH primária está afetada a citotoxidade de linfócitos dependente de grânulos, por prejuízo no tráfego, acoplamento, conexão para exocitose ou fusão de grânulos citotóxicos na membrana de células-alvo. LHHF envolve defeitos da resposta imune que resultam em ativação persistente de macrófagos e células T citotóxicas. Uma hipótese alternativa envolve falha para remoção de antígenos, que resulta em estimulação de células imunes efetoras. É possível que ambas as falhas para a eliminação do patógeno resultem em estimulação antigênica continuada e prejudiquem o retorno da resposta imune ao seu basal.

Todas as anormalidades genéticas conhecidas em LHF apontam para defeitos em proteínas que desempenham um papel importante na via secretória citototóxica. Pacientes com LHF-2 têm mutações que acarretam quantidades reduzidas ou ausentes de perforina. Genes mutados em LHF 3-5, em síndrome de Griscelli-2 e síndrome de Chediak-Higashi estão envolvidos no processamento de grânulos citotóxicos durante as várias etapas do trânsito e exocitose. Assim, a patogênese da LHH genética é muito provavelmente baseada na inabilidade de células citotóxicas para destruir e eliminar a célula apresentadora de antígeno infectada.

Modelos de estudo de LHH em camundongos deficientes em perforina e Munc13-4 demonstraram que, havendo prejuízo da função citotóxica, ocorre expansão desproporcional de células T citotóxicas, com excessiva produção de citoquinas e ativação persistente de macrófagos. Isso resulta em infiltração tecidual por macrófagos/histiócitos e elevada produção de citoquinas inflamatórias.

A LHH é caracterizada por um estado de inflamação multissistêmica, resultando em prolongada e excessiva ativação de macrófagos, histiócitos e células T citotóxicas, com excessiva proliferação/migração. Anormalidades em células NK também foram observadas em todas as formas de LHH.

Estudos em sangue periférico e tecidos têm indicado elevações persistentes de muitas citoquinas pró-inflamatórias durante a doença sintomática. Análise da expressão de genes em amostras de células mononucleares de pacientes com LHH têm demonstrado elevada expressão de interleucina 1b (IL-1b), fator de necrose tumoral (TNF-α), interferon (IFN-γ), IL-6 e IL-8.

Acredita-se que a "hipercitoquinemia" e, possivelmente, a "hiperquemoquinemia", geradas pela ativação descontrolada de histiócitos e células T citotóxicas, formem a base da progressiva disfunção de órgãos que eventualmente ocasiona o óbito em pacientes afetados.

O prejuízo funcional em células NK e linfócitos T citotóxicos está associado ao acúmulo de macrófagos não malignos e linfócitos T em linfonodos, baço, fígado e outros órgãos, tais como sistema nervoso central. Os achados característicos neuropatológicos incluem uma infiltração linfo-histiocítica em leptomeninges e espaços perivasculares, que é causa de graves sequelas no longo prazo.

A LHH secundária foi inicialmente descrita em hospedeiros imunocomprometidos, em associação com infecções virais, embora muitos não sejam imunossuprimidos. Algumas bactérias e parasitas também podem induzir essa condição; o termo síndromes hemofagocíticas associadas a infecções (SHAI) é utilizado para incluir todas as entidades infecciosas.

A LHH induzida pela *Leishmania* é importante diagnóstico diferencial de processo infeccioso. Embora o Epstein-Barr vírus (EBV) seja a causa mais comum de LHH associada à infecção, é reconhecido que alguns casos de óbito associados com o vírus H1N1 e síndrome do desconforto respiratório agudo ocorreram em consequência de LHH.

Outra importante associação é com malignidades (síndrome hemofagocítica associada à malignidade), mais comumente com leucemias e linfomas não Hodgkin, frequentemente de origem em células T em adultos jovens (20 a 40 anos) e frequentemente de origem em células B naqueles com mais de 40 anos de idade. A LHH também pode ser secundária à histiocitose de células de Langerhans, com as duas condições ocorrendo simultaneamente.

É bem reconhecido que a LHH secundária pode se desenvolver em associação com artrite reumatoide e outras doenças inflamatórias do colágeno, frequentemente referida como síndrome de ativação macrofágica (SAM), com excessiva ativação e proliferação de linfócitos T e macrófagos.

Até recentemente, a idade era utilizada para discriminar entre formas genéticas (primárias) e adquirida (secundária) de LHH. Entretanto, a detecção de um número elevado de casos genéticos em adolescentes e adultos provou essa errônea suposição. Essas presumidas formas secundárias de LHH também podem ter causa genética de base. Estudo em 175 pacientes adultos com LHH, mutações monoalélico ou bialélicas em genes da LHHF foram evidenciadas em 14% desses pacientes[2].

ACHADOS CLÍNICOS E LABORATORIAIS[1,2,11,14-16]

Os sintomas e sinais de LHHF geralmente surgem nos primeiros anos de vida. Com a utilização dos testes genéticos, pode-se observar que o primeiro episódio da doença pode ocorrer em adolescentes ou mesmo em adultos jovens.

Independentemente das formas primárias (familiares) e secundárias, as apresentações sintomáticas são muito semelhantes. Tipicamente, o curso clínico é caracterizado por febre flutuante prolongada, hepatoesplenomegalia progressiva e citopenias. Sinais neurológicos (irritabilidade, meningismo, convulsões, paralisia de nervos cranianos, ataxia, alteração da consciência) são relatados ao diagnóstico em 35-40% dos casos; algumas vezes associados à hiperproteinorraquia e moderada pleiocitose no fluido cerebroespinal em 50% dos casos. Doença pulmonar inflamatória, com síndrome do desconforto respiratório agudo, também pode estar presente. Achados clínicos menos comuns incluem linfonodomegalia, erupções cutâneas (erupção eritematosa maculopapular, eritrodermia generalizada, edema, paniculite, eritema morbiliforme e sufusões hemorrágicas) e edema.

Pacientes com LHH muito frequentemente têm evidências de inflamação hepática, mostrando elevações de transaminases até falência hepática fulminante. Assim, falência hepática inexplicada associada a citopenias e elevados índices inflamatórios sugerem a condição.

As alterações laboratoriais frequentes incluem pancitopenia, valores elevados de triglicérides, ferritina, desidrogenase lática (DHL), transaminases, bilirrubinas e diminuídos valores de fibrinogênio. O receptor solúvel da interleucina-2 (sCD25) é considerado um marcador da doença, refletindo o grau de ativação de células T, e permanece com valores elevados durante os períodos ativos.

Linfócitos e macrófagos ativados secretam elevadas quantidades de citoquinas e quemoquinas pró e anti-inflamatórias, que determinam as características clínicas e os achados laboratoriais. A febre é causada por interleucinas e fator de necrose tumoral-α. Ferritina é secretada por macrófagos ativados, que também produzem elevados valores do ativador de plasminogênio, levando à hiperfibrinólise. Citoquinas suprimem a lipase lipoproteica e hematopoese. Hemofagocitose não é provavelmente o único fator implicado nas citopenias graves. A baixa regulação de CD47 mediada por citoquina, que previne fagocitose pela interação com o sinal proteína α regulatório (SIRPA), foi descrita recentemente em células tronco hematopoéticas de pacientes LHH. Isso pode explicar a evolução da hipoplasia de medula óssea em pacientes com doença de difícil controle.

Pacientes em sepse bacteriana ou com síndrome da resposta inflamatória sistêmica (SIRS) podem desenvolver quadro clínico com todos os fatores característicos de LHH, incluindo hemofagocitose e diminuída atividade de células NK.

ACHADOS HISTOPATOLÓGICOS[1,2,7,11,12,15]

Os achados histopatológicos incluem acúmulo de linfócitos e macrófagos maduros, algumas vezes com hemofagocitose, afetando especialmente o baço, linfonodos, medula óssea, fígado e sistema nervoso central. No entanto, a hemofagocitose frequentemente está ausente nas fases precoces da doença. No fígado, um quadro histológico semelhante à hepatite crônica persistente é comumente encontrado, achado que sugere a possibilidade de LHH. Em sistema nervoso central, pode ocorrer vasculite e desmielinização. Em LHH, um diagnóstico patológico falso negativo é comum, pois a própria patologia não é específica. O órgão mais comumente examinado é a medula óssea que, ao exame inicial, pode não ser diagnóstico em dois terços dos casos. Aspirados ou biópsias seriadas podem ser úteis.

Independentemente da nomenclatura de LHH, o diagnóstico jamais será feito ou excluído somente pela presença ou ausência de hemofagocitose. Infiltrações da medula óssea ou fígado por macrófagos ativados, e análise da evolução clínica global podem distinguir LHH de outras causas de hemofagocitose. A análise de linfonodo aumentado ou fígado frequentemente melhora a investigação patológica.

DIAGNÓSTICO[15-21]

O diagnóstico pode ser feito com base nos achados moleculares consistentes com LHH e histórico familiar. Os testes genéticos são considerados padrão-ouro para o diagnóstico de LHHF, mas consomem tempo e são de alto custo, inviabilizando o uso de rotina. Outras avaliações podem ser realizadas – ensaios para produtos proteicos de genes candidatos por citometria de fluxo, ensaios para mensurar a integridade da função citotóxica de células T e células NK e biomarcadores de atividade LHH.

A gravidade da doença e a identificação de um agente infeccioso não discriminam entre as formas genéticas e adquiridas da LHH. A idade ajuda até certo ponto – a minoria de crianças menores de um ano teria LHH adquirida, mas idades mais elevadas não excluem LHH genética. Prejuizo da citotoxicidade de células NK é um achado característico em LHH e síndromes de imunodeficiências com albinismo; entretanto, atividade normal não exclui a condição. Diminuída função de células NK foi também observada em LHH adquirida, em pacientes com SAM e em parentes próximos de pacientes com LHH. Atividade de células NK é de grande valor para confirmar achados de outros ensaios. Recentemente, a citometria de fluxo pode ser utilizada para identificar pacientes com predisposição genética para LHH. Ensaios de degranulação de NK claramente discriminaram entre pacientes com defeitos na exocitose de grânulos e pacientes com LHH adquirida ou outros defeitos hereditários, tais como a deficiência de perforina, SAP ou XIAP. Se esses testes funcionais sugerirem uma base genética para LHH, a análise molecular deverá incluir familiares.

Para pacientes sem verificação das mutações genéticas, um guia diagnóstico foi desenvolvido pela International Histiocyte Society. Os critérios diagnósticos clínico-laboratoriais incluem febre, esplenomegalia, citopenias (acometendo pelo menos duas das três linhagens em sangue periférico), hipertrigliceridemia e/ou hipofibrinogenemia e hemofagocitose em medula óssea, baço ou linfonodos. Três critérios adicionais foram introduzidos em LHH-2004: atividade de células NK diminuída ou ausente, hiperferritinemia e elevados valores de sIL-2r (Quadro 73.2).

QUADRO 73.2 ***Critérios diagnósticos da linfo-histiocitose hemofagocítica, segundo o protocolo HLH-2004.***

O diagnóstico é realizado se o paciente apresentar pelo menos um dos dois critérios seguintes:

1. Diagnóstico molecular de linfo-histiocitose hemofagocítica
2. Pelo menos cinco dos oito critérios diagnósticos descritos abaixo:

a. Critérios diagnósticos iniciais:

Clínicos:
- febre
- esplenomegalia

Laboratoriais:
- citopenias (mais de duas linhagens afetadas):
- hemoglobina (< 9 g/dL); plaquetas (< 100 x 10^3/μL); neutrófilos (< 1,0 x 10^3/μL)
- hipertrigliceridemia ≥ 265 mg/dL e/ou hipofibrinogenemia ≤ 1,5 g/L

Histopatológicos:
- hemofagocitose em medula óssea, baço ou linfonodos, sem evidência de malignidade

b. Novos critérios diagnósticos:

Atividade das células NK diminuída ou ausente

Ferritina ≥ 500 μg/L

CD25 solúvel (receptor solúvel de IL-2) ≥ 2.400 UI/mL

Para estabelecer a base comum para tratamento, o Grupo de Estudo da LHH, da Sociedade de Histiócitos (HLH Study Group of the Histiocyte Society) propôs critérios diagnósticos para LHH[14].

Hiperferritinemia é um marcador de LHH. Nos critérios LHH-2004, valores de ferritina > 500 µg/L são considerados positivos. Entretanto, esses valores não foram determinados baseados em evidências. Lehmberg *et al.*[18] observaram que valores > 2.000 µg/L tinham uma sensibilidade de 70% e especificidade de 68% para a condição de LHH. Ponto de corte de 3.000 µg/L foi sugerido ser específico[21]. Frequentemente, critérios diagnósticos não são inteiramente preenchidos à apresentação inicial.

Outras avaliações são úteis – expressão atípica de perforina/granzima, elevação sérica de CD163 solúvel (um marcador de ativação macrofágica) ou diminuída expressão de CD107a (um marcador de superfície de células NK mensurando a degranulação).

TRATAMENTO[2,11,15,19-25]

A gravidade da doença, e não a classificação (genética ou adquirida), guiará o tratamento inicial. Entretanto, a informação sobre um defeito genético é importante para o manuseio, pois permitirá acessar precocemente um doador de células tronco hematopoéticas para transplante de medula óssea (TMO), com a finalidade de corrigir o defeito genético de base.

Usualmente, sem tratamento, a LHF é rapidamente fatal. A terapêutica precoce efetiva reduziu a mortalidade da LHH de 95% para 30-35%. O objetivo da terapia é suprimir o estado hiperinflamatório, extinguir linfócitos ativados e as células apresentadoras de antígeno. Isso remove o estímulo e, assim, rompe o círculo vicioso de ativação contínua, mas ineficaz de células citotóxicas (Quadro 73.3).

O uso de etoposide, em combinação com esteroides e ciclosporina A, mostrou induzir resolução sintomática prolongada. Esquema terapêutico com prednisolona, ciclosporina A e globulina antitimocítica, também se mostrou eficaz para induzir remissão em um grande número de pacientes e com menor possibilidade de toxicidade, embora com mais altas taxas de recaída[24]. Embora essas terapêuticas sejam eficazes para prolongar a sobrevida em LHHF primária, a cura pode ser alcançada somente com transplante de medula óssea (TMO).

QUADRO 73.3 ***Princípios do tratamento de LHH.***

Supressão da hiperinflamação	Corticosteroides, imunoglobulinas,
(Imunossupressão, imunomodulação)	ciclosporina A, agentes anticitoquinas
Eliminação de células imunes ativadas (CTLs e histiócitos) e células dendríticas (infectadas)	Corticosteroides, etoposide anticorpos anticélulas T (globulina antitimocítica, alemtuzumabe)
Eliminação do "gatilho"	Terapêutica anti-infecciosa
Terapia de suporte (neutropenia, coagulopatia)	Antifúngicos, antibióticos, plasma
Correção do defeito no sistema imune	Transplante de medula óssea

Fonte: adaptado de Lehmberg, Janka; Weitzman[18,22].

Embora a supressão da hiperinflamação usualmente requeira ação imediata, a investigação do fator desencadeante tratável é mandatória. A terapêutica específica para um agente infeccioso não exclui o tratamento anti-inflamatório (exceto em LHH associada à leishmaniose), e pode contribuir para acelerar a redução da carga antigênica. Em pacientes com LHH associada ao EBV, a adição de rituximabe está indicada. Contudo, em contraste à infecção normal com EBV, em pacientes LHH, o vírus também está incorporado em células T[23].

Corticosteroides são medicações anti-inflamatórias importantes em LHH. Devido a sua melhor penetração em SNC, a dexametasona é a medicação de escolha. Casos menos severos podem ser tratados com corticosteroides e medicações imunomoduladoras, tais como ciclosporina A (CSA) ou imunoglobulinas; contudo, esses pacientes devem ser acompanhados cuidadosamente. A eliminação de linfócitos ativados e células dendríticas infectadas (APCs) é outro objetivo do tratamento, que pode ser alcançado com o uso de etoposide, um agente eficaz em doenças histiocíticas e monocíticas.

O tratamento atual para pacientes com LHH primária ou secundária utiliza o protocolo HLH-2004. A terapêutica é baseada em etoposídeo (VP-16) – uma medicação quimioterápica pró-apoptótica –, dexametasona em altas doses e ciclosporina A, com metotrexate intratecal (para pacientes que não remitem o quadro de LHH em sistema nervoso central após duas semanas de dexametasona). [O protocolo completo está disponível no site da Histiocyte Society: <http://www.histio.org/society/protocols> e em publicação de Henter *et al.*[20].]

Exceto para a condição de LHH associada a doenças reumatológicas (síndrome de ativação macrofágica), todas as formas de síndrome hemofagocítica (primárias ou secundárias) devem ser inicialmente tratadas utilizando o mesmo protocolo logo que se obtenha o diagnóstico. A distinção entre LHH primária ou secundária necessita ser feita pela indicação de TMO para todos os pacientes com a forma familiar, preferencialmente quando estiverem em remissão. Se nenhuma das causas genéticas de LHH for encontrada, um defeito genético ainda desconhecido pode estar presente. Assim, a decisão de enviar um paciente com LHH para transplante de células tronco hematopoéticas é baseada na reativação da doença após terapêutica adequada. Nesse caso, a base genética para a doença é presumida.

Pacientes com síndrome hemofagocítica associada a doenças reumatológicas podem responder à corticoterapia somente ou combinada à ciclosporina A e/ou gamaglobulina intravenosa.

Se não houver histórico familiar e o paciente alcançar resolução completa após oito semanas de terapêutica, o tratamento será suspenso para evitar TMO em uma criança com possível LHH secundária. Entretanto, se a doença for grave e persistente, ou reativada, a terapêutica será continuada e, posteriormente, será realizado TMO. Esquemas terapêuticos utilizando alemtuzumabe, um anticorpo contra CD52 que está presente em células T, e histiócitos é benéfico em pacientes com LHH refratária[25].

O TMO modificou dramaticamente a sobrevida e prognóstico desses pacientes. Regime de condicionamento de reduzida intensidade pré-TMO (com fludarabina, melphalan e alemtuzumabe) mostrou recentemente uma redução da alta mortalidade, associada aos regimes mieloablativos mais agressivos, e melhora na sobrevida.

CONCLUSÃO

A LHH não é uma doença única, mas uma síndrome hiperinflamatória causada por excessiva ativação de linfócitos e macrófagos, que produzem grandes quantidades de citoquinas. Todos os sintomas e achados laboratoriais podem também ser encontrados com a mesma extensão em pacientes que evoluem após "gatilho" infeccioso, iniciando e mantendo uma adequada resposta inflamatória. LHH representa o extremo do espectro da reação inflamatória e é caracterizada pela magnitude das anormalidades clínicas e laboratoriais e a progressão dos sintomas.

Causas genéticas identificadas afetam a função de células T citotóxicas e células NK. Mutações hipomórficas nesses genes são encontradas em adolescentes e adultos. Testes funcionais diferenciam rapidamente LHH genéticas daquelas adquiridas antes que resultados de testes genéticos sejam realizados. O tratamento de LHH que atue em linfócitos T ativados e histiócitos permanece um desafio. Pode salvar a vida, mas pode interferir com a função imune remanescente. O uso de regime de condicionamento de intensidade reduzida para o transplante de células progenitoras hematopoéticas foi um grande passo no tratamento, evitando a alta mortalidade com condicionamento mieloablativo de HSCT, reduzindo-a dramaticamente.

REFERÊNCIAS

1. Janka GE. Hemophagocytic Syndromes. Blood Rev. 2007;21:245-53.
2. Zhang L, Zhou J, Sokol L. Hereditary and Acquired Hemophagocytic Lymphohistiocytosis. Cancer Control. 2014;21(4):301-12.
3. Henter JI. Clinical update on Hemophagocytic Lymphohisticytosis. SIOP Education Book. 2007;137-42. [SIOP Conference – International Society of Paediatric Oncology; 2007; Mumbai, India.] Disponível em: <www.siop.nl>, <www.cure4kids.org>.
4. Cetica V, Santoro A, Gilmour KC, et al. STXBP2 mutations in children with familial haemophagocytic lymphohistiocytosis type 5. J Med Genet. 2010;47(9):595-600.
5. Cetica V, Pende D, Griffiths GM, et al. Molecular basis of familial hemophagocytic lymphohistiocytosis. Haematologica. 2010;95(4):538-41.
6. Sieni E, Cetica V, Hackmann Y, et al. Familial hemophagocytic lymphohistiocytosis: when rare diseases shed light on immune system functioning. Front Immunol. 2014;5(167):1-12.
7. Risma K, Jordan MB. Hemophagocytic lymphohistiocytosis: updates and evolving concepts. Curr Opin Pediatr. 2012;24(1):9-15.

8. Janka E. Familial and acquired hemophagocytic lymphohistiocytosis. Eur J Pediatr. 2007;166:95-109.
9. Filipovich AH. Hemophagocytic lymphohistiocytosis and related disorders. Hematology Am Soc Hematol Educ Program. 2009;127-31.
10. Gholam C, Grigoriadou S, Gilmour KC, et al. Familial haemophagocytic lymphohistiocytosis: advances in the genetic basis, diagnosis and management..Clin Exp Immunol. 2011;163:271-83.
11. de Saint Basile G, Menasche G, Fischer A. Molecular mechanisms of biogenesis and exocytosis of cytotoxic granules. Nat Rev Immunol. 2010;10(8):568-79.
12. Chandrakasan S, Filipovich AH. Hemophagocytic lymphohistiocytosis: advances in pathophysiology, diagnosis, and treatment. J Pediatr. 2013;163(5):1253-9.
13. Meeths M, Chiang SCC, Löfstedt A, et al. Pathophysiology and spectrum of diseases caused by defects in lymphocyte cytotoxicity. Exp Cell Res. 2014;325:10-7.
14. Henter JI. Clinical update on Hemophagocytic Lymphohisticytosis, SIOP Education Book. 2007;137-42. [SIOP Conference – International Society of Paediatric Oncology; 2007; Mumbai, India.] Disponível em: <www.siop.nl>, <www.cure4kids.org>.
15. Meeths M, Horne A, Sabel M, et al. Incidence and clinical presentation of primary hemophagocytic lymphohistiocytosis in Sweden. Pediatr Blood Cancer. 2015;62:346-52.
16. Lehmberg K, Ehl S. Diagnostic evaluation of patients with suspected haemophagocytic lymphohistiocytosis. Br J Haematol. 2013;160(3):275-87.
17. Bryceson YT, Pende D, Maul-Pavicic A, et al. A prospective evaluation of degranulation assays in the rapid diagnosis of familial hemophagocytic syndromes. Blood. 2012;119(12):2754-63.
18. Lehmberg K, McClain KL, Janka GE, et al. Determination of an appropriate cut-off value for ferritin in the diagnosis of hemophagocytic lymphohistiocytosis. Pediatr Blood Cancer. 2014;61(11):2101-3.
19. Castillo L, Carcillo J. Secondary hemophagocytic lymphohistiocytosis and severe sepsis/systemic inflammatory response syndrome/multiorgan dysfunction syndrome/macrophage activation syndrome share common intermediate phenotypes on a spectrum of inflammation. Pediatr Crit Care Med. 2009;10(3):387-92.
20. Henter JI, Horne A, Aricó M, et al. HLH-2004: Diagnostic and therapeutic guidelines for hemophagocytic lymphohistiocytosis. Pediatr Blood Cancer. 2007; 48:124-31.
21. Jordan MB, Allen CE, Weitzman S, et al. How I treat hemophagocytic lymphohistiocytosis. Blood. 2011;118(15):4041-52.
22. Weitzman S. Approach to Hemophagocytic Syndromes. Hematology Am Soc Hematol Educ Program. 2011;178-83.
23. Beutel K, Gross-Wieltsch U, Wiesel T, et al. Infection of T lymphocytes in Epstein-Barr virus associated hemophagocytic lymphohistiocytosis in children of non-Asian origin. Pediatr Blood Cancer. 2009;53(2):184-90.
24. Mahlaoui N, Ouachée-Chardin M, de Saint Basile G, et al. Immunotherapy of familial hemophagocytic lymphohistiocytosis with antithymocyte globulins: a single-center retrospective report of 38 patients. Pediatrics. 2007;120(3):e622-8.
25. Marsh RA, Allen CE, McClain KL, et al. Salvage therapy of refractory hemophagocytic lymphohistiocytosis with alemtuzumab. Pediatr Blood Cancer. 2013;60(1): 101-9.

74 Anemias

Silvia Maria Luporini
Josefina Aparecida Pellegrini Braga

INTRODUÇÃO

Anemia pode ser vista em Unidade de Terapia Intensiva (UTI) como um processo patológico primário ou secundário a doenças médicas ou cirúrgicas. Pode ocorrer em crianças saudáveis previamente, no curso de uma doença sistêmica ou com conhecida doença hematológica de base; indicar anormalidade eritrocitária somente ou estar associada com alterações de múltiplas linhagens – indicativa de envolvimento da medula óssea, doenças imunológicas, destruição periférica de eritrócitos ou sequestro de células na condição de esplenomegalia com hiperesplenismo. O rápido diagnóstico é obtido pelo entendimento das classificações da anemia, por sintomas apresentados e propondo ordem e interpretação de estudos laboratoriais. A taxa de morbimortalidade depende da causa, velocidade e gravidade com que a anemia se desenvolve. Quando a queda da hemoglobina e hematócrito se desenvolve rapidamente (devido a sangramento maciço ou hemólise aguda), a apresentação clínica é dramática e pode ser fatal se o paciente não for tratado rapidamente.

DEFINIÇÃO[1-3]

Anemia é definida como redução da massa eritrocitária e concentração sanguínea de hemoglobina, resultando em decréscimo da capacidade de transporte do oxigênio aos tecidos. Na prática, considera-se anemia quando o valor de hemoglobina estiver dois desvios padrões abaixo do valor médio para uma determinada idade (< -2 desvios padrões), Quadro 74.1.

ETIOLOGIA[1,3]

Causas de anemia são aquelas inerentes ao eritrócito ou relacionadas a um fator externo. Mais de um mecanismo podem estar envolvidos em algumas anemias (Quadro 74.2).

AVALIAÇÃO DO PACIENTE ANÊMICO[1,3-5]

O desenvolvimento de anemia aguda no grupo etário pediátrico comumente ocorre em duas situações – perda sanguínea aguda e hemólise aguda.

QUADRO 74.1 ***Valores referenciais médios e mínimos de concentração sanguínea de hemoglobina, hematócrito, contagem de eritrócitos e volume corpuscular médio (VCM) em diferentes idades.***

	Hemoglobina (g/dL)		Hematócrito (%)		Eritrócitos (10^{12}/L)		VCM (fL)	
Idade	**Média**	**- 2 dp**	**Média**	**- 2 dp**	**Média**	**- 2 dp**	**Média**	**- 2 dp**
nascimento	16,5	13,5	51	42	4,7	3,9	108	98
1-3 dias	18,5	14,5	56	45	5,3	4,0	108	95
1 semana	17,5	13,5	54	42	5,1	3,9	107	88
2 semanas	16,5	12,5	51	39	4,9	3,6	105	86
1 mês	14,0	10,0	43	31	4,2	3,0	104	85
2 meses	11,5	9,0	35	28	3,8	2,7	96	77
3-6 meses	11,5	9,5	35	29	3,8	3,1	91	74
0,5-2 anos	12,0	11,0	36	33	4,5	3,7	78	70
2-6 anos	12,5	11,5	37	34	4,6	3,9	81	75
6-12 anos	13,5	11,5	40	35	4,6	4,0	86	77
12-18 anos								
Mulheres	14,0	12,0	41	36	4,6	4,1	90	78
Homens	14,5	13,0	43	37	4,9	4,5	88	78

Fonte: Brugnara[2].

QUADRO 74.2 ***Classificação fisiopatológica das anemias.***

1. Anemias causadas por **diminuída produção de eritrócitos** geralmente se desenvolvem gradualmente e causam anemia subaguda → crônica. Anormalidades que ocorrem nas etapas de diferenciação e proliferação da hematopoese:
   - 1.1. Falências de medula óssea arregenerativas ou regenerativas
     - Aplasia de medula óssea
     - Síndromes mielodisplásicas
     - Infiltrações medulares extensas – leucemias, neuroblastoma, linfomas não Hodgkin
     - Constrição do espaço medular – osteopetrose, mielofibrose
     - Anemia de Blackfan-Diamond (hipoplasia congênita da série vermelha)
     - Eritroblastopenia Transitória da Infância (em crianças saudáveis) e Crise Aplástica Transitória (em pacientes com anemia hemolítica crônica), ambas causadas por infecção pelo parvovírus B19
     - Deficiência secundária de eritropoietina – insuficiência renal crônica, hipotireoidismo, doenças inflamatórias crônicas
   - 1.2 Eritropoese ineficaz, prejudicando a fase de proliferação eritropoética
     - Anemia diseritropoética congênita
     - Deficiência de vitamina B_{12} e/ou folato
     - Raras situações de doenças genéticas (ex., acidúria orótica)
   - 1.3 Defeito na maturação eritropoética (deficiente hemoglobinização de eritroblastos)
     - Anemia ferropriva
     - Anemia sideroblástica congênita
     - Anemia por intoxicação crônica pelo chumbo
     - Talassemias
     - Anemia de doenças inflamatórias crônicas (diminuída biodisponibilidade do ferro) – em fases mais tardias

2. Anemias causadas por **aumento de destruição eritrocitária.**
   - 2.1 Defeito intracorpuscular
     - Defeitos na membrana proteica dos eritrócitos (esferocitose e síndromes correlacionadas)
     - Defeitos de enzimas eritrocitárias (deficiência de glicose-6 fosfato desidrogenase (G-6-PD), deficiência piruvatoquinase)
     - Defeitos da hemoglobina – 1) globina: quantitativos (talassemias), qualitativos (hemoglobinopatia S, C, E); 2) heme: porfirias eritropoéticas
     - Hemoglobinúria paroxística noturna
   - 2.2 Defeito extracorpuscular
     - Mediada por auto, alo ou isoanticorpos (anemia hemolítica auto, alo ou isoimune)
     - Mediada por danos mecânicos à membrana do eritrócito – síndrome hemolítico-urêmica, púrpura trombótica trombocitopênica, defeitos cardíacos valvares
     - Mediada por agentes físicos – injúria térmica em queimaduras graves (lesões na microcirculação)
     - Mediada por agentes biológicos – *Plasmodium vivax* e *falciparum*
     - Mediada por agentes químicos – veneno de animais peçonhentos

3. Anemia causada por **perdas sanguíneas** – agudas ou crônicas.

HISTÓRICO

Observar idade, sexo, origem étnica, raça, histórico alimentar (fontes de ferro, folatos, vitamina B_{12}), perdas sanguíneas, exposição a medicamentos e agentes tóxicos (uso crônico de fenitoína, induzindo à anemia megaloblástica, ou drogas que podem induzir aplasia de medula óssea; exposição a produtos tóxicos inalatórios, oxidantes); e antecedentes pessoais, incluindo condições de gestação, nascimento e parto, infecções, doenças de base, uso prévio de hemoderivados e antecedentes familiares e hereditários – anemia, icterícia, esplenomegalia, esplenectomia, colecistopatia calculosa e consanguinidade –, evidenciando possível anemia hemolítica herdada.

EXAME FÍSICO

Pacientes com anemia aguda e grave apresentam-se com tonturas e vertigens, e são taquicárdicos, taquipneicos e hipovolêmicos. Aqueles com anemia crônica são tipicamente bem compensados e usualmente assintomáticos.

Observar grau de palidez, icterícia, edema e sinais de sangramento (por exemplo, sangue oculto nas fezes, epistaxe frequente, púrpura, hematoma). Pacientes com anemia significativa frequentemente apresentam sopro sistólico. Pesquisar sinais de insuficiência cardíaca congestiva – taquicardia, ritmo em galope, taquipneia, cardiomegalia, chiados, tosse, distensão de veias jugulares e hepatomegalia. Esplenomegalia pode ser encontrada em muitas anemias hemolíticas, e refletir infiltração maligna ou presença de hipertensão portal.

Crianças jovens com doença falciforme podem manifestar súbito aumento do baço e/ou dor abdominal e distensão concomitante à anemia. Ossos faciais proeminentes (bossas frontais) em hiperplasia eritropoética, associada a anemias hemolíticas crônicas graves. Algumas síndromes de falência de medula óssea estão associadas com anomalia facial, membros, microftalmia e hiperpigmentação da pele. Sinais de hipotireoidismo incluem baixa temperatura corporal, deficiente crescimento, xerodermia e constipação.

AVALIAÇÃO LABORATORIAL INICIAL

Incluindo hemograma completo, reticulócitos e esfregaço de sangue periférico.

Índices eritrocitários: é útil a regra para crianças mais jovens que 10 anos – volume corpuscular médio (VCM) = 70 fL + idade em anos – e após essa idade seguem valores mínimos de 80-82. O limite superior de VCM é aproximadamente 84 fL + 0,6 x idade em anos, com limite superior em adultos de 96 fL.

A amplitude de distribuição do volume de eritrócitos (RDW) é um coeficiente de variabilidade do tamanho das hemácias. Valor de RDW normal (11,5-14,5%) indica que existe população uniforme de eritrócitos (homogeneidade no tamanho dos eritrócitos) – produção normal ou diminuída. Elevados valores de RDW indicam eritrócitos de tamanhos variáveis (anisocitose) – presente em processos hemolíticos, anemias por carência de ferro, folato e vitamina B_{12} e outras.

Avaliação da resposta reticulocitária ajuda a distinguir situações de prejuízo na produção ou aumento de destruição. O valor de reticulócitos deve ser interpretado de acordo com o grau de anemia. Assim, um achado de 2-3% de reticulócitos (valor normal de aproximadamente 1%) em um paciente com anemia grave não indica uma "resposta" reticulocitária. Observar a *porcentagem corrigida de reticulócitos* para o grau de anemia:

% reticulócitos corrigido =
Htc* paciente/Htc normal × % reticulócitos aferida

*Htc = hematócrito

Um parâmetro adicional é o valor de hemoglobina corpuscular média (HCM) medida em massa (pg). Valores menores de 25 indicam baixa formação de hemoglobina em eritrócitos. Situações de baixa formação do heme (anemia ferropriva, anemia sideroblástica, intoxicação crônica pelo chumbo, anemia da inflamação crônica) ou da globina (síndromes talassêmicas).

ESFREGAÇO DE SANGUE PERIFÉRICO

Ajuda identificar a causa de anemia por meio do reconhecimento da morfologia celular anormal (particularmente útil em anemias normocíticas).

- Macrocitose – síntese alterada do DNA (deficiência de folato e/ou vitamina B_{12}), eritropoese de estresse (em anemias arregenerativas) e algumas situações de rápida infiltração da medula óssea (leucemia aguda).

- Microcitose e hipocromia – diminuída síntese de hemoglobina (por exemplo, anemia ferropriva, talassemias).
- Anisocitose – variabilidade do tamanho dos eritrócitos, presente em quadros hemolíticos, carência de ferro, vitamina B_{12} e folatos.
- Poiquilocitose – alterações de forma.
- Policromasia – significando eritrócitos jovens circulantes ainda com presença de material nuclear e identificados como reticulócitos por coloração supravital.
- Esquizócitos ou células fragmentadas – lesão eritrocitária por forças de cisalhamento (anemia hemolítica microangiopática).
- Esferócitos (esferocitose hereditária, anemia hemolítica autoimune).
- Células fantasmas (deficiência de G-6-PD).
- Células falcizadas – drepanócitos (doença falciforme).
- Células em alvo (hemoglobinopatia C, S, talassemias).

Testes Laboratoriais Adicionais

- Valores de bilirrubina indireta e desidrogenase láctica – DHL (anemia hemolítica);
- Teste da antiglobulina direta ou teste de Coombs (anemia hemolítica autoimune);
- Eletroforese de hemoglobinas (hemoglobinopatias);
- Estudos enzimáticos dos eritrócitos (G-6-PD, piruvatoquinase);
- Fragilidade osmótica (esferocitose e síndromes correlacionadas);
- Ferro, saturação transferrina, ferritina (anemia por deficiência de ferro);
- Folato, vitamina B_{12} (anemia megaloblástica/macrocítica);
- Tipagem sanguínea e reação cruzada para acessar possível anemia isoimune em neonato;
- Sorologias (vírus Epstein-Barr, citomegalovírus, parvovírus B_{19} e outras);
- Funções hepática e renal;
- Tiroxina (T4), hormônio tireoestimulante (TSH) (hipotireoidismo);
- Aspirado de medula óssea (leucoses, anemia megaloblástica, anemias hipoplásicas).

CLASSIFICAÇÃO MORFOLÓGICA DAS ANEMIAS[1,3]

A classificação morfológica mais comumente associa VCM, coeficiente de RDW e porcentagem de reticulócitos (Figura 74.1)

ANEMIA EM PACIENTES PEDIÁTRICOS INTERNADOS EM UTI PEDIÁTRICA (UTIP)[4-10]

Crianças infrequentemente se apresentam em condições críticas por causa de anemia. Por outro lado, anemia pode ser muito comum em pacientes doentes. Cerca de um terço das crianças admitidas em UTIP encontram-se anêmicas no momento da admissão.

Bateman *et al.*, em estudo prospectivo multicêntrico, demonstraram que a maioria (74%) das crianças admitidas em UTIP apresentava-se com anemia à admissão (33%) ou desenvolveu anemia na terapia intensiva (41%). Um interessante achado desse estudo foi que 73% da perda sanguínea estiveram relacionadas à coleta de amostras sanguíneas. Metade das crianças requereu transfusões de hemácias, com a maioria da primeira transfusão ocorrendo 48 horas de admissão na UTIP.

Os fatores que contribuem para a anemia nesses pacientes criticamente doentes incluem frequentes coletas de amostras sanguíneas; perda sanguínea aparente ou oculta pelo trato gastrintestinal; perda sanguínea durante procedimento cirúrgico, precedendo a internação à UTIP; perda sanguínea por trauma, precedendo a admissão à UTIP; e baixos valores circulantes inapropriados e/ou diminuída responsividade à eritropoetina. Outros fatores podem influenciar a atividade eritropoética, como a baixa biodisponibilidade do ferro, com baixa concentração no soro e quantidade normal ou aumentada nos depósitos – mediadores inflamatórios que determinam um bloqueio na utilização desse elemento, reduzindo a síntese de hemoglobina.

No estado anêmico, a redução da afinidade da hemoglobina pelo oxigênio é um importante me-

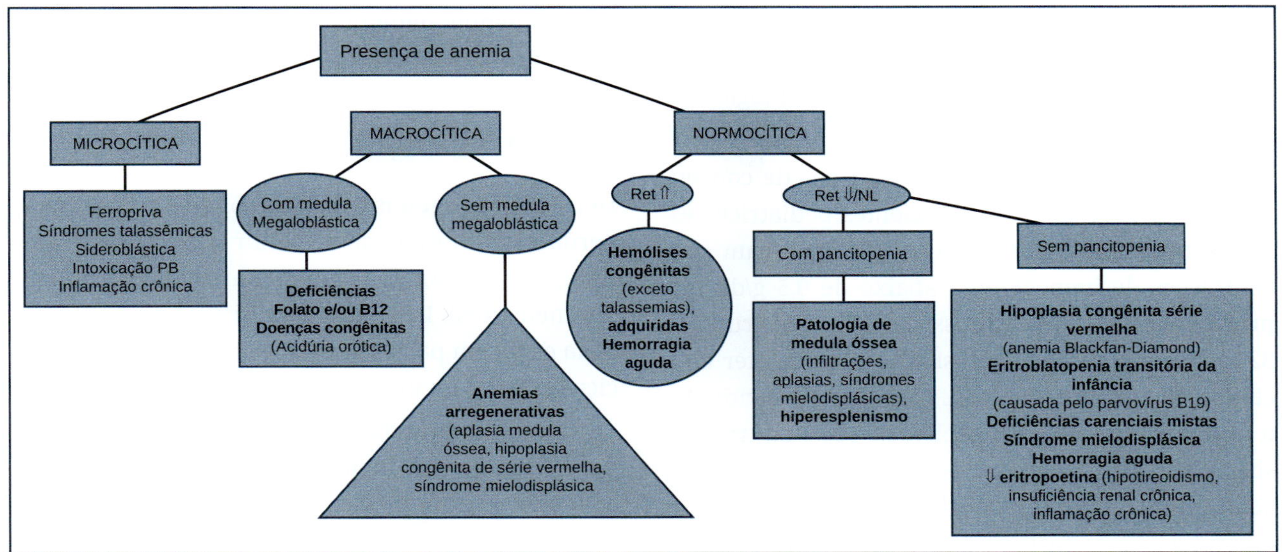

FIGURA 74.1 ***Classificação morfológica das anemias.***

canismo compensatório, e deve-se ao aumento da concentração intraeritrocitária de 2,3-difosfoglicerato (2,3-DPG). Esse composto, formado durante o metabolismo da glicose, fixa-se à molécula de hemoglobina desoxigenada, dificultando sua ligação ao oxigênio. A diminuição da afinidade (desvio da curva para a direita) não altera a saturação da hemoglobina nos pulmões (onde a PO_2 é elevada), mas resulta em maior liberação de oxigênio aos tecidos. A P_{50} média de sangue anêmico com hemoglobina de 8 g/dL é da ordem de 30 mmHg (comparada com 26 mmHg em normais), o suficiente para aumentar em 25% a quantidade de oxigênio liberada aos tecidos. Adicional abertura dos leitos capilares em órgãos vitais, minimizando a distância do suprimento de oxigênio às células. Desde que o volume sanguíneo total na anemia não se altere ou diminua, esse aumento da perfusão pode ocorrer somente com decréscimo de perfusão para outras partes menos vitais. Em estados anêmicos, vasoconstrição ocorre primariamente em tecido cutâneo e rins. Os rins usualmente mantêm uma diferença de oxigênio arteriovenosa muito baixa e, assim, podem tolerar um significativo decréscimo na perfusão, sem experimentar hipóxia tecidual. O débito cardíaco e velocidades do fluxo sanguíneo estão elevados para manter a perfusão tecidual. Isso ocorre em crianças primariamente por meio de um aumento da frequência cardíaca, embora o decréscimo de viscosidade sanguínea e da resistência vascular sistêmica, pela abertura dos leitos capilares, também contribua.

Independentemente da etiologia da anemia, em cuidados intensivos, frequentemente teremos que avaliar os riscos e benefícios para a tomada de decisão final se uma transfusão de concentrado de hemácias estiver indicada.

O aumento de mortalidade e lesões teciduais relacionados à anemia tem mantido o consenso da regra 10/30 (mínimos valores para hemoglobina de 10 g/dL e hematócrito de 30%), para manter a boa oferta de oxigênio aos tecidos, proposta por Adam e Lundy há mais de 60 anos, mesmo com evidências sugerindo que a transfusão pode piorar a evolução dos pacientes.

Estudos recentes associam a transfusão de eritrócitos com maior frequência de desenvolvimento de falência múltipla de órgãos e pior prognóstico em pacientes politraumatizados, independentemente de outros índices, inclusive da gravidade do trauma. Pacientes que recebem transfusão de sangue são mais propensos a ter sua internação prolongada, quando comparados com aqueles que não são submetidos a esse tipo de procedimento. Além disso, a transfusão de derivados do sangue é tida como indutora de imunossupressão – diminuição da regulação da imunidade celular de macrófagos e células T. Há, também, relatos de que a exposição a leucócitos alogênicos em transfusões pode desencadear resposta do sistema imune do receptor, com aumento do risco de infecção e aumento da mortalidade.

Dados recentes sugerem que muitos pacientes internados em UTIP toleram valores de hemoglobina abaixo de 7 g/dL e que uma estratégia transfusional de eritrócitos liberal ocasiona piores resultados clínicos. Este valor de gatilho de 7 g/dL de hemoglobina para indicação de transfusão é utilizado na prática.

Lacroix *et al.* avaliaram transfusões de concentrado de hemácias em 637 pacientes pediátricos estáveis gravemente doentes, que apresentavam concentrações de hemoglobina abaixo de 9,5 g/dL nos primeiros sete dias de admissão à UTIP. Um grupo de 320 pacientes recebeu transfusão para manter concentração acima de 7,0 g/dL (estratégia restritiva) e o outro grupo, com 317 pacientes, recebeu transfusões para manter a concentração de hemoglobina acima de 9,5 g/dL (estratégia liberal). Os pacientes do grupo de estratégia restritiva receberam 44% menos transfusões do que o grupo de estratégia liberal. Não houve diferenças significantes nos desfechos estudados (disfunção de múltiplos órgãos e sistemas e taxa de mortalidade). Concluíram que uma estratégia restritiva de transfusões de glóbulos vermelhos pode seguramente diminuir a taxa de exposição às transfusões, assim como o número total de transfusões em crianças gravemente doentes. Recomenda-se uma estratégia restritiva de transfusões em crianças com condições clínicas estáveis internadas em UTIP. No entanto, essa recomendação não se aplica a recém-nascidos, idosos, pacientes com doença arterial coronariana, hipoxemia grave, instabilidade hemodinâmica, sangramento ativo ou doença cardíaca cianogênica. Pacientes em pós-operatório imediato de cirurgia cardíaca e distúrbio de coagulação e crianças em choque séptico, com distúrbio hemodinâmico e em uso de fármacos vasoativos, são condições clínicas que justificam indicação mais liberal.

PRINCIPAIS CAUSAS DE ANEMIA AGUDA[4,5,8,11-13]

- Hemorragia aguda;
- Anemia hemolítica autoimune com hemólise aguda;
- Deficiência de G-6-PD com episódio hemolítico agudo;
- Esferocitose hereditária com episódio hemolítico;
- Anemia falciforme com sequestro esplênico agudo e crise aplástica;
- Anemia hemolítica microangiopática – síndrome hemolítico urêmica (SHU).

PERDA SANGUÍNEA AGUDA

Hemorragias agudas com sítios óbvios ou ocultos de perda sanguínea podem incluir o trato gastrintestinal, intra-abdominal, pulmonar ou intracraniano (em neonatos). Pacientes com distúrbios da hemostasia estão em particular risco para hemorragia maciça (externa ou interna).

Nas primeiras horas após o sangramento agudo, as dosagens de hemoglobina e hematócrito não refletem o volume de sangue perdido, pois há perda simultânea de plasma e hemácias, mas permite identificar pacientes que já apresentavam anemia antes do episódio agudo de perda sanguínea. Assim, a avaliação de gravidade da anemia deve ser feita com base em sinais clínicos – frequência cardíaca, pressão arterial, palidez mucocutânea, sudorese e temperatura das extremidades, estado de consciência e fluxo urinário.

Após hemorragia, mecanismos hormonais (renina-aldosterona, hormônio antidiurético) atuam retendo água e eletrólitos, recompondo o volume circulante. Ocorrendo diluição do intravascular, haverá queda progressiva da hemoglobina e hematócrito para se estabilizarem em novos valores 48 horas após o episódio. Consequente à hipóxia renal há elevação da eritropoetina, estimulação da medula óssea e ascensão de hemoglobina para valores basais. No período de produção acelerada, a partir do terceiro até o quinto dia após a hemorragia, sobrevém reticulocitose. Há uma mobilização do ferro dos depósitos para suprir a maior demanda na síntese de hemoglobina a fim de repor o sangue perdido.

A avaliação da gravidade da anemia deve ser feita com base em sinais clínicos, como frequência cardíaca, pressão arterial, palidez cutaneomucosa, sudorese e temperatura das extremidades, estado de consciência e fluxo urinário.

ANEMIA HEMOLÍTICA AUTOIMUNE (AHAI)

Caracterizada pela presença de autoanticorpos, que se ligam aos eritrócitos e induzem remoção precoce da circulação por macrófagos do sistema reticuloendotelial. A incidência estimada é de 1/80.000/ano na população geral. Entre crianças, é mais frequente em meninos; em adolescentes, é mais comum em mulheres.

Em AHAI primária, a anemia hemolítica é o único achado clínico e não se identifica doença sistêmica de base. A AHAI secundária ocorre no contexto de uma doença sistêmica. Pode ocorrer em pacientes com doença autoimune (lúpus eritematoso sistêmico) e em pacientes com neoplasias (linfoma de Hodgkin e não Hodgkin); em leucemias, síndromes mielodisplásicas, imunodeficiências, infecção por *Mycoplasma pneumoniae*, vírus Epstein-Barr, citomegalovírus ou uso de medicamentos.

O diagnóstico é baseado na positividade do teste de Coombs direto em presença de hemólise, podendo ser negativo em 2% a 4% dos casos e falso positivo em 8%. A evolução é extremamente variável; pode apresentar início agudo, com curta duração, e resolução em até seis meses; ou apresentar início insidioso, tendendo à cronificação.

Classificação das AHAI dependente do tipo de anticorpo envolvido:

1. AHAI mediada por anticorpo a quente – forma mais comum em crianças e usualmente envolve um anticorpo IgG, reagindo contra antígenos eritrocitários do sistema Rh, que ligam eritrócitos em temperatura de 37°C, induzindo à hemólise extravascular. Frequentemente, a apresentação clínica é abrupta, mas segue curso crônico, com remissões intermitentes e recaídas, requerendo terapêutica de longo prazo.
2. AHAI mediada por anticorpo a frio – mais comum em adultos (em crianças, pode ocorrer após infecção por *Mycoplasma pneumoniae*). O autoanticorpo IgM liga-se aos eritrócitos em regiões corpóreas mais frias (< 37°C) e fixam complemento, promovendo hemólise intra ou extravascular (células fagocitárias no fígado). Geralmente, os autoanticorpos são dirigidos contra antígenos i/I eritrocitários. A maior ação dos autoanticorpos com o frio faz com que as áreas mais distais e frias do organismo sejam mais acometidas. Aglutinação de hemácias em extremidades, com redução do fluxo sanguíneo e diminuição da oferta de oxigênio, induz aparência cianótica de dedos, nariz e orelhas, simulando fenômeno de Raynaud. Segue curso autolimitado.
3. Hemoglobinúria paroxística a frio – ocorre principalmente em crianças menores de cinco anos após infecção viral de vias aéreas superiores, caracterizada por anticorpo IgG, que se liga a baixas temperaturas, fixa complemento e promove hemólise intravascular (IgG – anticorpo de Donath-Landesteiner). A doença é caracterizada por hemólise intravascular aguda com palidez, icterícia e hemoglobinúria, acompanhada de dor abdominal, febre e sintomas gerais de gripe. O autoanticorpo policlonal da classe IgG é específico para o antígeno P eritrocitário.

Crianças em idade de dois a 12 anos tendem a apresentar início abrupto do quadro, com baixo número de reticulócitos (10% dos casos) – autoanticorpos podem reagir com antígenos em precursores eritroides, promovendo sua destruição em medula óssea. Seguem com palidez, cansaço e ocasionalmente icterícia; com urina escura (usualmente em hemólises intravasculares) e valores de hemoglobina frequentemente abaixo de 5 g/dL. A combinação de AHAI e trombocitopenia é referida como síndrome de Evans, caracterizada por ampla desregulação imune. Granulocitopenia imune também pode estar presente – pancitopenia autoimune.

Exames Laboratoriais – hemograma com reticulócitos, bilirrubinas totais e frações, desidrogenase lática, urina I, teste da antiglobulina direta (teste de Coombs direto) – identificam anticorpos e componentes do complemento na superfície de eritrócitos. A investigação do soro e eluato das hemácias sensibilizadas auxilia a determinação da especificidade do autoanticorpo responsável pela hemólise.

Manuseio do Paciente

- Evitar transfusões de hemácias em pacientes com AHAI, pois os autoanticorpos também destruirão hemácias transfundidas;
- Se houver indicação clínica, transfundir pequenos volumes de hemácias menos incompatíveis e, eventualmente, lavadas (para remoção do complemento presente no plasma da unidade a ser transfundida);

- Tratamento inicial em **AHAI a quente** com corticoterapia – pulsoterapia com metilprednisolona (30 mg/kg/dia) (máx. 1 g), em infusão de uma hora diluída em soro glicosado 5%, por três dias sequenciais; após, iniciar prednisona ou prednisolona (2 mg/kg/dia), mantendo por uma ou duas semanas até recuperar valores de hemoglobina e, então, reduzir dose progressivamente por meses. Pacientes que não respondem à corticoterapia podem receber gamaglobulina humana (400 mg/kg/dia, por cinco dias), em infusão intravenosa de cinco horas. Em situações refratárias, utilizar medicações imunossupressoras – azatioprina (1-2 mg/kg/dia) ou ciclofosfamida (1-2 mg/kg/dia) –, por período de alguns meses. Esplenectomia é indicada em casos selecionados, com cura ao redor de 50% dos pacientes. As crianças menores de cinco anos de idade que foram esplenectomizadas deverão ser vacinadas contra bactérias encapsuladas pneumococo, meningococo e hemófilo, e também deverão receber penicilina profilática a cada 21 dias até a idade de cinco anos.
- Em **AHAI a frio**, plasmaférese está indicada, embora o resultado seja transitório. Uso de corticosteroides está indicado, embora o curso clínico da doença seja pouco modificado por esses medicamentos. O mesmo resultado é obtido com utilização de imunossupressores e esplenectomia.
- Em **hemoglobinúria paroxística ao frio**, usualmente, o tratamento é de suporte, mantendo o paciente aquecido. Se houver indicação de concentrado de hemácias, a transfusão deve ser realizada com sangue aquecido. A doença é autolimitada e raramente há necessidade de corticoterapia ou infusão de hemácias.

DEFICIÊNCIA DE GLICOSE-6-FOSFATO DESIDROGENASE

A G-6-PD é uma proteína presente no citoplasma de todas as células, participando de reações enzimáticas para a manutenção de glutationa reduzida e proteção contra lesões induzidas por estresse oxidativo. Em eritrócitos normais, a sua meia-vida é ao redor de 60 dias. A enzima é produzida por um gene situado no cromossomo X (Xq28). Indivíduos do sexo masculino podem ter manifestações clínicas. Mulheres homozigotas para a condição e pequena porcentagem de heterozigotas (pelo efeito da lionização) também podem sofrer consequências.

É reconhecida como a mais frequente enzimopatia eritrocitária. A doença ocorre com maior frequência em indivíduos descendentes de povos de origem mediterrânea (especialmente italianos) e da África Central. Sua incidência no Brasil ainda não está estabelecida, mas estima-se que pode atingir até 7% da população.

Centenas de variantes G-6-PD foram descritas, mas a imensa maioria dos indivíduos afetados é assintomática. Manifestação clínica e sua gravidade dependem da variante de enzima. Três variantes mais comuns, com consequências clínicas, são denominadas A- e A+ (africanas) e B- (mediterrânea). Na variante A-, a quantidade de enzima residual é suficiente para manter as atividades metabólicas do eritrócito em condições normais. Porém, podem desencadear hemólise aguda intravascular com hemoglobinúria quando expostos a algumas substâncias, medicamentos ou infecções que induzem ao estresse oxidativo. Indivíduos com a variante A+ (atividade residual de 80% do normal) seguem sem manifestações clínicas. A variante B- tem atividade enzimática residual muito baixa e, assim, as reações hemolíticas agudas provocadas por drogas são muito mais graves. Alguns indivíduos com essa variante podem apresentar quadro de hemólise crônica ou favismo (hemólise aguda causada pela ingesta de favas frescas). No período neonatal precoce, poderá ocorrer quadro de icterícia por hiperbilirrubinemia indireta e hemólise, nas variantes A- ou B-.

Exames Laboratoriais: hemograma completo com reticulócitos e esfregaço de sangue periférico com coloração supravital – identificação dos corpúsculos de Heinz nos primeiros dias do processo hemolítico agudo. A dosagem de G-6-PD durante o processo hemolítico agudo pode resultar em valor falsamente normal, em decorrência da rápida destruição de eritrócitos mais velhos e presença de eritrócitos jovens circulantes, recém-lançados da medula óssea. Investigar atividade de G-6-PD em amostra sanguínea de pacientes em período estável.

MANUSEIO DO PACIENTE

- Durante o processo hemolítico agudo intravascular, com hemoglobinúria – medidas sintomáticas e de suporte, com cuidados para evitar quadro de disfunção renal (manter hidratação e controle da diurese)
- Transfusão de concentrado de hemácias, se indicada.

ESFEROCITOSE HEREDITÁRIA (EM CRISE HEMOLÍTICA AGUDA)

O defeito é intrínseco da membrana proteica eritrocitária, envolvendo a conexão vertical entre espectrina, anquirina, proteína 4.2 e banda 3 na ligação à camada lipídica da membrana. A deficiência ou disfunção de qualquer desses componentes da membrana pode debilitar ou desestabilizar o citoesqueleto, cujo papel é manter o modelo, deformabilidade e elasticidade do eritrócito. Isso resulta em perda de superfície de membrana e morfologia anormal do eritrócito (esférico), com encurtamento da meia-vida.

É mais comum em norte-europeus, com prevalência de 1/3.000 indivíduos. Segue herança autossômica dominante, em 75% dos casos, e os demais são de recessivos ou novas mutações.

Os achados clínicos são anemia, icterícia e esplenomegalia. A doença pode apresentar-se em qualquer idade. No período neonatal, requer exsanguinotransfusão em 50% dos casos. A partir daí, a hemólise é parcial e compensada com anemia moderada (Hb 9 a 11 g/dL), e icterícia intermitente (agravada por infecções). A gravidade é variável, refletindo a diversidade de mutações, em especial, na forma dominante. A forma de apresentação clínica (leve, moderada e grave) reflete concentração de hemoglobina sanguínea, valores de bilirrubinas e contagem reticulocitária. Atividade física exagerada e infecções virais exacerbam a hemólise. Nas crises, há piora do grau de anemia e icterícia, e o volume do baço aumenta. Raramente, pode associar-se à aplasia e demandar transfusões (infecção por parvovírus B_{19}).

Em esfregaço de sangue, a esferocitose é típica, tendo-se que, em 20% a 25% dos casos, pode ser esparsa e sua identificação ser difícil. O teste de fragilidade osmótica, sem incubação e com incubação por 24 horas a 37°C é útil. Outros testes pouco utilizados na rotina, mas que contribuem para diagnósticos específicos, incluem eletroforese das proteínas de membrana em gel de poliacrilamida (SDS-PAGE), quantificação das proteínas por técnica de radioimunoensaio ou testes moleculares.

CRISE APLÁSTICA EM PACIENTES COM HEMÓLISE CRÔNICA (DOENÇA FALCIFORME, ESFEROCITOSE HEREDITÁRIA)

Em anemias hemolíticas crônicas, a cessação temporária da eritropoiese induz anemia grave, conhecida como “crise aplástica”. Esse evento foi definido como uma queda do nível de hemoglobina (> 3,0 g/dL), com ausência de reticulócitos em sangue periférico.

Usualmente secundária à infecção pelo eritrovírus (parvovírus B_{19}), afeta principalmente escolares e pré-escolares. A evolução do processo infeccioso nesses pacientes segue com quadro febril e palidez intensa, com comprometimento da função cardíaca. Valores de reticulócitos e hemoglobina estão muito diminuídos.

MANUSEIO DO PACIENTE

- Transfusão de concentrado de hemácias em volume suficiente para alcançar valores basais de hemoglobina e estabilização hemodinâmica;
- Oxigenoterapia;
- Hidratação de manutenção.

CRISE DE SEQUESTRO ESPLÊNICO AGUDO

Pacientes com doença falciforme podem apresentar repentinamente um acúmulo intraesplênico de grandes volumes de sangue. Condição de diminuição abrupta da concentração sanguínea de hemoglobina, maior ou igual a 2 g/dL comparada ao valor basal do paciente, acompanhada de sinais sugestivos do aumento da atividade eritropoetica e aumento súbito das dimensões do baço. Pode ser observada plaquetopenia moderada. É a segunda causa mais comum de morte em crianças com doença falciforme, menores de cinco anos de idade. O mecanismo pelo qual se estabelece não está determinado, porém muitas vezes está associada a infecções virais ou bacterianas. Na doença falciforme, o sequestro esplênico agudo pode ocorrer a partir dos primeiros meses de vida e dentro dos dois a três primeiros anos de vida, principalmente nas formas SS e Sβ°talassemia. Acima dessa faixa etária, ocorre com maior frequência em pacientes com doença falciforme, nos quais a esplenomegalia é persistente, como SC e Sβ+talassemia.

Manuseio do Paciente

- Correção da hipovolemia com soluções cristaloides;
- Transfusão de hemácias. Após uma transfusão, usualmente, a maior parte do sangue sequestrado retorna à circulação, à medida que a esplenomegalia regride;
- Esplenectomia deverá ser programada após duas crises de sequestro esplênico ou após um primeiro episódio grave, pelo risco de recorrência;
- Crianças de até três anos, colocar em programa de transfusão mensal, mantendo Hb S < 30% e educação familiar quanto à palpação do baço;
- Esplenectomia se o paciente tiver mais de três anos com vacinações antipneumocócica, anti-hemófilo e antimeningococo C, previamente à cirurgia; e, posteriormente, manutenção de penicilina profilática até os cinco anos de idade.

SÍNDROME HEMOLÍTICO-URÊMICA

É suspeitada na presença de trombocitopenia; anemia aguda, com sinais de hemólise microangiopática; e lesão renal aguda, evidenciada por hematúria, proteinúria ou aumento do valor de creatinina. A incidência de SHU é de 2/100.000/ano. A SHU típica atinge crianças entre seis meses e cinco anos de idade, surgindo em geral após infecção gastrintestinal por enterobactérias, em particular a *Escherichia coli* sorotipo O157:H7. Um grupo menor, chamado de SHU atípica, pode relacionar-se ao uso de alguns fármacos; deficiência genética ou adquirida da metaloprotease clivadora do fator de Von Willebrand, de alto peso molecular (proteína ADAMTS-13); transplante de órgãos; e alguns relatos com descrições de infecção invasiva por *Streptococcus pneumoniae* precedendo essa patologia. Ocorre a instalação de lesão endotelial, com depósito de fibrina; agregados plaquetários e lesão mecânica dos eritrócitos, por forças de cisalhamento; e formação de esquizócitos, com consequente anemia hemolítica microangiopática. Na SHU típica, a evolução clínica é geralmente benigna, com recuperação completa em 90% dos casos.

Manuseio do Paciente

- Tratamento de suporte – correção hidroeletrolítica e da anemia;
- Em casos graves, com rápida e grave ascensão em valores de ureia e creatinina, o recurso de diálise temporária está indicado.

COMPLICAÇÕES AGUDAS NA DOENÇA FALCIFORME[14-21]

Dados do Programa Nacional de Triagem Neonatal estimam o nascimento anual de 3.500 crianças com doença falciforme e 200 mil com traço falciforme. Estima-se que 4% da população brasileira tenha o traço falciforme (heterozigose simples) e que 25-50 mil pessoas tenham a doença falciforme – em estado homozigótico (SS, anemia falciforme) ou na condição de heterozigotos compostos (SC, Sβ°talassemia e Sβ$^+$talassemia, SD, SE).

CRISES DOLOROSAS

A crise dolorosa é o evento mais comum e a principal causa de morbidade na doença, além de ser o motivo de maior frequência na procura por atendimento em emergências e admissão hospitalar. Os episódios dolorosos agudos podem ser recorrentes, não preditivos, variando em frequência, severidade, duração e etiologia. Podem ter duração de algumas horas, dias ou semanas. A gravidade da dor é bastante variada, desde episódios moderados e transitórios, até episódios generalizados arrastados, necessitando internação hospitalar.

Caracterizam-se por episódios de oclusão microvascular em um ou vários locais, causando dor e inaptidão, acompanhadas por uma inflamação local. A oclusão microvascular origina-se, predominantemente, em áreas localizadas da medula óssea, causando necrose. Os mediadores inflamatórios ativam fibras nervosas aferentes nociceptivas, evocando a resposta de dor. As áreas afetadas são ossos longos, costelas, esterno, coluna vertebral e pelve, muitas vezes com envolvimento de vários locais simultaneamente. Síndrome mão-pé (dactilite) é caracterizada por um edema doloroso de mãos, pés ou ambos, que afeta crianças menores de três anos.

Fatores precipitantes incluem febre, infecções, exposição ao frio, desidratação, altitude, sono e apneia, e exaustão física. Na maioria dos casos, não é possível a identificação do fator etiológico.

Não existe tratamento específico dirigido contra os agentes fisiopatológicos dos episódios dolorosos. O tratamento é de suporte. As metas são aliviar a dor e tratar os problemas desencadeantes, principalmente infecção, hipóxia e desidratação. Pacientes com evento doloroso devem sempre ser avaliados para possível processo infeccioso; a febre não deve ser simplesmente assumida como parte do episódio vaso-oclusivo.

Pacientes com dor moderada devem ser instruídos a tomar analgésicos não hormonais e aumentar ingestão hídrica, com reavaliação em 24 horas. Pacientes com dor devem ser avaliados e internados imediatamente se apresentarem concomitantemente:

- Febre (> 38,6°C);
- Dor abdominal;
- Dor torácica ou sintomas pulmonares;
- Letargia;
- Cefaleia importante;
- Dor, fraqueza ou perda de função em extremidades;
- Dor que não melhorou com medidas habituais;
- Dor em região lombar sugestiva de pielonefrite.

O médico deve estar atento às complicações que podem sugerir uma crise de dor. Pacientes com sintomas de dor abdominal, por exemplo, devem ser internados para observação, avaliações laboratoriais e ultrassonografia, raio X de tórax e eventual avaliação pela equipe cirúrgica.

Manuseio do Paciente

- Anamnese adequada e exame clínico completo. À admissão, solicitar hemograma completo com reticulócitos. Se houver febre, obter raio X de tórax, hemocultura, análise de urina e punção de aspirado do fluido cerebroespinal, se necessário. Se houver sinais de síndrome torácica aguda – raios X de tórax, hemocultura e gasometria. Na suspeita de osteomielite ou artrite séptica – avaliação ortopédica para aspiração direta da área envolvida, drenagem e cultura.
- Transfusão de concentrado de hemácias deve ser indicada se o paciente apresentar queda da hemoglobina basal maior que 2 g/dL ou se estiver menor que 5 g/dL, visando restaurar valores basais de hemoglobina do paciente. Administrar concentrado de hemácias leucodepletado e fenotipado para os sistemas Rh (C. D, E), ABO, Kell e Duffy, para minimizar o risco de aloimunização.
- Hidratação deve ser administrada de maneira a corrigir os déficits e cobrir as perdas – volume de manutenção uma vez e meia do basal. Evitar hidratação excessiva (hiper-hidratação), que poderá comprometer a função cardíaca e evolução de quadros pulmonares.
- Analgésicos devem ser introduzidos de forma sistemática e, não, se necessários. Principais medicações analgésicas utilizadas estão apresentadas no Quadro 74.3.

DOENÇA FEBRIL AGUDA

Infecção bacteriana é a maior causa de óbito na doença falciforme, particularmente em crianças, além de constituir a maior causa de hospitalização. O risco de graves infecções é maior em pacientes com menos de cinco anos de idade, sendo a doença pneumocócica invasiva e a meningite, causadas por pneumococos, as causas mais comuns de óbito nos primeiros anos de vida. Outras infecções frequentes são pneumonia, osteomielite e infecção urinária. *Salmonella* sp pode estar envolvida em quadros de osteomielite em crianças, mas segue uma redução na incidência. *Escherichia coli* e outros agentes Gram-negativos podem ser isolados em quadros de infecção urinária e, tipicamente, a infecção pelo eri-

QUADRO 74.3 *Medicações analgésicas comumente utilizadas em crises dolorosas.*

Medicamento	Dose	Via	Intervalo	Observação
Dipirona	Lactente: 5-10 mg/kg/dose Pré-escolar: 15-20 mg/kg/dose Escolar: 25 mg/kg/dose Adulto: 500 mg/dose	oral IM IV	4 a 6 horas	Pode ser associado a opioides, dose máx. 1 g/dia
Paracetamol	Criança: 10-15 mg/kg/dose Adulto: 500 mg/dose	oral	6 horas	Pode ser associado a opioides, dose máx. 1 g/dia
Ácido acetil salicílico	Criança: 10-15 mg/kg/dose Adulto: 500 mg/dose	oral	4 a 6 horas	Pode ser associado a opioides
Ibuprofeno	Criança: 5-10 mg/kg/dose Adulto: 400 mg/dose	oral	6 a 8 horas	Dose máx. 2 g/dia
Codeina	Criança: 0,5-0,75 mg/kg/dose Adulto: 30 mg/dose	oral retal	4 a 6 horas	Dose máx. 60 mg/dia
Morfina	Criança: 0,1-0,2 mg/kg/dose	oral IV SC	3 a 4 horas	Dose máx. 10 mg/dose
Tramadol	0,5 mg/kg/dose	oral	6 horas	Não recomendado para crianças

trovírus (parvovírus B_{19}) está implicada em quadros de crise de aplasia medular. Infecções pneumocócicas são menos frequentes após a primeira década de vida; e outros agentes, encontrados na população normal, tornam-se comuns.

O paciente com doença falciforme tem a função esplênica comprometida já nos primeiros meses de vida, apesar de o baço apresentar dimensão normal ou mesmo aumentada. As múltiplas lesões orgânicas e a asplenia (orgânica e/ou funcional), consequentes aos episódios de oclusões vasculares, têm papel preponderante. Descritas deficiências de opsoninas séricas, defeito na via alternativa do complemento e alteração na atividade da via hexose-monofosfato dos leucócitos, entre outras.

Embora a prevenção – incluindo diagnóstico precoce, educação, imunizações, penicilina G profilática e imediato acesso aos cuidados médicos – tenha diminuído significativamente a morbimortalidade associada a infecções em crianças, o tratamento precoce e agressivo de processos infecciosos intercorrentes é conduta necessária para evitar sérias complicações.

As bactérias envolvidas são aquelas que possuem envoltório de polissacarídeos – *Streptococcus pneumoniae, Haemophilus influenzae* tipo *b, Neisseria meningitidis, Escherichia coli, Enterobacter* sp, *Klebsiella* sp e *Staphylococcus aureus*, além de *Mycoplasma* sp. As salmonelas podem ser causa de infecção grave, alcançando a corrente sanguínea por meio dos fenômenos de vaso-oclusão na microcirculação intestinal.

Manuseio do Paciente Febril

Internação do paciente febril:

- Temperatura > 38,6°C em crianças abaixo de cinco anos de idade;
- Crianças com doença falciforme (qualquer idade) e temperatura > 39,9°C;
- Comprometimento do estado geral;
- Dor torácica, hipoxemia ou infiltrado pulmonar;
- Se associada à crise aplástica, sequestro esplênico, sinais neurológicos ou priapismo.

Procedimento

- Histórico e exame físico;
- Não demorar a administrar antibiótico;
- Obter hemograma, contagem de reticulócitos, hemocultura, urina tipo I e outras culturas;
- Considerar coleta de líquido cefalorraquidiano (LCR), se paciente toxemiado ou com sinais meníngeos;
- Raios X de tórax (febre elevada, toxemia, sintomas respiratórios);
- Presença de outras complicações: sequestro esplênico, síndrome torácica aguda, crise aplástica.

Se a meningite não for suspeitada ou foi descartada, iniciar antibioticoterapia, focando especialmente pneumococo e *Haemophylus influenzae*. Se houver presença de pneumonia interstício-alveolar, associar com macrolídeo para cobertura contra *Mycoplasma* sp.

Antibioticoterapia

(Esquema Básico)

Ampicilina: 100-200 mg/kg/dia, intravenosa de seis em seis horas.

(Esquema Alternativo, para crianças em profilaxia com penicilina)

Ceftriaxona: 50-75 mg/kg/dia (máx. 4 g/dia), intravenosa, de 12 em 12 horas.

Conforme localização de processo infeccioso e resultados de culturas, a antibioticoterapia deverá se adequar aos achados.

Os demais pacientes (desde que não graves) devem ser abordados com a mesma propedêutica, porém o tratamento pode ser ambulatorial, com reavaliação em 24-48 horas. Caso esteja indicada a antibioticoterapia empírica (febre sem foco), pode-se utilizar ampicilina (100-200 mg/kg/dia) ou amoxicilina (50 mg/kg/dia) via oral.

EVENTOS NEUROLÓGICOS AGUDOS E ACIDENTE VASCULAR CEREBRAL (AVC)

É uma complicação devastadora em pacientes com doença falciforme, afetando 6% a 12% de pacientes pediátricos, notadamente as formas mais graves da doença – genótipos SS e Sβ°talassemia. Apresenta-se com sinais e sintomas de hemiparesia ou monoparesia, hemiparestesia, deficiência de campo visual, afasia, paralisia de nervos cranianos ou mudança aguda do comportamento. Embora ocasionalmente a recuperação seja completa, os prejuízos intelectual, motor e sensorial são sequelas típicas. O risco de recorrência é grande (entre 46% e 67%), principalmente nos primeiros anos após o primeiro evento, caso o paciente não seja tratado. Com o avanço da idade, quadros de hemorragia intracraniana tornam-se mais comuns. Nessas condições, não é rara a apresentação inicial com cefaleia, convulsões e coma.

Em AVC isquêmico, o infarto ocorre em um modelo segmentar, com comprometimento de grandes artérias cerebrais. Ocorre arteriopatia oclusiva, com proliferação da camada íntima e aumento de fibroblastos e células musculares lisas na parede de artérias, e, como consequência, estreitamento segmentar progressivo da porção distal da artéria carótida interna e ramos proximais das principais artérias intracranianas (polígono de Willis), com desenvolvimento de vasculopatia crônica. O evento de AVC isquêmico ocorre quando o estreitamento é grave.

AVC hemorrágico pode ser intracerebral ou subaracnóideo, por ruptura de um aneurisma no polígono de Willis. Hemorragia intracerebral pode ocorrer anos após um paciente ter sofrido AVC isquêmico resultante de ruptura dos vasos colaterais.

Avaliação por ultrassonografia com Doppler transcraniano (DTC) pode ajudar a identificar estreitamentos em grandes artérias intracranianas, um indicador de risco para AVC isquêmico. Esses estudos são úteis para condutas de prevenção. Uma emergência neurológica aguda requer exames de imagem mais apurados, tais como imagem de ressonância magnética (RM) e angiorressonância craniana (MRA). As anormalidades mais comuns encontradas em MRA são acentuado estreitamento ou completa oclusão das artérias cerebrais anterior e média.

Procedimento diagnóstico de emergência – realizar tomografia de crânio (TC) de alta resolução SEM contraste. Esta pode ser normal no infarto cerebral agudo, mas é útil para afastar sangramento, abscesso, tumor e outras anormalidades. Um segundo exame de TC sete dias após pode demonstrar a área de infarto. Para documentar a extensão da lesão cerebral e visualizar os vasos intracranianos maiores são necessários exames por RM e MRA, uma vez que o paciente esteja clinicamente estável.

Manuseio do Paciente

Hidratação inicial e manutenção (não exceder uma vez e meia o volume basal). Cuidado com sobrecarga de fluidos.

- Transfusão simples de concentrado de hemácias, exsanguinotransfusão parcial manual (transfusão-de-troca) ou eritrocitaférese. Visa a alcançar valores Hbs < 30% e concentrações sanguíneas de hemoglobina ao redor de 10 a 11 g/dL (não superior a esses valores para evitar complicações de hiperviscosidade sanguínea).

- Cuidados de suporte e monitoração dos sinais vitais e evolução neurológica durante as primeiras 24 horas de hospitalização. Crises convulsivas são comuns durante infarto agudo isquêmico ou hemorrágico e requerem terapêutica anticonvulsivante.

Transfusão simples ou transfusão-de-troca imediata, seguida por manutenção do procedimento a cada quatro semanas melhora a recuperação e diminui o risco de recorrência do evento. Sem essa intervenção, dois terços dessas crianças sofrerão subsequente episódio no primeiro ano após o primeiro evento. Os pacientes em regime de transfusão crônica deverão ter os níveis de ferro monitorados, devido ao risco de sobrecarga de ferro, e a utilização de quelante de ferro a partir do diagnóstico de valores elevados de ferritina > 1.000 mcg/dL, sem vigência de infecção.

SÍNDROME TORÁCICA AGUDA (STA)

A STA é caracterizada por dor no peito, dispneia, hipoxemia, febre, prostração e infiltrado em raios X de tórax. Inicialmente, somente alguns desses sinais e sintomas podem estar presentes. As mudanças radiológicas podem demorar vários dias a aparecer. Embora a doença possa ser autolimitada, pode progredir rapidamente e ser fatal. Frequentes episódios de STA indicam doença grave, sendo importante causa de óbito em pacientes com doença falciforme.

É frequente a dificuldade para distinguir infecção de infarto pulmonar; assim, é importante instituir tratamento para ambas as condições. Na criança, uma etiologia infecciosa é frequentemente considerada. A STA pode resultar de infecção, embolia gordurosa por necrose de medula óssea, falcização intrapulmonar ou embolia de células falcizadas.

STA pode se desenvolver como um evento isolado ou durante o curso de um episódio vaso-oclusivo microvascular (doloroso). Frequentemente, um sintoma dominante é dor torácica pleurítica. Em crianças nos primeiros anos de vida, é comum somente os achados de febre, tosse e taquipneia. A patologia pulmonar deve ser diferenciada de infarto esternal, de costela e colecistite aguda. Embora a dor da síndrome torácica aguda possa mimetizar angina ou infarto do miocárdio, a doença coronariana é rara em crianças e adultos jovens.

O exame físico usualmente mostra taquipneia, podendo estar presente sinais de consolidação pulmonar, atrito ou derrame pleural. Rebaixamento de consciência pode refletir hipoxemia e/ou efeito narcótico, mas também é possível embolização gordurosa sistêmica ou AVC.

Não demorar a iniciar administração de antibióticos se o paciente estiver febril. A STA é uma condição de emergência com risco de vida. Se o paciente estiver hipóxico, apresentar infiltrado pulmonar difuso em raios X de tórax, considerar internação em UTI. Frequentemente, estudos radiológicos nos primeiros dois ou três dias são normais ou não conclusivos. Radiografia torácica de pacientes com STA pode demonstrar infiltrados em um ou mais lobos (66% dos casos envolve um único lobo). Derrame pleural ocorre em 15% dos casos.

Episódios repetidos de STA podem predispor à doença pulmonar crônica, incluindo a hipertensão pulmonar. O tratamento da STA consiste na identificação da causa e no uso de antibióticos, mesmo nos casos em que a causa infecciosa não seja identificada. Eritrocitaférese ou transfusão-de-troca, em casos graves, e transfusão simples, em casos moderados, estão indicadas. Em casos de necrose óssea (além da embolia gordurosa pulmonar), a gordura pode atravessar a microvasculatura pulmonar, ganhando acesso à circulação sistêmica, com disseminação de êmbolos a vários locais, incluindo o sistema nervoso central. Esse quadro é potencialmente letal e exige eritrocitaférese/transfusão-de-troca imediata.

Manuseio do Paciente

- Tratamento imediato objetiva a correção da hipoxemia, elevação dos valores de hemoglobina e redução da Hb S. A oxigenoterapia está indicada para manter a saturação de O_2 > 95%;
- Hidratação – o volume de manutenção não deve exceder uma vez e meia do basal (hidratação excessiva pode piorar a evolução clínica);
- Analgesia deve ser realizada com analgésicos narcóticos. É necessário cautela com doses da medicação (perigo de depressão respiratória);

- Iniciar antibioticoterapia intravenosa em doses habituais, devido à alta probabilidade de infecção bacteriana concomitante: ampicilina, 100 a 200 mg/kg/dia em quatro doses, ou ceftriaxona, 75 mg/kg/dia (máx. 4 g/dia), intravenosa de 12 em 12 horas. Se houver suspeita de *Mycoplasma pneumoniae*, acrescentar ao tratamento a eritromicina (30 a 50 mg/kg/dia [máx. 2 g/dia], via oral de seis em seis horas) ou claritromicina (15 mg/kg/dia, intravenosa de 12 em 12 horas);
- Corrigir o hematócrito para valores basais do paciente, com concentrado de hemácias 10 mL/kg, até o limite de 300 mL por transfusão. Em casos graves, realizar transfusão-de-troca, também indicada caso os valores de hemoglobina estiverem acima de 10 g/dL, evitando-se a hiperviscosidade sanguínea;
- É recomendado uso de broncodilatadores e acompanhamento fisioterápico com espirometria e exercícios respiratórios.

PRIAPISMO

Priapismo é uma ereção espontânea, sustentada e dolorosa, usualmente não relacionada à atividade sexual. É uma emergência urológica e hematológica que requer intervenção urgente para evitar lesão isquêmica, fibrose e impotência. Embora várias intervenções terapêuticas não cirúrgicas e cirúrgicas sejam utilizadas, nenhuma delas é totalmente efetiva para prevenir a impotência.

A incidência em pré-escolares é de 2% a 6% e segue aumentando com a idade; em adultos jovens, 46% experimentaram o evento. A apresentação clínica segue com episódios de curta duração, múltiplos *stuttering* ou episódio único grave e prolongado (por mais de 24 horas). Os pacientes devem ser instruídos a procurar atendimento médico se o episódio tiver duração maior que uma hora.

À admissão, obter histórico: duração e intensidade dos sintomas, episódios anteriores, traumas recentes, febre ou retenção urinária. Uso de analgésico prévio. Ao exame físico, observar sinais vitais, hidratação e condição geniturinária – distensão da bexiga urinária, turgor do corpo cavernoso e esponjoso. Avaliação laboratorial: hemograma completo, com reticulócitos, hemocultura e urocultura se histórico positivo para febre ou paciente febril; proteína C reativa; e urina I. Avaliação dos vasos penianos: ultrassonografia com Doppler colorido.

Manuseio do Paciente

- Hidratação com infusão de 10 mL/kg em uma hora e manter fluido intravenoso de manutenção uma vez e meia o volume basal;
- Uso de analgésico narcótico parenteral, para aliviar dores, e compressas mornas.
- Avaliar necessidade de cateter de Foley para promover esvaziamento da bexiga urinária.
- Considerar transfusão de concentrado de hemácias para aumentar o fluxo sanguíneo em áreas de pobre circulação. Para evitar a condição de hiperviscosidade sanguínea, não transfundir se hemoglobina estiver acima de 11 g/dL. Considerar transfusão-de-troca para reduzir percentuais de Hb S, se a condição clínica não melhorar em 24 horas após o concentrado de hemácias.
- Em caso de persistência por mais de quatro a oito horas, está indicada avaliação do urologista.
- Considerar intervenção cirúrgica urológica se não houver melhora clínica após as intervenções acima ou houver piora.
- Intervenção urológica – aspiração e irrigação de corpos cavernosos com soro fisiológico contendo agonistas alfa-adrenérgicos. Se o procedimento não for bem-sucedido, será colocado *shunt* cavernoso-esponjoso (procedimento de Winter).

SEQUESTRO ESPLÊNICO AGUDO (SEA)

É uma condição clínica caracterizada por aumento das dimensões do baço e concomitante decréscimo na concentração sanguínea de hemoglobina, em pelo menos 2 g/dL em relação ao basal do paciente, e reticulocitose. Ocorre retenção esplênica de parte da volemia, em consequência de falcização das hemácias. Há grande espectro na gravidade na apresentação, podendo apresentar-se com quadro abrupto e colapso circulatório, até achado durante avaliação ambulatorial de rotina. O SEA tem maior incidência entre os seis meses e três anos de idade. A letalidade geral dos episódios de SEA é de 2,9%.

Embora a ocorrência desse evento seja mais comum e mais grave em crianças com idades menores que três anos e com genótipo SS e Sβ°**talassemia**, o SEA pode incidir naqueles com genótipo SC e Sβ⁺talassemia (formas mais leves) e com maior idade, que mantêm baço patente. Plaquetopenia leve frequentemente está presente e a porcentagem de reticulócitos mostra ligeiro aumento do valor basal (se diminuída, considerar coexistência de crise aplástica).

No histórico, observar sintomas abdominais, tais como dor e aumento esplênico, presença de aumento da palidez, febre ou letargia, transfusão recente, prévio aumento do baço ou relato prévio de sequestração esplênica.

Ao exame físico, documentar dimensões de fígado e baço, sinais vitais, níveis pressóricos arteriais, oximetria, grau de palidez, condições de perfusão periférica e condições cardiopulmonar e neurológica.

Na avaliação laboratorial, obter hemograma completo, com reticulócitos, e amostras de sangue e urina para culturas (se paciente febril).

Manuseio do Paciente

- Hidratação com 10 mL/kg de solução salina em rápida infusão e manter soro de manutenção uma vez e meia do basal;
- Transfusão imediata de concentrado de hemácias deleucocitadas e fenotipadas, na dose de 5-10 mL/kg;
- Em situações de instabilidade cardiovascular e choque – infusão rápida de fluidos para expansão e infusão de hemácias O Rh-;
- Manter monitoração de sinais vitais, oximetria, condições cardiovasculares e dimensões do baço;
- Repetir contagens sanguíneas de horário, dependendo da gravidade da anemia;
- Para manter a estabilidade cardiovascular, outras transfusões podem ser necessárias, sempre com vigilância cuidadosa;
- CUIDADO com a transfusão – com a recuperação, pode ocorrer redução no tamanho do baço e liberação das hemácias retidas, com elevação súbita da hemoglobina, podendo resultar em hemoconcentração, que é fator desencadeante de outras complicações, como, por exemplo, acidente vascular cerebral (AVC) isquêmico;
- Assim, o objetivo da transfusão não deverá exceder 8 g/dL de hemoglobina;
- Em casos de grave comprometimento cardíaco, a transfusão-de-troca é requerida;
- Após estabilização do quadro e tratamento de eventual comorbidade, o paciente deverá seguir retorno ambulatorial breve para planejamento de conduta.

Crianças que apresentaram um episódio de sequestro agudo esplênico têm elevado risco de recorrência (50%), sendo crucial o acompanhamento clínico. A esplenectomia está indicada naquelas que apresentaram um episódio grave de SEA ou dois episódios menores. As crianças menores de dois anos deverão seguir em transfusão crônica mensal e, após essa idade é que deverão ser esplenectomizadas. Antes da esplenectomia, as crianças deverão ser vacinadas contra bactérias encapsuladas pneumococo, meningococo e hemófilo, e, posteriormente, também deverão receber penicilina profilática a cada 21 dias até a idade de cinco anos.

CRISE APLÁSTICA

É caracterizada por aumento significativo da palidez, por decréscimo importante em valores de hemoglobina basal com reticulocitopenia. Plaquetopenia e leucopenia também poderão estar presentes. Usualmente, esta condição clínica é autolimitada, com duração de uma a duas semanas, e frequentemente promovida por infecções virais, notadamente o parvovírus B_{19}. Se o baço estiver agudamente aumentado, considerar a coexistência de SEA. A anemia pode ser tão grave, que causa descompensação cardíaca e óbito, se a condição não for reconhecida e tratada.

No histórico, obter informações sobre duração da palidez, antecedentes infecciosos, erupções cutâneas e febre. Ao exame físico, avaliar sinais vitais, condições cardiopulmonares, grau de palidez e dimensões do fígado e baço.

Nos exames laboratoriais, obter hemograma completo com reticulócitos, títulos de IgM e IgG para parvovírus B_{19}. Obter amostras de sangue e urina para cultura se paciente febril. Raios X de tórax se estiverem presentes sinais/sintomas respiratórios.

Manuseio do Paciente

- Admissão hospitalar se houver significativa queda do valor de hemoglobina basal (maior que 1,5 a 2 g/dL), com diminuída contagem de reticulócitos;
- Considerar isolamento respiratório (e precaução às gestantes) para presumida condição de infecção por parvovírus B_{19};
- Se valores de hemoglobina < 4-5 g/dL ou comprometimento cardiovascular, considerar internação em UTI;
- Manter hidratação basal e adequá-la se houver perdas secundárias à febre. Evitar excesso de fluidos que poderá precipitar descompensação cardíaca;
- Transfusão de concentrado de hemácias para anemia sintomática ou valores < 5 g/dL;
- Suplementação de oxigênio, mantendo saturação > 93%;
- Se anemia grave, manter oxigênio 100%;
- Antibioticoterapia para cobertura de infecção presumida na presença de febre;
- Se sorologias para parvovírus B_{19} (IgM e IgG) resultarem negativas, deverão ser repetidas.

PREPARO PRÉ-OPERATÓRIO EM PACIENTES COM DOENÇA FALCIFORME

Independentemente do tipo de procedimento cirúrgico, a anestesia geral está associada com significativo risco de complicações pós-operatórias, especialmente a STA. Para minimizar ou eliminar essas complicações, um planejamento cuidadoso prévio entre cirurgião, anestesista e hematologista é necessário.

Manuseio Pré-operatório

- Histórico detalhado, identificando possível lesão orgânica ou doença coexistente. Alto risco para complicações no perioperatório naqueles com STA prévia e eventos vaso-oclusivos, histórico de doença pulmonar (asma brônquica e STA pregressa), AVC isquêmico pregresso, hospitalizações frequentes e hipertransfundidos previamente.
- Revisão do histórico transfusional, com atenção para reação transfusional pregressa, presença de aloimunização, seguimento de protocolo transfusional crônico.
- Avaliação laboratorial e por imagem; documentar oximetria basal, obter hemograma completo com reticulócitos e análise de funções renal e hepática.
- Para pacientes com quadro de STA pregressa, asmáticos, obter raios X de tórax e testes de função pulmonar, com análise de resposta com broncodilatadores.
- Em pacientes com sobrecarga crônica de ferro, considerar avaliação pelo eletrocardiograma e ecocardiografia.
- Transfusão pré-operatória – concentrado de hemácias leucodepletado e fenotipado para os sistemas Rh (C, D, E), ABO, Kell e Duffy, com prévia expansão com solução salina 0,9% em volume similar, para obter concentração sanguínea de Hb de 10-11 g/dL e diminuição de Hb S < 50%, para pacientes com genótipo SS e Sβ talassemia.
- Para aqueles com STA ou AVC isquêmico pregressos, considerar transfusão-de-troca (alcançar valores de Hb S < 30%). Valores sanguíneos de hemoglobina não devem exceder 11 g/dL por risco de hiperviscosidade sanguínea.
- Em pacientes com genótipo SC e $S\beta^{+}$talassemia, usualmente com valores médios de Hb entre 10-12 g/dL, a prévia transfusão de hemácias pode não ser requerida, conforme o risco cirúrgico. Nessa situação, a indicação de transfusão de troca deverá ser discutida e avaliada pelo hematologista.
- Iniciar hidratação intravenosa 12 horas antes do procedimento cirúrgico, mantendo volume de manutenção uma vez e meia o volume basal.

Manuseio no Intraoperatório

- Evitar situações de hipóxia, hipercarbia e hiperventilação. Administrar um mínimo de oxigênio a 50%, combinado ao agente anestésico. Mantê-lo aquecido e hidratado.

Manuseio no Pós-operatório

- Oximetria de pulso por 24 horas; suplemento de oxigênio para manter saturação > 95%;

- Atenção na hidratação (total de hidratação por via oral, intravenosa e medicamentos não deve exceder uma vez e meia o volume basal de manutenção), evitando excessos para evitar problemas cardiopulmonares;
- Orientar fisioterapia respiratória para evitar complicações pulmonares.

REFERÊNCIAS

1. Brugnara C, Oski FA, Nathan DG. Diagnostic approach to the anemic patient. In: Orkin SH, Nathan DG, Ginsburg D, Look AT, Fisher DE, Lux SE. Nathan and Oski's Hematology of Infancy and Childhood. 7th ed. Philadelphia: Saunders Elselvier; 2009. p. 455-66.
2. Brugnara C. Reference values in infancy and childhood. In: Orkin SH, Nathan DG, Ginsburg D, Look AT, Fisher DE, Lux SE. Nathan and Oski's Hematology of Infancy and Childhood. 7th ed. Philadelphia: Saunders Elselvier; 2009. p. 1769-96.
3. Zago MA. O paciente com anemia. In: Zago MA, Falcão RP, Pasquini R. Tratado de Hematologia. 2ª ed. Brasil: Atheneu; 2013. p. 59-66.
4. Sadowitz PD, Amanullah S, Souid AK. Hematologic emergencies in the pediatric emergency room. Emerg Med Clin North Am. 2002;20(1):177-98.
5. Blackman SC, Gonzalez del Rey JA. Hematologic Emergencies: Acute Anemia. Clin Pediatr Emerg Med. 2005;6:124-137.
6. Bateman ST, Lacroix J, BovenK, et al. Anemia, blood loss, and blood transfusions in North American children in the intensive care unit. Am J Respir Crit Care Med. 2008;178:26-33.
7. Lacroix J, Hebert PC, Hutchison JS, et al.; for the TRIPICU Investigators, the Canadian Critical Care Trials Group, and the Pediatric Acute Lung Injury and Sepsis Investigators Network. Transfusion Strategies for Patients in Pediatric Intensive Care Units. N Engl J Med. 2007;356:1609-19.
8. Hayden SJ, Tyler J, Albert TJ, et al. Anemia in Critical Illness Insights into Etiology, Consequences, and Management. Am J Respir Crit Care Med. 2012;185:1049-57.
9. Dallman MD, Liu X, Harris AD, et al. Changes in Transfusion Practice Over Time in the Pediatric Intensive Care Unit. Pediatr Crit Care Med. 2013;14(9):843-50.
10. Sloniewsky D. Anemia and Transfusion in Critically Ill Pediatric Patients. Crit Care Clin. 2013;29(2):301-17.
11. Ware RE. Autoimmune hemolytic anemia. In: Orkin SH, Nathan DG, Ginsburg D, Look AT, Fisher DE, Lux SE. Nathan and Oski's Hematology of Infancy and Childhood. 7th ed. Philadelphia: Saunders Elselvier; 2009. p. 613-58.
12. Luzzatto L, Poggi V. Glucose-6-Phosphate Dehydrogenase Deficiency. In: Orkin SH, Nathan DG, Ginsburg D, Look AT, Fisher DE, Lux SE. Nathan and Oski's Hematology of Infancy and Childhood. 7th ed. Philadelphia: Saunders Elselvier; 2009. p. 883-910.
13. Luporini SM, Braga JAP, Terzian CCN. Doenças da membrana Eritrocitária. In: Loggetto SR, Braga JAP, Tone LG. Hematologia e Hemoterapia Pediátrica. Sociedade de Pediatria de São Paulo (SPSP). Atheneu; 2014. p. 107-18.
14. Heeney M, Dover GJ. Sickle cell disease. In: Orkin SH, Nathan DG, Ginsburg D, Look AT, Fisher DE, Lux SE. Nathan and Oski's Hematology of Infancy and Childhood. 7th ed. Philadelphia: Saunders Elselvier; 2009. p. 949-1014.
15. Braga JAP, Loggetto SR, Campanaro CM, et al. Doença Falciforme. In: Loggetto SR, Braga JAP, Tone LG. Hematologia e Hemoterapia Pediátrica. Sociedade de Pediatria de São Paulo (SPSP). Atheneu; 2014. p. 139-62.
16. Benjamin L. Pain Management in Sickle Cell Disease: Palliative Care Begins at Birth? Hematology Am Soc Hematol Educ Program. 2008;466-74.
17. Tostes MA, Braga JAP, Len CA. Abordagem da crise dolorosa em crianças portadoras de doença falciforme. Rev Ciênc Méd (Campinas). 2009;18(1):47-55.
18. Ballas SK. Current Issues in Sickle Cell Pain and Its Management. Hematology Am Soc Hematol Educ Program. 2007;97-105.
19. Roach ES, Golomb MR, Adams R, et al. Management of Stroke in Infants and Children. Stroke. 2008; 39: 2644-91.
20. Miller ST. How I treat acute chest syndrome in children with sickle cell disease. Blood. 2011;117(20):5297-305.
21. Hazem A, Mullan R, Lane M, et al. The Management of Sickle Cell Disease Complications: A Systematic Review, 2012. Evidence-Based Management of Sickle Cell Disease: Expert Panel Report, 2014.

75 Tromboses Profundas e Embolia Pulmonar

Uenis Tannuri

INTRODUÇÃO

As tromboses de veias profundas de membros inferiores, veias cavas ou átrio direito são situações potencialmente graves pelo perigo de desprendimento de um trombo, que pode se alojar na artéria pulmonar ou em um de seus ramos. A alteração anatomopatológica consequente no pulmão pode ser o infarto. Na fisiopatologia da embolia pulmonar, define-se uma tríade clássica: trombose venosa, embolia pulmonar e infarto pulmonar, embora o infarto possa também ocorrer em virtude da trombose da artéria pulmonar, e não de fenômeno embólico. O quadro clínico e eventos patológicos decorrem da parada de fluxo sanguíneo para uma parte do pulmão, em virtude da obstrução arterial. Essa obstrução determina bloqueio da circulação pulmonar e comprometimento funcional do coração direito do pulmão: extensa e abrupta, o resultado pode ser a morte súbita.

A embolia pulmonar é afecção relativamente comum em unidades gerais de terapia intensiva, e em períodos pós-operatórios, e muitas vezes é fatal. Em países desenvolvidos, constitui a terceira causa de óbitos em adultos e pode representar a causa de até 15% do total de óbitos em pacientes em tratamento intensivo. Além disso, a incidência de embolia pulmonar tem sofrido significativo aumento em virtude dos melhores índices de sobrevida obtidos em unidades de cuidado intensivo e da maior utilização de cateteres venosos. No entanto, na criança, a trombose venosa acompanhada de tromboembolia é raramente reconhecida e diagnosticada, em virtude do quadro clínico polimorfo e inespecificidade dos exames subsidiários habituais para o diagnóstico.

A primeira descrição de tromboembolia pulmonar em criança foi em 1861, em paciente de nove anos de idade, com fratura de tíbia[1]. A partir daquela época surgiram relatos, já no início do século XX, de crianças com embolia pulmonar em consequência de trauma ósseo, muscular e infecções.

Na década de 1960, foi reconhecida a importância dos *shunts* ventrículo-atriais como causadores de tromboembolia pulmonar recorrente. Na década seguinte, após a introdução da nutrição parenteral na prática clínica e a maior utilização de cateteres venosos centrais por tempo prolongado, foram descritos casos de trombose de átrio direito e embolia pulmonar. Estudos de necropsia de crianças falecidas de diferentes causas revelaram a incidência entre 1,25% e 3,7%[2,3].

FISIOPATOLOGIA

Virchow, em 1856, já descrevia os três fatores básicos para ocorrência de trombose: lesão da parede do vaso, redução do fluxo sanguíneo e alteração da coagulabilidade do sangue. Uma vez iniciada a trombose venosa, haverá sempre o risco de desprendimento do trombo e embolia para o pulmão.

As alterações anatomopatológicas no pulmão e os distúrbios hemodinâmicos dependem em grande parte do tamanho do êmbolo e da sua localização na circulação pulmonar. No entanto, o quadro clínico pode estar relacionado a outros fatores, e não só ao tamanho do trombo: fragmentação do mesmo pela pressão hidráulica do ventrículo direito, por mecanismos intrínsecos fibrinolíticos do pulmão e pela circulação colateral através das artérias brônquicas. Em virtude desses fatores, o infarto pulmonar ocorre em apenas 10% a 15% das embolias em adultos, não sendo conhecidas as estatísticas específicas em crianças.

Os pequenos trombos ocluem as arteríolas e capilares, acarretando vasoconstrição. A obstrução de vasos maiores leva à hipertensão pulmonar, que pode se perpetuar se a oclusão for de 50% a 75% do leito da artéria pulmonar. Também, bronco e vasoconstrição reflexa, provocadas pela liberação da serotonina das plaquetas do trombo, intensificam a hipertensão pulmonar. Esse fenômeno é bloqueado pela administração de heparina.

Os estudos de necropsia têm demonstrado que os fatores de risco para ocorrência de tromboembolia pulmonar em crianças sob cuidados intensivos são os mesmos classicamente conhecidos para adultos: cateteres intravenosos, *shunts* ventrículo-atriais, traumatismos, cardiopatia, aumento da viscosidade ou osmolaridade sanguínea, neoplasias malignas, imobilidade, pós-operatório recente e infecções. Habitualmente, um ou mais fatores estão presentes em crianças em unidade de terapia intensiva (UTI). No entanto, em crianças em terapia intensiva, a presença do cateter venoso central (CVC) em tempo prolongado é o fator mais importante para o aparecimento dos fenômenos trombóticos. Estes, de fato, não dependem do tipo de solução ou medicamentos infundidos pelo cateter[4].

A associação de trombose venosa e embolia pulmonar, com a presença prolongada de cateteres no sistema venoso profundo, doença grave, nutrição parenteral e hiperglicemia, tem sido descrita com frequência, particularmente em recém-nascidos[5-8]. Os fatores que contribuem para o desenvolvimento da trombose incluem o trauma venoso local provocado pela cateterização, e irritação da camada íntima da veia pela presença do corpo estranho ou pelo contato das soluções hiperosmolares. A despeito da grande tendência de formação de trombos na veia cava ou átrio, em até 70% dos casos poucos pacientes apresentam sintomas decorrentes desses trombos[9]. Em muitos casos, a trombose é apenas diagnosticada graças à flebografia ou ecocardiografia para visualização de câmaras cardíacas. O desprendimento de um grande trombo pode provocar oclusão maciça, aguda e letal. No entanto, em muitos casos ocorre desprendimento de pequenos trombos, ou fragmentos de um trombo maior, com episódios de embolia e oclusão de ramos arteriais periféricos. A repetição desses fenômenos ocasiona a hipertensão pulmonar.

Outra complicação do CVC é a endocardite bacteriana e vegetações na válvula tricúspide (Figura 75.1). Além do quadro infeccioso, observa-se com frequência desprendimento de pequenos êmbolos sépticos para o pulmão, oriundos dessas verrucosidades, com tradução clínica, muitas vezes, bastante evidente.

Os *shunts* ventrículo-atriais provocam embolia pulmonar em até 55% dos casos, em estudos de microscopia óptica do pulmão. A ocorrência de alguns casos fatais de embolia pulmonar maciça levou ao abandono dessa técnica e à utilização das derivações para a cavidade peritoneal[10].

Os traumatismos constituem fatores predisponentes para desenvolvimento de embolia pulmonar, de modo semelhante aos adultos. Em estudos de necropsia, verificou-se incidência de 9% em pacientes traumatizados que faleceram, e o fenômeno tromboembólico ocorria duas semanas após o trauma[3].

A incidência de embolia pulmonar em crianças com cardiopatia que falecem é de aproximadamente 4,5% dos casos[3]. Alterações de fluxo, pressões, viscosidade sanguínea e alterações próprias na parede do coração, como a cardiopatia reumática, predispõem à formação de trombos intracavitários e fenômenos embólicos.

De modo semelhante aos adultos, na criança existe relação direta entre tumores malignos e embolia pulmonar. Esse fato decorre provavelmente de hipercoagulabilidade induzida pelo tumor, imobilidade, trauma cirúrgico e hospitalização prolongada. Em crianças com tumores sólidos (carcinomas, sarcomas) ocorre maior tendência à embolia pulmonar do que nas com tumores linfáticos (leucemias, linfomas), talvez pelo fato de que as primeiras sejam submetidas a maior número de agressões cirúrgicas e maior tempo de hospitalização.

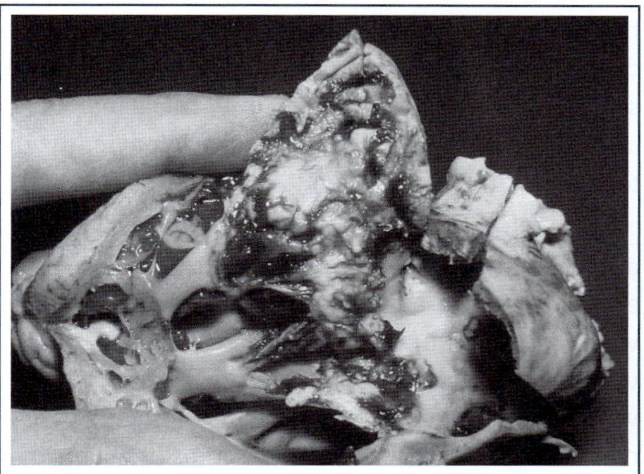

FIGURA 75.1 *Aspecto da válvula tricúspide em criança submetida à nutrição parenteral durante oito meses por cateter central. Observar as vegetações características da endocardite bacteriana aguda. Causa de óbito: infecção associada à embolia pulmonar.*

DIAGNÓSTICO

Inicialmente, é importante considerar que a embolia pulmonar é clinicamente evidente em aproximadamente 30% dos casos. O quadro clínico é bastante variável, entre pequena ou quase nenhuma repercussão clínica, até quadros de choque grave e rápida evolução para óbito. Lembrar também que os graves problemas previamente existentes podem mascarar o quadro clínico.

Os sintomas são constituídos por dispneia, palpitação, tosse, hemoptise, dor pleural e síncope. Nas crianças com CVC, pode ocorrer desprendimento de pequenos êmbolos, com tradução clínica representada por dispneia súbita, cianose, vasoconstrição periférica e elevação da temperatura nos casos de êmbolos sépticos, ou naqueles derivados das vegetações da válvula tricúspide.

Os sinais clínicos são taquipneia e taquicardia, podendo ser seguidas de bradicardia, broncoespasmo, atrito ou derrame pleural, febre e acentuação da segunda bulha pulmonar. Nos casos mais graves, instala-se o quadro de choque, que rapidamente evolui para óbito. Os sinais clínicos da trombose venosa são constituídos por edema, cianose e dor em todo território correspondente à drenagem venosa. Na trombose associada a cateter em veia cava superior, surge edema de face, porção superior do tronco e membros superiores, e dificuldade respiratória alta (Figura 75.2).

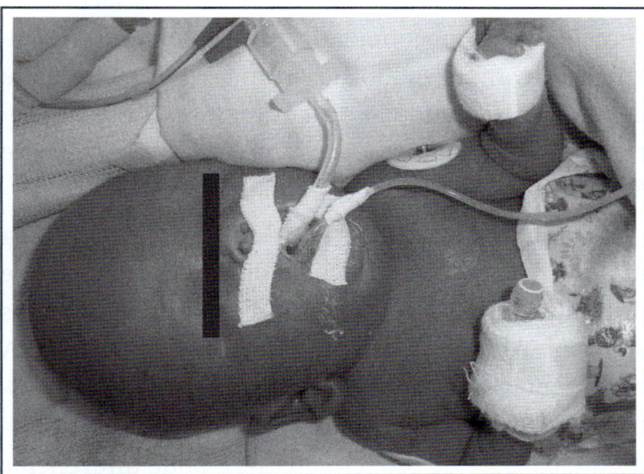

FIGURA 75.2 *Recém-nascido submetido à nutrição parenteral prolongada por cateter em átrio direito. Observar o edema de face sugestivo de trombose de veia cava superior.*

Raios X de tórax: como a maioria das embolias pulmonares, não acarreta infarto pulmonar; consequentemente, as alterações radiológicas não são específicas. Encontram-se sinais indiretos, como dilatação da artéria pulmonar e alargamento do ventrículo direito, nos casos de maior tempo e evolução. Nas situações menos frequentes, em que há infarto do tecido pulmonar, as alterações radiográficas podem ser quase imperceptíveis se a área acometida for pequena. Se houver acometimento de maior extensão de tecido pulmonar, pode parecer a clássica imagem de condensação triangular, com base periférica e base voltada para o hilo. Outro sinal significativo é o derrame pleural, unilateral, porém não obrigatoriamente do tipo hemorrágico. Finalmente, após organização do infarto, observa-se imagem de condensação, perpendicular à superfície pleural.

Ultrassom com doppler colorido: é atualmente o método mais utilizado na prática clínica para o diagnóstico de trombose venosa. É não invasivo, tem baixo custo e é disponível na maioria dos hospitais. O Doppler permite avaliar a presença de trombo na porção proximal, e a adição de fluxos coloridos proporciona as melhores imagens.

O examinador detecta o trombo pela visualização direta do mesmo no interior da veia e, em seguida, comprime o vaso com o transdutor. As veias preenchidas com trombo não colapsam como as veias normais. Além disso, as características de ecogenicidade, homogeneidade e fluxo colateral distinguem o trombo agudo do crônico. A sensibilidade depende da qualidade do equipamento e da experiência do médico examinador, mas situa-se entre 80-90%.

Tomografia computadorizada e ressonância magnética: a tomografia helicoidal é especialmente útil para o diagnóstico de trombose de veias cavas superior e inferior e tromboses do seio venoso. A ressonância representa avanço recente no diagnóstico das tromboses venosas(11,12). Possui 97% de sensibilidade e 95% de especificidade, e pode diferenciar quadros agudos de crônicos. No entanto, são métodos caros e não disponíveis em muitos hospitais, além de requerer o transporte do paciente para o exame.

Cintilografia pulmonar: é exame não invasivo, inócuo, que fornece resultados significativos para o diagnóstico. Estuda-se a perfusão pulmonar com a utilização de contraste radioisotópico (tecnécio-99), e a ventilação é avaliada pela inalação de xenônio, definindo-se a relação ventilação/perfusão (V/Q). A desvantagem desse exame reside na inespecificidade dos achados, que também se mostram alterados em pneumonias, asma, insuficiência cardíaca, derrames pleurais, cistos pulmonares e outras afecções pulmonares.

A angiografia pulmonar seletiva é o exame que sela o diagnóstico, porém nada revela quando a oclusão ocorrer em vasos com menos de 2 mm de diâmetro. Os achados patognomônicos são falha de enchimento na artéria ou mesmo parada brusca do contraste. Está indicada como exame pré-operatório quando o quadro clínico for suficientemente grave para que a embolectomia cirúrgica seja a conduta indicada.

Alterações bioquímicas do sangue: observa-se elevação sérica da desidrogenase láctica, transaminase glutâmico-oxaloacética (AST) e bilirrubinas, tendo-se que a primeira se eleva em praticamente todos os casos. No entanto, são exames inespecíficos que se alteram também nas pneumonias, carcinomas e insuficiências cardíaca, hepática e renal. O estudo dos gases sanguíneos revela basicamente hipoxemia (pO_2 < 80 mmHg) e hipocapnia, nos casos de grandes embolias. No entanto, são achados inespecíficos comuns a várias outras afecções pulmonares ou cardíacas de pacientes internados em UTI.

Nos últimos anos, tem sido utilizada a medida dos produtos de degradação da fibrina no sangue, especificamente os D-dímeros, cujos níveis se elevam em consequência da formação do trombo. O valor preditivo negativo pode chegar a 99%(13), e um valor normal praticamente exclui o diagnóstico. A metodologia mais empregada é a de hemaglutinação sanguínea, realizada em até cinco minutos à beira do leito, com sensibilidade de 90% e especificidade de 77%. Resultados falsos-positivos estão relacionados à cirurgia recente, trauma, infecção, coagulação intravascular disseminada e metástases neoplásicas. Outros marcadores de atividade aumentada da coagulação, como o complexo trombina-antitrombina III e plasmina-antiplasmina, não têm utilidade clínica definida. As anormalidades genéticas da coagulação devem ser investigadas por meio do coagulograma e das provas específicas (proteína C e S, antitrombina III, fibrinogênio) e, mais recentemente, por meio de marcadores moleculares (peptídeos ativados). As anormalidades genéticas devem ser investigadas nos pacientes sem fatores de risco identificáveis, com história familiar de tromboembolismo ou recorrência dos fenômenos tromboembólicos.

Eletrocardiograma e ecocardiograma: o eletrocardiograma pode estar normal em casos de embolia pulmonar, sendo um exame pouco elucidativo para o diagnóstico. Em alguns casos, constatam-se alterações classicamente descritas: desvio do eixo elétrico para a direita, bloqueio parcial do ramo direito e alterações em S_1, Q_3 e T_3.

O ecocardiograma é o método de eleição para o diagnóstico de trombos em câmaras cardíacas (Figura 75.3). Com esse exame é possível também visualizar verrucosidades em válvula tricúspide nas endocardites decorrentes da presença do cateter.

Na Figura 75.4 está descrita de maneira prática e sucinta a sequência de procedimentos para investigação diagnóstica na suspeita de embolia pulmonar.

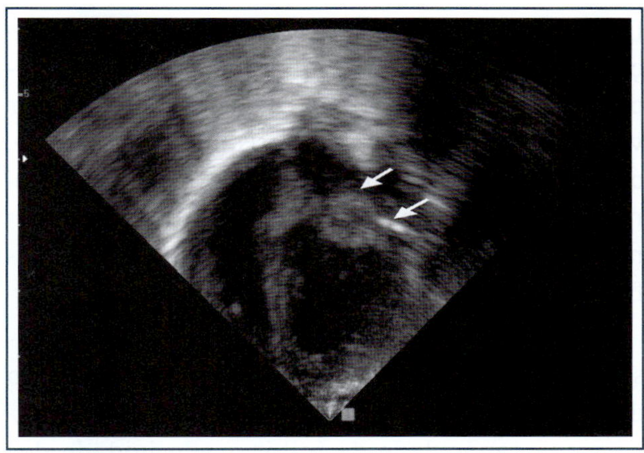

FIGURA 75.3 *Ecocardiograma de criança submetida à nutrição parenteral prolongada. Observar a imagem do cateter no átrio direito, com trombo em sua extremidade (setas). A solicitação do exame foi motivada por quadro clínico sugestivo de embolia pulmonar. Houve regressão do quadro após a retirada do cateter.*

TRATAMENTO

O tratamento tem como objetivo inicial e prioritário a correção das alterações gerais da criança: assistência respiratória e/ou normalização das condições hemodinâmicas, se necessário. O tratamento especí-

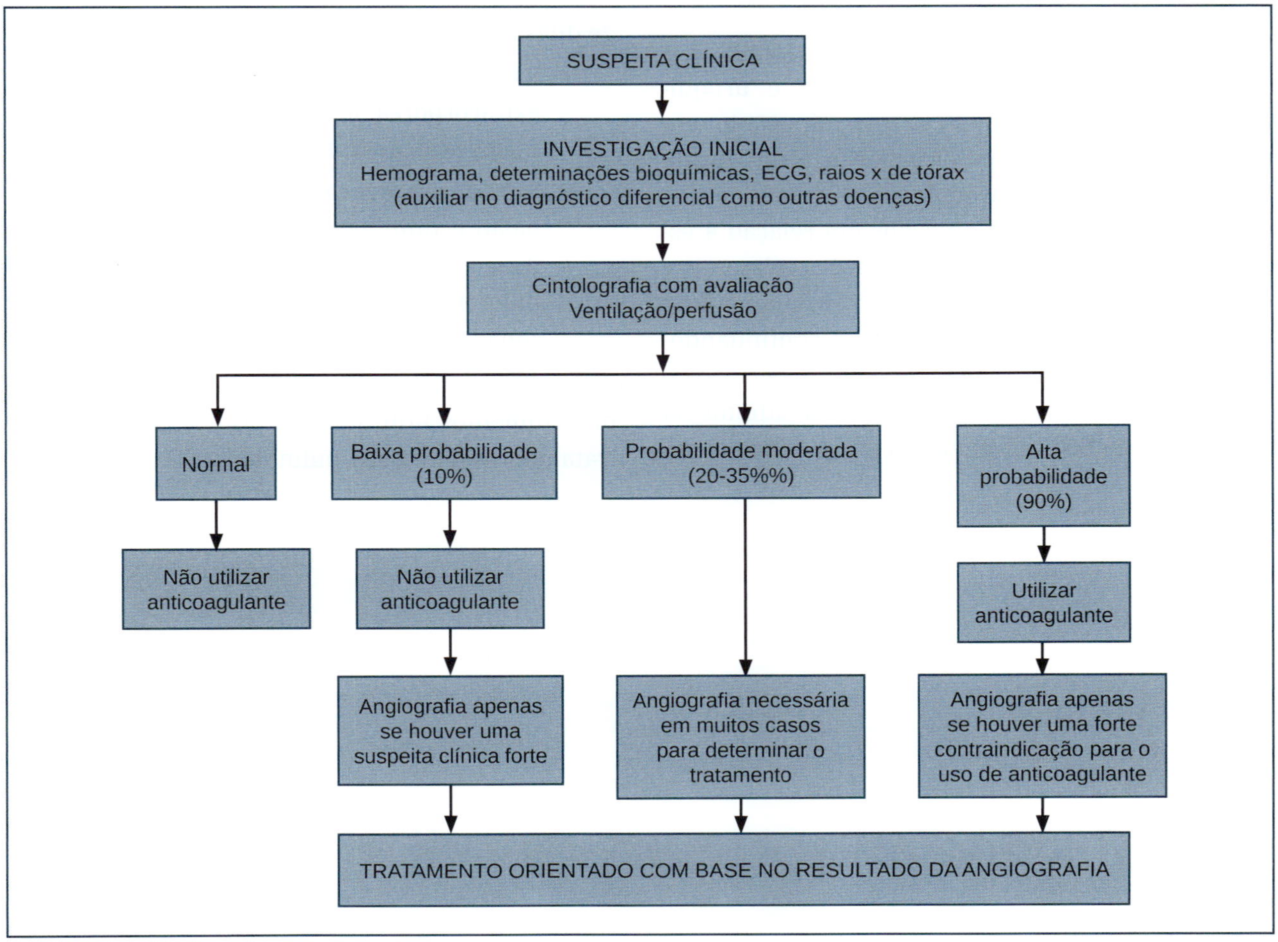

SUSPEITA CLÍNICA
↓
INVESTIGAÇÃO INICIAL
Hemograma, determinações bioquímicas, ECG, raios x de tórax
(auxiliar no diagnóstico diferencial como outras doenças)
↓
Cintolografia com avaliação
Ventilação/perfusão
↓

- Normal → Não utilizar anticoagulante
- Baixa probabilidade (10%) → Não utilizar anticoagulante → Angiografia apenas se houver uma suspeita clínica forte → TRATAMENTO ORIENTADO COM BASE NO RESULTADO DA ANGIOGRAFIA
- Probabilidade moderada (20-35%%) → Angiografia necessária em muitos casos para determinar o tratamento → TRATAMENTO ORIENTADO COM BASE NO RESULTADO DA ANGIOGRAFIA
- Alta probabilidade (90%) → Utilizar anticoagulante → Angiografia apenas se houver uma forte contraindicação para o uso de anticoagulante → TRATAMENTO ORIENTADO COM BASE NO RESULTADO DA ANGIOGRAFIA

FIGURA 75.4 *Procedimentos para investigação diagnóstica na suspeita de embolia pulmonar.*

fico da embolia pulmonar baseia-se na administração de anticoagulantes, os quais melhoram substancialmente os índices de sobrevida. A heparina por via intravenosa é a droga de escolha, de modo que, quando existir suspeita clínica de embolia pulmonar, deve-se iniciar a administração desse medicamento, enquanto exames são realizados para a confirmação diagnóstica.

Os efeitos terapêuticos da heparina baseiam-se em sua atividade antitrombina, com inibição da conversão de fibrinogênio em fibrina, e também sua capacidade de inibir a adesividade das plaquetas. Estas, não agregadas, liberam serotina, histamina e catecolaminas, substâncias que exercem ação constritora na musculatura lisa. A tradução clínica desse fato são o broncoespasmo e a elevação da pressão venosa central, que podem ocorrer durante o tratamento com a heparina. A dose inicial é de 400 a 600 unidades/kg/peso/dia e a dose de manutenção é controlada por meio da medida do tempo de tromboplastina parcial ativado (TTPA).

Outra opção terapêutica é representada por agentes fibrinolíticos: estreptoquinase e uroquinase. Ambos transformam o plasminogênio em plasmina, enzima proteolítica que age na fibrina aderida ao trombo. A uroquinase, presente na urina humana, apresenta vantagens em relação à estreptoquinase: promove menos reações colaterais e é menos antigênica. Deve ser administrada na dose de 200 unidades/kg, como dose inicial, continuando-se com a mesma dose a cada hora por um período de 12 horas. A estreptoquinase é usada em adultos na dose inicial de 600 mil unidades por via intravenosa, em 30 minutos, e a seguir 100 mil unidades por hora, durante 72 horas. O maior perigo na utilização de fibrinolíticos é a ocorrência de hemorragias, às vezes graves. Portanto, não é aconselhável a administração concomitante de anticoagulantes.

Nos casos de tromboembolismo associados à presença de CVC, a remoção do cateter é procedimento obrigatório. No entanto, são discutíveis os benefícios da administração concomitante da heparina ou agentes fibrinolíticos.

TRATAMENTO CIRÚRGICO

A indicação de cirurgia na embolia pulmonar é ainda assunto controverso. Depende das disponibilidades do meio, da experiência do médico e do estado clínico da criança. Sabe-se, no entanto, de que a confirmação, à angiografia, de que mais de 50% da árvore arterial apresentar-se obstruída, é indicação de cirurgia devido à alta perspectiva de mortalidade.

A embolectomia pulmonar pode ser realizada de duas formas:

- Esternotomia mediana, seguida de circulação extracorpórea, abertura da artéria pulmonar e aspiração do trombo com cateter de Fogarty;
- Introdução de cateter especial provido de balão e funil, em veia periférica através de dissecção. A localização do cateter na artéria pulmonar e a retirada do trombo são feitos sob visão radioscópica.

Na Figura 75.5 está especificada a sequência de procedimentos utilizados na prática clínica para o tratamento da embolia pulmonar.

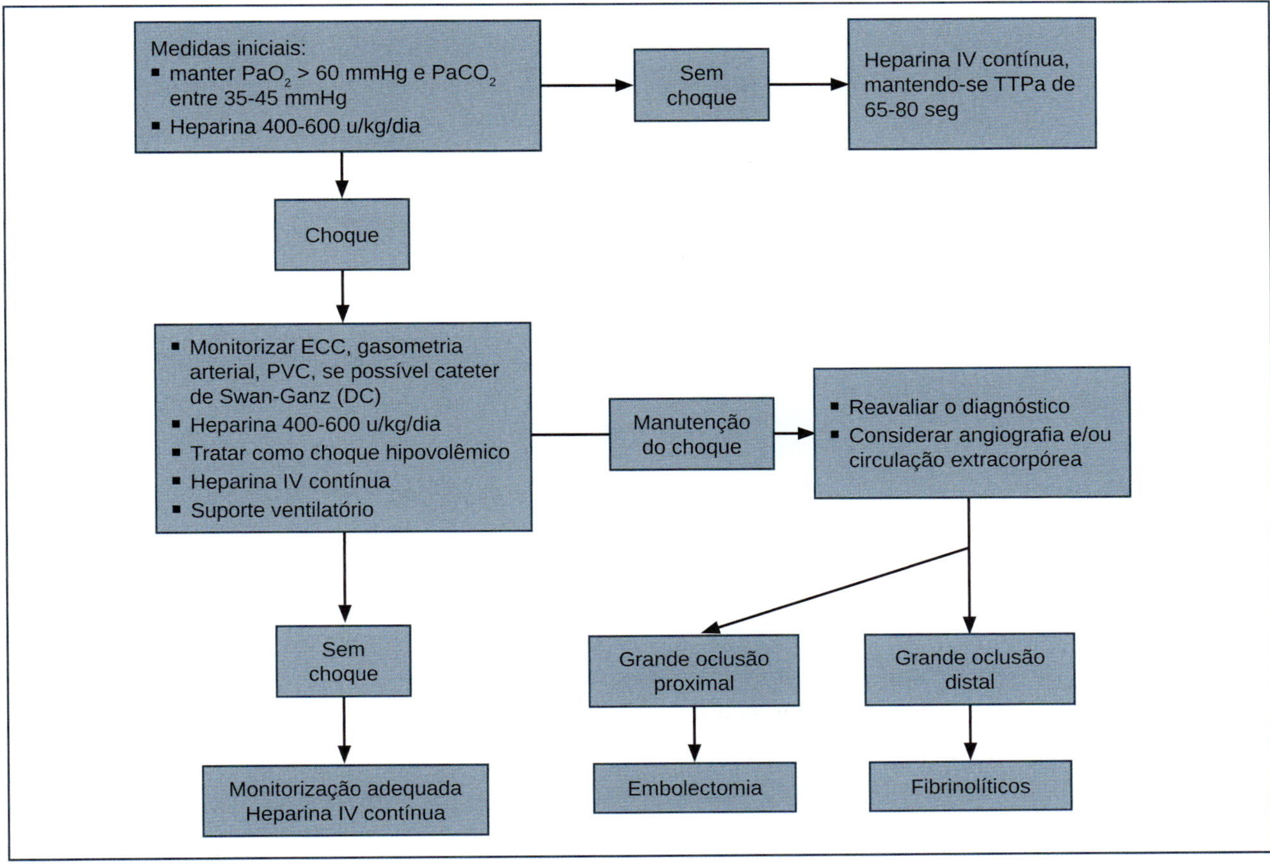

FIGURA 75.5 ***Procedimentos utilizados para o tratamento da embolia pulmonar.***

REFERÊNCIAS

1. Stevenson GF, Stevenson FL. Pulmonary embolism in childhood. J Pediatr 1949;34:62-9.
2. Emery JL. Pulmonary embolism in children. Arch Dis Child. 1962;37:591-5.
3. Buck JR, Connors RH, Coon WW, et al. Pulmonary embolism in children. J Pediatr Surg. 1981;16:385-91.
4. Whitby T, McGowan P, Turner MA, et al. Concentrated parenteral nutrition solutions and central venous catheter complications in preterm infants. Arch Dis Child Fetal Neonatal. 2015;100(3):F250-2.
5. Firror HV. Pulmonary embolization complicating total intravenous alimentation. J Pediatr Surg. 1972;7:81.
6. Wesley JR, Keins TG, Miller SW, et al. Pulmonary embolism in the neonate: Ocurrence during the course of total parenteral nutrition. J Pediatr. 1978;93:113-5.
7. van Ommen HC, Heijboer H, Buller RH, et al. Venous thromboembolism in childhood: A prospective two-year registry in The Netherlands. J Pediatr. 2001;139:676-81.
8. Tala JA, Silva CT, Pemira S, et al. Blood glucose as a marker of venous thromboembolism in critically ill children. J Thromb Haemost. 2014;12(6):891-6.
9. Faustino EV, Spinella PC, Li S, et al. Incidence and acute complications of asymptomatic central venous catheter-related deep venous thrombosis in critically ill children. J Pediatr. 2013;162(2):387-91.
10. Emery JL. Lung and heart complications of treatment of hydrocephalus with ventriculo artrial shunt. Surgery. 1961;50:309-14.
11. Kristo DA, Perry ME, Kollef MH. Comparison of venography, duplex imaging, and bilateral impedance plethysmography for diagnosis of lower extremity deep vein thrombosis. South Med J. 1994;87:55-60.
12. Spritzer CE, Norconk JJ Jr, Sostman HD, et al. Detection of deep venous thrombosis by magnetic resonance imaging. Chest. 1993;104:54-60.
13. Ginsburg JS, Kearon C, Douketis J, et al. The use of D-dimer testing and impedance plethysmographic examination in patients with clinical indications of deep vein thrombosis. Arch Intern Med. 1997;157:1077-81.

76 Urgências Oncológicas

Eduardo Juan Troster
Dafne Cardoso Bourguignon da Silva
Rodrigo Genaro Arduini
Cristiane Freitas Pizarro

INTRODUÇÃO

Este capítulo tem como objetivo descrever as principais emergências oncológicas na infância, assim como as recomendações específicas para o seu reconhecimento e sua pronta estabilização.

SÍNDROME DE VEIA CAVA SUPERIOR E SÍNDROME DO MEDIASTINO SUPERIOR

A síndrome da veia cava superior (SVCS) refere-se aos sinais e sintomas decorrentes da compressão, obstrução ou trombose da veia cava superior (VCS), e a síndrome do mediastino superior (SMS) ocorre quando há compressão traqueal concomitante. A principal causa primária de SVCS e SMS (60-85% dos casos) são tumores malignos (linfoma não Hodgkin, doença de Hodgkin, leucemia linfoblástica aguda, tumores pulmonares); também podem ocorrer pelo aumento de linfonodos mediastinais e eventos trombóticos secundários da VCS. A SVCS e SMS decorrentes de outras etiologias, como, por exemplo, infecciosas, podem causar sinais e sintomas indistinguíveis daqueles decorrentes de tumores malignos[1-5].

Cerca de 70% dos pacientes com linfoma não Hodgkin (LNH) e 30% dos pacientes com doença de Hodgkin apresentam massa mediastinal, porém a SVCS decorrente dessa massa ocorre em 3,4% e 2% dos pacientes, respectivamente. Embora somente cerca de 9% dos tumores de células germinativas se apresentam com massa mediastinal, 20% deles apresentam SVCS[6]. Outros tumores que podem cursar com SVCS são timoma, neuroblastoma e sarcoma de Ewing[1-5].

Como a VCS é um vaso de parede fina com baixa pressão intraluminal e a traqueia e o brônquio fonte direito são mais compressíveis e têm menor diâmetro nas crianças, os sinais e sintomas da SVCS e SMS são mais evidentes quanto menor o paciente. A compressão ou obstrução da VCS reduz o retorno venoso da cabeça, pescoço e tórax superior, resultando nos sinais e sintomas da SVCS e SMS, tendo-se que os principais em crianças são dispneia, tosse, ortopneia, dor torácica, cefaleia, disfagia e rouquidão[1-5].

Os sintomas podem aparecer repentinamente ou de maneira gradual; e, de modo geral, são agravados quando o paciente fica em posição supina, como durante a realização de exames diagnósticos (por exemplo, tomografia computadorizada ou punção lombar). Os principais achados ao exame físico são edema de face e pescoço; pletora e cianose de face, pescoço e extremidades superiores; distensão de vasos cervicais e torácicos; edema conjuntival; sibilos e estridor[1-5]. Podem estar presentes pulso paradoxal, hipertensão e papiledema. Nos casos subagudos, nota-se circulação colateral na região torácica superior. Lembramos ainda que crianças menores podem evoluir com quadro de choque causado pela redução do volume ventricular, decorrente da diminuição do retorno venoso. A posição supina pode exacerbar alterações hemodinâmicas[1-5].

A maioria das crianças com SVCS apresenta massa mediastinal anterossuperior. Pacientes com tumores maiores que 45% do diâmetro transtorácico têm maior tendência a ser sintomáticos do que aqueles com tumores que comprometem menos que 30%[1-5].

Os raios X simples de tórax anteroposterior e lateral mostram a topografia da massa mediastinal e podem evidenciar a presença de derrame pericárdico e/ou pleural; a tomografia computadorizada (TC) de tórax avalia de forma mais precisa as distorções anatômicas e mostra com maior acurácia a extensão da compressão traqueal. Pacientes com alergia ao contraste podem ser submetidos à venografia por ressonância magnética, que é considerada o padrão-ouro para o diagnóstico, mas de mais difícil realização[2,3]. A TC de tórax pode ser obtida em posição prona, caso a posição supina agrave o desconforto respiratório.

Quando um tumor é a causa da SVCS ou SMS, é desejável que seja coletada uma amostra do mesmo para diagnóstico. Porém, o procedimento deve ser minimamente invasivo, uma vez que a anestesia geral ou sedação pode precipitar uma descompensação, ocasionando falência cardiorrespiratória. Isso ocorre devido à diminuição do tônus da musculatura respiratória, aumento do tônus da musculatura abdominal, desaparecimento dos movimentos caudais do diafragma, relaxamento da musculatura lisa dos brônquios e diminuição do volume pulmonar, causados pela anestesia ou sedação. Essas condições agravam a compressão extrínseca da VCS, podendo ocasionar parada cardiorrespiratória. O risco anestésico pode ser avaliado por meio de TC de tórax, ressonância nuclear magnética, ecocardiograma e prova de função pulmonar[3].

Se possível, o diagnóstico deve ser feito por meio de procedimentos menos invasivos que possam ser realizados com anestesia local, como aspirado de medula óssea, pleurocentese, pericardiocentese ou biópsia de linfonodo. Caso não seja possível a realização de exames diagnósticos ou o risco anestésico seja alto, o tratamento quimioterápico ou radioterápico empírico deve ser iniciado[1] (Figura 76.1).

As crianças que evoluem com SVCS, sem evidência de massa mediastinal, devem ser investigadas quanto à possibilidade de trombose venosa associada a cateter venoso central, devendo ser iniciado o tratamento com anticoagulantes, caso seja confirmado o diagnóstico[1-5].

O tratamento emergencial inclui: decúbito elevado, manter a criança calma e suplementação de O_2.

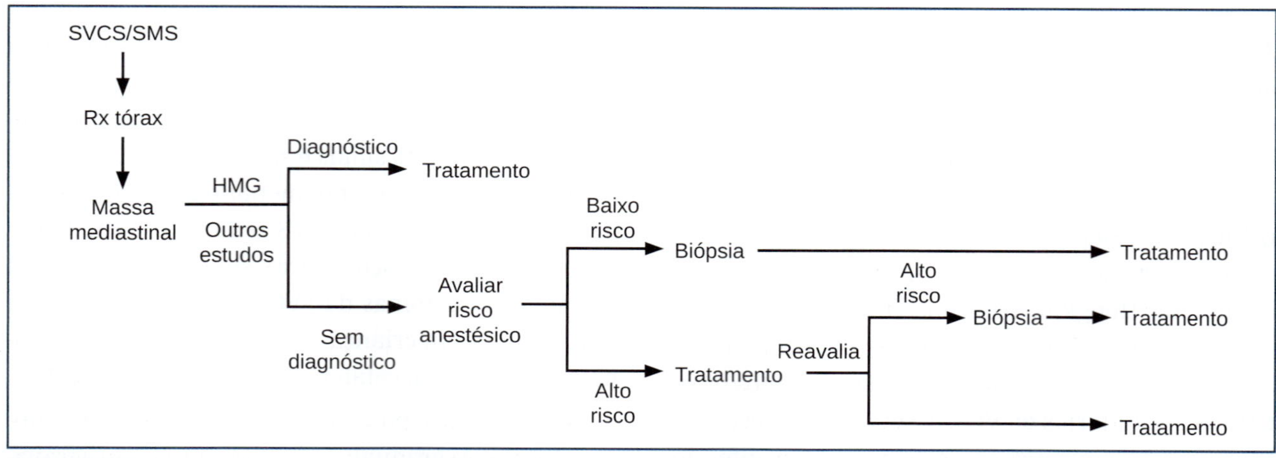

FIGURA 76.1 ***Algoritmo para tratamento de crianças com SVCS ou SMS e massa mediastinal.***
Fonte: adaptada de Pizzo *et al.*[6].

O tratamento da SVCS relacionada à compressão por massa tumoral se baseia em assegurar a via aérea e a realização de quimioterapia e/ou radioterapia e/ou ressecção cirúrgica, a partir do resultado da biópsia ou da suspeita diagnóstica da provável neoplasia. Em adultos, estudos recentes têm demonstrado boa resolução dos sintomas associados à síndrome, com o uso de *stents* intravasculares por punção percutânea, como primeira linha de tratamento ou nos casos já em cuidados paliativos, uma vez que os efeitos da quimioterapia ou radioterapia podem se prolongar por dias a semanas para serem percebidos, dependendo da linhagem tumoral[3-5].

MIOCARDIOPATIA POR ANTRACICLINAS

Os antracíclicos (doxorrubicina, daunorrubicina, idarrubicina) são altamente cardiotóxicos, com alterações morfológicas dose-dependentes. Inicialmente, ocorre perda de miofibrilas; posteriormente, morte de miócitos, degeneração mitocondrial e aparecimento de corpos de mielina. Pode ocorrer até substituição do tecido cardíaco por fibrose[1,6].

Os sintomas podem variar desde disfunção ventricular subclínica até cardiomiopatia grave com insuficiência cardíaca congestiva (ICC), edema de extremidades, edema pulmonar agudo, dispneia e intolerância aos esforços. Crianças costumam apresentar uma miocardiopatia dilatada que progressivamente evolui para restritiva[1,6].

Os efeitos deletérios dessa classe de medicamentos podem ser classificados como:

a. Agudos – ocorrendo durante ou logo após o tratamento e se manifestando com arritmia transitória, pericardite, miocardite ou falência ventricular esquerda;

b. Subagudos – ocorrendo dentro do primeiro ano da exposição, com manifestações similares à forma aguda;

c. Crônicos – após um ou mais anos do uso do quimioterápico, apresentando-se como disfunção ventricular ou arritmias em indivíduos previamente hígidos do ponto de vista cardiológico[5-6]. Dentro das arritmias, as extrassístoles supra e ventriculares, os bloqueios A-V e a fibrilação atrial paroxística são os mais comuns.

Crianças consideradas curadas após o uso dessas medicações podem ter efeitos adversos até 30 anos depois de sua utilização, tendo-se que um em cada oito pacientes pode desenvolver doença miocárdica grave[5]. Pacientes do sexo feminino, aqueles tratados com a medicação antes dos cinco anos de idade, de raça negra, sob terapêutica combinada com outras medicações (ciclofosfamida, por exemplo), sob radioterapia mediastinal, com doença cardíaca preexistente (coronariana, valvar ou miocárdica), com hipertensão arterial, com hipertermia, com hepatopatia e os portadores de trissomia do cromossomo 21 parecem ser mais susceptíveis a esses efeitos[1,6,7].

O tratamento combinado de antracíclicos com radioterapia parece ocasionar um pior prognóstico cardiológico.

A ICC ocorre 30 a 60 dias após a última dose do antracíclico. Dobutamina e milrinona fazem parte do arsenal terapêutico inicial, até que diuréticos, carvedilol e inibidores de enzima conversora de angiotensina sejam efetivos. A digitalização está em desuso.

As arritmias devem ser tratadas especificamente, sob monitoração contínua e com avaliação periódica dos níveis de potássio e cálcio séricos[7].

HEMORRAGIA ALVEOLAR DIFUSA (DAH)

Hemorragia alveolar é uma causa frequente (2,5-20%) de insuficiência respiratória em pacientes com leucemia ou submetidos a transplante de medula óssea, em geral dentro dos 30 primeiros dias após o transplante, com uma mortalidade em torno de 50% a 80%[1,8,9]. O maior fator de risco é a quimioterapia intensificada pré-transplante: o regime de condicionamento e a irradiação de corpo inteiro (*total body irradiation* – TBI).

Acredita-se que a patogênese da DAH nos transplantados envolva lesão tecidual pulmonar, inflamação e liberação de citocinas (TNF-α e IL-12).

Dispneia progressiva, hipoxia, tosse não produtiva e febre são comuns. Menos de 1/3 dos casos apresentam hemoptise.

Aos raios X de tórax, há infiltrados alveolares e intersticiais difusos em vidro fosco e consolidações desiguais, predominantemente peri-hilares e em metade inferior dos campos pleuropulmonares. A presença de mais de 20% de macrófagos com hemossiderina no lavado broncoalveolar é diagnóstica. A DAH pode coexistir com diversas outras condições, inclusive infecciosas, e geralmente é fatal quando associada à citomegalovirose disseminada ou aspergilose invasiva. O diagnóstico diferencial engloba pneumonias por citomegalovírus (CMV) ou aspergilose invasiva[1,8,9].

O tratamento inclui reposição de hemoderivados, visando níveis de plaquetas acima de 50.000/mm e RNI < 1,5, ventilação pulmonar mecânica com pressão expiratória final positiva (PEEP) elevada (para "pressurizar" o sistema e tentar diminuir o sangramento), e recrutamento alveolar nos casos de síndrome do desconforto respiratório agudo (SDRA). A resposta à corticoterapia em altas doses é variável[7]. Relatos de casos mostram alguma resposta ao tratamento de casos refratários com fator VIIa recombinante ou ácido aminocaproico[9]. Embora frequentemente haja hipertensão pulmonar, o óxido nítrico inalatório é contraindicado pelo sangramento[1,8,9].

TRALI – LESÃO PULMONAR AGUDA RELACIONADA À TRANSFUSÃO

Trata-se de edema pulmonar não cardiogênico associado à transfusão de hemoderivados (inclusive granulócitos), dentro das primeiras seis horas da administração, em pacientes sem lesão pulmonar prévia e sem relação temporal com outras causas de SDRA[1,10].

Cursa com taquidispneia, cianose, taquicardia, febre, hipotensão, hipoxemia grave ($PaO_2/FiO_2 < 300$ ou $SatO_2 < 90\%$ em ar ambiente), hipertensão pulmonar e infiltrado pulmonar bilateral com função de ventrículo esquerdo normal[1,11,12]. A radiografia de tórax evidencia infiltrados difusos bilaterais na incidência anteroposterior.

Dois mecanismos fisiopatológicos parecem estar envolvidos: infusão de anticorpos do doador, que parecem reconhecer antígenos leucocitários do receptor, e ativação da resposta inflamatória intra-alveolar por substâncias bioativas encontradas nos hemoderivados, induzindo neutrófilos do receptor já pré-sensibilizados, ocasionando edema pulmonar[1,13].

Hiperpotassemia, necessidade de ventilação pulmonar mecânica, sepse, choque e tabagismo parecem ser fatores de risco associados[10].

O diagnóstico diferencial inclui: pneumonias, embolia pulmonar, leucoestase, SDRA, insuficiência cardíaca, sobrecarga de volume, DAH, reação hemolítica aguda e contaminação bacteriana do hemoderivado[1,10,11,13]. O suporte ventilatório, com utilização de baixos volumes correntes, é muitas vezes necessário e é o único tratamento eficaz atualmente, além da manutenção da euvolemia. Embora geralmente se resolva em até 72-96 horas após a transfusão, 20% dos pacientes persistem com hipoxemia e infiltrados aos raios X de tórax por até uma semana[10-14].

SÍNDROME DE LISE TUMORAL (SLT)

A SLT é uma complicação potencialmente fatal, secundária à rápida destruição de células neoplásicas de forma espontânea ou 12 à 72 horas após o tratamento quimioterápico ou radioterápico. Assim sendo, pode causar hiperpotassemia, hipocalcemia, hiperuricemia e hiperfosfatemia, devido à saída dos componentes intracelulares para o meio extracelular. A SLT pode provocar ainda insuficiência renal aguda (IRA), quadros convulsivos e arritmias cardíacas[14]. Esta mais associada a LNH, especialmente linfoma de Burkitt, leucemia linfoide aguda (LLA), leucemia mieloide aguda (LMA) e neuroblastomas de grande massa, com incidências variando de 4,4% a 42% para a síndrome laboratorial e de 5% a 9,8% para a síndrome clínica[1,15,16].

Em tumores de rápido crescimento, grande tamanho e altamente sensíveis ao tratamento quimioterápico ou radioterápico, o início de medidas terapêuticas pode causar rápida destruição das células tumorais, ocasionando liberação de enormes quantidades de ânions, cátions, proteínas e ácidos nucleicos para a corrente sanguínea. A liberação e o consequente catabolismo dos ácidos nucleicos levam à hiperuricemia. Especificamente, os ácidos nucleicos derivados da purina são metabolizados à hipoxantina, xantina e, finalmente, a ácido úrico pela enzima xantina-oxidase. Em condições normais, os rins são capazes de realizar a completa excreção do ácido úrico, a despeito de sua baixa solubilidade em água. Entretanto, durante a SLT, a quantidade de ácido úrico pode exceder a capacidade renal de excreção e, em virtude de um pH urinário ácido, o clareamento do ácido úrico pode ser reduzido em até 30 vezes, proporcionando maior probabilidade de cristalização e precipitação do mesmo, ocasionando disfunção renal[1,15,16] (Figura 76.3).

Os níveis de fósforo em células tumorais podem ser até quatro vezes maiores do que em células saudáveis. A destruição rápida e maciça do tumor ocasiona hiperfosfatemia. Inicialmente, os rins respondem com aumento da taxa de filtração glomerular e redução da reabsorção tubular; entretanto, tais mecanismos podem ficar sobrecarregados e levar a aumento dos níveis séricos do fósforo, especialmente se já houver IRA associada à hiperuricemia. A hiperfosfatemia pode, secundariamente, induzir à precipitação de cálcio pela formação de cristais de fosfato de cálcio nos túbulos renais, o que pode causar ou piorar a insuficiência renal estabelecida, formando um círculo vicioso e, eventualmente, resultar em hipocalcemia. A hiperpotassemia secundária à destruição tumoral pode ser exacerbada pela IRA ou pela administração excessiva de potássio durante a terapêutica de indução. Uremia (aumento anormal dos níveis séricos de ureia) está comumente associada à SLT e é secundária à IRA, tendo, portanto, etiologia multifatorial: depósito de cristais de ácido úrico nos túbulos renais, precipitação do fosfato de cálcio e cristalização de xantina intrarrenal, infiltração tumoral renal, uropatia obstrutiva, nefrotoxicidade secundária a medicações e sepse[1,16].

As manifestações clínicas são decorrentes principalmente dos distúrbios metabólicos e eletrolíticos secundários à rápida destruição celular:

a. Hiperfosfatemia: náusea, vômitos, diarreia, letargia;
b. Hipocalcemia: arritmias cardíacas, hipotensão, tetania, câimbras;
c. Hiperpotassemia: alterações de eletrocardiograma (ECG) (arritmias cardíacas, como taquicardia ventricular, fibrilação ventricular e PCR), parestesias, câimbras;
d. Hiperuricemia: sangramentos, encefalopatia urêmica (anorexia, edema, hematúria, oligo/anúria, insuficiência cardíaca congestiva, síncopes e morte súbita)[1,15,16].

Não existe consenso em relação à classificação ou estratificação da SLT; as duas maneiras mais aceitas de se realizar uma classificação são as seguintes:

- SLT Laboratorial – duas ou mais das alterações a seguir no espaço de três dias antes ou sete dias após o início da terapêutica específica (Quadro 76.1).

QUADRO 76.1 ***Síndrome de lise tumoral laboratorial.***

Elemento	Valor	Mudança em relação ao basal
Ácido úrico	≥ 476 µmol/L ou 8 mg/dL	Aumento de 25%
Potássio	≥ 6 mmol/L ou 6 mg/dL	Aumento de 25%
Fósforo	≥ 2,1 mmol/L crianças ≥ 1,45 mmol/L adultos	Aumento de 25%
Cálcio	≤ 1,75 mmol/L	Redução de 25%

Quadro: adaptado de Coiffier *et al.*[27].

SLT Clínica – SLT laboratorial mais uma das alterações clínicas, a seguir, documentadas (Quadro 76.2). Os principais fatores de risco para SLT são: tipo e extensão do tumor, função renal, ácido úrico basal e eficácia e rapidez da terapêutica citorredutora (Quadro 76.3).

A profilaxia e o tratamento devem ser feitos da seguinte forma:

1. Monitoração e controles – em unidade de terapia intensiva (UTI), com monitor cardíaco contínuo, oxímetro de pulso, monitorização da pressão arterial, frequência respiratória, temperatura, pH urinário de quatro em quatro horas, peso diário, dosagens séricas de Na, K, P, Ca, ácido úrico, ureia e creatinina ao menos duas vezes ao dia nos pacientes com risco intermediário; e, naqueles com SLT instalada, coleta de exames a cada quatro a seis horas[15];
2. Controle de diurese – mantida > 3 mL/kg/h em crianças < 10 kg, ou > 100 mL/h nas maiores;
3. Hiper-hidratação – utilizada para aumentar a taxa de filtração glomerular e, consequentemente, a excreção de ácido úrico, fósforo e potássio. Iniciar preferencialmente 48 horas antes da terapêutica específica e mantida de 48 a 72 horas após o seu término. Administrar 2-3 L/m²/dia de solução isotônica (1/4 de solução salina 0,9%, com ¾ de solução glicosada 5%)

QUADRO 76.2 ***Síndrome de lise tumoral clínica.***

	0	I	II	III	IV	V
Insuficiência renal	Creat ≤ 1,5x LSI	Creat = 1,5x LSI ou Clcrea 30-45 mL/min	Creat = 1,5-3x LSI ou Clcrea 10-30 mL/min	Creat = 3-6x LSI ou Clcrea 10-20 mL/min	Creat > 6x LSI ou Cl crea < 10 mL/min	Morte
Arritmia cardíaca	Ausente	Sem necessidade de intervenção	Sem necessidade de intervenção urgente	Sintomática e parcialmente controlada ou controlada com dispositivo (exemplo, desfibrilador)	Ameaçadora à vida (exemplo, associada à ICC, hipotensão, síncope, choque)	Morte
Convulsões	Ausentes	Ausentes	Um episódio rápido CTCG; convulsão(ões) bem controlada(s) com uso anticonvulsivante ou convulsões motoras focais que não alterem AVD	Crise com alteração de nível de consciência; crises mal controladas; episódios abruptos de CTCG, apesar de intervenção farmacológica	Crise de qualquer tipo que seja prolongada, reentrante ou de difícil controle (estado de mal, epilepsia intratável)	Morte

Siglas: Creat = creatinina sérica; Clcrea = *clearence* de creatinina; LSI = limite superior para idade; CTCG = convulsão tônico-clônica generalizada; AVD = atividades da vida diária; ICC = insuficiência cardíaca congestiva.
Fonte: adaptado de Tosi *et al.*[28].

QUADRO 76.3 **Fatores de risco para *síndrome da* lise tumoral.**

Tipo de tumor	Linfoma de Burkitt Linfoma linfoblástico Linfoma difuso de grandes células Leucemia linfoide aguda Tumores sólidos de alta taxa de proliferação e rápida resposta terapêutica
Extensão tumoral	Doença de Bulky (> 10 cm) LDH elevado (> 2x LSI) Leucocitose (> 25.000/mm³)
Função renal	IRA prévia Oligúria
Ácido úrico basal	> 450 µmol/L (7,5 mg/dl)
Eficácia e rapidez terapêutica citorredutora	Variável de acordo com terapêutica empregada e tumor

Fonte: adaptado de Coiffier *et al.*[27].

em adultos e crianças maiores, e 200 mL/kg/dia naquelas menores que 10 kg, sem adição de potássio ou cálcio, preferencialmente em acesso venoso central. Atentar para oligúria e necessidade de terapêutica renal substitutiva[15];

4. Diuréticos – podem estar indicados para evitar a sobrecarga de volume ou para manutenção de diurese adequada. Podem ser utilizados a furosemida, na dose de 1 a 4 mg/kg/dia, ou manitol, de 0,5 a 1 g/kg/dia[15];
5. Alcalinização urinária – tem como função aumentar a solubilidade do ácido úrico; entretanto, não é mais recomendada por não haver estudos demonstrando evidência de benefício e pela possibilidade de a alcalinização poder levar a aumento na precipitação de fosfato de cálcio e piora da função renal, além de poder piorar a hipocalcemia por aumentar a avidez da albumina pelo cálcio iônico. Considerar apenas em pacientes com acidose metabólica[13] ou quando não existir rasburicase disponível. Manter o pH urinário entre 7 e 7,5, com administração de bicarbonato de sódio (30 a 100 mEq/L) adicionado ao soro de hiper-hidratação[1,15].
6. Agentes hipouricemiantes[1,15,16]:
   - *Alopurinol*: bloqueia a formação de ácido úrico a partir da xantina e da hipoxantina por inibição da enzima xantina-oxidase, diminuindo a cristalização do primeiro nos rins, mas não impede a precipitação do ácido úrico já formado. Dose: 10 mg/kg/dia ou 200-300 mg/m²/dia em três doses; dose máxima de 800 mg/dia. Reduzir a dose em 50% em caso de insuficiência renal aguda instalada. Iniciar em 24-48 horas antes da terapia específica e manter por três a sete dias;
   - *Rasburicase* (urato oxidase recombinante): medicação de escolha nos pacientes com

hiperuricemia associada à SLT laboratorial ou clínica. Transforma o ácido úrico em alantoína, subproduto com alta solubilidade urinária[17].

Alguns estudos multicêntricos demonstram que a hiperuricemia pode ser rapidamente prevenida ou corrigida após a utilização da rasburicase intravenosa por 5-7 dias. E quatro horas após sua administração, podemos ver uma significante diminuição na concentração plasmática de ácido úrico[17].

O uso intravenoso de rasburicase é aprovado nos Estados Unidos e Europa para o manejo de hiperuricemia aguda na faixa etária pediátrica, em pacientes com doenças hematológicas malignas e tumores sólidos com risco para SLT. A dose recomendada é de 0,15-0,2 mg/kg, uma vez por dia. Deve ser administrada em infusão intravenosa, em 30 minutos, diluída em solução salina 0,9% 50 ml. O curso do tratamento deve ser de cinco dias iniciando pré-quimioterapia ou durante a quimioterapia, podendo se estender por até sete dias. A administração de vários cursos de rasburicase não é recomendada[17].

Devido ao risco de hemólise, essa medicação é contraindicada em pacientes com meta-hemoglobinemia, deficiência de glicose-6-fosfato e outras desordens metabólicas que possam cursar com anemia hemolítica[17].

Rasburicase e alopurinol são tolerados de forma similar. Entre os efeitos adversos relacionados ao uso dessas medicações, estão: vômito, febre, náusea, diarreia e dor de cabeça. A utilização de rasburicase pode estar associada ainda à neutropenia com febre, insuficiência respiratória, mucosite e reações alérgicas, incluindo anafilaxia e *rash* cutâneo[17].

7. Tratamento dos distúrbios eletrolíticos[1,15]:
    - Hiperfosfatemia: hidróxido de alumínio, via enteral, 50 a 150 mg/kg/dia de seis em seis horas, por no máximo dois dias, a fim de evitar a toxicidade do alumínio. A correção da hiperfosfatemia, em geral, ocasiona também a melhora dos níveis séricos de cálcio. Na hiperfosfatemia grave ou refratária, pode ser necessária diálise;
    - Hipocalcemia: reposição de cálcio exclusivamente nos pacientes sintomáticos; 50-100 mg/kg, IV, lento, sob monitoração cardíaca contínua;
    - Hipercalemia: K ≥ 6 mmol/L: retirar potássio via oral ou intravenoso, monitorização cardíaca + ECG, resina de troca iônica (Sorcal®), 1 g/kg/dia, VO ou VR; K ≥ 7 mmol/L ou sintomático: gluconato de cálcio 100-200 mg/kg IV lento; solução polarizada (0,1 U/kg insulina regular + SG 10% 4 mL/kg) IV, bicarbonato de sódio 1-2 mEq/kg IV em *bolus*.
    - Considerar terapêutica renal substitutiva nos pacientes com distúrbios eletrolíticos refratários às terapêuticas acima mencionadas.

SÍNDROME DE FOURNIER

A gangrena de Fournier é uma fasceíte necrotizante infecciosa, de origem polimicrobiana das áreas genital, perineal e perirretal, e que leva à gangrena por trombose dos pequenos vasos subcutâneos. O processo se perpetua pela proliferação bacteriana nos tecidos desvitalizados[18].

Onfalite, hérnia estrangulada, dermatite de fraldas, circuncisão, traumas locais, sepse e abcessos perineais podem desencadear seu desenvolvimento em crianças. Em geral, cepas de *Streptococcus, Staphylococcus* e anaeróbios podem ser isoladas[18].

Os sinais e sintomas comumente encontrados englobam febre, dor na região perineal e edema e eritema locais, com progressão rápida para aparecimento de secreção purulenta, crepitações e flutuações. Se o paciente se encontrar granulocitopênico, pode haver um quadro clínico frustro, que progride rapidamente com a recuperação dos neutrófilos, podendo ser fulminante[19].

Ressuscitação volêmica, debridamento cirúrgico precoce e antibioticoterapia de amplo espectro, com cobertura para *Pseudomonas*, coliformes e *Clostridium*, além das bactérias anteriormente citadas, são a terapêutica indicada, além da possível necessidade de realização de uretero e colostomia para melhor controle da infecção[19].

PANCREATITE

Pode ocorrer em crianças recebendo L-asparaginase, citarabina, corticoide ou ácido valproico, e nos portadores de linfomas abdominais por compressão do ducto pancreático. Os principais sintomas são náusea, vômitos, letargia, irritabilidade e dor abdominal[1,20].

O diagnóstico é feito por meio dos achados clínicos, associados a aumento da amilase e/ou lipase séricas em até três vezes o valor considerado normal, e a realização de ultrassom (US) e TC de abdome, com achados consistentes para a doença. Vale ressaltar que, na pancreatite induzida por L-asparaginase, os níveis de amilase podem permanecer normais mesmo dias após a instalação da patologia, devido à inibição de síntese proteica induzida pela medicação[1,20,21].

O tratamento inicial consiste em[20,21]:

- Jejum por via gástrica, com colocação de sonda enteral na região do duodeno ou no jejuno, após o ligamento de Treitz, visando reduzir a estimulação de secreção do pâncreas exócrino. O início precoce da dieta enteral mostrou reduzir a incidência de infecções e a permanência hospitalar;
- Correção da desidratação e possíveis distúrbios eletrolíticos;
- Analgesia (evitar morfina pela possibilidade de causar espasmos do esfíncter de Oddi);
- Em adolescentes com pancreatite, está indicada a profilaxia para trombose venosa profunda;
- Antibioticoterapia para Gram-negativos e anaeróbios, na suspeita de pancreatite necrosante ou presença de abscesso;
- Cirurgia é indicada em casos de abscesso, pseudocisto e pancreatite necrotizante;
- O uso de octreotide parece não reduzir o aparecimento das complicações ligadas à pancreatite aguda.

SÍNDROME DA ENCEFALOPATIA POSTERIOR REVERSÍVEL (PRES)

PRES é uma síndrome clínico-radiológica, caracterizada clinicamente por cefaleia, alterações do nível de consciência, distúrbios visuais (diplopia, hemianopsia ou cegueira cortical) e crises convulsivas. Radiologicamente, é caracterizada por presença de edema subcortical que atinge a substância branca, de distribuição predominante posterior (parieto-occiptal). Foi descrita por Hinchey em 1996 e denominada leucoencefalopatia posterior reversível, inicialmente[22-25].

A incidência global da PRES é desconhecida. Pacientes com insuficiência renal e aqueles tratados com medicações quimioterápicas e imunossupressoras têm um risco aumentado para o desenvolvimento de PRES. A hipertensão arterial está envolvida na maioria dos mecanismos propostos, sendo considerada um dos principais fatores de risco, mas pode estar ausente em cerca de 20% dos casos[22-25].

Assim sendo, diferentes mecanismos têm sido sugeridos para explicar a fisiopatologia da PRES. Entre eles, podemos destacar[1,22-25]:

a. Falência da autorregulação cerebral, ocasionando um rompimento na barreira hematoencefálica e, como consequência, edema vasogênico;
b. Disfunção endotelial;
c. Insuficiência renal: relacionada a um "estado nefrótico" – hipoalbuminemia – edema generalizado – aumento de permeabilidade vascular;
d. Efeitos diretos citotóxicos decorrentes de agentes quimioterápicos que levam a uma disfunção endotelial, com consequente rompimento da barreira hematoencefálica. Entre as principais medicações citotóxicas, podemos destacar: metotrexate em altas doses, vincristina, cisplatina, ciclofosfamida e L-asparginase;
e. Toxidade por medicações imunossupressores, ocasionando hipertensão arterial: ciclosporina, tacrolimo e corticosteroides;
f. Distúrbios metabólicos: hipomagnesemia e uremia.

A região posterior cerebral parece ser a mais vulnerável. Isso pode ser explicado pelo fato da inervação simpática adrenérgica ser mais deficiente no sistema vertebrobasilar, quando comparado ao sistema carotídeo[22-25].

A ressonância magnética mostra achados característicos em região posterior dos hemisférios, que incluem edema vasogênico e hiperintensidade de sinal nas sequências de T2, no nível da substância branca. Adicionalmente, pode afetar núcleos da base, cerebelo e tronco cerebral[22-25].

O tratamento se baseia em suporte clínico, correção da causa desencadeante, controle pressórico para manter a pressão de perfusão cerebral e uso de anticonvulsivantes. A imediata correção da causa é essencial para diminuir o risco de isquemia ou sangramento e, assim, melhorar o prognóstico, prevenindo a progressão para uma injúria cerebral irreversível e morte. As lesões tendem a desaparecer em algumas semanas[22-25].

SÍNDROME DO ÁCIDO RETINOICO

A síndrome do ácido retinoico é uma complicação induzida pela administração de ácido all-transretinoico (ATRA) ou trióxido de arsênico (ATO), os quais induzem a diferenciação da célula mieloide e liberação de citocinas vasoativas. Ocorre em cerca de 25% dos pacientes e se inicia entre quatro a 11 dias do início da terapêutica, podendo estar associada a rápido aumento de leucócitos em sangue periférico[1,26].

A fisiopatologia permanece mal compreendida, mas possivelmente a rápida diferenciação dos promielócitos em granulócitos induz uma resposta inflamatória, com aumento da permeabilidade capilar e perda da integridade endotelial[26].

Em relação ao quadro clínico, o paciente pode evoluir com febre, ganho de peso com edema periférico associado, hipoxemia, insuficiência respiratória aguda, hipotensão, insuficiências renal aguda e cardíaca, alterações hepáticas e serosites[26].

Em relação aos exames laboratoriais, diariamente devem ser coletados coagulograma, fibrinogênio e plaquetas. Os raios X de tórax em geral mostram infiltrado parenquimatoso bilateral e derrame pleural. O ecocardiograma pode demonstrar a presença de derrame pericárdico[26].

É uma condição potencialmente fatal e deve ser suspeitada em todos os pacientes em indução para leucemia promielocítica que apresentam os sintomas relacionados acima[26].

O tratamento, muitas vezes em UTI, baseia-se em[26]:

- Suspensão temporária do ATRA;
- Corticoide intravenoso, preferencialmente dexametasona na dose de 10 mg/m^2, dividida em três tomadas, até três dias após melhora dos sintomas;
- Suporte clínico.

REFERÊNCIAS

1. Troster EJ, Silva DCB, Zanatta GAC. Urgências Onco -Hematológicas. In: Piva JP, Carvalho WB, editores. PROTIPED – Programa de Atualizaça6o em Terapia Intensiva Pediátrica. São Paulo: Artmed; 2012. p. 9-72.
2. Khan UA, Shanholtz CB, McCurdy MT. Programa de Atualização em Terapia Intensiva Pediátrica. Oncologic mechanical emergencies. Emerg Med Clin North Am. 2014 Aug;32(3):495-508.
3. Warner P, Uberoi R. Superior vena cava stenting in the 21st century. Postgrad Med J. 2013 Apr;89(1050):224-30.
4. Gwon DI, Ko GY, Kim JH, Shin JH, Yoon HK, Sung KB. Malignant superior vena cava syndrome: a comparative cohort study of treatment with covered stents versus uncovered stents. Radiology. 2013;266(3):979-87.
5. Wilson LD, Detterbeck FC, Yahalom J. Clinical practice. Superior vena cava syndrome with malignant causes. N Engl J Med. 2007;356(18):1862-9.
6. Raj S, Franco VI, Lipshultz SE. Anthracycline-induced cardiotoxicity: a review of pathophysiology, diagnosis, and treatment. Curr Treat Options Cardiovasc Med. 2014;16(6):315.
7. Seber A, Miachon AS, Tanaka AC, Spinola e Castro AM, Carvalho AC, Petrilli AS, et al. [First guidelines on pediatric cardio-oncology from the Brazilian Society of Cardiology]. Arq Bras Cardiol. 2013;100(5 Suppl 1):1-68.
8. Sharma SK, Kumar S, Singh AK, Seth T, Mishra P, Sharma S, et al. Diffuse alveolar hemorrhage following allogeneic peripheral blood stem cell transplantation: a case report and a short review. Indian J Hematol Blood Transfus. 2014;30(1):41-4.
9. Spira D, Wirths S, Skowronski F, Pintoffl J, Kaufmann S, Brodoefel H, et al. Diffuse alveolar hemorrhage in patients with hematological malignancies: HRCT patterns of pulmonary involvement and disease course. Clin Imaging. 2013;37(4):680-6.
10. Radhakrishnan V, Coshic P, Bakhshi S. Transfusion related acute lung injury in a child with leukemia. Indian Pediatr. 2012;49(2):154-5.
11. Jaworski K, Maslanka K, Kosior DA. Transfusion-related acute lung injury: a dangerous and underdiagnosed noncardiogenic pulmonary edema. Cardiol J. 2013;20(4):337-44.

12. Osterman JL, Arora S. Blood product transfusions and reactions. Emerg Med Clin North Am. 2014;32(3): 727-738.
13. Gauvin F, Robillard P, Hume H, Grenier D, Whyte RK, Webert KE, et al. Transfusion-related acute lung injury in the Canadian paediatric population. Paediatr Child Health. 2012;17(5):235-9.
14. Osterman JL, Arora S. Blood product transfusions and reactions. Emergency medicine clinics of North America. 2014;32(3):727-38.
15. Wagner J, Arora S. Oncologic metabolic emergencies. Emerg Med Clin North Am. 2014;32(3):509-25.
16. Wilson FP, Berns JS. Tumor lysis syndrome: new challenges and recent advances. Adv Chronic Kidney Dis. 2014;21(1):18-26.
17. Oldfield V, Perry CM. Rasburicase – A review of its use in the manaement of anticâncer therapy-induced hyperuricaemia. Drugs. 2006;66(4):529-545.
18. Bains SP, Singh V, Gill MK, Jain A, Arry V. Fournier's Gangrene in a Two Year Old Child: A Case Report. J Clin Diagn Res. 2014;8(8):ND01-2.
19. Mallikarjuna MN, Vijayakumar A, Patil VS, Shivswamy BS. Fournier's Gangrene: Current Practices. ISRN Surg. 2012;2012:942437.
20. Suzuki M, Sai JK, Shimizu T. Acute pancreatitis in children and adolescents. World J Gastrointest Pathophysiol. 2014;5(4):416-26.
21. Kramer C, Jeffery A. Pancreatitis in children. Crit Care Nurse. 2014;34(4):43-52.
22. Arzanian MT, Shamsian BS, Karimzadeh P, Kajiyazdi M, Malek F, Hammoud M. Posterior reversible encephalopathy syndrome in pediatric hematologic-oncologic disease: literature review and case presentation. Iran J Child Neurol. 2014 Spring;8(2):1-10.
23. Le EM, Loghin ME. Posterior reversible encephalopathy syndrome: a neurologic phenomenon in cancer patients. Curr Oncol Rep. 2014;16(5):383.
24. Kim SJ, Im SA, Lee JW, et al. Predisposing factors of posterior reversible encephalopathy syndrome in acute chilhood leucemia. Pediatr Neurol. 2012;47:436-42.
25. McCoy B, King M, Gill D, Twomey E. Childhood posterior reversible encephalopathy syndrome. Eur J Paediatr Neurol. 2011;15:91-4.
26. Isik P, Cetin I, Tavil B, Azik F, Kara A, Yarali N, et al. All-transretinoic acid (ATRA) treatment-related pancarditis and severe pulmonary edema in a child with acute promyelocytic leukemia. J Pediatr Hematol Oncol. 2010;32(8):e346-8.
27. Coiffier B, Altman A, Pui CH, Younes A, Cairo MS. Guidelines for the Management of Pediatric and Adult Tumor Lysis Syndrome: An Evidence-Based Review. J Clin Oncol. 2008;26:2767-78.
28. Tosi P, Barosi G, Lazzaro C, Liso V, Marchetti M, Morra E, et al. Consensus conference on the management of tumor lysis syndrome. Haematologica. 2008;93: 1877-85.

77

Emergências Reumatológicas

Clovis Artur Almeida da Silva
Maria Teresa de Sande e Lemos Ramos Ascensão Terreri

As principais doenças reumatológicas na faixa etária pediátrica que são emergências médicas, muitas delas necessitando de hospitalização com diagnósticos e tratamentos imediatos, são: artrite idiopática juvenil sistêmica (AIJ sistêmica), lúpus eritematoso sistêmico pediátrico (LESP), dermatomiosite juvenil (DMJ), algumas vasculites sistêmicas, síndrome do anticorpo antifosfolípide (SAF), síndrome de ativação macrofágica (SAM) e febre reumática (FR) (envolvimento cardíaco).

ARTRITE IDIOPÁTICA JUVENIL SISTÊMICA (AIJ SISTÊMICA)

A artrite idiopática juvenil é definida como artrite em crianças com menos de 16 anos, que afeta pelo menos uma articulação por mais de seis semanas, desde que excluídas outras causas de artrite crônica[1]. Trata-se da doença crônica articular mais frequente da infância, sendo considerada uma importante causa de incapacidade no curto e no longo prazo. O subtipo da doença que pode caracterizar uma situação de urgência é o sistêmico. Ocorre em ambos os sexos, frequentemente em crianças pequenas. Tanto a doença em si (anemia, pericardite, pleurite) como a síndrome de ativação macrofágica consequente à doença são situações que estão associadas à mortalidade.

A AIJ sistêmica se caracteriza por febre diária intermitente, por mais de 15 dias. A febre é geralmente vespertina, alta, com um ou dois picos diários, e o paciente costuma estar em bom estado geral quando no período apirético. O exantema acompanha a febre e se apresenta como lesões maculares róseo-salmão, evanescentes, geralmente não pruriginosas, e predominantemente em tronco e região proximal dos membros superiores e inferiores.

Envolvimento pericárdico (com dor torácica ou atrito pericárdico) ou pleural ocorre em um terço dos casos. A adenomegalia costuma ser simétrica, acometendo gânglios cervicais, axilares, inguinais, epitrocleares e mesentéricos. A hepatoesplenomegalia também faz parte do quadro[2]. O quadro sistêmico pode preceder a artrite por semanas ou meses. Esta pode se apresentar da forma oligoarticular (quatro ou menos articulações) ou poliarticular (cinco ou mais articulações). Alterações hematológicas incluem: anemia e leucocitose importante com neutrofilia e desvio escalonado à esquerda, até presença de mieloblastos (reação leucemoide) e plaquetose intensa. Aumento de desidrogenase láctica, ferritina e fibrinogêneo alertam para o quadro inflamatório. A anemia pode ser muito intensa, ocasionando quadros de descompensação cardíaca.

O diagnóstico só pode ser confirmado se o paciente apresentar artrite em pelo menos uma articulação por pelo menos seis semanas, na presença de febre intermitente por 15 ou mais dias e uma das seguintes manifestações sistêmicas: exantema, pericardite ou pleurite, hepatoesplenomegalia ou adenomegalia[1,2]. Os exames laboratoriais demonstram alterações no hemograma e aumento de provas de fase aguda (velocidade de hemossedimentação e proteína C reativa), da desidrogenase láctica, da ferritina e do fibrinogêneo. Ecocardiograma com Doppler confirma a pericardite, que pode ser assintomática em alguns casos. Outros exames, como sorologias virais e mielograma, excluem outros diagnósticos diferenciais, com destaque para a leucemia, que pode manifestar-se com febre e artralgia e/ou artrite na sua fase inicial, alterações de hemograma e de desidrogenase láctica.

O tratamento da AIJ sistêmica consiste do uso de anti-inflamatório não hormonal, de preferência a indometacina na dose de 1 a 3 mg/kg/dia, de oito em oito horas ou de 12 em 12 horas. Nos casos de febre resistente, anemia importante, pericardite ou pleurite, o uso de corticosteroide está indicado. Este pode ser usado por via oral (1 a 2 mg/kg/dia) ou, preferencialmente, na forma de pulsoterapia intravenosa de metilprednisolona (30 mg/kg/dia por três dias, dose máxima de 1 g/dia). A imunoglobulina intravenosa deve ser usada em casos de difícil controle (2 g/kg até 80 gramas, não ultrapassando a velocidade máxima de infusão), mas sua ação é geralmente transitória. Quando o quadro clínico for predominantemente sistêmico, a ciclosporina intravenosa e, posteriormente, oral deve ser indicada (dose de 3 a 5 mg/kg/dia). Metotrexato é utilizado para a artrite e agentes biológicos (antifator de necrose tumoral e anti-interleucina 1 e 6) são indicados para os pacientes refratários[3]. O óbito em curto prazo pode ocorrer por tamponamento cardíaco ou síndrome de ativação macrofágica (ver a seguir)[4].

LÚPUS ERITEMATOSO SISTÊMICO PEDIÁTRICO

O lúpus eritematoso sistêmico pediátrico (LESP) é uma doença autoimune sistêmica rara, de etiologia multifatorial e caracterizada pela presença de autoanticorpos, com períodos intercalados de atividade e remissão[5].

Os pacientes podem manifestar uma variedade de sintomas e sinais, que podem se apresentar de forma aguda ou insidiosa. O diagnóstico se baseia nos critérios de classificação do LES, estabelecidos pelo American College of Rheumatology (ACR)[6]. Tratam-se de 11 manifestações clínicas e laboratoriais, e para o diagnóstico da doença é necessária a presença de pelo menos quatro delas, de forma concomitante ou evolutiva (Quadro 77.1).

QUADRO 77.1 ***Critérios para classificação diagnóstica do lúpus eritematoso sistêmico pediátrico do American College of Rheumatology.***

Critérios
1. Eritema malar
2. Eritema discoide
3. Fotossensibilidade
4. Úlcera de mucosa oral ou nasal
5. Artrite não erosiva
6. Serosites (pleurite e/ou pericardite)
7. Alterações renais (proteinúria superior a 500 mg/dia e/ou presença de cilindrúria)
8. Alterações neurológicas (convulsão e/ou psicose na ausência de distúrbios metabólicos, hipertensão arterial ou infecções)
9. Alterações hematológicas [anemia hemolítica com reticulocitose e/ou leucopenia (menos que 4.000/mm³) e/ou linfopenia (menos que 1.500/mm³) e/ou plaquetopenia (menos que 100.000/mm³), em duas ou mais ocasiões]
10. Alterações imunológicas [presença de anticorpos antifosfolípides (anticardiolipina IgM ou IgG e/ou anticoagulante lúpico e/ou reações sorológicas falsamente positivas para sífilis) e/ou anticorpo anti-DNA e/ou anticorpo anti-Sm]
11. Fator antinúcleo (FAN) positivo

Sigla: anti-Sm = anti-Smith.

Recentemente, o *Systemic Lupus International Collaborating Clinics (SLICC) group* desenvolveu novos critérios para o diagnóstico do LES em pacientes adultos maiores de 18 anos, denominado *SLICC classification criteria*[7]. De acordo com esses critérios, é necessária a presença de quatro critérios, incluindo ao menos um dos 11 critérios clínicos e ao menos um dos seis critérios imunológicos, ou o paciente deve ter biópsia que comprove nefrite lúpica na presença de fator antinúcleo (FAN) ou anticorpo anti-DNA dupla hélice[8]. Na pediatria, esses critérios também foram estudados e validados, e comparando esses aos critérios do ACR, o *SLICC classification criteria* apresentou maior sensibilidade (83% *versus* 58%), com similar especificidade (Quadro 77.2)[8]. Entretanto, o diagnóstico diferencial com outras doenças autoimunes, infecções crônicas e neoplasias deve ser sempre realizado, mesmo com a presença de FAN positivo.

Os sintomas sistêmicos mais comuns no início do LESP são febre, fadiga, anorexia e perda de peso. Os órgãos e sistemas mais comprometidos são mucocutâneo (70% a 90%) e musculoesquelético (88%)[9-11]. Comprometimentos cardíaco e pulmonar são habitualmente subclínicos, tendo-se que serosites (pericardite e pleurite) são as manifestações mais comuns.

Alguns envolvimentos da doença podem determinar urgências e requerer internações. Hemorragia pulmonar é mais uma manifestação da atividade da doença que ocorre em 5% dos pacientes. Esta é grave e com alta taxa de mortalidade (69%) no LESP[12]. Todas as séries hematológicas podem estar comprometidas. Anemia hemolítica autoimune e trombocitopenia autoimune, com plaquetas abaixo de 100.000/mm³, podem necessitar de hospitalização. Comprometimento renal ocorre entre 70% e 90%. A nefrite no LESP é a principal responsável pela maior morbimortalidade da doença na faixa etária pediátrica. A apresentação clínica da nefrite lúpica é variável, desde alterações urinárias leves, até síndrome nefrítica ou nefrótica e insuficiência renal aguda/crônica. Em torno de 50% dos pacientes com nefrite lúpica apresentam classes proliferativas (classes histológicas III ou IV), que são as de maior gravidade e relacionadas ao pior prognóstico[11].

Existem 19 síndromes neuropsiquiátricas relacionadas ao LESP, sendo 12 relacionadas ao sistema nervoso central (SNC) e sete ao sistema nervoso periférico[13]. Elas são baseadas em alterações clínicas, laboratoriais e exames de imagem. As alterações mais evidenciadas no LESP são: cefaleia (muitas vezes, persistente e intensa), convulsão, psicose e acidente cerebrovascular[5].

QUADRO 77.2 ***Critérios para classificação diagnóstica do lúpus eritematoso sistêmico pediátrico do Systemic Lupus International Collaborating Clinics (SLICC) group.***

Critérios clínicos
1. Lúpus cutâneo agudo (eritema malar, lúpus bolhoso, lesão maculopapular, necrólise epidérmica tóxica, fotossensibilidade) ou subagudo (lesão psoriasiforme não indurada, lesão policíclica anular)
2. Lúpus cutâneo crônico (lúpus discoide, lúpus verrucoso, paniculite lúpica, lúpus profundo)
3. Úlcera de mucosa oral
4. Alopécia
5. Sinovite em duas ou mais articulações
6. Serosite (pleurite e/ou pericardite)
7. Alterações renais (proteinúria superior a 500 mg/dia e/ou presença de cilindros hemáticos)
8. Alterações neurológicas (convulsão, psicose, mononeurite multiplex, mielite, neuropatia cranial ou periférica, estado confusional agudo)
9. Anemia hemolítica
10. Leucopenia (menos que 4.000/mm³) ou linfopenia (menos que 1.000/mm³)
11. Plaquetopenia (menos que 100.000/mm³)
Critérios imunológicos
1. Fator antinúcleo (FAN) positivo
2. Anticorpo anti-DNA acima do valor de referência (se pelo método de ELISA, positivo se duas vezes o valor de referência)
3. Presença de anticorpo anti-Sm ou anti-Smith
4. Presença de anticorpos antifosfolípides (anticardiolipina IgM, IgG ou IgA em títulos médios ou elevados, anti-β_2 glicoproteína I IgM, IgG ou IgA, anticoagulante lúpico, reações sorológicas falsamente positivas para sífilis)
5. Níveis reduzidos de complemento (C3, C4 ou CH50)
6. Coombs direto positivo na ausência de anemia hemolítica

A determinação de anti-DNA e frações do complemento (CH50, C2, C3 e C4) auxiliam na detecção de atividade de doença.

Infecções (virais, bacterianas e fúngicas) devem ser sempre afastadas no paciente com LESP, mesmo sem febre associada. Elas constituem as principais urgências nos pacientes com LESP, principalmente pneumonia, infecção urinária aguda, meningite aguda e sepse. Leucopenia, linfopenia, atividade da doença, imunodeficiência primária associada (como deficiência de IgA e complemento) e uso de imunossupressores são os principais fatores de risco associados às infecções[14]. Na suspeita de infecção, exames como hemograma, proteína C reativa, velocidade de hemossedimentação, exame de urina, culturas de sangue, urina e secreções e raios X de tórax devem ser realizados antes de iniciar a antibioticoterapia. A antibioticoterapia de amplo espectro, assim como a cobertura para bactérias anaeróbias, além de fungos, *Pneumocistis carini* e determinados vírus, como citomegalovírus, devem ser avaliadas uma vez que os pacientes são susceptíveis a infecções oportunísticas.

O tratamento no paciente com LESP deve ser individualizado. Fotoproteção, nutrição e repouso adequados, assim como orientação das vacinas contra influenza sazonal, antipneumocócica e antimeningocócica são fundamentais. Os corticosteroides (prednisona ou prednisolona de 1 a 2 mg/kg/dia) são utilizados em quase todos os pacientes com LESP. Em casos mais graves, podem ser prescritos na forma de pulsoterapia (metilprednisolona 30 mg/kg/dia) por três a cinco dias consecutivos. Pacientes em corticoterapia prolongada devem receber reposição de cálcio e vitamina D para prevenção da perda de massa óssea. Anti-hipertensivos são sempre utilizados no controle da hipertensão arterial sistêmica[11]. Correção de distúrbios hidroeletrolíticos e monitoração da função renal fazem parte do tratamento de urgência.

Os antimaláricos (cloroquina, 3 a 5 mg/kg/dia, ou hidroxicloroquina, 5 a 7 mg/kg/dia) são prescritos para todos os pacientes, pois ajudam no controle da atividade da doença (cutânea e articular), além de propiciarem redução mais precoce na dose da corticoterapia, diminuição de recidivas, mortalidade, dislipidemia e fenômenos trombóticos autoimunes. Em casos graves ou refratários, medicações imunossupressoras são associadas aos corticosteroides e antimaláricos, tendo-se que a escolha da medicação depende do órgão acometido. De acordo com o paciente, os mais utilizados são: azatioprina (1 a 3 mg/kg/dia), ciclofosfamida (pulsoterapias mensais de 500-1.000 mg/m^2 por seis meses), ciclosporina (3 a 5 mg/kg/dia), micofenolato mofetil (600 mg/m^2/dia) e metotrexato (0,3-1 mg/kg/sem)[5,11]. A imunoglobulina intravenosa na dose de 2 g/kg deve ser usada na presença de plaquetopenia e em outros casos graves da doença. Agentes biológicos como rituximabe (anti-CD20) são terapêutica de exceção. Plasmaferese é uma opção em casos graves.

As principais causas de óbito são as infecções, seguidas do envolvimento renal e do SNC.

DERMATOMIOSITE JUVENIL (DMJ)

A DMJ é uma doença do tecido conectivo, de etiologia desconhecida, caracterizada por uma vasculite que compromete vários órgãos e sistemas, em especial a pele e os músculos, e que pode ocasionar situações de urgência[15-19].

O diagnóstico definitivo de DMJ é estabelecido de acordo com os critérios de Bohan e Peter, referendados pelo ACR, com a presença do eritema característico associado a três dos quatro critérios[15] (Quadro 77.3).

QUADRO 77.3 ***Critérios de classificação para o diagnóstico da dermatomisite juvenil.***

Critérios
1. Envolvimento cutâneo: presença de coloração violácea e edema periorbitário (sinal do heliotropo) e/ou pápulas eritemato-descamativas sobre as articulações metacarpofalangeanas e interfalangeanas proximais das mãos (sinal de Gottron)
2. Fraqueza muscular simétrica, progressiva de cintura escapular, pélvica e flexores anteriores do pescoço, com ou sem disfagia e envolvimento da musculatura respiratória
3. Elevação das enzimas musculares, particularmente a creatinoquinase (CK), frequentemente a aldolase, aspartato aminotransferase (AST-TGO), aspartato alaninatransferase (ALT-TGP) e desidrogenase lática (DHL)
4. Eletromiografia mostrando unidades motoras curtas, polifásicas, fibrilações, ondas positivas, irritabilidade insercional, descargas de alta frequência e repetitivas
5. Biópsia muscular com evidências de miopatia inflamatória: necrose das fibras musculares tipo I e II, fagocitose, degeneração e regeneração das fibras musculares com variação no calibre das fibras, células mononucleares intersticiais, endomisiais, perimisiais ou perivasculares

Na maioria das vezes, o início da DMJ é insidioso. Sintomas como febre, astenia, perda de peso, sonolência, anorexia, náuseas e vômitos podem estar presentes. Entretanto, em um terço dos casos a doença pode ter início agudo, com fraqueza muscular intensa, quadro cutâneo característico e sintomas constitucionais importantes. As lesões cutâneas mais características são heliotropo e pápulas de Gottron. Com frequência, as lesões eritematosas não se restringem à região periorbitária e estendem-se para as regiões malar e nasal, nuca, tórax, superfícies extensoras e palmoplantar. Elas podem evoluir para atrofia, leucodermia ou hiperpigmentação. Edema localizado de face ou membros, ou generalizado, e úlceras cutâneas também podem estar presentes(16,17,19,20).

A fraqueza muscular proximal simétrica ocorre em mais de 90% dos pacientes. Os comprometimentos dos músculos respiratórios, como intercostais e diafragmático, podem determinar insuficiência respiratória e o paciente pode necessitar de hospitalização. Envolvimentos dos músculos faríngeos, laríngeos e linguais determinam disfonia e disfagia(16,17,19). Pneumonia aspirativa, pneumonite intersticial e miocardite também são manifestações importantes(21).

O envolvimento gastrintestinal pode se manifestar com dor abdominal, disfagia, engasgo, náuseas, vômitos, diarreia, obstipação, hematêmese e melena. A ulceração e a perfuração intestinal decorrentes de vasculite são causas importantes de mortalidade.

As enzimas musculares estão elevadas em 87% a 100% dos casos. As mais utilizadas na prática clínica são creatinoquinase (CK), desidrogenase láctica (DHL), aldolase, aspartato-aminotransferase (AST-TGO) e aspartato-alaninatransferase (ALT-TGP)(16,17).

No tratamento da DMJ, fisioterapia e terapia ocupacional devem ser indicadas precocemente, com o objetivo de preservar a função e a força muscular e, consequentemente, prevenir complicações como as contraturas e atrofia muscular(16,17,19). A disfagia deve ser tratada com dieta fracionada, bromoprida e fisioterapia.

O tratamento de urgência da dermatomiosite deve ser realizado nos casos de fraqueza muscular importante com insuficiência respiratória, pneumonite intersticial, disfagia, vasculite intestinal ou lesões cutâneas ulceradas extensas. A corticoterapia é a primeira opção terapêutica na forma oral (prednisona, de 1 a 2 mg/kg/dia) ou intravenosa (pulsoterapia com metilprednisolona, 30 mg/kg/dia, máximo de uma grama, por três dias consecutivos). A pulsoterapia com metilprednisolona é utilizada quando não se obtém boa resposta inicial à prednisona ou naqueles que apresentam uma doença grave inicial com má absorção intestinal. Nos casos refratários, são indicadas medicações de segunda linha, tais como: metotrexato (até 1,0 mg/kg/semana), ciclosporina (3 a 5 mg/kg/dia), gamaglobulina (2 g/kg/mensal), azatioprina (1 a 3 mg/kg/dia) e/ou pulsoterapia com ciclofosfamida intravenosa (500 a 750 mg/m^2/mensal)(16,17,19). A pulsoterapia com ciclofosfamida está indicada na vasculite intestinal, envolvimento pulmonar e úlceras cutâneas. A imunoglobulina intravenosa, na dose de 2 g/kg, é usada em casos graves de vasculite cutânea.

VASCULITES

Púrpura de Henoch Schönlein

É a vasculite mais frequente na infância, mais prevalente em pré-escolares e escolares. Acomete vasos de pequeno calibre (capilares, arteríolas e vênulas) e, histologicamente, se caracteriza por vasculite leucocitoclástica com depósito de imunoglobulina A. É caracterizada pelo envolvimento cutâneo, articular, gastrintestinal e renal. Fatores desencadeantes como alimentos (frutos do mar, peixe, ovo, chocolate, amendoim), vacinas, infecções (de vias aéreas superiores e estreptocócicas) e medicações (sulfa, penicilina, cefalosporina, anti-inflamatórios não hormonais, entre outras) devem ser pesquisados. O início é geralmente agudo. A manifestação cutânea de púrpura palpável que não desaparece à digitopressão é essencial para o diagnóstico e está presente em todos os casos. Sua distribuição é típica e gravitacional, da cintura para baixo, preferencialmente membros inferiores e nádegas, e de maneira simétrica. Outras áreas podem ser acometidas, como face, braços e tronco. Podem se formar grandes equimoses, e evoluírem com vesículas, bolhas hemorrágicas e ulcerações.

Em geral, as lesões aparecem em surtos e a duração do quadro ativo é de um a dois meses. Ao regredir, a púrpura fica acastanhada e vai esmaecendo progressivamente, não deixando cicatriz. A artrite ou artralgia é transitória, não deixa sequelas e está presente em cerca de 60% dos casos, afetando geralmente joelhos ou tornozelos. A artrite pode preceder o quadro purpúrico e sugerir outros diagnósticos diferenciais. Edema periarticular doloroso é frequentemente encontrado. A dor abdominal pós-prandial em cólica é sintoma comum e de diagnóstico de urgência, presente em até 50% dos pacientes na fase aguda, podendo mimetizar abdome agudo. Pode ser acompanhada de náuseas, vômitos, hematêmese, melena ou enterorragia. As manifestações mais graves, como invaginação intestinal, perfuração intestinal ou hemorragias maciças, ocorrem em menos de 5% dos casos. A invaginação ocorre geralmente no intestino delgado (íleo-ileal), sendo a ultrassonografia abdominal o método mais adequado para sua confirmação. Pancreatite, colecistite e outras enteropatias são mais raras.

O envolvimento renal é comum, sendo o principal determinante do prognóstico no longo prazo, presente em até 50% dos pacientes. Seu espectro é bastante amplo, variando desde hematúria microscópica e proteinúria transitórias, na maioria dos casos, até síndromes nefríticas e nefróticas, hipertensão arterial e insuficiência renal crônica. Na quase totalidade dos casos, acontece nos seis primeiros meses da doença e não costuma ser um acometimento da fase aguda. O envolvimento testicular (orquiepididimite), com edema escrotal agudo extremamente doloroso na fase aguda, consequente à vasculite, é encontrado em cerca de 10% dos meninos, sendo a torção de testículo o principal diagnóstico diferencial.

O envolvimento do SNC é raro, manifestando-se por cefaleia, com alterações comportamentais e convulsões. Acidente vascular encefálico isquêmico, neurites e vasculite ou hemorragia intracraniana são descritos mais raramente. Tosse, hemoptise e insuficiência respiratória progressiva, com infiltrados bilaterais aos raios X, indicam envolvimento pulmonar e constituem evento raro e grave na criança. Para o diagnóstico de púrpura de Henoch-Schönlein é necessária a presença de púrpura palpável e um dos quatro critérios: dor abdominal difusa, alteração renal (hematúria e/ou proteinúria), artrite ou artralgia ou depósito de IgA em anatomopatológico[22] (Quadro 77.4).

Exames subsidiários importantes são: hemograma (com plaquetas normais), velocidade de hemossedimentação, dosagem de creatinina e ureia, coagulograma (para afastar outras causas de púrpura) e exame de urina.

A maioria dos pacientes não necessita de tratamento, a não ser suporte clínico (hidratação e nutrição). Os agentes desencadeantes da doença devem ser afastados quando identificados. A púrpura deve ser observada e apenas quadros cutâneos muitos extensos ou com áreas de necrose devem ser tratados com corticosteroide por via oral ou intravenosa, com dose de 1 a 2 mg/kg/dia. A dor articular não precisa de tratamento na maioria dos casos, porém em quadros intensos pode-se usar analgésico ou anti-inflamatório não hormonal. A dor abdominal moderada ou grave, a invaginação intestinal, a perfuração ou o sangramento gastrintestinal devem ter tratamento de urgência. Há indicação de pulsoterapia com metilprednisolona (30 mg/kg/dia por três dias, dose máxima de 1 g/dia) e jejum[23]. O uso de ranitidina intravenosa (3 mg/kg/dia) pode reduzir a dor e o sangramento do trato gastrintestinal. A hemorragia pulmonar, o acometimento de SNC e a vasculite de testículo também têm indicação de corticosteroide (via oral ou intravenosa de 1 a 2 mg/kg/dia ou até em casos mais graves na forma de pulsoterapia). Deve ser sempre avaliada a necessidade de intervenção cirúrgica nos casos de complicações gastrintestinais. As complicações renais são raras na fase aguda, porém, na nefrite grave (proteinúria importante, hematúria persistente, perda de função renal), deve ser realizada a biopsia renal e iniciada imunossupressão (corticosteroides e outros imunossupressores, como azatioprina e ciclofosfamida)[23].

QUADRO 77.4 **Critérios de classificação para o diagnóstico da *púrpura de* Henoch-Schönlein.**

Critérios
Púrpura palpável (critério obrigatório) na presença de pelo menos um dos seguintes: 1. Dor abdominal difusa 2. Deposição de imunoglobulina A em qualquer biópsia 3. Artrite (aguda, em qualquer articulação) ou artralgia 4. Comprometimento renal (hematúria ou proteinúria)

No curto prazo, o envolvimento intestinal é o principal responsável pelo óbito e, no longo prazo, o acometimento renal é o principal determinante prognóstico.

DOENÇA DE KAWASAKI

A doença de Kawasaki é a segunda vasculite mais frequente na infância e ocorre, predominantemente, em crianças abaixo de cinco anos. É uma vasculite necrotizante, de vasos de médio calibre, com envolvimento sistêmico, porém autolimitada[24]. Embora seja uma doença aguda, pode evoluir com complicações cardíacas caso não seja diagnosticada e tratada precocemente. Em países desenvolvidos, ela é a causa principal de cardiopatia adquirida na infância e fator de risco para doença coronariana em adultos.

O seu aparecimento ocorre sem causa definida e de maneira aguda. A febre é alta, com duração de no mínimo cinco dias, e dentro de três dias aparece exantema polimórfico não vesicular principalmente de tronco, hiperemia conjuntival bilateral, hiperemia de boca e faringe, língua em framboesa, fissuras labiais e eritema e/ou edema de mãos ou pés. Os pacientes também apresentam linfadenomegalia cervical maior que 1,5 cm de diâmetro. A irritabilidade, decorrente de meningite asséptica, é uma manifestação muito comum. O quadro clínico regride após um período médio de 10 dias, mesmo sem tratamento específico, com exceção do acometimento coronariano (aneurismas). Outros achados podem estar associados: uveíte anterior, perda auditiva neurossensorial, leucocitúria estéril, artrite ou artralgia, meningite asséptica, miocardite com insuficiência cardíaca congestiva, derrame pericárdico, arritmia, insuficiência valvar e colelitíase, com ou sem icterícia obstrutiva.

Na fase de convalescência desaparece a febre e inicia a descamação periungueal em forma de luva, que persiste por 10 dias. É nessa fase que se manifesta o aneurisma coronariano e a dilatação coronariana, que ocorrem em 20% dos pacientes não tratados. Pacientes de risco para aneurisma coronariano são aqueles com idade menor de 12 meses, febre por mais de 10 dias e envolvimento cardíaco (arritmias ou derrame pericárdico).

Para se fazer o diagnóstico, é necessária a presença de febre por pelo menos cinco dias, sem causa definida, associada a mais quatro dos cinco critérios citados: 1) exantema polimorfo, 2) hiperemia conjuntival não purulenta, 3) alterações na orofaringe (lábios eritematosos, edemaciados e fissurados, eritema difuso de orofaringe ou língua em "framboesa"), 4) alterações nas extremidades (eritema de palmas e plantas, mãos e pés edemaciados ou, na fase subaguda, descamação da pele das mãos ou dos pés) ou de região perineal, 5) linfadenomegalia cervical (geralmente um único gânglio com mais de 1,5 cm) [22] (Quadro 77.5). Se houver menos de quatro critérios, a doença coronariana deve estar presente. Não há teste específico e o diagnóstico é baseado no preenchimento dos critérios clínicos e exclusão de outras causas.

QUADRO 77.5 ***Critérios diagnósticos para doença de Kawasaki.***

1. Febre (100%) – por 5 dias ou mais
2. Conjuntivite (85%) – bilateral, não supurativa
3. Linfadenomegalia (70%) – cervical, aguda, não purulenta, > 1,5 cm
4. Rash (80%) – polimórfico, não vesicular
5. Alterações nos lábios e/ou mucosas (90%) – vermelhos, secos, com fissuras, língua em framboesa, eritema difuso da orofaringe
6. Alterações das extremidades (70%) – eritema das palmas ou plantas, edema indurado das mãos ou pés e, posteriormente, descamação dos dedos ou alterações no períneo

Os achados laboratoriais mais frequentes são elevação da velocidade de hemossedimentação e da proteína C reativa, nas duas primeiras semanas, e elevação do número de plaquetas (> 450.000/mm³) após o décimo dia de evolução. Normalização dos valores ocorre entre a sexta e oitava semana. Anemia e leucocitose, com neutrofilia e desvio à esquerda, são outras alterações que aparecem no hemograma. Pode ocorrer aumento de transaminases, hipoalbuminemia e hiponatremia. O ecocardiograma deve ser realizado na fase aguda da doença e na terceira e oitava semana após o início. Além dos aneurismas e ectasias coronarianos, podem aparecer redução da contratilidade do ventrículo esquerdo, regurgitação mitral e derrame pericárdico. O eletrocardiograma demonstra sinais de isquemia miocárdica.

O tratamento consiste na administração de imunoglobulina, terapêutica de suporte, detecção da doença coronariana e uso de anti-inflamatórios. A imunoglobulina intravenosa diminui a prevalência de doença coronariana e deve ser administrada até o 10º dia de febre ou, mais tardiamente, se persistir a febre. A dose é de 2 g/kg administrada em 12 horas em um ou dois dias (dose máxima de 80 g)[25]. Em 10% dos casos, pode não haver resposta. Nesses casos, deve-se proceder ao retratamento com uma segunda dose de imunoglobulina após dois dias da primeira administração. Em casos ainda resistentes, está indicada a pulsoterapia com metilprednisolona (30 mg/kg/dia por três dias, dose máxima de 1 g/dia) e, eventualmente, outros imunossupressores ou agentes biológicos anti-fator de necrose tumoral. A aspirina reduz a duração da febre quando iniciada na primeira semana. A dose é de 80 a 100 mg/kg/dia em três ou quatro tomadas. Após dois dias do controle da febre, reduz-se para dose antiagregante plaquetária de 3 a 5 mg/kg/dia (máximo 100 mg/dia) em regime de dose única diária por no mínimo dois meses ou até redução da contagem de plaquetas (pelo risco de trombose coronariana). Nos pacientes com alterações coronarianas, essa dose deve ser mantida indefinidamente.

O infarto agudo do miocárdio pode ocorrer devido à trombose de um aneurisma e/ou estenose de artéria coronária. Agentes trombolíticos (uroquinase e estreptoquinase) têm sido usados com sucesso. Imediatamente, inicia-se heparina sistêmica, em associação com a aspirina. A manutenção da reperfusão requer terapêutica oral crônica. Os aneurismas de até oito milímetros de diâmetro podem regredir, porém os aneurismas gigantes raramente melhoram e frequentemente tornam-se estenóticos, ocasionando isquemia do miocárdio posteriormente. A taxa de mortalidade é de cerca de 1% e seu pico ocorre entre 15 e 45 dias após o início da febre. No entanto, a morte súbita por infarto agudo do miocárdio pode ocorrer anos mais tarde.

OUTRAS VASCULITES

As vasculites granulomatosas (granulomatose com poliangeíte ou granulomatose de Wegener), necrotizantes (poliarterite nodosa ou poliangeíte microscópica) ou de células gigantes (arterite de Takayasu) também constituem quadros de urgência. Para fins práticos, resolvemos agrupá-las, pois o tratamento de urgência é muito semelhante.

Algumas manifestações clínicas fazem pensar em quadro de vasculite: sintomas gerais como febre, emagrecimento, fadiga, adinamia; lesões cutâneas (*rash*, necrose, úlceras, petéquias ou nódulos); artrite, artralgia ou mialgia; serosites; alterações urinárias; sinais neurológicos (cefaleia, alterações de SNC ou neurite periférica); hipertensão arterial sistêmica; diminuição de pulsos; infiltrados pulmonares; lesões de septo nasal; e dor abdominal importante ou enterorragia[25].

Alterações laboratoriais das vasculites incluem: aumento de provas de fase aguda (velocidade de hemossedimentação e proteína C reativa); leucocitose, eosinofilia e anemia; presença de anticorpo anti-citoplasma de neutrófilo (ANCA), presença de crioglobulinas, consumo de complemento e alterações de sedimento urinário[26,27].

O diagnóstico de vasculite se dá pelo quadro clínico e, na maioria dos casos, pela biopsia de lesão cutânea ou de órgão acometido (rim, intestino, pulmão, nervo sural, testículo)[26,27]. Na arterite de Takayasu, o acometimento de vasos de grande calibre impossibilita a biopsia, e exames de imagem (arteriografia, angiorressonância ou tomografia helicoidal) são mandatórios para o diagnóstico[26].

O tratamento consiste em uso de corticosteroide, de preferência na forma intravenosa e de pulsoterapia com metilprednisolona (30 mg/kg/dia por três dias, dose máxima de 1 g/dia). Nos casos mais graves, com necrose ou ulcerações importantes de pele, comprometimento renal com perda de função renal ou proteinúria intensa, vasculite intestinal, testicular ou de SNC, infiltrados pulmonares ou envolvimento multissistêmico, deve ser indicada a ciclofosfamida (dose de 500 mg/m^2 por via intravenosa, com doses crescentes nas infusões subsequentes)[28,29].

Outras tentativas terapêuticas, como outros imunossupressores, tais como azatioprina, micofenolato mofetil, imunoglobulina intravenosa, plasmaferese ou agentes biológicos antifator de necrose tumoral ou anti-CD20 (rituximabe), são usadas em casos refratários. Outros medicamentos são utilizados como tratamento coadjuvante, como anti-hipertensivos e antiagregantes plaquetários (ácido acetilsalicílico, 3 a 5 mg/kg/dia). Intervenções cirúrgicas, como angioplastia ou dilatações de vasos, são necessárias nos casos de estenoses ou aneurismas importantes.

SÍNDROME DO ANTICORPO ANTIFOSFOLÍPIDE (SAF)

A SAF é definida pela presença de pelo menos um evento trombótico em vasos de qualquer diâmetro (arteriais, venosos ou da microcirculação) acometendo qualquer sítio do organismo ou complicações de gestação (abortos de repetição e perdas fetais recorrentes), associada à presença de anticorpos antifosfolípides (anticardiolipina IgG ou IgM, anticoagulante lúpico ou anti-β2 glicoproteína 1 IgG ou IgM) positivos em duas ou mais ocasiões, com ao menos 12 semanas de intervalo[30,31].

A trombose venosa profunda de membros inferiores é o fenômeno trombótico mais frequente. Acidente vascular encefálico e ataques isquêmicos transitórios, amaurose, microangiopatia trombótica renal (com hipertensão arterial, proteinúria e insuficiência renal), infarto agudo do miocárdio e plaquetopenia são manifestações comuns da síndrome.

A SAF catastrófica caracteriza-se por múltiplos fenômenos trombóticos em vários locais e de maneira aguda, ocasionando falência de múltiplos órgãos[32].

A SAF pode ser primária ou secundária a doenças autoimunes. Em torno de 50% dos pacientes que desenvolvem a SAF pediátrica têm a doença associada a outra condição autoimune, tendo-se que 83% desses casos estão associados ao LESP. Os pacientes com SAF secundária desenvolvem a doença geralmente na adolescência e com maior frequência de eventos trombóticos venosos associados a manifestações hematológicas e cutâneas, quando comparados com as crianças e adolescentes com SAF primária[31].

Os anticorpos antifosfolípides têm frequência elevada no LESP, estando presentes em até 75% dos casos, o que piora o prognóstico desses pacientes, uma vez que aumenta o risco de eventos trombóticos. Apesar da alta frequência desses anticorpos no LESJ, a presença de manifestações clínicas da SAF são observadas em 14% dos pacientes[30].

O tratamento na fase aguda é realizado com anticoagulantes, tais como heparina de baixo peso molecular, e depois deve ser mantida a prevenção com dicumarínicos, que são administrados com supervisão do reumatologista e do hematologista pediátricos[30,31]. Deve-se manter sempre o controle de INR entre 2 e 3 para caso de ter ocorrido trombose venosa, e INR entre 3 e 4 para trombose arterial[33]. Para a prevenção de trombose em pacientes com anticorpo antifosfolípide sem SAF, deve-se fazer profilaxia com uso de doses baixas de ácido acetilsalicílico (3 a 5 mg/kg/dia).

Para plaquetopenia abaixo de 50 mil plaquetas, utilizam-se corticosteroide, gamaglobulina intravenosa, dapsona ou danazol.

Os imunossupressores diminuem os títulos de anticorpos antifosfolípides, porém têm efeito transitório. Na SAF catastrófica, pela gravidade do quadro, preconiza-se corticosteroides, imunossupressores, gamaglobulina intravenosa, plasmaferese e anticoagulantes[32].

SÍNDROME DE ATIVAÇÃO MACROFÁGICA (SAM)

A SAM é uma entidade caracterizada pela proliferação de linfócitos T e macrófagos na medula óssea e em outros órgãos do sistema reticuloendotelial, com hipersecreção de citocinas inflamatórias e fagocitose das células hematopoiéticas[34,35].

Essa situação ocorre associada a doenças neoplásicas, infecciosas e reumáticas autoimunes, podendo ocorrer em 1,5% dos pacientes com AIJ sistêmica[34] e entre 0,9% e 4,6% dos pacientes com LESP[36]. Medicamentos como anti-inflamatórios não hormonais, metotrexato e agentes antifator de necrose tumoral podem ser desencadeantes. Deve ser diferenciada de processos infecciosos e da atividade da doença, tanto em AIJ sistêmica como LESP.

Clinicamente, observa-se febre, eritema maculopapular, anemia hepatoesplenomegalia, adenomegalia, manifestações hemorrágicas, alterações neurológicas (irritabilidade, convulsão, ataxia, paresias ou paraplegias; aumento de pressão intracraniana, confusão mental) e icterícia. Envolvimento pulmonar, cardíaco e renal também pode ocorrer[37,38].

Os exames laboratoriais demonstram anemia, leucopenia ou plaquetopenia; aumento de transaminases; diminuição de albumina e do fibrinogêneo; coagulopatia com tempo prolongado de protrombina e tromboplastina parcial ativada; aumento de desidrogenase láctica; hipertrigliceridemia; e hiponatremia. A ferritina está muito elevada e a velocidade de hemossedimentação diminui rapidamente.

Aspirado de medula óssea para evidenciar a hemofagocitose (critério histológico) deve ser realizado para confirmação. Entretanto, exame normal não exclui o diagnóstico[34-36]. Essa alteração pode ser vista também em linfonodos, fígado e baço.

O tratamento baseia-se na suspensão de possíveis medicações desencadeantes e tratamento de infecções[34-36,39]. A terapêutica de suporte inclui a correção dos distúrbios hidroeletrolíticos e da coagulopatia. Na AIJ sistêmica, o tratamento inclui pulsoterapia com metilprednisolona por três dias, na dose de 30 mg/kg/dia (com dose máxima de 1 g/dia), que deve ser instituída rapidamente. A ciclosporina A é o medicamento de escolha nos casos graves ou não responsivos ao corticosteroide, na dose de 3 mg/kg/dia intravenosa e, posteriormente, de 3 a 5 mg/kg/dia por via oral. A manutenção deve ser feita com metilprednisolona intravenosa ou prednisona via oral na dose de 1 a 2 mg/kg/dia.

Agentes biológicos (principalmente anti-IL1) podem ser indicados nos casos refratários de SAM na AIJ sistêmica[40]. Pulsoterapia com metilprednisolona, ciclosporina, gamaglobulina intravenosa e/ou ciclofosfamida são medicações usadas no LESP[39].

Sua mortalidade é elevada (até 20% dos casos) e, por isso, essa manifestação é uma emergência na reumatologia pediátrica, requerendo hospitalização, diagnóstico e terapêutica imediatos. O paciente pode evoluir para insuficiência hepática aguda, coma, coagulação intravascular disseminada e óbito.

FEBRE REUMÁTICA (FR)

É uma doença inflamatória que ocorre como manifestação tardia não supurativa de uma faringoamigdalite causada pelo estreptococo beta hemolítico do grupo A, principalmente na faixa etária dos cinco aos 15 anos. É a principal causa de doença cardiovascular adquirida e óbito em pacientes abaixo dos 40 anos de idade nos países subdesenvolvidos[41].

A artrite é a manifestação mais frequente, pode ser oligo ou poliarticular, é geralmente migratória de grandes articulações, é transitória e tem boa resposta ao anti-inflamatório não hormonal. A dor é intensa, desproporcional ao exame físico, e impede a deambulação. A artrite costuma durar de dois a três dias em cada articulação, com uma duração total de duas a três semanas. Casos atípicos com artrite aditiva, de pequenas articulações e coluna cervical e com duração mais prolongada, podem ocorrer. A coreia é uma manifestação extrapiramidal que inicia por labilidade emocional e fraqueza muscular e se manifesta por movimentos incoordenados involuntários, bilaterais, que se agravam com o estresse e pioram com o sono. Pode haver distúrbio da fala e escrita. Pode vir isolada, sem alteração de provas de fase aguda ou evidência de infecção estreptocócica. O quadro é autolimitado, com duração de dois a três meses. A manifestação que deixa sequelas e constitui uma urgência é a cardite reumática[42]. Embora os três folhetos cardíacos (pericardite, miocardite e endocardite infecciosa) possam ser acometidos, o mais comum é a endocardite com acometimento principalmente de valvas mitral e aórtica. A apresentação mais frequente é o sopro patológico de regurgitação. A estenose mitral é rara na faixa etária pediátrica e, quando presente, indica lesão cardíaca prévia. O paciente pode ter insuficiência cardíaca congestiva. Raramente, ocorre tamponamento cardíaco. A presença de aumento de frequência cardíaca, sem febre ou elevações importantes de velocidade de hemossedimentação, pode sugerir o aparecimento de cardite durante o surto agudo de FR, que pode surgir até a sexta semana do surto agudo.

O diagnóstico se faz por meio da presença de dois critérios maiores ou um maior e dois menores, sempre com a evidência de estreptococcia anterior (através de cultura de orofaringe ou testes sorológicos para anticorpos estreptocócicos)[43]. Os critérios maiores de Jones são: poliartrite, cardite, coreia de Sydenham, eritema marginado e nódulos subcutâneos. Os critérios menores são: febre, artralgia na ausência de artrite, elevação de provas de fase aguda (velocidade de hemossedimentação e proteína C reativa) e intervalo PR alongado no eletrocardiograma[43]. O ecocardiograma tornou-se, nos últimos anos, o exame de excelência para o diagnóstico de doença cardíaca[44-48]. O ecocardiograma Doppler colorido é útil na avaliação da função miocárdica, no diagnóstico da doença valvular e na pericardite[49].

O tratamento da cardite reumática é sempre com corticosteroide, 1 a 2 mg/kg/dia por via oral (dose máxima de 60 mg/dia), com dose plena por quatro a cinco semanas, tendo-se que na primeira semana a dose deve ser dividida em duas vezes ao dia. A redução deve ser feita gradualmente em até oito a 12 semanas, dependendo do quadro clínico e da redução das provas de fase aguda. No caso de insuficiência cardíaca congestiva, são usados diuréticos, inibidores da enzima conversora da angiotensina e digitálicos. A internação e o repouso são indicados. A profilaxia primária, com penicilina benzatina em dose única e, posteriormente, a cada 21 dias, está sempre indicada[44].

REFERÊNCIAS

1. Petty RE, Southland TR, Manners P, Baum J, Glass DN, Goldenberg J, et al. International League of Associations for Rheumatology Classification of Juvenile Idiopathic Arthritis: second revision, Edmonton, 2001. J Rheumatol. 2004;31:390-2.
2. DeWitt EM, Kimura Y, Beukelman T, Nigrovic PA, Onel K, Prahalad S, et al. Juvenile idiopathic arthritis Rheumatology and Research Alliance. Arthritis Care Res (Hoboken). 2012;64:1001-10.
3. Correll CK, Binstadt BA. Advances in the pathogenesis and treatment of systemic juvenile idiopathic arthritis. Pediatr Res. 2014;75:176-83.
4. Silva CA, Silva CH, Robazzi TC, Lotito AP, Mendroni A Jr, Jacob CM, et al. Macrophage activation syndrome associated with systemic juvenile idiopathic arthritis. J Pediatr. 2004;80:517-22.
5. Faco MM, Leone C, Campos LM, Febrônio MV, Marques HH, Silva CA. Risk factors associated with the death of patients hospitalized for juvenile systemic lupus erythematosus. Braz J Med Biol Res. 2007;40:993-1002.
6. Hochberg MC. Updating the American College of Rheumatology revised criteria for the classification of systemic lupus erythematosus. Arthritis Rheum. 1997;40:1725.
7. Petri M, Orbai AM, Alarcón GS, Gordon C, Merril JT, Fortin PR, et al. Derivation and Validation of the Systemic Lupus International Collaborating Clinics Classification Criteria for Systemic Lupus Erythematosus. Arthritis Rheum. 2012;64:2677-86.
8. Fonseca AR, Gaspar-Elsas MI, Land MG, de Oliveira SK. Comparison between three systems of classification criteria in juvenile systemic lupus erythematous. Rheumatology (Oxford). 2014. [in press]
9. Spadoni M, Jacob C, Aikawa N, Jesus A, Fomin A, Silva CA. Chronic autoimmune urticaria as the first manifestation of juvenile systemic lupus erythematosus. Lupus. 2011;20:763-6.
10. Guissa VR, Trudes G, Jesus A, Aikawa NE, Romiti R, Silva CA. Lupus erythematosus panniculitis in children and adolescents. Acta Reumatol Port. 2012;37:82-5.
11. Brunner HI, Huggins J, Klein-Gitelman MS. Pediatric SLE – towards a comprehensive management plan. Nat Rev Rheumatol. 2011;7:225-33.
12. Araujo DB, Borba EF, Silva CA, Campos LM, Pereira RM, Bonfa E, et al. Alveolar hemorrhage: distinct features of juvenile and adult onset systemic lupus erythematosus. Lupus. 2012;21:872-7.
13. ACR AD HOC Committee on Neuropsychiatric Lupus Nomenclature. The American College of Rheumatology nomenclature and case definitions for neuropsychiatric lupus syndromes. Arthritis Rheum. 1999;42:599-608.
14. Silva MF, Ribeiro AS, Fiorot FJ, Aikawa NE, Lotito AP, Campos LM, et al. Invasive aspergillosis: a severe infection in juvenile systemic lupus erythematosus patients. Lupus. 2012;21:1011-6.
15. Bohan A, Peter JB. Polymiositis and dermatomyositis. N Engl J Med. 1975;292:344-7. Sogabe T, Silva CA, Kiss MH. Clinical and laboratory characteristics of 50 children with dermato/polymyositis. Rev Bras Reumatol. 1996;36:351-8.
16. Sallum AME, Kiss MHB, Sachetti S, Resende MBD, Moutinho KC, Carvalho MS, Silva CAA, Marie SKN. Juvenile dermatomyositis: clinical, laboratorial, histological, therapeutical and evolutive parameters of 35 patients. Arq Neuropsiquiatr. 2002;60:889-99.
17. Aikawa NE, Jesus AA, Liphaus BL, Silva CA, Carneiro-Sampaio M, Viana VS, Sallum AM. Organ-specific autoantibodies and autoimmune diseases in juvenile systemic lupus erythematosus and juvenile dermatomyositis patients. Clin Exp Rheumatol. 2012;30:126-31.
18. Sato JO, Sallum AM, Ferriani VP, Marini R, Sacchetti SB, Okuda EM, et al; Rheumatology Committee of the São Paulo Paediatrics Society. A Brazilian registry of juvenile dermatomyositis: onset features and classification of 189 cases. Clin Exp Rheumatol. 2009;27:1031-8.
19. Prado R, Terreri MT, Gonçalves M, Barbosa CM, Len CA, Hilário MO. Edema generalizado como manifestação de dermatomiosite juvenil. Rev Bras Reumatol. 2002;42:338-41.
20. Wedderburn L, Li CKC. Paediatric idiopathic inflammatory muscle disease. Best Pract Res Clin Rheumatol. 2004;18:345-58.
21. Ozen S, Ruperto N, Dillon MJ, Bagga A, Barron K, Davin JC, et al. EULAR/PRES endorsed consensus criteria for the classification of childhood vasculitides. Ann Rheum Dis. 2006;65:936-41.
22. Zaffanello M, Brugnara M, Franchini M. Therapy for children with Henoch-Schönlein purpura nephritis: a systematic review. ScientificWorldJournal. 2007;7:20-30.
23. Newburger JW, Takahashi M, Gerber MA, Gewitz MH, Tani LY, Burns JC, et al. Diagnosis, treatment, and long-term management of Kawasaki disease: a statement for health professionals from the Committee on Rheumatic Fever, Endocarditis and Kawasaki Disease, Council on Cardiovascular Disease in

the Young, American Heart Association. Circulation. 2004;110:2747-71.

24. Terreri MT, Clemente G. Developments in large and mid-size vasculitis. Rheum Dis Clin North Am. 2013;39:855-75.
25. Silva GC, Hilário MOE, Lederman H, Silva CA, Sallum AME, Campos LMM, et al. Takayasu arteritis in a brazilian multicentre study: children with a longer diagnosis delay than adolescents. Clin Exp Rheumatol. 2014;32:128-33.
26. Ozen S, Anton J, Arisoy N, Bakkaloglu A, Besban N, Brogan P, et al. Juvenile polyarteritis: results of a multicenter survey of 110 children. J Pediatr. 2004;145: 517-22.
27. Ozen S, Anton J, Arisoy N, Bakkaloglu A, Besban N, Brogan P, et al. Juvenile polyarteritis: results of a multicenter survey of 110 children. J Pediatr. 2004;145: 517-22.
28. Ozen S, Duzova A, Bakkaloglu A, Bilginer Y, Cil BE, Demircin M, et al. Takayasu arteritis in children: preliminary experience with cyclophosphamide induction and corticosteroids followed by methotrexate. J Pediatr. 2007;150:72-6.
29. Stern S, Silva GC, Reiff A, Ramos MPR, Marzan KA, Terreri MT. Treatment of pediatric Takayasu arteritis with infliximab and cyclophosphamide: experience from an american-brazilian cohort study. J Clin Rheumatol. 2014;20:183-8.
30. Campos LM, Kiss MH, D'Amico EA, Silva CA. Antiphospholipid antibodies and antiphospholipid syndrome in 57 children and adolescents with systemic lupus erythematosus. Lupus. 2003;12:820-6.
31. Avcin T, Cimaz R, Silverman ED, Cervera R, Gattorno M, Garay S, et al. Pediatric antiphospholipid syndrome: clinical and immunologic features of 121 patients in an international registry. Pediatrics. 2012;122:1100-7.
32. Cervera R, Font J, Gomez-Puerta JA, Espinosa G, Cucho M, Bucciarelli S, et al. Catastrophic Antiphospholipid Syndrome Registry Project Group. Validation of the preliminary criteria for the classification of catastrophic antiphospholipid syndrome. Ann Rheum Dis. 2005;64:1205-9.
33. Finazzi G, Marchioli R, Brancaccio V, Schinco P, Wisloff F, Musial J, et al. A randomized clinical trial of high-intensity warfarin vs. conventional antithrombotic therapy for the prevention of recurrent thrombosis in patients with the antiphospholipid syndrome (WAPS). J Thromb Haemost. 2005;3:848-53.
34. Silva CA, Silva CH, Robazzi TC, Lotito AP, Mendroni A Jr, Jacob CM, et al. Macrophage activation syndrome associated with systemic juvenile idiopathic arthritis. J Pediatr (Rio J). 2004;80:517-22.
35. Davi S, Minoia F, Pistorio A, Horne A, Consolaro A, Rosina S, et al; Paediatric Rheumatology International Trials Organisation, the Childhood Arthritis and Rheumatology Research Alliance, the Pediatric Rheumatology Collaborative Study Group, and the Histiocyte Society. Performance of current guidelines for diagnosis of macrophage activation syndrome complicating systemic juvenile idiopathic arthritis. Arthritis Rheumatol. 2014;66(10):2871-80.
36. Atteritano M, David A, Bagnato G, Beninati C, Frisina A, Iaria C, et al. Eur Rev Med Phamacol Sci. 2012;16(10): 1414-24.
37. Parodi A, Davì S, Pringe AB, Pistorio A, Ruperto N, Magni-Manzoni S, et al; Lupus Working Group of the Paediatric Rheumatology European Society. Macrophage activation syndrome in juvenile systemic lupus erythematosus: a multinational multicenter study of thirty-eight patients. Arthritis Rheum. 2009;60:3388-99.
38. Cortis E, Insalaco A. Macrophage activation syndrome in juvenile idiopathic arthritis. Acta Paediatr. 2006;452:38-41.
39. Prado R, Terreri MT, Len CA, Braga J, Hilário MO. Síndrome de ativação macrofágica em pacientes com artrite idiopática juvenil. Rev Bras Reumatol. 2004;44:378-82.
40. Campos LM, Omori CH, Lotito AP, Jesus AA, Porta G, Silva CA. Acute pancreatitis in juvenile systemic lupus erythematosus: a manifestation of macrophage activation syndrome? Lupus. 2010;19(14):1654-8.
41. Hilário MOE, Terreri MTSLRA. Rheumatic fever and post-streptococcal arthritis. Best Pract Res Clin Rheumatol. 2002;16:481-94.
42. Kumar RK, Tandon R. Rheumatic fever & rheumatic heart disease: the last 50 years. Indian J Med Res. 2013;137(4): 643-58.
43. Burke RJ, Chang C. Diagnostic criteria of acute rheumatic fever. Autoimmun Rev. 2014;13(4-5):503-7.
44. Lennon D. Acute rheumatic fever in children. Recognition and treatment. Paediatr Drugs. 2004;6:365-73.
45. WHO Expert Consultation. Rheumatic fever and rheumatic heart disease. Geneva: WHO Technical Report Series; 2004.
46. Caldas AM, Terreri MT, Moisés VA, Silva CM, Carvalho AC, Hilário MO. The case for utilizing more strict quantitative Doppler echocardiographic criterions for diagnosis of sub-clinical rheumatic carditis. Cardiol Young. 2007;17:42-7.
47. Caldas AM, Terreri MT, Moisés VA, et al. What is the true frequency of carditis in acute rheumatic fever? A prospective clinical and Doppler blind study of 56 children with up to 60 months of follow-up evaluation. Pediatr Cardiol. 2008;29:1048-53.
48. Wilson NJ, Neutze JM. Echocardiographic diagnosis of sub-clinical carditis in acute rheumatic fever. Int J Cardiol. 1995;50:1-6.

78 Uso de Hemocomponentes e Hemoderivados

André Luis Albiero

INTRODUÇÃO

Hemocomponentes e hemoderivados encontram-se frequentemente entre os itens de prescrição de pacientes internados em unidades de terapia intensiva pediátrica e neonatal. O suporte avançado de vida requer longos períodos de internação nessas unidades, o que promove alto grau de espoliação das crianças para análises clínicas e justifica, em grande parte, a reposição com transfusão.

No entanto, como a transfusão de hemocomponentes é um processo que sempre implica riscos (imediatos e tardios, de reações transfusionais a transmissão de patógenos), cabe ao intensivista conhecê-los razoavelmente para ponderar a relação risco/benefício de utilizá-los. Este capítulo pretende acentuar esses riscos para aprovisionar sua decisão pelo consumo racional dos mesmos.

Decisão pró-transfusional bem fundamentada, o intensivista também precisa conhecer manobras e propor modificações dos produtos (irradiação, leucorredução, lavagem) para diminuir os efeitos adversos indesejáveis previstos.

A participação de hemocomponentes na unidade de terapia intensiva pediátrica não se restringe à sua adição racional (o que chamamos de transfusão), mas também ao reverso do processo, à sua subtração terapêutica, (o que chamamos de aférese): plasmaféreses, leucocitaféreses, eritrocitaféreses e transfusões de troca.

A hemoterapia é uma especialidade complexa e extensa, ocupa-se desde a captação de doadores de sangue até a observação do rendimento transfusional e efeitos adversos em longo prazo, passando por métodos de triagem sorológica. Este capítulo procura restringir-se, sem perder conteúdo, às relações que a agência transfusional guarda com os pacientes pediátricos internados em unidades de terapia intensiva.

ARSENAL TERAPÊUTICO

Ao longo dos últimos 50 anos, a hemoterapia percebeu que conservar os componentes plasmáticos e elementos figurados do sangue de forma separada proporcionava a "otimização" de suas funções. Atualmente, muitos bancos de sangue utilizam o processo de aférese para fracionar os hemocomponentes durante a coleta. Dessa forma, podemos obter concentrados de hemácias, concentrados de plaquetas, concentrado de granulócitos e plasma, todos por aférese.

Quando a doação é feita pelo método tradicional, o sangue doado sofre dois processos de centrifugação, seguidos de fracionamento. No primeiro fracionamento por centrifugação, separam-se os glóbulos vermelhos, que têm a função de levar oxigênio dos pulmões aos tecidos para realizar a respiração celular e carregar o gás carbônico de volta (hematose, *gas exchange*). Os concentrados de hemácias devem ser armazenados a 4 ± 2°C e sua validade varia de acordo com a solução anticoagulante/conservante utilizada: de 21 dias (se ACD/CPD/CP2D), passando por 35 dias (se CPDA1) até 42 dias (se solução aditiva), Quadro 78.1. Concentrados de hemácias congeladas em glicerol têm prazo de validade de 10 anos, mas suas especificações e indicações fogem ao escopo deste capítulo.

O plasma rico em plaquetas obtido após a primeira centrifugação é centrifugado novamente para a produção dos concentrados de plaquetas. Elas têm papel fundamental na hemostasia primária. Há duas maneiras de fracionamento para a produção desses concentrados: a *standard* e a por extração de *buffy-coat*. Frequentemente, os concentrados de plaquetas têm sido obtidos por meio de doação por aférese e os concentrados *standard* podem ser misturados em *pool* de quatro ou cinco unidades para facilitar a triagem microbiológica.

Os concentrados de plaquetas ficam estocados em estantes sob agitação constante, entre 20° e 24°C. Essa temperatura de estocagem facilita a proliferação bacteriana e limita seu prazo de validade em cinco dias. As diferenças entre esses produtos podem ser verificadas no Quadro 78.2.

QUADRO 78.1 *Especificações dos concentrados de hemácias*[1]*.*

Análises	Valores esperados
Teor de hemoglobina	> 45 g/unidade
Hematócrito	50% a 80%*
Grau de hemólise	< 0,8% da massa eritrocitária (no último dia de armazenamento)
Microbiológica	Negativa

*O hematócrito esperado depende do tipo de solução preservativa utilizada na bolsa, sendo de 50% a 70% para os concentrados de hemácias com soluções aditivas e de 65% a 80% para com CPDA-1.

Os concentrados de granulócitos são obtidos apenas por aférese; seu volume deve ser inferior a 500 mL, mas deve ser ≥ 1,0 x 10^{10} granulócitos/unidade[1]. Seu uso ainda é pouco frequente porque a logística para sua produção é muito elaborada: exclusivamente por aférese, o doador deve ser estimulado com antecedência, sua transfusão está ligada a muitos efeitos adversos e seu papel no tratamento de infecções em pacientes granulocitopênicos ainda não é definido com unanimidade[2], tampouco em recém-nascidos neutropênicos[3].

Atualmente, o uso de plasma simples (isento de crio) está restrito à indústria farmacêutica (para produção de hemoderivados: albumina humana e imunoglobulinas). Portanto, as agências transfusionais dispõem apenas de plasma frasco congelado (PFC) e crioprecipitado. O uso do PFC e do crioprecipitado destina-se exclusivamente ao controle de sangramentos associados a distúrbios de coagulação, Quadro 78.3.

Os hemocomponentes podem ser modificados para melhorar sua qualidade e diminuir o risco de efeitos adversos previstos em algumas situações.

QUADRO 78.2 *Características dos concentrados de plaquetas*[1]*.*

Análises	Obtido de sangue total		Por aférese
	standard	buffy-coat	
Volume	40-70 mL	40-70 mL	≥ 200 mL
Contagem de plaquetas	≥ 5,5 x 10^{10}/u	≥ 5,5 x 10^{10}/u	> 3,0 x 10^{11}/u
Contagem de leucócitos	< 2,0 x 10^{8}/u	< 0,5 x 10^{8}/u	< 5,0 x 10^{6}/u
pH	> 6,4 (no último dia de armazenamento)		
Microbiológica	Negativa	Negativa	Negativa

QUADRO 78.3 ***Características dos hemocomponentes plasmáticos***[(1)].

Análises	Plasma fresco congelado	Crioprecipitado
Volume	≥ 150 mL	10 a 40 mL
Fator VIII	≥ 0,7 UI/mL	–
Fator V	≥ 0,7 UI/mL	–
Leucócitos residuais	< 0,1 x 10^6/mL	–
Hemácias residuais	< 0,6 x 10^6/mL	–
Plaquetas residuais	< 50 x 10^6/mL	–
Fibrinogênio	–	> 150 mg/u

HEMOCOMPONENTES MODIFICADOS

Os hemocomponentes podem ser modificados para melhorar suas funções e diminuir seus riscos. Essas modificações têm indicações específicas.

A irradiação está indicada para proteger os receptores da doença do enxerto *versus* hospedeiro associada à transfusão (GVHD-TA: *graft* versus *host disease transfusion associated*).

Trata-se de efeito adverso transfusional infrequente em países com população muito miscigenada (como o Brasil), porém com taxa de mortalidade muito elevada. A miscigenação racial diminui a possibilidade de concordância casual de haplótipos HLA entre doadores e receptores de hemocomponentes (o Japão tem a maior casuística). A homo-haplotipia é uma condição que facilita a enxertia e proliferação de células imunologicamente competentes do doador no receptor e uma agressão contra antígenos deste último, reconhecidos por elas como *non-self*.

Por isso, a doação de sangue entre consanguíneos de primeiro e segundo graus é fortemente desencorajada. Mas essa não é a única condição necessária: o sistema imunológico do receptor precisa ser débil o suficiente para ser tolerante com essa enxertia.

A dose de irradiação gama recomendada é de 25 Gy por unidade e aplica-se somente a hemocomponentes compostos de elementos figurados viáveis (concentrados de hemácias, plaquetas, granulócitos). Hemocomponentes congelados em estoque (plasma e crio) não conservam elementos viáveis. O custo das unidades irradiadas não é elevado, porém poucos hemocentros dispõem de equipamentos destinados a esse fim, o que causa problemas logísticos.

A irradiação implica aumento das lesões de estocagem em concentrados de hemácias (hemólise, K^+ livre etc.), diminui o seu tempo de vida útil (encurta seu prazo de validade) e, portanto, reduz a sua disponibilidade em estoque.

Diante desse conjunto de prós e contras, as situações de risco que indicam formalmente o uso de hemocomponentes irradiados são:

I. Transfusão intrauterina;
II. Recém-nascido de baixo peso (< 1.200 g) e/ou prematuros;
III. Portadores de imunodeficiências congênitas graves;
IV. Pacientes recebendo terapia imunossupressora (transplantes);
V. Transfusão de componentes HLA compatíveis; e
VI. Quando o receptor for parente em primeiro grau do doador.

Para outro tipo de modificação, a leucorredução, os filtros de leucócitos conseguem retirar até 99,9% dos glóbulos brancos dos hemocomponentes celulares (concentrados de hemácias e plaquetas) e sua eficácia é tanto maior quanto mais precocemente forem utilizados. Apesar das vantagens que oferece, diferentemente da irradiação unitária, esses filtros têm custo elevado. Os hemocomponentes (pré) filtrados ou leucorreduzidos estão indicados em pacientes que ainda não foram expostos ao CMV e cujo sistema imunológico é imaturo (recém-nascidos < 1.200 g) ou deprimido (transplantados). Também podem ser usados para prevenção de reação transfusional febril não hemolítica e profilaxia de aloimunização leucocitária, aplicando-se, principalmente, a pacientes em programa de transfusão crônica, hemoglobinopatas: talassêmicos e falcêmicos.

A lavagem de hemocomponentes foi um recurso utilizado muito frequentemente no passado, na falta de filtros de leucócitos. Feito em sistema aberto, reduz o prazo de validade da unidade lavada para apenas 24 horas. Atualmente, a indicação de lavagem está restrita a pacientes que apresentam reações alérgicas graves, acompanhadas de broncoespasmo, e que sejam refratários ao tratamento com corticoides e/ou anti-histamínicos. Esse fenômeno representa reação de anticorpos do paciente contra antígenos solúveis no plasma do doador e, por ser frequente em portadores de deficiência congênita de IgA, não precisa de antecedente transfusional longo para se manifestar: os anticorpos contra IgA podem ter ocorrência natural. Representa um problema se o hemocomponente necessário for concentrado de plaquetas, pois a lavagem de CP é um processo difícil de executar. Em caso de transfusão de plasma, somente a transfusão de unidades de doadores também deficientes de IgA seria mais seguro.

CONCENTRADOS DE HEMÁCIAS: TRANSPORTE DE OXIGÊNIO

A ênfase dada na descrição do fracionamento do sangue, de acordo com a função de suas fases e elementos, condiciona o uso dos mesmos a situações bastante especificas. Embora o choque hipovolêmico não seja uma condição infrequente da UTI, os hemocomponentes comportam um risco residual elevado demais para ser utilizados com o objetivo de repor volume.

Logo, o primeiro *approach* ao paciente hipotenso secundariamente a uma hemorragia deverá ser sempre, em primeiro lugar, de esforços direcionados à hemostasia local. Em seguida, o uso (combinado ou não) de cristaloides e/ou medicações vasoativas.

A necessidade de transfusão de CH começa a apresentar-se em choques hipovolêmicos classe III: perda sanguínea de 30% a 40% do VST, pulso de 120 bpm, enchimento capilar lento (> 2 seg), taquipneia (> 20 mrpm), fluxo urinário de 10 a 20 mL/h, mucosas pálidas, comportamento ansioso ou agressivo. É certo em situações classe IV: perda sanguínea > 40% do VST, pulso > 120, enchimento capilar indetectável, fluxo urinário de 1 a 10 mL/h, extremidades frias, paciente confuso ou inconsciente.

Diante dessas situações, há indicação de transfusão e concentrado de hemácias, independentemente do nível de hemoglobina, pois há um atraso na redistribuição intercompartimental de fluidos para diluir e indicar transfusão baseada nos níveis de hemoglobina.

A dose de CH de 10 a 20 mL/kg pode render de 3,0 a 6,0 g/dL de hemoglobina, respectivamente, de acordo com a solução anticoagulante/conservante utilizada. Para cada g/dL de hemoglobina desejada, transfundir 3 mL/kg de concentrado de hemácias.

Em pacientes hemodinamicamente estáveis, os níveis de hemoglobina adquirem um papel mais importante na indicação da transfusão.

Não há unanimidade na escolha de um nível de hemoglobina como gatilho transfusional. Não que 3,0 g/dL seja gatilho, mas há publicações sugerindo que até esses níveis de hemoglobina, em condições normovolêmicas bem controladas, parecem toleráveis[4,5] (anemia hemolítica autoimune; ver adiante).

Desde que a UTI deverá solicitar concentrado de hemácias em situação de emergência, cabe lembrar que o "Termo de Responsabilidade"[1] não passa de uma "atestação de emergência", compartilhada com a agência transfusional, que reforça que o benefício da transfusão sem amostra (para os testes pré-transfusionais) ou com testes parcialmente concluídos (e mesmo com testes positivos) supera os riscos.

Diante da atestação de emergência, para conferir maior agilidade ao atendimento e minimizar os riscos transfusionais, a agência oferece concentrado de hemácias O Rh negativo. Tal procedimento não elimina a necessidade de amostra, que deve ser encaminhada para a complementação dos testes, ainda que posteriormente.

Não é infrequente a presença de pacientes portadores de anemia hemolítica autoimune (AHAI) na UTI, mesmo que hemodinamicamente estáveis. Os testes pré-transfusionais desses pacientes costumam apresentar-se alterados pela própria doença de base, comprometendo a segurança que só os mesmos poderiam conferir à transfusão. Testes rápidos de genotipagem parecem alternativas promissoras para diminuir esses riscos[6].

A oferta de oxigênio suplementar a esses pacientes pode fazê-los tolerar melhor a condição clínica em anemia profunda, enquanto o tratamento não hemoterápico (pulsoterapia, imunoglobulina, rituximab, medicações imunossupressoras, esplenectomia) não surte efeito. Plasmaférese pode ser considerada uma alternativa em AHAI por anticorpos frios, nunca em caso de quentes. A evolução costuma ser favorável em poucas semanas.

O galope que caracteriza o *cor anemico* atesta a gravidade do caso e a assinatura do Termo de Responsabilidade torna a transfusão de concentrado de hemácias incontornável: a unidade menos incompatível deve ser transfundida bem lentamente (sem exceder quatro horas), sob monitorização contínua e interrompida se o paciente apresentar alguma reação.

Em geral, indicações baseadas em níveis inferiores a 7,0 g/dL são bem aceitas e acima de 10,0 g/dL são questionáveis[7,8]. Fora da UTI, a presença de sintomas associados reforça a indicação de transfusão de glóbulos vermelhos. Na UTI, entre esses dois níveis, a indicação justifica-se melhor quando houver insuficiência respiratória e/ou lactacidose associadas.

O aumento de "viscosidade" que as poliglobulias promovem acaba por lentificar o fluxo capilar e até diminuir a oferta de oxigênio aos tecidos. Portanto, a transfusão com hemoglobina ≥ 10 g/dL só é aceitável em cardiopatias congênitas cianóticas.

Para recém-nascidos, o cálculo do oxigênio disponível (DO_2)[9,10] = 0,54 + 0,005 x hemoglobina (g/dL) x idade gestacional (pré-natal + pós-natal, em semanas) ainda é o melhor indicador de necessidade de transfusão de glóbulos vermelhos, Quadro 78.4.

Esse cálculo promove o uso racional, que coincide com a estratégia transfusional restritiva, um conceito que se estendeu das unidades de terapia intensiva de adulto para unidades de cuidados intensivos neonatais[11].

QUADRO 78.4 ***Indicação de transfusão de hemácias de acordo com o DO_2.***

DO_2	Concentrado de hemácias
> 7 mL/dL	Não transfundir
> 6 < 7 mL/dL	Depende do estado clínico do paciente
< 6 mL/dL	Transfundir

Os pacientes de UTI pediátrica (não cardiopatas) sob estratégia transfusional restritiva (gatilho de 7,0 g/dL) têm a vantagem de se expor a menos riscos transfusionais, sem prejuízo de evolução sobre os submetidos a estratégias liberais (gatilho de 9,5 g/dL)[11]: além da reserva orgânica funcional que as crianças têm, maior que a dos adultos, no caso dos recém-nascidos, a transfusão de hemoglobina A (presente nas unidades de CH) tem capacidade de oferecer mais oxigênio aos tecidos que a própria hemoglobina F (fetal).

Portanto, a transfusão de hemácias em recém-nascidos acaba por ser hiper-eficiente. Logo, antecedentes transfusionais recentes (concentrados de hemácias nos 30 dias que antecedem a ponderação atual) favorecem a estratégia restritiva em recém-nascidos com Quadro 78.4 – Indicação de transfusão de hemácias de acordo com o DO_2 entre 6 e 7 mL/dL.

Outro motivo frequente de debate é a questão da "idade" do concentrado de hemácias. Acreditava-se, no passado, que lesões de estocagem pudessem oferecer risco aos recém-nascidos devido à sobrecarga de K^+ sobrenadante, o que causava a demanda de concentrados de hemácias recentes, "sangue fresco".

A regra do "sangue fresco" ainda vale, mas apenas para transfusões de grandes volumes: transfusões maciças e exsanguinotransfusões, mas não devido à sobrecarga de K^+, mas pelo decaimento espontâneo de 2,3-DPG nas hemácias estocadas. De acordo com a quantidade de 2,3-DPG, a maioria dos autores considera ainda "fresco" o sangue coletado há menos de sete dias.

A quantidade de 2,3-DPG presente nas hemácias é fundamental para as variações de afinidade entre a hemoglobina e o oxigênio para que esta possa promover a oferta de oxigênio aos tecidos na microcirculação periférica e a sua captação na microcirculação perialveolar. Sem 2,3-DPG em quantidade adequada nas hemácias, o metabolismo celular em anaerobiose pode continuar até seis a oito horas após a transfusão de hemácias (tempo que as hemácias transfundidas demoram a restabelecer seus níveis de 2,3-DPG).

Define-se transfusão maciça pela necessidade de concentrado de hemácias em volume correspondente a uma volemia do paciente em menos de 24 horas, de mais de 10% da volemia/minuto ou de meia volemia em menos de três horas[12].

Portanto, com exceção das situações mencionadas acima, a "idade" do concentrado de hemácias não agrega vantagem alguma quando utilizado em pequenos volumes (10 a 20 mL/kg)[13].

Além da atenção à idade do concentrado de hemácias, a transfusão maciça requer atenção sobre outros riscos: hipocalcemia, hipomagnesemia, hipotermia e desordens acidobásicas e distúrbios de hemostasia (ver item "Distúrbios de Hemostasia").

Alguns serviços que atendem emergências em adultos têm proposto protocolos de transfusão maciça que incluem o uso empírico de plasma, concentrados de plaquetas e até crioprecipitado, além de concentrados de hemácias, e têm verificado vantagens na sobrevida dos pacientes com relação à estratégia mais conservadora. Esses protocolos parecem ainda não oferecer vantagens aos pacientes pediátricos[14].

DISTÚRBIOS DE HEMOSTASIA

Frequentemente, pacientes internados em UTI apresentam distúrbios de hemostasia. A hemostasia é dividida didaticamente em primária e secundária. A primeira causa de extravasamento (hemorragia) é local: rotura/secção de vasos causada acidentalmente (trauma) ou iatrogenicamente (cirurgia). Contra essa causa, o melhor tratamento é igualmente local: sutura, ligadura, torniquete, compressão fria etc.

Além da integridade vascular, a função plaquetária também compõe a hemostasia primária: a contagem deve ser superior a 100.000/mm^3 e sua função deve estar normal para realizar seu papel hemostático completamente. A disfunção plaquetária pode ser congênita (von Willebrand, Glanzmann, Bernard-Soulier e doenças de grânulos plaquetários) ou adquirida (uso de antiagregantes).

Portanto, qualquer paciente com menos de 100.000 plaquetas/mm^3 ou disfunção plaquetária, em vigência de sangramento (espontâneo, provocado por procedimento, acidental, externo ou internamente) merece transfusão de concentrado de plaquetas, independentemente das causas da plaquetopenia e/ou plaquetopatia.

Na ausência de sangramento, a transfusão profilática de concentrado de plaquetas está indicada somente nas plaquetopenias de causa central (amegacariocitose/aplasia/hipoplasia), primárias ou induzidas por químio/radioterapia. Não se faz transfusão profilática de concentrado de plaquetas para portadores de púrpuras imunológicas, tampouco quando a causa da plaquetopenia for consumo periférico crônico, mesmo que de causa não imunológica, como, por exemplo, hiperesplenismo.

Lembrar que a plaquetopenia induzida por heparina não é dose-dependente e que, portanto, mesmo pequenas doses de heparina podem provocar HIT (*heparin-induced thrombocytopenia*)[15].

A literatura diverge na plaquetometria-gatilho para indicar transfusão profilática de concentrado de plaquetas: mais tolerante quanto maiores forem os recursos disponíveis para o atendimento emergencial de sangramento espontâneo, sobretudo em SNC. Portanto, a disponibilidade de concentrado de plaquetas em quantidade suficiente para atender rapidamente a criança se houver hemorragia, de serviço de imagem (tomografia/ressonância) e de equipe de neurocirurgia, fortalece a decisão restritiva. Embora, entre os adultos, as vantagens da própria conduta profilática tenha sido questionada, em crianças, essa medida ainda tem se mostrado necessária[16].

Posto que a intenção da dose profilática não seja promover hemostasia, mas tão somente proteger o paciente contra hemorragias eventuais, doses menores podem alcançar o objetivo de manter o paciente afastado do risco.

Manter uma contagem acima de 50.000 plaquetas/mm^3 protege razoavelmente os recém-nascidos e de 20.000 plaquetas/mm^3 atende a maioria das demais crianças. Logística de atendimento complicada (grandes distâncias) e condições de risco associado, coagulopatia, sepse e curva plaquetométrica descendente indicam menor tolerância com a plaquetometria-gatilho, tornando-se aceitável transfundir profilaticamente com contagens mais elevadas. Os serviços devem elaborar protocolos a quatro mãos (intensivistas e hemoterapeutas) para ajustar finamente as indicações.

A dose calculada do concentrado de plaquetas depende do objetivo da transfusão (profilática ou terapêutica), da volemia do paciente, das características (qualidade/tempo de estocagem) dos hemocomponentes, da quantidade de partículas em suspensão/unidade de volume e do rendimento transfusional, resultado da interação entre o hemocomponente e as condições do paciente.

Assim, o volume de concentrado de plaquetas a ser transfundido em pacientes pediátricos pode ser deduzido pela fórmula:

$$\frac{(\Delta\text{plaquetometria (mm}^3\text{)} \times \text{volemia (ml)} \times 1.000)}{\left(K\,\frac{\text{(plaquetas)}}{\text{ml}} \times CR\right)}$$

Onde "Δplaquetometria" é a diferença entre a plaquetometria observada e a desejada. A plaquetometria desejada varia de acordo com a intenção profilática (entre 20.000 e 50.000/mm^3) ou terapêutica (> 100.000/mm^3) da transfusão. A volemia pode ser calculada a partir do peso (varia de 110 mL/kg em prematuros extremos a 65 mL/kg em adolescentes)[(17)].

A constante K varia de acordo com o hemocomponente utilizado: de 1,0 x 10^9, para concentrados de plaquetas *standard* (randômicas), a 1,5 x 10^9, para concentrados de plaquetas por aférese, obtidos por extração de *buffy-coat* e *pools*. O coeficiente de rendimento (CR) padrão é de 80% (0,8). Pode ser menor em presença de hiperesplenismo, sistemas (ECMO) e cateteres implantados, uso concomitante de vancomicina/anfotericina B e sangramento ativo. O rendimento pode ser calculado* a cada transfusão de concentrado de plaquetas e nortear a correção das doses seguintes.

Esses cálculos podem parecer indigestos, mas a utilização de planilhas eletrônicas ou de outros métodos aplicativos informatizados pode facilitar sobremaneira a sua execução.

A hemostasia secundária é representada pela ação de fatores solúveis no plasma: a "cascata da coagulação". A principal causa de coagulopatia nos recém-nascidos é decorrente de carência de vitamina K. Os fatores que dependem dessa vitamina são o II, VII, IX e X. O uso profilático de vitamina K costuma proteger os recém-nascidos de sangramentos decorrentes da carência dessa vitamina. Sangramentos tardios, de coto umbilical, sugerem hipo/disfibrinogenemia congênita ou deficiência de fator XIII.

Não podemos negligenciar a intoxicação exógena (dicumarínicos) e acidentes com animais peçonhentos como possível causa de coagulopatia na infância, portanto uma boa história e exame físico detalhado podem trazer informações adicionais valiosas a respeito da causa do sangramento.

O uso de plasma fresco congelado no tratamento das coagulopatias só se justifica diante de sangramento ativo. Os riscos ligados à transfusão de plasma devem desencorajar seu uso profilático.

* [(plaquetometria pós-transfusional – pré) × volemia × 1.000] ÷ vol. transfundido × K correspondente.

Eventualmente, portadores de coagulopatias congênitas (hemofilias) podem ir para a UTI, mas raramente irão sem a devida orientação de um centro de hemofilia. Geralmente, o centro de hemofilia onde o paciente é cadastrado fornece a conduta: frequência e doses de fatores VIII ou IX, dependendo da deficiência conhecida do fator (leve, moderada ou grave), do sítio de sangramento e, na presença de inibidores, da necessidade de usar complexo protrombínico ativado etc.

Já que o hemofílico está na UTI, deve ser devido a sangramento ativo, portanto não vamos tecer considerações sobre doses de manutenção, tampouco profiláticas desses fatores.

Para hemorragias menores: superficiais e articulares, o percentual de fator desejado é de 20% a 40% do normal, repetido a cada 12 a 24 horas, até o sangramento estancar. Para as moderadas: trauma cerebral leve, hematoma intramuscular e sangramentos na cavidade oral: 30% a 60%, repetido a cada 12 a 24 horas, por três a quatro dias. Para sangramentos graves: hemorragia intracraniana, de trato gastrointestinal ou intratorácico: 60% a 100%, repetida a cada oito a 24 horas até o sangramento estancar. A dose de ataque em *bolus* costuma ser de 50 UI/kg de fator IX ou VIII (depende do tipo de hemofilia) x percentual desejado para estancar a hemorragia, de acordo com o sítio acometido. Uma dose de manutenção intravenosa contínua de 2-3 UI/kg/h de fator VIII para hemofílicos A ou de 4-8 UI/kg de fator IX para hemofílicos B é recomendada. Compressão local fria, desmopressina, ácido tranexâmico e ácido aminocaproico são medidas associadas encorajadas[(18)].

Na falta de fatores de coagulação apropriados para o tratamento da hemorragia no paciente hemofílico, o crioprecipitado, na dose de 1 a 2 unidades/10 kg de peso, pode substitui-los.

A maior parte dos pacientes de UTI apresenta distúrbios de hemostasia compostos por defeitos associados: primária e secundária. Um exemplo disso são os pacientes com hemorragia digestiva alta por varizes esofagianas. Além da ligadura das varizes (hemostasia local), se a hipertensão portal induzir plaquetopenia/hiperesplenismo, pode ser necessária transfusão de concentrados de plaquetas (hemostasia primária); e se houver insuficiência hiatocelular, transfusão de plasma fresco congelado e/ou crioprecipitado (hemostasia secundária) também.

Dos distúrbios de hemostasia compostos, o mais comum em UTI é a coagulação intravascular disseminada (CID). Administrar esse tipo de complicação consiste em um dos maiores desafios do intensivista.

Apesar de didático, o entendimento decomposto da hemostasia em primária e secundária é um tanto *naif*: na verdade. Diversos eventos concorrem simultaneamente e a compreensão de distúrbios complexos exige o recurso da tromboelastografia para permitir uma abordagem mais precisa dos mesmos.

Além das vias trombofílicas, a tromboelastografia permite visualizar o comportamento da estabilidade do trombo conferido pela fibrinólise, processo reconhecidamente implicado em muitos casos de CID. Infelizmente, poucos serviços dispõem desse método de análise clínica.

Posto isso, terapias adjuvantes têm sido propostas de maneira empírica para corrigir a hemostasia. A primeira delas não está nem na plaquetometria nem no coagulograma: níveis normais de Ca^{++}, acidemia e temperatura corpórea são condições essenciais para o funcionamento normal de qualquer parte desse sistema. A correção desses parâmetros deve ser uma conduta primordial para corrigir o distúrbio de hemostasia, seja ele qual for.

Em seguida, o uso de antibrinolíticos – aprotinina, ácido aminocaproico e ácido tranexâmico – tem sido empregado de forma empírica, com bastante sucesso nos distúrbios induzidos por trauma e no controle de sangramento pós-operatório, porém seu uso de forma segura em crianças ainda necessita amadurecimento[19,20].

REAÇÕES TRANSFUSIONAIS

Como qualquer outra unidade do hospital onde transfusões são realizadas, a UTI pode ser palco de reações transfusionais. No entanto, é o cenário obrigatório para onde as reações graves ocorridas em outras unidades do hospital destinam suas vítimas.

Onde quer que ocorram transfusões, haverá reações transfusionais. A taxa de reações ocorridas/transfusões realizadas varia enormemente na literatura: a começar pela multiplicidade de sinais e sintomas, pelas variações de intensidade dos mesmos, passando pela subnotificação intencional das graves, e negligência pelas leves e moderadas, pelo perfil de pacientes do hospital, com antecedentes de múltiplas transfusões (ou não), e pela variedade de hemocomponentes utilizados (hemácias, plaquetas e plasma) e sua qualidade (filtrados, lavados, irradiados).

Posto isso, a maioria dos registros apontam para algo entre 0,5% e 2,0%. A maioria das reações é benigna e ocorre em pacientes politransfundidos: são reações febris não hemolíticas, decorrentes da reação de anticorpos contra antígenos leucoplaquetários presentes na unidade transfundida. A presença desses antígenos é menor em unidades leucorreduzidas precocemente (pré-filtradas), média em unidades filtradas à beira de leito, e maior em unidades não modificadas.

A descrição completa dessa reação inicia-se por rubor facial no paciente logo no início da transfusão, seguido de calafrios e febre por volta do 30° minuto. Variações podem compreender descrições incompletas e incluir *rash*, agitação psicomotora, náuseas e vômitos. Requer a interrupção da transfusão, a coleta de culturas do paciente e da unidade que causou a reação, comunicação com a agência transfusional e tratamento com antitérmicos.

Reações febris graves, acompanhadas ou seguidas de hipotensão nas horas seguintes à transfusão, sugerem contaminação bacteriana do produto.

Testes microbiológicos (Brasil/EUA) e uso de inativadores de patógenos (França) são intervenções relativamente recentes sobre os hemocomponentes como método de prevenir a contaminação bacteriana dos mesmos[21]. São recursos que agregam qualidade e segurança aos hemocomponentes, mas ainda não são obrigatórios.

O diagnóstico diferencial de uma reação transfusional que apresenta elevação de temperatura (> 1°C após o início da transfusão) sempre deve incluir a suspeita de contaminação bacteriana, sobretudo se o hemocomponente causador da reação for concentrado e plaquetas (que fica estocado em temperatura ambiente). Sempre que houver reação febril, principalmente em pacientes leucopênicos, a bacterioscopia e cultura de amostras do sangue do paciente e do hemocomponente são recomendadas.

Caso a reação febril seja seguida de hipotensão grave, deve-se suspeitar de contaminação e o tratamento empírico com antibiótico de amplo espectro (por exemplo, vancomicina) é legítimo, pelo menos até que a causa da reação se esclareça e outras medidas mais bem direcionadas possam ser adotadas.

Das reações não febris, as alérgicas ou urticariformes são as mais frequentes e razoavelmente benignas. Como é comum em portadores de deficiência congênita de IgA, pode ocorrer em crianças sem antecedente transfusional importante. Costuma manifestar-se com prurido, pápulas ou placas. Também requer a interrupção da transfusão e tratamento com antialérgicos, esteroides ou não.

Alguns casos podem incluir broncoespasmo, raros com maior gravidade e refratários às primeiras medidas. Antecedentes de gravidade e refratariedade indicam que os próximos hemocomponentes figurados devam ser lavados (ver acima), por isso a importância de comunicá-los à agência. Como não há febre, culturas são desnecessárias e a transfusão da mesma unidade pode ser continuada após a cessação dos sinais e sintomas.

Além de broncoespasmo, outras reações transfusionais com manifestações pulmonares podem levar à insuficiência respiratória e encaminhar o paciente à UTI: TRALI (*Transfusion-related acute lung injury*) e TACO (*Transfusion-associated circulatory overload*). Além de assistência ventilatória, o tratamento de ambas é diametralmente oposto, portanto o diagnóstico diferencial é imperativo.

TACO decorre de sobrecarga de volume (acidental ou não) sobre uma bomba cardíaca débil: corresponde ao edema agudo de pulmão e requer tratamento como para tal. TRALI decorre da inflamação ativa dos pulmões, corresponde à SARS e, além de suporte ventilatório, requer hiperidratação mais do que corticoterapia.

Além da história, um recurso laboratorial pode ajudar a diferenciar TACO de TRALI: a dosagem de proteínas no aspirado brônquico, em comparação à do sangue periférico: se forem iguais, trata-se de transudato e o resultado sugere TACO, se a dosagem em aspirado for maior, o resultado sugere TRALI, em pacientes sem broncopneumonia associada.

Somente o ambiente de UTI dispõe de recursos seguros e refinados o suficiente para alternar de uma proposta terapêutica a outra rapidamente em caso de insucesso da primeira.

Aparentemente, a incidência de TRALI em pacientes pediátricos é menor que em adultos (1/55.000 contra 1/23.000). A completa ausência de casos descritos em recém-nascidos até pouco tempo fez suspeitar de que eles teriam algum mecanismo de defesa contra esse tipo de reação. Casos descritos recentemente, de recém-nascidos a adolescentes, sugerem que essa baixa incidência pode ser simplesmente efeito de subnotificação[22].

Portanto, o reconhecimento, a suspeita, a notificação e o tratamento de TRALI em UTI pediátrica podem passar a ser mais frequentes nos próximos anos.

Por fim, a reação hemolítica aguda por incompatibilidade transfusional ABO constitui um dos eventos mais dramáticos da medicina. Além do fato de sempre decorrer de erro humano, o que, em si, implica desgaste emocional para equipes e familiares, o risco de morte é iminente.

Embora alguns serviços preguem plasmaférese terapêutica imediatamente após a intercorrência, esse procedimento não passa de *mise-en-scène*: não há comprovação de eficácia, sequer consta na lista de indicações da ASFA (American Society for Apheresis)[23]. A verdade é que não há tratamento específico, apenas suporte avançado de vida. A evolução depende das condições clínicas em que a criança encontrava-se antes do evento e do volume de sangue incompatível que foi administrado.

A reação pós-transfusional hemolítica aguda compreende uma tríade que cabe ao intensivista administrar: choque pela liberação excessiva de cininas vasoativas, coagulopatia de consumo e insuficiência renal aguda. Além de drogas vasoativas, não é infrequente que os pacientes necessitem de mais transfusões para corrigir hemograma e coagulograma. Impossível administrar todo esse volume em paciente anúrico durante dias sem o recurso da hemodiálise e/ou da hemofiltração. Se o paciente sobreviver, a função renal costuma dar sinais de melhora depois da segunda semana do evento.

O período neonatal é a temporada propícia para o diagnóstico de incompatibilidade materno-fetal (causado por IgG maternas que atravessam a barreira placentária). Como o recém-nascido não porta anticorpos da classe IgM (responsáveis pela reação hemolítica aguda pós-transfusional), esse tipo de reação não costuma ocorrer nesse período.

Entretanto, a sobrecarga de dextrose presente nas soluções conservantes dos hemocomponentes pode provocar um pico de insulina e uma hipoglicemia grave de rebote, seguida de agitação neuropsicomotora, tremores, convulsões, cianose e apneia. A monitorização da glicemia capilar deve ser feita de horário nas primeiras três horas após a transfusão e um bolo de 5 a 10 mg/kg de glicose pode ser feito empiricamente se houver crise convulsiva[24].

PROCEDIMENTOS HEMOTERÁPICOS

A exsanguinotransfusão para recém-nascidos com incompatibilidade materno-fetal há tempos deixou de ser um procedimento do hemoterapêuta e passou a ser do neonatologista da Unidade Neonatal de Cuidados Intensivos. No entanto, cabe à agência transfusional o reconhecimento das causas dessa incompatibilidade, da escolha e da disponibilização do melhor produto para atender às necessidades do caso, sem aumentar os riscos.

Desde o avento da imunoprofilaxia, com a imunoglobulina anti-D, e dos bons resultados da nova fototerapia, a quantidade de exsanguinotransfusões vem declinando progressivamente. Restam casos de incompatibilidade ABO (que necessitam de exsanguíneo são raros), anti-K e outros antígenos do sistema Rh: C, c e E. Mesmo as indicações por sepse diminuíram bastante com o uso de antibióticos de amplo espectro e de fatores estimulantes de colônias de granulócitos (G-CSF).

A exsanguinotransfusão consiste na substituição do sangue do recém-nascido por meio da retirada de múltiplas alíquotas, pela mesma quantidade de sangue de um doador homólogo[25]. Ela pode ser efetuada precocemente, baseada em antecedentes de *kernicterus* em recém-nascido anteriores da mesma mãe e hidropsia no feto atual, diagnosticado durante os exames pré-natais. Essa decisão deve ser ponderada com a equipe da obstetrícia se houve (e quando) transfusão intrauterina.

O objetivo da exsanguinotransfusão na doença hemolítica do recém-nascido é o de corrigir a anemia, reduzir o título dos anticorpos maternos circulantes, remover hemácias sensibilizadas, substituí-las por hemácias não sensibilizadas e remover a bilirrubina não conjugada antes da sua difusão para os tecidos.

As indicações para exsanguinotransfusão em recém-nascido são: doença hemolítica do recém-nascido por incompatibilidade materno-fetal contra antígenos eritrocitários, hiperbilirrubinemia neonatal devido a eritroenzimopatias hereditárias, (deficiências de G-6PD e piruvatoquinase), defeitos estruturais congênitos na membrana eritrocitária (esferocitose e eliptocitose hereditárias), coagulação intravascular disseminada e septicemia grave, como recurso adjuvante e na trombocitopenia aloimune neonatal: para o clareamento dos anticorpos contra antígenos plaquetários[26,27,28].

Na hidropsia fetal, recomenda-se o uso de 80 mL/kg de peso fetal de concentrado de hemácias para exsanguinotransfusão, o que corresponde a uma volemia do recém-nascido de termo, visando elevar o hematócrito acima de 40%, fornecendo, dessa forma, quantidade de eritrócitos para que, além de correção da anemia, haja redução da hipoxemia, que a maior parte desses recém-nascido apresentam.

Durante as primeiras 24 horas de vida está indicada a exsanguinotransfusão quando: teste de antiglobulina direto (Coombs direto) positivo, bilirrubina indireta (BI) ≥ 4 mg/dL, nível sérico de hemoglobina ≤ 13 g/dL, e elevação de BI ≥ 0,5 mg/dL/hora.

Caso tenha sido realizada transfusão intrauterina, a tipagem sanguínea e o teste de Coombs direto (teste da antiglobulina direta, TAD) no sangue de cordão podem não ser válidos, devendo-se considerar a primeira tipagem (intrauterina).

Após 24 horas de vida, a exsanguinotransfusão é indicada somente pela evolução dos níveis séricos de bilirrubina indireta. O uso do nível sérico como critério de indicação de exsanguinotransfusão baseia-se no fato de existir uma relação direta entre este e a incidência de *kernicterus* e de ser uma variável numérica passível de mensuração. Os níveis de bilirrubina que sugerem a indicação de exsanguinotransfusão estão no Quadro 78.5.

O produto de escolha para exsanguinotransfusão é o sangue total, em geral, o sangue total reconstituído (STR). O STR é concentrado de hemácias reconstituído com plasma fresco congelado. O seu hematócrito após reconstituição deve ser superior ou igual a 40%.

Para a exsanguinotransfusão, utiliza-se sangue total no volume de 160 mL/kg de peso, que corresponde ao dobro da volemia do recém-nascido de termo, o que permite remover em média 87% dos glóbulos vermelhos do recém-nascido.

O concentrado de hemácias que compõe o STR deve ter menos de cinco dias (diversos serviços usam entre três e sete dias), não conter hemoglobina S (de doador com traço falciforme) e sofrer irradiação gama (2.500 rads) poucas horas antes do procedimento.

QUADRO 78.5 ***Indicação de exsanguinotransfusão.***

Categoria do recém-nascido	Níveis de BI (mg/dL)	
Recém-nascido de termo	18-22	
Com hemólise		
Com fatores de risco para encefalopatia bilirrubínica		
Recém-nascido de termo saudável	> 22	
Recém-nascido pré-termo e/ou baixo peso	**Com hemólise**	**Sem hemólise**
Peso ao nascimento (g)		
< 1.500	13	16
1.500-1.999	16	18
2.000-2.499	18	20

Obs.: hemólise = Hb < 13 mg/dL, reticulócitos > 5%, diminuição da Hb.

Dois princípios básicos norteiam a escolha individualizada dos produtos, segundo a presença de antígenos/anticorpos dos sistemas eritrocitários:

1. As hemácias devem ser compatíveis com o soro da mãe;
2. O plasma deve ser compatível com o recém-nascido.

A incompatibilidade contra antígenos do sistema ABO ocorre frequentemente quando a mãe é "O" e o recém-nascido é "A", mas outras combinações são possíveis. Nesse exemplo, a reconstituição deve ser feita com concentrado de hemácias "O", Rh igual ao do recém-nascido, com baixo título de anti-A ou lavado, reconstituído com plasma "A".

Na incompatibilidade contra antígenos do sistema Rh, pode ser usado sangue total (reconstituído) ABO isogrupo ou compatível, negativo para o antígeno do sistema Rh contra o qual o anticorpo reage: com hemácias ABO compatíveis.

Uma amostra deve ser colhida da unidade de sangue total reconstituído, de preferência, sem a abertura do sistema e um controle de qualidade deve ser realizado[(26)]. Os índices laboratoriais da unidade que conferem segurança à exsanguinotransfusão são (Tabela 78.1).

Durante a exsanguinotransfusão, à medida que a bilirrubina é removida, há redistribuição do espaço extravascular para o intravascular. Esse equilíbrio ocorre simultaneamente, de maneira que, ao final do procedimento, apesar da massa eritrocitária ter sido substituída em 87%, o nível sérico de bilirrubina diminui apenas de 40% a 50%. Nesse sentido, quanto mais lento for o procedimento, maior o decréscimo da bilirrubina: 5 mL/kg/3 min.

TABELA 78.1 ***Controle de qualidade na unidade para exsanguinotransfusão.***

Na^+	< 170 mEq/L
K^+*	< 7 a 8 mEq/L
Hb	> 13 g/dL
pH	> 6,8

* Quanto maior o recém-nascido, maior a tolerância ao K^+.

As principais complicações da exsanguinotransfusão são: embolias, tromboses, arritmias por sobrecarga de volume e parada cardíaca; distúrbios acidobásicos (acidose metabólica logo após o procedimento e alcalose metabólica três horas após) e hidroeletrolíticos: hipernatremia, hipercalemia, hipocalcemia e hipomagnesemia[(29)]. A trombocitopenia decorrente de patologia do recém-nascido, ou da própria exsanguinotransfusão, preconiza a transfusão de concentrado de plaquetas se, após a realização da mesma, a plaquetometria for inferior a 50.000/mm^3.

Sangrias, exsanguíneos parciais e eritrocitaféreses, realizadas em portadores de hemoglobinopatias, não precisam ser feitas em UTI. Podem ser executadas até em unidades ambulatoriais.

Combinando categorias de indicação com níveis de evidência, a ASFA estabeleceu seis graus de recomendação (de 1A a 2C). As recomendações mais fortes (1A) recaem somente em crianças portadoras de Guillain-Barré, glomerulopatias (Wegener e Goodpasture) diálise-dependente, profilaxia da rejeição hiperaguda de transplante cardíaco, hipercolesterolemia familiar (aférese seletiva), miastenia *gravis*, esclerose sistêmica progressiva e púrpura trombocitopênica trombótica (PTT)[(23)].

Para rejeições de transplante renal, mediadas por anticorpos, microangiopatias (SHU típica e atípica) e na administração de células-tronco hematopoiéticas ABO incompatíveis, as recomendações são menos enfáticas.

A hiperleucocitose[30] (leucometria > 100.000/mm³) é uma apresentação frequente em crianças com leucemia aguda (de 5% a 22%, conforme a série e o tipo da leucemia). Além da hiper-hidratação e do alopurinol, para prevenir a síndrome de lise tumoral, e do início incontinenti do tratamento dirigido contra a doença de base, pode ser necessária leucocitaférese.

Se a criança apresentar sinais e sintomas de leucostase – irritabilidade, alterações sensoriais, convulsões, déficit neurológicos focais, hipertensão intracraniana, insuficiência respiratória, sangramento gastrointestinal, priapismo e dactilites –, a leucocitaférese é indicada formalmente (na indisponibilidade de equipamento apropriado, pode-se fazer uma exsanguíneo parcial).

Na ausência da síndrome de leucostase, leucometrias superiores a 250.000/mm³ associadas à anemia grave (Hb < 5,5 g/dL) também indicam leucocitaférese de urgência. Cada sessão de leucocitaférese deve reduzir a leucometria de 20% a 50%. Raramente, são necessárias mais de duas sessões[15].

HEMODERIVADOS

Hemoderivados são medicamentos fabricados pela indústria farmacêutica que usam o plasma humano como fonte de matéria-prima. São produtos envasados, às vezes, liofilizados, estáveis e distribuídos pela farmácia do hospital, não pelo banco de sangue. A principal diferença que os distingue dos hemocomponentes é que não necessitam de compatibilidade com o usuário: tipagem, pesquisa de anticorpos e provas cruzadas.

Exemplos de hemoderivados são: concentrados de fatores de coagulação (há os de origem humana e os recombinantes), albumina humana a 20%, imunoglobulinas polivalentes ou hiperimunes e cola de fibrina.

Da mesma forma que já foi mencionado no tratamento de hemofílicos, os hemoderivados costumam estar presentes tangencialmente na prescrição da UTI: por orientação da equipe que trata a doença de base do paciente; nenhum deles faz parte do arsenal do próprio intensivista.

O concentrado de fator VII (recombinante ativado, rFVIIa) está indicado formalmente somente na deficiência do mesmo, o que é uma condição rara (~1/500.000). Embora razoavelmente disseminado, o sucesso de seu uso *off-label* carece de evidências suficientes para sustentá-lo[31].

O uso de albumina humana é indicado em pacientes de UTI como fluido de reposição na maioria das plasmaféreses, na síndrome nefrótica aguda (*short-term use*, em conjunto com diuréticos), mas, principalmente, em vítimas de queimaduras extensas.

Cada frasco de albumina humana a 20% (50 mL) contém 10 g. Se não houver excesso de perdas, a meia-vida é de 19 dias. Ultrapassar os níveis séricos de 4,0 g/100 mL acentua seu catabolismo. O equilíbrio de distribuição com o terceiro espaço ocorre em 24 horas. Portanto, após esse período, repetir o controle sérico em 24 horas.

A dose pode ser calculada pela fórmula:

Dose (g) = [(4,0 g/100 mL)* – albuminemia observada] × 0,8 × peso (kg)

* Albuminemia desejada

A imunoglobulina polivalente tem um papel imunomodulatório e tem sido proposta como alternativa à pulsoterapia em situações que necessitam imunossupressão (como algumas púrpuras) e em síndrome de Guillain-Barré. É um medicamento de custo elevado, principalmente na dose (400 mg/kg/dia) e no período em que precisa ser usado (não menos que três dias). Apesar do conforto da sua posologia, deve ser reservada para casos em que a plasmaférese realmente não esteja disponível. A plasmaférese retira e despreza toda a imunoglobulina aplicada nos 21 dias precedentes. A imunoglobulina pode causar interferências nos testes pré-transfusionais (o Coombs direto pode ficar positivo) e consumo de plaquetas: monitorizar.

REFERÊNCIAS

1. Ministério da Saúde, Gabinete do Ministro. Portaria nº 2.712, de 12 de novembro de 2013. Brasília: Diário Oficial da União nº 221, de 13 de novembro de 2013, seção 1, p. 106.
2. Strauss RG. Role of granulocyte/neutrophil transfusions for haematology/oncology patients in the modern era. Br J Haematol. 2012 Aug;158(3):299-306.

3. Mohan P, Brocklehurst P. Granulocyte transfusions for neonates with confirmed or suspected sepsis and neutropaenia. Cochrane Database Syst Rev. 2003;(4):CD003956.
4. Lelubre C, Vincent JL. Red blood cell transfusion in the critically ill patient. Ann Intensive Care. 2011;1:43.
5. Fontana JL, Welborn L, Morgan PD, Sturm P, Martin G, Biinger R. Oxygen Consumption and Cardiovascular Function in Children During Profound Intraoperative Normovolemic Hemodilution. Anesth Analg. 1995;80:219-25.
6. El Kenz H, Efira A, Le PQ, Thiry C, Valsamis J, Azerad MA, Corazza F. Transfusion support of autoimmune hemolytic anemia: how could the blood group genotyping help? Transl Res. 2014 Jan;163(1):36-42.
7. Tyrrell CT, Bateman ST. Critically ill children: To transfuse or not to transfuse packed red blood cells, that is the question. Pediatr Crit Care Med. 2012;13(2):204-9.
8. Parker RI. Transfusion in Critically Ill Children: Indications, Risks, and Challenges. Crit Care Med. 2014 Mar;42(3):675-90.
9. Wardrop CA, Holland BM, Véale KEA, Jones JG, Gray OP. Nonphysiological anemia of prematurity. Arch Dis Child. 1978;53:855-60.
10. Evans JM, Gray OP, Holland BM, Wardrop CA. Simple and versatile method for measuring oxygen consumption in infants. Arch Dis Child. 1978 Apr;53(4):330-3.
11. Lacroix J, Hebert PC, Hutchison JS, Hume HA, Tucci M, Ducruet T, Gauvin F, Collet JP, Toledano BJ, Robillard P, Joffe A, Biarent D, Meert K, Peters MJ. Transfusion Strategies for Patients in Pediatric Intensive Care Units. N Engl J Med. 2007;356:1609-19.
12. Diab YA, Wong EC, Luban NL. Massive transfusion in children and neonates. Br J Haematol. 2013;161:15-26.
13. Fergusson DA, Hébert P, Hogan DL, LeBel L, Rouvinez-Bouali N, Smyth JA, Sankaran K, Tinmouth A, Blajchman MA, Kovacs L, Lachance C, Lee S, Walker CR, Hutton B, Ducharme R, Balchin K, Ramsay T, Ford JC, Kakadekar A, Ramesh K, Shapiro S. Effect of fresh red blood cell transfusions on clinical outcomes in premature, very low-birth-weight infants: the ARIPI randomized trial. JAMA. 2012 Oct 10;308(14):1443-51.
14. Pham HP, Shaz BH. Update on massive transfusion. Br J Anaesth. 2013;111(S1):i71-82.
15. Lovecchio F. Heparin-induced thrombocytopenia. Clin Toxicol. 2014;52:579-83.
16. Josephson CD, Granger S, Assmann SF, Castillejo MI, Strauss RG, Slichter SJ, Steiner ME, Journeycake JM, Thornburg CD, Bussel J, Grabowski EF, Neufeld EJ, Savage W, Sloan SR. Bleeding risks are higher in children versus adults given prophylactic platelet transfusions for treatment-induced hypoproliferative thrombocytopenia. Blood. 2012;120(4):748-60.
17. McLeod BC, editor. Apheresis: Principles and practice. 2nd ed. Bethesda, MD: AABB Press; 2003. p. 260.
18. Kumar R, Carcao M. Inherited Abnormalities of Coagulation Hemophilia, von Willebrand Disease, and Beyond. Pediatr Clin North Am. 2013;60:1419-41.
19. Muthialu N, Balakrishnan S, Sundar R, Muralidharan S. Efficacy of tranexamic acid as compared to aprotinin in open heart surgery in children. Ann Card Anaesth. 2015 Jan-Mar;18(1):23-6.
20. Chauhan S. Comparison of tranexamic acid with aprotinin in pediatric cardiac surgery. Ann Card Anaesth. 2015 Jan-Mar;18(1):27-8.
21. Müller TH, Mohr H, Montag T. Methods for the detection of bacterial contamination in blood products. Clin Chem Lab Med. 2008;46(7):933-46.
22. Gauvin F, Robillard P, Hume H, et al. Transfusion-related acute lung injury in the Canadian paediatric population. Paediatr Child Health. 2012;17(5):235-40.
23. Szczepiorkowski ZM, Winters JL, Bandarenko N, Kim HC, Linenberger ML, Marques MB, Sarode R, Schwartz J, Weinstein R, Shaz BH. Guidelines on the use of therapeutic apheresis in clinical practice — Evidence-based approach from the apheresis applications committee of the American Society for Apheresis. J Clin Apher. 2010;25(3):83-177.
24. Litty C. Adverse reactions in pediatric transfusion. In: Herman JH. Pediatric Transfusion Therapy. Bethesda: AABB Press; 2002. p. 509-25.
25. Bowman J. The management of hemolytic disease in the fetus and newborn. Semin Perinatol. 1997;21(1): 39-44.
26. Vaz FAC. Hemoterapia: Transfusão de sangue, plasma e hemoderivados. In: Diniz EMA, Santoro M, editores. Manual de Neonatologia. Sociedade de Pediatria de São Paulo. Comitê de Neonatologia. Rio de Janeiro: Revinter; 1994. p. 78-80.
27. Ceccon MEJ, Diniz EMA, Ramos JLA, Vaz FAC. Exchange transfusion in newborn infants with perinatal hemolytic disease. Eficacy of the procedure. Rev Paul Med. 1993;111:348-53.
28. Albiero AL. Transfusão em Neonatologia. Pediatr Mod. 2000 jun;XXXVI(ed. esp.):247-59.
29. Goodstein MH, Locke RG, Wlodarczyk D, Goldsmith LS, Rubenstein SD, Herman JH. Comparison of two preservation solutions for erythrocyte transfusions in newborn infants. J Pediatr. 1993;123(5):783-8.
30. Richa J, Deepak B, Marwaha RK. Hyperleukocytosis: Emergency Management. Indian J Pediatr. 2013 Feb; 80(2):144-8.
31. Steiner ME, Key NS. Use of recombinant activated factor VII in the management of medical and surgical bleeding: a critical review. Transfus Altern Transfus Med. 2006;8(Suppl 1):66-80.

79 Farmacodermias

Marcelo Barciela Brandão

A reação adversa à medicação (RAM) é definida pela Organização Mundial da Saúde como uma resposta a medicamentos nociva e não intencional em doses habitualmente utilizadas pelo ser humano[1]. Farmacodermia é o termo utilizado quando a RAM é cutânea. Cerca de 5% a 8% de todas as hospitalizações no mundo são devido às RAM, tendo-se que a farmacodermia é a forma mais comum, com cerca de 30% a 45% dessas hospitalizações[1], com aproximadamente 2% a 7% podendo ser consideradas graves[2].

As formas graves de farmacodermia compreendem a síndrome de Stevens-Johnson (SSJ), a necrólise epidérmica tóxica (NET), reação à medicação com eosinofilia e sintomas sistêmicos e a pustulose exantemática generalizada aguda[2,3], com uma taxa de mortalidade que pode chegar de 1% a 5%, 35%, 10% e menos de 5%, respectivamente[3].

Na pediatria, as RAM são um desafio, pois, por um lado, crianças são mais susceptíveis a erros de dosagem do que adultos, devido ao seu pequeno tamanho; e, por outro, podem mimetizar doenças de pele comuns às crianças, principalmente os exantemas virais[3]. As unidades de terapia intensiva (UTI) s pediátrica tornam-se um ambiente propício não só para internar casos graves de farmacodermia, mas para desenvolver o quadro, visto que é um local onde o paciente está sujeito a uma gama enorme de medicamentos. Dessa forma, o intensivista pediátrico deve estar atento aos sinais e sintomas, assim como o reconhecimento precoce das farmacodermias para a sua apropriada condução. Este capítulo irá discutir as formas graves de farmacodermia.

FISIOPATOLOGIA

As RAM podem ser divididas em dois tipos: o tipo A e o tipo B. As do tipo A sãs consideradas não imunológicas e podem ser causadas por sobredose, toxicidade cumulativa ou retardada, interações medicamentosas, anormalidades no metabolismo do paciente ou exacerbação de uma doença preexistente[3]. As do tipo B são imunemediadas, consideradas reações de hipersensibilidade a medicações, e são divididas em quatro tipos básicos, classificados por Coomb e Gell[3]:

1. Tipo I: reações de ligação cruzada com o receptor de imunoglobulina (Ig) de alta afi-

nidade. Em que os mastócitos e os basófilos liberam mediadores responsáveis pela anafilaxia; por exemplo, reações urticariformes.

2. Tipo II: IgG mediada por mecanismos citotóxicos contra antígenos de superfície celular; por exemplo, a anemia hemolítica e a trombocitopenia.
3. Tipo III: complexos imunes circulantes levam à lesão endotelial e ativação do sistema complemento. Geralmente, manifesta-se como vasculite, que pode ser vista na pele.
4. Tipo IV: todas as reações tardias de hipersensibilidade incluídas nesta categoria, subclassificadas como:
   a. IVa: mediadores como o interferon-γ e fator de necrose tumoral α (a partir de células T-helper1) produzem ativação dos macrófagos e da resposta imune; por exemplo, dermatite de contato.
   b. IVb: certas citoquinas (interleucina [IL] -5, IL-4, IL-13) interagem com os eosinófilos, que se tornam as principais células envolvidas. As manifestações clínicas incluem exantemas maculopapulares com eosinofilia (reação a medicações com eosinofilia e sintomas sistêmicos).
   c. IVc: perforinas, granzima-B e Faz-ligante interagem ativando as células T citotóxicas, células *natural killer* (NK)/células T e células NK, manifestando-se como dermatite de contato, exantema maculopapular e SSJ/NET.
   d. IVd: IL-8 e fator estimulador de colônias de granulócitos-macrófagos (GM-CSF) induzem a ativação de neutrófilos, e podem se manifestar na pele como pustulose exantemática generalizada aguda.

SÍNDROME DE STEVENS-JOHNSON (SSJ) E NECRÓLISE EPIDÉRMICA TÓXICA (NET)

O primeiro caso que parecia ser NET foi descrito por Debre *et al.*, em 1939, tendo-se que o nome NET foi proposto por Lyell em 1956[4]. Já a SSJ foi relatada pela primeira vez em 1922 pelos médicos norte-americanos Albert Mason Stevens e Frank Chambliss Johnson em dois pacientes pediátricos[4].

NET e SSJ, inicialmente descritas como entidades separadas, gradualmente foram unificadas como variantes de uma mesma desordem, com base em características clínicas e histopatológicas semelhantes com gravidade variável em descolamento epidérmico[4,5]. Quando o descolamento epidérmico é menos do que 10% de área de superfície corpórea é considerado SSJ; mais de 30%, como NET; e entre 10% e 30%, como a SSJ/NET[5,6].

A incidência da SSJ e NET é rara, com cerca de dois a sete casos por milhão por ano na população em geral. As taxas de mortalidade de SSJ têm sido relatadas em cerca de 5%, mas NET pode ser fatal em até 30-50% dos casos, frequentemente associada à sepse e disfunção de múltiplos órgãos[4-7]. A incidência da doença em crianças é desconhecida, mas tem-se observado diante de pequenas séries de casos publicados na população pediátrica que a mortalidade seria muito menor em crianças do que nos adultos[6].

PATOGÊNESE

A patogênese da SSJ e NET não é totalmente compreendida, mas evidências recentes demonstram um perfil multifatorial. Além de predisposição genética, vários mecanismos imunes têm sido implicados.

A predisposição genética tem um papel fundamental na patogênese com o antígeno humano lucocitário (*human leukocyte antigen* – HLA), apresentando uma forte correlação em alguns casos[8]. Foi mostrado que HLA-B*1502 está fortemente associado à SSJ induzida por carbamazepina em populações chinesas da etnia han, enquanto o HLA -B*5801 está fortemente associado à indução de SSJ/NET por alopurinol em populações japonesas[4,5,8]. O entendimento da associação entre HLA e reações medicamentosas pode ser útil para prever a susceptibilidade de um paciente para uma determinada medicação antes do início do tratamento[5,8].

O principal achado patológico em SSJ e NET é a apoptose generalizada de queratinócitos. Apesar de não ser totalmente elucidado, esse processo parece estar relacionado com, pelo menos, três vias diferentes: interação Fas/FasL; lesões citotóxicas de células T e NK via perforina/granzima B/granulisina; e fator de necrose tumoral-α.

ETIOLOGIA

A maioria dos casos de SSJ e NET é causada por medicações, entretanto, em cerca de 5% dos casos, a medicação pode não ser identificada[4,9]. As manifestações clínicas podem ocorrer entre sete dias e oito semanas após a ingestão da medicação, com um tempo médio de início do quadro variando de seis dias a duas semanas[4,9]. Se a medicação implicada com a SSJ e a NET for feita novamente, o quadro pode se desenvolver em horas[4].

Mais de 200 medicamentos têm sido associados com a SSJ ou a NET; os mais comumente citados são as sulfonamidas, anticonvulsivantes, anti-inflamatórios não esteroides, alopurinol e penicilinas (Quadro 79.1)[4,9]. Na maior coorte estuda, que foi publicado por Levi *et al.*, e usou uma análise conjunta de dois estudos de caso-controle multicêntricos (SCAR – reações adversas cutâneas graves – e o EuroScar), incluindo 80 pacientes e 216 controles, pareados com idade inferior a 15 anos, concluiu que os medicamentos causadores mais frequentes foram as sulfonamidas e anticonvulsivantes, entre eles o fenobarbital, a lamotrigina e a carbamazepina[10].

QUADRO 79.1 ***Principais medicações citadas na literatura como causas de SSJ e NET em pediatria.***

Nevirapina	Aminopenicilinas
Lamotrigina	Cefalosporinas
Carbamazepina	Tetraciclinas
Quinolonas	Macrolídeos
Fenitoína	Paracetamol
Fenobarbital	Sulfassalazina
Valproato de sódio	Alopurinol
Cotrimoxazol e outras sulfonamidas anti-infecciosas	Anti-inflamatórios não esteroides

Na maioria dos casos de crianças que desenvolvem SSJ e NET, principalmente as já internadas em UTI que podem fazer uso de várias medicações simultaneamente e no decorrer de 24 horas, há mais do que uma única medicação que pode ser considerada suspeita de ser o agente causador, assim, o termo "suspeito" deve ser usado em vez de "causador"[10]. Dessa forma, devido ao uso de várias medicações dentro das UTIs, é muito difícil conseguir identificar um agente causal específico.

Cabe lembrar que a dipirona, medicação de amplo uso no nosso meio e ausente em outros países, principalmente Estados Unidos e Canadá, além de vários países do continente europeu, pode ser agente causal, mas com muito poucos dados na literatura médica.

Outras causas de SSJ e NET podem ocorrer após a vacinação contra sarampo-caxumba-rubéola, infecção com *Mycoplasma pneumoniae* e vírus do dengue, a reativação do citomegalovírus e após a administração de contraste para exames[4,9,11]. As infecções causadas por vírus (coxsakie, influenza, vírus Epstein-Barr, herpes vírus 6 e 7, citomegalovírus, parvovírus), bactérias (estreptococos β-hemolítico do grupo A), micobactéria e rickettsias podem potencializar ou serem desencadeantes quando em associação com medicamentos[9]. Será considerada causa infecciosa se o processo infeccioso for observado uma semana antes do início da erupção de pele[9].

MANIFESTAÇÕES CLÍNICAS (FIGURAS 79.1, 79.2 E 79.3)

Na maioria das vezes se inicia com pródromos de febre, mal-estar, anorexia, faringite, dor de cabeça e erupção cutânea, a qual pode ser morbiliforme, definida como exantema maculopapular discreto e fino, ou máculas atípicas em forma de alvo[4,12]. Os principais sinais se desenvolvem ao longo de um período de um dia a duas semanas, que incluem bolhas flácidas, erosões e inflamação dolorosa da pele e ulceração na cavidade oral[4,12]. A pele é frequentemente sensível ao toque, produzindo desprendimento da epiderme da derme à pressão lateral (sinal de Nikolsky)[4,12].

É importante lembrar que será avaliada a área de superfície corpórea acometida por bolhas e erosões; será considerada SSJ quando o acometimento da superfície corpórea for < 10%, SSJ/NET quando for entre 10% e 30%, e NET quando for > 30%. A SSJ é caracterizada por máculas ou lesões em forma de alvo atípicas, planas, confluentes e purpúricas, com bolhas e erosões[4]. A NET apresenta desnudação da epiderme em camadas ("folhas") durante a fase aguda[4]. Existem algumas exceções em que a NET apresenta descolamento epidérmico em uma grande área de eritema, sem o precedente de máculas ou lesões em forma de alvo atípica, planas, confluentes e purpúricas[4].

Inflamação dolorosa e ulceração de mucosas ocorrem em 87% a 100% dos casos, com envolvimento oral em 71% a 100%, envolvimento ocular em 50% a 78%, envolvimento genital em 40% a 63%, e acometimento nos três locais em 34% a 50%[4,12]. As lesões em cavidade oral variam de eritema leve e vesículas nos lábios ao completo envolvimento da mucosa oral[12]. As complicações oculares são bastante comuns e geralmente envolvem córnea, conjuntiva e pálpebras[12,13]. O achado ocular mais comum é a perda de células estaminais no epitélio da córnea localizadas na região córneo-limbal, evidenciado pela perda de paliçadas de Vogt[14]. Esses problemas oculares podem ocorrer de forma aguda, em conjunto com envolvimento da pele ou após o aparecimento das erupções[13,14]. Complicações oculares podem ser graves e resultar em perda visual permanente por causa de cicatrizes na córnea ou da vascularização[12-14].

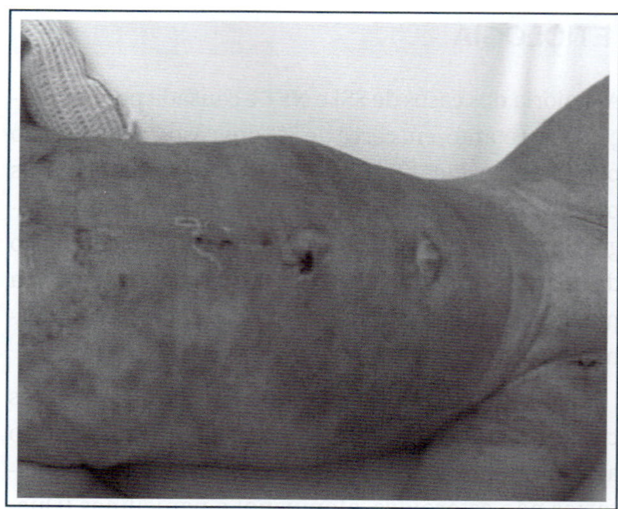

FIGURA 79.1 *Fase inicial com lesões maculopapulares e presença de lesões em alvo.*

MANIFESTAÇÕES SISTÊMICAS

A SSJ e a NET são descritas como uma "falência aguda da pele", mas vários órgãos e sistemas também estão envolvidos, com erosão e necrose que ocorre na conjuntiva, traqueia, brônquios, intestino e rim, sendo vistas como uma extensa descamação das membranas mucocutâneas interna e externa[4].

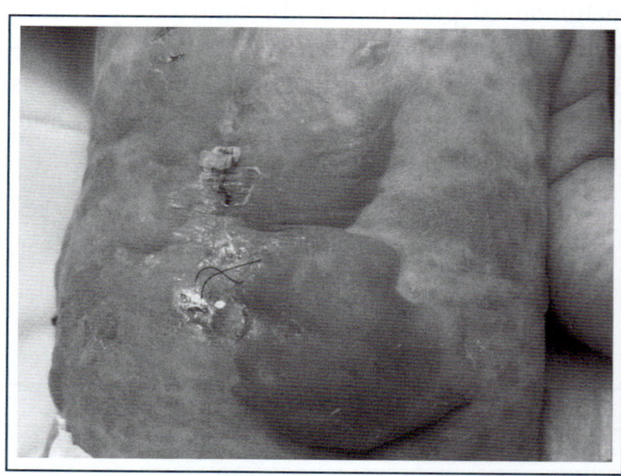

FIGURA 79.2 *Presença de bolhas com duas grandes áreas de coalescência entre elas.*

Insuficiência renal aguda tem sido identificada pelo aumento na urina de microalbuminúria e de enzimas tubulares renais, o que é sugestivo de alteração de estrutura glomerular e lesão tubular proximal[4]. No entanto, não foi encontrada uma correlação direta entre a extensão da NET e microalbuminúria ou enzimúria[4]. As propriedades nefrotóxicos das citoquinas implicadas na patogênese da NET têm sido associadas à destruição das células tubulares, à barreira de filtração glomerular e às células mesangiais[4].

O envolvimento pulmonar que causa síndrome do desconforto respiratório agudo (SDRA), bronquiolite obliterante e enfisema subcutâneo tem sido documentado em casos de SSJ e NET, ainda que as disfunções respiratórias não sejam detectadas no momento da internação do paciente por meio de exames de imagem[4,15,16].

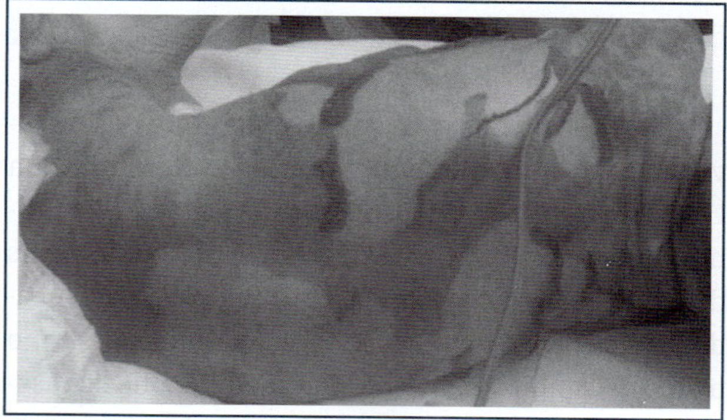

FIGURA 79.3 *Evolução com áreas de desprendimento da derme.*

Anemia, leucopenia e hepatite são comumente observadas. Dor abdominal intensa, diarreia, aumento transitório de enzimas hepáticas, hipoalbuminemia, hiponatremia, encefalopatia e miocardite também podem estar presentes[4,12].

Diagnóstico

O diagnóstico da SSJ, SSJ/NET e NET é essencialmente clínico, mas tem de ser confirmado histologicamente por biópsia da pele (Quadro 79.2)[17-19]. Nos estágios iniciais, a apresentação clínica pode assemelhar-se a reações medicamentosas não específicas, caracterizadas por uma erupção morbiliforme, dificultando o seu diagnóstico[17].

Além da presença das manifestações clínicas características já referidas, a confirmação diagnóstica necessita a realização de uma biópsia cutânea cuja análise histológica revelará a existência de vacuolização da membrana basal, formação de flictenas subepidérmicas e necrose dos queratinócitos da epiderme[17,18]. Em alternativa, a observação de um fragmento da pele destacada demonstrará apenas necrose em toda a espessura da epiderme, enquanto, pela preparação de Tzanck, a análise da base do flictena poderá evidenciar a presença de eosinófilos e células basais com uma alta relação núcleo/citoplasma[18]. A necrose epidérmica vista em cortes histológicos tem uma alta sensibilidade e baixa especificidade para o diagnóstico de NET[17].

Apesar de ainda não estar disponível neste momento, testes diagnósticos vêm sendo pesquisados, entre eles a dosagem dos níveis séricos de granulisina e de proteínas grupo B1 de alta mobilidade (*high mobility group protein B1* – HMGB1), que podem fornecer informações de diagnóstico no futuro[17].

Diagnóstico Diferencial

O diagnóstico diferencial da NET inclui[17,18]:

- Eritema multiforme major;
- Síndrome da pele escaldada;
- Dermatose por IgA linear induzida por medicação;
- Doença aguda do enxerto *versus* hospedeiro;
- Reação à medicação com eosinofilia e sintomas sistêmicos;
- Pustulose exantemática generalizada aguda;
- Erupção morbiliforme generalizada secundária a medicações.

Dessas, a mais comum é a erupção morbiliforme generalizada secundária a medicações. A biópsia de pele é que vai distinguir a NET das outras possíveis causas[17]. O Quadro 79.3 apresenta as principais características clínicas e histológicas dos principais diagnósticos diferenciais.

QUADRO 79.2 ***Características clínicas e diagnósticas de SSJ, SSJ/NET e NET.***

Características clínicas	Características histológicas
Sintomas gerais: febre, mal-estar, anorexia e faringite	Necrose total da espessura da epiderme
Máculas em forma de alvo atípicas ou morbiliformes, eritematosas, escurecidas, violáceas, iniciando no tronco e se espalhando de forma distal; confluência no rosto, tronco e em outros lugares: NET > SJS/NET > SJS	Divisão subepidérmica, infiltrado linfocítico na junção dermoepidermal, células T CD4+ na derme e células T CD8+ na epiderme
Bolhas flácidas, descamação da epiderme e necrose com tonalidade cinza	Apoptose endotelial
Superfície corpórea acometida • SSJ < 10% • SSJ/NET entre 10% e 30% • TEN > 30%	
Mucosite oral, genital e ocular em quase todos os pacientes	
Erosões em mucosa dolorosa	
Sinal de Nikolsky positivo	
Sintomas sistêmicos sempre presentes em NET e SSJ/NET	
Envolvimento do epitélio do trato respiratório em 25% dos pacientes com NET	

QUADRO 79.3 *Principais diagnósticos diferenciais da NET, com suas características clínicas e histológicas.*

Diagnóstico diferencial	Característica clínica	Característica histológica
Eritema multiforme major	Lesões em alvo típico ou atípico; predominância em extremidades simétrica, geralmente causadas por infecções; esfoliação epidérmica mínima e bolhas	As características clínicas facilitam a distinção; morte celular epidérmica muito menos extensa; queratinócitos necróticos espalhados
Síndrome da pele escaldada	Não há mucosite e descamação da epiderme é superficial	Formação de bolhas intraepidérmicas
Dermatose por IgA linear induzida por medicação	Mucosite é rara e de distribuição anular de bolhas	Estudos de imunofluorescência direta revelam depósitos lineares de IgA ao longo da membrana basal
Doença aguda do enxerto *versus* hospedeiro	Distribuição foliculocêntrica das erupções e propagação proximal de bolhas nas extremidades	Indistinguível da NET
Pustulose exantemática generalizada aguda	Rara, envolvimento não erosivo da membrana mucosa	Pústulas intraepidérmicas e queratinócitos necróticos focais

Tratamento

O tratamento primário consiste na pronta identificação da SSJ, SSJ/NET e NET, com a identificação e retirada do agente causal. Como esses pacientes geralmente estão fazendo uso de vários medicamentos, torna-se muito difícil a sua identificação, sendo a orientação suspender todas as medicações consideradas desnecessárias. Mais difícil ainda quando o quadro se desenvolve dentro da UTI pediátrica, pois, na maioria dos casos, as medicações utilizadas são necessárias para a condução do paciente, tornando o tratamento da farmacodermia em geral um dilema, além de ser um dos casos de maior dificuldade na sua condução. Caso o paciente não tenha desenvolvido o quadro na UTI pediátrica, ele deve ser transferido para esta imediatamente; e se houver uma disponibilidade de unidade de queimados, este seria o local mais adequado, pois estão acostumados a lidar com pacientes com lesões epidérmicas extensas[6,8,17,18]. Na suspeita da SSJ, SSJ/NET ou NET, o especialista deve ser consultado, sendo, nesse caso, o dermatologista.

Cuidados Gerais

Pacientes com SSJ, SSJ/NET ou NET exigem uma cuidadosa condução do equilíbrio de fluidos, distúrbios eletrolíticos, função respiratória, infecção e dor; e esses cuidados devem ser realizados conforme as alterações e necessidades do paciente. No caso do manejo fluídico, este deve ser conduzido como um paciente queimado. Atenção à infecção secundária deve ser redobrada, pois o risco de uma pior evolução aumenta frente a um quadro infeccioso com evolução para choque séptico, disfunção de múltiplos órgãos e sistemas, culminando com sua falência e óbito.

Cuidados Específicos

A literatura atual não oferece suporte ao uso de qualquer terapêutica adjuvante sistêmica; por conseguinte, a sua utilização pode ou não ser considerada.

Cuidado das Lesões de Pele

O tratamento adequado das lesões de pele é essencial para a condução dos pacientes com SSJ, SSJ/NET e NET. Há controvérsias sobre o debridamento extenso, se deve ser executado na epiderme envolvida com posterior cobertura com curativos[5]. A tendência atual é pela não realização de debridamento, com a recomendação de deixar a epiderme envolvida no lugar, com o uso de curativos apenas na derme exposta[5,8]. A compressa ideal deveria proteger a área lesada, manter um ambiente fisiológico para a reepitelização e prevenir a infecção, devendo ser permeável, não aderente e confortável, facilmente aplicada e removida e acessível[5]. É sugerido o uso de vaselina estéril tópica e oclusão com gaze estéril, não sendo recomendado uso de sulfadizaina de prata.

Infecções são comuns e ocasionam uma alta taxa de mortalidade. O principal agente envolvido é o *Staphylococcus aureus*, tendo-se que nos casos de internações prolongadas podem ocorrer infecções por *Pseudomonas*[8,17,18]. A vigilância ativa para infecção deve ocorrer, no entanto antibióticos profiláticos empíricos **não são recomendados**, já que nenhuma vantagem foi estabelecida no que se refere à sobrevida, além de favorecer o surgimento de microrganismos resistentes[8,17]. Cateteres e dispositivos invasivos desnecessários devem ser evitados, e os cateteres venosos, quando indicados, devem ser inseridos em áreas livres de lesão, se possível.

Cuidados nas Manifestações Oculares

Aproximadamente, 80% dos pacientes hospitalizados podem desenvolver complicações oculares agudas, com envolvimento grave em 25%[13,19]. A morbidade pode ser devido a complicações agudas da córnea, mas é geralmente devido aos resultados de cicatrização conjuntival, com sequelas crônicas que ocorrem em aproximadamente 35% dos pacientes[13,19]. Assim, é fundamental e necessária uma avaliação oftalmológica precoce para uma adequada condução e, se possível, prevenção de complicações oculares.

As lesões oculares podem ser prevenidas por meio da lubrificação contínua do olho e do uso de antibiótico tópico, a fim de minimizar a infecção e inflamação, sendo recomendado o uso de eritromicina ocular tópico, assim como corticoide, juntamente com os lubrificantes oculares[5,17]. A lise de aderências como procedimento mais invasivo, assim como o transplante de membrana amniótica, é descrita e reservada para pacientes com envolvimento de grandes áreas com córnea, conjuntiva ou margens palpebrais, que indicam um maior risco de sequelas oculares graves[5,17].

Uso de Corticoides

O uso de corticoides sistêmicos na NET é controverso. O seu uso era indicado pela sua ação anti-inflamatória, entretanto a sua ação imunossupressora pode predispor a quadros infecciosos, além de promover um atraso na cicatrização e um maior risco de hemorragia digestiva[5,6,18]. Vários autores referem um aumento no tempo de internação e na mortalidade na NET nos pacientes tratados com esses agentes, advogando o abandono dessa terapêutica[17,18]. Mais recentemente, foi descrito que o risco de complicações parece ser muito menor do que se pensava[5,17]. Mesmo assim, aqueles que ainda acreditam existir algumas vantagens na sua utilização reconhecem que isso só se verifica com a sua administração numa fase inicial da NET, antes do aparecimento de lesões descamativas com perda da epiderme[8,18]. Isso faz com que o uso de corticoides sistêmicos na SSJ seja menos controverso, com vários estudos recomendando seu uso para reduzir a morbidade e melhorar os resultados do paciente[5,6,17,18].

Dessa forma, as doses de corticoides descritas serão variáveis, assim como a sua via de uso, podendo ser por via oral ou intravenosa. Dexametasona na dose de 100 mg ou 1,5 mg/kg, intravenosa, por três dias[6]; metilprednisolona na dose de 1 a 1,5 mg/kg[17]; e prednisona com dose equivalente de 1 a 2 mg/kg/dia por nove dias[9].

Imunoglobulina

O interesse na imunoglobulina intravenosa (IVIG) como um tratamento para NET surgiu a partir de uma pesquisa mostrando que IVIG poderia inibir *in vitro* Fas/FasL mediadora da apoptose dos queratinócitos[5,17]. Desde essa pesquisa inicial, muitos estudos têm investigado o tratamento com IVIG, mas os resultados têm sido controversos.

O uso de IVIG em crianças com SSJ/TEN tem sido associado com resultado mais favorável, apesar os estudos avaliados não apresentarem uma coorte expressiva[5,20]. Outro dado observado foi que pacientes conduzidos em unidades especializadas não mostraram uma diferença significativa entre o uso ou não de IVIG[6,20]. Ferrándiz-Pulido *et al.*, em um estudo na faixa etária pediátrica, indicam o uso de IVIG em pacientes no início do quadro, com a doença realmente extensa (> 40% de perda da epiderme), sintomas sistêmicos importantes e alterações laboratoriais[9].

Quanto à dose, existe grande controvérsia em relação ao benefício de doses altas[5,6,9,19]. Com base nos principais estudos sobre o uso de IVIG, a dose sugerida é de pelo menos 2 g/kg; essa dose deverá ser ajustada em pacientes com disfunção renal[19].

Outras Terapêuticas

Também têm sido utilizados inibidores de TNF-α, fator de estimulação de colônias de granulócitos (GCSF), N-acetilcisteína (NAC) e ciclosporina[8,17]. Alguns estudos têm indicado o uso de plasmaferese com bons resultados[8,21,22].

Avaliação de Gravidade

O principal instrumento de avaliação de gravidade na NET foi desenvolvido e validado por Bastuji-Garin *et al.* (Quadro 79.4)[6,8,17,21]. Consta de sete itens a serem avaliados e oferece uma pontuação que se relaciona com o risco de mortalidade, sendo denominado "SCORTEN". Entretanto, foi validado apenas para pacientes adultos, necessitando ainda de validação em pediatria, mesmo assim pode ser considerado uma referência para avaliar a gravidade em pediatria, na falta de outros instrumentos de avaliação[6]. Por outro lado, a utilização de escores habitualmente utilizados em terapia intensiva pediátrica, como o *Pediatric Index of Mortality 2* (PIM2) e o *Pediatric Logistic Organ Dysfunction* (PELOD), podem ser usados na avaliação dos pacientes com NET, apresentando uma boa acurácia para pacientes com baixo risco de mortalidade[6]. Das variáveis avaliadas pelo SCORTEN, o nível sérico de bicarbonato parece ser o marcador mais importante na predição de mortalidade em pacientes com NET; um acometimento maior do que 30% com bicarbonato sérico menor do que 20 mEq/L teria um risco 40 vezes maior de óbito[17]. Além das variáveis analisadas pelo SCORTEN, a avaliação do sódio com hipernatremia tem sido proposta como um fator que contribui para a mortalidade na NET, não estando claro se os pacientes com quadro mais grave têm maior perda de água da epiderme, ocasionando hipernatremia, ou se hipernatremia em si contribui para a mortalidade[8].

QUADRO 79.4 ***SCORTEN, instrumento para avaliação de risco de mortalidade em pacientes com NET.***

Parâmetro	Escore
Idade > 40 anos	Sim = 1; Não = 0
Área de superfície corpórea > 10%	Sim = 1; Não = 0
Ureia > 28 mg/dL	Sim = 1; Não = 0
Glicemia > 252 mg/dL	Sim = 1; Não = 0
Bicarbonato sérico < 20 mEq/L	Sim = 1; Não = 0
FC > 120 bpm	Sim = 1; Não = 0
Presença de doenças onco/ hematológicas	Sim = 1; Não = 0
Scorten	**Risco de mortalidade**
0-1	3,2%
2	12,2%
3	35,3%
4	58,3%
≥ 5	90%

Sigla: FC = frequência cardíaca.

Reação à Medicação com Eosinofilia e Sintomas Sistêmicos (*Drug Reaction with Eosinophilia and Systemic Symptoms* – DRESS)

Drug Reaction with Eosinophilia and Systemic Symptoms (DRESS) é uma reação a medicamentos rara, potencialmente fatal, com manifestações cutâneas e envolvimento de órgãos internos, que ocorre em adultos e crianças[23,24]. Foi originalmente observada em pacientes tratados com anticonvulsivantes no início dos anos 1930, quando a fenitoína tornou-se disponível[23]. Muitos termos clínicos têm sido utilizados para descrever a DRESS, incluindo síndrome de hipersensibilidade e síndrome mononucleose-*like*, e síndrome de hipersensibilidade ao alopurinol e síndrome de hipersensibilidade à fenitoína, em referência às medicações que a iniciavam[23,25]. Em 1996, Bocquet *et al.* propuseram o termo DRESS "para diminuir a ambiguidade da denominação de síndrome de hipersensibilidade" e para dar uma descrição mais acurada dessa entidade clínica[25].

A incidência de DRESS é desconhecida, pois faltam dados epidemiológicos confiáveis sobre a incidência da doença, sendo estimado que deva variar de um caso entre 1.000 a 10.000 exposições à medicação. As crianças são menos afetadas do que os adultos, não havendo predileção por gênero[23,24,26]. O seu reconhecimento é de primordial importância, uma vez que a taxa de mortalidade é de cerca de 10% a 20%[23,24]. A principal causa de óbito está associada à necrose hepática[23]. Nas crianças, quando grave, a evolução ocorre de forma mais rápida, com pior prognóstico[23,24].

Patogênese

O mecanismo exato de desenvolvimento da DRESS ainda não está bem estabelecido, mas, nos casos relacionados com medicamentos anticonvulsivantes, três componentes são considerados:

Deficiência ou anomalia da enzima epóxido hidroxilase que desintoxica os metabólitos das aminas aromáticas anticonvulsivantes (via metabólica)

indivíduos portadores de mutações específicas em genes que codificam enzimas de desintoxicação de medicações têm mostrado um maior risco de desenvolver DRESS[23,24]. As mutações de genes que codificam enzimas de desintoxicação de medicações ocasionam acumulação de metabólitos reacionais de medicamentos, que pode interagir bioquimicamente e modificar proteínas celulares, processo este descrito como haptenização, no qual uma pequena molécula imunologicamente neutra torna-se antigênica quando se liga a uma proteína, desencadeando respostas autoimunes contra as células da pele ou do fígado, alterando as respostas imunes, e pode induzir a reativação de infecções virais[23,24,27,28]. Esse mecanismo tem sido bem descrito na DRESS induzida por medicações anticonvulsivantes. Muitos anticonvulsivantes são metabolizados pelo sistema citocromo P450 (CYP-450) para metabólitos de hidroxicarbonetos aromáticos, que são normalmente desintoxicados pela enzima epóxido hidroxilase ou pela glutationa transferase. Mutações genéticas envolvendo a deficiência ou anomalia da epóxido hidroxilase resultam no acúmulo de metabólitos tóxicos, os quais podem afetar a função e provocar respostas imunológicas[23,24].

Associada a uma reativação sequencial de família herpesvírus

A reativação dos herpesvírus tem mostrado desempenhar um papel na patogênese da DRESS, especialmente o herpesvírus humano tipo 6 (HHV-6); outros relacionados numa minoria de casos seriam o citomegalovírus (CMV), vírus Epstein-Barr (EBV) e o herpesvírus humano tipo 7 (HHV-7)[23,24,28].

Acredita-se que a reativação dos herpesvírus na DRESS decorra de uma resposta imune a um determinado medicamento em particular, com uma habilidade inata de estimular as células T. Essas células T seriam portadoras dos herpesvírus e, quando estimulados pela medicação, os genomas virais seriam replicados e reativados na célula. A reativação viral pode ser o resultado da imunossupressão induzida pelo medicamento desencadeante. Os herpesvírus têm propriedades imunotrópicas e podem interagir com outros vírus latentes, podendo desse modo agir modulando as respostas imunes a medicamentos ou agindo diretamente sobre o sistema imune. Anticorpos anti-CYP-450 podem ser produzidos por causa da reação cruzada entre os vírus e componentes do CYP-450[23,24,27,28].

Similaridades clínicas entre a infecção primária pelo HHV-6 e a DRESS, que incluem manifestações cutâneas e viscerais, sugerem que o vírus em si pode ser, em grande parte, responsável por manifestações clínicas[23,27]. Além disso, foram detectados nas lesões de pele de pacientes com DRESS HHV-6 e mRNA, utilizando reação em cadeia da polimerase e técnicas de hibridização *in situ*, respectivamente, apoiando o papel desse vírus na DRESS[23,28].

A predisposição com certos alelos do antígeno leucocitário humano (HLA) (resposta imune)

Os indivíduos com HLA haplótipos específicos estão predispostos a desenvolver DRESS quando expostos a uma medicação de risco. Acredita-se que o fármaco interage com um determinado HLA e forma um complexo hapteno, que é apresentado à célula T através do receptor de células T[23,24,27]. Os alelos HLA têm um alto valor preditivo negativo, mas um baixo valor preditivo positivo em relação a reações adversas a medicamentos; isso sugere que esses marcadores são necessários, mas não suficientes para provocar uma resposta alérgica[23,27]. Os alelos HLA descritos na literatura são: HLA-B*5701, capaz de induzir DRESS pelo abacavir na população branca; HLA-A*3101, em populações japonesas, é capaz de induzir DRESS pela carbamazepina; na população chinesa, o HLA-B*5801 pode induzir DRESS pelo alopurinol; e os alelos HLA-DR3 e HLA-DQ2 têm mostrado uma associação com DRESS induzido pela carbamazepina[23,24,27,28].

Etiologia

A etiologia da DRESS geralmente está associada com uma hipersensibilidade grave a um medicamento ou aos seus metabólitos, que pode estar associado a defeitos enzimáticos no seu metabolismo[23,26]. Várias medicações estão implicadas no desenvolvimento da DRESS (Quadro 79.5); as principais são os anticonvulsivantes aromáticos, especialmente a fenitoína, a carbamazepina e o fenobarbital, e as sulfonamidas, como a dapsona e a sulfassalazina[23,24,26,28]. A amoxicilina pode causar DRESS, mas atua principalmente como um fator agravante; esse efeito agravante é uma reminiscência da erupção induzida por amoxicilina em pacientes com mononucleose infecciosa[28]. Pacientes com imunossupressão têm uma predisposição maior, especialmente quando acompanhado por uma infecção primária ou reativação pelo HHV-6[23].

QUADRO 79.5 ***Principais medicações envolvidas no desenvolvimento da DRESS.***

Categoria	Nome
Anticonvulsivantes	Carbamazepina, lamotrigina, fenobarbital, fenitoína, ácido valproico e zonisamida
Antimicrobianos	Ampicilina, cefotaxima, dapsona, etambutol, isoniazida, linezolida, metronidazol, minociclina, pirazinamida, quinina, rifampicina, sulfassalazina, streptomicina, sulfametoxazol-trimetroprina e vancomicina
Antivirais	Abacavir, nevirapina e zalcitabina
Antidepressivos	Bupropiona e fluoxetina
Anti-hipertensivos	Amlodipina e captopril
Biológicos	Efalizumab (não disponível no Brasil) e imatinibe
Anti-inflamatórios não esteroides	Celecoxibe e ibuprofeno
Miscelânia	Allopurinol, alfaepoetina, mexiletina e ranitidina

Manifestações Clínicas

Uma característica importante no que se refere às manifestações clínicas está relacionada com o tempo; assim, o início dos sintomas poderá ocorrer de duas semanas a dois meses da exposição inicial ao medicamento desencadeante; caso seja uma exposição com uma medicação que já tenha evoluído com DRESS anteriormente, esse período poderá ser mais curto[23,24,28]. O quadro clínico tende a se manter por pelo menos duas semanas, apresentando uma evolução favorável com a descontinuidade da medicação, apesar de poder ainda ocorrer erupções cutâneas[23,24,28].

Na maioria das vezes, a DRESS se apresenta com pródromos de prurido e febre. A febre geralmente precede a erupção cutânea por vários dias, com temperaturas que variam de 38°C a 40°C, podendo persistir por várias semanas[23].

O exantema morbiliforme é a apresentação mais comum, caracterizada por ser difusa, pruriginosa e macular[23,24]. Na maioria dos casos, inicia-se pela face, região superior do tronco e membros superiores, para depois se disseminar para os membros inferiores, evoluindo com um aspecto infiltrativo e endurecido com edema. Pode apresentar vesículas, bolhas, lesões em forma de alvo e púrpura, assim como pequenas pústulas estéreis foliculares ou não foliculares[23,24,28]. O exantema pode aumentar e envolver a quase totalidade da superfície da pele, produzindo uma dermatite esfoliativa ou eritrodermia que pode estar associada com o envolvimento da mucosa oral com queilite, úlceras, eritema de faringe e hipertrofia de amídalas[23,24,28]. Edema facial muitas vezes está presente, especialmente na região periorbital e na porção média da face, por vezes confundido com angioedema[23]. Após a fase aguda, o exantema pode se tornar violáceo e frequentemente com descamação[23].

Manifestações Sistêmicas

Vários órgãos podem estar envolvidos na DRESS. Os mais habitualmente envolvidos são os sistemas linfático, hematológico e hepático, seguidos por manifestações renal, pulmonar e cardíaca[23,24]. Casos graves e atípicos podem ter disfunção neurológica, gastrintestinal e endócrina[23,24]. Embora os medicamentos possam afetar qualquer um dos sistemas citados, certos medicamentos têm predileção pelo envolvimento de órgãos específicos, como, por exemplo, o alopurinol e carbamazepina com envolvimento renal, a fenitoína com hepático, a ampicilina com cardíaco, a dapsona com hepático e renal, e a minociclina com hepático, pulmonar e cardíaco[23,24].

A linfoadenopatia é um achado comum, podendo estar presente em quase 75% dos casos; pode ser localizado ou generalizado, sendo as principais cadeias acometidas as cervicais, axilares e inguinais[23,24,28].

O sistema hematológico é frequentemente afetado, apresentando marcada leucocitose, podendo apresentar linfócitos atípicos. Em aproximadamente 30% dos casos, há eosinofilia, que pode aparecer em até uma a duas semanas do início do quadro[23,24,28].

Essa hipereosinofilia tem um papel importante no desenvolvimento das manifestações viscerais, já que há uma alta toxicidade das proteínas contidas nos grânulos dos eosinófilos para muitos órgãos e tecidos[23,24]. Pode ainda ocorrer uma trombocitopenia, além de uma queda nos níveis de hemoglobina[23,24].

O fígado é o órgão visceral mais acometido na DRESS, com cerca de 50% a 60% dos casos, manifestando-se com diferentes graus de hepatite[23,24,28]. Hepatoesplenomegalia pode estar presente e é muitas vezes acompanhada por aumento das transaminases hepáticas e da fosfatase alcalina; as transaminases elevadas podem persistir por vários dias após a retirada da medicação desencadeante, mas às vezes pode levar meses para se resolver completamente[23,24]. A hepatite frequentemente é anictérica e sem colangite[23,24]. A reativação do HHV-6 também pode estar relacionada com a hepatite, tendo como sua forma grave de evolução a falência hepática fulminante, que é a principal causa de óbito, com o transplante hepático como a única opção eficaz de tratamento[23,24].

O rim é comumente afetado, com 11% dos pacientes apresentando acometimento renal[23,24]. Os sintomas clínicos são geralmente ausentes, mas os pacientes podem apresentar-se com hematúria e proteinúria leve[23]. Na maioria dos casos, a insuficiência renal é leve, que geralmente desaparece após a retirada da medicação desencadeante. No entanto, nefrite intersticial grave pode se desenvolver e progredir para disfunção renal grave[23].

As complicações pulmonares relatadas incluem o comprometimento da função pulmonar, pneumonia intersticial aguda, pneumonia intersticial linfocítica, pleurite e SDRA[23,24]. Os pacientes podem apresentar falta de ar e tosse não produtiva, mas geralmente se recuperam sem lesão pulmonar. No entanto, o desenvolvimento de SDRA pode ser fatal e exige imediata intubação traqueal e ventilação pulmonar mecânica (VPM) apropriada[23].

O coração pode ser afetado com os pacientes apresentando miocardite[23,24]. A miocardite é potencialmente fatal e pode manifestar-se meses após a retirada da medicação desencadeante e da resolução das alterações clínicas e laboratoriais[23,24]. Os pacientes podem apresentar dor no peito, taquicardia, dispneia e hipotensão[23,24]. A investigação inicial pode revelar cardiomegalia e derrame pleural, enquanto as alterações do segmento ST e onda T, com taquicardia sinusal ou arritmias, podem ser identificadas no eletrocardiograma[23]. O ecocardiograma pode revelar uma diminuição da fração de ejeção[23]. As enzimas cardíacas, incluindo creatinina-quinase e troponina, podem estar elevadas[23].

Manifestações de outros órgãos e sistema são bastante raras. As neurológicas incluem meningite e encefalite, que muitas vezes se desenvolvem duas a quatro semanas após o início do quadro e podem estar relacionadas com a reativação do HHV-6[23,24]. O sistema gastrintestinal tem como manifestação mais comum gastroenterite e desidratação, podendo desenvolver úlceras pelo CMV e ocasionar hemorragia digestiva aguda[23,24,28]. Alterações endócrinas são raramente vistas em quadros agudos e são mais comuns como sequelas no longo prazo, sendo a tireoide a glândula mais acometida, resultando em tireoidite ou síndrome do doente eutireoidiano[23,24].

Diagnóstico

Não existe até o momento nenhum padrão confiável para o diagnóstico da DRESS[23,24]. Os critérios de diagnóstico propostos são baseados em achados clínicos e laboratoriais. Atualmente, existem dois modelos diagnósticos, um da Japanese Research Committee on Severe Cutaneous Adverse Reaction (J-SCAR) e outro da European Registry of Severe Cutaneous Adverse Reaction study group (RegiSCAR), apresentados nos Quadros 79.6 e 79.7, respectivamente, e o europeu parece ser o que vem apresentando os melhores resultados onde foi adotado[23,24,26,28]. Os achados clínicos e a biópsia podem ser úteis, mas nem sempre são específicos.

A análise histopatológica de fragmentos cutâneos e viscerais pode ajudar a confirmar o diagnóstico de síndrome DRESS. Os achados mais comuns na biópsia de pele são um denso infiltrado linfocítico perivascular na camada papilar da derme, com presença de extravasamento de eritrócitos, eosinófilos e edema da derme. Esse infiltrado é geralmente mais denso do que os encontrados em outras reações medicamentosas. Linfócitos atípicos podem estar presentes, podendo formar um infiltrado liquenoide que se assemelha à micose fungoide. Granulomas, ocasionalmente, podem ser observados na superfície da derme[23].

O exame histológico de envolvimento visceral pode ser inespecífico, embora o tecido acometido contenha muitas vezes um acúmulo de eosinófilos[23].

Dos exames laboratoriais descritos na literatura, é sugerida a coleta dos seguintes exames:

- Hemograma completo; esfregaço de sangue (síndrome da mononucleose).
- Transaminases, bilirrubinas, gama-glutamil transferase, fosfatase alcalina.
- Eletrólitos sérico e urinário.
- Creatinina sérica e *clearance* de creatinina.
- Exame de sedimento urinário; se proteinúria, colher urina de 24 horas; se leucocitúria, pesquisa de eosinófilo.
- Creatinina fosfoquinase e troponina.
- Desidrogenase láctica, ferritina e triglicérides.
- Cálcio e procalcitonina.
- Glicemia.
- Coagulograma.
- Lipase.
- Eletroforese de proteína.
- PCR quantitativo para HHV-6, HHV-7, EBV e CMV (se disponível).
- FAN e hemoculturas (outros diagnósticos).

QUADRO 79.6 ***Critérios diagnósticos da Japanese Research Committee on Severe Cutaneous Adverse Reaction (J-SCAR).***

Critérios diagnósticos
1. Exantema maculopapular desenvolvido há três semanas ou mais após o início de medicações
2. Sintomas clínicos persistindo por mais de duas semanas após a interrupção das medicações
3. Febre > 38°C
4. Elevação das transaminases (ALT > 100 UI/L)
5. Um dos seguintes: • Leucocitose (> 11.000/mm³) • Linfócitos atípicos (> 5%) • Eosinofilia (> 1.500/mm³)
6. Presença de linfonodomegalia em várias cadeias
7. Reativação do HHV-6

DIAGNÓSTICO DIFERENCIAL

Reações cutâneas com características clínicas semelhantes à DRESS[28,29]:

- SSJ/NET;
- Pustulose exantemática generalizada aguda;
- Eritrodermia (dermatite exfoliativa);
- Eritema multiforme.
- Reações virais agudas[28,29]:
- Infecção primária pelo HIV;
- HHV-6;
- EBV;
- CMV;
- Hepatite pelo vírus A;
- Hepatite pelo vírus B;
- Influenza.

Condições hematológicas e linfocitárias também devem ser consideradas no diagnóstico diferencial da DRESS[28,29]:

- Linfadenopatia angioimunoblástica;
- Linfoma;
- Pseudolinfoma;
- Síndrome hipereosinofílica idiopática.
- Erupções cutâneas associadas com o envolvimento de outros órgãos e com eosinofilia[28,29]:
- Poliarterite nodosa;
- Granulomatose de Wegener;
- Síndrome de Churge-Strauss.
- Outros diagnósticos diferenciais a serem considerados[28,29]:
- Lúpus eritematoso sistêmico;
- Doença de Still;
- Doença de Kawasaki;
- Síndrome da pele escaldada.

TRATAMENTO

O tratamento da DRESS é um desafio. A medida mais importante a ser tomada é o reconhecimento do medicamento desencadeante e sua imediata suspensão, medida que, em si só, já é um desafio, posto que na maioria das vezes esse paciente está fazendo uso de várias medicações; e, principalmente, nos casos já internados na UTI, é difícil a sus-

QUADRO 79.7 ***Critérios diagnósticos da European Registry of Severe Cutaneous Adverse Reaction study group (RegiSCAR).***

Escore	-1	0	1	2	Min	Max
Febre ≥ 38,5°C	N/D	S			-1	0
Linfonodomegalia		N/D	S		0	1
Eosinofilia		N/D			0	2
Eosinófilos			700-1.499/mm³	≥ 1.500/mm³		
Eosinófilos, se leucócitos < 4.000/mm³			10-19,9%	≥ 20%		
Linfócitos atípicos		N/D	S		0	1
Envolvimento da pele		N/D	> 50%		-2	2
Extensão do exantema (%SAC)	N	D				
Exantema sugerindo DRESS			S			
Biópsia de pele sugerindo DRESS	N	D/S				
Envolvimento de órgão*					0	
Fígado		N/D	S			
Rim		N/D	S			
Pulmão		N/D	S			
Coração		N/D	S			
Pâncreas		N/D	S			
Outros		N/D	S			
Resolução > 15 dias	N/D	S				
Avaliação outras causas					0	1
FAN						
Hemoculturas						
Sorologia hepatite A/B/C						
Clamídia/micoplasma						
Se nenhuma (+) e ≥ 3 das acima (-)			S			
Escore total					-4	9

Siglas: N = não; D = desconhecido; S = sim; SAC = superfície de área corpórea; FAN = fator antinuclear.

* Após exclusão de outras causas: 1 para um órgão e 2 para ≥ 2 órgãos.

Escore final - < 2: não é caso; 2-3: caso possível; 4-5: provável; > 5: definitivo.

pensão dos medicamentos em uso, pois eles são necessários[24,26,28,29]. A demora no seu reconhecimento está associada a uma pior evolução. Naqueles em que se desenvolve uma dermatite esfoliativa, a terapêutica é similar àquela oferecida a pacientes queimados; dessa forma, devem ser transferidos para uma UTI ou uma unidade de queimados se houver disponibilidade para esta última[29]. Como em qualquer outra farmacodermia, o dermatologista deve acompanhar o caso.

CUIDADOS GERAIS

Terapia de suporte deve ser oferecida para estabilizar o paciente. Não devem ser prescritos antibióticos empíricos ou drogas anti-inflamatórias durante a fase aguda da DRESS, pois pode confundir ou exacerbar o quadro clínico como resultado de uma reação cruzada entre as medicações[29]. Nos casos que evoluem com dermatite esfoliativa, dentre as medidas tomadas incluem-se a reposição de volume, correção de distúrbios eletrolíticos, aumento da temperatura ambiente e proporcionar uma adequada ingestão calórica, além de cuidado na identificação de infecções, com o tratamento antibiótico quando da sua suspeita[29].

CUIDADOS ESPECÍFICOS

Em relação às terapêuticas específicas, o uso de corticoide está bem estabelecido em relação à condução da DRESS[24,28,29]. As demais terapêuticas são recomendadas e realizadas, apesar de necessitarem de um suporte maior na literatura.

CUIDADOS DE LESÕES DE PELE

Não existe uma terapêutica específica para as lesões de pele que se manifestam com dermatite esfoliativa. Devem ser cuidadas com emolientes e, em casos leves, pode ser feito uso de corticoides tópicos com a intensão de diminuir a sintomatologia(24,29). Sempre manter-se atento para o desenvolvimento de infecção secundária, não sendo recomendado o uso de antibiótico profilático(29).

USO DE CORTICOIDES

O uso de corticosteroide é o tratamento mais amplamente aceito e utilizado, apresentando uma melhora clínica e laboratorial alguns dias após o seu início, sendo recomendada a sua administração precoce para todos os casos de DRESS(29). É recomendado iniciar o tratamento com corticoide sistêmico na dose mínima de 1,0 mg/kg/dia de prednisona ou equivalente, que deve ser mantida por três a seis meses após a estabilização clínica e laboratorial, a fim de se evitar uma recaída(24,29). Naqueles casos em que não houver melhora, agravamento dos sintomas em uso de corticoide oral ou que tenham envolvimento visceral significativo, pode ser feito um curso de metilprednisolona em pulso por três dias, na dose de 30 mg/kg/dia intravenosa(24,28,29). Durante o tratamento com corticoide, é recomendada uma monitorização cuidadosa com hemograma completo, testes de função hepática, avaliação dos gânglios linfáticos e outros testes de laboratório órgão-específicos, para detectar uma potencial recaída e para reajuste de dose conforme seja necessário(24,29).

IMUNOGLOBULINA

Somente o uso da imunoglobulina intravenosa não é adequado para o tratamento da DREES(24,28). Está indicada como terapêutica adjuvante nos casos que não respondem adequadamente ao uso de corticoide sistêmico e nos casos graves, principalmente com risco de morte (hemofagocitose com insuficiência de medula óssea, encefalite, hepatite grave, disfunção renal, insuficiência respiratória)(28,29). A dose preconizada é de 2,0 g/kg por até cinco dias(28,29). Ter em mente que o uso de imunossupressores aumenta o risco de infecção e choque séptico.

OUTRAS TERAPÊUTICAS

Agentes antivirais (ganciclovir) podem ser usados juntamente com corticoide e imunoglobulina; assim que detectada uma reativação viral, no entanto, a toxicidade pode limitar o uso desses agentes(24,28,29). Outras terapêuticas, como plasmaferese, e outras medicações imunossupressoras, como ciclofosfamida, ciclosporina, interferon, muromonab-CD3, rituximab e micofenolato, vêm sendo pesquisadas como potenciais tratamentos na DRESS(29).

PUSTULOSE EXANTEMÁTICA GENERALIZADA AGUDA (*ACUTE GENERALISED EXANTHEMATOUS PUSTULOSIS* – AGEP)

O termo "pustulose exantemática generalizada aguda" (*acute generalised exanthematous pustulosis* – AGEP) foi introduzido por Beylot *et al.*, em 1980, para descrever reações pustulosas agudas com características clínicas e histológicas distintas que a diferenciavam da psoríase pustulosa(30-32). A AGEP é uma das reações adversas cutâneas graves, com características clínicas, laboratoriais e patogênicas distintas, o que a faz diferenciar-se da SSJ, NET e DRESS(30).

AGEP é um quadro raro, com uma incidência na população geral de um a cinco por milhão por ano, tem uma preponderância pelo gênero feminino e é mais rara ainda em pediatria, com a maior série pediátrica descrita na China com 20 casos(30,33,34).

PATOGÊNESE

No que se refere à patogênese da AGEP, ainda há muitas dúvidas, com testes *in vitro* ajudando na sua elucidação. Ao que tudo indica, parece estar relacionada a uma reação imunológica de ativação, expansão e subsequente migração de células T específicas a uma reação a determinada medicação(30). Essas células T específicas parecem ter um papel crucial, produzindo grandes quantidades de citoquinas de atração de neutrófilos, como a interleucina-8, o que levará a um acúmulo de neutrófilos, que é uma característica da AGEP(30-32,35). As células T CD4+ também podem liberar o intérferon-γ, o que estimularia a secreção de queratinócitos CXCL-8, bem como interleucina-5, os quais contribuem para a eosinofilia observada em alguns pacientes(30). Células T CD4+ específicas, e provavelmente CD8+, seriam as primeiras a reagir e seriam responsáveis pela formação de vesículas; os polimorfonucleares migrariam depois, preenchendo as vesículas e transformando-as em pústulas[31].

A susceptibilidade genética ainda não apresenta, na literatura médica, estudos com níveis de evidência adequados, permanecendo assim desconhecido o seu papel[30].

ETIOLOGIA

O principal agente etiológico, em cerca de 90% dos casos, são as medicações[30]. Os agentes de maior risco para levar ao desenvolvimento de AGEP são pristinamicina, aminopenicilinas (ampicilina, amoxicilina, amoxicilina-clavulanato e ampicilina-sulbactam), sulfonamidas, terbinafina e diltiazen[36]. O período de latência é curto, de um a cinco dias, variando com o tipo de medicação; no que se refere aos antibióticos, a média é de um dia, enquanto, para as outras medicações, de 11 dias[36]. Sensibilidade a contato tem sido descrita principalmente ao mercúrio[30]. Agentes infecciosos também têm sido descritos, principalmente em relatos de casos, sem ter uma evidência científica muito forte; os principais agentes infecciosos incluem o *Coxsackie B4*, citomegalovírus, parvovírus B19, *Chlamydia pneumoniae* e *Escherichia coli*[30]. Outras causas citadas na literatura seriam secundárias à picada por aranha e radiocontraste; ainda há descrição de casos de AGEP sem fator desencadeante identificado[30,37].

MANIFESTAÇÕES CLÍNICAS

O quadro clínico se manifesta com febre e prurido ou eritema edematoso em queimação, seguido pelo rápido aparecimento de dezenas de pequenas pústulas estéreis não foliculares (< 5 mm); predomina em áreas intertriginosas, com cerca de 20% dos casos apresentando envolvimento moderado das mucosas[30-32]. O acometimento de órgãos internos não é comum e normalmente está restrito a uma pequena redução no *clearence* de creatinina e um discreto aumento de transaminases[30,31].

A evolução clínica é caracterizada pela resolução espontânea das manifestações cutâneas e sistêmicas em um prazo de 15 dias, uma vez que o agente causal tenha sido retirado[30-32].

DIAGNÓSTICO

Nenhum achado clínico ou laboratorial é específico, tornando o diagnóstico, muitas vezes, um desafio. Além das manifestações clínicas descritas anteriormente, um esfregaço das pústulas deve ser realizado a fim de excluir uma etiologia infecciosa. O hemograma apresenta neutrofilia (> 7.000 mm^3/L) e uma moderada eosinofilia[30,31]. A biopsia de pele pode apresentar pústulas submucosas ou intradérmicas (ou ambas), edema da camada papilar da derme, infiltrados perivasculares com neutrófilos, exocitose de alguns eosinófilos e necrose focal de queratinócitos; alterações típicas de psoríase estão ausentes, como acantose e papilomatose[30,32].

DIAGNÓSTICO DIFERENCIAL

Os principais diagnósticos diferenciais são[30]:

- Foliculite bacteriana;
- Furunculose;
- Erupções acneiformes;
- Dermatite de contato pustulosa;
- Infecção por dermatófitos;
- Exantema viral com vesiculação primária e formação de pústula secundária;
- Impetigo;
- Síndrome de Sweet;
- Síndrome da pele escaldada.

O aparecimento de pequenas pústulas, idênticas às da AGEP, podem ser a primeira manifestação da DRESS[30].

TRATAMENTO

A AGEP é uma doença autolimitada, com uma evolução favorável e com resolução em 15 dias, desde que o agente causal seja reconhecido e retirado[30], conduta muitas vezes difícil de ser realizada, principalmente em ambiente de UTI onde os pacientes estão em uso de várias medicações que não podem ser suspensas.

Uso de corticoide tópico pode ser feito para alívio dos sintomas, enquanto um curto período de corticoide sistêmico pode ser considerado em casos de disseminação de lesões inflamatórias e graves na pele, com ou sem acometimento de órgãos internos[30].

PROGNÓSTICO

O prognóstico é favorável, com o óbito sendo extremamente raro, principalmente em crianças[30-32]. Os casos mais graves estão correlacionados com complicação devido à infecção secundária das lesões[30,32].

REFERÊNCIAS

1. World Health Organization. International drug monitoring: the role of national centres. World Health Organ Tech Rep Ser. 1972;498:1-25.
2. Verma R, Vasudevan B, Pragasam V. Severe cutaneous adverse drug reactions. Med J Armed Forces India. 2013;69(4):375-83.
3. Noguera-Morel L, et al. Cutaneous drug reactions in the pediatric population. Pediatr Clin North Am. 2014;61(2):403-26.
4. Schwartz RA, McDonough PH, Lee BW. Toxic epidermal necrolysis Part I. Introduction, history, classification, clinical features, systemic manifestations, etiology, and immunopathogenesis. J Am Acad Dermatol. 2013;69:173.e1-13.
5. Koh MJ, Tay Y. An update on Stevens-Johnson syndrome and toxic epidermal necrolysis in children. Curr Opin Pediatr. 2009;21:505-10.
6. Hamilton GM, Fish J. Pediatric Toxic Epidermal Necrolysis: An Institutional Review of Patients Admitted to an Intensive Care Unit. J Burn Care Res. 2013;34:e351-8.
7. Del Pozzo-Magana BR, et al. A systematic review of treatment of drug-induced Stevens-Johnson syndrome and toxic epidermal necrolysis in children. J Popul Ther Clin Pharmacol. 2011;18(1):e121-33.
8. Downey A, et al. Toxic epidermal necrolysis: Review of pathogenesis and management. J Am Acad Dermatol. 2012;66:995-1003.
9. Ferrandiz-Pulido C, et al. A review of causes of Stevens-Johnson syndrome and toxic epidermal necrolysis in children. Arch Dis Child. 2013;98:998-1003.
10. Levi N, Bastuji-Garin S, Mockenhaupt M, et al. Medications as risk factors of Stevens-Johnson syndrome and toxic epidermal necrolysis in children: a pooled analysis. Pediatrics. 2009;123:297-304.
11. Ravin KA, et al. Mycoplasma pneumoniae and Atypical Stevens-Johnson Syndrome: A Case Series. Pediatrics. 2007;119(4):e1002-5.
12. Ferrándiz-Pulido C, et al. Stevens-Johnson syndrome and toxic epidermal necrolysis in children: a review of the experience with paediatric patients in a university hospital. J Eur Acad Dermatol Venereol. 2011;25(10):1153-9.
13. Morales ME, et al. Ophthalmic Manifestations of Stevens-Johnson Syndrome and Toxic Epidermal Necrolysis and Relation to SCORTEN. Am J Ophthalmol. 2010;150:505-10.
14. Sotozono C, et al. Diagnosis and treatment of Stevens-Johnson syndrome and toxic epidermal necrolysis with ocular complications. Ophthalmology. 2009;116(4):685-90.
15. Sugino K, et al. Bronchiolitis obliterans associated with Stevens-Johnson Syndrome: histopathological bronchial reconstruction of the whole lung and immunohistochemical study. Diagn Pathol. 2013; 8:134-9.
16. Woo T, et al. Severe Obliterative Bronchitis Associated with Stevens-Johnson Syndrome. Intern Med. 2011;50:2823-27.
17. Schwartz RA, McDonough PH, Lee BW. Toxic epidermal necrolysis Part II. Prognosis, sequelae, diagnosis, differential diagnosis, prevention, and treatment. J Am Acad Dermatol. 2013;69(2):187.e1-16.
18. Cabral L, et al. Toxic Epidermal Necrolysis (Lyell syndrome): a pathology for burn units. Acta Med Port. 2004;17(2):129-40.
19. De Rojas VM, Dart JKG, Saw VPJ. The natural history of Stevens-Johnson syndrome: patterns of chronic ocular disease and the role of systemic immunosuppressive therapy. Br J Ophthalmol. 2007;91:1048-53.
20. Huang YC, Li YC, Chen TJ. The efficacy of intravenous immunoglobulin for the treatment of toxic epidermal necrolysis: a systematic review and meta-analysis. Br J Dermatol. 2012;167(2):424-32.
21. Lissia M, et al. Toxic epidermal necrolysis (Lyell's disease). Burns. 2010;36(2):152-63.
22. Yamada H, Takamori K. Status of Plasmapheresis for the Treatment of Toxic Epidermal Necrolysis in Japan. Ther Apher Dial. 2008;12(5):355-59.
23. Husain Z, Reddy BY, Schwartz RA. DRESS syndrome. Part I: Clinical perspectives. J Am Acad Dermatol. 2013;68:693.e1-14.
24. Criado PR, et al. Drug Reaction with Eosinophilia and Systemic Symptoms (DRESS)/Drug-Induced Hypersensitivity Syndrome (DIHS): a review of current concepts. An Bras Dermatol. 2012;87(3):435-49.

25. Bocquet H, Bagot M, Roujeau JC. Drug-induced pseudolymphoma and drug hypersensitivity syndrome (drug rash with eosinophilia and systemic symptoms: DRESS). Semin Cutan Med Surg. 1996; 15:250-7.

26. Cacoub P, et al. The DRESS syndrome: a literature review. Am J Med. 2011;124(7):588-97.

27. Camous X, et al. Drug Reaction with Eosinophilia and Systemic Symptoms: an update on pathogenesis. Curr Opin Immunol. 2012;24(6):730-35.

28. Descamps V, Ranger-Rogez S. DRESS syndrome. Joint Bone Spine. 2014;81(1):15-21.

29. Husain Z, Reddy BY, Schwartz RA. DRESS syndrome. Part II: Management and therapeutics. J Am Acad Dermatol. 2013;68:709.e1-9.

30. Fernando SL. Acute generalised exanthematous pustulosis. Australas J Dermatol. 2012;53(2):87-92.

31. Guevara-Gutierrez E, et al. Acute generalized exanthematous pustulosis: report of 12 cases and literature review. Int J Dermatol. 2009;48(3):253-8.

32. Kardaun SH, et al. The histopathological spectrum of acute generalized exanthematous pustulosis (AGEP) and its differentiation from generalized pustular psoriasis. J Cutan Pathol. 2010;37:1220-9.

33. Ozmen S, et al. Is acute generalized exanthematous pustulosis an uncommon condition in childhood? Allergy. 2010;65:1483-92.

34. Ersoy S, Paller AS, Mancini AJ. Acute Generalized Exanthematous Pustulosis in Children. Arch Dermatol. 2004;140:1172-3.

35. Posso-De Los Rios CJ, Pope E. New insights into pustular dermatoses in pediatric patients. J Am Acad Dermatol. 2014;70:767-73.

36. Sidoroff A, et al. Risk factors for acute generalized exanthematous pustulosis (AGEP) – results of a multinational case-control study (EuroSCAR). Br J Dermatol. 2007;157:989-96.

37. Poliak N, et al. Acute generalized exanthematous pustulosis: the first pediatric case caused by a contrast agent. Ann Allergy Asthma Immunol. 2010;105(3): 242-3.

SEÇÃO VIII

ACIDENTES

Queimaduras e Choque Elétrico

Maria Helena Müller Dittrich

QUEIMADURAS

As queimaduras são importantes eventos traumáticos que, apesar de passíveis de medidas de prevenção, mostram-se relativamente comuns na população pediátrica, constituindo uma proporção substancial em admissões hospitalares, com considerável morbidade e mortalidade. Causam modificações metabólicas e hormonais, que podem persistir por tempo prolongado no período pós-traumático, e apresentam um grande impacto econômico pelo seu alto custo de tratamento, devido à longa hospitalização e reabilitação do paciente queimado[1-6].

Estima-se que, em todo o mundo, seis milhões de pessoas ao ano procurem atendimento médico devido a acidentes com queimaduras. A cada ano, mais de meio milhão de pessoas sofrem acidentes por queimaduras nos Estados Unidos e, embora a maioria delas receba tratamento ambulatorial, ainda assim 50 mil pacientes necessitam de admissão hospitalar e tratamento em centro de queimados[7]. As queimaduras na faixa etária pediátrica requerem cuidados hospitalares com maior frequência se comparadas a outros tipos de trauma. Além disso, produzem sequelas físicas e psíquicas irreversíveis e permanentes em muitos casos[2].

A seriedade de uma queimadura é determinada pela extensão da área do corpo envolvida e pela profundidade da queimadura. Entretanto, outros fatores devem ser considerados, como: agente causal, doenças preexistentes, áreas afetadas especiais, traumas associados à queimadura e idade do paciente. Crianças menores de dois anos apresentam pior prognóstico.

A mortalidade aumenta progressivamente com a extensão da queimadura. No grupo de pacientes com queimaduras entre 60% e 69,9% de superfície corporal, a mortalidade é de 43,8%; e alcança 83,9% naqueles que apresentam queimaduras com extensão superior a 90% de superfície corporal. A presença de agravo inalatório aumenta em 16 vezes o risco de morte[8].

FISIOPATOLOGIA

A queimadura implica lesão e destruição da pele ou seu conteúdo por uma fonte de energia térmica, elétrica, química ou radioativa, ou uma combinação delas. Após a queimadura, ocorrem grandes mudanças fisiológicas, determinando um cenário denominado "síndrome da queimadura" (*The Burn Syndrome)*, caracterizado por:

1. Desequilíbrio hidroeletrolítico:

   Ocorre uma mudança na microvasculatura, ocasionando um edema nos tecidos queimados e não queimados, induzida pela agressão térmica direta e pela liberação de mediadores químicos inflamatórios, o que resulta em perda intravascular de água, sódio, albumina e hemácias. Se o volume intravascular não for rapidamente restaurado, instala-se o choque.

2. Distúrbios metabólicos:

   Evidencia-se um aumento no consumo do oxigênio (hipermetabolismo) e perda excessiva de nitrogênio (catabolismo), determinando uma pronunciada perda de peso (desnutrição).

3. Contaminação bacteriana dos tecidos:

   A perda da integridade da pele cria um ambiente propício para a invasão de microrganismos. Além disso, pacientes queimados estão incapacitados para produzir uma defesa imunológica adequada, aumentando os riscos para o desenvolvimento do choque séptico.

4. Complicações de órgãos vitais:

   Todos os sistemas orgânicos são afetados pela queimadura:

   a. Disfunção renal pode resultar de hipoperfusão ou da obstrução do néfron por mioglobina ou hemoglobina.
   b. Disfunção pulmonar pode ocorrer por diferentes motivos: lesão inalatória; edema pulmonar, levando à progressiva insuficiência respiratória; e síndrome da angústia respiratória aguda ou pneumonia.
   c. Complicações gastrointestinais incluem íleo paralítico, úlceras gastrointestinais e pancreatite. A isquemia do trato gastrointestinal pode promover translocação bacteriana como mecanismo de infecção endógena.
   d. Falência de múltiplos órgãos é a via final comum que conduz tardiamente ao óbito do paciente queimado[9].

Fisiopatologia do Edema

Imediatamente após a queimadura, a microcirculação sistêmica perde a integridade de sua parede vascular, com extravasamento de proteínas para o interstício e redução da pressão coloidosmótica intravascular. O aumento da permeabilidade capilar para proteína leva também a desequilíbrio das forças hidrostáticas e oncóticas, o que favorece o movimento dos fluidos da circulação sistêmica para o interstício.

O modelo clássico de Starling para descrever a troca de fluidos através do endotélio capilar, determinado pelas pressões hidrostática e coloidosmótica no lúmen vascular e no tecido circundante, tem sido revisto nos últimos anos em estudos envolvendo o glicocalix endotelial. O glicocalix é uma camada rica em carboidratos que reveste o endotélio vascular e o seu papel em controlar o extravasamento capilar de coloides e fluidos tem sido objeto de pesquisas. É composto principalmente por proteoglicans, mas também por glicoproteínas e componentes solúveis de vários tipos, como proteínas (albumina e alfa 1 glucoproteína ácida ou orosomucoide) e proteoglicans solúveis que podem ser oriundos tanto do endotélio como da corrente sanguínea. A espessura e composição dessa malha são dependentes do equilíbrio dinâmico entre a camada de componentes solúveis e a corrente sanguínea. Além da capacidade de restringir o contato de inúmeras moléculas com o endotélio e de modular as interações célula-vaso, as investigações salientam a importância do glicocalix endotelial como um dos principais determinantes sobre a permeabilidade vascular[10,11].

O resultado do desequilíbrio do endotélio é uma efusão importante de fluidos, eletrólitos e proteínas para o espaço extravascular, com rápido equilíbrio dos compartimentos intravascular e intersticial. Essas mudanças são refletidas em perda do volume circulante plasmático, hemoconcentração, formação maciça de edema e diminuição do débito urinário, tudo isso contribuindo para a depressão da função cardiovascular.

Ocorre alteração do volume de cada compartimento, havendo aumento dos volumes intersticial e intracelular, em detrimento dos volumes plasmático e sanguíneo.

O edema ocorre localmente na área queimada e atinge o seu grau máximo após 24 horas do agravo. A exacerbação na formação do edema em grandes queimaduras excede em muito o efeito benéfico pretendido com a ativação da resposta inflamatória. O edema resulta em hipóxia tissular e aumenta a pressão dos tecidos com lesões circunferenciais[12,13].

Sem uma rápida e efetiva intervenção, a hipovolemia e o "choque por queimadura" (*burn shock*) irão se desenvolver se a queimadura envolver mais do que 15% de superfície corporal. O atraso na reanimação em duas horas pode complicar a ressuscitação e aumentar a mortalidade, devido à intensificação do processo de Síndrome de Resposta Inflamatória Sistêmica que se instala e que é progressivo. O *burn shock* é uma combinação de choque hipovolêmico e distributivo, manifestado por depleção do volume intravascular, pressão de artéria pulmonar baixa, resistência vascular periférica elevada e diminuição do débito cardíaco. O mecanismo de redução do débito cardíaco é multifatorial, resultado de diminuição do volume plasmático, aumento da pós-carga e redução da contratilidade miocárdica. Estudos sugerem que o comprometimento da contratilidade miocárdica é comumente causado por mediadores circulantes, como o fator de necrose tumoral alfa, entretanto níveis reduzidos de cálcio estão também envolvidos nessa fisiopatologia[12].

A determinação de um regime efetivo de ressuscitação é um dos desafios do tratamento do paciente queimado mais recentemente recomendado. No final dos anos 1960, quando Baxter publicou sua fórmula de ressuscitação, não era incomum que pacientes queimados evoluíssem para óbito devido a complicações da inadequada ressuscitação. A agressiva reanimação fluídica proposta determinou um controle da falência renal e uma redução significativa da mortalidade.

Aspectos Imunológicos das Queimaduras

O trauma térmico induz a formação de um complexo lipoproteico a partir de lipoproteínas naturais da pele, e a polimerização desse complexo adquire propriedades tóxicas, recebendo a denominação de LPC. O LPC foi isolado em pele queimada *germ free*, é específico do trauma térmico e apresenta efeito significativo no sistema imunológico, levando-o à falência. O paciente queimado vai apresentar um quadro de síndrome da resposta inflamatória sistêmica (SRIS), caracterizado pela produção inadequada de citocinas, que leva à ruptura da homeostase imunológica. Sabe-se que a SRIS que ocorre inicialmente no paciente queimado é muito semelhante à que ocorre pela sepse, porém não está relacionada à infecção bacteriana naquele momento. Esse conceito vem sendo desenvolvido nas últimas décadas, desde que se observou que o tecido desvitalizado pode, por si só, iniciar e perpetuar a mediação da resposta imunológica.

Linfócitos colhidos de pacientes queimados produzem interleucina 2 (IL-2) abaixo do normal. Com a diminuição da produção de IL-2, os linfócitos T não podem maturar e se desenvolver. A expressão do receptor de interleucina 2 (IL-2R) atinge seu menor índice entre o 10º e o 14º dia pós-queimadura, chegando a 50% de seu valor normal nos pacientes que sobrevivem e a 5% de seu valor nos pacientes que evoluem para óbito. Sendo assim, determina-se a importante correlação entre a expressão de IL-2R e o prognóstico do paciente.

AVALIAÇÃO INICIAL

O método mais adequado para avaliar a extensão da queimadura e que leva em consideração as proporções do corpo em relação à idade é o diagrama de Lund e Browder (Figura 80.1). Nas crianças, a porcentagem relativa de áreas de superfície corporal da cabeça, das coxas e das pernas se alteram com o crescimento.

Recentes evidências sugerem que o cálculo da reposição hídrica é, muitas vezes, inadequado. A Tabela de Lund-Browder deve ser preenchida corretamente, de acordo com a idade do paciente no momento da admissão, para a determinação da superfície corporal queimada, para que se possa proceder ao cálculo do volume de líquido a ser infundido. Não é incomum a observação de erros que ocorrem durante o atendimento primário do paciente, em relação ao diagnóstico de classificação de extensão e profundidade das lesões, proporcionando cálculo inadequado do volume de ressuscitação. O cuidado deve ser redobrado durante a avaliação da extensão e profundidade da queimadura, pois o cálculo errôneo da superfície corporal queimada pode levar a consequências catastróficas. Pacientes podem dar entrada em serviços de atendimento a queimados após poucas horas do acidente, já havendo recebido grande parte do volume que deveria ser infundido em 24 horas ou hipovolêmicos, já havendo se instalado o *burn shock*[14,15].

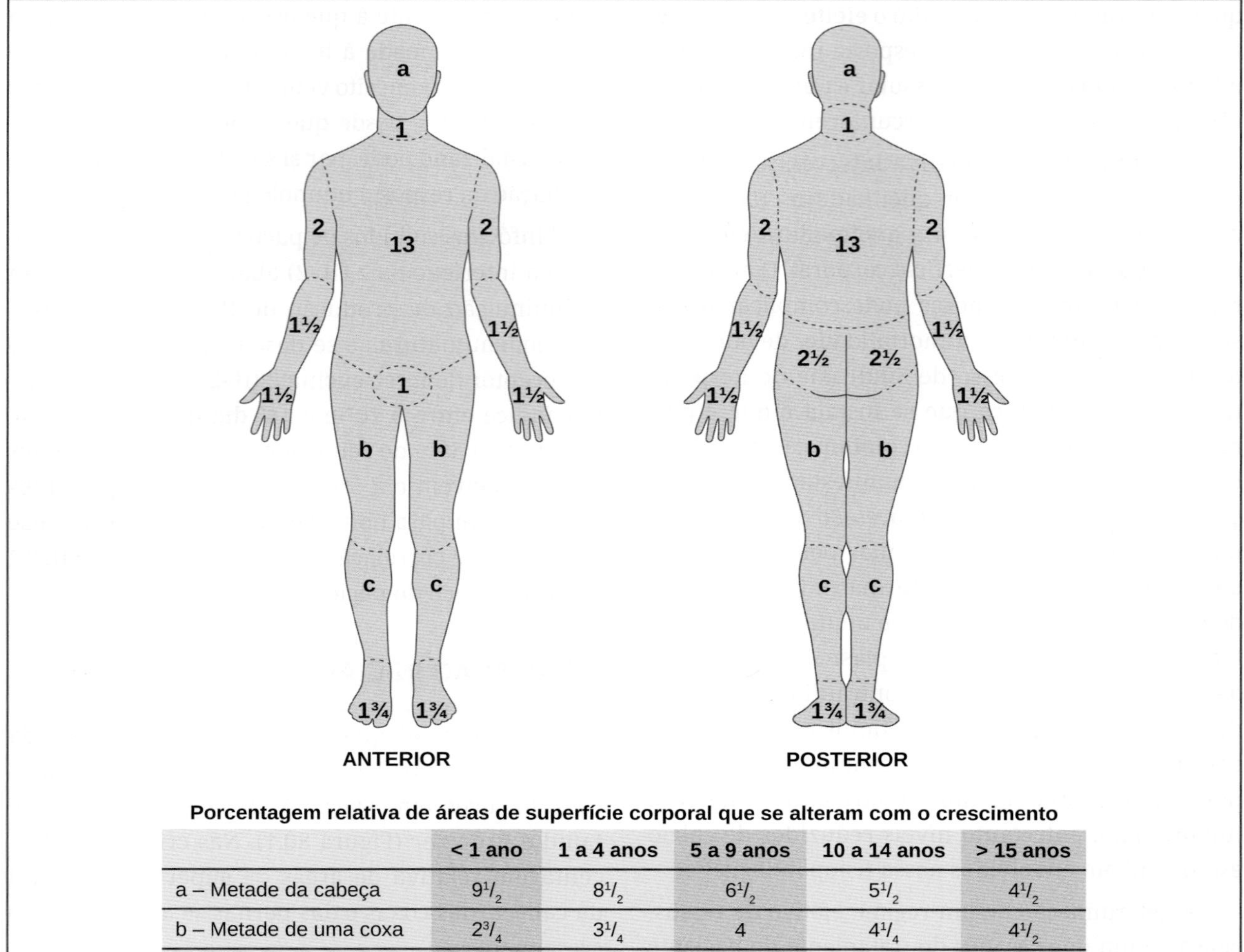

Porcentagem relativa de áreas de superfície corporal que se alteram com o crescimento

	< 1 ano	1 a 4 anos	5 a 9 anos	10 a 14 anos	> 15 anos
a – Metade da cabeça	$9\frac{1}{2}$	$8\frac{1}{2}$	$6\frac{1}{2}$	$5\frac{1}{2}$	$4\frac{1}{2}$
b – Metade de uma coxa	$2\frac{3}{4}$	$3\frac{1}{4}$	4	$4\frac{1}{4}$	$4\frac{1}{2}$
c – Metade de uma perna	$2\frac{1}{2}$	$2\frac{1}{2}$	$2\frac{3}{4}$	3	$3\frac{1}{4}$

FIGURA 80.1 ***Diagrama de Lund-Browder para estimar a extensão das queimaduras em porcentagem relativa de superfície corporal.***
Fonte: adaptada de: Artz, Moncrief[36].

A classificação das queimaduras quanto à profundidade e extensão está descrita no Quadro 80.1.

Critérios de Internação

A internação de vítimas de queimaduras está indicada nas seguintes situações:

- Lesão de terceiro grau, atingindo 5% de superfície queimada;
- Lesão de segundo grau, atingindo área de 10% da superfície corporal queimada (SCQ);
- Queimaduras importantes em face, mãos e pés;
- Queimaduras circunferenciais;
- Queimaduras de região perineal e na genitália;
- Queimaduras elétricas;
- Queimaduras de vias aéreas;
- Crianças menores de dois anos;
- Concomitância de doenças sistêmicas;
- Outros traumas associados;
- Impossibilidade de hidratação oral (como por vômitos).

A prioridade na admissão em Unidade de Terapia Intensiva deve ser dada aos grandes queimados, com área lesada superior a 20% da superfície corporal e com profundidade de segundo grau, ou superior a 10% de superfície corporal e com profundidade de terceiro grau, independentemente da idade, pois são considerados pacientes graves e instáveis do ponto de vista hemodinâmico.

QUADRO 80.1 ***Classificação das queimaduras quanto à profundidade e extensão.***

Classificação	Descrição
Quanto à profundidade	
1º grau	Lesões apenas na epiderme. Caracterizam-se por eritema, edema e dor
2º grau	Lesões na epiderme e parte da derme. Caracterizam-se por flictenas, eritema e dor
3º grau	Lesões na epiderme e derme podendo atingir o tecido celular subcutâneo, músculos e ossos
Quanto à extensão	
Pequeno	▪ queimaduras de primeiro grau em qualquer extensão, em qualquer idade e/ou ▪ queimaduras de segundo grau com área corporal atingida até 5% em crianças menores de 12 anos, e/ou ▪ queimaduras de segundo grau com área corporal atingida até 10% em maiores de 12 anos
Médio	▪ queimaduras de segundo grau com área corporal atingida entre 5% a 15% em menores de 12 anos, ou; ▪ queimaduras de segundo grau com área corporal atingida entre 10% a 20% em maiores de 12 anos, ou; ▪ qualquer queimadura de segundo grau envolvendo mão ou pé ou face ou pescoço ou axila ou grande articulação (axila ou cotovelo ou punho ou coxofemoral ou joelho ou tornozelo), em qualquer idade; ▪ queimaduras que não envolvam face ou mão ou perineo ou pé, de terceiro grau com até 5% da área corporal atingida em crianças até 12 anos, ou; ▪ queimaduras que não envolvam face ou mão ou perineo ou pé, de terceiro grau com até 10% da área corporal atingida em maiores de 12 anos
Grande	▪ queimaduras de segundo grau com área corporal atingida maior do que 15% em menores de 12 anos, ou; ▪ queimaduras de segundo grau com área corporal atingida maior do que 20% em maiores de 12 anos, ou; ▪ queimaduras de terceiro grau com área corporal atingida maior do que 5% em menores de 12 anos, ou; ▪ queimaduras de terceiro grau com área corporal atingida maior do que 10% em maiores de 12 anos, ou; ▪ queimaduras de segundo ou terceiro grau atingido o períneo, em qualquer idade, ou; ▪ queimaduras de terceiro grau atingido mão ou pé ou face ou pescoço ou axila, em qualquer idade, ou; ▪ queimaduras por corrente elétrica, queimaduras de qualquer extensão associadas a qualquer outro trauma ou comorbidade grave

Crianças pequenas e lactentes com queimaduras em torno de 15% de superfície corpórea queimada podem evoluir com grandes perdas hídricas e instabilidade hemodinâmica, necessitando de cuidados e monitoração intensiva. Queimaduras de vias aéreas, elétricas e químicas também devem ser consideradas potenciais para admissão em Unidade de Terapia Intensiva. Qualquer um desses casos pode apresentar complicações e preencher critérios de admissão em UTI na sua evolução. Por isso, essas regras não podem ser rígidas e cada caso deve ser avaliado individualmente.

Acesso Venoso

No paciente queimado, assim como nos pacientes vítimas de politraumatismo, um acesso venoso calibroso deve ser instalado o mais precocemente possível para iniciar a ressuscitação hídrica efetiva e a analgesia adequada. Na emergência, deve-se dar preferência à punção periférica em áreas não queimadas, por maior chance de sucesso, menor desconforto, melhor condição de antissepsia e de fixação do cateter. Na impossibilidade de o acesso venoso periférico ser prontamente obtido, deve-se utilizar a punção intraóssea, até que se providencie outro acesso definitivo.

A cateterização de veias centrais permite a administração de fluidos e drogas diretamente na circulação central de modo mais duradouro e seguro. As veias mais comumente utilizadas são as femorais, as jugulares internas e as subclávias, preferencialmente em locais não queimados. Caso não haja sucesso na punção venosa profunda, a dissecção cirúrgica será a alternativa. As punções devem ser realizadas com as suas técnicas adequadas e por profissional treinado. A instalação de cateter central de inserção periférica (PICC) também é uma opção nos locais onde houver equipe treinada para sua inserção, porém deve-se atentar para que essa não é uma boa opção quando houver necessidade de infusão de grandes quantidades de líquido, devido ao seu calibre mais fino.

TRATAMENTO

Ressuscitação Hídrica

As metas primárias da ressuscitação hídrica em pacientes com grandes queimaduras são as relacionadas à restauração da volemia que é sequestrada devido ao trauma térmico; a corrigir os distúrbios hidroeletrolíticos e, simultaneamente, limitar a possibilidade de ocorrer falência renal, por ressuscitação insuficiente (*underresuscitation*) ou edema pulmonar; e à sobrecarga hídrica (*fluid creep*), por ressuscitação excessiva (*overresuscitation*).

A ressuscitação hídrica na criança é mais complexa pelo fato de a perda líquida ser proporcionalmente maior nessa faixa etária quando comparada à do adulto, pela maior relação entre superfície corporal e peso. Portanto, crianças queimadas necessitam de mais volume por quilograma de peso do que adultos queimados[16,17].

Deve-se considerar, ainda, o pequeno volume de sangue circulante em relação aos líquidos corpóreos totais, o que significa que uma pequena modificação na oferta de líquidos pode rapidamente levar à hipovolemia ou ao edema se houver oferta insuficiente ou excessiva de líquidos[18]. Além de reservas fisiopatológicas limitadas, menor tamanho e intolerância à ressuscitação insuficiente ou excessiva e, portanto, necessidade de maior precisão em relação ao cálculo do volume a ser infundido, as crianças requerem particular atenção em relação à monitoração. Assim, a reposição volêmica após o agravo térmico em crianças é um cenário único de significantes desafios e vigilância constante. Crianças menores de quatro anos de idade têm taxas de mortalidade seis vezes maiores quando comparadas às de adultos similarmente queimados[16].

A fórmula mais utilizada é a de Parkland modificada – 2 a 4 mL/kg/%SCQ, metade infundida nas primeiras oito horas após o trauma e a metade nas 16 horas subsequentes, na forma de Ringer Lactato.

Para as crianças com menos de 30 kg, deve ser associada uma manutenção de água e eletrólitos baseada na fórmula de reposição hídrica de Holliday e Segar (peso até 10 kg – 100 mL/kg/dia; peso de 11 a 20 kg – 1.000 mL acrescidos de 50 mL/kg/dia para cada quilo acima de 10 kg; peso acima de 20 kg – 1.500 mL acrescido de 20 mL/kg/dia para cada quilo acima de 20 kg), na forma de solução salina isotônica, sendo acrescida de glicose em quantidade suficiente para manter a normoglicemia. Os demais eletrólitos devem ser repostos de acordo com os resultados dos controles laboratoriais seriados de cada caso. Após 24 horas do acidente, a reposição de solução cristaloide, na forma de Ringer Lactato, deve ser reduzida para 1,5 mL/kg/%SCQ, associado à metade da manutenção calculada pela fórmula de Holliday e Segar, de acordo com a progressão da dieta enteral. A infusão da solução cristaloide deve ser titulada de acordo com a diurese do paciente, e não conforme a prescrição durante todo o período da reanimação. Esse erro é bastante comum e deve ser evitado a qualquer custo. A variação na velocidade de infusão da solução é bastante dinâmica e pode variar muito durante toda a fase de ressuscitação.

É essencial a regulação da infusão de líquido tão logo seja possível. O equilíbrio na infusão de quantidade de líquidos para alcançar um débito urinário adequado e, concomitantemente, limitar a hipoperfusão ou a sobrecarga hídrica (*fluid creep*) é complexo. Com o aumento do fluxo de diurese e estabilização de parâmetros clínicos, a redução da taxa de infusão de cristaloide é mandatória. Quando o débito urinário permanecer adequado por duas horas, é recomendado que haja redução da taxa de infusão endovenosa de líquidos em 10%. Essa redução deve ser reforçada e, havendo possibilidade, deve progredir no decorrer da reanimação[13].

O desafio maior é fornecer uma reposição hídrica suficiente para manter a perfusão tecidual sem causar sobrecarga, até que haja a resolução gradual das alterações fisiológicas promovidas pela queimadura. Há que se considerar que uma ressuscitação adequada em casos de choque por queimadura (*burn shock*) poderá não proporcionar a completa normalização das variáveis fisiológicas e laboratoriais (lactato, bicarbonato e hematócrito) em pequeno período de tempo, visto que a queimadura ocasiona respostas celulares e hormonais contínuas, e a ressuscitação completa pode se estender por 48 a 72 horas após a agressão térmica[16].

Com o intuito de reduzir a dependência da titulação de volume à decisão clínica, alguns centros implementaram protocolos clínicos utilizando algoritmos padronizados, baseados no débito urinário, para orientar a redução oportuna da taxa de infusão de líquidos. Há algoritmos estabelecidos que permitem uma titulação decrescente de volume de líquidos quando o débito urinário for elevado, e reforçam a redução das taxas de infusão quando a diurese permanecer adequada ao longo da ressuscitação[12,18,22,26,27].

A fim de minimizar ainda mais o elemento de erro humano, outros centros incorporaram algoritmos de ressuscitação orientados por computador. O sistema de suporte informatizado para a ressuscitação de queimados é baseado em algoritmo que define uma resposta (administração de fluidos) a uma entrada de dados (débito urinário) e é a base de um novo e promissor conceito de circuito fechado para a ressuscitação do queimado[(22)].

Atualmente, continuam a ser discutidos os detalhes dos protocolos de ressuscitação, particularmente os relacionados ao uso de coloide. O coloide foi excluído da fórmula original de Baxter durante consenso em que a fórmula foi adaptada[(23)]. Essa modificação foi amplamente aceita até que foi identificado excesso na infusão de líquidos durante a ressuscitação de pacientes queimados que, associado ao abandono da reposição de solução coloide, parece contribuir de forma combinada para o surgimento da sobrecarga hídrica (*fluid creep*). Esse fenômeno é caracterizado por edema insidioso que determina importantes repercussões sistêmicas, como edema pulmonar, aprofundamento das lesões queimadas e síndrome compartimental abdominal[(24,25)].

Atualmente, recomenda-se a infusão de albumina humana a 5%, na dose de 0,5 g/kg, partir da oitava hora do acidente, por quatro horas, uma vez ao dia, nos três primeiros dias após o acidente, em conjunto com a titulação adequada da infusão de solução cristaloide, para o controle do fenômeno *fluid creep*[(26)].

Terapias adjuvantes podem ajudar a reduzir o excesso de administração de cristaloides. A administração de altas doses de vitamina C também pode reduzir a necessidade de fluidos e sua utilização é recomendada pela Associação Americana de Queimaduras[(17)].

Protocolos mais recentes incluem a administração de coloide associado a drogas vasoativas para limitar a administração de cristaloide em pacientes que não respondem à ressuscitação inicial apenas com solução cristaloide. Pode-se considerar o uso de drogas como epinefrina, dobutamina e vasopressina após ou concomitantemente à terapêutica inicial de ressuscitação hídrica. Pacientes que se apresentem hemodinamicamente estáveis podem receber dobutamina e furosemida concomitantemente à redução da infusão de líquidos[(20)].

Procedimentos Cirúrgicos

A excisão precoce das escaras (dentro das primeiras 72 horas após a queimadura) está correlacionada a maiores taxas de sobrevida. Existem, contudo, inúmeras dificuldades em atuar nesse nível por causa da instabilidade hemodinâmica do paciente queimado e o consequente risco cirúrgico. Portanto, é importante estabilizar o paciente o mais rapidamente possível para que a excisão e a cobertura das lesões possam ser realizadas de maneira mais precoce e as possibilidades de resolução do quadro aumentem com o mínimo de morbidade.

A atuação precoce do cirurgião plástico é fundamental e o trabalho sinérgico em equipe é imprescindível para o sucesso do tratamento do paciente queimado. A equipe que atende o paciente queimado deve ser multidisciplinar, havendo necessidade de integração entre enfermagem, fisioterapia e psicologia, além das equipes médicas envolvidas.

Suporte Nutricional

A criança gravemente queimada manifesta maior grau de hipermetabolismo quando comparada à qualquer outra situação de estresse, como fraturas e sepse. A severidade e a duração dessa resposta hipermetabólica estão diretamente relacionadas com a gravidade da lesão, podendo haver requerimento de até 150% a 200% acima das necessidade calóricas basais[(27)].

Devido à fase de agravo agudo, a resposta fisiológica do trauma produz uma deterioração da situação nutricional, independentemente do seu estado nutricional de base. A série de mediadores inflamatórios, catecolaminas e hormônios contrarreguladores produzem um estado catabólico que induz a degradação de proteínas, levando, em última instância, à diminuição da massa corporal celular (o componente metabolicamente ativo do corpo) cujo componente primário é o músculo esquelético. Portanto, a monitoração e a preservação da massa corporal celular e, mais especificamente, da massa esquelética, torna-se o objetivo primário maior das estratégias de suporte nutricional do paciente queimado.

Estimativa das necessidades proteicas

A queimadura grave é caracterizada por aumento do efluxo de aminoácidos do músculo esquelético, presumivelmente para acomodar a necessidade de aminoácidos para a reparação tissular, a produção das proteínas de fase aguda, imunidade celular e gliconeogênese. Intuitivamente, a ingesta inadequada de proteínas compromete a cicatrização das feridas, a função muscular e o sistema imunológico. Portanto, o objetivo da terapia proteica durante o período pós-queimadura é prover quantidade e qualidade suficiente de aminoácidos na dieta (Tabela 80.1) para:

1. Evitar a saída de proteína do músculo esquelético;
2. Maximizar a síntese proteica para otimizar a cicatrização das feridas e da função imunológica.

TABELA 80.1 ***Fórmula de Currieri para estimativa das necessidades energéticas.***

Fórmula de Currieri	
0 a 1 ano	TMB + 15 Kcal x % SCQ
1 a 3 anos	TMB + 25 Kcal x % SCQ
3 a 15 anos	TMB + 40 Kcal x % SCQ

Sigla: TMB = taxa metabólica basal.

Estratégias de suporte nutricional

O reconhecimento da importância da manutenção da integridade da mucosa intestinal torna a via enteral preferencial para a terapia nutricional. Estratégias de alimentação enteral têm se tornado cada vez mais sofisticadas e permitem uma considerável flexibilidade, tanto no seu início, como no progresso e na composição das terapias nutricionais enterais.

No momento da admissão, os pacientes são avaliados quanto à possibilidade de receberem a dieta enteral de acordo com o seu quadro clínico. Aqueles que receberam agressiva ressuscitação fluídica são considerados de risco para perfusão intestinal comprometida. Embora a dieta enteral possa melhorar a perfusão intestinal, o potencial desbalanço entre a demanda de oxigênio e a perfusão da mucosa intestinal durante essa fase de injúria inspira cuidado. Deve-se administrar apenas dieta trófica para os pacientes sob risco de perfusão diminuída. Dentre esses, incluem-se pacientes com requerimento significante de vasopressor por instabilidade hemodinâmica, intolerância alimentar (resíduos gástricos de alto débito), distensão abdominal ou episódios sépticos[28]. Crianças com lesões graves que comprometem mais de 20% de SCQ devem receber suporte nutricional, e aquelas com queimaduras acima de 15% de SCQ merecem especial atenção quanto ao aspecto nutricional, uma vez que raramente são capazes de ingerir a quantidade de alimentos necessária para manter aporte nutricional adequado. Para crianças com área queimada inferior a 20%, o suporte nutricional está indicado quando houver desnutrição prévia, ocorrer perda ponderal superior a 10% do peso, e houver queimadura de face, incluindo boca e lábios, e comorbidades ou traumas associados. A dieta enteral deve ser iniciada o mais precocemente possível, assim que o quadro clínico permitir, a uma taxa de infusão de 0,5 a 1 mL/kg/hora, e progredir rapidamente desde que os resíduos não ultrapassem duas vezes o volume de infusão horário.

Nos casos muito graves, em que haja impossibilidade de administrar a dieta por via digestiva, deve-se lançar mão da nutrição parenteral, até que esta possa ser substituída pela dieta enteral. As vitaminas e os micronutrientes (como zinco, cobre e selênio) devem ser suplementados por via enteral ou parenteral, de acordo com cada caso.

A reposta hipermetabólica a queimaduras severas, mediada pelas catecolaminas, é também fonte de aumento do gasto energético e do catabolismo proteico muscular. O bloqueio da estimulação beta--adrenérgica, com o uso de propranolol, reduz o gasto energético de repouso e o catabolismo muscular em pacientes com queimaduras graves.

Analgesia

O controle da dor é parte importante do tratamento do paciente queimado. A balneoterapia deve ser realizada na presença de anestesiologista, para que o paciente seja submetido à sedação e analgesia adequadas para o procedimento e, posteriormente, manter um nível de analgesia suficiente para o controle da dor, utilizando morfina, dipirona, paracetamol e tramadol.

O paciente grande queimado que se encontra sob assistência ventilatória deverá receber sedação e analgesia contínuas como rotina, podendo ser utilizada cetamina associada a midazolam como drogas preferenciais, tendo como segunda escolha a associação de fentanil e midazolam, levando-se em consideração a monitoração hemodinâmica para titulação de acordo com cada caso. Outras drogas utilizadas com frequência em tratamento de queimados são a clonidina (3 a 4 ug/kg/dose a cada oito horas) e a dexmedetomidina (0,4 a 0,8 ug/kg/h), que podem ser úteis na redução da necessidade de altas doses de opioides. Tem sido cada vez mais frequente a utilização da dexmedetomidina em pediatria. Em pacientes que não estão sob assistência ventilatória e não necessitam de sedação, pode ser utilizada morfina (10 a 60 ug/kg/hora) contínua, a ser ajustada conforme a pontuação da escalas de dor. O remifentanil e o propofol também são drogas utilizadas para procedimentos em queimados e, eventualmente, de modo contínuo. O propofol não deve ser utilizado como primeira escolha devido ao risco de acidose metabólica grave e contaminação da solução lipídica, porém é uma opção nos casos de resistência aos sedativos em que pese a necessidade de rodízio. Se optado por sua utilização, o frasco deve ser substituído a cada seis horas. Atentar para a frequência cardíaca e a pressão arterial sistêmica dos pacientes submetidos à utilização dessas drogas. Não é incomum pacientes queimados em uso de opioides apresentarem hipotensão arterial persistente, e esse fato pode ser interpretado como descompensação hemodinâmica por infecção e sepse.

A utilização de escalas de dor para monitoração do nível de sedação das crianças queimadas é mandatória. A escala de Comfort-Behavior (Quadro 80.2) é bastante utilizada, lembrando que escore ≤ 10 corresponde à supersedação e ≥ 23 corresponde a pouca sedação. Escore intermediário[11-22] seria considerado sedação adequada.

Tolerância, dependência e abstinência das drogas devem ser sempre levadas em consideração, assim como qualquer paciente criticamente grave que permanece por longo período na UTI. O surgimento de *delirium* em crianças queimadas também não é incomum e deve ser tratado adequadamente, utilizando haloperidol.

Profilaxia da Úlcera de Curling

Em 1842, Curling descreveu uma série de casos de hemorragia digestiva por úlcera duodenal em pacientes com queimaduras graves. Essa ulceração da mucosa é mais comumente denominada "úlcera de estresse", apesar de nem sempre se tratar de

QUADRO 80.2 ***Escala de Comfort-Behavior para avaliar nível de sedação.***

Nível de consciência: alerta	
Sono profundo	1
Sono superficial	2
Letárgico	3
Acordado e alerta	4
Hiperalerta	5
Calma/agitação	
Calma	1
Ansiedade leve	2
Ansioso	3
Muito ansioso	4
Amedrontado	5
Resposta respiratória (apenas se paciente em ventilação mecânica	
Ausência de tosse e de respiração espontânea	1
Respiração espontânea com pouca ou nenhuma resposta à ventilação	2
Tosse ou resistência ocasional ao ventilador	3
Respirações ativas contra o ventilador ou tosse regular	4
Compete com o ventilador, tosse	5
Choro (apenas se paciente com respiração espontânea)	
Respiração silenciosa, sem som de choro	1
Resmungando/choramingando	2
Reclamando (monotônico)	3
Choro	4
Gritando	5
Movimento físico	
Ausência de movimento	1
Movimento leve ocasional	2
Movimento leve frequente	3
Movimento vigoroso limitado às extremidades	4
Movimento vigoroso que incluiu tronco e cabeça	5
Tônus muscular	
Totalmente relaxado	1
Hipotônico	2
Normotônico	3
Hipertônico com flexão dos dedos e artelhos	4
Rigidez extrema com flexão de dedos e artelhos	5
Tensão facial	
Músculos faciais totalmente relaxados	1
Tônus facial normal, sem tensão evidente	2
Tensão evidente em alguns músculos faciais	3
Tensão evidente em toda a face	4
Músculos faciais contorcidos	5

Fonte: Amoretti et al.[37].

verdadeira úlcera. A designação mais correta é a de "doença da mucosa relacionada ao estresse", dado que compreende um espectro de lesões que incluem a gastrite inespecífica, as erosões e as úlceras. Localizam-se habitualmente no fórnice e corpo gástrico, mas podem atingir outras localizações, incluindo antro, duodeno e esôfago distal. A maioria das lesões são superficiais, mas podem complicar-se, ocorrendo ulceração até a camada submucosa, resultando em hemorragia maciça e até perfuração.

Vários fatores estão envolvidos na fisiopatologia das lesões da mucosa gástrica relacionada ao estresse, incluindo: secreção ácida, isquemia da mucosa gastroduodenal (resultante da hipoperfusão esplâncnica) e refluxo de conteúdo intestinal para o estômago. A reperfusão da mucosa após o evento isquêmico aumenta a lesão tecidual em comparação com a isquemia isolada, mecanismo mediado por radicais livres do oxigênio. A manutenção de uma perfusão esplâncnica adequada por meio de ressuscitação hemodinâmica apropriada e, quando necessário, de suporte por aminas vasopressoras, é o elemento-chave para a prevenção das lesões da mucosa relacionadas com o estresse.

A instituição da nutrição enteral precoce promove redução do risco de hemorragia por úlcera de estresse.

O controle da produção de ácido pela mucosa gástrica e o consequente aumento do pH intraluminal podem ser efetivamente conseguidos por meio do uso de duas classes principais de medicamentos: os antagonistas do receptor da histamina H2 (ARH2) e os inibidores da bomba de prótons (IBP).

Antagonistas H2 são os mais potentes agentes disponíveis para inibição da secreção ácida do estômago. Inibem a secreção ácida por meio do antagonismo seletivo da ação da histamina nas células parietais, não interferindo nas demais ações da histamina. A sua eficácia na profilaxia de úlceras de estresse resulta em redução de 56% no risco de hemorragia. O objetivo é elevar o pH gástrico acima de 3,5.

Inibidores da bomba de prótons inibem a secreção ácida por meio da inativação irreversível da H^+-K^+-ATPase na superfície secretora da célula parietal. Como atuam no passo final da secreção ácida, resultam em inibição ácida independentemente da estimulação pela gastrina, acetilcolina ou histamina. A maior capacidade dos inibidores da bomba de próton em aumentar e manter elevado o pH, em comparação com os bloqueadores H2, sugere que possam ser mais eficazes.

Monitoração

A determinação de parâmetros clínicos ideais e a monitoração hemodinâmica são tarefas fundamentais do cuidado intensivo do paciente queimado e constituem o segundo grande desafio na ressuscitação do queimado.

O débito urinário, a frequência cardíaca e a pressão arterial são os indicadores primários na monitoração desse paciente. A frequência cardíaca e a pressão de pulso são indicadores mais sensíveis do estado hemodinâmico do que a pressão arterial. O nível de consciência e a perfusão periférica são indicadores adicionais da perfusão de órgãos[20].

O débito urinário é o parâmetro mais importante na monitoração do paciente queimado, o que se torna um paradoxo, frente a dispositivos de monitoramento cada vez mais sofisticados disponíveis. As recomendações (*guidelines*) da Associação Americana de Queimaduras para ressuscitação do choque por queimadura (*burn shock*) indicam o débito urinário de 1 a 1,5 mL/kg/hora em crianças com menos de 30 kg. Além de representar o melhor marcador clínico da ressuscitação, a diurese é um importante marcador de progresso, devido ao fato de permitir o ajuste da infusão de líquido ao longo do tempo, baseado na resposta individual do paciente[17].

A monitoração da pressão intravesical, para observar a presença de hipertensão intra-abdominal, deve ser realizada naqueles pacientes extensamente queimados que necessitam de grande quantidade de líquido para a reanimação, devido ao risco de síndrome compartimental abdominal por aumento da pressão intra-abdominal, a ponto de provocar mau funcionamento ou falência de vários órgãos, como rins, coração, pulmão, fígado e trato gastrointestinal[29].

A pressão de artéria pulmonar e a pressão venosa central não são bons indicadores de pré-carga no paciente queimado. A monitoração invasiva de pressão arterial e cateter venoso central ou cateter de artéria pulmonar não é recomendada, mas pode ser ocasionalmente indicada em situações especiais, como em paciente com queimadura de vias aéreas grave ou com resposta inadequada ao protocolo de ressuscitação instituído[17].

Não há benefício associado a níveis supranormais de volemia. Desde que os outros sinais de perfusão tissular adequada estejam normais, a tentativa de normalizar essas pressões (PVC e PAP) deve ser evitada. A busca da estabilização desses parâmetros hemodinâmicos pode ser uma causa de sobrecarga hídrica (*fluid creep*)[12].

Os valores admissionais anormais de lactato e excesso de base correlacionam-se com a magnitude da queimadura, e a demora em sua normalização são preditivos de mortalidade[12]. Não há estudos prospectivos que sustentem o uso desses parâmetros para guiar a ressuscitação hídrica do paciente queimado. Devido à fisiopatologia do choque por queimadura criar um estado de hipovolemia persistente, tentativas de rápido clareamento dos subprodutos do metabolismo anaeróbico, com reposição volêmica agressiva, pode ser malsucedida e exacerbar a formação do edema[17]. Hematócrito elevado entre 55% e 60% não são incomuns no período inicial pós-queimadura, mas também não podem ser utilizados para monitorar a ressuscitação hídrica[12].

Avanços em investigações relativas à monitoração também têm surgido. Crianças que tiveram sua reanimação monitorada por termodiluição transcardiopulmonar receberam menor quantidade de líquidos, mantendo adequado débito urinário, frequência cardíaca mais baixa e incidência significantemente menor de falência miocárdica e renal[15].

LESÃO INALATÓRIA

Avanços no cuidado ao paciente com queimadura grave levaram à redução da mortalidade e modificação nas causas de óbito.

A lesão inalatória (LI) vem sendo a causa de óbito mais frequente em pacientes queimados. A sepse, como primeira causa de morte, diminuiu em importância, uma vez que o choque por queimadura, agora tratado com ressuscitação fluídica precoce e vigorosa, tem sido controlado com o uso de antibióticos tópicos e debridamento cirúrgico agressivo.

Embora a mortalidade relacionada à inalação de fumaça isolada seja baixa (0% a 11%), a inalação de fumaça em combinação com queimaduras de pele é fatal em 30% a 90% dos pacientes. A queimadura inalatória aumenta a mortalidade do paciente queimado em 20%, pois também predispõe à pneumonia. A pneumonia aumenta o risco de morte em 40% e a combinação de lesão inalatória e pneumonia leva a 60% de aumento das taxas de mortalidade. Crianças são especialmente propensas à pneumonia devido às suas reservas fisiológicas limitadas.

Lesões por inalação de fumaça podem ser classificadas, didaticamente, em três tipos:

1. Acometimento de via aérea superior por lesão térmica de boca, orofaringe e laringe;
2. Acometimento de via aérea inferior e parênquima, causado por materiais químicos e particulados oriundos da fumaça;
3. Asfixia metabólica, por meio da qual alguns constituintes da fumaça impedem a oferta de oxigênio aos tecidos ou seu consumo[30].

Fisiopatologia

A lesão de via aérea superior, resultando em obstrução nas primeiras 12 horas após o incidente, é causada por dano térmico direto ou por irritação química.

Até um terço das vítimas de LI pode apresentar obstrução aguda de vias aéreas superiores. A lesão térmica direta da face e das vias aéreas é sempre um indicativo de acesso difícil à via aérea; contudo, o estabelecimento profilático de via aérea definitiva não é imperativo nessas ocasiões. Idealmente, todas as vítimas com suspeita de inalação de fumaça deveriam ser submetidas à análise fibrobroncoscópica para se determinar se o edema de laringe é importante o suficiente e se há lesão abaixo da glote. Há uma elevada correlação da necessidade de intubação orotraqueal em pacientes com fuligem na cavidade oral e portadores de queimaduras faciais, ao passo que os clássicos sinais e sintomas de estridor, disfonia, disfagia e sialorreia não apresentaram qualquer associação.

A fisiopatologia muda quando há comprometimento do parênquima pulmonar. A LI, quando atinge os pulmões, não é resultado de lesão térmica direta. Apenas o vapor tem uma capacidade muito maior em relação ao ar seco de transportar calor, e é capaz de transpor a capacidade de proteção das vias aéreas superiores. Também não é o material carbonáceo presente na fumaça o responsável pelos danos pulmonares, embora possa servir para carrear outros agentes. Os danos do parênquima pulmonar são causados pelos produtos incompletos da combustão. Muitas substâncias produzidas durante a combustão de materiais são prejudiciais, principalmente aldeídos, óxido de enxofre e azoto.

A queima do policloreto de vinila (PVC) produz ao menos 75 compostos potencialmente tóxicos, incluindo ácido hidroclorídrico e monóxido de carbono. O monóxido de carbono é um gás invisível e inodoro, com uma afinidade muito maior à hemoglobina do que oxigênio, levando a uma enorme redução da capacidade de transporte de O_2. Ocorre uma redução da disponibilidade de O_2 para os tecidos devido a um desvio da curva de dissociação do oxigênio para a esquerda. As lesões do trato respiratório alto e baixo também se devem à formação de edema. O estudo broncoscópico dessas lesões nas primeiras 24 horas mostra uma gradual evolução do edema da mucosa traqueobrônquica. Podem surgir áreas de completa desepitelização nas regiões traqueobrônquicas. Essas lesões também estão presentes em vias aéreas mais baixas. Áreas focais de congestão e edema ocorrem em meio a áreas de colapso e pneumonia, entremeadas por áreas de enfisema compensatório. A separação progressiva do epitélio da traqueia e dos brônquios pode ocorrer, levando à formação de pseudomembranas que provocam a obstrução parcial ou total das vias aéreas. As lesões variam de uma descamação superficial leve e homogênea, com edema das células epiteliais, a uma completa interrupção do revestimento epitelial traqueobrônquico, com necrose focal e formação de pseudomembranas compostas por muco, debris celulares, exsudato de fibrina, leucócitos polimorfonucleares e aglomerados de bactérias.

O parênquima pulmonar que circunda as vias aéreas lesadas mostra variados graus de congestão, edema intersticial alveolar, infiltração neutrofílica, membranas hialinas ocasionais e atelectasia.

Ao longo do tempo, essas lesões progridem formando um material agrupado, composto primariamente de fibrina, que pode tornar-se letal por produzir obstrução completa da via aérea.

O segundo fator importante na fisiopatologia da lesão inalatória é a marcada redução da complacência pulmonar, que pode estar reduzida em mais de 50%.

Nas primeiras 24 horas após a agressão, a queda na complacência corresponde ao aumento da água pulmonar extravascular e do fluxo linfático pulmonar. A lesão inalatória resulta em inativação imediata do surfactante e, assim, ocorrem microatelectasias, levando à modificação na relação ventilação/perfusão. Em lesões severas, a grave alteração do *shunt* leva à profunda hipoxemia devido ao surgimento da síndrome do desconforto respiratório agudo (SDRA). O agravo térmico desencadeia uma intensa reação inflamatória nas vias aéreas, com ativação de fatores pró-inflamatórios e pró-coagulantes e liberação de citocinas e radicais livres de oxigênio, denominado estresse oxidativo, o que explica sua íntima associação com o desenvolvimento da SDRA.

Diagnóstico

O diagnóstico clínico de queimaduras de vias aéreas se traduz por um grupo de observações indiretas. Dentre elas, incluem-se:

- Queimadura de face;
- Chamuscamento de vibrissas nasais;
- História de queimadura em ambiente fechado.

Se analisados individualmente, cada um desses sinais tem uma alta incidência de falsos positivos, porém, avaliados em conjunto, subestimam a verdadeira incidência de injúria inalatória. Acredita-se que a secreção carbonácea represente outro sinal clássico indicador de inalação de fumaça, porém é um indicador menos exato da presença e gravidade da lesão inalatória. A secreção carbonácea deve ser considerada um indicador de exposição à fumaça, porém não deve estabelecer qualquer diagnóstico de lesão por inalação ou prever a sua sequela. Hipóxia, estertores, roncos e sibilos estão raramente presentes à admissão, ocorrendo apenas em pacientes com lesão mais grave, o que implica um mau prognóstico. A radiografia de tórax de admissão é um indicador muito pobre. Embora 2/3 dos pacientes desenvolvam modificações radiológicas em cinco a 10 dias de evolução, devido a infiltrados focais ou difusos ou edema pulmonar, a radiografia torácica da admissão raramente é diagnóstica, porém é importante que seja realizada para que se tenha uma avaliação inicial.

O padrão-ouro atual para o diagnóstico de lesão inalatória é a fibrobroncoscopia. Os achados incluem a presença de fuligem, secreção carbonácea, necrose de mucosa, edema e inflamação das vias aéreas. A utilização dessa técnica tem levado a dobrar o diagnóstico de queimadura de vias aéreas se comparada à utilização apenas dos sinais clínicos descritos anteriormente. Entretanto, a falta de achados à broncoscopia também não afasta a possibilidade da presença de queimadura de vias aéreas.

Para avaliar verdadeiramente o dano do parênquima pulmonar, tem sido utilizado o rastreamento (*scanning*) com xenônio. Envolve uma análise seriada de imagens do tórax, após a injeção inicial de xenônio radioativo, e pode revelar áreas de diminuição da lavagem (*washout*) do gás alveolar, podendo identificar locais de pequenas obstruções das vias aéreas causadas por edema ou formação de rolhas (*plugs*) de fibrina.

Embora haja possibilidade de falsos negativos e positivos, eles ocorrem principalmente em pacientes cujo rastreamento foi atrasado em mais de quatro dias ou em pacientes com doença pulmonar pré-existente.

Outro método mais recente de avaliação da queimadura de vias aéreas é a estimativa da quantidade de água pulmonar extravascular, por meio de medidas de termodiluição. Esse método não é capaz de quantificar a gravidade da lesão, mas é útil para diferenciar as lesões parenquimatosas das lesões das vias aéreas superiores.

Outra forma frequente de lesão, a intoxicação por monóxido de carbono, pode ser avaliada pela medida sérica dos níveis de carboxi-hemoglobina. Os achados clínicos de cefaleia, náuseas e distúrbios do comportamento ocorrem quando os níveis de carboxi-hemoglobina são superiores a 30%. A coloração vermelho-cereja patognomônica da pele ocorre quando os níveis estão acima de 40%, porém é menos provável de ser encontrada do que a cianose, devido à depressão respiratória que ocorre nesse nível.

É importante determinar o tempo que decorre entre a lesão inalatória e o momento em que a medida da carboxi-hemoglobina é realizada, visto que o tempo necessário para haver queda dos níveis de carboxi-hemoglobina pela metade é de quatro horas se o paciente estiver respirando ar ambiente e menos de uma hora se estiver recebendo O_2 a 100%. A determinação sérica de carboxi-hemoglobina é um indicador pobre de lesão, pois a maioria das vítimas são colocadas para respirar O_2 a 100% já no local do acidente e enquanto são transportadas para o serviço de emergência.

Tratamento (Quadro 80.3)

O manejo imediato de vítimas de lesão inalatória deve focar-se primariamente no ABCDE do trauma.

Assegurar as vias aéreas

A obstrução das vias aéreas altas ocorre em aproximadamente 20% a 30% das vítimas de queimaduras de vias aéreas, o que representa um risco devido à possibilidade de rápida progressão de um edema faríngeo leve para a obstrução completa das vias aéreas, levando à asfixia. A piora progressiva do edema das vias aéreas altas é mais evidente nas estruturas supraglóticas. Avaliações nasofaringoscópicas seriadas demonstraram obliteração das pregas ariepiglóticas, eminências aritenoides e de áreas interaritenóideas. Devido ao edema tissular, ocorre prolapso e oclusão das vias aéreas.

Para pacientes com grande superfície corporal queimada e que requerem a administração de grandes quantidades de líquido para reanimação, a evolução para a obstrução respiratória pode ocorrer mais acentuada e abruptamente. Queimaduras no pescoço, especialmente em crianças pequenas, podem causar escaras inflexíveis ou edema importante que comprimem externamente e causam obstrução de vias aéreas. Escarotomias na região cervical podem ser úteis para reduzir a pressão exercida sobre a traqueia. Sempre que houver suspeita de obstrução de via aérea alta, a intubação endotraqueal deverá ser realizada. Assegurar a via aérea pode se tornar um procedimento difícil devido à própria queimadura presente nas vias aéreas, como também ao edema progressivo que ocorre nas primeiras 72 horas; por isso, é aconselhável ser realizado por profissional médico experiente.

Terapia de higiene brônquica

Técnicas de desobstrução das vias aéreas são um componente essencial do manejo respiratório de pacientes com inalação de fumaça. Terapia de higiene brônquica é um termo utilizado para descrever várias modalidades que pretendem, em conjunto, alcançar esse objetivo. Fisioterapia respiratória, deambulação precoce, aspiração de vias aéreas, broncoscopia terapêutica e uso de agentes farmacológicos têm demonstrado eficácia na remoção das secreções acumuladas.

Broncoscopia terapêutica

Em adição a sua função diagnóstica, a broncoscopia tem aplicações terapêuticas importantes. Quando houver grande quantidade de secreção, encontrada em pacientes com queimaduras de vias aéreas, e os métodos conservadores não alcançarem sucesso na remoção dessa secreção, podem ser necessários procedimentos de broncoscopia repetidos.

Adjuntos farmacológicos

Broncodilatadores podem ser úteis em alguns casos. A lesão inalatória em vias aéreas inferiores resulta em traqueobronquite química, que pode produzir broncoespasmos. Isso é especialmente verdadeiro em pacientes com hiperreatividade brônquica pré-existente. Os medicamentos utilizados para o controle de broncoespasmo atuam sobre os mecanismos bioquímicos de controle do tônus da musculatura brônquica. Simpatomiméticos aerossóis são eficazes por dois mecanismos: resultam em relaxamento da musculatura brônquica e estimulam a depuração (*clearance*) mucociliar.

A epinefrina racêmica é utilizada de modo inalatório, com efeito vasoconstritor, broncodilatador e mucolítico. A ação vasoconstritora da epinefrina racêmica é útil em reduzir o edema mucoso e submucoso nas paredes das vias aéreas. Uma ação broncodilatadora secundária reduz o espasmo potencial da musculatura lisa das porções mais distais da árvore brônquica. O soro fisiológico empregado para diluir a epinefrina serve para reduzir as forças de coesão das secreções endobrônquicas acumuladas, servindo como um veículo mucolítico. Tem sido utilizada também para o tratamento do estridor pós-extubação. A nebulização pode ser administrada a cada duas a quatro horas, enquanto a frequência cardíaca não se torne excessivamente elevada.

A N-acetilcisteína é um potente agente mucolítico que rompe as pontes dissulfeto, que servem para estabilizar as redes de mucoproteína do muco. Por outro lado, a N-acetilcisteína é um irritante para o trato respiratório, podendo causar alterações da mucosa e induzir o broncoespasmo. Por essa razão, os pacientes devem ser avaliados quanto à presença de sinais de broncoespasmo, e um broncodilatador deverá ser associado, se necessário.

Heparina

A heparina mostrou ser eficaz em combinação com a N-acetilcisteína por via inalatória para tratamento de queimadura de vias aéreas. A combinação atua como sequestradora de radicais livres de oxigênio, que são produzidos quando os macrófagos alveolares são ativados diretamente por produtos químicos oriundos da fumaça ou pelos compostos da cascata do ácido aracdônico. O seu uso reduz as taxas de reintubação e a incidência de atelectasia e melhora a mortalidade.

Portanto, o tratamento padrão para pacientes com lesão inalatória deve incluir 5.000 a 10.000 UI de heparina em 3 mL de soro fisiológico, nebulizado a cada quatro horas. Isso garante que o paciente receba um tratamento aerossol (intercalado com broncodilatador) a cada duas horas.

QUADRO 80.3 ***Protocolo de tratamento de lesão inalatória.***

▪ Titulação de oxigênio umidificado para manter saturação de $O_2 > 90\%$
▪ Exercícios respiratórios/tosse a cada 2 horas
▪ Mudança de decúbito a cada 2 horas
▪ Fisioterapia respiratória a cada 4 horas
▪ Nebulização com N-acetilcisteína, associada a broncodilatador, a cada 4 horas
▪ Nebulização com SF – 3 mL + Heparina – 5.000 UI, a cada 4 horas
▪ Aspiração nasotraqueal quando necessária
▪ Deambulação precoce
▪ Vigilância de culturas de secreção traqueal nos pacientes intubados, 2 vezes por semana

O protocolo deve ser continuado por sete dias e o controle laboratorial de provas da coagulação é recomendado durante o período do tratamento aerossol com heparina[31].

Ventilação pulmonar mecânica

O manejo de pacientes vítimas de lesão térmica de vias aéreas é basicamente de suporte. Preconiza-se o uso de parâmetros ventilatórios protetores, com volume corrente de 6 mL/kg de peso, e pressões de platô nas vias aéreas abaixo de 30 cmH_2O (Quadro 80.4). Alguns casos de lesão pulmonar muito grave, que evoluem para síndrome do desconforto respiratório, podem requerer a estratégia de Ventilação de Alta Frequência Oscilatória. Se a hipertensão pulmonar secundária for uma complicação encontrada, pode-se utilizar óxido nítrico inalado.

Nenhuma estratégia particular é recomendada; as estratégias ventilatórias deverão ser avaliadas individualmente[13].

QUADRO 80.4 ***Variáveis iniciais para ventilação convencional.***

- Volume corrente: 6-8 mL/kg
- Frequência respiratória: 12-30/min
- PEEP: 8 cm H_2O
- Pico de pressão: < 30 cmH_2O
- Relação I:E: 1:2-1:3

QUEIMADURAS ELÉTRICAS

As queimaduras elétricas são um problema mundial, responsável por elevada morbidade e mortalidade, dada a utilização generalizada e progressiva de eletricidade[32].

Queimaduras elétricas respondem por aproximadamente 2% a 3% das queimaduras ocorridas em crianças (mais de dois mil casos por ano), sendo as fatalidades incomuns. As crianças estão expostas principalmente em casa, e esse tipo de acidente está associado a extensões e fios elétricos (aproximadamente 60% a 70% dos acidentes) e a tomadas elétricas (10% a 15% dos casos). Queimaduras por alta tensão acometem principalmente a população adulta, mas também adolescente, e requerem cuidados mais agressivos. Em nosso meio, podem ocorrer em crianças que brincam em proximidades a redes de alta tensão (por exemplo, ao empinar pipas, também chamadas de papagaios, pandorgas ou raias).

A corrente elétrica (I), medida em ampères (A), é representada pela razão entre a tensão ou voltagem (V), medida em volts, e a resistência à passagem da corrente ou resistor (R), medida em ohms (Ω). Assim, uma corrente com tensão de 1.000 V, que passa num condutor com resistência de 500 Ω, vale 2 A (I = V/R = 1.000/500 = 2 A). A milésima parte do ampère é o miliampère (mA)[33].

Lei de Ohm (I = V/R) estabelece que a intensidade da corrente elétrica que circula numa carga é tão maior quanto maior for a tensão. No caso do choque elétrico, o corpo humano participa como um condutor de corrente elétrica, não só pela natureza de seus tecidos como pela grande quantidade de água que contém. A resistência do corpo humano varia de indivíduo para indivíduo e em função do trajeto percorrido pela corrente elétrica. A resistência média do corpo humano, medida da palma de uma das mãos à palma da outra, ou até a planta do pé, é da ordem de 1.300 a 3.000 Ω e, com base no valor da resistência do corpo humano, pode-se avaliar a intensidade da corrente elétrica produzida por um choque elétrico. Isso serve de análise dos efeitos provocados pela corrente elétrica em função de sua intensidade[33].

Os efeitos estimados de uma corrente elétrica contínua de 60 Hz podem ser resumidos no Quadro 80.5.

QUADRO 80.5 ***Efeitos estimados de uma corrente elétrica contínua de 60 Hertz.***

Corrente	Consequência
1 mA	Apenas perceptível
16 mA	Máxima tolerável
20 mA	Parada respiratória
100 mA	Lesão cardíaca
2 A	Parada cardíaca

Fonte: adaptado de Melo[38].

Eletrocussão é a morte provocada pela exposição a uma dose letal de energia elétrica, como as produzidas pelos raios e fios de alta tensão (voltagem superior a 600 V), embora também possa ocorrer com voltagem inferior a 600 V se o acidente ocorrer com parte do corpo dentro da água (em poças d'água, por exemplo), roupas molhadas, umidade atmosférica elevada ou suor excessivo[33].

As queimaduras elétricas podem ser causadas por corrente de baixa tensão (60 a 1.000 V), corrente de alta tensão (> 1.000 V) e arco voltaico. A severidade da lesão depende da intensidade da corrente elétrica, do tempo de exposição, da umidade do ambiente, do solo ou do indivíduo (quanto maior a umidade, menor a resistência da pele)[33].

A pele humana é um bom isolante e apresenta, quando seca, uma resistência à passagem da corrente elétrica de 100.000 Ω. Quando molhada, porém, essa resistência cai para apenas 1.000 Ω. A energia elétrica de alta voltagem rapidamente rompe a pele, reduzindo a resistência do corpo para apenas 500 Ω[33].

As lesões por baixa tensão produzem queimaduras menos extensas, mas podem causar a morte por fibrilação ventricular. Se a corrente for alternada, a vítima tende a ficar presa ao condutor de eletricidade e a duração do choque é determinante para a extensão e gravidade das lesões, assim como o caminho percorrido pela eletricidade ao longo do corpo (do ponto onde ela entra até o ponto onde sai).

A lesão profunda dos tecidos e dos órgãos causada pela queimadura elétrica pode levar a desordens secundárias sistêmicas, as quais frequentemente necessitam de cuidados intensivos e intervenções cirúrgicas imediatas. O tratamento efetivo e em tempo hábil é importante para prevenir morbidade em curto ou longo prazo[27].

As indicações para transferência de pacientes com queimaduras elétricas para Centro de Queimados não são diferentes das dos outros tipos de queimaduras[1]:

- Queimaduras de espessura parcial maior que 10% de superfície corporal queimada (SCQ);
- Queimaduras de espessura total maior que 2% de SCQ;
- Queimaduras em locais específicos, como períneo, face, mãos ou pés;
- Queimaduras circunferenciais;
- Queimaduras envolvendo regiões articulares.

Características Clínicas

A queimadura elétrica apresenta várias características que a diferencia das queimaduras por outros agentes. A lesão local pode variar desde uma lesão puntiforme até uma necrose extensa de muitas estruturas. Os pontos de entrada, em geral, apresentam pontos de carbonização com depressão central e os pontos de saída são, geralmente, menores e mostram a pele invertida, como se a corrente houvesse "empurrado" a pele para sair. As lesões de pele em poucas horas tornam-se enegrecidas e quase sempre são bem delimitadas.

A admissão em Unidade de Terapia Intensiva e um grande número de procedimentos cirúrgicos são frequentemente necessários.

Rabdomiólise

As lesões extensas se comportam como a síndrome de esmagamento, havendo importante comprometimento da musculatura. A destruição muscular frequentemente causa rabdomiólise, manifestada por mioglobinúria e aumento dos níveis de creatinoquinase.

Rabdomiólise significa literalmente dissolução ou desintegração do músculo estriado. O agravo muscular, independentemente do mecanismo, resulta em uma cascata de eventos que se traduz por perda da barreira funcional e maciça passagem de íons cálcio para dentro da célula.

O excesso de cálcio dentro da fibra muscular causa uma interação patológica entre a actina e a miosina, o que leva à necrose muscular. Agravos elétricos por alta voltagem ou lesões produzidas por raios causam rabdomiólise em aproximadamente 10% dos sobreviventes do acidente primário, mesmo que as lesões ou o ponto de entrada sejam pequenos. A miólise é atribuída ao agravo térmico ou à ruptura da membrana sarcolemal. A coagulação intravascular disseminada pode surgir e frequentemente piora entre o terceiro e o quinto dia de evolução.

A síndrome compartimental pode ser uma complicação precoce ou tardia que ocorre nos músculos extremamente edemaciados cuja expansão é limitada pela fáscia, criando uma elevada compressão sobre o músculo, comprometendo mais ainda a sua vascularização. Os pulsos periféricos podem estar palpáveis e, nesses casos, sinais clínicos de déficit neurológico, com parestesia na extremidade do membro comprometido, são achados clínicos importantes.

A síndrome compartimental requer fasciotomia para restaurar a circulação adequada à extremidade queimada, ou em pacientes com queimaduras em tórax, para facilitar a ventilação.

Insuficiência renal

A insuficiência renal aguda se manifesta em 15% desses pacientes e está relacionada ao aumento da mortalidade. O dano renal resulta da obstrução mecânica dos túbulos renais, produzida pela precipitação de mioglobina, pelo efeito tóxico direto do ferro livre nos túbulos e pela hipovolemia. Além disso, a liberação de quininas vasoativas do músculo pode interferir na hemodinâmica renal. A falência renal pode ser evitada ao se promover a diurese e por meio da alcalinização da urina. A falência renal incipiente deve ser suspeitada quando da presença de micro ou macro-hematúria, elevação da creatinoquinase ou sinais de falência renal, como oligoanúria.

Arritmias

As alterações cardíacas, em geral, regridem espontaneamente algumas horas após a lesão. A mais frequente delas é a fibrilação ventricular, mas, em alguns casos, se observa alterações do segmento ST e taquicardia, que podem persistir por algumas semanas (ver Capítulo 21, "Arritmias Cardíacas").

Crianças assintomáticas que sofreram queimaduras elétricas por alta tensão e apresentem avaliação eletrocardiográfica inicial normal não requerem monitoração cardíaca. Por outro lado, aquelas com fatores de risco para disritmia, como a presença de água na pele, quadro de tetania, exposição a um fluxo de corrente vertical, enfermidade cardíaca preexistente ou perda de consciência, devem ser monitoradas. Qualquer paciente com queimadura elétrica que apresente disritmia documentada ou eletrocardiograma anormal na avaliação inicial deve ser monitorado por, no mínimo, 24 horas. Em pacientes com queimaduras por baixa tensão e lesão mínima, o eletrocardiograma na admissão pode não ser necessário, pois não há risco significante para o aparecimento mais tardio de arritmias[32].

Manifestações neurológicas

As alterações neurológicas relacionadas às queimaduras elétricas podem ser:

- Primárias, produzidas pela passagem da corrente elétrica;
- Secundárias, produzidas por um trauma relacionado ao acidente (como as quedas).

As lesões produzidas pela passagem da corrente elétrica podem ser:

- Imediatas transitórias;
- Imediatas prolongadas;
- Permanentes tardias;
- Permanentes progressivas.

A complicação neurológica mais frequente nas vítimas de raios é o desenvolvimento de uma paralisia temporária chamada de "keraunoparalisia". Essa complicação ocorre em cerca de 70% dos pacientes vítimas de lesões graves. Acomete preferencialmente os membros inferiores e a sua fisiopatologia pode ser explicada por espasmo vascular, disfunção sensorial e disfunção autonômica. A keraunoparalisia geralmente reverte-se em algumas horas, no entanto alguns pacientes podem desenvolver paresias ou parestesias permanentes. A presença de pupilas fixas e dilatadas ou assimétricas pode ocorrer pela disfunção autonômica. Por isso, esse achado não deve ser usado como uma justificativa para interromper a reanimação cardiorrespiratória[34].

Vítimas de queimaduras por raio podem apresentar hemorragias intracranianas, incluindo hemorragias intracerebrais e subaracnóideas. Em alguns casos, a corrente elétrica pode atingir o cérebro através dos orifícios faciais (olhos, nariz e orelhas).

As vítimas de queimaduras por alta tensão podem perder momentaneamente a consciência. Em alguns casos, a vítima pode entrar em coma por hemorragia ou edema cerebral secundário à lesão elétrica do sistema nervoso central.

Outras manifestações clínicas

Musculoesqueléticas

Lesões osteomusculares podem ocorrer. Fraturas ósseas ou rupturas musculares, geradas pela violenta contratura muscular induzida por corrente alternada, têm sido relatadas.

Outra característica clínica que se observa é a incidência elevada de lesões graves na região do punho e musculatura flexora dos braços ou no tornozelo, devido à maior concentração de estruturas em compartimento anatômico muito estreito.

Aproximadamente, 30% dos sobreviventes de queimadura por alta tensão necessitam amputação em algum nível de suas extremidades[27].

Figura de Lichtenberg

Um sinal clínico patognomônico de lesão de pele produzida por raio é a Figura de Lichtenberg, representada por ramificações arborescentes como que tatuadas na pele. Quando um raio atinge uma pessoa, a descarga pode causar ruptura de pequenos capilares sob a pele, marcando o caminho percorrido pela corrente elétrica. Essas lesões costumam desaparecer depois de algumas horas ou dias.

No segmento cefálico

A queimadura elétrica na cabeça ou no pescoço pode resultar tardiamente em catarata de um ou de ambos os olhos.

O intenso calor produzido no ar pela queda de um raio pode gerar um barulho ensurdecedor e as pessoas diretamente atingidas ou próximas podem sofrer ruptura de tímpano.

Hemorragia pulmonar, hemorragia intracraniana ou ruptura de outros órgãos também podem ocorrer nos acidentes por raios ou corrente de alta tensão.

Tratamento

Havendo história de queimadura por alta tensão, deve ser conduzida avaliação laboratorial, que inclui:

- Eletrocardiograma;
- Hemograma completo;
- Ureia e creatinina;
- Enzimas musculares: creatinoquinase (CK), aldolase, transaminases e lactato desidrogenase (LDH);
- Mioglobinúria (em amostras de urina).

O manejo inicial incluiu a fluidoterapia adequada e monitoração cardíaca se ECG de entrada for anormal, durante pelo menos 24 horas. Os níveis de eletrólitos necessitam ser monitorados e mantidos dentro dos limites normais.

Extremidades devem ser avaliadas por meio de exame físico periódico frequente devido à possibilidade de evolução para síndrome compartimental ou necrose. Se houver confirmação de síndrome compartimental, escarotomia ou fasciotomia da região comprometida, deve ser realizado.

Hidratação agressiva e alcalinização da urina estão indicadas na presença de mioglobinúria, de acordo com o que segue:

1. Se a urina apresentar coloração vermelha ou escurecida (evidência de liberação maciça de mioglobina), a diurese deve ser mantida em pelo menos 1 mL/kg/h até que ocorra o seu clareamento;
2. Bicarbonato de sódio deve ser adicionado à solução intravenosa para manter o pH urinário maior que 7,0, sem elevar o pH do sangue acima de 7,5;
3. Os diuréticos de alça ou manitol devem ser adicionados à infusão de fluidos se o pigmento urinário persistir por mais de oito horas;
4. Estabilidade hemodinâmica deve ser mantida utilizando drogas vasoativas, sempre que houver indicação.
5. Suporte ventilatório deve ser considerado para os casos que evoluírem para insuficiência respiratória ou choque.

Em lesões de alta tensão, o tratamento deve estar focado na manutenção de perfusão adequada e na identificação e tratamento das lesões relacionadas a quedas ou perda de consciência.

Os princípios para o tratamento de feridas, incluindo debridamentos de tecidos necrosados, devem ser realizados para minimizar o risco de infecção e as complicações subsequentes[35]. A equipe de cirurgia plástica deve atuar em conjunto com a equipe da terapia intensiva para que o sucesso no tratamento desses casos seja alcançado.

Comentário Final

A eletricidade é vital na vida moderna por propiciar conforto aos nossos lares e por atuar como insumo nos diversos segmentos da economia. Entretanto, seu uso exige precauções em virtude dos riscos que muitos desconhecem ou desconsideram[33].

Existem mais pessoas expostas à baixa tensão do que às altas tensões (43% dos acidentes ocorrem na moradia da vítima). O maior risco é o contato direto, que pode ser definido como o ocorrido quando uma pessoa tem acesso a alguma parte energizada de uma instalação, provocando uma passagem de corrente através do corpo, uma vez que este é condutor e fecha um curto-circuito entre a massa e a terra[33]. Entretanto, apesar de apresentarem pequena representatividade em termos epidemiológicos, as crianças podem ser vítimas de queimaduras elétricas ao receberem a descarga só por aproximação de cercas elétricas, sem haver necessidade de tocá-las.

Medidas preventivas devem ser adotadas e programas educacionais de prevenção de acidentes domésticos e alertas sobre os perigos relativos aos cabos elétricos e linhas de alta tensão precisam ser extensivamente aplicados[27,32].

REFERÊNCIAS

1. Brusselaers N, Monstrey S, Vogelaers D, Hoste E, Blot S. Severe burn injury in Europe: a systematic review of the incidence, etiology, morbidity, and mortality. Crit Care. 2010 Jan;14(5):R188.
2. Karimi H, Montevalian A, Motabar AR, Safari R, Parvas MS, Vasigh M. Epidemiology of paediatric burns in Iran. Vol. 25, Ann Burns Fire Disasters. 2012;25:115-20.
3. Koç Z, Sağlam Z. Burn epidemiology and cost of medication in paediatric burn patients. Burns. 2012 Sep; 38(6):813-9.
4. Fram R, Cree M, Barr D, Herndon D. Impaired glucose tolerance in pediatric burn patients at discharge from the acute hospital stay. J Burn Care Res. 2010; 31(5):728-33.
5. Senel E, Kizilgun M, Akbiyik F, Atayurt H, Tiryaki H, Aycan Z. The evaluation of the adrenal and thyroid axes and glucose metabolism after burn injury in children. J Pediatr Endocrinol Metab. 2010;23(5):481-9.
6. Marques LO, Santos MC, Silva GM. Resistência à Insulina em Criancas Queimadas: revisão sistemática. Rev Bras Queimaduras. 2013;12(4):245-52.
7. Jeschke MG, Herndon DN. Burns in children: standard and new treatments. Lancet. 2014 Mar 29;383(9923):1168-78.
8. Repository NB. National Burn Repository [Internet]. 2014. Available from: <http://www.ameriburn.org/NBR.php>.
9. Abston S, Blakeney P, Desai M, Heggers J, Herndon D, Hildreth M, et al. House Staff Manual – Total Burn Care [Internet]. Available from: <http://www.totalburncare.com/orientation_intro.htm>.
10. Reitsma S, Slaaf DW, Vink H, van Zandvoort MAMJ, oude Egbrink MGA. The endothelial glycocalyx: composition, functions, and visualization. Pflugers Arch. 2007 Jun;454(3):345-59.
11. Greenhalgh DG. Burn Resuscitation. J Burn Care Res. 2007 Jul;28(4):555-65.
12. Latenser BA. Critical care of the burn patient: the first 48 hours. Crit Care Med. 2009 Oct;37(10):2819-26.
13. Atiyeh BS, Dibo SA, Ibrahim AE, Zgheib ER. Acute burn resuscitation and fluid creep: it is time for colloid rehabilitation. Ann Burns Fire Disasters. 2012 Jun 30;25(2):59-65.
14. Lund C, Browder N. The estimation of areas of burns. Surge Gym Obs. 1944;79:352-8.
15. Kraft R, Herndon DN, Branski LK, Finnerty CC, Leonard KR, Jeschke MG. Optimized fluid management improves outcomes of pediatric burn patients. J Surg Res. 2013 May 1;181(1):121-8.
16. Schulman CI, King DR. Pediatric fluid resuscitation after thermal injury. J Craniofac Surg. 2008 Jul; 19(4):910-2.
17. Pham TN, Cancio LC, Gibran NS. American Burn Association practice guidelines burn shock resuscitation. J Burn Care Res. 2008;29(1):257-66.
18. Faraklas I, Lam U, Cochran A, Stoddard G, Saffle J. Colloid normalizes resuscitation ratio in pediatric burns. J Burn Care Res. 2011;32(1):91-7.
19. Lawrence A, Faraklas I, Watkins H, Allen A, Cochran A, Morris S, et al. Colloid administration normalizes resuscitation ratio and ameliorates "fluid creep". J Burn Care Res. 2010;31(1):40-7.
20. Endorf FW, Dries DJ. Burn resuscitation. Scand J Trauma Resusc Emerg Med. 2011 Jan;19(1):69.
21. Fahlstrom K, Boyle C, Makic MBF. Implementation of a nurse-driven burn resuscitation protocol: a quality improvement project. Crit Care Nurse. 2013 Feb;33(1):25-35.
22. Salinas J, Chung KK, Mann EA, Cancio LC, Kramer GC, Serio-Melvin ML, et al. Computerized decision support system improves fluid resuscitation following severe burns: an original study. Crit Care Med. 2011 Sep;39(9):2031-8.
23. Schwartz S. Supportive therapy in burn care. Consensus Summary on Fluid Resuscitation. J Trauma. 1979;19:876-7.
24. Pruitt BAJ. Protection from Excessive Resuscitation: 'Pushing the Pendulum Back'. J Trauma. 2000;49(3):567-8.
25. Saffle JIL. The phenomenon of "fluid creep" in acute burn resuscitation. J Burn Care Res. 2007;28(3):382-95.
26. Dittrich MHM, Carvalho WB, Lavado EL. Evaluation of the "early" use of albumin in children with extensive burns: A randomized controlled trial. Pediatr Crit Care Med. 2016;17:e280-6.
27. Maciel E, Serra MC. Tratado de Queimaduras. São Paulo: Atheneu; 2004. p. 283-92.
28. Prelack K, Dylewski M, Sheridan RL. Practical guidelines for nutritional management of burn injury and recovery. Burns [Internet]. 2007 Feb [cited 2015 Jan 11];33(1):14-24. Available from: <http://www.ncbi.nlm.nih.gov/pubmed/17116370>.
29. Ivy ME, Atweh NA, Palmer J, Possenti PP, Pineau M, D'Aiuto M. Intra-abdominal hypertension and ab-

dominal compartment syndrome in burn patients. J Trauma. 2000 Sep;49(3):387-91.

30. Antonio AC, Castro PS, Freire LO. Smoke inhalation injury during enclosed-space fires: an update. J Bras Pulmonol. 2013;39(3):373-81.
31. Mlcak RP, Suman OE, Herndon DN. Respiratory management of inhalation injury. Burns. 2007 Feb;33(1): 2-13.
32. Glatstein MM, Ayalon I, Miller E, Scolnik D. Pediatric Electrical Burn Injuries. Pediatr Emerg Care. 2013; 29(6):737-40.
33. Tiago Melo; Ebah – A rede social para o compartilhamento acadêmico. Prevenção de Acidentes com Eletricidade [homepage on the Internet]. [cited 2016 Jul 20]. Availabe from: <http://www.ebah.com.br/content/ABAAAAN2AAA/prevencao-acidentes-com-eletricidade>.
34. Magarão RVQ, Guimarães HP, Lopes RD. Lesões por choque elétrico e por raios. Rev Soc Bras Clín Méd. 2011;9(5):288-93.
35. Maghsoudi H, Adyani Y, Ahmadian N. Electrical and lightning injuries. J Burn Care Res. 2007;28(2):255-61.
36. Artz CP, Moncrief JA. The Treatment of Burns. 2nd ed. Philadelphia: WB Saunders Company; 1969.
37. Amoretti CF, Rodrigues GO, Carvalho PRA, Trotta EA. Validação de escalas de sedação em crianças submetidas à ventilação mecânica internadas em uma unidade de terapia intensiva pediátrica terciária. Rev Bras Ter Intensiva. 2008;20(4):325-30.
38. Melo T. Prevenção de Acidentes com Eletricidade [página na internet]. Disponível em: <http://www.ebah.com.br/content/ABAAAAN2AAA/prevencao-acidentes-com-eletricidade>.

81 Intoxicações Agudas

Sergio Emmanuele Graff

INTRODUÇÃO

Intoxicação, por definição, é a ocorrência de efeitos nocivos resultantes da exposição a substâncias químicas ou a agentes físicos ou biológicos.

Os efeitos tóxicos das substâncias químicas, de plantas e de animais peçonhentos são conhecidos há muitos séculos. Papiros e escritas nas tumbas de faraós do antigo Egito tratavam dos efeitos causados pela exposição a essas substâncias. Cleópatra, a rainha do Egito, entre os anos 69 e 30 a.C, utilizou, segundo esses papiros, estricnina para envenenar prisioneiros e teria se suicidado utilizando para isso uma cobra venenosa. Muito antes, Homero, em seus clássicos "A Ilíada" e "A Odisseia" (850 a.C), citou o uso de flechas envenenadas, denominadas *toxikon*. O filósofo Sócrates (470 a 399 a.C) foi condenado à morte com a ingestão da planta *Conium naculatum* (cicuta) cujo princípio ativo é um alcaloide denominado "cicutoxina", que atua no sistema nervoso central, causando uma grande estimulação, seguida de depressão, convulsões, dificuldades de respiração, paralisia e morte.

Os efeitos tóxicos das substâncias sempre estiveram ligados, em toda a história da humanidade, ao desenvolvimento de armas químicas para matar os inimigos.

A partir do século XVI, a toxicologia avançou, primeiramente com Paracelsus (Philippus Aureolus Theophrastus Bombastus von Hohenheim, 1493 a 1541 d.C), que identificou quais substâncias químicas específicas eram realmente responsáveis pela toxicidade das plantas e animais. Relatou ainda que a resposta dos organismos a essas substâncias dependia da dose recebida, sendo o responsável pela nobre frase: "Todas as substâncias são venenos e não existe nenhuma que não seja. O que diferencia o medicamento de um veneno é a dose."

No século XIX, um médico legista espanhol naturalizado francês, Orfilla (Mathieu Joseph Bonaventure Orfila, 1787-1853 d.C), demonstrou os efeitos dos toxicantes (agentes tóxicos) sobre órgãos específicos, por meio de autópsias, e criou a Teoria do Órgão Alvo. Por isso, é considerado o fundador da toxicologia moderna.

Se, por um lado, o homem criava substâncias tóxicas para serem utilizadas como armas de guerra, para melhorar a produtividade agrícola ou para curar doenças, por outro lado, o conhecimento de seu mecanismo de ação tóxica e possíveis intervenções em casos de superdosagens também evoluía.

O desenvolvimento de análises toxicológicas capazes de detectar pequenas doses ou metabólitos, aliadas ao laboratório de análises clínicas e patológicas capazes de perceber alterações enzimáticas, hormonais ou lesões em órgãos, fez com que o diagnóstico fosse cada vez mais precoce e o sucesso no tratamento cada vez maior.

A constante necessidade de capacitar profissionais para o atendimento de pacientes intoxicados fez com que a toxicologia médica fosse reconhecida como Área de Atuação Médica para especialistas em clínica médica, pediatria e terapia intensiva, por meio da Resolução CFM nº 2.005/2012 (publicada no D.O.U de 21 de dezembro de 2012), posteriormente modificada pela Resolução CFM nº 2.149/2016 (publicada no D.O.U de 03 de agosto de 2016), que homologou a Portaria da Comissão Mista de Especialidades, CME nº 02/2016, que aprovou a relação de especialidades e áreas de atuação médicas.

As exposições a substâncias potencialmente tóxicas são extremamente frequentes, tanto em adultos quanto em crianças, em todo o mundo. A maior parte dessas exposições, entretanto, resulta em nenhum sintoma ou apenas em sinais e sintomas leves, geralmente autolimitados e que requerem apenas um tratamento domiciliar ou ambulatorial.

O diagnóstico de uma intoxicação aguda pode ser uma tarefa bastante fácil quando o paciente chega ao serviço após a ingestão de uma superdosagem de um medicamento conhecido ou de um produto químico também conhecido, mas também pode ser extremamente difícil quando não existem indícios de uma exposição tóxica.

Mesmo nos casos em que não haja histórico de exposição a substâncias químicas, deve-se suspeitar de intoxicação quando um paciente estiver apresentando sinais ou sintomas de:

- Depressão do sistema nervoso central, com ou sem coma;
- Arritmias cardíacas ou outros distúrbios em pacientes jovens que nunca apresentaram qualquer antecedente cardíaco;
- Edema pulmonar;
- Crises convulsivas;
- Hipotensão grave ou choque;
- Acidose metabólica;
- Hipoglicemia grave;
- Alterações comportamentais, agitação ou alucinações em paciente sem antecedentes psiquiátricos.

A anamnese detalhada com o paciente, seus familiares e acompanhantes é fundamental para o diagnóstico adequado.

Duas premissas devem ser consideradas para se evitar diagnósticos intempestivos e errôneos:

- Sem exposição não há intoxicação;
- Exposições a baixas doses podem não resultar em intoxicação.

Um exemplo clássico é um pintor que apresente quadro de cefaleia, vômitos e diarreia. Embora a inalação de solventes possa produzir esse quadro, não se pode esquecer que inúmeras enfermidades também o podem e, portanto, todas as possibilidades devem ser investigadas, pois o fato de o paciente ser pintor confere um nexo causal com os sintomas apresentados.

As intoxicações agudas em nosso meio ocorrem principalmente devido a tentativas de suicídio e acidentes circunstanciais (ocupacionais ou no lar). Envolvem, sobretudo, medicamentos, pesticidas e produtos químicos de uso domiciliar.

As possibilidades de exposição a substâncias químicas, incluindo medicamentos e drogas de abuso, são inúmeras e os quadros clínicos bastante diferentes. Entretanto, algumas exposições produzem sintomas comuns.

Se por meio da história clínica não se obtiver alguma "pista", o exame clínico poderá nos permitir tecer hipóteses diagnósticas baseadas em sintomas e sinais que caracterizem síndromes tóxicas.

SÍNDROMES TÓXICAS

Algumas intoxicações por substâncias químicas apresentam sinais e sintomas comuns, o que permite que sejam agrupadas didaticamente em síndromes, facilitando a identificação de possíveis agentes causais. Mokhlesi, em 2003, descreveu 13 grupos de sinais e sintomas que caracterizam síndromes tóxicas (Quadro 81.1).

QUADRO 81.1 ***Síndromes tóxicas.***

Síndrome tóxica	Sinais e sintomas	Possíveis agentes causais
1. Anticolinérgica	Midríase, visão turva, febre, pele seca, diminuição do peristaltismo intestinal (íleo), retenção urinária, taquicardia, hipertensão, agitação psicomotora, psicose, coma, convulsões e mioclonias	Anti-histamínicos, atropina, baclofen, benzotropina, antidepressivos tricíclicos, fenotiazínicos, propantelina, escopolamina e triexafenidil (artane)
2. Colinérgica	Sialorreia, lacrimejamento, incontinência urinária, diarreia, cólicas, vômitos, fraqueza muscular, aumento da secreção brônquica, bradicardia e miose	Pesticidas inibidores das colinesterases (como carbamatos e organofosforados), fisostigmina e pilocarpina
3. Beta-adrenérgica	Taquicardia, hipertensão e tremores	Salbutamol (albuterol), cafeína, terbutalina e teofilina
4. Alfa-adrenérgica	Hipertensão, bradicardia e midríase	Fenilpropanolamina e fenilefrina
5. Beta e alfa-adrenérgica	Miscelânea dos sinais descritos nos itens 3 e 4, como hipertensão, taquicardia, midríase e ressecamento de mucosas	Anfetaminas, cocaína, efedrina, fenciclidina e pseudoefedrina
6. Sedativo-hipnótica	Sonolência variável até coma, confusão mental, fala pastosa, distúrbios respiratórios, apneia	Agentes depressores do SNC, como anticonvulsivantes, antipsicóticos, barbitúricos, benzodiazepínicos, etanol e opiáceos
7. Alucinógena	Alucinações, psicoses, pânico, febre, midríase, hipertermia e sinestesias	Anfetaminas, maconha, cocaína, ácido lisérgico (LSD) e fenciclidina (esta pode apresentar miose)
8. Extrapiramidal	Rigidez generalizada, tremores, opistótono, trismo, hiperreflexia e coreoatetose	Haloperidol, fenotiazínicos, risperidona, metoclopramida
9. Narcótica	Alteração mental, respiração lenta, miose, bradicardia, hipotensão, hipotermia, diminuição do peristaltismo intestinal	Opiáceos, opioides, dextrometorfano e propoxifeno
10. Serotonínica	Irritabilidade, hiperreflexia, diarreia, sudorese, hiperemia, febre, trismo, tremores e mioclonias	Fluoxetina, meperidina, paroxetina, sertralina, trazodone e clomipramina
11. Epileptogênica	Hipertermia, hiperreflexia, tremores, convulsões	Estricnina, nicotina, organoclorados, lidocaína, cocaína, xantinas, isoniazida, hidrocarbonetos clorados, anticolinérgicos, cânfora, fenciclidina
12. Por solventes	Letargia, confusão, cefaleia, inquietação, incoordenação e despersonalização	Hidrocarbonetos, acetona, tolueno, naftaleno, tricloroetano, hidrocarbonetos clorados
13. Da desacoplação da fosforilação oxidativa	Hipertermia, taquicardia e acidose metabólica	Fosfeto de alumínio (fosfina), salicilatos, 2,4-diclorofenol, dinitrofenol, glifosato, fósforo, pentaclorofenol, fosfato de zinco

ABORDAGEM DO PACIENTE INTOXICADO

A abordagem inicial ao paciente intoxicado não é muito diferente daquela feita para um paciente grave com qualquer outra enfermidade.

A obtenção de dados da história clínica pode ser mais difícil nos casos de tentativa de suicídio ou naqueles em que o paciente foi encontrado desacordado e encaminhado ao hospital.

O tratamento do paciente gravemente intoxicado inclui as seguintes etapas:

- Avaliação inicial (reanimação cardiorrespiratória, se necessária);
- Diminuir a absorção do toxicante;
- Administração de antagonistas e antídotos;
- Medidas de suporte e correção de distúrbios associados;
- Aumentar a excreção do toxicante.

PREVENÇÃO DA ABSORÇÃO DO TOXICANTE

A descontaminação gastrintestinal é uma das etapas do tratamento das intoxicações agudas causadas por exposição por via oral. Tem por objetivo evitar ou diminuir a absorção do agente tóxico ingerido, diminuir sua concentração no sangue e reduzir a gravidade da intoxicação.

Vários procedimentos são propostos, incluindo lavagem gástrica, êmese induzida por xarope de ipeca, administração de carvão ativado, catárticos e irrigação intestinal.

Em 1997, a Associação Americana de Centros de Toxicologia (AAPCT) e a Associação Europeia dos Centros de Toxicologia (EAPCCT) publicaram recomendações para a indicação dos métodos de descontaminação gastrintestinal, estabelecendo que não devem ser utilizados rotineiramente no tratamento, uma vez que não há evidências comprovando que sua utilização melhore a evolução clínica das intoxicações. Os critérios são baseados na gravidade da intoxicação, no tempo decorrido desde a ingestão e nos riscos dos métodos utilizados na descontaminação, entre eles:

- Risco potencial causado pela ingestão do agente tóxico;
- Possibilidade de remoção significativa do agente tóxico;
- Avaliação dos riscos inerentes aos procedimentos, em relação ao possível benefício determinado pela remoção do agente tóxico.

Lavagem gástrica

A lavagem gástrica somente deve ser considerada em pacientes que tenham ingerido quantidade significativa de um agente tóxico que determine importante toxicidade sistêmica ou risco de vida, e quando o procedimento possa ser iniciado até uma hora após a ingestão.

A técnica consiste na passagem de uma sonda orogástrica de grande calibre, seguida de administração e aspiração sequencial de pequeno volume de solução salina 0,9%, com o objetivo de remover a substância tóxica presente no estômago. A intubação intratraqueal, quando necessária, deve ser estabelecida para proteção das vias aéreas em pacientes com depressão neurológica. O paciente deve ser mantido em decúbito lateral esquerdo e a infusão deve respeitar a capacidade gástrica do paciente. Em adultos, administra-se 250 mL por vez e, em crianças, de 5 a 10 mL/kg, utilizando-se um volume total apropriado conforme a idade:

- Recém-nascidos: 500 mL
- Lactentes: 2 a 3 L
- Escolares: 4 a 5 L
- Adultos: 6 a 8 L

As complicações mais frequentes são broncoaspiração, intubação intratraqueal inadvertida, laringoespasmo, efeitos cardiorrespiratórios, trauma de mucosa esofagogástrica e alterações hidroeletrolíticas.

Êmese

O xarope de ipeca a 7% foi largamente utilizado para a indução de vômitos. Em estudos experimentais, a quantidade de marcadores removidos pela utilização do xarope de ipeca foi muito variável e diminuiu conforme o tempo. Não há evidências em estudos clínicos de que a indução de êmese por meio do xarope de ipeca melhore a evolução de pacientes intoxicados. A utilização de xarope de ipeca pode retardar a administração de carvão ativado e diminuir a eficácia de antídotos orais. Sua utilização rotineira não deve ser recomendada como tratamento das intoxicações e, atualmente, está praticamente em desuso. O uso de xarope de ipeca pode ser considerado apenas em pacientes conscientes e alertas, que ingeriram quantidade potencialmente tóxica de uma substância que não irá promover depressão neurológica rapidamente e quando sua administração puder ser realizada até uma hora após a ingestão do agente tóxico. As complicações mais frequentes são: diarreia, letargia, sonolência e persistência dos vômitos por um período maior que uma hora. Complicações mais graves são muito raras e incluem: pneumonia aspirativa, sangramento proveniente da laceração do segmento inferior do esôfago e da parte alta do estômago (síndrome de Mallory-Weiss) e pneumomediastino.

Carvão ativado

O carvão ativado adsorve substâncias presentes no trato gastrintestinal por contato direto, formando um complexo que diminui a absorção do agente tóxico, reduzindo ou prevenindo sua toxicidade sistêmica.

A administração de carvão ativado deve ser considerada em pacientes que ingeriram quantidade potencialmente tóxica de uma substância que seja bem adsorvida pelo carvão ativado. Estudos em voluntários demonstraram que a eficácia do carvão ativado diminui com o tempo decorrido desde a ingestão. O maior benefício para o tratamento do paciente intoxicado ocorre com sua utilização na primeira hora após a exposição.

O uso de carvão ativado em dose múltipla para diálise intestinal consiste em medida de eliminação e poderá ser utilizado nas intoxicações por agentes que apresentem circulação êntero-hepática e por medicamentos de liberação prolongada, como fenobarbital e teofilina em apresentação *retard*.

A dose ótima de carvão ativado é desconhecida, sendo muito variável conforme o agente tóxico ingerido. O mais comum é utilizar 1 g/kg de peso, em crianças, e 50 a 100 g, para adolescentes e adultos, administrada pela via oral ou através de sonda nasogástrica, na forma de suspensão líquida na proporção de 1:4 ou 1:8 em água, soro fisiológico ou glicose a 5% para crianças. Na indicação de múltiplas doses de carvão ativado, a mesma dose pode ser repetida a cada quatro horas nas primeiras 12 horas após a exposição, ou até 48 horas conforme as manifestações clínicas e características do agente tóxico.

As contraindicações para o uso de carvão ativado incluem substâncias com alto risco de aspiração brônquica, como os derivados de petróleo e agentes corrosivos, e em pacientes com risco de sangramento ou perfuração devido a lesões de mucosa ou cirurgia recente. Algumas substâncias não são adsorvidas pelo carvão ativado, como ácidos, álcalis, álcoois e metais, incluindo lítio e ferro. Os efeitos adversos mais comuns são vômitos e constipação intestinal. As complicações mais frequentes são a aspiração brônquica de carvão ativado em pacientes sem proteção de vias aéreas e a obstrução intestinal.

Catárticos (laxantes)

A administração de laxantes não apresenta qualquer papel específico no tratamento das intoxicações ou na descontaminação gastrintestinal. Só é recomendada no intuito de diminuir possíveis efeitos adversos provocados pelo carvão ativado. Quando o carvão ativado é mantido por mais de 12 horas, recomenda-se a associação com laxantes para evitar constipação intestinal (sulfato de sódio ou de magnésio, 250 mg/kg de peso, ou 15 a 20 g em adultos, uma ou duas vezes por dia, conforme o trânsito intestinal).

Indicação de Terapia Intensiva

Nem toda exposição a agentes tóxicos necessitará de tratamento intensivo, mas aquelas que o necessitarem somente terão um desfecho favorável se medidas adequadas forem instituídas de forma rápida e criteriosa. Os critérios para indicação de internação em terapia intensiva têm sido bastante discutidos. Em um trabalho retrospectivo, Brett (*apud* Mokhlesi), em 2003, identificou oito fatores de risco clínico que podem predizer se há necessidade de intervenção em terapia intensiva:

- $PaCO_2$ > 45 mmHg;
- Necessidade de intubação traqueal;
- Convulsões induzidas por toxicante;
- Arritmias cardíacas;
- Intervalo QRS com duração ≤ 0,12 segundos;
- Pressão sistólica < 80 mmHg;
- Bloqueio atrioventricular de segundo ou terceiro grau;
- Falta de resposta a estímulo verbal.

As conclusões desse estudo sugerem que, se um paciente intoxicado não apresentar nenhuma das oito características, nenhuma intervenção, como intubação traqueal, vasopressores, antiarrítmicos, diálise ou hemoperfusão, é necessária. Kulling (*apud* Mokhlesi), em 2003, incluiu outras indicações para admissão em UTI:

- Escala de Coma de Glasgow ≤ 12;
- Necessidade de diálise ou hemoperfusão;
- Acidose metabólica progressiva;
- Superdosagem de antidepressivo tricíclico ou fenotiazina, com sinais de toxicidade cardíaca;
- Hiperpotassemia grave;
- Alteração na temperatura corpórea;
- Necessidade de infusão contínua de naloxona.

Principais Toxicantes e Seus Antídotos

Existem poucos antídotos disponíveis. Para a maioria das exposições tóxicas, o tratamento será baseado apenas nas medidas gerais e tratamento de manutenção.

Antes de administrar um antídoto, deve-se ter certeza de que:

- O agente tóxico é conhecido e há evidências suficientes de que se trata de uma intoxicação por esse agente tóxico;
- A toxicologia da substância tóxica é conhecida;
- A introdução do antídoto será favorável para a evolução do paciente.

Dart, em 2000, recomendou que serviços que atendam emergências devem ter, em estoque, pelo menos os seguintes antídotos (Quadro 81.2):

QUADRO 81.2 ***Antídotos que devem estar disponíveis nos serviços que atendem emergências.***

Atropina	Azul de metileno	Bicarbonato de sódio
Deferoxamina	Dimercaprol	Etanol
Fisostigmina	Fragmento FAB – antidigoxina	Glucagon
Gluconato de cálcio	Cloreto de cálcio	*Kit* para cianeto
N-acetilcisteína	Naloxona	Pralidoxima
Soro antiofídico		

O Quadro 81.3 lista os antídotos, suas indicações e mecanismos de ação para as intoxicações mais frequentes em nosso meio.

Aumento da Eliminação do Toxicante Já Absorvido

Diurese forçada (com diuréticos)

Técnica adotada no passado para forçar a eliminação de substâncias excretadas através dos rins, como o fenobarbital. Tal técnica tem sido abandonada por falta de evidências científicas que suportem sua eficácia e segurança e pelos riscos de produzir alterações hidroeletrolíticas graves.

Manipulação do pH urinário

A manipulação do pH urinário pode ser utilizada terapeuticamente para aumentar a eliminação renal de algumas substâncias.

A característica ácida das substâncias é dada pelo logaritmo da constante de dissociação ácida (pKa). Assim, substâncias que apresentem pKa ácido tendem a ser mais bem excretadas em meio alcalino e aquelas com pKa alcalino são mais bem excretadas quando a urina tiver pH mais ácido. Os limites do pH urinários para essa condição são estabelecidos entre 4,5 a 7,5.

A alcalinização urinária é mais frequentemente utilizada para a eliminação de salicilatos, fenobarbital e dapsona. Para tanto, utiliza-se a infusão venosa de bicarbonato de sódio (1 a 2 mEq/kg, por três ou quatro horas, até atingir pH urinário entre 7 e 8; repetir se necessário).

A acidificação urinária (pH < 5,5) permite aumentar a excreção renal de algumas bases fracas não polares, com valores de pKa entre 6 e 12. Pode ser útil para aumentar a excreção de anfetaminas, por exemplo. Utiliza-se para acidificar a urina cloreto de amônia, hidrocloreto de arginina ou ácido ascórbico (vitamina C). Entretanto, devido à acidificação urinária aumentar as lesões tubulares renais causadas pela mioglobinúria, essa técnica quase não é mais utilizada.

QUADRO 81.3 ***Principais toxicantes e seus antídotos.***

Toxicante	Antídoto
Acetaminofeno (paracetamol)	N-Acetilcisteína
Ácido fluorídrico (HF)	Gluconato de cálcio, cloreto de cálcio
Agonistas alfa (por exemplo, clonidina), opioides (por exemplo, codeína, difenoxilato, fentanila, heroína, meperidina, propoxifeno e morfina)	Naloxona
Anticolinérgicos, difenidramina, dimenidrinato	Fisostigmina
Anticolinesterásicos (inibidores das colinesterases)	Atropina e pralidoxima
Anticongelantes (etilenoglicol)	Fomepizole (difícil de encontrar no Brasil), etanol
Antidepressivos tricíclicos, salicilatos	Bicarbonato de sódio
Arsênico, cobre, chumbo, mercúrio	D-penicilamina (Cuprimine®)
Benzodiazepínicos	Flumazenil
Betabloqueadores	Epinefrina
Bloqueadores de canal de cálcio	Cloreto de cálcio, glucagon
Carbamatos	Atropina
Chumbo	EDTA, dimercaprol (British Anti-Lewisite [BAL]), ácido mercaptodicarboxílico (Succimer®)
Cianeto	Nitrito de amila, nitrito de sódio, tiossulfato de sódio
Digoxina	Fragmentos de anticorpos Fab Anti-Digoxina (Digibind®)
Etilenoglicol	Tiamina
Ferro	Deferoxamina
Heparina	Sulfato de protamina
Heroína, outros opiáceos e opioides	Naloxona (Narcan®)
Hipoglicemiantes, insulina	Glucagon
Metanol	Etanol
Potássio	Insulina e glucose, Kayexalate
Raticidas cumarínicos	Vitamina K_1

Doses múltiplas de carvão ativado

A administração de carvão ativado em doses múltiplas (como descrito anteriormente) pode ampliar a eliminação de substâncias por interromper a circulação êntero-hepática. Por isso, é também denominada "diálise gastrintestinal". É útil para medicamentos com circulação êntero-hepática, como o fenobarbital.

Remoção extracorpórea de toxicantes

Hemodiálise

A hemodiálise é o principal método de remoção extracorpórea de substâncias. Para que seja eficaz, entretanto, o toxicante deve apresentar algumas características, como ter um baixo peso molecular (< 500 d), ser hidrossolúvel, ter uma baixa ligação a proteínas plasmáticas (≤ 70%) e ter um baixo volume de distribuição (volume de líquido necessário para conter todo o fármaco presente no corpo na mesma concentração dosada no plasma).

Quanto menor a solubilidade de um fármaco, menor será o seu volume de distribuição. Para fármacos que se ligam muito a proteínas plasmáticas, menor será o volume de distribuição, uma vez que estarão "aprisionadas" no sangue e, devido à ligação, não atravessarão a parede do vaso.

Intoxicações graves, para as quais a hemodiálise pode ser útil, incluem metanol, etilenoglicol, ácido bórico, salicilatos e lítio.

Hemoperfusão

A principal diferença entre esse processo e o anterior está relacionada ao tipo de filtro onde o sangue entra em contato direto com um sistema adsorvente (cartucho de carvão ativado). Suas vantagens incluem a eficácia na retirada de substâncias pouco hidrossolúveis, com alto peso molecular e fortemente ligadas à proteína plasmática, pois depende muito mais da capacidade de o adsorvente ligar-se ao toxicante do que das características da substância.

REFERÊNCIAS

1. Bochner R, Souza VMFA. Panorama das Intoxicações e Envenenamentos Registrados no Brasil pelo Sistema Nacional de Informações Tóxico-Farmacológicas (SINITOX). Revista Racine. 2008;18:44-58. Disponível em: <http://arca.icict.fiocruz.br/handle/icict/1309>.
2. Dart RC, Goldfrank LR, Chyka PA, Lotzer D, Woolf AD, McNally J, et al. Combined evidence-based literature analysis and consensus guidelines for stocking of emergency antidotes in the United States. Ann Emerg Med. 2000;36:126-32.
3. Goldfrank LR. Goldfrank's Toxicologic Emergencies. 8th ed. New York: McGraw Hill Professional; 2006.
4. Graff S. Intoxicações exógenas. In: Sociedade Brasileira de Clínica Médica, org. Programa de Atualização em Medicina de Urgência (PROURGEN). Sistema de Educação Médica Continuada à Distância. Porto Alegre: Artmed Panamericana; 2008. p. 89-135.
5. Graff S. Noções de Toxicologia Clínica. In: Prado C, Ramos J, Valle R, editores. Atualização Terapêutica. São Paulo: Artes Médicas; 2007.
6. Lopes AC, Graff S. Fundamentos da Toxicologia Clínica. São Paulo: Atheneu; 2006.
7. Mokhlesi B, Leiken JB, Murray P, Corbridge TC. Adult toxicology in critical care: Part I: General Approach to the Intoxicated Patient. Chest. 2003;123:577-92.
8. Mokleshi B, Leiken JB, Murray P, Corbridge TC. Adult Toxicology in Critical Care: Part II: Specific Poisonings. Chest. 2003;123:897-922.
9. Watson WA, Litovitz TL, Klein-Schwartz W, Rodgers GC Jr, Youniss J, Reid N, et al. 2003 Annual Report of the American Association of Poison Control Centers Toxic Exposure Surveillance System. Am J Emerg Med. 2004;22:335-404.

82 Acidentes por Animais Peçonhentos

José Yamin Risk
Ceila Maria Sant'ana Málaque

Animais peçonhentos são aqueles que produzem veneno e o inoculam através de estruturas especializadas, como presas, quelíceras, ferrões e cerdas. Esse mecanismo de inoculação de veneno é utilizado como defesa ou caça.

Os envenenamentos por animais peçonhentos podem ser considerados um importante problema de saúde pública no Brasil devido à alta incidência, a complexidade do quadro clínico e a potencial gravidade. Os acidentes ocorrem principalmente em áreas rurais e periurbanas, atingindo a população mais pobre e desprovida de atenção pelas autoridades de saúde, o que se enquadra no critério, considerado pela Organização Mundial da Saúde (OMS), de doenças tropicais e subtropicais negligenciadas.

Em 2012, foram notificados 142.697 acidentes com 261 óbitos, como mostra a Tabela 82.1, predominando os acidentes por escorpião, que já vinham aumentando nos anos anteriores.

Aproximadamente 20% dos acidentes no Brasil ocorrem em crianças entre zero e 14 anos e se revestem de particular importância, tanto pela frequência como pela gravidade, necessitando muitas vezes de cuidados intensivos. Destacam-se os acidentes por escorpião cujas manifestações de gravidade aparecem muito rapidamente após a picada, sendo fundamental, além do tratamento com antiveneno, o tratamento de suporte em unidade de terapia intensiva. A taxa de letalidade por escorpionismo na faixa etária entre zero e 14 anos é três vezes maior quando comparada ao total de casos, e é responsável por registro de cerca de 50% dos óbitos (Tabela 82.2).

TABELA 82.1 ***Distribuição e letalidade dos acidentes por animais peçonhentos, segundo o tipo de animal, em 2012 no Brasil.***

	Acidentes		Letalidade
Tipo de animal	**N**	**%**	**N**
Escorpião			
Serpente	29.250	20,4	124
Aranha	25.320	17,7	10
Abelha	10.218	7,1	29
Lagarta	3.874	2,7	3
Ignorado	9.507	6,6	6
Total	142.864	100	261

Fonte: Ministério da Saúde[8].

TABELA 82.2 ***Distribuição e letalidade dos acidentes por animais peçonhentos, segundo o tipo de animal, em crianças entre zero e 14 anos, em 2012 no Brasil.***

	Acidentes		Letalidade
Tipo de animal	**N**	**%**	**N**
Escorpião	12.920	45,4	41
Serpente	4.949	17,4	14
Aranha	3.976	13,9	2
Abelha	2.696	9,5	4
Lagarta	1.207	4,2	0
Ignorado	2.714	9,5	2
Total	28.462	100	63

Fonte: Ministério da Saúde[8].

A definição diagnóstica dos acidentes com animais peçonhentos exige avaliação criteriosa dos dados epidemiológicos, tais como o local e a circunstância em que ocorreu o acidente e a presença de alterações clínicas sugestivas de envenenamento, tanto no local da picada como sinais sistêmicos.

Há pacientes que supõem ter sido picados, alguns veem o animal e outros o trazem consigo. Mesmo que o tragam, a identificação deve ser feita por pessoal treinado e as informações dadas pelo paciente e/ou familiares a respeito do tipo de animal deverão ser tomadas com reserva.

ACIDENTES OFÍDICOS

O número de notificações no país mantém uma média de 25 mil acidentes anualmente, com incidência de ofidismo de 12,5 casos/100 mil habitantes. Os dados oficiais revelam que a maioria dos acidentes é causada por serpentes do gênero *Bothrops* (jararaca, jararacuçu, urutu), seguida pelo gênero *Crotalus* (cascavel), *Lachesis* (surucucu) e *Micrurus* (coral). É referida uma pequena porcentagem de acidentes por serpentes não peçonhentas, refletindo provavelmente a ocorrência de subnotificação, e uma proporção de acidentes em que o gênero da serpente não é informado (Tabela 82.3).

Cerca de 20% dos acidentes por serpentes ocorrem em menores de 14 anos (Tabela 82.2).

Os trabalhadores rurais do sexo masculino são os mais frequentemente atingidos e as partes do corpo mais acometidas são o pé e a perna. A sazonalidade na incidência ocorre de maneira característica no acidente ofídico, com aumento no risco de acidentes nos meses quentes e chuvosos.

TABELA 82.3 ***Distribuição dos acidentes ofídicos, segundo o gênero da serpente, em 2012 no Brasil.***

Gênero da serpente	Nº de acidentes	%	Letalidade Nº óbitos (%)
Bothrops	21.008	71,8 %	82 (0,39)
Crotalus	2.295	7,9 %	26 (1,13)
Lachesis	895	3,1 %	1 (0,11)
Micrurus	244	0,8 %	1 (0,41)
Não peçonhentas	1.295	4,4%	2 (0,15)
Ignorado/branco	3.513	12,0%	149 (4,24)
Total	29.250	100%	261 (0,89)

Fonte: Ministério da Saúde[8].

Como Diferenciar uma Serpente Peçonhenta de uma Serpente Não Peçonhenta

Presença de fosseta loreal (Figura 82.1) entre o olho e a narina:

a. Com cauda lisa, são *Bothrops* (jararaca);
b. Com cauda com guizo ou chocalho, são *Crotalus* (cascavel);
c. Com cauda com escamas eriçadas, são *Lachesis* (surucucu ou pico-de-jaca).

Ausência de fosseta loreal:

a. Com anéis pretos, vermelhos e brancos, são corais;
b. Todas as serpentes não peçonhentas (por exemplo, cobra-verde, cobra-cipó, muçurana, jiboia, sucuri, falsa coral etc.).

Aproximadamente 40% dos pacientes com queixa de "acidente ofídico" não apresentam sinais ou sintomas de envenenamento. Isso pode ocorrer porque o indivíduo foi picado por uma serpente

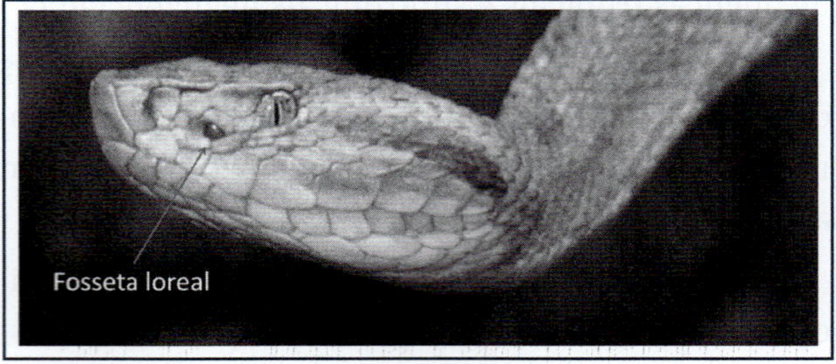

FIGURA 82.1 ***Presença de fosseta loreal.***

não peçonhenta ou não houve injeção de veneno por uma serpente peçonhenta, ocasionando a chamada "picada seca" (*dry bite*).

Quando o agente causal não for identificado, prevalece o diagnóstico clínico sobre o etiológico, convencionando-se, para melhor documentação, considerar o acidente como "provável". Porém, as características clínicas do envenenamento permitem a classificação do tipo de cada acidente.

Em todo atendimento onde haja suspeita de acidente ofídico, devem ser realizados testes de coagulação, que, quando alterados, é indicativo de envenenamento nos acidentes botrópico, crotálico ou laquético. Mesmo na ausência de outras alterações, esse achado indica envenenamento e necessidade de soroterapia.

A maioria absoluta dos acidentes ofídicos tratados evolui para a cura, sendo registrada letalidade de 0,42%. Os acidentes botrópicos são responsáveis pelo maior número de óbitos, seguidos pelos acidentes crotálicos, laquéticos e elapídicos. O acidente crotálico, entretanto, tem letalidade três vezes maior que o botrópico.

Existe uma correlação nítida entre a letalidade e o tempo decorrido entre a picada e a soroterapia. A taxa de letalidade observada é mais alta quando o atendimento médico é realizado com seis horas ou mais depois do acidente. Com isso, é enfatizada a importância da soroterapia precoce como fator determinante na taxa de letalidade.

ACIDENTE BOTRÓPICO

Mecanismo de Ação dos Venenos

O veneno botrópico apresenta três atividades principais:

1. Ação inflamatória aguda*:* a chamada atividade inflamatória aguda se deve a um conjunto de frações do veneno, com especificidades diversas e que são responsáveis pelos fenômenos locais do envenenamento. As enzimas encontradas nesses venenos podem atuar por ação direta sobre os diferentes substratos, causando lesão tecidual, ou por meio da ativação/liberação de mediadores do processo inflamatório (ação indireta). A ação indireta pode ser exemplificada pela ação das fosfolipases sobre as membranas celulares, levando à liberação de derivados do ácido araquidônico, como leucotrienos, prostaglandinas e prostaciclinas, com potentes atividades inflamatórias. Também contribuem nesse processo diversas citocinas inflamatórias, como TNF-alfa, IL-1 e IL-6.
2. Ação coagulante: é devido a proteases que atuam em pontos específicos da cascata de coagulação, levando ao consumo do fibrinogênio e formação de coágulos de fibrina intravascular. A incoagulabilidade sanguínea ocorre com frequência. Essa atividade, ao levar à formação de trombos microvasculares, provoca hipóxia com consequente agravamento do edema e sofrimento tecidual. Também foram isoladas frações com atividade sobre plaquetas.
3. Ação hemorrágica: é atribuída particularmente a metaloproteases (hemorraginas), que representam cerca de 1% do veneno total e têm ação distinta das frações coagulantes. Lesando o endotélio vascular, a atividade hemorrágica amplia o quadro inflamatório, particularmente na região da picada, além de provocar sangramentos.

Quadro Clínico

Alterações locais

A dor e o edema são em geral os primeiros sinais de envenenamento no acidente botrópico. O edema, cuja instalação ocorre nas primeiras horas, é firme, doloroso, aumenta progressivamente nas primeiras 24 horas e pode estender-se a todo o membro devido ao extravasamento de líquido para o espaço extravascular (Figuras 82.2 e 82.3). Pode surgir equimose local ou próxima à área de drenagem linfática regional. Algumas horas após o acidente, podem aparecer bolhas de conteúdo variável (seroso, hemorrágico, necrótico, purulento) (Figuras 82.4 e 82.5).

Na maioria dos casos, as manifestações locais involuem sem complicações no período de até duas semanas.

A ação inflamatória local do veneno parece criar condições favoráveis à proliferação de microrganismos que podem levar à formação de abscesso.

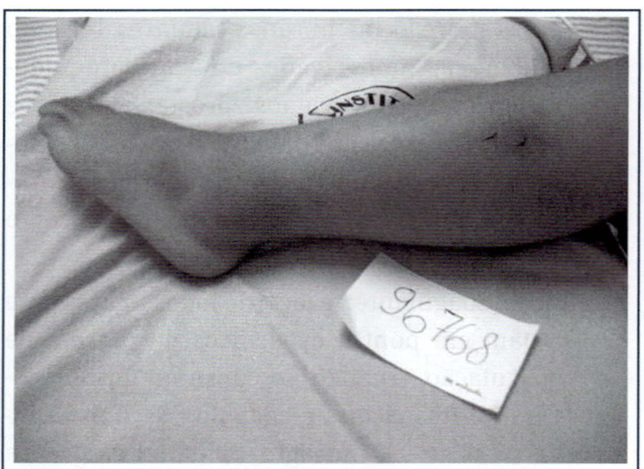

FIGURA 82.2 ***Marcas, edema e equimose no local da picada.***

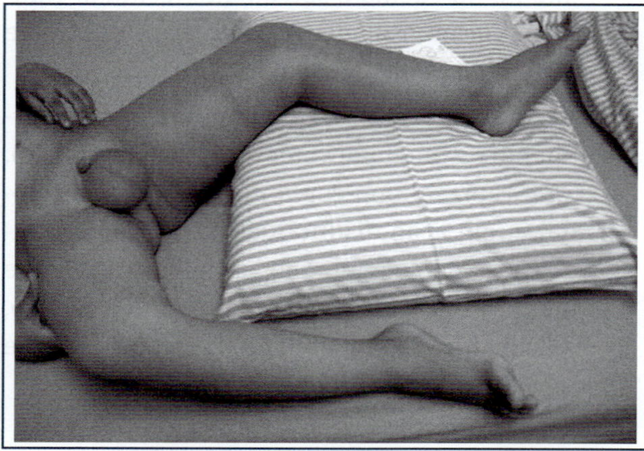

FIGURA 82.3 ***Edema estendido depois de 24 horas da picada.***

As bactérias mais comumente isoladas nos abscessos pertencem ao grupo dos bacilos Gram-negativos, sendo particularmente frequente a *Morganella morganii* e os anaeróbios. Podem ocorrer também infecções como erisipela e celulite.

Algumas características na evolução podem sugerir o diagnóstico de infecção secundária, como a reativação de sinais inflamatórios em quadro local que se achava estabilizado ou em regressão. Pode ocorrer necrose tecidual, especialmente quando a região acometida é extremidade de mão ou pé. (Podem ser observadas ainda sequelas, como deficiências funcionais ou amputação.)

Os pacientes raramente evoluem com quadro de síndrome compartimental, caracterizada pela compressão do feixe vasculonervoso e sofrimento tecidual em decorrência do edema acentuado.

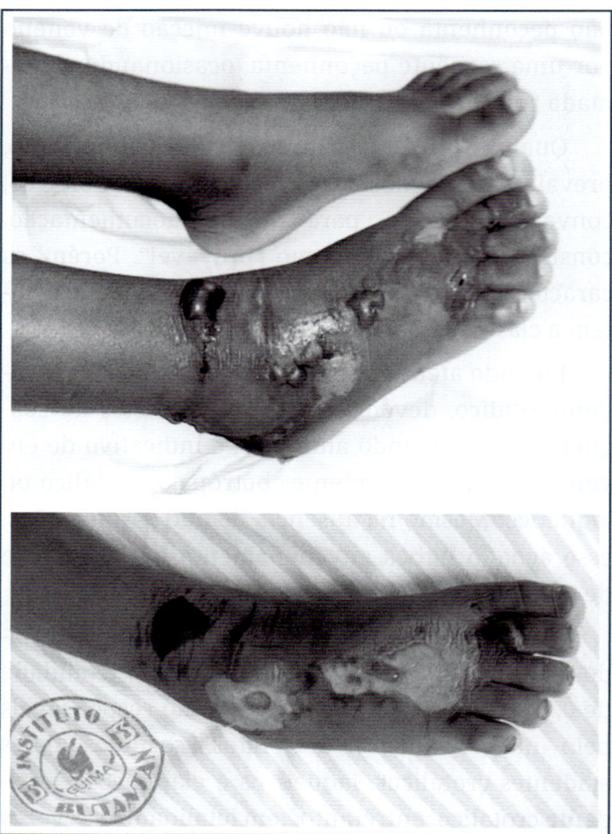

FIGURAS 82.4 E 82.5 ***Acidente botrópico: bolhas e infecção no terceiro dia após a picada e evolução com perda de tecido.***

Dentre os fatores que favorecem a ocorrência de complicações locais estão: picada em extremidade de mão ou pé, utilização de torniquete ou garrote, incisões no local da picada e retardo na administração do antiveneno.

Alterações Sistêmicas

A alteração sistêmica mais frequentemente observada é a incoagulabilidade sanguínea, com ou sem manifestações hemorrágicas. O sangramento pode ser de intensidade e localização variáveis, sendo gengivorragia (Figura 82.6), equimose e hematúria as formas mais comumente observadas. Hematêmese, hemoptise e sangramento intracraniano são menos frequentes.

Hipotensão e choque podem surgir nos casos graves. Os mecanismos incluem hipovolemia causada por sequestro de líquido na região picada ou devido à hemorragia maciça e, possivelmente, por

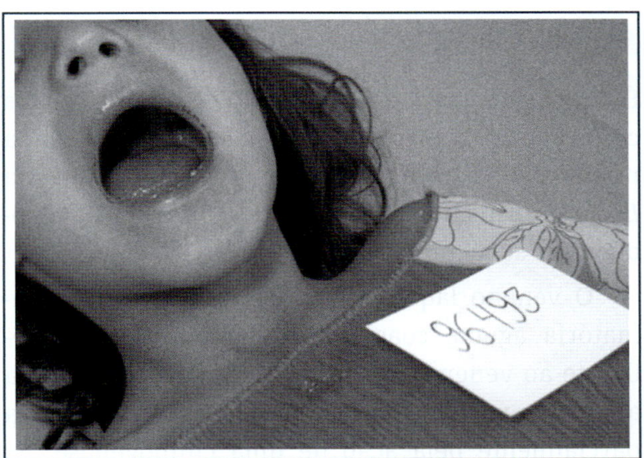

FIGURA 82.6 *Acidente botrópico: gengivorragia.*

vasodilatação resultante de liberação de substâncias inflamatórias vasodilatadoras.

A lesão renal aguda (LRA) é uma complicação que ocorre em 0,5% a 13,8% dos pacientes, dependendo da espécie agressora, e instala-se, em geral, nas primeiras 24 horas do acidente. Os mecanismos descritos são hipotensão, hipovolemia, coagulação intravascular disseminada (CIVD), ação de mediadores inflamatórios e uma possível ação nefrotóxica direta. A lesão anatômica mais encontrada é a necrose tubular aguda (NTA), sendo também descrita a necrose cortical.

O óbito pode ocorrer devido à insuficiência renal aguda, hemorragia grave, choque ou sepse.

Exames Complementares

Podem ser observados alargamento do tempo de protrombina (TP), do tempo de tromboplastina parcial ativado (TTPA) e do tempo de trombina (TT); consumo de fibrinogênio, protrombina e fatores X, V e VIII plasmáticos; aumento de produtos de degradação do fibrinogênio/fibrina (PDF) e dímeros-D; e diminuição dos níveis plasmáticos de alfa2-antiplasmina e plasminogênio, devido à fibrinólise.

Anemia discreta, leucocitose com neutrofilia e desvio à esquerda e trombocitopenia podem ser encontrados na fase inicial. Ureia, creatinina e eletrólitos devem ser realizados em pacientes com comprometimento da função renal. No exame de urina, podem ser observadas hematúria, proteinúria e mais raramente hemoglobinúria. A creatinofosfoquinase (CPK) pode estar elevada em pacientes que apresentem processo flogístico acentuado no local da picada ou em acidentes causados por serpentes com veneno com atividade miotóxica local, como a *B. jararacussu* e a *B. moojeni.*

A detecção e quantificação do veneno ofídico circulante, com o método de Elisa (*Enzyme Linked Immunosorbent Assay*), não são utilizadas na rotina clínica no Brasil, apenas em pesquisas.

Tratamento Específico

Os esquemas de dose propostos dependem da gravidade do quadro e estão relacionados no Quadro 82.1.

QUADRO 82.1 ***Classificação quanto à gravidade e tratamento recomendado para o acidente botrópico.***

Gravidade	Manifestações clínicas	TC	Nº ampolas (SAB ou SABC)
Leve	Edema local discreto ou ausente; sangramento em pele/mucosas; apenas TC alterado	Normal ou alterado	4
Moderado	Edema local evidente Sangramento	Normal ou alterado	8
Grave	Edema muito extenso Hipotensão, choque Hemorragia intensa	Normal ou alterado	12

Fonte: Ministério da Saúde[7].
Siglas: SAB = soro antibotrópico; SABC = soro antibotrópico-crotálico.

A determinação dos testes de coagulação é muito útil, tanto no diagnóstico como na avaliação da eficácia do tratamento soroterápico instituído. Recomenda-se a monitoração com testes de coagulação após 12 e 24 horas do término da administração do antiveneno.

Caso não haja melhora da coagulopatia após 12 horas da infusão do SAB, isto é, o sangue permanecer incoagulável como antes, na maioria das vezes observa-se que o diagnóstico etiológico foi incorreto devido ao uso de antiveneno inapropriado.

Suporte

No controle da dor: uso de analgésicos comuns, tipo dipirona, em geral tem boa resposta, mas eventualmente é necessário administrar derivados opioides. Deve ser evitado anti-inflamatório não hormonal pelo risco de sangramento e da LRA.

Manter o membro atingido elevado caso haja edema. A síndrome compartimental é uma complicação rara, porém, quando ocorre, é precoce (nas primeiras 24 horas) e a indicação de fasciotomia deve ser criteriosa.

A LRA é uma importante complicação do acidente botrópico, sendo de fundamental importância sua prevenção por meio da manutenção de um estado de hidratação satisfatório, bom fluxo urinário (2 mL/kg/h na criança e 30 a 40 mL/h no adulto). Se necessário, indica-se o uso de diurético de alça, furosemida, por via intravenosa (1 a 2 mg/kg/dose). Eventualmente, a diálise pode ser necessária. Em pacientes com hipotensão/choque deve ser realizada hidratação, associada ou não a medicações vasoativas.

O uso de heparina não está justificado, pois os efeitos dos venenos ofídicos sobre a coagulação não são neutralizados por ela.

A reposição de fatores de coagulação (por exemplo, plasma fresco) ou plaquetas não está indicada enquanto o veneno não for neutralizado. Os sangramentos espontâneos cessam em poucas horas após a administração do antiveneno.

Eventualmente, após o antiveneno, caso haja necessidade de procedimentos invasivo-cirúrgicos, pode ser necessária à reposição de fatores enquanto não houver total reversão da coagulopatia.

Nos casos que evoluem com abscesso, além da drenagem cirúrgica no momento apropriado, está indicada antibioticoterapia. Os antimicrobianos que têm se mostrado eficientes são aqueles com atividade sobre os bacilos Gram-negativos (particularmente, *Morganella morganni*) e anaeróbios, tais como cloranfenicol, ou ampicilina associada à sulbactam, ou a associação ceftriaxona com clindamicina. Tecidos necróticos devem ser desbridados assim que haja delimitação da área de lesão.

Considerando a picada como um ferimento contaminado, o isolamento de microrganismos do gênero *Clostridium sp.* na boca da serpente e as condições de anaerobiose criada no local da picada, torna-se necessária a profilaxia do tétano, que deverá ser realizada após normalização da coagulopatia.

Quando a síndrome compartimental estiver presente, deve ser avaliada criteriosamente a indicação de fasciotomia, lembrando que o distúrbio hemostático poderá intensificar o risco de sangramento desse procedimento.

ACIDENTE LAQUÉTICO

É um acidente pouco estudado, sendo relatados casos na Amazônia e, mais raramente, na região da mata Atlântica, áreas de distribuição geográfica da *Lachesis*. Seus nomes populares são surucucu, pico-de-jaca e surucutinga.

O veneno laquético apresenta atividade inflamatória aguda, coagulante e hemorrágica semelhante ao veneno botrópico. Além disso, apresenta atividade vagomimética, que pode ser explicada parcialmente pela ação de uma cininogenase. As manifestações clínicas são semelhantes às do acidente botrópico, somando-se ainda distúrbios "neurotóxicos", como bradicardia, diarreia, sudorese, hipotensão arterial e choque.

Devido à limitada experiência clínica no tratamento específico, indica-se a utilização de 10 a 20 ampolas de soro antilaquético (SAL) ou antibotrópico/laquético (SABL).

Em pacientes que evoluem com hipotensão, fazer inicialmente expansão de volume com cristaloide e avaliar posteriormente a necessidade de administrar droga vasoativa. Na presença de bradicardia com instabilidade hemodinâmica, está indicado o uso de sulfato de atropina 0,02 mg/kg IV (dose máxima para crianças de 0,5 mg). O tratamento de suporte e das complicações é o mesmo já descrito em acidentes botrópicos.

ACIDENTE CROTÁLICO

Mecanismos de Ação do Veneno

As principais atividades do veneno são:

- Ação neurotóxica: a crotoxina, um complexo formado pela crotapotina e fosfolipase A2, atua na membrana pré-sináptica da junção neuromuscular, impedindo a liberação da acetilcolina, com consequente paralisia muscular.
- Ação miotóxica: atribuída à presença da crotoxina, principal componente do veneno da cascavel sul-americana. Experimentalmente, a inoculação em músculo induz à formação de lesões subsarcolêmicas e edema de mitocôndrias, levando à necrose seletiva de fibras da musculatura esquelética.

- Ação coagulante: o veneno crotálico apresenta atividade trombina-*like*, podendo ocasionar incoagulabilidade sanguínea.

Quadro Clínico

Alterações locais

Os sinais locais são menos intensos comparativamente aos do acidente botrópico. Pode ser observado discreto edema, eritema, parestesia e, se houver dor, é de pouca intensidade (Figuras 82.7, 82.8 e 82.9).

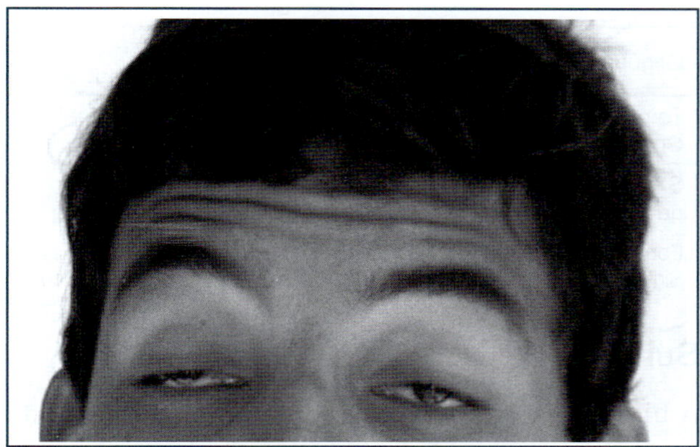

FIGURA 82.7 *Fácies miastênica característica.*

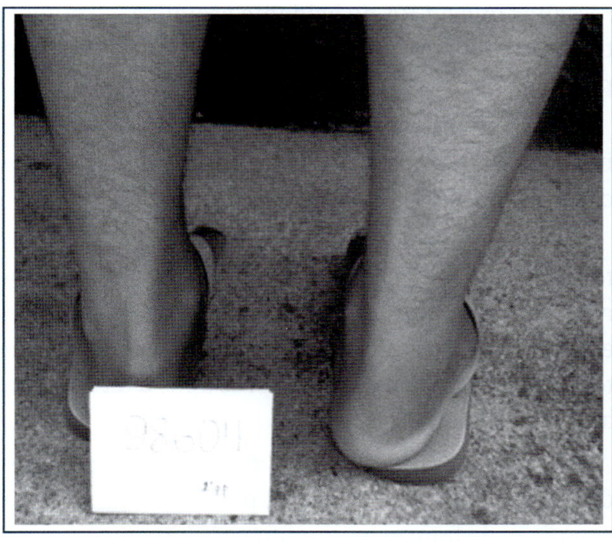

FIGURA 82.8 *Quadro local discreto.*

Alterações sistêmicas

Nas primeiras horas após o acidente, o paciente pode apresentar mal-estar, sudorese, náusea/vômitos, prostração, sonolência ou agitação.

Os aspectos neuroparalíticos do envenenamento crotálico caracterizam-se por fácies miastênica

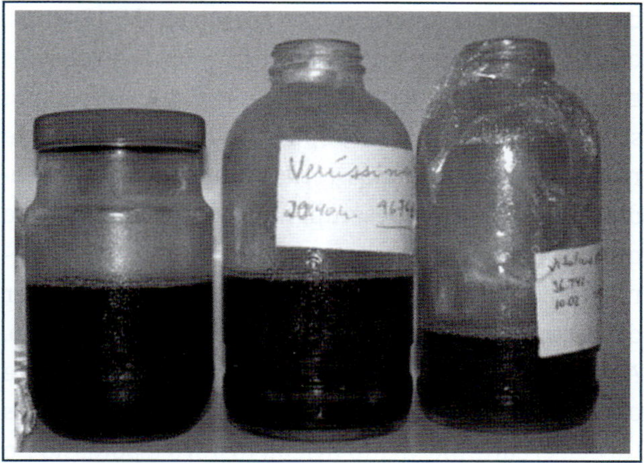

FIGURA 82.9 *Mioglobinúria.*

(ou neurotóxica de Rosenfeld), com ptose palpebral; dificuldades na acomodação visual, com visão turva e diplopia; paralisia do globo ocular (oftalmoplegia); alteração do diâmetro das pupilas (midríase, anisocoria); paralisia velopalatina, levando à dificuldade na deglutição, sialorreia e diminuição do reflexo do vômito; e paralisia flácida generalizada que pode envolver a musculatura respiratória e levar à insuficiência respiratória aguda. Depois do primeiro dia do acidente, é frequente a queixa de alteração na sensibilidade olfativa e/ou gustativa.

A atividade coagulante do veneno pode levar à incoagulabilidade sanguínea em torno de 50% dos casos. Os sangramentos, quando ocorrem, são geralmente discretos, como gengivorragia, e não comprometem o estado hemodinâmico do paciente.

A rabdomiólise expressa-se clinicamente por dores musculares generalizadas que podem ser de aparecimento precoce, fraqueza muscular de intensidade variável e urina de coloração avermelhada ou marrom (cor de chá-preto ou coca-cola). Dependendo do grau de mionecrose, pode haver acometimento intenso da musculatura respiratória, contribuindo com os fenômenos neurotóxicos para o desenvolvimento de insuficiência respiratória. Além disso, a deposição de pigmentos de mioglobina na urina exerce papel importante na instalação da disfunção renal.

A lesão renal aguda (LRA) se instala, na maioria das vezes, nas primeiras 48 horas, sendo a necrose tubular aguda a lesão mais frequentemente observada. A prevalência de LRA após acidente crotálico varia de 18% a 29%, de acordo com os dados de literatura; e em crianças menores de 12 anos, o risco é três vezes maior do que em adultos. Os mecanismos envolvidos na gênese da nefropatia são multifatoriais, e a deposição de pigmentos de mioglobina nos túbulos renais (consequente à rabdomiólise) parece desempenhar papel importante quando associada a outros fatores, como hipovolemia e coagulação intravascular, não podendo ser descartada uma ação nefrotóxica direta do veneno. A forma oligoanúrica da LRA é a mais comumente observada. A retenção de elementos nitrogenados (ureia, creatinina, ácido úrico), fósforo e potássio no sangue podem ser de grande intensidade devido à necrose muscular, caracterizando-se assim um estado hipercatabólico.

Exames Complementares

Do ponto de vista laboratorial, são observadas nas primeiras horas elevação dos níveis séricos de CK, atingindo valores máximos nas 24 horas após a picada; e nos primeiros dias, de TGO e DHL cuja detecção pode ser útil ao diagnóstico mais tardio. Nos casos onde há comprometimento da função renal, há elevação dos níveis séricos de ureia, creatinina, potássio e fósforo.

Pode ocorrer acidose metabólica. Na LRA mioglobinúrica, observa-se ainda, na fase oligúrica, hipocalcemia de intensidade variável, decorrente da deposição de Ca^{++} no músculo lesado. Quando ocorrer a recuperação da LRA, esses depósitos serão reabsorvidos, o que pode levar à hipercalcemia.

O hemograma é caracterizado por leucocitose com neutrofilia. Cerca de 50% dos pacientes apresentam sangue incoagulável, com alteração dos tempos de protombina (TP) e de tromboplastina parcial ativado (TTPA), e hipofibrinogenemia.

No exame de urina pode existir proteinúria discreta, e não há hematúria a não ser que no paciente tenha sido realizada sondagem vesical. A mioglobina pode ser detectada pelo teste de benzidina ou pelas tiras reagentes para uroanálise, que dão reação positiva igual para a hemoglobina.

Tratamento Específico

Os esquemas de dose propostos dependem da gravidade do quadro e estão relacionados no Quadro 82.2.

QUADRO 82.2 ***Classificação quanto à gravidade e soroterapia recomendada para acidente crotálico.***

Manifestações e tratamento	Classificação (avaliação inicial)		
	Leve	Moderado	Grave
Fácies miastênica/ visão turva	Ausente ou tardia	Discreta ou evidente	Evidente
Mialgia	Ausente ou discreta	Discreta	Intensa
Urina vermelha ou marrom	Ausente	Pouco evidente ou ausente	Presente
Oligúria/anúria	Ausente	Ausente	Presente ou ausente
Tempo de Coagulação	Normal ou alterado	Normal ou alterado	Normal ou alterado
SAC/SABC (nº de ampolas)	5	10	20

Fonte: Ministério da Saúde[7].
Siglas: SAC = soro anticrotálico; SABC = soro antibotrópico-crotálico.

Suporte

A hidratação é fator fundamental na prevenção da LRA. Uma vez estabelecida, os princípios de tratamento são semelhantes aos indicados no manejo dessa complicação devido a outras causas. Deve-se ressaltar que a LRA no acidente crotálico é frequentemente hipercatabólica, o que orienta a indicação precoce dos métodos dialíticos.

Nos casos de insuficiência respiratória aguda, instituir suporte ventilatório adequado antes de ocorrer uma franca descompensação.

A determinação dos testes de coagulação é muito útil para avaliação da eficácia do tratamento soroterápico instituído, pois, em 50% dos casos, podem estar alterados. Recomenda-se a monitoração com testes de coagulação 12 e 24 horas após o término da administração do soro.

Eventualmente, caso haja necessidade de procedimentos invasivo-cirúrgicos, pode ser necessária à reposição de fatores, enquanto não houver a total reversão da coagulopatia após tratamento específico.

ACIDENTE ELAPÍDICO

Mecanismos de Ação do Veneno

As neurotoxinas elapídicas são proteínas básicas de baixo peso molecular, sendo de rápida difusão pelos tecidos. Todos os elapídios brasileiros apresentam neurotoxinas pós-sinápticas que se ligam com grande afinidade aos sítios receptores de acetilcolina na placa motora terminal, com efeitos semelhantes ao do curare. Algumas *Micrurus* encerram ainda atividade pré-sináptica, que leva à inibição na liberação da acetilcolina, como a *M. corallinus*.

Quadro Clínico

O quadro clínico caracteriza-se por fácies miastênica (ou "neurotóxica" de Rosenfeld) com ptose palpebral bilateral, oftalmoplegia, paralisia velopalatina, paralisia flácida dos membros e paralisia da musculatura respiratória, que podem levar à insuficiência respiratória aguda (causa de óbito nesse tipo de acidente). As manifestações do envenenamento podem surgir precocemente devido ao baixo peso molecular das neurotoxinas.

Tratamento Específico

O esquema de dose proposto indica a utilização de dez ampolas de soro antielapídico (SAE), considerando todos os acidentes desse grupo como potencialmente graves.

Nos pacientes com insuficiência respiratória aguda, tem sido recomendada a utilização de anticolinesterásicos do tipo neostigmina, na tentativa de reverter os fenômenos neuroparalíticos. Indica-se administração de neostigmina (Prostigmine®) 0,05 mg/kg por via intravenosa (IV). Esta deve ser precedida da injeção de 0,02 mg/kg de atropina IV (dose máxima para crianças de 0,5 mg) para prevenir os efeitos muscarínicos da acetilcolina, principalmente a bradicardia e a hipersecreção. Em geral, a resposta é rápida, com melhora evidente do quadro em poucos minutos. Nesse caso, recomenda-se dose de manutenção de neostigmine de 0,01-0,04 mg/kg IV a cada quatro horas, sempre precedida da administração de atropina. Dependendo da resposta do paciente, pode haver espaçamento maior entre as doses, até que ocorra a recuperação do quadro.

Geral

Nos casos de insuficiência respiratória, deve ser instituído imediatamente o suporte com ventilação mecânica.

ESCORPIONISMO

Epidemiologia

Em 2012, foram notificados 64.695 acidentes por escorpião no Brasil, 45,3% do total de acidentes por animais peçonhentos, notando-se um aumento progressivo nos últimos anos. No âmbito da pediatria, os acidentes escorpiônicos revestem-se de particular importância, pois as complicações maiores do envenenamento são observadas em crianças. A letalidade situa-se em 0,14% como média nacional, tendo-se que a proporção é 4,5 vezes maior em indivíduos menores de 14 anos, com 50 % dos óbitos registrados, principalmente devido ao *Tityus serrulatus*.

Todos os escorpiões do Brasil são do gênero *Tityus* e as espécies mais frequentemente responsáveis por acidentes são o *Tityus serrulatus* (escorpião amarelo) (Figura 82.10) e *T. bahiensis* (escorpião marrom) na região Sudeste; *T. stigmurus* no Nordeste; e *T. obscurus* (escorpião preto) da região Amazônica. Também são registrados acidentes causados por outras espécies comuns de *Tityus*, mas a incidência e gravidade são menores.

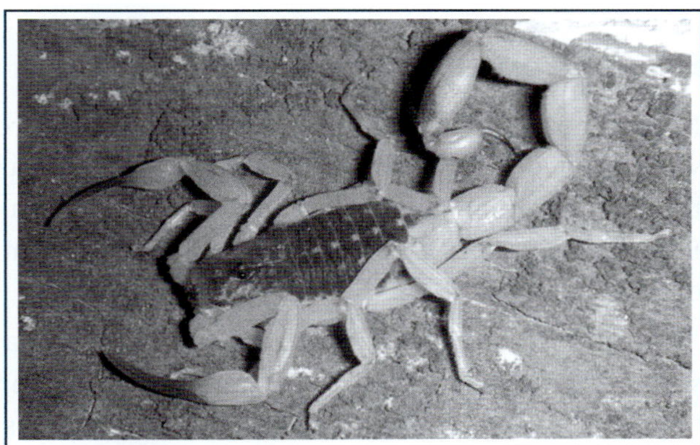

FIGURA 82.10 Tityus serrulatus *(ou escorpião amarelo).*

Mecanismos de Ação do Veneno

O veneno escorpiônico constitui uma mistura complexa de proteínas básicas com baixo peso molecular. As frações alfa e betatityustoxina da peçonha de *T. serrulatus* apresentam ação neurotóxica periférica. Essa atividade leva à despolarização das terminações nervosas sensitivas, responsável pelo quadro doloroso do envenenamento escorpiônico. A atuação sobre o sistema nervoso autônomo simpático e parassimpático, com liberação maciça de neurotransmissores (adrenalina e acetilcolina), determina o quadro clínico sistêmico, dependente da predominância dos efeitos adrenérgicos e/ou colinérgicos nos diversos sistemas ou aparelhos do organismo.

Quadro Clínico

Na maioria absoluta dos casos, a dor local é a principal manifestação, instalando-se imediatamente após a picada e podendo ser irradiada. Pode ocorrer eritema, parestesia, sudorese e horripilação no local da picada.

Os casos moderados e graves observados principalmente em crianças caracterizam-se por se apresentar associados às manifestações locais, sinais e sintomas sistêmicos, como: vômitos, taquicardia, sudorese, hipertensão, fasciculações, espasmos musculares, priapismo, hipotensão, insuficiência cardíaca e edema agudo de pulmão. O edema agudo de pulmão pode ser de origem cardiogênica e não cardiogênica.

Vômitos profusos e frequentes, principalmente em crianças, é sinal de alarme para os casos de maior gravidade.

Exames Complementares

Nos acidentes moderados e graves, podem ser observados: leucocitose com neutrofilia, hiperglicemia, hiperamilasemia, hipopotassemia e hiponatremia. E nos casos graves, a CK, CKMb e troponina podem estar aumentadas.

É importante que seja feito eletrocardiograma seriado para que se possa detectar alterações como: taquicardia ou bradicardia sinusal, extrassístoles ventriculares, alterações semelhantes às encontradas no infarto agudo do miocárdio, e bloqueio de condução atrioventricular ou intraventricular. A radiografia torácica pode evidenciar aumento da área cardíaca e sinais de edema agudo de pulmão. Nos quadros graves, o ecocardiograma é um exame importante para auxiliar no manejo clínico e pode mostrar hipocinesia ou acinesia difusa ou regional do ventrículo esquerdo, com diminuição da fração de ejeção, geralmente reversível dentro da primeira semana após acidente.

Tratamento

Específico

O antiveneno é indicado somente para pacientes que apresentem manifestações sistêmicas e, nesses casos, deve ser administrado o mais precocemente possível, de acordo com a gravidade do acidente. Nessas situações, o paciente deve ser hospitalizado em UTI ou Cuidados Intermediários para monitorização e administração do soro antiaracnídico (contém frações neutralizantes para os venenos de *Loxosceles*, *Phoneutria* e *Tityus*) ou antiescorpiônico (Quadro 82.3). O antiveneno deve ser administrado por via intravenosa, na menor diluição possível (na razão de 1:2 com solução salina 0,9%) ou sem diluição (em bureta) em 30 minutos, sob estrita vigilância médica e de enfermagem.

O uso de anti-histamínicos em paciente pediátrico, como prevenção de reação ao soro, deve ser evitado pela eventual ocorrência de efeitos colaterais, como agitação e confusão, que podem ser confundidos com manifestações do envenenamento escorpiônico. É importante lembrar que a frequência de reações precoces à soroterapia em casos de escorpionismo é menor que a observada em outros acidentes, provavelmente devido à descarga de catecolaminas induzidas pelo veneno do *T. serrulatus*.

QUADRO 82.3 ***Classificação quanto à gravidade e tratamento para o acidente escorpiônico.***

Classificação	Quadro clínico	Tratamento
Leve	Dor, eritema, sudorese local	Sintomático
Moderado	Alterações locais + sistêmicas: vômitos, náuseas, sudorese, agitação sonolência, hipertensão arterial, taquicardia, taquipneia	SAE ou SAAr 2 a 3 ampolas IV
Grave	Além das citadas acima: vômitos profusos, sialorreia intensa, sudorese profusa, agitação, tremores, espasmos musculares, bradicardia, bradipneia, alterações de ECG, EAP, ICC, choque	SAE ou SAAr 4 a 6 ampolas IV

Fonte: Ministério da Saúde[7].
Siglas: SAE = soro antiescorpiônico; SAAr = soro antiaracnídico (contém frações neutralizantes para os venenos de Loxosceles, Phoneutria e Tityus); EAP = edema agudo de pulmão; ICC = insuficiência cardíaca congestiva.

Geral

O controle da dor, com administração de analgésicos, e compressas quentes na região da picada têm se mostrado eficazes como complementação terapêutica.

A utilização de bloqueio anestésico local, com lidocaína ou similar, tem sido a medida terapêutica utilizada na maioria dos acidentes. Recomenda-se o uso de anestésico, sem vasoconstrictor (1 a 2 mL para crianças) por infiltração, podendo ser repetido até três vezes, com intervalo de uma hora.

Pacientes com manifestações sistêmicas devem ser rigorosamente monitorizados, preferencialmente em UTI.

Nos casos de vômitos profusos, deve ser avaliada inicialmente a necessidade de administração de expansão volêmica com cristaloide, e realizá-la com cuidado, considerando o risco de edema agudo de pulmão nesse pacientes.

Na presença de insuficiência cardíaca/edema agudo de pulmão, podem ser administrados diurético de alça, oxigênio nasal e, se necessário, dobutamina e ventilação não invasiva com pressão positiva.

Havendo hipotensão ou choque, não relacionado à hipovolemia, pode ser considerada a administração de vasoativos como dobutamina e noradrenalina.

Na presença de hipertensão, tem sido sugerido o uso de hipotensor sistêmico (hidralazina ou nitroprussiato de sódio). Entretanto, observa-se que a hipertensão, mesmo quando acentuada, tem caráter transitório e melhora após a administração de antiveneno. A utilização de inibidor de enzima conversora de angiotensina (ECA) é questionada por alguns autores, pois também inibe a degradação da bradicinina, um agente neuro-humoral, que, experimentalmente, está implicado no aparecimento do edema agudo de pulmão.

ACIDENTES POR ARANHAS

As aranhas são causadoras de grande número de acidentes, com significativa morbidade. Das cerca de 30 mil espécies descritas no mundo, são consideradas aranhas de importância médica no Brasil os gêneros *Phoneutria* (aranha-armadeira), *Loxosceles* (aranha marrom) e *Latrodectus* (viúva-negra). Os acidentes causados por *Lycosa* (aranha-de-grama) e por *Mygalomorphae* (caranguejeiras), embora referidos são destituídos de importância médica.

Epidemiologia

Como a estratégia do sistema de informação do Ministério da Saúde prioriza as notificações dos casos em que o antiveneno é utilizado, os acidentes deste grupo são certamente subdimensionados, pois na maioria dos casos não há necessidade de soroterapia.

Os últimos dados disponíveis (2010-2014) indicam uma média anual de 25 mil acidentes por aranhas. Os acidentes por *Loxosceles* predominam no Paraná e Santa Catarina e representam 33% do total de acidentes por aranhas registrados no Brasil. O foneutrismo representa 21,5% dos casos de araneísmo notificados, predominando nos Estados do Sul e Sudeste. Acidentes por *Latrodectus curacaviensis* (espécie de maior importância) são raros e registrados no litoral do Rio de Janeiro e dos Estados da Região Nordeste, principalmente Bahia.

Acidentes por *Phoneutria*

As aranhas do gênero *Phoneutria* são relativamente grandes, podem atingir até 3 cm de corpo e, no total, 15 cm de envergadura, têm pelos curtos e apresentam coloração marrom acinzentada. Como postura de defesa, eleva as patas dianteiras, apoiando-se sobre as traseiras e, por isso, são conhecidas como "armadeiras".

Na época de acasalamento, que coincide com o início da estação fria, esses animais refugiam-se no interior de residências, podendo se alojar dentro de sapatos, nas roupas e atrás de móveis. Os locais mais frequentemente acometidos são as mãos e os pés.

A Figura 82.11 apresenta um exemplo de *Phoneutria nigriventer*.

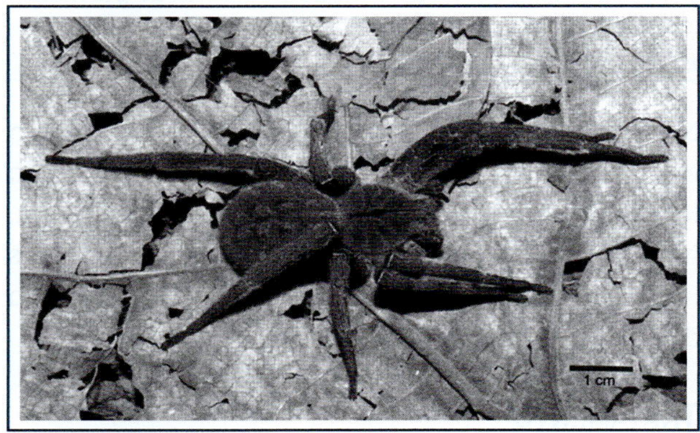

FIGURA 82.11 **Phoneutria nigriventer, *conhecida como aranha- armadeira.***
Fonte: figura cedida por Rogério Bertani, Instituto Butantan.

Mecanismos de Ação do Veneno

A fração purificada *Phoneutria* toxina 2(PhTx2) do veneno de *P. nigriventer* é provavelmente a principal fração tóxica responsável pelas alterações observadas nos acidentes. Atua sobre os canais de sódio, levando à despolarização de fibras musculares esqueléticas e de terminações nervosas, sensitivas e motoras, e do sistema nervoso autônomo. Essas observações justificam a sintomatologia de dor no local da picada, além das raras manifestações sistêmicas decorrentes da liberação de neurotransmissores, principalmente catecolaminas e acetilcolina.

Quadro clínico

A dor local é a principal manifestação desse acidente. É imediata, contínua e, em geral, de forte intensidade, podendo irradiar-se em torno do ponto da picada e persistir por período maior que 24 horas. Podem ser observadas no local da picada edema, eritema, sudorese, parestesia e mais raramente fasciculação muscular. Na grande maioria dos casos, o acidente por *Phoneutria sp* restringe-se ao envenenamento local.

Casos raros de envenenamento sistêmico têm sido observados, particularmente em crianças. A atividade do veneno sobre o sistema nervoso autônomo pode levar à estimulação simpática e/ou parassimpática, com liberação de catecolaminas e acetilcolina, respectivamente. Em geral, predomina o quadro de intoxicação adrenérgica, que se manifesta clinicamente por agitação psicomotora, sudorese, náuseas, vômitos, hipertermia, taquicardia e hipertensão arterial. Menos frequentes, os sinais de estimulação parassimpática incluem priapismo, hipotensão arterial, bradicardia e choque. O óbito tem sido atribuído a edema agudo de pulmão.

Exames Complementares

Nos casos graves, alterações laboratoriais podem estar presentes na fase aguda. As principais são leucocitose com desvio à esquerda, hiperglicemia, hiperamilasemia e alterações eletrocardiográficas (taquicardia sinusal, presença de onda U, inversão de onda T, arritmias etc.).

Tratamento

Geral

De maneira análoga aos acidentes por escorpião, o tratamento da dor é feito com a utilização de bloqueio ou infiltração anestésica. Da mesma forma, o uso de compressas quentes no ponto da picada e a administração de analgésicos têm-se mostrado eficazes como complementação terapêutica.

Em casos em que há manifestações sistêmicas, o paciente deve ser internado para monitorização dos parâmetros vitais e administração de antiveneno.

A abordagem clínica/terapêutica é a mesma descrita para os quadros de envenenamento sistêmico por escorpião.

Específico

A soroterapia é indicada nos casos de envenenamento sistêmico, que ocorrem geralmente em crianças (Quadro 82.4).

QUADRO 82.4 ***Classificação quanto à gravidade e tratamento do foneutrismo.***

Classificação	Quadro clínico	Tratamento
Leve	Dor, edema, eritema, sudorese no local da picada	Analgésicos e/ou bloqueio anestésico local
Moderado	Quadro local associado a alterações sistêmicas, como agitação, sudorese, náuseas, vômitos ocasionais, hipertensão arterial, taquicardia,taquipneia	Internação hospitalar SAAr: 2 a 4 ampolas IV
Grave	Quadro local associado a alterações sistêmicas, como vômitos profusos, sialorreia, sudorese profusa, priapismo, arritmia cardíaca, bradicardia, hipotensão, edema agudo de pulmão	Internação em Unidade de Terapia Intensiva SAAr: 5 a 10 ampolas IV

Sigla: SAAr = soro antiaracnídico (neutraliza veneno de Phoneutria, Loxosceles e Tityus).

Acidente por *Loxosceles*

A aranha *Loxosceles* é pequena, podendo atingir 3-4 cm de envergadura, e não é agressiva, causando acidentes apenas quando comprimida sobre a pele, o que geralmente ocorre quando o indivíduo está se vestindo ou dormindo (Figura 82.12). Os locais de lesão mais frequentes são coxa, braço e tórax. A maioria dos pacientes procura atendimento médico 24 horas após o acidente, o que coincide com o período em que as manifestações tornam-se mais exuberantes.

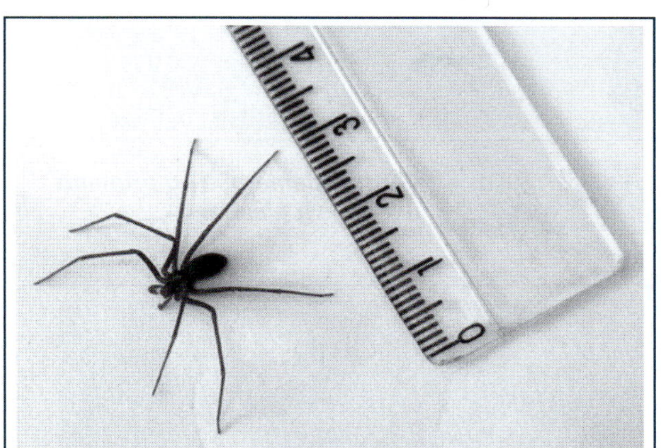

FIGURA 82.12 **Loxosceles sp, *conhecida como aranha marrom*.**

Mecanismo de Ação do Veneno

O componente mais importante do veneno loxoscélico é a fosfolipase D. O veneno interage com membranas celulares, desencadeando reações que ativam componentes do sistema complemento, plaquetas, células endoteliais e mediadores inflamatórios, levando à obstrução de pequenos vasos, com consequente infiltração de polimorfonucleares, responsáveis pelo estabelecimento da lesão dermonecrótica. A hialuronidase permite a dispersão das demais frações ao "lisar" o "cimento intercelular". Atuam, ainda, de maneira sinérgica, variadas enzimas hidrolíticas capazes de degradar moléculas constituintes da membrana basal através da ação direta do veneno.

A hemólise intravascular observada no loxoscelismo tem sido atribuída à ação da fosfolipase D, que, uma vez ativada, age sobre as proteínas da membrana de hemácias, tornando-as susceptíveis à ação do sistema complemento, especialmente a via alternada.

Quadro clínico

O loxoscelimo pode ser classificado em duas formas: forma cutânea ou cutâneo-hemolítica.

A forma cutânea é a mais frequente.

Forma cutânea

A picada é geralmente pouco dolorosa, referida em geral como uma agulhada. Cerca de quatro a oito horas após o acidente, podem surgir edema e eritema ao redor do local da picada e a dor se intensifica. Depois de 24 a 48 horas do acidente, a lesão evolui com áreas de equimoses, mescladas com isquemia em base infiltrada e circundada por eritema (Figura 82.13).

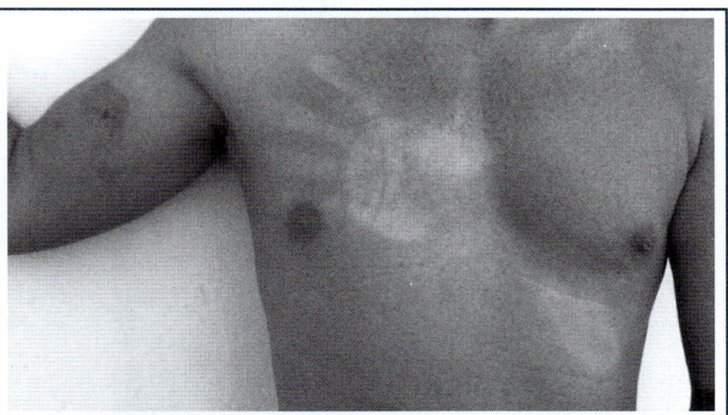

FIGURA 82.13 ***Loxoscelismo cutâneo. Lesão em braço com equimose, palidez e eritema associado a rash cutâneo, 24 horas após a picada.***

Geralmente, a lesão é dolorosa e não acompanhada por aumento de gânglios linfáticos. O aparecimento de vesículas e bolhas de conteúdo seroso ou sero-hemorrágico não é incomum. A lesão pode evoluir para necrose (Figuras 82.14A a 82.14E) e, em uma a duas semanas, forma-se uma escara necrótica seca que, depois de retirada, pode dar lugar a uma úlcera cutânea. Mais raramente pode, principalmente nos acidentes em face (Figura 82.15), ocorrer uma forma edematosa, sem necrose, caracterizada por um extenso processo inflamatório.

Nas primeiras 24-72 horas do acidente, o paciente pode apresentar manifestações inespecíficas acompanhando o quadro cutâneo, como: febre, indisposição, cefaleia, náuseas e vômitos, mialgia e exantema escarlatiforme ou morbiliforme, que, quando presentes, auxiliam no diagnóstico.

Forma cutâneo-hemolítica

Caracterizada pela presença de hemólise, a forma cutâneo-hemolítica tem sido observada em cerca de 3% a 13% dos casos, e não é necessariamente proporcional à reação local. Estudo sugere ser mais comum em crianças.

O processo hemolítico inicia-se em geral nas primeiras 72 horas após o acidente, com o paciente apresentando anemia hemolítica, icterícia e hemoglobinúria, que pode evoluir com LRA e menos frequentemente coagulação intravascular disseminada (CIVD) (Figuras 82.16, 82.17 e 82.18).

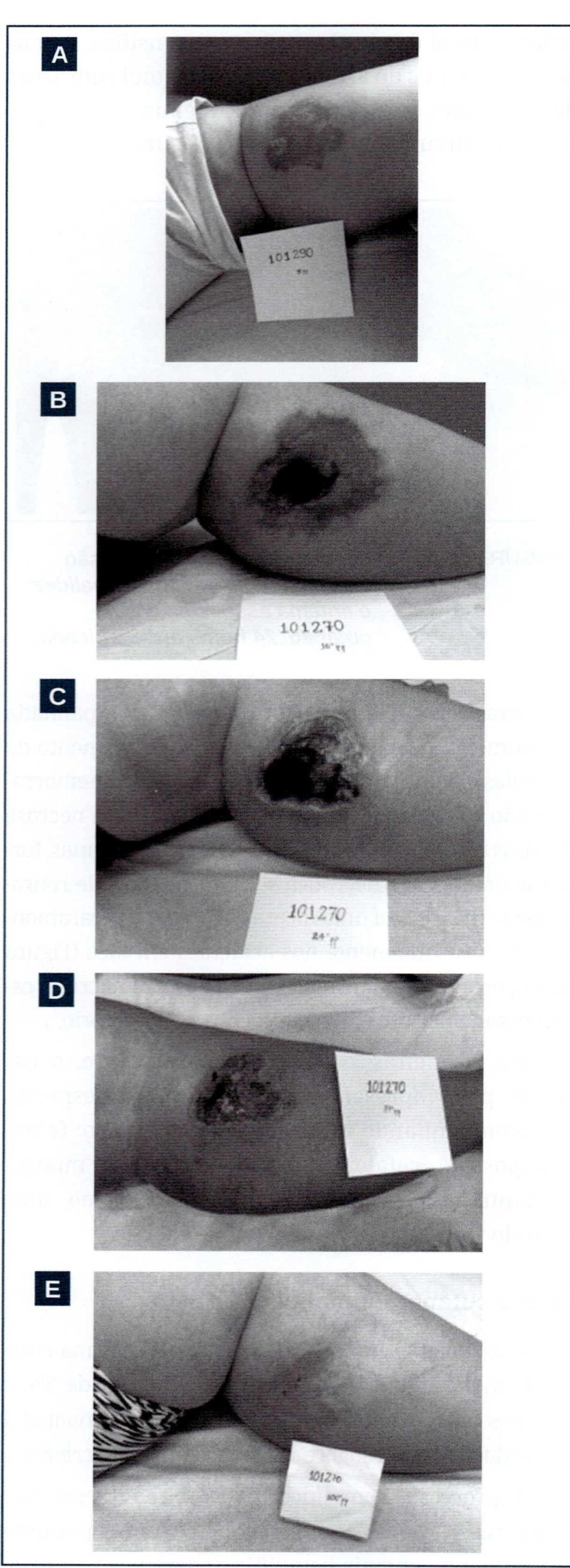

FIGURAS 82.14A A 82.14E ***Loxoscelismo cutâneo. Sequência evolutiva.***

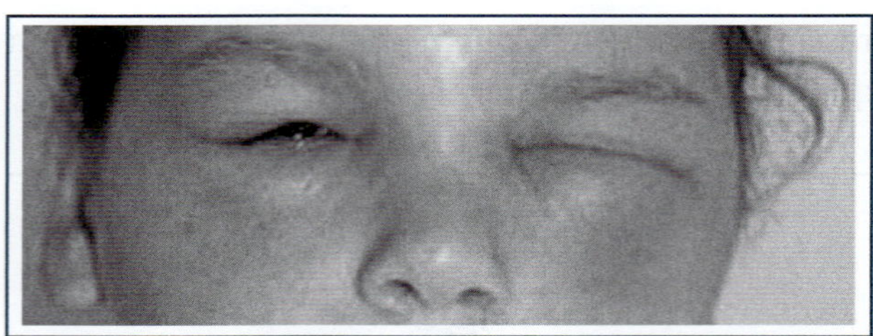

FIGURA 82.15 ***Forma edematosa no primeiro dia após a picada.***

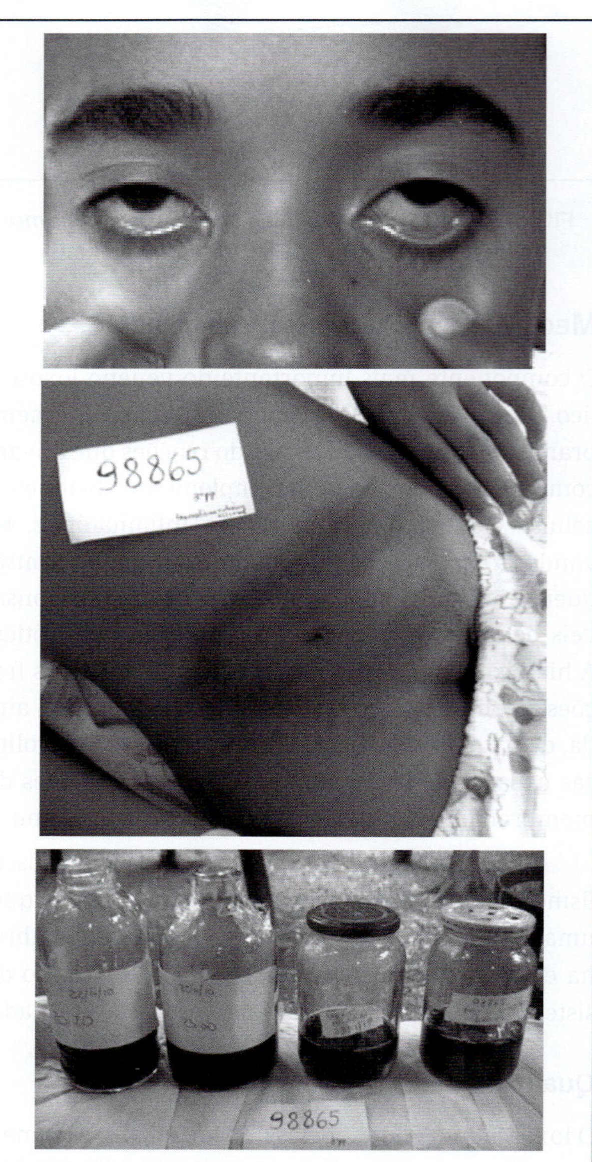

FIGURAS 82.16, 82.17 E 82.18 ***Loxoscelismo cutâneo-hemolítico: icterícia, lesão cutânea em região abdominal, hematúria.***

EXAMES COMPLEMENTARES

Na forma cutânea, pode ser encontrada leucocitose com neutrofilia. Nos casos que evoluem com hemólise, observam-se anemia; reticulocitose; diminuição da haptoglobina livre; aumento de bilirrubinas indireta; leucocitose com neutrofilia e, eventualmente, plaquetopenia; alteração da função renal; e, mais raramente, alteração dos testes de coagulação.

Pacientes que evoluem com LRA podem apresentar alterações hidroeletrolíticas e distúrbios do equilíbrio acidobásico.

TRATAMENTO

Vários esquemas terapêuticos, além da soroterapia, têm sido propostos na literatura. Em nosso meio, o soro antiaracnídico ou o soro antiloxoscélico tem sido recomendado como rotina na fase inicial, em geral nas primeiras 48 horas, quando a necrose ainda não está instalada. Na forma cutâneo-hemolítica, são indicadas a soroterapia específica e administração de corticoide, independentemente do tempo decorrido após a picada, se houver evidência de hemólise.

No Quadro 82.5, estão resumidas as manifestações clínicas e medidas terapêuticas recomendadas.

QUADRO 82.5 ***Classificação quanto à forma clínica e tratamento do loxoscelismo.***

Forma cutânea	Forma cutâneo-hemolítica
Prednisona: 40 mg/dia (adulto) ou 1 mg/kg/dia (criança) 5 a 7 dias	Prednisona: 1 mg/kg/dia, 5 a 7 dias
SALox ou SAA: 5 ampolas	SALox ou SAA: 10 ampolas ▪ Correção de alterações hidroeletrolíticas e de distúrbios do equilíbrio ácido-base ▪ Diálise ▪ Concentrado de hemácias
▪ Se necessário: analgésicos e/ou anti-histamínicos ▪ Antibiótico: se houver infecção secundária (com espectro para microrganismos usuais da flora da pele, como, por exemplo, cefalexina) ▪ Debridamento cirúrgico, quando houver delimitação da necrose ▪ Cirurgia plástica reparadora, se necessário	

Siglas: SALox = soro antiloxoscélico; SAA = soro antiaracnídico (neutraliza venenos de *Loxoceles*, *Phoneutria* e *Tityus).*

ACIDENTES POR *LATRODECTUS*

São popularmente conhecidas como "viúva-negra" ou "flamenguinha". Os acidentes são causados pelas fêmeas, que, quando adultas, atingem 3 cm de envergadura. Elas têm coloração marrom ou preta e vermelha, e possuem no ventre um desenho de ampulheta (Figura 82.19).

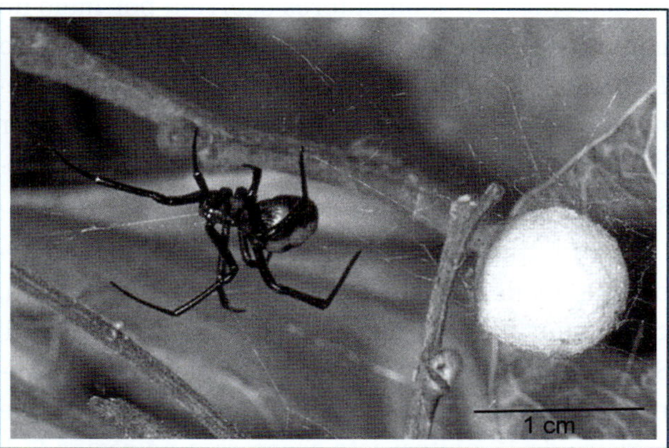

FIGURA 82.19 **Latrodectus curacaviensis, *conhecida como viúva-negra.***
Fonte: figura cedida por Rogério Bertani, Instituto Butantan.

Os acidentes por *Latrodectus* ocorrem em pequeno número no Brasil, sendo as experiências restritas a algumas regiões do país.

A alfalatrotoxina é o principal componente tóxico do veneno da *Latrodectus.* Atua sobre terminações nervosas sensitivas, ocasionando dor local. Sua atividade sobre a junção neuromuscular pré-sináptica explicaria a presença de fasciculações, contraturas e espasmos musculares, opistótono e rigidez de musculatura abdominal simulando abdome agudo. A neurotoxina leva a aumento de Ca^{++} intracelular e GABA (ácido gama-aminobutírico) e atividade sobre o sistema nervoso autônomo, provocando liberação maciça de neurotransmissores adrenérgicos e colinérgicos, responsáveis pelas alterações "desautonômicas" observadas nos quadros de maior gravidade, como sudorese, hipertensão, taquicardia, bradicardia, retenção urinária e choque.

O tratamento local deverá ser realizado com anestésicos locais, como já descrito em acidentes por *Phoneutria*.

Os medicamentos utilizados para o tratamento são os analgésicos, e os benzodiazepínicos, como diazepam (0,05 a 0,3 mg/kg/dose, IV, a cada quatro horas, e dose máxima de 10 mg) e clorpromazina (0,5 mg/kg/dose IM ou IV a cada oito horas), até reversão da sintomatologia.

O soro antilatrodéctico não está disponível no Brasil.

Acidentes por *Lonomia*

Os acidentes por lepidópteros ocorrem por meio do contato da pele com as cerdas de lagartas do gênero *Lonomia*. Em geral, têm curso agudo e evolução benigna. Entretanto, alguns acidentes podem evoluir com quadro hemorrágico, a forma mais grave observada em nosso país.

Nos últimos dez anos foram notificados em média anuais de 3.700 casos de acidentes por lagarta, com maior número de casos no Rio Grande do Sul, Santa Catarina e Paraná, seguidos por São Paulo, Minas Gerais, Bahia e Tocantins. Nesse período, houve registro de 13 óbitos: sete ocorreram na região Sul, três em Minas Gerais, um na Bahia, um no Maranhão e um no Amazonas.

Nos Estados das regiões Sul e Sudeste, a grande maioria dos acidentes ocorre de outubro a abril.

A grande maioria dos casos ocorre na zona rural, acometendo principalmente crianças que inadvertidamente encostam as mãos nas lagartas.

Os Saturnídeos (família a qual pertencem as lagartas do gênero *Lonomia)* têm comportamento gregário, isto é, vivem em bandos de 50 ou mais exemplares em tronco de árvores nativas ou frutíferas, e na maioria das vezes o acidente ocorre ao tocar na colônia de lagartas durante o dia e na altura da pessoa. A intensidade e quantidade do contato com as lagartas são considerados fatores de risco para a gravidade (Figura 82.20).

Mecanismo de ação

O contato das lagartas *Lonomia* com a pele leva à inoculação das toxinas contidas nas cerdas e/ou hemolinfa, com atividades procoagulante, anticoagulante e antitrombolítica.

Estudos com veneno de *Lonomia achelous*, causadora de acidentes na Amazônia, indicam a presença de intensa atividade fibrinolítica. O veneno de *L. obliqua*, variedade encontrada na região Sul, apresenta importante componente ativador sobre o fator X e sobre o fator II do sistema de coagulação, resultando em coagulopatia de consumo e, consequentemente, incoagulabilidade sanguínea. Também é descrita atividade hemolítica *in vitro*.

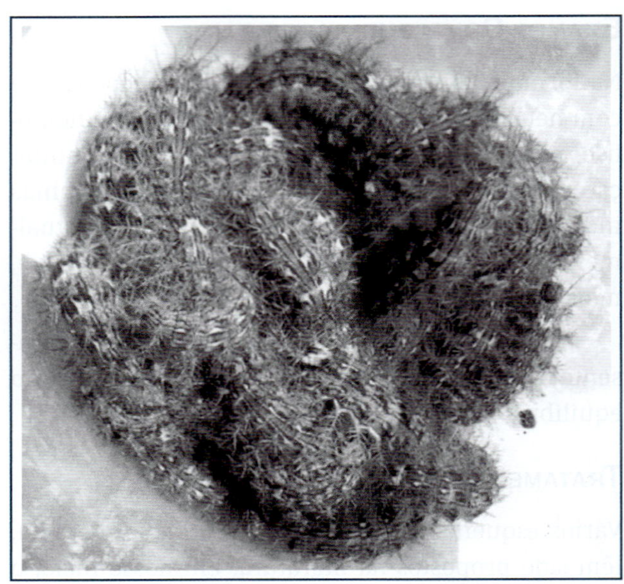

FIGURA 82.20 *Colônia de* **Lonomia** *sp.*

Quadro Clínico

Imediatamente após o contato, ocorre a sensação de queimadura e dor intensa, que é logo acompanhada de eritema e edema. O quadro é semelhante ao observado nos acidentes causados pelos demais lepidópteros (popularmente chamada de taturana ou lagarta-de-fogo). Nas primeiras horas podem ocorrer manifestações inespecíficas, como mal-estar, tonturas, cefaleia, náuseas e vômitos.

Fenômenos hemorrágicos podem aparecer em cerca de 50% dos casos e costumam ocorrer entre duas e 48 horas após o acidente, dependendo da quantidade de lagartas e da intensidade do contato (Figuras 82.21, 82.22 e 82.23).

Caracterizam-se pela presença de equimoses espontâneas e/ou hematomas pós-traumáticos (incluindo injeção intramuscular), gengivorragia, sangramentos em ferimentos recentes, hematúria macroscópica e epistaxe, entre outros sangramentos. Podem ser observados quadros hemorrágicos sistêmicos graves, como hematêmese, melena, metrorragia, hemotórax e sangramento intracraniano, que podem evoluir para óbito.

A LRA é observada como complicação e o mecanismo fisiopatológico parece ser multifatorial, como hipotensão sistêmica e deposição de fibrina, contribuindo para hipoperfusão renal, necrose tubular e atividade citotóxica direta.

Os óbitos estão associados à LRA, mais observada em pacientes idosos e naqueles com sangramento intenso (pulmonar e intracraniano).

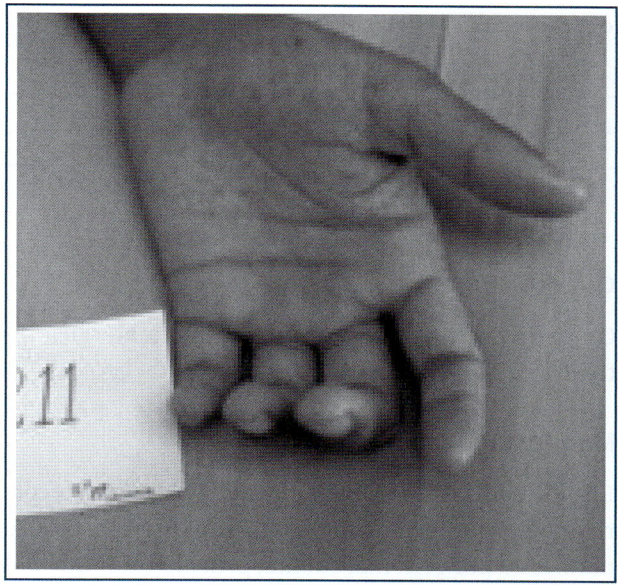

FIGURA 82.21 *Marcas do contato com colônia de* Lonomia*.*

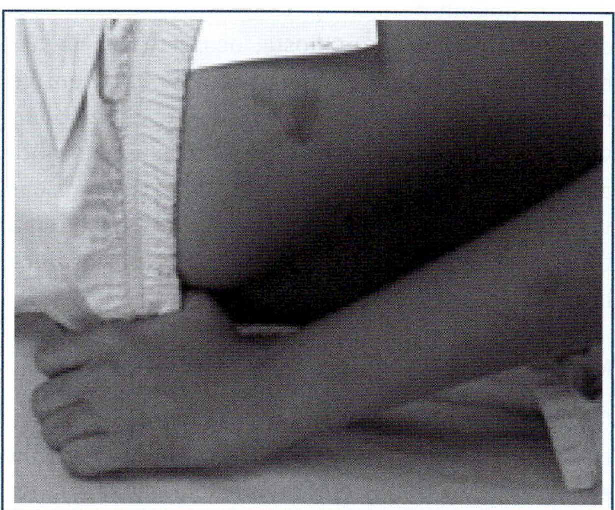

FIGURA 82.22 *Equimose à distância.*

Exames complementares

A incoagulabilidade sanguínea pode anteceder o aparecimento de sangramentos ou ocorrer mesmo na ausência de manifestações hemorrágicas. Surge nas primeiras 48 horas, podendo se prolongar por vários dias. O tempo de coagulação e o coagulograma (tempo de protrombina e tempo de tromboplastina parcial ativado) mostram alteração significativa em cerca de 50% dos pacientes, e a melhora costuma ocorrer depois de 24 horas da administração do antiveneno. Hipofibrinogenemia costuma ser acompanhada por elevação dos produtos de degradação de fibrina e fibrinogênio. Não é frequente a alteração na contagem de plaquetas, mas pode ocorrer nos casos graves. Quando ocorre hemólise, a bilirrubina total/indireta e a desidrogesane láctica (DHL) encontram-se elevadas.

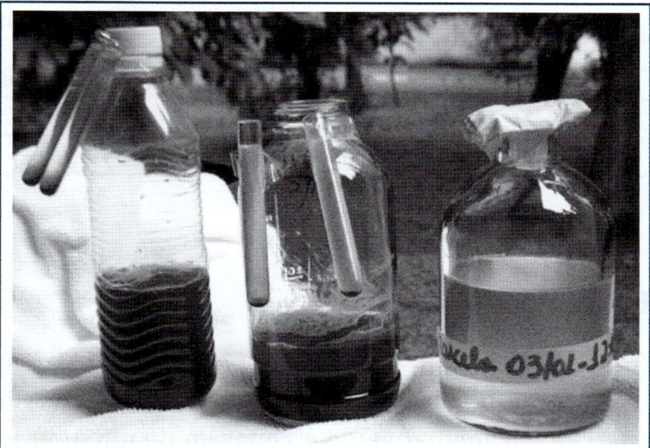

FIGURA 82.23 *Hematúria.*

É importante a avaliação laboratorial e monitoração da função renal.

Tratamento

O soro antilonômico deve ser administrado de acordo com a gravidade do envenenamento, conforme mostra o Quadro 82.6. A reversão da coagulopatia ocorre após a infusão do antiveneno.

Nos casos de hemorragia intensa, recomenda-se avaliar necessidade de transfusão de concentrado de hemácias.

Fatores de coagulação não devem ser administrados na ausência do antiveneno, pois sua utilização está associada à piora da síndrome hemorrágica. A hidratação intravenosa, fluidoterapia com cristaloide, deve ser iniciada precocemente.

Se o paciente evoluir com LRA oligúrica, reavaliar o aporte hídrico, os distúrbios eletrolíticos e do equilíbrio ácido-base e a possível necessidade de diálise.

ACIDENTES POR HIMENÓPTEROS

Acidentes por himenópteros (abelhas, vespas, marimbondos, mamangavas e formigas) são bastante comuns e em geral têm curso benigno. Entretanto, podem eventualmente provocar complicações graves em pacientes com hipersensibilidade intensa ou em "ataques" maciços.

QUADRO 82.6 *Classificação de gravidade e orientação terapêutica nos acidentes por* **Lonomia**.

Gravidade	Quadro local	Testes de coagulação	Sangramento	Tratamento
Leve	Presente	Normal	Ausente	Sintomáticos
Moderado	Presente ou ausente	Alterado	Ausente ou presente em pele/mucosa	SALon: 5 amp. IV
Grave	Presente ou ausente	Alterado	Presente em vísceras; risco de vida	SALon: 10 amp. IV

Sigla: SALon = soro antilonomia.

Epidemiologia

A partir de 1956, com a introdução no Brasil de rainhas puras de abelhas-africanas (*Apis mellifera scutella*), que acidentalmente escaparam de um apiário em Rio Claro (SP), os acidentes por abelhas assumiram um novo caráter na América Latina. Houve uma hibridização acidental dessas com as abelhas-europeias, já existentes no país, resultando no aparecimento das abelhas "africanizadas", mais agressivas.

Os acidentes em geral são bastante frequentes, embora não existam estatísticas consistentes no país. Presume-se que grande parte ocorra em zonas rurais, em apicultores, embora nas periferias das grandes cidades brasileiras sejam relatados esporadicamente ataques maciços por enxames de abelhas.

No período de 2010 a 2014, foram notificados 50.700 acidentes por abelhas, 447 classificados como de evolução grave e 160 óbitos (embora não haja informação se o óbito foi causado por anafilaxia ou por envenenamento devido a múltiplas picadas).

Mecanismo de Ação do Veneno

Estudos sugerem que os venenos de abelhas-europeias e africanas são semelhantes, contendo três tipos de componentes: enzimas, grandes peptídeos e pequenas moléculas (Quadro 82.7).

Quadro clínico

O quadro clínico pode ser de natureza alérgica ou tóxica.

Manifestações alérgicas

Em indivíduos não sensibilizados ao veneno, ocorre apenas quadro local, geralmente discreto, que se manifesta por eritema, edema, prurido e dor que podem durar até várias horas. Aproximadamente 10% dos pacientes desenvolvem grandes reações alérgicas locais, com sinais flogísticos de maior intensidade, que podem persistir por alguns dias. Em menos de 1% da população exposta, ocorrem reações de hipersensibilidade imediata sistêmica, que, em geral, surgem poucos minutos após a picada e podem variar em relação à intensidade, duração e local de acometimento, podendo ocorrer urticária, náuseas, vômitos, cólicas abdominais, diarreia, angioedema, broncoespasmo, edema de glote, disritmia cardíaca, hipotensão e choque.

Manifestações tóxicas

O quadro clínico tóxico ocorre nos acidentes por múltiplas picadas, em geral acima de 100, mesmo em indivíduos não previamente sensibilizados; entretanto, em crianças, algumas dezenas de picadas podem ser suficientes para desencadear um quadro

QUADRO 82.7 ***Componentes dos venenos de abelhas e seus mecanismos de ação.***

Enzimas	Fosfolipases	Principais substâncias alergizantes – agem sobre fosfolípides de diversas membranas, levando à lise celular
	Hialuronidase	"Fator propagador", acelera a difusão do veneno nos tecidos
Grandes peptídeos	Melitina	50% do peso seco do veneno de abelhas –tem ação sinérgica com a fosfolipase A_2 em membranas de células musculares, hemácias, fibroblastos, hepatócitos, leucócitos e plaquetase; provoca ruptura do arranjo de fosfolipídios de membranas celulares e consequente lise
	Apamina	Seu papel no envenenamento humano não está bem estabelecido
	Peptídeo degranulador de mastócitos	Presente em pequena quantidade. Principal responsável pela liberação de mediadores dos mastócitos: histamina, serotonina, derivados do ácido aracdônico, fatores que ativam plaquetas e eosinófilos
Pequenas moléculas	Peptídeos	Provavelmente, não desempenham papel relevante no envenenamento humano
	Aminas biogênicas	Presentes em pequena quantidade: histamina, serotonina, dopamina, noradrenalina

tóxico. Estima-se que um número de picadas acima de 500 seja potencialmente letal. Em decorrência do grande número de picadas, ocorre liberação maciça de mediadores, como a histamina, cujas manifestações são semelhantes às observadas nas reações graves de hipersensibilidade.

A rabdomiólise instala-se precocemente, é intensa e provoca dores musculares generalizadas. Hemólise de intensidade variável está presente, acompanhada ou não de anemia e icterícia. A excreção renal de pigmentos (mioglobina e hemoglobina) é responsável pela coloração escura da urina e pode contribuir para o desenvolvimento de lesão renal aguda. Outros fatores, como a hipotensão e a eventual ação nefrotóxica direta do veneno, podem estar envolvidos.

Outras manifestações, como taquicardia, hipertensão arterial, sudorese, hipertermia, também podem ocorrer. Lesão miocárdica, arritmias cardíacas, necrose hepática, síndrome do desconforto respiratório agudo, coagulopatias, trombocitopenia, distúrbios hidroeletrolíticos e convulsões são complicações raras.

As Figuras 82.24 e 82.25 apresentam exemplos de reação tóxica por múltiplas abelhas.

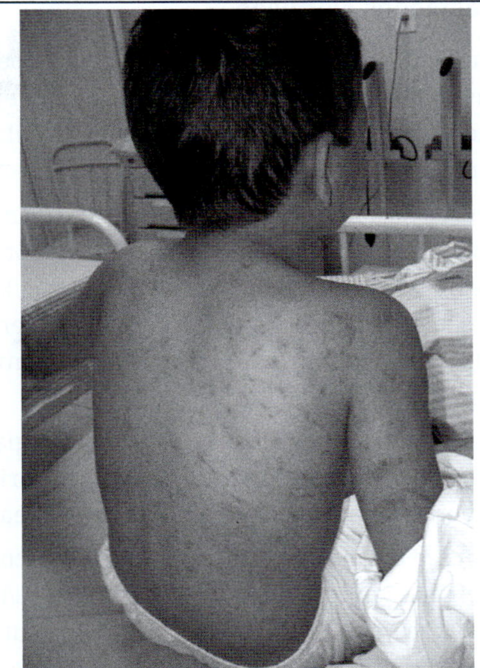

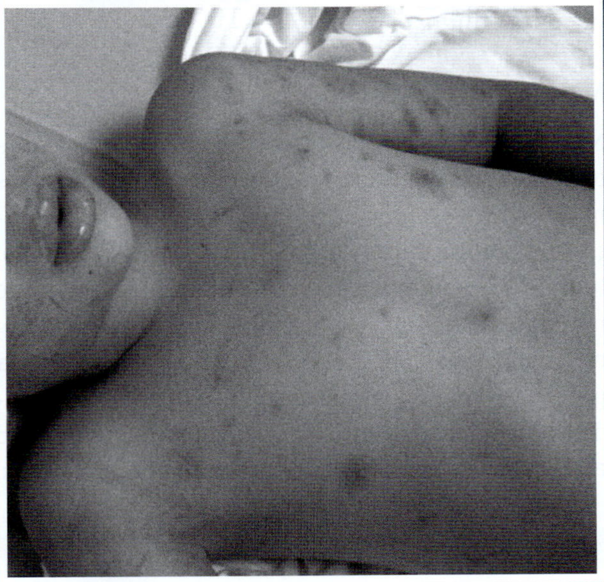

FIGURAS 82.24 E 82.25 ***Reação tóxica por múltiplas picadas de abelhas.***

Exames Complementares

Nos pacientes que apresentam quadro tóxico, observa-se elevação de CPK, AST e DHL devido à rabdomólise; e anemia, reticulocitose, aumento de bilirrubina indireta e diminuição dos níveis séricos de haptoglobina livre em consequência da hemólise. Pode haver alteração de enzimas que traduzem lesão hepática (ALT, AST), leucocitose com neutrofilia e desvio à esquerda, e plaquetopenia.

Pacientes com evolução para insuficiência renal aguda e/ou síndrome do desconforto respiratório agudo apresentam alterações laboratoriais compatíveis com essas complicações. Em quadros graves, têm sido descritas anormalidades compatíveis com CIVD.

Tratamento

É fundamental que os ferrões sejam removidos o mais rapidamente possível. Estudos demonstram que praticamente todo o conteúdo da glândula de veneno é liberado dentro de um minuto após a picada, recomendando-se que esse procedimento seja realizado imediatamente após o acidente. No entanto, em pacientes admitidos em serviço de saúde mais tardiamente, os ferrões também devem ser retirados, sendo irrelevante a forma utilizada para sua retirada.

As manifestações dolorosas devem ser tratadas de acordo com sua intensidade, utilizando-se gelo no local e analgésicos sistêmicos (paracetamol, opioides). Aspirina não deve ser utilizada nos quadros tóxicos, devido ao risco de sangramento por sua atividade antiagregante plaquetária.

Manifestações alérgicas

O tratamento das reações alérgicas vai depender da gravidade dos sintomas clínicos e não difere do recomendado para as reações de hipersensibilidade de outras etiologias.

Em reações locais mais extensas, recomenda-se o uso de anti-histamínicos e eventualmente corticosteroides sistêmicos (como prednisona 1 mg/kg/dia por três a cinco dias). Essas reações podem ser confundidas com celulite, que raramente se desenvolve após picada de himenóptero.

Se o local da picada for na boca ou na região do pescoço, a observação rigorosa se faz necessária devido à possibilidade de obstrução de vias aéreas.

Em caso de anafilaxia, a medicação de escolha é a epinefrina, na dose de 0,01 mg/kg (0,01 mL/kg da solução 1:1000) IM, na coxa, a cada 15 minutos se necessário (máximo de 0,3 mg para crianças e 0,5 mg para adultos).

Manifestações tóxicas

Não existe antiveneno específico para os acidentes por himenópteros. Portanto, no tratamento das manifestações tóxicas, recomenda-se a administração de anti-histamínico e corticosteroide sistêmico; hidratação adequada (para facilitar a excreção de mio e hemoglobina); monitorização da função renal (na presença de IRA, a diálise deve ser instituída precocemente) e da função respiratória; e controle hidroeletrolítico, correção de distúrbios da coagulação e de outras anormalidades eventualmente presentes.

SOROTERAPIA

O antiveneno constitui uma solução purificada de imunoglobulinas específicas, obtidas do soro de equinos hiperimunizados com veneno específico. A produção de antivenenos no Brasil é feita pelo Instituto Butantan (SP), a Fundação Ezequiel Dias (MG), o Instituto Vital Brazil (RJ) e o Centro de Produção e Pesquisa de Imunobiológicos (PR).

Apresentação e Conservação

Os antivenenos produzidos no Brasil têm apresentação na forma líquida e devem ser conservados em geladeira, à temperatura de 2°C a 8°C, devendo-se evitar o congelamento. Quando conservados em condições adequadas, têm validade de dois a três anos, a partir da data de fabricação.

Vias de Administração

Recomenda-se a administração do antiveneno por via intravenosa (IV), diluído em solução salina 0,9% ou glicosado 5%, na proporção de 1:5 ou 1:10, de preferência em ambiente hospitalar. Reações adversas podem ocorrer durante a infusão por ser um soro heterólogo (anticorpos de origem equina).

Teste de Sensibilidade ao Soro

Não deve ser feito teste de sensibilidade. Vários trabalhos têm demonstrado a ineficácia do teste em prevenir o aparecimento de reações ao soro, sendo o seu valor preditivo questionável, além de retardar o início da soroterapia.

Dosagem

A quantidade de antiveneno a ser administrada se baseia na classificação de gravidade, de acordo com as manifestações clínicas que o paciente apresentar na admissão.

Reações à Soroterapia

A purificação dos antivenenos reduz a incidência das reações adversas. Já o uso de antiveneno poliespecífico, ao contrário, aumenta a possibilidade desse tipo de reação.

As reações adversas ao antiveneno, de acordo com o tempo entre a administração e o aparecimento das manifestações clínicas, são classificadas como:

1. Reações precoces

A. Pirogênica: resultado da contaminação do antiveneno por compostos tóxicos; provoca febre e calafrios.

B. Reações anafiláticas: devido à natureza heteróloga do soro equino, ocorre nas primeiras 24 horas após a administração do antiveneno, com intensidade variável.

Dois mecanismos patogênicos estão envolvidos:

- Reação mediada por IgE, que ocorre em indivíduos sensibilizados por exposição prévia à imunoglobulina animal heteróloga;

- Reação não mediada por IgE: constitui a grande maioria das reações precoces, e ocorre nos indivíduos sem sensibilização prévia cuja patogênese ainda não está completamente esclarecida.

As manifestações clínicas são similares e incluem febre, urticária, prurido, taquicardia, náuseas, vômitos, broncoespasmo, hipotensão e choque.

2. Reação tardia ou por hipersensibilidade tipo III ("doença do soro")

Quando o sistema imune reconhece a proteína heteróloga como estranha, com a formação de imunocomplexos (IgG humana x proteína do antiveneno), que ativam o sistema de complemento pela via clássica e neutrófilos. Pode ocorrer de cinco a 20 dias após o tratamento e sua incidência está relacionada à dose de antiveneno recebida. As manifestações clínicas mais frequentes são febre, mialgia, artralgia, artrite, urticária, linfoadenopatia e distúrbios gastrointestinais.

Tratamento das Reações à Soroterapia

No sentido de diminuir a incidência de reações adversas precoces, pode ser utilizado anti-histamínico, como a difenidramina (1 mg/kg IV, no máximo 50 mg, antes da administração do antiveneno). Evitar o uso de droga por via intramuscular nos acidentes que evoluem com alterações de coagulação, devido à possibilidade de hematomas.

Deve ser considerada na evolução clínica a ocorrência de sedação e agitação psicomotora em crianças, como efeitos colaterais dos anti-histamínicos.

Mesmo com a sua utilização prévia, não está descartada a possibilidade do indivíduo apresentar reações adversas precoces à soroterapia. Nesse caso, o tratamento baseia-se no uso de:

- Epinefrina: na dose de 0,01 mg/kg (0,01 mL/kg da solução 1:1000) IM, na coxa, a cada 15 minutos se necessário (máximo de 0,3 mg para crianças e 0,5 mg para adultos);
- Fenoterol, na forma de inalação: 1 gota para cada 4 kg (máximo de 6 gotas/dose); ou salbutamol na forma de inalação: 1 gota para 2 kg (máximo de 20 gotas/dose) em caso de broncoespasmo;
- Corticosteroides: têm ação duvidosa na reversão do quadro decorrente de reação anafilática.

Têm ação inquestionável no tratamento da reação tardia ou "doença do soro", sendo recomendado o uso de prednisolona, 1 mg/kg/dia (máximo de 40 mg/dia), por via oral, por 5 a 7 dias.

Referências

1. Amaral CFS, Rezende NA, Silva DA, et al. Insuficiência renal aguda secundária a acidentes ofídicos botrópico e crotálico. Análise de 63 casos. Rev Inst Med Trop São Paulo. 1986;28:220-7.
2. Amaral CFS, Dias MB, Campolina D, et al. Children with adrenergic manifestations following Tityus serrulatus scorpion sting are protected from early anaphylactic reactions. Toxicon. 1994;32:211-5.
3. Amaral CFS, Rezende NA. Both cardiogenic and non-cardiogenic factors are involved in the pathogenesis of pulmonary oedema after scorpion envenoming. Toxicon. 1997;35:997-8.
4. Arocha-Piñango CL, Bosch NB, Nouel AL, et at. Fibrinolytic and procoagulant agents from a Saturnidae moth caterpillar. In: Pirkle H, Markland FS Jr. Hemostasis and animal venoms. New York: Marcel Dekker; 1988. p. 223-40.
5. Azevedo-Marques MM, Cupo P, Coimbra TM, et al. Myonecrosis, myoglobinuria and acute renal failure induced by South American rattlesnake (Crotalus durissus terrificus) envenomation in Brazil. Toxicon. 1987;23:631-6.
6. Banerjee RN, Sahni AL, Chacko KA. Neostigmine in the treatment of Elapidae bites. In: Ohsaka A, Hayashi K, Sawai Y. Animal, Plant and Microbial Toxins. New York: Plenum Press; 1974. p. 475-81.
7. Ministério da Saúde/FNS (Brasil). Manual de Diagnóstico e Tratamento de Acidentes por animais peçonhentos. Brasília; 1998. 131 p.
8. Ministério da Saúde (Brasil), Sistema de Vigilância em Saúde, Sistema de Informação de Agravos de Notificação (SINAM). 2015. Disponível em: <http://dtr2004.saude.gov.br/sinanweb/tabnet/dh?sinannet/animaisp/bases/animaisbrnet.def>.
9. Berger M, Santi L, Beys-da-Silva WO, et al. Mechanisms of acute kidney injury induced by experimental Lonomia obliqua envenomation. Arch Toxicol. 2015;89:459-83.
10. Bucaretchi F, Baracat ECE, Nogueira RJN, et al. A Comparative Study of severe Scorpion Envenomation in Children Caused by Tityus bahiensis and Tityus serrulatus. Rev Inst Med Trop São Paulo. 1995;37:331-6.

11. Cardoso JLC, França FOS, Fan HW, Malaque CMS, Haddad V Jr. Animais Peçonhentos no Brasil – biologia, clínica e terapêutica dos acidentes. 2ª ed. Savier; 2009. 540 p.
12. Cardoso JLC, Fan HW, França FOS, et al. Randomized comparative trial of three antivenoms in the treatment of envenoming by lance-headed vipers (Bothrops jararaca) in São Paulo, Brazil. QJM. 1993;86:315-25.
13. Carrijo-Carvalho LC, Chudzinski-Tavassi AM. The venom of the Lonomia caterpillar: An overview. Toxicon. 2007;49:741-57.
14. Clark RF, Wethern-Kestner S, Vance MV, Gerkin R. Clinical Presentation and Treatment of Black Widow Spider Envenomation: A Review of 163 cases. Ann Emerg Med. 1992;21:782-6.
15. Cupo P, Azevedo-Marques MM, Hering SE. Clinical and laboratory features of South American rattlesnake (Crotalus durissus terrificus) envenomation in children. Trans R Soc Trop Med Hyg. 1988;82:924-9.
16. Cupo P, Azevedo-Marques MM, Menezes JB, et al. Reações de hipersensibilidade imediatas após uso intravenoso de soros antivenenos: valor prognóstico dos testes de sensibilidade intra-dérmicos. Rev Inst Med Trop São Paulo. 1991;33:115-22.
17. Cupo P, Jurca M, Azevedo-Marques MM, et al. Severe scorpion envenomation in Brazil. Clinical, laboratory and anatomopathological aspects. Rev Inst Med Trop São Paulo. 1994;36:57-76.
18. Duarte AC, Caovilla J, Lorini D, et al. Insuficiência renal aguda por acidentes com lagartas. J Bras Nefrol. 1990;2:184-7.
19. Fan HW, Marcopito LF, Cardoso JLC, et al. Sequential randomised and double blind trial of promethazine prophylaxis against early anaphylactic reactions to antivenom for Bothrops snake bites. BMJ. 1999;318:1451-3.
20. França FOS, Benvenuti LA, Fan HW, et al. Severe and fatal mass attacks by "Killer" bees (Africanized honey bees – Apis mellifera scutellata) in Brazil: clinicopathological studies with measurement of serum venom concentrarions. QJM. 1994;87:269-82.
21. Futrell JM. Loxoscelism. Am J Med Sci. 1992;304(4): 261-7.
22. Gueron M, Ilia R, Sofer S. The cardiovascular system after scorpion envenomation. A review. Clin Toxicol. 1992;30:245-58.
23. Gutiérrez JM, Williams D, Fan HW, Warrell D. Snakebite envenoming from a global perspective: Towards an integrated approach. Toxicon. 2010;56:1223-35.
24. Haad JS. Accidentes humanos por las serpientes de los generos Bothrops y Lachesis. Mem Inst Butantan. 1981;44/45:403-23.
25. Habermann E. Bee and wasp venoms. Science. 1972; 177:314-22.
26. Hering S, Jurca M, Vichi FL, et al. "Reversible cardiomyopathy" in patients with severe envenoming by Tityus serrulatus – evolution of enzymatic, electro and echocardiographic alterations. Ann Trop Paediatr. 1992;13:191-200.
27. Jorge MT, Sano-Martins IS, Tomy SC, et al. Snakebite by the bushmaster (Lachesis muta) in Brazil: case report and review of the literature. Toxicon. 1997; 35:545-54.
28. Kamiguti A, Cardoso JLC. Haemostatic changes caused by the venoms of South American snakes. Toxicon. 1989;27:955-63.
29. Kelen EMA, Picarelli ZP, Duarte A. Hemorrhagic syndrome induced by contact with caterpillars of the genus Lonomia (Saturniidae, Hemileucinae). J Toxicol. 1995;14:283-308.
30. Leon G, Herrera M, Segura A, Villalta Vargas M, Gutiérrez JM. Pathogenic mechanisms underlying adverse reactions induced by intravenous administration of snake antivenoms.Toxicon. 2013;76:63-76.
31. Lucas S. Spiders in Brazil. Toxicon. 1988;26(9):759-72.
32. Malasit P, Warrell DA, Chanthavanich P, et al. Prediction, prevention, and mechanism of early (anaphylactic) antivenom reactions in victims of snake bites. BMJ. 1986;292:17-20.
33. Marangoni RA, Antunes E, Brain SD, et al. Activation by Phoneutria nigriventer (armed spider) venom of the tissue kallikrein-kininogen-kinin system in rabbit skin in vivo. Br J Pharmacol. 1993;109:539-43.
34. Maretic Z, Gonzales-Lourenzo D. Carácter profesional del Latrodectismo en Países Mediterráneos, con espécialo referencia a experiencia en Yugoslavia y España. Rev Clín Esp. 1981;160:225-8.
35. Mejia G, Arbelaez M, Henao JE, et al. Acute renal failure due to multiple stings by Africanized bees. Ann Intern Med. 1986;104:210-1.
36. Milani R Jr, Jorge MT, Ferraz de Campos FP, et al. Snake bites by the jararacuçu (Bothrops jararacussu): clinicalpathological studies of 29 proven cases in São Paulo State, Brazil. QMJ. 1997;90:323-4.
37. Nishioka AS, Silveira PVP. A clinical and epidemiological study of 292 cases of lace-headed viper bite in a Brazilian teaching hospital. Am J Trop Med Hyg. 1992;47:805-10.
38. Pinho FMO, Yu L, Burdmann EA. Snakebite-Induced Acute Kidney Injury in Latin America. Semin Nephrol. 2008;28:354-62.
39. Rodrigues DS, Nunes TB. Latrodectismo na Bahia. Rev Baiana Saúde Pública. 1985;12:38-43.

40. Sano-Martins IS, Tomy SC, Campolina D, Dias DM, Castro SCB, Souza-e-Silva MCC, et al. Coagulopathy following lethal and non-lethal envenoming of humans by the South American rattlesnake (Crotalus durissus) in Brazil. QJM. 2001;94:551-9.
41. Schenone H, Saavedra T, Rojas A, et al. Loxoscelismo en Chile. Estudios epidemiológicos, clínicos y experimentales. Rev Inst Med Trop São Paulo. 1989;31: 403-15.
42. Sezerino UM, Zannin M, Coelho LK, et al. A clinical and epidemiological study of Loxosceles spider envenoming in Santa Catarina, Brazil. Trans R Soc Trop Med Hyg. 1999;92:546-8.
43. Silveira PVP, Nishioka SA. South American rattlesnake bite in a Brazilian teaching hospital. Clinical and epidemiological study of 87 cases, with analysis of factors predictive of renal failure. Trans R Soc Trop Med Hyg. 1992;86:562-4.
44. Sutherland SK. Antivenom use in Australia. Premedication, adverse reactions and the use of venom detection kits. Med J Aust. 1992;157:734-9.
45. Vital Brazil O. Coral snake venoms: mode of action and pathophysiology of experimental envenomation. Rev Inst Med Trop São Paulo. 1987;29: 119-726.

83 Afogamento

David Szpilman

Afogamento pode ser evitado em 85% dos casos com o uso da prevenção, mas nada substitui a presença de um guarda-vidas em locais de banho público.

– Szpilman, 2013.

INTRODUÇÃO

"Foram só alguns segundos, eu juro". É frequente essa frase em afogamento, mas é tempo suficiente para ocorrer o afogamento com trágico resultado. O trauma, diferentemente de outras doenças, ocorre inesperadamente na grande maioria das vezes, principalmente em crianças, o que gera invariavelmente uma situação caótica dentro do âmbito familiar. Dentre todas as possibilidades de trauma, o afogamento é o de maior impacto familiar, social e econômico, tendo um risco de óbito 200 vezes maior quando comparado ao do acidente de trânsito[1]. Situações de catástrofe familiar podem ser observadas quando famílias inteiras se afogam juntas, por desconhecimento ou pela tentativa infrutífera de salvar uns aos outros[1]. A perda que ocorre por afogamento é sempre de forma inesperada, provocando um desastre emocional familiar sem precedentes – "filhos nunca deveriam morrer antes dos pais".

A Organização Mundial da Saúde (OMS) estima que 0,7% de todas as mortes no mundo, ou mais de 500 mil mortes a cada ano, são devido a afogamento não intencional. Como alguns casos de óbitos não são classificados como afogamento pela Classificação Internacional de Doenças, esse número subestima a realidade mesmo em países de alta renda, e não inclui situações como inundações, acidentes de navegação e tsunamis[1].

O afogamento é uma das principais causas de morte em crianças e adultos jovens no mundo, embora se esteja quantificando apenas 6% do problema. Isso ocorre pela forma como os dados sobre o assunto são coletados, classificados e reportados, assim como pela dificuldade em interpretar e ajustar esses dados para nossa realidade[2].

Para a sociedade em geral, a palavra "afogamento" remete ao salvamento e às medidas de primeiros socorros como as mais importantes. No entanto, a ferramenta de maior eficácia na luta contra os afogamentos é a prevenção. Então, por que é tão difícil convencer nossa sociedade e gestores públicos e privados a investir nesse segmento? As maiores razões para isso são o nosso desconhecimento do tamanho exato do problema, tal como o número de pessoas que diariamente se submete ao risco de incidentes aquáticos, e os custos humanos e financeiros dessas tragédias, fatais ou não. Um dos grandes desafios é conseguir impactar a sociedade com a possibilidade dessa ocorrência, que está entre todos e muito próxima de acontecer. O conhecimento das variáveis envolvidas permitirá fazer um balanço entre os benefícios e os custos para a sociedade, além de permitir elaborar estratégias que possam mitigar o fardo elevado do afogamento, utilizando melhor os recursos disponíveis em prevenção[2].

A realidade dos dados sobre afogamento aqui apresentados não destaca um novo problema, mas uma velha e grave endemia pouco conhecida e divulgada em nossa sociedade. A tragédia do afogamento está presente em nosso dia a dia, com 18 mortes diárias no ano 2012.

Incidente silencioso, cercado de mistérios indecifráveis e muitas vezes atribuído a uma fatalidade inevitável do destino, ocorre no ambiente extra-hospitalar em sua grande maioria. Por ter pouca ou nenhuma repercussão, não ganha a notoriedade e a atenção que necessita. Campanhas de prevenção, além de poderem informar e evitar o desastre de um afogamento, impactam a sociedade com a possibilidade real dessa ocorrência.

O afogamento envolve principalmente a assistência pré-hospitalar prestada por leigos, guarda-vidas, socorristas e profissionais de saúde. Portanto, é essencial que os profissionais de saúde tenham conhecimento da cadeia de sobrevivência no afogamento, que inclui desde a assistência proativa de prevenção praticada em consultórios, a identificação de comportamentos e situações de risco iminente no ambiente aquático, passando pela assistência pré-hospitalar de atender uma ocorrência em seu ambiente familiar, até a internação hospitalar se necessária.

No afogamento, o resgate é um dos componentes vitais para salvar o paciente, e a avaliação e os primeiros cuidados são fornecidos em um ambiente altamente hostil: a água. Saber como e quando realizar o suporte básico de vida ainda dentro da água e acionar o suporte avançado pode fazer a diferença entre a vida e a morte do paciente. Quando esse tipo de assistência não é realizado adequadamente no local do evento, pouco se pode realizar no hospital, mesmo em unidade de terapia intensiva, para modificar o resultado final[1].

EPIDEMIOLOGIA

No mundo, o afogamento é a principal causa de morte entre meninos de cinco e 14 anos de idade. Nos Estados Unidos, é a segunda causa de morte por trauma em crianças de um a quatro anos de idade, com uma taxa de mortalidade de 3 em 100 mil habitantes; e, em muitos países da África e América Central, a incidência de afogamentos é 10 a 20 vezes maior do que a incidência nos Estados Unidos. No sul da Ásia, o afogamento é a causa mais frequente, dentre os traumas, de morte na infância, mesmo quando comparada ao acidente de transporte. Na zona rural de Uganda, 27% de todas as mortes são por afogamento. O afogamento tem como principais fatores de risco o sexo masculino, a idade inferior a 14 anos, o uso de álcool, a baixa renda familiar, o baixo nível educacional, a residência rural, a maior exposição ao meio aquático e, principalmente, a falta de supervisão. Para pessoas com epilepsia, o risco de afogamento pode ser 15 a 19 vezes maior. O custo do afogamento no litoral é estimado em 273 milhões de dólares por ano nos Estados Unidos, e 228 milhões dólares por ano no Brasil, recursos suficientes para promover excelentes campanhas nacionais de prevenção. Para cada pessoa que morre por afogamento, quatro pessoas recebem atendimento no setor de emergência nos Estados Unidos e 53% delas necessitam internação[1].

Dados estatísticos do perfil dos afogamentos no Brasil, como em todo o mundo desenvolvido, é muito difícil de obter com precisão. Por ser um agravo eminentemente pré-hospitalar, sua mensuração necessita de uma ferramenta de medida nesse segmento, que até os dias de hoje é ausente ou, em alguns casos, extremamente imprecisa, seja porque na maioria das situações o socorro é prestado por um leigo (surfista ou parente) e nenhum registro da ocorrência é realizado, seja pela dificuldade que existe de organizar um banco nacional de dados entre os diversos serviços de salvamento nos níveis estaduais ou municipais. Acrescente-se a essa dificuldade todo o trabalho dos guarda-vidas de piscina e suas peculiaridades de trabalho, completamente isolados como grupo, onde o registro, se ocorrer, fica desconhecido do todo. Estima-se que 94% da informação dos incidentes aquáticos em nosso país sejam desconhecidos[1]. Informações coletadas diretamente dos serviços de salvamento mostram que apenas 2% de todos os resgates realizados por guarda-vidas necessitam de cuidados médicos e 0,5% receberam manobras de ressuscitação, evidenciando que, ao analisar todos os atendimentos hospitalares ou atestados de óbitos em afogamento, pode-se apenas observar uma pequena parte do problema e que, ainda hoje, não se tem ferramentas para mensurar o fardo desse problema: **o afogamento**.

Em 2012, a população brasileira atingiu 194 milhões de habitantes, dos quais 1,181 milhão faleceu de causas diversas. O trauma (causas externas) foi responsável por 13% (152.013 casos) de todos os óbitos no Brasil, sendo as duas primeiras causas na faixa de cinco a 44 anos, a qual concentra 65% de todos os óbitos por trauma (98.460). Quando consideramos todas as causas na faixa de cinco a 44 anos de idade relacionadas às causas externas, elas representam 51% de todos os óbitos. No Quadro 83.1, observa-se as causas de óbito por faixa etária de um a 54 anos no Brasil. Considerando todas as idades, a mortalidade do trauma se encontra em terceiro lugar, ficando atrás apenas das doenças do aparelho circulatório e das neoplasias[2].

No Brasil houve uma redução no número de óbitos relativos de 1979 a 2012 da ordem de 39%. Em 2012, 6.369 brasileiros (3,3/100.000 habitantes) morreram afogados no Brasil, incluindo todas as causas intencionais ou não. Dentre os 6.369 óbitos por afogamento, 86% ocorreram por causas não intencionais (2,9/100.000 hab), 2,9% por causas intencionais (suicídios/homicídios) e em 11% as intenções não foram determinadas. Analisando as causas primárias de afogamento, considerando todas as idades,

QUADRO 83.1 ***Causas de óbito por faixa etária, de um a 54 anos no Brasil[2].***

Faixa etária	Ordem de frequência das causas de óbito					
	1ª	2ª	3ª	4ª	5ª	6ª
1 a 4 anos	Pneumonia	**Afogamento**	Acidentes de transporte	Malformações congênitas do sistema circulatório	Infecções intestinais	Leucemia
5 a 9 anos	Acidentes de transporte	**Afogamento**	Leucemia	Pneumonia	Agressões	Malformações congênitas do sistema circulatório
10 a 14 anos	Acidentes de transporte	Agressões	**Afogamento**	Leucemia	Pneumonia	Suicídio
15 a 19 anos	Agressões	Acidentes de transporte	**Afogamento**	Suicídio	Pneumonia	Leucemia
20 a 24 anos	Agressões	Acidentes de transporte	Suicídio	**Afogamento**	HIV	Pneumonia
25 a 29 anos	Agressões	Acidentes de transporte	Suicídio	HIV	Pneumonia	**Afogamento**
30 a 34 anos	Agressões	Acidentes de transporte	HIV	Suicídio	IAM	Pneumonia
35 a 39 anos	Agressões	Acidentes de transporte	HIV	IAM	Doenças cerebrovasculares	Suicídio
40 a 44 anos	Acidentes de transporte	Agressões	IAM	Doenças cerebrovasculares	HIV	Hepatopatia alcoólica
45 a 49 anos	IAM	Acidentes de transporte	Doenças cerebrovasculares	Agressões	HIV	Diabetes *mellitus*
50 a 54 anos	IAM	Doenças cerebrovasculares	Acidentes de transporte	Diabetes *mellitus*	Doenças hipertensivas	Pneumonia

Legenda: Causas externas de óbito

Siglas: HIV = vírus da imunodeficiência humana; IAM = infarto agudo do miocárdio.

46% dos óbitos ocorreram em águas naturais, que incluem canais, rios, lagos e praias. Os afogamentos em piscina ocorreram em 2,4% e os incidentes durante o banho, em 0,2%. No Quadro 83.2, observa-se a estimativa de local de óbitos por afogamento não intencionais no Brasil[2].

QUADRO 83.2 **Estimativa de óbitos por afogamento não intencionais no Brasil, por local[2].**

Águas naturais – 90%
Água doce – 75%
25% rios com correnteza
20% represas
13% remansos de rios
5% lagoas
5% inundações
3% baías
2% cachoeiras
2% córregos
Praias oceânicas – 15%
Águas não naturais – 8.5%
2,5% banheiros, caixas de água, baldes etc.
2% galerias de águas fluviais
2% piscinas
2% poços
Durante transporte com embarcações – 1,5%

O afogamento foi a segunda causa de morte para idades de um a nove anos, a terceira causa nas faixas de 10 a 19, a quarta na faixa de 20 a 24 e a sexta causa de 25 a 29 anos. O maior risco de morte por afogamento ocorre na faixa de 15 a 19 anos (4,7/100.000 hab) e o menor risco em crianças menores de um ano (1,5/100.000 hab). De todos os óbitos por afogamento, 51% (3.259) ocorrem até os 29 anos. As piscinas e os banhos são responsáveis por 2,6% de todos os casos de óbito por afogamento, mas atingem predominantemente (56%) a faixa de um a nove anos de idade. Em média, homens morrem seis vezes mais que as mulheres por afogamento, e a maior relação ocorre na faixa de 25 a 29 anos (17 vezes maior). O gênero feminino é menos frequente em todas as faixas etárias[2].

As estatísticas de mortes por afogamento mostraram grande variabilidade entre as regiões e os estados brasileiros. Em 2011, a região sudeste mostrou o menor risco (2,5/100.000 hab) de óbitos por afogamento e a região norte, o maior risco (13,2/100.000 hab)[2].

Afogamento em Piscinas

Estudo longitudinal[3], realizado por meio de análise no banco de dados do DATASUS no período de 2003-2011 sobre afogamentos em piscinas, demonstrou que os óbitos em piscina constituem 2% em média do total de casos em todo país. Dentre os óbitos em piscinas, 54% ocorrem na faixa de um a nove anos de idade e 76% na faixa de um a 29 anos de idade. Os afogamentos durante o lazer na piscina constituem em média o dobro dos afogamentos decorrentes da queda acidental em piscina. Ambos ocorrem com muito mais frequência na faixa de um a quatro anos de idade (38%). As piscinas em residências perfazem em média 49% dos casos; os clubes e academias, 10%; e 7% ocorrem em escolas. Em média, homens morrem três vezes mais que as mulheres por afogamento em piscinas. O local de maior ocorrência dos óbitos por afogamento em piscina foi a região sudeste, com 42%, mas o maior risco encontrado foi na região centro-oeste, possivelmente por um maior número de piscinas. Os óbitos concentraram-se em 44% em apenas quatro meses no período do verão brasileiro, o que indica que campanhas de impacto e explosivas poderiam ser concentradas imediatamente antes desse período selecionado. O risco de óbito em piscina estimado é de um para cada 12.782 piscinas em um ano. Essa possibilidade aumenta muito quando se considera a vida útil de cada piscina. Como exemplo, em um período de 20 anos, tem-se um óbito para 639 piscinas. Levando-se em consideração o levantamento de um custo médio de R$ 210.000,00 para cada afogamento com óbito no Brasil[2], estima-se um gasto médio de 28 milhões ao ano somente com os casos de afogamentos em piscinas. Campanhas de prevenção – como a "PISCINA + SEGURA"[4], recém-criada pela Sociedade Brasileira de Salvamento Aquático, com apoio da Sociedade Brasileira de Pediatra, com o objetivo de reduzir os incidentes por afogamento em piscinas – têm na educação seu forte alicerce.

Afogamento e Trauma Raquimedular[2]

Relacionado aos afogamentos e frequente motivo de internação em terapias intensivas, o trauma raquimedular (TRM) por mergulho, que afeta a coluna cervical em águas rasas, é usualmente uma situação desastrosa. Existe pouca ou nenhuma informação estatística em nosso país ou no mundo sobre o assunto. Embora menos comum em praias oceânicas onde a água é mais clara (0,09% de todos os salvamentos realizados por guarda-vidas)[5], sua incidência é grande em rios, cachoeiras, lagos e locais onde a visibilidade da água não é boa. Em trabalho que selecionou o mergulho, pulo ou queda na água, causando outro traumatismo que não afogamento ou submersão, no período de janeiro 2003 a dezembro de 2007, foram identificados 2.923 pacientes com lesões, dos quais 321 morreram (11%), sendo 67% deles antes de chegar ao hospital, o que traduz a gravidade das lesões. A idade mais afetada está entre 20 e 29 anos (28%) e, principalmente, homens (8,7 vezes mais). O local de maior ocorrência foi em águas naturais (60%). O risco de lesão por mergulho na população geral foi de 0,3/100.000 habitantes, mas se destaca o Norte do país, que apresenta risco de 2,5/100.000 habitantes.

DEFINIÇÃO E TERMINOLOGIA

O desconhecido impacto que o afogamento representa para a Saúde Pública deve-se, em parte, à enorme falta de dados epidemiológicos. A coleta é enormemente prejudicada pela falta de uma definição uniforme e aceita internacionalmente. Isso significa a exclusão errônea de casos fatais e não fatais. Em 2002, durante o I Congresso Mundial sobre Afogamentos, uma nova definição de afogamento e terminologia foi estabelecida em consenso e está em uso atualmente pela Organização Mundial de Saúde[6].

- **Afogamento** é a "aspiração de líquido não corporal por submersão ou imersão";
- Resgate é a "pessoa socorrida da água, sem sinais de aspiração de líquido";
- Já cadáver por afogamento é a "morte por afogamento sem chances de iniciar reanimação, comprovada por tempo de submersão maior que uma hora, ou sinais evidentes de morte há mais de uma hora, como rigidez cadavérica, livores ou decomposição corporal".

O afogamento ocorre em qualquer situação em que o líquido entra em contato com as vias aéreas da pessoa em imersão (água na face) ou por submersão (abaixo da superfície do líquido). Se a pessoa for resgatada, o processo de afogamento é interrompido, o que é denominado um **afogamento não fatal**. Se a pessoa morrer como resultado de afogamento, isso é denominado um **afogamento fatal**. Qualquer incidente de submersão ou imersão sem evidência de insuficiência respiratória deve ser considerado um resgate na água, e não um afogamento.

Termos como "quase afogamento" (*near-drowning*), "afogamento seco ou molhado", "afogamento secundário", "afogamento ativo e passivo" e "afogamento secundário", ou apenas "submersão", referentes a todos os casos de afogamento, são obsoletos e devem ser evitados.

CINÉTICA E FISIOPATOLOGIA[1]

Quando uma pessoa está em dificuldades na água e não consegue manter as vias aéreas livres de líquido, a água que entra na boca é voluntariamente cuspida ou engolida. Se não interrompido a tempo, uma quantidade inicial de água é aspirada para as vias aéreas e a tosse ocorre como uma resposta reflexa. Em raras situações, o laringoespasmo ocorre (menos de 2%)[7], mas é rapidamente terminado pelo aparecimento da hipóxia. Se a pessoa não for resgatada, a aspiração de água continua e a hipoxemia leva, em segundos a poucos minutos, à perda de consciência e apneia, que acontecem ao mesmo tempo. Em sequência, a taquicardia se deteriora em bradicardia, atividade elétrica sem pulso e, finalmente, em assistolia. Geralmente, o processo todo de afogamento, imersão (parte do corpo dentro da água) ou submersão (todo o corpo dentro da água), até uma parada cardíaca, ocorre de segundos a alguns minutos, mas em situações raras, tal como o afogamento em água gelada, esse processo pode durar até uma hora. Se a pessoa for resgatada viva, o quadro clínico é determinado predominantemente pela quantidade de água que foi aspirada e seus efeitos.

A água nos alvéolos provoca a inativação do surfactante e sua lavagem. A aspiração de água salgada e água doce causa graus similares de lesão, embora com diferenças osmóticas. Em ambos os tipos de afogamento (em água salgada ou água doce), o efeito osmótico na membrana alveolocapilar rompe em parte sua integridade, aumenta sua permeabilidade e, por consequência, sua função. O quadro clínico causado por essa alteração na membrana alveolocapilar se traduz em edema pulmonar, que diminui principalmente a troca de oxigênio e pouco afeta a troca de CO_2. O efeito combinado de fluidos nos pulmões com a perda de surfactante resulta em redução da complacência pulmonar, aumento da área de *shunt* arterial, atelectasias e broncoespasmos. Se a reanimação cardiopulmonar (RCP) for necessária, o risco de dano neurológico é semelhante ao de outros casos de parada cardíaca. No entanto, o reflexo de mergulho e a hipotermia usualmente associadas com afogamento podem proporcionar maiores tempos de submersão sem sequelas.

Chama-se "reflexo de mergulho" o fenômeno que ocorre durante a imersão, no qual um mecanismo reflexo, por provável descarga simpática, produz uma redistribuição do fluxo sanguíneo, com sua redução para os órgãos de maior resistência à baixa de oxigênio (pele, músculos, intestino etc.), mantendo-se normal ou aumentado para os órgãos nobres (cérebro e coração), permitindo, dessa forma, um aumento do tempo de submersão.

A hipotermia pode reduzir o consumo de oxigênio no cérebro, retardando a anóxia celular e a depleção de ATP. A hipotermia reduz a atividade elétrica e metabólica do cérebro de forma dependente da temperatura. A taxa de consumo de oxigênio cerebral é reduzida em cerca de 5% para cada redução de 1°C na temperatura, dentro do intervalo de 37°C a 20°C, o que explica casos de sucesso na RCP realizados em vítimas com tempo prolongado de submersão, no qual supostamente não teriam chances de recuperação sem sequelas.

CADEIA DE SOBREVIVÊNCIA DO AFOGAMENTO – DA PREVENÇÃO AO HOSPITAL[8]

A cadeia de sobrevivência do afogamento é mostrada na Figura 83.1.

Prevenção

Apesar da ênfase no resgate e no tratamento, a prevenção permanece sendo a mais poderosa intervenção e a de menor custo, podendo evitar mais de 85% dos casos de afogamento. Campanhas de educação na prevenção de afogamentos podem ser visualizadas em <www.sobrasa.org> e no Quadro 83.3.

Reconhecer o Afogamento e Pedir para Ligarem 193[8]

Qualquer atitude de ajuda deve ser precedida pelo reconhecimento de que alguém está se afogando. Ao contrário da crença popular, o banhista em apuros não acena com a mão e tampouco chama por ajuda, principalmente o do sexo masculino, portanto o afogamento é mais frequente. O banhista encontra-se tipicamente em posição vertical, com os braços estendidos lateralmente, batendo com eles na água. Indivíduos próximos à vítima podem achar que ele está apenas brincando na água. A vítima pode submergir e emergir a cabeça diversas vezes, enquanto

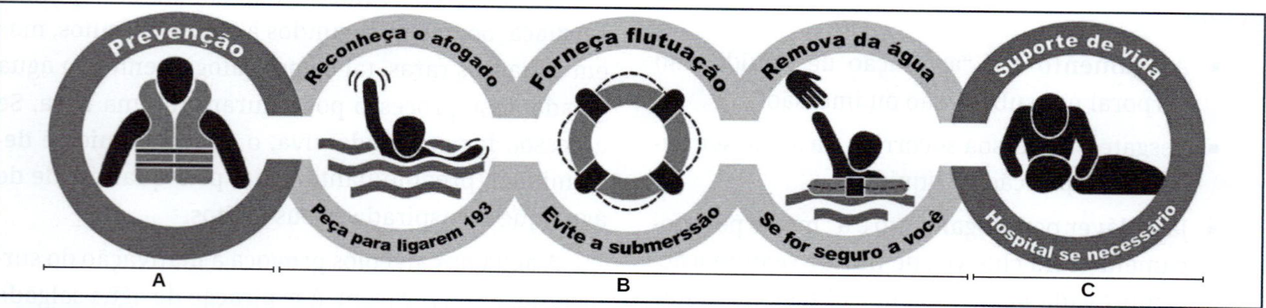

FIGURA 83.1 ***Cadeia de sobrevivência do afogamento[8].***

(A) 1. Criança à distância de um braço mesmo que saibam nadar, 2. nade onde exista a segurança de guarda-vidas, 3. restrinja o acesso a piscinas e tanques com cercas, 4. sempre utilize coletes salva-vidas em barcos e esportes com pranchas, 5. aprenda natação, medidas de segurança na água e primeiros socorros.

(B) Ao ajudar alguém em perigo na água: 1. reconheça o afogamento, 2. peça a alguém que chame por socorro (193), 3. pare o afogamento, fornecendo um flutuador, 4. tente ajudar sem entrar na água – mantenha sua segurança, 5. use uma corda ou vara para atingir o afogado; 6. Só entre na água para socorrer se for seguro a você e use algum material flutuante para sua segurança, 7. Se você estiver se afogando, não entre em pânico, acene por socorro e flutue.

(C) 1. Se o afogado não estiver respirando, inicie a RCP com ventilação mecânica imediatamente, 2. se houver respiração permaneça junto ao afogado até a ambulância chegar, 3. Procure um hospital se houver qualquer sintoma.

QUADRO 83.3 **Medidas de prevenção em afogamento[8].**

Medidas gerais	
1. Atenção de 100% para crianças na distância de um braço, mesmo que na presença do guarda-vidas 2. Restringir acesso à área aquática com uso de grades ou cercas transparentes (altura que impeça crianças de entrar no recinto sem um adulto, com portões de abertura para fora da área aquática com trancas autotravantes) 3. Nadar sempre perto a um posto de guarda-vidas e perguntar o local mais seguro para o banho 4. Guarda-vidas sempre presente em áreas aquáticas coletivas, com materiais e equipamentos apropriados 5. Nunca tentar salvar na água se não tiver confiança em fazê-lo, ao invés disso avisar o socorro profissional (193) e jogar algum material flutuante 6. Nadar sempre acompanhado 7. Boias não são equipamentos de segurança confiáveis – **cuidado!**	8. Evitar ingerir bebidas alcoólicas e alimentos pesados antes do lazer na água 9. Encorajar todos, especialmente crianças, a aprender natação e medidas de prevenção em afogamento (crianças devem aprender a nadar a partir dos 2 anos de idade) 10. Tomar conhecimento e obedecer as sinalizações. Conhecer as condições do banho e do tempo antes de entrar na água 11. Não superestimar sua capacidade de nadar, ter cuidado! (46,6% dos afogados acham que sabem nadar) 12. Não praticar hiperventilação para aumentar o fôlego 13. Em água rasa, escura ou desconhecida, entrar sempre com os pés primeiro 14. Praticar a pescaria embarcado ou, se em áreas de risco, com o colete salva-vidas

Lagos, rios e represas
1. Em rios sempre usar colete salva-vidas. Isso não é "mico" nenhum! "Mico" é não voltar para casa! Lembrar-se de que todos os profissionais de resgate aquático do corpo de bombeiros usam um colete durante todo o período de serviço 2. Cuidado com buracos e fundos de lodo – você pode afundar rapidamente. Manter sempre a água no máximo na altura do umbigo 1. Ao praticar esportes de aventura (canoagem, boia-cross, *rafting* ou rapel na cachoeira), usar sempre colete salva-vidas e capacete 2. Cuidado com o limo nas pedras e o barro liso nos barrancos – eles podem fazer você escorregar e cair na água 3. Se cair no rio, não lute contra a correnteza. Guarde as forças para flutuar e acenar por socorro imediatamente. Colocar os pés à frente e a barriga para cima e direcionar o braço de forma a usá-lo como um leme. Dessa forma a própria correnteza o levará até a margem 4. Se for socorrer alguém em um rio, jogar uma corda com algum objeto de flutuação na ponta. Amarrar a outra extremidade se possível e mantê-la firme após a vítima se agarrar à corda. A correnteza levará a vítima mais adiante na própria margem da ponta amarrada da corda

Praias	Piscinas
1. Nadar sempre perto a um posto de guarda-vidas 2. Perguntar ao guarda-vidas o melhor local para o banho. 3. Não superestimar sua capacidade de nadar (46,6% dos afogados acham que sabem nadar) 4. Nadar longe de pedras, estacas ou *piers* 5. Mais de 85% dos afogamentos ocorrem em correntes de retorno – Esse é o local de maior correnteza, que aparenta uma falsa calmaria e que leva para o alto-mar – Se entrar em uma corrente, tenha calma e nade transversalmente a ela até conseguir escapar ou pedir imediatamente socorro 6. Não tentar ajudar alguém entrando na água. Muitas pessoas morrem dessa forma! 7. Ao pescar em pedras, observar antes se a onda pode alcançá-lo 8. Antes de mergulhar, certificar-se da profundidade 9. Tomar conhecimento e obedecer às sinalizações de perigo na praia	1. Atenção de 100% para crianças na distância de um braço, mesmo que na presença do guarda-vidas 2. Guarda-vidas certificado por entidade reconhecida para cada piscina, devidamente equipado com seu flutuador de resgate (não se aplica a piscinas residenciais) 3. Urgência – aprender como agir em emergências aquáticas. O uso de cilindro de oxigênio é restrito ao guarda-vidas e deve estar em local visível e à disposição na área da piscina 4. Acesso restrito à(s) piscina(s) com uso de grades ou cercas transparentes, com portões autotravantes a uma altura que impeça crianças de entrar no recinto da piscina sem um adulto 5. Sucção de cabelo e partes do corpo deve ser evitada com uso de ralo(s) antiaprisionamento e precauções de desligamento do funcionamento da bomba 6. Não pratique hiperventilação para aumentar o fôlego

está lutando para se manter acima da superfície. As crianças geralmente resistem de 10 a 20 segundos em tal luta, enquanto os adultos resistem por até 60 segundos antes da submersão. Como a respiração instintivamente tem prioridade, a vítima de afogamento geralmente é incapaz de gritar por socorro. Ao reconhecer que uma vítima está se afogando, a prioridade inicial é dar o alarme de que um incidente está em curso. Peça que alguém telefone para o número 193 (Corpo de Bombeiros) ou 192 (SAMU) e avise o que está acontecendo, onde é o incidente, quantas pessoas estão envolvidas e o que já fez ou pretende fazer. Só então, o socorrista deverá partir para ajudar a realizar o resgate.

Fornecer Flutuação – Evitar a Submersão[8]

Depois de reconhecer que uma vítima está em perigo e pedir a alguém para chamar por ajuda, a próxima prioridade é interromper o processo de afogamento fornecendo flutuação para a vítima. Fornecer flutuação é uma estratégia muito importante, mas não muito utilizada, apesar de ganhar tempo valioso para o serviço de emergência chegar, ou para aqueles que estão ajudando na cena planejarem os esforços necessários ao resgate. A maioria das ações de resgates por leigos tende a concentrar-se no objetivo estratégico de conseguir retirar a vítima da água, mesmo que, para isso, exista um alto risco de vida ao socorrista.

Dispositivos de segurança, tais como boias salva-vidas, foram propositadamente concebidos para proporcionar flutuação. No entanto, eles nem sempre estão disponíveis na cena de um incidente de afogamento. Portanto, improvisar na flutuação é fundamental na hora de ajudar. Objetos tais como: garrafas de plástico vazias, pranchas de surf, geladeira ou outros materiais em isopor, espumas diversas e madeiras podem ser usados. É fundamental que leigos tomem precauções para não se tornar uma segunda vítima na hora de ajudar. Levando-se em consideração o número de leigos que se afogam e, por vezes, morrem nessa tentativa de salvar outros, a prioridade é ajudar jogando o material de flutuação, sem entrar na água, se possível.

Remover da Água, mas Só se For Seguro Fazê-lo[8]

Após prover flutuação e parar o processo de submersão, retirar a vítima da água é essencial, a fim de proporcionar um tratamento definitivo ao processo de afogamento. Várias estratégias para essa retirada podem ser usadas. Ajudar a vítima a sair da água, apontando direções e locais mais próximos e mais seguros para sair. Sempre que possível, tentar ajudar a retirar a vítima sem entrar totalmente na água, utilizando como técnica de salvamento o uso de algum equipamento como corda, vara, galho de árvore etc.

Se isso falhar, o socorrista leigo pode considerar sua entrada na água, mas é bom que saiba que a entrada de uma pessoa inexperiente na água para salvar alguém é extremamente perigosa e não é recomendada. A fim de mitigar o risco durante um socorro dessa natureza, deve-se trazer sempre um objeto de flutuação para ajudar a vítima e reduzir o risco ao leigo/socorrista.

A decisão de realizar o suporte básico de vida ainda dentro da água baseia-se no nível de consciência do afogado[9].

- Afogado consciente (99,5%): resgatar a pessoa até a terra sem demais cuidados médicos, porém tendo cuidado, pois um banhista apavorado pode ser muito perigoso para o socorrista. Por essa razão, é mais prudente se aproximar utilizando um objeto de flutuação intermediário (bola, garrafas pet de 2 L, isopor).
- Afogado inconsciente (0,5%): a medida mais importante é a instituição imediata de ventilação ainda dentro da água. A hipóxia causada por afogamento resulta primeiramente em apneia, ocasionando parada cardíaca em um intervalo de tempo variável, porém curto, caso não seja revertida. A ressuscitação ainda dentro da água (ventilação apenas) proporciona à vítima uma chance quatro vezes maior de sobrevivência sem sequelas. Os socorristas devem checar a ventilação e, se ausente, iniciar respiração boca a boca ainda na água. Infelizmente, compressões cardíacas externas não podem ser realizadas de maneira efetiva na água, logo só devem ser realizadas fora da água.

Considerando a baixa incidência de trauma raquimedular nos salvamentos aquáticos e a possibilidade de desperdício de precioso tempo para iniciar a ventilação e oxigenação, a imobilização de rotina da coluna cervical durante o resgate aquático em vítimas de afogamento, sem sinais de trauma, não é recomendada[5,10-12].

Suporte de Vida – Hospital, se Necessário[1]

O transporte da vítima para fora da água deve ser realizado de acordo com o nível de consciência, mas preferencialmente na posição vertical para evitar vômitos e demais complicações das vias aéreas. Em caso de vítima exausta, confusa ou inconsciente, transportar em posição mais próxima possível da horizontal, porém mantendo-se a cabeça acima do nível do corpo, sem, contudo, obstruir as vias aéreas, que devem permanecer sempre pérvias. O posicionamento da vítima para o primeiro atendimento em área seca deve ser paralelo ao do espelho d'água, o mais horizontal possível, deitado em decúbito dorsal, distante o suficiente da água, a fim de evitar as ondas. Se estiver consciente, colocar a vítima em decúbito dorsal com proclive de 30°. Se estiver ventilando, porém inconsciente, colocar a vítima em posição lateral de segurança (decúbito lateral)[13]. As tentativas de drenagem da água aspirada são extremamente nocivas e devem ser evitadas. A manobra de compressão abdominal (manobra de Heimlich) nunca deve ser realizada como meio para eliminar água dos pulmões; ela é ineficaz e gera riscos significativos de vômitos com aumento da aspiração. Durante a ressuscitação, tentativas de drenar água ativamente, colocando a vítima com a cabeça abaixo do nível do corpo, aumentam as chances de vômito em mais de cinco vezes, levando a um aumento de 19% na mortalidade[9]. Um estudo australiano[15] constatou que o vômito ocorre em mais de 65% das vítimas que necessitam de ventilação de urgência e em 86% das que necessitam de respiração assistida ou RCP. Mesmo naquelas que não necessitam de intervenção após o resgate, o vômito ocorreu em 50%. A presença de vômito nas vias aéreas pode acarretar maior broncoaspiração e obstrução, impedindo a oxigenação, além de poder desencorajar o socorrista a realizar a respiração boca a boca. Em caso de vômitos, virar a cabeça da vítima lateralmente e remover o vômito com o dedo indicador, usando um lenço ou aspiração, e continuar prestando a assistência ventilatória[9].

ATENDIMENTO DA VÍTIMA DE AFOGAMENTO

Uma das decisões mais difíceis é como tratar uma vítima de afogamento corretamente. Baseado nessa necessidade, um sistema de classificação foi desenvolvido no Rio de Janeiro em 1972, revisto em 1997[14] e revalidado em 2001[16], para orientar guarda-vidas, socorristas e profissionais de saúde em geral no tratamento dos afogados. Esse sistema foi baseado na análise de 41.279 casos de afogamento resgatados, dos quais 5,5% necessitaram de cuidados médicos. Essa classificação engloba todo o suporte, desde o local do acidente até o hospital, recomenda o tratamento e revela o prognóstico. É baseado na gravidade das lesões identificadas na cena do acidente, utilizando apenas variáveis clínicas, como mostra o algoritmo da Figura 83.2.

Suporte Avançado de Vida no Local[1]

Ao contrário de opiniões passadas, levar o equipamento médico à vítima, ao invés de levá-la ao hospital, poupa um tempo precioso nos casos de afogamento. O tratamento médico avançado é instituído de acordo com a classificação do afogamento e, de preferência, no local do incidente onde todo o atendimento inicial básico e avançado será realizado. Dessa forma, em situações críticas de atendimento avançado a casos de afogamento, preparar-se para ficar ao menos 15 a 30 minutos no local do incidente.

Classificação da Gravidade do Afogamento e seu Tratamento Avançado (Figura 83.2)[14]

Cadáver

Vítima com tempo de submersão acima de uma hora ou com sinais físicos óbvios de morte (rigor *mortis*, livores e/ou decomposição corporal). **Não** iniciar ressuscitação e encaminhar o corpo ao IML.

Grau 6 – parada cardiorrespiratória

A ressuscitação iniciada por leigos ou guarda-vidas na cena deve ser mantida por pessoal médico especializado até que seja bem-sucedida.

Caso a vítima necessite de aquecimento por meios sofisticados, situação que só o hospital pode fornecer e como única exceção, a vítima deve ser transportada ao hospital enquanto recebe ressuscitação. O pessoal médico deve continuar com as compressões cardíacas e manter a ventilação com bolsa autoinflável e fluxo de oxigênio de 15 L/min até que seja possível realizar a intubação orotraqueal.

A aspiração das vias aéreas antes da intubação geralmente é necessária. Uma vez intubada, a vítima pode ser ventilada e oxigenada adequadamente, mesmo na presença de edema pulmonar. A aspiração de vias aéreas ou do tubo orotraqueal (TOT) somente deve ser realizada quando a quantidade de fluido

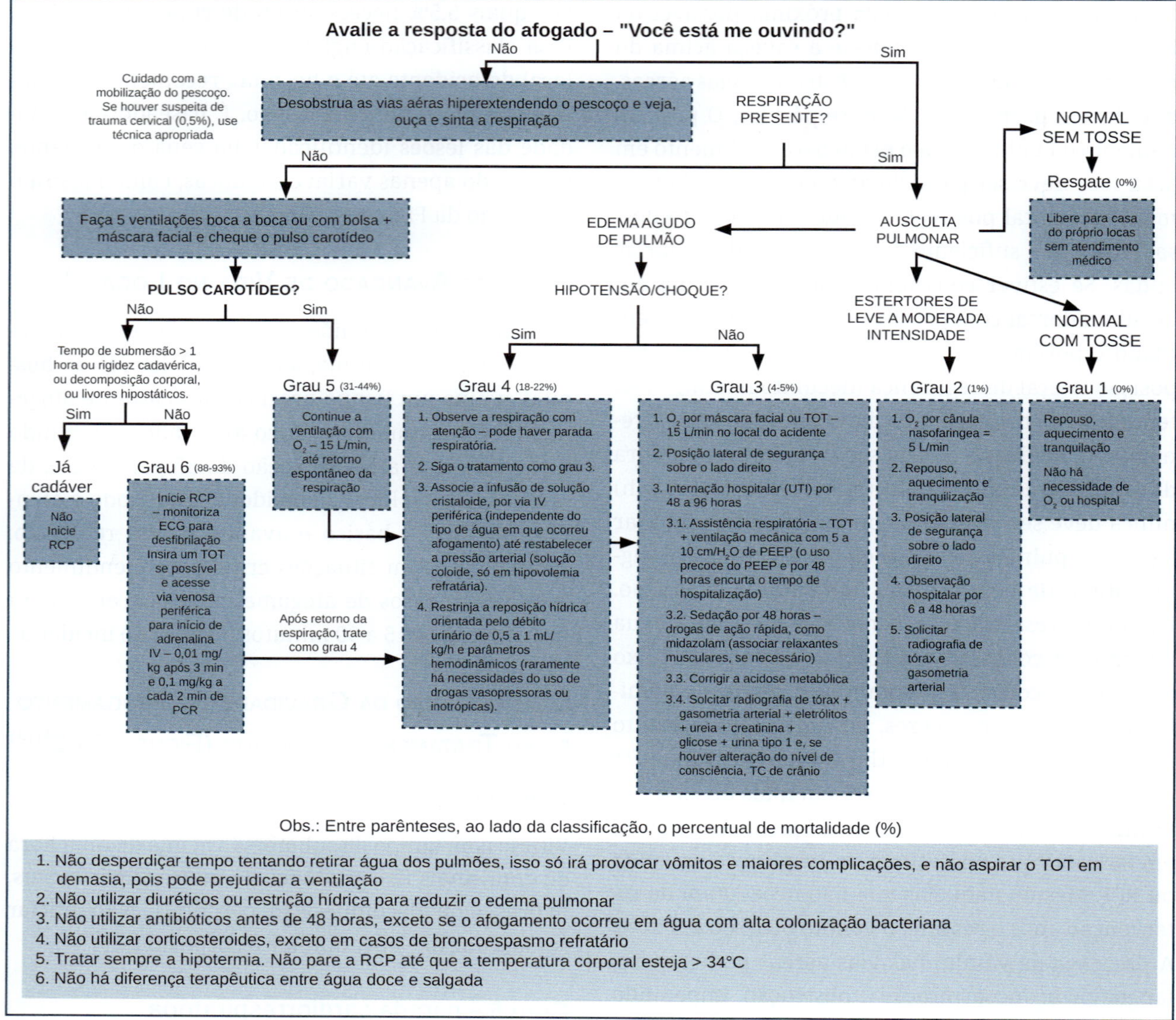

FIGURA 83.2 **Afogamentos: classificação e algoritmo de tratamento[1,14,16].**
Obs.: Entre parênteses, ao lado da classificação, o percentual de mortalidade (%).
Siglas: RCP = ressuscitação cardiopulmonar; TOT = tubo orotraqueal.

presente no interior das mesmas interferir com a ventilação. Caso contrário, a aspiração excessiva produz mais hipoxia. Na reanimação cardiorrespiratória (RCR) dos afogados, é recomendada uma relação de duas ventilações para 30 compressões antes da inserção do TOT com um socorrista ou duas ventilações para 15 compressões com dois socorristas.

Desfibriladores externos podem ser utilizados para monitorar o ritmo cardíaco ainda na cena do incidente, porém o ritmo mais comum nesses casos é a assistolia. Em vítimas hipotérmicas (temperatura inferior a 34°C) e sem pulso, a RCP deve ser mantida. A PCR em afogamentos ocorre 100% em assistolia quando não existem comorbidades ou fatores precipitantes ao afogamento. A fibrilação ventricular pode estar presente em adultos com doença coronariana ou como consequência da terapia de suporte avançado de vida, com o uso de medicações arritmogênicas, como a adrenalina.

O acesso venoso periférico é a via preferencial para administrar drogas. Embora algumas medicações possam ser administradas por via traqueal, mesmo na vigência de edema agudo de pulmão, a absorção é incerta e deverá ser feita em último caso.

No afogamento, a dose de adrenalina a ser utilizada ainda é um ponto de controvérsia, pois o intervalo de tempo da PCR até o início da ressuscitação e o resultado da mesma pode variar muito quando em comparação a outras causas.

Uma dose inicial alta ou progressiva de adrenalina aumenta as chances de recuperação da circulação. Porém, altas doses de adrenalina não parecem melhorar a sobrevida nem o prognóstico neurológico em paradas por outras causas quando utilizadas como terapia inicial. Tampouco ficou demonstrado que altas doses de adrenalina sejam prejudiciais. Portanto, dose alta de adrenalina não é recomendada como rotina, mas pode ser considerada no afogamento caso a dose de 1 mg não tenha o efeito esperado (Classe indeterminada – aceitável, mas não recomendável). Nossa recomendação é que se utilize uma dose inicial de 0,01 mg/kg IV após três minutos de RCP e, caso não haja resposta, aumentar para 0,1 mg/kg infundida a cada três a cinco minutos de RCP.

Grau 5 – parada respiratória

A vítima em apneia exige ventilação artificial imediata. Esses são casos mais presenciados pelo socorrista no local do ocorrido. Os protocolos de ventilação e oxigenação, que são os mesmos do Grau 6, devem ser seguidos até que a respiração espontânea seja restaurada, o que usualmente ocorre após poucas ventilações e, então, seguir os protocolos para o Grau 4.

Grau 4 – edema agudo de pulmão com hipotensão arterial

Fornecer oxigênio com suporte de ventilação mecânica é a terapêutica de primeira linha.

Inicialmente, o oxigênio deve ser fornecido por máscara facial com fluxo de 15 L/min até que o tubo orotraqueal possa ser introduzido. O afogado Grau 4 necessita de intubação orotraqueal em 100% dos casos devido à necessidade de ventilação com pressão positiva. A ventilação mecânica é indicada, pois o paciente nesse Grau 4 apresenta $SatpO_2$ menor que 92% e frequência respiratória alta ou grande esforço respiratório.

Os pacientes nessa situação devem permanecer relaxados com drogas (sedativos, analgésicos e bloqueadores neuromusculares) se necessário, para tolerarem a intubação e a ventilação mecânica, que deve fornecer um volume corrente de pelo menos 5 mL/kg de peso. A fração de oxigênio inspirada (FiO_2) pode ser 100% inicialmente, mas deve, assim que possível, ser reduzida para 45% ou menos. Uma pressão expiratória final positiva (PEEP) é indicada inicialmente, com valor de 5 cmH_2O e aumentada em 2 a 3 cmH_2O até que atinja um *shunt* intrapulmonar (Qs:Qt) de 20% ou menos, ou uma PaO_2/FiO_2 (P/F) de 250 ou mais. Caso a hipotensão arterial não seja corrigida com oxigênio, uma infusão rápida de cristaloide (independentemente do tipo de água responsável pelo afogamento) deve ser tentada inicialmente, antes de reduzir temporariamente a PEEP ou dar início à terapêutica com medicações vasoativas.

Grau 3 – edema agudo de pulmão sem hipotensão arterial

vítimas com $SatpO_2$ maior que 90%, em uso de oxigênio com fluxo de 15 L/min por máscara facial, conseguem permanecer sem intubação traqueal e ventilação mecânica em apenas 27,6% dos casos. A maioria dos casos (72,4%) necessita de intubação e ventilação mecânica, observando-se os mesmos protocolos para os afogados Grau 4.

Grau 2 – ausculta pulmonar com estertores

Aproximadamente noventa e três por cento das vítimas com este quadro clínico necessitam apenas de fluxo de oxigênio de 5 L/min, por meio de via cânula nasofaríngea e têm uma recuperação satisfatória em seis a 24 horas com observação hospitalar.

Grau 1 – tosse com ausculta pulmonar normal

estes pacientes não necessitam de oxigênio ou suporte ventilatório e podem ser liberados a suas residências caso não existam comorbidades ou doença associada.

Resgate – ausência de tosse ou dificuldade respiratória

Avaliar e liberar do local do acidente, sem necessidade de cuidados médicos, caso não apresente nenhuma comorbidades ou doença associada.

Abordagem Hospitalar

A maioria das vítimas de afogamentos aspira apenas pequenas quantidades de água e irá recuperar-se espontaneamente. Menos de 6% de todas as pessoas que são resgatadas por guarda-vidas precisa de atenção médica em um hospital.

Indicações de internação

Cuidados hospitalares são indicados para afogados de Graus 2 a 6. O atendimento hospitalar de casos graves (Graus 4 a 6) só é possível se os cuidados pré-hospitalares de suporte básico e avançado tiverem sido fornecidos de maneira eficiente e rápida. Caso isso não tenha ocorrido, deve-se seguir o protocolo da Figura 83.2 na emergência.

A decisão de internar o paciente em um leito de UTI ou de enfermaria, ou mantê-lo em observação na sala de emergência ou dar alta ao paciente deve levar em consideração fatores identificados por meio de anamnese completa, história pregressa, exame físico detalhado e alguns exames complementares, como radiografia de tórax e, principalmente, uma gasometria arterial.

Na história de eventos que envolvem o afogamento, deve-se incluir informações sobre as atividades do salvamento e da reanimação e qualquer doença atual ou anterior. O afogamento é, por vezes, precipitado por uma condição médica (por exemplo, trauma, convulsões ou arritmia cardíaca) e tais condições devem ser diagnosticadas, já que afetam diretamente as decisões de tratamento. Se o afogado permanecer inconsciente, sem uma causa óbvia, uma investigação toxicológica e a tomografia computadorizada do crânio e coluna cervical devem ser consideradas. Anormalidades nos eletrólitos, ureia, creatinina e hematócrito são incomuns, e sua correção raramente é necessária[1].

Pacientes com boa oxigenação arterial, sem terapia adjuvante, e que não tenham doenças ou comorbidade associadas podem receber alta (resgate e Grau 1).

Os casos de Grau 2 são resolvidos com oxigênio não invasivo no prazo de seis a 24 horas e podem, então, ser liberados para casa. Pacientes Grau 2, com deterioração do quadro clínico, serão internados em unidade de cuidados intermediários para a observação prolongada. Pacientes Graus 3 a 6 geralmente precisam de intubação e ventilação mecânica e devem ser internados em unidade de terapia intensiva.

Suporte ventilatório[1]

Os pacientes Graus 4 a 6 geralmente chegam ao hospital já com suporte de ventilação mecânica e com oxigenação satisfatória. Caso contrário, o médico da sala de emergência ou da UTI deve seguir o protocolo de ventilação para afogamento Grau 4.

A conduta no paciente Graus 3 e 4 depende de avaliação clínica na cena do acidente e, assim que o nível de oxigenação aceitável seja estabelecido com o uso da PEEP, esta deve ser mantida inalterada pelas próximas 48 a 72 horas, para que haja tempo de regeneração do surfactante alveolar, pois uma entidade clínica muito semelhante à síndrome de desconforto respiratório agudo (SDRA) pode ocorrer após episódios de afogamento Graus 3 a 6.

A diferença parece estar apenas no tempo de recuperação e na sequela pulmonar residual, pois, no afogamento, o curso da doença costuma ser rápido e não deixar sequela. O manejo clínico do afogado é similar ao dos demais pacientes que apresentam SDRA por outros motivos, incluindo cuidados para reduzir os riscos de volutrauma e barotrauma. A utilização da hipercapnia permissiva deve ser evitada para vítimas de afogamento Grau 6, pois pode incrementar a lesão cerebral hipóxico-isquêmica. A PCO_2 deve ser mantida em torno de 35 mmHg, visando evitar lesão cerebral secundária.

Caso o nível de consciência do paciente permita que ele respire espontaneamente bem adaptado ao respirador, uma boa opção de método de ventilação pode ser a pressão positiva contínua nas vias aéreas (CPAP), com pressão de suporte ventilatório (PSV). Em raros casos, a CPAP pode ser oferecida apenas com o uso de máscara facial ou através de cânula nasal, pois geralmente as vítimas de afogamento não toleram esse tipo de ventilação pela falta de colaboração usual no paciente jovem vítima de insuficiência respiratória aguda.

Suporte hemodinâmico[1]

Qualquer reposição volêmica inicial deverá ser feita com cristaloides. As soluções coloides só devem ser usadas diante de hipovolemia refratária à administração de cristaloides. Não existem evidências que indiquem a administração rotineira de soluções hipertônicas e transfusões para vítimas afogadas em água doce nem, tampouco, de soluções hipotônicas para vítimas de afogamento em água salgada.

A monitoração hemodinâmica, por meio da cateterização da artéria pulmonar ou mais recentemente a monitoração minimamente invasiva do débito cardíaco e da oximetria venosa contínua, permite monitorar a função cardíaca, a função pulmonar e a eficiência da oxigenação e da perfusão dos tecidos e, ainda, a resposta desses parâmetros às várias terapias utilizadas em pacientes instáveis hemodinamicamente ou que apresentem disfunção pulmonar grave (Graus 4 a 6) e que não tenham respondido à reposição de volume com cristaloides.

O ecocardiograma pode ser utilizado para estimar a função cardíaca, a fração de ejeção e a necessidade de reposição volêmica, ajudando a decidir o início da infusão de aminas vasoativas ou inotrópicas, ou ambas, no caso de falha da ressuscitação com cristaloides. Alguns estudos demonstram que a disfunção cardíaca com baixo débito cardíaco é comum imediatamente após casos graves de afogamento (Graus 4 a 6). O baixo débito cardíaco está associado a altas pressões de oclusão da artéria pulmonar, pressão venosa central elevada e resistência vascular pulmonar aumentada, que podem persistir por vários dias após a restauração da oxigenação e do débito cardíaco. O resultado não comum é a sobreposição de um edema pulmonar cardiogênico ao edema pulmonar não cardiogênico. Apesar da diminuição do débito cardíaco, a terapêutica com diuréticos não é uma boa opção. Estudos indicam que a infusão de dobutamina para melhorar a função cardíaca é a opção mais lógica e potencialmente mais benéfica.

Suportes diversos[1]

Somente após a obtenção de uma via aérea definitiva e uma oxigenação e circulação otimizadas, uma sonda nasogástrica deve ser colocada para reduzir a distensão gástrica, prevenindo a aspiração. O reaquecimento do paciente deve então ser instituído, exceto nos casos pós-RCP, nos quais a manutenção da hipotermia está indicada. Isso é seguido por exame físico, radiografia de tórax e uma gasometria arterial.

A acidose metabólica ocorre em 70% dos pacientes que chegam ao hospital. A acidose deve ser corrigida quando o pH for menor que 7,2 ou o bicarbonato inferior a 12 mEq/L, com a vítima recebendo suporte ventilatório adequado. A queda significativa do nível de bicarbonato raramente ocorre nos primeiros 10 minutos de RCP e o seu uso, portanto, deve ser indicado somente em reanimações prolongadas.

O uso de corticosteroides no afogamento não está indicado, exceto em casos de broncoespasmo.

Cuidado neurointensivo[17-19]

Apesar do tratamento, nos afogamentos Grau 6 podem ocorrer lesões e sequelas neurológicas graves, como o estado vegetativo persistente. A isquemia cerebral anóxica, que ocorre em casos de RCP com êxito, é a complicação mais importante. A maioria das sequelas e das causas de mortalidade tardia é de origem neurológica. Embora a prioridade seja restaurar a circulação espontânea, todo o esforço feito nos primeiros estágios pós-resgate deve ser direcionado para a ressuscitação cerebral e a prevenção de maiores danos ao encéfalo.

Esse primeiro esforço envolve as medidas para fornecer uma adequada oxigenação ($SatO_2$ > 92%) e perfusão cerebral (pressão arterial média em torno de 100 mmHg). Qualquer vítima que permaneça comatosa e não responsiva após medidas bem-sucedidas de reanimação ou que deteriore neurologicamente deve ter uma investigação neurológica cuidadosa e frequente, buscando sinais de lesão neurológica.

O tratamento intensivo da lesão cerebral inclui:

- Cabeceira do leito elevada a 30°C (caso não haja hipotensão);
- Evitar compressões da veia jugular interna e situações que possam provocar manobra de Valsava;
- Realizar ventilação mecânica eficaz, sem esforço desnecessário;
- Realizar aspirações da cânula traqueal sem provocar hipóxia;
- Usar, se necessário, terapêutica anticonvulsivante e proteção contra uso voluntário ou espasmos involuntários da musculatura;
- Evitar correções metabólicas bruscas;
- Evitar qualquer situação que aumente a pressão intracraniana, incluindo retenção urinária, dor, hipotensão ou hipóxia, antes de sedação e relaxamento muscular prolongados;
- Realizar dosagens de glicemia capilar frequentes, mantendo-se valores de normoglicêmia.

A monitoração contínua da temperatura central ou timpânica é mandatória na sala de emergência e na UTI. Vítimas de afogamento Grau 6, nas quais houve sucesso na restauração da circulação espontânea, mas que permanecem comatosas, não devem ser aquecidas ativamente a temperaturas maiores que 32°C a 34°C. Caso a temperatura central exceda os 34°C, a hipotermia moderada (32°C a 34°C) deve ser provocada quanto antes e mantida por 12 a 24 horas.

A hipertermia deve ser evitada a todo custo durante o período agudo de recuperação. Além disso, embora não haja evidência suficiente para defender um valor específico ideal de $PaCO_2$ ou de saturação de O_2 durante e após a ressuscitação, a hipoxemia deve ser evitada.

Os estudos que avaliam os resultados da ressuscitação cerebral em vítimas de afogamento não demonstram melhora de prognóstico em pacientes que receberam terapia para redução da pressão intracraniana e manutenção da pressão de perfusão cerebral. Esses estudos mostram um prognóstico sombrio (por exemplo, morte ou sequela cerebral moderada a grave) quando a pressão intracraniana atingir 20 mmHg ou mais e a pressão de perfusão cerebral for de 60 mmHg ou menos, até mesmo quando condutas forem usadas para o controle e melhora desses parâmetros. Novas pesquisas são necessárias para analisar a eficiência das condutas neurointensivas em vítimas de afogamento.

Pneumonias[20]

Em geral, rios, lagos, piscinas e praias não apresentam colonização bacteriana em número suficiente para promover pneumonia direta. Caso a vítima necessite de ventilação mecânica, a incidência de pneumonia secundária aumenta de 34% a 52% no terceiro ou quarto dia de hospitalização, quando o edema pulmonar estiver praticamente resolvido.

A vigilância para eventos sépticos, não só pulmonares como nos demais órgãos, se faz necessária. Os antibióticos profiláticos apresentam um valor duvidoso em afogamento e tendem apenas a selecionar organismos mais resistentes e agressivos.

Uma radiografia de tórax não deve ser interpretada como um sinal de pneumonia, pois deverá ser apenas o resultado do edema pulmonar e da broncoaspiração de água nos alvéolos e bronquíolos. A conduta mais apropriada é a coleta diária de aspirados traqueais para realização de exames bacteriológico, de cultura e antibiograma.

Ao primeiro sinal de infecção pulmonar, geralmente após as primeiras 48 a 72 horas, caracterizada por febre prolongada, leucocitose mantida, infiltrados pulmonares persistentes ou novos e resposta leucocitária no aspirado traqueal, a terapêutica com antimicrobianos é instituída, baseada no organismo predominante na unidade e seu perfil de sensibilidade.

A broncoscopia pode ser útil para avaliar a gravidade e a extensão das lesões provocadas por broncoaspiração sólida e, em raros casos, para a lavagem terapêutica de matérias como areia e outros sólidos, mas serve principalmente para a coleta de material para qualificação e quantificação das culturas de colônias bacterianas. Nos casos em que a água aspirada contiver uma formação de colônias por unidade (CFU) maior que 10^{20}, existe potencial de causar infecção direta, e o líquido em que ocorreu o afogamento poderá ser coletado para cultura qualitativa, de forma a identificar os germes predominantes. Nesses casos, deve-se sempre considerar um amplo espectro de possibilidades, incluindo os Gram-positivos e negativos, os anaeróbios e ainda as algas de água doce.

Complicações no Curso do Tratamento[21]

O pneumotórax é uma complicação comum (10%), secundária à ventilação mecânica com pressão positiva em áreas de hiperinsuflação. Diante de qualquer mudança hemodinâmica brusca após o início da ventilação mecânica, deve ser considerada a possibilidade de um pneumotórax ou outro barotrauma.

Quadros de síndrome de reação inflamatória sistêmica (SIRS) ou choque séptico são descritos nas primeiras 24 horas após a ressuscitação da vítima. A insuficiência renal aguda secundária ao afogamento é rara e pode ocorrer devido à hipóxia, ao choque ou à hemoglobinúria. Vítimas de afogamento estáveis clinicamente durante a avaliação na sala de emergência, e que apresentem radiografia de tórax normal, muito raramente podem desenvolver edema agudo de pulmão tipo fulminante após o incidente (SDRA). Ainda é incerta a causa desse edema pulmonar.

PROGNÓSTICO E ESCALAS DE GRAVIDADE[21]

Afogamentos Graus 1 a 5 recebem alta hospitalar em 95% dos casos sem sequelas. Os afogamentos Grau 6 podem evoluir com falência de múltiplos órgãos. Com o progresso da terapia intensiva, o prognóstico é cada vez mais baseado na lesão neurológica.

Questões como “Quais vítimas devemos tentar ressuscitar? Por quanto tempo devemos investir? Qual conduta adotar e o que devemos esperar em termos de qualidade de vida após a ressuscitação?” necessitam de respostas mais precisas. Tanto na cena quanto no hospital, nenhuma variável clínica parece ser absolutamente confiável para determinar o prognóstico final no afogado Grau 6. Portanto, a recomendação é insistir na ressuscitação em todos os casos. A RCP deve ser iniciada sem demora em todas as vítimas sem pulso carotídeo, que estiveram em submersão por menos de uma hora ou que não apresentem sinais clínicos evidentes de morte (rigor *mortis*, decomposição corporal ou livores).

Embora alguns autores afirmem que a ressuscitação com êxito de vítimas com grande tempo de submersão só ocorre em águas geladas, existem relatos de vítimas com grande tempo de submersão que foram ressuscitadas sem sequelas, mesmo quando resgatadas em águas ditas quentes (acima de 20°C)[22]. Múltiplos estudos mostram que o prognóstico depende quase que unicamente de um único fator: o tempo de submersão, embora não seja determinante para não se realizar a RCP. Os esforços de RCP só devem ser interrompidos após o aquecimento da vítima acima de 34°C e o monitoramento cardíaco mostrar assistolia – “Ninguém está morto até estar quente e morto!”.

Após a realização da RCP com êxito, a estratificação da gravidade das lesões cerebrais é crucial para permitir a comparação entre as diversas opções terapêuticas. Vários escores prognósticos foram desenvolvidos para prever quais pacientes vão evoluir bem com a terapia padrão e quais estão mais propensos a desenvolver a encefalopatia anóxica isquêmica, requerendo assim medidas mais agressivas e inovadoras para proteger o cérebro.

Um dos escores mais poderosos é a avaliação da escala de coma de Glasgow no período imediato após a ressuscitação (primeira hora) e de cinco a oito horas após (Quadro 83.4).

QUADRO 83.4 ***Classificação prognóstica para a pós-parada cardiorrespiratória por afogamento (escore ainda em estudo).***

Escala de prognóstico neurológico pós-parada cardiorrespiratória por afogamento	
A – Primeira hora	**B – Cinco a oito horas após**
▪ Alerta – 10	▪ Alerta – 9,5
▪ Desorientado – 9	▪ Desorientado – 8
▪ Torpor – 7	▪ Torpor – 6
▪ Coma com tronco normal – 5	▪ Coma com tronco normal – 3
▪ Coma com tronco anormal – 2	▪ Coma com tronco anormal – 1
Recuperação sem sequelas	
▪ Excelente (13)	95%
▪ Muito bom (10-12)	75% a 85%
▪ Bom (8)	40% a 60%
▪ Regular (5)	10% a 30%
▪ Ruim (3)	< 5%

Fonte: Orlowski, adaptado por Szpilman.[21].

Variáveis prognósticas são importantes para o aconselhamento aos familiares de afogados nos primeiros momentos após o incidente e, principalmente, para indicar quais pacientes são propensos a se recuperar com a terapia de suporte padrão e quais deveriam ser candidatos a terapias de ressuscitação cerebral ainda em fase experimental de investigação clínica (Quadro 83.5).

O afogamento representa uma tragédia que geralmente pode ser evitada. A maioria é o resultado final de violências contra o bom senso, da negligência para com as crianças e de abuso de bebidas alcoólicas. Esse cenário necessita de uma intervenção preventiva radical e imediata para a reversão dessa catástrofe diária, que é o afogamento.

VÍDEOS EDUCATIVOS RECOMENDADOS PARA PREVENÇÃO DE AFOGAMENTOS

- Prevenção de afogamento em praias: <http://www.youtube.com/watch?v=RIHEIjQIlq0>
- Prevenção de afogamento em água doce (piscinas, rios e lagos): <http://www.youtube.com/watch?v=fFv1NsbooPc&feature=youtu.be>

QUADRO 83.5 Fatores importantes no prognóstico de afogamentos pós-reanimação cardiorrespiratória[14]**.**

▪ Os Suportes Básico e Avançado precoces apresentam melhores prognósticos
▪ No afogamento, a redução de 10°C na temperatura cerebral reduz em 50% o consumo energético da célula, dobrando o tempo de sobrevida da célula neurológica
▪ Duração da submersão e risco de lesão neurológica grave e morte cerebral após alta hospitalar: • 0 a 5 min – 10%; • 6 a 10 min – 56%; • 11 a 25 min – 88%; • > 25 min – quase 100%
▪ Sinais de lesão de tronco cerebral predizem lesão neurológica grave
▪ Fatores prognósticos no afogamento são importantes em decisões de terapias neurológicas mais agressivas e no aconselhamento à família quanto ao prognóstico

- Prevenção de afogamento em inundações: <http://youtu.be/VKrxfPeWMoI?list=UUJuK-3Ip1pMza4SHj-VhKUQ>

REFERÊNCIAS

1. Szpilman D, Bierens JJLM, Handley AJ, Orlowski JP. Drowning: Current Concepts. N Engl J Med. 2012;366:2102-10. Disponível em: <http://www.nejm.org/doi/pdf/10.1056/NEJMra1013317>.
2. Szpilman D. Afogamento – Perfil epidemiológico no Brasil – ano 2012. [Trabalho elaborado com base nos dados obtidos em: Ministério da Saúde (Brasil), DATASUS, Sistema de Informação em Mortalidade (SIM), tabulados no TabWin 2014]. [Acesso out 2014]. Disponível em: <http://www2.datasus.gov.br/DATASUS/index.php> e <http://www.sobrasa.org/?p=15534>.
3. Szpilman D, Vasconcellos MB. Afogamento – Perfil epidemiológico nas piscinas do Brasil – 2003 a 2011. [Trabalho elaborado com base nos dados do Sistema de Informação em Mortalidade (SIM) tabulados no TabWin, Ministério da Saúde (Brasil), DATASUS, 2014.] [Acesso jan 2014.] Disponível em: <http://www2.datasus.gov.br/DATASUS/index.php> e <http://www.sobrasa.org/perfil-dos-afogamentos-em-piscinas-no-brasil/>.
4. Sociedade Brasileira de Salvamento Aquático (Sobrasa). Campanha Piscina + Segura [página na Internet]. [Acesso dez 2014.] Disponível em: <http://www.sobrasa.org/piscinamaissegura/>.
5. Wernick P, Fenner P, Szpilman D. Immobilization and Extraction of Spinal Injuries. In: Bierens JJLM, editor. Hand Book on Drowning: Prevention, Rescue and Treatment. Berlin Heidelberg: Springer-Verlag; 2005. p. 291-5.
6. van Beck EF, Branche CM, Szpilman D, Modell JH, Bierens JJLM. A New Definition of Drowning: Towards documentation and Prevention of a Global Health Problem. Bull World Health Organ [página na Internet]. 2005;83(11):801-80. [Acesso out 2014]. Disponível em: <http://www.who.int/bulletin/volumes/83/11/vanbeeck1105abstract/en/>.
7. Szpilman D, Elmann J, Cruz-Filho FES. Dry-drowning – Fact or Myth? World Congress on Drowning; 2002; Netherlands. Book of Abstracts [ISBN:90-6788-280-01]. Poster presentation. p. 176. doi: 10.13140/2.1.1227.4885.
8. Szpilman D, Webber J, Quan L, Bierens J, Morizot-Leite L, Langendorfer SJ, Beerman S, Løfgren B. Creating a Drowning Chain of Survival. Resuscitation. 2014;85(9):1149-52.
9. Szpilman D, Soares M. In-water resuscitation –is it worthwhile? Resuscitation. 2004;63:25-31.
10. Szpilman D. Aquatic cervical and head trauma: nobody told me it could be a jump in the darkness! World Conference on Drowning Prevention; 2011; Danang, Vietnan. Book of Abstracts [ISBN: 978-0-909689-33-9]. p. 153. Disponível em: <http://www.szpilman.com/biblioteca/afogamento/Vietnam_2011/AQUATIC%20CERVICAL%20AND%20HEAD%20TRAUMA.pdf>.
11. Szpilman D, Brewster C, Cruz-Filho FES. Aquatic Cervical Spine Injury – How often do we have to worry? World Congress on Drowning; 2002; Netherlands [Oral Presentation].
12. Watson RS, Cummings P, Quan L, Bratton S, Weiss NS. Cervical spine injuries among submersion victims. J Trauma. 2001;51(4):658-62.
13. Szpilman D. Recommended technique for transportation of drowning victim from water and positioning on a dry site varies according to level of consciousness. [Recomendações mundiais em emergências junto a American Heart Association (AHA) e International Liaisson Comittee for Resuscitation (ILCOR), Budapest, Setembro de 2004.] Disponível em: <https://www.researchgate.net/publication/268020699_Recommended_technique_for_transportation_of_drowning_victim_from_water_and_positioning_on_a_dry_site_varies_according_to_level_of_consciousness>.
14. Szpilman D. Near-drowning and drowning classification: A proposal to stratify mortality based on the analysis of 1,831 cases. Chest. 1997;112:660-5.

15. Manolios N, Mackie I. Drowning and near-drowning on Australian beaches patrolled by life-savers: A 10 year study, 1973-1983. Med J Aust. 1988;148:165-7, 170-1.

16. Szpilman D, Elmann J, Cruz-Filho FES. Drowning Classification: A Revalidation Study Based on The Analysis of 930 Cases over 10 Years. World Congress on Drowning; 2002; Netherlands. Book of Abstracts [ISBN:90-6788-280-01]. p. 66.

17. Bierens J, Berg R, Morley P, Szpilman D, Warner D. Drowning. In: Paradis NA, Halparin HR, Kern KB, Wenzel V, Chamberlain DA, editors. Cardiac arrest. The science and practice of resuscitation medicine. Cambridge University Press; 2007. p. 1088-102.

18. Szpilman D, Magalhaes M, Silva RTC. Therapeutic hypothermia after return of spontaneous circulation: Should be offered to all? Resuscitation. 2012;83:671-3. Disponível em: <http://www.resuscitationjournal.com/article/S0300-9572(12)00130-X/abstract>.

19. Cummins RO, Szpilman D. Submersion. In: Cummins RO, Field JM, Hazinski MF, editors. ACLS – The Reference Textbook. Volume II: ACLS for Experienced Providers. Dallas, TX: American Heart Association; 2003. p. 97-107.

20. Szpilman D, Orlowski JP, Bierens J. Drowning. In: Vincent JL, Abraham E, Moore AF, Kochanek P, Fink M, editors. Textbook of Critical Care. 6th ed. Elsevier Science; 2011. p. 498-503.

21. Orlowski J, Szpilman D. Drowning – Rescue, Resuscitation, and Reanimation. Pediatric Critical Care: A New Millennium. Pediatr Clin North Am. 2001 Jun;48(3):627-46. Disponível em: <file:///C:/Users/Mario/Downloads/Drowning%20-%20Rescue,%20Resuscitation,%20and%20Reanimation%20PCNA%202001.pdf>.

22. Szpilman D. A case report of 22 minutes submersion in warm water without sequelae. In: Bierens J, editor. Hand Book on Drowning: prevention, rescue and treatment. Berlin Heidelberg: Springer-Verlag; 2005. p. 375-6.

84 Politrauma

Laura Naspitz
Renato Lopes de Souza

Trauma é o desequilíbrio forçado da homeostase secundário a um agravo agudo. Define-se como politrauma a lesão a um ou mais órgãos causada por trauma fechado ou então fraturas múltiplas ou ferimento penetrante profundo em tronco ou qualquer trauma que leve à instabilidade dos sinais vitais.

É importante causa de morbimortalidade na faixa etária pediátrica, sendo a primeira causa de óbito nos Estados Unidos e em outros países desenvolvidos. No Brasil, morrem em média 9.100 crianças com menos de 14 anos de idade por ano, tendo como causa as lesões traumáticas. Essa mortalidade ocorre de forma trimodal, semelhante à descrita nos adultos. O primeiro pico de mortalidade, que ocupa 50%, ocorre no momento ou após poucas horas do trauma e decorre de leões complexas e incompatíveis com a vida, tais como perda de massa encefálica ou lesão de grandes vasos. O segundo pico ocorre após algumas horas do trauma e corresponde a 30%, sendo as hemorragias o fator determinante da morte na maioria dos casos. O terceiro pico é tardio, ocupa 20%, sendo determinado pelas infecções, sepses e disfunção de múltiplos órgãos e sistemas. A queda é o principal mecanismo de trauma em crianças pequenas, porém não constitui alta taxa de mortalidade. O trauma com maior letalidade é o TCE (trauma cranioencefálico), contribuindo com aproximadamente 16% dos óbitos secundários ao trauma. Os acidentes automobilísticos (como ocupante do veículo, pedestre ou ciclista) correspondem a 75% dos óbitos. Em adolescentes, existe um aumento importante da taxa de óbito por causas externas devido a agressões e homicídios.

O trauma fechado em pediatria é 12 vezes mais comum que o penetrante. Sabe-se que a energia cinética do trauma transferida à criança é igual à metade da massa do objeto impactante, vezes a velocidade ao quadrado. Como crianças têm menor superfície corpórea, toda a energia é compactada em um espaço pequeno e, por isso, elas são mais susceptíveis às lesões de múltiplos órgãos e apresentam mortalidade 4% maior que a dos adultos. Ver outras diferenças anatômicas e fisiológicas próprias da criança no Quadro 84.1.

Independentemente do mecanismo de trauma, a resposta sistêmica tende a ser a mesma: há aumento do tônus vasomotor, em resposta à hemorragia, na tentativa de manter o débito cardíaco adequado;

QUADRO 84.1	*Diferenças anatômicas entre adultos e crianças e suas implicações no manejo do trauma pediátrico*[7].

Criança tem tamanho corporal menor, portanto todo o impacto é absorvido por uma área menor; por esse motivo, lesões de múltiplos órgãos são mais comuns
Crianças têm superfície corporal relativa maior, acarretando maior perda de calor
Os órgãos abdominais (fígado e baço) da criança são mais anteriores, sendo mais susceptíveis ao trauma. Além disso, há menor tecido celular subcutâneo e menor musculatura para protegê-los
O rim da criança é menos protegido e mais móvel, sendo as lacerações renais mais comuns
Pâncreas da criança está menos protegido pela musculatura abdominal e pela gordura, sendo mais susceptível a lesões que ocorrem pelo impacto contra a coluna vertebral
A relação entre o tamanho da cabeça e do corpo na criança é maior, o cérebro é menos mielinizado e os ossos cranianos são mais finos. Tudo isso resulta em lesões cranioencefálicas mais graves e mais frequentes

aumento das catecolaminas, que agem diretamente na contratilidade cardíaca; liberação de citocinas inflamatórias e corticosteroides secundários ao estresse; como também liberação de vasopressina, angiotensina e aldosterona, na tentativa de reabsorver água e manter uma volemia mais adequada. Essa resposta normalmente é adaptativa e autolimitada, mas, em traumas graves, pode haver persistência do estado hipermetabólico, com aumento do consumo de substrato e catabolismo intenso, o que pode ser prejudicial ao paciente, pois leva à dificuldade de cicatrização, imunossupressão e, até mesmo, disfunção de múltiplos órgãos e sistemas.

O atendimento rápido e sistematizado melhora a sobrevida; no local do acidente deve-se fazer avaliação das lesões e iniciar o suporte vital básico (desobstrução das vias aéreas, com estabilização da coluna cervical, e manter a respiração e circulação), com especial atenção à parada cardiorrespiratória, controle de hemorragias, tratamento do choque e das lesões importantes em cabeça, tórax e abdome (Quadro 84.2).

Após a avaliação e estabilização da vítima, deve-se decidir qual encaminhamento (Quadro 84.3).

Vias Aéreas e Estabilização Cervical. A coluna cervical de todas as crianças vítimas de trauma deve ser estabilizada com imobilização em alinhamento com a cabeça em posição neutra, o que pode ser conseguido com o uso de colar cervical ou sacos de areia e fita adesiva. Radiografia da coluna cervical em perfil, mostrando todas as sete vértebras, é mandatória e deverá ser complementada com radiografias de coluna cervical anteroposterior e do processo odontoide, caso haja dor no pescoço.

A principal causa de obstrução de vias aéreas é a língua, que desaba posteriormente. Para a desobstrução das vias aéreas, evitando a hiperextensão e flexão do pescoço, utiliza-se manobra de anteriorização da mandíbula, mantendo a imobilização cervical.

A seguir, deve-se aspirar vigorosamente a boca e orofaringe. Oferecer oxigênio 100% para todos os

QUADRO 84.2	*Atendimento rápido da vítima no local do acidente.*

Exame primário	A — Vias aéreas, com controle da coluna cervical B — Respiração e ventilação
Reanimação	C — Circulação e controle de hemorragia D — Estado neurológico E — Exposição e controle de temperatura
Exame secundário	
Monitorização e reavaliação contínua	
Tratamento definitivo (estabilização e transporte)	

QUADRO 84.3	*Indicações de Hospital Terciário para crianças politraumatizadas.*

Lesão grave em mais de um órgão
Suspeita ou necessidade de ventilação pulmonar mecânica
Choque que necessita de mais de uma transfusão
Paciente com traumatismo cranioencefálico com: — fratura de órbita ou osso da face — fístulas liquóricas — alteração do estado de consciência — exame neurológico em mudança — lesões cranianas abertas — afundamento craniano — necessidade de monitorização de pressão intracraniana
Necessidade de intervenção cirúrgica
Suspeita de lesão abdominal
Suspeita de lesão medular
Fraturas complicadas, com lesão neurovascular
Duas ou mais fraturas em ossos longos
Possibilidade de reimplante de extremidade avulsionada
Necessidade de terapia intensiva pediátrica

pacientes, com o uso de máscara com reservatório de O_2 até a intubação, caso necessária.

A intubação é preferencialmente orotraqueal (IOT); não proceder intubação nasotraqueal caso exista suspeita de fratura de base de crânio. Deve-se ficar atento a dois fatos: a intubação de crianças sem avaliação radiológica da coluna cervical deverá ser realizada com imobilização manual da mesma para limitar a tendência à extensão e flexão cervical durante a IOT; todas as crianças devem ser consideradas de estômago cheio e, portanto, intubadas com compressão da cartilagem crinoide para evitar o refluxo de conteúdo gástrico para a orofaringe.

Deve-se lembrar de que as crianças têm menor reserva respiratória e evoluem para insuficiência respiratória mais rapidamente. Um adulto pode manter a saturação de oxigênio adequada em até 3-4 minutos de apneia, já, nas crianças, esse tempo é reduzido para 30 segundos. Pré-oxigenação adequada deve ser ofertada antes da IOT. Evitar realizar ventilação com pressão positiva (VPP) com máscara e balão devido à distensão gástrica secundária. Se a VPP for essencial, considerar locar sonda gástrica e mantê-la aberta. Evitar VPP no trauma de face.

Cuidado com o uso de dispositivos supraglóticos, como máscaras laríngeas, pois não protegem a via aérea contra a broncoaspiração e podem não vedar adequadamente a via aérea. No trauma de face, os dispositivos supraglóticos não devem ser utilizados.

A realização preferencial de cricotiroidostomia é rara, acontecendo na vigência de trauma maxilofacial grave, lesão laríngea e hematoma de língua.

Ventilação. A verificação da ventilação e oxigenação é realizada por meio da observação da expansibilidade e ausculta simétrica de ambos os hemitórax, do grau de consciência e da ausência de cianose central. A oximetria de pulso (SPO_2 > 90%) e a gasometria arterial (pO_2 100 mmHg e pCO_2 35-45 mmHg) são indicativas de uma boa oxigenação e ventilação.

Caso a oxigenação e a ventilação estejam inadequadas, deve-se proceder à verificação da permeabilidade e posição da cânula traqueal, seguida da investigação e tratamento das várias lesões torácicas pós-traumáticas (Quadro 84.4). Não aguardar confirmação radiológica para tratar lesões potencialmente fatais.

QUADRO 84.4 ***Lesões com risco de vida no trauma torácico.***

Lesão	Manifestações/ diagnóstico	Tratamento
Obstrução das vias aéreas	Insuficiência respiratória. Retração/estridor	Aspiração, manobras para anteriorização da mandíbula e queixo, intubação
Hemotórax	Diminuição dos murmúrios vesiculares, macicez à percussão, raios X de tórax	Drenagem torácica, reanimação fluídica, cirurgia. Caso não haja comprometimento grave da oxigenação/ ventilação, proceder antes à reanimação fluídica
Tórax flutuante	Assincronismo no movimento da parede torácica. Raios X de tórax	Decúbito do paciente para o lado da lesão (fraturas) para estabilizar o tórax, VPM com PEEP caso persista a insuficiência respiratória
Tamponamento cardíaco	Abafamento das bulhas, distensão venosa cervical, hipotensão (tríade de Beck) e pulso paradoxal, choque do tipo obstrutivo, raios X de tórax e ECG	Deve ser drenado
Pneumotórax aberto	Ferimento aberto em tórax, sinais de pneumotórax descritos a seguir	Oclusão do ferimento com gaze vaselinada em três lados e curativos estéreis, além da drenagem do hemitórax atingido, sendo o local de inserção do dreno diferente do da lesão
Pneumotórax hipertensivo ou pneumotórax bilateral	Diminuição de MV uni ou bilateral, desconforto respiratório, estase venosa cervical, timpanismo à percussão do hemitórax envolvido, desvio do *ictus cordis* e traqueia, raios X de tórax	Aliviar inicialmente com drenagem com agulha ou, em crianças menores, com *scalp* em selo d'água, seguido de drenagem definitiva do hemitórax afetado

Siglas: ECG = eletrocardiograma; PEEP = pressão expiratória final positiva.

CIRCULAÇÃO E CONTROLE DAS HEMORRAGIAS

O tratamento do choque pós-traumático tem três objetivos: controle das hemorragias, acesso vascular e reanimação fluídica rápida.

Pode-se classificar o choque em quatro classes devido à sua gravidade (Quadro 84.5). Deve-se sempre lembrar de que as crianças apresentam grande capacidade de vasoconstrição, e a queda na pressão arterial será vista tardiamente quando já houver perda de mais de 30% da volemia – pequenas variações de frequência cardíaca, perfusão de extremidades e palidez não devem ser negligenciadas. Observar sinais de tamponamento cardíaco e, se necessário, realizar punção pericárdica.

Todo sinal de choque em paciente traumatizado é decorrente de hemorragia até que se prove o contrário. Sabidamente, ressuscitação fluídica adequada ajuda a diminuir a resposta inflamatória secundária ao estresse e deve ser rapidamente iniciada.

O controle das hemorragias deve ser feito, preferencialmente, por meio da compressão dos locais sangrantes; as ligaduras vasculares devem ser evitadas. O uso das vestimentas pneumáticas antichoque raramente é necessário, sendo a adequada reposição volêmica preferível a elas.

O acesso vascular em crianças chocadas é muito difícil, mas, nos casos de trauma, ele deve ser obtido rapidamente, tentando-se, de início, o periférico de bom calibre e, a seguir, o acesso vascular central percutâneo em veia jugular interna ou femoral. Se o acesso vascular periférico ou central percutâneo não foi possível, a dissecção venosa é uma boa opção. Por vezes, porém, nenhuma dessas vias é possível, podendo-se então, na urgência, optar pela via intraóssea; preferencial é 1 cm abaixo e 1 cm medial ao tubérculo anterior da tíbia; essa via deverá ser utilizada até que um acesso vascular adequado seja obtido.

A reanimação fluídica, como em qualquer quadro de choque, deve ser rápida:

a. SF ou Ringer-lactato (RL) 20 mL/kg (*bolus*), de 10 em 10 minutos por duas ou três vezes.

Se o choque persistir:

b. Concentrado de glóbulos 10 mL/kg ou sangue total 20 mL/kg, tipo específico ou O negativo (se o anterior não estiver disponível).

Se ainda assim houver choque e perdas contínuas de volume:

- Abdome: laparotomia de urgência no centro cirúrgico (CC);
- Tórax e houver PCR: toracotomia na sala de emergência;
- Tórax e alguma estabilidade hemodinâmica: toracotomia no CC.

Se ainda assim houver choque, mas sem perdas contínuas de volume, pensar em:

- Pneumotórax hipertensivo ou tamponamento cardíaco;
- Contusão miocárdica;

QUADRO 84.5 ***Classificação do choque em crianças – Advanced Trauma Life Support[3].***

	Classe I compensado	Classe II compensado	Classe III descompensado	Classe IV descompensado
Perda aguda de volume sanguíneo	< 15%	15-25%	26-39%	> 40%
Frequência cardíaca	Normal ou ↑	↑	↑↑	↑↑↑
Pressão arterial sistólica	Normal	Normal	Hipotensão leve	Hipotensão grave
Frequência respiratória	Normal	Taquipneia leve	Taquipneia moderada	Taquipneia grave + acidose
Enchimento capilar	Inalterado	Prolongado	Prolongado, pele úmida e fria	Prolongado, pele úmida, fria e pálida ou cianótica
Débito urinário	1-3 mL/kg/h	0,5-1 mL/kg/h	< 0,5 mL/kg/h Aumento de ureia	Anúria
Estado mental	Ansiedade	Irritabilidade	Irritabilidade, letargia e vômitos	Obnubilação e coma
Reposição volêmica	Cristaloide	Cristaloide	Cristaloide e sangue	Cristaloide e sangue

- Choque neurogênico secundário à lesão medular.

Os fluidos devem, preferencialmente, ser administrados aquecidos. A hipotermia leva a distúrbios de coagulação, o que pode dificultar ainda mais o controle da hemorragia.

Administrar como primeira opção soluções cristaloides e isotônicas (Ringer Lactato ou soro fisiológico). Metanálises recentes mostram que não há diferença em realizar ressuscitação inicial com cristaloide ou albumina (ou outro coloide) – ambos apresentam índices semelhantes de desenvolvimento de edema agudo pulmonar e de edema de tecido celular subcutâneo; além disso, soluções cristaloides estão prontamente disponíveis e apresentam custo menor. O uso de soluções hipotônicas causa excesso de água livre e a consequente piora do edema, além de mudança brusca de osmolaridade, que pode levar à lesão de sistema nervoso central.

ESTADO NEUROLÓGICO E ESCALA DE COMA DE GLASGOW

Em crianças, o crânio é a parte mais gravemente atingida (60%) e a mortalidade nesses casos é de 16% contra 6% quando não houver trauma cranioencefálico. Deve-se avaliar nessa primeira inspeção a resposta pupilar, o grau de consciência e situações óbvias, como a paralisia de um membro. Crianças com assimetria pupilar ou então com Escala de Coma de Glasgow menor ou igual a 8 devem ser submetidas à IOT para proteção neurológica e proteção de via aérea.

A avaliação do grau de consciência deve ser feita com Escala de Coma de Glasgow adequada para idade, ou pode ser tão simples quanto o mnemônico AVDI:

A – Alerta;

V – Responde a estímulos Verbais;

D – Responde a estímulos Dolorosos;

I – Inconsciente.

EXPOSIÇÃO E AMBIENTE

É importante a retirada de toda a vestimenta da criança logo de sua entrada na emergência, atentando-se para a manutenção da temperatura do paciente (entre 36°C e 37°C), por meio do calor radiante.

Uma sonda nasogástrica (se não houver lesão maxilar) e uma sonda vesical (se não houver fratura pélvica ou sangue no meato uretral) ou um saco coletor de urina devem ser locados.

A sistematização do atendimento foi elaborada de forma que agravos que evoluem mais rapidamente para o óbito sejam reconhecidos e corrigidos primeiramente. Por exemplo, uma obstrução de via aérea (no passo A) leva à parada cardiorrespiratória mais rapidamente que um sangramento (no passo C), que, por sua vez, leva à parada cardiorrespiratória mais rapidamente que uma fratura de fêmur (no passo E)

Após avaliação primária imediata e contínua, inicia-se a avaliação secundária:

- Exame físico;
- História;
- Exames laboratoriais;
- Diagnóstico por imagem.

EXAME FÍSICO

As crianças também possuem maior elasticidade corporal; desse modo, mesmo lesões internas graves podem ocorrer sem sinais externos aparentes. Realizar exame físico completo e, ao término, reiniciar toda a sequência de atendimento.

Cabeça

- Olhos (reação e tamanho pupilar, fundo de olho, conjuntiva e avaliação da visão, se possível);
- Palpação das proeminências ósseas, à procura de fraturas;
- Verificação da dentição;
- Verificação do escalpo;
- Avaliação da movimentação simétrica dos músculos faciais;
- Observação de otorreia, hematotímpano e liquorreia, que são sinais sugestivos de fratura na base do crânio.

Pescoço

- Presença de enfisema subcutâneo;
- Posicionamento da traqueia;

- Hematomas;
- Palpação da coluna cervical;
- Distensão das veias cervicais.

Tórax

- Excursão respiratória; assimetrias na movimentação; segmentos flutuantes; palpação e ausculta dos campos pulmonares e cardíacos; ruptura de aorta.

Abdome

- Marcas ou lesões;
- Ausculta dos ruídos hidroaéreos;
- Palpação delicada e cuidadosa de todo o abdome.

Deve-se lembrar de que, inicialmente, diagnósticos precisos não são possíveis na maioria das vezes, portanto o abdome, em especial, deverá ser reavaliado várias vezes.

Pelve

- Palpar as proeminências, procurando dor ou instabilidades;
- Verificar, no períneo, a presença de hematomas, lacerações e sangramentos;
- Verificar saída de sangue pelo meato uretral e lesões de bexiga e vagina.

Reto

- Toque retal objetivando avaliar a integridade de sua parede, da próstata, o tônus muscular e a hemorragia do trato gastrintestinal.

Extremidades

- Fraturas com comprometimento vascular;
- Luxações, abrasões, contusões, hematomas;
- Instabilidades ósseas;
- Avaliação neurovascular.

Dorso

- Verificar hematomas, abrasões, lacerações e perfurações, lembrando-se sempre de manter o pescoço imobilizado, e, caso haja suspeita de lesão em coluna vertebral ou paralisias, rolar o paciente em bloco para examinar a região.

Pele

- Contusões, queimaduras, petéquias.

Neurológico

- Exame compreendendo a motricidade, a sensibilidade, os pares cranianos e o grau de consciência. Atenção para sinais de aumento da pressão intracraniana, hematoma subdural ou epidural, fraturas de crânio com afundamento e lesão de coluna.

História

A – Alergia e imunizações;

M – Medicamentos de uso habitual;

P – Passado médico;

L – Líquidos e alimentos ingeridos recentemente;

A – Ambiente e eventos relacionados com o trauma.

Exames Laboratoriais

Coleta de sangue para obtenção de tipagem sanguínea e provas cruzadas; hemograma completo; amilase/lipase; TGO/TGP; CK/CKMB; e coagulograma. Coleta de urina tipo I. Outros exames, quando necessários, devem ser individualizados.

Considerar a realização de β-HCG em adolescentes meninas.

Colher Hb/Ht seriado para controle de hemorragias visíveis e ocultas.

Trauma Abdominal

O percentual de ocorrência e abordagem do trauma abdominal é mostrado no Quadro 84.6. Trauma abdominal penetrante deve sempre ser levado ao centro cirúrgico e considerado contaminado, sendo introduzida a antibioticoterapia adequada.

Diagnóstico por Imagem

Radiologia de emergência tem papel crucial no diagnóstico e manejo precoce de lesões traumáticas, mas não se deve substituir uma anamnese e exame físico detalhado por exames de imagem. Lesões potencial-

QUADRO 84.6 **Manifestações clínicas e tratamento inicial, de acordo com o órgão acometido.**

Órgão (% de acometimento)	Manifestações	Tratamento Inicial
Intestino (21%)	Sinais de irritação peritoneal, abdome em "tábua", outros sinais discretos; paracentese positiva para conteúdo fecal/alimento	Cirúrgico
Baço (27%)	Dor nos ombros ou hemitórax esquerdo, acompanhada de esforço respiratório, náusea, vômito Compressão do quadrante superior esquerdo, causando dor em ombro esquerdo (sinal de Kehr)	Não cirúrgico (conservador). Observação seriada com ultrassom/tomografia computadorizada (US/TC), hematócrito. Perda de 40% da volemia indica tratamento cirúrgico, que é "conservador" na maioria das vezes
Rim (25%)	Dor e distensão abdominal, defesa local, massa em flancos; pode ou não haver hematúria. Urografia excretora (UGE) é recomendada	Oitenta por cento dos pacientes com lesão na UGE têm conduta expectante. Conduta cirúrgica para queda do Ht/Hb, choque refratário, distensão vesical por coágulos
Fígado (27%)	Dor no ombro direito, hipersensibilidade dolorosa quadrante superior direito abdominal; aumento de transaminases	Conservador na maioria das vezes; internação em UTI e observação seriada com TC/US; tratamento cirúrgico para os casos com choque refratário
Pâncreas	Dor abdominal difusa, vômitos. Massa epigástrica pode estar presente; usar a relação amilase urinária/*clearance* de creatinina (mais adequada para diagnóstico)	Conservador com aspiração contínua por SNG; nutrição parenteral prolongada; 33% dos pacientes fazem retirada parcial ou total do pâncreas por pseudocisto ou fístula persistente

mente fatais devem ser prontamente diagnosticadas e tratadas, não se deve aguardar a confirmação radiológica.

Como já mencionado anteriormente, lesão de múltiplos órgãos é mais comum em crianças e, por esse motivo, no momento da avaliação radiológica, todos os segmentos devem ser estudados.

Exames radiológicos podem determinar a perda de um tempo valioso quando se está tratando de paciente politraumatizado; é possível verificar as vantagens e desvantagens desses métodos no Quadro 84.7. Por esse motivo, na sala de emergência, deve-se escolher exames com alta sensibilidade, mesmo que sua especificidade não seja importante. Na admissão, preferencialmente na sala de emergência, deve-se obter: RX de coluna cervical realizado em incidência lateral, RX de tórax e RX de pelve/bacia, e um ultrassom FAST (*Focused Assessment with Sonography for Trauma*). Tomografia computadorizada de corpo inteiro deverá ser realizada após a estabilização do paciente; se a criança permanecer instável, não está indicada a realização da tomografia (Figura 84.1).

- RX tórax: Deverá ser realizado com paciente deitado no leito, com raios no sentido anteroposterior. Com a radiografia de tórax é possível visualizar:
  - Pneumotórax: está presente em até 60% dos pacientes com trauma torácico e pode ser fatal mesmo sem lesão de outros órgãos. Pneumotórax pequenos ou com ar preferencialmente anterior podem não ser visualizados no RX inicial, e aproximadamente um terço dos pacientes com pneumotórax não visualizado vão evoluir para pneumotórax hipertensivo; novamente frisa-se a importância de sempre avaliar o paciente diversas vezes.
  - Hemotórax: está presente em 30-50% dos traumas fechados e pode ser decorrente de laceração dos vasos intercostais, de laceração do diafragma ou de contusão pulmonar.
  - Agravos ao parênquima pulmonar: contusão pulmonar é o agravo mais frequente, com prevalência de 30-75% dos traumas torácicos. Pode-se também encontrar laceração pulmonar ou atelectasia.
- RX cervical: deverá ser realizado com raios no sentido laterolateral, sem movimentar o paciente. Traz informações importantes no caso de fraturas e luxação.
- RX pelve: fraturas de ossos da pelve têm grande relevância clínica, com alta taxa de morbimortalidade. A radiografia deverá ser realizada com raios no sentido anteroposterior; tem alta sensibilidade e especificidade para fratu-

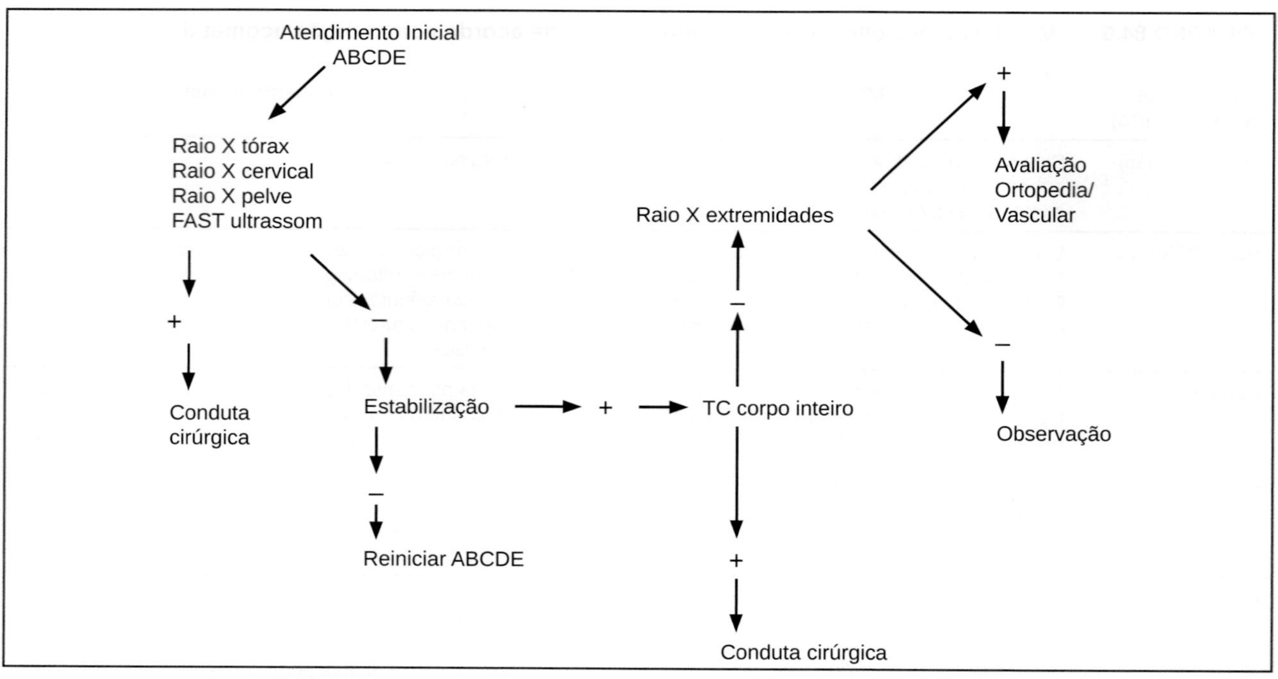

FIGURA 84.1 **Fluxograma de tomografia computadorizada no politraumatismo**[7]**.**

ras anteriores e posteriores e pode ajudar a entender melhor o mecanismo do trauma.

- FAST ultrassom: deve ser realizado à beira do leito no setor de emergência, com uma máquina portátil, por médico treinado, mas não necessariamente médico radiologista. Quatro regiões serão exploradas: subxifoide, hipocôndrio esquerdo, hipocôndrio direito e pelve. O objetivo é identificar líquido livre na cavidade abdominal e sinais de derrame pericárdico (e tamponamento cardíaco). Essa técnica tem alta sensibilidade e especificidade para detecção de hemoperitônio e deve ser realizada em todos os pacientes instáveis que não tiverem condições de transporte para realização de tomografia.

Cuidado especial deve ser tomado com lesões de parênquima – até 34% dos pacientes com lesão de órgão sólido, mesmo que de grau importante, com indicação cirúrgica, podem não apresentar líquido livre na cavidade e ter FAST ultrassom com resultado negativo. Novamente, salienta-se a importância de múltiplas reavaliações clínicas.

A paracentese diagnóstica atualmente é amplamente substituída pelo FAST ultrassom e quase não é mais realizada.

- E-FAST ultrassom: é o ultrassom FAST expandido (Figura 84.2). Além das quatro janelas abdominais, também utiliza-se o ultrassom para a avaliação do tórax; assim, tem-se maior sensibilidade e especificidade que a radiografia para diagnóstico de hemotórax e pneumotórax. Além disso, pode-se utilizar o ultrassom como guia para realizar a punção ou drenagem de tratamento para as afecções torácicas.
- Tomografia computadorizada (TC) de corpo inteiro: com as tecnologias atuais, rapidamente se consegue obter imagens nítidas que podem amplamente ajudar no manejo da criança politraumatizada. Deve-se obter imagens do crânio até o púbis.

Reservada para os pacientes com estabilidade hemodinâmica e condições clínicas de transporte para o setor de radiologia. O transporte para a realização de TC deve ser preferencialmente acompanhado por médico, devido ao alto risco de instabilidade durante a movimentação do paciente traumatizado.

É um exame altamente sensível e específico para detecção de lesões ocultas e para planejamento cirúrgico. É possível realizar a posterior reconstrução em três dimensões das imagens, que auxiliam no diagnóstico e tratamento de fraturas e de lesões vasculares. Não é operador dependente, como o ultrassom. Como maiores desvantagens, é importante lembrar-se da radiação à qual a criança é submetida e da necessidade de utilização de contraste nefrotóxico e com risco para anafilaxia.

– Ressonância magnética: pelo seu alto custo, tempo longo de realização e disponibilidade limitada, não deve ser utilizada no atendimento inicial do politrauma.

Inicia-se a fase de tratamento definitivo, quando o médico analisará com mais vagar todos os dados de história, mecanismo de lesão, os resultados de exames laboratoriais e radiológicos; e fará as devidas interconsultas com os colegas especialistas e transferirá o paciente, então, para uma unidade de terapia intensiva, CC ou uma enfermaria adequada para a continuidade do tratamento.

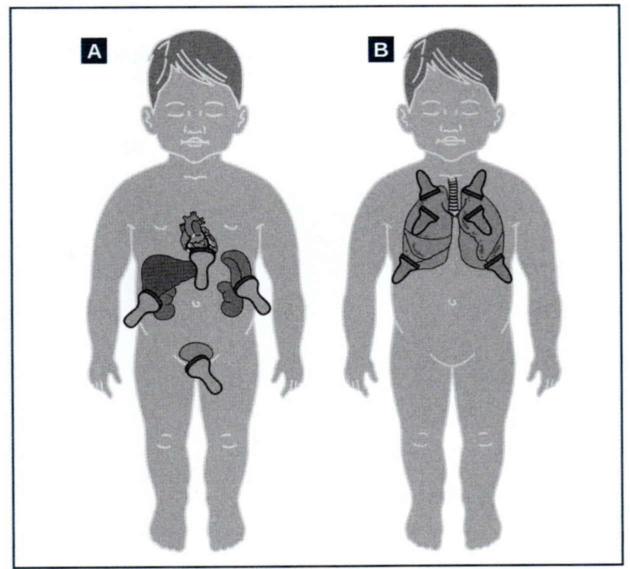

FIGURA 84.2 *A) FAST ultrassom; B) E-FAST ultrassom*[7].

QUADRO 84.7 ***Principais vantagens e desvantagens de cada método radiológico***[7].

Modalidade da Imagem	Vantagens	Desvantagens
Raios X	▪ Amplo acesso ▪ Rápido ▪ Baixo custo	▪ Imagens bidimensionais ▪ Artefatos por sobreposição de imagens ▪ Uso limitado para tecidos moles ▪ Radiação (baixa dose)
Ultrassom	▪ Razoavelmente amplo acesso ▪ Sem radiação ▪ Baixo custo ▪ Captação dinâmica de imagem ▪ Guiar procedimentos ▪ Pode ser feito à beira do leito	▪ Operador dependente ▪ Limitado a alguns sítios corporais ▪ Pode ser doloroso
Tomografia computadorizada	▪ Razoavelmente amplo acesso ▪ Rápida ▪ Alta especificidade e sensibilidade ▪ Imagens tridimensionais	▪ Radiação (alta dose) ▪ Necessidade de utilização de contraste: nefrotoxicidade e alergias ▪ Custo intermediário
Ressonância magnética	▪ Sem radiação ▪ Sem necessidade do uso de contraste ▪ Alta especificidade e sensibilidade	▪ Alto custo ▪ Pouco disponível ▪ Duração longa do exame ▪ Pode ser necessário sedar o paciente

REFERÊNCIAS

1. Souza RL. Politraumatizado. In: Emergência e Terapia Intensiva Pediátrica. Carvalho WB, Souza N, Souza RL. 3ª ed. São Paulo: Ed. Atheneu; 2014. p. 735-44.
2. Souza RL. Politrauma. In: Souza RL, Brandão MB, Pistelli IP. Atualização em Terapia Intensiva Pediátrica. 2ª ed. São Paulo: Ed. Atheneu; 2014. p. 639-46.
3. American College of Surgeons, Committe on Trauma. Advanced Trauma Life Support for Doctors Student Course Manual. 7th ed. Chicago, IL: American College of Surgeons; 2005.
4. American Heart Association. Suporte Avançado de Vida em Pediatria Manual do Profissional. Tradução e Edição em português de Audra Benson-Rogers; 2011.
5. Mejía R, editor. Pediatric Fundamental Critical Care Support. Society of Critical Care Medicine; 2008.
6. Baird SC, Cooper A. Multiple Trauma. In: Nichols DG, editor. Roger's Textbook of Pediatric Intensive Care. Philadelphia: Lippincott William & Wilkins; 2008. p. 384-407.

7. Miele V, Giampietro ID, Ianniello S, et al. Diagnostic imaging in pediatric polytrauma management. Radiol Med. 2015;120:33-49.

8. Troster EJ, Stape A, Pinus J, Waksman RD, Carrera RM, Abramovic S, orgs. Trauma na Criança: da Prevenção à Reabilitação. Editora Roca. 2013. p. 400.

85 Traumatismo Cranioencefálico e Raquimedular na Infância

Andréa Hiromi Imamura
João Fernando Lourenço de Almeida
Juliana Ferreira Ferranti

INTRODUÇÃO

As doenças relacionadas às causas externas são muito frequentes na população pediátrica, tendo como principais causas as quedas e os acidentes automobilísticos. O traumatismo cranioencefálico (TCE) ainda é uma causa importante de morbidade e mortalidade na faixa etária pediátrica. O TCE leve é responsável por aproximadamente 500 mil atendimentos nos serviços de emergência nos Estados Unidos, além de ser responsável por um custo hospitalar anual de um bilhão de dólares naquele país. No Brasil, as estatísticas do número de crianças e adolescentes vítimas de TCE são imprecisas, mas sabe-se que 40% das mortes entre cinco e nove anos e 18% entre um e quatro anos são devidas a traumas.

Os mecanismos responsáveis pelos TCEs são múltiplos e variam de acordo com a faixa etária. Existem dois picos de incidência, sendo importante na infância precoce e na adolescência, além de ser mais comum em meninos. Além disso, as quedas são mais importantes quanto menor a idade, enquanto acidentes por bicicletas e automóveis são mais comuns em adolescentes. Apesar dos dados amplos, a grande maioria dos TCEs é leve e requer apenas manejo inicial no pronto-socorro. Entretanto, os TCEs moderados e graves podem necessitar de cuidados intensivos e especializados, envolvendo múltiplas áreas e equipes do hospital. Por isso, seu conhecimento é crucial, a fim de minimizar as complicações e a mortalidade pelo evento. Muito importante lembrar que, na presença de TCE grave, há suspeita de violência física, por ser a população infantil sujeita aos cuidados de um responsável mais velho.

ANATOMIA E FISIOLOGIA

A anatomia da criança, em contraste com a dos adultos, pode favorecer a ocorrência de TCE e as lesões associadas. A proporção da cabeça em relação ao corpo é maior. No lactente, os processos de calcificação do crânio e o fechamento das suturas ainda não são definitivos. Além disso, essa população apresenta maior flexibilidade e fragilidade dos ossos imaturos. A presença de fontanelas abertas permite maior tolerância a aumentos da pressão intracraniana (PIC) por parte dos lactentes. O cérebro imaturo é suscetível a forças biomecânicas, inflamação e autorregulação alterada.

O conteúdo intracraniano é composto de três compartimentos: cérebro (80% do volume), sangue (10%) e líquido cefalorraquidiano (10%). Sendo assim, as estratégias utilizadas para o manejo da pressão intracraniana baseiam-se no princípio de Monro-Kellie, que diz:

"Num continente inelástico (o crânio), o volume total intracraniano deve persistir constante. Se um processo patológico afeta a quantidade normal de qualquer um desses componentes, deve haver diminuição de outro compartimento como compensação; ou seja, um aumento no tamanho do cérebro, do volume de sangue ou do líquido cefalorraquidiano (LCR) deve ser acompanhado por uma redução dos demais componentes, senão a elevação da pressão intracraniana irá ocorrer."

Os mecanismos compensatórios do aumento da pressão intracraniana são: deslocamento do cérebro (herniação); deslocamento do LCR do compartimento intracraniano para o compartimento intratecal; e deslocamento de sangue venoso para as veias jugulares e sangue arterial para o sistema carotídeo.

Porém, a redução da pressão intracraniana pode ser obtida por uma ou mais das seguintes abordagens:

- Redução do tamanho do cérebro (edema), utilizando-se de terapias hiperosmolares;
- Redução do volume de LCR por meio de drenagem física;
- Redução do volume de sangue por meio da indução à hiperventilação, que resulta em vasoconstrição;
- Remoção cirúrgica de uma lesão que ocupe espaço, como tumor ou hematoma.

FISIOPATOLOGIA

A lesão encefálica traumática pode ser consequente a forças de contato violentas ou a movimentos de rápida aceleração/desaceleração da cabeça. Por isso, é importante conhecer a história do mecanismo do trauma. O TCE se caracteriza por um conjunto de lesões primárias e secundárias de etiologia traumática.

Lesão primária é o resultado direto da ação mecânica provocada pelo trauma, podendo ser causada por dois mecanismos: pelo impacto ou pela dinâmica de aceleração e desaceleração da cabeça. As lesões primárias ocorrem no momento do trauma e só podem ser amenizadas por meio de medidas de prevenção primária.

Lesões secundárias são as decorrentes das alterações neuroquímicas, consequentes à resposta fisiológica ao trauma, e desencadeadas, em parte, por isquemia. A correção das lesões secundárias é importante para que não haja progressão para uma lesão definitiva. Deve-se tentar evitar principalmente os eventos secundários, como hipoxemia e hipotensão, que podem levar à diminuição da perfusão do tecido celular, com diminuição da depuração (*clearance*) de metabólitos celulares e toxinas, como o excesso de glutamato, que leva a um influxo de cálcio com morte celular, o que pode levar a mais inflamação e edema.

Após o trauma, o cérebro pode apresentar uma heterogeneidade patofisiológica importante, com áreas isquêmicas (edema citotóxico) e áreas com quebra de permeabilidade de vasos capilares (edema vasogênico).

TIPOS DE LESÃO

As lesões resultantes do TCE podem ser divididas em:

1. Lesões extracranianas: ferimento em couro cabeludo e hematoma subgaleal (acúmulo de sangue entre aponeurose epicraniana e periósteo externo).
2. Fraturas de crânio (Figura 85.1): resultantes do impacto direto na caixa craniana. A mais comum é a linear (75%), seguida das em afundamento, cominutiva ou da base de crânio.
   - Fraturas lineares são rupturas ósseas traumáticas alinhadas que geralmente respeitam as suturas, mas que podem ocasionar lesões de estruturas vasculares adjacentes, principalmente quando a fratura cruzar o trajeto da artéria meníngea média ou dos seios durais (Figura 85.2), possibilitando a formação de hematoma epidural ou extradural (Figura 85.3).
   - Fraturas em afundamento, nas quais as bordas ósseas estão em desnível. Podem ser de três tipos:
     - » Verdadeiras, nas quais há ruptura da tábua externa ou interna, mas que permanece unida à calota craniana, podendo ou não ter ruptura dural;

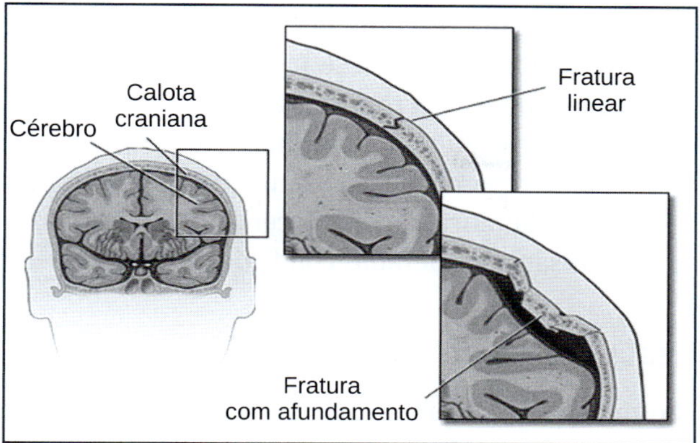

FIGURA 85.1 ***Tipos de fratura de crânio.***
Fonte: The University of Chicago – Medicine[53].

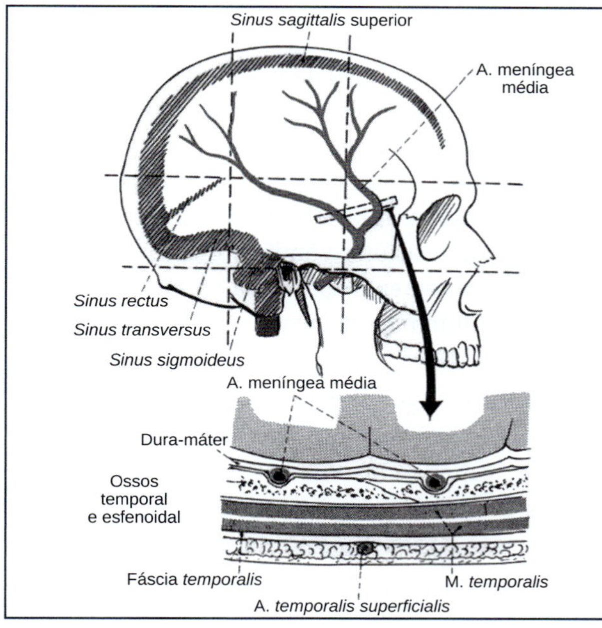

FIGURA 85.2 ***Trajeto da artéria meníngea média ou dos seios durais.***
Fonte: adaptada de János, *et al.*[23].

» Tipo “bola de pingue-pongue”, na qual não há descontinuidade óssea e que ocorre em crianças com menos de dois anos de idade (comumente relacionadas a tocotraumatismo);

» Em afundamento deprimido, na qual há ruptura da dura-máter e fragmentação óssea, com penetração em parênquima cerebral. Por isso, são fraturas mais graves, pois se correlacionam com traumas de grande impacto e quase sempre requerem abordagem neurocirúrgica.

- Fraturas cominutivas, que consistem em um misto de fraturas lineares e em afundamento, resultantes também de traumas de grande impacto.
- Fraturas de base de crânio que envolvem os ossos basais (temporal, etmoidal, occipital e esfenoidal), ocasionando ruptura das meninges e extravasamento de LCR para o ouvido médio (otoliquorreia) e nasofaringe (rinoliquorreia), além de hemorragia sobre o processo mastóideo (caracterizado pelo sinal de Battle: hematoma devido ao extravasamento de sangue no tecido subcutâneo atrás da orelha e sobre o processo mastoide, frequentemente como o acúmulo de sangue atrás da membrana timpânica), equimose periorbital (olhos de guaxinim) e lesões de nervos cranianos.

É importante ressaltar que, nos casos de fraturas abertas, ou seja, nas quais há ruptura da dura-máter, extravasamento de LCR ou de tecido encefálico, abre-se uma comunicação com o meio externo ou com a mucosa das vias respiratórias, o que aumenta significativamente o risco de infecção de sistema nervoso central (SNC).

LESÕES INTRACRANIANAS FOCAIS E DIFUSAS

Lesões focais (Figura 85.3)

- Hematoma epidural (ou extradural): consiste no acúmulo de sangue entre a dura-máter e o crânio. Por razões anatômicas, suas localizações mais comuns em crianças são frontal, parieto-occipital e fossa posterior. Quanto à origem, os hematomas se desenvolvem a partir de sangue venoso da díploe e das veias emissárias nos neonatos, lactentes e pré-escolares, e de lesões arteriais (artérias meníngeas) nos escolares.
- Hematoma subdural agudo (HSDA): coleção de sangue no espaço subaracnóideo. Ocorre da lesão de veias superficiais corticais que drenam para os seios venosos. A localização mais frequente é na região temporoparietal, mas quando encontrada na fissura inter-hemisférica, fossa posterior ou múltiplos, deve-se suspeitar de trauma não acidental, como na síndrome do bebê sacudido (*shaken baby*

syndrome, ver Capítulo 90, "Trauma Intencional – Maus Tratos").

Os HSDAs, classicamente, apresentam-se de forma côncavo-convexa, adjacente à superfície interna do crânio, e exercem efeito de massa sobre o parênquima cerebral, podendo levar à herniação cerebral. Além disso, parece existir uma associação com uma tumefação cerebral hemisférica, pois mesmo os pequenos HSDAs exercem um grande efeito de massa sobre o parênquima cerebral. Devido a essas características, a deterioração neurológica se instala de forma mais dramática e o tratamento neurocirúrgico deve ser considerado imediatamente em todos os pacientes com HSDA sintomático e nos que apresentam desvios de linha média maior ou igual a 5 mm.

- Hemorragias intracerebrais ou intraparenquimatosas: são os que se localizam no interior do parênquima cerebral. Formam-se da confluência de contusões corticais, no lado em que ocorreu o impacto ou contralateralmente (por mecanismo de contragolpe), e geralmente resultam de lesões venosas por forças rotacionais difusas decorrentes do evento traumático. Em crianças, esse tipo de hemorragia pós-TCE não é comum.
- Contusão cerebral: é caracterizada por áreas hemorrágicas ao redor de pequenos vasos e por tecido cerebral necrótico. Normalmente, a hemorragia inicia-se na superfície dos giros, que é onde ocorre maior atrito entre o cérebro e a estrutura rígida da caixa craniana. Quando houver perda da continuidade da pia-máter, será classificada como laceração cerebral. Ambas são consideradas condições de TCE grave.

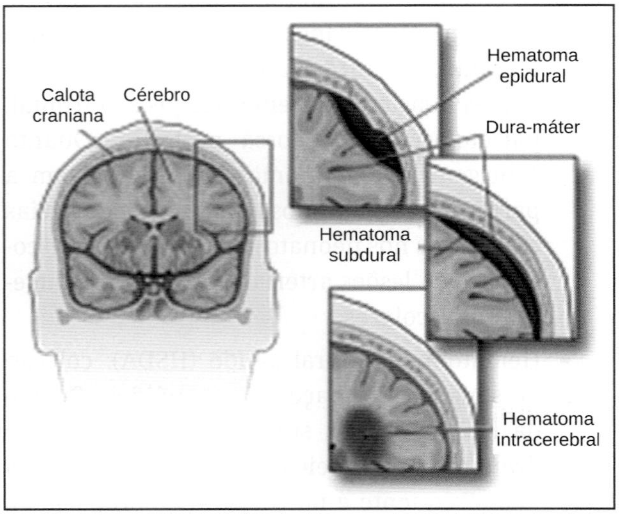

FIGURA 85.3 ***Tipos de hematomas intracranianos.***
Fonte: The University of Chicago – Medicine[53].

LESÕES DIFUSAS

São mais comuns em crianças com TCE do que em adultos, principalmente por razões anatômicas, como a desproporção entre a cabeça e o tronco, que favorece a movimentação pendular, e a imaturidade cerebral, com grande quantidade de água e mielinização incompleta. São elas:

- Concussão cerebral: é caracterizada por distúrbio temporário da função cerebral, de instalação súbita, ocorrendo logo após o trauma craniano, mas que não leva a uma lesão estrutural encefálica propriamente dita, mas, geralmente, relacionada ao trauma labiríntico, que ocasiona vômitos. É a entidade mais frequentemente associada ao TCE leve e muito comum nas crianças.
- Lesão axonal difusa (LAD): decorre de movimentos vigorosos (aceleração e desaceleração) da cabeça que provocam a cisalhamento da camada cinzenta sobre a camada branca e, por consequência, distensão, edema local e secção dos axônios por todo o encéfalo.
- *Brain swelling* ou inchaço cerebral: consequente à perda da capacidade fisiológica de autorregulação do calibre dos vasos cerebrais.

O controle do calibre dos vasos intracranianos está sob rígido controle fisiológico (pH arterial, $paCO_2$, paO_2). Quando esse controle é comprometido, as artérias cerebrais aumentam e, de acordo com o princípio de Monro-Kelly, esse aumento no volume de sangue cerebral leva a uma diminuição do LCR intracraniano por mecanismo compensatório.

As imagens tomográficas, nesses casos, revelam diminuição dos espaços liquóricos cerebrais (sulcos corticais, ventrículos cerebrais e cisternas perimesencefálicas) e ausência de contraste nítido entre substância branca e cinzenta.

- Edema cerebral: por aumento do volume de líquidos intra e extracelular do cérebro, podem ser de cinco tipos:

- Edema citotóxico, devido à alteração no metabolismo das células, com retenção de água e sódio;
- Edema vasogênico, como consequência de distúrbio na barreira hematoencefálica, permitindo a passagem de água, sódio e proteína para dentro do espaço intersticial, em geral da substância cinzenta;
- Edema hidrostático, por acúmulo de líquido extracelular pobre em proteína, resultante de aumento abrupto na diferença da pressão hidrostática entre os espaços intra e extravascular;
- Edema intersticial, como complicação da obstrução do fluxo do LCR;
- Edema osmótico, resultante da queda de osmolaridade plasmática, mais frequentemente associado à hiponatremia.

O edema cerebral exerce um efeito compressivo nas estruturas vizinhas, com diminuição de sulcos corticais e cisternas perimesencefálicas, constrição dos ventrículos e desvio de linha média, levando à hipertensão intracraniana (HIC).

APRESENTAÇÃO CLÍNICA

Crianças com TCE podem apresentar-se no serviço de emergência com os mais variados sintomas e esses podem estar associados a lesões visíveis. Essas lesões podem variar de escoriações simples a hematomas cranianos ou fraturas. Além disso, podem estar presentes diferentes tipos de lesão intracraniana. Os sintomas mais frequentes são cefaleia e vômitos. Outros sintomas comuns são tontura, irritabilidade, náusea, amnésia pós-traumática, sonolência, perda transitória da consciência, déficit neurológico focal, tontura, abaulamento de fontanela nos lactentes, e sinais de intoxicação alcoólica ou outras drogas nos adolescentes. Outro dado importante inicial é a impressão dos pais quanto ao comportamento da criança.

Na população pediátrica, o TCE pode estar associado a traumas intencionais, com uma incidência relativamente alta (ver Capítulo 90, "Trauma Intencional – Maus Tratos").

Nos casos de TCE grave de qualquer origem, a criança pode ser levada ao serviço de emergência já em coma e com episódios convulsivos. Crianças com fratura de base de crânio podem apresentar achados físicos característicos, já descritos anteriormente neste capítulo. No TCE grave, em fases mais avançadas, também se pode observar a presença da tríade de Cushing, caracterizada por hipertensão, bradicardia e bradipneia.

Avaliação e Classificação

A análise do contexto em que ocorreu o evento traumático e a adequada avaliação pela anamnese e exame físico do paciente com TCE são essenciais para tratar imediatamente as lesões que ameaçam a vida (Quadro 85.1).

A gravidade do TCE pode ser estratificada por meio da avaliação do nível de consciência segundo a Escala de Coma de Glasgow (ECG), modificada para crianças (Quadro 85.2).

Exames Complementares

Laboratório

- Hemograma para acompanhamento da taxa de hemoglobina e de hematócrito, além de avaliar a necessidade de correção de plaquetas. Na presença de anemia (baixos hematócritos), o fluxo sanguíneo cerebral aumenta devido à diminuição da viscosidade do sangue.
- Tipagem sanguínea, caso o paciente necessite transfusão de hemocomponentes em algum momento.
- Coagulograma e fibrinogênio, para avaliação de coagulopatia prévia ou na evolução do quadro, além de antecipar a necessidade de transfusão de algum hemocomponente.
- Eletrólitos e gasometria, para possível necessidade de distúrbios hidroeletrolíticos e ácido -base.
- Glicemia, pois após o trauma é frequente o paciente evoluir com hiperglicemia, o que está associado a piores desfechos, embora o controle rígido da glicemia não tenha se mostrado benéfico.

Tomografia computadorizada

A radiografia simples de crânio foi usada na ausência de tomografia computadorizada no manejo do TCE, mas é um exame com baixa sensibilidade para lesões intracranianas e sujeito à interpretação individual da imagem, não sendo indicado então para avaliação do TCE.

QUADRO 85.1 ***Gravidade do traumatismo craniano avaliada pela anamnese e exame físico.***

Trauma leve
(Exame físico normal, sem sinais neurológicos focais, Glasgow 15)

Grupo 1: Podem ser liberados sob orientações.
Exames complementares não são necessários.

- Casos assintomáticos
- Alterações superficiais (lacerações ou hematomas do couro cabeludo, hematoma subgaleal)
- Idade da criança maior que dois anos

Grupo 2: Indicação de tomografia de crânio.
Caso não seja possível a realização, observação clínica por 24-72 horas.

- Perda de consciência por menos de um minuto
- Crise convulsiva logo após o trauma (única)
- Amnésia
- Letargia progressiva
- Cefaleia
- Vômitos (até três episódios)
- Idade da criança menor que dois anos
- Trauma não presenciado

Trauma moderado
(Tomografia de crânio obrigatória)

- Perda da consciência por mais de um minuto
- Mais que uma crise convulsiva
- Mais que três episódios de vômitos
- Politrauma
- Suspeita de maus-tratos
- Suspeita de lesão de coluna cervical
- Doença neurológica prévia
- Doença hemorrágica prévia
- Lesão grave de face
- Hemorragia retiniana
- Sinais de fratura de base de crânio
- Glasgow entre 9-12

Trauma grave
(Tomografia de crânio e tratamento intensivo)

- Sinais neurológicos focais
- Fraturas com afundamento de crânio
- Fraturas abertas
- Lesões penetrantes
- Glasgow menor ou igual a 10 ou redução de 2 pontos ou mais não relacionada a convulsões, medicamentos, alteração da perfusão cerebral ou alterações metabólicas.

QUADRO 85.2 ***Escala de Coma de Glasgow (ECG) e ECG modificada para crianças.***

Escala de Coma de Glasgow		Escala de Coma de Glasgow modificada para crianças	
Abertura ocular		**Abertura ocular**	
Espontânea	4	Espontânea	4
A comandos verbais	3	A comandos verbais	3
À dor	2	À dor	2
Ausente	1	Ausente	1
Resposta verbal		**Resposta verbal**	
Orientado	5	Sorri, acompanha	5
Desorientado	4	Chora, mas é consolável	4
Palavras desconexas	3	Choro incessante	3
Sons não compreensíveis	2	Sons não compreensíveis ou agitação	2
Sem resposta	1	Sem resposta	1
Resposta motora		**Resposta motora**	
Obedece a comandos	6	Obedece a comandos	6
Localiza dor	5	Localiza dor	5
Retirada à dor	4	Retirada à dor	4
Decorticação	3	Decorticação	3
Decerebração	2	Decerebração	2
Sem resposta	1	Sem resposta	1

TCE leve → ECG de 13 a 15
TCE moderado → ECG de 9 a 12
TCE grave → ECG ≤ 8

Enquanto até 8% das crianças vítimas de TCE e submetidas a TC tenham alguma alteração craniana ou intracraniana, menos de 1% desses pacientes tem alguma lesão intracraniana clinicamente significativa ou lesões que requeiram abordagem neurocirúrgica. Contudo, o medo de perder o diagnóstico de alguma lesão mais devastadora, como hematomas epidurais ou hemorragias intraparenquimatosas em crianças vítimas de TCE, mesmo que leve, leva muitos médicos a recorrerem ao diagnóstico com neuroimagem por TC. Isso se justifica no cenário do TCE grave, uma vez que estudos mostraram que crianças nessa situação têm alta incidência de lesão intracraniana. A sensibilidade e a especificidade da TC para detectar hemorragias intracranianas chegam próximo de 100% e o seu uso precoce é importante para detectar pacientes que necessitam de intervenção cirúrgica. Além disso, avaliar a presença de hipertensão intracraniana apenas pelo exame físico em pacientes com TCE grave pode ser muito difícil, principalmente devido à necessidade de sedação desses pacientes, o que prejudica a avaliação neurológica.

Repetir a TC está indicado apenas em algumas situações:

- Ausência de melhora neurológica;
- Aumento persistente da PIC ou manutenção de seus valores elevados;
- Impossibilidade de avaliação do *status* neurológico.

Em pacientes que não apresentem deterioração neurológica ou aumentos da PIC, não está indicado repetir a TC 24 horas após a admissão ou avaliação inicial.

Alguns estudos têm proposto o uso da TC no TCE leve em algumas situações, como:

- Suspeita de maus tratos;
- Presença de episódio convulsivo sem história de epilepsia;
- ECG < 14 e, em crianças < 1 ano, < 15, se após duas horas de tratamento do trauma a ECG persistir < 15;
- Suspeita de fratura ou afundamento de crânio ou fontanela tensa;
- Sinais de fratura de base de crânio;
- Déficits neurológicos focais;
- Hematomas subcutâneos ou outras lesões maiores que 5 cm no crânio de crianças < um ano.

Já foram desenvolvidas algumas ferramentas para identificação da necessidade de TC em TCE leve, como o PECARN (*Pediatric Emergency Care Applied Research Network*), um estudo pediátrico multicêntrico, prospectivo, que teve como objetivo identificar quais crianças com TCE teriam baixo risco de lesões cerebrais que tivessem importância clínica e que, portanto, não teriam necessidade de TC.

Segundo o *Traumatic Coma Data Banking*, da Brain Traumatic Foundation, as lesões difusas são classificadas de acordo com o padrão da TC de crânio que, correlacionadas com o estado neurológico, pode determinar a intervenção neurocirúrgica:

I. Sem alterações à admissão;
II. TC com cisternas basais cerebrais presentes e desvio de linha média de até 5 mm, sem lesão de alta ou mista densidade maior que 25 cm^3;
III. TC com cisternas comprimidas ou ausentes e desvio de linha média de 0 a 5 mm, sem lesão de alta ou mista densidade maior que 25 cm^3 (bi-hemisférica);
IV. TC com desvio de linha média > 5 mm, sem lesão de alta ou mista densidade maior que 25 cm^3 (hemisférica).

Ressonância nuclear magnética

Apesar de a sensibilidade da ressonância nuclear magnética (RNM) ser superior à da TC para avaliação de lesões intracranianas, seu acesso precoce após o trauma não é fácil, além de ser um exame demorado e seu uso nesse cenário não foi validado em estudos com grande número de pacientes. Atualmente, há pouca evidência que suporte seu uso no manejo dos pacientes pós-TCE grave. Novas técnicas de RNM estão sendo estudadas para esse fim.

Doppler transcraniano

O Doppler transcraniano é um método não invasivo para medir o fluxo sanguíneo cerebral (FSC). É uma ferramenta útil para diagnosticar complicações que podem ocorrer em pacientes com TCE, como vasoespasmo, elevações da PIC, diminuições da PPC, dissecção de carótida e ausência de fluxo cerebral na morte encefálica (ver Capítulo 51, Morte Encefálica e Doação de Órgãos e Tecidos).

Pode-se avaliar a artéria cerebral média para determinar a variação do FSC. Um desafio para a aplicação desse exame é que ele não é amplamente realizado e é altamente dependente do operador, o que requer um ultrassonografista bem treinado para interpretar as imagens. Um estudo mostrou que alterações na velocidade diastólica final e no índice pulsátil (IP), por ocasião da admissão, foram preditivas de hipertensão intracraniana. Entretanto, outro estudo pediátrico mostrou que o IP teve pouca correlação com a presença de HIC.

O índice pulsátil (IP) é medido pelo cálculo:

$$IP = \text{Pico de velocidade sistólica} \times \frac{\text{Velocidade diastólica final}}{\text{Velocidade média do FSC}}$$

O Doppler transcraniano também tem sido usado para avaliar a autorregulação cerebral, que é um processo homeostático, no qual as arteríolas cerebrais podem se dilatar ou contrair para manter o FSC constante, apesar de variações na pressão arterial sistêmica.

MONITORIZAÇÃO NEUROLÓGICA

Monitorização da Pressão Intracraniana

A presença de pressão intracraniana (PIC) elevada é causa importante de lesão cerebral secundária e está associada a um pior prognóstico neurológico em pacientes vítimas de TCE. Crianças com TCE grave podem apresentar alta incidência de pressão intracraniana elevada. Por isso, a monitorização da pressão intracraniana em pacientes com TCE grave (ECG ≤ 8) deve ser considerada, a fim de guiar melhor a terapêutica a partir dos valores obtidos. Para que um sistema de monitorização possa melhorar o prognóstico, ele deve:

- Ser usado para a população adequada;
- Ser eficaz e confiável;
- Ter mínimas complicações;
- Ser interpretado corretamente no contexto clínico;
- Permitir intervenções que gerem prognósticos positivos.

Estudos mostraram que a medida isolada da PIC não traria efeitos benéficos se não for associada à conduta clínica.

Existe uma relação entre a pressão intracraniana (PIC) e o volume intracraniano, que pode ser demonstrada de acordo com uma curva composta de três partes (Figura 85.4). A primeira parte é plana, pois reservas compensatórias mantêm a PIC baixa, apesar de incrementos do volume intracerebral. Quando esses mecanismos entram em exaustão, a curva se eleva de forma exponencial até um ponto em que a complacência intracraniana é intensamente reduzida e pequenos aumentos do volume geram grandes aumentos da PIC.

O tecido cerebral e a PIC aumentam a cada ciclo cardíaco, portanto a curva de PIC é uma curva de pressão arterial modificada. Ela contém três componentes distintos que estão associados a parâmetros fisiológicos. O primeiro pico (P1) é uma onda percussiva que reflete a transferência da pressão arterial do plexo coroide ao ventrículo cerebral. O segundo pico (P2), chamado "onda *tidal*" se deve à complacência do tecido cerebral e, se ele for mais alto que P1, pode ser devido a uma diminuição expressiva na complacência cerebral. O terceiro pico (P3) se deve ao fechamento da válvula aórtica. A Figura 85.4 demonstra isso.

A PIC pode ser monitorizada de várias formas, mas dois métodos são os mais comuns na prática clínica: cateteres intraventriculares e cateteres intraparenquimatosos com transdutores de pressão.

O cateter deve ser inserido preferencialmente no hemisfério não dominante, a não ser que haja algum impedimento para isso. Cateteres subdurais e epidurais, apesar de fácil inserção, têm menos acurácia e são menos usados. A medida da pressão intracraniana por meio da medida de pressão liquórica lombar não é confiável, além de ser passível de herniação se houver PIC alta.

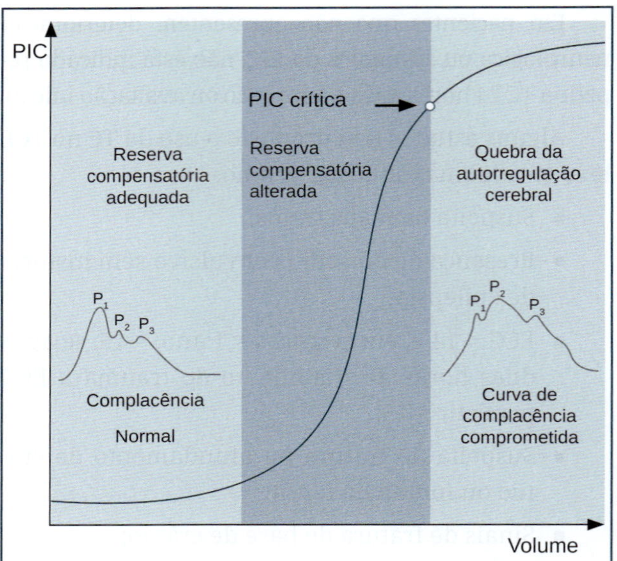

FIGURA 85.4 ***Curva da pressão intracraniana (PIC) com os três componentes associados a parâmetros fisiológicos.***
Fonte: adaptada de Perez-Barcena J, Llompart-Pou JA, O'Phelan KH.[40].

O método mais usado atualmente é o cateter intraventricular conectado ao transdutor de pressão, por ter melhor acurácia e menor custo. O cateter é inserido no ventrículo lateral através de acesso frontal. Esse método é confiável e permite recalibração após a inserção. Além disso, ele também tem papel terapêutico, uma vez que permite a drenagem de LCR quando necessária. O transdutor deve ser calibrado à altura do meato acústico externo.

Apesar das vantagens do seu uso, o risco de infecção existe e pode chegar a 10%. Os cateteres intraparequimatosos têm boa correlação de medida com os intraventriculares e menor risco de infecção. Entretanto, as medidas podem se tornar não tão fidedignas, uma vez que pode existir gradiente de pressão intraparenquimatoso. Além disso, seu custo é maior e ele não permite drenagem liquórica terapêutica. Os locais passíveis de implantação de cateteres de monitorização de PIC podem ser vistos na Figura 85.5.

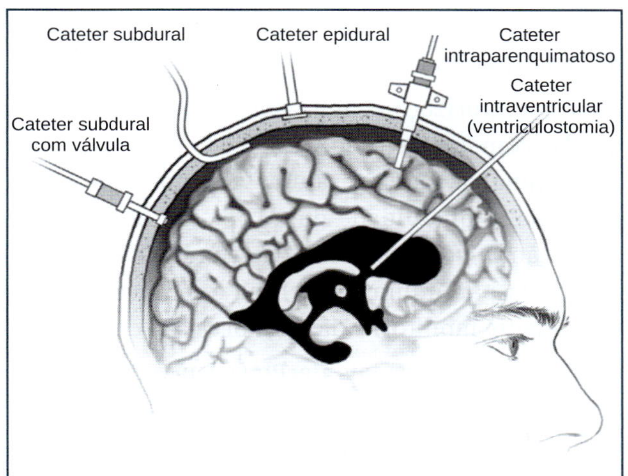

FIGURA 85.5 ***Locais passíveis de implantação de cateteres para monitorização de pressão intracraniana (PIC).***
Fonte: adaptada de Perez-Barcena J, Llompart-Pou JA, O'Phelan KH.[40].

O valor normal de PIC varia de acordo com idade, posição e condições clínicas. Em um adulto, o valor varia de 7 a 15 mmHg, mas, mesmo em indivíduos saudáveis, observa-se aumentos episódicos e rápidos da PIC. A definição de hipertensão intracraniana também é distinta de acordo com idade e agravo, mas valores acima de 15 mmHg geralmente são considerados anormais. Muitos estudos pediátricos avaliam diferentes limites de PIC como sugestivos de HIC. Contudo, o tratamento também deve ser ponderado de acordo com o agravo. O valor de PIC para o qual deve ser instituída a terapêutica nos pacientes pós-TCE ainda é motivo de debate, mas têm-se mostrado que, para valores maiores do que 20 mmHg sustentado por mais do que cinco minutos, a conduta para diminuição da PIC parece ser benéfica.

Na discussão da pressão intracraniana (PIC) e hipertensão intracraniana (HIC), deve-se ressaltar a importância da pressão de perfusão cerebral (PPC), que consiste na diferença da pressão arterial média (PAM) e da PIC, que equivale ao gradiente de pressão presente no leito vascular cerebral. Manter uma PPC adequada é importante para se atender às demandas metabólicas.

Existe algum debate sobre se é a própria HIC ou a perfusão cerebral reduzida que levaria à progressão da lesão secundária. A resposta da mudança da PIC às variações da PAM depende da reatividade da vasculatura cerebral. Quando a reatividade está normal, um aumento na pressão sanguínea pode levar à vasoconstrição em até 15 segundos, com redução secundária do fluxo sanguíneo cerebral (FSC) e a consequente diminuição da PIC. Então, em situações normais, a PPC também é autorregulada pelo cérebro por meio do FSC. Com isso, o cérebro é capaz de tolerar variações da PAM por meio de mudanças na resistência vascular cerebral.

Existem outros mecanismos que são capazes de influenciar a PPC e o FSC, como a variação de PaO_2, $PaCO_2$ e pH sanguíneos. Por exemplo, quedas da concentração de oxigênio podem levar à vasodilatação, e aumentos geram vasoconstrição, diminuindo o FSC. Elevações da CO_2 levam à vasodilatação, provavelmente por influência do pH, enquanto reduções dos seus níveis reduzem significativamente o FSC.

Entretanto, assim como a PIC, a PPC também tem valores controversos no universo da pediatria. As diretrizes de 2012 para o manejo do TCE em crianças sugerem manter um valor mínimo de 40 mmHg de PPC, podendo variar até 50 mmHg em crianças menores no limite inferior e adolescentes no limite superior. Apesar de ter sido observado que sobreviventes de TCE grave que foram submetidos à monitorização da PIC tinham PPCs mais elevadas, não foi demonstrado que a manutenção ativa de valores mais altos levou a uma redução de mortalidade.

SATURAÇÃO DE OXIGÊNIO VENOSO DE BULBO DA JUGULAR

A saturação de oxigênio venoso de bulbo da jugular (SjO_2) tem o objetivo de avaliar a extração cerebral de oxigênio e, por consequência, o fluxo sanguíneo cerebral. Sua monitorização está indicada em casos de hipertensão intracraniana.

A inserção do cateter é feita por punção da veia jugular interna em direção ao crânio, locando-o no bulbo da jugular (Figura 85.6). A medida depende do tipo de cateter instalado: o de fibra óptica, que faz leitura contínua, ou o monolúmen, que permite leitura intermitente por meio de gasometria da amostra de sangue colhida. Resultados de SjO_2 menores que 55% podem significar baixo fluxo sanguíneo cerebral; entre 55% e 75%, podem significar um fluxo sanguíneo cerebral adequado; e maiores que

75% podem significar hiperfluxo cerebral ou baixo consumo de oxigênio pelo cérebro.

A limitação desse método é que avalia o fluxo sanguíneo cerebral genericamente, o que pode não revelar o que ocorre em certas áreas com hipofluxo.

As principais complicações são: infecção, trombose e embolia gasosa.

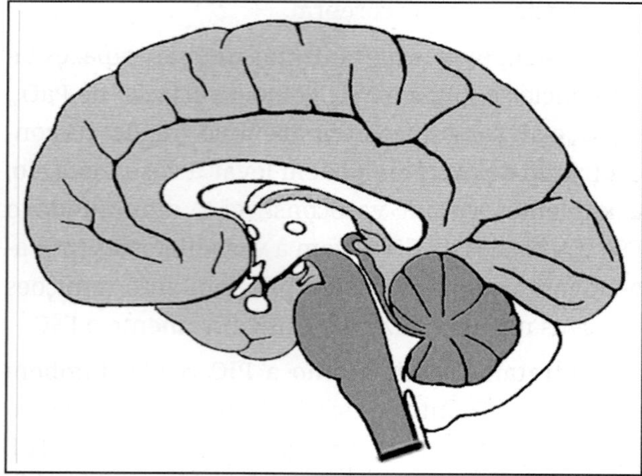

FIGURA 85.6 ***Posicionamento do cateter de bulbo da jugular.***
Fonte: De Deyne C.[13].

Pressão Parcial de Oxigênio Tissular Cerebral

A pressão parcial de oxigênio tissular ($PtiO_2$) corresponde à disponibilidade de oxigênio em nível celular, considerando que as membranas celulares não se constituem em barreira à difusão do oxigênio, e a distância de difusão é insignificante. Qualquer variação no seu valor reflete uma variação do fornecimento de oxigênio ao tecido ou de sua utilização pelas células. Assim, a $PtiO_2$ reflete a concentração de O_2 dissolvida no fluído intersticial, sem componentes responsáveis pela captação e transporte de O_2 (como a hemoglobina), e é medida em unidades de pressão (mmHg), indicando diretamente o O_2 disponibilizado pelo aporte sanguíneo para utilização celular.

O método para aferir esse parâmetro mede diretamente a pressão parcial de oxigênio limitado ao local onde o eletrodo é posicionado (posição intraparenquimatosa na região lesionada). Dessa forma, em casos em que o agravo cerebral leva a uma heterogeneidade de fluxo, a colocação do cateter em posição inadequada leva a uma errônea interpretação dos valores obtidos.

A monitorização é feita por meio de uma sonda (*probe*) com um eletrodo. Assim, o O_2 difundido pela membrana da sonda gera uma voltagem que é proporcional à quantidade de O_2 no sítio do eletrodo. A relação O_2/voltagem sofre interferência da temperatura do parênquima cerebral, que deve ser continuamente monitorizada para precisão da medida.

Os valores normais de $PbtO_2$ encontram-se na faixa entre 20 e 40 mmHg, e valores abaixo de 8 indicam hipóxia tecidual.

A Figura 85.7 sugere um fluxograma de conduta nos casos em que a $PtiO_2$ cerebral for inferior a 20 mmHg, de acordo com a PIC aferida.

Eletroencefalograma Contínuo

O eletroencefalograma (EEG) contínuo é um meio não invasivo de avaliação dinâmica sobre a função cerebral que permite detectar precocemente uma alteração do estado neurológico, principalmente nos casos de pacientes em coma e que podem ter efeitos negativos múltiplos com o aumento da lesão cerebral.

Na UTI, o EEG contínuo é de grande utilidade para detecção de crises não convulsivas ou no estado de mal epiléptico não convulsivo, durante o uso de medicações anticonvulsivantes para controle do estado de mal epiléptico e na detecção de isquemia cerebral no vasoespasmo pós-hemorragia subaracnóidea. Seu uso está indicado na avaliação da resposta a intervenções que objetivam a redução da atividade neurológica para diminuir o metabolismo cerebral, particularmente em pacientes em uso de bloqueadores neuromusculares e dos quais se deseja saber o nível de sedação, além de ser útil no ajuste da infusão de barbitúricos para manter a supressão suficiente e evitar os efeitos adversos, como hipotensão e toxicidade renal e hepática.

Índice Biespectral

O índice biespectral (BIS) é um parâmetro multifatorial, derivado do eletroencefalograma, que permite a monitorização do grau de sedação da anestesia. Foi desenvolvido inicialmente como método de monitorização adjuvante da anestesia durante a cirurgia e só recentemente foi introduzido nas UTIs.

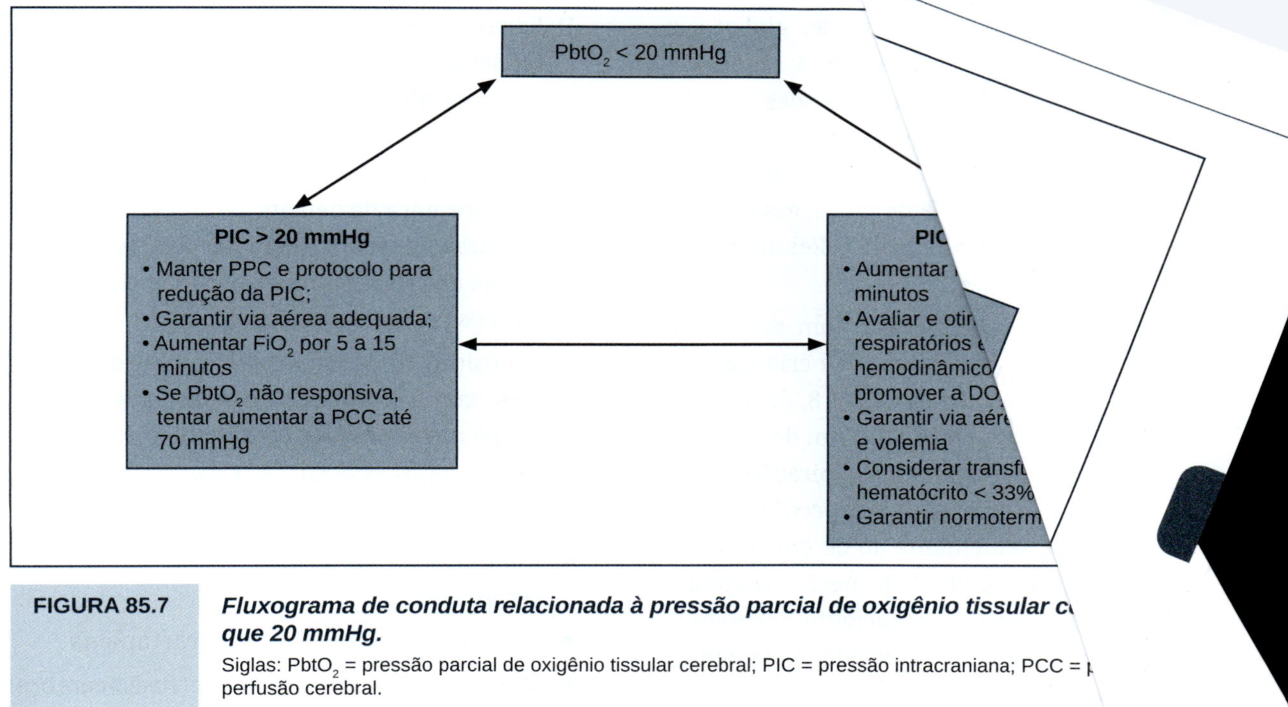

FIGURA 85.7 ***Fluxograma de conduta relacionada à pressão parcial de oxigênio tissular c... que 20 mmHg.***

Siglas: $PbtO_2$ = pressão parcial de oxigênio tissular cerebral; PIC = pressão intracraniana; PCC = ... perfusão cerebral.

O aparelho de BIS possui um adesivo que contempla as derivações na região frontal idênticas ao EEG. Por meio de uma constante matemática, as informações sobre ondas alfa, beta e teta nessas derivações são convertidas em uma escala numérica de 0 a 100. Uma pontuação entre 90 e 100 indica estado de vigília; entre 70 e 80, sedação; entre 60 e 70, sedação profunda; e entre 40 e 60, anestesia geral (Figura 85.8).

A monitorização neurológica por meio do BIS é útil para acompanhar o uso de sedação, exibindo quando foi atingido o estado de surtos/supressão, permitindo titular a dose de barbitúricos. Entretanto, como ele utiliza apenas as derivações frontais, apresenta limitações para pacientes com traumas cranianos difusos ou lesões isquêmicas em áreas cerebrais profundas.

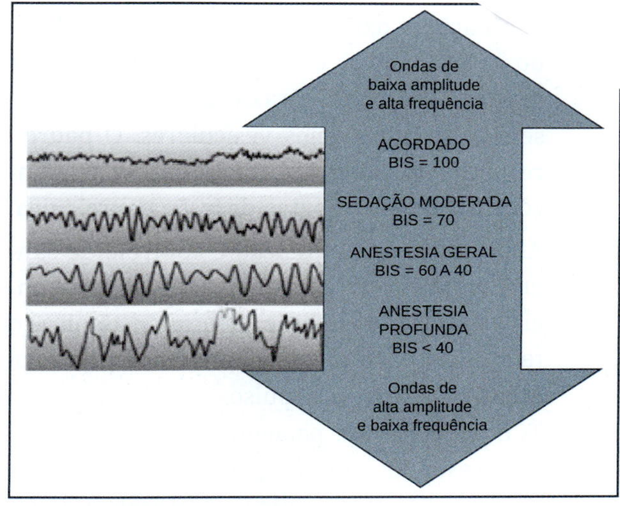

FIGURA 85.8 ***Correlação entre as ondas corticais e o estado clínico.***

Fonte: adaptada de Alves FS.[1].

TRATAMENTO

O paciente que sofreu um TCE grave necessita de cuidado intensivo e multidisciplinar, além de monitorização ampla, sendo importante não só a monitorização neurológica, mas também a monitorização sistêmica.

O objetivo desse cuidado é a prevenção de progressão das lesões secundárias, que podem ser agravadas por hipóxia, hipotensão e hipertermia.

Já a monitorização neurológica pode ser clínica, por meio de exame físico; não invasiva, por meio de imagem e eletroencefalograma; e invasiva, com medida da pressão intracraniana e monitorização do metabolismo cerebral. Como tanto as terapêuticas para hipertensão intracraniana (HIC) quanto a monitorização *per se* podem estar associadas a complicações, é importante identificar pacientes de risco para HIC.

Medidas Gerais

Após o TCE, o mais comum é o paciente ser encaminhado ao serviço de emergência. A abordagem inicial na sala de emer[...] deve ser global e a ressuscitação iniciad[...]tamente. A sequência de atendimento [...]oriza as lesões que le- variam ao ó[...]idamente e, por isso, de- vem ser [...]meiro lugar. A menos que [...]usência de pulso, essa ordem [...]er Capítulo 15, "Ressuscitação

o paci[...] das vias aéreas, com estabiliza- d[...]oluna cervical. Em toda criança com [...]e consciência pela ECG ≤ 8, deve-se as- [...]ar via aérea definitiva, a fim de se evitar [...]póxia, a hipercapnia e a aspiração. Deve- [...] ressaltar que, apesar de o procedimento de intubação ser semelhante ao de outras situações, há a necessidade de proteção da coluna cervical pelo risco de o paciente apresentar trauma raquimedular associado. A sequência rápida de intubação deve priorizar medicações que tenham o potencial de reduzir a PIC.

B. Ventilação e oxigenação adequadas, avaliando a frequência e padrão respiratórios, a expansibilidade do tórax e a presença ou ausência de murmúrios vesiculares. O padrão respiratório pode ter diferentes apresentações, a depender do tipo de lesão neurológica.

C. Abordagem da circulação e controle de sangramentos externos deve avaliar a frequência cardíaca, a pressão arterial sistêmica, o tempo de enchimento capilar e a presença e característica dos pulsos. O paciente pós-TCE pode ser um paciente politraumatizado e apresentar grande perda volêmica (ver Capítulo 84 – Politrauma). A presença de hipotensão pode ocorrer não somente pela hipertensão intracraniana, como também por outras causas, como perda sanguínea ou trauma raquimedular. A correção inicial da hipotensão deve ser feita com solução cristaloide. Ressuscitação fluídica adequada melhora o prognóstico. A ocorrência de hipertensão arterial no exame inicial pode ser indicativa da existência de hipertensão intracraniana e não deve ser corrigida rapidamente. Associada à hipertensão pode estar ocorrendo bradicardia e bradipneia, características de herniação iminente, evento conhecido como "tríade de Cushing".

D. Exame neurológico deve avaliar: o nível de consciência, aplicando a Escala de Coma de Glasgow, além de avaliar a reatividade e característica das pupilas, o que idealmente deve ser feito após a estabilização do paciente; a presença de déficits neurológicos focais e posturas anormais, além da presença ou ausência dos reflexos de tronco, principalmente para os pacientes em coma.

E. Exposição da vítima, procurando outras lesões, como fraturas e instabilidades ósseas, ferimentos cortantes ou queimaduras.

Após as medidas iniciais, os focos do tratamento devem ser:

- Estabilização do paciente, se ainda não estiver estável;
- Prevenção de hipertensão intracraniana;
- Manutenção de pressão de perfusão cerebral (PPC) adequada;
- Evitar evolução de lesão cerebral secundária e sistêmica;
- Otimização da hemodinâmica e oxigenação cerebral.

Visando a esses objetivos, a conduta baseia-se nas medidas descritas a seguir.

Medidas Posturais e Ambientais

O paciente pós-TCE deve ser mantido no leito, com a cabeça em posição neutra (centralizada) a fim de minimizar acotovelamentos e obstruções das veias jugulares. Também devem permanecer com a cabeceira elevada a 30°. Essas medidas visam melhorar o retorno venoso cerebral e manter uma adequada PPC.

Minimizar estímulos nocivos, como barulho na unidade, banhos e aspirações desnecessárias, é importante para manter o paciente mais calmo.

Ventilação Mecânica

Para um paciente com TCE grave há indicação de ventilação mecânica como forma de proteger a via aérea; portanto, ventilado inicialmente como um paciente com pulmões sadios. A hipóxia deve ser evitada, assim como a hiperventilação precoce profilática, pois pode levar à hipoperfusão do cérebro, que já tem diminuição do FSC logo após o trauma. Os parâmetros ventilatórios devem ser ajustados a fim de evitar a hipóxia, com $SatO_2 > 95\%$, e, para manter a eucapnia, com $PaCO_2$ de 35 a 40 mmHg. Além disso, preconiza-se ventilação com baixos volumes correntes (VC), uma vez que altos VCs estão associados à lesão pulmonar. Portanto, ventilação protetora, com baixos VCs, e pressão expiratória final positiva (PEEP) moderada, deve ser utilizada a fim de minimizar a lesão pulmonar induzida por ventilação mecânica.

PEEPs altas poderiam levar à dificuldade de drenagem do fluxo cerebral, com consequente aumento da PIC e queda da PPC, entretanto esse efeito só é exacerbado com PEEPs maiores do que 15 mmHg. A incidência de síndrome do desconforto respiratório agudo (SDRA) no paciente com TCE varia de 10% a 30% e deve ser tratada com direcionamento para a enfermidade pulmonar.

A aspiração do tubo intratraqueal deve ser rápida e o menos traumática possível, além de ter a sedação otimizada antes do procedimento para evitar aumentos da PIC.

Equilíbrio Hemodinâmico, Hidroeletrolítico e Metabólico

O tratamento do paciente com TCE visa a evitar a lesão secundária, mantendo o adequado fluxo sanguíneo para se obter boa oxigenação e aporte nutricional ao tecido cerebral. Para tanto, é de suma importância a estabilidade hemodinâmica e respiratória.

A monitorização hemodinâmica é feita à beira do leito por meio de medidas de frequência cardíaca (FC), pressão arterial invasiva (PAI), pressão venosa central (PVC) e débito cardíaco (DC).

O DC pode ser monitorado de modo direto, com cateter de Swan-Ganz, e/ou de modo indireto, aferindo a perfusão periférica, a diurese, o lactato sérico e a saturação venosa central de O_2, o que é imprescindível para guiar a terapêutica de correção da hipotensão, evitando a hipoperfusão tecidual e seus efeitos, pois a hipotensão está diretamente relacionada a um pior prognóstico.

Não menos importante é a monitorização respiratória, que deve ser feita com o objetivo de permitir oxigenação adequada, bem como auxiliar no tratamento da HIC.

A hiponatremia é relativamente comum após o TCE e multifatorial, seja pela síndrome perdedora de sal, seja pela síndrome de secreção inapropriada de hormônio antidiurético (SIHAD), embora a causa mais frequente seja a iatrogênica, devido ao uso contínuo de soluções hipotônicas/hiponatrênicas. A distinção entre as duas síndromes é importante, pois são tratadas de formas antagônicas: na primeira, é feita reposição de volume e, na segunda, restrição hídrica. Quanto aos efeitos da iatrogênica, são amenizados por meio da prescrição de soluções isotônicas (ver Capítulo 53, "Distúrbios do Metabolismo do Sódio e do Potássio").

No controle da HIC, lembrar que o decréscimo de 1 mEq/L de sódio sérico pode significar aumento do volume intracelular cerebral, aumento do volume cerebral e, por fim, aumento da PIC.

O magnésio é importante para a estabilidade neuronal e no influxo do cálcio nas células. Assim, a hipomagnesemia pode diminuir o limiar convulsivo, portanto deve ser corrigida (ver Capítulo 54, "Distúrbios do Metabolismo do Cálcio, do Fósforo e do Magnésio").

A glicose é o principal substrato energético para o funcionamento do cérebro. A hipoglicemia é extremamente prejudicial ao neurônio, por falência energética, com lesões intracelulares irreversíveis (ver Capítulo 57, "Hipoglicemias"). A hiperglicemia acima de 200 mg/dL relaciona-se com pior prognóstico, mas não há evidências que suportem o rigoroso controle glicêmico.

Suporte Nutricional

O TCE conduz a um estado hipermetabólico e catabólico. A nutrição enteral precoce mantém a integridade da mucosa do trato gastrointestinal, além de atenuar a resposta metabólica ao estresse e de manter a imunocompetência. Vários estudos demonstram que a introdução da nutrição enteral precoce, nas primeiras 36 horas, leva a uma redução de 55% do risco de infecções, em relação à introdução tardia. Apesar de a motilidade gástrica estar reduzida em pacientes pós-TCE, essa via de alimentação é bem tolerada através de sonda oro ou nasogástrica, devendo ser priorizada em relação à nutrição parenteral, que está mais associada a alterações metabólicas, imunológicas e no trato digestório, com maior risco de mortalidade (ver Capítulo 101, "Suporte Nutricional e Metabólico em Pediatria e Cirurgia Pediátrica").

Sedação e Analgesia

Os analgésicos e sedativos nos pacientes com TCE grave podem ser usados em dois momentos: para a intubação orotraqueal, na sequência rápida de intubação, e para o controle e manutenção da PIC. Essas medicações têm como possíveis efeitos benéficos serem anticonvulsivas, amnésticas (o que pode diminuir o impacto psicológico do processo) e antieméticas, além de poderem diminuir a dor e os tremores. Com a redução desses potenciais estímulos nocivos, há uma diminuição da demanda metabólica cerebral e do fluxo sanguíneo cerebral. O esquema ideal seria composto de medicações com início de ação rápido e com meia-vida curta para que seja possível uma avaliação neurológica adequada. Atualmente, com as opções para avaliação da evolução do quadro neurológico, não há justificativa para não utilizar sedação e analgesia adequadas.

Múltiplos esquemas estão disponíveis na prática clínica diária, mas eles devem ser avaliados com cautela. Os benzodiazepínicos e os opioides são as drogas mais usadas, mas não se pode esquecer os potenciais efeitos colaterais, como os observados no seu uso por outras indicações. O etomidato é uma droga que pode ser usada no controle da HIC grave, mas com risco de supressão adrenal. O tiopental também é uma opção para uso nesses casos.

As recentes diretrizes para o manejo do TCE em crianças, de acordo com a Administração de Alimentos e Drogas (FDA) do governo dos Estados Unidos, estabelecem que o propofol não deve ser usado em infusão contínua nesses pacientes, nem com o objetivo de sedação nem para o controle da HIC, pelo risco da síndrome de infusão do propofol.

A síndrome da infusão do propofol é rara, mas potencialmente fatal. Ela ocorre por seu uso prolongado e resulta em acidose metabólica grave, rabdomiólise, colapso cardiovascular e morte. Embora um estudo recente, com 223 crianças em uso de infusão contínua de propofol, não tenha apresentado nenhum caso de síndrome de infusão do propofol, é necessário cautela, com novos estudos na área. Portanto, o propofol deve ser usado com cautela quando se planeja seu uso por infusão contínua por períodos prolongados. O surgimento de sinais sugestivos da síndrome da infusão do propofol indica sua suspensão imediata e início de medidas de suporte.

A cetamina é uma opção por ser sedativa, analgésica e amnéstica, com mínimos efeitos respiratórios, porém há um grande debate na literatura a respeito do seu uso, advindo de estudos antigos que mostraram aumento da PIC em pacientes que receberam essa medicação. Novos estudos têm refutado esses dados. Após a publicação das Diretrizes de 2012 para o manejo do TCE em crianças, foi publicada uma grande revisão sistemática, com cinco estudos randomizados, com um total de 854 pacientes, e cinco estudos prospectivos controlados, incluindo 99 pacientes, tendo-se que três dos cinco estudos randomizados foram conduzidos em pacientes com TCE grave (ECG ≤ 8). Essa revisão mostrou que não houve diferença na PIC e PPC dos pacientes que receberam cetamina.

O uso de lidocaína intratraqueal pré-manobras de aspiração da cânula intratraqueal tem mostrado seu efeito protetor, nesse contexto, para diminuir elevações da PIC e diminuições da PPC.

Bloqueio Neuromuscular

No caso de pacientes que, apesar de sedação e analgesia adequadas e com via aérea garantida e estabilidade hemodinâmica, mantêm PIC elevada, pode-se optar pela utilização de bloqueio neuromuscular.

Seu uso pode levar à diminuição da PIC por meio de mecanismos como a diminuição de pressão na via aérea e da pressão intratorácica, o que facilitaria o retorno venoso cerebral, além da atuação na parte motora, diminuindo tremores ou a assincronia do paciente com a ventilação mecânica. Também há diminuição da demanda metabólica atribuída à contração da musculatura esquelética.

Deve-se ficar atento, entretanto, a potenciais efeitos colaterais e complicações, como:

- Desenvolvimento de miopatia quando esses agentes são usados associados a corticoides ou a agentes não despolarizantes;
- Maior incidência de pneumonia nosocomial (mais descrita em adultos e TCE grave);
- Hipoxemia grave quando associada à extubação acidental;
- Efeitos cardiovasculares e estresse pela imobilização em pacientes não sedados adequadamente.

Barbitúricos

Os barbitúricos são usados apenas em pacientes com hipertensão intracraniana refratária às demais opções de tratamento, devido aos riscos associados às altas doses. Promovem a diminuição da pressão intracraniana por dois mecanismos distintos: supressão do metabolismo e alteração do tônus vascular.

A terapia barbitúrica parece promover acoplamento regional do fluxo sanguíneo para demanda metabólica, resultando em maior oxigenação do cérebro, com menor fluxo sanguíneo cerebral e consequente redução da pressão intracraniana.

Entretanto, os efeitos sistêmicos são comuns e potencialmente tóxicos, incluindo diminuição do débito cardíaco, hipotensão e aumento de *shunt* intrapulmonar, causando baixa pressão de perfusão cerebral e hipóxia. Por isso, a administração de altas doses de barbitúricos requer apropriada monitorização hemodinâmica e rápida intervenção nas instabilidades.

Não há evidências que suportem o uso profilático dos barbitúricos como preventivos de hipertensão intracraniana ou como agentes neuroprotetores em crianças.

Controle da Temperatura

Hipertermia (temperatura corpórea > 38°C) no paciente pós-TCE é associada a pior prognóstico neurológico e deve ser evitada, pois contribui para maior dano pós-traumático ao aumentar a resposta fisiopatológica por meio de múltiplos mecanismos.

A hipotermia tem sido estudada com uma alternativa ao tratamento de HIC, pois supostamente diminui a demanda metabólica, a inflamação, a morte celular e os episódios convulsivos.

O estudo de Hutchison *et al.*, publicado em 2008, mostrou uma tendência a maior mortalidade e instabilidade hemodinâmica no grupo submetido à hipotermia. Uma metanálise, com sete estudos randomizados controlados, com um total de 442 crianças, mostrou que não houve melhora no prognóstico das crianças submetidas à hipotermia terapêutica.

Com isso, sugere-se que a hipotermia seja usada preferencialmente para o controle de PICs elevadas e em serviços especializados. As Diretrizes de 2012 para o Tratamento do TCE em pediatria sugerem, como nível II de recomendação, hipotermia moderada (entre 32°C e 33°C), iniciada nas primeiras oito horas após o trauma e mantida por até 48 horas. Se for optado por hipotermia como alternativa ao tratamento da hipertensão intracraniana, o reaquecimento não deve ser rápido, não excedendo 0,5°C por hora. Entretanto, mais estudos ainda são necessários para o uso rotineiro da hipotermia como modalidade terapêutica.

Controle dos Episódios Convulsivos

Episódios convulsivos podem ocorrer após o TCE, mas seus mecanismos são pouco estudados pela falta de modelos animais. Os episódios podem ser precoces quando ocorrem até sete dias após o trauma, e tardios, após esse prazo. Os fatores de risco relacionados incluem:

- Localização e gravidade da lesão;
- Contusão cerebral;
- Presença de fragmento de metal ou osso;
- Afundamento de crânio;
- Déficits neurológicos focais;
- Perda de consciência;
- ECG < 10;
- Duração da amnésia pós-traumática;
- Hematoma subdural ou epidural;
- Lesões penetrantes;
- Idade do paciente.

A incidência de episódios convulsivos precoces pós-TCE em pediatria é de aproximadamente 10%. Com isso, as recentes diretrizes sugerem que o uso de fenitoína profilática para os episódios convulsivos precoces deve ser considerado em pacientes com TCE grave. Importante ressaltar, se disponível, manter a monitorização terapêutica da medicação.

Hiperventilação

A redução da $PaCO_2$ arterial pela hiperventilação determina uma alcalose e o aumento do pH, o que tem efeito direto sobre as arteríolas, provocando vasoconstrição. A vasoconstrição acarreta num aumento da resistência vascular cerebral, que impede o bombeamento de sangue para os vasos de paredes finas, permitindo o esvaziamento e consequente diminuição do volume sanguíneo intracraniano e queda da PIC.

O efeito da hiperventilação sobre a PIC manifesta-se rapidamente (30 segundos), estabiliza-se em cinco minutos e dura algumas horas. É indicada quando for necessária uma redução rápida da PIC.

Apesar da falta de evidências publicadas favoráveis à utilização da hiperventilação no manejo de pacientes pediátricos com TCE grave, ela é amplamente utilizada em todo o mundo. Evidências limitadas mostram que a hiperventilação profilática com $PaCO_2 < 30$ mmHg deve ser evitada na primeiras 48 horas após o trauma. É necessária uma rígida monitoração neurológica caso a hiperventilação seja utilizada para tratamento da HIC refratária.

Terapêutica Hiperosmolar

Manitol

É um diurético osmótico com poder de reduzir a pressão intracraniana por meio de dois mecanismos distintos.

Inicialmente, o manitol causa expansão plasmática, o que reduz o hematócrito e a viscosidade sanguínea. Assim, aumenta o fluxo sanguíneo e o aporte de oxigênio ao cérebro, reduzindo a PIC em poucos minutos.

O manitol, ao aumentar a osmolaridade sérica, resulta na criação de um gradiente osmótico entre os compartimentos intravascular e extracelular cerebral. Esse gradiente permite que o fluido do parênquima cerebral seja arrastado para o intravascular, promovendo uma redução do edema cerebral e, por consequência, da pressão intracraniana. Quando administrado em *bolus*, o manitol diminui a PIC em um a cinco minutos, com um pico máximo em 20 a 60 minutos. Entretanto, quando a redução urgente é necessária, a dose inicial de 1 mg/kg deve ser administrada em aproximadamente 20 minutos.

Para manutenção do tratamento, administrar-se de 0,25 a 0,5 mg/kg a cada duas a quatro horas, monitorizando a osmolaridade plasmática, pelo risco de insuficiência renal. A osmolaridade plasmática deve ser mantida em torno de 320 mOsm/L. As dosagens devem ser diminuídas gradativamente, pois o manitol pode causar HIC rebote.

O manitol é dramaticamente efetivo, revertendo sinais de herniação transtentorial, e seu efeito pode persistir por mais de seis horas quando houver integridade da barreira hematoencefálica. Entretanto, se ultrapassar a barreira hematoencefálica e se usado por período prolongado, pode provocar uma inversão osmótica, que desloca o líquido do intravascular para o parênquima cerebral, aumentando a PIC.

Solução salina hipertônica

Similar ao mecanismo de ação do manitol, a solução salina hipertônica reduz a pressão intracraniana por meio de seus efeitos osmóticos. É administrada em *bolus* e pode ser repetida conforme a necessidade, em um intervalo aceitável, ou até a concentração sérica de sódio atingir de 145 a 155 mEq/L. Uma infusão contínua de solução salina hipertônica a 3% pode ser titulada para manter a osmolaridade sérica entre 310 e 320 mOsm/L.

A solução salina hipertônica pode ser a terapia osmótica de escolha em pacientes hipovolêmicos ou hipotensos, pois permanece no espaço intravascular, expandindo-o, e aumentando a pressão arterial média. Caso contrário, pode causar sobrecarga de fluido intravascular. Entretanto, ainda há falta de dados que comprovem a eficácia das soluções cristaloides hipertônicas em diminuir a mortalidade nos pacientes com hipovolemia que se apresentam com ou sem trauma de crânio.

A hipernatremia prolongada pode levar à hipopotassemia devido à troca do sódio por potássio no túbulo distal do rim, levando a sintomas não específicos, como letargia, fraqueza e até, em casos mais graves, ao coma. Esses sintomas mais graves se devem às mudanças bruscas da concentração de sódio, com aumento superior a 10 a 12 mEq/L num período de 24 horas (ver Capítulo 53, Distúrbios do Metabolismo do Sódio e do Potássio).

As alterações rápidas nas concentrações séricas de sódio podem causar a síndrome de desmielinização osmótica. Essa síndrome resulta de uma diminuição rápida no volume cerebral, em resposta a um aumento rápido no sódio sérico. Isso pode levar a alterações neurológicas leves como períodos de confusão mental até ao coma.

Outro efeito adverso é a acidose hiperclorêmica resultante da administração de cloreto em excesso. Um modo de evitar tal acidose hiperclorêmica é administrar acetato de sódio em vez de cloreto de sódio ou uma combinação dos dois.

Tal como ocorre com o manitol, o risco de rebote da hipertensão intracraniana existe após a descontinuação.

Não há evidências suficientes para a escolha entre esses agentes hiperosmolares no tratamento do paciente com TCE grave.

Corticosteroides

Os corticosteroides são usados para o tratamento de uma grande variedade de doenças. No caso de TCE, eles teriam o potencial de diminuir a pressão intracraniana por restaurar a permeabilidade vascular, diminuir o edema e a produção de líquido cefalorraquidiano, além de diminuir a produção de radicais livres.

Entretanto, a eficácia e a toxicidade do uso de corticosteroides para o tratamento do TCE, a fim de diminuir o edema e melhorar o nível de consciência, são controversas. Em crianças, após TCE, o edema e a hiperemia do SNC são mais importantes do que em adultos, o que justificaria seu uso nessa população. Contudo, estudos na população pediátrica mostraram que o uso da medicação não teve efeito na redução da mortalidade ou na melhora do prognóstico funcional. Mostraram, também, uma tendência ao aumento de incidência de pneumonia. Portanto, de acordo com as últimas diretrizes, seu uso não é recomendado com o objetivo de melhora da PIC.

Drenagem Liquórica

Essa medida é amplamente utilizada no manejo da HIC. É uma conduta simples e barata, o que compensa as complicações observadas nas terapêuticas medicamentosas. A presença de um dreno para a saída do LCR permite a expansão do cérebro na presença de edema e pode ser útil na redução da PIC.

Em pacientes com tumefação cerebral unilateral e desvio da linha média, a drenagem liquórica do ventrículo contralateral por cateterismo ventricular não está indicada para evitar aumentar a diferença de pressão entre os dois compartimentos supratentoriais.

Craniotomia Descompressiva

Pelas diretrizes mais recentes de manejo do TCE em crianças, a craniotomia descompressiva, com duroplastia e janela óssea, pode ser realizada como tratamento no edema cerebral, com remoção de lesões com efeito de massa ou, mais precocemente, como profilaxia da evolução do edema.

Vários autores afirmaram que há benefícios em se aplicar a craniotomia descompressiva precocemente, mas estabelecer o que seria "precoce" permanece pouco definido.

Ela pode ser considerada em pacientes com TCE grave que mostrem:

- Sinais de deterioração neurológica;
- Sinais de herniação do tronco cerebral;
- Desenvolvimento precoce de HIC refratária às terapêuticas estabelecidas;
- Nível de consciência com ECG = 3 em algum momento após o trauma.

As técnicas do procedimento variam, podendo ser de tamanhos diferentes e com comprometimento unilateral (com a retirada do osso frontoparietal) ou bilateral (com retirada do osso frontal bilateral).

A Figura 85.9 procura dar um roteiro para o tratamento precoce da hipertensão intracraniana por traumatismo cranioencefálico grave.

COMPLICAÇÕES

As principais complicações que acometem as vítimas de TCE são:

- Cefaleia;
- Cegueira cortical;
- Cistos leptomeníngeos (extrusão de leptomeninge e tecido cerebral através da lesão de dura-máter);
- Convulsões;
- Diabetes insípido;
- Edema pulmonar neurogênico: agravo raro, no qual supostamente a queda da pressão de perfusão cerebral leva à descarga simpática, com origem em regiões específicas como hipotálamo, bulbo e medula, provocando o edema pulmonar por meio de:
  - Alterações que levam ao aumento da pressão hidrostática pulmonar (*Blast Theory*); e
  - Aumento da permeabilidade capilar pulmonar (*Permeabilty Defect Theory*)[51].
- Hidrocefalia;

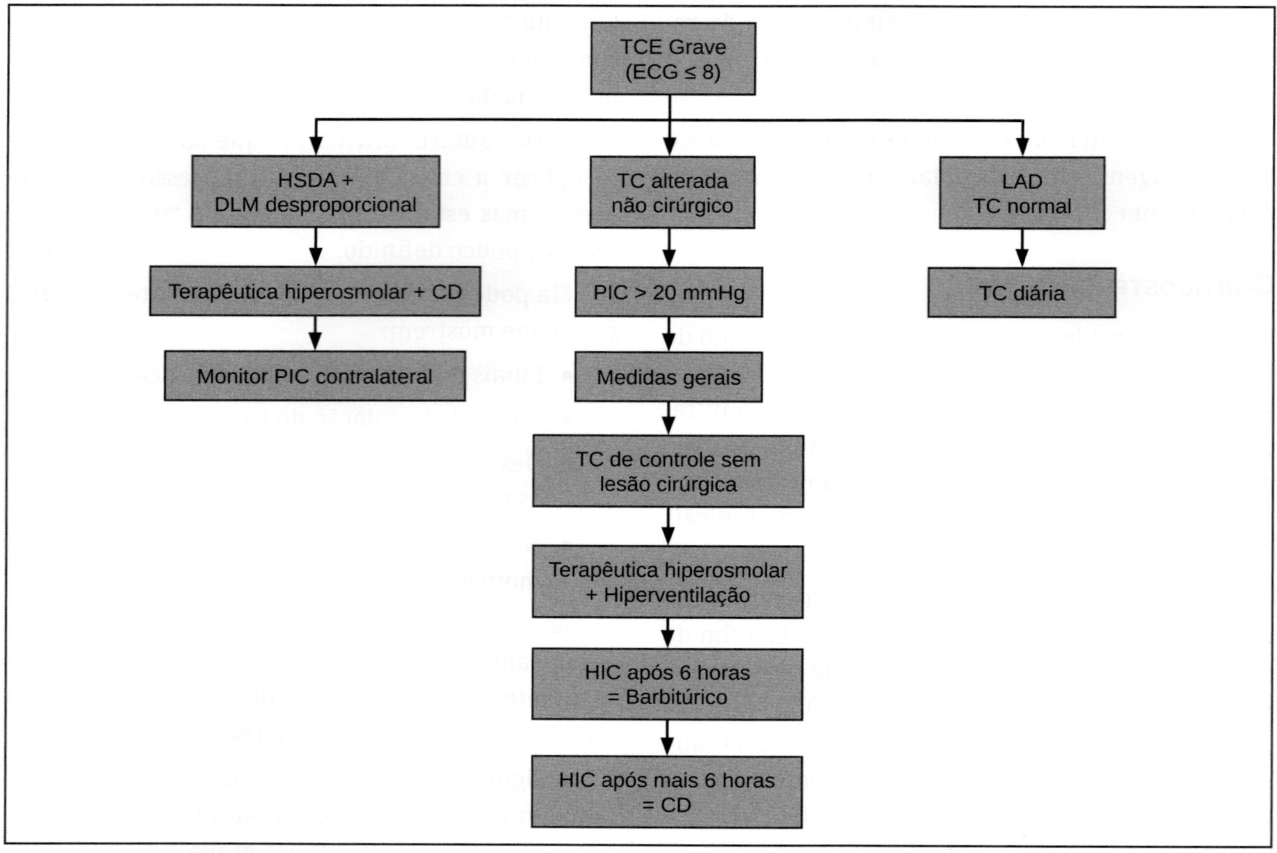

FIGURA 85.9 ***Tratamento precoce da hipertensão intracraniana por traumatismo cranioencefálico grave.***
Fonte: adaptada de Faleiro RM *et al.*[15].

- Infecções pulmonares;
- Lesão de nervos cranianos;
- Meningite secundária (procedimentos de monitorização intracraniana, fratura de base de crânio);
- Síndrome pós-traumática.

PERSPECTIVAS FUTURAS

Microdiálise

A microdiálise cerebral foi introduzida para a monitorização neuroquímica na década de 1990 e se baseia na introdução de um dispositivo invasivo desenvolvido recentemente, que é capaz de monitorizar, à beira do leito, a bioquímica do tecido cerebral. Geralmente, é inserido um cateter no parênquima cerebral perilesional para quantificar modificações bioquímicas na região mais suscetível à lesão secundária. É possível medir concentração de marcadores do metabolismo cerebral, tais como glicose, lactato e piruvato, e a concentração de neurotransmissores como o glutamato. Ainda é um campo incipiente e sem muitos estudos em pediatria que suportem seu uso nessa população.

Biomarcadores

Recentemente, várias especialidades têm usado os biomarcadores para fins diagnósticos, para orientar intervenções terapêuticas e para avaliar o prognóstico. Um biomarcador é um indicador do *status* biológico ou de uma doença, e pode ser medido por meio de amostras do tecido lesado ou outros fluídos corporais.

Desde a década de 1980, têm-se discutido sobre o biomarcador cerebral ideal. Ao contrário de outras especialidades, o cérebro é um órgão muito complexo, que está protegido por uma barreira hematoencefálica e possui atividade quantitativa e qualitativa. No entanto, a maioria dos biomarcadores é puramente quantitativa. Assim, a descoberta de um biomarcador cerebral ideal é mais difícil. Esses biomarcadores podem ser medidos no líquido cefalorraquidiano, sangue e urina. Atualmente, os biomarcadores cerebrais mais estudados são: proteína B ligada ao cálcio (S100B), enolase neurônio específica (NSE), proteína básica da mielina (MBP) e proteína glial fibrilar ácida (GFAP).

Desses, o mais estudado no TCE e com futuro mais promissor é a S100B, que foi inicialmente identificada em 1965. É uma proteína de baixo peso molecular, encontrada em várias células neuronais e outras células, e possui dois sítios de ligação de cálcio. Ela regula a homeostase e a atividade enzimática, além de inibir a fosforilação de proteínas. Seu mecanismo de liberação ainda não está muito bem esclarecido.

O campo dos biomarcadores é vasto e incipiente, sendo um terreno fértil para a pesquisa no TCE pediátrico. Seu uso atual ainda está longe da prática clínica.

Progesterona

A progesterona tem efeitos benéficos contra a cascada de efeitos secundários que acontecem após o trauma. Seu potencial efeito neuroprotetor foi notado em estudos experimentais com animais após ser observado que ratos do sexo feminino após o TCE tinham melhor desfecho funcional. Alguns estudos têm mostrado um benefício modesto na sobrevida e na melhora funcional de pacientes de ambos os sexos que receberam progesterona após o TCE. Outros estudos mostram que pode haver um efeito variável, de acordo com a idade do paciente. Mais estudos são necessários para avaliar seu uso na prática clínica.

TRAUMA RAQUIMEDULAR EM CRIANÇAS

As lesões da coluna cervical são raras em crianças, ocorrendo em cerca de 1% a 2% dos casos de politraumatismo grave, e a relação delas com traumatismos cranianos é de 1:30. Apenas 5% dos traumatismos raquimedulares ocorrem em crianças. A lesão traumática pode envolver ossos, ligamentos, vasos sanguíneos ou medula espinhal.

Qualquer paciente com suspeita de lesão na coluna cervical deve ser adequadamente imobilizado em prancha rígida, com a cabeça em posição neutra, até que a lesão seja efetivamente investigada, de preferência com a assistência de um neurocirurgião.

Considerações Anatômicas

Em relação à anatomia, as crianças com menos de oito anos de idade são mais suscetíveis à lesão da coluna cervical superior (C1 a C3) do que adolescentes e adultos. Isso se deve a certas características do seu desenvolvimento anatômico.

Os lactentes têm cabeças grandes em relação aos seus corpos. A circunferência da cabeça de uma criança com dois anos de idade chega a 50% do tamanho da do adulto; em contraste, a circunferência torácica só vai atingir 50% do tamanho da de um adulto aos oito anos de idade.

Outra característica dos lactentes é que eles têm musculatura cervical mais fraca e aumento da frouxidão dos ligamentos, resultando em uma maior mobilidade da coluna cervical superior. Soma-se a isso o fato de que eles têm articulações vertebrais imaturas e facetas de articulação horizontal inclinadas, que facilitam o deslizamento da coluna cervical superior.

As crianças mais novas podem apresentar fraturas da cartilagem de crescimento e lesões ligamentares (subluxação e distração). Os principais fatores que podem contribuir para esse problema são:

- As cartilagens de crescimento imaturas são suscetíveis a forças de corte durante a rápida desaceleração ou hiperflexão-extensão do pescoço, particularmente entre o odontoide e o corpo vertebral de C2;
- A coluna vertebral jovem é mais elástica do que a medula espinhal e é capaz de tolerar mais tração antes da ruptura (até 5 cm contra apenas 5 a 6 mm na medula espinal).

Devido à flacidez dos ligamentos, associada à imaturidade da musculatura parespinhal, e o subdesenvolvimento dos processos unciformes essas lesões tendem a envolver mais ligamentos que ossos.

Assim, a lesão da medula espinal pode ocorrer sem evidência radiográfica da lesão da coluna espinal conhecida por sua sigla em inglês SCIWORA (*spinal cord injury without radiographic abnormality*). Por outro lado, as lesões mais comuns em crianças mais velhas são fraturas de corpo e arco vertebrais.

Avaliação

A maioria das lesões de coluna cervical pode ser suspeitada pela história e exame físico. Na anamnese, os dados que sugerem a probabilidade da lesão da coluna cervical incluem a causa do trauma, o mecanismo de lesão e a presença de sintomas em qualquer momento após a lesão. A suspeita deve ser feita em todas as crianças que estão gravemente feridas ou que apresentem lesões de alto risco. Além disso, a lesão da coluna cervical deve ser suspeitada em crianças que têm uma predisposição subjacente a tais lesões, como síndrome de Down (cerca de 15% têm instabilidade atlantoaxial); história de cirurgia da coluna cervical; histórico de artrite da coluna cervical; síndrome de Klippel-Feil (fusão congênita de número variável de vértebras cervicais e defeitos associados, incluindo escoliose, anomalias renais, escápula elevada, cardiopatia congênita e surdez); síndrome de Morquio (mucopolissacaridose IV), que está associada com hipoplasia do odontoide; síndrome de Larsen, que pode estar associada à hipoplasia de vértebras cervicais; ou outras síndromes que afetam a coluna cervical.

Investigação Diagnóstica

A investigação pode ajudar a definir o tipo de lesão e os achados radiológicos podem auxiliar na descoberta dos mecanismos associados à lesão:

- Lesões em hiperflexão são as mais comuns e podem causar fraturas em cunha do corpo vertebral anterior, com o rompimento dos elementos posteriores;
- Lesões em hiperextensão podem causar compressão dos elementos posteriores e rompimento do ligamento longitudinal anterior;
- Sobrecarga traumática axial pode causar explosão ou fraturas dos arcos de C1 na coluna cervical superior ou dos corpos vertebrais da coluna cervical inferior;
- Lesões de rotação podem causar fratura ou luxação das facetas.

Todos os pacientes com suspeita de lesão na coluna vertebral devem ter a cabeça e a coluna cervical imobilizadas em prancha rígida, que deve ser mantida durante a avaliação inicial e, inclusive, durante a avaliação radiológica rápida. A tríade clássica de sintomas inclui dor local, espasmo muscular e diminuição da amplitude de movimento do pescoço. Os pacientes também podem se queixar de parestesias transitórias ou persistentes. A capacidade de o paciente andar não exclui lesão na coluna cervical porque alguns deles com lesões da coluna cervical são capazes de andar imediatamente após o evento.

Déficit sensorial isolado é o achado neurológico mais comum em pacientes com lesão na coluna cervical. O nível de deficiência sensorial localiza o nível da lesão. Os reflexos tendinosos profundos devem ser avaliados. Arreflexia indica lesão da medula espinal, o que pode ser transitório, com duração inferior a 24 horas. A ausência de tônus no exame retal é um sinal de mau prognóstico e a ausência do reflexo bulbocavernoso indica choque medular ou espinal.

Choque medular ou espinal é caracterizado pela perda da função motora somática, sensitiva e autonômica simpática. É mais intenso nas lesões completas e menos nas lesões parciais e lombares. O componente somático consiste de paralisia motora, flacidez e arreflexia dos reflexos profundos e superficiais. O componente sensitivo implica anestesia para todas as modalidades. O componente autonômico causa hipotensão arterial sistêmica, hiperemia e hipertermia cutânea e bradicardia por um efeito simpaticolítico da lesão medular.

A grande controvérsia relacionada ao choque espinhal se refere à sua duração. Há uma recomendação de que se considere os componentes motor e sensitivo somáticos do choque espinal com duração de apenas uma hora ou menos e que já tenha terminado quando a maioria dos pacientes é atendida pelos especialistas, o que ocorre entre uma e quatro horas[57,58].

O retorno do reflexo bulbo cavernoso indica seu término. Esse reflexo é testado tracionando-se abrupta, mas delicadamente, a sonda vesical, ou apertando a glande peniana e observando a presença da contração do esfíncter anorretal. A ausência do tônus esfincteriano indica vigência do choque medular[50].

De acordo com o exame neurológico após o término do choque medular, as lesões neurológicas podem ser classificadas em:

- Completa: perda completa da função sensitiva e motora mais do que três segmentos abaixo do nível da lesão;
- Incompleta: presença de alguma função motora ou sensitiva mais do que três segmentos abaixo do nível da lesão.

A medula espinhal termina na região da vértebra L1, portanto as fraturas distais nesse nível causam lesões de raízes nervosas.

Em relação à avaliação radiológica, ela deve incluir três modos de exibição (perfil, PA e, quando obtida, odontoide com a boca aberta). Dependendo do exame físico ou dos resultados das radiografias simples, a TC ou a ressonância magnética, ou ambas, podem ser indicadas. A TC pode também ser necessária quando radiografias simples não puderem ser obtidas, ou quando houver necessidade de outra TC (crânio, tórax etc.).

A interpretação de radiografias da coluna cervical em crianças pode ser difícil. Embora a anatomia óssea da coluna cervical pediátrica seja semelhante à de um adulto aos oito a 10 anos de idade, os resultados radiográficos podem diferir até os 15 anos de idade. As variantes anatômicas normais da coluna cervical em crianças (como ausência de lordose cervical, ossificação incompleta dos elementos posteriores, frouxidão ligamentar e pseudosubluxação de C2 em C3) devem ser diferenciadas dos achados patológicos. A avaliação completa da coluna cervical lateral exige que todas as sete vértebras cervicais sejam visualizadas e pode ser necessária a tração suave nos braços para tornar viável a visualização de C7 e T1. A integridade óssea, o alinhamento e os espaços dos tecidos cartilaginoso e moles da coluna cervical devem ser avaliados de forma sistemática. Qualquer anormalidade desses elementos indica a possibilidade de fratura ou lesão ligamentar.

A sensibilidade e especificidade da TC para a detecção de lesão óssea da coluna cervical é de 98% ou mais. A TC deve ser obtida nos seguintes casos:

- Radiografias incompletas da coluna cervical (três radiografias em crianças com mais de três anos de idade, vista lateral ou boca aberta inadequada em crianças menores de três anos de idade), especialmente se houver uma alta probabilidade de lesão baseada na cinética do trauma;
- Achados radiológicos suspeitos;
- Fratura ou deslocamento visto em radiografias simples.
- A ressonância magnética (RM) é o exame de imagem de escolha em qualquer paciente com sinais neurológicos ou outros sintomas associados a radiografias simples e/ou TC normais.

Manejo da Criança com Trauma Medular

Inicialmente, a criança deve ser submetida a cuidados médicos intensivos e monitorização contínua dos sinais vitais, ritmo cardíaco e oxigenação arterial, e reavaliação neurológica em unidade de terapia intensiva. Dentre as complicações sistêmicas esperadas, destacam-se as complicações cardiovasculares, como o choque neurogênico (hipotensão associada com bradicardia, atribuída à interrupção de vias autonômicas na medula espinhal, causando diminuição da resistência vascular). Deve ser tratado com fluidoterapia agressiva e uso de vasopressores precocemente, com o intuito de evitar a lesão secundária na medula espinhal e a progressão ou instalação de isquemia.

A disreflexia autonômica é geralmente uma complicação tardia, mas pode aparecer em ambiente hospitalar, exigindo tratamento agudo. Esse fenômeno é caracterizado por hipertensão paroxística episódica, com dor de cabeça, bradicardia, rubor e sudorese.

Dentro das complicações respiratórias, pode-se ter insuficiência respiratória, edema pulmonar, pneumonia e embolia pulmonar. A incidência dessas complicações é maior nos casos com lesões cervicais superiores (até 84%), mas também são comuns com lesões torácicas (65%).

A necessidade de ventilação mecânica invasiva ou não invasiva, além de traqueostomia nos casos de lesão cervicais altas, é extremamente comum no trauma raquimedular grave. A fraqueza dos músculos do diafragma e da parede torácica leva à saída prejudicada de secreções, tosse ineficaz, atelectasia e hipoventilação.

A trombose venosa profunda (TVP) é uma complicação comum do trauma medular, ocorrendo em 50% a 100% dos pacientes não tratados, com a maior incidência entre 72 horas e 14 dias. O nível de gravidade não tem relação com o risco de trombose venosa profunda. Portanto, todos os pacientes devem receber tratamento profilático. A heparina de baixo peso molecular é considerada o tratamento de escolha. O uso de meias de compressão pneumática e fisioterapia motora (dependendo da idade) pode proporcionar benefícios adicionais, mas isso não foi ainda devidamente estudado em crianças.

Na assistência multiprofissional, deve ser instituído protocolo para prevenção de úlceras de pressão, sondagem vesical intermitente ou avaliação urológica, prevenção de úlcera gástrica de estresse, laxantes e controle da temperatura (tendência à hipotermia).

Quanto ao uso de corticoide, há uma evidência limitada de que a terapia com glicocorticoides melhore os resultados neurológicos em pacientes com trauma raquimedular agudo não penetrante, e essa terapia não é recomendada pelas diretrizes das principais sociedades norte-americanas e europeias.

REFERÊNCIAS

1. Alves FS. Monitorização neurológica multimodal. Disponível em: <http://docplayer.com.br/6558945-Monitorizacao-neurologica-multimodal-fernanda-sampaio-alves-medica-intensivista-universidade-federal-de-sao-paulo.html>.
2. American Spinal Injury Association. Trauma raquimedular – Padronização do exame neurológico (baseado na ASIA). Disponível em: <http://www.cirurgiadacolunavertebral.com.br/portal/templates/siteground-j15-80/arquivos/biblioteca/escala_questionario/Padronizacao_do_exame_Neurologico_no_Trauma_Raquimedular.pdf>.
3. Ashwal S, Tong KA, Ghosh N, Bartnik-Olson B, Holshouser BA. Application of Advanced Neuroimaging Modalities in Pediatric Traumatic Brain Injury. J Child Neurol. 2014;29(12):1704-17.
4. ATLS Subcommittee; American College of Surgeons' Committee on Trauma; International ATLS working group. Advanced trauma life support (ATLS®): the ninth edition. J Trauma Acute Care Surg. 2013 May;74:1363-6.
5. Barbosa AP, Barcellos LG. Cap. 38 Trauma de Crânio. In: Piva JP, Ramos PG, editores. Medicina Intensiva em Pediatria. Revinter; 2015.
6. Bell MJ, Kochanek PM. Pediatric Traumatic Brain Injury in 2012 – The Year with New Guidelines and Common Data Elements. Crit Care Clin. 2013;29:223-38.
7. Bilotta F, Branca G, Lam A, et al. Endotracheal Lidocaine in Preventing Endotracheal Suctioning induced Changes in Cerebral Hemodynamics in Patients with Severe Head Trauma. Neurocritical Care. 2008;8:241-6.
8. Bressan S, Romanato S, Mion T, Zanconato S, Da Dalt L. Implementation of adapted PECARN decision rule for children with minor head injury in the pediatric emergency department. Acad Emerg Med. 2012; 19:801-7.
9. Chowdhury T, Kowalski S, Arabi Y, Dash HH. Pre-hospital and initial management of head injury patients: An update. Saudi J Anaesth. 2014;8:114-20.
10. Cohen L, Athaide V, Wickham ME, et al. The Effect of Ketamine on Intracranial and Cerebral Perfusion Pressure and Health Outcomes: A Systematic Review. Ann Emerg Med. 2015 Jan;65(1):43-51.e2. Epub 2014 Jul 23.
11. Czosnyka M, Pickard JD. Monitoring and interpretation of intracranial pressure. J Neurol Neurosurg Psychiatry. 2004 Jun;75:813-21.
12. Dash PK, Zhao J, Hergenroeder G, Moore AN. Biomarkers for the diagnosis, prognosis, and evaluation of treatment efficacy for traumatic brain injury. Neurotherapeutics. 2010;7:100-14.
13. De Deyne C. Jugular bulb oximetry – A new approach in the neuro-intensive management. Belgium: University Hospital Gent; 1996 (most recent update: 15/01/96). Disponível em: <http://users.ugent.be/~cdanneel/bulb.htm>.
14. Duckworth JL, Stevens RD. Imaging brain trauma. Curr Opin Crit Care. Wolters Kluwer Health, Inc. 2010;16:92-7.
15. Faleiro RM, Faleiro LCM, Oliveira MM, Silva T, Caetano EC, Gomide I, Pita CC, Lopes G, Gusmão S. Craniectomia descompressiva para tratamento da hipertensão intracraniana traumática em crianças e adolescentes: análise de sete casos. Arq Neuropsiquiatr. 2006;64(3b):839-44. Disponível em: <http://www.scielo.br/scielo.php?script=sci_arttext&pid=S-0004-282X2006000500024>.
16. Frasier LD, Kelly P, Al-Eissa M, Otterman GJ. International issues in abusive head trauma. Pediatr Radiol. 2014;44 Suppl 4:S647-53.
17. Grindstaff RJ, Tobias JD. Applications of Bispectral Index Monitoring in the Pediatric Intensive Care Unit. J Intensive Care Med. 2004;19;111-6.
18. Guilliams K, Wainwright MSJ. Pathophysiology and Management of Moderate and Severe Traumatic Brain Injury in Children. J Child Neurol. 2016;31:35-45.
19. Haddad SH, Arabi YM. Critical care management of severe traumatic brain injury in adults. Emerg Med. 2012;20:12.
20. Hillered L, Dahlin AP, Clausen F, Chu J, Bergquist J, Hjort K, Enblad P, Lewén A. Cerebral microdialysis for protein biomarker monitoring in the neurointensive care setting – a technical approach. Front Neurol. 2014;5:245.
21. Hospital Israelita Albert Einstein. Diretrizes Assistenciais – Trauma Raquimedular. [Versão eletrôni-

ca atualizada em fevereiro de 2012.] Disponível em: <http://www.saudedireta.com.br/docsupload/1341346405Trauma_Raquimedular.pdf>.

22. Hutchison JS, Ward RE, Lacroix J, et al., for the Hypothermia Pediatric Head Injury Trial Investigators and the Canadian Critical Care Trials Group. Hypothermia Therapy after Traumatic Brain Injury in Children. N Engl J Med. 2008;358:2447-56.
23. János, et al. Funkcionális anatómia III. Disponível em: <netrix.mta.nsd.sztaki.hu>.
24. Kelly DF, Doberstein C, Becker DP. General principles of head injury management. In: Narajan RK, Wilberger JE, Povlishok JT, editors. Neurotrauma. New York: Mc Graw-Hill; 1996. p. 71-101.
25. Kochanek PM, Berger RP, Fink EL, Au AK, Bayır H, Bell MJ, Dixon CE, Clark RS. The potential for bio-mediators and biomarkers in pediatric traumatic brain injury and neurocritical care. Front Neurol. 2013;4:40.
26. Kochanek PM, Carney N, Adelson PD, Ashwal S, Bell MJ, Bratton S, et al. Guidelines for the Acute Medical Management of Severe Traumatic Brain Injury in Infants, Children, and Adolescents-Second Edition. Pediatr Crit Care Med. 2012;13 Suppl 1:S1-82.
27. Krishna V, Andrews H, Varma A, Mintzer J, Kindy MS, Guest J. Spinal Cord Injury: How Can We Improve the Classification and Quantification of Its Severity and Prognosis? J Neurotrauma. 2014;31:215-27.
28. Kubal WS. Updated Imaging of Traumatic Brain Injury. Radiol Clin North America. 2012;50:15-41.
29. Kuppermann N, Holmes JF, Dayan PS, et al; Pediatric Emergency Care Applied Research Network (PECARN). Identification of children at very low risk of clinically-important brain injuries after head trauma: a prospective cohort study. Lancet. 2009;374(9696): 1160-70.
30. Lopes NR, Eisenstein E, Williams LC. Abusive head trauma in children: a literature review. J Pediatr (Rio J). 2013;89:426-33.
31. Maguire JL, Boutis K, Uleryk EM, Laupacis A, Parkin PC. Should a Head-Injured Child Receive a Head CT Scan? A Systematic Review of Clinical Prediction Rules. Pediatrics. 2009;124:e145-154.
32. Mannix R, Berglass J, Berkner J, Moleus P, Qiu J, Jantzie LL, Meehan WP 3rd, Stanley RM, Robinson S. Sex differences in the effect of progesterone after controlled cortical impact in adolescent mice: a preliminary study. J Neurosurg. 2014;121:1337-41.
33. McArthur DL, Chute DJ, Villablanca JP. Moderate and severe traumatic brain injury: epidemiologic, imaging and neuropathologic perspectives. Brain Pathol. 2004;14:185-94.
34. Morris KP, Forsyth RJ, Parslow RC, Tasker RC, Hawley CA; UK Paediatric Traumatic Brain Injury Study Group; Paediatric Intensive Care Society Study Group. Intracranial pressure complicating severe traumatic brain injury in children: monitoring and management. Intensive Care Med. 2006;32:1606-12.
35. Murphy S. Pediatric Neurocritical Care. Neurotherapeutics. 2012;9:3-16.
36. Narang S, Clarke J. Abusive head trauma: past, present, and future. J Child Neurol. 2014;29:1747-56.
37. National Clinical Guideline Centre (UK). Head Injury: Triage, Assessment, Investigation and Early Management of Head Injury in Children, Young People and Adults. London: National Institute for Health and Care Excellence (UK); 2014 Jan.
38. Ng I, Lim J, Wong HB. Effects of head posture on cerebral hemodynamics: its influences on intracranial pressure, cerebral perfusion pressure, and cerebral oxygenation. Neurosurgery. 2004;54:593-7; discussion 598.
39. Pechmann A, Anastasopoulos C, Korinthenberg R, et al. Decompressive Craniectomy after Severe Traumatic Brain Injury in Children: Complications and Outcome. Neuropediatrics. 2015;46:5-12.
40. Perez-Barcena J, Llompart-Pou JA, O'Phelan KH. Intracranial Pressure Monitoring and Management of Intracranial Hypertension. Crit Care Clin. 2014; 30:735-50.
41. Prins ML, Matsumoto J. Metabolic Response of Pediatric Traumatic Brain Injury. J Child Neurol. 2016 Jan;31(1):28-34. Epub 2014 Oct 21.
42. Prins SA, Hoog M, Blok JH, Tibboel D, Visser GH. Continuous noninvasive monitoring of barbiturate coma in critically ill children using the Bispectral™ index monitor. Crit Care. 2007;11:1-7.
43. *Queiroz RB, Holanda MMA, Maia AKHL, Morais LCSL*. Análise do Uso do Eletroencefalograma e do Índice Bispectral na Unidade de Terapia Intensiva. Rev Neurociênc. 2012;20(2):302-10.
44. Ridenti FAS. Edema pulmonar neurogênico: uma revisão atualizada da literatura. Rev Bras Ter Intensiva. 2012;24:91-6.
45. Robertson CL, Fidan E, Stanley RM, Noje C, Bayir H. Progesterone for Neuroprotection in Pediatric Traumatic Brain Injury. Pediatr Crit Care Med. 2015 Mar;16:236-44.
46. Ropper AH. Hyperosmolar Therapy for Raised Intracranial Pressure. N Engl J Med. 2012;367:746-52.

47. Sandler SJ, Figaji AA, Adelson PD. Clinical applications of biomarkers in pediatric traumatic brain injury. Childs Nerv Syst. 2010 Feb;26:205-13.

48. Schonfeld D, Bressan S, Da Dalt L, Henien MN, Winnett JA, Nigrovic LE. Pediatric Emergency Care Applied Research Network head injury clinical prediction rules are reliable in practice. Arch Dis Child. 2014 May;99:427-31.

49. Shanahan ME, Zolotor AJ, Parrish JW, Barr RG, Runyan DK. National, regional, and state abusive head trauma: application of the CDC algorithm. Pediatrics. 2013;132:e1546-53.

50. Stocchetti N, Canavesi K, Magnoni S, Valeriani V, Conte V, Rossi S, et al. Arterio-jugular difference of oxygen content and outcome after head injury. Anesth Analg. 2004;99:230-4.

51. Tator CH, Fehlings MG. Review of clinical trials of neuroprotection in acute spinal cord injury. Neurosurg Focus 1999;6:e8.

52. The University of Chicago – Medicine. Health Library [página na Internet]. Head Injury in Children. [On-line Medical Reviewer, Date Last Reviewer Jan/20/2015]. Disponível em: http://healthlibrary.uchospitals.edu/Library/DiseasesConditions/Pediatric/Neurological/90,P02604>.

53. The University of Chicago Medicine. Health Library. Disponível em: <http://www.uchospitals.edu/online-library/content=P00785>.

54. Udomphorn Y, Armstead WM, Vavilala MS. Cerebral blood flow and autoregulation after pediatric traumatic brain injury. Pediatr Neurol. 2008 Apr;38:225-34.

55. Walker PA, Harting MT, Baumgartner JE, et al. Modern Approaches to Pediatric Brain Injury Therapy. J Trauma. 2009;67(2 Suppl):S120-7.

56. Zhang BF, Wang J, Liu ZW, Zhao YL, Li DD, Huang TQ, Gu H, Song JN. Meta-analysis of the efficacy and safety of therapeutic hypothermia in children with acute traumatic brain injury. World Neurosurg. 2014. pii: S1878-8750(14)01381-3.

86 Traumatismo Torácico

Uenis Tannuri
Ana Cristina Aoun Tannuri

INTRODUÇÃO

Os traumas torácicos constituem situações de risco de vida, particularmente quando associados a lesões em outros setores do organismo, principalmente os traumatismos cranioencefálicos. Na grande maioria dos casos, são do tipo fechado, em que não há solução de continuidade na parede torácica. No período neonatal em geral, são consequência de partos traumáticos ou por iatrogenia. Após o quinto ano, especialmente no fim da primeira década, os traumas torácicos são decorrentes de atropelamentos, acidentes automobilísticos e violência urbana[1]. Entre essas duas faixas etárias, é importante lembrar o aumento da incidência de lesões pulmonares provocadas pela aspiração de corpos estranhos.

Didaticamente, as lesões pulmonares consequentes aos traumas podem ser divididas em três categorias:

1. Traumatismos específicos do período neonatal;
2. Ferimentos torácicos penetrantes em que há solução de continuidade na parede torácica;
3. Lesões decorrentes de traumas fechados.

AVALIAÇÃO CLÍNICA E MEDIDAS TERAPÊUTICAS GERAIS

A avaliação clínica feita em caráter de urgência permite o diagnóstico de insuficiência respiratória, obstrução de vias aéreas superiores, pneumotórax, derrame pleural ou tamponamento cardíaco.

Nas crianças com respiração ruidosa, se necessário, deve-se realizar laringoscopia direta, seguida de intubação traqueal. Nos casos mais extremos, a juízo clínico, indica-se traqueostomia ou cricotirotomia.

Se o exame clínico revelar diminuição do murmúrio vesicular em um dos lados, com insuficiência respiratória grave, indica-se punção diagnóstica antes da radiografia de tórax. A presença de ar ou sangue na cavidade pleural revelada pela punção é indicativa da necessidade de drenagem pleural em caráter de urgência (ver Capítulo 107, Punção e Drenagem Pleural e Pericárdica).

TRAUMATISMOS TORÁCICOS NO RECÉM-NASCIDO

Esforços respiratórios exagerados, manobras bruscas para reanimação e insuflação pulmonar logo após o nascimento, fisioterapia vigorosa ou manipulações obstrétricas podem levar a traumatismos torácicos no recém-nascido. A consequência mais comum é o pneumotórax de proporções variadas. Pode ser pequeno, laminar ou pouco maior, comprometendo parte da área pulmonar, com pouca ou nenhuma manifestação clínica. Nesses casos, o tratamento é conservador, pois a resolução espontânea ocorre em 24 a 72 horas. Nos casos de maior intensidade ou de pneumotórax hipertensivo, quando há dificuldade respiratória ou necessidade de respiração assistida, deve-se realizar drenagem pleural em selo d'água, em caráter de urgência. É importante lembrar que pequenos pneumotórax em crianças sob ventilação assistida e pressão positiva em vias aéreas tendem a se tornar hipertensivos. A simples punção aspirativa para tratamento não é recomendável, pois a agulha pode causar lesão da pleura visceral, complicando ainda mais o pneumotórax.

Outras sequelas de trauma torácico no recém-nascido que podem ocorrer em decorrência de parto traumático são fratura de clavícula e lesão do nervo frênico, com consequente paralisia diafragmática. A primeira é tratada por imobilização com enfaixamento toracobraquial, e a segunda pode ser de tratamento expectante se não houver comprometimento respiratório grave (Figura 86.1). Em caso de dificuldade respiratória, deve-se realizar a cirurgia para plicatura e retificação do diafragma comprometido.

As lesões pulmonares provocadas pelo barotrauma durante a ventilação mecânica assistida são discutidas em outros capítulos deste livro (ver Capítulos 36, Ventilação Pulmonar Mecânica Não Invasiva, e 37, Ventilação Pulmonar Mecânica Convencional em Neonatologia).

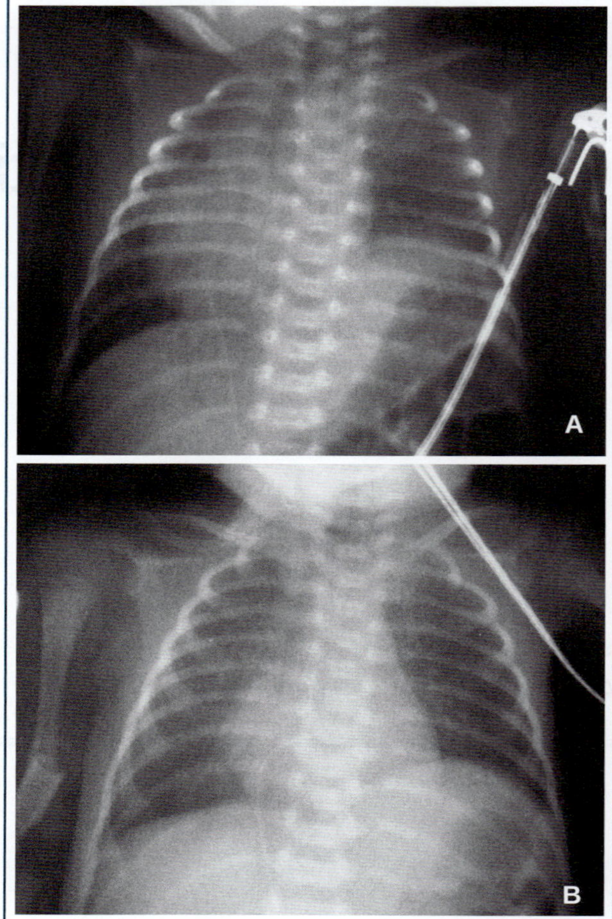

FIGURA 86.1 ***(A) Radiografia simples de recém-nascido com leve dificuldade respiratória, mostrando elevação da cúpula diafragmática esquerda após parto normal traumático; (B) após três semanas, observa-se evidente melhora.***

FERIMENTOS TORÁCICOS PENETRANTES

Ocorre em crianças em idade escolar ou em adolescentes, nos quais a incidência tem aumentado em virtude dos crescentes índices de violência urbana. Frequentemente ocorre apenas lesão no parênquima pulmonar, o que traz como consequência pneumotórax ou hemotórax, ou a associação de ambos. A expansão do pulmão se obtém com a drenagem pleural. No entanto, às vezes o dreno não é eficiente em decorrência de coágulos de sangue. Nesses casos, a radiografia de tórax mostra persistência da opacificação pleural, sendo aconselhável uma pequena toracotomia para se conseguir a limpeza adequada da cavidade pleural. Lembrar que, após ferimentos torácicos penetrantes, pode-se observar, à radiografia simples, imagens de opacificação nos campos pulmonares, resultantes de hematomas no parênquima pulmonar. O tratamento desse agravo é a simples observação e profilaxia antibiótica para evitar broncopneumonia.

Os perigos dos ferimentos penetrantes são a lesão de estruturas mediastinais (coração, grandes vasos, esôfago e traqueia) e a penetração no abdome superior. Se a direção do ferimento penetrante indicar que houve lesão de estruturas do mediastino, lembrar que é vital o controle dos parâmetros hemodinâmicos para a detecção de eventual sangramento por lesão de grandes vasos ou tamponamento cardíaco. A presença de enfisema de mediastino ou subcutêneo pode ser decorrente de lesão de traqueia, brônquios ou esôfago.

Os sinais de tamponamento cardíaco (engurgitamento de veias do pescoço, abafamento de bulhas, pulso paradoxal e choque) são indicativos da pronta necessidade de punção pericárdica para diagnóstico, seguida de drenagem. Se houver persistência do sangramento pleural ou pericárdico após drenagem, recomenda-se toracotomia para acesso à cavidade pleural ou pericárdica, com objetivo de visualizar o ponto de sangramento (parênquima pulmonar, grande vaso ou coração).

Nos casos de ferimento penetrante em que haja suspeita de lesão diafragmática, a laparotomia é obrigatória para exploração dos órgãos intraperitoneais. Nesses casos, deve-se realizar a sutura do diafragma com a finalidade de evitar qualquer herniação do conteúdo abdominal para a cavidade pleural em decorrência da pressão torácica negativa.

TRAUMA FECHADO

Em adultos e em crianças maiores, os traumas fechados podem causar hemotórax ou fraturas de costelas. Nos casos em que houver hemotórax com fraturas de costelas, porém sem comprometimento da função respiratória ou hemodinâmica, pode-se optar por tratamento conservador, sem drenagem pleural, com expectativa de bons resultados. Em casos de grandes derrames, com comprometimento hemodinâmico, deve-se optar pela toracotomia para se proceder à identificação e à hemostasia do local de sangramento[2].

Nos casos em houver fraturas de arcos costais, principalmente os da parede anterior, pode-se ter como resultado a perda da estabilidade da caixa torácica e a respiração paradoxal. Entretanto, na criança menor, em virtude da maior elasticidade das estruturas da parede torácica, essas fraturas são menos frequentes.

A respiração paradoxal que decorre de trauma torácico é uma situação de relativa gravidade. Em geral, ela é resultado de fraturas de arcos costais anteriores e pode levar à insuficiência respiratória. Conclui-se que os traumatismos da parede torácica anterior apresentam maior gravidade do que os da parede posterior. As espículas ósseas resultantes das fraturas podem lesar a pleura visceral, causando pneumotórax, ou os vasos da parede torácica, causando hemotórax. O pneumotórax é particularmente mais grave, pois evolui rapidamente para a forma hipertensiva, levando ao óbito em pouco tempo se não for adequadamente drenado.

A "asfixia traumática" é uma síndrome que pode ocorrer como resultado de um traumatismo torácico no momento exato em que a glote se encontra fechada. O aumento da pressão venosa pulmonar e sistêmica, como consequência do fechamento da glote, produz extravasamento de sangue no parênquima pulmonar e petéquias na face e no tórax. Habitualmente, nas primeiras horas, não há manifestação clínica e a radiografia torácica é normal. Progressivamente, surge infiltrado pulmonar difuso, bilateral, resultante da hemorragia perivascular e peribrônquica. Clinicamente, essa situação se traduz por dificuldade respiratória progressiva, a ponto de se tornar necessária, rapidamente, assistência ventilatória mecânica. Do ponto de vista laboratorial, ocorre inicialmente queda da $PaCO_2$, com posterior queda da PaO_2 e, finalmente, elevação da $PaCO_2$. O tratamento baseia-se na assistência ventilatória até a resolução do processo[3].

A complicação mais comum do trauma torácico é a contusão pulmonar, o que resulta em hemorragia e edema do parênquima. A intensidade da insuficiência respiratória resultante é proporcional à extensão do parênquima acometido. Na evolução do processo, pode surgir derrame pleural hemorrágico, que deverá ser prontamente drenado.

Nos casos de pneumotórax persistente após trauma torácico, nos quais não houver resposta adequada às medidas terapêuticas (drenagem e assistência ventilatória), deve-se suspeitar de ruptura de brônquio ou da traqueia. O ar extravasado pode produzir também pneumopericárdio ou pneumoperitônio. No entanto, grande parte das rupturas de brônquios é pequena e autolimitada, já que os tecidos peribrônquios podem bloquear a perda de ar e manter a permeabilidade do brônquio, a despeito de um pequeno sangramento traduzido clinicamente por hemoptise[4-6]. No entanto, em alguns casos mais graves pode haver secção total do brônquio fonte, seguida de atelectasia de todo o pulmão distal à ruptura (Figura 86.2).

O exame mais importante para confirmar o diagnóstico de ruptura de brônquio ou traqueia é a

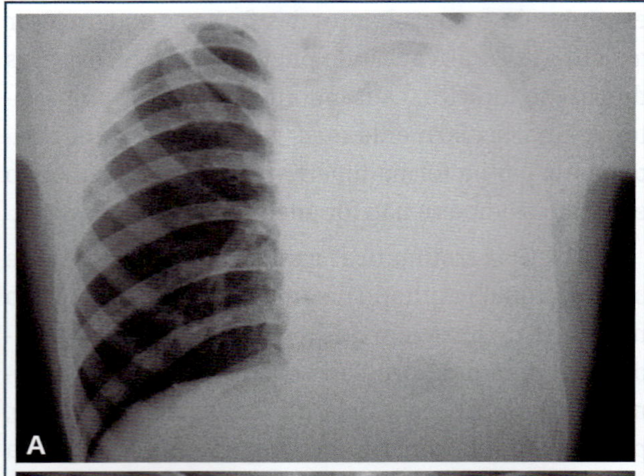

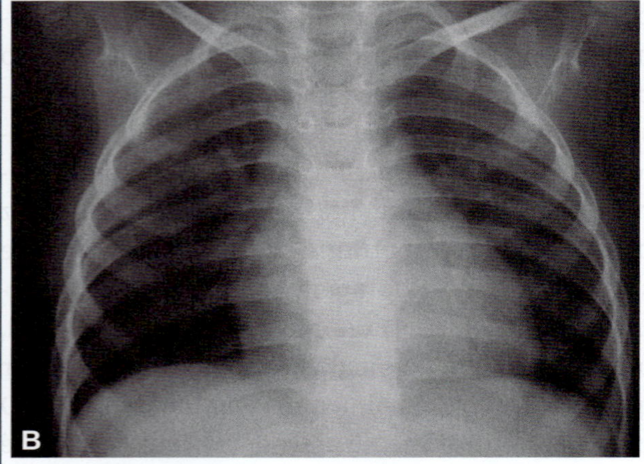

FIGURA 86.2 ***(A) Radiografia simples de criança com cinco anos após trauma torácico. Observar atelectasia total do pulmão esquerdo. A endoscopia confirmou o diagnóstico de secção total do brônquio correspondente; (B) radiografia após reconstrução do brônquio por toracotomia. Observar o pulmão esquerdo expandido.***

endoscopia. Nos casos de lesão parcial, o tratamento é conservador. Nas secções totais de brônquio fonte, o tratamento é obviamente cirúrgico, que deve ser indicado tão logo as condições clínicas da criança apresentem melhora. Existe caso de correção cirúrgica bem-sucedida oito anos após o trauma. A cirurgia consta de toracotomia posterolateral, identificação e dissecção, seguida de anastomose terminoterminal dos cotos brônquicos. Detalhe importante refere-se à anestesia, que deve ser feita com intubação seletiva no brônquio contralateral.

A assistência pós-operatória consiste em broncoscopias para visualização do local da anastomose e, se necessárias, dilatações. A expansão do pulmão atelectasiado não é imediata e ocorre após alguns meses.

A ruptura do diafragma é outra eventualidade que pode ocorrer em traumatismos toracoabdominais. Em geral, associa-se à lesão de outros órgãos do abdome superior: estômago, fígado, baço ou intestino. Nessa situação, a maioria dos pacientes apresenta dificuldade respiratória em consequência da hérnia de vísceras para a cavidade pleural. No exame clínico, nota-se ausência de murmúrio vesicular no lado acometido. A radiografia simples de tórax revela a presença de alças intestinais no tórax. O tratamento consiste da laparotomia exploradora, em caráter de urgência, com o objetivo de se corrigir a hérnia, suturar a abertura do diafragma e reparar os ferimentos das vísceras abdominais. A parte torácica deve ser tratada com drenagem pleural[7,8].

REFERÊNCIAS

1. Eichelberger MR, Randolph JG. Thoracic trauma in children. Surg Clin North America. 1981;61:1181-97.
2. Choi PM, Farmakis S, Desmarais TJ, Keller MS. Management and outcomes of traumatic hemothorax in children. J Emerg Trauma Shock. 2015;8:83-7.
3. Haller JA Jr, Donahoo JS. Traumatic asphyxia in children: pathophysiology and management. J Trauma. 1971;11:453-7.
4. Urschel HC Jr, Razzuk MA. Management of acute traumatic injuries of tracheobronchial tree. Surg Gynecol Obstet. 1973;136:113-7.
5. al-Omeri MM. Traumatic rupture of left main stem bronchus. Successful repair three months after injury. Arch Surg. 1969;99:346-8.
6. Logeais Y, Florent GD, Danrigal A, Barre E, Maurel A, Vanetti A, et al. Traumatic rupture of the right main bronchus in an eight-year-old child successfully repaired eight years after injury. Ann Surg. 1970;172:1039-47.
7. Estrera AS, Landay MJ, McClelland RN. Blunt traumatic rupture of the right hemidiaphragm: experience in 12 patients. Ann Thorac Surg. 1985;39:525-30.
8. Haxhija EQ, Nöres H, Schober P, Höllwarth ME. Lung contusion-lacerations after blunt thoracic trauma in children. Pediatr Surg Int. 2004;20:412-4.

87 Traumatismo Abdominal

João Gilberto Maksoud (*in memoriam*)
João Gilberto Maksoud Filho

Os traumatismos abdominais podem ser fechados (quando não há penetração na cavidade abdominal) ou abertos ou penetrantes (quando ocorre penetração do agente na cavidade abdominal).

O tipo mais frequente de traumatismo abdominal na criança é o traumatismo fechado decorrente de acidente automobilístico, atropelamento, queda e lesão provocada por acidente doméstico ou intencional. Há tendência no aumento da incidência de traumatismos abdominais penetrantes causados pela crescente violência urbana, notadamente por arma de fogo, em adolescentes e pré-adolescentes.

O traumatismo abdominal é cerca de 30% mais frequente que o traumatismo torácico, mas a chance de mortalidade no traumatismo abdominal é 40% menor. O traumatismo abdominal isolado é raro na criança, tendo-se que, na maioria das vezes, há traumatismo cranioencefálico associado. Essa associação é responsável por aumento significativo da mortalidade.

Dentre os traumatismos fechados, as lesões do baço e do fígado têm frequência igual (27%) quando analisadas como traumatismos isolados. Seguem-se as lesões de vísceras ocas e os traumatismos renais.

Há duas décadas, ocorria com maior frequência um tipo especialmente grave de traumatismo abdominal, o qual, pela alta mortalidade, ficou conhecido como "síndrome do tanque". Era o traumatismo decorrente de fixação deficiente dos tanques de lavar roupa, os quais eram apenas apoiados na sua parte central. Sem fixação ou com fixação precária, a peça ficava com equilíbrio muito instável. Ao se apoiar sobre o tanque, na parte anterior, utilizada para esfregar as roupas, a criança desequilibrava o tanque, que caía pesadamente sobre seu tórax ou abdome superior. As lesões eram sempre localizadas e muito intensas, pelo alto impacto da queda. O local mais atingido era o duodeno, o pâncreas ou o próprio fígado, sempre isoladamente. A incidência desse tipo de traumatismo abdominal, característico de populações urbanas pobres, diminuiu abruptamente quando, por força de lei, tornou-se obrigatória a fixação da parte anterior horizontal do tanque. Com essa medida, a incidência desse tipo de traumatismo abdominal caiu sensivelmente.

Nas últimas três décadas, ocorreram significativos avanços no tratamento da criança traumatizada, no que se refere à conduta básica de atendimento, transporte, diagnóstico por imagem e assistência ventilatória. Uma das mais importantes modificações de conduta, que contribuiu de modo significativo para a melhoria dos resultados finais, foi a aceitação crescente da conduta não cirúrgica nos traumatismos de baço e de fígado.

Dados do National Pediatric Trauma Register indicaram que apenas 11% de 1.177 crianças com traumatismo esplênico e 6% de 1.179 crianças com traumatismos hepáticos precisaram ser operadas. Outra análise retrospectiva indicou que apenas 3% das crianças com traumatismo esplênico ou hepático, isolados, necessitaram tratamento cirúrgico. Essa mudança de conduta básica levou à menor morbidade e mortalidade frente aos traumatismos abdominais fechados.

Outro aspecto refere-se aos resultados obtidos nos diferentes centros de trauma. Há análises indicando que, em centros de tratamento de adulto, a sobrevida deste e de crianças é semelhante. O tipo de tratamento realizado nos diferentes centros é, no entanto, diferente. Foram analisados resultados de crianças acidentadas quando tratadas por cirurgiões de adulto e por cirurgião pediátrico. O índice de cirurgia em traumatismo esplênico ou hepático na criança foi de 47%, quando ela foi tratada por cirurgião de adulto, índice muito superior aos índices históricos de 23% observados em centros pediátricos. Por isso, as características fisiológicas da criança devem ser levadas em consideração na avaliação da indicação cirúrgica. O índice de sucesso no tratamento não cirúrgico e preservação esplênica é hoje superior a 90% em centros de trauma pediátricos.

CONDUTAS BÁSICAS

Prioridades

Frente à criança politraumatizada, o tratamento básico de emergência deve atentar às seguintes prioridades, pela ordem: permeabilidade das vias aéreas; ventilação pulmonar; hipovolemia; nível de consciência; e lesões com exposição de osso ou vísceras e outros órgãos e sistemas.

Essa ordem das prioridades no tratamento da criança traumatizada é referente a lesões que mais rapidamente podem levar ao óbito. Fica fácil entender essa sequência atentando para o fato de que a criança que não consegue respirar terá pouco tempo de sobrevida. Segue-se a urgência da correção do choque hipovolêmico.

Os algoritmos das condutas no traumatismo abdominal fechado e no penetrante estão expostos nas Figuras 87.1 e 87.2, respectivamente.

Na criança hemodinamicamente estável, ou quando se obtém estabilidade após administração de fuidos, outros exames são solicitados para localização e eventual diagnóstico da extensão das lesões e ulterior acompanhamento evolutivo. Como referido, a maioria dessas crianças pode ser tratada sem intervenção cirúrgica.

Traumatismo Esplênico

O baço é o órgão mais frequentemente lesado no traumatismo abdominal em crianças, qualquer que seja sua etiologia.

Durante anos, a lesão do baço era quase que invariavelmente seguida de esplenectomia, mesmo após leves lacerações acidentais durante cirurgias abdominais eletivas. Várias eram as razões para a liberalidade na indicação da esplenectomia. A esplenectomia é uma cirurgia relativamente simples e pouco sujeita a complicações imediatas. Aparentemente, não havia consequências clínicas da esplenectomia.

A partir do trabalho clássico de King e Schumacker, que mostraram as consequências, no longo prazo, da esplenectomia, notadamente na criança, houve verdadeira reviravolta nos conceitos referentes à necessidade de conservar o órgão e ao papel do baço na defesa do organismo. O fato se deu demonstrando que o baço exerce proteção contra infecções e que o indivíduo esplenectomizado está sujeito à infecção sistêmica fulminante, com alta taxa de mortalidade. A real incidência de septicemia fulminante é baixa, principalmente no indivíduo previamente sadio.

Atualmente, o tratamento conservador é o tratamento preferencial no trauma esplênico fechado. Quando a criança está hemodinamicamente estável, a conduta conservadora é segura, eficiente e diminui inclusive a necessidade de transfusão de sangue. A preo-

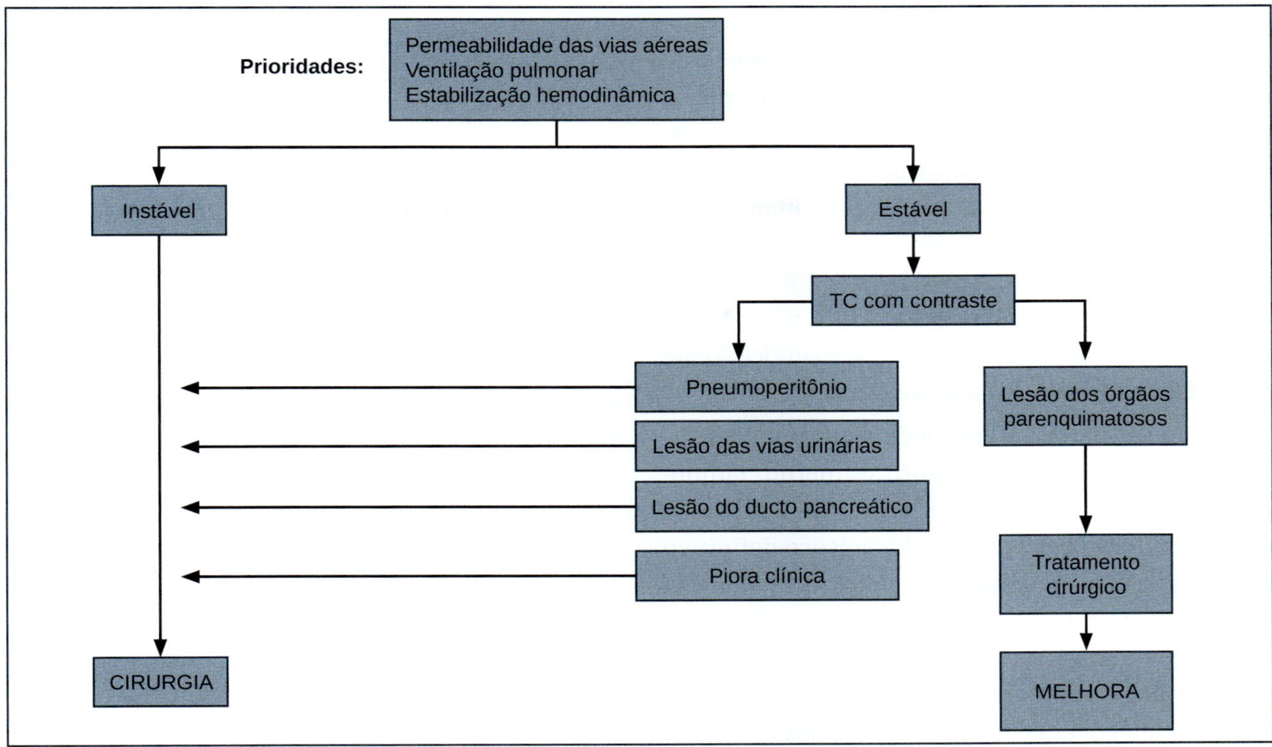

FIGURA 87.1 ***Algoritmo no traumatismo abdominal fechado. As prioridades referem-se à criança politraumatizada, em geral.***

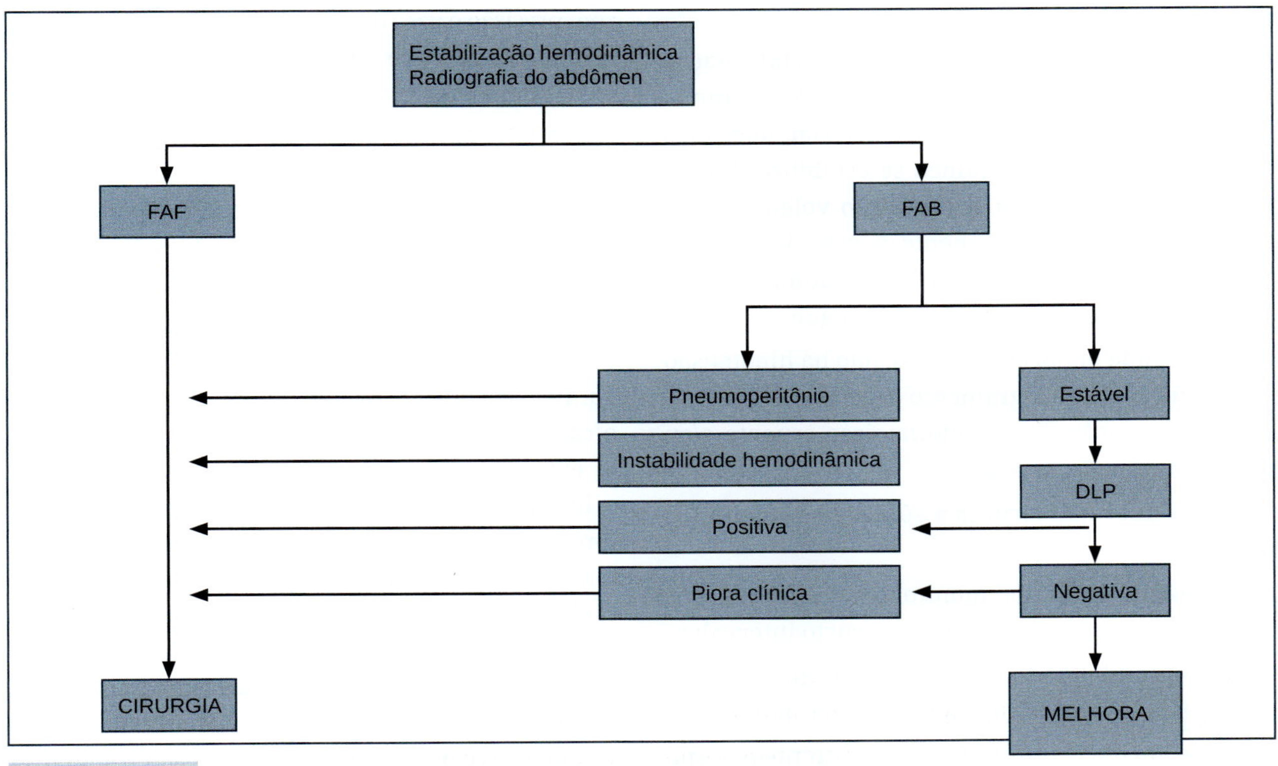

FIGURA 87.2 ***Algoritmo no traumatismo abdominal penetrante.***
Siglas: DLP = drenagem líquido peritoneal; FAB = ferimento por arma branca; FAF = ferimento por arma de fogo.

cupação da existência de lesão de víscera oca associada foi motivo de análise retrospectiva. A incidência de lesão oculta de outros órgãos abdominais é pequena, não invalidando, por si só, a conduta de observação clínica. De 120 crianças analisadas, apenas 2,5% tiveram lesão gastrintestinal, as quais foram submetidas à cirurgia por indicação específica. O eventual retardo no diagnóstico da lesão associada não interferiu na mortalidade ou morbidade. Dessa forma, não é justificado o receio de assumir conduta não cirúrgica frente à possibilidade de existir lesão de outras vísceras.

Os sinais de lesão esplênica são inespecíficos: dor abdominal difusa no flanco esquerdo, taquipneia, dor no ombro esquerdo (sinal de Kehr) e sinais de irritação peritonial. O diagnóstico definitivo é feito por exame ultrassonográfico e tomografia computadorizada, que podem revelar diferentes extensões de lesão esplênica. A imagem inicial tem apenas valor comprobatório de lesão esplênica, mas não tem valor na decisão sobre a conduta terapêutica, pois não há correlação com a evolução clínica. A conduta cirúrgica deve se basear exclusivamente nos critérios de estabilização hemodinâmica.

TRATAMENTO

O objetivo terapêutico prioritário é a estabilização hemodinâmica. Habitualmente, logo após o traumatismo abdominal, há hipotensão arterial, mas, logo a seguir, a pressão sanguínea se estabiliza. Diante da hipotensão mantida, a reposição volêmica adequada normaliza rapidamente a pressão arterial. Tal reposição pode se iniciar com a administração de Ringer lactato e, se necessário, sangue.

Na grande maioria das vezes, não há hipotensão recorrente, pois o sangramento esplênico inicial cessa pela formação de coágulo na área cruenta e/ou por contração das artérias.

A conduta não cirúrgica só deve ser assumida nas seguintes condições:

1. Possibilidade de monitoração contínua dos sinais vitais e hematócrito a curto intervalo;
2. Disponibilidade de equipe cirúrgica, anestesistas e infraestrutura a qualquer momento.

Hoje em dia, é praticamente inexistente o hospital que não disponha dessa condição básica, de tal forma que o tratamento não cirúrgico é possível em qualquer hospital bem equipado, com equipe experiente, e deve ser o preferido.

Ao contrário, crianças com hipotensão grave, que necessitam de volume de sangue superior a 40 mL/kg para estabilização e com tendência à hipotensão arterial recorrente, devem ser submetidas à laparotomia. Procurar normalizar a pressão arterial antes do início da indução anestésica.

Logo após a abertura da cavidade abdominal, o local de sangramento mais intenso é localizado e tamponado, procurando-se a estabilização hemodinâmica. Não se deve tentar parar o sangramento a qualquer custo, notadamente se a criança estiver com hipotensão. Frente a grandes sangramentos abdominais, as manobras cirúrgicas tendem a ser descontroladas pela urgência que o caso exige, o que aumenta o risco de mortalidade e a incidência de complicações. Frente a sangramento difuso ou quando não se consegue localizar o ponto exato de sangramento mais intenso, surgem angústia e aflição e uma natural tendência de o cirurgião procurar resolver várias etapas cirúrgicas com rapidez e, ao mesmo tempo, com consequências danosas ao resultado final. O procedimento mais seguro, nesses casos, é realizar o tamponamento da zona ou da área com compressas, sem procurar identificar com precisão o vaso ou o local exato do órgão sangrante, até a completa e adequada estabilização das condições hemodinâmicas. Pesquisa-se, então, com mais tempo e sistematicamente, os focos de sangramento, com a criança estável.

Caso o baço seja a sede do sangramento, deve-se manter o órgão envolto por compressa, enquanto este é totalmente mobilizado para fora da cavidade abdominal, após a secção dos ligamentos.

O principal objetivo é a conservação do órgão ou, pelo menos, de maior volume de massa esplênica possível. Apenas quando as lesões forem muito extensas ou comprometerem irreversivelmente o hilo esplênico, e as condições gerais da criança forem críticas, é que se deve optar pela esplenectomia. Nessas circunstâncias, fragmentos de tecido esplênico podem ser implantados entre os folhetos do grande epíplon; o tecido esplênico é mantido vivo por embebição. Esse procedimento é conhecido como “esplenose”. O mecanismo da esplenose pode ser, inclusive, espontâneo, por explosão traumática do baço, com implantes difusos na cavidade peritonial. O valor da esplenose como procedimento protetor contra infecções sistêmicas fulminantes nunca foi efetivamente comprovado, tendo em vista que a defesa imunológica eficaz do baço é essencialmente exercida pelo papel-filtro, que é dependente de massa esplênica. A simples comprovação da vitalidade de tecido esplênico, por meio de captação de material radioisotópico, tem pouca importância prática.

Apenas mostra que há tecido esplênico vivo, mas não comprova eficiente defesa contra invasão bacteriana. O tecido esplênico implantado, espontânea ou intencionalmente (autotransplante), pode inclusive preservar certas funções imunológicas, tais como a produção de IgM e de opsoninas, porém a capacidade de depurar bactérias capsuladas da circulação depende do fluxo de sangue através do órgão, isto é, da capacidade de clareamento bacteriano do órgão, o que é dependente da massa tecidual.

Durante a cirurgia, a preservação do órgão pode ser obtida por várias manobras cirúrgicas. Deve ser sempre tentada, pois, em cerca de 95% dos casos, consegue-se a preservação de todo ou de boa parte do baço. É importante ter em mente que há tendência natural na contração das artérias do órgão, de tal forma que é raro o cirurgião visualizar artéria do parênquima esplênico com sangramento ativo. A compressão do órgão permite identificar a extensão das lesões, bem como facilitar a correção das lesões menores. O antigo conceito de que o baço não é passível de sutura cirúrgica está superado. O baço pode ser suturado com eficiência, com ou sem a interposição de retalhos pediculados de epíplon, que auxiliam na hemostasia e servem como ancoragem dos pontos de sutura (Figura 87.3). Outra manobra para a preservação de massa esplênica é a esplenectomia parcial. Finalmente, manobra elegante nos casos mais dramáticos é o envolvimento do baço, quando sede de lesões múltiplas, com uma malha construída com fio de ácido poligaláctico. A malha é fechada ao nível do hilo esplênico, comprimindo o órgão e possibilitando a hemostasia por compressão e suporte ao parênquima (Figura 87.3). As crianças devem receber antibioticoprofilaxia por, pelo menos, dois anos após a esplenectomia ou até os cinco anos de idade, quando operadas antes dessa idade.

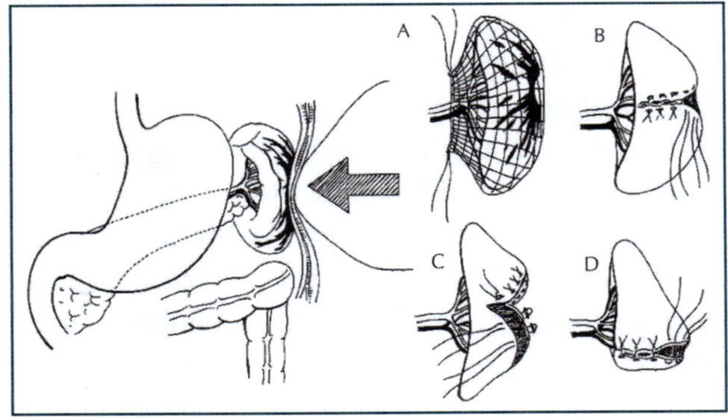

FIGURA 87.3 ***Tratamento cirúrgico do traumatismo esplênico. (A) Lacerações extensas do baço, sem possibilidade de sutura do parênquima. O órgão é envolvido com malha de fio de ácido poligaláctico, construída no ato operatório, a qual é fechada em bolsa. (B) Sutura simples do parênquima. (C) Sutura de área cruenta do parênquima esplênico. (D) Esplenectomia polar inferior.***

TRAUMATISMO HEPÁTICO

O traumatismo hepático é regido pelos mesmos princípios básicos do traumatismo abdominal, isto é, procurar o tratamento não cirúrgico no traumatismo hepático, sempre que possível. Da mesma forma que é preconizado no traumatismo esplênico, o tratamento não cirúrgico do traumatismo hepático só deverá ser tentado quando houver estabilização hemodinâmica, possibilidade de monitoração contínua em Unidade de Terapia Intensiva (UTI) e disponibilidade de equipe cirúrgica a qualquer momento.

O diagnóstico é feito por exames de imagem, notadamente o ultrassom e a tomografia computadorizada (TC) de abdome. As imagens tomográficas não devem ser consideradas isoladamente para a indicação do tipo de tratamento a ser empregado, o que é ditado essencialmente pela necessidade de reposição de sangue (> 40 mL/kg), ausência de sangramento ativo e estabilidade hemodinâmica.

As indicações para cirurgia imediata são instabilidade hemodinâmica, presença de hemorragia ativa e persistente e lesão de víscera oca. A via de acesso abdominal de escolha é a transversa, mais adequada em crianças.

A cirurgia no traumatismo hepático visa ao controle do sangramento, à sutura simples de lacerações, ao desbridamento de tecidos necróticos e à adequada drenagem da cavidade abdominal.

Nas lesões sangrantes do quadrante superior direito, a localização exata do sangramento pode ser difícil. As lesões podem ser localizadas no parênquima hepático ou incluir vasos de grosso calibre, como a veia cava, veia renal direita, veia porta, veia cava retro-hepática ou veias supra-hepáticas. As localizações das lesões de mais difícil correção são as da cava retro-hepática e veias supra-hepáticas. O diagnóstico, bem como o acesso a essas veias, é difícil e não raramente as consequências hemodinâmicas são dramáticas. Como referido anteriormente, o cirurgião procura parar o sangramento ativo, mas não encontra o local exato da lesão, o qual está relativamente oculto ou é de difícil acesso. A insegurança gera angústia e as manobras ficam sem objetivos definidos, enquanto o sangramento intenso continua. A criança fica hipovolêmica, hipotérmica, acidótica, e surgem alterações na coagulação sanguínea. Nessa hora, conta a experiência, quando é o momento de apenas tamponar a zona de sangramento com compressas até a adequada e completa estabilização hemodinâmica. A seguir, o fígado, ainda envolto por compressas, é mobilizado para fora da cavidade abdominal, com a secção dos ligamentos falciforme, redondo e triangulares, bilateralmente. Com o objetivo de diminuir o sangramento ativo, pode-se proceder ao isolamento vascular total do fígado, por meio de clampeamento ordenado dos vasos do hilo hepático (Manobra de Pringel), da veia cava inferior e veias supra-hepáticas. O órgão assim isolado da circulação é de mais fácil manipulação e sutura das lesões e melhor controle da situação. O isolamento vascular do fígado permite abordagem direta mais eficiente das lesões. O fígado pode ser mantido por até uma hora com o isolamento vascular, sem comprometimento da função hepática (Figura 87.4).

Frente à hipovolemia intensa, o isolamento total, como descrito, pode provocar queda do retorno venoso ao coração direito. A colocação de tubo entre a veia cava inferior e o átrio direito pode ser necessária. Para tanto, há necessidade de esternotomia para acesso ao átrio direito.

A despeito dessas várias possibilidades táticas, há casos nos quais a criança entra em círculo vicioso de hipotermia, coagulopatia e acidose metabólica. Cada um dos componentes aumenta e exacerba o outro, com piora progressiva do quadro geral, impedindo o prosseguimento da cirurgia. Em situações de intensa instabilidade, foi proposto por Feliciano *et al.* o tratamento estagiado, que compreende a laparotomia de pequena duração, abreviada; empacotamento peri-hepático com compressas; fechamento abdominal provisório, parcial ou com prótese; e programação para reoperação programada para a retirada das compressas. A criança é transferida para UTI para correção da hipotermia, coagulopatia e acidose metabólica. A reoperação é programada para até 72 horas depois, com a criança em condições gerais mais estáveis. Raramente, é acompanhada de novos sangramentos.

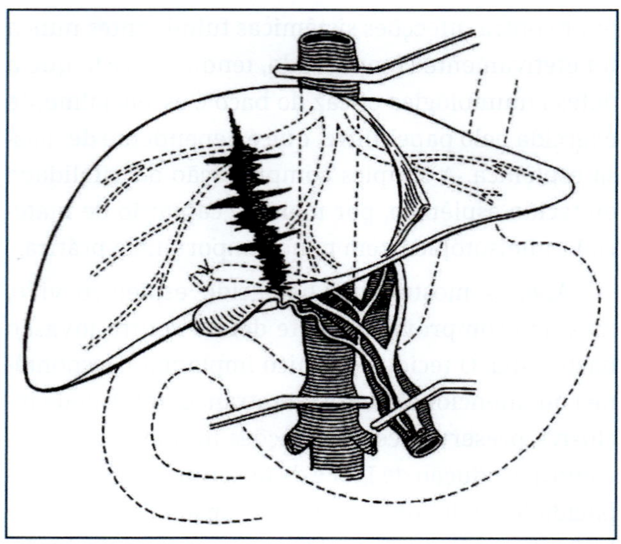

FIGURA 87.4 ***Isolamento vascular do fígado. O isolamento vascular pode ser mantido por até uma hora, sem comprometimento significativo da função hepática.***

A tática, difundida em praticamente todos os centros especializados, levou à melhora significativa da sobrevida nesses casos de difícil controle, de 11% para cerca de 80%. Análise retrospectiva desses casos especiais mostrou que mais de 90% deles apresentavam coagulopatia (tempo de protrombina > 16 segundos), hipotermia (temperatura corpórea < 35°C) e acidose metabólica (pH < 7,2). Tais alterações metabólicas e fisiológicas são graves, e a análise dos resultados indica que esses são, na realidade, os critérios atualmente utilizados para a indicação da estratégia programada. A decisão de assumir esse tipo de tratamento deve ser precoce, baseada nos critérios descritos anteriormente, antes que o estado de choque se torne irreversível. A utilização dessa tática tardiamente, como último recurso, quando quase nada mais existe para ser tentado, após perda incontrolável de sangue e tentativas infrutíferas de hemostasia, com o doente muito grave, é fadada ao insucesso.

Na reoperação, na grande maioria das vezes, as compressas podem ser retiradas com sucesso. Entre a primeira cirurgia e a reoperação, pode ser necessária embolização por angiografia para controle do sangramento.

TRAUMATISMO GASTRINTESTINAL

O ferimento penetrante do abdome por arma de fogo ou arma branca é causa frequente de lesão de víscera oca. Esse tipo de ferimento é mais frequente em adolescentes, mais expostos à violência urbana, e nos casos de criança espancada.

Os acidentes de trânsito podem causar um tipo especial de lesão gastrintestinal, que é o traumatismo pelo uso inadequado do cinto de segurança. Trata-se de um conjunto de lesões provocadas em crianças com cinto de segurança preso apenas na parte abdominal. A desaceleração brusca provoca compressão das vísceras sobre a coluna vertebral, com hematoma da parede intestinal, podendo haver lesões associadas da coluna vertebral.

O diagnóstico de lesão de víscera oca que necessita de cirurgia corretiva é dado essencialmente pelo exame físico, que deve ser repetido periodicamente. A piora do quadro abdominal, com o aparecimento de distensão abdominal, piora progressiva da dor espontânea ou compressão abdominal brusca, além de sintomas gerais de palidez, sensação de desconforto e vômitos, indica a laparotomia exploradora. A lavagem peritonial pode evidenciar presença de bile, bactérias, fungos ou níveis elevados de amilase no líquido de retorno.

O tratamento cirúrgico das lesões intestinais perfurantes será ditado pelos achados operatórios, incluindo ressecções intestinais parciais, sutura de parede intestinal, retirada de hematomas de parede e, até, eventuais derivações intestinais.

As lesões do intestino terminal e do reto levam mais frequentemente à indicação de colostomia. A colostomia só poderá ser fechada após categórica comprovação de fechamento das lesões. Tal comprovação é imprescindível, tendo em vista que, caso a cicatrização não esteja completa, o fechamento da colostomia provocará abscessos na pélvis, cujo tratamento não é fácil.

LESÕES DUODENO-PANCREÁTICAS

São lesões também raras na infância e provocadas por compressão direta do pâncreas e do duodeno contra a coluna vertebral. As causas mais frequentes são os acidentes ciclísticos, atropelamentos e acidentes domésticos. Dentre eles, a queda do tanque de lavar roupa, como já referido, provoca lesões duodeno-pancreáticas com frequência, pois a disposição do equipamento favorece o traumatismo na parte superior do abdome. A característica dessa lesão é ser sempre localizada, mas muito intensa. Há concentração da força cinética em uma única região.

A criança refere dor abdominal intensa, com rápida piora nas horas subsequentes, decorrente de irritação do peritônio pelas enzimas pancreáticas.

A amilase sérica está elevada e é a forma de diagnóstico mais sensível de lesão pancreática. Nos casos duvidosos, a dosagem da lipase sérica confirma o diagnóstico, uma vez que essa enzima é produzida primariamente no pâncreas.

A TC do abdome permite a avaliação do retroperitônio, de anormalidades do arco duodenal ou de coleções peripancreáticas. Algumas vezes, a TC precoce pode não revelar qualquer lesão, mesmo frente a lesões pancreáticas graves. O exame clínico, porém, irá indicar piora progressiva do estado geral, da dor abdominal, indicando intensa irritação peritonial. O hematoma duodenal levará à obstrução da luz duodenal, de fácil diagnóstico.

O trauma pancreático isolado ou o hematoma de duodeno na criança estável deve ser tratado conservadoramente com jejum, sonda nasogástrica, nutrição parenteral e observação clínica.

A presença de coleções líquidas na retrocavidade é frequentemente observada nos casos de traumatismos pancreáticos. O aparecimento do pseudocisto pode ser imediato ou evidenciado poucas semanas após o trauma. Essas coleções habitualmente regridem espontaneamente em quatro a seis semanas. Caso persistam após esse período, recomenda-se a derivação interna do cisto por meio de uma anastomose cistogastro ou cistojejuno. Atenção especial deve ser tomada quanto ao tempo de evolução do pseudocisto do pâncreas. Se operados precocemente, antes da formação de parede do cisto de consistência firme, o cirurgião não terá a possibilidade de realizar a anastomose cistojejuno.

A drenagem externa das coleções peripancreáticas, guiadas pelo ultrassom ou TC, leva a resultados semelhantes àqueles obtidos pela conduta expectante.

A colangiopancreatografia endoscópica retrógrada (CPER) permite avaliar as lesões e a eventual necessidade de correção cirúrgica. Nas lesões ductais distais, o tratamento mais apropriado é a pancreatectomia distal, com preservação do baço.

As grandes ressecções duodeno-pancreáticas são raramente necessárias na criança.

A diverticulização do duodeno e a exclusão pilórica são técnicas empregadas no adulto e que podem vir a ser também utilizadas na criança.

REFERÊNCIAS

3. Butain WL, Lynn HS. Splenorraphy: changing concepts for the traumatyzed spleen. Surgery. 1979;86:748.
4. Berne CJ, Donovan AJ, White EJ. Duodenal "diverticularization" for duodenal and pancreatic injury. Am J Surg. 1974;127:503.
5. Bouwman DL, Weaver DW, Walt AJ. Serum amylase and its isoenzymes: clarification of their implications in trauma. J Trauma. 1984;24:573.
6. Denton JR, Moore EE, Codwell DM. Multimodality treatment for grade V hepatic injuries. J Trauma. 1997;42: 964.
7. Feliciano DV, Matox KL, Jordan GL. Intrabdominal packing for control of hepatic hemorrhage: A reappraisal. J Trauma. 1981;21:285.
8. Harris BH, Latchaw LA, Murphy RE, et al. A protocol for pediatric trauma receiving units. J Pediatr Surg. 1989;24:419.
9. Keller MS, Vane DW. Management of pediatric blunt splenic injury: comparison of pediatric and adult trauma surgeons. J Pediatr Surg. 1995;30:221.
10. King H, Shumacker HB Jr. Spleen studies: susceptibility to infections after splenectomy performed in infancy. Ann Surg. 1952;136:239.
11. Lynch JM, Ford H, Gardner MJ, et al. Is early discharge following isolated splenic injury in the hemodynamically stable child possible? J Pediatr Surg. 1993;28:1403.
12. Morse MA, Garcia VF. Selective non-operative management of pediatric blunt splenic trauma: Risk for missed associated injuries. J Pediatr Surg. 1994;29:23.
13. Muller U, Rothkin M. Splenic neoformation following trauma-induced splenectomy: diagnosis and function. Swiss Surg. 1995;5:230.
14. Newman KD, Bowman LM, Eichelberger MR, et al. The lap belt complex: intestinal and lumbar spine injury in children. J Trauma. 1990;30:1133.
15. Pearl RH, Wesson DE, Spence LJ, et al. Splenic injury: a five-year update with improved results and changing criteria for conservative management. J Pediatr Surg. 1989;24:428.
16. Pokorny WS, Brandt ML, Harberg FJ. Major duodenal injuries in children: diagnosis and operative management. J Pediatr Surg. 1986;21:613.
17. Rotondo MF, Schwab CW, McGonigal MD, et al. Damage control: an approach for improved survival in exsanguinating penetrating abdominal injury. J Trauma. 1993;35:375.
18. Schwartz MZ, Kangah R. Splenic injury in children after blunt trauma: blood transfusion requirements and length of hospitalization for laparotomy versus observation. J Pediatr Surg. 1994;29:596.
19. Sherman R. Perspectives in management of trauma to the spleen: 1979 presidential address, American Association for the Surgery of Trauma. J Trauma. 1980;20:1.
20. Smith SD, Nakayama DK, Grant N, et al. Pancreatic injuries in childhood due to blunt trauma. J Pediatr Surg. 1988;23:610.
21. Stylianos S; the APSA Trauma Committee. Evidence-based guidelines for resource utilization in children with isolated spleen or liver injury. J Pediatr Surg. 2000;35:164.
22. Stylianos S, Wooton SL, Lund DP, et al. Treatment of spleen and liver injuries without operation or transfusion. J Pediatr Surg. 1993;28:569.
23. Stylianos S. Liver injury and damage control. Semin Pediatr Surg. 2001;10,23.
24. Stylianos S. Controversies in abdominal trauma. Semin Pediatr Surg. 1995;4:116.

88

Traumatismo Ortopédico

Roberto Guarniero
Rui Maciel Godoy Júnior

CONSIDERAÇÕES INICIAIS

Os primeiros cuidados com uma criança traumatizada no setor de emergência do hospital são os mais importantes, pois levam a um diagnóstico provisório e a um plano inicial de conduta. Muitos fatores influenciam a precisão da avaliação inicial e a validade do tratamento prestado. Existe uma variação que inclui desde o projeto e a organização do serviço de atendimento até seu equipamento, tamanho e treinamento das equipes médica e de enfermagem e a sua motivação. Infelizmente, quando os cuidados iniciais são inapropriados, ocorre o estabelecimento de uma rotina terapêutica que poderá ser incorreta para o paciente e difícil de ser alterada. O médico deve estar consciente da seriedade da doença quando estiver lidando com crianças traumatizadas.

As lesões traumáticas, de todos os tipos, constituem a segunda causa de internação hospitalar entre as crianças com menos de 15 anos de idade, e são responsáveis por 80% das mortes entre os adolescentes e adultos jovens. Assim, programas apropriados de prevenção das lesões têm de ser efetivos para a redução não só do número de lesões como da gravidade dos episódios traumáticos que atingem as crianças.

Os traumatismos musculoesqueléticos, embora raramente de natureza fatal, são responsáveis por 10% a 25% das lesões traumáticas da infância.

Antes dos 16 anos de idade, os meninos têm uma probabilidade de 40% de risco de sofrer uma fratura e as meninas, de 25%. Felizmente, as fraturas nessa faixa etária, em sua maioria, podem ser consideradas de "menor gravidade", com somente 20% delas requerendo redução e um tratamento mais prolongado, mas o médico deve saber diferenciar entre quando intervir e quando deixar a natureza seguir seu curso.

Os óbitos decorrentes dos traumatismos são principalmente ocasionados por traumatismos cranianos, mas mortes que poderiam ser prevenidas ainda ocorrem com frequência. A maioria delas ocorre por obstrução nas vias aéreas, por pneumotórax e por hemorragias. Então, o tratamento inicial consiste nas manobras de ressuscitação cardiorrespiratória (ver Capítulo 15, "Ressuscitação Cardiopulmonar").

A avaliação sistemática e multidisciplinar de todos os sistemas orgânicos é fundamental.

As lesões musculoesqueléticas são frequentes nas crianças com politraumatismo e podem permanecer obscuras. As crianças com múltiplas lesões devem ser inicialmente abordadas como tendo uma lesão da coluna cervical até que esse episódio seja afastado, tanto clínica como radiograficamente. O exame físico regional, incluindo a coluna vertebral, a bacia, os ombros, o cíngulo escapular e as extremidades, deve ser completo, especialmente nas crianças que não conseguem uma boa comunicação.

Ocasionalmente, o tratamento das fraturas deve ser alterado em relação aos métodos convencionais para cumprir as reais necessidades do paciente. Segundo Armstrong e Smith, os seguintes princípios devem ser seguidos para o acompanhamento de crianças com politraumatismos:

- Ter certeza de que a criança com uma fratura de um osso longo (fêmur ou tíbia, principalmente) não tenha outra lesão importante;
- O tratamento precoce da fratura na criança deve ser compatível com os cuidados gerais de que a criança necessita;
- O tratamento da fratura deve levar em consideração a necessidade de mobilização da criança;
- O tratamento da fratura deve facilitar o tratamento das outras lesões porventura presentes;
- O método inicialmente empregado no tratamento das fraturas deverá ser o método definitivo sempre que possível;
- O tratamento das fraturas deverá ser individualizado caso a caso;
- Iniciar o tratamento considerando que a criança sobreviverá, não importando a gravidade das lesões múltiplas.

POLITRAUMATISMO NA CRIANÇA

Politraumatismo é um conjunto de lesões traumáticas simultâneas que pode acometer diversas regiões, sistemas ou órgãos, quando pelo menos uma dessas lesões colocar a vida em risco.

Segundo dados disponíveis do DATASUS (Quadro 88.1), em 2014 as causas externas (acidentes em geral, acidentes de trânsito, agressões, afogamentos e suicídios) foram a maior causa de morte a partir do segundo ano de vida e foram responsáveis por 30% das mortes em crianças e adolescentes de zero até 19 anos, representando o primeiro lugar entre os óbitos nessas idades, sendo a terceira causa entre todos os óbitos no Brasil (DATASUS, 2016).

QUADRO 88.1 ***Mortalidade devido a causas externas no Brasil, por faixa etária, em 2014.***

Idade	Total de óbitos	Causa externa	%
< 1 ano	38.432	1.019	2,7
1 a 4 anos	6.105	1.364	22,3
5 a 9 anos	3.629	1.174	32,4
10 a 14 anos	5.325	2.370	44,5
15 a 19 anos	22.120	16.771	75,8
TOTAL	75.611	22.698	30,0

Fonte: Ministério da Saúde, Brasil[1].

Quando o assunto é trauma em criança, deve-se diferenciar o acidente da violência. O acidente não é intencional. A violência contra a criança apresenta aspectos característicos, às vezes não detectados se o médico não estiver alerta para esse diagnóstico (Figura 88.1). É importante enfatizar que, nos casos em que o diagnóstico de violência não for realizado, há probabilidade de ocorrer novas agressões contra a criança; e os casos mais graves podem até terminar em óbito (ver Capítulo 90, Trauma Intencional – Maus-tratos).

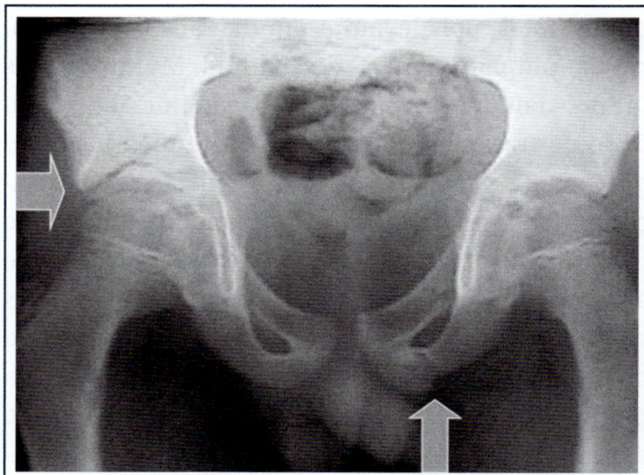

FIGURA 88.1 ***Menino de 11 anos que caiu de uma laje por negligência dos pais. Além das fraturas de acetábulo e ramo isquiopúbico (setas), apresentava ao exame físico queimaduras nos pododáctilos. Os pais eram separados, com presença de conflito familiar.***

Epidemiologia

As regiões anatômicas mais atingidas pelos traumatismos nas crianças são:Membros superiores	34%
Crânio	32%
Tórax e abdome	16%
Membros inferiores	14%

As principais causas de traumatismos em crianças são:

Quedas	26%
Atropelamentos	23%
Agressões	5%

As causas de óbito mais comuns são:

Trauma cranioencefálico	61%
Trauma hepático	14%
Trauma vascular	8%
Outros	17%

Entre os demais tipos de traumatismo, não se deve esquecer dos que são provocados por ataques de animais, chamando atenção os ataques dos cães da raça *pitbull*. Esses traumas estão associados a um risco maior de morte do que os ataques por outras raças de cães, assim como a maior morbidade e a um custo hospitalar maior.

Aspectos Gerais da Criança Politraumatizada

Deve-se considerar que a criança politraumatizada apresenta uma afecção extremamente grave e que pode evoluir para óbito. Algumas dessas mortes são inevitáveis devido à gravidade dos ferimentos, mas grande parte pode ser evitada com tratamento adequado (ver Capítulo 84, Politrauma).

Os óbitos relacionados aos politraumatismos têm uma distribuição trimodal. Os que ocorrem na primeira hora, os que ocorrem nas primeiras quatro horas e os que ocorrem dias ou semanas após o trauma.

Na primeira hora após o trauma, ocorrem as mortes por lacerações do cérebro, do tronco cerebral, da medula, do coração e dos grandes vasos. Em geral, são traumas muito graves, a criança não chega a ser removida para o ambiente hospitalar e a morte é inevitável.

Nas primeiras quatro horas ocorrem as mortes por hemorragias graves no sistema respiratório, nos órgãos abdominais e no sistema nervoso central. Essas lesões são quase sempre passíveis de tratamento e o óbito é evitável, desde que seja realizado um atendimento adequado desde o local do acidente até o ambiente hospitalar (ver Capítulo 5, Transporte do Paciente de Alto Risco).

Os óbitos que ocorrem dias ou semanas após o trauma em geral são provocados por infecções e disfunção de múltiplos órgãos.

Tratamento

O atendimento a toda criança politraumatizada deve ser multidisciplinar e começar no local do trauma, passando pelo transporte da criança até o ambiente hospitalar. As lesões do sistema musculoesquelético, em geral, não são as que provocam a morte, entretanto todos os médicos que atendem vítimas de politraumatismos devem estar familiarizados com as peculiaridades desse atendimento.

Os princípios de tratamento são os do Advanced Trauma Life Support (ATLS), considerando que as crianças possuem uma série de características anatômicas e fisiológicas que as diferenciam da dos adultos. Essas devem ser consideradas no atendimento em caso de politraumatismo, pois elas determinam uma resposta ao trauma diferente da dos adultos.

A cabeça da criança é relativamente grande em relação ao tronco, sendo o local que é acometido em primeiro durante os traumas de alta energia. As lesões viscerais ocorrem com maior frequência porque, na criança, a musculatura abdominal é mais frágil e o tecido subcutâneo mais fino. Os ossos têm uma flexibilidade maior e grande capacidade de absorver os impactos. As fraturas de costelas e do esterno são raras. As fraturas de bacia ocorrem nos traumas de alta energia. Lembrar que mesmo as fraturas da bacia, sem desvio, são consequência de traumas de alta energia e não devem ser subestimadas (Figura 88.2).

Embora os traumas abdominais e pélvicos em crianças representem aproximadamente 10% dos casos, eles são graves e podem levar ao óbito. Entre os traumatismos abdominais, é encontrada uma maior incidência de lesões no baço. As lesões de fígado, intestino e pâncreas são encontradas com menor frequência (ver os Capítulos 84, Politrauma; 85, Traumatismo Cranioencefálico e Raquimedular na Infânia; 86, Traumatismo Torácico; 87, Traumatismo Abdominal; e 89, Traumatismo Geniturinário).

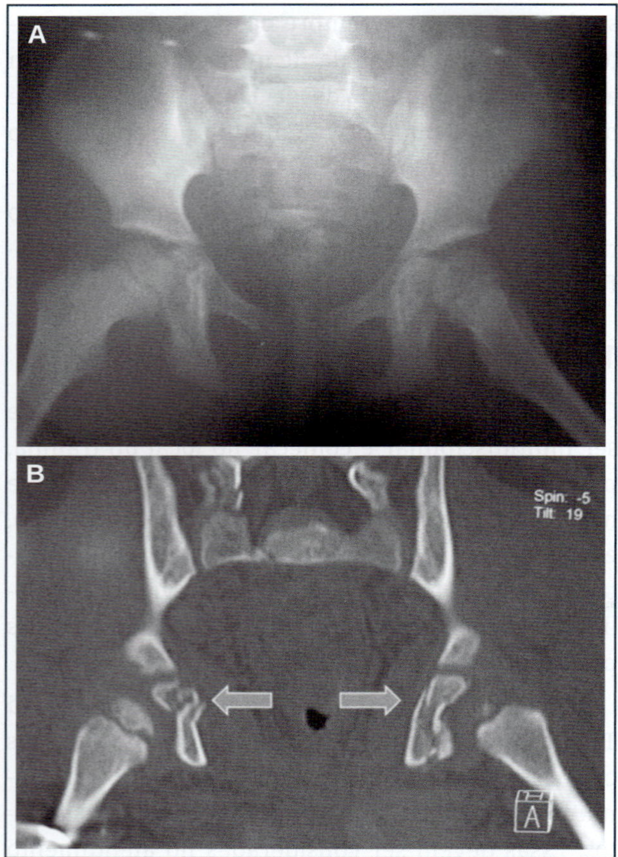

FIGURA 88.2 ***Fratura de acetábulo bilateral (setas), com pequeno desvio (A), e mais bem identificadas na tomografia computadorizada (B). A criança sofreu uma queda do quarto andar de um prédio.***

O atendimento da criança politraumatizada deve começar pelo "ABC..." do ATLS:

A. Vias aéreas (***A****irways*) e Controle da Coluna Cervical:

A manutenção das vias aéreas pérvias deve ser realizada com cuidado, evitando-se manipulações intempestivas da coluna cervical. Até que uma lesão cervical seja afastada, o atendimento da criança deve ser realizado como se houvesse realmente uma lesão. Preconiza-se a utilização de colar cervical até que uma eventual lesão cervical tenha sido descartada. A coluna cervical da criança tem maior mobilidade do que a do adulto. Pode ocorrer uma lesão medular mesmo sem que haja uma fratura ou luxação associada. Essa lesão é conhecida como SCIWORA, (***S****pinal* ***C****ord* ***I****njury* ***W****ith****O****ut* ***R****adiographic* ***A****bnormality*), ou seja, lesão da medula espinal sem correspondente alteração radiográfica.

O padrão de lesão da coluna na criança é relacionado à idade e ao mecanismo de trauma. Enquanto os acidentes automobilísticos são a maior causa de lesão em todas as faixas etárias, deve-se dar ênfase à prevenção de quedas nas crianças menores. As crianças maiores, particularmente os meninos, estão apresentando lesões da coluna durante atividades esportivas e recreativas.

As diferenças anatômicas entre as crianças e os adultos tornam muitas vezes difícil a manutenção de vias aéreas permeáveis. A cavidade oral é pequena, a língua é grande e o ângulo da mandíbula é maior. Lembrar que o tamanho relativamente grande da cabeça faz com que a criança deitada na maca do resgate ou no pronto atendimento fique com a coluna cervical em flexão. Essa posição dificulta a permeabilidade das vias aéreas e uma eventual intubação. A posição de flexão da coluna cervical pode ser corrigida com macas apropriadas para a criança, nas quais há uma depressão para acomodar a cabeça ou então colocando-se um coxim na região dorsal.

Para manter as vias aéreas desobstruídas, deve-se retirar corpos estranhos da boca e da orofaringe, tais como: comida, sangue, muco, pedaços de dente, vômito etc. A colocação de uma sonda nasogástrica previne a aspiração de restos alimentares. A intubação pode ser necessária quando a criança estiver com a consciência rebaixada.

B. Respiração (***B****reathing*):

Verifica-se a expansibilidade dos pulmões, afastando e/ou tratando um eventual hemo/pneumotórax.

C. Circulação (***C****irculation*) e Controle das Hemorragias:

A criança em geral não apresenta doenças pré-existentes e tem uma grande reserva cardiopulmonar. Por isso, uma hipovolemia pode ocorrer sem alteração da pressão arterial, sendo a taquicardia o primeiro sinal de hipovolemia. A hipotermia pode se instalar de maneira rápida nas crianças devido à sua grande superfície corporal em comparação com a sua massa corpórea.

As hemorragias que podem levar a criança ao óbito em geral provêm de vísceras sólidas. O trauma abdominal é uma das principais causas de óbito em crianças acima de um ano de idade. O baço é o órgão mais comumente comprometido após trauma abdominal.

Crianças traumatizadas representam um grande desafio, pois, comparativamente aos adultos, os mecanismos de trauma, as respostas fisiológicas e as indicações para tratamento operatório são diferentes. Hemorragias com risco de vida devido à fratura de bacia ou fraturas de extremidades são raras na criança.

A reposição de fluidos é importante e deve ser iniciada assim que possível. No caso de taquicardia, pode-se começar com a infusão de solução cristaloide na dosagem de 20 mL/kg. O total de sangue circulante em uma criança é de aproximadamente 80 mL/kg.

Se após a administração de solução cristaloide houver persistência de sinais de hipovolemia, pode-se repetir a dose e, se necessário, continuar a reposição volêmica com sangue ou concentrado de hemácias. Uma sondagem vesical de demora deve ser realizada para a monitorização da diurese.

A sequência "A, B e C" é completada com uma história clínica curta e objetiva, na qual constem o tipo de acidente, os antecedentes, eventuais alergias, as medicações em uso e os tratamentos efetuados antes de chegar ao hospital.

D. Disfunções Neurológicas:

No item "D", faz-se a avaliação neurológica por meio da escala de coma de Glasgow (ver Capítulo 85, Traumatismo Cranioencefálico e Raquimedular na Infância).

A monitorização do paciente deve ser contínua e qualquer piora dos sinais vitais ou neurológicos deve ser prontamente atendida. Pode ser necessária a avaliação urgente do neurocirurgião ou do cirurgião de trauma. A complementação da avaliação pode requerer a realização de exames complementares, como tomografia de crânio e radiografias de tórax, bacia e coluna cervical.

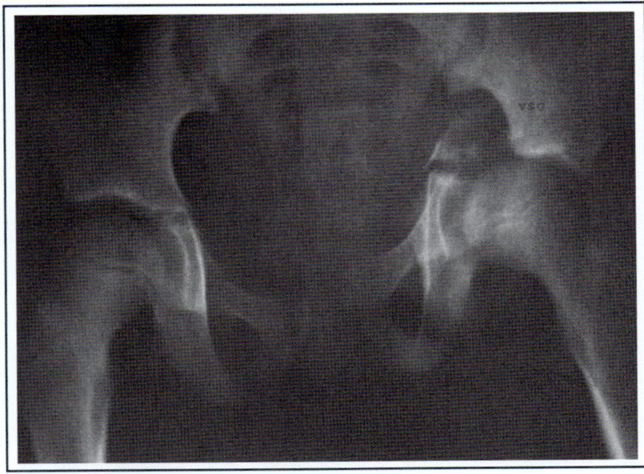

FIGURA 88.3 ***Fratura de bacia grave em adolescente vítima de atropelamento.***

E. Exposição, Avaliação Esquelética e Controle da Temperatura

No item "E", é realizada a exposição completa do paciente, à procura de eventuais lesões do sistema musculoesquelético. O socorrista deve ser extremamente cuidadoso a fim de realizar uma avaliação completa. Se necessário, deve realizar a avaliação por mais de uma vez para se assegurar que não haja lesões não diagnosticadas, mas com o cuidado de manter a temperatura corpórea do paciente.

Essa avaliação deve prosseguir nas primeiras 24 a 48 horas, sempre no sentido de não deixar lesão sem diagnóstico.

Diferentemente do adulto, a criança politraumatizada não necessita de imobilização precoce, entretanto o tratamento ortopédico deve visar ao melhor para a criança e facilitar, dentro do possível, o atendimento dos demais membros da equipe multidisciplinar.

Os dois maiores erros que se pode cometer ao tratar uma criança politraumatizada são:

1. Pensar que uma fratura de um osso longo é uma lesão isolada.

   Deve-se procurar sempre outras lesões, realizando o exame minuciosamente e, se necessário, por mais de uma vez. Solicitar avaliação do cirurgião de trauma e do neurocirurgião sempre que a criança tiver sofrido um trauma de alta energia.

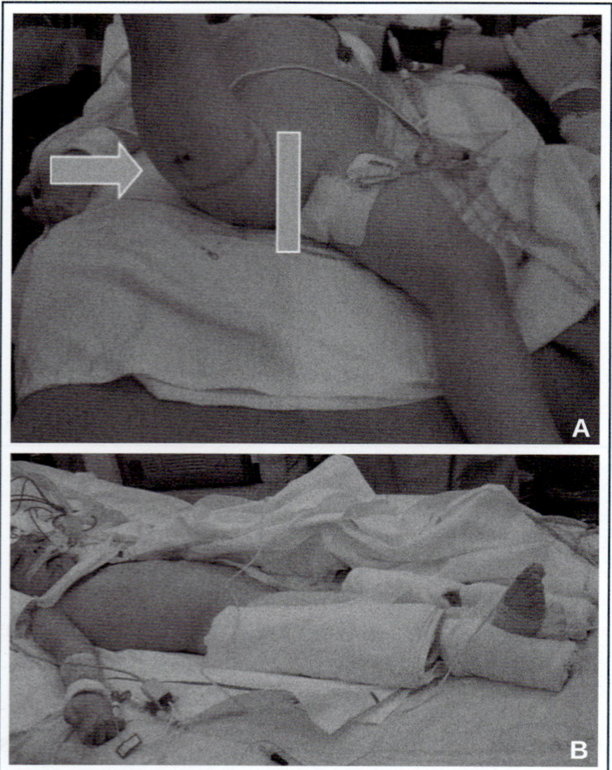

FIGURA 88.4 *O item "E" de exposição no ATLS é muito importante. Essa criança politraumatizada foi encaminhada para tratamento ortopédico de fratura fechada de fêmur direito (B). Apresentava uma fratura exposta tipo 1 (seta) que não havia sido diagnosticada na emergência (A).*

2. Achar que o paciente tem uma lesão grave, sem chance de sobreviver.

   Sempre se deve tratar uma criança da maneira mais completa possível, mesmo aquelas com trauma craniano muito grave. Lembrar que a criança possui um alto grau de recuperação e mesmo os casos mais graves podem nos surpreender favoravelmente.

   Em casos nos quais houver necessidade de intervenção cirúrgica pelo cirurgião geral ou neurocirurgião, o ortopedista poderá realizar concomitantemente a abordagem das lesões musculoesqueléticas.

FRATURAS NAS CRIANÇAS

Ao se pensar em uma lesão óssea, deve-se analisar todas as estruturas, principalmente as partes moles locais e gerais.

Tem-se de considerar os mecanismos de força que agiram sobre determinada parte do esqueleto, lembrando que a força é sempre variável e que diferentes mecanismos agem para ocasionar uma fratura.

Fundamentalmente, têm-se dois tipos de mecanismos para originar as fraturas:

- Direto, com o impacto no ponto da lesão, inclusive com maior comprometimento das partes moles;
- Indireto, com a ação de uma força de torção, por exemplo.

Na escolha entre o exame físico do paciente e o radiográfico, escolher sempre o exame clínico, primordialmente.

Na história clínica, procura-se identificar o mecanismo da fratura, com a direção e a magnitude da força aplicada. No exame físico, faz-se a avaliação geral do paciente e a local. Lembrar-se das duas projeções no exame radiográfico, PA (posteroanterior) e projeção de perfil.

No exame físico local, faz-se a inspeção, a palpação e a avaliação do grau de movimentação do membro atingido.

Na inspeção, verificam-se possíveis lesões da pele e das partes moles, e a presença de edema, equimoses e hematomas. Pela palpação, verificam-se as condições neurovasculares da extremidade atingida.

Quanto ao exame radiográfico, além da necessidade das duas projeções fundamentais, deve-se salientar a necessidade de projeções especiais e até de exame comparativo com a radiografia do "lado bom".

Também poderão apresentar dificuldades para o diagnóstico na criança as fraturas da cabeça, do rádio, as do escafoide, as do tipo Galeazzi (fratura distal do rádio, com ruptura da membrana intraóssea e da ligação com a ulna, com subluxação da ulna) ou de Monteggia (fratura do terço proximal da ulna, com deslocamento da cabeça do rádio) e as fraturas impactadas do colo do úmero. As fraturas de estresse, as do crânio e do osso maxilar também poderão apresentar dificuldades para o diagnóstico.

Para a descrição de uma fratura, deve-se responder às seguintes questões:

1. A fratura é fechada ou exposta?
2. Onde é a fratura?
3. Qual a forma da fratura?
4. Qual a natureza da fratura?
5. Qual o mecanismo da lesão?
6. Os fragmentos se movimentaram (ou seja, houve desvio)?

Alguns fatores são importantes para o tratamento de uma fratura na criança. São eles: o potencial de crescimento, o tempo para a consolidação, o potencial de remodelação e as propriedades mecânicas do osso em crescimento.

De acordo com a idade da criança, as fraturas apresentam tempos diferentes para a consolidação. Assim, uma fratura no recém-nascido deverá consolidar com uma semana; em um paciente com dois anos de idade, em quatro semanas; na criança com 10 anos, oito semanas; a partir dos 14 anos de idade, 12 semanas para a consolidação.

Em relação às propriedades mecânicas do osso na criança, por ser ele mais elástico, podem ocorrer: fratura denominada "deformação plástica"; e fratura parcial, caracterizando as chamadas fraturas "em galho verde". É importante lembrar que na criança o periósteo é mais espesso.

Quando se utiliza osteossíntese, independentemente da técnica selecionada, alguns princípios devem ser seguidos nas crianças, lembrando-se das propriedades estruturais e a regra geral, não "invadir" – "atravessar" as placas de crescimento.

As fraturas ocultas são aquelas difíceis de ser evidenciadas pela radiografia convencional; podem ocorrer na região do quadril, no joelho (condilos femorais) e no cotovelo.

Para o diagnóstico correto das fraturas ocultas, pode-se lançar mão da tomografia computadorizada, da ressonância nuclear magnética e das artrografias. Teoricamente, a artrografia é um exame relativamente de fácil execução, rápido, que pode até ser realizado no centro cirúrgico (como intensificador de imagens – "arco em C") e que define o padrão da fratura.

As fraturas podem aparecer em até 40% das crianças vítimas de violência física. São fraturas mais sugestivas de trauma intencional:

- As metafisárias ou transfisárias, particularmente as com características de fraturas por arranchamento;
- As espiraladas, especialmente de membros inferiores em crianças que ainda não andam;
- As múltiplas, bilaterais, em diferentes estágios de consolidação;
- As em costelas posteriores, escapulares ou de apófises espinhosas;
- As de crânio quando são múltiplas, complexas, de região occipital ou parietal posterior.

Quando, na avaliação radiológica, aparecem múltiplas fraturas em diferentes estágios de evolução, isso é altamente sugestivo da síndrome da criança espancada.

No caso de suspeita de fratura por ato intencional, a avaliação radiológica completa deverá ser realizada em crianças com menos de dois anos e naquelas que não se comunicam, mesmo não havendo evidências de trauma ósseo ao exame físico (ver Capítulo 90, "Trauma Intencional – Maus-Tratos").

CONSIDERAÇÕES FINAIS

Nos países desenvolvidos, cada vez mais ocorrem menos acidentes. Essa ainda não é a realidade nos países em desenvolvimento, como o Brasil. O pensamento da comunidade médica deve ser no sentido da prevenção. As sociedades médicas acolhem essa ideia realizando diversas campanhas educativas e de informação à população leiga. Soundappan *et al.* referem que os acidentes com veículos *off-road* (motos, triciclos e quadriciclos, entre outros) envolvendo crianças está crescendo. Campanhas educacionais e legislação específica para a utilização desses veículos são necessárias.

Credita-se também especial importância aos estudos epidemiológicos, principalmente os que têm envolvimento dos estudantes de medicina. Além do caráter científico (proporcionando dados para se entender melhor o problema), têm também o cunho de chamar a atenção dos jovens para o problema. Conhecendo a gravidade do problema e suas eventuais sequelas, esses jovens podem agir como propagadores de métodos preventivos aos acidentes, dos quais, infelizmente, muitas vezes também são vítimas.

Acredita-se ser esse um bom caminho. Deve-se unir forças e lutar contra esse mal dos tempos modernos.

REFERÊNCIAS

1. Ministério da Saúde (Brasil), Secretaria de Vigilância em Saúde, Departamento de Análise de Situação de Saúde [homepage on the Internet]. Sistema de Informações sobre Mortalidade – SIM [cited 2014, accessed Oct 2016]. Disponível em: <http://tabnet.datasus.gov.br/cgi/deftohtm.exe?sim/cnv/obtuf.def>.
2. Cardoso ACA. Abuso ou violência física. In: Waksman RD, Hirsccheimer MR, editores. Manual de atendimento às crianças e adolescentes vítimas de violência. Brasília: CFM; 2011. p. 31-8.
3. Forlin E, Marchezini EJ, Ramos CH, Falavinha R. Aspectos epidemiológicos do trauma em crianças. Rev Bras Ortop. 1995;30:761-4.
4. Franciozi CES, Tamaoki MJS, Araujo EFA, Dobashi ET, Utumi CE, Pinto JA, et al. Politrauma na infância e adolescência: epidemiologia, tratamento e aspectos econômicos em um hospital público. Acta Ortop Bras. 2008;16:261-65.
5. Galano GJ, Vitale MA, Kessler MW, Hyman JE, Vitale MG. The most frequent traumatic orthopaedic injuries from a national pediatric inpatient population. J Pediatr Orthop. 2005;25:39-44.
6. Godoy RM Junior. Criança politraumatizada. In: Pozzi L, Reginaldo S, Almeida MV, Cristante AF, orgs. Manual de trauma ortopédico. SãoPaulo: SBOT; 2011. p. 283-7.
7. Godoy RM Junior. Fraturas nas crianças. In: Barros TEP Filho, Camargo OP, orgs. Ortopedia e traumatologia para graduação. Rio de Janeiro: Revinter; 2010.
8. Guarniero R, Godoy RM Junior, Ambrosino E Junior, Guarniero JRB, Martins GB, Santana PJ, et al. Estudo observacional comparativo de fraturas em crianças e adolescentes. Rev Bras Ortop. 2011;46(Supl 4):32-7.
9. Guarniero R, Schwartsmann C,LechO, Teloken M. Fraturas: princípios e práticas. In: Guarniero R, Guarniero JRB, Guarniero FB, orgs. Fraturas dos membros superiores na infância. 4ª ed. São Paulo: Artmed; 2003. V. 40. p. 679-93.
10. Guerra MIP, Reginaldo SS, Almeida MBV e Cristante AF, cords. Manual de trauma ortopédico/Sociedade Brasileira de Ortopedia e Traumatologia (SBOT). São Paulo: Sociedade Brasileira de Ortopedia e Traumatologia (SBOT); 2011.
11. Kendrick D, Coupland C, Mulvaney C, Simpson J, Smith SJ, Sutton A, et al. Homesafety education and provision of safety equipament for injury prevention. Cochrane Database Syst Rev. 2007;(1):CD005014.
12. Lino W Junior, Segal AB, Carvalho DE, Fregoneze M, Santili C. Anális e estatística do trauma ortopédico infanto-juvenil do pronto-socorro de ortopedia de uma metrópole tropical. Acta Ortop Bras. 2005;13:179-82.
13. Loder RT, O'Donnell PW, Feinberg JR. Epidemiology and mechanism of femur fractures in children. J Pediatr Orthop. 2006;26:561-6.
14. Rose ME, Huerbin MB, Melick J, Marion DW, Palmer AM, Schiding JK, et al. Regulation of interstitial excitatory amino acid concentrations after cortical contusion injury. Brain Res. 2002;935:40-6.
15. Sangvai S, Cipriani L, Colborn DK, Wald ER. Studying injury prevention: practices, problems, and pitfalls in implementation. Clin Pediatr (Phila). 2007;46:228-35.
16. Soundappan SVS, Holland JA, Fahy F, Manglick P, Lam LT, Cass D. Transfer of paediatric trauma patients to a tertiary paediatric trauma centre: Appropriateness and timeliness. J Trauma. 2007;62:1229-33.
17. Ruaro AF, Meyer AT, Aguilar JAG, Hellu JJ, Custódio MD. Síndrome da criança espancada: Aspectos legais e clínicos. Rev Bras Ortop. 1997;32:835-8.
18. Vitale MG, Vitale MA, Lehmann CL, Hyman JE, Roye DP Jr, Skaggs DL, Schmitz ML, Sponseller PD, Flynn JM. Towards a National Pediatric Musculoskeletal Trauma Outcomes Registry: the Pediatric Orthopaedic Trauma OutcomesResearch Group (POTORG) experience. J Pediatr Orthop. 2006;26:151-6.

89 Traumatismo Geniturinário

LUIZ FIGUEIREDO MELLO
SAMUEL SAIOVICI

INTRODUÇÃO

Aproximadamente, 10% dos doentes admitidos em serviços de trauma apresentam lesões do trato urogenital. O urologista é um importante consultor no sentido de orientar a execução e a avaliação dos exames de imagem, contribuindo para a preservação de órgãos e a manutenção da função e permeabilidade das vias urinárias[1].

Trauma refere-se a lesões causadas por diversos mecanismos, incluindo acidentes de trânsito, quedas, assaltos e agressões (armas de fogo e branca), explosões etc. As lesões habitualmente são classificadas em fechadas, que correspondem de 80% a 90% dos casos, ou abertas, com implicações diretas no tratamento e evolução. O genital masculino é mais comumente atingido por trauma direto fechado (em atividade esportiva ou violência), enquanto o feminino está associado a fraturas pélvicas, além do abuso sexual e de ferimentos penetrantes[2,3].

Com exceção dos ferimentos penetrantes abdominais e retroperitoniais, da lesão cominutiva renal, da lesão vascular e do politraumatizado grave e hemodinamicamente instável, com lesões de outras vísceras intracavitárias, o trauma urológico, por si ou se isolado, pode ser tratado de maneira quase "eletiva".

A mortalidade por trauma fechado em crianças varia de acordo com o número de estruturas lesadas, sendo menor que 20% quando fígado, baço, rim ou pâncreas está comprometido isoladamente; aumenta para 20% quando o trato gastrointestinal está comprometido; e para 50% no envolvimento de grandes vasos[4].

Em um paciente politraumatizado estável ou após estabilização, a avaliação urológica deve ser realizada de maneira retrógrada, iniciando-se pelo genital externo e uretra e depois a bexiga. O diagnóstico de lesões ureterais e renais deve ser realizado após exclusão ou tratamento inicial do trauma do trato urinário inferior[5].

TRAUMA RENAL

O rim é o órgão mais frequentemente acometido no traumatismo abdominal e retroperitonial fechado, seja por impacto direto lombar, seja por um mecanismo de desaceleração, quando, devido à mobilidade do órgão, ocorre estiramento do pedículo, com lesão da camada subíntima da artéria renal e consequente trombose.

De maneira geral, os órgãos do sistema urinário estão protegidos por estruturas ósseas (tórax, coluna e pelve), musculares (retroperitônio) e gordura. No trauma pediátrico, o rim estaria mais suscetível devido a uma fragilidade desses fatores, ou seja, tórax mais maleável, musculatura abdominal mais fraca, posicionamento renal mais baixo no abdômen e menor quantidade de gordura perirrenal[6,7].

Dentre as atividades físicas praticadas por crianças e adolescentes, andar de bicicleta é a mais relacionada a risco de lesão renal importante. Esportes de contato também podem ser causa de lesão renal. As recomendações sobre a prática de esportes por crianças com rim único precisam ser consideradas e suas famílias devem estar cientes desse fator de risco[7].

Os rins com anomalias preexistentes, como estenose de junção pielouretral, uretero-hidronefrose e rim em ferradura, por exemplo, têm maior predisposição ao trauma e clinicamente apresentam hematúria mais intensa e desproporcional à gravidade do trauma[8]. Os sinais indicativos de lesões no trato urinário superior são inespecíficos, incluindo:

- Escoriações, hematomas e dor em região lombar, hipocôndrio e flanco;
- Fraturas dos últimos arcos costais e coluna;
- Hematúria macro ou microscópica;
- História do trauma com possível mecanismo de desaceleração presente (acidente automobilístico em alta velocidade ou queda de altura).

O diagnóstico do trauma renal é realizado por meio de imagens. A tomografia computadorizada (TC) com contraste intravenoso é a modalidade indicada tanto para diagnóstico e classificação, como para avaliação tardia de lesões de via excretora e coleções retroperitoniais[3]. A realização de urografia excretora (UE) com imagem única após infusão de dose maior de contraste (2 mL/kg) ainda no setor de emergência, realizada principalmente em pacientes instáveis a caminho ou durante a laparotomia, pode avaliar a lesão, além da existência e função do rim contralateral ao trauma, devido à eventual necessidade de nefrectomia. Em face da facilidade e rapidez atual para realização da TC, esse procedimento fica restrito a indicações de exceção e eventual estudo da pelve e ureter mais tardiamente na evolução.

Na Europa, em centros de trauma, estabeleceu-se o FAST (avaliação ultrassonográfica focada em trauma) que, combinado com reavaliações seriadas do exame físico, serve como rastreamento no trauma fechado. Sua normalidade após 24 horas praticamente exclui lesões intra-abdominais significativas. Essa abordagem pode ser interessante em locais onde a TC não está disponível[9]. A arteriografia, antes indicada na maioria dos casos de lesões parenquimatosas com extravasamento urinário e em retardos importantes ou exclusão funcional renal na avaliação inicial, hoje tem indicação na hematúria persistente pós-trauma, secundária a fístulas arteriovenosas e a pseudoaneurismas. A angiografia superseletiva, com embolização de ramos arteriais isolados no tratamento de sangramento persistente, tem uma taxa de 80% de sucesso e, aparentemente, preserva mais a função renal do que a exploração cirúrgica convencional.

Classificação do Trauma Renal

O trauma renal é classificado de acordo com o grau de lesão evidenciada na tomografia computadorizada. A escala de lesão de órgãos da American Association for Surgery of Trauma (AAST) tem os seguintes graus, mostrados no Quadro 89.1 e na Figura 89.1[10].

QUADRO 89.1 ***Classificação do trauma renal, de acordo com o grau de lesão evidenciada na tomografia computadorizada, baseada na escala de trauma renal da American Association for Surgery of Trauma.***

Grau	Descrição
Grau I	**Contusão:** hematúria com exames urológicos normais **Hematoma:** subcapsular, não expansivo e sem laceração do parênquima
Grau II	**Hematoma:** perirrenal não expansivo, limitado ao retroperitônio **Laceração:** profundidade no parênquima < 1 cm, sem extravasamento de urina
Grau III*	**Laceração:** profundidade no parênquima > 1 cm, sem extravasamento de urina
Grau IV	**Laceração:** estendendo-se pelo córtex renal, medula e sistema coletor **Vascular:** lesão da artéria ou veia renal com hemorragia contida
Grau V	**Laceração:** fragmentação completa do rim. **Vascular:** avulsão do hilo renal com desvascularização do órgão

* A partir do Grau III, se houver lesão bilateral, avançar um grau.

Fonte: adaptado da escala de pontuação de lesões da AAST[30].

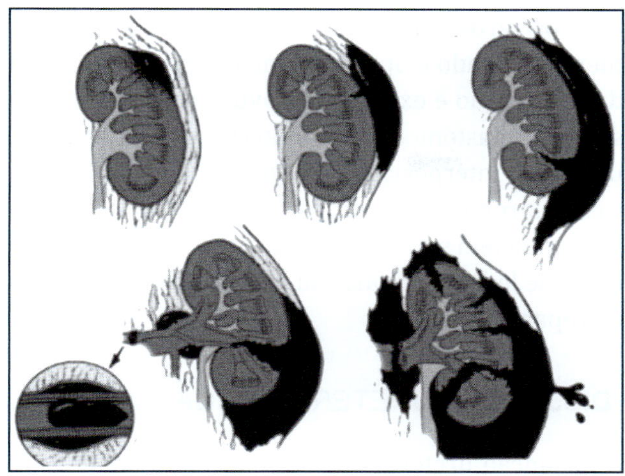

FIGURA 89.1 ***Representação das lesões renais por trauma, de acordo com o grau de lesão evidenciado na tomografia computadorizada.***
Fonte: Lima *et al.*[10].

Avaliação da Criança com Trauma Renal

A observação inicial da criança com trauma deve atender às condições que ameacem a vida, ou seja, comprometimento de vias aéreas e circulação. O exame clínico abdominal deve ser realizado como segunda avaliação.

Criança com trauma abdominal fechado, instável hemodinamicamente e que não responde à infusão de cristaloides e transfusão sanguínea, deve ser submetida à laparotomia de emergência. O exame físico abdominal pode ser difícil em lactentes, em crianças com traumatismo extra-abdominal associado (craniano, torácico, fraturas de bacia e membros etc.) ou em crianças com o estômago cheio.

A capacidade de manter a pressão sistólica, mesmo com perdas sanguíneas graves intracavitárias na infância, às vezes mascara a necessidade de atendimento emergencial. Portanto, uma queda na taxa de hematócrito e hemoglobina pode ser um indicativo mais preciso de perda sanguínea do que a hipotensão.

Em crianças hemodinamicamente estáveis com trauma abdominal ou lombar, após exclusão ou resolução de eventual traumatismo de trato urinário inferior, a indicação de avaliação por TC preferencialmente ocorre quando houver:

a. História de mecanismo de desaceleração evidente.
b. Trauma que resulta em:
   - Fraturas de costelas, coluna, pelve ou fêmur;
   - Contusões lombares e perineais;
   - Sinais de peritonite.
c. Hematúria macroscópica.

Tratamento

O objetivo da abordagem do trauma renal fechado em crianças é a preservação renal. Entretanto, não há consenso quanto aos métodos de atingir essa meta[6].

Nas últimas décadas, o tratamento do trauma renal modificou-se de indicação de exploração cirúrgica com alta incidência de nefrectomia para tratamento não operatório, pois, no paciente traumatizado com lesão renal grave, a preservação renal pode levar a melhores resultados em comparação com a nefrectomia[11].

Mesmo os casos de classificação com graus maiores de lesão podem ser inicialmente tratados conservadoramente, com internação hospitalar em unidade de tratamento intensivo (UTI), antibioticoterapia intravenosa, repouso e acompanhamento com reavaliações periódicas do exame físico e dos exames de imagem. As indicações absolutas de tratamento cirúrgico emergencial inicial no trauma fechado são:

- Instabilidade hemodinâmica;
- Hematoma perirrenal em expansão ou pulsátil;
- Exclusão renal com mecanismo de desaceleração presente.
- As condutas cirúrgicas urológicas mais comuns são:
- Suturas da via excretora e do parênquima renal;
- Nefrectomia parcial;
- Nefrectomia total;
- Drenagem do retroperitônio.

Complicações

As complicações decorrentes do tratamento, principalmente do conservador, podem ser diagnosticadas evolutivamente, sendo as mais frequentes:

- Urinoma, também conhecido como pseudocisto pararrenal (coleção encapsulada de urina extravasada encontrada na área adjacente aos rins ou no retroperitônio, resultado da quebra da integridade da pelve renal, do cálice renal ou do ureter);

- Abscesso perirrenal;
- Sangramento persistente (por lesão arterial segmentar ou por formação de pseudoaneurisma);
- Fístula arteriovenosa;
- Hipertensão arterial (por trombose segmentar vascular ou perinefrite constritiva).

TRAUMA DO URETER

Nas crianças, o trauma externo que causa lesão ureteral é extremamente raro e deve ser suspeito em:

- Traumas abdominopélvicos complexos associados a fraturas de bacia e vertebrais;
- Traumas causados por desaceleração;
- Ferimentos penetrantes com trajeto em topografia ureteral, em especial por projeteis de alta velocidade.

Por causa da frequente associação de múltiplos órgãos envolvidos, a taxa de mortalidade é alta, excedendo a 30%[12]. A ausência de hematúria não exclui os traumas ureterais. Nos pacientes estáveis, a tomografia computadorizada abdominal e pélvica com contraste endovenoso, com imagens aos 10 minutos, a presença de áreas de extravasamento caracteriza a lesão ureteral.

A inspeção direta do ureter deve ser feita por ocasião de laparotomia com fortes evidencias de lesão ureteral. Manobras de mobilização e injeções endovenosas ou intraureterais de substância corantes, como azul de metileno ou índigo carmim, podem ser utilizadas. O reparo deve ser feito no ato da laparotomia, exceto em casos de instabilidades hemodinâmicas graves, nos quais pode-se exteriorizar ou reter, ou realizar sua ligadura e nefrostomia concomitante. Nesse caso, o tratamento definitivo urológico é realizado posteriormente.

Lesões endoscópicas iatrogênicas em procedimentos urológicos também são raras e ocorrem em menos de 2% dos procedimentos em pré-púberes e, na maioria das vezes, são tratadas endoscopicamente com cateter de duplo J ou nefrostomia[13].

Nos raros casos de avulsões extensas, o tratamento indicado é opor uma via aberta e dependerá da localização e extensão da avulsão. Pode ser uma simples anastomose terminoterminal, reimplantes ureterais, interposição de segmento intestinal e,em casos extremos, o autotransplante. O duplo J ou a nefrostomia tem sido largamente utilizado, mesmo em casos de lesões parciais, em todos os procedimentos de reparo ureteral.

DISJUNÇÃO URETEROPIÉLICA

A disjunção ureteropiélica é mais comum em traumas com mecanismo de desaceleração, em quedas e em acidentes que causem extrema hiperdistensão do tronco, como em atropelamentos e acidentes automobilísticos. O mecanismo do trauma seria a súbita mobilização do rim, que é um órgão mais móvel, em relação ao ureter, que é fixo, com forças vetoriais impactando a junção ureteropiélica[14].

Embora seja relatado que a hidronefrose secundária à estenose de junção ureteropiélica torne os pacientes mais suscetíveis à sua disjunção, isso permanece controverso. A maioria desses pacientes evolui com trauma renal grau I e, quando ocorre extravasamento de urina, ele ocorre por rotura piélica ou do parênquima renal afilado[15].

A disjunção ureteropiélica em pacientes estáveis pode ser diagnosticada por pielografia retrógada e tratada por meio de nefrostomia ou duplo J. Diagnósticos tardios aumentam a possibilidade de nefrectomias[16].

TRAUMA DA BEXIGA

A bexiga é bem protegida de traumas externos pelos ossos da pelve. Nas crianças, a presença da pelve não totalmente desenvolvida e a posição mais intra-abdominal da bexiga fazem as consequências do trauma serem diferente das do trauma do adulto.

As lesões podem ser causadas por ferimentos penetrantes, bastante raros, e em traumas fechados, que são divididos em lesões de bexiga intra e extraperitoniais.

Lesões Extraperitoniais

As lesões extraperitoniais de bexiga são duas vezes mais frequentes que as lesões intraperitoniais e geralmente estão associadas a fraturas de bacia, principalmente dos ramos isquiopúbicos. Elas ocorrem frequentemente em pacientes politraumatizados, com lesões coexistentes em outros órgãos, o que leva a uma mortalidade de 20% dos casos[17]. A hematúria macroscópica é o indicador mais comum de trauma de bexiga em politraumatizados e sua associação com a fratura de bacia é considerada indicação absoluta de investigação por meio de cistografia.

Nas crianças, lesões vesicais com extensão ao colo vesical são duas vezes mais frequentes que nos adultos[18]. A importância clínica desse fato é que a simples cistostomia ou sondagem vesical pode resultar em extravasamentos de urina persistentes que podem levar a urinomas, abscessos pélvicos e osteomielite, que, em longo prazo, aumentam o risco de incontinência urinária[19].

O diagnóstico é feito por meio de cistografia isolada ou associada à tomografia computadorizada. Nas crianças, em ambas as situações, deve-se providenciar o enchimento vesical com, no mínimo, a metade da sua capacidade para a idade. Para cálculo da capacidade vesical, pode-se usar a fórmula: 60 mL ao nascimento + 30 mL por ano de vida[19].

Se na cistografia houver suspeita de comprometimento do colo vesical, deve-se indicar cirurgia com reparo por via intravesical, tomando-se o cuidado de realizar uma abordagem próxima à cúpula vesical para não desestabilizar o hematoma pélvico. Na suspeita de associação de lesão de uretra posterior, a uretrografia e a cistoscopia são possibilidades a serem utilizadas.

O tratamento cirúrgico deve ser indicado se houver profusão de espícula óssea intravesical ou suspeita de lesão de colo vesical.

Se essas condições não estão presentes na avaliação da cistografia, as lesões poderão ser tratadas por meio de sondagem vesical por sete a 10 dias.

Uma cistografia miccional deve ser realizada após a retirada da sonda para avaliação do colo vesical.

Lesões Intraperitoniais

As lesões intraperitoniais são associadas a traumas fechados que ocorrem com a bexiga cheia. Isso ocorre com maior frequência em crianças, nas quais a bexiga é um órgão mais intra-abdominal e frequentemente se encontra repleto. As lesões normalmente são na cúpula vesical, que é recoberta pela reflexão peritonial, local de menor sustentação pelas estruturas perivesicais e da bacia[20].

Na cistografia ou tomografia computadorizada ocorre presença de contraste livre na cavidade peritonial. Como geralmente são lesões extensas, a avaliação do colo vesical se torna difícil.

O tratamento é cirúrgico, com reparo da bexiga e drenagem por sonda vesical ou cistostomia (utilizada em crianças com uretra de menor diâmetro, evitando-se a lesão uretral secundária).

Todos os pacientes com lesão intra e extraperitoniais devem ser tratados com antibióticos por via intravenosa, por 48 horas, seguidos de antibioticoterapia por via oral, que deve ser suspensa 48 horas após a retirada da sonda vesical. Ferimentos penetrantes com trajeto vesical devem ser explorados cirurgicamente.

TRAUMA DE URETRA

As lesões de uretra são incomuns e quase exclusivas no sexo masculino. Várias partes da uretra podem ser envolvidas com lacerações, rupturas totais e contusões. A uretra se divide no segmento posterior, que consiste nas porções prostática e membranosa, e no segmento anterior, que são a uretra bulbar e a peniana. O trauma pélvico com fraturas de bacia se associa à lesão de uretra membranosa e à queda a cavaleiro, à uretra bulbar.

Trauma de Uretra Membranosa

Nas crianças, pela presença da pelve não totalmente desenvolvida e a posição mais intra-abdominal da bexiga, o trauma de uretra posterior difere do trauma no adulto. As fraturas de bacia são mais instáveis, levando à mobilização mais extensa da uretra prostática, o que resulta em maior número de lesões totais, com mobilização mais intensa da próstata no assoalho pélvico. Isso, hipoteticamente, torna mais frequente a presença de sequelas de disfunção erétil e de incontinência urinária permanente[18,21].

A associação com lesões de colo vesical são duas vezes mais frequentes nas crianças do que nos adultos e, nas meninas pré-púberes, as lesões de uretra associadas à fratura de bacia são quatro vezes mais frequentes[22].

A presença de sangue no meato uretral, associada à fratura de bacia, indica investigação com realização de uretrocistografia. A uretrografia retrógrada pode demonstrar lesão parcial ou total, orientando a melhor forma de drenagem urinária. Não se deve tentar sondagem vesical antes de realizar exames de imagens radiológicas[21].

Se houver rotura total, deve-se realizar a cistostomia. A reconstrução uretral tardia é o tratamento mais aceito. O realinhamento primário, mesmo em serviços com todo o equipamento disponível, deve ser evitado em crianças, pelo pequeno diâmetro da uretra. As correções devem ser feitas após três meses da fratura e imagens radiológicas, por meio de cistograma e uretrografia combinados, devem ser obtidas previamente, embora isso seja particularmente difícil em crianças[21].

Os procedimentos por via perineal são os mais realizados, conseguindo-se anastomoses terminoterminais na maioria dos casos. Todo o tecido fibroso deve ser removido. Manobras de abertura da crura, com retificação da uretra bulbar, ou desbastamento da sínfise púbica às vezes ajudam a realizar a anastomose sem tensão, com a perfeita cooptação da mucosa uretral. Fios absorvíveis monofilamentares são os preferidos e a drenagem da urina por sonda vesical é mandatória. O cateter deve permanecer de 10 a 14 dias[20,21]. Lesões com grande extensão, mais comuns em crianças, podem levar a reparos com técnicas transpúbicas, às vezes combinadas com técnica via perineal[23].

Trauma de Uretra Bulbar

Lesões de uretra bulbar são associadas a dois mecanismos distintos: nas manipulações uretrais (cateterismos, dilatações e cistoscopias) e no trauma perineal, como a queda a cavaleiro, onde há impacto direto sobre o bulbo uretral contra a pelve. Clinicamente, apresentam-se com uretrorragia, hematomas perineais e retenção urinária. Previamente à manipulação uretral, a realização de uretrografia retrógrada é mandatória. Lesões parciais podem ser tratadas por cateterismo vesical, às vezes guiado por uretrocistoscopia. Na ruptura total, o tratamento primário com abordagem imediata da lesão e anastomose terminoterminal é controverso e deve ser realizado por cirurgiões com experiência. Atualmente, a maior concordância na literatura é a realização de cistostomia com abordagem posterior. Lesões com estenose de até 1 cm podem ser tratadas por meio de uretrotomia interna endoscópica, e a tendência é que se tente apenas uma vez, pois, se repetida, aumenta a incidência de espongiofibrose, com consequente aumento da extensão da estenose. As lesões maiores de 1 cm são tratadas com abordagem perineal e anastomose terminoterminal, sempre que possível. Casos mais complexos e pré-operações podem requerer retalhos de prepúcio ou enxertos de mucosa oral[24,26,27].

Trauma de Uretra Peniana

Lesões de uretra peniana são frequentemente iatrogênicas, secundárias à circuncisão ou no reparo de anomalias anorretais. Após circuncisão, podem ocorrer três tipos de lesões:

- No meato;
- Perdas de segmento uretral em caso de amputação total ou parcial de glande;
- Fístulas tardias por lesões isquêmicas.

O reparo inicial pode ser difícil e tratamentos posteriores seguem os princípios das cirurgias para correção de hipospádias[25]. A prevenção de lesões em correção de anomalias anorretais pode ser realizada com sondagem prévia ou até, se necessário, por meio de cistoscopia.

Trauma de Uretra Feminina

Lesões em uretra feminina são associadas a fraturas graves e instáveis da bacia, secundárias à rotura da sínfise púbica. Normalmente, estão associadas a lesões de colo vesical e, em 70% dos casos, a lesões vaginais, e em 30%, a lesões retais. Tratamento primário com reparo vesical, uretral e vaginal e, se necessário, colostomia é o mais indicado[24].

TRAUMA GENITAL

Nas crianças, traumas de escroto, testículo e vulva são geralmente resultado de atividade atlética, quedas ou acidentes com bicicleta e veículos motorizados. Os traumas de testículo são geralmente unilaterais e, havendo aumentos dolorosos e hematoma de escroto, deve-se realizar ultrassonografia para avaliação de presença de hematocele e se há ruptura da túnica albugínea. Se persistir dúvida quanto à integridade desta, deve-se realizar exploração cirúrgica. O testículo poderá estar comprometido em diversos graus, desde pequenas fissuras até lesões mais graves e complexas, como a explosão testicular. O reparo da lesão deve ser realizado com esvaziamento do hematoma, tentando preservar o parênquima testicular ao máximo e devendo ser ressecada a sua porção extrusa. O tratamento clínico se reserva à ausência de sinais de lesão parenquimatosa e em lesões com diagnóstico tardio, acima de 72 horas. Consiste em repouso, elevação escrotal, antibioticoterapia e uso de anti-inflamatório. Ferimentos penetrantes devem ser explorados e reparados[28].

Nas meninas, as lesões genitais estão associadas à violência sexual, inserção acidental de corpo estranho ou traumatismos diretos, como os já descritos para as lesões uretrais femininas.

TRAUMA DE PÊNIS

O pênis, por sua grande mobilidade e topografia, raramente sofre traumatismos. As lesões mais comuns são nos tecidos envoltórios, geralmente causadas por fechos de calça (zíper) e estrangulamento por material plástico, elástico e até metálico, além de ferimentos por mordeduras de animais domésticos e, mais raramente, por ratos.

O tratamento consiste na limpeza e desbridamento das lesões, associados ao uso de antibióticos de largo espectro. As lesões prepuciais decorrentes de constrição por anéis e zíper devem ter o agente removido, geralmente sob anestesia, na maioria dos casos com auxílio de instrumental não convencional. A vacinação contra tétano deve ser verificada e, em casos de ferimentos causados por animais, a vacinação contra raiva deve ser considerada. Nos locais onde a circuncisão é largamente utilizada, pode-se ter lesões iatrogênicas que incluem avulsões da glande (raras) e ressecções em excesso da pele prepucial, normalmente tratadas com curativo e cicatrização por segunda intenção[29].

REFERÊNCIAS

1. Jankovski JT, Spirnak JP. Current recommendations for imaging in the management of urologic traumas. Urol Clin North America. 2006;33:365-76.
2. Santucci RA, Wessels H, Bartsch G, Descotes J, Heyns CF, McAninch JW, Nash P, Schmidlin Fl. Evaluation and management of renal injuries: consensus statement of the renal trauma subcommittee. BJU Int. 2004;93:937-54.
3. Morey AF, Brandes S, Dugi DD 3rd, Armstrong JH, Breyer BN, Broghammer JA, et al. Urotrauma: AUA guideline. J Urol. 2014;192:327-35.
4. Cooper A, Barlow B, Di Scala C, Sting D. Mortality and truncal injury: the pediatric perspective. J Pediatr Surg. 1994;29:33-8.
5. Runyon MS. Blunt genitourinary trauma: Initial evaluation and management. UpToDate, 2015. Disponível em: <http://www.uptodate.com/contents/blunt-genitourinary-trauma-initial-evaluation-and-management>.
6. Gerstenbluth RE, Spirnak JP, Elder JS. Sports participation and high grade renal injuries in children. J Urol. 2002;168:2575-8.
7. Fraser JD, Aguayo P, Ostlie DJ, St Peter SD. Review of the evidence on the management of blunt renal trauma in pediatric patients. Pediatr Surg Int. 2009;25:125-32.
8. Santucci RA, Langenburg SE, Zachareas MJ. Traumatic hematuria in children can be evaluated as in adults. J Urol. 2004;171(2 Pt 1):822-5.
9. Saladino RA, Lund DP. Abdominal trauma. In: Fleisher GR, Ludwig S, editors. Textbook of Pediatric Emergency Medicine. 6th ed. Philadelphia: Lippincott Williams & Wilkins; 2010. p. 1271.
10. Lima TFN, Andrade PR, Carvalho JAR, Pereira RN, Livrine VA, Hachul M, Livrine VA, Hachul M. Trauma Renal: algoritmo de investigação e conduta. Emergência Clínica. 2011;06(28):11-6. Disponível em: <http://www.saudedireta.com.br/docsupload/1334755066Trauma%20Renal.PDF>.
11. Wessels H, Suh D, Porter JR, Rivara F, MacKenzie EJ, Jurkovich GJ, Nathens AB. Renal injury and operative management in the United States; results of a population-based study. J Trauma. 2003;54:423-30.
12. Velmahos GC, Degiannis E, Wells M, Souter l. Penetrating ureteral injuries: the impact of associated injuries on management. Am Surg. 1996;62:461-8.
13. Shuster TG, Russel KY, Blomm DA, Koo HP, Faerber GL. Ureterescopy for treatment of urolithiasis in children. J Urol. 2002;167:1813; discussion 1815-16.
14. McAleer IM, Kaplan GW, Lo Sasso BE. Congenital urinary tract anomalies in pediatric renal trauma patients. J Urol. 2002;168(4 Pt 2):1808-10; discussion 1810.
15. Chopra P, St-Vil D, Yasbeck S. Blunt renal trauma-blessing in disguise? J Pediatr Surg. 2002;37:779-82.

16. Kattan S. Traumatic pelvi-ureteric junction disruption. How can we avoid delayed diagnosis? Injury. 2001;32:797-800.

17. Carroll PR, McAninch JW. Major bladder trauma: mechanisms of injury and a unified method of diagnostic and repair. J Urol. 1984;132:254-7.

18. Husmann DA. Diagnostic techniques in suspected bladder injury. In: McAninch JW, editor. Traumatic and Reconstructive Urology. Philadelphia: WB Saunders Company; 1996. p. 261-7.

19. Chapple CR. Urethral injury. BJU Int. 2000;86(3):318-326.

20. Peng MY, Parisky YR, Cornwell EE 3rd, Radin R, Bragin S. CT CT cystography versus conventional cystography in evaluation of bladder injury. AJR Am J Roentgenol. 1999;173:1269-72.

21. Husmann DA, Wilson WT, Boone TB, Allen TD. Prostatomembranous urethral disruptions: management by suprapubic cystostomy and delayed urethroplasty. J Urol. 1990;144:76-8.

22. Boone TB, Wilson WT, Husmann DA. Postpuberal genitourinary function following posterior urethral disruption in children. J Urol. 1992;148:1232-4.

23. Perry MO, Husmann DA. Urethral injuries in the female following pelvis fractures. J Urol. 1992;147:139-43.

24. Koraitim MM. Posttraumatic posterior urethral strictures in children: a 20-year experience. J Urol. 1997;157:641-5.

25. Baskin LS, Canning DA, Snyder HM 3rd, Duckett JW Jr. Surgical repair of urethral circumcision injuries. J Urol. 1997;158:2269-71.

26. Roehrborn CG, McConnell JD. Analysis of factors contributing to success or failure of 1-stage urethroplasty for urethral stricture disease. J Urol. 1994; 151:869-74.

27. Hafez AT, El-Assmy A, Dawaba MS, Sarhan O, Bazeed M. Long-term outcome of visual urethrotomy for the management of pediatric urethral strictures. J Urol. 2005;173:595-7.

28. Perron CE. Scrotal trauma in children and adolescents. UpToDate, 2014. Disponível em: <http://www.uptodate.com/contents/scrotal-trauma-in-children-and-adolescents>.

29. El-Bahnasawy MS, El-Sherbiny MT. Penile pediatric trauma. BJU Int. 2002;90:92-6.

30. American Association for Surgery of Trauma (AAST). Disponível em: <http://www.aast.org/library/traumatools/injuryscoringscales.aspx#kidney>.

90 Trauma Intencional – Maus-tratos

Mário Roberto Hirschheimer
Renata Dejtiar Waksman

INTRODUÇÃO

Em todo o mundo, diariamente, estima-se que centenas de crianças e jovens (com idades entre 0-19 anos) morrem como resultado da violência interpessoal; e para cada morte, muitos mais são hospitalizados devido a lesões e ferimentos graves[1,2].

Fatores como pobreza, habilidades sociais pobres, baixo nível de escolaridade, evasão escolar, impulsividade e agressividade aumentam o risco de violência entre os indivíduos[3,4].

Segundo o UNICEF[5], em 2012, dentre os principais fatos da violência contra crianças e adolescentes em todo o mundo, destacam-se: 95 mil mortes de menores de 20 anos por homicídios; cerca de seis em 10 crianças (de 2 a 14 anos) são submetidas regularmente a punições físicas por seus cuidadores; três em 10 adultos acreditam que a punição física é necessária para educar e disciplinar as crianças; quase um quarto de garotas entre 15 e 19 anos relatam ter sido vítimas de violência física desde os 15 anos; um em 10 adolescentes menores de 20 anos foi vítima de abuso sexual em algum momento de sua vida; e uma em três adolescentes entre 15 e 19 anos foi vítima de violência física, psicológica ou sexual cometida por seu parceiro ou marido em algum momento, e perto de 50% delas acredita que o marido ou parceiro tem o direito justificado de bater em sua esposa ou companheira.

No Brasil, apesar da queda da taxa de mortalidade infantil, ocorreu uma "explosão" nos índices de mortalidade por causas externas em todas as classes sociais, não se restringindo o problema à população de menor poder aquisitivo, na qual a mortalidade por agravos é mascarada por problemas oriundos da exclusão social.

Segundo o Ministério da Saúde, as agressões constituem a principal causa de morte de jovens entre cinco e 19 anos[6]. A maior parte dessas agressões provém do ambiente doméstico. Segundo estimativas do Unicef, diariamente 18 mil crianças e adolescentes são espancados no Brasil[7].

MORTALIDADE POR CAUSAS EXTERNAS

Causas externas (acidentes e violências) podem ser compreendidas como qualquer ação ou omissão que provoque agravos, lesões ou transtornos ao desenvolvimento da criança e do adolescente, com caráter de intencionalidade (violências) ou não (acidentes)[8].

Interessante ver que no Brasil, em 2013, onde tradicionalmente os agravos não intencionais (acidentes) costumavam ser a terceira causa de morte, foram ultrapassados pela violência[9].

Segundo dados disponíveis do DATASUS, em 2012, as causas externas –os acidentes e as violências – foram a maior causa de morte a partir do segundo ano de vida e foram responsáveis por quase 30% das mortes em crianças e adolescentes até 19 anos, representando o primeiro lugar entre os óbitos nessas idades, sendo a terceira causa entre todos os óbitos no Brasil[6] (Tabela 90.1).

TABELA 90.1 ***Mortalidade devido a causas externas no Brasil, por faixa etária, em 2012.***

Idade	Óbitos	Causas externas	%
< 1 ano	39.123	1.297	2,70
1 a 4 anos	6.342	1.428	22,51
5 a 9 anos	3.952	1.297	32,82
10 a 14 anos	5.710	2.550	44,66
15 a 19 anos	21.269	15.816	72,70
Total	76.396	22.142	29,00

Fonte: MS/SVS/DASIS – Sistema de Informações sobre Mortalidade (SIM)[6].

Essa questão é, portanto, um importante problema de saúde, por constituir causas passíveis de prevenção e por representar custos elevados para o país. Os gastos com assistência médica, tratamento, reabilitação e custos com o sistema judiciário e penal representam 8% do total de gastos com o Sistema Único de Saúde (SUS)[10].

Segundo a Organização Pan-Americana de Saúde, no Brasil, os anos potenciais de vida perdidos devido a causas externas representam 5,1 anos[10].

Mesmo sendo alarmantes, os números acima não refletem a totalidade da tragédia da violência contra crianças e adolescentes. Não são consideradas as mortes por causas ditas "naturais", consequentes à negligência dos cuidados à saúde.

CAUSAS

O abuso das crianças e adolescentes pode ser desencadeado por uma somatória de fatores socioeconômicos, como desemprego, marginalidade, injustiça, exclusão social, privação e baixo nível de escolaridade, que, entre outros, levam um indivíduo à frustração e a reagir, como consequência, com maus-tratos àqueles que o cercam[1-4,11]. Existe, portanto, uma teia de relações entre fatores individuais e ambientais que são determinantes para a prática da violência.

Se o modelo de violência for transmitido e perpetuado nas relações em família para estabelecer limites, os filhos aprenderão que uma solução de conflitos válida é pela força e tenderão a reproduzir esse modelo não só junto às suas futuras famílias, mas em todas suas relações interpessoais.

FORMAS E DIAGNÓSTICO DAS SITUAÇÕES DE VIOLÊNCIA NA INFÂNCIA E ADOLESCÊNCIA

Para que o diagnóstico ocorra, é preciso inicialmente se abolir da prática médica o preceito antigo de que os pais e a família sempre seriam os melhores a cuidar de sua prole e também, dentro da consulta pediátrica, de que eles sempre estariam falando a verdade e procurando o melhor para seus filhos[12].

Para o profissional de saúde, o reconhecimento de sinais das várias apresentações da violência doméstica na infância e adolescência é uma prática que deveria fazer parte do seu dia a dia, como também a abordagem dessas situações, que podem ser de extrema complexidade. Muitas vezes, são os primeiros a suspeitar de episódios de violência, mas o motivo da busca de atendimento pode estar mascarado por outros problemas ou sintomas que não promovem elementos para um diagnóstico[1,3,4].

Médicos que atendem crianças e adolescentes necessitam estar capacitados e treinados. Muitas vezes, surgem dificuldades quando se deparam com situações de violência, principalmente devido à falta de preparo técnico e ao fato de essas situações envolverem a transgressão de questões morais e sociais, além do medo ou recusa em envolver-se com o que é considerado culturalmente como problema "de família" ou de justiça[12-14].

Frente a essa importante epidemiologia, todos os pediatras e profissionais da área da saúde, de todos os níveis de atendimento, devem estar preparados para a identificação do risco para os maus-tratos[12].

Em qualquer avaliação médica, e especialmente na pediátrica, há que se levar em conta, frente à identificação de características de risco para a criança ou adolescente ou ao reconhecimento dos sinais e sintomas que caracterizam a violência na infância e adolescência, quatro fatores que definem a gravidade da situação(12,13).

São eles: a avaliação do estado geral físico e psíquico da possível vítima, o tipo de agressão, características da pessoa suspeita de ser a agressora e, especialmente, a possibilidade de conivência ou capacidade da família em cuidar e proteger a criança ou adolescente[(12,13)].

CLASSIFICAÇÃO

Define-se como violência à infanto-adolescência toda ação ou omissão exercida de forma consciente ou inconsciente, que venha a provocar dor à criança ou adolescente, seja ela dor física, seja psicossocial[(8)].

A violência pode ser classificada em doméstica ou intrafamiliar, extrafamiliar e autoagressão. Cada um desses tipos de violência pode se manifestar de formas diferentes, não excludentes entre si[(8)]:

- Violência doméstica ou intrafamiliar: modalidades física, negligência, sexual e psicológica;
  - Formas peculiares: síndrome de Munchausen por transferência, cultos ritualísticos, *bullying*;
- Extrafamiliar: modalidades institucional, social, urbana e macroviolência;
- Autoagressão: atividades de risco, agravos autoprovocados, suicídio.

Neste capítulo, procuramos nos ater à Violência Doméstica e à Síndrome de Munchausen por transferência, situações mais frequentes no dia a dia dos serviços de Terapia Intensiva.

VIOLÊNCIA DOMÉSTICA

Quando a violência é exercida por adulto ou adolescente mais velho, na qualidade de responsável, permanente ou temporário, ou que mantenha com a vítima um laço de parentesco, dependência física e/ou emocional, coabitação ou submissão, classifica-se como Violência Doméstica e caracteriza-se o Crime de Maus-tratos (art. 136, do Código Penal Brasileiro)[(15)].

Deve ser considerada a fonte de todas as formas de violência, pois, na dependência da idade, intensidade e tempo de duração, pode desestruturar a formação da personalidade da criança, desencadeando danos ao seu desenvolvimento físico, moral, intelectual ou psicossocial, e falhas ou a destruição dos valores mínimos necessários para a convivência consigo mesma e com o outro[(12)].

A violência doméstica é a forma mais comumente encontrada na infância e adolescência, sendo, na maioria dos casos, seus responsáveis diretos os principais agressores. A mãe tem sido identificada com maior frequência, seguida pelo pai, quando não considerado o abandono dele à sua companheira e prole, fato extremamente comum, como uma das piores formas de violência[(11-14)].

Ademais, somando os agressores que ocupam o lugar de pai (o próprio pai, padrasto, companheiro da mãe ou avô), estes ficam em primeiro lugar e são os que costumam praticar as formas mais severas de maus-tratos[(16)].

A violência doméstica é um problema que atinge todos os países do mundo, e está presente em todas as culturas, classes sociais, níveis de escolaridade e origens étnicas.

Violência Física

Caracteriza-se como o uso da força física de forma intencional, por parte dos pais ou responsáveis ou adolescente mais velho, com o objetivo de manutenção ou demonstração de poder do mais forte sobre o mais fraco a qualquer custo, podendo ferir, provocar danos ou mesmo levar à morte da criança ou do adolescente, deixando ou não marcas evidentes[(12,13,15,17)].

Negligência

Caracteriza-se por atos ou atitudes de omissão, de forma crônica, praticada pelos pais ou responsáveis, com prejuízo à higiene, nutrição, saúde, educação, proteção e afeto da criança ou adolescente, apresentando-se em vários aspectos e níveis de gravidade, sendo o abandono o grau máximo.

Síndrome de Munchausen

Caracterizada como a situação na qual o paciente é trazido para cuidados médicos, mas os sintomas e sinais que apresenta são inventados, simulados ou provocados por seus pais ou responsáveis. Essa prática impõe sofrimentos físicos ao paciente, tais como a exigência de exames complementares desnecessários e o uso de medicamentos ou ingestão forçada de substâncias, além de provocar danos psicológicos pelas múltiplas consultas e internações sem motivo[12,17,18].

Violência Sexual

Caracteriza-se pelo uso da criança ou adolescente para gratificação sexual de adulto ou adolescente mais velho, responsável por ele ou que mantém algum vínculo familiar, de convivência ou confiança, incluindo desde carícias; manipulação de genitália, mama ou ânus; *voyeurismo*; pornografia; exibicionismo; exploração sexual; até o ato sexual com penetração oral, anal ou vaginal[12,17], desrespeitando o direito de escolha da vítima, suprimindo por coerção, ascendência, sedução ou imaturidade.

Violência Psicológica

É a forma de violência doméstica mais difícil de ser conceituada e diagnosticada, pois muitas vezes ela resulta do despreparo dos pais para a educação de seus filhos.

Consiste na submissão da criança ou adolescente, por parte dos pais ou responsáveis, definitivos ou temporários, a ações verbais ou atitudes que visem à humilhação, desqualificação, tratamento como de *minus valia*, culpabilização, indiferença, rejeição, ameaça, responsabilização excessiva e outros que possam levar a lesões, muitas vezes irreversíveis, a seu desenvolvimento, tanto na área psíquica, como na afetiva, emocional, moral e social[18,20,21].

VIOLÊNCIA FÍSICA

Acomete todas as faixas etárias da criança, porém predomina nos menores de três anos. Estima-se que seja responsável por aproximadamente 30% de todas as formas de violência contra a criança. Proporcionalmente, é o maior responsável por mortalidade entre as formas de violência à criança[18].

Das crianças que procuram serviços de emergência por trauma, 10% são vítimas de maus-tratos, 60% sofrem atos violentos recidivantes e 10% morrem. Caso essas crianças não forem identificadas e não se oferecer nenhum tipo de ajuda, mais vítimas morrerão nas mãos dos pais em abusos repetidos[18].

ATENDIMENTO E DIAGNÓSTICO[12,21,22]

Ao avaliarmos uma criança submetida a um trauma, a pergunta que se deve fazer sempre é: *Trata-se de um trauma acidental ou intencional?*

A suspeita clínica se baseia nos dados de anamnese, de exame físico e, mais raramente, de exames laboratoriais.

Nem sempre o diagnóstico é fácil, necessitando de experiência profissional e da devida atenção do médico e de toda a equipe de saúde.

É fundamental que a avaliação física seja detalhada, visando não apenas à investigação diagnóstica da situação atual, mas também a busca de outros sinais de violência anterior.

Porém, a negativa por parte da vítima ou mesmo a confirmação da história do responsável não afasta a possibilidade de violência. Ao contrário, na maioria dos casos de traumas intencionais, a criança ou adolescente é ameaçado das mais diversas formas para não denunciar o agressor, sendo incutido nele a sensação de culpa ou merecimento do ocorrido, o que torna ainda mais difícil a solicitação de ajuda.

Anamnese

São dados da anamnese que sugerem vitimização física:

- Incompatibilidade entre dados da história e os achados clínicos;
- Omissão total ou parcial da história de trauma;
- Pais que mudam a história toda vez que são interrogados;
- Histórias diferentes quando são questionados os membros da família isoladamente;
- Demora inexplicável na procura de recursos médicos na presença evidente de trauma;
- Crianças maiores que não querem relatar o que aconteceu, com medo de represálias, em especial, quando os agentes agressores são os pais;
- Mães solteiras, mães muito jovens, pais separados etc.;
- Pais alcoólatras (frequentemente, o pai) ou usuários de drogas ilícitas;
- Violência à mãe ou a pessoas idosas da família;

- Pacientes com doença mental, principalmente apresentando retardo do DNPM.

O primeiro passo para o diagnóstico de maus-tratos é ter uma visão abrangente da criança e da família, iniciando pelo relato detalhado do que aconteceu da própria criança ou adolescente, preferencialmente longe de seus responsáveis, pois, em alguns casos, ao se sentir mais seguro, poderá relatar a agressão a que foi submetido.

Um histórico da situação atual deve ser levantado e muito bem registrado, com as exatas palavras da vítima e da família.

Exame Físico

Aspecto geral

Na avaliação do estado geral do paciente, sugerem que ele seja vítima de violência física:

- Agressiva: a criança pode apresentar-se temerosa, arredia, agressiva e com frequência adotar posições de defesa, isto é, encolher-se e proteger o rosto, já que é a região em que é agredida com frequência;
- Apática: pode, por outro lado, apresentar-se apática, sonolenta e triste, já não esboçando muita defesa;
- Desnutrida: não raramente a desnutrição acompanha essas situações, algumas vezes com atraso importante do desenvolvimento neuromotor.

Pele

São lesões de pele que sugerem trauma intencional:

- Hematomas: são os sinais mais frequentemente encontrados. Especial atenção quando aparecem em dorso, nádegas, região genital e dorso das mãos, já que são locais menos frequentes de lesões acidentais. Observar quando estão em fases distintas de evolução sugerindo traumas repetitivos.
- Escoriações: podem acompanhar os hematomas.
- Queimaduras: podem estar presentes em até 10% das crianças com abuso físico. Especial atenção quando são de extremidades e são simétricas, principalmente quando predominam em regiões de extensão, sugerindo algum emboço de defesa pelo agredido.
- Mordeduras: as marcas costumam ser evidentes e requerem o uso de antibioticoprofilaxia, com amoxicilina com clavulanato, na dose de 50 mg/kg/dia, a cada 12 horas, por cinco dias.

As lesões com lacerações e as perfurocortantes podem requerer profilaxia do tétano.

Cabeça

Aproximadamente 30% das crianças agredidas apresentam traumatismo na cabeça e até 50% delas sofrem alterações neurológicas permanentes.

- Olhos: por ser uma região de tecido frouxo, com frequência há o aparecimento de edemas e hematomas. Algumas vezes, pode haver comprometimento de cristalino ou mesmo de retina, podendo levar à amaurose.
- Orelhas: por traumas repetitivos, podem aparecer deformidades, tendo-se que a conhecida “orelha em lata” pode ser uma delas.
- Boca: as lesões na cavidade oral são frequentes. Além de lesões da mucosa oral, podem aparecer alterações dos dentes (amolecimento, escurecimento etc.).

Tórax e abdome

Traumatismos do abdome e do tórax são causas importantes de morte na criança agredida. O mecanismo pode ser agressão direta, geralmente pelo punho do adulto ou por brusca desaceleração após a criança ser empurrada.

- Tórax: pode haver hemotórax ou pneumotórax secundário às fraturas de costelas (bastante raras em traumas acidentais).
- Abdome: em traumas fechados (socos ou pontapés), pode haver perfurações de vísceras ocas ou rupturas de fígado ou baço, podendo levar a um quadro característico de abdome agudo. Observou-se que, em até 6% das crianças submetidas a abuso físico e que não exibiam, ao exame físico, sinais sugestivos de lesão abdominal, desenvolveram lacerações hepáticas vistas em tomografia.

Fraturas

As fraturas podem aparecer em até 40% das crianças com abuso físico. São mais sugestivas de trauma intencional quando são distais e têm características de fraturas por arrancamento. As fraturas espiraladas, especialmente de membros inferiores em crianças que ainda não andam, são também bastante sugestivas de abuso.

A avaliação radiológica completa deverá ser realizada em crianças com menos de dois anos e naquelas que não se comunicam, mesmo não havendo evidências de trauma ósseo ao exame físico.

As fraturas de crânio que sugerem abuso têm como característica serem múltiplas, complexas ou serem de região occipital ou parietal posterior.

Sistema nervoso central

A frequência de trauma acidental superficial na cabeça em crianças até o segundo ano de vida é relativamente alta. Entretanto, quedas acidentais da própria altura de crianças com menos de 120 cm de altura muito raramente causam dano neurológico. O relato de tal fato e o encontro de lesões neurológicas é sugestivo de o trauma ser intencional, pois somente os decorrentes de acidentes automobilísticos ou de quedas de grandes alturas costumam provocar lesões significativas no sistema nervoso central.

Crianças abaixo de três anos de idade, especialmente aquelas com menos de um ano que apresentam o exame neurológico alterado – tal como diminuição do nível de consciência, irritabilidade, diminuição da aceitação alimentar, vômitos, convulsões, alteração da respiração até apneia, coma e postura em opistótono – podem apresentar hemorragia intracraniana e necessitam realizar uma tomografia de urgência. Se apresentarem sinais de hemorragia intracraniana, é fundamental ser realizado um exame de fundo de olho, o qual, quando mostra hemorragias retinianas, caracteriza a síndrome do Bebê Sacudido (*Shaken Baby Syndrome*).

SÍNDROME DO BEBÊ SACUDIDO (*SHAKEN BABY SYNDROME*)[17,18,21,22]

A síndrome do bebê sacudido caracteriza-se por lesões do sistema nervoso central e hemorragias oculares provocadas por chacoalhamento de crianças pequenas.

Devido à fraqueza dos músculos do pescoço dos bebês e à cabeça mais pesada e grande em proporção ao seu corpo, aliadas ao cérebro infantil imaturo, que precisa de espaço para crescer, há um espaço virtual mais amplo entre os ossos do crânio e o cérebro. Sacudir violentamente um bebê pode provocar movimento do encéfalo dentro do crânio (Figura 90.1), resultando em contusão cerebral e cisalhamento dos vasos-ponte entre a dura-máter e a aracnoide (Figura 90.2).

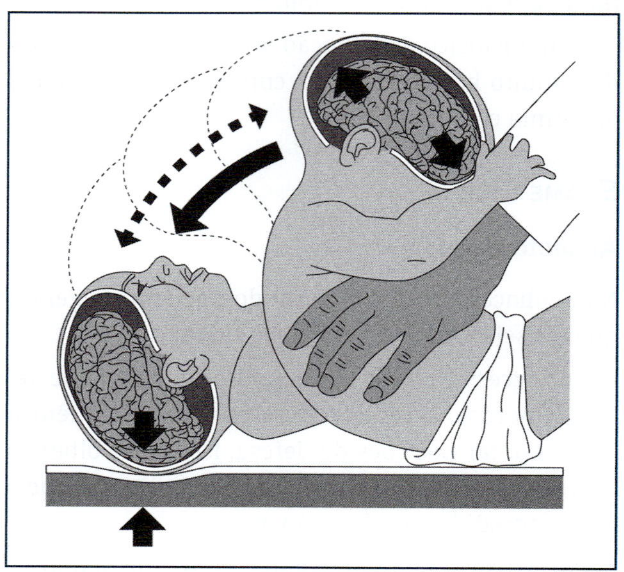

FIGURA 90.1 ***Movimento do encéfalo dentro da caixa craniana durante o chacoalhamento.***
Fonte: Child Abuse and Exploitation – Investigative Technics, U.S. Department of Justice.

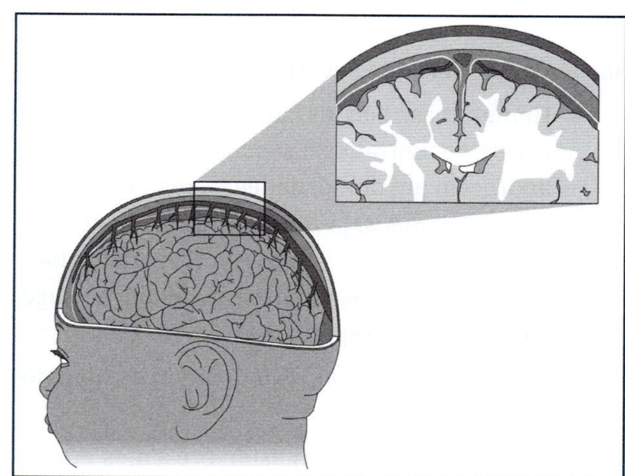

FIGURA 90.2 ***Órgãos e tecidos que podem ser acometidos durante o chacoalhamento.***
Fonte: adaptada de: <http://www.medscape/viewarticle/478153.fig2.jpg>.

As lesões mais comuns associadas à síndrome do bebê sacudido incluem hemorragia subdural e subaracnoide, hemorragia retiniana e lesões da medula espinhal ou no pescoço. Muitas vezes, as crianças também têm evidências de outras lesões não acidentais, incluindo fraturas dos arcos costais posteriores. O ato de chacoalhar não precisa ser prolongado, ocorrer apenas uma vez ou repetidas vezes durante dias, semanas ou meses.

Quadro Clínico[12,18,21,22]

- Idade: a vítima típica costuma ter menos de um ano e, usualmente, menos de seis meses de idade.
- Sexo da vítima: a criança agredida, em geral, é do sexo masculino e cuidada por apenas uma pessoa no período da agressão.
- Sexo do agressor: 90% são homens. O pai biológico é o mais comum. Quando o agressor é do sexo feminino, é mais provável ser a babá do que a mãe biológica.

Os sintomas podem ser leves ou graves, mas são inespecíficos: diminuição do nível de consciência, sonolência, irritabilidade, diminuição da aceitação alimentar, vômitos, convulsões, alteração do ritmo respiratório (incluindo apneia), coma e postura em opistótono.

- Lesões esqueléticas: aparecem em até 50% dos casos, mas a sua presença não é requerida para o diagnóstico.
  - Fratura em arco posterior da costela reforça o diagnóstico da síndrome (Figura 90.3);
  - Fraturas de ossos longos, embora não sejam típicas da síndrome, podem estar presentes.
- Hemorragia subdural: consequente à ruptura das veias pontes no espaço subdural.
- Hemorragia retiniana: crianças com trauma craniano leve ou moderado, como os consequentes à queda do berço, não exibem hemorragia retiniana. Mesmo em traumas acidentais graves, como acidentes automobilísticos, a hemorragia retiniana é observada em menos de 3% das crianças estudadas[23].

Embora nenhuma lesão seja exclusivamente patognomônica da síndrome, a combinação de hemorragias retiniana e subdural em um lactente ou criança pequena, na ausência de uma adequada justificativa, aumenta o grau de suspeita de lesão abusiva.

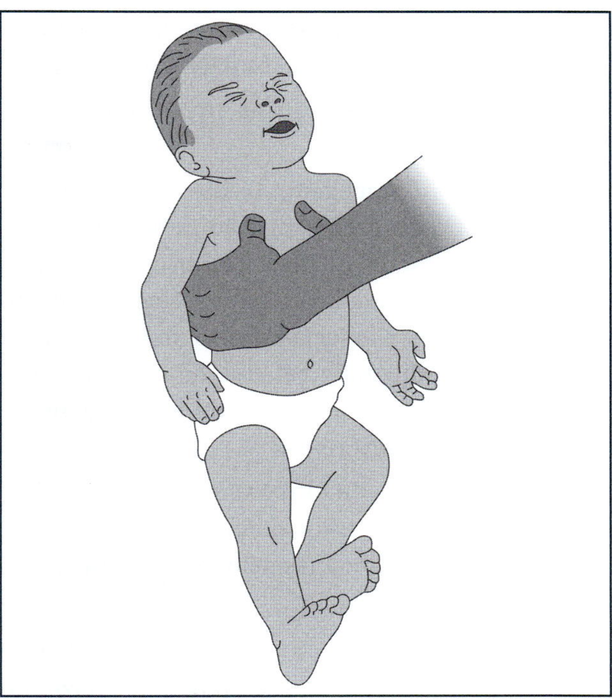

FIGURA 90.3 ***Mecanismo de produção de fraturas dos arcos costais posteriores durante o chacoalhamento.***
Fonte: Núcleos de Estudos da Violência contra Crianças e Adolescentes da Sociedade de Pediatria de São Paulo[11].

Consequências

Estima-se que menos dé 20% dos pacientes com síndrome do bebê sacudido têm evolução favorável; ao redor de 30% morre rapidamente. Os demais sobreviventes apresentam sequelas neurológicas ou oculares importantes[17,24].

- Sequelas oculares: hemorragias oculares, cegueira.
- Sequelas neurológicas: lesões encefálicas, atraso do DNPM; convulsões; lesões da coluna vertebral e medula espinal[25].

O agravo neurológico pode ser avaliado pelo aumento da dosagem liquórica de mediadores de lesão secundária, como a glicina e o glutamato, IL-8 e IL-10 e de neuroprotetores, como a pró-calcitonina[25-28].

EXAMES COMPLEMENTARES[12,21,22]

Os exames complementares devem ser direcionados pelo quadro clínico.

- Exames hematológicos: hemoglobina, hematócrito, plaquetas, coagulograma.

- Exames bioquímicos: CPK, amilase, enzimas hepáticas, eletrólitos, intoxicação exógena.
- Exames urinários: urina tipo I, intoxicação exógena.
- Exames de imagem: frente a suspeita de maus-tratos, a investigação radiológica completa de esqueleto deve ser obrigatória até os dois anos de idade para investigação de fraturas antigas e associadas e, acima dessa faixa etária, radiografia seletiva de acordo com a informação, pela criança ou adolescente, de traumas anteriores.

  As indicações de ultrassom, tomografia computadorizada e ressonância magnética devem ser direcionadas pelo quadro clínico.

  - Radiografia simples:
    - Crianças com até dois anos de idade e aquelas que não se comunicam, fazer de corpo inteiro.
    - Para crianças maiores, baseados na anamnese e no exame físico.
  - Ultrassonografia: abdome e fontanela quando o quadro clínico sugerir algum agravo.
  - Tomografia computadorizada: crânio, tórax e abdome quando o quadro clínico sugerir algum agravo.

DIAGNÓSTICO DIFERENCIAL[12,17,21,22]

No diagnóstico diferencial de sinais sugestivos de violência física, deve ser considerado que:

- Hematomas: mesmo aparecendo em regiões não sugestivas de traumas acidentais, podem ser manifestação de leucoses, distúrbios de coagulação, meningococcemia, sepse ou doenças vasculares.
- Alterações ósseas: podem ser manifestações de trauma de parto, osteomielite, osteogênese imperfecta, hiperostose cortical, escorbuto, intoxicação por vitamina A, sífilis congênita, hiperostose cortical infantil (doença de Caffey).
- Fraturas de costelas: podem ser resultado de reanimação cardiorrespiratória.
- Alterações neurológicas: podem ser devido a trauma de parto, meningites, sepse, envenenamento por monóxido de carbono e erros inatos do metabolismo.
- Hemorragias retinianas: a causa mais comum de hemorragia não abusiva é o trauma de parto, que pode aparecer em até 14% das crianças. Porém, essas hemorragias resolvem-se rapidamente e não são responsáveis por perda de visão por tempo prolongado. Assim, o aparecimento de hemorragia depois da sexta semana de vida é sugestivo de abuso. Manobras de reanimação cardiorrespiratória (RCP) não são suficientes para causar hemorragia retiniana; portanto, se uma criança for submetida à RCP e apresentar esse quadro, deve-se pensar em trauma anterior.
- Hemorragia intracraniana: rotura de vasos da subaracnóideo por malformações ou aneurisma é muito rara em crianças menores de três anos. A ausência de hemorragia retiniana e a localização de hemorragia na bainha do nervo óptico distinguem casos de hemorragia por malformação vascular do bebê chacoalhado (*shaken baby*).

NEGLIGÊNCIA OU OMISSÃO DO CUIDAR[12-14]

O não atendimento das necessidades básicas da criança, com variados níveis de gravidade, é a forma mais frequente de violência.

O Código Penal Brasileiro (CPB)[15] caracteriza o "abandono de incapaz" e a "exposição ou abandono de recém-nascido" nos seus artigos 133 e 134. Na caracterização de "maus-tratos" do art. 136, está clara a visão da época e a fragilidade da defesa das crianças e dos adolescentes quando o CPB entrou em vigor (promulgado em 1940). Ele determina como crime apenas quando se submete a criança e o adolescente à privação da *alimentação ou cuidados indispensáveis* e que os *meios de correção ou disciplina* (quais, como e quanto?) são aceitos, desde que não haja abuso.

FORMAS DE APRESENTAÇÃO DA OMISSÃO DO CUIDAR[12-14]

O termo "Omissão do Cuidar" engloba tanto a forma sociocultural, como a forma advinda da intencionalidade do descuido, desproteção ou desafeto. Essa forma ocorre em todas as classes socioculturais. As duas formas merecem abordagens completamente diferenciadas.

Forma Sociocultural (Não Intencional)

Acontece nas classes sociais menos favorecidas, pela ausência de condições financeiras mínimas, ou pelos fatores culturais associados à ignorância e à falta de valorização da infância e adolescência.

A negligência ligada à pobreza ou à miséria, para muitos, justificaria a impossibilidade do bem cuidar. Se assim fosse, seria de se supor que pessoas nascidas e criadas em ambientes de extrema injustiça social, sem condições mínimas de vida e dignidade, não conseguiriam privilegiar o bem-estar de sua prole, pois a luta diária é para a sobrevivência e, para tal, qualquer omissão seria aceita. Porém, mesmo em grandes bolsões de miséria, encontram-se mães e pais extremamente afetuosos e preocupados com o bem-estar de seus filhos, que tentam lhes oferecer o que têm de melhor, muitas vezes em prejuízo próprio, o que indica uma necessidade de reavaliação desse conceito.

Forma Intencional (Consciente ou Não)

Há que se entender a intencionalidade das ausências no cuidado à saúde e à alimentação, das falhas no apoio à educação, da substituição do afeto e proteção por bens de consumo, no desacompanhamento. Nem sempre os pais ou responsáveis têm consciência dessa forma de maus-tratos, que se dá por meio da pouca valorização, da menor importância, da alegada falta de tempo, da atenção e do carinho que nunca chegam...

Essa é uma forma de negligência em que a omissão do cuidar é ainda mais perversa, pois não pode ser justificada pela ignorância, pelo desconhecimento ou pela falta de condições sociais para suprir as necessidades da infância e adolescência[12,13].

NEGLIGÊNCIA COMO FORMA DE VIOLÊNCIA DOMÉSTICA

A negligência é responsável por quase a metade dos casos de maus-tratos na infância. Comparada às outras formas de violência, é a que apresenta maior índice de mortalidade[16,20,21].

Formas de Manifestação

A negligência pode ser física, educacional ou emocional. A emocional é praticamente ignorada, inclusive na literatura, pois constitui forma insidiosa de violência. Ela tem maior potencial ofensivo que a violência física[12-14], pois o dano psicológico que acompanha a omissão do cuidar tem efeito deletério maior, já que o aparelho psíquico em formação consegue elaborar com menor dificuldade situações nas quais existe uma ferida aparente, como na violência física. A falta de possibilidade de demonstração, localização e compreensão da dor psíquica faz com que ela se generalize, surgindo em algum momento, por meio de diversas sensações de desconforto, como ansiedade, angústia, medo e outros transtornos de comportamento ou de involução afetiva, psicomotora, moral ou social[16,17].

Diagnóstico

Apesar de frequente, a negligência é a que apresenta maior dificuldade para ser definida e identificada, pois não há acordo sobre os padrões para diferenciar o que é inabilidade ou impossibilidade e o que é falta de vontade dos pais ou responsáveis para prover suas crianças e adolescentes das necessidades mínimas aceitáveis.

Por causa da situação de miséria e de extrema pobreza em que muitas famílias vivem no Brasil, a identificação da negligência é difícil quando se depara com o questionamento da sua intencionalidade. Uma boa referência é comparar os recursos que aquela família dispõe com os recursos oferecidos por outras famílias de mesmo estrato social. Há ainda a necessidade de comparação dos tratos dispensados a cada um dos filhos daquela família, buscando identificar algum tratamento desigual[16]. Porém, mesmo frente ao diagnóstico de impossibilidade social no bem cuidar, é preciso que se instituam todos os meios sociais e legais de proteção, incluindo a notificação, sempre obrigatória para todos os profissionais das áreas da saúde e da educação (art. 245 do Estatuto da Criança e do Adolescente)[29].

Nos serviços de saúde, devem chamar atenção: as internações frequentes, os acidentes repetitivos (com frequência acima do esperado) e a existência de enfermidades passíveis de prevenção. Quanto a isso, cabe discutir quando os pais se recusam a aceitar uma conduta claramente benéfica para seus filhos, como as vacinas, por exemplo. Quando isso ocorre, o melhor interesse do menor deve prevalecer e a responsabilidade do médico e da instituição hospitalar existe independentemente da dos pais. Portanto, havendo ou não culpa dos pais ou responsáveis, é necessária a notificação e a tomada de decisão a favor da proteção desse menor que está sofrendo a situação de desamparo.

Consequências

A negligência física pode ser a responsável por inúmeras internações em UTI, particularmente as relacionadas às omissões no tratamento de doenças de evolução crônica, como asma, diabetes *mellitus* e doenças neurológicas.

Pode, ainda, apresentar uma gama de variações e intensidade, como: desnutrição, anemia, carências vitamínicas, obesidade, hipercolesterolemia, déficit do crescimento, atraso de desenvolvimento, dificuldades de aprendizagem, dificuldades relacionais e sociopsicopatias, autodestrutividade e suicídio(21).

SÍNDROME DE MUNCHAUSEN POR TRANSFERÊNCIA OU PROCURAÇÃO

Trata-se de apresentação de violência múltipla, com componentes de violência física, psíquica e negligência, à qual o médico, em especial o pediatra, deve estar muito atento. Caracteriza-se pela situação na qual a criança ou adolescente é trazido por seu responsável aos serviços de saúde, mais frequentemente pela mãe, para cuidados médicos e investigações laboratoriais crescentemente invasivas, habitualmente de forma obsessiva e insistente, por queixas variadas, persistentes e de forma repetitiva, sem que se enquadrem verdadeiramente nas doenças conhecidas. Esses responsáveis, com distúrbio de comportamento dirigido à vítima, fantasiam sinais e sintomas, ou os criam de forma continuada e impiedosa, numa tentativa doentia de enganar o profissional da saúde, especialmente o pediatra, e maltratar a criança(12).

A síndrome de Munchausen é, portanto, uma doença psiquiátrica em que o paciente, de forma compulsiva e deliberada, inventa, simula ou causa sintomas de doenças para obter a atenção de médicos e de enfermagem.

É difícil avaliar a incidência da síndrome devido à dificuldade do diagnóstico. Meninas e meninos sofrem esse tipo de agressão na mesma proporção.

A maioria dos casos ocorre antes dos cinco anos de idade; a média é de 20 meses.

A mortalidade nas formas provocadas pode chegar a 10%. Crianças submetidas à asfixia (como com sacos plásticos, travesseiros, mãos) podem evoluir com encefalopatia crônica e retardo mental. É provável que parte dos casos de síndrome da morte súbita sejam, na realidade, casos fatais de síndrome de Munchausen por transferência, que não foram diagnosticados como tal(30-32).

O cuidador, mais frequentemente a mãe ou avó, leva a criança a muitos serviços de especialidades médicas, supostamente interessada no bem-estar da vítima, com queixas variadas e progressivas, deixando transparecer muito prazer nas descrições dos sinais e sintomas da criança – mesmo os mais severos, em detalhes e sem demonstrações de pena ou dor pelo sofrimento da vítima – às vezes, até coerentes com enfermidade conhecida, prazer este exacerbado se lhe é oferecida especial atenção ou maior interesse.

Trata-se de doença mental grave do agressor, que usa a criança ou adolescente como um objeto de satisfação própria, para atingir um reconhecimento ou maior valor frente à família e sociedade em geral, e especialmente à classe médica, situação em que quanto maior o sofrimento da vítima e mais impossível o seu diagnóstico, maior a satisfação. Pode chegar à morte por homicídio, ou ainda, ao desejo de morte da vítima por meio do suicídio.

Nas formas clássicas, o distúrbio não tem nenhum objetivo lógico, parecendo ser uma necessidade intrínseca e compulsiva de assumir o papel de doente para si mesmo (chamada de *by self*) ou da pessoa que cuida (na forma por transferência). O comportamento é compulsivo, ou seja, a pessoa é incapaz de abster-se desse comportamento, mesmo sabendo de seus riscos, devendo ser considerada uma grave perturbação da personalidade, de tratamento difícil e prognóstico reservado.

A síndrome de Munchausen é descrita nos tratados de psiquiatria como transtorno factício e classificada no Código Internacional de Doenças como: F68.1 – Produção deliberada ou simulação de sintomas ou de incapacidades físicas ou psicológicas(30).

Quanto à frequência, pode ocorrer como episódio único, doença contínua ou doença cíclica[30,31].

Classificação e Formas Expressão[31]

A síndrome de Munchausen por transferência pode expressar-se de três formas, de acordo com a gravidade da condição clínica que provoca:

- Mentira: quando o responsável relata o que não ocorreu, como, por exemplo, convulsão, vômitos, febre, que a criança não aceita determinado leite ou que apresenta alergias, o que pode privar a criança de alimentos ou medicamentos dos quais necessita sem motivo real.
- Simulação: sem agressão direta à criança, como, por exemplo, aquecer o termômetro para simular febre, acrescentar sangue (geralmente do próprio responsável) à urina ou fezes para simular hemorragia, fraudar anotações de enfermagem ou resultados de exames. É estimado que em aproximadamente 25% das ocorrências da síndrome há essa forma de apresentação.
- Provocação ou indução de sintomas ou sinais: como, por exemplo, dar catárticos para provocar diarreia, atritar a pele para provocar erupções ou aquecer a criança para elevar sua temperatura. Essa forma de agressão pode produzir uma doença com risco de morte, como, por exemplo, induzir vômitos e diarreia, provocando desidratação; intoxicar o paciente com anticoagulante, provocando uma síndrome hemorrágica; dar sedativo, provocando coma; asfixiar a criança quase até a morte. Em 50% dos casos, há indução dos sintomas e, em 25%, coexistem simulação e indução.

Essa prática do cuidador impõe sofrimentos físicos diretos à criança ou adolescente, na provocação dos sinais e sintomas ou adotando atitudes que levem à piora das enfermidades pré-existentes, como o não seguimento da dieta correta em diabetes, exposição aos alérgenos na asma, uso de substâncias irritativas na dermatite atópica e outros[12,30].

É também uma forma de violência psicológica. Provoca danos psicológicos intensos, tanto pelo sofrimento imposto, como pela construção de um caráter frágil, doente, imperfeito e dependente à vítima, pelas internações desnecessárias e repetidas que privam a criança de um cotidiano normal, além de submetê-la à sensação contínua de fragilidade e vulnerabilidade (como se fosse portadora de uma doença crônica ou cíclica que sequer existe) e a submete a múltiplos procedimentos, às vezes invasivos e dolorosos[30].

Ao contrário das outras formas de violência contra crianças, as mães portadoras da síndrome de Munchausen, que a manifestam na forma por transferência, não são agressivas nem negligentes com os filhos[30].

Frequentemente, descobre-se que havia uma história com anos de evolução e os eventos não foram considerados quanto a essa possibilidade. Quando existem outros filhos, em mais de 40% dos casos, eles também já sofreram essa forma de abuso. É importante não confundir com situações que podemos chamar de “por conveniência”, nas quais a doença é inventada ou simulada de modo fraudulento para obter vantagens, como o afastamento do trabalho, receber o valor de um seguro ou não se engajar no serviço militar.

Manifestações[30-32]

As queixas referentes ao sistema nervoso central são as mais comuns e representam 45% do total. Incluem convulsões, apneia e depressão. Nos Estados Unidos, estima-se que 2,7/1.000 de recém-nascidos e lactentes jovens monitorados por apneia são vítimas dessa síndrome.

As queixas gastrointestinais também são habituais e observadas em aproximadamente 10% dos casos. Os vômitos podem ser induzidos mecanicamente ou com o auxílio de drogas. Algumas vezes, os vômitos podem ter aspecto fecaloide, simulado com a adição de fezes ao material do vômito. As diarreias podem ser causadas pela administração de laxativos.

As erupções cutâneas, observados em 10% dos casos, podem ser induzidas pela aplicação de substâncias cáusticas e tinturas na pele ou por atrito e escoriações.

As queixas de febre são referidas em 10% das ocorrências. A elevação da temperatura pode ser por aquecimento do termômetro, aquecimento da própria criança ou por injeção de substâncias pirogênicas no paciente. Estima-se que até 9% das queixas de febre, investigadas como sendo sem sinais de localização ou de etiologia indeterminada, são por essa síndrome.

Os sangramentos são também queixas comuns, sendo a hematúria a mais frequente. Podem ser simulados com sangue de outra pessoa ou com substâncias coloridas que aparentem ser sangue. Podem ainda ser induzidos por administração de medicamentos anticoagulantes.

Nem sempre os sintomas são "fabricados". Podem ocorrer acréscimos de sintomas às manifestações de uma doença real ou o aumento da frequência de um evento que ocorre espontaneamente. A criança pode apresentar convulsões ou epistaxes esporádicas e verdadeiras, mas a pessoa responsável inventa uma série de outras crises, dando a impressão de que a doença é mais grave ou que não responde ao tratamento e exige maior intervenção.

À medida que a criança se torna maior, há uma tendência de que ela passe a participar da fraude, associando-se à mãe como cúmplice e, a partir da adolescência, a se tornar portadora da síndrome de Munchausen *by self*, em que os sintomas passam a ser inventados, simulados ou produzidos por ela mesma. Uma teoria que tenta explicar esse fenômeno é que a criança ficaria condicionada a um relacionamento em que o amor e o afeto são vinculados a estar doente. Só se sente amada e cuidada quando está doente; quando fica sadia, sente-se negligenciada (e, às vezes, é mesmo).

Sinais de Alerta[30-32]

As intervenções médicas são baseadas nas informações dadas pelo paciente e seus familiares, cuja veracidade é absolutamente essencial. Quando essa premissa falha, os procedimentos ao paciente, alguns bastante agressivos, embora motivados pela ação dos seus responsáveis, são provocados pelos profissionais de saúde, causando dor e sofrimento. Esse fato justifica a classificação que alguns autores fazem quando afirmam que, nessa síndrome, há três entidades: a vítima (paciente), o vitimizador (agressor) e o enganado (equipe de saúde).

Muitas vezes, o que a pessoa responsável pela criança quer é apenas despertar e obter atenção, cuidado e carinho; outras vezes, problemas sociais associados ou períodos de crise familiar criam uma situação em que ela usa a internação para permanecer afastada de casa ou manipular outros parentes.

Frequentemente, o responsável pela criança procura o sistema de saúde com múltiplas queixas, já avaliadas em vários outros serviços e, na história, há referências sobre falta de resposta aos vários tratamentos instituídos e da insatisfação relacionada aos atendimentos anteriores.

Não é raro o agressor ter algum relacionamento com a área da saúde ou cuidados a crianças (em 35% a 40% dos casos, o agressor atua na área de enfermagem e, em 5%, na de assistência social) ou ter antecedente pessoal de internação hospitalar prolongada.

Algumas características da mãe e da família devem levantar a suspeita:

- Geralmente, a responsável (quase sempre a mãe) é inteligente, articulada, simpática e comunicativa, parecendo ser muito dedicada e cuidadosa com a criança. Não se afasta da cabeceira do leito e tem grande aptidão teatral.
- Utiliza vocabulário médico adequado e faz perguntas a todos sobre as causas, a evolução provável e os planos de investigação e de tratamento. De forma aberta ou dissimulada, sugere condutas, manifestando entusiasmo com novos exames diagnósticos e esquemas terapêuticos.
- Comporta-se como uma cuidadora experiente, assume funções e tende a ultrapassar os limites impostos pelas normas e regulamentos do serviço, criando confusões para conseguir atenção.
- Apesar de não se afastar da criança e parecer esmerada em cuidar dela, não parece tão preocupada com a gravidade da doença quanto os profissionais da saúde e parece contente e confortável com a função de mãe de um doente. Mesmo quando as consequências do evento são graves, nunca parece sentir culpa.
- É particularmente cordial com o pessoal médico e de enfermagem que identifica como chefes, mas evita o contato com os profissionais que manifestam dúvidas, suspeitas ou questionam os sintomas e sua falta de consistência. Quando confrontadas abertamente com a hipótese, tornam-se agressivas e arrogantes.

- Há casos em que, na história familiar, são relatadas várias doenças graves em outros membros da família, inclusive com mortes súbitas e inexplicáveis.
- O pai geralmente é omisso ou ausente e acredita que a mãe é cuidadosa e incapaz de fazer qualquer mal à criança.
- As visitas de outros parentes ao hospital são raras e a família é mantida afastada pela mãe sob as mais diversas desculpas.

Diagnóstico[30,31]

O diagnóstico é difícil, necessitando uma equipe experiente composta por médicos, enfermeiros, psicólogos e assistentes sociais.

Os sinais e sintomas podem persistir com a criança internada, já que a responsável permanece ao lado dela. O que chama a atenção é que desaparecem ou melhoram quando ela se afasta da criança.

O tempo para a realização do diagnóstico varia de três a seis meses e algumas situações devem levantar a suspeita:

- Doença prolongada inexplicável, tão extraordinária que mesmo médicos experientes manifestam que "nunca viram nada parecido com isso antes", gerando uma expectativa da família por procedimentos diagnósticos cada vez mais sofisticados, frequentemente mais invasivos.
- Quadros repetidos, cíclicos ou contínuos, difíceis de caracterizar, com história, evolução, resultados de exames e repostas terapêuticas estranhas, incomuns ou inconsistentes e que parecem insolúveis, apesar do uso extenso de recursos diagnósticos que resultam negativos ou com resultados pouco consistentes.
- Sintomas que parecem impróprios e incongruentes, que só ocorrem na presença da mãe e que predominam à noite quando a supervisão por outras pessoas é menor.
- O resultado do tratamento é referido como ineficaz, ou não é tolerado, ou deixa de funcionar após algum tempo.
- A doença piora quando se cogita dar alta hospitalar.
- Inconsistências do tipo "sangra, mas não causa anemia" ou febre sem aumento concomitante da frequência cardíaca e respiratória.

Geralmente, a impressão de que a doença e os sintomas prolongados da criança estejam sendo fabricados tende a se consolidar de forma gradual e lenta. A possibilidade, mesmo quando levantada no início, não é explorada sistematicamente nem com a agressividade necessária devido a:

- Desconhecimento da maioria dos profissionais de saúde de que essa doença existe, tem características próprias e não é tão rara.
- Dificuldades em admitir que as investigações e tratamentos anteriores, caros e agressivos, não deveriam, ou não precisariam ter sido feitos e que, durante muito tempo, todas as hipóteses diagnósticas estavam erradas.
- Acreditar que, se a mãe estivesse provocando os sintomas, a criança e vítima a denunciaria. É importante saber que não é raro a criança auxiliar a mãe na fabricação dos sintomas.
- Os testes psiquiátricos frequentemente não revelam distúrbios graves de saúde mental ou mesmo não se encontra nenhuma desordem psiquiátrica aparente. Essas famílias são sempre de tratamento difícil, estressante e desgastante.

VIOLÊNCIA SEXUAL

A violência sexual destaca-se entre as diferentes formas de violência pelo forte conteúdo moral. Apesar de não se constituir na forma mais frequente, situações de violência sexual frequentemente apresentam ambiguidades e incertezas que afetam de maneira intensa a todos os envolvidos, incluindo a equipe de saúde[33].

O capítulo II do Código Penal Brasileiro (CPB)[15], "dos crimes sexuais contra vulnerável", foi alterado pela Lei 12.015/2009, com o fim de punir mais severamente aqueles que praticam estupro contra crianças, adolescentes e deficientes que não possam oferecer resistência, passando a reconhecer a vulnerabilidade absoluta. As penas são mais severas e a ação penal é pública incondicionada, ou seja, toda denúncia de violência sexual contra vulnerável será investigada e aberto processo criminal para averiguar os responsáveis para que sejam julgados e punidos se considerados culpados, mesmo sem que haja representação da vítima ou de qualquer de seus familiares; é considerado crime hediondo pela Lei 8.072/1990[19].

Os crimes sexuais contra vulneráveis abrangem os crimes de estupro de menor de 14 anos (art. 217-A), indução de menor de 14 anos a satisfazer a lascívia de outrem (art. 218), satisfação da lascívia na presença de menor de 14 anos (art. 218-A) e favorecimento da prostituição ou outra forma de exploração sexual de menor de 18 anos (art. 218-B)[15].

O CPB[15] estabelece tratamento diferenciado em relação ao menor de 14 anos e ao maior de 14 anos e menor de 18 anos, reconhecendo que se deve respeitar alguma liberdade sexual aos maiores de 14 anos.

O uso da violência física associada à violência sexual está presente apenas em uma pequena parte dos casos identificados. A maioria das situações de violência sexual, especialmente contra crianças e adolescentes, é praticada por pessoas próximas que contam com a sua confiança. Ocorrem de maneira gradual e progressiva por longos períodos de tempo, caracterizando o abuso sexual.

O contato genital não é condição obrigatória para que uma situação seja considerada abusiva. Carícias não genitais, beijos, exibicionismo, voyeurismo e exposição à pornografia podem ser tão danosos quanto às situações que envolvam o contato genital.

O abuso é uma das formas de violência sexual, caracterizada por ter como objeto crianças e adolescentes, ou seja, sujeitos de direitos, imaturos sexualmente, que necessitam de proteção especial por parte da sociedade. A incidência apresenta distribuição homogenia por gênero, raça, classe social e idade.

De maneira esquemática, dividem-se as situações de violência sexual em agudas e crônicas, em função das demandas específicas de cada uma das categorias em relação aos serviços de saúde.

Violência Aguda

As situações de violência sexual aguda correspondem, em sua grande maioria, aos assaltos sexuais ou estupros, correlacionados intimamente com a violência urbana e com ocorrência principalmente no espaço público. São mais frequentes nos períodos de trânsito entre casa-escola/trabalho/lazer. As ameaças à vida ou à integridade física são bastante explícitas. Estão fortemente associadas à violência física e acometem, principalmente, adolescentes e mulheres adultas. O agressor geralmente é desconhecido, sem vinculação com a vítima. O atendimento a esse tipo de situação deve ser realizado o mais rápido possível em serviço de urgência, pela necessidade de avaliação imediata e tratamento de eventuais lesões físicas, e pelos prazos definidos para o início das profilaxias contra doenças sexualmente transmissíveis (DSTs) e gestação indesejada, e coleta de provas forenses (ver adiante).

Violência Crônica ou Abuso Sexual

As situações de violência sexual crônica são situações que ocorrem por períodos de tempo mais extensos, de maneira progressiva, cometidas contra crianças de ambos os sexos por pessoas próximas que contam com a confiança delas e de suas famílias. As ameaças são, geralmente, mais veladas e o uso de violência física nem sempre está presente. Existe a possibilidade de contaminação por DSTs ou gestação, mas lacerações e lesões físicas graves são pouco frequentes.

Atendimento

A complexidade das situações de abuso sexual demanda o atendimento por profissionais de diversas áreas de atuação. Essa comunicação é fundamental para que sejam compreendidas as peculiaridades de cada caso, evitando-se redundância ou contradição entre os múltiplos procedimentos. As equipes devem estar atentas para a dinâmica das famílias abusivas, que tendem a contaminar o atendimento, sendo frequentes a confusão de papéis e as tentativas de manter a situação em segredo, que repercutem especialmente em profissionais que atuam de forma isolada, o que não é recomendado. A institucionalização do atendimento favorece o esclarecimento de informações contraditórias e protege o profissional que atende. O registro completo das informações de história e exame físico em prontuário é outro fator de proteção profissional.

A prioridade do atendimento em qualquer ocasião é sempre do setor de saúde, em especial da área médica; o atendimento médico deve ser prestado imediatamente, independentemente de confirmação de violência ou do acionamento prévio de autoridade policial ou judicial.

Não há hipótese para se negar o atendimento médico a situações de violência sexual. O atendimento deve ser realizado em espaço físico adequado, que preserve a privacidade dos envolvidos. A história e o exame físico devem ser cuidadosamente descritos e registrados no Prontuário do Paciente.

O registro deve ser o mais próximo possível da história relatada, de maneira extensa, com a identificação dos diferentes relatores, a fim de permitir a análise posterior de possíveis contradições e omissões. O histórico deve relatar a fala do entrevistado, evitando traduzir tecnicamente o que foi relatado. Devem-se anotar as observações sobre o comportamento dos envolvidos antes, durante e depois da anamnese. Evitar ser sintético. Isso possibilita não só proteção ao profissional, mas fornece subsídios para feitura do laudo indireto de exame de corpo de delito.

Exame Físico

O exame físico deve ser realizado de maneira cuidadosa e abrangente. Todo o corpo da criança deve ser examinado para a identificação de lesões indicativas de violência física. Embora seja obrigatório, o exame físico não deve se constituir em uma nova experiência traumática para o paciente. O profissional que atende deve ser paciente e compreensivo com as angústias da vítima. Se necessário, o exame deverá ser realizado sob narcose, em centro cirúrgico.

A gravidade das lesões internas nem sempre está correlacionada às lesões visíveis externamente. Pacientes com pequenas roturas perineais podem apresentar grandes lacerações em fundo de saco vaginal, com consequente hemorragia para a cavidade abdominal. Os sinais de irritação peritoneal podem ser difíceis de ser avaliados em crianças muito pequenas, sendo necessária a complementação diagnóstica com métodos de imagem.

Exame ginecológico

O exame ginecológico visa a detectar a presença de lacerações sangrantes, que demandam intervenção cirúrgica imediata, e diagnosticar eventuais DSTs ou gravidez. A colpovirgoscopia deve ser realizada apenas por profissional com experiência nesse tipo de procedimento.

A avaliação himenal tem importância apenas do ponto de vista médico legal. Hímen de diâmetro alargado ou de bordas finas não tem significado diagnóstico. Mesmo para as roturas himenais ou lacerações perineais recentes deve ser feito o diagnóstico diferencial com traumatismos acidentais.

A vagina da menina posiciona-se de maneira mais horizontalizada em relação à da mulher adulta, o que facilita as lesões de parede vaginal anterior em caso de traumatismo. As estruturas do trato urinário inferior, por suas relações com a vagina, têm grande chance de serem lesadas pelo agente traumático. A paciente não deve ser liberada do atendimento de urgência até que se tenha descartado tal possibilidade.

O exame da região anal também deve ser realizado em todos os casos, seguindo-se os mesmos cuidados com o bem-estar do paciente observados no exame ginecológico.

Procedimentos Cirúrgicos

Os objetivos do tratamento cirúrgico, quando indicado, são a interrupção dos sangramentos e a reconstrução anatômica das estruturas lesadas. A hemostasia deve ser realizada com fios absorvíveis, para evitar o desconforto do procedimento de retirada dos mesmos. O tamponamento de sangramentos vaginais deve ser evitado, pois os tampões vaginais tendem a aumentar de tamanho na medida em que acumulam o sangue e sua retirada pode ser bastante traumática para uma pessoa submetida à violência sexual.

Procedimentos Diagnósticos

Em termos laboratoriais, além dos exames citados para supostas vítimas de violência física, devem ser colhidas, na urgência, secreções vaginais e anais e sorologias para as principais doenças sexualmente transmissíveis, a fim de determinar o *status* no momento do primeiro atendimento, além da coleta das provas forenses, quando indicada (ver adiante).

Nos casos em que medicamentos antirretrovirais (ARV) forem indicados, é necessário o monitoramento das funções renal e hepática.

PROCEDIMENTOS DE PREVENÇÃO E TRATAMENTO DOS AGRAVOS RESULTANTES DA VIOLÊNCIA SEXUAL

De acordo com a Norma Técnica do Ministério da Saúde de prevenção e tratamento dos agravos resultantes da violência sexual contra mulheres e adolescentes[34], seguem os procedimentos de profilaxia de emergência da gestação, DSTs não virais, hepatite B e quimioprofilaxia antirretroviral.

Dentre os procedimentos a realizar, incluem-se as diversas profilaxias, as quais são indicadas apenas nas primeiras 72 horas após o coito suspeito, o mais precoce possível, sendo consideradas ineficientes após esse período ou em casos de abusos repetidos. Pacientes na menacme têm indicação da anticoncepção de emergência.

Profilaxia de Emergência da Gestação

Os métodos de anticoncepção de emergência hormonal encontram-se no quadro abaixo (Quadro 90.2).

Profilaxia das DSTs Não Virais

Crianças apresentam maior vulnerabilidade às DSTs devido à imaturidade anatômica e fisiológica da mucosa vaginal, entre outros fatores. O diagnóstico de uma DST em crianças pode ser o primeiro sinal de abuso sexual. Contudo, crianças são frequentemente submetidas a tipos de abuso sexual diferentes da penetração vaginal, anal ou oral, que não as expõem ao contato contaminante com o agressor. Deve-se considerar também que, em grande parte dos casos, a violência sexual na infância é crônica e prolongada, perpetrada pelo mesmo agressor. Nessas duas situações, a profilaxia das DSTs não virais e do HIV e da imunoprofilaxia da hepatite B não está recomendada, porém é essencial que se interrompa o ciclo de violência e se investigue DSTs no suposto agressor.

O esquema de escolha para profilaxia das DSTs não virais em crianças inclui as mesmas do esquema para mulheres adultas (penicilina benzatina + ceftriaxona + azitromicina + metronidazol). As apresentações e doses recomendadas estão no Quadro 90.3.

QUADRO 90.2 ***Métodos de anticoncepção de emergência hormonal.***

Método	Dose	Via	Observação
Levonorgestrel Primeira escolha	0,75 mg de levonorgestrel por comprimido ou 1,5 mg de levonorgestrel por comprimido	Oral	2 comprimidos dose única 1 comprimido dose única
Método de Yuzpe Segunda escolha	AHOC* com 0,05 mg de etinil-estradiol + 0,25 mg de levonorgestrel por comprimido	Oral	2 comprimidos cada 12 horas – total de 4 comprimidos
AHOC* com 0,03 mg de etinil-estradiol + 0,15 mg de levonorgestrel por comprimido		Oral	4 comprimidos cada 12 horas – total de 8 comprimidos

* AHOC = anticoncepcional hormonal oral combinado.
Fonte: Ministério da Saúde, 2012[34].

QUADRO 90.3 ***Profilaxia das DST não virais para crianças e adolescentes com menos de 45 kg e para gestantes e adolescentes com mais de 45 kg.***

Medicação	Via	Apresentação	Posologia
Penicilina G benzatina* (profilaxia da sífilis – *Treponema pallidum*)	IM	Frasco-ampola com pó para diluição com 300.000 UI, 600.000 UI e 1.200.000 UI	50 mil UI/kg, dose única (dose máxima: 2,4 milhões UI).
		Gestantes	2,4 milhões UI (1,2 milhões em cada nádega)
Ceftriaxona† (profilaxia da gonorreia – *Neisseria gonorrhoeae*)	IM	250 mg (acompanha diluente de 2 ml)	125 mg, dose única
		Gestantes	500 mg, dose única
Azitromicina* (profilaxia da clamidiose – Chlamydia trachomatis e do cancro mole – *Haemophilus ducreyi*)	VO	600 mg/15 ml ou 900 mg/22,5 ml	20 mg/kg, dose única (dose máxima: 1 g)
		Gestantes	1 g, dose única
Metronidazol (profilaxia da tricomoníase – *Trichomonas vaginalis*)‡	VO	Suspensão com 25 mg/mL Comprimidos revestidos com 250 mg e 400 mg	15 mg/kg/dia, divididos em três doses/dia, por 7 dias (dose máxima: 2 g), dose única
		Gestantes	2 g, dose única

* Alternativamente: Estearato de eritromicina – 50 mg/kg/dia (dose máxima 500 mg/dose), VO, 6/6 horas por 15 dias (sífilis e clamidiose)
† Em pessoas com mais de 45 kg (não grávidas) pode-se usar Ofloxacina – 400 mg, VO, dose única ou Ciprofloxacina – 500 mg, VO, dose única
‡ Postergar em caso de contracepção de emergência e/ou profilaxia com antirretroviral.
Fonte: adaptado de Ministério da Saúde, 2012[34].

O uso de quinolonas é contraindicado em crianças, adolescentes com peso menor que 45 kg e gestantes.

Profilaxia da Hepatite B

Pacientes que não foram vacinadas contra hepatite B ou com situação vacinal desconhecida devem receber imunoglobulina específica, além da complementação do esquema vacinal (Quadro 90.4).

QUADRO 90.4 *Imunoprofilaxia da hepatite B.*

Imunização ativa	Vacina anti-hepatite B*	Via IM em deltoide, 0, 1 mês e 6 meses após a violência sexual
Imunização passiva	Imunoglobulina humana anti-hepatite B (IGHAHB)†	0,06 mL/kg, via IM em glúteo, dose única

* Como a imunização contra hepatite está incluída no calendário vacinal para menores de 20 anos, considerar a administração da vacina naqueles que não a receberam.
† A IGHAHB está disponível nos Centros de Referência para Imunobiológicos Especiais (CRIE).
Fonte: adaptado de Ministério da Saúde, 2012[34].

Quimioprofilaxia Antirretroviral

As medicações antirretrovirais devem ser utilizadas criteriosamente, pois devem ser tomadas por um período relativamente longo (28 dias) e não são isentas de efeitos colaterais. Os critérios para a administração de ARV incluem a forma de exposição (somente em casos com penetração anal ou vaginal); o intervalo entre a exposição e o início da tomada da medicação deve ser inferior a 72 horas; e o *status* sorológico do agressor, quando conhecido. O esquema de escolha inclui mais de uma medicação, podendo ser adaptado individualmente.

O esquema inicial recomendado para as crianças também inclui dois inibidores da transcriptase reversa análogos de nucleotídeos (ITRNs) e um inibidor da protease reforçado com ritonavir (IP/r), sendo composto por zidovudina + lamivudina + lopinavir/ritonavir. As apresentações e posologias desses fármacos estão descritas no Quadro 90.5.

Em mulheres adultas e adolescentes, recomenda-se usar a associação da AZT, 300 mg, e 3TC, 150 mg (inibidores da transcriptase reversa), preferentemente combinados na mesma formulação, utilizando um comprimido a cada 12 horas. O LPV/r deve ser administrado na dose de dois comprimidos a cada 12 horas (Quadro 90.6).

Quadro 90.5
Profilaxia do HIV para crianças.

Medicamento	Apresentação	Via	Posologia
Zidovudina (ZDV) ou Azidotimidina (AZT)	Solução oral 10 mg/mL Cápsula 100 mg	VO	180 mg/m²/ dose, de 12/12 h Dose máxima: 300 mg/dose
Lamivudina (3TC)	Solução oral 10 mg/mL Comprimidos 150 mg	VO	4 mg/kg/dose, de 12/12 h Dose máxima: 150 mg, de 12/12 h > 12 anos: 150 mg, de 12/12 h ou 300 mg em dose única diária
Lopinavir/ ritonavir (LPV/r)	Solução oral 80 mg/20 mg (LPV/r)/mL Comprimidos 200 mg/50 mg (LPV/r)	VO	Crianças < 2 anos: 300 mg/ m², de 12/12 h Crianças > 2 anos: 230 mg/ m², de 12/12 h Adolescentes: 400 mg, de 12/12 h

Obs.: superfície corporal (m²) = (Peso x 4) + 7 / Peso + 90
Fonte: Ministério da Saúde, 2012[34].

QUADRO 90.6 *Doses de ARV para profilaxia da transmissão do HIV para mulheres adultas e adolescentes*.*

Primeira escolha	Apresentação	Via	Posologia
Zidovudina (AZT) + lamivudina (3TC)	300 mg/ 150 mg	VO	1 comprimido a cada 12 horas (desjejum e jantar)
Lopinavir/ritonavir (LPV/r)	200 mg/ 50 mg	VO	2 comprimidos ou 5 mL da solução oral a cada 12 horas (desjejum e jantar)

* Esse esquema pode ser utilizado na gestação.
Fonte: Ministério da Saúde, 2012[34].

PROVAS FORENSES

Do ponto de vista médico-legal, o registro acurado do prontuário médico, com histórico e exame físico detalhados, é fundamental para a análise do caso pelos setores de proteção e responsabilização.

Para fins jurídicos, se houver tempo e não houver risco adicional ao paciente, é preferível as provas forenses serem coletados por médico legista

(IML), a pedido de autoridade policial. Para isso, há necessidade da elaboração de Boletim de Ocorrência. Porém, muitas vezes haverá necessidade dessas provas serem colhidas no serviço de saúde pelo risco ao paciente de procrastinar o atendimento médico.

Detalhes da técnica adequada para coleta das provas forenses são encontrados na Norma Técnica: Atenção Humanizada às Pessoas em Situação de Violência Sexual com Registro de Informações e Coleta de Vestígios, dos Ministério da Saúde, Ministério da Justiça e Secretaria de Políticas para as Mulheres, de 2015, disponível em: <http://www.spm.gov.br/central-de-conteudos/publicacoes/publicacoes/2015/norma-tecnica-versaoweb.pdf>[35].

Coleta de Material Biológico para Exames de DNA

A coleta de material biológico é importante para a identificação do agressor por meio de exames de DNA.

A pessoa em situação de violência ou seu responsável legal deverá consentir e assinar o Termo de Consentimento Informado padronizado (ver na Norma Técnica acima referida)[35] antes da coleta de material biológico ser realizada.

A coleta do material biológico no corpo da vítima deve ser realizada o mais rapidamente possível a partir do momento da agressão sexual. A possibilidade de se coletar vestígios biológicos em quantidade e qualidade suficientes diminui com o passar do tempo, reduzindo significativamente após 72 horas da agressão.

Durante a coleta, deve-se assegurar que o material coletado não seja contaminado com outros materiais biológicos presentes no ambiente ou pelo DNA da pessoa que coletou a amostra. Deverão ser utilizadas luvas descartáveis, máscara e outros materiais e instrumentos esterilizados.

Existe a possibilidade de haver vestígios do agressor não somente nas regiões genital e anal, mas também em outras locais do corpo da vítima, como regiões mamárias e perioral, além de em objetos e roupas.

Os materiais a serem coletados em busca de vestígios, quando indicados, são:

- Secreção vaginal;
- Secreção anal;
- Sêmen, secreções ou fluidos depositados na pele ou em outras regiões do corpo;
- Vestígios subungueais;
- Cabelos e pelos com características diversas aos da vítima;
- Vestes e objetos com possível presença de sêmen ou outros fluidos biológicos.

Deve-se colher também células da mucosa oral da vítima como amostra de referência, que servirá como padrão genético de comparação com o vestígio coletado no seu corpo.

Secagem, Acondicionamento, Armazenamento e Transporte

Após a coleta, deve-se deixar os *swabs* secarem na temperatura ambiente (menor ou igual a 25°C), protegidos da luz solar e de fontes de contaminação biológica. Na sequência devem ser acondicionados em porta-*swabs* ou em suas embalagens de origem, dentro de envelopes de papel ou de recipientes secos apropriados, lacrados, identificados com etiquetas impermeáveis, contendo as seguintes informações:

- Iniciais do nome da vítima,
- Data e hora da coleta,
- Tipo de amostra,
- Responsável pela coleta
- Nomes dos integrantes da equipe de saúde que tiveram contato com o material coletado.

O armazenamento dos *swabs* deverá ser sob congelamento, em embalagens plásticas apropriadas às condições de temperatura e umidade que impeçam extravasamentos. Caso não seja possível o congelamento imediato, o armazenamento deverá ser feito sob refrigeração (média de 4°C) por, no máximo, 48 horas e, após esse período, congelar.

No caso de os vestígios coletados em *swabs* serem transferidos para papel filtro, estes poderão, após a secagem, ser acondicionados em envelopes de papel ou em recipientes secos apropriados. Os recipientes deverão ser lacrados, identificados com etiquetas impermeáveis, contendo as mesmas informações pertinentes ao caso. O armazenamento poderá ser feito em envelope de papel, em temperatura ambiente (menor ou igual a 25°C) e em condições de umidade que não afetem sua preservação.

O material biológico úmido coletado, seja em *swab* seja em papel filtro, nunca deverá ser acondicionado em sacos plásticos.

Se o material coletado for veste ou objeto trazido pela vítima, também deverão ser seguidos os procedimentos de secagem, acondicionamento e congelamento. Após a secagem, o material deverá ser acondicionado em envelopes de papel, não devendo ser utilizados sacos plásticos.

Deve ser evitado que o material biológico coletado seja exposto à luz solar, a substâncias químicas e a condições que favoreçam o crescimento de microrganismos, tais como umidade e calor.

Orientações gerais para armazenamento e transporte de vestígios

O armazenamento do material coletado exige estruturas de segurança, como controle rigoroso do acesso para garantir que todos os materiais embalados estejam seguros e à prova de adulteração. Apenas pessoal autorizado deve ser encarregado do material.

Como ainda não existem normas legais para o prazo de descarte do material, recomenda-se seu armazenamento por tempo indeterminado. O descarte só poderá ser feito mediante autorização judicial.

É importante documentar os itens coletados em lista pormenorizada no prontuário do paciente, bem como detalhes de quando, para quem e como o material foi transferido. Para isso, deve-se registrar o manuseio do material a partir da sua coleta: detalhes de transferência entre instituições devem ser registrados e as autoridades locais devem estabelecer protocolos para o registro dessas informações e o fluxos de transferência de material.

ABORTO LEGAL

Caso seja constatada gestação em decorrência de violência sexual, a legislação brasileira permite a realização de aborto[8]. Deve haver correlação entre a história de violência e a idade gestacional, e todos os procedimentos devem ser decididos pela equipe multidisciplinar que atende ao caso, com assentimento da paciente com menos de 18 anos e consentimento dos seus responsáveis legais.

Há normas do Ministério da Saúde para o atendimento ao abortamento em gravidez por violência sexual[34-36], que contempla a organização da atenção e um guia geral para esse atendimento[36]. O CPB[15] não exige qualquer documento para a prática do abortamento nesses casos e a mulher violentada sexualmente com mais de 18 anos não tem o dever legal de noticiar o fato à polícia[34]. Deve-se orientá-la a tomar as providências policiais e judiciais cabíveis, mas, caso ela não o faça, não lhe pode ser negado o abortamento[36].

Não se devem temer possíveis consequências jurídicas caso revele-se posteriormente que a gravidez não foi resultado de violência sexual, pois, de acordo com o CPB[15] "é isento de pena quem, por erro plenamente justificado pelas circunstâncias, supõe situação de fato que, se existisse, tornaria a ação legítima" (art. 20, § 1º).

ACOMPANHAMENTO

Cabe às instituições de saúde, conforme a Lei nº 12.845/2013[37], Art. 3º, III, facilitar o registro da ocorrência e o encaminhamento ao órgão de medicina legal e às delegacias especializadas com informações que possam ser úteis à identificação do agressor e à comprovação da violência sexual, no sentido de diminuir a impunidade dos autores de agressão.

Em relação aos crimes sexuais previstos no CPB[15] (artigos 217-A, 218, 218-A e 218-B mencionados anteriormente), a vítima e seus responsáveis devem ser orientados a tomar as providências policiais e judiciais cabíveis. Quando o agressor possui o poder familiar sobre a vítima, o boletim de ocorrência (BO) deve ser providenciado pela equipe de saúde e/ou Conselho Tutelar, de acordo com o art. 245 do Estatuto da Criança e do Adolescente (ECA)[29]. A denúncia dos crimes previstos nos artigos acima mencionados é obrigatória na infância e adolescência. Somente acima de 18 anos a vítima pode decidir sobre registrar o BO ou não.

O seguimento de saúde deve prosseguir independentemente das medidas legais adotadas, incluindo seguimento sorológico, social e de saúde mental.

É importante registrar que não haverá formalização de laudo pericial pelos profissionais dos serviços de saúde, mas somente a realização do exame físico, a descrição das lesões e o registro de informações e a coleta de vestígios. Assim, os serviços de saúde atuam de forma complementar e integrada e não substituem as funções e atribuições da segurança pública, como a medicina legal.

ROTEIRO DE ATENDIMENTO[39,40]

Maus-tratos, abusos ou violências domésticas devem ser reconhecidos como enfermidades, pois são assim identificados no Código Internacional de Doenças (CID-10):

T74	Síndrome de maus-tratos
T74.0	Abandono
T74.1	Sevícias físicas Síndrome da criança espancada SOE
T74.2	Abuso sexual
T74.8	Outras síndromes especificadas de maus-tratos Formas mistas
T74.9	Síndrome não especificada de maus-tratos Efeitos de sevícias infligidas a crianças SOE
F68.1	Produção deliberada ou simulação de sintomas ou de incapacidades físicas ou psicológicas Síndrome de Munchausen

O reconhecimento dos sinais das várias formas de violência contra crianças e adolescentes deve, portanto, fazer parte da rotina dos profissionais da saúde, assim como a abordagem dessas situações, que, às vezes, é de extrema complexidade. Estar atento para suspeitar ou comprovar a existência de maus-tratos requer, além de habilidade, sensibilidade e compromisso com essa questão[40].

Os profissionais da saúde desempenham papel fundamental no levantamento da suspeita, confirmação do diagnóstico, tratamento das lesões e possíveis sequelas, e no acompanhamento e desencadeamento das medidas legais de proteção cabíveis a cada caso[41].

ABRANGÊNCIA DO ATENDIMENTO[12,37,40]

Os profissionais responsáveis pelo atendimento devem ter em mente que há sempre duas ou mais vítimas no abuso perpetrado contra a criança ou adolescente:

- A própria vítima;
- A pessoa (familiar) que praticou o ato;
- Outros membros da família ou comunidade da vítima.

É, portanto, importante verificar qual a forma de abordagem que melhor se adapta a cada situação para elaborar um plano de trabalho da equipe que participará das intervenções.

O atendimento de situações com suspeita de maus-tratos a crianças e adolescentes deve ser realizado, necessariamente, por equipe multidisciplinar e interprofissional, com as seguintes características: capacitada, integrada, institucionalizada, ciente de suas atribuições e capaz de interagir com outras instituições.

O papel do médico diante de um caso de violência envolve diversas atribuições, entre elas:

- Identificar ou levantar suspeita sobre os casos trazidos a seu conhecimento por meio de anamnese, exame físico e exames complementares;
- Prestar o atendimento emergencial necessário (clínico ou cirúrgico), independentemente da situação da investigação policial;
- Prestar atendimento ambulatorial e interagir com os demais membros da equipe interprofissional.

Nos casos de suspeita de violência sexual:

- Prescrever a contracepção de emergência e a profilaxia para doenças sexualmente transmissíveis;
- Propor o encaminhamento para serviços que oferecem abortamento legal, nos casos de gestação comprovada;
- Colher material para provas forenses, durante o atendimento emergencial, se este tiver de ser realizado e não houver tempo hábil para tal coleta em serviço especializado do IML.

ENCAMINHAMENTO

Quando a criança ou adolescente em situação de violência apresentar lesões leves e não for detectado risco de revitimização, com o seu retorno para a sua moradia, deve-se notificar o Conselho Tutelar da região de moradia do paciente. Tal notificação pode ser mediante relatório institucional elaborado por um membro da equipe interprofissional. Considera-se risco de revitimização o fato de o agressor não ser controlável ou a família ou cuidadores do paciente não parecerem competentes e capazes de proteger a criança ou adolescente. Essa notificação pode ser encaminhada no primeiro dia útil após o ocorrido.

Na presença de lesões graves ou quando o retorno da criança ou adolescente para sua moradia puder resultar em revitimização, ela deve ser internada, para que permaneça sob a proteção da instituição hospitalar, e deve-se notificar a Vara da Infância e Juventude da região de moradia do paciente. Tal notificação precisa ser realizada mediante ofício contendo relatório da equipe multiprofissional.

Ao juiz da Vara da Infância e Juventude de cada região cabe decidir o encaminhamento a ser dado ao caso. A alta hospitalar dependerá de critérios clínicos e da decisão judicial (Figura 90.4).

É preferível que a denúncia à Delegacia de Polícia seja feita pela vítima ou seu representante legal. Só se este for o autor da violência e nenhum outro familiar queira fazer a denúncia, ela deverá ser feita pela instituição onde a suposta vítima está sendo atendida. O delegado é quem solicita a realização de provas forenses pelo IML.

É importante ressaltar a importância da proteção e preservação física de quem notifica. Por isso, a notificação deve ser realizada pela instituição onde a suposta vítima está sendo atendida. Convém evitar envolvimento pessoal. Quando a notificação institucional não for possível, pode-se recorrer à denúncia anônima, no Estado de São Paulo, pelo disque denúncia (telefone 181) ou, em âmbito nacional, à Secretaria de Direitos Humanos do Governo Federal (telefone 100).

A Ficha de Notificação/Investigação Individual de Violência Doméstica, Sexual e Outras Violências foi instituída pela Portaria GM/MS 104/2011[35], incluindo os casos suspeitos ou confirmados de violência como doença de notificação compulsória a ser encaminhada também à Vigilância Epidemiológica.

PROVIDÊNCIAS POLICIAIS E JUDICIAIS[39-42]

Não existe impedimento legal ou ético para o atendimento médico da criança ou adolescente vítima

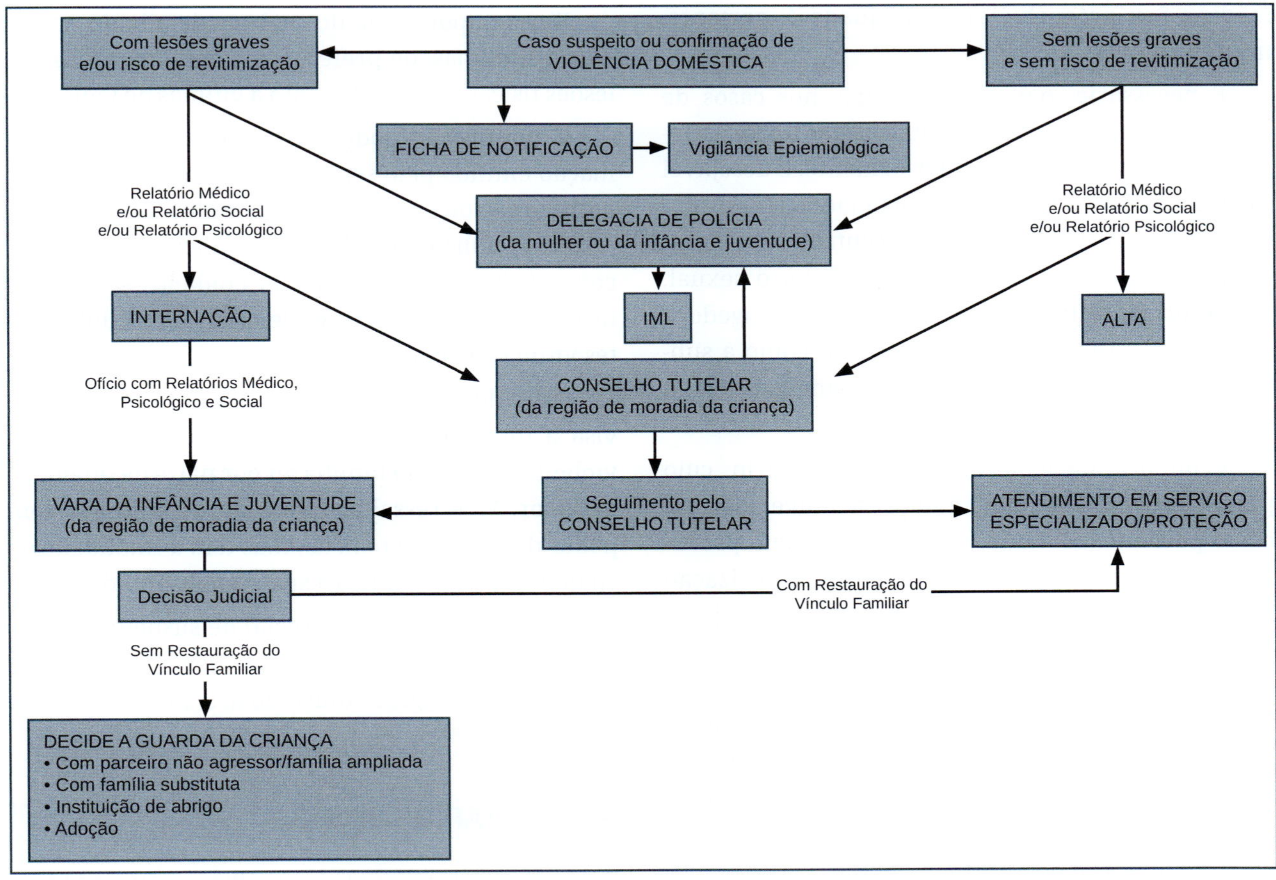

FIGURA 90.4 ***Roteiro de atendimento às vítimas de violência doméstica.***
Fonte: Hirschheimer, Waksman[40].

de violência. *Ele deve priorizar a emergência ou urgência médica. Questões policiais e judiciais devem ser abordadas após o atendimento das necessidades médicas da vítima (exame físico, procedimentos médicos indicados para o caso e a respectiva conduta).* A recusa infundada do atendimento médico caracteriza, ética e legalmente, imperícia e omissão de socorro, com todas as suas consequências. Nesse caso, de acordo com o art. 13 § 2º, do CPB, o médico pode ser responsabilizado civil e criminalmente pelos danos físicos e mentais, ou pela eventual morte do paciente(15).

Após o atendimento médico, o responsável pela criança ou adolescente deverá ser orientado a lavrar Boletim de Ocorrência Policial em uma delegacia, de preferência especializada no atendimento a mulheres ou crianças, que deverá encaminhar o paciente para exames e coleta de provas forenses pelos peritos do IML. Se, por qualquer motivo, não houver a possibilidade de realização dos exames periciais diretamente pelo IML, os peritos poderão fazer o laudo de forma indireta, com base no prontuário médico. Seu preenchimento adequado é, portanto, imprescindível.

É necessária, para fins judiciais nos casos de abuso sexual, a coleta de material para provas forenses, como comentado anteriormente. É desejável integrar os procedimentos relacionados à assistência médica e jurídica, criando-se centros de referência para atendimento às vítimas de abuso sexual. Dessa forma, evita-se a necessidade constrangedora de repetidos relatos da agressão, bem como a submissão do paciente a repetidos exames realizado por profissionais diferentes.

É importante lembrar que o Prontuário, cujo preenchimento adequado é imprescindível, pertence ao paciente, portanto está sujeito a sigilo profissional, que só pode ser revelado com autorização expressa dele ou de seus responsáveis legais, justa causa ou dever legal (artigos 73 ao 79 dos Capítulos IX e X do Código de Ética Médica)(38). O segredo médico resulta de confidências feitas em virtude da prestação do serviço e compreende não só as relatadas ao profissional, mas também as percebidas no decorrer do atendimento e aquelas que o paciente não tem intenção de informar.

No entanto, em caso de risco à saúde física ou mental do paciente menor de idade ou incapaz, o dever de notificar e informar às autoridades competentes sobre a violência é superior ao sigilo profissional (preceito do maior interesse e prioridade absoluta da Constituição e do ECA). Constitui-se em infração administrativa a falta de comunicação aos meios legais responsáveis sobre qualquer suspeita ou certeza de violência contra criança ou adolescente.-

De acordo com o CPB, a entrega do prontuário pelos médicos ou diretores clínicos implica quebra de sigilo profissional e é crime. O sigilo só pode ser quebrado por justa causa, por autorização do paciente e por solicitação judicial. Quem define a justa causa, num primeiro momento, é o médico. Nesse último caso, o médico não deve disponibilizar o prontuário imediatamente, até porque seria de difícil compreensão para profissionais da área do direito, mas elaborar um relatório completo do caso e entregá-lo ao poder judiciário, que poderá indicar um médico perito para ter acesso ao documento original ou mesmo solicitar uma sua cópia na íntegra(15).

Daí a importância do registro detalhado dos sinais e sintomas, de preferência com fotografias das lesões físicas, no atendimento a vítimas de violência.

A notificação pode ser definida como a informação emitida pelo setor da saúde ou por qualquer outro órgão ou pessoa para o Conselho Tutelar, o Ministério Público ou a Vara da Infância e Juventude, com a finalidade de promover cuidados sociossanitários voltados à proteção de crianças e adolescentes vítimas de maus-tratos.

O ato de notificar desencadeia um processo que visa a interromper as atitudes e comportamentos violentos dentro da família ou por parte de qualquer agressor. Vale ressaltar que a notificação não tem poder de denúncia policial, mas tem a finalidade de chamar o Poder Público à sua responsabilidade.

A notificação (ou denúncia) de suspeita ou confirmação de maus-tratos é um dever do médico, previsto no parágrafo único do art. 28 do Código de Ética Médica(38).

COMENTÁRIOS FINAIS

É dever constitucional da família, da sociedade e do Estado colocar crianças e adolescentes a salvo de toda forma de negligência, discriminação, exploração, violência, crueldade e opressão (art. 227 da Constituição da República Federativa do Brasil)[43]. Compete à equipe de saúde, ao atender uma suposta vítima de violência, representar a sociedade nessa relação, sendo imprescindível a participação dos profissionais desse segmento da sociedade no desenvolvimento das estratégias de atuação contra a violência.

Qualquer profissional que se defronte com um caso de violência doméstica contra criança ou adolescente está diante de uma situação complexa, com risco de morte, que deixa quase sempre sequelas psíquicas graves e frequentemente sequelas físicas incapacitantes, e que afeta todos os membros de uma família de forma e intensidade diferentes, com potencial de afetar também gerações futuras dessa mesma família.

Sempre que um caso de violência contra crianças ou adolescentes é suspeitado ou detectado, o socorro deve entrar por meio de qualquer instituição de atenção a crianças e adolescentes, além dos Conselhos Tutelares, Delegacias de Polícia, Varas da Infância e Juventude e até do Instituto Médico Legal ou Serviço de Verificação de Óbitos.

Violência contra crianças e adolescentes exige intervenções múltiplas, envolvendo medidas protetoras que devem garantir assistência médica, psicológica, social, educacional e jurídica. A intervenção deve envolver uma rede multiprofissional e interinstitucional numa família na qual ocorre qualquer forma de violência.

Fica clara a importância de que todos os profissionais que atuam na área da saúde, especialmente os pediatras, estejam conscientes de seu dever legal, moral e ético quanto ao enfrentamento desse grave problema e a necessidade de estarem aptos para suspeitar, identificar, notificar e acompanhar todo e qualquer sinal de violência, em todas as faixas etárias e em qualquer tipo de atendimento, seja nos serviços de emergência, seja nos de rotina[12,13,37].

Apesar de termos conseguido avanços significativos na identificação do fenômeno e em uma legislação protetora, continua grande a incidência da violência contra a criança e o adolescente. O enfrentamento e prevenção da violência se dão quase sempre a partir de ocorrências cujo atendimento chega ao nível terciário, pois as vítimas – criança e adolescente – são atendidas nas unidades básicas de saúde, consultórios, ambulatórios, creches, escolas e núcleos educativos, mas as notificações ainda são poucas[12,13].

REFERÊNCIAS

1. WHO. Violence prevention: the evidence. [Acesso dez 2014.] Disponível em: <http://www.who.int/violence_injury_prevention/violence/4th_milestones_meeting/evidence_briefings_all.pdf>.
2. WHO. World report on child injury prevention. [Acesso jul 2017.] Disponível em: <http://www.who.int/violence_injury_prevention/child/injury/world_report/en>.
3. Krug EG, Dahlberg LL, Mercy JA, Zwi AB, Lozano R, editors. World report on violence and health. Geneva: World Health Organization; 2002.
4. Farrington DP. Childhood risk factors and risk focussed prevention. In: Maguire M, Morgan R, Reiner R, editors. The Oxford Handbook of Criminology. 4th ed. Oxford: Oxford University Press; 2007. p. 602-40.
5. Fundo das Nações Unidas para a Infância (UNICEF). Hidden in Plain Sight – Violence against children. [Acesso dez 2014.] Disponível em: <http://files.unicef.org/publications/files/Hidden_in_plain_sight_statistical_analysis_EN_3_Sept_2014.pdf>.
6. Ministério da Saúde (Brasil). Secretaria de Vigilância em Saúde. Departamento de Análise de Situação de Saúde. Sistema de Informações sobre Mortalidade (SIM). [Acesso dez 2014.] Disponível em: <http://tabnet.datasus.gov.br/cgi/deftohtm.exe?sim/cnv/obtuf.def>.
7. Fundo das Nações Unidas para a Infância (UNICEF). Situação da infância Brasileira 2006. Crianças de até 6 anos. O direito à sobrevivência e ao desenvolvimento. Brasil; 2006 [citado jun 2007, [Acesso dez 2014]. Disponível em: <http://www.unicef.org/brazil/pt/Pags_020_039_Violencia2.pdf>.
8. Waksman RD, Harada MJC. Violência contra a criança e o adolescente. In: Waksman RD, Hirsccheimer MR, editores. Manual de atendimento às crianças e adolescentes vítimas de violência. Brasília: CFM; 2011. p. 13-30.
9. GBD 2013 Mortality and Causes of Death Collaborators. Global, regional, and national age-sex specific all-cause and cause-specific mortality for 240 causes of death, 1990-2013: a systematic analysis for the Global Burden of Disease Study 2013. [Acesso dez 2014.] Disponível em: <http://www.thelancet.com/pdfs/journals/lancet/PIIS0140-6736(14)61682-2.pdf>.

10. BRASIL. Ministério da Saúde. Secretaria de Vigilância em Saúde. Departamento de Análise de Situação em Saúde. Morbimortalidade por violências no Brasil: um retrato de contornos em construção. Saúde Brasil 2013: uma análise da situação de saúde e das doenças transmissivas relacionadas à pobreza. Brasília; Ministério da Saúde, 2014; 151-176.
11. Waksman RD, Hirschheimer MR, coords; Sociedade de Pediatria de São Paulo. Manual de atendimento às crianças e adolescentes vítimas de violência/Núcleo de Estudos da Violência Doméstica contra a Criança e o Adolescente. Brasília: CFM; 2011. 172 p.
12. Pfeiffer L, Waksman RD. Diagnóstico das Apresentações da Violência na infância e na Adolescência. In: Campos D Jr, Burns DAR, orgs. Tratado de Pediatria: Sociedade Brasileira de Pediatria. 3ª ed. Barueri, SP: Manole; 2014. p. 149-57. [IBSN 978-85-204-3350-8]
13. Pfeiffer L, Hirschheimer MR. Negligência ou omissão do Cuidar. In: Waksman RD, Hirsccheimer MR, editores. Manual de atendimento às crianças e adolescentes vítimas de violência. Brasília: CFM; 2011. p. 39-56.
14. Harrington D, Black MM, Star RH, Dubowitz W. Child neglect: relation to child temperament and family context. Am J Orthopsychiatry. 1998;68:108-16.
15. Prado LR. Artigo 136 do Código Penal Brasileiro. In: Prado LR. Comentários ao Código Penal. 4ª ed. São Paulo: Revista dos Tribunais; 2007. p. 488-92.
16. Pfeiffer L, Cardon L. Visão atual da violência contra crianças e adolescentes. Revista OAB, OAB Paraná; 2006. p. 12.
17. Cardoso ACA. Maus-tratos infantis: estudos clínico, social e psicológico de um grupo de crianças internadas no Instituto da Criança do Hospital das Clínicas da FMUSP [tese de doutorado em Medicina, Área de Concentração: Pediatria]. São Paulo: Faculdade de Medicina da Universidade de São Paulo; 2002.
18. Presidência da República (Brasil). Casa Civil. Subchefia para Assuntos Jurídicos. Lei nº 12.015, de 7 de agosto de 2009. Dispõe sobre os crimes hediondos, nos termos do inciso XLIII do art. 5º da Constituição Federal e revoga a Lei nº 2.252, de 1º de julho de 1954, que trata de corrupção de menores. Disponível em: <http://www.planalto.gov.br/ccivil_03/_ato2007-2010/2009/lei/l12015.htm>.
19. Campos JA, Paes CAN, Blank D, Costa DM, Pfeiffer L, Waksman RD. Segurança da criança e do adolescente. Sociedade Brasileira de Pediatria. Nestlé Nutrição; 2004.
20. Pfeiffer L. Método de Classificação dos Níveis de Gravidade da Violência contra Crianças e Adolescentes [tese de doutorado]. Curitiba: Universidade Federal do Paraná; 2011.
21. Hirschheimer MR. Violência contra a Criança e o Adolescente. In: Pessoa, JHL, editor. Puericultura – Conquista da Saúde da Criança e do Adolescente. São Paulo: Editora Atheneu; 2013. p. 327-58.
22. Cardoso ACA. Abuso ou violência física. In: Waksman RD, Hirsccheimer MR, editores. Manual de atendimento às crianças e adolescentes vítimas de violência. Brasília: CFM; 2011. p. 31-8.
23. Kivlin JD, Simons KB, Lazoritz S, Ruttum MS. Shaken baby syndrome. Ophthalmology. 2000;107:1247-54.
24. Reece RM, Sege R. Childhood head injuries. Arch Pediatr Adolesc Med. 2000;154:11-5.
25. Ruppel RA, Kochanek PM, Adelson PD, Rose ME, Wisniewski SR, Bell MJ, Clark RS, Marion DW, Graham SH. Excitatory amino acid concentrations in ventricular cerebrospinal fluid after severe traumatic brain injury in infants and children: the role of child abuse. J Pediatr. 2001;138(1):18.
26. Whalen MJ, Carlos TM, Kochanek PM, Wisniewski SR, Bell MJ, Clark RS, DeKosky ST, Marion DW, Adelson PD. Interleukin-8 is increased in cerebrospinal fluid of children with severe head injury. Crit Care Med. 2000 Apr;28(4):929-34.
27. Kochanek PM. Mechanisms of Secondary Damage after Severe Traumatic Brain Injury in Infants and Children: The Role of Child Abuse. Disponível em: <http://www.safar.pitt.edu/content/programs/tbi/tbi_childabuse.html>.
28. Han YH, Carcillo JA, Ruppel RA, Adelson PD, Wisniewski SR, Bell MJ, Janesko KL, Marion DW, Kochanek PM. Cerebrospinal fluid procalcitonin is increased after traumatic brain injury in children. Crit Care Med. 1999;27:A75.
29. Presidência da República (Brasil), Casa Civil, Subchefia para Assuntos Jurídicos. Estatuto da Criança e do Adolescente (ECA). Lei federal nº 8.069 de 13 de julho de 1990. Disponível em: <http://www.planalto.gov.br/ccivil_03/leis/L8069Compilado.html>.
30. Cardoso ACA, Hirschheimer MR. Síndrome de Munchausen por transferência. In: Waksman RD, Hirschheimer MR, editores. Manual de atendimento às crianças e adolescentes vítimas de violência. Brasília: CFM; 2011. p. 63-71.
31. Oliveira RG. Síndrome de Munchausen. Disponível em: <http://Munchausen.com.br/asindrome.html>.
32. Berkowitz CD. Pediatric abuse. New patterns of injury. Emerg Med Clin North Am. 1995;13(2):321-41.
33. Lerner T, Vásquez ML. Violência Sexual. In: Waksman RD, Hirsccheimer MR, editores. Manual de atendimento às crianças e adolescentes vítimas de violência. Brasília: CFM; 2011. p. 73-84.

34. Ministério da Saúde (Brasil), Secretaria de Atenção à Saúde, Departamento de Ações Programáticas Estratégicas. Prevenção e tratamento dos agravos resultantes da violência sexual contra mulheres e adolescentes: norma técnica, 3ª. ed. atual. e ampl. Brasília – DF, 2012. 124 p. Disponível em: <http://bvsms.saude.gov.br/bvs/publicacoes/prevencao_agravo_violencia_sexual_mulheres_3ed.pdf>.
35. Ministério da Saúde (Brasil), Ministério da Justiça, Secretaria de Políticas para as Mulheres. Norma Técnica: Atenção Humanizada às Pessoas em Situação de Violência Sexual com Registro de Informações e Coleta de Vestígios. Brasília/DF; 2015. p. 43. Disponível em: <http://www.spm.gov.br/central-de-conteudos/publicacoes/publicacoes/2015/norma-tecnica-versaoweb.pdf>.
36. Ministério da Saúde (Brasil), Secretaria de Atenção à Saúde, Departamento de Ações Programáticas Estratégicas, Área Técnica de Saúde da Mulher. Atenção Humanizada ao Abortamento: Norma Técnica. 2ª ed. Brasília; 2010.
37. Presidência da República (Brasil), Casa Civil, Subchefia para Assuntos Jurídicos. Lei nº 12.845, de 1º de agosto de 2013. Dispõe sobre o atendimento obrigatório e integral de pessoas em situação de violência sexual. Disponível em: <http://www.planalto.gov.br/ccivil_03/_ato2011-2014/2013/lei/l12845.htm>.
38. Conselho Federal de Medicina (Brasil). Código de Ética Médica. Resolução nº 1.931/2009. Brasília: D.O.U.; 24 set 2009. Seção I, p. 90. (Retificação: D.O.U.; 13 out 2009. Seção I, p. 173). Disponível em: <http://www.portalmedico.org.br/novocodigo/integra.asp>.
39. Waksman RD, Pfeiffer L, Hirschheimer MR. Responsabilidade e conduta ética, moral e legal do pediatra frente à suspeita de violência. Sociedade Brasileira de Pediatria. In: Programa Nacional de Educação Continuada em Pediatria (PRONAP), ciclo XVII, 2014, fascículo 1 – Segurança da Criança e do Adolescente.
40. Hirschheimer MR, Waksman RD. Roteiro de atendimento e notificação. In: Waksman RD, Hirsccheimer MR, editores. Manual de atendimento às crianças e adolescentes vítimas de violência. Brasília: CFM; 2011. p. 85-99.
41. Ministério da Saúde (Brasil). Política nacional de redução da morbimortalidade por acidentes e violências. Portaria MS/GM nº 737 de 16/5/01. Brasília: D.O.U.; 18 de maio de 2001; 2001.
42. CREMESP, Departamento Jurídico. Nota Técnica nº 001/2014 – DEJ – Ref.: Lei 12.830/13. Ementa: Lei nº 12.830/13. Instrução de Inquérito Policial. Requisição por Delegado de Polícia de documentos protegidos pelo segredo médico e pelo direito à intimidade. Impossibilidade. Aplicação da Resolução CFM 1.605/00. Necessidade de Lei específica regulamentando a matéria. Disponível em: <http://www.cremesp.org.br/pdfs/remessa_protuario_delegado_policia.pdf>.
43. Presidência da República Brasil (Brasil), Casa Civil, Subchefia para Assuntos Jurídicos. Constituição da República Federativa do Brasil de 1988. Disponível em: <http://www.planalto.gov.br/ccivil_03/constituicao/constitui%C3%A7ao.htm>.

Seção IX

ASPECTOS CIRÚRGICOS E ANESTÉSICOS

91 Pré, Trans e Pós-operatórios

Eliana Regina Marques Zlochevsky
João Gilberto Maksoud Filho

INTRODUÇÃO

Bons resultados em cirurgia pediátrica dependem de um diagnóstico preciso e precoce, de um ato cirúrgico tecnicamente correto e de uma abordagem ótima no pré, trans e pós-operatórios[1-5].

Aliado ao aprimoramento técnico das cirurgias nas últimas décadas, em especial, no período neonatal, onde modernas técnicas anestésicas permitem a abordagem cirúrgica segura mesmo em prematuros de muito baixo peso, aprofundou-se o conhecimento patofisiológico dos distúrbios clínicos perioperatórios. As equipes clínicas e cirúrgicas estão continuamente mais especializadas e integradas, o que propicia maior segurança aos pacientes e melhores resultados.

A estratificação de risco pré-operatório, por meio de instrumentos confiáveis, já é ferramenta essencial tanto para informar ao paciente cirúrgico e à sua família o espectro de risco do procedimento operatório, como para guiar a terapêutica, definir metas, elencar a extensão dos cuidados pós-operatórios dentro e fora da unidade de terapia intensiva pediátrica (UTIP) e mesmo para permitir comparar instituições.

Na UTIP, os cuidados clínicos devem ser conduzidos por profissionais com *expertise* em terapia intensiva e aptos para atenderem desde o neonato prematuro, o termo, as crianças maiores até os adolescentes. O desafio tem sido desenvolver equipes multidisciplinares com tal *expertise* e selecionar sua liderança. A comunicação contínua entre cirurgião, intensivista e enfermagem é crucial para o preparo adequado do paciente para a cirurgia e os cuidados pós-operatórios.

Para o atendimento do paciente neonatal cirúrgico é imprescindível o conhecimento das estruturas e do funcionamento de órgãos imaturos, incluindo a circulação neonatal transitória. O neonato responde mais precoce e intensamente às circunstâncias fisiológicas estressantes, surgindo alterações rápidas do pH, do ácido lático, da glicose e da temperatura. Além disso, tem reservas diminuídas de glicose e gorduras e a taxa metabólica basal e o consumo de oxigênio são mais elevados, surgindo a hipóxia rapidamente. A imaturidade dos rins e do fígado explica a filtração glomerular e a síntese proteica diminuídas, de forma que o metabolismo e a eliminação das drogas são alterados. A água corporal total é comparativamente maior e há uma propensão do sistema capilar para extravasamento de fluidos do espaço intravascular – condição especialmente importante nos pulmões, nos quais as pressões pulmonares já aumentadas se associam, muitas vezes, a condições patológicas de hiperfluxo pulmonar, ultrapassando o limite de ação do sistema linfático. Quanto ao miocárdio neonatal, ele é menos complacente e menos tolerante aos aumentos da pós-carga, e menos responsivo aos aumentos da pré-carga. Apesar desse cenário, que torna o neonato mais lábil que a criança maior, observa-se maior acomodação às agressões isquêmicas e metabólicas e maior tolerância à hipóxia, maior plasticidade do sistema neurológico e rápida recuperação. Esses fatos são comuns a várias espécies animais.

Na área dos transplantes hepáticos, Tannuri *et al.*[6] relembram que a sobrevida, em longo prazo, em crianças excede 80% e melhora a cada ano, em especial como resultado dos avanços técnicos e da melhora dos cuidados pós-operatórios na UTIP.

No que se refere aos transplantes renais, apresentam resultados em longo prazo muito bons. O pós-operatório deve ser realizado na unidade de terapia intensiva, com especial atenção para balanço hídrico, distúrbios eletrolíticos e controle da pressão arterial. Profilaxia antibiótica e antiviral são geralmente realizadas considerando-se os antecedentes do recipiente e do doador. Profilaxia trombótica é recomendada para as crianças de alto risco para trombose. A imunossupressão inicia-se, em geral, antes do transplante ou concomitante a ele. Ultrassonografia com Doppler deve ser realizada no primeiro pós-operatório e repetida quando houver suspeita de disfunção renal. Os drenos abdominais podem ser úteis nos pacientes com risco aumentado de complicações, pois permitem vigilância de complicações cirúrgicas, como fístula urinária ou sangramento[7].

Especial atenção deve ser dada ao aspecto emocional do paciente e seus familiares no perioperatório, quando o pediatra e/ou o neonatologista têm papel-chave no preparo para a cirurgia e a anestesia, não só para que haja a melhor condição clínica e emocional para o ato operatório, mas também para fornecer esclarecimentos sobre o procedimento anestésico e cirúrgico e o processo perioperatório[8].

CRIANÇA GRAVE NO PRÉ, INTRA E PÓS-OPERATÓRIOS

Atualmente, recomenda-se a sistematização do atendimento do paciente grave no perioperatório. O paciente receberá cuidados de terapia intensiva, baseados em evidência e que constituem os *bundles* – um conjunto de processos que contribuem para a melhor evolução do paciente durante sua estada na unidade (por exemplo, *bundle* de acesso venoso central, *bundle* de monitoramento etc.)[1].

Acesso Venoso Central

A indicação de acesso venoso central dependerá do porte da cirurgia, da previsão de perdas sanguíneas, da instabilidade hemodinâmica e da gravidade do quadro clínico. O acesso poderá ser por punção percutânea das veias periféricas (rápido e seguro, mesmo em prematuros de muito baixo peso) ou de veia central (veias jugular interna, subclávia ou femoral); por punção sob visualização direta da veia central (veia jugular externa, veia facial comum, veia safena na junção safeno-femoral); ou pela cateterização da veia umbilical nos neonatos. Infecção é sua complicação mais comum e sepse relacionada a cateter ocorre em 5-10% das cateterizações. Formação de trombo vascular ocorre possivelmente em todos os pacientes com cateter venoso central, mas em apenas 5-10% são clinicamente significantes. Outras complicações: pneumotórax (6%), hidrotórax (posicionamento do cateter no espaço pleural), hemotórax (punção da artéria subclávia), lesão do plexo braquial, lesão do ducto torácico (quando de punção em veia subclávia ou jugular interna esquerda), hidrocefalia (quando há oclusão da veia cava superior), ruptura do cateter e embolia[1,9].

Monitoramento

O monitoramento é crucial no atendimento ao paciente grave, seja por meio de métodos não invasivos, seja por invasivos, e sua principal meta é a normalização das funções respiratória e cardiovascular[1].

Monitorização não invasiva[1]

Embora os monitores sejam parte essencial dos cuidados intensivos, não substituem o julgamento clínico. O exame físico é um importante componente da avaliação da perfusão e da condição do volume intravascular: cor e calor das extremidades, enchimento capilar, avaliação das membranas mucosas oral e ocular e da umidade axilar, medida do débito urinário, e *status* da fontanela bregmática em neonatos e lactentes, todos devem estar integrados aos dados obtidos via monitoramento não invasivo instrumentalizado e invasivo.

O monitoramento eletrocardiográfico (ECG) é fundamental para a avaliação da frequência cardíaca e para evidenciar disritmias, isquemias miocárdicas e mesmo anormalidades metabólicas. Uma vez que haja suspeita de uma anormalidade, o ECG com 12 derivações deve ser realizado por ser mais específico e completo para a avaliação.

Monitorar a temperatura corporal é crucial na criança grave. Sua superfície corporal relativamente grande em relação à sua massa, eleva o risco de hipotermia quando comparada aos adultos. Nos neonatos, há maior perda de calor pela elevada frequência respiratória, por menor capacidade de conservação do calor devido ao escasso tecido celular subcutâneo e pela imaturidade do centro termorregulador. Os sensores para temperatura corporal, colocados sobre a pele, refletem bem a temperatura do core e podem, por isso, ser usados para a servorregulagem dos berços aquecidos. Já nos lactentes e crianças maiores, os sensores devem ser colocados em posição retal, esofágica, vesical ou intravascular para o monitoramento contínuo da temperatura. Atenção deve ser dada à temperatura ambiente e aos meios adicionais para se obter aquecimento, como incubadoras, envoltórios plásticos para diminuir as perdas evaporativas nos prematuros, berços aquecidos com calor radiante, cobertores aquecidos, aquecimento dos fluidos e derivados de sangue administrados, além do aquecimento da temperatura ambiente.

A pressão arterial deve ser avaliada em todos os pacientes graves, utilizando-se o esfigmomanômetro mesmo quando se realiza seu monitoramento invasivo, e os equipamentos automáticos podem ser ajustados para a mensuração nos intervalos desejados. A utilização de um transdutor de Doppler pode ser útil para encontrar a pressão sistólica em situações de hipotensão arterial, resistência vascular periférica elevada e/ou perfusão ruim.

A oximetria de pulso fornece saturação de oxigênio, e informações sobre frequência do pulso e sobre perfusão. Como a transmissão da luz se altera em cada pulsação, em função do volume de sangue nos tecidos, as variações pulsáteis permitem a determinação da frequência do pulso – tecnologia de pletismografia. O sensor é colocado nos dedos das mãos ou dos pés, ou mais centralmente (orelhas, lábios e nariz-ponte nasal).

A monitorização da $PetCO_2$ (*end-tidal partial pressure* de CO_2) é usada rotineiramente na sala cirúrgica e vem se tornando mais frequente na UTI. Além de certificar a posição do tubo intratraqueal, a avaliação durante alguns minutos nos pacientes com função pulmonar normal fornece uma boa aproximação da $paCO_2$. Entretanto, estará erroneamente diminuída se houver alteração na perfusão pulmonar (choque, parada cardíaca). Havendo hipoventilação (apneia, hipoventilação), a $PetCO_2$ se eleva (e também a $paCO_2$), desde que não haja hipoperfusão ou aumento do espaço morto ocorrendo simultaneamente. Na alteração da relação ventilação/perfusão – frequente nas insuficiências respiratórias –, a $PetCO_2$ geralmente cai e sua monitorização pode auxiliar apenas na avaliação da tendência. Uma queda abrupta de mais de 5 mmHg é frequentemente observada na embolia pulmonar, devido ao surgimento abrupto do espaço morto.

O gradiente [$paCO_2$ – $PetCO_2$] e a relação $paCO_2$/$PetCO_2$ refletem a alteração ventilação/perfusão e são úteis para monitorar a terapêutica. Quando o gradiente é inferior a 10 mmHg, há maior probabilidade de que o desmame do aparelho seja um sucesso, possivelmente porque o espaço morto é mínimo.

A ecocardiografia funcional é um recurso que vem se tornando padrão em UTI, em especial para avaliar a condição cardiovascular dos pacientes em choque. Enquanto o detalhamento da anatomia de anomalias congênitas cardíacas permanece a cargo do cardiologista, o intensivista com treinamento específico avalia a função global do coração, enchimento ventricular esquerdo, presença de efusão pericárdica ou tamponamento cardíaco, fornecendo informações substanciais sobre o comprometimento cardiovascular em pacientes neonatais e pediátricos.

O US com Doppler pode ser utilizado para avaliar a velocidade do fluxo sanguíneo na aorta (exceto em pacientes com valvulopatia aórtica).

Monitorização invasiva[1]

Para a medida da pressão arterial invasiva, realiza-se a punção percutânea arterial (preferível) ou sob visualização direta, conectando-se um transdutor, via um circuito não complacente, e um sistema de fluxo contínuo para provir *flushing* do cateter com solução salina ou glicosada heparinizada. O procedimento está indicado nos pacientes que requerem monitoramento frequente da pressão arterial e naqueles que requerem mais de 2-3 amostras para gasometria ao dia. Os cateteres são 24 ou 22-gauge para neonatos, 22-gauge para lactentes maiores e crianças, e 20-gauge para crianças maiores e adolescentes. A preferência é pelas artérias periféricas, devido a menor taxa de complicações (por exemplo, trombose), sendo o sítio mais comum a artéria radial em pacientes fora do período neonatal (70%), seguido por tibial posterior e femoral. A artéria temporal superficial é de fácil canulização em neonatos, mas com a preocupação de fluxo retrógrado de ar ou debris para a circulação arterial carotídea. A artéria umbilical também é um sítio excelente em neonatos com menos de 10 dias de vida. A leitura das pressões sistólicas e diastólicas pode não ser precisa, estando artificialmente elevada se o cateter for pequeno e "chicotear" em uma artéria grande; ou diminuída se um sinal fraco ocorrer por coágulo ou bolha de ar no circuito, ou se o cateter for muito estreito, muito longo, muito maleável ou, inadvertidamente, estiver pinçado ou acotovelado. Embora a pressão sistólica e a diastólica, medidas por cateterização arterial periférica, sejam, respectivamente, maior e menor que aquela medida na aorta, a pressão arterial média é a mesma em ambos os locais. As complicações da cateterização arterial são surpreendentemente baixas: embolização ou isquemia distal é rara, perda tecidual ainda menos frequente, trombose é mais frequente na artéria radial em neonatos e lactentes e, geralmente, se recanalizam após a retirada dos cateteres (acompanhamento ultrassonográfico). Se não se palpar pulso em uma extremidade após uma tentativa com sucesso ou frustrada, o cateter deve ser removido e deve-se considerar a anticoagulação sistêmica. Se o membro não for viável, a exploração cirúrgica deve ser realizada. Em neonatos, essa exploração cirúrgica pode não ser factível, e a anticoagulação aliada à administração de estreptoquinase ou uroquinase e a observação levam, em geral, à melhora da perfusão no membro. Quando da cateterização umbilical, a frequência de trombo aórtico com significância é entre 1-6%. Sepse relacionada à cateterização arterial ocorre, em média, em menos de 1% dos pacientes, em 2% dos cateteres radiais e em 5% dos umbilicais. Nenhuma medicação deve ser administrada por esses cateteres arteriais, exceto heparina e papaverina.

A pressão venosa central (PVC) reflete a pressão de átrio direito. É medida através do cateter venoso central, sendo um parâmetro excelente do *status* volêmico, especialmente em crianças. Nos pacientes com função cardíaca normal, nos quais não se está aplicando altas pressões expiratórias finais posisivas (PEEPs), é tão confiável quanto a pressão de artéria pulmonar ou pressão de capilar pulmonar (PCWP). As medidas da pressão devem ser realizadas usando um transdutor nivelado com o átrio direito, sendo a pressão de átrio direito normal de 5 a 10 mmHg.

Saturação venosa central de oxigênio – Também através do cateter venoso central, obtém-se amostra de sangue para avaliação da saturação venosa central de oxigênio, que pode ser usada como guia no tratamento de pacientes com sepse. Tal terapêutica (*goal directed therapy*) pode reduzir a mortalidade em pacientes com sepse grave e choque séptico.

Medida da pressão intra-abdominal (PIA)[1]

São sinais e sintomas de síndrome compartimental abdominal (SCA) o abdome distendido e tenso, cianose das extremidades inferiores, redução do volume urinário ou anúria, redução do retorno venoso e necessidade de pressões pulmonares elevadas. O débito cardíaco pode reduzir-se em 30% pela compressão diafragmática e do coração, e desenvolve-se acidose metabólica. O exame físico abdominal fornece uma avaliação geral, sugerindo a existência de SCA. Esses são achados de baixa sensibilidade na detecção da SCA (40-60%), tornando-se de grande importância o reconhecimento da pressão intra-abdominal elevada, em especial nos pacientes com choque.

A PIA aumenta fisiologicamente com a inspiração, a posição vertical, a prona, o decúbito elevado (especialmente > 20°) e com a contração da musculatura abdominal. Diminui na expiração, posição horizontal ou supina.

Os valores da PIA na ausência de hipertensão intra-abdominal sã: subatmosférico (0 mmHg), em indivíduos normais; 5-7 mmHg, em adultos críticos; e 1-8 mmHg em crianças graves pós-cirurgia cardíaca com *bypass* cardiopulmonar. *Atenção*: 1 mmHg = 1,35 cmH_2O, isto é, 1 cm H_2O = 0,7355 mmHg. Considera-se hipertensão intra-abdominal (HIA) uma elevação na PIA ≥ 12 mmHg (= 16,3 cmH_2O).

HIA pode ser hiperaguda (por exemplo, após tosse), aguda (por exemplo, após trauma), subaguda (em geral, nos pacientes clínicos), crônica (por exemplo, gravidez, ascite crônica).

HIA pode ser graduada em: grau I – IAP 12-15 mmHg (16,3-20,4 cmH_2O); grau II – IAP 16-20 mmHg (21,7-27 cmH_2O); grau III – IAP 21-25 mmHg (28,5-33,9 cmH_2O); e grau IV – IAP > 25 mmHg (33,9 cmH_2O).

A pressão de perfusão abdominal é calculada pela diferença entre a pressão arterial média, e a PIA é considerada um bom índice para refletir a perfusão visceral. Valores > 60 mmHg são associados a maior sobrevida.

O consenso entre especialistas propõe que PIA persistentemente > 20 mmHg (independentemente do valor da pressão de perfusão abdominal), associada a uma disfunção de órgão não preexistente, portanto nova, é considerada SCA. Para seu diagnóstico, deve-se não só medir a PIA corretamente, mas frequentemente naqueles pacientes com risco para HIA/SCA.

Uma medida direta é feita por meio de um cateter intraperitoneal de diálise, ou para drenagem de ascite, e um transdutor de pressão intraperitoneal, ou durante laparoscopia. Método indireto constitui pressão intravesical, gástrica, retal, uterina, veia cava inferior e de pressão de vias aéreas. Pela simplicidade e baixo custo, a medida de PIA intravesical é considerada padrão ouro (contraindicada em trauma de bexiga, bexiga neurogênica ou hematoma pélvico comprimindo bexiga) e é, em geral, realizada intermitentemente por meio de uma sonda Foley conectada a um equipo de três vias conectado a uma coluna de água graduada. Pressão zero corresponde ao nível da coluna correspondente ao ponto de encontro das linhas axilar média e da crista ilíaca, com o paciente em posição supina em decúbito horizontal.

Para a medida, utiliza-se uma seringa com solução salina (1 mL/kg, até o máximo de 25 mL para adultos e crianças maiores), conectada a uma agulha 18-gauge. Após fechar a via de drenagem do cateter vesical, a agulha é inserida na via do Foley destinado à coleta de cultura urinária, usando técnica asséptica para o preenchimento da bexiga. Aguarda-se 3-5 minutos para equilíbrio de pressões e abre-se a via conectada à coluna de água, realizando-se a leitura da pressão da coluna de água (ponto em que a coluna de água cessa sua descida). Ao término, fecha-se a via da coluna de água e abre-se a via de drenagem, para o esvaziamento da bexiga (o volume de soro inserido será descontado do volume urinário da hora correspondente). O sistema ficará montado para novas leituras.

Note-se que a PIA pode ser subestimada se a leitura for feita na posição supina e, na verdade, o paciente permanece em decúbito elevado entre as medidas.

As estratégias terapêuticas para redução da PIA incluem, inicialmente, medidas clínicas: posição supina; sonda gástrica aberta; sonda retal para descompressão; enema; agente procinético; evitar a hiper-hidratação quando a ressuscitação fluídica estiver indicada; diuréticos (no paciente hemodinamicamente estável – furosemida em combinação com albumina); diálise (nos pacientes com oligoanúria); e descompressão abdominal, por meio da passagem de um cateter na cavidade abdominal ou de um cateter peritoneal de diálise (muitas vezes, realiza-se a paracentese seriada para descompressão). Essas medidas podem evitar a necessidade de intervenção cirúrgica.

A descompressão cirúrgica do abdome representa um procedimento para aliviar a função de órgãos quando diante de uma SCA. Está indicada quando o quadro se torna refratário às medidas clínicas, devendo ser realizada o mais breve possível para se evitar danos irreversíveis aos órgãos. Às vezes, a condição é tão instável que a descompressão é realizada mesmo no ambiente de UTI. Caberá ao cirurgião a decisão de fechamento da cavidade, que poderá ser *a posteriori*, deixando-se o abdome com fechamento temporário (por exemplo, bolsa de Bogotá) e com fechamento definitivo após a resolução da SCA.

Pressão de oclusão da artéria pulmonar (POAP) – cateter de artéria pulmonar (AP)[1]

A utilização de cateter de AP diminuiu sensivelmente ao longo dos anos, pois alguns estudos randomizados controlados em adultos mostraram que a mortalidade aumenta quando a AP é utilizada para monitoramento central.

Em pediatria, a POAP foi largamente substituída pelo monitoramento da PVC e da PAM (pressão arterial média). Embora a PVC seja considerada medida acurada em lactentes e crianças, há situações em que o cateter atrial direito falha na medida do *status* cardiopulmonar, especialmente na insuficiência pulmonar, renal ou cardíaca, quando o paciente permanece hipotensivo ou hipoperfundido, apesar de ressuscitação aparentemente normal, e requer intervenção medicamentosa para aumentar o débito cardíaco.

Também nos quadros de sepse, na síndrome do desconforto respiratório agudo (SDRA), na hipertensão pulmonar, na embolia pulmonar, na fibrose pulmonar e na disfunção cardíaca, a pressão de átrio direito pode não representar a pré-carga de ventrículo esquerdo. Tais pacientes se beneficiariam das informações obtidas com o cateter locado em artéria pulmonar e a medida da pressão de oclusão da artéria pulmonar (POAP), avaliando-se indiretamente a pressão de átrio esquerdo, que aproximadamente refletiria o volume diastólico final de ventrículo esquerdo (LVEDV).

Um cateter 5 French é adequado para pacientes entre 25 e 30 kg de peso, e 7 French para crianças maiores. Na maior parte das vezes, o cateter de AP é instalado via abordagem subclávia ou jugular interna. Nas crianças menores de dois anos, a abordagem femoral pode ser mais fácil. O balão deve impactar ou ocluir a artéria pulmonar ao término de insuflação de 1,5 mL, com retorno rápido da onda de pressão da artéria pulmonar à deflação. Radiografia de tórax deve confirmar o posicionamento correto do cateter (ponta do cateter lateral à coluna vertebral – menos de 2 cm).

POAP acima de 25 mmHg em pulmões normais e acima de 18 mmHg na vigência de sepse e SDRA frequentemente resultarão no desenvolvimento de edema pulmonar. Deve ser avaliada no final da expiração para reduzir o impacto das pressões intratorácicas resultantes da ventilação mecânica.

Para reduzir complicações, a passagem do cateter com balão inflado pelo coração direito reduz a incidência de arritmias. Ruptura de artéria pulmonar é rara, mas letal. Hemoptise e/ou colapso cardiovascular pode ocorrer após a inflação do balão durante a medida da pressão de impactação, e os pacientes com coagulopatia ou hipertensão arterial são os de maior risco. Para evitá-la, deve-se confirmar a posição adequada do cateter e inflar o balão com o volume mínimo necessário para se obter o traçado da pressão de impactação, e não avaliar a pressão de impactação com muita frequência. Se ocorrer impactação contínua, o cateter deve ser tracionado, pelo risco de infarto pulmonar. Lesão valvar pode ocorrer durante a retirada com balão inflado.

Medida do débito cardíaco[1]

A avaliação invasiva do débito cardíaco é, em geral, realizada por meio da técnica de termodiluição. A equação de Fick também pode ser aplicada para a determinação do débito cardíaco invasivo:

$$DC = [(SaO_2 - SvO_2) \times Hb \times 1{,}36 \times 10]: VO_2,$$
onde SvO_2 é a saturação venosa mista de O_2
(erro estimado = ± 5%)

Monitoramento da oximetria venosa mista[1]

A saturação da hemoglobina no sangue venoso misto da artéria pulmonar é referido como SvO_2 – um excelente monitor da cinética do oxigênio. Aumento da SvO_2 ocorre quando há o aumento da oferta de oxigênio (DO_2) ou a redução no consumo de oxigênio (VO_2). Por outro lado, se a DO_2 diminuir ou a VO_2 aumentar, a SvO_2 diminui. Cirrose ou sepse reduzem a acurácia da medida da SvO_2.

Alguns cateteres de artéria pulmonar contêm feixes de fibra óptica e fornecem a saturação venosa mista continuamente, o que permite avaliar a oferta de oxigênio, identificar precocemente uma instabilidade cardiopulmonar e avaliar a resposta à terapêutica, além de reduzir custos pela menor necessidade de gasometrias sequenciais.

A SvO_2 < 65% ou sua variação maior que 5-10% deve ser investigada, com avaliação do débito cardíaco, do nível de hemoglobina e de situações que aumentam o consumo de oxigênio.

Monitorização da pressão intracraniana (PIC)[1]

O monitoramento da pressão intracraniana através de cateteres ou sensores sub ou extradurais aliado à pressão arterial média, permite, nos procedimentos neurocirúrgicos, a indicação de medidas de controle da hipertensão intracraniana.

Monitoramento hemodinâmico avançado

Hemorragias[1]

É contínua a busca por novos métodos e sensores para a identificação precoce das perdas sanguíneas agudas. Perdas sanguíneas de 40-50% da volemia ocorrem sem exibir alterações significativas no nível de consciência, na PAM, na S_aO_2, na $PetCO_2$ ou na frequência respiratória, demonstrando que os sinais vitais tradicionais são de pouca utilidade na detecção e monitoramento das perdas sanguíneas. Soma-se a isso o fato de que o choque só é facilmente diagnosticado nos estágios tardios, quando a terapêutica é menos eficaz.

Na prática, a perfusão tecidual e a oxigenação tecidual são avaliadas por medidas padrão de FC, PA, PVC, DC, débito urinário e nível de lactato sanguíneo. Um algoritmo que incluísse algum indicador da oferta tecidual de oxigênio, relacionado ao seu consumo, levaria a um melhor método para a detecção precoce da hemorragia.

Ressuscitação cardiopulmonar[1,10]

Apesar da evolução na segurança da anestesia pediátrica, a taxa de parada cardíaca perioperatória é alta nos países em desenvolvimento, como relatado por Gonzalez *et al.*[10] em instituições brasileiras. A doença de base da criança ou sua condição clínica no pré-operatório é o principal fator relacionado, e o manuseio da via aérea ainda é a principal causa da parada cardíaca relacionada à anestesia.

Quando necessária, a ressuscitação de pacientes no pré-operatório é essencial para contribuir para bons resultados cirúrgicos. Ocorrendo parada cardiorrespiratória, a instituição do ABC da ressuscitação deve ser imediata. Se confirmada a ausência de pulsos, a instituição de massagem cardíaca externa deverá ser imediatamente instituída. É importante a identificação da etiologia da parada cardíaca: hipoventilação, hipoxia, hipo/hipercalemia, hipovolemia.

Após a recuperação, a ressuscitação volêmica é sempre prontamente iniciada, até que a hipoperfusão e hipotensão estejam controladas. PVC > 10 ou 15 mmHg é geralmente associada com repleção suficiente de volume. Transfusão pode ser necessária para garantir hemoglobina acima de 10 mg/dL em neonatos e > 8 mg/dL nas crianças maiores. Se o choque persistir, suspeita-se de persistência de perdas sanguíneas, tamponamento cardíaco, pneumotórax hipertensivo, insuficiência adrenocortical, sepse, choque neurogênico ou anafilaxia.

Os pacientes com hipotensão e/ou alteração na resistência vascular sistêmica, refratária à ressuscitação volêmica, serão tratados com infusão contínua de aminas vasoativas (norepinefrina ou dopamina, epinefrina). No choque cardiogênico, a ressuscitação de volume é seguida da administração de um agente beta-adrenérgico seletivo, como a dobutamina, para melhora da contratilidade miocárdica, volume sistólico e débito cardíaco e redução da pressão de capilar pulmonar.

Acidose lática é frequentemente observada quando de choque, com efeito adverso na função miocárdica e na ação dos inotrópicos. Um pH < 7,2, dependendo da $paCO_2$ encontrada, deveria ser corrigido.

Resposta metabólica ao estresse[1]

Evento precoce na resposta ao estresse, a liberação de catecolaminas decorre do estado hemodinâmico – aferência dos barorreceptores cardíacos e periféricos –, de estímulos nociceptivos e da liberação de mediadores inflamatórios e betaendorfinas presentes na injúria tecidual. Além dos efeitos cardiovasculares diretos para preservação da pressão arterial e da função cardíaca, ocorrem efeitos metabólicos significativos.

O estímulo beta-adrenérgico resulta em aumento da glicogenólise e neoglicogênese a partir de aminoácidos, enquanto, nos tecidos periféricos, promove lipólise e glicogenólise e reduz a utilização muscular de glicose. A ação alfa-adrenérgica reduz a secreção de insulina e glucagon, porém o efeito global é redução na secreção insulínica e elevação do glucagon. A insulina é o mediador primordial na regulação entre anabolismo e catabolismo no pós-operatório.

O predomínio dos hormônios de ação antagônica à insulina, aliado à liberação maciça de cortisol, produzirão os efeitos metabólicos mais importantes da injúria cirúrgica e/ou do pós-trauma. São eles:

- Hiperglicemia;
- Proteólise muscular e hipercalemia;
- Hiperlipidemia (proporcional à magnitude da agressão cirúrgica). Muitas vezes, os níveis plasmáticos de colesterol e fosfolípides estão diminuídos devido à síntese aumentada de esteroides após o trauma cirúrgico.

Somam-se aos efeitos metabólicos, a retenção hidrossalina, a diminuição da concentração do sódio urinário, o aumento do sódio corpóreo total e, frequentemente, a hiponatremia dilucional decorrentes do aumento da produção de aldosterona, principalmente pela contração do volume extracelular efetivo por perdas ou pelo edema traumático, mas também pela liberação de ACTH, com aumento da produção de glico e mineralocorticoides.

O aumento da produção do hormônio antidiurético (ADH) decorre da contração do volume extracelular, da elevação da osmolaridade plasmática e por estimulação beta-adrenérgica, tendo a função de conservação de água e restauração do compartimento intravascular.

Farmacologia da criança grave[1]

O trabalho conjunto com os farmacêuticos clínicos auxilia na seleção do esquema terapêutico apropriado durante as fases da doença grave, atentando para as alterações relativas à idade e à doença na biodisponibilidade das drogas. Muitas vezes, há medicamentos concomitantes exigindo atenção para as interações entre os medicamentos.

Na população pediátrica, utilizam-se doses em mg/kg devido à diversidade da composição corporal e do peso; e, nos pacientes obesos, o cálculo é pelo peso ideal. Em geral, a dose mais alta recomendada para uma criança é a dose máxima aprovada para um adulto.

As quatro etapas da biodisponibilidade de medicamentos podem estar alteradas no paciente crítico: absorção, distribuição, metabolismo e eliminação. E essas alterações não são estáticas; com a melhora, requererão replanejamento do esquema terapêutico.

Trauma e estresse agudos podem resultar em redução de 50% da albumina sérica, alterando a fração livre farmacologicamente ativa dos medicamentos. Assim, drogas com alta ligação à albumina, como os anticonvulsivantes, terão efeito clínico mais intenso e maior risco de toxicidade. Já os medicamentos ligados à alfaglicoproteína – globulina que se eleva na fase aguda do estresse – terão suas concentrações livres diminuídas (por exemplo, morfina, clindamicina).

À medida que a concentração de albumina cai, há desvio do fluido do intra para o extravascular que, se associado a alterações na integridade de membranas, como ocorre na sepse, pode resultar em alterações marcantes nos volumes dos compartimentos; uma variável importante na dose de ataque de medicamentos que pode requerer o ajuste de doses. No paciente com sobrecarga de volume, medicamentos como aminoglicosídeos e betalactâmicos – que são solúveis em água e têm carga iônica – deverão ter doses aumentadas para se conseguir a concentração sérica alvo (*target*). Deve-se considerar, no entanto, que, com o tempo, pela redução da ligação proteica, o *clearance* da droga livre aumenta, tornando o efeito geral sobre o paciente mais difícil de prever.

Como orientação geral, quando os níveis de albumina aproximam-se de 2,5 mg/dL, os medicamentos com alta ligação proteica deverão ser ajustados (diminuídos), devido à alta fração livre disponível para atividade farmacológica.

Quanto ao metabolismo, os medicamentos considerados fluxo-dependentes apresentam um aumento de seu *clearance* durante o estado hiperdinâmico característico do início da doença. Com a persistência da doença e a necessidade de suplementação de oxigênio para garantir o aumento da demanda, o paciente começa uma transição para o metabolismo anaeróbico e redução do *clearance* das medicações. Fluxo sanguíneo hepático alterado leva a alterações no *clearance* de medicações que podem, então, ser previstas com o monitoramento das variáveis hemodinâmicas. A alteração da função hepática pode alterar a atividade da medicação devido a sua influência no metabolismo, no transporte e na apresentação da molécula ao hepatócito e à sua capacidade enzimática. O *clearance* é, pois, determinado pela quantidade de enzimas metabólicas disponíveis. Para os medicamentos cujo metabolismo depende da atividade enzimática hepática, ajustes de dose são frequentemente necessários, pois o fígado terá sua atividade desviada para a produção das proteínas de fase aguda, preferencialmente à produção de enzimas para a biotransformação das drogas. A isso, soma-se a inibição do sistema enzimático pelas citocinas pró-inflamatórias. As mudanças mais expressivas ocorrem no sistema das isoenzimas do citocromo P-450 (CYP), que normalmente é responsável pela maior parte das interações medicação-medicação e reações de oxidação.

Após o metabolismo, grande parte das drogas necessitarão *clearance* renal para sua eliminação, o que envolve filtração glomerular e secreção nos néfrons. Nos períodos de isquemia e hipoperfusão, o débito cardíaco direcionado para o leito renal se reduz e esse *clearance* diminui. Na prática, a taxa de filtração glomerular pode ser estimada utilizando-se a creatinina sérica, idade e altura da criança. Muitos medicamentos podem requerer alteração no intervalo das drogas quando o *clearance* cai abaixo de 50 mL/m^2. Da mesma forma, quando se utiliza terapia de substituição renal, é essencial o conhecimento da extensão da remoção da medicação pela terapêutica de substituição empregada. Serão menos afetadas (clareadas) as drogas com distribuição tecidual extensa e alta lipofilidade.

Para medicamentos com faixa estreita de índice terapêutico, o monitoramento das concentrações séricas permite otimizar a terapêutica minimizando a toxicidade.

ATENDIMENTO DA CRIANÇA GRAVE NO PRÉ-OPERATÓRIO

Os cuidados ao paciente pediátrico crítico no pré-operatório incluem avaliação global da criança e enfoque na patologia cirúrgica, estabilização inicial com via aérea segura e acesso venoso, e tratamento das disfunções de órgãos quando houver. Reavaliação clínica e das análises laboratoriais devem ser frequentes e integradas às informações do monitoramento contínuo do paciente.

Avaliação Nutricional[1]

Os dados antropométricos dos pacientes pediátricos são considerados indicadores importantes de saúde. Stey *et al.*[11] demonstraram que crianças que se apresentam nos extremos dos percentis de peso – percentil muito baixo ou muito elevado – têm maior incidência de complicações pós-operatórias, sendo esse dado considerado preditor de morbidade perioperatória.

Nafiu *et al.*[12] descreveram que a circunferência abdominal – uma medida que representa obesidade abdominal quando ≥ percentil 90 para idade e sexo, e que está associada a diversas doenças crônicas – é um preditor independente de eventos adversos perioperatórios respiratórios em pacientes pediátricos submetidos à cirurgia eletiva, além de estar associada ao prolongamento do tempo de permanência em UTI.

Nas crianças, a prevalência de desnutrição proteico-calórica (DPC) aguda é alta entre pacientes clínicos e cirúrgicos. Nos adultos hospitalizados, a prevalência é de 50% e se correlaciona com aumento da morbimortalidade cirúrgica. Já nas crianças hospitalizadas, a prevalência geral de DPC é 54%; nos lactentes jovens e recém-nascidos termos e pré-termos, 63%; nos pacientes com trauma ou queimaduras, 31%; em cirurgia eletiva, 39%; e nos procedimentos complexos agudos, 64%. Tal prevalência realça a importância de se identificar os pacientes de risco para desnutrição e a prescrição de uma nutrição pré-operatória agressiva que poderá influenciar favoravelmente na morbimortalidade dos pacientes cirúrgicos.

Avaliação Hemodinâmica[1,13,14]

A análise das condições hemodinâmicas é fundamental para a prevenção de intercorrências decorrentes de hipotensão e/ou hipovolemia, desencadeadas quer pela doença de base, quer pela indução anestésica, quer por manobras que podem incorrer em estímulo vagal, como a intubação traqueal ou passagem de cateter venoso central.

Doenças cirúrgicas agudas do aparelho gastrintestinal podem se apresentar com espoliação volêmica e eletrolítica consideráveis. Obstruções do trato digestório alto – atresias duodenais, estenose hipertrófica do piloro – geralmente cursam com grandes perdas de cloro e potássio, com alcalose hipoclorêmica e desidratação. A apresentação clínica é dada essencialmente pela depleção volêmica, por desidratação iso ou hiponatrêmica e acidose metabólica secundária.

Na vigência de sepse e demais situações onde houver hipoalbuminemia associada, o sequestro em terceiro espaço pode determinar grandes depleções volêmicas de difícil mensuração.

A correção da volemia é prioritária no pré-operatório. Em geral, utilizam-se soluções salinas (salina 0,9% ou Ringer Lactato), em infusões de 20 a 30 mL/kg de peso, com reavaliações constantes da hidratação e parâmetros hemodinâmicos.

A indicação de soluções coloidais ainda é alvo de intensa discussão e controvérsia, reservando-se a infusão de soluções de albumina a 5% em situações específicas em que se associam o insucesso com o uso prévio da solução salina em volumes adequados, hipoalbuminemia e formação de terceiro espaço. Concomitante à correção volêmica, prescreve-se infusão de sódio hipertônico quando níveis de natremia são inferiores a 110 mEq/L e correção com bicarbonato de sódio em acidose metabólica sem comprometimento respiratório quando o pH for inferior a 7,10 ou o bicarbonato inferior a 10.

Avaliação Respiratória[1]

Frequentemente, há indicação de assistência ventilatória mecânica ao paciente pré-operatório crítico, quer por instabilidade hemodinâmica, quer por insuficiência respiratória, relacionadas ou não à doença cirúrgica (por exemplo, hérnia diafragmática, atresia esofágica com fístula traqueal, enterocolite necrotizante com sepse, insuficiência respiratória restritiva por distensão abdominal em obstruções intestinais baixas, prematuros com crises de apneia mesmo com doenças cirúrgicas não complexas etc.).

A assistência ventilatória ainda na UTI pode promover melhora das condições hemodinâmicas e respiratórias, que é preciosa para a segurança do transporte, para a indução anestésica e para o procedimento cirúrgico.

Avaliação da Função Renal e Hepática [1]

Uma análise das funções renal e hepática no pré-operatório permite ao anestesista e ao intensivista correção segura hidroeletrolítica e volumétrica, além da seleção dos fármacos, considerando sua metabolização, excreção e toxicidade.

No recém-nascido, há imaturidade relativa da função renal, com menor filtração glomerular, menor capacidade de concentração urinária e resposta limitada à sobrecarga hídrica e sódica, ao mesmo tempo em que há certa limitação nos mecanismos retentores de volume. A capacidade de excreção ácida também é reduzida e há limitação na excreção renal das drogas, devendo-se respeitar as doses propostas para essa faixa etária.

Doença Neuromuscular e Indícios Preditivos de Complicações Anestésica[1]

Os portadores de doenças neuromusculares apresentam risco elevado para hipertermia maligna após o uso de anestésicos inalatórios e relaxantes musculares despolarizantes. Há situações em que também opiáceos, relaxantes musculares não despolarizantes e anestésicos intravenosos podem desencadear esse evento.

Torna-se imprescindível obterem-se, no histórico, os antecedentes familiares e eventos adversos anestésicos prévios. Para máxima segurança, o exame pré-operatório deve incluir o exame neurológico e a dosagem de enzimas musculares.

Além de hipertermia maligna, reações denominadas "hipertermia maligna-símile" e alterações relacionadas à doença neuromuscular podem ocorrer (incluindo problemas cardíacos e respiratórios, disautonomia e hipo ou hipertermia).

Dada a gravidade do evento, deve-se monitorar o estado acidobásico e os eletrólitos séricos, a temperatura corpórea e as frequências respiratória e cardíaca. É fundamental o acesso imediato aos meios de controle da hipertermia maligna, dentre eles o controle farmacológico com o dantrolene[15].

Profilaxia Infecciosa [1]

A profilaxia no pré-operatório deverá ser introduzida antes de qualquer procedimento invasivo. Em geral, tem pouco papel além das primeiras 24 horas após o ato cirúrgico, e sua continuação impõe risco de resistência a drogas e emergência de infecção fúngica. Para ser efetiva, deve ser iniciada dentro da primeira hora que antecede a cirurgia, de forma que os níveis teciduais estejam altos durante o tempo de incisão. A cobertura antibiótica deve ser continuada durante o procedimento cirúrgico, sendo necessário readministrar alguns antimicrobianos quando o procedimento cirúrgico for mais longo (mais que quatro horas). O espectro da cobertura antimicrobiana pode ser limitado à flora da pele, a menos que haja violação da mucosa. Em geral, cobertura com apenas cefazolina é adequada para cobrir a flora da pele. Cefalosporina com espectro para anaeróbios pode ser usada para procedimentos que envolvam o apêndice ou para procedimento ginecológico (cefoxitina). Vancomicina pode ser considerada quando da instalação de drenos ventriculares externos e *shunts* intraventriculares. Os antibióticos profiláticos não têm valor após 24 horas da cirurgia e a continuação de seu uso impõe risco de resistência a medicações e emergência de infecção fúngica.

Nos recém-nascidos, deve-se considerar a antibioticoterapia profilática mesmo em procedimentos de porte médio, pela menor capacidade de resposta anti-infecciosa. Idem no lactente jovem, quando procedimentos auxiliares invasivos forem necessários (cateteres intravasculares/vesicais).

A introdução terapêutica de antimicrobianos já no pré-operatório está indicada nas cirurgias de grande porte e/ou nos procedimentos considerados contaminados, principalmente nas cirurgias abdominais com manipulação de alças intestinais.

Na presença de quadro infeccioso instalado, a seleção dos antimicrobianos é inicialmente empírica e baseada na história do paciente e no exame físico, além do conhecimento dos organismos prováveis para o sítio da infecção, considerando o padrão de susceptibilidade local. Habitualmente, uma combinação de medicações para germes Gram-positivos e Gram-negativos é utilizada, com a adição de cobertura para anaeróbios em determinadas situações clínicas. A duração do tratamento dependerá do patógeno isolado e do sítio da infecção.

No que se refere às tonsilectomias nas cirurgias otorrinolaringológicas, muitos artigos na literatura reforçam a nova posição da Academia Americana de Otorrinolaringologia – Fundação de Cirurgia de Cabeça e Pescoço, que não mais inclui a administração de antibióticos de rotina[16].

Profilaxia da Lesão de Mucosa Relacionada ao Estresse (LMRE)[1]

Embora haja evidências endoscópicas de agressão à mucosa em muitos pacientes admitidos em UTI, um sangramento importante com queda expressiva da hemoglobina ou choque não é frequente.

São fatores de risco para LMRE: ventilação mecânica, coagulopatia, escore *Pediatric Risk of Mortality* ≥ 10, pH intragástrico baixo, insuficiência hepática/renal, trauma, pneumonia, choque, lesão cerebral grave, grandes cirurgias e corticosteroides em altas doses.

A decisão para utilização da profilaxia deve ser feita após a avaliação de risco, e não apenas por sua admissão na UTI. A presença de um risco único não requer profilaxia, mas, havendo dois ou mais, os benefícios são maiores que o risco. Muitos centros utilizam a presença de ventilação mecânica, coagulopatia ou trauma maior, juntamente com um segundo risco adicional, para iniciar a prescrição da profilaxia.

Como a maior parte das lesões são na área do estômago produtora de ácidos (fundo e corpo superior), acredita-se que a terapêutica com agentes bloqueadores de ácidos tenha importância na redução do dano.

A prevenção da LMRE é realizada com antiácidos, sucralfato, antagonista do receptor histamínico H2 e inibidores da bomba de próton. O objetivo é elevar o pH acima de 4 ou pH acima de 6 quando se deseja manter um coágulo estável após sangramento.

Os antiácidos requerem administração a cada três horas e podem interferir na ação de outras medicações. Sucralfato também pode ter interferência com ação de outras drogas. Os inibidores da bomba de próton e os antagonistas do receptor histamínico H2 são comprovadamente superiores ao placebo. Os estudos não conseguem demonstrar superioridade de uma classe sobre a outra desses agentes. Deve-se ter em mente que os antagonistas do receptor histamínico H2 podem determinar trombocitopenia e/ou tolerância com seu uso, já no terceiro dia do tratamento e que não desaparece com o aumento da dose.

Os inibidores da bomba de próton são considerados potentes e podem levar dois dias para a sua máxima ação. Parece não ocorrer tolerância, mas eles podem precipitar um rebote de hipersecreção ácida após a descontinuação. Como são metabolizados no fígado, via o sistema CYP-450, deve-se ter cautela com a interação com outras drogas e considerar o polimorfismo genético do gene *CYP2C19*.

Profilaxia e Tratamento do Tromboembolismo Venoso (TEV)[1]

O TEV (inclui a trombose venosa profunda [TVP] e o tromboembolismo pulmonar [TEP]) é uma complicação frequente no adulto clínico e cirúrgico. Prolonga a permanência no hospital, requer tratamento invasivo e pode resultar em incapacidade permanente.

Nos adultos, ao contrário das crianças, a avaliação de risco e decisões de tromboprofilaxia são claras. Nas crianças, ocorre uma alternância entre fatores pró-anticoagulantes e anticoagulantes, complicando sua interpretação. Embora o risco seja certamente menor em crianças que em adultos, há relatos de que a incidência está aumentando (nos Estados Unidos: 28,8-58/10.000 admissões pediátricas hospitalares, com mortalidade entre 18% e 21%; no Canadá e Holanda: 5,3/10.000 admissões pediátricas). Parece haver uma prevalência bimodal de TEV em crianças, com pico ao nascimento, com um ano de idade e depois entre 12 e 14 anos.

Riscos já identificados incluem cateter venoso central, imobilidade, sepse, cirurgia ortopédica, trauma de grande porte, doenças oncológicas, nível estrogênico elevado, queimaduras maiores de 30%, trombofilia hereditária ou adquirida, idade menor que um ano ou maior que 14 anos, obesidade, estados de hipercoagulabilidade (CIVD, lúpus eritematoso sistêmico, cetoacidose diabética, síndrome nefrótica, síndrome hemolítica urêmica) e história prévia ou familiar de TEV.

Na UTI, em geral o risco de TVP é maior devido à imobilidade (com redução do fluxo sanguíneo), dano vascular por trauma ou inserção de cateter e pela tendência à hipercoagulabilidade secundária a condições inflamatórias.

O critério para se iniciar profilaxia de TEV permanece variável devido à falta de consenso dos *guidelines*. A maior parte das crianças não fará profilaxia, mas deve-se considerar a terapêutica quando houver três ou mais fatores de risco. Para a profilaxia há opções mecânicas e medicamentosas. Meias compressivas ou equipamentos de compressão intermitente são opções excelentes para as crianças maiores. Heparina não fracionada ou heparina de baixo peso molecular (BPM) é prescrita quando a criança não se ajusta ou não tolera esses recursos. O monitoramento da coagulação não é necessário, considerando-se que as doses profiláticas são baixas. A duração da profilaxia geralmente não vai além da permanência na UTI.

Quando o TEV é documentado, opta-se pela terapêutica anticoagulante convencional (heparina não fracionada é preferida à de BPM durante a fase aguda devido à sua menor meia-vida, podendo seu efeito anticoagulante ser reduzido mais rapidamente se necessário).

Qualquer que seja a terapêutica instituída, os níveis de fator sérico anti-Xa devem ser acompanhados para uma abordagem segura e eficaz. Heparina não facionada deve ser usada por 5-10 dias, com transição para a de baixo peso molecular. A continuidade da anticoagulação pode ser conseguida com a heparina de baixo peso molecular ou com warfarina. Inibidores orais da trombina são uma classe nova de agentes que têm sido estudados em adultos após cirurgia de reposição de joelho e quadril. Ainda não há dados pediátricos sobre essa medicação.

Avaliação das Condições Hematológicas e Previsão de Provimentos Hemoterápicos[1]

O ato cirúrgico e o procedimento anestésico exigem parâmetros hematimétricos mínimos para o transporte adequado de oxigênio aos tecidos – em geral, um mínimo de 10 g/dL de hemoglobina e 30% de hematócrito. Abaixo desses níveis, indica-se a transfusão de concentrado de hemácias[17].

Em recém-nascidos, nas primeiras 48 horas de vida, considera-se o valor mínimo de 12 g/dL, abaixo do qual se indica a reposição. O volume transfundido deve ser de 10 a 15 mL/kg de peso.

A transfusão de plaquetas visa a manter níveis acima de 50.000 plaquetas/mm^3, para cirurgias de pequeno porte, e acima de 100.000 plaquetas/mm^3, para hemostasia efetiva em grandes cirurgias.

Independentemente dos níveis hematológicos pré-operatórios e levando-se em conta a complexidade do procedimento, deve-se antever a reserva de concentrado de hemácias em volumes suficientes disponíveis no centro cirúrgico.

Em pacientes que serão submetidos à tonsilectomia/adenoidectomia, a avaliação pré-operatória da coagulação (TP/TTPA) identifica um pequeno número de crianças com risco aumentado de sangramento, mas, aliada a uma história pessoal ou familiar positiva de sangramento, pode detectar boa parte das crianças com risco aumentado para essa complicação[18].

Sedação, Analgesia e Delírio[1,19-25]

Qualquer que seja a idade ou a patologia da criança, a experiência de UTIP será, frequentemente, amedrontadora e dolorosa, em que a dor pode advir de procedimentos invasivos, troca de curativos, trauma, evento cirúrgico em si, presença do tubo endotraqueal e mesmo reposicionamento no leito. Contribui a separação dos familiares, a ruptura do ciclo noite-dia e os ruídos altos dos equipamentos e monitores.

Prover analgesia adequada e sedação, aliadas a intervenções não farmacológicas, é de suma importância no perioperatório, pois facilita a deambulação precoce, o retorno à ingesta oral/enteral e a recuperação de forma geral. O preparo pré-operatório e as intervenções não farmacológicas, além da presença dos pais, auxiliam a diminuir a ansiedade e promovem conforto, bem como auxiliam a criança a lidar com a nova situação. Como exemplo de intervenção não farmacológica, Seiden *et al.*[20] demonstraram que pacientes pediátricos submetidos à cirurgia ambulatorial têm maior redução da ansiedade perioperatória, da emergência de delírio e do tempo necessário para a alta, além de seus pais apresentarem maior satisfação quando distraídos com auxílio de *tablet* do que quando utilizam midazolam.

Escores de avaliação de dor devem guiar a terapêutica e identificar as menores doses efetivas de opioides e benzodiazepínicos para minimizar a dependência, o delírio e o risco de abstinência quando da descontinuação, além de contribuir para uma melhor sincronia com a ventilação, melhora da oxigenação, redução dos picos de catecolaminas e sensação de conforto ao paciente[26].

Tanto o subtratamento como o hipertratamento podem levar a consequências sérias, que incluem a persistência da dor pós-operatória, prejuízos na reabilitação e aumento do tempo de permanência hospitalar e/ou aumento das readmissões hospitalares, além dos eventos adversos relacionados à hipersedação pelo uso excessivo de analgésicos.

A avaliação da dor deve ser diária por meio da utilização dos escores de avaliação conforme a idade, e o esquema alterado à medida que a criança mostrar sinais de recuperação.

O tratamento farmacológico da dor deve respeitar uma sequência crescente na potência e na dose das drogas utilizadas, além de considerar a via de administração disponível. Os analgésicos mais leves são o paracetamol, a dipirona, os anti-inflamatórios não hormonais inibidores da formação de prostaglandinas (como ibuprofeno); e os mais potentes são os opiáceos (tramadol, codeína, fentanil, morfina), a cetamina e o propofol. A terapêutica combinada de opiáceos com o paracetamol e com anti-inflamatórios não hormonais proporciona aumento da potência analgésica com menores efeitos adversos. Dexmedetomidina, um agonista alfa-2 potente, que promove sedação, analgesia e ansiólise sem causar depressão respiratória, é um agente mais recente na UTIP. É especialmente útil para a sedação de crianças prestes a serem extubadas, por levar a menor depressão respiratória. Também foi usado intermitentemente em sedação para procedimentos em crianças respirando espontaneamente, em lactentes e crianças sob ventilação mecânica, que requeriam aumento das doses de opioides e benzodiazepínico, e na retirada de opioides e benzodiazepínicos para redução dos sintomas de abstinência. Em adultos, é usado em infusão contínua (0,3-0,7 mcg/kg/h). O monitoramento contínuo é recomendado devido a relatos de bradicardia.

Os benzodiazepínicos apresentam efeito ansiolítico, sedativo e hipnótico, sendo midazolam e lorazepam muito utilizados em UTI (o diazepam permanece importante no controle das convulsões e dos espasmos musculares).

Cabe lembramos que há pacientes que fazem uso crônico de analgésicos potentes, portanto, quando submetidos à cirurgia, deverão ter esse aspecto considerado. Segundo a literatura, essas crianças receberão três vezes mais opioides no perioperatório que as crianças que não fazem uso crônico de opioides; além disso, se estes não forem adequadamente prescritos para a nova situação de dor, poderá haver mau controle da dor ou sintomas de abstinência. Quando o hospital possui uma equipe para controle de dor crônica, ela deve ser acionada para o trabalho multidisciplinar. Nesses pacientes, sua prescrição prévia à cirurgia deve ser mantida (em geral, através dos opioides de ação longa, *patches* transdérmicos com opioides ou bombas implantadas para a liberação do opioide regular) e os procedimentos para o controle da dor aguda devem ser adicionados à analgesia. Estes últimos, em geral, compreendem os opioides de curta duração, as anestesias regionais e locais e as terapêuticas adjuntas[27].

A tendência atual na terapêutica da dor perioperatória pediátrica se apoia em uma abordagem multimodal da dor, que deve ser eficiente, fácil de ser aplicada e segura. De acordo com Schultz-Machata *et al.*[28], ao aplicar esse conceito, a administração de analgésicos não opioides deveria ser obrigatória e a técnica de anestesia regional (guiada por ultrassonografia quando indicado) utilizada sempre que possível; opioides deveriam ser dados em dose suficiente quando necessários; coanalgésicos, como lidocaína, dexametasona ou cetamina, deveriam ser considerados, mas o mais importante, enfatizam, é que a terapêutica para dor seja individualizada e com base na avaliação da dor e durante o tempo necessário para promoção do alívio da dor.

Preparo Pré-Operatório: Jejum, Enteroclismas, Cateterização Urinária[1]

Pelos riscos da hipoglicemia, o jejum pré-operatório não deveria exceder 12 horas para as crianças maiores, seis horas para os lactentes e quatro horas para os neonatos.

Enteroclismas são indicados nas cirurgias do cólon ou quando for necessário esvaziá-lo para permitir a exposição de outras estruturas (por exemplo, quando se atua no pedículo hepático, renal ou esplênico). Os protocolos de preparação intestinal variam amplamente, não havendo uma prática padrão. O procedimento é realizado na véspera da intervenção com solução salina 0,9% morna, 20 mL/kg, acrescido de glicerina na proporção 10:1. Nas cirurgias do cólon, também se utiliza o manitol via oral (5 a 10 mL/kg) para a limpeza do cólon, sempre com hidratação de manutenção intravenosa, com volume suficiente para manter o paciente euvolêmico.

A cateterização urinária deve, a princípio, ser evitada, principalmente no sexo masculino (risco de estenose de uretra), restringindo-se às cirurgias de grande porte ou às indicações específicas. Quando necessária, utilizam-se sondas siliconizadas.

Transporte ao Centro Cirúrgico

Na transferência para o centro cirúrgico, idealmente não se interrompe as condições vigentes na UTI pediátrica – manutenção da temperatura, monitorização, infusão de medicações vasoativas, assistência ventilatória etc.[1].

ASPECTOS INTRAOPERATÓRIOS[1]

No ato operatório, além dos cuidados de manutenção da estabilidade térmica, hemodinâmica e respiratória, devem-se avaliar as perdas sanguíneas e o débito urinário, bem como estimar as perdas insensíveis e para o terceiro espaço, objetivando a reposição de hemoderivados e/ou de fluidos isotônicos. Grandes perdas – volume estimado superior a 20% da volemia – são corrigidas habitualmente com concentrado de hemácias, em paralelo com cristaloides. Perdas inferiores a 10% da volemia, em geral são revertidas com o uso exclusivo de soluções cristaloides (solução salina 0,9% ou Ringer lactato). Perdas estimadas entre 10% e 20% da volemia requerem maior volume de cristaloides e, eventualmente, de concentrado de hemácias e solução coloidal de albumina a 5% (especialmente, em procedimentos abdominais extensos, com grandes perdas para o terceiro espaço).

Monitorização laboratorial intraoperatória, quando indicada, inclui dosagem sérica de sódio, potássio e cálcio, determinação do hematócrito, hemoglobina, plaquetas e coagulograma, além da gasometria arterial para avaliação dos gases e da condição acidobásica. Há situações de perdas continuadas que requerem coleta seriada dos exames, em especial do hematócrito e do pH/bicarbonato para correção imediata dos distúrbios.

Há atualmente consenso em se oferecer analgesia auxiliar ao ato anestésico durante todo o ato operatório, por meio de alguma forma de bloqueio ou simplesmente infiltrando-se a incisão cirúrgica. Esses bloqueios são rotina em muitas cirurgias na região umbilical e peniana e no canal inguinal, como hérnias umbilicais e inguinais, hérnias encarceradas, criptorquidias, hidroceles, tumores, torções do testículo ou dos apêndices testiculares, correção de hipospádias, postectomias, apendicectomias ou em algumas incisões cirúrgicas. Os bloqueios caudais, locorregionais ou locais deverão sempre estar associados à anestesia geral, fato que reduz a necessidade de anestesia mais profunda e propicia recuperação mais rápida, além de analgesia mais efetiva nas primeiras horas de pós-operatório quando a intensidade da dor é máxima. O anestésico normalmente utilizado é a bupivacaína a 0,25%, na dosagem de 0,25 mL/kg. Em torno da cicatriz umbilical, a injeção é na forma de um losango; na região inguinal, a 1,5 cm medial e inferiormente à espinha ilíaca anterossuperior, de forma radiada abaixo da *fascia superficialis*. O bloqueio peniano se faz pela injeção às 12 horas junto à fáscia pré-púbica, seguindo-se em direção às seis horas, de forma cada vez mais superficial, conforme a anatomia da inervação da região.

ATENDIMENTO PÓS-OPERATÓRIO[1]

A recepção da criança proveniente do centro cirúrgico na UTI deve reunir o intensivista, o anestesista, o cirurgião infantil e a equipe de enfermagem. Dar-se-á a transferência das informações sobre o paciente e a descrição das ocorrências intraoperatórias, incluindo o relato sobre a duração da anestesia, as medicações utilizadas, o balanço hídrico e eventuais correções hidroeletrolíticas, perdas sanguíneas etc.

Na UTI se dará continuidade aos cuidados intraoperatórios de monitorização, manutenção de temperatura, mensuração de perdas hídricas (diurese, evacuações fecais, débito de sondas e drenos etc.).

A recuperação da depressão respiratória anestésica normalmente é breve, mas a suspensão da assistência ventilatória mecânica e a extubação irão depender das ocorrências intraoperatórias, de intervenções toracoabdominais extensas, de instabilidade hemodinâmica e/ou respiratória relacionadas à doença de base, do estado neurológico do paciente e de limitações laringotraqueais à retirada da cânula traqueal, entre outros fatores. A reversão da condição anestésica é de importância fundamental, em especial no período neonatal, onde a irregularidade respiratória e a ocorrência de apneias são frequentes, mesmo horas após o procedimento anestésico. Nesses pacientes, a alta da UTI não deveria ocorrer com menos de 24 horas de observação.

Medidas de Descompressão Gastrintestinal e Reposição das Perdas[1]

Procedimentos cirúrgicos toracoabdominais extensos acompanham-se geralmente da instalação de sondas de drenagem torácicas e/ou abdominais que, juntamente com o conteúdo obtido das sondas de descompressão gastrintestinal e urinária, devem ter seu volume e concentração iônica estimados e/ou analisados, possibilitando a reposição das perdas e a manutenção da euvolemia e equilíbrio homeostásico. O volume hídrico reposto deve considerar, também, as perdas fisiológicas aumentadas pela respiração, perspiração, diurese, evacuações etc.

Quando o líquido drenado é gástrico, apresenta cor clara e seu conteúdo eletrolítico é de 60 a 80 mEq de sódio/L, 10 a 15 mEq de potássio/L e 100 mEq de cloro/L. Quando o líquido de drenagem é bilioso, pancreático ou de intestino delgado, será esverdeado e/ou amarelado, com teor de sódio de 110 a 140 mEq/L e de potássio de 5 a 15 mEq/L. As drenagens de ileostomia têm cerca de 110 mEq de sódio/L e entre 5 a 30 mEq de potássio/L.

Importante considerar as perdas para terceiro espaço, em especial nas primeiras 24-48 horas de cirurgia. Em geral, decorrem da manipulação cirúrgica das estruturas nas cirurgias de maior porte e são perdas de líquido isotônico, com concentração de sódio e de potássio similares às das plasmáticas.

A indicação da retirada das sondas e drenos dependerá do volume diário de drenagem, da presença de distensão abdominal e/ou pneumotórax e/ou derrame pleural e, obviamente, das condições clínicas gerais da criança.

Medidas Auxiliares de Suporte Respiratório[1]

Os cuidados relacionados à função respiratória, em especial após a extubação traqueal, deverão incluir manutenção do decúbito elevado, mudança frequente de decúbito, aspiração constante e fluidificação de secreções, deambulação precoce e estímulo da tosse voluntária. Para maior eficácia dessas medidas, é fundamental a analgesia adequada e a prescrição do atendimento fisioterápico respiratório.

Deve-se atentar para o risco de apneia nas primeiras 24 horas de pós-operatório quando houver antecedente de prematuridade. Esse risco se estende até a 60ª semana de vida pós-conceptual (aproximadamente, terceiro mês de vida).

Analgesia[1,22-24,29]

Embora a dor seja uma consequência previsível dos procedimentos cirúrgicos, as intervenções farmacológicas promovem abordagem efetiva da dor, que facilitam a deambulação precoce, o retorno à nutrição oral/enteral e a recuperação em geral.

A analgesia após cirurgias é, normalmente, de curta duração (inferior a 7-15 dias). Nas primeiras 24 horas, recomenda-se prescrição de analgésico, utilizando-se preferencialmente os menos potentes. Nas cirurgias de maior porte, a dor pode ser mais intensa, requerendo analgésicos potentes, como os opiáceos nos primeiros dias, descalonando-se para analgésicos menos potentes logo que possível. O manuseio eficaz da dor requererá, entretanto, mais do que simplesmente aumentar a dose do opioide, devendo-se considerar as informações da criança, da família e das equipes clínicas envolvidas, como, por exemplo, valendo-se da analgesia controlada e ajustada, momento a momento, pela enfermeira à beira do leito.

Muitas vezes, ocorre ansiedade causada pela dor do ato cirúrgico ou pela simples expectativa do mesmo, ou pela permanência no ambiente de UTI. Nesses pacientes, recomenda-se, antes de progredir na potência da analgesia, a prescrição de sedativos ansiolíticos, como os benzodiazepínicos – sobre os quais, vale lembrar que não possuem efeito analgésico.

Novas técnicas e medicações têm sido introduzidas para melhorar a eficácia analgésica e a segurança do controle da dor pós-operatória. Algumas crianças com mais de seis anos de idade podem se beneficiar de analgesia controlada pelo paciente (PCA), na qual elas se autoadministram uma dose pré-ajustada do opioide intravenoso, via bomba de infusão programada e ajustada para limitar a oferta excessiva do analgésico. Em geral, consegue-se bom controle da dor e maior satisfação do paciente.

Os anestésicos locais, como a lidocaína e a bupivacaína, têm sido utilizados tanto para a infiltração contínua local na ferida operatória, para analgesia pós-operatória, como para bloqueios locorregionais. A infiltração local com lidocaína ou com análogos permite horas de controle da dor, exatamente na fase mais crítica do pós-operatório imediato. A instalação de cateteres peridurais para bloqueio pós-operatório contínuo ou intermitente em cirurgias de grande porte tem grande utilidade para o controle de dor de forte intensidade, como nas cirurgias oncológicas, mas sem os efeitos adversos dos analgésicos potentes, permitindo recuperação da função respiratória e da consciência. Dentre as novas medicações destacam-se o acetaminofen intravenoso e o ibuprofeno intravenoso (ambos com boa tolerância e perfil seguro, com vários estudos na literatura sendo publicados); novos opioides, como o tapentadol; e formulações opioides, como morfina-oxicodona.

Nas cirurgias urológicas, deve-se considerar, além da dor incisional, o desconforto dos espasmos vesiculares associados à cirurgia de bexiga(30).

Controles Laboratoriais[1]

A programação de exames laboratoriais no pós-operatório dependerá do porte da cirurgia realizada, das alterações laboratoriais prévias e/ou que se apresentaram durante o procedimento, das disfunções dependentes da doença de base e, principalmente, da avaliação clínica momento a momento realizada pelo intensivista.

Assim, a determinação seriada do hematócrito é praticamente obrigatória em procedimentos de médio ou grande porte, sendo um indicador importante e precoce de hemorragias que nem sempre são evidentes clinicamente.

Patino *et al.*[31] avaliaram a acurácia da medida da concentração da hemoglobina arterial não invasiva (SpHb), por meio da tecnologia de co-oximetria de pulso nos pacientes perioperatórios com potencial para perda substancial de sangue, e demonstraram correlação positiva quando comparada com o método convencional nos pacientes com hemoglobina normal e anemia leve. Para anemias moderadas e graves, ainda são necessários estudos comparativos avaliando esse método não invasivo.

A dosagem da glicemia, sódio, cloro, potássio e cálcio séricos, a gasometria e a determinação do sódio e do potássio nos líquidos de drenagem, quando indicados, são auxiliares importantes para um balanço hidroeletrolítico e metabólico mais preciso e para a avaliação dos efeitos da resposta metabólica ao estresse cirúrgico.

A monitorização da glicemia, da calcemia e da magnesemia tem especial importância no período neonatal, dada a labilidade desses parâmetros nessa faixa etária.

A coleta de gasometrias preferencialmente arteriais, o cálculo do intervalo aniônico e, se possível, a medida do lactato sérico, além de fornecer as diretrizes para a ventilação e oxigenação adequadas, têm enorme utilidade para a análise do estado acidobásico e dos determinantes de suas alterações: hipóxia, hipoperfusão tecidual, sepse, hipocloremia, hipocalemia etc.

Expansores Plasmáticos[1]

Os pacientes no pós-operatório podem requerer ressuscitação fluídica intravenosa devido à perda do volume intravascular pela cirurgia, terceiro espaço e/ou drenos. A hipovolemia e o choque hipovolêmico podem ser manuseados com soluções de cristaloides ou coloides, e a opção entre ambos continua a ser questão de debate.

Na prática, os cristaloides são usados como terapêutica de primeira linha e repetidos se necessário até 60 mL/kg. São infundidos para melhorar o enchimento cardíaco, aumentar a pressão venosa central, aumentar o débito urinário e reduzir a acidose. Quando o cristaloide falha na recuperação da volemia, o coloide é, então, considerado.

Conduta nas Principais Complicações Pós-operatórias nas Afecções de Maior Prevalência em Cirurgia Pediátrica[32]

Hérnia inguinal encarcerada

A hérnia inguinal encarcerada apresenta morbidade inversamente proporcional à idade e peso da criança. A princípio, deve-se tentar o desencarceramento incruento com sedação sistêmica (midazolam 0,1 mg/kg IV ou 0,3 mg VO); aguarda-se 20 minutos e faz-se uma tentativa de redução manual. Não sendo obtida a redução, está indicada a cirurgia. As principais complicações do encarceramento são a necrose testicular (5,0% dos casos) e a intestinal (1,0%), esta cercada de risco de mortalidade.

Caso se observe a presença de área extensa de trombose dos vasos do mesentério, principalmente das veias mesenteriais, é de se supor que possa haver progressão com comprometimento da vascularização da anastomose. Nessa situação, devem ser feitas estomias e reconstrução do trânsito em um segundo tempo operatório. O principal cuidado pós-operatório diz respeito à depressão respiratória em prematuros. Uma prática recomendada é a realização da correção cirúrgica da hérnia inguinal em prematuros dias antes da data programada de alta da UTI neonatal.

Apendicite aguda (AA)

De forma prática, a doença pode apresentar-se de duas formas, com tratamento e evolução distintos:

- AA não complicada ou simples: fases iniciais da doença, sem perfuração ou formação de abscessos;
- AA complicada: quando ocorre perfuração e/ou contaminação da cavidade abdominal, com material fecal ocasionando a uma infecção localizada ou disseminada.

Nos casos em que o diagnóstico é realizado precocemente, o apêndice está íntegro e não há pus na cavidade; o paciente recebe apenas uma dose dos antibióticos no pós-operatório, e a medicação é então interrompida.

Nas demais situações, o tratamento é mantido por cinco a sete dias. Nas apendicites complicadas, com pus intraperitoneal, a antibioticoterapia se mantém até a cura do processo infeccioso, estando o paciente afebril há mais de 48 horas. Nesses casos, associa-se ainda antibiótico eficaz contra os Gram -positivos e o enterococo, Gram-negativos e anaeróbios. No ato cirúrgico, faz-se a limpeza e drenagem das coleções purulentas localizadas.

Nos casos de peritonite generalizada, é importante a lavagem exaustiva da cavidade, empregando-se solução fisiológica aquecida. É discutível a eficácia da drenagem nessa situação. Persistindo a hipertermia no pós-operatório, sem que o exame clínico, a ultrassonografia ou a tomografia computadorizada localize anatomicamente uma coleção purulenta, complicação esta frequente nos casos em que o diagnóstico de apendicite foi tardio. Lembrar que a flora bacteriana presente nos abscessos e coleções é sempre mista e que os anaeróbios têm papel importante neles. Portanto, o resultado de cultura desses líquidos tem importância apenas relativa. A antibioticoterapia deve ser sempre de amplo espectro. Ao diagnóstico de coleção purulenta no pós

-operatório, indica-se a drenagem cirúrgica. As mais frequentes são as da incisão operatória, fundo de saco de Douglas (habitualmente, acompanhada de diarreia, mucorreia, puxos e tenesmo), a paracólica e a localizada no espaço subfrênico. A confirmação dessas complicações é feita pelos dados clínicos e por exames de imagem (ultrassonografia ou tomografia com contraste).

Atualmente, existem vários relatos na literatura médica a respeito do tratamento conservador da apendicite aguda, apenas com antibióticos e/ou drenagem de abscessos. Devemos salientar que, apesar de vários pacientes terem sido tratados com sucesso dessa forma, não recomendamos esse tratamento sem um protocolo muito bem estabelecido pela equipe hospitalar. Tal tratamento pode ser realizado apenas em situações muito bem controladas e com o acompanhamento contínuo de uma equipe cirúrgica, o que na maioria das vezes não ocorre em nosso meio.

Uma complicação rara é a fístula estercoral do ceco, ficando assim caracterizada pela mudança na característica da drenagem, de purulenta para a eliminação de material fecaloide pela incisão ou pelo dreno abdominal. É própria do pós-operatório em apendicite aguda com grande processo inflamatório ao redor, no qual, dadas as condições locais muito desfavoráveis, pode ser impossível a sutura da base do apêndice.

Essas fístulas são geralmente bem direcionadas, sem contaminação da cavidade peritoneal. Uma vez confirmada a fístula cecal, o tratamento consiste em medidas cirúrgicas locais, ampliando-se, se necessário, a drenagem. Não há necessidade de que o paciente permaneça em jejum, apenas realiza-se a troca da dieta, de geral para dieta sem resíduos. A cicatrização ocorre em praticamente todos os casos, persistindo, porém, a drenagem por períodos prolongados de até cerca de 30 dias ou mais.

Raramente, é necessário suporte intensivo na apendicite aguda.

Invaginação intestinal

Os sintomas mais frequentes da invaginação intestinal (sangramento retal, dor intensa ocasionando palidez cutânea) podem simular o quadro clínico de choque séptico, mas habitualmente o estado geral da criança é bom. O diagnóstico inicial é feito pelo exame físico, radiografia simples de abdome e ultrassonografia de abdome. Pode-se obter a redução completa em aproximadamente 50% dos casos e, numa proporção bem maior, nos casos com poucas horas de evolução, com o emprego de redução hidrostática por enema (baritado ou contraste hidrossolúvel) ou enteroclisma salino, sob controle ultrassonográfico. Só poderemos considerar a redução completa se houver progressão do líquido para o íleo terminal.

Nos casos em que o íleo adinâmico pós-operatório se mantém por período mais longo do que o esperado (48 a 72 horas) ou caso o paciente já tenha saído do estado de íleo e volte a apresentar obstrução ("nova entrada em íleo adinâmico"), é forte a suspeita de recidiva da invaginação ou a ocorrência de uma invaginação ileoileal, devendo-se pesquisar essas possibilidades pelo estudo radiológico e ultrassonográfico.

Deve-se utilizar antibióticos, pois pode existir translocação bacteriana na alça invaginada.

Abdome agudo hemorrágico

Quase sempre, o mecanismo de lesão é o trauma abdominal fechado, associado a traumatismos múltiplos, incluindo traumatismo craniano. No recém-nascido, é normalmente devido à ruptura de fígado, hemorragia suprarrenal e ruptura de baço. Nas crianças maiores, as sedes de hemorragia são normalmente baço, rim e fígado. A conduta é, a princípio, conservadora, constando da reposição de volume, com solução cristaloide isotônica para perdas de até 20% da volemia, e concentrado de glóbulos, para perdas superiores a esse valor, ficando o paciente em UTI com monitorização contínua pelo menos nas primeiras 24 horas.

O diagnóstico é feito por métodos de imagem (ultrassonografia ou tomografia computadorizada com contraste).

A criança deve estar hemodinamicamente estável antes de prosseguir com a investigação laboratorial e por imagem.

Classicamente, as lesões de vísceras parenquimatosas podem ser tratadas de forma conservadora com sucesso. A incidência de lesão de víscera oca associada no trauma fechado é desprezível em crianças. Jamais tratar uma criança com lesão de víscera parenquimatosa de forma conservadora se não houver obrigatoriamente à disposição 24 horas por dia no hospital: UTI pediátrica, laboratório 24 horas, banco de sangue no local, cirurgião e anestesista de plantão *in loco*, centro cirúrgico preparado 24 horas por dia.

A necessidade de se transfundir volume superior à meia volemia para se atingir estabilidade hemodinâmica é um parâmetro bem aceito como critério da necessidade de se intervir cirurgicamente. Lembremos que uma volemia corresponde, em termos aproximados, a 8% do peso corpóreo.

Caracterizando-se transfusão maciça (volume superior a uma volemia e meia), deve-se administrar gluconato de cálcio para prevenção da hipocalcemia decorrente do sangue citratado. A punção abdominal ou a lavagem peritoneal diagnóstica é raramente indicada por não acrescentar informações àquelas obtidas com a tomografia computadorizada e um exame físico repetido. Cabe, ainda, recordar que a transfusão rápida de sangue frio pode levar à hipotermia, que, por sua vez, causa distúrbios de coagulação, piorando o sangramento agudo; deve-se, pois, aquecê-lo. O aquecimento também diminui a hipercalemia do sangue estocado.

Atresia de esôfago (AE)

Na maioria das vezes, o diagnóstico pré-natal não é firmado, mas o polidrâmnio pode ser uma indicação para a presença de AE. O diagnóstico é estabelecido com o bloqueio da passagem de uma sonda orogástrica de grosso calibre logo após o nascimento. A cirurgia só deverá ser realizada na ausência de complicação pulmonar ou infecção sistêmica e estado de adequado anabolismo. Normalmente, a seguinte conduta terapêutica é observada logo após o diagnóstico:

- Decúbito ventral a 30° ou semissentado, nos casos com fístula do coto distal; nos casos sem fístula, posição de Trendelemburg, para facilitar a drenagem das secreções;
- Sonda naso ou oroesofágica, com aspiração contínua;
- Nutrição parenteral por veia periférica ou central (PICC);
- Antibioticoterapia mesmo sem pneumonia manifesta. Usamos a cefalotina de modo profilático. Reavaliar a antibioticoterapia na presença de pneumonia.

É fundamental a avaliação com ecocardiograma para pesquisa de malformações cardíacas e dos vasos da base. O prognóstico da criança é radicalmente alterado na presença de malformações cardíacas complexas.

Caso ocorra infecção pulmonar, ela é tratada inicialmente de forma habitual, mantendo-se as recomendações anteriormente descritas.

Caso essas medidas não sejam eficientes, ou ocorra piora da função pulmonar, realiza-se então a intubação traqueal, que dificulta a aspiração de saliva e a proveniente da fístula para os pulmões, e facilita a aspiração das vias aéreas. Se a melhora não for efetiva, pode-se considerar a gastrostomia descompressiva ou a ligadura cirúrgica da fistula traqueoesofágica. Deve-se sempre lembrar, nos casos de evolução atípica, de também pesquisar a fístula do coto proximal ou a fenda laringotraqueoesofágica.

Pós-operatório

Não existem evidências que demonstrem a necessidade de intubação traqueal prolongada e curarização dessas crianças no pós-operatório, mesmo se a anastomose do esôfago foi realizada "sob tensão". As complicações decorrentes de curarização e intubação prolongada superam de longe as das fistulas esofágicas. Em casos em que a cirurgia ocorreu sem complicações e sem anestesia prolongada, a criança pode ser extubada na sala cirúrgica. A cirurgia é realizada por uma via de acesso que não secciona a musculatura e não altera a mecânica ventilatória da criança; por isso, normalmente não há necessidade de derivados de morfina para analgesia. O bloqueio intercostal com anestésicos locais no intraoperatório é uma boa forma de analgesia pós-operatória.

A aspiração das vias aéreas deve ser limitada à cavidade oral ou diretamente na cânula traqueal, quando presente, evitando-se progredir a sonda de aspiração para o esôfago. Da mesma forma, se o RN necessitar de reintubação, ela deve ser realizada pelo médico mais capacitado existente no momento (neonatologista, cirurgião, anestesista) e de forma eletiva. Não é rara a rotura da anastomose esofágica por intubação inadvertida do esôfago.

O início da alimentação pode ser precoce se houver uma sonda transanastomose, ou do quinto ao sétimo dia do pós-operatório se não houver complicações.

Fístula da anastomose

Pode aparecer precoce (até terceiro ou quarto dias PO) ou tardiamente, de pequeno ou grande débito. A saída de saliva pelo dreno de tórax caracteriza a fistula da anastomose. Normalmente, não há indicação de administração de azul de metileno, pois o diagnóstico é claro. Deve-se realizar sempre um esofagograma quando houver a mínima suspeita de fístula da anastomose. O exame confirmará a presença da fístula, seu tamanho, o caminho preferencial do contraste (pelo esôfago distal em direção ao estômago, ou preferencialmente pela fístula em direção ao dreno de tórax) e se a drenagem do mediastino é eficiente.

As fístulas tardias (após quarto PO) e com trânsito preferencial para o esôfago distal, em sua quase totalidade, respondem bem a medidas não operatórias. Se houver evidências de que o débito preferencial de saliva é para o mediastino (dreno torácico), e não para o esôfago, a conduta mais prudente será a reintervenção, com realização de esofagostomia cervical, sepultamento do coto distal, higienização da cavidade pleural e gastrostomia.

Estenoses

Caracteriza-se pela dificuldade de deglutição e perda de peso, normalmente dez a 15 dias após a cirurgia. Podem ser resolvidas quase que na totalidade por dilatações endoscópicas.

Recanalização da fístula esofagotraqueal

Normalmente, ocorre em casos em que ocorreu fístula da anastomose, sendo, por essa razão, frequente sua associação à estenose; suspeita-se em face de episódios de pneumonia aspirativa nitidamente associados à oferta alimentar. A confirmação é radiológica ou endoscópica, indicando-se a reintervenção cirúrgica. O tratamento endoscópico para a oclusão da fístula com colas não é eficaz.

Hérnia diafragmática congênita

Atualmente, o diagnóstico de hérnia diafragmática congênita (HDC) é feito pela ultrassonografia morfológica no pré-natal e as gestantes encaminhadas para o parto em centro multidisciplinar. O transporte da criança com HDC após o nascimento piora substancialmente a sua evolução. Na maioria das vezes em que o diagnóstico é feito antes da 25ª semana de gestação, a criança nasce com insuficiência respiratória grave em decorrência de hipoplasia pulmonar e desenvolvimento de hipertensão pulmonar persistente do recém-nascido (HPPRN)[33].

Tratamento

Nos últimos anos, ficou bem estabelecido que o tratamento cirúrgico em caráter de emergência logo após o nascimento não só não deve ser realizado como é uma das causas da piora da fisiologia pulmonar. Serão submetidos à cirurgia os pacientes com condição respiratória e hemodinâmica estável há pelo menos 24 horas.

A mortalidade de recém-nascidos portadores de HDC diminuiu consideravelmente com a adoção da cirurgia postergada, combinada com hipercapnia permissiva com ventilação "genti" (de 45% para 20-25% nos melhores centros do mundo).

Essa tática de ventilação foi inicialmente empregada para tratamento de prematuros com insuficiência respiratória, com o objetivo de minimizar as lesões causadas por formas agressivas de ventilação mecânica. Consiste em manter os parâmetros do aparelho de ventilação mecânica em um grau "fisiológico" (pressão inspiratória de 20 a 25 cmH^2O, PEEP de 3 a 5 cmH_2O), com o RN em ventilação espontânea/controlada, com frequência de 20/min, ajustando-se as FiO_2 conforme a resposta da gasometria arterial. O objetivo é manter uma saturação do sangue monitorada continuamente em mão direita (pré-ductal) ao redor de 90%, pós-ductal em torno de 70% a 80%, e admitir níveis sanguíneos mais altos da pCO_2 (de até 60 mmHg). Nessa situação, a pO_2 pode ser mantida em níveis mais baixos, 60-70 mmHg, se não houver comprometimento hemodinâmico. Consequentemente, ocorre uma acidose ventilatória que também não deve ser corrigida até valores em torno de 7,2 de pH.

A descompressão efetiva do trato digestivo por uma sonda nasogástrica também é medida fundamental.

A monitorização deve ser feita com cateterização arterial e venosa. Os vasos umbilicais podem ser utilizados se houver disponibilidade de cateteres apropriados. O controle do débito urinário com uma sonda vesical também está indicado.

A criança pode permanecer sedada, porém o uso de derivados de morfina continuamente em bomba de infusão e de curares é extremamente prejudicial, pois causa hipotensão e piora da hipertensão pulmonar, além de facilitar o aparecimento de barotrauma. Normalmente, pequenos ajustes na ventilação e uma boa higiene das vias aéreas levam a um maior conforto do RN, sem necessidade de sedação profunda.

Nos casos que não respondem à ventilação convencional, deve-se optar pela ventilação de alta frequência, com pressão média de vias aéreas de 15 cmH_2O e frequência de 10 Hz.

Em todos os casos, deve-se obter um ecocardiograma precocemente, com o objetivo de verificar a presença de malformação cardíaca (entre 30% a 50% dos casos) e verificar a intensidade das alterações causadas pela hipertensão pulmonar. Pelo ecocardiograma, é possível verificar a presença e a direção do *shunt* "pelo forame oval e pelo ducto arterioso". Também se pode estimar o grau de hipertensão pulmonar por medidas indiretas de fluxo na artéria pulmonar. O ecocardiograma deve ser obtido diariamente, caso ocorra alguma piora abrupta dos parâmetros gasométricos e hemodinâmicos. O exame serve como monitorização para a efetividade do tratamento e seu reflexo na hipertensão pulmonar.

O ducto arterioso patente, embora aumente a quantidade de sangue não oxigenado na circulação sistêmica, funciona como uma válvula de escape da hipertensão pulmonar. O fechamento prematuro do ducto leva a uma sobrecarga do ventrículo direito, que pode levar à insuficiência cardíaca. Nesse caso, recomenda-se o uso de prostaglandina E_1 para a reabertura do ducto. Essa complicação também deve ser monitorada por ecocardiograma.

Medicações específicas para hipertensão pulmonar, como tolazolina e óxido nítrico inalatório, mostram-se efetivas em casos de HPPRN secundário a outras doenças, mas não demonstraram ser eficientes em crianças com HDC.

As crianças respondem bem a *bolus* de cristaloide quando houver uma queda discreta na pressão arterial. Frequentemente, há necessidade de uso de medicações vasoativas para manutenção da pressão em níveis compatíveis com a idade. Recomenda-se o uso de um "coquetel" de drogas (dopamina, dobutamina e milrinona) e evitar o uso de dopamina isoladamente, que, em doses mais altas, pode piorar a vasoconstrição pulmonar. A necessidade do uso de adrenalina e noradrenalina está associada a pior prognóstico.

Recém-nascidos que não respondem a esses tratamentos se beneficiam com o uso de ECMO (circulação extracorpórea por membrana). Segundo dados coletados de várias instituições que têm programas regulares de ECMO no mundo, crianças com HDC que utilizam essa tecnologia apresentam os piores resultados dentre todas as indicações de ECMO no período neonatal. Menos de 50% das crianças com HDC sobrevivem em ECMO. O emprego da ventilação "gentil" e cirurgia postergada levou a uma diminuição do uso de ECMO em crianças com HDC. Entretanto, os casos que necessitam de ECMO atualmente são os mais graves, e permanecem em circulação extracorpórea por maior número de dias.

Tratamento cirúrgico pré e pós-natal

Alguns centros da Europa e Estados Unidos realizam estudos controlados do tratamento pré-natal de HDC. Atualmente, a intervenção intrauterina utilizada é a oclusão traqueal fetal. Um é balão colocado endoscopicamente na traqueia do feto por um portal na cavidade uterina por volta do centésimo dia de gestação. A oclusão da traqueia aumenta a pressão do líquido intrapulmonar do feto, o que parece ser um estímulo potente para o crescimento pulmonar.

Com a significativa melhora do tratamento pós-natal, a intervenção intrauterina só está indicada nos casos de pior prognóstico, ou seja, aqueles que possuem um índice pulmão-cabeça < 1 e com o fígado presente na cavidade torácica.

Após o nascimento, somente os recém-nascidos estáveis ou que apresentarem melhora da oxigenação e da hipertensão pulmonar devem ser operados. Isso significa que não há indicação de cirurgia no paciente instável, e que muitos recém-nascidos vão a óbito sem ser operados.

Não se recomenda a cirurgia da criança em ECMO, pois a anticoagulação sistêmica pode causar sangramentos no pós-operatório. Além disso, a cirurgia induz a piora da hipertensão pulmonar. Entretanto, vários centros realizam a cirurgia com a criança em ECMO e administrando antifibrinolíticos para diminuir o sangramento intra e pós-operatório.

Pode haver necessidade do uso de próteses (tela) para o fechamento do defeito diafragmático quando ele for muito grande. Em alguns casos, a cavidade abdominal não é grande o suficiente para acomodar o conteúdo herniado que estava dentro do tórax, e o fechamento forçado das incisões cirúrgicas pode levar a uma síndrome compartimental abdominal, semelhante ao descrito na gastrosquise. Nessa situação, a incisão cirúrgica deve ser reaberta e um silo colocado pela incisão, permitindo o alívio da pressão intra-abdominal. A incisão poderá ser fechada com a expansão gradual da cavidade. O tórax não deve ser drenado durante a cirurgia, pois não se deseja a expansão acelerada do pulmão hipoplásico. Além disso, o líquido acumulado na cavidade torácica previne a hiperexpansão do pulmão contralateral e um desvio agudo do mediastino, que pode causar piora hemodinâmica e ventilatória no pós-operatório.

As crianças que sobrevivem ao tratamento podem apresentar dificuldade para ganho de peso, secundária a um refluxo gastroesofágico intenso. Muitas crianças podem permanecer dependentes de suplementação de oxigênio por ocasião da alta. Os déficits neurológicos são semelhantes aos observados em recém-nascidos gravemente enfermos que sobrevivem.

Atresias e estenoses duodenais

Frequentemente, o diagnóstico é feito no período pré-natal. Normalmente, são pré-termos. As crianças apresentam vômitos biliosos ou saída de grande quantidade de secreção biliar pela sonda nasogástrica, sinal da dupla bolha à radiografia.

O paciente deve permanecer com SNG e nutrição parenteral prolongada (NPP) e a cirurgia será realizada eletivamente, no paciente estável e com bom peso, ou depois de atingido o anabolismo em crianças prematuras. No pré e pós-operatório, deve-se estar atento à reposição das perdas pela SNG.

O débito pela SNG pode permanecer alto de forma mais prolongada no pós- operatório e não deve ser usado como parâmetro para realimentação. Quando observamos diminuição do débito e clareamento da secreção biliar, podemos reiniciar a alimentação.

Nos casos de obstrução duodenal, deve-se estar atento a um diagnóstico diferencial: a má rotação intestinal e volvo do intestino médio. Os sinais mais frequentes são: a presença de sangue no tubo digestivo (sangramento por via oral ou retal), presença de plastrão palpável em abdome e piora do estado geral. Os exames radiológicos não auxiliam o diagnóstico diferencial e, caso houver suspeita de volvo, a cirurgia deve ser realizada imediatamente.

Atresias jejunais e ileais

Os princípios são basicamente os mesmos referidos para as atresias e estenoses duodenais, devendo-se, entretanto, estar atento para a possibilidade de volvo da porção atrésica proximal, o qual se caracteriza por piora súbita do estado geral, instabilidade dos dados vitais e sinais radiológicos, denotando aumento do volume e da espessura da parede da alça atrésica proximal, situação na qual se procederá de imediato ao tratamento cirúrgico.

Os cuidados pós-operatórios não diferem daqueles apontados para as atresias duodenais.

Íleo meconial

Quadro caracterizado por obstrução digestiva nas primeiras 24 horas de vida. Normalmente, são PIG e existe antecedente familiar. A associação com fibrose cística é grande. A radiografia simples do abdome mostra sinais de obstrução digestiva baixa, já o exame radiológico por enema opaco mostra acentuado grau de desuso do cólon (microcólon).

É válida a tentativa de desobstrução com contraste radiológico diluído (osmolaridade final de 340 mOsm/L), com baixa velocidade de infusão por enema e sob controle à radioscopia. A cirurgia normalmente realizada é a ileostomia por meio de uma sonda em "T" e menos comumente uma ileostomia em duas bocas, podendo vir a ser necessárias novas desobstruções de forma semelhante à acima referida.

No pós-operatório, é importante a introdução de N-acetil-cisteína a 10%, por SNG, e alimentação com dieta elementar completada com solução de enzimas pancreáticas. O prognóstico é desfavorável em razão das dificuldades de alimentação e das complicações pulmonares.

É frequente a ocorrência de obstrução pós-operatória tardia por aderências intestinais e por conteúdo entérico espesso.

Doença de Hirschsprung

Não eliminação de mecônio nas primeiras 24 horas e distensão abdominal em recém-nascido de termo, na maioria das vezes do sexo masculino, é a apresentação clássica. O diagnóstico é confirmado pelo enema opaco, com a caracterização de um segmento aganglionar e dilatação do intestino cranialmente. Habitualmente, a doença compromete reto e sigmoide. Quando houver dúvida no diagnóstico radiológico, optamos pela realização de biopsia retal.

Nossa conduta de tratamento é a realização do abaixamento endoanal do colo por via exclusiva endoanal, sem utilização da laparotomia, ou colostomia em crianças maiores para posterior cirurgia definitiva (abaixamento de colón). O diagnóstico é confirmado visualmente no intraoperatório e por exame anatomopatológico da peça cirúrgica. A criança pode ser realimentada horas após a cirurgia e a alta é precoce. Nos casos não clássicos, com envolvimento de porções mais proximais do intestino, o diagnóstico é mais laborioso, a cirurgia pode variar e a evolução pós-operatória pode não ser tão favorável.

Os neonatos e as crianças já operadas podem desenvolver enterocolite específica da doença de Hirschsprung (megacólon tóxico), caracterizada por febre, taquicardia, intensa prostração, aumento da distensão abdominal, desidratação, toxemia e hipovolemia. Ao toque retal ou na passagem de sonda pelo reto, há eliminação de gases e fezes líquidas de forma explosiva. Os dados laboratoriais mostrarão anemia, leucocitose com desvio à esquerda, hipoalbuminemia e hipopotassemia. Radiologicamente, observa-se acentuada dilatação e edema da parede do cólon.

Procede-se à descompressão com sonda gástrica e retal, correção da volemia, antibioticoterapia eficaz contra Gram-negativos e anaeróbios. O esquema antimicrobiano recomendado é a associação de vancomicina, metronidazol e amicacina. A retirada de lactose e sacarose da dieta diminui a recidiva dessa complicação no pós-operatório.

Gastrosquise

Atualmente, o diagnóstico é feito na gestação, o que permite o parto programado em um centro multidisciplinar.

O momento de realizar o parto é discutível: alguns autores acreditam que deva ser o mais precoce possível, evitando uma longa exposição das alças ao líquido amniótico. Entretanto, é sabido que a imaturidade pulmonar e a prematuridade são os principais fatores de mortalidade nessas crianças. Por isso, alguns autores preferem realizar o parto somente quando houver início do trabalho de parto, sinais de início de sofrimento fetal ou quando a maturidade fetal possa ser confirmada por exames. A via de parto aparentemente não altera a evolução dessas crianças, mas a cesárea é quase sempre realizada.

Na sala de parto, deve-se realizar a descompressão gástrica com sonda orogástrica calibrosa, obter um acesso venoso para hidratação e envolver a criança dos pés até o tórax num saco plástico estéril, minimizando as perdas hídricas das alças por evaporação. Inicia-se a antibioticoterapia profilática de amplo espectro, conforme indicado em cada centro.

O defeito deve ser corrigido o mais breve possível e de forma eletiva, assim que as condições pulmonares permitam.

A cirurgia pode ser feita em um único tempo, recolocando as alças intestinais de volta na cavidade e realizando o fechamento primário do defeito; ou em estágios, com a utilização de um "silo" com a volta progressiva das alças para a cavidade abdominal. O grau de inflamação das alças intestinais, causado pela exposição ao líquido amniótico (conhecida como "PFL" ou casca), determinará a tática de fechamento do defeito.

Alguns centros utilizam um "silo pré-moldado" próprio para essas crianças, colocado na UTI neonatal com sedação, permitindo que as alças retornem por gravidade e mais "fisiologicamente" à cavidade abdominal. A recolocação forçada das alças na cavidade pode levar a uma das maiores complicações pós-operatórias: o desenvolvimento da síndrome compartimental abdominal, caracterizada por hipotensão, anúria e má perfusão em membros inferiores, com edema. Caso não tratada, pode levar a óbito em poucas horas. Nesse caso, deve-se reabrir a cavidade abdominal para aliviar a pressão, colocando as alças em um silo ou peritoniostomia.

A restrição ventilatória ocorre em quase todas as crianças após a cirurgia. Portanto, quase todas necessitam suporte ventilatório mecânico.

A hipoalbuminemia é um achado comum nessas crianças, o que pode levar a um maior grau de edema de alça. Nas crianças em que o silo é colocado, recomenda-se a otimização da diurese com o uso de albumina intravenosa, o que pode abreviar o tempo para ao fechamento total do defeito.

Outra complicação decorrente da inflamação das alças é o íleo prolongado. Algumas crianças podem ficar até um mês sem trânsito intestinal que permita a alimentação enteral exclusiva. Portanto, cuidados com o acesso venoso para nutrição parenteral são fundamentais. Cateteres do tipo PICC ou semi-implantáveis (Broviac ou Rickman) são indicados para uso nessa situação.

Algumas crianças podem necessitar reoperações para correção de estenose ou atresias intestinais.

A mortalidade independe do tipo de fechamento do defeito e está relacionada à prematuridade, infecções e malformações associadas.

Onfaloceles

As crianças portadoras de onfalocele têm incidência maior de outras malformações e alterações genéticas. Destas, as malformações cardíacas são frequentes e associadas com maior índice de mortalidade. Frequentemente, o diagnóstico é feito intraútero e o parto programado em centro com UTI neonatal.

Como a onfalocele é recoberta pela membrana amictica, as perdas hídricas são menores que na gastrosquise e o intestino não apresenta inflamação. As onfaloceles pequenas, que permitem o fechamento primário do defeito, habitualmente têm boa evolução.

As onfaloceles grandes, cujo defeito é maior que 5 cm, consistem em um grande desafio para o fechamento definitivo do defeito. Algumas opções disponíveis são: emprego de próteses ou telas, cobertura do defeito com retalhos de pele do paciente ou tratamento não operatório, com curativos que permitem a reepitelização lenta e gradual do defeito.

Da mesma forma que na onfalocele, tentativas intempestivas de fechamento primário podem causar a síndrome compartimental abdominal.

Suporte ventilatório mecânico, compensação cardiocirculatória em crianças com cardiopatia congênita, necessidade de nutrição parenteral prolongada e tratamento contra infecções são os principais cuidados de UTI no pós-operatório.

Atresia das vias biliares

As crianças portadoras de atresia das vias biliares (AVB) apresentam o quadro clínico clássico de colestase neonatal: icterícia, coluria e acolia fecal que se inicia nas primeiras semanas de vida. A acolia fecal permanece por mais de duas semanas. A impregnação biliar da mucosa do intestino pela icterícia nas fezes pode confundir o diagnóstico. Apesar desse quadro, a criança apresenta bom estado geral e com ganho ponderal adequado.

Caracteristicamente, o fígado é aumentado e endurecido e o baço não é palpável.

O diagnóstico é feito por punção biópsia do fígado. Os achados histológicos são típicos.

Quando o diagnóstico é feito precocemente, não há alteração da função hepática. Pequenas alterações de coagulograma são corrigidas com administração parenteral de vitamina K.

A cirurgia deve ser realizada idealmente antes da 12ª semana de vida para obter- se melhores resultados. O procedimento indicado é a cirurgia de Kasai em Y de Roux (drenagem do *porta hepatis* em uma alça em Y).

As crianças operadas precocemente por cirurgiões experientes não necessitam de UTI no pós-operatório. Elas podem ser extubadas na sala de cirurgia e, após observação em sala de recuperação anestésica, retornam ao quarto para controle de hidratação. A cirurgia não apresenta perdas sanguíneas ou hídricas acentuadas e a reposição cuidadosa das mesmas pelo anestesista é quase sempre possível. A sondagem nasogástrica permanece por um ou dois dias, e a criança pode ser realimentada após sua retirada. Antibioticoterapia profilática é indicada por via venosa até que a criança possa se alimentar. Nosso protocolo determina a introdução de corticosteroide, sulfametoxazol + trimetoprima, e ácido ursodeoxicolico, assim que a criança puder ser alimentada.

Crianças operadas mais tardiamente podem apresentar graus variáveis de alterações na função hepática, que podem se acentuar com a cirurgia. Frequentemente, há o desenvolvimento de ascite, que pode "vazar" pela incisão cirúrgica e levar a uma deiscência parcial ou total. A ascite também favorece o aparecimento de peritonites e infecções sistêmicas. O tratamento consiste em administração de antibióticos, restrição hídrica e diuréticos. Crianças com hepatomegalia acentuada que desenvolvem ascite podem necessitar de suporte ventilatório e punções esvaziadoras. A indicação de cirurgia de Kasai antes do transplante de fígado nessa situação, portanto, é questionável.

O índice de crianças anictéricas operadas no Hospital Municipal Infantil Menino Jesus é ao redor de 50%. Crianças desenvolveram insuficiência hepática em 26% dos casos e necessitaram de transplante hepático. O índice de sobrevida com o fígado nativo após cinco anos é superior a 60%.

Enterocolite necrosante (EN)[34-36]

Esta é uma doença que se manifesta em 90% das vezes em recém-nascidos prematuros. Sua incidência varia entre UTIs neonatais, sendo reportadas situações endêmicas em alguns centros. Não há dados nacionais oficiais, mas dados internacionais citam o aparecimento da doença em 4% a 11% dos recém-nascidos nascidos abaixo de 1.500 g.

Aparentemente, uma sequência de fatores relacionados à prematuridade, como anoxia, hipotensão, imaturidade do trato digestivo e infecção, levam ao aparecimento da doença. O aparecimento de EN é inversamente proporcional à idade gestacional, ou seja, neonatos mais prematuros podem desenvolver a doença mais tardiamente. Quase a totalidade das crianças recebeu algum tipo de alimentação oral por fórmula láctea antes do desencadeamento da doença. O colostro e o aleitamento materno parece prevenir a EN.

Em crianças a termo, EN pode ocorrer em associação com policitemia, cirurgia cardíaca, gastrosquise e alterações endócrinas.

A fisiopatologia da doença converge para a lesão da barreira mucosa intestinal, que pode ocorrer de forma direta ou indireta, e que leva à translocação bacteriana e à ativação de fatores pró-inflamatórios (como interleucinas, TNFα e outros), culminando com a trombose de segmentos ou de todo o intestino.

Os sintomas iniciais são variáveis e, por vezes, não característicos. Por isso, na suspeita de EN, é preferível instituir-se de imediato o tratamento (jejum, descompressão intestinal e antibioticoterapia de largo espectro). Os sintomas mais característicos são: distensão abdominal, vômitos biliosos, sangramento gastrointestinal, dor abdominal à palpação, hiperemia de parede abdominal, instabilidade térmica, apneia, má perfusão periférica, bradicardia, letargia, acidose e plaquetopenia.

Embora alguns microrganismos, como *Clostridium* e enterobactérias, tenham sido isolados, não há evidências que apontem para uma causa infecciosa específica para o aparecimento de EN.

Também não há evidências que justifiquem o uso profilático de probióticos em crianças de risco.

Uma vez feita a suspeita diagnóstica, a confirmação da doença e o monitoramento da sua evolução é realizada com a radiografia simples de abdome. O aparecimento de sinais radiológicos, como íleo adinâmico, dilatação de alças, distribuição não homogênea das mesmas, pneumatose intestinal, ar em sistema porta e perfuração intestinal, são, nessa ordem, sinais de gravidade da doença. A pneumatose intestinal é o achado patognomônico da EN e expressa a proliferação de bactérias produtoras de gás na parede do intestino.

O momento para a intervenção cirúrgica é controverso. Alguns autores advogam que as crianças devam ser operadas apenas quando houver a confirmação de perfuração intestinal. Para outros, a piora do estado geral e a manutenção da plaquetopenia podem indicar a laparotomia antes que haja necrose e contaminação da cavidade peritoneal. A presença de alças intestinais "fixas" numa mesma posição numa sequência de radiografias pode indicar a presença de necrose dessas alças e também é critério para indicação cirúrgica. Caso houver presença de líquido livre na cavidade abdominal, a paracentese pode auxiliar na decisão se revelar líquido entérico ou turvo.

Em neonatos de extremo baixo peso (abaixo de 1.500 g) e em condições clínicas instáveis, a drenagem da cavidade peritoneal parece ser uma alternativa à cirurgia convencional.

Recentemente, estudos multicêntricos demonstraram que, em recém-nascidos de baixo peso, tanto a drenagem quanto a cirurgia tradicional são opções possíveis de tratamento, pois apresentam resultados semelhantes em curto prazo. Um estudo multicêntrico recente evidenciou um aumento na mortalidade e um atraso no desenvolvimento neurológico em crianças tratadas com drenagem peritoneal.

A mortalidade da doença está entre 20% e 40% dos casos, mas pode alcançar até 50% em recém-nascidos que necessitam cirurgia.

Crianças operadas podem necessitar ostomias ou grandes ressecções intestinais. Os cuidados pós-operatórios devem incluir a reposição de perdas pelas estomias – quanto mais altas, maiores são as perdas; o início precoce de alimentação parenteral (uma vez que essas crianças necessitarão de jejum prolongado); e o controle hemodinâmico e infeccioso. O cuidado de enfermagem com cateteres e as ostomias são fundamentais para se evitar a perda precoce dos acessos venosos e as lesões de pele.

As crianças com grandes ressecções desenvolverão síndrome de má absorção intestinal em grau variado e de longa duração. Nesse caso, a realimentação precoce e o uso de ácidos graxos, ômega 3, pode minimizar ou impedir o aparecimento de colestase secundária a NPP.

Crianças, operadas ou não, podem apresentar estenoses intestinais em médio prazo, principalmente em cólon.

REFERÊNCIAS

1. Ziegler MM, Azizkhan RG, Allmen D, Weber TR. Operative Pediatric Surgery. 2nd ed. McGraw Education; 2014.
2. Rogers MC. Textbook of Pediatric Intensive Care. 4th ed. Baltimore: Williams & Wilkins; 2008.
3. Fernandes EO, Guerra EE, Pitrez FAB, Fernandes, FM, Rosito GBA, Gonzales HE, Meyer I, Silva Neto LB, Fernandes MS, Soibelman M, Carvalho RL. Avaliação pré-operatória e cuidados básicos em cirurgia eletiva: recomendações baseadas em evidências. Rev AMRIGS. 2010 abr/jun;54(2):240-59.
4. Clancy J. The Surgical Neonate. Br J Perioper Nurs. 2001 Jan 01;11(1):21-7.
5. Maxwell LG, Yoster M. Perioperative management issues in pediatric patients. Anesthesiol Clin North America. 2000;18:601-32.
6. Tannuri U, Tannuri AC. Postoperative care in pediatric liver transplantation. Clinics (Sao Paulo). 2014;69 Suppl 1:42-6.
7. Torricelli FC, Watanabe A, David-Neto E, Nahas WC. Current management issues of immediate postoperative care in pediatric kidney transplantation. Clinics (Sao Paulo). 2014;69 Suppl 1:39-41.
8. Section on Anesthesiology and Pain Medicine. The pediatrician's role in the evaluation and preparation of pediatric patients undergoing anesthesia. Pediatrics. 2014 Sep;134(3):634-41.
9. Hogan MJ. Neonatal vascular catheters and their complications. Radiol Clin North Am. 1999;37:1109.
10. Gonzalez LP, Braz JR, Módolo MP, de Carvalho LR, Módolo NS, Braz LG. Pediatric perioperative cardiac arrest and mortality: a study from a tertiary teaching hospital. Pediatr Crit Care Med. 2014 Nov;15(9):878-84.
11. Nafiu OO, Onyewuche V. Association of abdominal obesity in children with perioperative respiratory adverse events. J Perianesth Nurs. 2014 Apr;29(2):84-93.
12. Stey AM, Moss RL, Kraemer K, Cohen ME, Ko CY, Lee Hall B. The Importance of extreme weight percentile in postoperative morbidity in children. J Am Coll Surg. 2014 May;218(5):988-96.
13. Carcillo JA, Fields AI. Clinical practice parameters for hemodynamic support of pediatric and neonatal patients in septic shock. Crit Care Med. 2002;30(6):1365-78.
14. Carcillo JA. Intravenous fluid choices in critically ill children. Curr Opin Crit Care. 2014 Aug;20(4):396-401.
15. Hall SC. General pediatric emergencies: malignant hyperthermia syndrome. Anesthesiol Clin North America. 2001;19:367-82.
16. Padia R, Olsen G, Henrichsen J, Bullock G, Gale C, Stoddard G, Ott M, Srivastava R, Meier JD. Hospital and Surgeon Adherence to Pediatric Tonsillectomy Guidelines Regarding Perioperative Dexamethasone and Antibiotic Administration. Otolaryngol Head Neck Surg. 2015 Aug;153(2):275-80.
17. Bhasin N, Parker RI. Diagnostic outcome of preoperative coagulation testing in children. Pediatr Hematol Oncol. 2014 Aug;31(5):458-66.
18. Katz R, Kelly HW, Hsi A. Prospective study on the occurrence of withdrawal in critically ill children who receive fentanyl by continuous infusion. Crit Care Med. 1994 May;22(5):763-7.
19. Brent AS. The management of pain in the emergency department. Pediatr Clin North Am. 2000;47:651.

20. Seiden SC, McMullan S, Sequera-Ramos L, De Oliveira GS Jr, Roth A, Rosenblatt A, Jesdale BM, Suresh S. Tablet-based Interactive Distraction (TBID) vs oral midazolam to minimizeperioperative anxiety in pediatric patients: a noninferiority randomized trial. Paediatr Anaesth. 2014 Dec;24(12):1217-23.
21. Tobias JD. Acute pain management in infants and children – Part 1: Pain pathways, pain assessment, and outpatient pain management. Pediatr Ann. 2014 Jul;43(7):e163-8.
22. Tobias JD. Acute pain management in infants and children – Part 2: Intravenous opioids, intravenous nonsteroidal anti-inflammatory drugs, and managing adverse effects. Pediatr Ann. 2014 Jul;43(7):e169-75.
23. Walker SM. Neonatal pain. Paediatr Anaesth. 2014 Jan;24(1):39-48.
24. Vincent JL, Baron JF, et al. Anemia and blood transfusion in critically ill patients. JAMA. 2002;288:1499.
25. Zalieckas J, Weldon C. Sedation and analgesia in the ICU. Semin Pediatr Surg. 2015;24:37-46.
26. Koh W, Nguyen KP, Jahr JS. Intravenous non-opioid analgesia for peri- and postoperative pain management: a scientific review of intravenous acetaminophen and ibuprofen. Korean J Anesthesiol. 2015 Feb;68(1):3-12.
27. Geary T, Negus A, Anderson BJ, Zernikow B. Perioperative management of the child on long-term opioids. Paediatr Anaesth. 2012 Mar;22(3):189-202.
28. Schultz-Machata AM, Weiss M, Becke K. What's new in pediatric acute pain therapy? Curr Opin Anaesthesiol. 2014 Jun;27(3):316-22.
29. Argoff CE. Recent management advances in acute postoperative pain. Pain Pract. 2014 Jun;14(5):477-87.
30. Merkel SI, Danaher JA, Williams J. Pain Management in the Post-Operative Pediatric Urologic Patient. Urol Nurs. 2015 Mar-Apr;35(2):75-81, 100.
31. Patino M, Schultz L, Hossain M, Moeller J, Mahmoud M, Gunter J, Kurth CD. Trending and accuracy of noninvasive hemoglobin monitoring in pediatric perioperative patients. Anesth Analg. 2014 Oct;119(4):920-5.
32. Dehner L. Pediatric Surgical Pathology. 2nd ed. Baltimore: Williams & Wilkins; 1987.
33. Mohseni-Bod H, Bohn D. Pulmonary hypertension in congenital diaphragmatic hernia. Semin Pediatr Surg. 2007 May;16(2):126-33.
34. Moss RL, et all. Laparotomy versus peritoneal drainage for necrotizing enterocolitis and perforation. N Engl J Med. 2006 May 25;354(21):2225-34.
35. Blakely ML, Tyson JE, Lally KP, et al. Laparotomy versus peritoneal drainage for necrotizing enterocolitis or isolated intestinal perforation in extremely low birth weight infants: Outcomes through 18 months adjusted age. Pediatrics. 2006;117(4):e680-7.
36. Neu J, Walker W. Necrotising Enterocolitis. N Eng J Med. 2011;364:255-64.

92 Analgesia e Sedação

Werther Brunow de Carvalho
Janete Honda Imamura

INTRODUÇÃO

O manejo de pacientes graves em unidade de cuidados intensivos (UCI) frequentemente requer a utilização de sedação e analgesia para conforto (principalmente nos pacientes intubados), ansiólise (temor pelo desconhecido, perda do controle físico, incapacidade de se comunicar, apreensão em relação ao motivo da internação), melhora da efetividade de medicações, maior benefício terapêutico (com redução das complicações) e facilidade de manipulação, visando à redução da morbimortalidade.

Porém, é necessário obter-se previamente uma história completa do paciente que inclua, além da idade, reações adversas e alergias a medicações, uso de medicações ou drogas ilícitas, horário da última ingesta oral, história médica, hospitalização prévia, história de uso de sedação e analgesia prévias, presença de gravidez, história familiar e revisão de todos os órgãos e sistemas, além de exame físico completo, que deve incluir peso, sinais vitais, avaliação de vias aéreas e do nível de consciência, e exame cardiorrespiratório.

Atualmente, tem havido uma preocupação maior em relação a esse tema, com novos fármacos e múltiplas vias de administração disponíveis, o que levou ao uso mais liberal das medicações analgésicas e sedativas, que, associadamente aos efeitos benéficos, evidenciou seus efeitos negativos.

A meta da sedação e analgesia para qualquer paciente dependerá da natureza, curso e gravidade de sua condição clínica; da natureza e complexidade da terapêutica de suporte, de monitorização invasiva e suas interações; e da disponibilidade e conhecimento das medicações, bem como da farmacocinética e farmacodinâmica em cada paciente (metabolismo e depuração individualizados, especialmente nos neonatos) e de fatores psicológicos individuais, o que torna o assunto complexo, mas interessante.

A avaliação da dor, da ansiedade, do medo pela equipe da UCI e, algumas vezes, da depressão depende muito da sensibilidade do observador e da sua capacidade de se comunicar com o paciente, necessitando reavaliação periódica, atenção para situações de fácil resolução, como o desconforto por mau posicionamento no leito ou retensão vesical.

Os pacientes com incapacidade de se comunicar, ou cujos cuidadores não conseguem identificar o quadro álgico, recebem menos analgesia do que aqueles que se comunicam com as mesmas condições. Mas, infelizmente, mesmo se o quadro for identificado muitas vezes, não são tomadas as medidas ideais devido à escolha e/ou dose inadequada das medicações.

O excesso de sedação pode induzir a instabilidade hemodinâmica e aumentar a necessidade de inotrópicos e vasopressores, retardar o desmame da ventilação pulmonar mecânica (com consequente aumento da frequência de traqueostomias), causar escaras pela imobilidade, impedir a avaliação neurológica e, com isso, aumentar os números de investigações com exames complementares realizados, aumento da solicitação de interconsultas, aumento da permanência e do custo hospitalar (Figura 92.1), aumento da frequência de infecções hospitalares e dos índices de morbimortalidade. Além disso, diminui a capacidade de o paciente interagir com o meio e altera a qualidade do sono, podendo ocasionar agitação paradoxal e síndrome de abstinência quando da retirada da medicação.

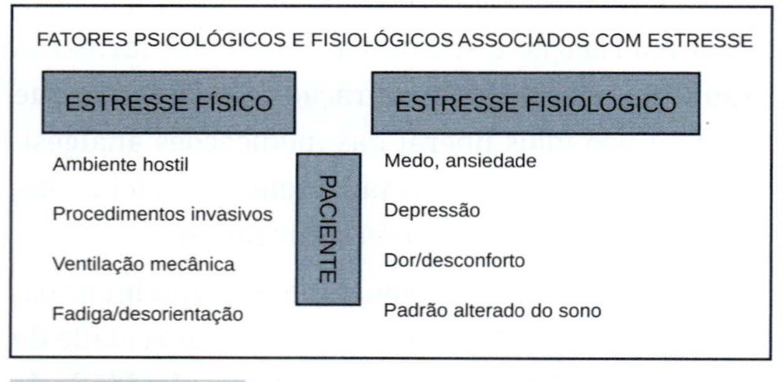

FIGURA 92.1 ***Indicações para sedação e analgesia em pediatria.***

A sedação e analgesia inadequadas podem piorar as condições do paciente, pois podem induzir o catabolismo persistente, estimulam o sistema nervoso simpático, sobrecarga cardiorrespiratória e consequente repercussão hemodinâmica, podendo resultar em sequelas e aumento da morbidade.

A sedação e analgesia devem ser preferencialmente administradas em infusão contínua. Prescrições "se necessário" e "a critério médico" devem ser evitadas, exceto quando o paciente estiver em "desmame" da sedação.

OBJETIVOS E RESPOSTA AO ESTRESSE

Os objetivos da terapêutica com analgésicos e sedativos são:

- Obter a estabilidade fisiológica máxima (redução da necessidade miocárdica de oxigênio e redução do metabolismo cerebral).
- Aliviar a dor e propiciar conforto.
- Diminuir a ansiedade:
  - diminuindo o nível de consciência;
  - diminuindo a memória.
- Minimizar as consequências fisiológicas negativas.

Facilitar o cuidado do paciente, a ventilação pulmonar mecânica e a realização de procedimentos mais invasivos

Podem ocorrer respostas metabólicas, hormonais e circulatórias importantes durante e após grandes cirurgias, traumas ou situações de estresse em recém-nascidos, lactentes e crianças maiores. Essas modificações podem ocasionar um aumento da morbidade e mortalidade. Por exemplo, um recém-nascido com hiperglicemia devido ao estresse pode apresentar um aumento da frequência cardíaca, da pressão arterial e da pressão intracraniana, e uma sobrecarga osmótica elevada, podendo resultar em uma hemorragia intracraniana. Entretanto, ainda necessita uma melhor compreensão a relação causal entre a resposta ao estresse e as várias formas de morbidade tardia.

O impacto da dor e ansiedade na resposta humoral é caracterizado por um aumento nos níveis circulantes dos hormônios catabolizantes, como catecolaminas, glucagon e cortisol. Esses aumentos (até 400% em relação ao nível basal) são erráticos, com consequências hemodinâmicas variáveis. A resposta hormonal ao estresse em recém-nascidos submetidos à cirurgia cardíaca ou extracardíaca é substancialmente maior quando comparada à resposta de pacientes adultos submetidos a uma cirurgia similar.

Os efeitos metabólicos da resposta hormonal ao estresse incluem: aumento do consumo de oxigênio, glicogenólise, gliconeogênese e lipólise. Os efeitos metabólicos mais evidentes vistos clinicamente no pós-operatório são acidemia lática, hiperglicemia, balanço nitrogenado negativo, retenção de água e sódio e aumento da excreção de potássio (Quadro 92.1).

QUADRO 92.1 ***Respostas metabólicas neuroendócrinas devidas à lesão cirúrgica ou traumática.***

Endócrina ▪ Aumento do ACTH, cortisol, HAD, hormônio de crescimento, glucagon, renina, aldosterona ▪ Diminuição na insulina e aldosterona
Metabólica ▪ Carboidratos: hiperglicemia, resistência à insulina, intolerância à glicose ▪ Proteínas: aumento do catabolismo, fornecendo aminoácidos para a gliconeogênese ▪ Gorduras: aumento da lipose fornecendo ácidos graxos livres
Água e eletrolitos ▪ Retenção de água e sódio ▪ Excreção aumentada de K+

Siglas: ACTH = hormônio adrenocorticotrópico; HAD = hormônio antidiurético

A resposta corpórea a uma agressão provoca uma síndrome de adaptação geral ou resposta ao estresse que pode ser amplificada por vários outros fatores (Quadro 92.2).

QUADRO 92.2 ***Fatores envolvidos na ativação da resposta ao estresse.***

▪ Ansiedade, medo
▪ Dor
▪ Hipo e hipertemia
▪ Hipovolemia
▪ Acidose
▪ Jejum, desidratação
▪ Hipóxia, infecção/sepse
▪ Imobilização prolongada

Esses fatores se tornam, portanto, cruciais em termos do tratamento do paciente grave, desde que a melhora deles vai adequar de modo mais sensível o tratamento da dor. A magnitude da resposta ao estresse está relacionada diretamente ao grau da lesão tecidual.

Assim, monitorizações mínimas devem ser realizadas antes, durante e após a sedação/analgesia: estado de consciência, frequência cardíaca, frequência respiratória, saturação da oxigenação e pressão arterial sistêmica. Para pacientes que estão sob sedação profunda, os sinais vitais devem ser registrados a cada minuto e o uso de monitorização eletrocardiográfica contínua é recomendado. Os pacientes apresentam maior risco de complicações durante os primeiros cinco a 10 minutos após a administração intravenosa da medicação e durante o período imediatamente após o procedimento, quando o estímulo do procedimento é interrompido. Monitorização com capnografia tem sido utilizada em pacientes pediátricos durante o período perioperatório através de cânulas especiais e máscaras, que fornecem também oxigênio suplementar.

Fonte suplementar de oxigênio, equipamento de aspiração de vias aéreas, dispositivo de ressuscitação manual, acesso intravenoso, agentes antagonistas (se aplicáveis) e carrinho de ressuscitação de emergência pediátrica à beira do leito, antes de se iniciar a sedação/anestesia, também devem ser providenciados.

Os termos utilizados para descrever os efeitos induzidos pelas drogas nos estados de consciência estão colocados no Quadro 92.3.

QUADRO 92.3 ***Termos utilizados para definir a ação das medicações no estado de consciência.***

Analgesia: alívio da percepção da dor, sem a produção intencional de um estado de sedação. A alteração do nível de consciência pode ser um efeito secundário das medicações administradas
Alívio da ansiedade: situação na qual não há alteração do nível de consciência, existindo apenas uma diminuição do estado de apreensão
Sedação: redução controlada do nível de consciência e/ou percepção da dor, mantendo os sinais vitais estáveis, uma via aérea independente e uma respiração espontânea adequada
Sedação profunda: depressão profunda do nível de consciência a qualquer estímulo. Este estado é frequentemente acompanhado por uma perda dos reflexos de proteção e necessita um manejo adequado de vias aéreas, ventilatório e um controle da pressão arterial

Não existe uma aceitação universal da definição de alguns desses termos, embora as conotações gerais para cada um deles pareçam ser bem reconhecidas.

Define-se como agitação a atividade motora excessiva e despropositada.

A ansiedade, o medo e a agitação são as causas mais comuns, em UCIs, que contribuem como fatores adicionais à resposta ao estresse. As crianças em

UCI são expostas a diversos fatores que podem ocasionar um estresse físico e psicológico (Figura 92.1).

Esses dois fatores de estresse são os elementos mais importantes que interferem com a qualidade de vida durante a permanência do paciente na unidade e, para a sua atenuação ou alívio, existe a necessidade de se indicar a sedação principalmente para:

1. Melhora do conforto do paciente;
2. Facilitar os procedimentos técnicos;
3. Redução do estresse.

As principais indicações para sedação/analgesia em UCI incluem: 1) redução da ansiedade; 2) redução do consumo de oxigênio; 3) prevenção de lembranças de memórias desagradáveis; 4) utilização de ventilação pulmonar mecânica (desde que grande parte dos pacientes relata uma experiência de grande desconforto e alguns apresentam formas graves de alteração psicológica, tais como agonia/pânico) para melhorar o sincronismo com o aparelho de ventilação e durante a fase da retirada da ventilação pulmonar mecânica; 5) restrição de pacientes com síndromes de agitação, que têm uma relação com o caráter psicológico da pessoa e que são prevenidas com um adequado nível de sedação; 6) tratamento para síndromes de abstinência; 7) durante paralisia com bloqueadores neuromusculares; 8) alteração do padrão do sono, desde que a relação normal dia/noite é perdida na maioria das crianças internadas em UCI. Esse padrão anormal de sono está associado com desorientação, distúrbios psicológicos e fadiga, que podem retardar a retirada gradual da ventilação pulmonar mecânica; 9) estado de coma, que pode ser muito superficial, permitindo ao paciente manter contato com tudo o que acontece ao seu redor (desde ruídos, visitas à beira do leito), comentando o seu prognóstico, atividade de banho, monitorização e outros procedimentos técnicos.

É importante distinguir entre sedação e analgesia. A sedação tem como objetivo acalmar, diminuir a atividade e a excitação, enquanto a analgesia caracteristicamente alivia a dor, sem depressão do nível de consciência. Muitas medicações analgésicas têm como efeito colateral a sedação, entretanto poucas medicações sedativas (cetamina, por exemplo) têm propriedades analgésicas. Em determinadas circunstâncias, é mais apropriado se utilizar um agente sedativo puro do que a associação de analgésicos opiáceos e sedativos.

A sedação está indicada no recém-nascido (RN) com a utilização de ventilação pulmonar mecânica prolongada, quando a frequência de procedimentos invasivos for menor e a utilização de analgésico de rotina não estiver indicada. Os sedativos são também utilizados quando existem problemas de tolerância com os analgésicos opioides nos RNs que permanecem dependentes do aparelho de ventilação pulmonar mecânica por períodos prolongados e necessitam de cuidados intensivos invasivos. A utilização de sedativo nessa situação pode permitir a progressão da retirada gradual da ventilação e a descontinuação da utilização do opiáceo. A sedação também pode ser benéfica em RNs com mais idade com diagnóstico de doença pulmonar crônica grave, apresentando desconforto respiratório pela dispneia. Nessa condição, é importante observar a possibilidade dos efeitos depressores do sedativo no sistema respiratório.

Assim, a escolha das medicações, bem como o conhecimento farmacológico dessas, tendo-se em mente cada paciente como um ser único, com suas necessidades e particularidades únicas, são fatores primordiais.

É importante sempre ressaltar que a farmacologia dos agentes sedativos e anestésicos está alterada nos pacientes criticamente doentes devido a diversas alterações orgânicas, principalmente hepáticas e renais. Não existe até o momento um agente sedativo/analgésico ideal para ser utilizado em cada paciente específico nas diversas faixas etárias pediátricas.

Uma atenção redobrada deve ser observada principalmente em relação às novas medicações que são introduzidas como um modismo para a sedação/analgesia em cuidado intensivo, sem que haja estudos prospectivos mais extensos nos pacientes gravemente doentes. Aliado a esse fato, temos o problema inerente à gravidade do paciente, que determina alterações fisiológicas e hemodinâmicas que vão interferir com toda a farmacologia da droga. Outro fator a ser considerado é a possibilidade de haver interação medicamentosa, desde que essas crianças graves recebem uma polifarmácia de medicações durante a sua internação.

Algumas medicações solúveis em água (hidrofílicas), como a morfina, não necessitam de solventes para a sua utilização intravenosa. Entretanto, por causa da sua relativa insolubilidade lipídica, essas medicações têm uma atividade relativamente lenta. Outras medicações solúveis em lipídios (lipofílicas), como o propofol, necessitam de solventes especiais e carreadores que muitas vezes se acumulam após uma administração prolongada ou quando existe disfunção orgânica.

A farmacocinética das medicações analgésicas e sedativas depende de eliminação, metabolismo e excreção. O metabolismo (biotransformação) no nível hepático é feito com a transformação do composto solúvel em lípide para um composto solúvel em água, com o objetivo de inativar a medicação e facilitar a sua excreção. Muitos sistemas metabólicos enzimáticos estão envolvidos, mas dois deles são os mais importantes: 1) citocromo P_{450}; 2) conjugação com ácido glicurônico, sulfato ou grupos similares. Grande parte dessa metabolização ocorre no fígado e, provavelmente, 10% do metabolismo da droga ocorrem em locais extra-hepáticos. Portanto, qualquer condição que interfira com a função enzimática hepática pode alterar o metabolismo da medicação, resultando na presença da medicação ativa por um tempo mais prolongado.

A necessidade de avaliação e quantificação da dor referida pelo paciente é imprescindível, devendo ser realizada de forma sistemática e contínua, para que seja possível a instalação de terapêutica e a avaliação da sua eficácia.

O controle adequado da dor (analgesia) é um dos aspectos mais importantes dos cuidados intensivos. O seu valor não está apenas relacionado a considerações de compaixão, mas por ser também importante na manutenção de uma ventilação adequada, na expectoração, na cooperação e em relação à movimentação. Quando a analgesia é adequada, as crianças necessitam menos sedação.

A dor é uma experiência subjetiva e, embora não se possa “ver” a dor nos pacientes, pode-se observar como a pessoa responde às experiências dolorosas.

A avaliação cuidadosa é essencial para determinar a efetividade da analgesia e da sedação devido à grande variabilidade da resposta individual ao tratamento. As variáveis que podem ser monitoradas são poucas. O comportamento, a expressão facial e os movimentos do paciente (ou a falta deles), a tolerância à terapêutica (principalmente, à ventilação pulmonar mecânica e aos cuidados de enfermagem) e os parâmetros fisiológicos (tais como batimento cardíaco e pressão arterial) têm sido utilizados. Nos pacientes com intubação traqueal, quando não é possível se obter a resposta verbal, alguns sistemas de escore são utilizados.

Até recentemente, a sedação foi avaliada indiretamente, primariamente utilizando os sinais vitais e depois usando escalas subjetivas de avaliação. Devido às limitações desses instrumentos subjetivos de avaliação, a superdosagem e as dosagens insuficientes permanecem o maior desafio no cuidado intensivo.

Situações que necessitem de sedação por períodos limitados de tempo, como para a realização de alguma manobra (exercícios fisioterápicos, introdução de cateter venoso ou arterial, broncoscopia para coleta de material em pacientes com intubação traqueal) podem ser resolvidas por meio da administração de dose única do agente. Já os casos que necessitam de sedação por períodos prolongados de tempo podem se beneficiar com o uso de infusão contínua. Uma das vantagens da administração contínua sobre a intermitente é a obtenção de concentrações plasmáticas estáveis do(s) agente(s) utilizado(s), evitando o perfil em “picos e vales” da administração errática. Outra vantagem diz respeito ao tempo despendido para o preparo, embora haja relatos de associação estatisticamente significante entre o uso de sedação venosa contínua e maior tempo em ventilação controlada mecânica, maior tempo de permanência em UCI e maior tempo de hospitalização.

Independentemente da via de fornecimento da medicação, existe a necessidade de se titular o seu efeito clínico para um nível apropriado de sedação. Atualmente, recomenda-se o uso de escalas como a análogo-visual, numérica-visual e descritiva-verbal para monitorar o uso dessas medicações de forma efetiva e completa, a fim de se evitar seu uso excessivo, otimizar o conforto e a segurança para o paciente, e promover a extubação traqueal mais precoce.

Na escala descritiva-verbal, a intensidade da dor é avaliada por meio de quatro descritores, que são: sem dor, dor leve, dor moderada até dor intensa. A escala análogo-visual varia de 0 (sem dor) até 10 (dor muito forte), sendo o paciente solicitado a quantificar sua dor por uma nota dentro dessa escala (para crianças maiores). Nos pacientes pediátricos, pode-se utilizar a escala de avaliação facial, que varia de faces sorrindo até faces chorando.

Uma escala de sedação e analgesia desenvolvida e muito utilizada em pediatria é a escala COMFORT (Quadro 92.4). Ela avalia oito itens de desconforto fisiológico ou ambiental. Um escore menor que 17 indica que o paciente está muito sedado (sedação excessiva), um escore entre 17 e 26 indica uma sedação adequada e um escore maior que 26 indica uma sedação insuficiente.

O sistema de escore de sedação mundialmente mais utilizado foi o descrito por Ramsay (Quadro 92.5), que analisa a resposta motora a estímulo auditivo ou doloroso e possui seis pontos de avaliação, que variam da agitação franca ao coma profundo: três avaliando o nível de alerta e três, o nível de adormecimento do paciente, dependente da resposta a uma batida leve na glabela ou a um estímulo sonoro, idealmente mantendo-se os pacientes nos níveis de 2 a 3, embora níveis maiores possam ser necessários, como, por exemplo, para algumas formas pouco toleradas de ventilação pulmonar mecânica.

QUADRO 92.4 *Escala de COMFORT.*

ESCALA PARA AVALIAÇÃO DA SEDAÇÃO – COMFORT				
1. Alerta		Tempo		
• Sono profundo	1			
• Sono leve	2			
• Cochilando	3			
• Totalmente acordado e alerta	4			
• Hiperalerta	5			
2. Calma/agitação				
• Calmo	1			
• Levemente ansioso	2			
• Ansioso	3			
• Muito ansioso	4			
• Pânico	5			
3. Resposta respiratória				
• Sem tosse e respiração espontânea	1			
• Respiração espontânea com pouca ou nenhuma resposta à ventilação	2			
• Tosse ocasionalmente ou "resistência" ao aparelho de ventilação	3			
• Respira ativamente contra o respirador ou tosse regularmente	4			
• "Briga" com o aparelho de ventilação, tosse ou sufocação	5			
4. Movimento físico				
• Sem movimento	1			
• Movimento leve ocasional	2			
• Movimento leve, frequente	3			
• Movimento vigoroso limitado às extremidades	4			
• Movimento vigoroso, incluindo tronco e cabeça	5			
5. Linha de base da pressão arterial (pressão arterial média)				
• Pressão arterial abaixo da linha de base (L.B.)	1			
• Pressão arterial consistentemente na L.B.	2			
• Elevações infrequentes de 15% ou mais (1-3) durante o período de observação	3			
• Elevações frequentes de 15% ou mais (mais de 3) acima da L.B.	4			
• Elevação sustentada maior que 15%	5			
6. Linha de base da frequência cardíaca (FC)				
• FC abaixo da L.B.	1			
• FC consistentemente na L.B.	2			
• Elevações infrequentes ou 15% ou mais (1-3) acima da L.B. durante o período de observação	3			
• Elevações frequentes de 15% ou acima da L.B. (mais de 3)				
• Sustentada maior que 15%	5			

continua >>

>> continuação

QUADRO 92.4 *Escala de COMFORT.*

ESCALA PARA AVALIAÇÃO DA SEDAÇÃO – COMFORT			
7. Tônus Muscular			
• Músculos totalmente relaxados, sem tônus muscular	1		
• Tônus muscular reduzido	2		
• Tônus muscular normal	3		
• Tônus muscular aumentado e flexão de extremidades	4		
• Rigidez muscular extrema e flexão de extremidades	5		
8. Tensão facial			
• Músculos faciais totalmente relaxados	1		
• Músculos faciais com tônus normal, sem tensão facial evidente	2		
• Tensão evidente em alguns músculos da face	3		
• Tensão evidente em todos os músculos da face	4		
• Músculos faciais contorcidos	5		

Fonte: adaptado de Marx et al., 1994.

QUADRO 92.5 *Escala de sedação de Ramsay.*

ESCORE DE SEDAÇÃO DE RAMSAY	
	Pontos*
Nível de alerta	
Paciente ansioso e agitado ou relaxado, ou ambos	1
Paciente cooperativo, orientado e tranquilo	2
Paciente responde apenas a ordens verbais	3
Nível de adormecimento dependente da resposta a uma leve batida na glabela ou a um estímulo sonoro	
Resposta ativa	4
Resposta lenta	5
Resposta ausente	6

* Necessita de uma definição mais precisa dos pontos na escala

A Escala de Richmond de Agitação e Sedação (RASS) foi desenvolvida por um grupo multidisciplinar na Universidade Virginia Commonwealth, em Richmond (Quadro 92.6). É uma escala de 10 pontos que pode ser obtida rapidamente usando três passos bem definidos e que tem critérios dos níveis de sedação e agitação. A característica da RASS é o uso da duração do contato visual após a estimulação verbal como principal meio de titular a sedação. Portanto, a validação dessa escala estaria ligada ao despertar e ao conteúdo do pensamento, os dois componentes da consciência. Essa escala demonstrou ser capaz de detectar alterações na sedação após dias consecutivos na UCI, correlacionando-se com as doses administradas de medicações sedativas e analgésicas.

Outra escala de avaliação, mais simples, é a Escala de Sedação de Hartwig (Quadro 92.7).

QUADRO 92.6 *Escala de Agitação e Sedação de Richmond.*

ESCALA DE AGITAÇÃO e SEDAÇÃO DE RICHMOND (RASS)		
Escore	**Termo**	**Descrição**
+ 4	Agressivo	Muito agressivo, violento, perigo imediato para a equipe
+ 3	Muito agitado	Puxa ou remove tubos e cateteres, agressivo
+ 2	Agitado	Movimento sem propósitos frequentes, "briga" com o aparelho de ventilação mecânica
+ 1	Insone	Ansioso, mas movimentos não agressivos nem vigorosos
0	Alerta e calmo	
- 1	Sonolento	Não completamente alerta, mas se mantém desperto (olhos abertos, contato visual) à estimulação verbal (> 10 seg)
- 2	Sedação leve	Desperta brevemente, com contato visual à estimulação verbal (< 10 seg)
- 3	Sedação moderada	Movimento ou abertura dos olhos à a estimulação verbal (mas sem contato visual)
- 4	Sedação profunda	Não responsivo à estimulação verbal, mas com abertura e movimento ocular à estimulação física

continua >>

>> *continuação*

QUADRO 92.6 ***Escala de Agitação e Sedação de Richmond.***

ESCALA DE AGITAÇÃO e SEDAÇÃO DE RICHMOND (RASS)		
Escore	**Termo**	**Descrição**
- 5	Não despertável	Sem resposta à estimulação verbal ou física

Protocolo para avaliação do RASS

1. Observar o paciente:
   - o paciente está alerta, insone ou agitado (Escore 0 a + 4)
2. Se não estiver alerta, dizer o nome do paciente e pedir para abrir os olhos e olhar para o locutor:
   - o paciente acorda com abertura ocular e contato visual mantido (Escore – 1)
   - o paciente acorda com abertura ocular e contato visual, mas não os mantém (Escore – 2)
   - o paciente tem algum movimento ocular em resposta à estimulação verbal, mas não tem contato visual (Escore – 3)
3. Quando não há resposta à estimulação verbal, estimular fisicamente o paciente, sacudindo o ombro e/ou friccionando o esterno:
   - o paciente tem algum movimento à estimulação física (Escore – 4)
   - o paciente não tem resposta a qualquer estimulação física (Escore – 5)

QUADRO 92.7 ***Escala de Sedação de Hartwig.***

	1	2	3	4	5
A. Resposta Motora	Sem movimentos espontâneos	Movimentos espontâneos com dor	Movimentos espontâneos das extremidades	Movimentos espontâneos globais	Movimentos espontâneos contínuos, não descansa
B. Mímica	Sem reação	Coreta anepas com dor	Chora apenas com dor, rapidamente volta a relaxar	Chora mesmo sem dor, mas algumas vezes volta a relaxar	Chora, dificuldade para se acalmar
C. Olhos	Permanentemente fechados	Abertura apenas com dor	Abertura quando manipulado, rapidamente volta a dormir	Abertura espontânea, logo volta a dormir	Abertura espontânea, desperto por longos períodos, transpiração
D. Respiração			Fácil, respiração espontânea, totalmente sincronizada	Respiração mecânica não alterada pela respiração espontânea	Respiração espontânea não sincronizada com o respirador, taquipneia
E. Aspiração		Sem reação quando aspirado	Apenas careta, sem movimentos das extremidades	Pouca tosse ou ânsia de vômito	Grande oposição, tosse intensa, grande esforço

ESCORE:
5-4 = sedação excessiva
15-18 = boa sedação
19-25 = sedação insuficiente

Outra escala utilizada é a SAS (Quadro 92.8), em que a sedação ideal deve manter o paciente nos níveis 4 ou 3 (o nível 1 deve ser evitado e está indicado nas poucas situações em que a paralisação é necessária, como na hipertensão intracraniana incontrolada ou insuficiência respiratória grave).

QUADRO 92.8 ***Escala de Agitação-Sedação – Riker.***

7	Agitação perigosa	Tentando retirar cateteres e tubo intratraqueal e sair do leito. Agride a enfermagem
6	Muito agitado	Não se acalma apesar de frequentes pedidos e explicações. Requer restrição. Morde o tubo traqueal
5	Agitado	Ansioso e levemente agitado. Tenta sentar-se. Acalma-se com instruções verbais
4	Calmo e cooperativo	Desperta facilmente. Obedece a comandos
3	Sedado	Mais difícil de ser acordado. Acorda com estímulos verbais e táteis, mas dorme logo após. Obedece a comandos simples
2	Muito sedado	Desperta com estímulos físicos, mas intensos, mas não se comunica ou obedece a comandos. Pode mover-se espontaneamente
1	"Sem resposta"	Sem contato. Resposta mínima ou ausente aos estímulos nociceptivos

O Índice Biespectral (BIS) é uma avaliação contínua e objetiva de sedação tradicionalmente usada em anestesia geral, desenvolvida inicialmente como método coadjuvante da monitorização do estado anestésico durante a cirurgia, e que agora está sendo utilizada em cuidados intensivos, fornecendo informações clinicamente importantes por meio de um índice do grau de sedação em pacientes que recebem ventilação mecânica e sedação após cirurgia, trauma e patologias clínicas, facilitando particularmente o ajuste individual das doses das medicações sedativas.

O BIS compõe-se de dispositivos não invasivos que refletem um sinal processado do eletroencefalograma (EEG). Foi desenvolvido para realizar uma análise interpretativa contínua e detalhada, derivado do EEG nos pacientes graves, correlacionando-se bem com a redução do metabolismo cerebral global durante a sedação e analgesia, mas também com as fases de sono normal. Foram identificados três parâmetros que, combinados, espelham a profundidade da sedação; a partir dos quais foi desenvolvido um algoritmo complexo que dá uma escala não linear de 0 a 100, que se correlaciona com a atividade elétrica cerebral, facilitando assim a titulação dos sedativos. A escala de 90 a 100 correlaciona-se com o estado de alerta; a escala entre 70 a 80, com sedação consciente, quando o paciente mantém a capacidade de responder a comando verbal; de 60 a 70, com a sedação profunda, quando o paciente não é facilmente acordado; de 40 a 60, com anestesia geral; e menor que 30, estado hipnótico profundo, com surto-supressão. Há uma barra de índice de qualidade de sinal que indica a confiabilidade do sinal (quanto maior for esse índice, maior será a confiabilidade da escala).

A avaliação da dor é especialmente importante nas crianças com alteração cognitiva severa que não verbalizam, pois elas frequentemente têm condições médicas que causam dor, requerem procedimentos e intervenções médicas dolorosos, necessitam hospitalização frequente e são cuidadas por clínicos que não os conhecem bem e não são capazes de expressar verbalmente suas dores. As crianças com alteração cognitiva grave expressam a dor de maneira diferente dependendo de sua mobilidade, nível de desenvolvimento, condição clínica, capacidade de vocalizar e comportamentos aprendidos para expressão de dor, baseado em respostas de seus cuidadores. Devido às variações na expressão de dor em crianças que não verbalizam, com graves alterações cognitivas, é altamente desejável um instrumento de dor que facilite a coleta sistemática e a documentação do conhecimento dos pais das expressões de dor de suas crianças, permitindo uma avaliação rápida ao médico.

Alguns princípios devem se seguidos com o objetivo de melhorar a qualidade da analgesia oferecida, tais como: antecipar-se ao aparecimento da dor (certas cirurgias são muito mais dolorosas), reconhecer a presença da dor (perguntar, observar os dados vitais), "quantificar" a intensidade da dor (utilizar a escala), tratar a dor com analgésicos apropriados e, se possível, eliminar a causa.

O INRS (Individualized Numeric Rating Scale) é a adaptação de uma escala numérica estimada que solicita aos pais (ou cuidadores) para identificar um comportamento individual típico de dor do paciente e solicita a eles que estratifiquem esse comportamento em uma escala de 0 a 10, para crianças maiores de três anos. A precisão irá depender, portanto, da capacidade dos pais ou cuidadores de observar a resposta do paciente à dor e descrever o comportamento claramente no papel. Os pais são tranquilizados de que os médicos usarão esse instrumento de avaliação da dor especialmente quando eles não estiverem presentes.

Apesar de todo o conhecimento a respeito da capacidade de o recém-nascido sentir dor e responder a estímulos nociceptivos por meio de alterações orgânicas, observa-se a menor utilização de analgésicos no período neonatal, daí a importância da utilização de escalas de avaliação da dor nessa faixa etária.

A OPS (Objective Pain Scale) tem sido utilizada em neonatos e crianças até os três anos de idade, mas não é específica para os RNs. A CHEOPS (Children's Hospital Eastern Ontario Pain Scale) tem sido usada para a avaliação de quadros álgicos no pós-operatório, venopunções ou punções de polpa digital em crianças maiores de três anos. Há também o CRIES (choro, necessidade de oxigênio para manter saturação maior que 95%, aumento dos sinais vitais, expressão e inquietude) que tem sido utilizado para a avaliação da dor no pós-operatório em neonatos, com a ressalva de que a necessidade de avaliação da pressão arterial pode alterar o RN (cada uma das três categorias comportamentais e as duas fisiológica são pontuadas de 0 a 2, com um total de 0 a 10, sendo a pontuação de 4 ou mais indicativas de dor e necessidade de intervenção).

Outra escala proposta é o PAIN (Pain Assessment in Neonates) (Quadro 92.9), que se utiliza de sete avaliações que podem ir de 0 a 1 ou de 0 a 2, dependendo do parâmetro em questão, com aumento proporcional entre a dor e o número total da pontuação, com um máximo de 10 pontos.

QUADRO 92.9 ***Escala de Avaliação da Dor em Neonatos.***

PAIN ASSESSMENT IN NEONATES (PAIN) SCALE Horário: (frequência cardíaca de base)		
Expressão facial	Relaxado Caretas	0 1
Choro	Sem choro Choramingo Choro forte	0 1 2
Padrão respiratório	Relaxado Alteração da respiração	0 1
Movimento das extremidades	Relaxado/em repouso Fletido/estendido	0 1
Condição de despertar	Dormindo/desperto Confuso	0 2
Necessidade de O_2 para sat > 95%	Nenhum < 30% > 30%	0 1 2
Sinais vitais aumentados (frequência cardíaca – FC)	FC dentro dos 10% do basal FC 11-20% do basal FC > 20% do basal	0 1 2
PAIN: total de pontos (0-10)		

Para o RN, outras escalas de dor propostas e validadas, que parecem aplicáveis na prática clínica e serem de uso relativamente fácil, são:

- Escala da Mímica Facial de Dor ou Sistema de Codificação da Atividade Facial Neonatal (NFCS – Neonatal Facial Coding System), definida pela presença ou ausência de oito movimentos faciais: testa franzida ou fronte saliente, fenda palpebral comprida, sulco nasolabial aprofundado, boca aberta, lábio caído ou boca estirada, língua tensa, protrusão da língua e tremor de queixo. Para cada movimento facial presente se atribui um ponto, considerando-se que existe dor quando pelo menos três parâmetros (movimentos faciais) são observados de modo consistente.
- Escala de Dor para Recém-nascidos (NIPS – Neonatal Infant Pain Scale), que avalia seis indicadores cuja pontuação varia de 0 a 7: expressão facial (0 ou 1 ponto), choro (0, 1 ou 2 pontos), respiração (0 ou 1 ponto), posição de pernas (0 ou 1 ponto), posição dos braços (0 ou 1 ponto), nível de consciência (sono/vigília) (0 ou 1 ponto). Considera-se a dor presente quando a pontuação for superior a 3.

A VAS (Visual Analogue Scale) é frequentemente usada para a avaliação da intensidade da dor no pós-operatório em adultos, sendo muito sensível. Há várias outras escalas usadas para adultos: Addenbrooke's Sedation Scale, Newcastle Sedation Score e Sedation-Agitation Scale.

É difícil normatizar com intervalos rígidos a periodicidade para a avaliação da sedação e da dor, entretanto a avaliação deve ser realizada à beira do leito durante atividades de rotina, após qualquer intervenção e toda vez que se alterar a dosagem ou titulação de um agente sedativo ou analgésico, pois cada paciente necessita uma dosagem diferente desses agentes. Ressalte-se que, quando da retirada gradativa das medicações sedativas e analgésicas, deve-se continuar avaliando o nível de sedação.

A possibilidade de o próprio paciente controlar o uso de analgésicos, pela regulação da velocidade de administração contínua (PCA – *patient control analgesia* ou ACP – analgesia controlada pelo paciente), é oferecida por dispositivos desenvolvidos no sentido de reduzir a dor, porém só podem ser aplicados em crianças maiores. Nesses casos, utilizam-se bombas de infusão específicas, tanto pela via venosa quanto pela peridural.

A responsabilidade pela avaliação da dor e sedação deve ser do adulto: médico, enfermeira (pois algumas escalas existentes em pediatria utilizam a avaliação da enfermagem) e/ou parentes, e menor responsabilidade da criança, já que não há lógica em ela ser responsável por convencer o adulto de suas necessidades. Desempenha papel importante, assim, a criação de equipes de dor que possam formar e reciclar a equipe da UCI.

Concomitante aos sinais vitais, a avaliação da dor deve ser realizada e documentada a cada 4-6 horas, principalmente nos pacientes sob ventilação pulmonar mecânica, ou de acordo com as modificações clínicas do paciente, considerando-se adequada a aplicação dos sistemas de escore a cada troca de turno médico, perfazendo três avaliações diárias. A avaliação da dor deve ser repetida a cada intervenção clínica potencialmente dolorosa e para avaliar a eficácia das intervenções ambientais, de comportamento e dos agentes farmacológicos. As estratégias para prevenção devem ser voltadas para se evitar os estímulos que ocasionam dor recorrente. Deve-se objetivar intervenções ambientais para se reduzir o nível de estresse nas UCIs.

A agitação frequentemente é uma manifestação de ansiedade e/ou dor, embora possa refletir uma desordem grave da homeostase. A agitação pode ser física, fisiológica e psicologicamente ruim para o paciente, pois pode aumentar a possibilidade de lesão física pela retirada indevida de cateteres, sondas e tubos traqueais, com autoextubação, não cooperação em atividade terapêuticas, contusões, lacerações ou fraturas, por exemplo, além de contribuir para o início e manutenção da resposta metabólica ao estresse e associar-se com um ciclo ruim do sono, aumentando o temor, depressão e desamparo.

Uma analgesia e sedação inadequadas podem ser devido a: 1) escolha inadequada da droga; 2) dose insuficiente; 3) extensão da temperatura (por exemplo, falha em se obter um estudo com nível constante); ou 4) ocorrência de efeitos colaterais (por exemplo, paralisia gastrintestinal). Um tratamento adjunto ou alternativo deve ser baseado em critérios racionais para se obter o objetivo terapêutico.

Várias são as causas de agitação, inclusive medicamentosas, em UCI pediátrica, que podem contribuir até com delírio:

- Ansiedade/dor;
- Infecção/sepse;
- Insuficiência cardíaca congestiva;
- Disfunção renal;
- Hipofosfatemia;
- Encefalopatia/isquemia/processos expansivo;
- Doenças da tireoide;
- Deficiência de zinco;
- Insuficiência hepática;
- Insuficiência respiratória (hipoxemia/hipercarbia/fluxos inadequados);
- Hipoperfusão/isquemia;
- Síndrome de abstinência;
- Hipoglicemia;
- Hiponatremia;
- Insuficiência suprarrenal;
- Hipomagnesemia;
- Benzodiazepínicos;
- Bloqueadores de receptor H_2 (cimetidina);
- Medicações de ação cardíaca (digital, nifedipina, captopril, propanolol);
- Opioides;
- Diuréticos de alça e aminoglicosídeos (podem associar-se à hipoacusia, contribuindo para a confusão mental);
- Anticonvulsivantes;
- Corticoides;
- Antimicrobianos (cefalosporinas, imipenem-cilastatina, trimetoprim-sulfametoxsazol);
- Anticolinérgicos;
- Antifúngicos (anfotericina B, cetoconazole);
- Intoxicação ou efeito colateral por drogas.

O tratamento da agitação psicomotora inclui a identificação e o manejo adequado da causa que está provocando o quadro, bem como o tratamento da dor (por exemplo, com opioides sistêmicos, técnicas regionais, medicações e modalidades adjuntas) e da ansiedade com sedação adequada (por exemplo, benzodiazepínicos, medicações neurolépticas; em casos de delírio, antidepressivos, barbitúricos, anti-histamínicos, cetamina, anestésicos), se houver necessidade. Outros métodos são também de grande importância, como o controle da grande liberação (*storm*) de catecolaminas, a maximização de fatores não farmacológicos e o "desmame" racional das drogas aditivas.

Mudanças nos padrões das práticas médicas, pesquisas contínuas e desenvolvimento de novos analgésicos com potente eficácia e efeitos adversos mínimos, assim como analgesia balanceada, aumentam o potencial de sucesso da terapêutica da dor.

Muitas vezes, a associação de diferentes agentes pode trazer benefícios, particularmente quando se somam os efeitos de sedativos e analgésicos, de forma que a escolha nem sempre recaia sobre um agente isolado.

ANALGÉSICOS

Os grupos mais comuns de analgésicos utilizados no meio médico são os anti-inflamatórios não hormonais (aspirina, ibuprofeno, acetaminofeno, diclofenaco sódico, tenoxicam, cetoprofeno), embora com risco de sangramento gastrointestinal e disfunção renal, e os derivados da pirazolona (dipirona), que proporcionam uma boa analgesia para desconfortos leves a moderados, podendo também reduzir a necessidade de opioides ou de sua dosagem nos caso mais graves, minimizando seus efeitos colaterais.

Entre os anti-inflamatórios não hormonais (AINH), tem-se o diclofenaco sódico, limitado à administração por via muscular. Deve ser obedecida a dosagem máxima de 150 mg por dia, administrada em duas doses de 75 mg. Por sua ação inibitória na biossíntese das prostaglandinas, apresenta propriedades anti-inflamatórias, analgésicas e antipiréticas. Porém, sua utilização, assim como a dos outros AINH, torna-se restrita em UCI pelo risco de desencadear irritação e até sangramento da mucosa do trato gastrointestinal, possíveis de ocorrer em pacientes submetidos ao grande estresse da internação nas UCIs, e pelo desconforto e risco na administração por via muscular. Apresenta ainda limitação da sua utilização em pacientes com quadros de insuficiência renal. Outros AINHs, como o tenoxicam e o cetoprofeno, têm a grande vantagem da possibilidade da administração venosa, possuindo, portanto, latência de ação menor e conferindo maior comodidade ao paciente. O tenoxicam pode ser administrado na dose de 20 a 40 mg por dia (20 mg a cada 12 horas). O cetoprofeno pode ser administrado na dose de 100 até 200 mg por dia (100 mg a cada 12 horas), porém deve ter o conteúdo da ampola diluído em 20 mL de solução fisiológica, administrado lentamente (aproximadamente, em 20 a 30 min) por causar flebite e dor à injeção. Esses dois fármacos apresentam o mesmo mecanismo de ação do diclofenaco sódico e, portanto, as mesmas contraindicações e limitação ao uso.

Recentemente, surgiram outros AINHs, como o parecoxib, que age por inibição seletiva da ciclo-oxigenase 2 (COX2). Não inibem a síntese gástrica de prostaglandinas ou a agregação plaquetária e não necessitam de ajuste posológico para pacientes com disfunção renal moderada.

Entre os derivados da pirazolona, encontra-se a dipirona (metamizol). A dipirona caracteriza-se por ser um fármaco de baixo custo, utilizada há muitos anos devido principalmente à sua propriedade antipirética. Apresenta eficácia muito boa como analgésica quando utilizada em doses venosas de 1 a 2 g (a cada oito horas) em pacientes adultos. Apresenta também ampla margem de segurança, e seus efeitos adversos geralmente são devido a raras reações pseudoalérgicas ou alérgicas. A dipirona, em contraste com os AINHs, é bem tolerada pela mucosa do trato gastrintestinal. Os principais efeitos colaterais são hipotensão arterial e choque (diretamente relacionados às reações anafiláticas), além da agranulocitose e anemia aplástica, cuja incidência após dose única do fármaco é de cerca de 1 em 1 milhão por ano. Os riscos de intoxicação por sobredosagem são pequenos, havendo relatos de adultos que sobreviveram à dose de quase 50 g sem qualquer consequência séria, aguda ou crônica.

Apesar de ser uma medicação não recomendada para a sedação ou analgesia de rotina em UCIs, a cetamina pode ser utilizada, com eficácia, em procedimentos dolorosos e de curta duração, como troca de curativos em pacientes queimados. Apresenta início de ação rápido e duração de ação curta (8-12 min), com efeitos mínimos na respiração (porém, esta deve ser sempre monitorizada), não necessitando de associação com outros agentes analgésicos (pois age em receptores centrais opioides) nem com outros agentes hipnóticos. Apresenta como principais efeitos colaterais uma estimulação adrenérgica intensa, provocando aumento de frequência cardíaca e da pressão arterial (estímulos que podem ser deletérios em determinados pacientes), e alta incidência de sonhos desagradáveis. Para procedimentos de curta duração, a dose de 1 a 2 mg/kg de cetamina, por via venosa, confere de oito a 12 minutos de analgesia.

O acetaminofeno (paracetamol) é também muito usado como analgésico para crianças, embora sem atividade anti-inflamatória, sendo seu efeito analgésico possivelmente mediado por receptores N-metil-D-aspartato na medula espinhal, por meio da inibição central da síntese de prostaglandinas. Tem um início de ação lento, e uma dose inicial alta deve ser administrada para produzir maior concentração plasmática efetiva, com pico de concentração plasmática de aproximadamente 50 minutos após a administração oral. A dose oral de 10 a 15 mg/kg, a cada quatro horas, produz concentrações plasmáticas relativamente baixas, com boa analgesia, sendo sua dosagem diária máxima de 100 mg/kg, independentemente da via de uso (dose oral máxima para adultos de 2,5 mg em 24 horas, não devendo ser usado por mais de quatro dias). Imaturidade da função hepática nos neonatos, doenças hepáticas e renais, desnutrição e desidratação aumentam o risco de hepatotoxicidade, sendo evidenciado pelo tempo de protrombina aumentado e aumento dos níveis de transaminases. Tem propriedades sinérgicas quando combinado com narcóticos orais (como a codeína, oxicodona e hidrocodona) e é efetivo para dores moderadas a graves nessas formulações. Os efeitos adversos do acetaminofeno, quando usado nas doses terapêuticas, são mínimos.

O ibuprofeno é um analgésico periférico, que, como todo anti-inflamatório não hormonal, diminui a inflamação por inibir reversivelmente a ciclo-oxigenase e a produção de prostaglandina, podendo causar doença ulcerosa péptica. Tem alto percentual de ligação proteica, sem acúmulo após vários dias de uso, com boa tolerância e sem riscos específicos para lesão hepática. A dose oral (5 a 10 mg/kg) pode ser repetida a cada seis horas e, combinado com o paracetamol oral (20 mg/kg), melhora o efeito analgésico.

Cetorolaco é a única medicação anti-inflamatória não hormonal de uso parenteral em uso nos Estados Unidos que se mostrou eficaz para analgesia moderada a grave, não causando depressão respiratória significante ou hipotensão. Seu início de ação é de aproximadamente 10 minutos após a administração e o efeito do pico ocorre após 40 a 60 minutos, com duração de aproximadamente seis horas. A dose recomendada para crianças maiores de três anos é de 0,5 mg/kg, intravenosa, a cada seis horas, com dose diária máxima de 90 mg. A dosagem para crianças até 12 anos de idade é de 30 mg, via intravenosa ou intramuscular, a cada seis horas. Apesar de apresentar um perfil de analgesia favorável, causa inibição da atividade da ciclo-oxigenase, com concomitante redução nos níveis de tromboxane A2, que causa inibição reversível da agregação plaquetária com risco teórico de sangramento, principalmente nos casos de trauma e pós-operatório, o que limita seu uso.

A aspirina age por meio da inibição da ciclo-oxigenase e, portanto, inibe a produção de prostaglandina e diminui a inflamação. A dose oral é de 10 a 15 mg/kg a cada quatro horas. Cuidado, no entanto, deve ser tomado em crianças com doença febril (como varicela ou influenza) devido ao risco da síndrome de Reye, que consiste de degeneração hepática gordurosa e encefalopatia. Os efeitos adversos da aspirina em doses terapêuticas são: doença ulcerosa péptica, prolongamento do tempo de sangramento e hipersensibilidade.

O hidrocloreto de drotaverina, utilizado por via intravenosa, promove alívio efetivo da dor em quadros de cólica renal, sem evidência de efeitos colaterais graves.

OPIOIDES

Os agentes sedativos/analgésicos (opioides) mimetizam os peptídeos opioides endógenos, exercendo seu efeito por meio de uma ligação reversível com receptores específicos (opioides) no sistema nervoso central (SNC) e em outros tecidos fora do SNC. Esses receptores são os mesmos utilizados pelas endorfinas e encefalinas.

Tanto os efeitos sedativos quanto os efeitos analgésicos dos opioides são dependentes da dose, variando com as concentrações plasmáticas: de subanalgesia a analgesia e de euforia, a náuseas, disforia e sonolência a depressão respiratória, apneia e inconsciência. Assim, o médico que utilizar os opiáceos deve sempre estar preparado para administrar suplemento de oxigênio ou suporte de vias aéreas, particularmente na sedação consciente, com esses efeitos sendo potencializados pela associação com benzodiazepínicos.

Descreve-se, a seguir, conforme reclassificação pela União Internacional de Farmacologia, as características (ações e efeitos colaterais) dos três receptores opioides:

- Receptor ü (*mü*) é o receptor analgésico primário para os agonistas narcóticos puros, produzindo euforia, depressão respiratória e dependência;
- Receptor δ (*delta*) produz analgesia, euforia, depressão respiratória e dependência;
- Receptor K (*kappa*) produz analgesia espinal, sedação e miose.

O receptor t (sigma) atualmente não é considerado um receptor opioide e não tem afinidade pela naloxona, embora tenha afinidade pela cetamina e haloperidol, geralmente classificado como antagonista do receptor dopaminérgico, produzindo disfonia e alucinações.

Os opioides produzem analgesia por meio de:

- Diminuição de sensação dos estímulos desagradáveis (nociceptivos);
- Diminuição do componente emocional, ocasionando atenuação do sofrimento;
- Supressão da resposta autonômica (frequência respiratória, frequência cardíaca e sudorese), ocasionando mudanças da resposta fisiológica;
- Podem ter também efeitos em múltiplos órgãos e sistemas, ocasionando: depressão respiratória, náusea, vômito, obstipação intestinal, disfonia, miose, vasodilatação e supressão da tosse.

De acordo com sua ação nos receptores, os opioides podem ser classificados em: agonista (morfina, meperidina, fentanil, alfentani e sufentanil, entre outros), antagonista (naloxona), agonista parcial (buprenorfina) e agonista/antagonista (nalbufina e nalorfina, entre outros).

Os opioides têm sido utilizados habitualmente para analgesia das crianças criticamente enfermas, mas eles também possuem propriedades sedativas, sendo utilizados como drogas de primeira linha para sedação em UCI pediátrica e neonatal (Quadro 92.10) em muitas circunstâncias, como trauma, dor em pós-operatório e crises álgicas de anemia falciforme, de nefrolitíase e de cólica biliar.

Os principais opioides agonistas utilizados em UCI, em nosso meio, são a morfina e o fentanil (nota-se uma preferência pela morfina nos pacientes cirúrgicos e pelo fentanil nos pacientes clínicos), podendo ser utilizados por via venosa ou peridural (principalmente, a morfina e o fentanil), Se utilizados por via venosa, têm suas características principais evidenciadas na Tabela 92.1.

A via peridural é uma forma de administração para analgesia em UCI; geralmente, é uma continuação da técnica anestésica, porém cateteres no espaço peridural podem ser colocados para a realização de analgesia em pacientes internados nas UCIs. O cateter peridural pode ser colocado desde a região torácica alta até a região lombar baixa, e mantido por sete dias no período pós-operatório, até um mês quando tunelizado. O cateter peridural deve ser manipulado de forma asséptica para evitar o risco de infecção, que poderia se disseminar para o SNC. Pelo cateter peridural, os opioides podem ser administrados no período pós-operatório, adicionados ou não a anestésicos locais.

QUADRO 92.10 ***Opioides mais comumente utilizados em recém-nascidos.***

Agentes	Pico de ação	Duração	Dose
Morfina	IV: 5-10 min	3-12 h	0,05-0,1 mg/kg, a cada 4-6 h 0,01 mg/kg/h contínuo
Fentanil	IV: 1-2 min	30-60 min	1-4 mcg/kg, a cada 2-4 h 1-2 mcg/kg/h contínuo
Metadona	IV: 10-20 min Oral: 30-60 min	6-8 h	0,1-0,2 mg/kg, a cada 4 h 0,1-0,2 mg/kg, a cada 6-12 h

TABELA 92.1 ***Características dos principais opioides.***

Droga	Dose equipotente (mg)	Pico de ação (minutos)	Duração (horas)
Meperidina	100	10-15	3-4
Morfina	10	15-20	4-5
Fentanil	0,1	5	0,5-1,0

Independentemente da medicação utilizada, deve-se lembrar de que os opioides provocam apenas analgesia, e não amnésia. A via IV é geralmente a escolhida para utilização em crianças graves, entretanto, em algumas situações, pode-se utilizar a sua administração por vias alternativas, tais como: subcutânea, oral, transdérmica, sublingual, retal e intranasal. Pode-se também fazer a sua utilização por via epidural ou intratecal, sendo outra opção a administração dos opioides para a analgesia controlada pelo paciente (PCA) utilizando a via IV. A via intramuscular deve ser evitada devido à grande variabilidade da absorção da medicação.

As principais indicações para a utilização dos opioides estão relacionadas aos procedimentos torácicos e abdominais, desconforto presente nos pacientes com sepse, síndrome do desconforto respiratório agudo (SDRA) ou disfunção de múltiplos órgãos. Outra indicação relaciona-se à analgesia para a realização de procedimentos em UCI, como, por exemplo, a passagem de um cateter para diálise peritoneal ou hemodiálise.

As doses utilizadas dependerão da condição clínica do paciente, além de diversos outros fatores inter-relacionados, tais como interações medicamentosas e potencialização de outros fármacos (sedativos/hipnóticos). Várias complicações estão relacionadas à utilização dos opioides, incluindo alterações nos níveis de SNC, cardiocirculatório, respiratório e gastrintestinal. Em relação ao SNC, podem ocorrer euforia, sedação (em doses excessivas), náuseas, vômitos, convulsões e alterações da regulação térmica. Náuseas e vômitos ocorrem devido à ativação da zona quimiorreceptora ativadora, de uma alteração na função vestibular e do efeito inibitório do opioide sobre a função gastrointestinal. No sistema cardiocirculatório, pode causar comprometimento hemodinâmico, como resultado da diminuição do tônus simpático (dilatação periférica arterial e venosa), e ser afetado principalmente pelos opioides que liberam histamina (morfina e meperidina), ocasionando hipotensão e até mesmo taquicardia (meperidina) ou bradicardia (fentanil e sufentanil). A liberação de histamina frequentemente resulta em, além de vasodilatação, urticária local no trajeto do vaso no qual foi administrado ou prurido generalizado. O efeito primário no sistema respiratório é a depressão respiratória, que facilita a tolerância das crianças à ventilação pulmonar mecânica. Todos os opioides possuem algum grau de ação, deprimindo o centro respiratório medular, e efeitos fisiológicos sistêmicos em vários órgãos. Além disso, a administração rápida, mesmo de pequenas doses dos potentes opioides sintéticos, pode promover a rigidez da parede torácica, comprometendo, portanto, a ventilação.

Os opioides têm também um efeito direto ao diminuir os movimentos peristálticos intestinais, podendo ocasionar obstipação e íleo paralítico, além de retenção urinária e cólica biliar (constrição da musculatura lisa).

Estudos recentes têm demonstrado efeitos imunomodulatórios centrais e periféricos dos opioides, mediados pelos próprios receptores opioides; embora esses efeitos sejam bem estabelecidos, seu complexo mecanismo de modulação ainda está sob investigação (principalmente, em relação à morfina). Interações com o SNC, o sistema nervoso autônomo e o eixo hipotálamo-pituitária-adrenal contribuem para os vários efeitos dos opioides sobre o sistema imune.

- Para os efeitos colaterais dos opioides, podem ser prescritos:
- Prometazina por via intramuscular no máximo a cada oito horas, para tratamento do prurido;
- Antieméticos por via venosa, para tratamento de náuseas e vômitos;
- Sondagem vesical de alívio, caso haja retenção urinária;
- Naloxona, além de máscara de oxigênio, se houver depressão respiratória.

MORFINA

É ainda o opioide mais estudado em pediatria e mimetiza a atividade das endorfinas endógenas, produzindo um efeito analgésico; embora apresente menor custo, vem sendo progressivamente substituída pelo fentanil.

É um excelente agente para procedimentos que necessitam de sedação e uma analgesia potente, podendo ser combinada com um benzodiazepínico para aumentar o efeito sedativo. Essa associação aumenta o risco de depressão respiratória. Cuidado com a utilização por via retal devido à absorção lenta e à possibilidade de depressão respiratória tardia. Produz liberação de histamina, diminuição da pressão arterial e prurido, que podem ser evitados por infusão lenta em cinco a 15 minutos.

A morfina, assim como outros opioides, pode causar espasmo do esfíncter de Oddi e aumentar a pressão do ducto biliar comum (15% com a pentazocina, 53% com a morfina, 61% com a meperidina e 91% com o fentanil), devendo ser evitada em pacientes com pancreatite. Ocasiona também depressão do reflexo da tosse por um efeito medular direto no centro da tosse. Pode ocasionar também bradicardia e retenção urinária, além de diminuir o fluxo sanguíneo cerebral, a taxa metabólica cerebral e a pressão intracraniana, podendo induzir náusea e vômito e causar prurido por uma liberação de histamina.

Devido à imaturidade hepática e renal em neonatos, principalmente nos prematuros, há um aumento da meia-vida, atingindo um *clearance* semelhante ao do adulto aos dois meses de vida. Apresenta meia-vida de uma hora e meia a duas horas, em condições normais, com início de ação de três a cinco minutos, pico de ação de 15 a 30 minutos, após injeção intravenosa, e duração de ação de duas a três horas. É metabolizada no fígado e excretada pelo rim, apresentando um metabólito ativo, morfina-6-glucuronide, muito ativo e um potente depressor respiratório, que pode acumular-se em pacientes com disfunção renal. Utilizada nas doses IV de 0,05-0,2 mg/kg (dose máxima de 15 mg); por via IM/SC, doses de 0,05-0,2 mg/kg (dose máxima também de 15 mg, com pico de ação de 30 a 60 minutos após a aplicação IM); por infusão contínua, 0,1-1 mcg/kg/h (*bolus* intermitentes de morfina podem ser mais efetivos para reduzir a resposta ao estresse do que a infusão contínua, tendo-se que a redução dos efeitos desse método pode estar relacionada ao desenvolvimento de tolerância), apresentando-se na forma de ampolas de 10 mg (com 1 mL) e de 2 mg (com 2 mL). Ao invés de doses maiores em intervalos longos, dar preferência à infusão contínua ou a doses intermitentes, menores e mais frequentes. Existe a necessidade de se manter a solução em temperatura ambiente (15°C a 30°C) e protegida da luz.

Infusões baixas de 5-10 mcg/kg/h são recomendadas nos primeiros sete dias de vida, enquanto doses até 30 microgramas/kg/h, dependendo do trauma cirúrgico, têm sido usadas em crianças maiores sem depressão respiratória.

É o opioide de escolha para utilização na técnica de analgesia controlada pelo paciente (ACP venosa). Nessa técnica, uma solução de opioide diluído é colocada em uma bomba de infusão própria para ACP, conectada a um acesso venoso do paciente. Essa bomba é programada para administrar uma dose inicial e doses adicionais pré-determinadas dessa solução quando ele acionar um controle especial ao seu alcance. Essa bomba é ainda programada para administrar a dose em intervalos mínimos de segurança, como, por exemplo, a cada 10 minutos, mesmo quando o paciente acionar constantemente o controle.

A morfina atravessa a barreira placentária, podendo produzir depressão respiratória no RN, havendo a necessidade de reanimação e da utilização de naloxona.

Em relação ao sistema imunológico, a imunossupressão induzida pela morfina é claramente uma função do receptor opioide.

Em contraste com os efeitos imunomodulatórios bem estabelecidos induzidos pelos opioides, novos estudos têm mostrado que algumas das funções do sistema imune, especialmente aquelas dependentes de macrófagos, estão aumentadas após a administração de morfina. A produção aumentada de IL-12, observada após tratamento com morfina, pode contribuir para acelerar a rejeição a enxertos. O tratamento crônico com morfina, entretanto, exerce alterações complexas no sistema imune, sugerindo que a tolerância à morfina desempenhe um papel crucial na imunomodulação induzida pelo opioide.

Os principais efeitos colaterais, além da tolerância e dependência física, são:

- Cardiovascular: hipotensão, hipertensão, disritmias, bradicardia;
- Pulmonar: broncoespasmo, laringoespasmo, bradipneia, hipercapnia, hipoxemia, rigidez da parede torácica;
- Cerebral: euforia, síncope, visão borrada;
- Geniturinário: retenção urinária, efeito antidiurético, espasmo ureteral;
- Gastrintestinal: anorexia, náusea, vômito, diminuição do esvaziamento gástrico, obstipação, espasmo do trato biliar;
- Olhos: miose;
- Alergia: prurido, urticária.

MEPERIDINA

É um analgésico narcótico sintético. O seu metabólito imediato (normeperidina) apresenta múltiplos efeitos no SNC, acumulando-se nos pacientes com disfunção renal; não deve, por esses fatores, ser utilizada em pediatria.

Pode ser utilizada por via venosa ou muscular, nesta com absorção errática, mas, na via retal, sua absorção pode ser muito mais irregular, com a biodisponibilidade variando de 32% a 81%. A eliminação é hepática, devendo ser estocada em temperatura ambiente (15-25°C) e protegida da luz.

Tem aproximadamente 1/10 da potência da morfina, com uma duração de ação mais curta, promovendo também intensa liberação de histamina. Produz efeitos vagolíticos e antiespasmódicos leves, provocando também hipotensão ortostática, além de poder causar um efeito depressor do miocárdio (maior do que os outros opiáceos) com a utilização de altas doses. A meperidina diminui o fluxo sanguíneo cerebral, a taxa metabólica cerebral e a pressão intracraniana. À semelhança da morfina, ela atravessa a barreira placentária (transferência placentária máxima de duas a três horas após a administração parenteral), podendo produzir depressão respiratória no RN.

É metabolizada em ácido meperidínico e normeperidina, e esta, quando acumulada (apresenta vida-média de 15 a 40 horas), é tóxica ao SNC, podendo causar excitação, tremores e mioclonias com manifestação clínica de convulsões, especialmente após doses repetidas.

Mesmo que se monitorizem os níveis séricos de meperidina e normeperidina, não oferece vantagens sobre a morfina ou o fentanil, podendo-se utilizar na forma de uma dose IV em *bolus* de 1-2 mg/kg, a cada três a quatro horas, ou em infusão contínua de 0,2-0,4 mg/kg/h (ampola com 2 mL = 100 mg).

Utilizar com cautela em pacientes com asma, doença pulmonar obstrutiva crônica, com aumento da pressão intracraniana e com taquicardia supraventricular, pois possui efeito anticolinérgico (*atropina-like*). Possui também efeito serotoninérgico maior que o de outros opiáceos, não devendo ser associada com outras drogas com o mesmo efeito pelo risco de desencadear síndrome serotoninérgica. O antagonista utilizado é a naloxona na dose de 0,01 mg/kg IV. A duração da reversão pode ser mais curta do que a duração do efeito narcótico. A naloxona pode provocar convulsões, especialmente nos pacientes que recebem meperidina.

Os principais efeitos colaterais são:

- Cardiovascular: hipotensão, parada cardíaca;
- Pulmonar: depressão respiratória, laringoespasmo, parada respiratória;
- Cerebral: euforia, sedação, convulsões, dependência psíquica;
- Gastrintestinal: obstipação, espasmo do trato biliar;
- Musculoesquelético: rigidez da parede torácica;
- Alergia: urticária, prurido.

FENTANIL

É um opioide sintético e um dos narcóticos mais potentes (80 a 100 vezes mais potente que a morfina) e suas vantagens incluem meia-vida curta, rápido início de ação e estabilidade hemodinâmica, raramente causando hipotensão, quando comparado à morfina.

Seu alto grau de solubilidade à gordura permite uma rápida penetração através da barreira hematoencefálica, ocasionando a rapidez de ação. Não libera histamina, assim é mais seguro que a morfina e a meperidina, com menor vasodilatação e hipotensão arterial, tendo um efeito mínimo na pressão arterial, mas podendo ocasionar bradicardia, principalmente quando utilizado em altas doses. Pode melhorar a evolução de lactentes com hérnia diafragmática congênita e hipertensão pulmonar.

Complicações associadas ao fentanil incluem rigidez da parede torácica (geralmente, associadas a infusões rápidas de doses elevadas) e glótica (laringoespasmo), que podem tornar a ventilação difícil ou impossível; e é somente parcialmente revertido com naloxone, tendo correlação com a rápida administração ou doses maiores (~ 15 mcg/kg), e pode ainda provocar prurido nasal. Apresenta maior frequência de sintomas de abstinência e maior rapidez no desenvolvimento de tolerância, além de uma depressão respiratória grave quando é administrado rapidamente. A depressão da ventilação é dose-dependente e pode ser mais prolongada do que a analgesia.

Possui um menor efeito sedativo e hipnótico em relação à morfina. O potencial de depressão respiratória é aumentado quando administrado com outros sedativos e em crianças menores que três meses de idade. Retardo da excreção do fentanil pode ocorrer em pacientes com alteração do fluxo sanguíneo hepático, particularmente em recém-nascidos e lactentes. Apresenta meia-vida de 30 a 60 minutos (aumenta com a administração prolongada para até 9-16 horas), com pico de ação de 30 a 60 minutos, e sua eliminação é hepática e pulmonar, sem produzir metabólitos ativos; e deve ser estocado em temperatura ambiente (15°C a 30°C) e protegido da luz. A dose para utilização IV em *bolus* é de 0,5-2 mcg/kg (ataque) e, para infusão contínua, é de 0,5-5 mcg/kg/h (média de 1 a 2 mcg/kg/h de manutenção), com apresentação na forma de ampolas de 5 mL (50 mcg/mL). Essas doses podem ser tituladas e aumentadas de acordo com a resposta clínica do paciente, de tal maneira que se chega a utilizar nas crianças submetidas à ventilação pulmonar mecânica, em pós-operatório de cirurgia cardíaca com hipertensão pulmonar, uma dose de 25 mcg/kg quando da aspiração da cânula intratraqueal para retirada de secreções. O fentanil muitas vezes é associado ao midazolam (risco maior para hipoxemia e apneia) e pode ser combinado com o droperidol para produzir a neuroleptoanalgesia. Os efeitos narcóticos podem ser revertidos com a utilização de naloxona na dose de 0,01 mg/kg IV. Também pode produzir o aumento do tônus e da rigidez muscular, assim como atravessar a barreira placentária, produzindo depressão respiratória no recém-nascido. Atualmente, é o agente analgésico mais utilizado em UCI pediátrica e neonatal, apesar do custo significativamente maior.

O fentanil pode ser utilizado na forma de administração controlada pelo paciente, com anestésico local (bupivacaína) na via peridural.

Os principais efeitos colaterais são:

- Cardiovascular: hipotensão, bradicardia;
- Pulmonar: depressão respiratória, apneia;
- Cerebral: borramento visual, convulsões;
- Gastrintestinal: náusea, vômito, diminuição do esvaziamento gástrico, espasmo do trato biliar;
- Olhos: miose;
- Musculoesquelético: rigidez muscular.

ALFENTANIL

O alfentanil é um analgésico opioide potente, com uma duração de ação rápida e curta. À semelhança dos outros opioides, ele pode produzir bradicardia, especialmente se utilizado associado com musculorrelaxantes não vagolíticos (vecurônio) na ausência da utilização de um agente anticolinérgico. O alfentanil produz mais hipotensão e bradicardia do que o fentanil e o sulfentanil. Ele não produz qualquer ação clínica significante no fluxo sanguíneo cerebral, na taxa metabólica cerebral ou na pressão intracraniana.

Os principais efeitos colaterais são:

- Cardiovascular: bradicardia, hipotensão, disritmias;
- Pulmonar: depressão respiratória;
- Neurológico: euforia, convulsões;
- Gastrintestinal: náusea, vômito, espasmo do trato biliar, diminuição no esvaziamento gástrico;
- Olhos: miose;
- Musculoesquelético: rigidez muscular;
- Alergia: prurido.

SULFENTANIL

Este analgésico é um análogo thiamil do fentanil, com uma potência analgésica cinco a 10 vezes maior, com duração de ação maior e menor depressão respiratória. Os efeitos cardiovasculares são geralmente similares aos do fentanil, tendo-se que o sulfentanil também pode produzir uma bradicardia que é dependente da dose utilizada, provavelmente por uma estimulação do núcleo vagal da medula. Pode produzir uma rigidez dos músculos esqueléticos, que também está relacionada à dose utilizada. Atravessa a barreira placentária e a sua utilização no trabalho de parto pode produzir depressão respiratória e asfixia no recém-nascido, necessitando-se utilizar naloxona durante a reanimação. A sua eliminação é hepática, devendo ser conservado à temperatura ambiente (15°C a 30°C) e protegido da luz.

O sufentanil é um sedativo atraente, pois suas características farmacocinéticas e farmacodinâmicas o tornam adequado para analgesia e sedação prolongadas em pacientes graves.

A vantagem dessa medicação é sua disponibilidade na forma intranasal. Quando aplicado por essa via, atinge concentrações plasmáticas similares às da intravenosa.

A dose utilizada para analgesia IV/IM é de 0,2-1 mcg/kg, com início de ação de cinco a 15 minutos e duração de ação de 30 a 60 minutos; e por via intranasal, 1,5-3 mcg/kg. Quando utilizado por via intranasal, deve-se aplicar a solução injetável não diluída.

Os principais efeitos colaterais relacionados à sua utilização são:

- Cardiovascular: hipotensão, bradicardia;
- Pulmonar: depressão respiratória, apneia;
- Cerebral: sedação, euforia, ansiedade;
- Gastrintestinal: náusea, vômito, retardo do esvaziamento gástrico, espasmo do trato biliar;
- Olhos: miose;
- Musculoesquelético: rigidez muscular.

REMIFENTANIL

O uso de medicações como o remifentanil, com um perfil farmacocinético único, pode otimizar a analgesia em cuidado intensivo. É um potente agonista puro opioide (com potencial de neurotoxicidade dos agonistas quando administrado em doses elevadas), que é metabolizado por esterases inespecíficas sanguíneas e teciduais em metabólitos inativos, mantendo todas as características de sua classe (analgesia, estabilidade hemodinâmica, depressão respiratória, rigidez muscular, náuseas, vômitos, prurido). Pode induzir uma redução importante da resistência vascular sistêmica, que não está relacionada com a liberação de histamina, mas principalmente com o mecanismo endotelial, envolvendo liberação de prostaciclina e óxido nítrico pelo endotélio. Pode ocasionar também bradicardia.

O remifentanil, assim como o óxido nítrico, induz alterações dose-dependentes no fluxo sanguíneo cerebral relativo em áreas envolvidas no processo da dor. O fluxo sanguíneo cerebral, em resposta à intubação traqueal em crianças, aumenta mais durante a administração de remifentanil do que com o fentanil.

Como todo opioide, não pode ser usado como droga única na indução de hipnose nem como droga amnéstica.

O início rápido assim como uma ação curta e a possibilidade de ser infundido sem risco de acúmulo, mesmo após infusões prolongadas, são as principais vantagens dessa droga em comparação com os opioides tradicionais, que se acumulam mesmo após infusões de uma hora de duração.

Na presença do propofol, o remifentanil atinge maiores concentrações durante os primeiros 15 minutos de infusão quando comparadas àquelas obtidas com a infusão isolada. Isso é causado pela redução no volume central de distribuição e clareamento inicial de distribuição do remifentanil, enquanto os níveis de infusão da manutenção e de despertar permanecem inalterados. Porém, essa associação, apesar de ter efeitos modestos sobre os parâmetros hemodinâmicos, pode causar depressão respiratória severa.

A interação do sevofluorane com o remifentanil, para incisões em pele, parece ser diferente em adultos e em crianças; eles necessitando de mais remifentanil para controlar as respostas somáticas e autonômicas ao estímulo.

Os neonatos são capazes de metabolizar o remifentanil desde o nascimento, e sua farmacocinética não difere de modo importante em crianças e adultos.

BUPRENORFINA

É agonista parcial, mais potente que a morfina, com início de ação rápido (um minuto por via venosa e 15 minutos por via muscular) e duração de até seis horas. Pode ser utilizada por via venosa, muscular e sublingual (com apresentação específica). Pode induzir depressão respiratória, é resistente à naloxona e pode anular o efeito de outros opioides, como a morfina e o fentanil.

NALBUFINA

É um agonista *kappa* e antagonista *mü*, com potência equivalente à morfina e com efeito teto para analgesia e depressão respiratória. Sua associação com opioides como a morfina e o fentanil está contraindicada pela possibilidade de anular o efeito analgésico. Pode ser utilizada por via venosa e muscular, com bom efeito para pacientes pediátricos quando utilizada por via subcutânea antes do término da anestesia.

TRAMADOL

Age em receptores *mü*, podendo ser utilizado por via venosa, subcutânea, muscular e oral. Deve ser evitado em pacientes com antecedentes convulsivos.

METADONA

Pode ser utilizada naqueles pacientes que já desenvolveram tolerância após uma administração prolongada de outro agente narcótico. Sua potência analgésica é similar à da morfina e tem efeitos menores de sedação e depressão respiratória, não apresentando metabólitos ativos. Outra vantagem da utilização da metadona é a sua bioavaliabilidade por via oral, sendo bem absorvida por essa via (50% a 75%). A sua meia-vida mais longa permite sua utilização a cada 12 ou 24 horas. Berde *et al.*, em 1991, avaliando a eficácia da metadona, em comparação com a morfina em crianças entre três e sete anos de idade, observaram que aquelas que receberam metadona tinham escores de dor mais baixos e necessitaram poucas doses de suplementação com outras drogas narcóticas.

CODEÍNA

Analgésicos opioides orais são frequentemente usados para dor aguda em pacientes ambulatoriais. A codeína é o narcótico oral mais frequentemente prescrito para pacientes pediátricos, muitas vezes combinado com acetaminofeno ou com um agente anti-inflamatório não hormonal, em doses que variam com a formulação, a idade e o peso.

ANTAGONISTAS DE OPIOIDES

Principal antagonista puro dos opioides, a naloxona é o antídoto específico, principalmente nos casos de overdose por opioides, sendo utilizada a dose de 0,1 mg/kg IV e, se necessário, infusão contínua de 5 mcg/kg/h (ampola de 1 mL com 0,4 mg/mL), que pode ser administrada por via intravenosa, intramuscular, subcutânea ou endotraqueal a cada dois a três minutos até que haja resposta em crianças de zero a cinco anos ou com peso menor de 20 kg; e 2 mg IV, IM, SC ou IT a cada dois a três minutos até que houver resposta em crianças maiores de cinco anos ou maiores de 20 kg. Doses tão baixas quanto 0,01 mg/kg podem ser utilizadas para reversão da depressão respiratória, sem reversão da analgesia. Deve-se manter observação, pois poderão ser necessárias doses adicionais se caso houver sedação e apneia rebote, pois a duração de ação é de 30 a 45 minutos, mais curta que a maioria dos opioides que ela vai antagonizar. Antagoniza os efeitos opioides de sedação, depressão respiratória, náuseas e prurido, mas não os efeitos hipotensores. Cuidado deve ser tomado na reversão do efeito narcótico, e sua administração deve ser lenta e em pequenas doses, pois sua infusão rápida pode causar náuseas, vômitos e o reaparecimento da dor e a liberação de catecolaminas, por aumento da atividade do sistema nervoso simpático, com instabilidade hemodinâmica, taquicardia, hipertensão arterial, edema agudo pulmonar e arritmias cardíacas.

Nalmefene é um antagonista opioide de maior duração. Tem uma duração de ação de quatro a oito horas, porém não há estudos que comprovem a segurança e a eficácia na população pediátrica.

Naltrexone é utilizado por via oral, com metabólito ativo que produz efeito antagônico ao opioide por dois a três dias.

Buprenorfina (Subutex®) é outro novo antagonista opioide que pode ser utilizado para pacientes drogadependentes.

DEXMEDETOMIDINA

É um derivado imidazólico e um agonista alfa-2-adrenérgico altamente seletivo, atuando nos receptores existentes no SNC (promovendo sedação, hipnose, analgesia, ação ansiolítica), na inervação autônoma e nos tecidos que recebem essa inervação, nos gânglios autonômicos e na musculatura lisa; assim, seu efeito sedativo difere do dos outros agentes por diversos motivos, sendo usado em anestesia também devido aos seus efeitos analgésicos. É 1.600 vezes mais seletiva para receptores alfa-2-adrenérgicos que para receptores alfa-1-adrenérgicos, por isso os efeitos mediados pelos receptores alfa-1 são mínimos. O resultado, tanto dos seus efeitos centrais como periféricos, é uma redução profunda nos níveis de catecolaminas circulantes. Essas ações simpatolíticas resultam em diminuição na pressão sanguínea e frequência cardíaca. A redução da frequência cardíaca provavelmente tem origem vagomimética, além de simpatolítica. A somatória desses efeitos leva a um menor consumo total e miocárdico de oxigênio, melhorando potencialmente o balanço entre a oferta e o consumo de oxigênio miocárdico.

A dexmedetomidina age no sistema cardiovascular, promovendo vasodilatação, por ação simpatolítica central alfa 2 a, redução da pressão arterial e da frequência cardíaca (em altas doses), provoca vasoconstrição por ação vascular periférica alfa 2 b (hipertensão e taquicardia temporária). Assim, no início da infusão, pode ocorrer uma hipertensão transitória devido ao nível alto do pico plasmático inicial (ação nos receptores periféricos). Porém, após a rápida redistribuição da dose de ataque (a meia-vida de redistribuição é de seis minutos), o efeito simpatolítico centralmente mediado passa a dominar e a atenuação do tônus simpático é previsível, sendo a hipovolemia um importante fator de risco para o desenvolvimento da hipotensão.

Diferentemente de outros sedativos comumente usados, como propofol ou midazolam, produz uma forma "interativa" de sedação, na qual o paciente pode ser acordado facilmente sob estimulação, mantendo-se colaborativo depois, o que permite preservar a função cognitiva enquanto sedado. Esses efeitos sedativos ocorrem primariamente pelas ações nos receptores alfa 2 a, que participam do controle do despertar no cérebro e da analgesia na medula espinhal, não diferindo do midazolam como ansiolítico e mimetizando a capacidade deste de prevenir o delírio induzido pela cetamina. Mas, apesar desses efeitos, não promove amnésia profunda e não pode ser usado como droga anestésica única.

Dexmedetomidina tem propriedades analgésicas cujo mecanismo de ação parece envolver uma interação com receptores opioides, o que permite reduzir de modo significativo o uso de opioides, com menor ocorrência dos efeitos colaterais associados a eles, como obstipação ou náuseas, e de importância clínica para pacientes com risco de dependência aos opioides.

Não apresenta virtualmente efeito depressor respiratório em doses clinicamente relevantes, o que pode ser uma vantagem significante para pacientes com risco de descompensação respiratória, sendo talvez a estabilidade respiratória a qualidade que mais a diferencia de outros sedativos (sugere-se que afete minimamente o centro de regulação da respiração, o que permitiria seu uso antes, durante e após a extubação traqueal). A dexmedetomidina tem efeito diurético, natriurético e caliurético, provavelmente pela variedade de mecanismos, incluindo inibição da liberação de renina, inibição da secreção e ação do hormônio antidiurético, e um aumento da secreção do peptídeo natriurético atrial. Promove uma redução do fluxo sanguíneo cerebral, provavelmente por meio de vasoconstrição cerebral direta, porém ainda são necessários mais estudos em relação aos seus efeitos na pressão intracraniana e como neuroprotetor.

Seu impacto sobre a coagulação parece não ser significante. É uma droga altamente lipofílica, com absorção sistêmica rápida, e seu metabolismo é primariamente hepático; assim, reduções da droga devem ser consideradas em pacientes portadores de hepatopatias (redução de 30% a 40% da dose). Os metabólitos (glucoronídeos) são excretados na urina (95%) e fezes (4%). Até o momento, não se identificou atividade farmacológica ou toxicidade dos metabólitos da droga.

A infusão inicial recomendada é de 1 mcg/kg IV, em 10 minutos. Caso ocorra hipertensão ou hipotensão, reduzir a velocidade de infusão. Se houve hipotensão, expandir a volemia. Nos pacientes que já estavam em uso de outras drogas sedativas e se encontram sedados, pode-se iniciar diretamente com a dose de manutenção ou reduzir a dose inicial. A dose de manutenção é de 0,2 a 0,7 mcg/kg/h (geralmente 0,4 mcg/kg/h). A dexmedetomidina não deve ser administrada em *bolus*. Caso o paciente continue agitado com a dose de 0,7 mcg/kg/h, associar outro sedativo. Sua apresentação é na forma de ampola de 2 mL (100 mcg/mL), que deve ser preparada na concentração de 4 mcg/mL.

Devido aos seus efeitos hemodinâmicos (principalmente hipotensão), não é indicada para pacientes com depleção volêmica, choque circulatório ou instabilidade hemodinâmica. Esse efeito colateral costuma responder à expansão volêmica e/ou à redução da dose, raramente sendo necessário o uso de droga vasoativa. A diminuição da frequência cardíaca é o segundo efeito colateral mais frequente, geralmente leve, mas que poderá levar à necessidade de redução da infusão e/ou utilização de anticolinérgicos (atropina). Em doses elevadas, há relatos de aumento de bloqueios de condução; assim, são contraindicações: bloqueio AV de segundo e terceiro graus e insuficiência cardíaca grave (fração de ejeção [FE] < 30%).

Outros efeitos adversos incluem boca seca, náuseas, diminuição da secreção gastrointestinal, vômitos, febre, hipóxia e taquicardia.

São questões ainda não esclarecidas: potencial para tolerância e abstinência, acúmulo da medicação e/ou de seus metabólitos, e alterações potenciais no perfil farmacológico após infusões por longos períodos.

ÓXIDO NITROSO

O óxido nitroso é um dos agentes anestésicos mais antigos ainda em uso. Foi descoberto em 1772 e tem sido utilizado clinicamente como anestésico desde 1844. Quando inalado, fornece ansiólise, amnésia e analgesia de leve a moderada. Quando usado em combinação com anestésico local, é efetivo em crianças em uma variedade de procedimentos, incluindo sutura de lesões, redução de fraturas e punção lombar. As propriedades analgésicas do óxido nitroso variam, e frequentemente é necessário adicionar outro analgésico, como um opioide, para uma analgesia adequada.

É pobremente solúvel em plasma e tem início de ação rápido (de 30 a 60 segundos), com efeito máximo em cinco minutos. Sua vantagem sobre outros métodos de sedação e analgesia é que, embora afete rapidamente a função cortical, tem também pouco efeito sobre o sistema cardiovascular e respiratório e tem pouco efeito sobre os reflexos de vias aéreas.

O término do efeito ocorre rapidamente após a suspensão da administração; a maioria do gás é exalada na sua forma original. O despertar dos efeitos do óxido nitroso geralmente ocorre em cinco minutos.

O óxido nitroso é contraindicado nas condições que envolvam espaços aéreos fechados, como pneumoencéfalo, pneumotórax e obstrução intestinal, devido à sua alta difusibilidade, que pode causar expansão desses espaços fechados.

Os efeitos adversos mais significantes em doses terapêuticas do óxido nitroso são sonolência, náuseas, vômitos e tontura.

ANALGESIA LOCAL E REGIONAL

Bloqueio local e regional são procedimentos comuns para analgesia em pediatria, e o uso dessas técnicas reduz a necessidade dos opioides sistêmicos e facilita a extubação traqueal mais precoce, sendo preferível sempre que possível, principalmente em neonatos e lactentes jovens.

A anestesia local é uma condição na qual as transmissões sensoriais da área do corpo relacionadas ao SNC são bloqueadas, sendo a lidocaína mais frequentemente usada como anestésico local na pele íntegra ou não.

A utilização dos anestésicos locais injetáveis ou tópicos tem como principais indicações para sua utilização em:

- Lacerações traumáticas;
- Limpeza de feridas;
- Punção lombar, de medula;
- Venopunção e coleta de gasometria arterial;
- Bloqueio de nervos periféricos;
- Bloqueio de nervo digital;
- Bloqueio de nervo peniano;
- Bloqueio de nervo femoral;
- Bloqueio de nervo intercostal.

A bupivacaína ainda é um anestésico local muito frequentemente usado em crianças. A toxicidade por anestésico local é extremamente rara, entretanto há relatos de cárdio e neurotoxicidade quando ocorre administração intravascular ou overdose. Novas drogas, como levobupivacaína e ropivacaína, têm apresentado melhor proporção risco-benefício, sendo esta última muito adequada para anestesia regional em pediatria, com menor cárdio e neurotoxicidade e atividade vasoconstritora em baixas concentrações. Assim, a substituição de bupivacaína pela ropivacaína pode ser prudente, especialmente para infusões locais prolongadas de anestésicos, uso em neonatos, disfunção hepática e técnicas anestésicas que necessitem de grandes doses de anestésico local.

O EMLA é uma combinação de anestésicos locais (2,5% de lidocaína e 2,5% de prilocaína) em uma emulsão de óleo em água que penetra a pele intacta a uma profundidade de 5 mm. Esse creme branco não é estéril, portanto deve ser usado somente em pele íntegra, para anestesia em procedimentos não emergenciais, incluindo acesso intravenoso, coleta de sangue e punção lombar. Ele deve ser colocado uma hora antes do procedimento e coberto com um curativo oclusivo; seu pico de ação ocorre após duas horas e a analgesia dura por uma hora após a remoção. O risco teórico de meta-hemoglobinemia existe nos lactentes menores de três meses de idade, devido à imaturidade da enzima NADH redutase. Múltiplos estudos têm mostrado, entretanto, que a aplicação de 1 g é segura em lactentes menores de três meses de idade, sem um aumento na meta-hemoglobina em níveis clinicamente significantes.

A associação de clonidina e/ou cetamina a uma administração em *bolus* IV de anestésico local potencializa e prolonga o efeito analgésico do bloqueio caudal.

As complicações relacionadas aos efeitos sistêmicos dos anestésicos locais são determinadas pela dose total da medicação administrada e por sua taxa de absorção para o sangue. Os anestésicos locais poderão produzir efeitos sistêmicos tóxicos, caso sejam injetados dentro de artéria, veia ou em local altamente vascularizado. Em geral, o pico de absorção dos anestésicos locais é dependente do local onde foi realizado o bloqueio. Em ordem decrescente de absorção, tem-se: intercostal, intratraqueal > epidural, caudal > plexo braquial > bloqueio periférico distal > subcutâneo. Os níveis sanguíneos dos anestésicos locais estão relacionados diretamente à dose total da droga administrada, independentemente do local ou do volume utilizado. Portanto, deve-se utilizar concentrações o máximo possível diluídas. Nas dosagens clínicas recomendadas, os níveis plasmáticos dos anestésicos locais habitualmente permanecem bem abaixo das concentrações tóxicas. Efeitos colaterais leves, como alterações visuais e auditivas, contratura muscular e perda de visão à luz, ocorrem com concentrações plasmáticas baixas. Já os efeitos colaterais graves, como convulsões, disritmias, coma, parada respiratória e colapso cardiovascular, ocorrem com níveis plasmáticos maiores. As reações alérgicas às medicações anestésicas locais são incomuns com os derivados de amido, mas pode ocorrer com a família dos esteres.

Membranas mucosas orais podem ser anestesiadas para permitir laringoscopia e colocação de tubos traqueais em neonatos e crianças.

ANALGESIA ESPINHAL COM OPIOIDES

Para procedimentos que envolvem uma manipulação das extremidades inferiores, utiliza-se geralmente a via lombar ou caudal, enquanto, para procedimentos no nível torácico, pode-se utilizar a via torácica. Várias medicações podem ser utilizadas para analgesia espinal, mas atualmente emprega-se para analgesia no pós-operatório uma infusão contínua de uma combinação de um anestésico local (bupivacaína) e uma droga narcótica (fentanil). Além de bloquear o sensório, essas drogas também ocasionam algum grau de bloqueio simpático e motor. O bloqueio simpático pode ocasionar uma hipotensão devido à diminuição da pré-carga. Um bloqueio mais grave pode levar à bradicardia por meio do bloqueio das fibras cardioaceleratórias (T1-T4), tendo-se que esses efeitos são sempre significantes em crianças menores que oito a 10 anos de idade, e respondem geralmente à administração de fluidos.

A utilização de narcóticos por via epidural fornece uma analgesia seletiva, sem alterar a função simpática ou motora. Entretanto, eles podem causar efeitos adversos, incluindo uma depressão respiratória. Esta pode ser devido à absorção sistêmica da droga através do sistema venoso do espaço epidural ou pode ocorrer devido à progressão cefálica do narcótico, através do líquido cefalorraquidiano. Esse último efeito é mais comum com narcóticos hidrofílicos, como a morfina, e menos provável com narcóticos lipofílicos, como o fentanil e sufentanil. A depressão respiratória é mais provável de ocorrer quando existir uma combinação da utilização de narcóticos por via parenteral e epidural. A depressão respiratória devido aos narcóticos utilizados por via epidural é reversível com o emprego de naloxona.

Os efeitos colaterais da anestesia epidural podem resultar da inserção do cateter ou das medicações que estão sendo administradas. Os problemas devido à inserção incluem: sangramento, punção da dura-máter e infecção. Um sangramento incontrolável pode provocar um hematoma epidural que pode comprometer a perfusão espinal, ocasionando uma paralisia. A anestesia epidural é contraindicada em pacientes com alterações qualitativas ou quantitativas da coagulação (plaquetas < 100.000/mm^3 ou TP/TTPA > 1,5 vezes o tempo controle). A punção da dura-máter pode ocasionar dor de cabeça, o qual pode necessitar de até 5-7 dias para sua resolução. O tratamento conservador, com repouso no leito, está indicado quando houver essa intercorrência.

Os efeitos adversos devido à administração da droga podem ser separados naqueles em consequência do anestésico local e nos devido à utilização do narcótico. A complicação mais grave devido ao anestésico local é a injeção intravascular ou intratecal da droga. A injeção intratecal ocasiona um bloqueio espinal total, com paralisia da musculatura respiratória, havendo a necessidade de intubação traqueal e ventilação pulmonar mecânica. A reanimação da depressão cardiocirculatória inclui a utilização de atropina para tratar a bradicardia, bem como a administração de líquidos e medicações inotrópicas para tratar a hipotensão. A injeção intravascular de bupivacaína pode resultar em toxicidade cardiocirculatória e no nível do SNC, ocasionando convulsões, hipotensão, disritmias e colapso cardiovascular. Diferentemente das recomendações para o suporte cardíaco avançado de vida, a lidocaína não é recomendada para tratar as disritmias ventriculares. Recomenda-se, nesses casos, o emprego da fenitoína ou do bretílio para tratar a taquicardia ou fibrilação ventricular.

SEDATIVOS

Níveis adequados de sedação podem prevenir os pacientes de traumatizarem a si mesmos. Pacientes sob risco de lesão cerebral secundária, devido à edema cerebral e hipertensão intracraniana, irão beneficiar-se da sedação. Pacientes que estão confusos ou ansiosos enquanto sob ventilação pulmonar mecânica têm indicação de sedação por facilitar a oxigenação adequada e a perfusão cerebral. Sedação também é uma consideração primordial para qualquer paciente que irá se submeter a procedimentos invasivos na UCI, tais como inserção de cateteres e intubação traqueal, por exemplo.

Uma grande variedade de agentes está disponível para aliviar a ansiedade e fornecer vários graus de amnésia dependentes de tecnologia nas UCIs. Os sedativos, principalmente os benzodiazepínicos (BNZ), são frequentemente utilizados com os analgésicos opioides para o manejo da dor antes de procedimentos e no pós-operatório, bem como anticonvulsivantes, hipnóticos e ansiolíticos.

É o grupo de fármacos mais confiável na busca de amnésia anterógrada, apresenta alto índice terapêutico e propriedades ansiolíticas, sedativas e anticonvulsivantes, e certo grau de relaxamento muscular, o que o tornam a classe de sedativos mais utilizada em cuidados intensivos. Apresenta maior efeito depressor respiratório, proporcionalmente à dose e velocidade de administração, principalmente em neonatos. Os efeitos sobre o sistema cardiovascular geralmente não apresentam importância clínica, seja por diminuição da resistência vascular periférica (midazolam), seja por depressão miocárdica e redução do débito cardíaco (lorazepam e diazepam).

Seu efeito primário no SNC é produzido no sítio pré-sináptico pela potencialização de ação do ácido gama-aminobutírico (GABA), sendo agonistas para receptores específicos no cérebro e coluna espinal. Os benzodiazepínicos não têm efeito analgésico e, em alguns casos, podem causar hiperalgia e agitação. Esses efeitos colaterais são geralmente evitados com a administração conjunta de um opioide, havendo estudos em animais e em humanos que sugerem que a interação opioide-benzodiazepínico tem efeitos aditivos para sedação, mas sinérgicos para a hipnose. Entretanto, poucas pesquisas suportam a segurança e a eficácia da combinação dessas medicações no período neonatal. Outras complicações incluem overdose, alterações de parâmetros hemodinâmicos e desenvolvimento de tolerância. Pacientes que fazem uso de benzodiazepínicos por períodos prolongados podem apresentar síndrome de abstinência após a retirada, caracterizada por ansiedade e pânico, geralmente acompanhados por taquicardia, hipertensão arterial e hipertermia. A retirada gradual do benzodiazepínico pode prevenir tais sintomas.

A sedação adequada e individualizada fornece alívio da dor e modula a resposta ao estresse, permitindo ao paciente ser desperto e colaborativo quando necessário. Preferencialmente, deve-se reduzir a sedação durante o dia e aumentá-la à noite, tentando-se preservar o ciclo dia/noite do paciente e evitar a sedação excessiva.

Os valores da meia-vida dos BNZ habitualmente utilizados estão listados na Tabela 92.2.

TABELA 92.2 *Meia-vida dos principais benzodiazepínicos (horas).*

Droga	Recém-nascidos	Crianças	Adultos
Diazepam	40-100	18	20-40
Lorazepam	30-9	?	10-20
Midazolam	6,5-12,0	2-3	1,8-6,4

Os efeitos da duração clínica têm uma relação muito pobre com os valores sanguíneos e podem se estender além do esperado para uma determinada concentração sanguínea. Doses pequenas ou moderadas podem resultar em estado confusional, e injeções suplementares eventualmente resultam em sedação excessiva.

Os diazepínicos diazepam e midazolam não são efetivamente removidos por meio de hemodiálise.

MIDAZOLAM

É o BNZ mais frequentemente utilizado para sedação no período neonatal e em pediatria, administrado comumente por infusão contínua, porém é uma das opções para sedação durante períodos curtos de tempo, como, por exemplo, durante procedimentos de curta duração e na recepção de pacientes hipotérmicos, em vigência da qual a retirada da ventilação mecânica não é realizada. Tem um período de ação curta e é o único BNZ solúvel em água. Apresenta potência sedativa moderada, que é de três a quatro vezes maiores que a do diazepam, acumulando-se em tecidos periféricos quando em infusão prolongada, mas sem efeito depressor da função adrenal em pacientes graves. Assim como outros BNZ, o midazolam tem propriedade hipnótica, ansiolítica, amnéstica e anticonvulsivante, além dos seus efeitos colaterais, como depressão respiratória e hipotesão. Quando combinado com um opioide, há maior risco de depressão respiratória. A eritromicina, o diltiazem, o cetoconazole e a cimetidina podem aumentar os efeitos sedativos do midazolam por inibir a atividade do citocromo P450.

O midazolam pode ser dado por via intranasal, oral, retal, intramuscular e intravenosa. Para ansiólise e sedação leve, as vias enteral e pela mucosa são adequadas. Para sedação mais intensa ou em combinação com opioides ou cetamina, para procedimentos dolorosos, a via intravenosa é recomendada. A via intramuscular é melhor para uso com a cetamina intramuscular. O início da sedação após a administração intravenosa é de dois a três minutos, durando 45 a 60 minutos. A dose oral é de 0,5 a 0,75 mg/kg. A dose intranasal é de 0,2 a 0,5 mg/kg. O midazolam dura 60 a 90 minutos quando utilizado por essas vias. Quando se emprega as vias oral e intranasal, é necessário um mínimo de 20 a 30 minutos para o início efetivo da sedação. A via intranasal pode ser desagradável e difícil de administrar. É metabolizado por hidroxilação hepática, sendo produzido um metabólito ativo, o L-hidroximidazolam, que sofre uma glucuronidação e é excretado na urina. Esse metabólito tem um período de ação prolongado, podendo determinar efeitos colaterais indesejáveis, principalmente após doses repetidas.

Em alguns pacientes com insuficiência hepática, pode ocorrer sedação prolongada, e um efeito prolongado também pode ocorrer na presença de disfunção renal ou sepse, condições associadas a aumento do volume de distribuição da medicação. O RN gravemente enfermo, com aumento secundário do volume de distribuição, que recebe o midazolam por infusão contínua e apresenta alteração da função renal e hepática, pode ter esse efeito prolongado exagerado. O midazolam é altamente lipofílico e produz uma sedação rápida em menos de um minuto, com pico plasmático em cinco minutos, com grande e rápida capacidade amnéstica, mesmo se administrado em doses baixas, porém induz rapidamente a tolerância. A dose recomendada na literatura é de 0,025 a 0,35 mg/kg para administração em dose única, e de 0,03 a 0,15 mg/kg para infusão contínua, apresentando-se em ampolas de 5 mg/mL. Nos casos em que a infusão contínua se prolonga, o despertar pode levar até 48 horas, particularmente quando associado à administração de outros sedativos.

No RN, em virtude da imaturidade da função hepática e renal, sua depuração pode ser mais lenta e a meia-vida mais prolongada (seis a 12 horas), especialmente no RN pré-termo. Em 1991, Burtin P *et al.*, ao analisar 187 crianças pré-termo e de termo submetidas à ventilação pulmonar mecânica, concluíram que a depuração média do midazolam foi de 1,17 mL/min/kg nos RNs menores do que 39 semanas de idade gestacional. Houve um aumento significante para 1,84 mL/min/kg nas crianças com mais de 39 semanas de idade gestacional. Esses achados sugerem que a dose inicial de midazolam para RNs mais jovens deve ser menor do que a necessária para crianças com mais de 39 semanas de idade gestacional (Quadro 92.11).

Quando administrado por via intravenosa a pacientes de seis meses a cinco anos de idade, a dose é de 0,05 a 0,1 mg/kg e titulado até dose total máxima de 0,6 mg/kg. Em pacientes maiores de cinco anos, 0,025 a 0,05 mg/kg e titulado até dose total máxima de 0,4 mg/kg.

A infusão contínua de medicações sedativas é utilizada em RNs com síndrome de desconforto respiratório (SDR) para se obter o controle da agitação e ajudar na adaptação da interface paciente/aparelho de ventilação pulmonar mecânica. Um estudo prospectivo placebo-controlado, que avaliou a sedação e os efeitos hemodinâmicos do midazolam intravenoso (IV) em RNs com SDR submetidos à ventilação pulmonar mecânica, foi realizado por Jacqz-Aigrain *et al.*, em 1994, encontrando-se que a sedação era significantemente melhor com o midazolam IV do que com a utilização de placebo, conforme a avaliação do escore de comportamento. A pressão sanguínea e a frequência cardíaca eram menores no grupo que recebeu o tratamento, mas permaneceu dentro dos valores normais, de acordo com a idade

QUADRO 92.11 ***Dose inicial recomendada e taxa de infusão para o midazolam IV para RNs e lactentes jovens, utilizando infusão por curto ou longo período.***

Idade do paciente	Dose de ataque (mcg/kg)*	Taxa de infusão (mcg/kg/min)[†]
RN pré-termo (< 33 semanas)	Sem dose de ataque[‡]	0,5
RN pré-termo e de termo (≥ 33 semanas)	Sem dose de ataque[‡]	1,0
Crianças > 44 semanas pós-concepção, até 6 meses	50-100 (administração lenta > 10 min)	1,0-2,0
Crianças > 6 meses	50-200 (administração em pelo menos 2-3 min)	1,0-2,0

* A administração rápida deve ser evitada em crianças abaixo de seis meses ou em pacientes com instabilidade hemodinâmica.

† A taxa de infusão deve ser ajustada para cima ou para baixo, de acordo com a resposta do paciente e interações com outras medicações (ex.: opioides). RN pré-termo e de termo, crianças com débito cardíaco baixo ou função hepática alterada ou ainda aquelas que recebem eritromicina necessitam atenção especial. Algumas crianças podem ser sedadas de modo adequado, com taxas de infusão tão baixas quanto 0,1 mcg/kg/min.

‡ Pode-se utilizar uma taxa de infusão mais rápida nas primeiras horas para se obter um aumento da concentração plasmática; posteriormente, diminui-se a dose para a taxa de infusão recomendada.

gestacional. A incidência de complicações foi similar em ambos os grupos. Não foram observados efeitos adversos relacionados à utilização do midazolam.

LORAZEPAM

O lorazepam é de cinco a dez vezes mais potente que o diazepam, com pronunciado efeito amnéstico; e, como os demais diazepínicos, em doses elevadas e associado a opioides, deprime a respiração e o sistema cardiovascular.

É um BNZ de ação prolongada, com um início de ação rápido, sendo uma boa opção de agente ansiolítico/hipnótico; é metabolizado no fígado e não produz metabólitos ativos. A meia-vida do lorazepam varia de acordo com a idade, tendo-se que a sua meia-vida mais longa torna-o um agente sedativo de escolha para a manutenção de sedação prolongada por meio da administração de *bolus* intermitentes da droga, mas sua vida média não se altera na disfunção renal. Apresenta efeitos cardiovasculares mínimos e de depressão respiratória. Embora não haja apresentação intravenosa no Brasil (somente oral), apresenta um pico de ação de 30 minutos após a administração intravenosa e a dosagem deve ser ajustada ao efeito desejado, sendo bastante variável.

Em 1992, McDermott *et al.*, ao estudar a farmacocinética do lorazepam em RNs gravemente enfermos, relataram uma meia-vida de 40 horas quando a droga foi utilizada como agente anticonvulsivante.

DIAZEPAM

É o composto BNZ mais antigo e foi um BNZ amplamente utilizado antes da introdução do midazolam, mas vem sendo progressivamente substituído por este apesar de ter um custo menor. Tem atividade ansiolítica, amnéstica, miorrelaxante e anticonvulsivante, possuindo vários metabólitos ativos que prolongam seu efeito. Apresenta uma solubilidade lipídica, com propensão maior ao acúmulo em tecidos periféricos após uma administração contínuada. É diluído em um solvente orgânico (propilenoglicol), que, quando administrado IV, ocasiona dor devido à sua ação cáustica nas veias, com dose preconizada de 0,1 a 0,2 mg/kg, que pode ser dada de modo intermitente; e, como ocorre aumento significativo de sua vida-média com doses repetidas, é difícil estabelecer doses para infusão contínua. Após metabolização hepática, produz o metabólito ativo desmetildiazepam. O diazepam e esse metabólito ativo têm recirculação entero-hepática, resultando em uma meia-vida prolongada e não previsível. Sua eliminação é mais prolongada em RNs e em pacientes com insuficiência renal e hepática. A utilização do diazepam nos RNs não é indicada devido à meia-vida variável e o deslocamento da bilirrubina do seu sítio na albumina, ocasionado pelo agente utilizado para preservação da solução (benzil-álcool). Atualmente, existem novos preparados de diazepam que não apresentam benzil-álcool e que não estão associados com uma dor tão intensa quando da sua administração.

FLUMAZENIL

O tratamento na toxicidade aguda aos BNZs consiste em descontinuar a medicação, manter um suporte ventilatório e da circulação e administrar flumazenil, um antagonista específico dos BNZs, ainda que ele reverta o efeito sedativo e paradoxal dos BNZs mais facilmente que os efeitos depressores sobre a respiração. Esse antídoto benzodiazepínico compete com o complexo receptor GABA/benzodiazepínico no SNC. O flumazenil antagoniza ou reverte a depressão respiratória, a sedação e os efeitos de amnésia, e também é a opção de escolha no tratamento de abstinência alcoólica. A depressão dos efeitos respiratórios nem sempre é consistente, provavelmente devido às complexas interações entre os neurotransmissores e receptores envolvidos. O antagonismo aos efeitos anticonvulsivos dos diazepínicos pode precipitar convulsões. Em pacientes com reserva cardiovascular diminuída, a reversão brusca da sedação, resultante da administração de flumazenil, pode resultar em instabilidade hemodinâmica. A dose inicialmente utilizada é de 0,01 mg/kg, em *bolus* por 15 a 30 segundos, e, se não houver resposta em 1-2 minutos, repetir a dose a cada dois minutos até uma dose máxima total de 1,0 mg. Apresenta-se na forma de ampolas de 5 mL, com 0,1 mg/mL. Apresenta vida média menor que vários BNZs (~ 0,9 horas), com risco de ressedação, e, caso a sedação retorne, pode-se administrá-lo em infusão contínua.

OUTROS AGENTES SEDATIVOS

Hidrato de Cloral

É um hipnossedativo comumente utilizado em pediatria e, de acordo com uma avaliação realizada em 1993, era o segundo agente sedativo mais utilizado nas UCIs pediátricas. Embora o mecanismo de ação da droga seja desconhecido, o hidrato de cloral produz uma depressão cerebral leve e um sono profundo e silencioso. Em doses adequadas, a medicação parece ser segura. È imediatamente convertido em um metabólito ativo (tricloroetanol, que não é reversível) e não tem nenhuma propriedade analgésica, apresentando grande variabilidade de sua deposição, que se acumula com a utilização repetida do hidrato de cloral, podendo estar associado com efeitos adversos, tais como: depressão do SNC, alterações cardiorrespiratórias, depressão respiratória e acidose metabólica.

Efeitos adversos associados ao hidrato de cloral incluem náuseas, vômitos e arritmias.

Devido à competição pela enzima hepática de glucuronidação com a bilirrubina, o hidrato de cloral pode deslocar a bilirrubina (predispondo à hiperbilirrubinemia indireta e direta) e drogas ligadas à proteína. Portanto, a utilização prolongada do hidrato de cloral não é recomendada devido a esses efeitos tóxicos, devendo ser evitada no RN pré-termo e de termo, tendo-se que o uso repetitivo dessa droga em prematuros tem sido associado à depressão do SNC, hipotensão, disfunção renal e arritmias cardíacas. A utilização de dose única pode ser realizada com segurança no período neonatal, e a meia-vida do hidrato de cloral em RN pré-termo é tão prolongada quanto 40 horas e, no RN de termo, ela é de 30 horas, de acordo com Mayers *et al.*, 1991 (Figura 92.2).

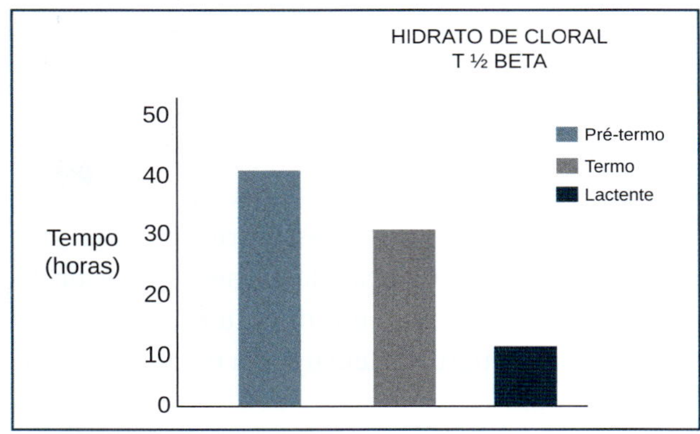

FIGURA 92.2 ***Meia-vida do hidrato de cloral em recém-nascidos.***
A meia-vida de eliminação do hidrato de cloral é dependente da idade. Observar que os RNs e lactentes têm uma meia-vida mais longa do que o necessário para a sedação na maioria dos procedimentos.
Fonte: Mayers DJ *et al.*, 1991.

É administrado por via oral ou retal em doses iniciais de 50 a 70 mg/kg, com dose total máxima de até 100 mg/kg, ou 2,0 g, a mínima. Se os efeitos clínicos não forem observados, a dose pode ser repetida após 30 minutos, mas respeitando a dose máxima. Tem um tempo de ação longo (por volta de 40 minutos) e relativamente longo tempo de ação, durando 60 a 120 minutos. Apresenta sucesso terapêutico com doses menores, em dose única em crianças maiores de dois anos. Não é recomendado em crianças maiores de três anos ou com retardo mental.

Em doses terapêuticas, tem somente discretos efeitos respiratórios e de hipotensão.

Os efeitos sedativos e de depressão circulatória do hidrato de cloral são potencializados por: agentes opioides, outros depressores do SNC, álcool e idades extremas.

Pode apresentar também como efeitos colaterais: náusea, vômito, diarreia, irritação gastrointestinal, sedação residual, desorientação, efeito paradoxal com excitação e agitação, delírio, ataxia, dor de cabeça, alucinação, efeitos dermatológicos, hipóxia leve a severa, depressão respiratória (que pode ocorrer por obstrução da via aérea inferior devido à flexão do pescoço por diminuição do nível de consciência), cetonúria, leucopenia e porfiria aguda intermitente.

O uso prolongado do hidrato de cloral geralmente não é recomendado pelos efeitos tóxicos devido ao acúmulo da medicação (em decorrência de sua meia-vida prolongada) e por relatos de potencial efeito carcinogênico.

CETAMINA

Várias outras medicações não opioides podem ser utilizadas para analgesia em crianças criticamente enfermas. Dentre elas, a cetamina é um dos agentes mais utilizados em pediatria. A cetamina é um agente dissociativo, que induz um estado de catalepsia que promove sedação, analgesia e amnésia. As principais vantagens da cetamina é que ela fornece uma analgesia associada à amnésia e possui efeitos limitados na função cardiorrespiratória. Sua maior vantagem, comparativamente a outros agentes sedativos, é que ela geralmente mantém a função respiratória, sem alterar a capacidade residual ou funcional, a ventilação minuto e o volume corrente, embora possa aumentar a quantidade de secreções. Tem também a qualidade de preservar os reflexos protetores de vias aéreas, podendo ser administrada por via oral, intramuscular e intravenosa. Além disso, sensibiliza os reflexos laríngeos, podendo causar laringoespasmo. O laringoespasmo é geralmente transitório e raramente requer mais do que retificação de vias aéreas ou ventilação com pressão positiva por breves períodos. Outros efeitos colaterais da cetamina são nistagmo, movimentos de extremidades ou cabeça despropositados, ataxia (pode durar até 24 horas), exantema transitório e vômitos.

É o único agente que confere altos níveis de sedação e analgesia. Ela produz um aumento em débito cardíaco, frequência cardíaca, pressão arterial e fluxo sanguíneo cerebral, com menor efeito depressor respiratório central, dependendo da dose utilizada; esse mecanismo é mediado pelo sistema nervoso simpático pela liberação de catecolaminas endógenas. Esses efeitos servem não apenas para manter o débito cardíaco e a pressão arterial, mas também para ajudar nos efeitos broncodilatadores da droga. Assim, é uma medicação com boa indicação para a utilização em pacientes com reatividade das vias respiratórias e broncoespasmo, podendo ser útil como coadjuvante na intubação traqueal desses pacientes. Pesquisas revelaram que a administração de cetamina em lactentes produz alterações mínimas na resistência vascular pulmonar, podendo até reduzi-la. É bem adequada para procedimentos ortopédicos e promove uma melhor sedação, com menores complicações respiratórias quando comparada ao midazolam/fentanil.

É um agente anestésico dissociativo cuja estrutura está relacionada à fenciclidina; sua ação inibe a reutilização de catecolaminas nos nervos simpáticos pós-glanglionares do córtex e sistemas límbicos. A cetamina tem um início de ação rápido e uma duração de ação curta devido à sua meia-vida de redistribuição curta. Devido a dúvidas na literatura, sua utilização deve ser feita com cautela nos pacientes pediátricos com hipertensão pulmonar, especialmente naqueles que estão em ventilação espontânea.

A cetamina provoca dilatação pupilar e sonhos desagradáveis. Os efeitos alucinatórios (atenuados pela associação com neurolépticos ou tranquilizantes) e o acúmulo de metabólitos restringem o emprego rotineiro desse agente.

A maior contraindicação da cetamina está relacionada aos pacientes com aumento da pressão intracraniana (PIC), em crianças menores que três meses de idade e naquelas com alterações psiquiátricas. Pode haver a ocorrência do fenômeno de emergência ou mesmo alucinações e agitação, sendo diretamente relacionados à dose, com aumento da incidência desses efeitos proporcionalmente à idade.

A infusão contínua de 1-2 mg/kg/h fornece uma boa sedação, sem depressão miocárdica. A cetamina também pode ser utilizada em *bolus*, na dose de 1-2 mg/kg antes da realização de procedimentos (tais como redução de fraturas e passagem de cateter central percutâneo), com alíquotas adicionais de 0,5 mg/kg administradas conforme a resposta e a duração do procedimento. O início de ação ocorre dentro de um minuto e a duração da sedação é de 10 a 15 minutos. A dose intramuscular é de 4 mg/kg, com um adicional de 2 a 4 mg/kg de acordo com a necessidade, atingindo a sedação dentro de cinco a 10 minutos e com duração de 15 a 30 minutos. A administração de um BNZ associadamente reduz as reações disfóricas que podem estar associadas com a cetamina. A dose de midazolam usada para essas indicações é de 0,05 mg/kg e pode ser misturada na mesma seringa com a cetamina para administração intramuscular única.

Raramente, a cetamina pode causar apneia se infundida muito rapidamente ou em doses excessivas. Assim, deve ser administrada em um tempo mínimo de 60 segundos.

As contraindicações específicas à cetamina incluem procedimentos envolvendo a faringe posterior, condições associadas a aumento da pressão intracraniana e intraocular, tireoidopatias e porfiria.

PROPOFOL

É um agente anestésico intravenoso (2,6 di-isopropilfenol), não analgésico, potente sedativo hipnótico de ação rápida (menos de um minuto após injeção por via venosa) e ultracurta, com propriedades antieméticas e negligenciável efeito amnéstico e analgésico, sem supressão da função adrenal nos pacientes graves; é utilizado em anestesias como indutor por ser um sedativo puro, sendo capaz de deprimir o SNC proporcionalmente ao aumento da dose.

É um fenol modificado (derivado alquil-fenólico) e, devido à sua alta lipossolubilidade, é rapidamente distribuído aos tecidos ricamente vascularizados, mas é quase que completamente insolúvel em água, atravessando rapidamente a barreira hematoencefálica. O propofol é veiculado em emulsão de lípides (óleo de soja glicerol e lecitina de ovo).

Sua farmacocinética não se altera significativamente na presença de disfunção renal ou hepática e não produz metabólitos ativos, sendo um potente vasodilatador, às vezes com necessidade de expansão volêmica para manutenção da pressão arterial.

Sua utilização em pacientes neurocirúrgicos é benéfica sob vários aspectos, incluindo as propriedades anticonvulsivantes (provavelmente mediadas por receptores GABA cerebrais) e sua capacidade em reduzir o fluxo sanguíneo cerebral, o metabolismo encefálico proporcionalmente e, portanto, o consumo cerebral de oxigênio, reduzindo a pressão intracraniana, contanto que se mantenha a PIC.

É comumente usado para sedação de pacientes intubados em UCI de adultos e sua maior vantagem sobre os outros agentes é o fato de apresentar um tempo rápido de recuperação da consciência após sua suspensão, por ser rapidamente eliminado do compartimento central e pela a ausência de metabólitos ativos. Após o término da infusão, os pacientes estão geralmente acordados e responsivos a ordens verbais, com despertar rápido (10 a 15 minutos), mesmo após infusão prolongada, o que facilita a extubação traqueal o mais precocemente possível. O preço ainda elevado faz com que seu uso fique reservado àquelas situações nas quais o despertar rápido seja necessário, como em pacientes que necessitem avaliação neurológica frequente ou naqueles para os quais se programe sedação por curto período de tempo, como durante etapas finais do desmame da ventilação pulmonar mecânica ou para realização de procedimentos. O modo de administração mais seguro é por meio da infusão contínua com bomba de infusão, sendo mais fácil aprofundar ou diminuir os níveis de sedação com o uso de propofol do que com de midazolam.

Apesar dessas propriedades benéficas e da sua grande utilização em UCIs de adultos, sua utilização contínua em larga escala em cuidados intensivos pediátricos ainda precisa ser mais bem definida. O efeito de depressão respiratória está relacionado à dose utilizada e a apneia ocorre em mais de 40% dos pacientes que recebem uma dose de indução anestésica. Vários efeitos adversos têm sido observados nas crianças, incluindo efeitos neurológicos, como postura em opistótono, mioclonia e convulsões.

O fato mais importante em relação aos efeitos colaterais do propofol está relacionado a relatos de rabdomiólise e acidose metabólica inexplicável, com colapso circulatório e insuficiência cardíaca fatal em crianças com infecção respiratória que receberam infusão contínua com doses altas de propofol, algumas vezes associados com hipercalemia e disfunção renal. Essa síndrome rara e frequentemente fatal também foi relatada recentemente em adultos e é multifatorial, sendo a ativação do SNC e a produção de catecolaminas e glicocorticoides, além da inflamação sistêmica com produção de citocinas, pré-requisitos para a disfunção muscular cardíaca e periférica. Essas cininas pró-inflamatórias, produzidas no local da lesão tecidual, ativam o sistema de estresse, causando secreção de glicocorticoides e catecolaminas. O estado pró-inflamatório persistente com hipercatabolismo causa disfunção orgânica progressiva, incluindo disfunção da musculatura esquelética e cardíaca. O propofol altera a utilização dos ácidos graxos livres e a atividade mitocondrial. O desbalanço entre a demanda de energia e sua utilização é a chave do mecanismo patológico, que pode levar à necrose muscular cardíaca e periférica. Doses elevadas de propofol, tratamentos de suporte com catecolaminas e corticoides, agem como fatores deflagradores da síndrome de insuficiência cardíaca e rabdomiólise, seguida por acidose metabólica e insuficiência renal. Outros fatores potenciais para lesão muscular e cardíaca são patologias do SNC, síndrome da resposta inflamatória sistêmica e síndrome da falência de múltiplos órgãos. Níveis plasmáticos elevados de creatininacinase (CK), troponina e mioglobinúria têm sido relatados tanto em crianças como em adultos que estão recebendo propofol, e têm sido interpretados como prova do efeito necrosante direto do propofol nos músculos cardíacos e periféricos. Os metabólitos glicuronados do propofol têm pH entre 1 e 4, o que eventualmente contribuiria para a acidemia.

Ainda em crianças, foram relatados episódios convulsivos e fraqueza muscular após a infusão prolongada de doses elevadas de propofol. Essas manifestações foram atribuídas à reação de abstinência, uma complicação adicional a ser considerada.

Um protocolo publicado pela Society of Critical Care Medicine, em conjunto com American College of Chest Physician, adverte que o uso prolongado (> 48 horas) de altas doses de propofol (> 66 mcg/kg/min) pode estar associado com acidose lática, bradicardia e hiperlipemia em crianças, e infusões > 83 mcg/kg/min têm sido associadas com risco aumentado de parada cardíaca em adulto.

Cuidados devem ser tomados quando da utilização do propofol em idosos (depuração reduzida), hipotensos ou hemodinamicamente instáveis, ou naqueles com fração de ejeção diminuída (menor que 50%), devido, em maior parte, ao efeito vasodilatador sistêmico, pois possui os mesmos efeitos cardiocirculatórios dos barbitúricos (vasodilatação periférica e inotropismo negativo). Outras categorias de neuropatias graves, como hemorragia subaracnoidea, estado de mal epilético, meningite, encefalite e acidentes vasculares cerebrais, bem como pacientes com queimaduras e traumas graves, infecções severas, pancreatites e exacerbação aguda de asma, poderiam ter um risco semelhante, uma vez que apresentam mecanismos fisiopatológicos comuns. Portanto, é prudente evitar o uso prolongado de propofol em infusões contínuas com altas doses nesses pacientes também.

Outro aspecto que exige atenção em relação à sua utilização é o risco de infecção: são obrigatórias técnicas de assepsia no preparo e infusão, deve-se evitar a manipulação excessiva da via pela qual o propofol é infundido e fazer a substituição de todo o sistema de infusão após 12 horas. Caso transferido para seringas, o prazo máximo para substituição do sistema (frascos e equipos) é de seis horas. Todos esses cuidados são devido ao fato de que o propofol não contém antimicrobianos ou conservantes, e de que o veículo permite crescimento de microrganismos, incluindo bactérias Gram-positivas, Gram-negativas e fungos, além de o próprio diluente lipídico poder favorecer o comprometimento imunológico. Recentemente, uma das empresas que produz o propofol apresentou uma preparação do fármaco que inclui um agente antimicrobiano (EDTA propofol). Ainda que a injeção em veias periféricas produza dor local, a flebite é eventualmente rara. O uso de uma grande veia antecubital ou a administração concomitante de 0,5 mg/kg de lidocaína intravenosa pode reduzir a dor pela infusão de propofol. O potencial alergênico do propofol é devido ao veículo.

Há de se lembrar de que o veículo da preparação comercial será metabolizado e, após infusão contínua programada, elevará a produção de CO_2, e também que infusões por tempo longo de propofol estão associadas à elevação nos níveis séricos de lipídeos, particularmente triglicérides. O uso de bomba de infusão por seringa é altamente recomendável, pois a excessiva rapidez de administração pode aumentar o risco de hipotensão e apneia.

Outra desvantagem do propofol é sua margem terapêutica relativamente estreita. A dose recomendada de propofol varia de acordo com sua indicação, variando de uma anestesia moderada a profunda e é fundamental que se individualize a dose. A dose recomendada para intubação traqueal é de 3 a 3,5 mg/kg em *bolus*, já que seu início de ação ocorre em 30 segundos (duração de ação de 10-15 minutos após o final da infusão); a dose de ataque é de 0,25 a 2 mg/kg, administrada lentamente em período não menor que 30 segundos; a administração contínua de propofol varia de 0,02-0,2 mg/kg/min (média de 0,5 mg/kg/h, com ajuste de aumento ou redução de 0,5 mgkg/h a cada cinco a 10 minutos), mas sua infusão contínua não é recomendada para crianças, principalmente em altas doses devido aos graves efeitos adversos já relatados.

Para atingir uma sedação satisfatória em pacientes adultos sob ventilação pulmonar mecânica, a infusão varia de 1 a 3 mg/kg/h (infusão máxima sugerida para adultos), enquanto, para manutenção de uma anestesia geral, uma dose que varia de 4 a 12 mg/kg/h pode ser necessária. Sua apresentação é na forma de ampolas com 20 mL com 10 mg/mL (cada mililitro contém 0,1 mg de lipídeos, devendo ser considerado no balanço nutricional).

A dose utilizada para sedação é de 0,5-1 mg/kg, administrada em mais de dois minutos, com uma velocidade de infusão de 50 a 150 mcg/kg/min, sendo sua eliminação hepática e pulmonar (metabólitos inativos). Deve ser conservado em temperatura de 4°C a 22°C, não sendo recomendada a sua refrigeração. Proteger da luz e agitar bem antes da sua utilização. O pico de ação ocorre em um minuto e, embora sua meia-vida seja por volta de 30 a 90 minutos, tem uma duração de efeito em cinco a 10 minutos, sendo recomendável monitorização (principalmente nas situações de infusões por período prolongado de tempo) dos níveis plasmáticos de troponinaT, CK e mioglobina, além dos níveis de triglicérides (particularmente em pacientes que estejam recebendo outras soluções lipídicas intravenosas, como nutrição parenteral prolongada [NPP], ou quando o metabolismo dos lípides encontra-se alterado, como na pancreatite aguda).

Os principais efeitos colaterais associados ao propofol são:

- Apneia;
- Bradiarritmia;
- Hipotensão: efeito inotrópico negativo, vasodilatação;
- Sequela neurológica: postura em opistótono, convulsão;
- Reações anafiláticas; acidose metabólica e insuficiência cardíaca;
- Dor no local da injeção;
- Contaminação bacteriana da solução.

CLONIDINA

Tem havido um crescente interesse em pediatria em relação à utilização desta medicação como agente sedativo, principalmente em situações em que a ventilação mecânica prolongada é esperada, embora a experiência clínica ainda seja limitada.

Agente de ação central, a clonidina, que tem uma atuação agonista alfa-2 adrenérgica (200 vezes mais seletiva do que para receptores alfa-1-adrenérgicos), tem sido utilizada para tratar a abstinência por opioides em RNs e adultos.

A clonidina atravessa facilmente a barreira hematoencefálica, assim seus efeitos podem ser tanto centrais como periféricos, não tendo influência sobre o tônus gástrico.

Sua meia-vida é longa e há uma boa correlação entre sua concentração plasmática e seus efeitos farmacológicos.

Devido à sua duração de ação prolongada (12-18 horas), é possível utilizar uma ou duas doses por dia. A dose inicialmente utilizada varia de 3-5 mcg/kg/dia. Até este momento, existe uma experiência clínica muito limitada de sua utilização no tratamento da abstinência devida aos opioides.

BARBITÚRICOS

São medicações utilizadas como sedativos em UCI pediátrica, sem efeito analgésico e geralmente quando há necessidade de proteção cerebral, como no pós-operatório imediato de trauma craniano e no tratamento de síndromes convulsivas.

Embora forneçam uma boa sedação, a meia-vida longa, o baixo índice terapêutico e a existência de fármacos mais adequados para sedação e amnésia em cuidados intensivos, como os benzodiazepínicos, transformaram-nos em medida de exceção.

Doses elevadas de barbitúricos acompanham-se de depressão circulatória, primariamente devido à venodilatação e diminuição do tônus adrenérgico. A hipotensão arterial é atenuada pela injeção lenta do barbitúrico. Mesmo consideradas essas precauções, a administração de doses elevadas de barbitúricos pode exigir infusão concomitantemente de vasopressores.

Os barbitúricos promovem indução enzimática, o que resulta em taquifilaxia e modificação do efeito de outras medicações usadas concomitantemente. São altamente lipossolúveis e podem ser dados de modo intravenoso, intramuscular, oral e retal.

Os profundos efeitos negativos no sistema cardiovascular, com efeitos depressores do miocárdio, e no sistema respiratório podem ocorrer principalmente quando utilizados em infusão rápida em pacientes com instabilidade hemodinâmica, com vasodilatação periférica e inotropismo negativo. Outras complicações associadas com os barbitúricos incluem a hiperalgesia (aumento da resposta à dor) e uma meia-vida não previsível. Os efeitos dos barbitúricos são mediados por receptores GABA específicos, embora de modo diferente que nos benzodiazepínicos, não sendo reversíveis. Eles podem ser utilizados também como hipnóticos, podendo ser classificados de acordo com a duração de ação. O fenobarbital é um barbitúrico de ação longa, primariamente usado por sua atividade anticonvulsivante. O pentobarbital (ação intermediária) é o agente mais comumente utilizado como sedativo, e o tiopental (ação ultracurta) é utilizado primariamente para indução anestésica e para facilitar a intubação intratraqueal.

O pentobarbital é o barbitúrico mais comumente usado para sedação em pediatria, podendo ser administrado por via intravenosa e intramuscular. A via intravenosa permite a titulação da medicação e tem menor tempo de início (produz efeito sedativo dentre de três a cinco minutos) e menor tempo de duração (duração de 15 a 45 minutos). A via intramuscular promove sedação em 10 a 20 minutos e dura de uma a duas horas. O pentobarbital pode causar sonolência por até 24 horas, independentemente da via, sendo seu metabolismo prolongado em pacientes com hepatopatias. Quando usado como medicação única, tem uma baixa incidência de efeitos adversos. A dose intravenosa geralmente é de 2 a 5 mg/kg (melhor sedação, mas maior incidência de efeitos respiratórios adversos, que ocorrem geralmente dentro dos primeiros cinco minutos da administração intravenosa). A dose intramuscular é de 2 a 6 mg/kg, até um máximo de 100 mg.

O tiopental tem potente ação depressora cardiovascular, produzindo queda do débito cardíaco, vasodilatação, aumento da frequência cardíaca e hipotensão (esta é mais frequente com doses altas e em pacientes hipovolêmicos ou cardiopatas). Não produz relaxamento muscular ou analgesia e promove o desenvolvimento de tolerância e dependência. Diminui o fluxo sanguíneo encefálico com o consumo de oxigênio, reduzindo a PIC, com potente ação anticonvulsivante e depressora respiratória. Por seu potencial hipotensor, com consequente queda na pressão de perfusão cerebral, deve ser utilizado apenas nos casos de hipertensão intracraniana de difícil tratamento, em que outro tipo de sedação, associada às medidas habituais para controle da PIC, não foi suficiente. Possui alta lipossolubilidade, ocorrendo aumento de sua vida média com infusões prolongadas. Produz um metabólito ativo, o pentobarbital, que também prolonga sua vida média. Deve ser utilizado preferencialmente em pacientes com monitorização eletroencefalográfica contínua. A dose inicial preconizada do tiopental é de 3 a 5 mg/kg, seguida por manutenção de 3 a 5 mg/kg (apresentação em frasco de 1 g).

Um trabalho randomizado, placebo controlado, realizado por Bhutada *et al.*, em 2000, avaliou os efeitos da pré-medicação com o tiopental em 30 RNs submetidos à intubação nasotraqueal semieletiva. A dose utilizada de tiopental foi de 6 mg/kg. As conclusões da pesquisa foram que a frequência cardíaca e a pressão arterial nas crianças pré-medicadas com tiopental mantinham-se próximas dos valores basais e que o tempo para intubação era significantemente mais curto.

Existem três agentes com duração de ação curta (5-10 minutos), que incluem o meto-hexital, pentotal e tiamital, podendo ser utilizados antes de procedimentos com duração breve, tais como intubação intratraqueal. Outras drogas (pentobarbital), com duração de ação mais prolongada, podem ser utilizadas, e sua maior indicação estaria nos pacientes com estado de mal epilético refratário ou naqueles em que há aumento da PIC. Um grande problema que limita a sua utilização em UCI é que a solução é relativamente alcalina, fazendo com que se torne incompatível com outras soluções e com a nutrição parenteral.

O metohexital, assim como o tiopental, é um barbitúrico de ação ultracurta dado por via retal. Ambos são dados na mesma dosagem de 25 mg/kg, e cada um com início de ação de 10 a 15 minutos. Metohexital tem uma duração de uma hora e o tiopental dura de uma a duas horas, mas o metohexital não deve ser usado em pacientes com epilepsia temporal.

Os efeitos farmacológicos dos barbitúricos são de depressão de todos os tecidos excitáveis, particularmente o SNC, porém sem efeitos amnésticos.

Os barbitúricos são contraindicados nos pacientes com porfiria. Eles são depressores diretos do miocárdio e podem causar apneia. Em doses baixas, podem causar hiperestesia, devendo ser usados em combinação com analgésicos para procedimentos dolorosos.

ETOMIDATO

É um derivado imidazólico, similar ao antifúngico cetoconazol, e um indutor anestésico com pequeno efeito depressor sobre o sistema cardiovascular, usado para sedação durante procedimentos de curta duração; não é recomendado para utilização contínua devido a seus efeitos supressores da cortical adrenal (ligada à inibição da 11-beta, hidroxilase). Apesar desse potencial de interferir com a função adrenocortical normal, o etomidato é considerado um dos agentes preferidos na sequência rápida de intubação de pacientes adultos hemodinamicamente instáveis ou com trauma craniano.

Tem um início de ação de menos de um minuto e é de duração ultracurta, de cinco a 15 minutos, e, apesar do seu uso em adultos, não há estudos que refiram o uso de etomidato em crianças para analgesia e sedação, havendo somente um estudo que avalia seu uso para intubação em crianças.

HALOPERIDOL

O haloperidol é um neuroléptico, derivado do butirofenônico antipsicótico, usado por meio de administração intermitente ou contínua; tem sido utilizado como uma alternativa valiosa para sedação em cuidados intensivos, devido à sua ação bloqueadora pós-sináptica em vias dopaminérgicas centrais, com consequente inibição central da captação de catecolamina nas terminações nervosas. Reduz a atividade dopaminérgica no SNC e pode antagonizar o ácido glutâmico no sistema extrapiramidal, tendo propriedades anticolinérgicas, alfa-adrenérgica e bloqueadora ganglionar.

Possui pouco efeito hipnótico e é o agente de primeira escolha para pacientes graves em delírio/psicose/agitação psicomotora/estados confusionais, sendo possível associá-lo a diazepínicos nos casos resistentes. As vantagens de sua utilização com tal finalidade incluem início de ação rápido, ausência de depressão respiratória ou hemodinâmica e possibilidade de manutenção do paciente. Ainda que a administração intermitente seja mais frequente, a infusão contínua pode promover certos benefícios, como dispensar a associação com outras medicações. Não possui efeitos amnésticos. Sua utilização em infusão contínua e rápida foi associada à diminuição na condução atrioventricular, com consequente prolongamento do intervalo Q-T, e, em alguns casos, ao diagnóstico de *torsade de pointes* (evitar associação com outras medicações que tenham o mesmo efeito, principalmente amiodarona ou quinidina). Dessa forma, uma precaução a ser tomada antes do início da infusão consiste em se obter um eletrocardiograma (ECG) de referência e acompanhar as alterações por meio de ECG diário.

O haloperidol pode ser administrado através das vias oral e parenteral, com dose ajustada conforme a gravidade das manifestações clínicas. A via parenteral é adotada em crises agudas, nas quais a via enteral é impraticável. A injeção intravenosa é preferida, visto que a punção intramuscular (sobretudo, nos estados paranoides) pode ser interpretada como agressão e produz elevações nas enzimas musculares. A absorção no nível do músculo é variável (sobretudo, quando a função cardiovascular é precária) A administração intravenosa associa-se à menor incidência de reações extrapiramidais (reações distônicas), sendo mais comum em crianças e adolescentes. Também é rara a ocorrência da síndrome neuroléptica maligna, devendo ser evitado em pacientes hipertireóidicos ou recebendo lítio.

Habitualmente, cessa inicialmente a agitação, seguida pela redução das alucinações e ansiedade.

Apresenta ação máxima de 30 a 60 minutos após administração intravenosa, com duração de quatro a seis horas, com apresentação na forma de ampola com 1 mL = 5 mg. O retardo inicial no efeito sedativo causa a impressão de que a medicação não é eficaz e seu uso é interrompido, com frequência, precocemente. A dose e a frequência de administração dependem mais do grau de agitação do paciente que de sua idade.

O haoloperidol é contraindicado em doenças associadas a manifestações piramidais e extrapiramidais, nefro ou cardiopatias graves, no primeiro trimestre de gestação e em casos de hipersensibilidade. Entre os efeitos colaterais, merecem menção as alterações motoras (hipertonia, tremores, câimbras), cardiovasculares (taquicardia e hipotensão arterial), hematológicas (leucocitose ou leucopenia discretas, redução mínima no número de eritrócitos ou tendência a linfomonocitose e, raramente, agranulocitose), hepáticas (alterações funcionais ou icterícia), gastrointestinais (anorexia, dispepsia, salivação, vômitos, obstipação ou diarreia), respiratórias (potencialização da depressão respiratória induzida por outros agentes, notadamente os opioides).

São efeitos adversos mais raros o laringo ou broncoespasmo e as manifestações autonômicas (tosse seca, retenção urinária, visão indistinta), endócrinas (hiper ou hipoglicemia, irregularidade menstrual, impotência, aumento da libido, lactação, ingurgitamento mamário, mastalgia, ginecomastia) e dermatológicas (reações acneiformes e macropapulares, fotossensibilidade, perda de cabelo).

TOLERÂNCIA, ABSTINÊNCIA E DEPENDÊNCIA FÍSICA

Definições

Tolerância é uma diminuição do efeito das medicações com o tempo após administrações frequentes ou a necessidade de aumento da dose para se obter o mesmo efeito clínico (perda da sensibilidade ou esgotamento dos receptores, indução de aumento do metabolismo e depuração dos fármacos).

O fenômeno da abstinência inclui os sinais físicos e sintomas, que variam desde a ansiedade até uma psicose, e se manifestam quando a administração de uma medicação sedativa ou analgésica é interrompida ou reduzida abruptamente em um paciente que tenha desenvolvido dependência fisiológica ou neuroadaptação. Geralmente, ocorre após a administração de doses elevadas dessas medicações por mais de uma semana e tem relação direta com a dose cumulativa total recebida, podendo indicar administração excessiva da medicação, havendo uma grande variabilidade de sua incidência. Um uso excessivo, prolongado e contínuo dessas medicações levam a uma ventilação mecânica prolongada e a uma permanência maior desses pacientes na UCI.

A sintomatologia da abstinência varia de paciente para paciente e pode sofrer a interferência de vários fatores, incluindo o agente envolvido, seu modo de administração (infusão contínua *versus* infusão em *bolus*), a idade do paciente, o estado cognitivo e as condições médicas associadas.

Dependência fisiológica (física) é a necessidade de continuar o agente analgésico ou sedativo para se prevenir a ocorrência de abstinência.

Dependência psicológica é a necessidade de utilização de uma substância devido aos seus efeitos eufóricos.

Adição é um padrão complexo de comportamento, caracterizado pelo uso repetitivo e compulsivo de uma substância, comportamento antissocial ou criminoso, e uma alta incidência de recidiva após o tratamento.

A dependência psicológica e a adição são situações extremamente raras após a utilização adequada de drogas analgésicas e sedativas.

Sinais Clínicos e Sintomas de Abstinência

A época do início dos sintomas de abstinência pode variar, dependendo da meia-vida da droga e da meia-vida dos seus metabólitos ativos.

Os sinais e sintomas de abstinência pelas drogas analgésicas/sedativas incluem: 1) ativação do SNC, 2) distúrbios gastrintestinais e 3) hiperatividade simpática. As manifestações do SNC incluem: irritabilidade, agitação psicomotora, confusão mental, midríase, lacrimejamento, rinorreia, piloereção, aumento do estado de vigília, alucinações, tremores, reflexos profundos hiper-reativos, clônus, inabilidade de concentração, bocejos frequentes, salivação, movimentos mastigatórios, espirros, delírio e hipertonicidade. Nos RNs e lactentes, outros sinais adicionais estão presentes, como choro e reflexo de Moro exacerbado. Os distúrbios do sono evidentes nos RNs com síndrome de abstinência estão associados com sua gravidade, embora os mecanismos envolvidos permaneçam desconhecidos. Têm sido relatados episódios de convulsão com a abstinência por opioides, benzodiazepínicos, barbitúricos, propofol e anestésicos inalatórios. As manifestações gastrintestinais podem ser especialmente predominantes nos RNs e lactentes, e incluem: diminuição da aceitação ou intolerância à alimentação, sucção e deglutição descoordenada, resíduo persistente na alimentação por sonda nasogástrica, vômitos e diarreia, podendo ocorrer desidratação. A ativação do sistema nervoso simpático pode incluir os seguintes sinais: taquicardia, hipertensão e taquipneia. Sinais e sintomas adicionais da hiperatividade simpática incluem: congestão nasal, sudorese e febre. Podem ocorrer ainda ganho de peso insuficiente e escoriações da pele por atrito excessivo.

Tratamento

O melhor método para tratar a abstinência é a prevenção para que ela não ocorra, não realizando a suspensão abrupta dos sedativos e analgésicos, mas fazendo uma retirada gradual, lenta, em 5-10 dias.

Na maioria das vezes, a abstinência necessita de intervenções para antagonizar suas manifestações.

Primeiro passo no tratamento das crianças com dependência e tolerância é a identificação do grupo de risco, além da identificação e quantificação apropriada dos sinais e sintomas de abstinência com a aplicação de sistemas de escore adequados.

A terapêutica de curta duração é definida como aquela com menos de uma semana, enquanto a terapêutica de longa duração como aquela maior que uma semana.

De modo geral, recomendava-se que, após uma terapêutica de curta duração, a dose diária fosse reduzida em 25% a 50%. Nas terapêuticas de longa duração, uma diminuição mais lenta, com redução de 20% da dose nas primeiras 24 horas, seguida de 10% a cada 12 horas, era recomendada.

Atualmente, independentemente da medicação utilizada para sedação, a decisão de se iniciar a retirada gradual deve ser realizada com uma monitorização mandatória dos sinais e sintomas de abstinência. O escore mais empregado é o Escore de Finnegan (Quadro 92.12).

QUADRO 92.12 *Escore de Finnegan.*

Componentes do sistema	
Sinal/sintoma	**Escores***
Choro	
Excessivo	2
Contínuo	3
Sono após a alimentação	
< 1 hora	3
< 2 horas	2
< 3 horas	1
Reflexo de Moro	
Hiperativo	2
Moderadamente hiperativo	3
Tremores	
Leves, interrompidos	1
Moderados – graves, interrompidos	2
Moderados – graves, não cessam	3
Aumento do tônus muscular	2
Bocejos frequentes	2
Escoriações	1
Convulsões	5
Sudorese	1
Febre	
37,8-38,3°C	1
> 38,3°C	2
Pele marmórea	1
Congestão nasal	1
Espirros	1
Batimento asa nariz	2
Frequência respiratória	
> 60 resp/min	1
> 60 com retrações	2
Sucção excessiva	1
Aceitação alimentar ruim	2
Regurgitação	2
Vômito em jato	3
Fezes	
Amolecidas	2
Aquosa	3

* Um escore de 0-7 indica sintomas leves de abstinência; de 8-11 indica abstinência moderada; e de 12-15, uma abstinência grave.

Um escore total maior do que 6-8 sugere uma abstinência significativa e a necessidade de tratamento. A pedra angular do tratamento para se prevenir a abstinência é a retirada gradual e lenta da infusão da droga sedativa/analgésica. Ela pode ser feita de um modo mais rápido (diminuição de 10-15% a cada 6-8 horas) nas crianças que receberam as drogas por períodos de tempo mais curtos (menor que 3-5 dias); já nos pacientes com administração prolongada, o processo de retirada gradual pode demorar de 2-4 semanas.

Quando da administração prolongada de opioides e sedativos, a mudança para agentes de ação longa, utilizando a via oral (metadona), pode determinar uma alta mais precoce do paciente. Para se realizar a conversão da utilização do fentanil IV para metadona VO é necessário o conhecimento dos fatores que influenciam a relação dessa conversão (Tabela 92.3).

TABELA 92.3 ***Conversão do fentanil intravenoso para metadona oral.***

Potência (fentanil:metadona)	100:1
Meia-vida (fentanil:metadona)	1:75-100
Biodisponibilidade oral (metadona)	75-80%

Portanto, essa conversão guarda uma relação de 1:1, e a dose total de fentanil (mL/kg) recebida pelo paciente em 24 horas deve ser a dose total de metadona fornecida em duas doses com intervalo de 12 horas. Após a segunda dose de metadona, o fentanil IV é diminuído em 50%; após a terceira dose, diminui-se mais 50%; e após a quarta dose, o fentanil IV é suspenso.

Assim como na conversão do fentanil para metadona se levou em conta as diferenças na potência, meia-vida e biodisponibilidade, todos esses fatores são também observados para conversão do midazolam IV para lorazepam VO (Tabela 92.4).

TABELA 92.4 ***Conversão do midazolam intravenoso para lorazepam por via oral.***

Potência (midazolam IV: lorazepam)	1:2
Meia-vida (midazolam IV: lorazepam)	1:6
Biodisponibilidade oral (lorazepam)	60-70%

Portanto, a dose total diária de midazolam (mg/kg/24 h) deve ser dividida por 12 para se obter a dose total diária de lorazepam, que deve ser oferecida por via oral a cada seis horas. Após a segunda dose do lorazepam, a infusão do midazolam de 50%; após a terceira dose, de mais 50%; e após a quarta dose, o midazolam deve ser descontinuado.

A possível dependência da utilização de analgésicos e sedativos não deve limitar a sua utilização, mas deve-se ressaltar a importância dos cuidados da retirada dessas drogas, uma vez que a doença primária tenha sido resolvida. Nos RNs e crianças, o risco de dependência a essas medicações está relacionado principalmente ao tempo de infusão da medicação.

INTUBAÇÃO TRAQUEAL

Apesar de a intubação traqueal realizada com o paciente desperto apresentar respostas fisiológicas adversas (aumento da pressão arterial sistêmica; aumento da PIC, podendo ocasionar hemorragia intraventricular; diminuição da frequência cardíaca consequente a um reflexo pela estimulação física da área nasofaríngea; hipoxemia), observa-se na prática que é muito pequena a utilização de agentes sedativos e musculorrelaxantes para abolir ou melhorar as reações fisiológicas adversas em relação a esses efeitos deletérios. Estudos revelam que a utilização de medicação previamente à intubação também diminui o número de tentativas e o tempo necessário para a realização do procedimento, além de reduzir a sensação desconfortável. O tempo a que o paciente fica sujeito às repercussões fisiológicas inevitáveis da intubação pode ser proporcional ao tempo para a obtenção da intubação com sucesso (que comumente é dependente da destreza e habilidade do profissional atuante).

A laringoscopia e a intubação, em geral, são facilmente realizadas na maioria dos pacientes pediátricos e neonatais, porém podem provocar as respostas fisiológicas deletérias referidas principalmente para os RNs, com estresse cardiovascular profundo. Os reflexos protetores das vias aéreas aumentam a pressão intratorácica, diminuindo o retorno venoso cerebral e da região cervical. Com o aumento da pressão arterial sistêmica e aumento da pressão intratorácica associada com a diminuição do retorno venoso, aumenta a PIC, que tem importância na patogênese de hemorragia intraventricular neonatal.

A agitação no momento do procedimento pode atrapalhar a identificação de parâmetros anatômicos vitais, aumentar as dificuldades técnicas, aumentar o risco de trauma iatrogênico e contribuir para aumentar o tempo do procedimento.

Os sedativos não são utilizados de rotina nas manobras de intubação traqueal na sala de reanimação e raramente são empregados nas situações de intubação na UCI neonatal. Em 1992, Ziegler *et al.* relataram uma avaliação, por meio de questionário, do manejo neonatal em relação aos procedimentos de intubação, na qual encontraram que 57% nunca utilizaram sedativo e que 77% não utilizaram musculorrelaxantes.

Em uma avaliação, em 2000, Whyte *et al.* tiveram como objetivo estabelecer a extensão e o tipo de pré-medicação utilizada antes da intubação traqueal nas unidades neonatais do Reino Unido. Encontrou-se que apenas 37% das unidades utilizavam algum tipo de sedação antes da intubação traqueal e que a morfina era mais comumente empregada, comparativamente a outros opioides ou benzodiazepínicos (Tabela 92.5).

TABELA 92.5 ***Sedativos utilizados nas unidades do Reino Unido antes da intubação.***

	Rotina (%) (n = 77)	Transferência (%) (n = 11)	Total (%) (n = 88)
Morfina isolada	29 (38)	8 (73)	37 (42)
Morfina + outra	20 (26)	1 (9)	21 (24)
Morfina: total	49 (63)	9 (82)	58 (66)
Fentanil isolado	4 (5)		4 (4,5)
Fentanil + outra	4 (5)		4 (4,5)
Fentanil: total	8 (10)		8 (9)
Diamorfina	11 (14)	1 (9)	12 (14)
Diazepam isolado	4 (5)		4 (4,5)
Diazepam + opioide	6 (8)		6 (7)
Diazepam: total	10 (13)		10 (11,5)
Midazolam: isolado	4 (5)		4 (4,5)
Midazolam: opioide	2 (3)		2 (2)
Midazolam: total	6 (8)		6 (6,5)
Cetamina	1 (1)		1 (1)
Fenobarbitúrico		1 (9)	1 (1)

Um ensaio piloto, realizado em 1999 por Anand *et al.*, avaliando a utilização de analgesia e sedação em RN pré-termo que necessitaram suporte ventilatório, encontrou que a utilização de baixas doses de morfina em infusão contínua podia reduzir a possibilidade de uma evolução neurológica ruim, comparativamente à utilização de placebo (dextrose) e midazolam (Figura 92.3).

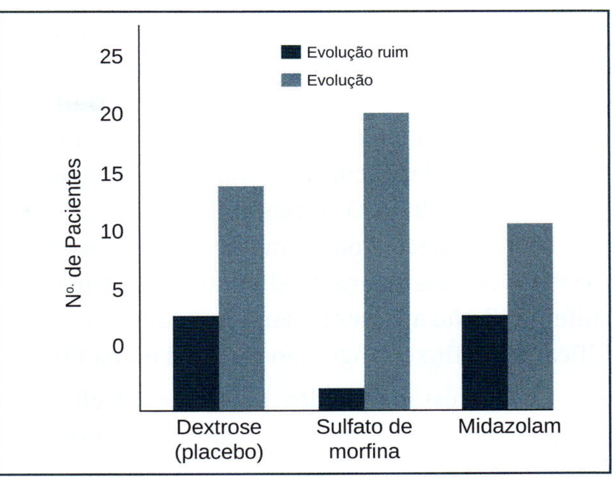

FIGURA 92.3 ***Evolução clínica neurológica nos grupos que receberam dextrose, sulfato de morfina e midazolam.***

A evolução clínica foi definida como satisfatória: ausência de hemorragia intraventricular, leucomalácia periventricular grau I ou II e sobrevida maior do que 28 dias. Como ruim: hemorragia intraventricular grau III ou IV, leucomalácia periventricular ou óbito com menos de 28 dias. A evolução neurológica foi melhor no grupo em que se utilizou sulfato de morfina (p = 0,03).

As limitações no tamanho da amostra desse estudo piloto sugerem que os resultados devem ser confirmados por uma grande pesquisa multicêntrica randomizada.

Tem sido sugerido, antes do procedimento de intubação traqueal, a utilização de atropina na dose de 0,01 mg/kg por via IV, mais midazolam 0,15 mg/kg IV ou cetamina IV ou propofol IV.

A laringoscopia e intubação traqueal são procedimentos intensamente estimulantes, mas breves, o que requer uma analgesia muito profunda para ser mantida somente por uma curta duração. Assim, tem sido sugerido o uso do remifentanil por ele evitar as respostas hemodinâmicas e motoras à intubação traqueal, sem o efeito prolongado indesejável.

Assim, a meta primária durante a intubação traqueal é atingir uma estabilização segura e rápida das vias aéreas, com o mínimo de efeitos adversos.

HIPERTENSÃO INTRACRANIANA

A finalidade da sedação em neurointensivismo é modular o hemometabolismo cerebral.

Os opioides, associados aos tranquilizantes ou ao propofol, são os agentes mais comumente empregados em sedação em neurointensivismo. Entre os opioides clinicamente disponíveis em nosso meio, o fentanil tem relevância como adjunto aos sedativos propriamente ditos. O sulfentanil ocasiona uma diminuição das necessidades metabólicas cerebrais de oxigênio. À semelhança do alfentanil e do fentanil, o sulfentanil não apresenta nenhum efeito clínico significante no fluxo sanguíneo cerebral ou na PIC.

Os agonistas opioides poderiam resultar em algum benefício na estabilização das membranas neuronais.

A depressão respiratória e dos reflexos tussígenos, efeitos colaterais comuns aos fármacos dessa classe, pode ser considerada uma vantagem quando facilitar a adaptação à ventilação artificial. Se administrados isoladamente, o efeito sedativo relativamente fraco e o rápido desenvolvimento de tolerância fazem com que se atinjam doses muito elevadas. Assim, os opioides são mais bem aplicados quando em associação com os diazepínicos ou o propofol. Nesse sentido, a interação entre os receptores GABAérgicos e os opioides conduz à potencialização dos efeitos do midazolam pelo alfentanil. Por sua vez, ao modificar a farmacocinética dos opioides, o propofol aumenta a disponibilidade deles no plasma.

Os opioides têm sido implicados em aumento da PIC. Esse efeito parece indireto, decorrente de hipercapnia e resultante da depressão respiratória induzida por tais fármacos. Não há, portanto, inconveniente maior nesse sentido, se esses agentes forem administrados a pacientes sob ventilação controlada.

Os BNZs facilitam a atividade inibitória do ácido gama-aminobutírico (GABA). Associados ao fentanil, os diazepínicos reduzem o fluxo e o metabolismo cerebrais, sem afetar a autorregulação pressórica ou a reatividade ao CO_2.

Conforme a dose, permitem preservação do nível de consciência e da comunicabilidade. Produzem amnésia por impedir a consolidação da memória (memória em longo prazo).

Os BNZs reduzem discretamente o consumo cerebral de oxigênio, o fluxo sanguíneo cerebral e a PIC. Eles podem assim contribuir para a manutenção da pressão de perfusão cerebral e o acoplamento entre perfusão e metabolismo cerebrais.

O midazolam reduz o fluxo sanguíneo cerebral proporcionalmente à diminuição do consumo cerebral de oxigênio. A partir de estudos experimentais, sugere-se que o midazolam ofereça maior proteção neurológica que o diazepam, porém menor que o tiopental.

Em traumatizados cranioencefálicos, pode ser observada elevação da PIC com o uso do flumazenil.

O propofol tem ação favorável ao acoplamento hemometabólico cerebral e não interfere com a dinâmica do líquido cefalorraquidiano. A autorregulação pressórica e a reatividade vascular ao CO_2 não parecem também ser acometidas. O propofol reduz o consumo cerebral de oxigênio, o fluxo sanguíneo cerebral e a PIC, ao mesmo tempo em que eleva a resistência vascular cerebral e inibe a atividade eletroencefalográfica. Apesar de casos isolados de convulsões terem sido associados ao uso de propofol, esse agente tem atividade antiepilética e mostrou-se efetivo no tratamento de crises refratárias a outros anticonvulsivantes. O propofol, como tratamento do estado de mal epilético, tem obtido cada vez mais importância. Após a instituição do tratamento com diazepam e, posteriormente, fenitoína, a escolha recai sobre o midazolam ou propofol. Tem a vantagem de efeitos cardiovasculares menores, quando comparados às altas doses de barbitúricos.

Os barbitúricos reduzem acentuadamente o fluxo e o metabolismo cerebrais. A depressão assim induzida não parece afetar os processos necessários à manutenção da integridade celular, mas apenas os concernentes à função. A autorregulação não sofre interferência. Resultado da ação cardiovascular sistêmica, a pressão de perfusão cerebral pode reduzir-se e comprometer o fluxo sanguíneo cerebral.

A dose de ataque para controle da hipertensão intracraniana do tiopental é de 5 a 10 mg/kg em 30 minutos, com manutenção de 1 a 4 mg/kg/h, com o objetivo de manter o EEG isoelétrico, situação que pode ser interrompida após 48-72 horas, caso haja sido controlada a PIC. O coma barbitúrico resulta em depressão imunológica, aumentando a mortalidade por sepse e síndrome do desconforto respiratório agudo (SDRA).

A cetamina, em administração isolada, dificulta a reabsorção do líquido cefalorraquidiano e pode aumentar a PIC, limitando seu uso quando a complacência intracraniana estiver reduzida. Esse inconveniente não é observado quando é associada a diazepam ou propofol. O metabolismo cerebral de oxigênio não parece ser afetado por esse agente, porém, como antagonista NMDA, a cetamina tem utilidade potencial em proteção neurológica. A cetamina provoca dilatação pupilar e sonhos desagradáveis.

O etomidato, caracterizado pela estabilidade hemodinâmica, ao lado da redução do fluxo sanguíneo cerebral e da PIC, contribui para a preservação da pressão de perfusão cerebral. Também a supressão da atividade do EEG observado com o etomidato justifica sua inclusão nas estratégias protetoras neurológicas. Vale lembrar, porém, que o propilenoglicol, presente na formulação do etomidato, tem demonstrado potencial neurotóxico.

O haloperidol tem expressiva margem de segurança terapêutica, podendo ser utilizado em epiléticos e traumatizados cranioencefálicos.

INSUFICIÊNCIA RESPIRATÓRIA

A presença de infecções respiratórias de vias aéreas superiores tem sido associada com aumento de risco de complicações respiratórias, incluindo lagingoespasmo, em pacientes sob anestesia geral. Pacientes com asma aguda também apresentam um maior risco de laringoespasmo quando submetidos à anestesia geral. Não se sabe se esses riscos também se aplicam a pacientes sob analgesia e sedação, devendo-se nesses casos ficar atento ao risco de laringoespasmo.

O efeito broncodilatador faz da cetamina um agente particularmente útil em sedação de asmáticos, assim como o propofol.

O haloperidol é considerado um agente seguro em portadores de doença pulmonar obstrutiva crônica.

ADAPTAÇÃO À VENTILAÇÃO ARTIFICIAL

Os pacientes com desconforto respiratório frequentemente experimentam uma sensação de alívio logo após o início da ventilação pulmonar mecânica. Entretanto, mais tarde, quando estão menos despertos, sentem certo grau de desconforto. As causas mais comuns desse desconforto são: hipóxia; peso do tubo traqueal e circuito; perda da habilidade de deglutir, falar, tossir ou suspirar; higiene oral inadequada; aspiração intratraqueal; inatividade física; e habilidade de receber apenas respirações superficiais. Evidentemente, o desconforto pode ser ocasionado também por lesões ou feridas cirúrgicas, distensão de órgãos abdominais ou posições desagradáveis.

Os pacientes dependentes da ventilação pulmonar mecânica não têm controle sobre a respiração e frequentemente perdem o controle das funções físicas e psicológicas. As causas mais comuns de desconforto psicológico incluem: informação inadequada sobre a necessidade da ventilação pulmonar mecânica; falha em relação à explicação dos procedimentos a serem realizados; dificuldade em se adaptar ao aparelho de ventilação mecânica; intensidade sonora dos alarmes; atividades do pessoal de enfermagem e médico da UCI; ausência de privacidade; perda do controle sobre a atividade física; perda do sono; depuração sensorial ou hiperestimulação; e sentimento de ser considerado um objeto.

As crianças e os RNs também podem apresentar ansiedade e dor quando em ventilação mecânica, devido à ausência dos pais, ao medo, à incompreensão da situação e ao ambiente.

O principal sinal clínico de uma boa adaptação do paciente à ventilação pulmonar mecânica é a ausência de dissincronismo, com o paciente iniciando os esforços respiratórios espontâneos, coincidentemente com as ventilações com pressão positiva. Isso possibilita maior conforto ao paciente, levando a menor necessidade de sedação e paralisia muscular.

Alguns estudos demonstram que a ventilação sincronizada, comparativamente à ventilação mandatória intermitente convencional, melhora a oxigenação, aumenta o volume corrente, diminui a incidência de barotrauma/volutrauma e provoca menos alteração no fluxo sanguíneo cerebral.

Atualmente, um dos métodos preconizados para adaptar o paciente à ventilação pulmonar mecânica, é a sincronização da ventilação mecânica com as ventilações do paciente. Isso pode ser alcançado no modo de ventilação mandatória intermitente convencional, com ajuste da frequência respiratória e do tempo inspiratório do aparelho com os do paciente, ou por meio da utilização de aparelho de ventilação ciclado pelo paciente, com atenção para o fato de que frequências respiratórias altas podem diminuir o desempenho desstes aparelhos e causar aprisionamento de ar e auto-PEEP.

A utilização de sedativos e analgésicos em pacientes pediátricos e neonatais, submetidos à ventilação pulmonar mecânica, tem sido baseada mais em resultados obtidos da prática clínica do que por meio de trabalhos prospectivos, controlados e randomizados. Várias são as medicações utilizadas para sedação dos pacientes submetidos à ventilação pulmonar mecânica, incluindo opioides, benzodiazepínicos, cetamina e propofol.

INTERVENÇÕES NÃO FARMACOLÓGICAS

O componente emocional de dor é muito forte em crianças, assim métodos não farmacológicos de controle da dor são muito importantes. O mais importante deles é a separação mínima dos pais, tendo-se sempre em mente o poder analgésico do "beijo da mamãe".

Apesar da grande tendência de se utilizar drogas para sedação e analgesia em neonatologia e pediatria, existem diversas abordagens não farmacológicas que têm um papel importante em UCI, no sentido de se proporcionar uma melhor compreensão da dor e a melhor qualidade de vida possível ao paciente, tais como:

1. Controle das alterações ambientais e distração:
   - Diminuição da estimulação (luz, barulho, manipulação);
   - Utilizar objetos para serenar a criança (fralda, cueiro, brinquedo);
   - Alteração da posição, respeitando as úlceras de decúbito;
   - Carícias, música, voz suave, simples tranquilização;
   - Esfregar, embalar, segurar, *kangaroo care;*
   - Hidroterapia, massagem;
   - Explicações ao paciente quanto ao procedimento e orientações com relação ao tempo e espaço.
2. Fisioterapia, terapia ocupacional.
3. Estimulação nervosa elétrica transcutânea (TENS).
4. Hipnose.
5. *Biofeedback*.
6. Desenhos: as crianças podem desenhar seus sentimentos, seus desejos, o que ocorre com elas, fatos e experiências que elas não conseguem contar.
7. Intervenções psicológicas, como terapia cognitivo-comportamental (fantasia, relaxamento e autorregulação, aplicados de modo adequado a cada idade).
8. Contadores de história.

Tem se descrito que crianças de tenra idade, mesmo não apresentando habilidade de leitura e escrita básicas, são capazes de proporcionar autoinformes sobre seu nível de dor e ansiedade e de tomar um papel ativo no tratamento de sua enfermidade. Assim, se permite que ela se sinta menos indefesa frente à equipe de UCI e aos procedimentos invasivos a que se vê submetida durante o procedimento.

Alguns desses métodos são fáceis de realizar e de se aprender. A hipnose e o *biofeedback* necessitam um treinamento e equipamento especializado, não sendo, portanto, para utilização de rotina no manejo da dor aguda em UTI pediátrica. A presença dos pais na UCI também é importante na atenuação do sofrimento, tendo-se que em nosso país é lei a presença dos pais ao lado da criança internada (programa da mãe participante).

Algumas situações que sabidamente estão associadas com aumento da ansiedade são passíveis de ser evitadas, como grande número de pessoas ao seu redor, período longo de espera à admissão hospitalar, experiências prévias negativas que podem levar à enurese, pesadelos, recusa alimentar, ansiedade e negatividade.

O padrão normal de sono é perdido na maioria dos pacientes internados em UCI pediátrica, ocasionando desorientação, alterações psicológicas e fadiga, o que pode determinar uma dificuldade na retirada gradual da ventilação pulmonar mecânica. Shapiro *et al.*, em 1986, sugerem que a manutenção de um padrão de sono resulta em uma diminuição na mortalidade e em uma redução na utilização de medicações.

Todo paciente na UCI pediátrica, que esteja submetido a vários fatores que estão implicados na ativação da resposta ao estresse, deve receber algum tipo de sedação. Existem diversos fatores físicos e psicológicos associados com essa resposta, e os mais comuns em UCI pediátrica são: agitação, alteração do ritmo do sono e ambiente hostil. Tem-se como objetivo manter o paciente com o nível de sedação com uma pontuação de 2 ou 3 pelo Escore de Sedação de Ramsay.

REFERÊNCIAS

1. Alexander SM, Todres ID. The use of sedation and muscle relaxation in the ventilated Infant. Clin Perinatol. 1998;25(1):63-78.
2. Anand KJS, Ingraham J. Tolerance, dependence, and strategies for comparissionate withdrawal of analgesics and anxiolytics in the pediatric ICU. Crit Care Nurse. 1996;16:87-93.
3. Arrambide MS, Poc OG, Miravete JLM, Pereda RG, Andrade JA, Caro IA. Intervenciones psicológicas eficaces para el afrontamiento de procedimientos médicos dolorosos en oncología pediátrica: revisión teórica. An Pediatr. 2003;59(1):41-7.
4. Arrambide MS, Poc OG, Miravete JLM, Pereda RG, Caro IA. Intervención psicológica para el afrontamiento de procedimientos médicos dolorosos en oncología pediátrica. An Pediatr. 2003;59(1):105-9.
5. Ball J. How useful is the bispectral index in the management of ICU patients? Minerva Anestesiol. 2002;68:248-51.
6. Bhatt-Mehta V. Current guidelines for the treatment of acute pain in children. Drugs. 1996;51:760-76.
7. Benseño FEN, Cicarelli DD. Sedação e Analgesia em Terapia Intensiva. Rev Bras Anestesiol. 2003;53(5): 680-93.
8. Binder LS, Leake LA. Chloral hydrate for emergent pediatric procedural sedation: a new look at an old drug. Am J Emerg Med. 1991;9:530-4.
9. Birmingham PK. Recent advances in acute pain management. Curr Probl Pediatr. 1995;25:99-112.
10. Cardno N, Kapur D. Measuring pain. Br J Anaesth. 2002;2(1):7-10.
11. Chong CA, Burchett KR. Pain management in critical care. Br J Anaesth. 2003;3(6):183-6.
12. Capone Neto A, Machado FS. Sedação, analgesia e bloqueio neuromusculares. In: Terapia Intensiva – Neurologia. São Paulo: Ed. Atheneu; 2002. p. 223-40.
13. Conti G, Mercurio G, Iacobone E, Auricchio D, Liberati Q. Sedation in the intensive care unit. Minerva Anestesiol. 2002;68:240-4.
14. Cote CJ. Sedation for the pediatric patient: a review. Pediatr Clin North Am. 1994;41:31-58.
15. Cruz J. Sedação em Neurointensivismo. In: Neurointensivismo. Vol. 12. São Paulo: Ed. Atheneu; 2002. p. 77-99. [Série Clínicas Brasileira de Medicina Intensiva.]
16. Durbin CG Jr. Sedation in the critically ill patient. New Horiz. 1994;2:64-74.
17. Ely EW, Truman B, Shintani A, Thomason JWW, Wheeler AP, Gordon S, et al. Monitoring sedation status over time in ICU patients. JAMA. 2003;289(22):2983-8.
18. Ernest D, French C. Propofol infusion syndrome – report of an adult fatality. Anaesth Intensive Care. 2003;31:316-9.
19. Festa M, Bowra J, Schell D. Use of propofol infusion in Australian and New Zealand paediatric intensive care units. Anaesth Intensive Care. 2002;30:786-93.
20. Forrest JB, Heitlinger EL, Revell S. Ketorolac for postoperative pain management in children. Drugs Saf. 1997;16:309-29.
21. Forrest JB, Camu F, Greer IA, et al. Ketorolac, diclofenac, and ketoprofen are equally safe for pain relief after major surgery. Br J Anaesth. 2002;88:227-33.
22. Friedland LR, Pancioli AM, Duncan KM. Pediatric emergency department analgesic practice. Pediatr Emerg Care. 1997;13:103-6.
23. Fulton CW. Limiting meperidine use in pain management. Hosp Phar. 2001;36:1214-7.
24. Green SM, Nakamura R, Johnson NE. Ketamine sedation for pediatric procedures: part I. A prospective series. Ann Emerg Med. 1990;19:1024-32.
25. Hall RI, Sandham D, Cardinal P, Tweeddale M, Moher D, Wang X. Propofol vs midazolam for ICU sedation – a Canadian multicenter randomized trial. Chest. 2001;119(4):1151-9.
26. Hogarth DK, Hall J. Management of sedation in mechanically ventilated patients. Curr Opin Crit Care. 2004;10:40-6.
27. Howard RF. Pain management in infants: systemic analgesics. Br J Anaesth. 2002;2(2):37-40.
28. Hudson-Barr D, Capper-Michel B, Lambert S, Palermo TM, Morbeto K, Lombardo S. Validation of the pain assessment in neonates (PAIN) scale with the neonatal infant pain scale (NIPS). Neonatal Netw. 2002;21(6):15-20.
29. Jacobi H, Fraser GL, Coursin DB, et al. Clinical practice guidelines for the sustained use of sedatives and analgesics in the critically ill adult. Crit Care Med. 2002;30:119-41.
30. Jorden VSB, Tung A. Dexmedetomidine: clinical update. Sem Anesthesia, Perioperative Med, and Pain. 2002;21(4):265-74.
31. Kart T, Christrup LL, Rasmussen M. Recommended use of morphine in neonates, infants and children based on a literature preview. Part 1 – Pharmacokinetics. Paediatr Anaesth. 1997;7:5-11.
32. Kollef MH, Levy NT, Ahrens TS, et al. The use of continuous i.v. sedation is associated with prolongation of mechanical ventilation. Chest. 1998;114:541-8.
33. Kost-Byerly S. New concepts in acute and extended postoperative pain management in children. Anesthesiol Clin North America. 2002;20:115-35.

34. Kress JP, Pholman AS, C'Connor MF, et al. Daily interruption of sedative infusions in critically ill patients undergoing mechanical ventilation. N Engl J Med. 2000;3423:1471-7.
35. Kyff JV, Rice TL. Meperidine-associated seizures in a child. Clin Pharm. 1990;9:337-8.
36. Lago P, Benini F, Agosto C, et al. Randomized controlled trial of low dose fentanyl infusion in preterm infants with hyaline membrane disease. Arch Dis Child. 1998;79:194-7.
37. Latta KS, Ginsberg B, Barkin RL. Meperidine: a critical review. Am J Ther. 2002;9:53-68.
38. Levein NG, Thörn SE, Wattwil M. Effects of clonidine and dopamine on gastric tone. Eur J Anaesthesiol. 2002;19(2):99-104.
39. Litalien C, Jacqz-Aigrain E. Risks and benefits of nonsteroidal anti-inflammatory drugs in children: a comparison with paracetamol. Paediatr Drugs. 2001;3:817-58.
40. Litman RS. Recent trends in the management of pain during medical procedures in children. Pediatr Ann. 1995;24:158-63.
41. Liu LL, Gropper MA. Postoperative analgesia and sedation in the adult intensive care unit. Drugs. 2003;63(8):755-67.
42. Lloyd-Thomas AR. Modern concepts of paediatric analgesia. Pharmacol Ther. 1999;83:1-20.
43. Lynn AM, Nespeca MK, Opheim KE, et al. Respiratory effects of intravenous morphine infusions in neonates, infants, and children after cardiac surgery. Anaesth Analg. 1993;77:695-701.
44. McClellan K, Scott LJ. Tramadol/paracetamol. Drugs. 2003;63(11):1079-86.
45. McGaffigan PA. Advancing sedation assessment to promote patient comfort. Crit Care Nurse. 2002; Suppl: 29-36.
46. McGrath PA. Pain in the pediatric patients: practical aspects of assessment. Pediatr Ann. 1995;24:126-38.
47. Means LJ. Pain relief for children: new concepts, new methods. Contemp Pediatr. 1994;11:70-93.
48. Monitto CL, Greenberg RS, Kost-Byerly, et al. The safety and efficacy of parent-/nurse-controlled analgesia in patients less than six years of age. Anesth Analg. 2000;91:573-9.
49. Moor R. Pain assessment in a children's A&E: a critical analysis. Paediatr Nurs. 2001;13:20-4.
50. Nasraway SS Jr, Wu EC, Kelleher RN, et al. How reliable is the bispectral index in critically patients? A prospective, comparative, single-blinded observer study. Crit Care Med. 2002;30:1483-7.
51. Oei J, Hari R, Butra T, Lui K. Facilitation of neonatal nasotracheal intubation with premedication: a randomized controlled trial. J Paediatr Child Health. 2002;38:146-50.
52. Olson DM, Chioffi SM, Macy GE, Meek LG, Cook HA. Potential benefits of bispectral index monitoring in critical care – a cases study. Crit Care Nurse. 2003;23(4):45-52.
53. Petrack EM, Christopher NC, Kriwinsky J. Pain management in the emergency department: patterns of analgesic utilization. Pediatrics. 1997;99:711-14.
54. Pleuvry BJ. Update on opioids. Curr Anaesth Crit Care. 2003;14:155-9.
55. Ramsay MA, Savege TM, Simpson BR, et al. Controlled sedation with alphaxalone-alphadolone. Br Med J. 1974;2:656-9.
56. Rice LJ. Practical postoperative pain management for children. Joint Commission on accreditation of health care organizations pain standards-revision for 2001. Disponível em: <http://www.jcaho.org/standards/stds 2001_mpfrm.html>.
57. Riess ML, Graefe UA, Goeters C, et al. Sedation assessment in critically ill patients with bispectral index. Eur J Anaesthesiol. 2002;19:18-22.
58. Rodriguez E, Jordan R. Contemporary trends in pediatric sedation and analgesia. Emerg Med Clin North Am. 2002;20(1):199-222.
59. Ruoff F, Lema M. Strategies in pain management: new and potential indications for COX-2 specific inhibitors. J Pain Symptom Manage. 2003;25:S21-31.
60. Samuelson KA, Larsson S, Lundberg D, Fridlund B. Intensive care sedation of mechanically ventilated patients: a national Swedish survey. Intensive Crit Care Nurs. 2003;19:350-62.
61. Savoia G, Loreto M, Gravino E. Sufentanil: an overview of its use for acute pain management. Minerva Anesthesiol. 2001;67:206-16.
62. Servin FS. Remifentanil: an update. Curr Opin Anaesthesiol. 2003;16(4):367-72.
63. Sfoggia A, Fontela PS, Moraes A, Silva F, Sober RB, Noer RB, et al. A sedação e analgesia de crianças submetidas à ventilação mecânica estariam sendo superestimadas? J Pediatr (Rio J.). 2003;79(4)343-8.
64. Shafer SL. Propofol formulations. Seminars in anesthesia, perioperative medicine, and pain. 2002;21(4):248-57.
65. Shelly MP, Pomfrett CJD. Assessment of sedation, analgesia and muscle relaxation in the intensive care. Curr Opin Crit Care. 1999;5:269-73.
66. Sidappa R, Fletcher JE, Heard AMB, et al. Methadone dosage for prevention of opioid withdrawal in children. Paediatr Anaesth. 2003;13:805-10.

67. Singe AJ, Mynster CJ, McMahon BJ. The effect of IM ketorolac tromethamine on bleeding time: a prospective, interventional, controlled study. Am J Emerg Med. 2003;21(5):441-3.

68. Skolove PE, Price DD, Okada P. The safety of etomidate for rapid sequence intubation of pediatric patients. Pediatr Emerg Care. 2000;16:18-21.

69. Solca M. Acute pain management: unmet needs and new advances in pain management. Eur J Anaesthesiol Suppl. 2002;25:3-10.

70. Soliman HM, Melot C, Vincent JL. Sedative and analgesic practice in the intensive care unit: the results of a European survey. Br J Anaesth. 2001;87:186-92.

71. Solodiuk J, Curley MAQ. Pain assessment in nonverbal children with severe cognitive impairments: the individualized numeric rating scale (INRS). J Pediatr Nurs. 2003;18(4):295-9.

72. Stone M, Wheatley B. Patient-controlled analgesia. Br J Anaesth. 2002;2(3):79-82.

73. Sümpelmann R, Münte S. Postoperative analgesia in infants and children. Curr Opin Anaesthesiol. 2003; 16:309-13.

74. Tanabe P, Buschmann M. Emergency nurses' knowledge of pain management principles. J Emerg Nurs. 2000;26:299-305.

75. Tobias JD, Baker DK. Patient-controlled analgesia with fentanyl in children. Clin Pediatr (Phila). 1992;104.

76. Tonner PH, Weiler N, Paris A, et al. Sedation and analgesia in the intensive care unit. Curr Opin Anaesthesiol. 2003;16(2):113-21.

77. Vasile B, Rasulo F, Candiani A, Latronico N. The pathophysiology of propofol infusion syndrome: a simple name for a complex syndrome. Intensive Care Med. 2003;29:1417-25.

78. Walder B, Schafer M, Henzi I, et al. Efficacy and safety of patient-controlled opioid analgesia for acute postoperative pain: a quantitative systemic review. Acta Anaesthesiol Scand. 2001;45:795-804.

79. Welters ID. Is Immunomodulation by ppioid drugs of clinical relevance? Curr Opin Anaesthesiol. 2003;16:509-13.

80. Wesley EE, Brenda T, Ayumi S, et al. Monitoring sedation status over time in ICU patients: reability and validity of the Richmond Agitation-Sedation Scale (RASS). JAMA. 2003;289(22):2983-91.

81. Wheatley RG, Schug SA, Watson D. Safety and efficacy of postoperative epidural analgesia. Br J Anaesth. 2001;87:47-61.

82. Yaster M, Tobin JR, Fisher GA, et al. Local anesthetics in the management of acute pain in children. J Pediatr. 1994;124:165.

93 Abstinência, Tolerância e Delírio

Nivaldo de Souza

O controle adequado da dor e agitação psicomotora, em unidades de terapia intensiva (UTI) pediátrica, é de extrema importância no bom tratamento dos pacientes. Além de se constituir em uma questão humanitária, guarda uma relação direta com a morbidade e mortalidade. Anand *et al.*[1,2] demonstraram que o nível de analgesia no intra e pós-operatório pode ter um impacto na morbidade no pós-operatório e, também, na mortalidade.

Em nosso meio, as medicações utilizadas com maior frequência para sedação e analgesia são fentanil e midazolam. Em pediatria, o midazolam é o benzodiazepínico mais empregado, não apenas para crianças internadas em UTI, mas também como pré-medicação no pré-operatório, como demonstra um estudo realizado por Haas *et al.*[3] na Alemanha.

Durante o período de 1990 a 1996, nos Estados Unidos, houve um aumento de 59% do uso médico da morfina e 1.168% no emprego de fentanil, entretanto observou-se uma queda de 35% do uso de meperidina[4]. Entre os anos de 1997 e 2002, percebeu-se a continuidade do aumento do uso médico do fentanil e diminuição na utilização de meperidina[5].

Em geral, essas medicações são administradas concomitantemente de forma contínua e têm se mostrado bastante eficientes na promoção de sedação e analgesia nos pacientes. O uso contínuo desses medicamentos pode trazer consequências importantes, como: tolerância, dependência física e síndrome de abstinência na sua retirada. Muitas vezes, essas condições podem aumentar o tempo de internação e a morbidade e mortalidade desses pacientes.

A tolerância é descrita como a necessidade de aumento progressivo da dose da medicação ao longo do tempo de sua utilização, para obtenção de um mesmo efeito[6], ou a não obtenção dos efeitos antes conseguidos com uma determinada dose, ou ainda o aparecimento de sinais ou sintomas de abstinência em dose na qual isso não ocorria anteriormente.

A dependência é uma condição complexa que envolve componentes biológicos, psicológicos e sociais e implica comportamento de busca e uso de uma substância que passa a ser preponderante no funcionamento biopsicossocial de uma pessoa, fazendo com que esta perca o domínio sobre o consumo. Ela existe e pode ser constatada mesmo que não haja interrupção de uso ou administração de antagonistas.

A síndrome de abstinência é o conjunto de sinais e sintomas decorrentes da retirada ou diminuição abrupta da substância da qual o indivíduo está dependente.

A dependência e a síndrome de abstinência em neonatos e crianças foram primeiramente estudadas na década de 1970 em filhos de mães dependentes de drogas[7-9]. Apesar das diferenças de população, esses estudos trazem informações importantes que são usadas atualmente nos pacientes internados em UTIs pediátricas. Esses estudos propuseram vários tratamentos farmacológicos e sistemas de escores que podem ser utilizados para diagnosticar, medir a gravidade da síndrome de abstinência e a evolução e eficácia do tratamento.

Arnold *et al.*[10] foram os primeiros a reconhecer os problemas de dependência e abstinência após administração prolongada de opioides em crianças de UTIs pediátricas, em um estudo retrospectivo com 37 neonatos que necessitaram de oxigenação por membrana extracorpórea (OMEC). Os autores identificaram sinais e sintomas de síndrome de abstinência neonatal e fatores de risco para essa ocorrência. Esse estudo é particularmente importante, por ser um dos primeiros a mostrar que a síndrome de abstinência pode ocorrer após o uso prolongado de agentes sedativos e analgésicos nesse tipo de população. Os autores encontraram uma incidência alta e descrevem ainda a ocorrência de tolerância.

Vários estudos foram realizados baseados nesses primeiros relatos que são de grande valia para nós, na medida em que mostram a alta incidência da síndrome de abstinência em crianças internadas nas UTIs pediátricas, bem como os fatores de risco para sua ocorrência e propostas para tratamento preventivo.

Este nosso estudo é, particularmente, importante porque a síndrome de abstinência apresenta uma relação direta com o aumento do tempo de internação e, consequentemente, com risco de infecção hospitalar, mortalidade e custos hospitalares.

PSICOFARMACOLOGIA DA TOLERÂNCIA, DEPENDÊNCIA E ABSTINÊNCIA DE MEDICAMENTOS

O entendimento das causas de dependência de medicamentos vem aumentando, a ponto de evoluir de uma visão moralista vigente nos séculos passados, segundo a qual alguém se tornava dependente por falta de caráter, para um modelo de doença. A dependência deixa de ser encarada como uma falta de moral e passa a ser analisada de acordo com o modelo médico. Dessa forma, torna-se importante entender sua etiologia e, para isso, a complexa interação do medicamento com o organismo.

A pesquisa sobre a etiologia da dependência de medicamentos psicoativos é complexa, de caráter multidisciplinar, que envolve fatores psicológicos, sociais, culturais e biológicos.

Do ponto de vista neurobiológico, muitos estudos têm demonstrado a influência genética como determinante no desenvolvimento de dependência de medicamentos. Haveria implicação da herança de fatores fisiológicos, associados com o funcionamento do sistema nervoso central, no aumento da vulnerabilidade para o alcoolismo e dependência de outras drogas[11].

A teoria do reforço também é um dos fatores envolvidos na dependência. Segundo essa teoria, muitos comportamentos cronificam-se ao ser reforçados positiva ou negativamente[12].

Considera-se que uma medicação age como reforço positivo quando ela provoca uma sensação prazerosa, como a euforia da cocaína ou a ingestão de baixas doses de álcool. Pode ser considerada um reforço negativo quando alivia uma sensação desagradável, como, por exemplo, quando um dependente grave de álcool ingere pela manhã uma dose de álcool para aliviar os sintomas da abstinência. Assim, uma mesma medicação, dependendo do contexto, pode agir como reforçador positivo ou negativo[11].

A transmissão das informações entre os neurônios ocorre pela liberação dos neurotransmissores, sendo alguns dos mais conhecidos as catecolaminas dopamina e noradrenalina, a monoamina serotonina; os aminoácidos inibitórios (como GABA e glicina) e excitatórios, como o glutamato; e o sistema opioide.

A dopamina é o principal neurotransmissor das vias cerebrais mesolímbica e mesocortical, cuja ativação tem sido associada à sensação de prazer. Quando a liberação de dopamina é aumentada por meio de vários mecanismos, o prazer é sentido. Isso reforça o uso da medicação, podendo ocasionar dependência.

Ao se administrar álcool em ratos durante 40 dias, não se observou alteração no nível de dopamina no *striatum* dos ratos, entretanto, quando a droga foi interrompida e induziu à abstinência, percebeu-se uma queda importante dos níveis de dopamina, que mostraram aumento significativo após a administração de midazolam[(13)].

Três sistemas cerebrais estariam envolvidos nas propriedades reforçadoras das drogas: o dopaminérgico, o opioide e o gabaérgico.

As medicações que atuam como reforço negativo podem aliviar sensações desagradáveis, como os sintomas da síndrome de abstinência causada pela ausência de uma droga após um período de emprego prolongado. Aliviam também sensações desagradáveis, como angústia e dor, que podem existir independentemente da exposição à droga (dependência).

Não há um mecanismo comum para as vias de reforço negativo, como ocorre com as de reforço positivo. De modo geral, as síndromes de abstinência provocadas pela retirada abrupta de medicações depressoras do sistema nervoso central, como álcool, opiáceos e barbitúricos, são mais graves que as observadas na retirada de psicoestimulantes.

A tolerância é a necessidade de aumento progressivo da dose de uma medicação ao longo do tempo de sua utilização, para obtenção de um mesmo efeito[(6,14)]. É definida também como o desvio para a direita da curva dose-efeito de uma determinada medicação (Figura 93.1).

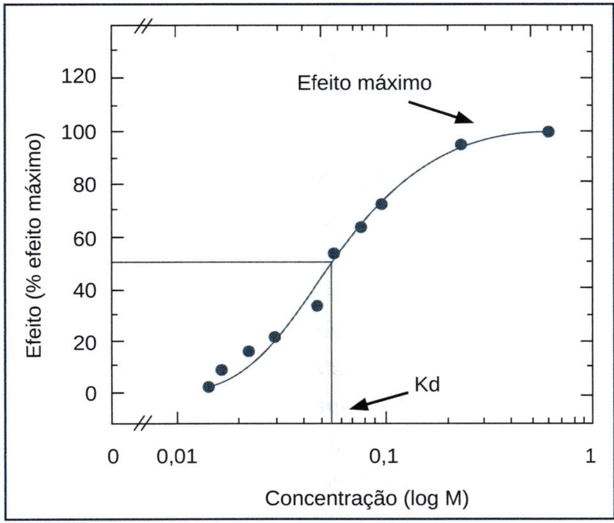

FIGURA 93.1 ***Curva logarítmica da concentração x efeito.***
Fonte: Guimarães[(15)].

Há vários tipos de tolerância crônica classificadas conforme o mecanismo[(16)]:

1. A tolerância farmacocinética é decorrente do aumento da velocidade de metabolização da medicação; este tipo é importante nos casos de dependência múltipla, pois as enzimas metabolizadoras podem estar envolvidas com mais de uma droga.
2. A tolerância farmacodinâmica envolve processos neurais adaptativos; ocorre quando a exposição continuada a uma medicação pode diminuir o número e a sensibilidade dos receptores sobre os quais ela atua como agonista. Apesar da concentração plasmática constante, há uma diminuição de seu efeito sedativo ou analgésico.

   A tolerância farmacodinâmica ocorre com muita frequência com os opioides e alguns estudos têm sugerido que o tempo de ocupação do receptor pelo medicamento é um fator importante no desenvolvimento de tolerância, dependência e abstinência.
3. A tolerância comportamental é peculiar aos psicofármacos, não envolve mecanismos farmacocinéticos ou farmacodinâmicos, mas, sim, aprendizado, particularmente de natureza pavloviana. Nesse caso, a resposta aprendida seria desencadeada pelos estímulos ambientais (estímulo condicionado) associados ao uso da medicação (estímulo incondicionado). Com a repetição das administrações realizadas no mesmo ambiente, este passa a desencadear respostas compensatórias do organismo, que têm sentido oposto aos efeitos da medicação. Há, assim, aparente diminuição do efeito farmacológico[(15)].

Um tipo de tolerância não exclui o outro, podendo haver interações entre eles. Assim, a tolerância farmacocinética pode-se somar à comportamental, levando à administração mais frequente e em maior quantidade de uma medicação. A presença mais prolongada de concentrações altas, por sua vez, propicia o desenvolvimento das adaptações neurais que geram a tolerância farmacodinâmica.

A tolerância farmacodinâmica é a que está diretamente envolvida com o surgimento dos sinais e sintomas observados na síndrome de abstinência, uma vez que envolve processos neurais oponentes.

Por esse motivo, muitas das manifestações da retirada são opostas aos efeitos da droga. Assim, no caso dos opioides, há o surgimento de dor, fenômenos neurovegetativos (como piloereção), cólicas e diarreias, entretanto, com os sedativos hipnóticos, surge agitação psicomotora, ansiedade, insônia e convulsões. Existem sinais que não se relacionam claramente com os efeitos de cada classe de medicações, como a hipersensibilidade a estímulos sensoriais com os benzodiazepínicos. Por outro lado, há elementos em comum para diferentes tipos de drogas, como sensações subjetivas de ansiedade, disforia e depressão do humor.

Com o desenvolvimento da tolerância, há necessidade de um aumento progressivo das doses do fármaco e, com o emprego por tempo prolongado, ocorre uma adaptação do organismo a essa situação. Dessa forma, a interrupção ou diminuição súbita da dose pode causar a síndrome de abstinência.

Os benzodiazepínicos, quando utilizados por tempo prolongado, promovem mudanças adaptativas nos receptores GABA-A, levando à sua dessensibilização e necessitando cada vez mais de doses maiores para um mesmo efeito (tolerância). Assim, os receptores dessensibilizados pioram o impacto da interrupção do benzodiazepínico porque o cérebro, acostumado com grandes quantidades da medicação nos seus receptores, é subitamente privado, experimentando, desse modo, o reverso da intoxicação. O paciente passa a apresentar disforia e depressão, ansiedade e agitação, em vez de tranquilidade e ausência de ansiedade; insônia em lugar de sedação e sono; tensão muscular no lugar de relaxamento; e até convulsões se opondo aos efeitos anticonvulsivantes[(17)].

Os receptores benzodiazepínicos estão ligados a uma família de peptídeos endógenos, chamados de endozepinas, que têm efeitos similares aos dos benzodiazepínicos. A expressão inibitória desses ligantes pode ter um efeito relevante para o desenvolvimento da dependência, não só das medicações comumente utilizadas por tempo prolongado em crianças internadas em unidades de cuidados intensivos, como os benzodiazepínicos e opioides, mas também do álcool[(18)].

Essas ações continuam até que os receptores readaptem-se à sensibilidade que apresentavam antes do uso excessivo, ou o benzodiazepínico seja substituído ou reintroduzido e retirado lentamente, de modo que os receptores tenham tempo de se readaptar e os sintomas de abstinência possam ser evitados. No caso da utilização de midazolam em crianças, a possibilidade mais aceita é a diminuição progressiva das doses ou a substituição por lorazepam quando se utiliza por tempo mais prolongado.

Quando os opioides são administrados cronicamente causam rapidamente tolerância e dependência. Um estudo realizado com crianças internadas em UTI pediátrica, para determinar o grau de tolerância a opioides, mostrou um aumento significante da dose do medicamento para manter a sedação adequada. A infusão do opioide foi aumentada em 80% por semana nas primeiras três semanas de uso. Não houve diferença na taxa de aumento do opioide com relação à idade dos pacientes, tipo de pós-operatório, modo de ventilação mecânica e presença ou não de agentes paralisantes[(19)].

Os mecanismos envolvidos no desenvolvimento de tolerância e dependência não estão completamente esclarecidos, mas se distinguem teoricamente dois níveis de análise: nível molecular e celular e nível de sistemas neurais. No caso dos opioides, o receptor mu é o principal responsável pelos efeitos reforçadores da medicação, bem como pelos sinais de retirada. Em nível de sistemas neurais, há a teoria dos processos oponentes entre os sistemas, e o mais conhecido refere-se aos sinais fisiológicos da dependência de opioides, que envolvem estruturas do tronco cerebral, como o lócus *coeruleus* e a matéria cinzenta periaquedutal, que se oporia ao sistema de recompensa[(16)].

SÍNDROME DE ABSTINÊNCIA EM CRIANÇAS

Na criança, a síndrome de abstinência ocorre na quase totalidade das vezes de forma iatrogênica, em razão da necessidade da administração de sedativos e analgésicos por tempo prolongado, sendo mais comum que em adultos[(20)]. A farmacodinâmica e farmacocinética das medicações, a distribuição e ligação com receptores e outros fatores sofrem variação com a idade. Mesmo a depuração dos opioides é maior na criança do que no adulto e, assim, a dose dessa medicação será proporcionalmente maior.

A incidência da síndrome de abstinência, após a interrupção de fentanil e midazolam, é bastante alta, variando de 40% a 60%, sobretudo quando não se realiza nenhum tratamento preventivo na retirada dessas medicações.

French e Nocera[21], ao estudar 12 crianças de até dois anos de idade que haviam recebido fentanil contínuo por mais de 24 horas, observaram sinais e sintomas de abstinência em 50% delas. Katz *et al.*, em 1994[22], em um estudo prospectivo com 33 crianças de até 22 meses que fizeram uso de fentanil contínuo por mais de 24 horas, diagnosticaram síndrome de abstinência, por meio do sistema de escore de Finnegan, em 57% dos pacientes. Observaram ainda que o aparecimento do quadro clínico era dependente da dose e do tempo de utilização.

Fonsmark *et al.*[23] publicaram um estudo retrospectivo, com dados colhidos entre 1991 e 1993. Foram estudadas 40 crianças de seis meses a 14 anos internadas em uma unidade de cuidados intensivos e que utilizaram midazolam e fentanil. Os autores encontraram 35% de abstinência e acreditaram que os sinais e sintomas encontrados estariam mais relacionados às altas doses de midazolam, porém não descartaram a influência do opiáceo.

Na UTI pediátrica da Universidade Federal de São Paulo, acompanhando a evolução de 36 crianças que receberam fentanil e midazolam contínuo, observou-se 50% de incidência da síndrome de abstinência após a interrupção das medicações. Os autores utilizaram-se do escore de Finnegan para o diagnóstico e verificaram, também, que o aparecimento dos sintomas estava relacionado com a dose e o tempo de utilização das medicações[24]. Carrion *et al.*[25], também em condições semelhantes, encontraram a mesma incidência.

Num estudo com 19 neonatos que receberam fentanil contínuo, encontrou-se 53% de abstinência pós-interrupção da medicação. O autor mostra que 90% dos pacientes que receberam a medicação por mais de oito dias apresentaram sinais e sintomas de abstinência[26].

QUADRO CLÍNICO E DIAGNÓSTICO

O tempo para o aparecimento dos sintomas de abstinência pode variar de acordo com a medicação, manifestando-se tanto mais rápido quanto menor a meia-vida da medicação. Dentro de uma mesma classe de medicações, compostos de curta duração de ação geram mais facilmente dependência do que os de duração prolongada. Por exemplo, entre os opioides, a heroína, cuja meia-vida é de 30 minutos (sendo biotransformada em morfina), mostra dependência mais rapidamente do que a metadona cuja meia-vida é de 35 horas.

Com relação aos benzodiazepínicos, também ocorre o mesmo; se a meia-vida for longa, como no caso do diazepam, os sintomas poderão ser observados dias após a interrupção da medicação, ao passo que, com o midazolam, eles podem ocorrer horas após a interrupção do medicamento[16]. Nos pacientes portadores de insuficiência renal ou hepática, o aparecimento dos sintomas pode ser mais tardio, uma vez que pode haver redução da excreção da medicação e de seus metabólitos.

Os sinais e sintomas na síndrome de abstinência são agitação, ansiedade, tensão muscular, diarreia, febre e taquicardia[27]. Os principais sinais e sintomas da síndrome de abstinência em crianças, decorrentes da interrupção do uso de fentanil e midazolam, são:

1. Sinais e sintomas decorrentes da hiperexcitabilidade do sistema nervoso central, como irritabilidade, tremores, movimentos coreoatetóticos, clônus, hipertonicidade, bocejo, distúrbio do sono, delírio, incapacidade de concentração e, algumas vezes, convulsão e alucinações auditivas e visuais. Fonsmark *et al.*[23] relatam que as crises convulsivas podem ocorrer após o uso prolongada não só de benzodiazepínicos e opiáceos, mas também com propofol e barbitúricos. Em neonatos, percebe-se o reflexo de Moro exacerbado e choro intenso.
2. Sinais e sintomas decorrentes de alterações gastrintestinais, que podem ser particularmente mais importantes em crianças pequenas e neonatos. Muitas vezes, são atribuídos a outros problemas, e não especificamente à síndrome de abstinência. Os pacientes podem apresentar intolerância alimentar, vômito, diarreia e incoordenação na sucção e deglutição. Nas crianças alimentadas por sonda, em geral, observa-se a presença de resíduo alimentar.

3. Sinais e sintomas decorrentes de hiperatividade simpatomimética também são comuns, como taquicardia, taquipneia, hipertensão arterial, obstrução nasal, coriza e febre.

Van Engelen *et al.*[28] descreveram um quadro de agitação, taquicardia, febre, sintomas gastrintestinais (como aerofagia e vômito), alucinações visuais e convulsões em crianças, nas quais o midazolam foi retirado após ter sido utilizado por tempo prolongado. O quadro apresentou melhora com a reintrodução de benzodiazepínico.

O quadro clínico da síndrome de abstinência é bastante rico, mas muitas vezes pode se confundir com outras patologias, que devem ser afastadas antes de se fazer o diagnóstico[29]. Assim, deve-se observar se os sintomas não são decorrentes de efeitos colaterais de medicações ou intoxicações, infecções do sistema nervoso central, problemas vasculares cerebrais, hipóxia, hipercapnia e distúrbios metabólicos.

Segundo Katz *et al.*[22], algumas condições são consideradas de risco para o desenvolvimento da síndrome de abstinência: uma dose total de fentanil maior ou igual a 1,5 mg/kg, ou a duração da infusão maior ou igual a cinco dias, está associada com 50% de incidência. Uma dose total de fentanil maior ou igual a 2,5 mg/kg, ou um tempo de utilização da medicação por período maior ou igual a nove dias, está associada com incidência de 100% da síndrome de abstinência.

O diagnóstico da síndrome de abstinência é essencialmente clínico e seu tratamento e prevenção partem do seu reconhecimento e do seu grau de intensidade. Alguns sistemas de escores têm sido sugeridos, sendo um deles o de Finnegan, em que se baseia a maioria dos estudos realizados. Esse escore varia de acordo com os achados clínicos. Escore acima de 8 é considerado abstinência (Quadro 93.1).

QUADRO 93.1 ***Escore de Finnegan.***

Sinais e sintomas	Escore	Sinais e sintomas	Escore
Choro		**Febre**	
Excessivo	2	37,8-38,3°C	1
Contínuo	3	> 38,3°C	2
Dormir após a alimentação		**Frequência respiratória**	
Menos de 1 hora	3	> 60 rpm	1
Menos de 2 horas	2	> 60 rpm e retrações	2
Menos de 3 horas	1	**Tremores**	
Reflexo de Moro		Grave	4
Hiperatividade	2	Moderado a grave	3
Marcadamente hiperativo	3	Leve	2
		Sem tremor	1
Aumento do tônus muscular	2	Sucção excessiva	1
Bocejos frequentes	1	Come pouco	2
Escoriação	1	Regurgitação	2
Convulsões	5	Vômitos em jato	3
Sudorese	1	Fezes semipastosas	2
Cútis marmórea	1	Fezes líquidas	3
Espirros frequentes	1		
Prurido nasal	1		
Batimento de asa de nariz	2		

Fonte: Finnegan *et al.*[30].

A neuroimagem consegue evidenciar alterações mais decorrentes do uso crônico de opioides, e não dos sinais de abstinência. Assim, por exemplo, os usuários de heroína podem apresentar modificações atróficas no encéfalo, tanto na tomografia computadorizada como na ressonância magnética. Apresentam ainda aumentos ou reduções de sinais focais encefálicos em T2 e T1 na ressonância magnética.

A psicoeletroencelografia pode revelar alguns sinais decorrentes de abstinência. Alper *et al.*[31] estudaram usuários habituais de cocaína após duas semanas de abstinência (portanto, certamente, na ausência da droga). Os achados eletroencefalográficos mostraram aumento de alfa em regiões anteriores no espectro de potência e atividade alfa monomórfica relativamente lenta, com difusão para áreas anteriores, sugerindo a ocorrência de rigidez dinâmica da atividade elétrica cerebral. Os autores consideraram essas alterações decorrentes da abstinência, o que seria característico de síndrome de neuroadaptação. A correlação clínica dessas alterações expressa-se por falta de motivação, humor depressivo e disforia. Esses sintomas estão relacionados a uma depleção de dopamina.

PREVENÇÃO E TRATAMENTO

Quando duas medicações são metabolizadas pelo mesmo sistema ou agem nos mesmos locais de ação, será observado um fenômeno denominado "tolerância cruzada". Nesse caso, uma medicação é capaz de suprimir as manifestações da síndrome de abstinência decorrente da administração de outra medicação. É o caso dos benzodiazepínicos e do álcool. Por compartilharem alguns mecanismos, como a ação nos canais de cálcio e nos receptores GABA (ácido gama-aminobutírico), é possível a sua utilização no tratamento da síndrome de abstinência de álcool[(11)]. No caso do emprego de opiáceos por tempo prolongado, é bastante conhecida a substituição por metadona[(32)].

A metadona mostrou-se efetiva também na retirada de opiáceos, como a heroína em usuários de tempo prolongado. Sua utilização diminuiu ou aboliu a síndrome de abstinência[(33)].

Muitas opções terapêuticas têm sido avaliadas para prevenção e tratamento da síndrome de abstinência. As medicações pertencentes a uma mesma classe são as preferidas, como, por exemplo, midazolam por lorazepam.

A Food and Drug Administration (FDA) aprova o emprego da metadona para prevenção e tratamento da síndrome de abstinência por opiáceos. Outros agentes também são usados, como paregórico, clonidina, fenobarbital, clorpromazina, adesivo transdérmico de clonidina, fentanil subcutâneo e haloperidol.

O paregórico contém morfina, papaverina, noscapina, cânfora (estimulante do sistema nervoso central), etanol (45%), ácido benzoico (que compete com os sítios de ligação da bilirrubina) e glicerina, que pode causar diarreia. Assim, sua utilização é limitada pelos efeitos colaterais.

A clorpromazina pode causar hipotensão e hipotermia. O haloperidol apresenta mínimos efeitos no que se refere à depressão respiratória e não leva à instabilidade hemodinâmica. O fenobarbital pode ser usado nos casos de hiperatividade intensa, mas é um depressor do sistema nervoso central e também pode induzir à tolerância e dependência.

A metadona é o agente mais indicado. Por via oral, tem uma biodisponibilidade de 80% a 90% e uma meia-vida de 12 a 24 horas. A morfina é equipotente no que se refere à analgesia, porém com menor efeito sedativo, e seus metabólitos são inativos.

Lugo *et al.*[(34)] estudaram retrospectivamente 22 crianças, em uma UTI, que fizeram uso de fentanil por mais de nove dias. As crianças receberam metadona durante a retirada da medicação; apenas uma apresentou síndrome de abstinência.

Siddapa *et al.*[(35)] utilizaram propofol para pacientes em sedação profunda, para a retirada rápida desses pacientes da ventilação mecânica. O uso de propofol por três dias permitiu uma redução do fentanil de 24 para 9 mcg/kg/hora (65% de redução). Não foram utilizados antagonistas opioides. Os autores não observaram sinais ou sintomas de abstinência em nenhum dos pacientes nem a presença de acidose.

Alguns estudos mostraram que a utilização de metadona, quando associada a outros fatores de risco para arritmia, pode levar a alterações do traçado eletrocardiográfico, com aumento no tempo do intervalo QTc[(36)].

A introdução de metadona enteral durante a descontinuada da sedação e analgesia pode levar à diminuição no tempo de retirada da ventilação pulmonar mecânica[(37)].

O início da conversão do fentanil para metadona deve sempre ser na UTI e, após a estabilização, o paciente poderá ser transferido para o quarto e depois para casa, mesmo em uso da metadona oral.

A metadona pode ser utilizada ainda durante a gravidez para prevenir abstinência em neonatos filhos de usuárias de drogas.

Durante a gravidez, o uso de medicações opiáceas resulta em 60% a 90% de síndrome de abstinência neonatal[(38)]. Um estudo retrospectivo, realizado em mulheres usuárias de drogas, mostra que o emprego de metadona durante a gravidez diminuiu a incidência e a gravidade da síndrome de abstinência nos neonatos[(39)].

O tratamento dessas crianças, cujas mães fizeram uso de opiáceos durante a gravidez, mostrou que, além de diminuir os sinais e sintomas da síndrome de abstinência, fez diminuir também a morbidade[(40)].

Robertson *et al.*[(41)] estudaram dois grupos de crianças de seis a 18 anos que se utilizaram de fentanil contínuo por mais de sete dias e receberam metadona na retirada. Em um dos grupos, a retirada foi realizada seguindo um protocolo, e no outro não.

Verificaram uma redução no índice de abstinência nos dois grupos, porém maior naquele em que foi usado um protocolo para a retirada.

Vários esquemas de retirada dessas medicações são propostos. A literatura mostra ser possível diminuir a incidência da síndrome de abstinência, minimizando os riscos de efeitos colaterais, desde que haja um protocolo.

Tobias *et al.*[42] propuseram que, nos pacientes considerados de risco segundo os critérios de Katz *et al.*[22], a dose inicial de metadona, no momento da retirada do fentanil, deveria ser de 0,1 mg/kg a cada 12 horas. Os pacientes relatados no estudo evoluíram bem com essas doses de metadona, não necessitando de doses maiores.

Já em 1990, Tobias e*t al.*[42] relatam que as doses de metadona a serem administradas para prevenção de sintomas de abstinência dependeriam da dose de fentanil que o paciente vinha recebendo. Sugeriram, então, que a forma de conversão de fentanil intravenoso para metadona oral dependeria da diferença de potência entre as duas drogas (fentanil:metadona = 100:1), a diferença da meia-vida (1:75-100) e a biodisponibilidade oral da metadona (75% a 80%).

Assim sendo, a dose diária de metadona seria igual à dose diária de fentanil, pois, apesar da potência ser de 100:1, a meia-vida é de 1:100. Os autores discutem ainda que o aumento da dose para compensar a biodisponibilidade da metadona não é necessário para prevenir os sintomas da síndrome de abstinência e apenas iria aumentar a sedação do paciente. A metadona oral foi administrada a cada 12 horas e a infusão de fentanil diminuída em 50% a cada dose, a partir da terceira dose de metadona, e retirada após a quarta dose de metadona. Quando houve sintomas de abstinência, foi necessário administrar morfina 0,05 mg/kg/dose ("dose de resgate"), sobretudo nas primeiras 72 horas.

Carr e Todres[43] recomendam que a retirada do fentanil para aqueles pacientes que fizeram uso contínuo da medicação por um período menor que uma semana deve ser de 25% a 50% da dose diariamente. Nos pacientes em que a medicação foi utilizada por maior tempo, ou seja, mais de uma semana, a retirada deve ser mais lenta, em torno de 10% a cada 12 a 24 horas, levando duas a três semanas para a retirada total.

Siddappa *et al.*[35] discutem que a dose de metadona seria a dose diária de fentanil, multiplicada por um fator de correção igual a 2,4. A metadona é usada por via intravenosa nas primeiras 48 horas e, posteriormente, passará para via oral, sem alterar as doses. Ao mesmo tempo, o fentanil é diminuído 50% nos primeiro e segundo dias e, então, retirado.

Charlier *et al.*[44] discutem a possibilidade de adaptar a dose diária de metadona à atividade metabólica do paciente.

No protocolo utilizado no The Children's Hospital of Buffalo, a dose inicial de metadona a ser administrada nos pacientes que fizeram uso de fentanil por tempo prolongado é calculada multiplicando-se a dose diária de fentanil por 3,3. O valor do fator de correção utilizado é justificado, levando-se em conta que o fentanil é 100 vezes mais potente que a metadona, entretanto a metadona tem uma duração de seu efeito cerca de 30 vezes maior que a do fentanil. Assim sendo, o fator de multiplicação de equivalência na conversão de fentanil para metadona é de 100 dividido por 30.

O protocolo prevê que essa dose inicial de metadona diária seja utilizada dividida em três ou quatro vezes por dia, e o fentanil, a partir da segunda dose de metadona, é reduzido em 25% a cada dose e retirado completamente após 48 horas. Nesse ponto, a metadona intravenosa é convertida para via oral, e não há necessidade de alterar a dose. Dependendo do período em que a criança utilizou o fentanil contínuo, a retirada da metadona poderá variar de duas semanas a um mês. Segundo esse protocolo, a síndrome de abstinência poderá ser evitada em todos os casos em que se utilizam doses, pelo menos, 80% do proposto.

Geralmente, o benzodiazepínico utilizado em conjunto com o opioide, o midazolam, deve ter sua retirada feita com base no período em que foi administrado. Assim, para pacientes que usaram por um período menor que sete dias, a retirada é gradual. Para pacientes que utilizaram a medicação por período maior ou igual a sete dias, deve-se fazer a conversão para lorazepam.

O lorazepam é o benzodiazepínico de escolha para retirada do midazolam. É bem absorvido, tanto por via oral como intramuscular, e produz uma boa sedação[45]. Quanto ao custo, o do lorazepam é menor que o do midazolam[46]. A diferença de potência do midazolam para o lorazepam é de 1:2, a meia-vida é 1:6 e a biodisponibilidade oral é de 60% a 70%.

Segundo Tobias *et al.*[47], a dose inicial de lorazepam é calculada dividindo-se a dose diária do midazolam por 12. Essa deverá ser a dose diária do lorazepam, que será dividida a cada seis horas. As doses de midazolam devem ser diminuídas 50% a cada dose de lorazepam, até que sejam retiradas completamente após a quarta dose do lorazepam oral.

TRATAMENTO

Retirada do Opioide

O tratamento fundamental da abstinência é o preventivo; após o aparecimento do quadro, deve-se fazer o resgate com morfina. O protocolo descrito e utilizado na UTI pediátrica do Hospital São Paulo, da UNIFESP, diminuiu a incidência de abstinência de 50% para 13% após sua implantação[48].

Nas crianças que utilizaram fentanil por menos de sete dias, deverá ser realizada uma redução de 25% a cada 12 horas e retirar completamente a medicação em 48 horas.

Em crianças que utilizaram a medicação por mais de sete dias, a retirada será realizada com a administração de metadona oral. A dose é dada pela seguinte fórmula:

Metadona (mg) = Fentanil (mg) × 1,0

Tendo-se que a dose diária de metadona não deve exceder a 40 mg/dia.

Deve-se utilizar a dose total diária do último dia de fentanil e multiplicar por 1; essa é a dose da metadona diária que será dividida de seis em seis horas.

Dia 1 – Metadona VO a cada seis horas (× 48 horas). Redução de 20% (da dose inicial) de infusão contínua de opioide na quarta, quinta, sexta, sétima e oitava doses de metadona; e descontinuar a partir da nona dose de metadona.

Dia 3 – Diminuir a dose diária original em 20% e dar via oral a cada oito horas.

Dia 4 – Diminuir a dose diária original em 20% e dar via oral a cada oito horas.

Dia 5 – Diminuir a dose diária original em 20% e dar via oral a cada 12 horas.

Dia 6 – Diminuir a dose diária original em 20% e dar via oral a cada 24 horas.

Dia 7 – Descontinuar a metadona.

Nas crianças em que a infusão contínua do opioide for maior que 14 dias, deve-se também converter a dose de morfina ou fentanil à equipotente dose de metadona e seguir a seguinte sequência:

Dia 1 – Metadona VO a cada seis horas, por 48 horas. Redução de 20% de infusão contínua de opioide na quarta, quinta, sexta, sétima e oitava doses de metadona; e descontinuar a partir da nona dose de metadona.

Dia 3 – Diminuir a dose diária original em 20% e dar via oral a cada seis horas por 48 horas.

Dia 5 – Diminuir a dose diária original em 20% e dar via oral a cada oito horas por 48 horas.

Dia 7 – Diminuir a dose diária original em 20% e dar via oral a cada 12 horas por 48 horas.

Dia 9 – Diminuir a dose diária original em 20% e dar via oral a cada 24 horas por 48 horas.

Dia 11 – Descontinuar o uso da metadona.

Quando for necessário, podem ser utilizadas pequenas doses de resgate de morfina 0,05 mg/kg, por via subcutânea.

Retirada do Benzodiazepínico (midazolam)

Quando se utiliza por menos de sete dias, pode-se fazer a retirada lenta em dois dias. Diminuiu-se 25% da dose a cada 12 horas, e a retirada completa em 48 horas. Nos casos em que se utiliza por mais tempo, a retirada deve ser feita com lorazepam.

Retirada gradual de midazolam com utilização de lorazepam.

A potência do midazolam em relação ao lorazepam é de 1:2. A meia-vida do midazolam em relação ao lorazepam é de 1:6 e a biodisponibilidade oral do lorazepam é de 60% a 70%.

A dose equivalente do lorazepam (dose total diária) é igual à dose total de midazolam dividida por 12. Essa dose deve ser dividida a cada seis horas. Na terceira dose, diminui-se 50% do midazolam; na quarta dose, diminui-se mais 50%; e na quinta dose de lorazepam, suspende-se o midazolam.

Prognóstico

A evolução das crianças submetidas à sedação e analgesia, mesmo que por tempo prolongado, em curto prazo não tem mostrado alterações importantes decorrentes da utilização das medicações ou mesmo da síndrome de abstinência. Muitas vezes, são observados sinais e sintomas próprios de uma síndrome de neuroadaptação, sem consequências maiores.

As alterações neuropsicológicas podem ou não acompanhar alterações estruturais cerebrais e pouco se conhece ainda sobre a reversibilidade dessas alterações. Além do mais, a maioria dos estudos neuropsicológicos é realizada com usuários dependentes de drogas, e não com crianças. As observações em adultos mostram que a duração do consumo de opiáceo está associada com maior comprometimento cognitivo. As evidências de comprometimento neuropsicológico em longo prazo, associadas ao uso de opioides, são pouco expressivas[49].

Delírio

Segundo o *Manual Diagnóstico e Estatístico dos Distúrbios Mentais*, o delírio se apresenta com início agudo, distúrbio de consciência, capacidade reduzida de foco e atenção, déficit de memória, desorientação, alteração da linguagem (com distúrbio de percepção e alucinações) e os sintomas causados pelas alterações fisiológicas da condição clínica. Em relação aos doentes pediátricos, Smith *et al.*[50] demonstraram que o Pediatric Confusion Assessment Method for Intensive Care Unit (pCAM-ICU) tem validade e fiabilidade para identificar o *delirium* nesse grupo de doentes, quando comparado aos critérios DSM-IV empregados por um psiquiatra (sensibilidade de 83% e especificidade de 99%).

As alterações do estado mental, entre elas o *delirium*, a confusão mental e a agitação, são complicações comuns na UTI[51]. São mais comuns em pacientes adultos graves e geriátricos, e diagnosticadas em cerca de 80% dos pacientes adultos graves. Estão associadas a mau prognóstico e aumento da mortalidade após a alta. São preditores independentes de mortalidade em seis meses nos pacientes em ventilação pulmonar mecânica, e preditores independentes de tempo de internação hospitalar. Os estudos existentes em crianças sugerem aumento da morbidade e mortalidade e mostram ainda poucas certezas a respeito da incidência, critérios diagnósticos, instrumentos de avaliação, apresentação clínica e resposta ao tratamento.

Podem se manifestar nas seguintes formas clínicas na criança:

- Hiperativo – com agitação psicomotora;
- Hipoativo;
- Velado – mostrando distúrbio de atenção, ansiedade, gemidos e inquietação, mas sem agitação ou lentidão excessiva.

Tratamento

Nos casos considerados graves, usa-se o haloperidol na dose de 0,15-0,25 mg IV lento, em 30 a 45 minutos; e posteriormente, faz-se manutenção com 0,05 a 0,5 mg/kg/24 horas.

Nos casos menos graves, o tratamento é feito com risperidona na dose de 0,1 a 0,2 mg VO e a manutenção com doses de 0,2 a 2 mg/24 horas.

Referências

1. Anand KJ, Hansen DD, Hickey PR. Hormonal-metabolic stress responses in neonates undergoing cardiac surgery. Anesthesiology. 1990;73(4):661-70.
2. Anand KJ, Hickey PR. Halothane-morphine compared with high dose sufentanil for anesthesia and postoperative analgesia in neonatal cardiac surgery. N Engl J Med. 1992;326(1):1-9.
3. Haas U, Motsch J, Schreckenberger R, Bardenheuer HJ, Martin E. [Premedication and preoperative fasting in pediatric anesthesia. Results of a survey]. Anaesthesia. 1998;47(10):838-43.
4. Joranson DE, Ryan KM, Gilson AM, Dahl JL. Trends in medical use and abuse of opioid analgesics. JAMA. 2000;283(13):1710-4.
5. Gilson AM, Ryan KM, Joranson DE, Dahl JL. A reassessment of trends in the medical use and abuse of opioid analgesics and implications for diversion control. J Pain Symptom Manage. 2004;28(2);176-88.
6. Collett BJ. Opioid tolerance. The clinical perspective. Br J Anaesth. 1998;81:58-68.
7. Finnegan LP, Kron RE, Connaughton JF. A scoring system for evaluation and treatment of the neonatal abstinence syndrome. A new clinical and research tool. In: Morselli PL, Garattini S, Sereni F. Basic and Therapeutic Aspects of Perinatal Pharmacology. New York Raven Press; 1975. p. 139-52.

8. Finnegan LP. Effects of maternal opioid abuse on the newborn. Fed Proc. 1985;44(7):2314-7.
9. Kahn EJ, Neumann LL, Polk GA. The course of the heroin withdrawal syndrome in neonates treated with phenobarbital or chlorpromazine. J Pediatr. 1969;75(3):495-500.
10. Arnold JH, Truog RD, Orav EJ, et al. Tolerance and dependence in neonates sedated with fentanyl during extracorporeal membrane oxygenation. Anesthesiology. 1990;73(6):1136-40.
11. Formigoni MLOS. A clínica da dependência de drogas. Neurobiologia da dependência de substância Psicoativas. Dependência de drogas. São Paulo: Atheneu; 2001. p. 209-17.
12. Everitt BJ, Robbins TW. Neural systems of reinforcement for drug addiction: from actions to habits to compulsion. Nat Neurosci. 2005;8(11):1481-9.
13. Gil E, Colado I, Lopez F, et al. Effects of chronic treatment with ethanol and withdrawal of ethanol on levels of dopamine, 3,4-dihydroxyphenylacetic acid and homovanillic acid in the striatum of the rat. Influence of benzodiazepines, barbiturate and somatostatin. Neuropharmacology. 1992;31(11):1151-6.
14. Anand KJ, Arnold JH. Opioid tolerance and dependence in infants and children. Crit Care Med. 1994;22(2):334-42.
15. Guimarães SF. Bases farmacológicas. In: Fundamentos de psicofarmacologia. São Paulo: Atheneu; 2005. p. 1-28.
16. Graeff FG. Abuso e dependência de drogas. In: Fundamentos de psicofarmacologia. São Paulo: Atheneu; 2005. p. 197-221.
17. Stahl SM. Psicofarmacologia da recompensa e drogas de abuso. In: Psicofarmacologia – Base neurocientífica e aplicações práticas. 2ª ed. São Paulo: Editora Médica e Científica; 2002. p. 489-526.
18. Ohkuma S, Katsura M, Tsujimura A. Alterations in cerebral diazepan binding inhibitor expression in drug dependence: a possible biochemical alteration common to drug dependence. Life Sci. 2001;68(11):1215-22.
19. Joshi P. Opioid use and tolerance in the PICU. Crit Care Med. 2003;130:526.
20. Tobias JD, Deshpande JK, Gregory DF. Outpatient therapy of iatrogenic drug dependency following prolonged sedation in the pediatric intensive care unit. Intensive Care Med. 1994;20(7):504-7.
21. French JP, Nocera M. Drug withdrawal symptoms in children after continuous infusions of fentanyl. J Pediatr Nurs. 1994;9(2):107-13.
22. Katz R, Kelly W, Hsi A. Prospective study on the occurrence of withdrawal in critically ill children who receive fentanyl by continuous infusion. Crit Care Med. 1994;22(5):763-7.
23. Fonsmark L, Rasmussen YH, Carl P. Occurrence of withdrawal in critically ill sedated children. Crit Care Med. 1999;27(1):196-9.
24. Bicudo JN, Souza N, Mangia CMF, et al. Síndrome de abstinência associada à interrupção da infusão de fentanil e midazolam em pediatria. Rev Assoc Med Bras. 1999;45(1):15-7.
25. Carrión FF, Gaboli M, Celador RG, et al. Withdrawal syndrome in the pediatric intensive care unit. Incidence and risk factor. Síndrome de abstinencia en Cuidados Intensivos Pediátricos. Incidencia y factores de riesgo. Med Intensiva. 2013;37(2):67-74.
26. Dominguez KD, Lomako DM, Katz RW, Kelly HW. Opioid Withdrawal in critically ill neonates. Ann Pharmacother. 2003;37(4):473-7.
27. Ista E, van Dijk M, Gamel C, Tibboel D, de Hoog M. Withdrawal symptoms in critically ill children after long-term administration of sedatives and/or analgesics: a first evaluation. Crit Care Med. 2008;36(8):2427-32.
28. Van Engelen BGM, Gimbrere JS, Booy LH. Benzodiazepine withdrawal reaction in two children following discontinuation of sedation with midazolan. Ann Pharmacother. 1993;27(5):579-81.
29. Lane JC, Tennison MB, Lawless ST, Greenwood RS, Zaritsky AL. Movement disorder after the withdrawal of fentanyl infusion. J Pediatr. 1991;119(4):649-651.
30. Finnegan LP, Connaughton JF Jr, Kron RE, Emich JP. Neonatal abstinence syndrome: Assessment and management. Addict Dis. 1975;2(1-2):141-58.
31. Alper KR, Chabot RJ, Kim AH, et al. Quantitative EEG correlates of crack cocaine dependence. Psychiatry Res. 1990;35(2):95-105.
32. Jaba IM, Luncanu I, Mungiu OC. Opioid tolerance and dependence–pharmacological aspects. Rev Med Chir Soc Med Nat Iasi. 2001;105(3):444-50.
33. Amato L, Davoli M, Ferri M, et al. Methadone at tapered doses for the management of opioid withdrawal. Cochrane Database Syst Rev. 2003;(2):CD003409.
34. Lugo RA, MacLaren R, Cash J, Pribble CG, Vernon DD. Enteral methadone to expedite fentanyl discontinuation and prevent opioid abstinence syndrome in the PICU. Pharmacotherapy. 2001;21(12):1566-73.
35. Siddappa R, Fletcher JE, Heard AM, Kielma D, Cimino M, Heord CM. Methadone dosage for prevention of opioid withdrawal in children. Paediatr Anaesth. 2003;13(9):805-10.

36. Fredheim OM, Moksnes K, Borchgrevink PC, Kaasa S, Dale O. Clinical pharmacology of methadone for pain. Acta Anaesthesiol Scand. 2008;52(7):879-89.

37. Wanzuita R, Figueiredo LFP, Pfuetzenreiter F, Cavalcanti AB, Westphal GA. Replacement of fentanyl infusion by enteral methadone decreases the weaning time from mechanical ventilation: a randomized controlled trial. *Crit Care*. 2012;**16:**R49.

38. Micard S, Brion F. [Management of the opioid withdrawal in the neonates: French and European survey]. Arch Pediatr. 2003;10(3):199-203.

39. Dashe JS, Sheffield JS, Olscher DA, et al. Relationship between maternal methadone dosage and neonatal withdrawal. Obstet Gynecol. 2002;100(6):1244-9.

40. Osborn DA, Jeffery HE, Cole MJ. Sedatives for opiate withdrawal in newborn infants. Cochrane Database Syst Rev. 2002;(3):CD002053.

41. Robertson RC, Darsey E, Fortenberry JD. Evaluation of opiate-weaning protocol using methadone in pediatric intensive care unit patients. Pediatr Crit Care Med. 2000;1:119-23.

42. Tobias JD, Schleien CL, Haun SE. Methadone as treatment for iatrogenic opioid dependency in pediatric intensive care unit patients. Crit Care Med. 1990;18(11):1292-3.

43. Carr DB, Todres JD. Fentanyl infusion and weaning in the pediatric intensive care unit: Toward science-based practice. Crit Care Med. 1994;22(5):725-7.

44. Charlier C, Dessalles MC, Plonteux G. Methadone maintenance treatment: Is it possible to adapt the daily dose to the metabolic activity of the patient? Ther Drug Monit. 2001;23:1-3.

45. Kyriakopoulos AA, Greenblatt DJ, Shader RI. Clinical pharmacokinetics of lorazepam: a review. J Clin Psychiatry. 1978;39(10 Pt 2):16-23.

46. Tobias JD, Rasmussen GE. Pain management and sedation in the pediatric intensive care unit. Pediatr Clin North Am. 1994;41(6):1269-92.

47. Tobias JD. Tolerance, withdrawal, and physical dependency after long-term sedation and analgesia of children in the pediatric intensive care unit. Crit Care Med. 2000;28(6):2122-32.

48. Souza N. Prevenção da síndrome de abstinência associada à interrupção da infusão de fentanil e midazolam em unidades de cuidados intensivos pediátricos [tese de doutorado]. São Paulo: Universidade Federal de São Paulo, Escola Paulista de Medicina, Programa de Pós-graduação em Ciências; 2006.

49. Silveira DX, Silveira EDX, Rossi T. Avaliação neuropsicológica. A clínica da dependência de drogas. Avaliação neuropsicológica. Dependência de Drogas. São Paulo: Atheneu; 2001. p. 269-81.

50. Smith HA, Boyd J, Fuchs DC, Melvin K, Berry P, Shintani A, et al. Diagnosing delirium in critically ill children: Validity and reliability of the Pediatric Confusion Assessment Method for the Intensive Care Unit. Crit Care Med. 2011;39(1):150-7.

51. Darby JM, Anupam A. Sudden deterioration in neurologic status. In: Fink MP, Abraham E, Vincent JL, Kockanek PM. Textbook of critical care. 5th ed. Philadelphia: Elsevier Saunders; 2005. p. 3-7.

94 Bloqueio Neuromuscular

Paulo Sergio Lucas da Silva
Werther Brunow de Carvalho

INTRODUÇÃO

A evolução dos agentes bloqueadores neuromusculares (ABNMs) foi marcante desde a introdução desses agentes em 1942. Concomitante à introdução de vecurônio e do atracúrio, os ABNMs mais utilizados em pacientes gravemente enfermos, ocorreu também um aumento significativo de indicações clínicas para o emprego do bloqueio neuromuscular. Essa expansão foi parcialmente favorecida pela introdução de novos modos ventilatórios e pelos avanços tecnológicos que demandam de pacientes cooperativos, sedados ou paralisados. Além disso, houve uma expansão do conhecimento a respeito dos ABNMs disponíveis, que, por sua vez, induziu a uma maior utilização da paralisia muscular em unidades de terapias intensivas (UTIs). Deve-se notar que os ABNMs não têm propriedades sedativas, amnéstica ou analgésicas; assim, a administração concomitante de medicações sedativas e analgésicas é obrigatória para que se proporcionem esses efeitos.

FISIOLOGIA DO BLOQUEIO NEUROMUSCULAR

A junção neuromuscular consiste de um neurônio motor terminal, fenda sináptica e placa muscular terminal pós-sináptica (Figura 94.1).

O receptor nicotínico do músculo esquelético corresponde a um pentâmero composto de quatro subunidades (α, β, γ e δ). Em adultos, as placas musculares terminais apresentam uma substituição da subunidade γ pela subunidade ε. As subunidades são arranjadas em torno de um pseudoeixo, com disposição e simetria que circunscrevem um canal iônico[1-3] (Figura 94.2).

Sítios de ligação agonistas são encontrados nas interfaces das subunidades; no músculo, apenas duas das quatro interfaces de subunidades, αγ e αδ, evoluíram para ligandinas de ligação. Essas interfaces da subunidade contribuem para a especificidade da ligandina. O sítio de ligação está intimamente

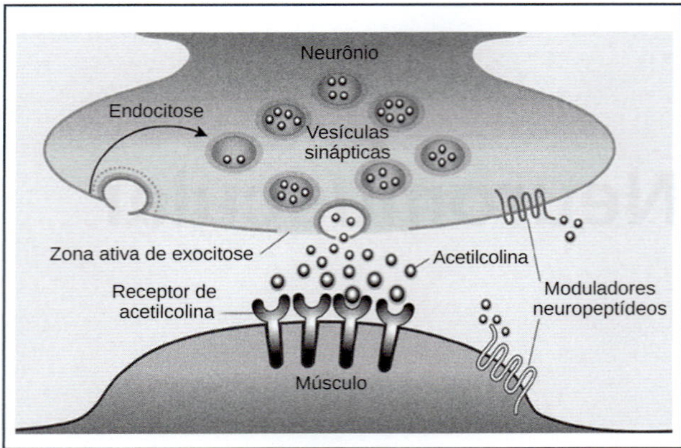

FIGURA 94.1 ***A Figura mostra os principais componentes da junção neuromuscular: neurônio, acetilcolina e músculo. A acetilcolina é armazenada em vesículas dentro do neurônio. Quando um potencial de ação é gerado, a acetilcolina é liberada na sinapse, em um processo chamado "exocitose". A acetilcolina se liga a receptores presentes na célula muscular para estimular a contração muscular.***

Fonte: adaptada e modificada de Greenberg *et al.*[4].

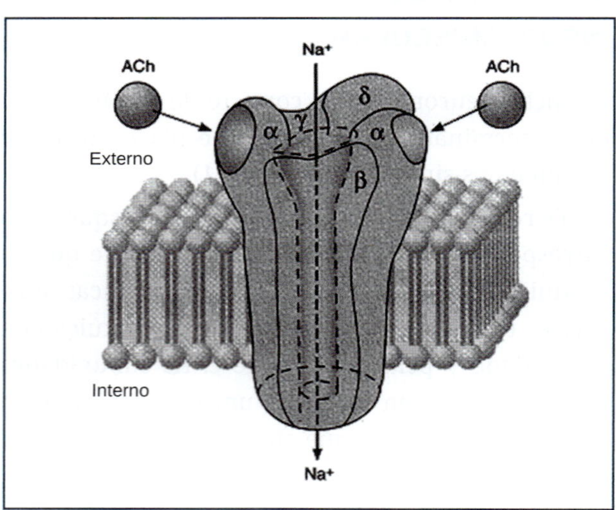

FIGURA 94.2 ***Receptor de acetilcolina.***

acoplado a um canal iônico no receptor muscular; assim, a ligação simultânea de duas moléculas agonistas resulta em uma rápida alteração conformacional, com consequente abertura dos canais iônicos.

A acetilcolina, um neurotransmissor, é produzida e armazenada em vesículas na junção neuromotora e, em seguida, liberada na sinapse após geração de um potencial de ação. Uma vez que o potencial de ação tenha atingido o terminal motor, a despolarização resultará na libertação (na presença de cálcio) de aproximadamente quatro milhões de moléculas de acetilcolina na junção neuromuscular. Duas moléculas de acetilcolina se ligam ao receptor nicotínico pós-sináptico no músculo, resultando em um potencial excitatório pós-sináptico de placa terminal. O potencial de placa terminal atinge o seu limite, produzindo um potencial de ação muscular que resulta na contração muscular. Uma vez que a acetilcolina tenha sido metabolizada pela enzima acetilcolinesterase, o músculo retorna ao seu estado pré-contrátil. A grande quantidade de moléculas de acetilcolina liberadas na junção neuromuscular atua como um mecanismo protetor, garantindo a contração muscular[4].

Os bloqueadores neuromusculares são estruturalmente relacionados à acetilcolina e interferem com a sua ligação na placa motora. Baseadas em seu mecanismo de ação, essas medicações são divididas em agentes despolarizantes e não despolarizantes. Os ABNMs classificados como despolarizantes simulam o efeito da acetilcolina e, portanto, podem ser considerados agentes agonistas, apesar de exercerem o bloqueio de neurotransmissão após o estímulo inicial. A sua ação inicial consiste na despolarização da membrana, abrindo os canais iônicos de modo similar àquele da acetilcolina. No entanto, esses agentes persistem na junção neuromuscular por longos períodos, devido principalmente à sua resistência à acetilcolinesterase. A despolarização é, portanto, mais duradoura e seguida por um bloqueio da transmissão neuromuscular e paralisia flácida. O bloqueio é devido ao fechamento dos canais de sódio perijuncionais, que não reabrem até que a placa motora terminal esteja repolarizada[5].

TIPOS E CLASSES DE BLOQUEADORES NEUROMUSCULARES (FIGURA 94.3)

Houve um grande aumento do número de ABNMs disponíveis desde que o curare foi usado clinicamente pela primeira vez em 1912 e, em anestesia, em 1942[6]. Succinilcolina e pancurônio, introduzidos em 1952 e 1967, respectivamente, são usados ainda hoje[7,8]; vecurônio[9] e atracúrio[10] foram posteriormente adicionados na década de 1980. Mivacúrio[11] e rocurônio[10] foram introduzidos na década de 1990. Outros agentes incluem galamina (1951)[12], alcurônio (1964)[13], fazadínio (1976)[14], pipecurônio (1980)[15], doxacúrio (1988)[16], cisatracúrio (1996)[17] e rapacurônio (1999)[18]. Recentemente, o desenvolvimento de medicações neuromusculares incluiu os medicamentos investigacionais gantacúrio[19] e AV002, que são autodestruídos por processos químicos endógenos.

O "ABNM ideal" para utilização em cuidados intensivos teria como características produzir paralisia titulável e ter um tempo de ação rápido (< 15 minutos), para permitir a avaliação neurológica repetida, não apresentar efeitos fisiológicos e hemodinâmicos adversos, ser independente da eliminação hepática ou função renal, apresentar metabólitos inativos, não se acumular, ter uma estabilidade ao longo das 24 horas para permitir a infusão contínua e ter um custo baixo[20]. Os ABNMs podem ser descritos de acordo com o seu mecanismo de ação em não despolarizantes e despolarizantes. O Quadro 94.1 resume os principais ABNMs recomendados para a prática clínica.

QUADRO 94.1 ***Agentes bloqueadores neuromusculares recomendados.***

Agente	*Bolus* ou doses intermitentes (µg/kg/dose)	Taxa de infusão	Início (min)	Duração (min)	Metabólitos ativos	Duração de ação	Nota
Pancurônio	50-100 (cada 4-6 h)	–	2-4	90-100	3-OH e 17-OH-pancurônio	Longa	Eliminação renal (45-70%) e hepática (15%) Reduzir dose em neonatos Ação vagolítica causa bradicardia
Vecurônio	80-100	50-100 µg/kg/h	1-3	35-45	3-desacetil-vecurônio	Intermediária	Eliminação renal (10-50%) e hepática (35-50%) Reduzir dose em neonatos Pouca liberação de histamina Poucos efeitos cardiovasculares
Rocurônio	600	300-600 µg/kg/h	0,8-1,5	30-60	ausente	Interrnediária	Eliminação hepática (< 75%) e renal (33%) Início rápido Poucos efeitos cardiovasculares
Atracúrio	300-600	0,3-1,7 mg/kg/h	1-3	25-30	ausente (laudanosina – metabólito tóxico)	Interrnediária	Eliminação de Hofmann; hidrólise pelas estearases plasmáticas e renal (5-10%) Pode causar efeitos cardiovasculares devido à liberação de histamina Relativamente seguro na disfunção renal e hepática
Cisatracúrio	150	60-180 µg/kg/h	2-3	40-45	ausente	Internediária	Eliminação de Hofmann e renal (5-10%) Pouca liberação de histamina Poucos efeitos cardiovasculares Podem ser necessárias doses maiores

continua >>

>> continuação

QUADRO 94.1 *Agentes bloqueadores neuromusculares recomendados.*

Agente	*Bolus* ou doses intermitentes (µg/kg/dose)	Taxa de infusão	Início (min)	Duração (min)	Metabólitos ativos	Duração de ação	Nota
Mivacúrio	200	1-15 µg/kg/min	1-2	< 30	Ausente	Internediária	Eliminação renal Liberação de histamina em infusões rápidas Bloqueio neuromuscular prolongado em casos de deficiência de colinesterase plasmática ou disfunção renal
Succinilcolina	2-3 mg/kg	Não recomendado	< 1	5-10	Ausente	Curta	Eliminação pela colinesterase Mínima liberação de histamina, estimulação muscarínica (bradicardia)

Fonte: adaptado e modificado de Playfor *et al.*[43].

Os ABNMs despolarizantes não são susceptíveis à hidrólise pela acetilcolinesterase, portanto não são eliminados da fenda sináptica até que haja sua eliminação plasmática. Como o cálcio não se difunde de volta para o retículo sarcoplasmático, os músculos são refratários a uma nova despolarização até que esses agentes passem do receptor para a circulação e sejam finalmente hidrolisados pela pseudocolinesterase plasmática[5].

Os ABNMs não despolarizantes também se ligam a receptores de acetilcolina, mas sem os ativar. Eles interferem com a neurotransmissão, impedindo de forma competitiva a ligação da acetilcolina ao seu receptor. A ligação da medicação ao receptor de acetilcolina evita a alteração conformacional do receptor ou, ainda, promove uma obstrução física dos canais de íons, impedindo a geração de um potencial de placa terminal[5].

AGENTES BLOQUEADORES NEUROMUSCULARES DESPOLARIZANTES

Succinilcolina: também conhecida como cloreto de suxametônio, é o único agente despolarizante comercialmente disponível, ligando-se a receptores de acetilcolina e promovendo despolarização persistente. Estruturalmente, assemelha-se a duas moléculas de acetilcolina unidas por uma ligação éster. A combinação única de início de ação rápido e duração ultracurta torna a succinilcolina especialmente útil na facilitação da intubação traqueal. Em UTIs, o uso de cloreto de suxametônio está restrito à intubação traqueal de emergência devido às diversas complicações associadas ao seu uso. Uma vez que a via aérea tenha sido estabelecida com sucesso e havendo a necessidade de bloqueio neuromuscular contínuo, deve-se administrar um agente não despolarizante. A eliminação depende da hidrólise pela butirilcolinesterase (também conhecida como colinesterase plasmática ou pseudocolinesterase). A succinilcolina produz fasciculações musculares iniciais, seguidas por paralisia flácida[5].

Estudos de dose-resposta sugerem que lactentes necessitam de pelo menos 3 mg/kg, enquanto as crianças maiores necessitam de 2 mg/kg de succinilcolina, para produzir uma condição satisfatória para a intubação traqueal[21]. O tempo de ação dessas doses é similar ou um pouco menor do que aquele da dose padrão de 1 mg/kg, utilizada para a intubação traqueal em adultos (6-8 min). Na ausência de acesso venoso, a administração de doses intramusculares de 5 mg/kg para lactentes e 4 mg/kg para crianças produz uma resposta depressiva de 85-100%[22]. Quando administrado por essa via, pode-se esperar o máximo bloqueio dentro de 3-5 minutos e uma duração de ação entre 19 e 23 minutos[5].

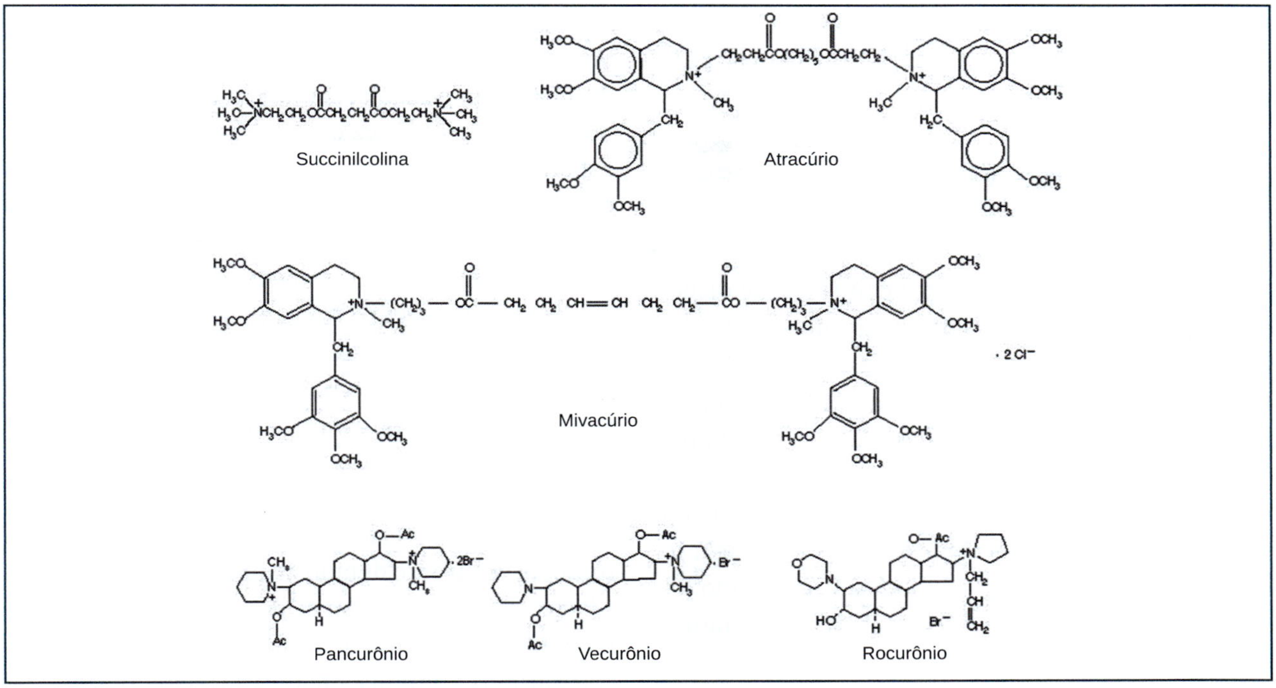

FIGURA 94.3 ***Estrutura da succinilcolina (suxametônio), de derivados de benzilisoquinolina (atracúrio e mivacúrio) e de componentes aminosteroides (vecurônio e rocurônio). Cada medicação contém pelo menos um grupo amônio quaternário [N+(CH3)3], que se liga a uma subunidade α de um receptor nicotínico. Succinilcolina é um agente bloqueador neuromuscular despolarizantes; todas os outros agentes são medicações não despolarizantes. A ligação éster nas cadeias de carbono das moléculas de succinilcolina e mivacúrio é hidrolisada pela colinesterase do plasma.***

Acredita-se que a maior dose de succinilcolina necessária para os pacientes jovens é decorrente de sua rápida distribuição em um maior volume de fluido extracelular e que, portanto, não poderia ser justificado pela alteração da resposta à ação da medicação nos receptores pós-juncionais de acetilcolina[21].

Cerca de um em cada 3.200 pacientes é homozigoto para pseudocolinesterase defeituosa e, assim, pode permanecer paralisado durante três a oito horas após uma única dose[23].

Apesar de recém-nascidos e lactentes com idade abaixo de seis meses apresentarem apenas metade da concentração da atividade butirilcolinesterase encontrada em adultos, não se observa um prolongamento do efeito da succinilcolina nessa população. Efeitos adversos significativos incluem hipertensão, taquicardia, bradicardia, arritmias ventriculares, hipercalemia e, mais raramente, um aumento da pressão intracraniana ou hipertermia maligna. O aumento de potássio sérico de aproximadamente 0,5 mEq/dL é mediado pela abertura simultânea de um grande número de receptores nicotínicos de acetilcolina[24]. A succinilcolina está contraindicada na fase aguda que se segue à queimadura grave. Após lesão térmica, a expressão de receptores extrajuncionais de acetilcolina aumenta proporcionalmente conforme o grau da queimadura[25]. Tal fato resulta em uma libertação exagerada de potássio que se segue a administração desse agente – assim, há um risco potencial de ocorrência de hipercalemia profunda e consequente parada cardíaca. Succinilcolina não deve ser administrada a pacientes após as 48 horas do evento queimadura, continuando ainda a ser contraindicada nos seis a 12 meses seguintes. A succinilcolina é também um dos gatilhos clássicos para a hipertermia maligna e não deve ser administrada a pacientes com histórico ou história familiar dessa desordem. Outros efeitos secundários incluem arritmias cardíacas, espasmo do músculo masseter e aumento das pressões intraocular, intracraniana e gástrica. Mialgia difusa pode também ocorrer após a administração de succinilcolina. Por essas razões, uma "dose defascilulante" de um agente não despolarizante (geralmente, um décimo da dose normal) é muitas vezes administrado pouco antes da administração da succinilcolina, embora a evidência para essa prática seja limitada.

BLOQUEADORES NEUROMUSCULARES NÃO DESPOLARIZANTES

Os ABNMs não despolarizantes clinicamente disponíveis podem ser classificados em compostos benzilisoquinolinas ou aminosteroides. Os ABNMs de ambos os grupos são compostos de amônio quaternário que contêm um átomo de nitrogênio carregado positivamente capaz de se ligar às subunidades alfa do receptor nicotínico da acetilcolina. As medicações do grupo benzilisoquinolinas estão associadas à liberação de histamina e hipotensão, enquanto os compostos aminosteroides estão associados à taquicardia e hipertensão.

Compostos Aminosteroides

Pancurônio: é um potente agente bloqueador neuromuscular de ação prolongada. É um aminosteroide sintético (agente bisquaternário) que tem um início de ação de dois a três minutos e uma meia-vida de 110 minutos. A excreção é feita principalmente por via renal, embora também apresente eliminação hepática. Desse modo, é contraindicado em pacientes com disfunção renal grave ou disfunção hepática. O pancurônio tem um metabólito ativo, 3-hidroxi-pancurônio, que apresenta 30-50% da potência do composto-mãe. Os efeitos cardiovasculares adversos são decorrentes de bloqueio vagal e liberação de noradrenalina e incluem taquicardia, hipertensão e aumento do débito cardíaco. Mais de 90% dos pacientes internados em UTI apresentarão um aumento na frequência cardíaca de ≥ 10 batimentos/min, o que limita seu uso em pacientes que não podem tolerar um aumento da frequência cardíaca. Um estudo conduzido para avaliar a eficácia e a dose necessária em crianças criticamente enfermas mostrou que a maioria dos pacientes necessitou de uma taxa de infusão de 0,05-0,08 mg/kg/hora, com uma variação de 10 vezes na necessidade de infusão[26]. Vários fatores foram responsáveis pela variabilidade na quantidade administrada, incluindo interações com outros medicamentos e taquifilaxia após um período de infusão prolongada[26].

Vecurônio: é um relaxante aminosteroide amonoterciário e monoquaternário, produzido por N-desmetilação na molécula do pancurônio. Essa alteração estrutural reduz consideravelmente os efeitos vagolíticos (taquicardia e hipertensão) observados com o pancurônio. Apresenta um início de ação de um a três minutos e duração de 30 a 40 minutos (dose dependente). A medicação tem um perfil cardiovascular seguro e não afeta a frequência cardíaca ou pressão arterial. Assim como o pancurônio, tem um metabólito ativo, 3-desacetilvecurônio, com 80% da potência do composto-mãe. Diferenças no volume de distribuição podem produzir um maior tempo de ação em crianças mais jovens. Um estudo realizado para determinar as taxas adequadas de infusão de vecurônio demonstrou que recém-nascidos e lactentes necessitavam de doses de vecurônio 45% menores (taxa média de infusão de 54,7 µg/kg/min), comparados a crianças maiores (média de 98,7 µg/kg/min), e, ainda, com uma recuperação espontânea mais rápida em relação às crianças maiores (45 *versus* 65 minutos, respectivamente), sem evidência de fraqueza muscular prolongada[27]. Um ensaio clínico randomizado comparando infusões de cisatracúrio e vecurônio mostrou que uma taxa média de infusão de vecurônio de 2,6 ± 1,3 µg/kg/min resultou em um tempo médio de recuperação significativamente menor para o cisatracúrio (52 minutos, 35-73 minutos), em comparação ao vecurônio (123 minutos, 80-480 minutos). Recuperação prolongada da função neuromuscular (> 24 horas) foi observada em uma criança (6%) no grupo que recebeu vecurônio[28].

Pipecurônio: é um agente bisquaternário de longa ação, com estrutura, potência e tempo de ação semelhantes ao pancurônio, mas sem as ações vagolíticas. É eliminado principalmente pelos rins (70% a 80%), enquanto uma pequena fração é eliminada através da bile, após metabolização hepática. Exceto pelo custo, há pouca diferença entre pancurônio e pipecurônio quando utilizados em UTIs. O pipecurônio já não está disponível comercialmente nos Estados Unidos e Canadá. Além disso, não há estudos disponíveis em crianças gravemente doentes que avaliem esse agente.

Rocurônio: é um análogo do vecurônio, com um início de ação mais rápido. Embora apresente uma farmacocinética semelhante à do vecurônio, caracteriza-se por um início de ação mais rápido e pela ausência de metabólitos ativos. O início de ação em crianças é de aproximadamente 30 a 60 segundos, enquanto o tempo de ação é de 30 a 40 minutos (similar em crianças e adultos). É metabolizado pelo fígado (50% a 60%), com 33% excretado de forma inalterada na urina. Devido ao seu curto início de ação, é uma opção atraente na sequência rápida de intubação traqueal (dose ideal de 1 mg/kg), naquelas situações em que a succinilcolina está contraindicada[29].

Um estudo prospectivo, avaliando o uso do rocurônio em infusão contínua em UTI pediátrica, mostrou que a dose requerida variou, na maioria dos pacientes, de 0,3 a 1 mg/kg/hora (máximo de 2,2 mg/kg/hora). As maiores taxas de infusão ocorreram em pacientes que receberam rocurônio por um período superior a cinco dias[30]. A grande variabilidade na quantidade de medicação necessária para se obter o efeito desejado e as modificações dessa necessidade ao longo do tempo justificam o uso rotineiro de monitoração da função neuromuscular[30].

Rapacurônio: foi comercializado como uma alternativa à succinilcolina. Este agente foi retirado do mercado em março de 2001 devido aos relatos de morbidade (broncoespasmo) e mortalidade associadas ao seu uso.

Compostos com Benzilisoquinolina

Estes agentes são ésteres cujo metabolismo ocorre por meio de hidrólise do grupo éster. Alguns agentes (atracúrio e cisatracúrio) também sofrem uma degradação não orgânica, conhecida como "eliminação de Hofmann". A liberação de histamina, e seu efeito sobre a função cardíaca e respiratória, tem sido uma preocupação relativamente constante ao longo dos anos com esse grupo de agentes.

D-tubocurarina: este agente é uma benzilisoquinolina de longa ação e raramente usada em UTIs devido à liberação de histamina e ao bloqueio ganglionar autonômico. Tubocurarina já não está disponível nos Estados Unidos e Canadá. A liberação de histamina, que é dependente da dose e da taxa de infusão, está associada à hipotensão arterial após rápidas infusões de grandes doses. A hipotensão associada à histamina pode ser minimizada através da infusão lenta da medicação, com incrementos gradativos da dose e com a coadministração de bloqueadores de receptores de histamina H_1 e H_2. O metabolismo e eliminação são alterados por disfunção renal e hepática[5].

Atracúrio: mistura de 10 estereoisômeros (diéster-benzilisoquinolina-bisquaternário), com um tempo de ação intermediário. A molécula é degradada por eliminação de Hofmann, dependente de temperatura e pH (autólise) e por hidrólise do éster; portanto, não exige um ajuste de dose em pacientes com disfunção renal ou hepática. Quando avaliado em pacientes em UTI pediátrica, observou-se que, durante uma duração média de infusão de 98 horas (variação de 36-284 horas), ocorreu uma necessidade crescente de aumento da dose em todos os pacientes. Desse modo, a taxa de infusão média de atracúrio descrita foi de 1,60 ± 0,08 mg/kg/h, enquanto a taxa de infusão com 72 horas foi de 1,72 ± 0,15 mg/kg/h[31]. Assim, infusões prolongadas podem estar associadas com o desenvolvimento do fenômeno de tolerância, necessitando de aumentos significativos da dose ou de sua modificação para outro ABNM. Laudanosina, um metabólito do atracúrio, tem efeitos estimulantes sobre o sistema nervoso central. Níveis elevados de laudanosina têm sido relatados quando se utiliza infusões prolongadas de atracúrio, entretanto esses níveis não se mostram suficientemente elevados para promover atividade convulsiva em humanos[32].

Os efeitos adversos associados ao uso de atracúrio referem-se principalmente à liberação de histamina. Essa liberação geralmente resulta em eritema ou erupção macular ao longo do trajeto da veia que recebe a medicação, com possibilidade de subsequente disseminação. Ocasionalmente, a erupção cutânea pode ser acompanhada de efeitos mais graves mediados pela histamina, tais como hipotensão, taquicardia ou broncoespasmo.

Cisatracúrio: besilato de cisatracúrio, uma benzilisoquinolina de ação intermédia, é um dos dez estereoisômeros de atracúrio, com várias vantagens sobre o atracúrio, incluindo um aumento de potência em três vezes, início de ação mais lento e falta de liberação de histamina relacionada à dose. A média de tempo de recuperação em crianças gravemente doentes é de aproximadamente 52 minutos (35-73 minutos) após a interrupção da infusão da medicação[28], enquanto a variação da dose de cisatracúrio para crianças em UTI pediátrica foi em média de 1,4 a 22,7 µg/kg/min[28,33,34]. Pode ser necessário um aumento significativo da dose em 30-70% das crianças que receberam cisatracúrio, sugerindo um fenômeno de taquifilaxia. Cisatracúrio apresenta uma rápida recuperação da função neuromuscular após a sua suspensão[28,33,34]. A segurança de cisatracúrio, que está associada à ausência de metabólitos ativos, faz com que esse agente seja uma escolha razoável para uso em pacientes criticamente enfermos.

Doxacúrio: benzilisoquinolina de longa ação, é o mais potente ABNM disponível atualmente. Apresenta uma meia-vida de eliminação e excreção renal semelhante ao pancurônio, porém não causa taquicardia ou outros efeitos hemodinâmicos. Doses de doxacúrio (0,05-0,1 mg/kg) podem ser administradas às infusões contínuas de 0,3-0,5 ug/kg/min e ajustadas de acordo com o grau de bloqueio desejado. Uma dose inicial em *bolus* tem uma duração média de 60-80 minutos. Doxacúrio é eliminado principalmente através de excreção renal. Doxacúrio tem um início de ação lento e efeito de longa duração. Ele é usado pouco frequentemente nas UTIs adultas, e as informações sobre o seu uso em infusão contínua são limitadas. Não há estudos na população pediátrica[5].

Mivacúrio: apresenta uma estrutura semelhante à do atracúrio, com uma duração de ação mais curta e uma meia-vida de aproximadamente dois minutos. Mivacúrio é hidrolisado no plasma pela colinesterase, em uma taxa correspondente a 88% daquela da succinilcolina, produzindo assim uma duração de ação que é duas vezes maior que da succinilcolina. A depuração plasmática do mivacúrio diminui com a idade. Tal fato é consistente com os tempos de recuperação mais rápidos e com as maiores doses requeridas em lactentes e crianças, quando comparados a pacientes adultos. Não há dados disponíveis que sustentem sua utilização como medicação para infusão contínua em UTI pediátrica[5].

Indicações de Bloqueio Neuromuscular

Há muitas indicações reconhecidas para se iniciar o tratamento com um ABNM em crianças criticamente doentes. Essas indicações podem ser classificadas como curto prazo, para facilitar os procedimentos, ou longo prazo (bloqueio neuromuscular sustentado), para intervenções terapêuticas.

Indicações de Curto Prazo

A indicação mais importante para o uso de relaxantes musculares durante a insuficiência respiratória e em pacientes que necessitam de controle urgente ou rápido da via aérea é a de facilitar a intubação traqueal. Devido ao curto tempo de circulação em neonatos e lactentes, os relaxantes musculares são muito rapidamente distribuídos e apresentam tempos curtos de início de ação. O segundo conjunto de indicações de relaxantes musculares inclui a necessidade de manutenção de músculos flácidos ou de pacientes imobilizados para a realização de alguns estudos de imagem, com o objetivo de garantir a segurança do paciente e a realização de um procedimento diagnóstico ou terapêutico[5].

Evidências em Adultos

A succinilcolina (1-1,5 mg/kg) é geralmente usada para estabelecer o controle de vias aéreas e a redução do risco de aspiração, devido ao rápido início de ação (30-60 segundos) e curta duração (5-10 minutos)[4]. Uma metanálise Cochrane 2008 de 37 estudos sugeriu que a administração de succinilcolina foi associada a melhores condições de intubação traqueal, quando comparada ao rocurônio[34]. Quando o rocurônio (1,2 mg/kg) foi utilizado, o agente foi associado a condições de intubação traqueal semelhantes ao da succinilcolina. No entanto, a succinilcolina ainda foi relatada ser clinicamente superior devido à sua duração de ação[35]. Um ensaio clínico randomizado mais recente, comparando rocurônio (0,6 mg/kg) com succinilcolina, sugeriu que não havia nenhuma diferença entre as duas medicações em relação às condições de intubação traqueal, prevalência e gravidade da queda de saturação de oxigênio e da prevalência nas falhas de intubação traqueal[36].

Um estudo recente avaliou o uso de ABNMs para intubação intratraqueal de emergência em 566 pacientes de dois grandes centros terciários. O uso de ABNMs foi associado a uma melhora das condições de intubação traqueal e na redução das taxas de hipoxemia e de complicações relacionadas ao procedimento (aspiração, intubação traqueal traumática, intubação esofágica, lesão dental e intubação intrabrônquica)[37].

Indicações de Longo Prazo – Bloqueio Neuromuscular Sustentado

Há alguns estudos que avaliaram a prática de analgesia, sedação e bloqueio neuromuscular em UTIs pediátricas nos Estados Unidos[(38)] e Reino Unido[(39)]. Esses estudos demonstraram que ABNMs foram utilizados em 30% dos pacientes submetidos à VPM. Deve-se destacar que essa aparente elevação percentual esteve inalterada ao longo dos últimos 15 anos, sendo maior do que a taxa de 13% relatada em estudos envolvendo adultos criticamente enfermos.

Há várias indicações reconhecidas para o uso sustentado do bloqueio neuromuscular em pacientes pediátricos. As principais indicações para a administração de ABNMs são: 1) facilitar o suporte ventilatório mecânico; e 2) promover uma melhora das trocas gasosas. A administração de ABNMs elimina a atividade respiratória espontânea, permitindo, assim, que o volume corrente e a pressão de platô possam ser controlados dentro dos objetivos estabelecidos. O uso de ABNMs é especialmente útil durante estratégias ventilatórias não convencionais, que incluem hipercapnia permissiva, posição prona, ventilação com relação invertida, uso de altos níveis de pressão expiratória final positiva (PEEP) e ventilação oscilatória de alta frequência. Adicionalmente, a eliminação dos esforços inspiratórios espontâneos reduz as pressões transpulmonares, minimizando assim o risco de hiperdistensão alveolar, em comparação com pacientes que realizam esforços inspiratórios vigorosos[(40)] (Figura 94.4).

Outras indicações incluem o manejo do aumento da pressão intracraniana, hipertensão pulmonar, tratamento de contraturas musculares associadas ao tétano, síndrome maligna dos neurolépticos, hipertermia maligna e gestão de hipotermia, a fim de bloquear a resposta de termorregulação. Em alguns pacientes cirúrgicos, os ABNMs permitem proteger os reparos cirúrgicos no pós-operatório imediato, tais como os procedimentos de divisão da cartilagem cricoide, reconstrução traqueal e anastomoses vasculares.

Estratégias de Tratamento Atual – Diretrizes

Em 1995, a Society of Critical Care Medicine publicou uma revisão estabelecendo os melhores parâmetros

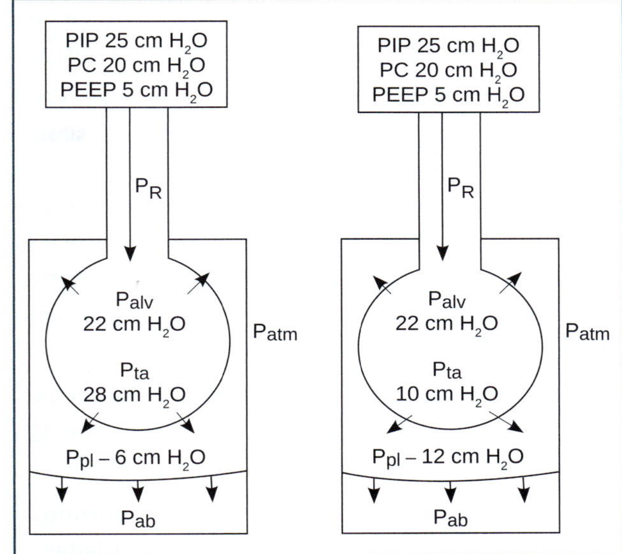

FIGURA 94.4 ***Pressões transpulmonares em um paciente com respiração espontânea e uso de agente bloqueador neuromuscular (ABNM).***

Siglas: PIP = pico de pressão inspiratória, PC = pressão controlada, PR = queda de pressão devido à resistência de vias aéreas, Palv = pressão alveolar, Patm = pressão atmosférica, Pta = pressão transalveolar, Ppl = pressão pleural, Pab = pressão abdominal.

Fonte: adaptada e modificada de Piriyapatsom *et al.*[(40)]

de prática clínica para o uso de ABNMs. As recomendações sobre o uso de ABNMs incluíram o seguinte: a) o uso de pancurônio como o ABNM de opção de escolha para a maioria dos pacientes criticamente enfermos; e b) o uso de vecurônio como a primeira opção em pacientes com doença cardíaca ou instabilidade hemodinâmica, com doses mais baixas em pacientes que apresentem disfunção renal ou insuficiência hepática[(41)]. No entanto, esse consenso foi feito para a população adulta.

ABNMs podem ser administrados de forma intermitente ou por infusão intravenosa contínua. Para as crianças criticamente doentes, infusões contínuas podem ser selecionadas com o objetivo de se manter um nível de bloqueio neuromuscular basal estável e, assim, evitar períodos de oscilações no nível de bloqueio. Há alguns autores que recomendam a administração intermitente na forma de *bolus*, considerando que essa estratégia permitiria uma melhor monitoração e titulação da medicação, além de permitir períodos de função neuromuscular normal[(42)].

No entanto, não há nenhuma evidência clara de que um método de administração seja superior a outro.

O United Kingdom Paediatric Intensive Care Society's Sedation, Analgesia and Neuromuscular Blockade Group publicou um conjunto de diretrizes com o objetivo de orientar o manejo de crianças criticamente doentes que necessitam de bloqueio neuromuscular sustentado[43]. O consenso descrito a seguir estabelece níveis de recomendação de acordo com a força e qualidade da evidência científica.

1. Analgesia e sedação devem ser fornecidas adequadamente antes de se administrar ABNMs (Grau de recomendação = D).
2. As crianças que recebem bloqueio neuromuscular devem ser regularmente avaliadas e descontinuadas do ABNM o mais rápido possível (Grau de recomendação = D).
3. Quando houver necessidade de bloqueio neuromuscular, infusões contínuas de ABNMs devem ser interrompidas pelo menos uma vez a cada 24 horas, até que haja o retorno de movimentos espontâneos e os níveis de analgesia e sedação possam ser avaliados (Grau de recomendação = C).
4. Atracúrio ou vecurônio administrados por infusão contínua são a melhor opção de tratamento para a maioria das crianças que necessitam de bloqueio neuromuscular. Doses intermitentes de pancurônio podem ser consideradas (Grau de recomendação = D).
5. As crianças que receberam infusões contínuas de um ABNM devem ser avaliadas pelo menos uma vez a cada 24 horas, com monitoramento do *train of four*. Doses administradas de agentes bloqueadores neuromusculares devem ser ajustadas para fornecer o melhor nível de bloqueio neuromuscular (Grau de recomendação = C).

INDICAÇÕES PARA O USO DE ABNMs SUSTENTADO – EVIDÊNCIAS EM ADULTOS

Síndrome do Desconforto Respiratório Agudo

O manejo da síndrome do desconforto respiratório agudo (SDRA) compreende o tratamento da causa base da insuficiência respiratória, enquanto se reduz o risco de lesão pulmonar induzida pela VPM[44]. A indução de paralisia pode aumentar a complacência da parede torácica, eliminar a dissincronia paciente-aparelho de VPM, facilitar o recrutamento pulmonar, reduzir a liberação de mediadores da resposta inflamatória, diminuir a hiperinsuflação pulmonar e reduzir o consumo de oxigênio (embora controverso)[4,44]. Pelo menos oito estudos clínicos avaliaram o uso de ABNMs no manejo da SDRA. Dois estudos observacionais em pacientes com SDRA, anteriores ao ano de 2000, não relataram nenhum efeito sobre a oxigenação quando se utilizou *bolus* de pancurônio[4]. Um grande estudo retrospectivo, em 2005, observou que 13% dos pacientes haviam recebido ABNM por pelo menos um dia[45]. O uso de ABNM foi associado à duração prolongada da VPM, maior tempo de permanência em UTI e maior mortalidade. Um pequeno estudo randomizado em pacientes com sepse grave relatou que o consumo ou a oferta de oxigênio foi melhor em pacientes randomizados para receberem ABNMs[46].

O uso de cisatracúrio por um curto período em pacientes com SDRA tem demonstrado resultados benéficos. Estudos randomizados controlados, usando cisatracúrio em pacientes com SDRA, demonstraram uma melhora na oxigenação[4]. Outro estudo randomizado em pacientes com SDRA demonstrou que o uso precoce de cisatracúrio por 48 horas promoveu uma melhora da oxigenação e reduziu as concentrações de mediadores inflamatórios pulmonares[4]. Um grande estudo multicêntrico em pacientes com SDRA grave ($PaO_2/FiO_2 < 150$ mmHg) relatou que a administração precoce de cisatracúrio por 48 horas promoveu aumento da sobrevida aos 90 dias, dias livres de VPM, dias livres de disfunção de órgãos e redução de barotrauma[47]. Mais estudos são necessários para definir a combinação apropriada de sedação e ABNMs e identificar quando o uso de ABNM pode melhorar os desfechos de pacientes com SDRA.

Estado de Mal Asmático

ABNMs podem ser usados criteriosamente em pacientes em estado de mal asmático, com o objetivo de minimizar assincronia com o aparelho de VPM, hiperinsuflação pulmonar e barotrauma. Fraqueza muscular associada à UTI é relatada nessa população e parece ser mais frequentemente associada ao uso de doses elevadas de esteroides administrados concomitantemente. Um estudo retrospectivo recente, em pacientes com estado de mal asmático recebendo VPM, sugeriu que pacientes que necessitam de sedação profunda com imobilização persistente representam ainda um risco para fraqueza muscular, apesar de um declínio na duração da paralisia induzida[48]. O risco de fraqueza prolongada pode ser reduzido por meio do uso de doses mínimas necessárias para se atingir o efeito desejado quando se emprega sedação, corticosteroides e ABNMs, além da retirada dessas medicações o mais rapidamente possível[4].

Hipertensão Intracraniana

ABNMs são geralmente reservados para pacientes com hipertensão intracraniana que não tenham apresentado resposta à redução da pressão intracraniana (PIC) com sedação. Poucos estudos avaliaram o uso de ABNMs no manejo de elevações da PIC desencadeadas por tosse, aspiração ou movimentos. Há estudos sugerindo que, enquanto o uso de ABNMs pode reduzir a mortalidade, pode também aumentar a incapacidade grave[49]. O uso de rotina de ABNMs para PIC não parece estar indicado no momento[4]. Pacientes que recebem bloqueio neuromuscular prolongado, como um segundo nível de terapêutica (*second tier*) para PIC, devem ser monitorados com estimulação nervosa periférica, com o objetivo de evitar potenciais efeitos colaterais indesejados.

Hipertensão Intra-abdominal

A redução da complacência da parede abdominal, devido ao acúmulo de fluidos no terceiro espaço, fechamentos tensos da parede abdominal e dor ou sedação inadequada, pode ocasionar aumentos na pressão intra-abdominal e subsequente falência de órgãos[50]. Estudos anteriores relataram que o uso de ABNMs melhora a elevação da pressão intra-abdominal por meio da redução do tônus muscular abdominal[50,51]. O bloqueio neuromuscular pode proporcionar um maior tempo para a remoção de líquidos ou para o tratamento da causa-base da hipertensão intra-abdominal e, consequentemente, evitar a descompressão cirúrgica[4]. Um estudo prospectivo sugeriu que uma dose em *bolus* de cisatracúrio foi eficaz para diminuir significativamente pequenas elevações de pressão intra-abdominal[52]. Tem sido recomendada (Grau 2C), pela International ACS Consensus Definitions Conference Committee, a utilização de ABNMs em pacientes selecionados, com o objetivo de reduzir elevações leves a moderadas da pressão intra-abdominal[53].

Hipotermia Terapêutica Pós-PCR Extra-hospitalar

Estudos em adultos demonstraram que hipotermia leve (32-34°C) durante 12-24 horas, em pacientes inconscientes que tiveram fibrilação ventricular/parada cardíaca, promoveu melhores desfechos neurológicos. ABNMs são usados principalmente para evitar a ocorrência de tremores de forma preventiva ou terapêutica. Entretanto, estudos são necessários para determinar o tipo de ABNM, a dose e o modo de administração de ABNMs, bem como a melhor combinação de analgésicos e sedativos nessa população de pacientes[4].

MONITORAÇÃO

A Food and Drug Administration recomenda o emprego de estimuladores de nervo periférico em pacientes que utilizem ABNMs. É fundamental a monitoração clínica, em conjunto com a estimulação do nervo periférico, para prevenir o acúmulo de medicação ou de seus metabólitos[54]. Algumas pesquisas comparam a monitoração clínica *versus* a que utiliza a estimulação do nervo periférico, demonstrando-se que, com a estimulação do nervo periférico, houve uma necessidade de doses menores da medicação, com uma melhor taxa de recuperação da função neuromuscular[55,56] e um menor custo hospitalar[57].

A estimulação do nervo periférico pode fornecer ao intensivista uma estimativa da intensidade do bloqueio neuromuscular, enquanto a avaliação clínica da contração muscular é uma medida subjetiva. A utilização de um transdutor de força fornece uma representação gráfica com a quantificação da resposta. Existem alguns testes descritos: estímulo simples (*single twitch*): é um estímulo supramáximo a 0,1 Hz até 1,0 Hz, necessita de um controle para comparação, permanecendo normal até 75% dos receptores serem bloqueados e desaparece quando 90% a 95% estiverem bloqueados, estímulo tetânico (*sustained tetanus*), "*train-of-four*", "*double-burst su-*

ppression" e contagem pós-tetânica (*posttetanic count*). O teste mais comumente utilizado é a estimulação elétrica transcutânea do nervo ulnar, usando o *train-of-four*. Entretanto, a sua realização em crianças pequenas pode ser um procedimento difícil. Os erros relacionados ao sistema estão vinculados a problemas elétricos como: bateria fraca, débito inadequado da corrente ou uma integridade ruim dos fios. Os pacientes gravemente enfermos podem apresentar-se com edema, sudorese e a epiderme muito oleosa, podendo interferir na colocação do eletrodo e na transmissão da corrente elétrica. Para a execução do *train-of-four*, é realizada uma sequência de quatro estímulos supramáximos, com uma frequência de 2 Hz, em intervalos de 0,5 segundos, observando-se na condição de curarização parcial, um declínio no segundo, terceiro e quarto *twitches* (Figura 94.5).

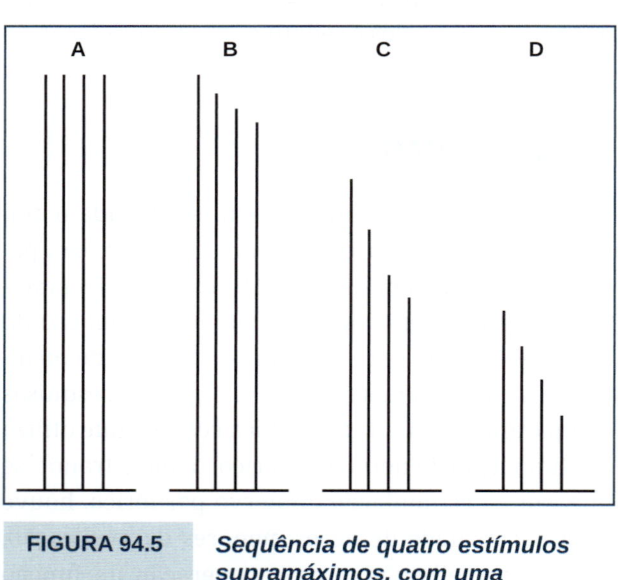

FIGURA 94.5 ***Sequência de quatro estímulos supramáximos, com uma frequência de 2 Hz durante a realização do* train-of-four.**

A Figura 94.6 mostra um paciente utilizando a monitoração com o *train-of-four*.

A diminuição progressiva da resposta (do quarto estímulo para o primeiro) corresponde respectivamente a 0-75%, 80%, 85%, 90% e 100% de bloqueio do receptor, portanto: 0 *twitch* = 100% de bloqueio; 1 *twitch* = 90% de bloqueio; 2 *twitches* = 85% de bloqueio; 3 *twitches* = 80% de bloqueio; e 4 *twitches* = 0-75% de bloqueio.

Em 2007, Playfor *et al.*[43], em uma diretriz de consenso, recomendaram que, quando a infusão contínua é empregada, o grau de bloqueio neuromuscular inicialmente obtido deve ser avaliado pelo menos a cada 24 horas pela monitoração com *train-of-four*. As doses administradas de ABNMs devem ser tituladas para fornecer um nível ótimo de bloqueio neuromuscular (Grau de recomendação = C).

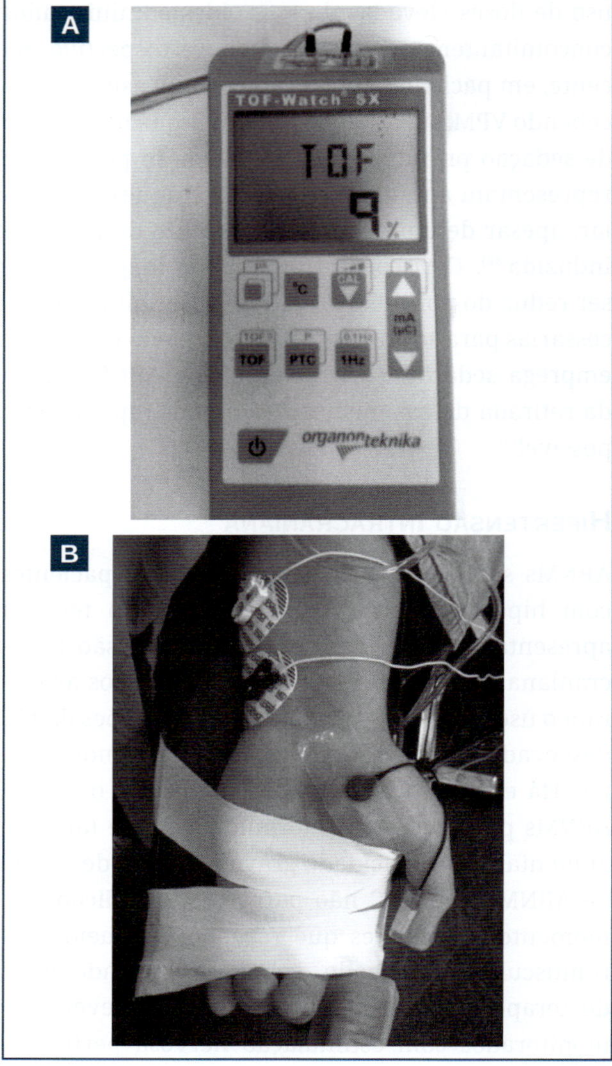

FIGURA 94.6 ***(A e B) Avaliação do bloqueio neuromuscular utilizando o train-of-four.***
Fonte: adaptada de Ferez[58].

REVERSÃO DO BLOQUEIO NEUROMUSCULAR

A reversão adequada do bloqueio neuromuscular é essencial para a restauração e manutenção de reflexos laríngeos, esforço respiratório e função motora[59]. Essa recuperação pode ocorrer de modo espontâneo e pode ser antecipada pela utilização de agentes que revertem a ação dos ABNMs, como anticolinesterásicos ou ciclodextrinas.

Anticolinesterases

As medicações anticolinesterásicas (por exemplo, neostigmina = 0,07 mg/kg, edrophonio = 0,5-1 mg/kg ou piridostigmina = 0,2 mg/kg) ligam-se à molécula de colinesterase e previnem a quebra enzimática da acetilcolina, com consequente aumento de sua concentração. A neostigmina é a medicação mais frequentemente utilizada para reversão do bloqueio neuromuscular, com a utilização de agentes não despolarizantes. Devemos sempre pré-administrar um agente anticolinérgico para prevenir os efeitos adversos muscarínicos, como a atropina = 0,02 mg/kg, com dose mínima = 0,15 mg, ou glicopirrolato = 0,01 mg/kg. A atropina tem um início de ação mais rápido do que o glicopirrolato. Aproximadamente, 50% da depuração plasmática da neostigmina é dependente da excreção renal e também da quebra pelas estearases no plasma[60]. Os inibidores da acetilcolinesterase apresentam desvantagens relacionadas a um antagonismo lento do bloqueio neuromuscular ou mesmo inadequado durante o bloqueio profundo ou na presença de anestesia inalatória profunda.

Ciclodextrinas

A ciclodextrina é uma nova opção de medicamento que permite um manejo rápido e com reversão completa do bloqueio neuromuscular produzido pelos ABNMs, sem produzir os efeitos colaterais das medicações anticolinesterásicas. Uma gamaciclodextrina modificada, com uma propriedade de ligação única e seletiva (sugammadex), forma um complexo firme, hidrofílico com os ABNMs esteroides[61]. O sugammadex se liga ao rocurônio numa relação 1:1, com uma alta afinidade. Liga-se também ao vecurônio e ao pancurônio, mas em uma menor extensão. Um estudo em pacientes pediátricos demonstra que a utilização de sugammadex = 2 mg/kg é adequada para reverter o bloqueio neuromuscular moderado, induzido pelo rocurônio em lactentes, crianças e adolescentes[62].

Tem uma vantagem adicional, especialmente no cenário "*cannot intubate, cannot ventilate*", em pacientes adultos. Não possui vários dos efeitos colaterais relacionados aos agentes anticolinesterase e aos agentes colinérgicos, e pode reverter o bloqueio neuromuscular de qualquer profundidade quando do uso de rocurônio ou vecurônio. Suas limitações estão relacionadas ao custo e à inabilidade de reversão dos agentes não aminoesteroidais[63].

EFEITOS ADVERSOS E COMPLICAÇÕES COM O USO PROLONGADO

A ocorrência de anafilaxia com a utilização de ABNMs é extremamente rara, entretanto eles possuem um potencial para efeitos adversos graves, como hipertensão e paralisia prolongada. Os efeitos cardiovasculares estão relacionados à estimulação ou bloqueio do sistema nervoso autônomo e à vasodilatação devido à liberação de histamina. Os agentes com menor risco de complicações cardiovasculares são: vecurônio, rocurônio e cisatracúrio.

Vários fatores clínicos podem determinar para que a reversão seja mais difícil. Entre eles, as alterações do equilíbrio acidobásico[64], doenças neurológicas subjacentes[65], utilização de antibióticos[66] e bloqueadores do canal de cálcio[67]. O Quadro 94.2 lista algumas medicações e condições que determinam uma interação com os ABNMs.

Podemos ter efeitos adversos com a utilização de medicações anticolinesterase que tenham uma ação não apenas nos receptores nicotínicos, mas também nos muscarínicos. A ação da neostigmine poderá determinar uma bradicardia severa, aumento da quantidade de secreções, aumento da motilidade gastrintestinal e broncoespasmo[69]. Medicações com efeitos antimuscarínicos, habitualmente atropine ou glicopirrolato, administradas simultaneamente com a medicação anticolinesterásica podem determinar uma alteração no controle parassimpático relacionado à frequência cardíaca, com diminuição da sensibilidade vinculada ao barorreflexo e uma variabilidade da frequência cardíaca[70], não se obtendo sempre um equilíbrio entre os efeitos muscarínicos da medicação anticolinesterásica e o uso de atropina ou glicopirrolato, o que determina a possibilidade de alterações da frequência cardíaca quando da reversão do bloqueio neuromuscular[71].

As complicações do bloqueio neuromuscular na UTI podem ser classificadas como de curto prazo (extubação traqueal acidental, desconexão do aparelho de VPM), médio prazo (edema, trombose venosa) e longo prazo (paralisia prolongada, atrofia muscular).

QUADRO 94.2 *Medicações e condições que determinam interação com os ABNMs.*

Potencializam os efeitos	Antagonizam os efeitos
Acidose Aminoglicosídeos Outros antibióticos (vancomicina, clindamicina, tetraciclina, bacitracina, anfotericina B, polimixina B) Bloqueadores de cálcio Bloqueadores beta-adrenérgicos Antiarrítmicos (lidocaína, quinidina, procainamida, magnésio) Quimioterapia (ciclofosfamida) Dantrolene Anestésicos locais e inalatórios (isofluorano) Diuréticos (tiazídicos e furosemida – doses baixas) Ciclosporina Doenças neuromusculares Hipo: K^+, Ca^{++}, Na^+, termia	Alcalose Esteroides Fenitoína Carbamazepina Teofilina Medicamentos simpatomiméticos Exposição da criança aos ABNMs Furosemida (1-4 mg/kg – relação com a dose) Hiper: K^+, Ca^{++}, termia

Fonte: adaptado de Grehn[68].

Os pacientes gravemente enfermos que recebem ABNMs por períodos mais prolongados são de risco para o desenvolvimento de fraqueza motora profunda, por um período de horas a meses após a descontinuação da medicação, especialmente quando outros fatores de risco estão associados (uso de corticosteroides, imobilização, sepse grave ou falência multiorgânica, hiperglicemia)[72-74]. A etiologia da miopatia do doente grave é mais provavelmente multifatorial e deve-se ter um cuidado particular quando se coadministra os ABNMs com corticosteroides, devendo-se minimizar as doses dos esteroides e descontinuar a utilização dos ABNMs tão logo a condição clínica permita. A miopatia do doente grave deve ser suspeitada em qualquer paciente que apresente fraqueza muscular na UTI[75].

É importante ressaltar que mesmo um grau mínimo de fraqueza muscular devida aos ABNMs altera clinicamente a função da via aérea superior e pulmonar[76]. Uma análise, em ratos, da fraqueza muscular, relatando uma diminuição da força diafragmática em animais submetidos à VPM após a infusão de rocurônio durante um período de 24 horas, foi realizada por Testelmans *et al.*[77]. Entretanto, uma pesquisa recente[78] conclui que os ABNMs não têm um efeito aditivo significante relacionado à fraqueza muscular diafragmática, sugerindo que a VPM e a sedação são os fatores desencadeantes que ocasionam a fraqueza do diafragma em UTI.

A monitoração da profundidade do bloqueio neuromuscular (exame clínico e estimulação do nervo periférico) é recomendada e permite a utilização de doses menores dos ABNMs, podendo minimizar esses efeitos adversos[79]. Pode-se utilizar alguns testes clínicos que não são totalmente sensíveis para se avaliar a reversão do bloqueio neuromuscular no pós-operatório, tais como: elevação sustentada da cabeça, elevação sustentada do braço e aperto sustentado da mão por um tempo superior a cinco segundos, e uma pressão inspiratória maior do que 40 cmH_2O.

REFERÊNCIAS

1. Changeux JP, Edelstein SJ. Allosteric receptors after 30 years. Neuron. 1998;21(5):959-80.
2. Karlin A. Emerging structure of the nicotinic acetylcholine receptors. Nature Rev Neurosci. 2002;3(2):102-14.
3. Martyn JA, Fagerlund MJ, Eriksson LI. Basic principles of neuromuscular transmission. Anaesthesia. 2009;64 Suppl 1:1-9.
4. Greenberg SB, Vender J. The use of neuromuscular blocking agents in the ICU: where are we now? Crit Care Med. 2013;41(5):1332-44.
5. da Silva PS, de Carvalho WB. Neuromuscular Blockade. In: Wheeler DS, Wong HR, Shanley T, orgs. Pediatric Critical Care Medicine. 2nd ed. V. 4. London: Springer-Verlag; 2014. p. 77-90.
6. Naguib M, Brull SJ. Update on neuromuscular pharmacology. Curr Opin Anaesthesiol. 2009;22(4):483-90.
7. Foldes FF, McNall PG, Borrego-Hinojosa JM. Succinylcholine: a new approach to muscular relaxation in anesthesiology. N Engl J Med. 1952;247(16):596-600.

8. Baird WL, Reid AM. The neuromuscular blocking properties of a new steroid compound, pancuronium bromide. A pilot study in man. Br J Anaesth. 1967;39(10):775-80.
9. Savage DS, Sleigh T, Carlyle I. The emergence of ORG NC 45, 1- [2 beta,3 alpha,5 alpha,16 beta,17 beta)-3, 17-bis(acetyloxy)-2-(1-piperidinyl)-androstan-16-yl]-1-methylpiperidinium bromide, from the pancuronium series. Br J Anaesth. 1980;52 Suppl 1:3S-9S.
10. Stenlake JB, Waigh RD, Urwin J, Dewar GH, Coker GG. Atracurium: conception and inception. Br J Anaesth. 1983;55 Suppl 1:3S-10S.
11. Savarese JJ, Ali HH, Basta SJ, Embree PB, Scott RP, Sunder N, et al. The clinical neuromuscular pharmacology of mivacurium chloride (BW B1090U). A short-acting nondepolarizing ester neuromuscular blocking drug. Anesthesiology. 1988;68(5):723-32.
12. Bovet D. Some aspects of the relationship between chemical constitution and curare-like activity. Ann N Y Acad Sci. 1951;54(3):407-37.
13. Alcuronium (Alloferin) – a new neuromuscular blocking agent. Drug Ther Bull. 1967;5(17):67-8.
14. Hughes R, Payne JP, Sugai N. Studies on fazadinium bromide (ah 8165): a new non-depolarizing neuromuscular blocking agent. Can Anaesth Soc J. 1976;23(1):36-47.
15. Karpati E, Biro K. Pharmacological study of a new competitive neuromuscular blocking steroid, pipecurium bromide. Arzneimittelforschung. 1980;30(2a):346-57.
16. Basta SJ, Savarese JJ, Ali HH, Embree PB, Schwartz AF, Rudd GD, et al. Clinical pharmacology of doxacurium chloride. A new long-acting nondepolarizing muscle relaxant. Anesthesiology. 1988;69(4):478-86.
17. Wastila WB, Maehr RB, Turner GL, Hill DA, Savarese JJ. Comparative pharmacology of cisatracurium (51W89), atracurium, and five isomers in cats. Anesthesiology. 1996;85(1):169-77.
18. Wierda JM, van den Broek L, Proost JH, Verbaan BW, Hennis PJ. Time course of action and endotracheal intubating conditions of Org 9487, a new short-acting steroidal muscle relaxant; a comparison with succinylcholine. Anesth Analg. 1993;77(3):579-84.
19. Belmont MR, Lien CA, Tjan J, Bradley E, Stein B, Patel SS, et al. Clinical pharmacology of GW280430A in humans. Anesthesiology. 2004;100(4):768-73.
20. Elliot JM, Bion JF. The use of neuromuscular blocking drugs in intensive care practice. Acta Anaesthesiol Scand Suppl. 1995;106:70-82.
21. Meakin G, McKiernan EP, Morris P, Baker RD. Dose -response curves for suxamethonium in neonates, infants and children. Br J Anaesth. 1989;62(6):655-8.
22. Liu LM, DeCook TH, Goudsouzian NG, Ryan JF, Liu PL. Dose response to intramuscular succinylcholine in children. Anesthesiology. 1981;55(5):599-602.
23. Whittaker M. Plasma cholinesterase variants and the anaesthetist. Anaesthesia. 1980;35(2):174-97.
24. Martyn JA, White DA, Gronert GA, Jaffe RS, Ward JM. Up-and-down regulation of skeletal muscle acetylcholine receptors. Effects on neuromuscular blockers. Anesthesiology. 1992;76(5):822-43.
25. MacLennan N, Heimbach DM, Cullen BF. Anesthesia for major thermal injury. Anesthesiology. 1998;89(3):749-70.
26. Tobias JD, Lynch A, McDuffee A, Garrett JS. Pancuronium infusion for neuromuscular block in children in the pediatric intensive care unit. Anesth Analg. 1995;81(1):13-6.
27. Hodges UM. Vecuronium infusion requirements in paediatric patients in intensive care units: the use of acceleromyography. Br J Anaesth. 1996;76(1):23-8.
28. Burmester M, Mok Q. Randomised controlled trial comparing cisatracurium and vecuronium infusions in a paediatric intensive care unit. Intensive Care Med. 2005;31(5):686-92.
29. Mallon WK, Keim SM, Shoenberger JM, Walls RM. Rocuronium vs. succinylcholine in the emergency department: a critical appraisal. J Emerg Med. 2009;37(2):183-8.
30. Tobias JD. Continuous infusion of rocuronium in a paediatric intensive care unit. Can J Anaesth. 1996;43(4):353-7.
31. Kushimo OT, Darowski MJ, Morris P, Hollis S, Meakin G. Dose requirements of atracurium in paediatric intensive care patients. Br J Anaesth. 1991;67(6):781-3.
32. Topulos GP. Neuromuscular blockade in adult intensive care. New Horiz. 1993;1(3):447-62.
33. Tobias JD. Increased cisatracurium requirements during prolonged administration to a child. Can J Anaesth. 1997;44(1):82-4.
34. Odetola FO, Bhatt-Mehta V, Zahraa J, Moler FW, Custer JR. Cisatracurium infusion for neuromuscular blockade in the pediatric intensive care unit: A dose-finding study. Pediatr Crit Care Med. 2002;3(3):250-4.
35. Perry JJ, Lee JS, Sillberg VA, Wells GA. Rocuronium versus succinylcholine for rapid sequence induction intubation. Cochrane Database Syst Rev. 2008;(2):CD002788.
36. Marsch SC, Steiner L, Bucher E, Pargger H, Schumann M, Aebi T, et al. Succinylcholine versus rocuronium for rapid sequence intubation in intensive care: a prospective, randomized controlled trial. Crit Care. 2011;15(4):R199.

37. Wilcox SR, Bittner EA, Elmer J, Seigel TA, Nguyen NT, Dhillon A, et al. Neuromuscular blocking agent administration for emergent tracheal intubation is associated with decreased prevalence of procedure-related complications. Crit Care Med. 2012;40(6):1808-13.
38. Twite MD, Rashid A, Zuk J, Friesen RH. Sedation, analgesia, and neuromuscular blockade in the pediatric intensive care unit: survey of fellowship training programs. Pediatr Crit Care Med. 2004;5(6):521-32.
39. Jenkins IA, Playfor SD, Bevan C, Davies G, Wolf AR. Current United Kingdom sedation practice in pediatric intensive care. Paediatr Anaesth. 2007;17(7):675-83.
40. Piriyapatsom A, Bittner EA, Hines J, Schmidt UH. Sedation and paralysis. Respir Care. 2013;58(6):1024-37.
41. Shapiro BA, Warren J, Egol AB, Greenbaum DM, Jacobi J, Nasraway SA, et al. Practice parameters for sustained neuromuscular blockade in the adult critically ill patient: an executive summary. Society of Critical Care Medicine. Crit Care Med. 1995;23(9):1601-5.
42. Watling SM, Dasta JF. Prolonged paralysis in intensive care unit patients after the use of neuromuscular blocking agents: a review of the literature. Crit Care Med. 1994;22(5):884-93.
43. Playfor S, Jenkins I, Boyles C, Choonara I, Davies G, Haywood T, et al. Consensus guidelines for sustained neuromuscular blockade in critically ill children. Paediatr Anaesth. 2007;17(9):881-7.
44. Raoof S, Goulet K, Esan A, Hess DR, Sessler CN. Severe hypoxemic respiratory failure: part 2--nonventilatory strategies. Chest. 2010;137(6):1437-48.
45. Arroliga A, Frutos-Vivar F, Hall J, Esteban A, Apezteguia C, Soto L, et al. Use of sedatives and neuromuscular blockers in a cohort of patients receiving mechanical ventilation. Chest. 2005;128(2):496-506.
46. Freebairn RC, Derrick J, Gomersall CD, Young RJ, Joynt GM. Oxygen delivery, oxygen consumption, and gastric intramucosal pH are not improved by a computer-controlled, closed-loop, vecuronium infusion in severe sepsis and septic shock. Crit Care Med. 1997;25(1):72-7.
47. Forel JM, Roch A, Marin V, Michelet P, Demory D, Blache JL, et al. Neuromuscular blocking agents decrease inflammatory response in patients presenting with acute respiratory distress syndrome. Crit Care Med. 2006;34(11):2749-57.
48. Kesler SM, Sprenkle MD, David WS, Leatherman JW. Severe weakness complicating status asthmaticus despite minimal duration of neuromuscular paralysis. Intensive Care Med. 2009;35(1):157-60.
49. Hsiang JK, Chesnut RM, Crisp CB, Klauber MR, Blunt BA, Marshall LF. Early, routine paralysis for intracranial pressure control in severe head injury: is it necessary? Crit Care Med. 1994;22(9):1471-6.
50. Cheatham ML, Malbrain ML, Kirkpatrick A, Sugrue M, Parr M, De Waele J, et al. Results from the International Conference of Experts on Intra-abdominal Hypertension and Abdominal Compartment Syndrome. II. Recommendations. Intensive Care Med. 2007;33(6):951-62.
51. An G, West MA. Abdominal compartment syndrome: a concise clinical review. Crit Care Med. 2008;36(4):1304-10.
52. De Waele JDI, Hoste E, Blot S. The effect of neuromuscular blockers on intraabdominal pressure. Crit Care Med. 2006;34(12):A70.
53. Davies J, Aghahoseini A, Crawford J, Alexander DJ. To close or not to close? Treatment of abdominal compartment syndrome by neuromuscular blockade without laparostomy. Ann R Coll Surg Engl. 2010;92(7):W8-9.
54. Murray MJ, Cowen J, DeBlock H, et al. Clinical practice guidelines for sustained neuromuscular blockade in the adult critically ill patient. Crit Care Med. 2002;30(1):142-56.
55. Frankel H, Jeng J, Tilly E, et al. The impact of implementation of neuromuscular blockade monitoring standards in a surgical intensive care unit. Am Surg. 1996;62(6):503-6.
56. Rudis MI, Sikora CA, Angus E, et al. A prospective, randomized, controlled evaluation of peripheral nerve stimulation versus standard clinical dosing of neuromuscular blocking agents in critically ill patients. Crit Care Med. 1997;25(4):575-83.
57. Zarowitz BJ, Rudis MI, Lai K, et al. Retrospective pharmacoeconomic evaluation of dosing vecuronium by peripheral nerve stimulation versus standard clinical assessment in critically ill patients. Pharmacotherapy. 1997;17(2):327-32.
58. Ferez D. Monitorização do bloqueio neuromuscular [aula]. São Paulo: Universidade Federal de São Paulo, Escola Paulista de Medicina. Disponível em: <http://www.davidferez.net.br>.
59. Farooq K, Hunter JM. Neuromuscular blocking agents and reversal agents. Anesth Intens Care Med. 2011;12:266-70.
60. Cronnelly R, Stanski Dr, Miller RD, et al. Renal function and the pharmacokinetics of neostigmine in anesthetized man. Anesthesiology. 1979;51222-6.
61. de Boer HD, van Egmond J, van de Pol F, et al. Chemical encapsulation of rocuronium by synthetic cyclodextrin derivatives: reversal of neuromuscular block in anaesthetized Rhesus monkeys. Br J Anaesth. 2006;96(2):201-6.

62. Plaud B, Meretoja O, Hofmockel R, et al. Reversal of rocuronium-induced neuromuscular blockade with sugammadex in pediatric and adult surgical patients. Anesthesiology. 2009;110(2):284-94.
63. Srivastava A, Hunter JM. Reversal of neuromuscular block. Br J Anaesth. 2009;103(1):115-29.
64. Biró K. Effects of respiratory and metabolic alkalosis and acidosis on pipecuronium neuromuscular block. Eur J Pharmacol. 1988;154(3):329-33.
65. Pogson D, Telfer J, Wimbush S. Prolonged vecuronium neuromuscular blockade associated with Charcot Marie Tooth neuropathy. Br J Anaesth. 2000;85(6):914-7.
66. Kronenfeld MA, Thomas SJ, Turndorf H. Recurrence of neuromuscular blockade after reversal of vecuronium in a patient receiving polymyxin/amikacin sternal irrigation. Anesthesiology. 1986 Jul;65(1):93-4.
67. Jones RM, Cashman JN, Casson WR, et al. Verapamil potentiation of neuromuscular blockade: failure of reversal with neostigmine but prompt reversal with edrophonium. Anesth Analg. 1985;64(10):1021-5.
68. Grehn LS. Adverse responses to analgesia, sedation, and neuromuscular blocking agents in infants and children. AACN Clin Issues. 1998;9(1):36-48.
69. Triantafilou NA, Tsueda K, Berg J, et al. Refractory bradycardia after reversal of muscle relaxant in a diabetic with vagal neuropathy. Anesth Analg. 1986;65:1237-41.
70. van Vlymen JM, Parlow JL. The effects of reversal of neuromuscular blockade on autonomic control in the perioperative period. Anesth Analg. 1997;84(1):148-54.
71. Mirakhur RK, Dundee JW, Jones CJ, et al. Reversal of neuromuscular blockade: dose determination studies with atropine and glycopyrrolate given before or in a mixture with neostigmine. Anesth Analg. 1981;60: 557-62.
72. Latronico N, Guarneri B. Critical illness myopathy and neuropathy. Minerva Anestesiol. 2008;74(6):319-23.
73. de Jonghe B, Sharshar T, Lefaucheur JP, et al. Paresis acquired in the intensive care unit: a prospective multicenter study. JAMA. 2002;288(22):2859-67.
74. Bercker S, Weber-Carstens S, Deja M, et al. Critical illness polyneuropathy and myopathy in patients with acute respiratory distress syndrome. Crit Care Med. 2005;33(4):711-5.
75. Schweickert WD, Hall J. ICU-acquired weakness. Chest. 2007;131(5):1541-9.
76. Eikermann M, Vogt FM, Herbstreit F, et al. The predisposition to inspiratory upper airway collapse during partial neuromuscular blockade. Am J Respir Crit Care Med. 2007;175(1):9-15.
77. Testelmans D, Maes K, Wouters P, et al. Rocuronium exacerbates mechanical ventilation-induced diaphragm dysfunction in rats. Crit Care Med. 2006; 34(12):3018-23.
78. Ochala J, Renaud G, Llano Diez M, et al. Diaphragm muscle weakness in an experimental porcine intensive care unit model. PLoS One. 2011;6(6):e20558.
79. Vender JS, Szokol JW, Murphy GS, et al. Sedation, analgesia, and neuromuscular blockade in sepsis: an evidence-based review. Crit Care Med. 2004;32(11 Suppl):S554-61.

95

Hipertermia Maligna

Werther Brunow de Carvalho

INTRODUÇÃO

Os termos "hipertermia" e "hiperpirexia" são diferentes do ponto de vista fisiopatológico. O controle da temperatura corporal se realiza no nível do hipotálamo. A febre acima de 41,5°C se denomina hiperpirexia. A hipertermia se caracteriza por um aumento não controlado da temperatura corporal, diminuindo a capacidade do organismo de perder calor. A exposição ao calor exógeno e a produção de calor endógeno são dois mecanismos por meio dos quais a hipertermia poder dar lugar a duas temperaturas internas elevadas[(1)]. É importante, portanto, distinguir a febre da hipertermia, visto que esta pode ser rapidamente fatal e caracteristicamente não responde aos antitérmicos, mas, em uma situação de emergência, é difícil fazer tal diagnóstico diferencial. As causas mais frequentes de hipertermia estão listadas no Quadro 95.1.

A taxa de mortalidade devido a episódios de HM tem declinado de maneira importante durante os últimos 40 anos. Uma avaliação nos Estados Unidos revela uma mortalidade hospitalar de 12%[(2)].

EPIDEMIOLOGIA

A hipertermia maligna (HM) ocorre no mundo todo em todas as raças[(3)]. Crianças e adultos jovens são mais frequentemente acometidos, havendo uma predominância no sexo masculino[(3,4)]. A incidência verdadeira da HM permanece não conhecida. A HM pode ocorrer com episódios fulminantes, mas mais frequentemente evolui de modo interrompido, com uma dificuldade em relação ao diagnóstico devido à sintomatologia ser leve[(5)]. O desenvolvimento relacionado à anestesiologia diminuiu o risco de crises graves de HM nos últimos anos. O halotano, um agente desencadeador potente da HM, não é mais utilizado em vários países. Adicionalmente, as indicações de succinilcolina, outro agente possível no desencadeamento da HM, têm sido gradualmente restritas pelas sociedades internacionais de anestesiologia[(5)].

GENÉTICA

Existem três isoformas de receptores da rianodina[(6,7)]:

- RYR1, predominantemente no músculo esquelético;
- RYR2, expresso no músculo cardíaco;
- RYR3, encontrado no sistema nervoso central, músculos esquelético e liso.

QUADRO 95.1	*Causas mais frequentes de hipertermia.*
Onda de calor	▪ Por exercício: realizado em um clima mais quente do que o normal e com excesso de umidade ▪ Por medicamentos: anticolinérgicos, anti-histamínicos, antiparkinsonianos, diuréticos e fenotiazinas
Hipertermia induzida por medicamentos e drogas	▪ Drogas: cocaína, dietilamida do ácido lisérgico (LSD), anfetaminas, metilendioximetanfetamina ("êxtase") ▪ Medicamentos: salicilatos, anticolinérgicos (anti-histamínicos, antidepressivos tricíclicos, antiparkinsonianos, fenotiazinas) ▪ Simpatomiméticos, *Atropa belladonna*
Síndrome neuroléptica maligna	▪ Fenotiazinas alifáticas (clorpromazina, prometazina) ▪ Fenotiazinas piperidínicas (metopimazina) ▪ Fenotiazinas piperazínicas (fluflenazina) ▪ Análogos fenotiacínicos (clotiapina, clozapina, olanzapina) ▪ Butirofenonas (haloperidol, droperidol) ▪ Tioxantinas (clopentixol, flupentixol) ▪ Antagonistas dopaminérgicos (metoclopramida, sulpirida, reserpina) ▪ Neurolépticos atípicos (risperidona, remoxipirida) ▪ Fluoxetina, loxapina
Síndrome serotoninérgica	▪ Inibidores da recaptação seletiva de serotonina (sertralina, fluoxetina, paroxetina, citalopram) ▪ Antidepressivos (trazodona, venlafaxina) ▪ Inibidores da monoamino oxidase (fenelzina, moclobemida) ▪ Ácido valproico ▪ Analgésicos (meperidina, fentantil, tramadol) ▪ Antieméticos (ondasetrona, metoclopramida) ▪ Sibutramina, linezolida, ritonavir ▪ Suplementos dietéticos e ervas
Hipertermia maligna	▪ Doença farmacogenética por exposição à succinilcolina e/ou anestésicos halogenados
Endocrinopatias	▪ Tireotoxicose ▪ Feocromocitoma
Lesões do sistema nervoso central	▪ Hemorragia cerebral ▪ Estado de mal epiléptico ▪ Lesões do hipotálamo

Fonte: adaptado de Ortiz-Gómez *et al.*[1].

A mutação do RYR1 como agente causal da HM foi detectada em aproximadamente 50% dos pacientes[8,9]. O gen RYR1 não é o único responsável pela susceptibilidade à HM em todos os pacientes acometidos.

A HM é um distúrbio com um determinante genético autossômico-dominante, desencadeado por agentes farmacológicos (anestésicos inalatórios halogenados-halotano, isofluorano, desflurano, sevoflurano, musculorrelaxantes despolarizantes) que ocasionam uma liberação muito elevada de cálcio do retículo sarcoplasmático, sendo caracterizada por um estado hipermetabólico.

FISIOPATOLOGIA

O mecanismo potencial patológico está no músculo esquelético, que transforma o processo de acoplamento excitação/contração do impulso nervoso em uma contração física. O Ca^{++} está estocado no retículo sarcoplasmático e é colocado para fora do citoplasma através do receptor 1 da rianodina, que se encontra em uma condição de abertura. O aumento súbito do Ca^{++} citoplasmático ativa o sistema contrátil da célula muscular. Quando cessa a sinalização do Ca^{++}, este é recolocado no sistema retículo plasmático pelas proteínas da família Ca^{++}-ATPase do retículo sarco/endoplasmático. Qualquer alteração da homeostase do Ca^{++} pode ter um impacto importante na função das células musculares estriadas (Figura 95.1).

Na crise de HM, o agente desencadeante induz uma abertura prolongada dos receptores funcionalmente alterados da rianodina, determinando uma liberação descontrolada de Ca^{++} a partir do retículo sarcoplasmático e resultando em uma ativação muscular que se apresenta como rigidez[11,12]. Adicionalmente, a constante ativação do metabolismo aeróbico e anaeróbico determina um aumento no consumo de oxigênio, ocasionando hipóxia, acidose lática progressiva, produção excessiva de CO_2 e aumento da temperatura corpórea (Figura 95.2).

A reutilização de cálcio no retículo sarcoplasmático e a manutenção da contração muscular consomem grandes quantidades de adenosina trifosfato (ATP). A depleção celular dos estoques de ATP ocasiona uma rigidez muscular e, finalmente, rabdomiólise, quando a quebra da integridade da membrana resulta na liberação do conteúdo das células (potássio, mioglobina, creatinina fosfocinase) para a circulação[3,14].

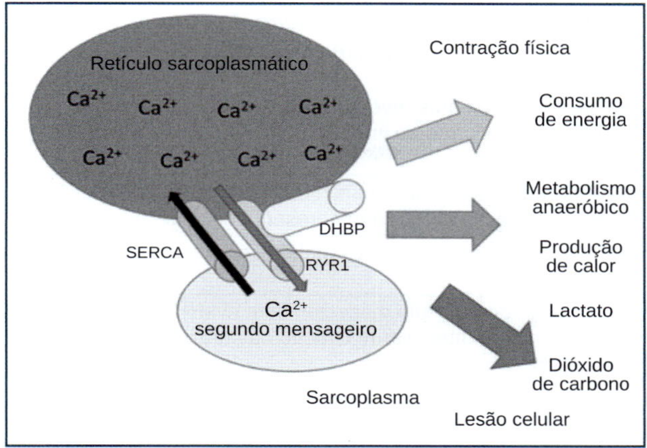

FIGURA 95.1 ***Acoplamento da excitação-contração do músculo esquelético e suas implicações na hipertermia maligna.***

Siglas: SERCA = cálcio^{++}-ATPase do retículo sarco/endoplasmático; DHBP = receptor da dihidroiridina; RYR1 = receptor 1 da rianodina.

Fonte: adaptada de Broman *et al.*[10].

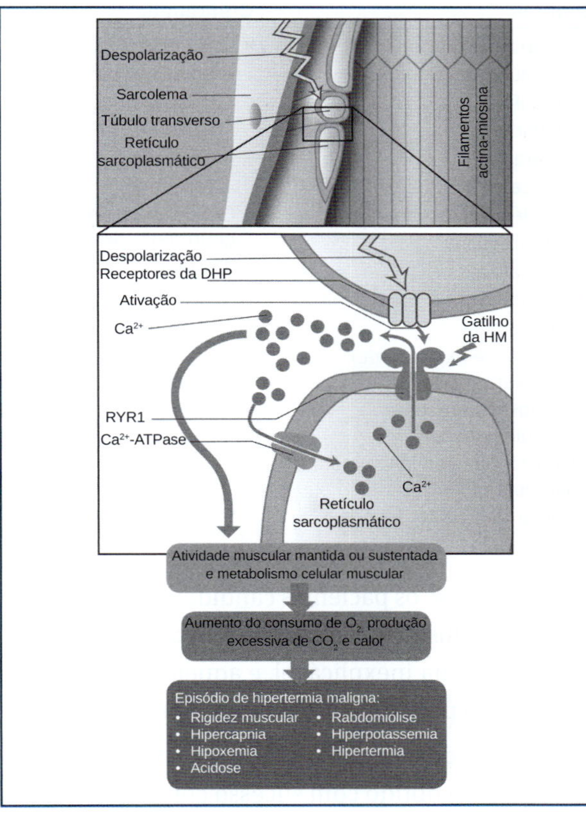

FIGURA 95.2 ***Alterações fisiopatológicas durante o episódio de hipertermia maligna.***

Siglas: DHP = receptor da dihidropiridina; RYR1 = receptor 1 da rianodina.

Fonte: adaptada de Schneiderbanger *et al.*[13].

APRESENTAÇÃO CLÍNICA

Os sintomas da reação de HM podem diferir e ocorrer em qualquer momento durante a anestesia. Entretanto, pode se definir dois tipos principais de reações: 1) crise fulminante, com uma evolução explosiva, ocasionando problemas respiratórios, circulatórios e cardíacos graves; 2) forma atenuada, a qual frequentemente se inicia tardiamente durante ou mesmo após a anestesia, com um aumento gradual dos níveis de CO_2 e taquicardia. Nesta forma, a acidose metabólica se desenvolve lentamente[15]. Um estudo canadense, avaliando em um período de três décadas (1992-2011), encontrou como sintomas mais comuns: hipertermia, taquicardia sinusal, hipercapnia, rigidez muscular do masseter, rigidez muscular generalizada, arritmia, pele marmórea e cianose. Os achados laboratoriais mais típicos foram: hiperpotassemia, níveis elevados de mioglobina no sangue ou urina, e acidose metabólica (pH < 7,25)[16]. O espasmo isolado do masseter não deve ser considerado um efeito adverso da succinilcolina, mas pode ser o primeiro sinal de alerta do desenvolvimento da crise de HM[17].

As manifestações iniciais da HM encontram-se listadas no Quadro 95.2.

QUADRO 95.2 ***Sinais clínicos da hipertermia maligna.***

Sinais clínicos
Precoces
• Taquicardia • Taquipneia • Rigidez muscular, incluindo espasmo do masseter • Arritmias ventriculares • Hipercapnia inexplicável
Tardios
• Aumento de temperatura • Sudorese • Pele marmórea • Pupilas dilatadas • Urina escura (mioglobinúria) • Acidose mista (metabólica e respiratória) • Níveis elevados de creatinofosfoquinase • Hiperpotassemia

A elevação da temperatura pode ser tardia. Ela é colocada como manifestação inicial em apenas 30% dos casos. A elevação da pressão parcial de gás carbônico no sangue arterial ($PaCO_2$) e na mistura exalada através da capnografia ($PetCO_2$) é encontrada precocemente na SHM, refletindo o hipermetabolismo característico da doença.

DIAGNÓSTICO

O diagnóstico da HM é baseado na apresentação clínica ou por meio de testes laboratoriais. Existe uma variabilidade da apresentação clínica que não é completamente compreendida. O Quadro 95.3, a seguir, enumera as manifestações clínicas e seus indicadores laboratoriais/clínicos relacionados ao tratamento.

QUADRO 95.3 ***Critérios utilizados para uma graduação clínica da HM.***

Manifestação clínica	Indicador
Acidose respiratória	Pressão parcial de CO_2 expirado > 55 mmHg ou $PaCO_2$ > 60 mmHg
Alteração cardíaca	Taquicardia sinusal inexplicável, taquicardia ventricular ou fibrilação ventricular
Acidose metabólica	Déficit de base > -8/mEq/L ou pH < 7,25
Rigidez muscular	Rigidez generalizada ou rigidez grave do músculo masseter
Lesão muscular	Creatinafosfocinase > 20.000 UI, urina cor de coca-cola, mioglobina na urina e soro, potássio > 6 mEq/L
Aumento da temperatura	Rápido aumento da temperatura, T > 38,8°C
Outros	Reversão rápida dos sinais de HM com a utilização dantrolene
História familiar	Consistente com uma herança autossômica dominante

Quanto mais critérios clínicos o paciente apresentar, mais provável o diagnóstico de HM. Um paciente que apresenta apenas elevação da temperatura não tem episódio de SHM. Outros critérios incluem: BE > -8 mEq/L; pH < 7,25; inversão rápida dos sinais de hipertermia maligna com dantrolene; e creatinoquinase elevada em repouso.

No passado, os episódios de HM eram frequentemente fulminantes, devido ao reconhecimento tardio da síndrome. Atualmente, a maioria dos anestesistas e alguns intensivistas são treinados para reconhecer um episódio de HM. Não existe um método aceito universalmente para se classificar as várias apresentações clínicas da HM, entretanto Ellis *et al.*[18] descreveram a apresentação da HM, de acordo com o Quadro 95.4.

Toda vez em que se diagnosticar a HM, deve-se manter a anestesia com óxido nitroso e com agentes não desencadeantes (Quadro 95.5).

QUADRO 95.4 ***Classificação das crises de hipertermia maligna.***

- Clássica/fulminante: evento com risco de vida, incluindo uma multiplicidade de importantes alterações metabólicas e musculares
- Moderada: esta inclui sinais metabólicos e musculares, mas a situação clínica não apresenta risco de vida
- Leve: apresenta alterações metabólicas leves, sem sinais musculares
- Espasmo do músculo masseter, com evidência de envolvimento muscular (elevação da creatinacinase e mioglobinúria)
- Espasmo do músculo masseter com distúrbios metabólicos, como, por exemplo, arritmia e aumento da temperatura central
- Espasmo do músculo masseter isoladamente
- Casos anestésicos inexplicáveis de parada cardíaca e óbito
- Outros, como, por exemplo, hipertermia no pós-operatório, rabdomiólise, disfunção renal, história familiar suspeita

QUADRO 95.5 ***Medicações de utilização segura e contraindicadas na hipertermia maligna.***

Seguras	Contraindicadas
▪ Óxido nitroso ▪ Barbitúricos ▪ Propofol ▪ Etomidato ▪ Cetamina ▪ Opiáceos ▪ Anestésicos locais amido/éster ▪ Noradrenalina ▪ Adrenalina ▪ Dopamina ▪ Dobutamina ▪ Musculorrelaxantes não despolarizantes ▪ Anticolinesterases e anticolinérgicos ▪ Medicações anti-inflamatórias não esteroides ▪ Cálcio	▪ Anestésicos inalatórios » Sevofluorano » Desfluorano » Isoflurano » Halotano » Enflurano ▪ Despolarizantes neuromusculares que bloqueiam a succinilcolina

Geralmente, os pacientes candidatos à biopsia são aqueles com história familiar de HM ou que apresentam hipercapnia inexplicável, e aqueles que têm rabdomiólise no período perioperatório (Quadro 95.6).

Por mais de 20 anos, o diagnóstico da suscetibilidade à HM foi obtido com sucesso com testes farmacológicos *in vitro*, a partir de uma excisão muscular em que se utilizava separadamente a aplicação de halotano e cafeína. Existem dois protocolos para o diagnóstico da suscetibilidade à HM, o Europeu e o Americano, diferindo levemente com relação à técnica do teste (Quadro 95.7).

QUADRO 95.6 *Indicações para biopsia muscular na hipertermia maligna.*

Definitivas
História clínica suspeita para hipertermia maligna História familiar de hipertermia maligna Rigidez grave do músculo masseter
Possíveis indicações
Rabdomiólise inexplicável durante ou pós-cirurgia (pode-se apresentar como parada cardíaca suspeita devido à hiperpotassemia) Rigidez moderada a leve do músculo masseter, sem evidência de rabdomiólise Rabdomiólise induzida pelo exercício
Provavelmente não indicada
Parada cardíaca súbita inexplicável durante a anestesia ou no pós-operatório precoce, que não esteja associada a rabdomiólise A maioria dos centros não realiza biopsia em pacientes com menos de cinco anos de idade Síndrome neuroléptica maligna

QUADRO 95.7 *Comparação dos protocolos, de acordo com os Grupos Europeu (GEHM) e Americano (GAHM) de hipertermia maligna.*

Protocolo	Administração de halotano	Administração de cafeína	Músculos em cada teste	Músculos aceitos	Critérios diagnósticos	Testes opcionais
GEHM	Incrementos de halotano de 0,5%, 1%, 2%	Incrementos de cafeína 5; 1; 1,5; 2; 3; 4; 32 mM	Duplicata	*M. vastus*	Contratura com halotano ≥ 0,2 g Contratura com cafeína ≥ 0,2 g	Rianodine clorcresol não são utilizados com propósitos diagnósticos
GAHM	Administração de um *bolus* de halotano 3%	Incrementos de cafeína 0,5; 1; 2; 4; (8), 32 mM	Triplicata	Preferencialmente *M. vastus*. Se não for possível, M. reto abdominal ou outros músculos	Contratura halotano ≥ 0,7 g (≥ 0,5 L 0,7 duvidoso) (suscetibilidade precoce > 0,2-0,7 g) Contratura com cafeína ≥ 0,3 g (≤ 0,2, < 0,3 g duvidoso) suscetibilidade precoce ≥ 0,2	Concentração específica de cafeína; 7% de aumento na tensão basal com 2 mM de cafeína comparada com a contratura máxima; teste combinado halotano e cafeína

TRATAMENTO

A anestesia de pacientes susceptíveis à HM pode ser realizada em qualquer hospital que possua boa estrutura. A anestesia regional deve ser de escolha quando for possível. Deve-se utilizar um aparelho e um circuito de anestesia limpos. Recomenda-se o uso de um fluxo de gás fresco alto. Não se deve administrar profilaticamente o dantrolene. Obviamente, os anestésicos voláteis e a succinilcolina são proibidos. A cetamina deve ser utilizada com cautela, devido às suas ações simpáticas. Para uma indução de sequência rápida, pode ser usada uma dose alta de rocurônio com sugammadex. Realizar a monitoração ampla do paciente, incluindo a medida da temperatura e a capnografia.

Portanto, nos casos suspeitos de HM durante a evolução de um ato anestésico, deve-se descontinuar todos os agentes potenciais de provocarem a reação.

Deve-se concluir o ato cirúrgico o mais rapidamente possível e manter a via aérea do paciente, ventilando-o adequadamente com uma FiO_2 de 100% para diminuir o risco de hipoxia e corrigir a hipercapnia e acidose respiratória. A ventilação alveolar deve ser aumentada para se obter um CO_2 expirado ($PetCO_2$) normal. Altos fluxos de O_2 poderão eliminar os agentes inalatórios da máquina de anestesia. A anestesia deve ser mantida com óxido nitroso e com agentes que não desencadeiem a HM.

O principal medicamento no tratamento da HM é o dantrolene sódico, que tem uma ação rápida e eficaz como agente relaxante muscular; é um derivado da hidantoína, agindo como um antagonista específico do receptor da rianodina e inibindo a liberação do cálcio do retículo sarcoplasmático, sem melhorar a sua reutilização. Os efeitos colaterais são raros, mas incluem problemas respiratórios prolongados, necrose tecidual após extravasamento acidental, náusea, vômito, dor de cabeça e zumbido[19]. Deve ser administrado por via intravenosa em *bolus*, na dose inicial de 2,5 mg/kg, repetindo-se outras doses de 1 a 2 mg/kg após alguns minutos (5 a 10 minutos), até que os sintomas estejam controlados (estabilização dos sintomas respiratórios e cardíacos). Doses acima de 10 mg/kg podem ser necessárias. O dantrolene tem de ser dissolvido em água destilada antes de ser administrado, e esse processo de mistura pode levar vários minutos. Quando utilizado por um período breve, o dantrolene não parece ser tóxico para nenhum dos órgãos vitais. Contudo, o medicamento provoca náuseas e enjoos em alguns pacientes. Em pacientes que sofrem de outros distúrbios musculares, pode-se verificar um enfraquecimento muscular significativo quando a medicação for administrada por via intravenosa. Os níveis séricos terapêuticos persistem durante quatro a seis horas. Após a estabilização do paciente, deve-se manter uma infusão contínua de dantrolene de 0,2 mg/kg/hora, de acordo com os sinais clínicos e metabólicos. Esse regime poderá manter um nível plasmático adequado da medicação até a obtenção de um bom controle da entidade. Antagonistas de cálcio, como verapamil, nifedipina e diltiazem, utilizados para tratar arritmias cardíacas, não têm um papel específico na MH e estão contraindicados. Essas medicações interagem com o dantrolene e causam hiperpotassemia grave e parada cardíaca. As arritmias cardíacas são frequentemente reversíveis após a administração do dantrolene, entretanto, em alguns casos, está indicada a administração da amiodarona para tratar as taquiarritmias persistentes. A hipertermia deve ser tratada por um resfriamento com a infusão de fluidos frios e resfriamento da superfície externa, aplicando-se pacotes de gelo na região axilar ou inguinal, ou ainda utilizando sistemas específicos de hipotermia até que a temperatura corpórea atinja 38,5°C[20].

Após uma reação aguda de HM, o paciente deverá ser enviado para uma unidade de cuidados intensivos (UCI) por um período mínimo de 24 a 48 horas, até que os sinais vitais tenham voltado ao normal, pois as 24 horas imediatamente após uma crise aguda são particularmente de risco para a recorrência da HM, especialmente se o dantrolene não tiver sido usado inicialmente. Mantém-se uma dose de dantrolene de 1 mg/kg a cada seis horas, que vai sendo retirada gradualmente entre 24 e 72 horas. Concomitante com a monitoração e a vigilância rigorosa do paciente, deve-se corrigir o equilíbrio acidobásico com bicarbonato de sódio, na dose de 1 a 2 mEq/kg, que também serve para diminuir a hiperpotassemia devido à transferência de potássio para as células em troca de íons de hidrogênio. A utilização adicional de bicarbonato de sódio deve ser orientada de acordo com a análise da gasometria arterial.

A hipertermia deve ser tratada sintomaticamente com soro fisiológico frio, resfriamento com colchões térmicos e lavagem peritoneal ou circulação extracorpórea nos casos refratários. Deve-se manter o débito urinário maior do que 2 mL/kg/h, utilizando-se diuréticos (furosemida) e/ou manitol para prevenir a disfunção renal, devido à mioglobinúria. Outros tratamentos sintomáticos devem ser instituídos conforme haja necessidade.

Outras terapêuticas sintomáticas serão tomadas de acordo com a necessidade: tratamento de hiperpotassemia, com cloreto de cálcio ou solução de glicose/insulina; tratamento das arritmias ventriculares, com lidocaína; e manutenção da diurese, com furosemida.

Após a estabilização, a criança deve permanecer na UCI por pelo menos 48 horas, com monitoração contínua dos sinais vitais e manutenção de um débito urinário adequado. Não existem sinais ou testes definitivos que possam ser utilizados para determinar quando a alta da UCI seria mais adequada; entretanto, se o paciente desenvolver taquicardia inexplicável, arritmias ou outros sinais suspeitos, ele deve continuar em observação na UCI.

CONCLUSÕES

A HM é uma alteração genético-farmacológica rara, desencadeada por anestésicos halogenados e/ou succinilcolina. Em pacientes susceptíveis, esses medicamentos podem ativar uma reação clínica ameaçadora à vida, entretanto a apresentação clínica é variável, podendo ocorrer sintomas leves e moderados, e a sobrevida do paciente irá depender do reconhecimento precoce dos sintomas da HM e de uma ação rápida no atendimento do paciente. O dantrolene deve estar disponível para o tratamento imediato e para reduzir os riscos de acometimento mais grave do paciente. Após uma suspeita diagnóstica de

HM, o paciente deve ser referenciado para um centro que possa tratar a crise, devendo ser internado em uma UTI pediátrica.

REFERÊNCIAS

1. Ortiz-Gómez JR, Fornet IO, Palacio FJ. Hiperpirexia maligna. Rev Esp Anestesiol Reanim. 2013;60(Supl 1):46-54.
2. Rosero EB, Adesanya AO, Timaran CH, et al. Trends and outcomes of malignant hyperthermia in the United States, 2000 to 2005. Anesthesiology. 2009;110(1): 89-94.
3. Rosenberg H, Davis M, James D, et al. Malignant hyperthermia. Orphanet J Rare Dis. 2007;2:21.
4. Larach MG, Gronert GA, Allen GC, et al. Clinical presentation, treatment, and complications of malignant hyperthermia in North America from 1987 to 2006. Anesth Analg. 2010;110(2):498-507.
5. Schuster F, Johannsen S, Schneiderbanger D, et al. Evaluation of suspected malignant hyperthermia events during anesthesia. BMC Anesthesiol. 2013; 13(1):24.
6. Stathopulos PB, Seo MD, Enomoto M, et al. Themes and variations in ER/SR calcium release channels: structure and function. Physiology (Bethesda). 2012;27(6):331-42.
7. Hamilton SL. Ryanodine receptors. Cell Calcium. 2005;38(3-4):253-60.
8. Robinson R, Carpenter D, Shaw MA, et al. Mutations in RYR1 in malignant hyperthermia and central core disease. Hum Mutat. 2006;27(10):977-89.
9. Brandom BW. Genetics of malignant hyperthermia. Scientific World Journal. 2006;6:1722-30.
10. Broman M, Islander G, Müller CR. Malignant hyperthermia, a Scandinavian update. Acta Anaesthesiol Scand. 2015 May 18. doi: 10.1111/aas.12541. [Epub ahead of print]
11. Struk A, Lehmann-Horn F, Melzer W. Voltage-dependent calcium release in human malignant hyperthermia muscle fibers. Biophys J. 1998;75(5):2402-10.
12. Yang T, Allen PD, Pessah IN, et al. Enhanced excitation-coupled calcium entry in myotubes is associated with expression of RyR1 malignant hyperthermia mutations. J Biol Chem. 2007;282(52):37471-8.
13. Schneiderbanger D, Johannsen S, Roewer N, et al. Management of malignant hyperthermia: diagnosis and treatment. Ther Clin Risk Manag. 2014;10:355-62.
14. Litman RS, Rosenberg H. Malignant hyperthermia: update on susceptibility testing. JAMA. 2005;293(23): 2918-24.
15. Barbier M, Lafaye AL, Guerin R, et al. A case of malignant hyperthermia arising five hours after the beginning of anaesthesia with sevoflurane and after five uneventful surgical procedures. Ann Fr Anesth Reanim. 2009;28(11):983-7.
16. Riazi S, Larach MG, Hu C, et al. Malignant hyperthermia in Canada: characteristics of index anesthetics in 129 malignant hyperthermia susceptible probands. Anesth Analg. 2014;118(2):381-7.
17. Brandom BW. From the journal archives: masseter muscle rigidity: a dose-related drug effect or an early manifestation of a rare potentially fatal pharmacogenetic disorder. Can J Anaesth. 2014;61(8):767-9.
18. Ellis FR, Halsall PJ, Christian AS. Clinical presentation of suspected malignant hyperthermia during anaesthesia in 402 probands. Anaesthesia. 1990;45(10): 838-41.
19. Schuster F, Müller-Reible CR. Malignant hyperthermia--diagnostics, treatment and anaesthetic management. Anasthesiol Intensivmed Notfallmed Schmerzther. 2009;44(11-12):758-63.
20. Glahn KP, Ellis FR, Halsall PJ, et al. Recognizing and managing a malignant hyperthermia crisis: guidelines from the European Malignant Hyperthermia Group. Br J Anaesth. 2010;105(4):417-20.

96 Transplante Renal

Andrea Watanabe

INTRODUÇÃO

O transplante renal é a terapêutica de substituição renal relacionada ao melhor prognóstico dos pacientes com insuficiência renal crônica em estágio final, quando comparada à diálise, que pode ser peritoneal ou hemodiálise, principalmente quando é realizado de maneira preemptiva, isto é, antes de o paciente se submeter à terapêutica dialítica[1].

O rim pode ser proveniente de doador vivo ou de doador falecido. No Brasil, o doador vivo deve ser um voluntário que seja parente de primeiro, segundo ou terceiro grau; ele deve ter compatibilidade sanguínea com o receptor, tanto de tipo sanguíneo quanto de prova cruzada negativa, e é rigorosamente avaliado quanto ao seu estado de saúde global e função renal. Quando em fila para receber rim de doador falecido, os pacientes receptores menores de 18 anos têm prioridade para receber rim de doadores falecidos menores de 18 anos, reduzindo-se assim o tempo em fila para os pacientes pediátricos[2].

A maioria dos centros pediátricos realiza transplante renal em crianças com peso acima de 10 kg. O transplante renal deve ser considerado quanto à terapêutica de substituição renal é indicada. Entretanto, em crianças muito pequenas, a diálise pode ser necessária para melhorar o estado nutricional e metabólico do paciente ou para manter o paciente até que um doador esteja disponível. O preparo do receptor envolve avaliação clínica pediátrica geral, incluindo comorbidades potencialmente relacionadas à doença renal crônica, como alteração cardiovascular, estado nutricional ou alterações associadas, como neurológicas e endocrinológicas. A avaliação imunológica inclui o estado sorológico e vacinal, sendo realizadas todas as vacinas preferencialmente até antes de um mês do transplante, e também a reatividade contra o painel antígeno leucocitário humano (de histocompatibiliade – HLA) e tipagem HLA, e avaliação quanto ao risco imunológico, que está relacionado à possibilidade de rejeição do enxerto após o transplante (Quadro 96.1). A avaliação de trombofilia em pacientes com história de tromboses prévias é essencial pelo risco de trombose e perda do enxerto após o transplante[3]. A avaliação urológica é realizada para todos os pacientes, sendo o preparo do trato urinário frequentemente necessário nas crianças com malformações congênitas e/ou para aquelas que necessitem de ampliação vesical[4].

CUIDADOS INTRAOPERATÓRIOS

Normalmente, quando o paciente não tem acesso venoso central para hemodiálise, é colocado um acesso venoso central para monitoração de pressão venosa central (PVC) e para garantir acesso seguro. Procura-se manter a pressão venosa central PVC entre 12-14 cmH_2O e a pressão arterial média de 65 a 70 mmHg, cuidando-se especialmente na hora do desclampeamento vascular, principalmente em receptores de baixo peso. A reposição volêmica é feita com cristaloide e soro albuminado 5%, podendo ser necessária a reposição de concentrado de hemácias em receptores muito pequenos ou quando a hemoglobina for menor que 8 g/dL. Medicações vasoativas podem ser consideradas quando a reposição volêmica não for suficiente para manter a pressão arterial média adequada[3].

A administração de grandes volumes de solução salina 0,9%, quando necessário, pode ocasionar acidose metabólica hiperclorêmica. A utilização de Plasmalyte®, uma solução cristaloide semelhante ao plasma em termos de pH, osmolaridade e composição eletrolítica, parece estar relacionada a melhor controle metabólico quando utilizada para reposição volêmica[5].

Logo no início da anestesia, é administrado antibiótico profilático e as medicações da indução da imunossupressão, prescritas de acordo com o risco imunológico do paciente (Quadro 96.1).

De maneira geral, a fossa ilíaca direita é preferida, devido à posição dos vasos sanguíneos. O enxerto renal é colocado extraperitonealmente, o que facilita biopsias renais percutâneas posteriores e permite manutenção de diálise peritoneal se houver necessidade naqueles pacientes que realizavam essa modalidade de diálise previamente[6].

As anastomoses de artéria e veia renal normalmente são realizadas nos vasos ilíacos externos, mas, em crianças pequenas, principalmente aquelas com menos de 20 kg, prefere-se vasos ilíacos comuns ou aorta e veia cava, pelo seu calibre[6].

Considera-se o uso de cateter duplo J na anastomose ureterovesical nos pacientes com ampliação vesical prévia ou com alterações vesicais relacionadas à causa da doença renal crônica (DRC). Convém lembrar que os pacientes que realizam cateterismo vesical intermitente apresentam maior risco de alergia ao látex; nesse caso, necessita-se de preparo específico da sala cirúrgica e dos materiais livres de látex[7].

Se houver trombofilia conhecida ou risco de trombose, considera-se o uso de anticoagulação profilática após o transplante renal. A manutenção de um dreno na loja renal facilita a monitoração de sangramento no pós-operatório[8].

ASPECTOS CIRÚRGICOS RELACIONADOS AO DOADOR

A nefrectomia do doador vivo pode ser realizada de maneira convencional ou por meio de laparoscopia. A nefrectomia laparoscópica está associada a menos dor, e o aumento do tempo de isquemia quente parece não ter impacto na função do enxerto no curto prazo[9].

O tempo de isquemia fria, ou seja, do momento em que o órgão foi retirado do doador falecido até o momento do desclampeamento vascular, tem impacto na função posterior do enxerto. A utilização de máquina de perfusão renal para manter a circulação do órgão durante o tempo de isquemia fria reduz a incidência de função tardia do enxerto[10].

QUADRO 96.1 *Classificação do risco imunológico e indução da imunossupressão.*

Risco imunológico	Características	Imunossupressão indução
Baixo risco	Primeiro transplante renal Reatividade contra painel < 10%	Basiliximab Metilprednisolona
Alto risco	Reatividade contra painel > 20% Falência precoce de transplante renal prévio de causa imunológica Utilização de imunossupressão, além de corticosteroides antes do transplante renal Prova cruzada positiva para linfócito B	Timoglobulina Metilprednisolona

O transplante em bloco, isto é, quando colocados os dois rins de doadores pequenos no mesmo receptor, é um grande desafio, pois está relacionado com maior risco de trombose do enxerto e desenvolvimento de hiperfiltração, porém tem sido realizado em alguns centros com bons resultados[11].

CUIDADOS NO PÓS-OPERATÓRIO IMEDIATO

Para manter os adequados controles volêmico, metabólico, eletrolítico e pressórico, os receptores pediátricos são encaminhados para a unidade de cuidados intensivos pediátricos.

O cuidado em se manter uma volemia adequada baseia-se na reposição de perdas insensíveis, feita com soro glicosado e sódio, com volume de 400-600 mL/m^2 em 24 horas, e reposição da diurese, que é monitorado e reposto em 100% a cada hora nas primeiras 24 horas, através de solução salina 0,9%, solução de ringer lactato ou solução de bicarbonato. A medida da concentração do sódio urinário pode ajudar na prescrição mais adequada da composição de sódio na solução de reposição, com o objetivo de evitar oscilações de osmolaridade sérica, com consequente alteração neurológica, como crises convulsivas[12,13]. A queda de osmolaridade também pode ser observada em receptores pequenos que preemptivamente recebem rim de doador vivo adulto quando esse rim apresenta ritmo de filtração glomerular adequado no pós-operatório. A diminuição brusca de ureia e toxinas urêmicas e, portanto, da osmolaridade, assim como hipocalcemia e hipomagnesemia, pode também ocasionar quadro de crises convulsivas[12].

Quando o paciente apresenta grandes volumes de diurese, a reposição com solução salina 0,9% pode ocasionar acidose metabólica por excesso de cloro, razão pela qual é necessária a monitoração metabólica e adequação da solução. Assim que possível, o paciente inicia ingesta oral, e a reposição da diurese é reduzida progressivamente após 24 horas do transplante[13].

Além das alterações de sódio e do equilíbrio acidobásico, outras alterações eletrolíticas, com hipocalemia, hipocalcemia, hipomagnesemia e hipofosfatemia, são comuns, de maneira que a monitoração é realizada a cada seis a oito horas no primeiro dia pós-operatório. Essas alterações dependem da função residual do paciente antes do transplante, do ritmo de filtração glomerular (RFG) atual do órgão e da alteração tubular transitória, podendo se tornar mais intensa em receptores pequenos que recebem rim de adulto, e devem ser corrigidas[14].

A hipomagnesemia após os primeiros dias pode estar associada aos inibidores de calcineurina, principalmente o tacrolimo. Pode-se observar também hipofosfatemia prolongada em crianças que apresentem "fome óssea", principalmente naquelas que apresentavam osso de alto *turnover* em vigência de agora um rim funcionante. Em ambos os casos, pode ser necessária reposição de magnésio e fósforo, respectivamente, por vários meses após o transplante renal[12].

A diurese no pós-operatório do transplante renal deve ser pelo menos a diurese que o paciente apresentava antes do transplante, isto é, a diurese residual. Se houver queda de diurese abaixo da diurese residual, corrige-se a volemia por meio da expansão volêmica com cristaloides. Nesses pacientes com função renal residual, a disfunção do rim transplantado pode passar desapercebida. Dessa maneira, a ultrassonografia com Doppler de vasos do enxerto deve ser realizada ao menos uma vez nas primeiras 24 horas, em todos os transplantados, e repetida em caso de qualquer suspeita de alteração da função do enxerto, como diminuição da diurese mesmo após correção volêmica[15].

A pressão arterial sistólica deve ser mantida acima de 100 mmHg, mesmo em receptores pequenos, com o objetivo de promover perfusão adequada do rim. Se a reposição volêmica não for suficiente para manter a pressão arterial, deve-se considerar a introdução de medicação vasoativa, sendo a dopamina a mais utilizada no período pós-operatório do transplante renal. Receptores pediátricos muito pequenos de doadores adultos podem necessitar de manutenção de ventilação pulmonar mecânica nas primeiras horas, para poder tolerar a oferta hídrica necessária para a perfusão renal. Nos demais casos, os pacientes são extubados precocemente quando não apresentam congestão pulmonar[14].

Evolutivamente, os pacientes podem apresentar hipertensão arterial. Vários fatores podem estar envolvidos com o aumento pressórico, incluindo dor, estresse, sobrecarga hídrica, utilização de corticoide e de inibidores de calcineurina, além da presença de hipertensão arterial antes do transplante. O controle pressórico engloba adequação volêmica, seja reposição volêmica na hipovolemia, seja uso de diurético de alça quando na hipervolemia, e controle adequado da dor e do estresse e tratamento medicamentoso. Pode-se utilizar como anti-hipertensivo bloqueadores de canal de cálcio, que apresentam efeito antagônico à vasoconstrição da arteríola aferente renal relacionada aos inibidores de calcineurina, com segurança e efetividade em pacientes estáveis. Os inibidores da enzima conversora de angiotensina são evitados nesse período, pela instabilidade volêmica e possibilidade de alteração vascular do enxerto renal e dos níveis séricos dos inibidores de calcineurina[15].

A imunossupressão se inicia na indução do intraoperatório (Quadro 96.1) e é mantida no pós-operatório com metilprednisolona nos primeiros dias e substituída por prednisona. Os pacientes de baixo risco imunológico recebem basiliximab no quarto dia pós-operatório e os pacientes de alto risco imunológico completam a dose de timoglobulina nos primeiros dias após o transplante. São iniciados o inibidor de calcineurina (ciclosporina ou tacrolimo) cuja dose é controlada com nível sérico da respectiva medicação, e um agente antiproliferativo (azatioprina ou micofenolato) (Quadro 96.2). Em receptores de rim de doador vivo, a imunossupressão pode se iniciar 72 horas antes do transplante, de maneira que, ao transplantar, esses níveis se apresentam mais estáveis.

Antibioticoterapia profilática relacionada à ferida operatória é realizada geralmente com uma cefalosporina. Devido à imunossupressão, com aumento de risco de infecção pulmonar por *Pneumocystis jiroveci*, e também pela cirurgia urológica com implante de ureter e por vezes pela manutenção de cateter de duplo J, é mantida inicialmente com sulfametoxazol por seis meses após o transplante. Recomenda-se também utilizar profilaxia antifúngica com nistatina, e profilaxia contra citomegalovírus (CMV) pelo menos em receptores com IgG negativo para CMV de doadores positivos, principalmente naqueles que recebem timoglobulina como indução da imunossupressão.

Doadores de baixa idade, receptores pequenos e/ou com história de trombofilia, como tromboses prévias de cateteres para hemodiálise ou trombose de vasos renais de enxertos anteriores, história de síndrome antifosfolípide, e rins de doadores de baixa idade constituem-se em condições de risco para trombose de vasos do enxerto renal. Apesar de não ser uma conduta estabelecida, a utilização de heparina profilática pode ser considerada nesse caso[16].

Além disso, o receptor recebe profilaxia de doença de trato gastrintestinal, como gastrite e úlcera gástrica/duodenal, associada ao estresse, e utilização de altas doses de corticoesteroides. Ela pode ser feita por meio de bloqueador de histamina 2 ou bloqueador de bomba de próton.

COMPLICAÇÕES NO PERÍODO PÓS-TRANSPLANTE IMEDIATO

Complicações Cirúrgicas

Hematoma de loja renal é a complicação cirúrgica mais comum no transplante renal, tendo-se que uma pequena porcentagem requer intervenção. O paciente pode ser pouco sintomático ou até apre-

QUADRO 96.2 ***Medicações imunossupressoras mais utilizadas na manutenção nos primeiros dias do pós-operatório de transplante renal[17].***

Nome genérico	Doses usuais	Efeitos colaterais imediatos
Prednisona	Redução de até 0,2 mg/kg	Alterações do humor, hipertensão arterial sistêmica, ganho de peso, intolerância à glicose, alteração de cicatrização, fraqueza muscular
Tacrolimo	0,1-0,2 mg/kg, de 12/12 h, de acordo com nível sérico	Neurotoxicidade, hipertensão arterial sistêmica, hiperlipidemia, intolerância à glicose, nefrotoxicidade, hipercalemia, hiponatremia, acidose metabólica, hipomagnesemia
Ciclosporina	3-5 mg/kg, de 12/12 h, de acordo com o nível sérico	Neurotoxicidade, hirsutismo, hipertensão arterial sistêmica, intolerância à glicose, nefrotoxicidade e hipercalemia, hiponatremia, acidose metabólica, hipomagnesemia
Azatioprina	1-3 mg/kg, 1x/dia	Supressão medular, alterações gastrointestinais e pancreatite
Micofenolato mofetil	450-600 mg/m^2, de 12/12 h	Supressão medular, alterações gastrointestinais

sentar choque hipovolêmico quando há grande sangramento. O paciente pode apresentar dor e/ou abaulamento no local do enxerto A avaliação complementar se dá por ultrassonografia ou, idealmente, por tomografia computadorizada. Pacientes instáveis, com queda constante dos níveis de hemoglobina ou disfunção do enxerto por compressão extrínseca pelo hematoma, devem realizar revisão cirúrgica de hemostasia e limpeza da loja renal[18].

A trombose de artéria renal é rara e, quando ocorre, é um evento precoce, com perda do enxerto renal. Os sinais clínicos podem ser anúria e elevação de pressão arterial, e o diagnóstico é obtido por meio de Doppler de artéria renal e angiotomografia. É importante avaliar a extensão da trombose, que pode acometer a irrigação do território das artérias ilíacas, por meio do exame clínico e complementar[19].

A trombose de veia renal ocorre em aproximadamente 5% dos transplantes. Pode se manifestar com dor na loja renal, abaulamento da loja renal, queda de hemoglobina e plaquetas, hematúria, hipertensão arterial e redução da diurese. O diagnóstico também é feito por Doppler de veia renal e, idealmente, por angiotomografia; geralmente, o enxerto é perdido[20].

Em ambos os casos de trombose, procede-se o tratamento por meio de anticoagulação plena, inicialmente com heparina regular e investigação de trombofilia.

Fístula urinária geralmente ocorre na região da anastomose ureterovesical e é secundária à isquemia ou necrose do ureter distal, ou por falha técnica. O quadro clínico é redução da diurese, dor na loja renal e saída de urina se o paciente estiver com dreno. O diagnóstico é feito através da presença de líquido abdominal, visto com ultrassonografia, e avaliação do líquido coletado como urina, com níveis elevados de ureia e creatinina. O tratamento deve ser precoce e preferencialmente pela exploração cirúrgica e reconstrução da anastomose[21].

Ruptura renal pode ocorrer por rejeição celular aguda, trombose de veia renal ou infecção, e requer reabordagem cirúrgica devido à instabilidade do paciente por hemorragia e queda da hemoglobina.

A obstrução ureteral geralmente se manifesta com piora da função renal, e é diagnosticada por ultrassonografia quando se observa hidronefrose do enxerto. O tratamento consiste em desobstrução através de cateter de duplo J, reimplante ureteral ou, eventualmente, por meio de nefrostomia[22].

A linfocele é o acúmulo de linfa em coleções abdominais, causada por extravasamento dos vasos linfáticos que ficam perto dos vasos ilíacos. A linfocele pode ser assintomática quando pequena, porém, quando importante, pode causar dor, obstrução ureteral e compressão venosa. Pode ser diagnosticada por ultrassonografia e por avaliação do líquido coletado, para diferenciar de fístula urinária e infecção. O líquido linfático apresenta grande concentração de proteína e concentração de creatinina, igual à do plasma. Na maioria dos casos, o tratamento é conservador, mas, quando há compressão ureteral ou quando são necessárias repetidas punções, ou ainda quando ela estiver infectada, drenagem cirúrgica e manutenção de dreno podem ser necessárias. Também podem ser drenadas internamente com marsupialização[23].

Complicações Clínicas

Função tardia ou retardada do enxerto pode ser definida por necessidade de diálise na primeira semana após o transplante (Quadro 96.3). A causa mais comum é necrose tubular aguda (NTA), porém devem-se considerar outras causas, como rejeição hiperaguda, rejeição aguda sobreposta à NTA, trombose de artéria ou veia renal, obstrução do trato urinário (já discutidos anteriormente), nefrotoxicidade aguda pelos inibidores de calcineurina e pielonefrite aguda[24].

Os fatores de risco para NTA são referentes ao doador, como o tempo de isquemia fria, a lesão de reperfusão e os fatores hemodinâmicos no intra e pós-operatório imediato. A NTA é incomum nos enxertos de doadores vivos. Normalmente, resolve-se espontaneamente e o tratamento é de suporte, com controle volêmico e eletrolítico adequado, além de diálise quando necessária. A diálise pode ser a modalidade que o paciente recebia anteriormente, quando possível, peritoneal ou hemodiálise[15].

A nefrotoxicidade por inibidores de calcineurina, principalmente quando utilizados em altas doses, pode ocasionar a redução do ritmo de filtração glomerular, que é reversível com adequação da dose. A biopsia renal pode demonstrar vacuolização de células tubulares[25].

A rejeição hiperaguda se dá por anticorpos HLA classe I pré-formados ou por incompatibilidade sanguínea ABO. É um evento raro, pois é feito estudo prévio do HLA e da reatividade contra painel do receptor e cuidadosa realização de prova cruzada antes do transplante. Quando ocorre, não há tratamento efetivo e a nefrectomia está indicada[25].

A rejeição aguda mediada por anticorpos com NTA ocorre nos dias dois a cinco do pós-transplante. Receptores com NTA e sensibilizados previamente devem realizar biopsia renal nesse momento para avaliar a possibilidade de rejeição mediada por anticorpos. O tratamento dessa rejeição é realizado por meio do aumento da imunossupressão, como a utilização do agente depletor timoglobulina, além da realização de plasmaferese e administração de imunoglobulina e rituximab[25].

A microangiopatia trombótica é caracterizada por anemia hemolítica, plaquetopenia, hipertensão arterial e disfunção renal, e pode estar associada a inibidores de calcineurina, como tacrolimo e ciclosporina, ou à recidiva de síndrome hemolítico-urêmica atípica, relacionada à desregulação do sistema complemento. O diagnóstico é feito através de biopsia renal para diferenciar de outras situações, como rejeição aguda mediada por anticorpos. A conversão da imunossupressão pode ser feita de um inibidor de calcineurina, como de tacrolimo para ciclosporina, ou para inibidor de mTor, como everolimus ou sirulimus, apesar de haver descrição de microangiopatia trombótica também com esse último agente. No caso da síndrome hemolítico-urêmica atípica, o tratamento consiste em reposição de plasma, plasmaferese ou da medicação eculizumabe[26].

A recidiva da glomeruloesclerose segmentar e focal pode ocorrer nos primeiros dias ou até nas primeiras horas após o transplante e é caracterizada por proteinúria em níveis nefróticos, isto é, relação proteinúria/creatinina na urina ≥ 2. O tratamento consiste em ajuste da imunossupressão, plasmaferese ou imunoabsorção e rituximab[25].

Infecção urinária é a infecção mais comum após o transplante renal. Fatores como manipulação cirúrgica, presença de sonda vesical de demora e imunossupressão, e pacientes com bexiga neurogênica e/ou com bexiga ampliada, aumentam o risco de infecção do trato urinário (ITU) no período imediato após o transplante renal, podendo ser uma causa de função tardia do enxerto ou piora da função renal[23].

QUADRO 96.3 ***Causas de função tardia ou retardada do enxerto.***

Causa	Comentários
Hipovolemia/ hipotensão	Tratar a causa, corrigir volemia e manter pressão arterial adequada
Trombose vascular: artéria e veia renal	Diagnóstico por Doppler de vasos renais e angiotomografia Normalmente, necessária nefrectomia e anticoagulação
Necrose tubular aguda	Relacionado a tempo de isquemia prolongado Tratamento de suporte
Toxicidade por inibidor de calcineurina	Biopsia renal pode demonstrar vacuolização isométrica de túbulos renais Reversão com redução da medicação ou conversão para outro imunossupressor
Rejeição hiperaguda	Rara Relacionada à perda de enxerto
Rejeição aguda humoral	Pacientes previamente sensibilizados Relacionada à presença de anticorpo antidoador Tratamento com plasmaferese, timoglobulina, imunoglobulina, rituximabe
Obstrução do trato urinário	Diagnóstico por ultrassonografia Tratamento: colocação de duplo J, reimplante ureteral e raramente nefrostomia
Pielonefrite aguda	Pacientes com ampliação vesical sob maior risco

OUTRAS COMPLICAÇÕES POTENCIALMENTE GRAVES

Doença Linfoproliferativa Pós-transplante

O vírus Epstein Barr (EBV) pode causar desde síndrome mononucleose *like* até doença linfoproliferativa pós-transplante (*Post Transplant Lymphoproliferative Disease* – PTLD). PTLD é um conjunto heterogêneo de proliferação linfoide, que vai desde lesões precoces, com hiperplasia de plasmócitos, até lesões com padrão histológico pleomórfico, monomórfico, linfoma de célula B, célula T ou linfoma Hodgkin clássico. Os padrões de hiperplasia de plasmócitos e pleomórfico ocorrem mais comumente em crianças transplantadas e estão geralmente relacionados à infecção primária por EBV. A incidência de PTLD nas crianças após o transplante renal é de 1-2%. Dessa maneira, os fatores de risco para desenvolver PTLD são sorologia negativa ao transplantar; baixa idade; uso de imunossupressão, com medicações depletoras, como timoglobulina; infecção primária por EBV; e coexistência de infecção por CMV. Os sinais e sintomas que podem ser sinais de alerta para PTLD são dor de garganta com aumento de amígdalas, linfadenopatia, hepatoesplenomegalia, febre, perda de peso, sudorese noturna, mal estar, sangramento gastrintestinal, sintomas neurológicos focais, cefaleia, sintomas respiratórios e congestão nasal. Na doença fulminante, pode haver síndrome de lise tumoral.

O conhecimento do estado sorológico em relação o EBV antes do transplante é essencial para o reconhecimento do paciente de risco para a doença, e a monitoração de carga viral através de DNA PCR para EBV após o transplante tem sido recomendada. Diante de aumento da replicação do EBV, identificado através do PCR quantitativo, a redução da imunossupressão é recomendada e, classicamente, é feita pela redução ou suspensão dos agentes antiproliferativos e redução do nível sérico desejado dos inibidores de calcineurina em 25% a 50%, mantendo-se ou otimizando-se a dose de corticoide[27]. Quando PTLD é identificado, o paciente é avaliado em conjunto com onco-hematologista, por meio de exames de imagem, sendo recomendável a redução da imunossupressão e o uso do rituximabe. Quimioterapia pode ser considerada em casos graves ou com padrão monomórfico, e/ou naqueles refratários a essa abordagem inicial[28].

Diabetes após o Transplante

Diabetes após o transplante, conhecida como NODAT (*New Onset of Diabetes After Transplant*), é a que ocorre em 6% a 20% na faixa etária pediátrica após transplante de órgãos sólidos[29]. Sua incidência é maior no primeiro ano após o transplante renal, sendo o pico entre três e seis meses, podendo ocorrer logo nos primeiros dias. A suspeita diagnóstica pode ser feita por meio da monitoração da glicemia capilar, sendo o diagnóstico através de glicemia de jejum ≥ 126 mg/dL ou através de glicemia ≥ 200 mg/dL no teste de tolerância à glucose após duas horas, ou ainda quando a glicemia casual for ≥ 200 mg/dL. Está relacionada à predisposição individual, incluindo-se o aumento de índice de massa corporal e algumas causas de DRC, como doença policística renal, cistinose e syndrome de Bardet Biedl, entre outras, e também à exposição a altas doses de corticoide e inibidores de calcineurina, principalmente tacrolimo, e inibidores de mTOR nessa fase do transplante[30].

O tratamento inclui a redução rápida do corticoide, ou em protocolos sem corticoide quando possível, e conversão de ciclosporina para tacrolimo. Manejo nutricional específico deve ser estabelecido, principalmente no controle do peso, e insulina deve ser utilizada de acordo com os critérios de tratamento de diabetes melito[30].

PROGNÓSTICO EVOLUTIVO

O seguimento clínico após o transplante renal inclui a adequação da imunossupressão e a monitoração de seus efeitos colaterais, como aumento do risco de infecção, alterações metabólicas (como sobrepeso e obesidade) e alteração do metabolismo de lípides. As complicações relacionadas à causa da DRC também devem ser lembradas, além dos cuidados relacionados à DRC em si, já que muitos pacientes apresentam redução de RFG ao longo do tempo após o transplante renal.

A sobrevida do paciente e do enxerto renal tem melhorado ao longo dos anos, sendo a sobrevida do paciente melhor após o transplante renal, quando comparado à diálise, tanto para os adultos quanto para a população pediátrica.

A sobrevida em um e cinco anos após o transplante renal é de 98% e 94%, respectivamente. A causa de óbito principal é infecção, seguida de alterações cardiovasculares. Cerca de 47% dos pacientes que morrem apresentam enxertos funcionantes[3].

A sobrevida do enxerto em mais de 10 mil transplantes pediátricos, realizados desde 1987 no registro norte-americano, é de 95% e 85% após um ano e cinco anos do transplante para doadores vivos, e de 93% e 77% para doadores falecidos, respectivamente[3].

As perdas renais se dão principalmente por disfunção/rejeição crônica do enxerto, mas também incluem trombose vascular, recorrência da doença original, rejeição aguda e não aderência à terapêutica imunossupressora.

Além do melhor prognóstico em termos de mortalidade, o transplante renal em crianças tem sido relacionado à melhor qualidade de vida e melhor crescimento, quando comparado à diálise peritoneal e hemodiálise[31,32].

Ainda assim, novas estratégias de imunossupressão e o entendimento do fenômeno da tolerância imunológica têm sido buscados, com o objetivo de melhorar não apenas a sobrevida do enxerto e do paciente, mas também sua qualidade de vida[31].

REFERÊNCIAS

1. Patel UD. Outcomes after pediatric kidney transplantation improving: how can we do even better? Pediatrics. 2014;133(4):734-5.
2. Ministério da Saúde (Brasil). 2009. Disponível em: <http://www.saude.mt.gov.br/documento/99/portaria-2600- aprova-o-regulamento-tecnico-do-sistema-nacional-de-transplante-[99-251010- SES-MT].pdf>.
3. Tsai EW, Ettenger RB. Kidney transplantation in children. In: Danovitch GM. Handbook of kidney transplantation. 5th ed. Philadelphia: Lippincott Williams & Wilkins; 2010. p. 355-88.
4. Nahas WC, David-Neto E. Strategies to treat children with end-stage renal dysfunction and severe lower urinary tract anomalies for receiving a kidney transplant. Pediatr Transplant. 2009;13(5):524-35.
5. Kim SY, Hub KH, Lee JR, et al. Comparison of the effects of normal saline versus Plasmalyte on acid base balance during living donor kidney transplantation usin the Stewart and base excess methods. Transplant Proc. 2013;45(6):2191-6.
6. Nahas WC, Mazzucchi E, Scafuri AG, et al. Extraperitoneal access for kidney transplantation in children weighing 20 kg or less. J Urol. 2000;164(2):475-8.
7. Spartà G, Kemper MJ, Gerber AC, et al. Latex allergy in children with urological malformation and chronic renal failure. J Urol. 2004;171(4):1647-9.
8. Murashima M, Konkle BA, Bloom RD, Sood SL, Grossman RA, Brunelli SM, Stein SH, A singlecenter experience of preemptive anticoagulation for patients with risk factors for allograft thrombosis in renal transplantition, Clin Nephrol. 2010;74(5):351-7.
9. Wilson CH, Sanni A, Rix DA, et al. Laparoscopic versus open nephrectomy for live kidney donors. Cochrane Database Syst Rev. 2011;(11):CD006124.
10. Jiao B, Liu S, Liu H, et al. Hypothermic machine perfusion reduces delayed graft function and improves one -year graft survival of kidneys from expanded criteria donors: a meta-analysis. PLoS One. 2013;8(12):e81826.
11. Butani L, Troppmann C, Perez RV. Outcomes of childen receiving en bloc renal transplants from children receiving en bloc from small pediatric donors. Pediatr Transplant. 2013;17(1):55-8.
12. Goebel J. Renal Issues in Organ Transplant Recipients in de PICU. In: Kiessling SG, Somers MJG, editors. Pediatric Nephrology in the ICU. Berlin Heidelberg: Spring-Verlag; 2009. p. 247-59.
13. Cansick J, Rees L, Koffman G, Van't Hoff W, Bockenhauer D. A fatal case of cerebral oedema with hyponatraemia and massive polyuria after renal transplantation. Pediatr Nephrol. 2009;24(6):1231-4.
14. Pape L, Offner G, Ehrich JH, et al. A single center clinical experience in intensive care management of 104 pediatric renal transplantations between 1998 and 2002. Pediatr Transplant. 2004;8(1):39-43.
15. Torricelli FC, Watanabe A, David-Neto E, et al. Current management issues of immediate postoperative care in pediatric kidney transplantation. Clinics (Sao Paulo). 2014;69(Suppl 1):39-41.
16. Nagra A, Trompeter RS, Fernando ON, et al. The effect of heparin on graft thrombosis in pediatric renal allografts. Pediatr Nephrol. 2004;19(5):531-5.
17. Kidney Disease: Improving Global Outcomes (KDIGO) Transplant Work Group. KDIGO clinical practice guideline for the care of kidney transplant recipients. Am J Transplant. 2009;9 Suppl 3:S1-155.
18. Pawlicki J, Cierpka L, Krol R, et al. Risk factors for early hemorrhagic and thrombotic complications after kidney transplantation. Transplant Proc. 2011;43(8):3013-7.
19. Bessede T, Droupy S, Hammoudi Y, et al. Surgical prevention and management of vascular complications of kidney transplantation. Transpl Int. 2012; 25(9):994-1001.
20. Keller AK, Jorgensen TM, Jespersen B. Identification of risk factors for vascular thrombosis may reduce early renal graft loss: a review of recent literature. J Transplant. 2012;2012:793461.
21. Praz V, Leisinger HJ, Pascual M, et al. Urological complications in renal transplantation from cadaveric donor grafts: a retrospective analysis of 20 years. Urol Int. 2005;75(2):144-9.
22. Kayler L, Kang D, Molmenti E, et al. Kidney transplant ureteroneocystostomy techniques and complications: review of the literature. Transplant Proc. 2010;42(5):1413-20.
23. Veale JL, Singer JS, Gritsch A. The transplant operation and its surgical complications. In: Danovitch GM. Handbook of kidney transplantation. 5th ed. Philadelphia: Lippincott Williams & Wilkins; 2010. p. 181-197.

24. Perico N, Cattaneo D, Sayegh MH, et al. Delayed graft function in kidney transplantarion. Lancet. 2004; 364(9447):1814-27.
25. Magee CC. Allograft dysfunction: diagnosis and management. In: Chandraker A, Singh AK, Sayegh MH. Core concepts of renal transplantation. New York, London, Dordrecht, Heidelberg: Springer; 2012. p. 129-54.
26. Cortina G, Trojer R, Waldegger S, et al. De novo tacrolimus-induced thrombotic microangiopathy in the early stage after renal transplantation successfully treated with conversion to everolimus. Pediatr Nephrol. 2015;30(4):693-7.
27. Cleper R, Ben Shalom E, Landau D, et al. Post-transplantation lymphoproliferative disorder in pediatric kidney-transplant recipients – a national study. Pediatr Transplant. 2012;16(6):619-26.
28. Vegso G, Hajdu M, Sebestyen A. Lymphoproliferative disorders after solid organ transplantation-classification, incidence, risk factors, early detection and treatment options. Pathol Oncol Res. 2011;17(3):443-54.
29. Shishido S, Sato H, Asanuma H, et al. Unexpectedly high prevalence of pretransplant abnormal glucose tolerance in pediatric kidney transplant recipients. Pediatr Transplant. 2006;10(1):67-73.
30. Garro R, Warshaw B, Felner E. New-onset diabetes after kidney transplant in children. Pediatr Nephrol. 2015;30(3):405-16.
31. Dharnidharka VR, Fiorina P, Harmon WE. Kidney transplantation in children. N Engl J Med. 2014 Aug 7;371(6):549-58.
32. Kim JJ, Marks SD. Long-term outcomes of children after solid organ transplantation. Clinics (Sao Paulo). 2014;69 Suppl 1:28-38.

97

Transplante Hepático

Paulo Chapchap
João Seda Neto

INTRODUÇÃO

Avanços do transplante hepático pediátrico possibilitaram seu contínuo desenvolvimento e a obtenção de resultados progressivamente melhores. Atualmente, em centros selecionados, a sobrevida esperada de dois anos varia de 80% a 90%. Por outro lado, a sua larga aceitação e o aumento do número de indicações tornaram insuficiente o número de doadores cadavéricos disponíveis. O desenvolvimento de técnicas com enxertos parciais de doadores cadáveres e, mais recentemente, de doadores vivos permitiu o aumento do número de transplantes pediátricos, reduzindo a morbidade e mortalidade das crianças em lista de espera. O preparo pré-operatório, o refinamento cirúrgico e os cuidados pós-operatórios, ressaltando-se a prevenção das complicações infecciosas e o manejo cuidadoso da imunossupressão, representam grande parcela da evolução do transplante hepático pediátrico nos últimos anos.

INDICAÇÕES

As doenças mais frequentemente consideradas para o transplante de fígado em crianças incluem doenças crônicas progressivas, doenças metabólicas, insuficiência hepática fulminante, tumores hepáticos e retransplante (Quadro 97.1).

Na maioria das vezes, a indicação é condicionada à presença de uma ou mais complicações, como ascite, colestase progressiva, hemorragia por varizes, prurido incapacitante, disfunção sintética, encefalopatia, comprometimento da qualidade de vida e deficiência do crescimento ou do desenvolvimento.

A indicação mais comum na criança é a atresia das vias biliares, correspondendo a mais de 50% dos pacientes. É a causa mais comum de colestase crônica da infância, afetando cerca de 1 em 8.000 a 12.000 nascimentos vivos. A maioria é submetida à portoenterostomia de Kasai na tentativa de obter fluxo biliar. Porém, mesmo naqueles em que a drenagem é adequada, a doença hepática pode progredir, resultando em cirrose, hipertensão portal e desnutrição. As complicações incluem coagulopatia, hiperesplenismo, varizes de esôfago, ascite e deficiência do crescimento e desenvolvimento. Podem ocorrer colangites de repetição após a portoenterostomia, ocasionando lesão hepática progressiva e necessidade de repetidos tratamentos com anti-

QUADRO 97.1 ***Indicações do transplante hepático pediátrico.***

1. Doença Hepática Colestática • Atresia das vias biliares • Doença de Alagille • Colangite esclerosante • Síndromes colestáticas familiares
2. Insuficiência Hepática Fulminante • Vírus • Drogas • Doenças metabólicas
3. Doenças Metabólicas • Deficiência de alfa1-antitripsina • Tirosinemia • Doença de Wilson • Doenças do ciclo da ureia • Hipercolesterolemia familiar • Hiperoxalúria tipo I • Glicogenoses tipo I e IV • Doença de Crigler-Najjar
4. Cirrose • Hepatite autoimune • Hepatites B e C • Criptogênica • Hepatite neonatal
5. Neoplasias • Hepatoblastoma • Carcinoma hepatocelular • Hemangioendotelioma • Sarcoma
6. Outras • Síndrome de Budd-Chiari • Fibrose cística • Doença de Caroli

bioticoterapia intravenosa. A síndrome de Alagille é outra causa de colestase crônica na infância. É caracterizada histologicamente por escassez dos ductos biliares interlobulares, podendo progredir para a cirrose. Possui várias formas de apresentação clínica, com prognósticos variáveis. A maioria dos pacientes apresenta face característica com fronte alargada, queixo alongado e nariz em sela, podendo estar associado à doença cardíaca congênita (estenose pulmonar troncular ou periférica), alterações vertebrais e envolvimento ocular (embriotoxom posterior). O transplante é indicado nos portadores de colestase progressiva ou insuficiência hepática.

As doenças metabólicas representam o segundo maior grupo de pacientes encaminhados ao transplante. A deficiência de alfa-1 antitripsina é a mais comum, seguida da tirosinemia e da doença de Wilson. Nesse grupo, a indicação do transplante se deve à insuficiência hepática crônica progressiva, à forma fulminante da doença de Wilson ou ao aparecimento do hepatocarcinoma, especialmente na tirosinemia.

O transplante hepático pode também ser indicado para doenças metabólicas do fígado que produzem manifestações extra-hepáticas. Nesses casos, as crianças apresentam função hepática normal, sem hipertensão portal, e a indicação do transplante de fígado decorre da disfunção de outros órgãos. A hiperoxalúria primária é uma doença metabólica hepática que se manifesta por insuficiência renal causada pela deposição de oxalato nos túbulos renais. Nesses pacientes, pode ser necessário o transplante combinado de fígado e rim, para evitar a recidiva sobre o enxerto renal. A hipercolesterolemia homozigótica e a doença por deficiência de enzimas do ciclo da ureia são outros exemplos de doenças metabólicas desse grupo.

A insuficiência hepática fulminante é uma condição extremamente grave, resultando em óbito na maioria das crianças afetadas. Cerca de 250 casos são diagnosticados nos Estados Unidos a cada ano. Define-se a insuficiência hepática como aguda quando a encefalopatia ocorre menos de duas semanas após o aparecimento da icterícia; e, como subaguda, se a encefalopatia ocorrer de duas semanas a três meses após o início da icterícia.

As causas mais comuns de insuficiência hepática fulminante em crianças são as hepatites virais A e B. Raramente, os vírus do grupo herpes ou outros podem ser os responsáveis. Algumas causas metabólicas ocorrem exclusivamente na infância, como tirosinemia, galactosemia, erros inatos da oxidação de ácidos graxos e da cadeia respiratória mitocondrial. As crianças são ainda acometidas por outras condições como hepatite de células gigantes e a forma fulminante não A, não B, não C associada à anemia aplástica. Pode ocorrer também insuficiência hepática fulminante induzida por medicações, particularmente os anticonvulsivantes, como ácido valproico e difenil-hidantoína.

O transplante hepático é também indicado em crianças com tumores primários inoperáveis e restritos ao fígado, como o hepatocarcinoma e o hepatoblastoma.

Indica-se o retransplante quando ocorrer insuficiência do fígado transplantado. As causas mais comuns de falência aguda do enxerto são as complicações vasculares, principalmente a trombose da artéria hepática, e o não funcionamento primário.

Tardiamente, as indicações mais frequentes de retransplante são a rejeição crônica e a recidiva viral.

Contraindicações

As contraindicações absolutas atualmente se restringem à infecção extra-hepática fora de controle e tumores malignos extra-hepáticos. Contraindicações relativas incluem manifestações que podem afetar negativamente a evolução pós-operatória (Quadro 97.2).

QUADRO 97.2 ***Contraindicações ao transplante hepático pediátrico.***

Absolutas

- Sepse extra-hepática
- Tumor maligno extra-hepático

Relativas

- Comprometimento neurológico acentuado, sem perspectiva de melhora pós-transplante
- Hipertensão pulmonar grave
- Infecção pulmonar recorrente (fibrose cística)
- Trombose do sistema portal
- Comprometimento psicossocial
- Soropositividade para o vírus da imunodeficiência adquirida

Aspectos Pré-operatórios

As complicações clínicas associadas à insuficiência hepática em crianças dependem da etiologia da doença primária, assim como do grau de lesão hepatocelular. O manejo pré-operatório é influenciado por diferentes fatores relacionados à disfunção sintética e metabólica do fígado, redistribuição do débito cardíaco, diminuição do fluxo hepático e hipertensão portal. Esses distúrbios podem ocasionar comprometimento pulmonar, cardíaco, neurológico, hematológico, gastrintestinal, nutricional e renal. O tratamento agressivo das complicações da doença hepática, visando a otimizar o estado clínico da criança em lista de espera, é essencial para a obtenção dos melhores resultados.

Disfunção Pulmonar

A presença de ascite, derrame pleural e hepatoesplenomegalia reduz a ventilação pulmonar em crianças com insuficiência hepática. Hipoxemia acentuada pode ocorrer devido à presença de *shunt* intrapulmonar direita–esquerda, causado pela dilatação das arteríolas pulmonares e pela incapacidade de vasoconstrição pulmonar. Possivelmente, a diminuição da capacidade de difusão pulmonar contribui para a hipoxemia. O edema pulmonar resultante da hipoalbuminemia, mais administração de fluidos intravenosos, pode resultar na diminuição da oxigenação e da ventilação. Nos pacientes com hipoxemia devido à presença de *shunt* arteriovenoso, a resposta à oxigenação suplementar deve ser avaliada. A não elevação proporcional da pressão parcial arterial de oxigênio (PaO_2) após ventilação com oxigênio a 100% indica a presença de *shunt* verdadeiro, que tende a não regredir após o transplante. Por outro lado, a elevação da PaO_2 acima de 250 mmHg após hiperoxia indica que a hipoxemia é causada pela presença de dilatações das arteríolas pulmonares, que costumam regredir completamente após o transplante. A presença de hipertensão pulmonar grave secundária à cirrose, bem como a ocorrência de infecções pulmonares de repetição, como acontece na fibrose cística, são consideradas contraindicações relativas.

Disfunção Cardiovascular

A doença hepática crônica pode ser acompanhada de estado circulatório hiperdinâmico, com baixa resistência vascular periférica. Essa alteração é atribuída à hiperatividade do sistema nervoso simpático, à diminuição do metabolismo de substâncias vasoativas, aos *shunts* arteriovenosos e à hipóxia tissular. A cardiomiopatia em crianças é pouco comum, porém algumas podem apresentar baixo débito cardíaco. Disfunção ventricular direita pode ocorrer devido à hipertensão pulmonar causada por aumento do volume plasmático ou pela presença de substâncias vasoconstritoras. Todos os pacientes com sinais de doença cardiovascular devem ser submetidos à avaliação cardíaca completa. A ecocardiografia com Doppler deve ser feita para excluir a presença de comunicações entre as câmaras cardíacas, particularmente os defeitos septais que predispõem à embolia aérea paradoxal. Nas crianças com defeitos congênitos, como a estenose da artéria pulmonar associada à síndrome de Alagille, além de minuciosa avaliação clínica, deve ser considerado o cateterismo cardíaco se houver suspeita de hipertensão pulmonar ou de disfunção do ventrículo direito.

Complicações Neurológicas

A encefalopatia hepática é causada pelo acúmulo de toxinas como amônia, agonistas do ácido gama-aminobutírico e outras substâncias neuroativas. O metabolismo cerebral e a barreira hematoencefálica também podem estar alterados na doença hepática avançada. As manifestações clínicas da encefalopatia variam desde irritabilidade e leve sonolência até o coma (Quadro 97.3).

QUADRO 97.3 ***Classificação da encefalopatia hepática em crianças.***

Grau I	Confusão, alteração do humor
Grau 2	Sonolência, alteração do comportamento
Grau 3	Estupor, porém obedece a ordens simples
Grau 4A	Comatoso, responde a estímulos dolorosos
Grau 4B	Coma profundo, não responde a nenhum estímulo

Medicações depressoras do sistema nervoso central que são metabolizadas pelo fígado devem ser evitadas ou utilizadas em pequenas doses. A concentração do sódio sérico deve ser monitorada, pois a hiponatremia resultante do uso de diuréticos ou da secreção inapropriada do hormônio antidiurético pode aumentar o edema cerebral. A administração de proteína deve ser predominantemente às custas de proteína vegetal e limitada a 0,5 a 1 g/kg/dia. Neomicina ou lactulose devem ser administradas para reduzir o nível sérico de amônia. O sangramento gastrintestinal deve ser prontamente tratado com bloqueadores dos receptores de H_2 e vasconstritores esplâncnicos (somatostatina ou terlipressina), além de tratamento endoscópico das varizes esofageanas, pois a presença de sangue no trato gastrintestinal pode agravar a encefalopatia. A tomografia de crânio é utilizada para avaliar a presença de edema cerebral ou hemorragia intracraniana, condições que podem contraindicar o transplante. Da mesma forma, os portadores de alterações neurológicas sem perspectiva de melhora após o transplante devem, em princípio, ser excluídos do procedimento.

Na hepatite fulminante, os pacientes com encefalopatia grau 3 devem ser submetidos à intubação traqueal e ventilação pulmonar mecânica. Na encefalopatia grau 4, pode ocorrer edema cerebral citotóxico ou vasogênico e elevação da pressão intracraniana (PIC), causa mais importante de mortalidade nos pacientes com insuficiência hepática aguda. A monitoração da PIC é tida como parâmetro para orientação e avaliação da resposta às medidas terapêuticas para diminuição do edema cerebral, como hiperventilação, administração de diuréticos osmóticos e barbitúricos. Se, a despeito dessas medidas, persistir a elevação da PIC com redução da pressão de perfusão cerebral, o transplante poderá ser contraindicado, uma vez que a PIC costuma aumentar ainda mais durante a cirurgia, principalmente após a reperfusão do enxerto.

Alterações da Coagulação

A diminuição da concentração dos fatores vitamina K dependentes, II, VII, IX e X pode provocar sangramentos importantes. A deficiência dos fatores de coagulação pode ser causada pela disfunção hepática ou, nas doenças colestáticas, pela má absorção da vitamina K devido à redução dos sais biliares no trato gastrintestinal. A administração parenteral da vitamina K nem sempre corrige por completo a coagulopatia. Deficiência acentuada dos fatores anticoagulantes produzidos no fígado, como a antitrombina-III e as proteínas C e S, pode resultar em trombose vascular, pondo em risco o funcionamento do enxerto. Nesses casos, a anticoagulação deve ser considerada. Além dos problemas de coagulação, secundários aos distúrbios da função sintética do fígado, as crianças podem apresentar anemia, decorrente de sangramento ou desnutrição, e trombocitopenia secundária ao hiperesplenismo. Essas condições pioram pelo efeito dilucional, causado pela maior absorção de água livre secundária às alterações da distribuição do volume plasmático.

Distúrbios Gastrintestinais

Os portadores de hipertensão portal associada à trombocitopenia e coagulopatia podem apresentar sangramentos abundantes por varizes do esôfago ou do fundo gástrico, que devem ser tratados com hemotransfusão, vasoconstritores esplâncnicos, escleroterapia ou ligadura de varizes e, quando indicado, com betabloqueadores. As crianças com hipertensão portal podem ainda apresentar peritonite bacteriana espontânea, causa frequente de descompensação da função hepática. O mesmo costuma ocorrer após colangite supurativa nas crianças portadoras da portoenterostomia de Kasai.

Desnutrição

A desnutrição é a complicação mais frequentemente encontrada nas crianças em lista de espera para o transplante de fígado. Ela é reconhecida como fator de impacto negativo na sobrevida, mas pode ser prevenida ou melhorada se abordada de maneira adequada. Ela é encontrada principalmente na doença colestática, indicação mais comum do transplante em crianças, que provoca má absorção de gorduras e de vitaminas lipossolúveis, frequentemente induzindo à esteatorreia, muitas vezes agravada pela diarreia da desnutrição crônica. Outros fatores responsáveis pela desnutrição são anorexia e aumento da pressão intra-abdominal, por visceromegalia e ascite, com saciedade precoce e vômito. O tratamento da desnutrição nas crianças com doença hepática terminal é trabalhoso e difícil. Seu manejo inclui a administração de vitaminas lipossolúveis, aumento do aporte calórico por via oral às custas do aumento de carboidratos, diminuição das gorduras de cadeia longa e aumento dos triglicérides de cadeia média. Quando necessária, a suplementação alimentar deve ser administrada por sonda enteral. A melhora do estado nutricional é um aspecto fundamental do preparo pré-operatório. Crianças bem controladas do ponto de vista nutricional apresentam menor mortalidade e menor risco de infecção após a cirurgia.

Disfunção Renal

A síndrome hepatorrenal, caracterizada pela redução do fluxo renal com queda da filtração glomerular, diminuição do volume urinário e hiponatremia não é comumente observada, principalmente nas crianças pequenas. Porém, quando presente, é indicativo de doença hepática avançada, associada a distúrbios metabólicos que podem comprometer o resultado do transplante. A disfunção renal pode ser provocada por infecção, medicações neurotóxicas e hipovolemia secundária à hemorragia ou ao uso de diuréticos. Na maioria das vezes, o pronto reconhecimento e tratamento do fator desencadeante possibilita sua total recuperação. A síndrome hepatorrenal costuma reverter após o transplante de fígado. Por outro lado, na presença de necrose tubular aguda, o prognóstico é significativamente comprometido.

Aspectos Cirúrgicos

A escassez de doadores cadavéricos infantis é a maior barreira para o desenvolvimento dos programas de transplante hepático em crianças. Mais da metade das indicações ocorre abaixo dos dois anos. Nessa faixa etária, a obtenção de doadores é mais difícil, pelo pequeno índice de traumatismos e menor aceitação da doação por parte dos familiares.

Para combater essas dificuldades nos últimos anos, expandiram-se os critérios de aceitação dos doadores. Além disso, diferentes técnicas cirúrgicas, como o enxerto reduzido, a bipartição do fígado para dois receptores e o transplante intervivos foram desenvolvidas, o que possibilitou o aumento do número de transplantes pediátricos, reduzindo a morbidade e mortalidade nas listas de espera.

Seleção do Doador Cadáver

A seleção apropriada do doador é fundamental para o sucesso do transplante de fígado. Os doadores cadavéricos podem ser crianças ou adultos previamente saudáveis que sofreram lesão cerebral irreversível e de causa conhecida. O doador em morte encefálica deve ter a função cardiovascular preservada para garantir a viabilidade dos órgãos considerados para transplante. As causas mais frequentes de morte encefálica nos doadores são traumatismo craniano, hemorragia intracraniana, tumores cerebrais primários, síndrome da morte súbita na infância e anóxia cerebral por afogamento, enforcamento ou parada cardíaca.

Os critérios de avaliação do doador incluem idade, peso, altura, tipo sanguíneo e história clínica, que deve incluir o questionamento dos familiares quanto ao consumo de álcool e drogas, doenças hepatobiliares, infecção ou doenças malignas. São também avaliados os testes de função hepática e bioquímica, além da evolução clínica hospitalar, incluindo parada cardíaca, parâmetros hemodinâmicos, uso de medicações vasoativas, alterações pulmonares e tempo de hospitalização.

O objetivo é identificar os doadores cujos órgãos funcionem adequadamente após o implante. Por outro lado, não existem critérios absolutos que permitam predizer o funcionamento do fígado no pós-operatório. Idealmente, o paciente jovem, previamente saudável e estável clinicamente, constitui o melhor doador. No entanto, enxertos hepáticos rotineiramente retirados de doadores não ideais (marginais), considerando-se idade, estabilidade hemodinâmica e testes de função hepática, apresentam boa parte das vezes função pós-operatória adequada. Consequentemente, devido à necessidade crescente de órgãos, os programas de transplante utilizam, cada vez mais, doadores considerados não ideais. Assim, a idade isoladamente não é considerada fator limitante para a seleção de doadores. Na presença de sorologia positiva para hepatite B ou C, o enxerto pode ser usado em receptores portadores de cirrose causada por hepatite B ou C, respectivamente. Hoje, as únicas contraindicações absolutas para a doação de fígado são sorologia positiva para HIV e presença de tumor maligno extracerebral.

Durante a cirurgia do doador, a avaliação macroscópica é fundamental para a decisão sobre o uso do enxerto. Devem ser observadas a consistência, a cor e o tamanho do fígado. A esteatose hepática é outra preocupação, uma vez que está associada ao mau funcionamento do enxerto. Ela é mais encontrada em doadores idosos, obesos ou diabéticos. Nos casos duvidosos, utiliza-se a biópsia de congelação, tanto para quantificar como para diferenciar histologicamente a esteatose entre macro e microvesicular. O padrão macrovesicular é mais comumente associado à disfunção do enxerto. Fígados com 30% a 50% de esteatose podem ser usados com sucesso, embora apresentem função inferior àqueles com pouca ou nenhuma infiltração gordurosa. Como regra geral, enxertos com menos de 30% de esteatose são rotineiramente utilizados, enquanto aqueles com mais de 50% são descartados.

Cirurgia do Doador Cadáver

A técnica empregada na cirurgia do doador cadáver permite retirar concomitantemente coração, pulmões, fígado, pâncreas, intestinos e rins, sem comprometimento de qualquer órgão. A retirada do fígado pode ser feita pela técnica tradicional, em que as estruturas vasculares e biliares são dissecadas antes da perfusão, ou pela técnica rápida, em que a dissecção é realizada após a perfusão do enxerto. A escolha entre os dois métodos depende da preferência do cirurgião, das condições hemodinâmicas do doador e do envolvimento de outras equipes, particularmente para retirada combinada do pâncreas, que exige maior dissecção antes da perfusão. Sempre que possível, utilizamos a técnica rápida, pela economia do tempo cirúrgico e, principalmente, para evitar instabilidade no doador. Nos doadores pediátricos, é também preferível o método rápido para que a dissecção das pequenas estruturas seja feita na cirurgia de banco, com instrumental e condições apropriadas.

A perfusão é feita através de cateteres introduzidos pela veia mesentérica inferior e pela aorta, acima da bifurcação das ilíacas. Para a preservação do fígado, infundem-se soluções de preservação de 0°C a 4°C pelos sistemas portal e arterial. A maioria das soluções permite um tempo de preservação do fígado de até 15 horas.

Cirurgia do Receptor: Técnica Convencional

A cirurgia do receptor pediátrico apresenta algumas particularidades. Boa parte das crianças tem idade menor que dois anos, o que representa um desafio técnico devido ao pequeno tamanho das estruturas anatômicas. A maioria dos portadores de atresia de vias biliares é submetida à portoenterostomia de Kasai com formação de múltiplas aderências que, associadas à hipertensão portal, podem proporcionar grandes dificuldades para a dissecção dos tecidos, aumentando as chances de sangramento e perfuração intestinal durante a hepatectomia.

A cirurgia do receptor é dividida em três fases: hepatectomia total, fase anepática para implantação do enxerto e fase pós-reperfusão. Na hepatectomia total clássica, a veia cava retro-hepática é removida juntamente com o fígado, interrompendo-se os fluxos portal e do território da veia cava inferior. Devido à boa reserva cardiovascular e à presença de circulação colateral, o bloqueio venoso é bem tolerado, não sendo comum a ocorrência de alterações hemodinâmicas acentuadas.

A hepatectomia total pode ser realizada preservando-se a veia cava. A vantagem desse método sobre a técnica convencional é a manutenção do retorno venoso através da veia cava inferior durante a fase anepática e a realização de uma anastomose a menos durante a implantação. Essa técnica é utilizada rotineiramente por muitos cirurgiões, tendo como principal indicação a prevenção da instabilidade hemodinâmica durante o pinçamento da veia cava inferior.

Quando a veia cava inferior retro-hepática é retirada com o fígado doente, a implantação do enxerto é iniciada pelas anastomoses da veia cava inferior, inicialmente em extremidade supra-hepática e posteriormente na extremidade infra-hepática. Em seguida, realiza-se a anastomose portal, as pinças vasculares são liberadas e o enxerto é reperfundido. A seguir, são realizadas as anastomoses da artéria hepática e da via bilar, completando-se o procedimento (Figura 97.1).

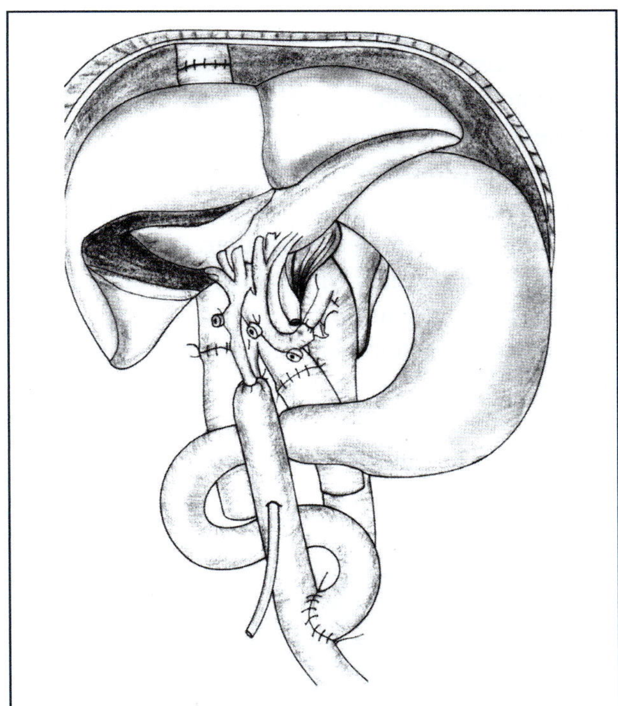

FIGURA 97.1 ***Transplante com fígado inteiro pela técnica convencional. Reconstrução biliar com anastomose hepatojejunal em Y de Roux.***

Quando a veia cava inferior do receptor é inteiramente preservada, a anastomose da veia cava inferior do enxerto, em sua extremidade supra-hepática, é suturada ao óstio das veias hepáticas do receptor. O restante do implante é realizado da mesma forma que o anteriormente descrito.

Transplante com Fígado Reduzido

A redução, realizada pela primeira vez em 1984, por Bismuth e Houssin, foi o primeiro recurso utilizado para combater a escassez de doadores pediátricos. Ela é feita durante a cirurgia de banco, após a retirada do fígado do doador cadáver. De acordo com o tamanho do receptor, o enxerto reduzido pode conter os segmentos II, III e IV (fígado esquerdo) ou os segmentos II e III.

Resultados semelhantes aos obtidos com transplante de fígado inteiro fizeram com que a redução fosse intensamente praticada nos anos 1980 e 1990, diminuindo de forma significativa a mortalidade das crianças em lista de espera. No entanto, o fígado reduzido não aumenta o número total de enxertos, apenas desvia o conjunto dos doadores adultos para as crianças, uma vez que o lobo hepático direito é sempre descartado. Assim, a sua utilização nos últimos anos tem diminuído progressivamente, dando lugar à técnica da bipartição (*SPLIT*), em que um enxerto é dividido para dois receptores.

Transplante com Fígado Bipartido (*SPLIT*)

O *SPLIT* é a forma mais efetiva para aumentar o número de enxertos hepáticos obtidos de doadores cadáveres. Realizado pela primeira vez por Pilchymayr *et al.* em 1988, esse método é hoje empregado de forma rotineira em diversos centros, com resultados equiparáveis aos das outras técnicas.

Dois métodos podem ser empregados para a divisão do enxerto. A técnica clássica *ex situ*, em que a separação é realizada na cirurgia de banco após a retirada do fígado, e a técnica *in situ*, cuja divisão é feita por completo durante a cirurgia do doador, antes da perfusão do órgão. Dois problemas são conhecidos com a técnica *ex situ*: a dificuldade para reconhecimento das artérias e da via biliar e o longo tempo de isquemia gasto durante a dissecção na bandeja. Esses problemas são eliminados pela técnica *in situ*. No entanto, neste método há um aumento significativo do tempo cirúrgico do doador, dificultando a sua aplicação rotineira. Na década de 1990, descrevemos a técnica combinada, que é realizada com mínima dissecção para reconhecimento das estruturas do hilo e secção parcial do parênquima *in situ*, seguidas da perfusão, retirada e complementação da separação dos enxertos na bandeja. Dessa maneira, associam-se as vantagens dos dois métodos, ou seja, a precisão da técnica *in situ* e a rapidez da técnica *ex situ*.

A bipartição pode ter como produtos um enxerto constituído pelos segmentos IV, V, VI, VII e VIII, usado para adultos, e outro, formado pelos segmentos II e III, utilizado em crianças. O fígado pode também ser dividido de maneira a produzir um enxerto com os segmentos II+III+IV, usado em crianças maiores ou em adultos pequenos.

Nos países com sistemas efetivos de captação de órgãos e política de distribuição de enxertos que favorecem o uso do *SPLIT,* observa-se nítida diminuição do emprego de alternativas cirúrgicas nos transplantes pediátricos, como a redução e o transplante intervivos.

Transplante de Fígado Intervivos

Nas regiões, como o Brasil, que apresentam problemas estruturais de atendimento médico, dificuldades para organização de sistemas de captação efetivos e políticas de distribuição de órgãos que inibem a utilização do *SPLIT*, a prática do transplante intervivos, em casos selecionados, nos parece justificada.

O primeiro transplante hepático com doador vivo foi efetuado por Raia *et al.*, em 1989, e a primeira sobrevida relatada por Strong *et al.*, em 1989. Em 1995, obtivemos a primeira sobrevida no Brasil, e a seguir reportamos a primeira série de casos realizados no país. Após centenas de casos realizados em diferentes centros mundiais, algumas vantagens do procedimento foram estabelecidas. Primeiramente, qualquer aumento do número de enxertos beneficia todo o conjunto de pacientes em lista de espera. Por tratar-se de cirurgia programada, é possível evitar a deterioração do estado clínico do receptor, observada frequentemente durante a espera pelo fígado de cadáver. A qualidade do enxerto é uniformemente boa devido à utilização de doadores estáveis e ao curto período de preservação, característicos da cirurgia. Por outro lado, o aspecto desfavorável do procedimento refere-se ao envolvimento de doadores sadios em cirurgia de grande porte. Consequentemente, todos os candidatos à doação são submetidos à rigorosa avaliação clínica, acompanhada de testes laboratoriais, exames de imagem e avaliação específica dos diferentes aparelhos, quando necessário. Eles são também submetidos ao consentimento pós-informado, documento que contém todas as informações sobre o procedimento, incluindo dados concretos sobre mortalidade e complicações da cirurgia do doador. As características psicológicas do doador são analisadas por profissional especializado para identificar fatores de risco que possam comprometê-lo posteriormente, bem como para certificar-se de que a doação é espontânea, desprovida de pressões indevidas, eventualmente exercidas por outros indivíduos.

Podem ser utilizados como enxerto os segmentos II e III para crianças pequenas, e os segmentos II, III e IV ou V, VI, VII e VII para crianças maiores. Na cirurgia do doador, a secção do parênquima é feita com bisturi ultrassônico sem interrupção da irrigação, como preconizado por Yamaoka *et al.* A secção da via biliar é orientada pela colangiografia intraoperatória.

No receptor, a hepatectomia total é feita com preservação da veia cava. Na implantação, a anastomose da veia hepática é feita diretamente na veia cava na posição do óstio das veias hepáticas do receptor, e a anastomose portal realizada com ou sem a interposição de enxerto vascular. A reconstrução arterial é o ponto mais crítico do procedimento devido ao pequeno diâmetro das artérias. A anastomose arterial é sempre feita por microcirurgia, como preconizado pelo grupo de Kyoto. Na maioria das vezes, a via biliar é reconstruída por anastomose bileodigestiva em Y de Roux (Figura 97.2).

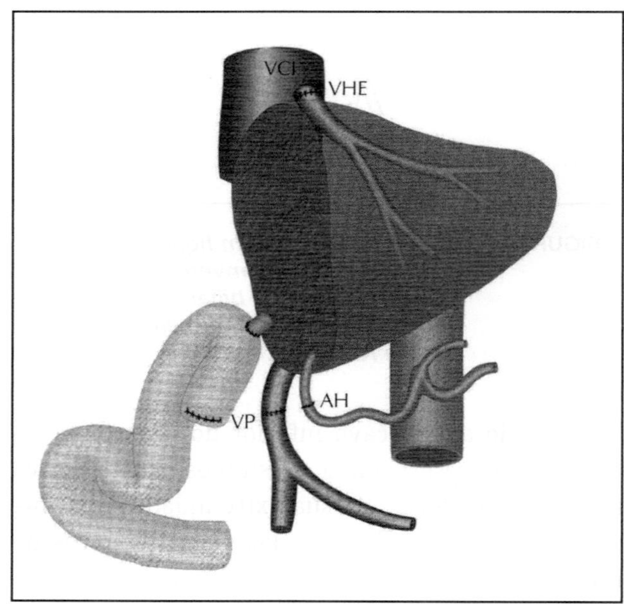

FIGURA 97.2 ***Implante dos segmentos II e III no transplante intervivos.***
Siglas: AH: artéria hepática; VP: veia porta; VCI: veia cava inferior; VHE: veia hepática esquerda.

IMUNOSSUPRESSÃO E REJEIÇÃO

Indução da Imunossupressão

Os princípios gerais para indução da imunossupressão em crianças não diferem significativamente daqueles dos adultos, embora algumas evidências apontem para maior resposta imunológica dos pacientes pediátricos. Um dos agentes inibidores da calcineurina, tacrolimo ou ciclosporina, constitui a base da grande maioria dos protocolos de indução e manutenção, juntamente com esquemas variados de esteroides iniciados em altas doses e rapidamente reduzidos para doses relativamente baixas, geralmente ao final da primeira semana. A vantagem do emprego do tacrolimo, em comparação com a ciclosporina, é ainda controversa. Alguns estudos apontaram menor incidência de rejeição esteroide resistente ou rejeição crônica nos pacientes com tacrolimus. No entanto, nenhum benefício significativo foi observado em relação à sobrevida dos pacientes ou dos enxertos. McDiarmid *et al.*, em estudo multicêntrico randomizado comparando ciclosporina e tacrolimo em crianças, observaram melhores resultados com tacrolimo. Entretanto, não foi utilizada a ciclosporina microemulssão, que apresenta superioridade farmacocinética comprovada sobre a formulação antiga. Com relação à nefrotoxicidade e neurotoxicidade, tanto o tacrolimus como a ciclosporina apresentam graus de incidência e gravidade semelhantes.

Atualmente, realizamos a imunossupressão com tacrolimo e corticosteroides. No pós-operatório precoce, o corticosteroide é administrado em altas doses que são reduzidas progressivamente nas primeiras semanas, até sua retirada completa a partir do terceiro mês, se não houver evidência de rejeição. Tacrolimo, a medicação base do regime imunossupressor, é iniciada por via oral a partir do primeiro ou segundo dia de pós-operatório, na dose de 0,15 mg/kg/dia, em duas vezes. Seus principais efeitos colaterais são nefrotoxicidade e neurotoxicidade, incluindo tremores, cefaleia, distúrbios de comportamento e, raramente, convulsões. Nas primeiras semanas, procuramos manter o nível sérico vale entre 8 e 12 ng/mL. A terapêutica tripla com azatioprina, micofenolato mofetil ou micofenolato sódico é indicada nos casos de rejeição resistente a esteroides ou para reduzir os efeitos tóxicos dos inibidores da calcineurina, principalmente nefrotoxicidade e neurotoxicidade, que estão diretamente relacionados ao nível sérico. Não utilizamos protocolos de indução com anticorpos monoclonais (anticorpos anti-CD3, anti-interleucina-2, anti-CD4) ou policlonais (globulina antilinfocítica). Na utilização de novas estratégias de imunossupressão em crianças, devem ser considerados os riscos e benefícios. Um ou dois episódios de rejeição, sensíveis ao tratamento com esteroides, não costumam provocar efeitos deletérios na função ou na sobrevida do enxerto. Por outro lado, a imunossupressão excessiva aumenta significativamente o risco de complicações infecciosas, particularmente a doença linfoproliferativa associada à infecção pelo vírus de Epstein-Barr (VEB).

Rejeição Aguda

A rejeição celular aguda pode ocorrer em qualquer momento após o transplante, manifestando-se por febre, mal-estar, leucocitose ou simplesmente pela elevação das enzimas hepáticas. A biopsia do enxerto é utilizada para confirmar o diagnóstico e para estabelecer o índice de gravidade. Os aspetos histológicos da rejeição celular aguda incluem inflamação portal predominantemente mononuclear, contendo linfócitos ativados, mas incluindo neutrófilos ou eosinófilos, infiltrado inflamatório com lesão dos ductos biliares e inflamação subendotelial dos ramos da veia porta (endotelite) O tratamento é feito de acordo com a graduação da rejeição (Quadro 97.4).

QUADRO 97.4 *Graduação da rejeição celular aguda.*

1. Leve Infiltrado inflamatório discreto, com critérios diagnósticos na minoria das tríades portais e confinado às mesmas.
2. Moderada Infiltrado inflamatório com critérios de rejeição que expande a maioria dos espaços portais.
3. Grave Alterações como da rejeição moderada, acrescido do spillover, que corresponde à inflamação perivenular moderada ou grave, estendendo-se ao parênquima, com necrose dos hepatócitos perivenulares.

A rejeição celular aguda leve é geralmente controlada pelo aumento dos níveis séricos dos inibidores de calcineurina. A rejeição moderada ou grave deve ser tratada com altas doses de corticosteroides. Se a rejeição for resistente, pode-se adotar o esquema triplo, com a adição da azatioprina ou do micofenolato mofetil. Pode-se utilizar anticorpos monoclonais anti-CD3 para resgate da rejeição aguda resistente. Muito raramente, a rejeição aguda resulta em insuficiência hepática com indicação de retransplante.

Imunossupressão no Longo Prazo

Um dos maiores avanços do transplante pediátrico foi a compreensão de que os esteroides podem ser retirados sem aumento significativo do índice de rejeição na maioria das crianças. Os benefícios dessa estratégia para os receptores pediátricos incluem redução da osteopenia, recuperação do crescimento e menor incidência de hipertensão arterial e de hipercolesterolemia. Mazariegos *et al.* reportaram 26% de rejeição entre 0,2 e 42 meses após a retirada dos esteroides. No entanto, em nenhum caso houve perda do enxerto. Devido ao risco de recorrência, os pacientes transplantados por doença autoimune não são candidatos à retirada precoce dos esteroides.

De forma geral, nas crianças que não apresentam rejeição recorrente às doses de esteroides, são reduzidas progressivamente, até sua completa retirada a partir do terceiro mês. As doses dos inibidores da calcineurina são reduzidas gradualmente, procurando-se manter o nível sérico do tacrolimo entre 5 a 7 ng/mL e da ciclosporina entre 100 a 200 ng/mL por volta do sexto mês.

Os principais problemas no longo prazo são rejeição aguda tardia, rejeição crônica e não complacência.

As características histológicas da rejeição aguda tardia são frequentemente atípicas, e a diferenciação de outras patologias pode ser difícil. A sua reversão é lenta, e a resposta completa ao uso de corticoides ocorre em 50% dos casos.

A rejeição crônica é causa importante de perda do enxerto no longo prazo. Ela se caracteriza por um processo insidioso e pouco sintomático. Os principais achados histológicos são ductopenia, fibrose portal com pobre infiltrado inflamatório e arteriopatia. Atualmente, com o uso do tacrolimo, sua incidência é menor do que 5%. Uma vez estabelecido o diagnóstico, o paciente deve ser considerado para o retransplante, já que a reversão com as medicações imunossupressoras disponíveis é muito difícil.

A não complacência em relação às medicações imunossupressoras, observada principalmente nos adolescentes, é um fato preocupante pelo seu difícil controle, alto índice de perda do enxerto e mortalidade.

Complicações Tardias da Imunossupressão

Disfunção renal, aparecimento de neoplasias malignas e neurotoxicidade são importantes complicações causadas pelo uso prolongado tanto do tacrolimo quanto da ciclosporina. Por outro lado, ainda não são bem conhecidos os efeitos desses imunossupressores sobre o crescimento e a função cognitiva.

Os efeitos da ciclosporina e do tacrolimo sobre a função renal são semelhantes. A taxa de filtração glomerular costuma diminuir até 50% após o primeiro mês do início da terapêutica e pode permanecer reduzida ao longo do tempo, podendo ocasionar insuficiência renal irreversível. A redução da imunossupressão costuma melhorar a função renal, principalmente na fase inicial do pós-operatório.

Algumas doenças hepáticas com indicação de transplante de fígado, como tirosinemia e a deficiência de alfa-1 antitripsina, podem apresentar comprometimento renal associado. Esses pacientes requerem avaliação cuidadosa da função renal no pós-operatório precoce e tardio. Como regra geral, deve-se evitar o uso de medicações nefrotóxicas, como antibióticos e anti-inflamatórios, assim como de substâncias que elevem o nível sérico da ciclosporina e do tacrolimo, como claritromicina e eritromicina.

A neoplasia mais frequentemente encontrada em crianças submetidas ao transplante de fígado é a chamada doença linfoproliferativa pós-transplante (DLPT). Ela compreende um espectro que vai desde proliferação policlonal induzida pelo VEB, semelhante à mononucleose infecciosa, até linfomas verdadeiros de diferentes tipos, com predomínio do linfoma de células B. A apresentação clínica é variável, ocorrendo em qualquer período após a cirurgia e envolvendo diferentes órgãos. O ponto mais importante para o diagnóstico é a suspeita clínica nas crianças que apresentam obstrução da via aérea por aumento das amídalas e adenoides, diarreia, febre, perda de peso, anemia, anorexia, cefaleia, pneumonia, disfunção do enxerto, adenomegalia ou massas tumorais. Concorre para o diagnóstico a presença de atipias linfocitárias.

O diagnóstico deve ser confirmado histologicamente, tendo-se que o padrão polimórfico apresenta melhor prognóstico do que o monomórfico. As lesões precoces, semelhantes à mononucleose, são proliferações linfoides policlonais, sem prejuízo da arquitetura dos órgãos envolvidos. Observa-se hiperplasia plasmocítica onde há proliferação de plasmócitos e imunoblastos. Geneticamente, os linfócitos são VEB positivos e com rearranjo de IgG policlonal. Na forma polimórfica da DLPT, ocorrem lesões destrutivas, constituídas por linfócitos de tamanho intermediário, plasmócitos e imunoblastos que alteram a arquitetura dos linfonodos ou formam massas extranodais. Geneticamente, os linfócitos mostram rearranjo policlonal de IgG e/ou genoma do VEB. Na forma monoclonal da DLPT ocorrem atipias arquiteturais e citológicas suficientes para o diagnóstico de linfoma. Geneticamente, os linfócitos apresentam rearranjo monoclonal de IgG e também contém o VEB.

O primeiro passo do tratamento da DLPT é a retirada da imunossupressão para reconstituição da resposta da célula T citotóxica do hospedeiro contra o VEB. Para os pacientes que não respondem à retirada da imunossupressão, outras opções terapêuticas incluem anticorpos monoclonais antirreceptor do CD20, encontrado na maioria dos linfócitos B, além de quimioterapia. A ressecção cirúrgica está raramente indicada, devendo ser reservada para os casos de tumores que comprometem o trânsito intestinal.

As crianças submetidas ao transplante de fígado também apresentam maior risco de câncer de pele. Para sua prevenção, bloqueadores solares devem ser utilizados rotineiramente, e a exposição abusiva ao sol, evitada. Casos de sarcomas raros em crianças foram descritos, incluindo sarcoma de Kaposi, fibrossarcoma e leiomiossarcoma.

PREVENÇÃO E TRATAMENTO DAS INFECÇÕES

Infecções Bacterianas e Fúngicas

Infecções bacterianas são comuns nos pacientes submetidos ao transplante de fígado. Os focos mais frequentes são pulmões, cateteres venosos e cavidade abdominal. A antibioticoterapia profilática é feita por 48 horas com ampicilina e uma cefalosporina de terceira geração, como o ceftriaxona. A primeira medicação é efetiva contra alguns germes Gram-negativos entéricos e a maioria dos enterococos. A segunda é mais específica para bactérias Gram-negativas e alguns anaeróbios. No caso de sintomas persistentes de infecção pós-operatória, culturas são colhidas dos possíveis focos e, dependendo do juízo clínico, podem ser introduzidos empiricamente antibióticos contra organismos hospitalares e oportunistas.

A sepse é a principal causa de óbito de pacientes submetidos ao transplante de fígado. Seu risco aumenta significativamente nos pacientes desnutridos, nos casos com múltiplas infecções prévias, nos portadores de complicações cirúrgicas e nos pacientes mantidos por longo tempo sob ventilação pulmonar mecânica. Nessas circunstâncias, o uso de múltiplos antibióticos por longo período induz ao crescimento de organismos resistentes e ao desenvolvimento de infecções por germes oportunistas, especialmente fungos. Nas crianças com doença hepática avançada, é particularmente comum a presença de infecções recorrentes, muitas vezes sem foco aparente. A indicação do transplante nessas circunstâncias deve ser reavaliada criticamente pelo alto risco de sepse por organismos resistentes e aumento significativo da mortalidade pós-operatória.

A complicação mais temida é a infecção sistêmica por fungos, frequentemente associada a complicações cirúrgicas. A candidíase sistêmica pode ser controlada na maioria das vezes, enquanto a aspergilose é quase sempre fatal. Indicamos a profilaxia para fungos com fluconazol ou anfotericina B nos pacientes em vigência de antibioticoterapia prolongada pré e pós-operatória; nos casos de retransplante, quando houver lesão de alças intestinais; nos indivíduos politransfundidos; ou nos pacientes sob uso prolongado de corticosteroides no período pré-operatório.

Infecções Virais (CMV e VEB)

A imunossupressão associada à imaturidade imunológica, característica de crianças pequenas, cria um ambiente propício para o desenvolvimento de infecções virais, notadamente pelo CMV e pelo VEB. No passado, a doença disseminada secundária à infecção primária pelo CMV era causa importante de morbidade e mortalidade nos primeiros meses após o transplante. Com a introdução dos protocolos para profilaxia, hoje amplamente utilizados, a incidência e severidade da doença pelo CMV diminuíram drasticamente. A maioria dos grupos realiza profilaxia com agentes antivirais, aciclovir ou ganciclovir, por via intravenosa, por um curso mínimo de duas semanas, seguidos de períodos variáveis de aciclovir ou ganciclovir por via oral. Nos casos de maior risco, ou seja, receptores CMV negativos que recebem fígados de doadores CMV positivos, adota-se terapêutica profilática por três meses com ganciclovir intravenoso, substituído ou não pelas formas orais do ganciclovir ou aciclovir. Atualmente, realizamos profilaxia contra o CMV com ganciclovir intravenoso por 14 dias, na dose de 10 mg/kg/dia, para os casos de receptores negativos com doadores positivos, ou na dose de 6 mg/kg/dia, por via intravenosa, cinco dias por semana, quando o receptor for CMV positivo. A partir da terceira semana, a orientação terapêutica é feita de acordo com o valor da antigenemia para o CMV, realizada a cada 15 dias.

A infecção primária pelo VEB está associada ao aumento da incidência de DLPT. A prevenção do VEB com antivirais é menos eficaz. Alguns protocolos utilizados na prevenção do CMV podem ser parcialmente efetivos na profilaxia da infecção pelo VEB, diminuindo a incidência de DLPT. Uma estratégia efetiva para a redução da incidência da DLPT é a monitoração seriada da PCR quantitativa para o VEB. Essa abordagem permite a detecção da infecção pelo VEB antes de sua progressão para DLPT. Alguns estudos mostraram que a combinação da monitoração da PCR do VEB, com diminuição ou retirada da imunossupressão, mais terapêutica antiviral quando ocorrer aumento da replicação viral, reduziu a incidência de DLPT de 10% para menos de 5%. A reintrodução da imunossupressão deve ser feita cuidadosamente após resolução da DLPT, reservando-se para quando houver sinais de rejeição.

COMPLICAÇÕES TÉCNICAS

Disfunção Primária do Enxerto Hepático

Em geral, a disfunção primária do enxerto é consequência de múltiplos fatores. Ela pode estar associada a problemas do doador, como instabilidade hemodinâmica, uso de medicações vasoativas, infecção e esteatose hepática. Na cirurgia do receptor, problemas como hipotensão prolongada causada por hemorragia ou pela síndrome pós-reperfusão podem comprometer a função do enxerto. Os riscos de disfunção hepática aumentam significativamente após períodos prolongados de preservação, geralmente acima de 15 horas. As manifestações clínicas decorrem dos diferentes graus de isquemia hepática, variando desde quadros reversíveis, com discreto comprometimento clínico e laboratorial, até insuficiência hepática grave manifestada por encefalopatia, oligúria, hipotermia, coagulopatia, hipoglicemia e elevação acentuada das transaminases e das bilirrubinas. Esse quadro caracteriza o não funcionamento primário do fígado. Nessas circunstâncias, indica-se o retransplante em caráter de urgência, mas com mortalidade de cerca de 50%.

Complicações Vasculares

As complicações vasculares são mais frequentemente observadas nos primeiros dias pós-transplante. Assim, todos os pacientes são submetidos à ecografia com Doppler no pós-operatório para avaliação da permeabilidade das anastomoses vasculares.

A trombose da artéria hepática é a complicação técnica mais séria do grupo pediátrico, sendo o pequeno calibre das artérias o fator predisponente mais importante. Nos serviços experientes, ela ocorre entre 4% a 6% dos pacientes. A trombose da artéria hepática apresenta diferentes manifestações clínicas. Na sua forma mais exuberante, pode ocorrer isquemia grave e insuficiência hepática aguda, com indicação de retransplante de urgência. Por vezes, ela se apresenta por sepse recorrente associada à necrose do parênquima e formação de abcessos. Mais comumente, ela se manifesta por meio de lesão isquêmica da árvore biliar, cuja irrigação é dependente do fluxo arterial, tendo como consequência fístula ou estenose da anastomose biliar. A lesão isquêmica pode se manifestar tardiamente pelo aparecimento de múltiplas estenoses e dilatações biliares intra-hepáticas. Algumas crianças podem permanecer assintomáticas devido ao desenvolvimento de circulação colateral. O diagnóstico é feito pela ecografia com Doppler e confirmado por angiografia, quando necessário. Se o diagnóstico for feito precocemente, indica-se a exploração cirúrgica na tentativa de restituir o fluxo arterial. Por outro lado, se as lesões hepáticas forem consideradas irreversíveis, a melhor alternativa é o retransplante.

Complicações relacionadas à reconstrução da veia porta podem ocorrer em até 10% das vezes, especialmente em pacientes com atresia de vias biliares submetidos a transplante com fígado parcial (intervivo, *SPLIT*). As manifestações mais comuns são ascite, esplenomegalia e sangramento por varizes de esôfago. A função hepática pode estar normal ou levemente comprometida, com alterações discretas das enzimas hepáticas e da coagulação. Nos casos agudos, indica-se a exploração cirúrgica para correção da complicação. A estenose pode ser tratada por dilatação percutânea, assim como a trombose pode ser resolvida com o uso de trombolíticos, por meio de radiologia intervencionista.

Complicações das anastomoses da veia cava ocorrem raramente, sendo mais encontradas nos pacientes submetidos ao retransplante. Já a estenose da anastomose entre as veias hepáticas, usada no transplante intervivos e no *SPLIT*, é observada com maior frequência. Ascite e hepatomegalia são as manifestações clínicas preponderantes. O diagnóstico pode ser feito por ultrassonografia com Doppler ou por biopsia, devendo ser confirmando por angiografia. Uma ou mais sessões de dilatação com balão por radiologia intervencionista são suficientes para a resolução da maioria dos casos. Nas estenoses refratárias, deve-se considerar a colocação de próteses endovasculares.

Complicações Biliares

São as complicações técnicas mais comuns do transplante de fígado, ocorrendo em número significativamente maior nas variantes cirúrgicas, como *SPLIT* e transplante intervivos. As fístulas biliares ocorrem nos primeiros dias de pós-operatório, sendo diagnosticadas pela presença de bile no líquido da drenagem abdominal ou pela formação de coleção intraperitonial (bilioma). Não havendo trombose da artéria hepática, o paciente deve ser submetido à laparotomia para limpeza, drenagem e, quando possível, correção da fístula. Como já mencionado anteriormente, se houver trombose da artéria hepática, a solução preferível é o retransplante. As estenoses da anastomose biliar podem ocorrer em qualquer tempo. O mais importante elemento para o seu diagnóstico é a suspeição do problema, uma vez que os achados clínicos, laboratoriais e histológicos costumam ser inespecíficos na fase inicial. A comprovação diagnóstica é feita pela colangiografia transparietal nos portadores de anastomoses bíleo-digestivas e, por via endoscópica, nas anastomoses entre os ductos. Além do diagnóstico, a intervenção radiológica possibilita, na maioria das vezes, o tratamento definitivo das lesões através da dilatação por balão e moldagem da via biliar com próteses temporárias.

A perfuração intestinal é uma complicação grave do período pós-operatório imediato devido ao risco de septicemia. A presença de cirurgia abdominal prévia é o fator de risco mais importante. O diagnóstico e a intervenção cirúrgica precoces são essenciais para evitar a mortalidade referida em até 50%.

CRESCIMENTO E DESENVOLVIMENTO

Reverter a deficiência do crescimento e a desnutrição é o objetivo primordial do transplante de fígado em crianças. A maioria dos estudos demonstra normalização do crescimento entre 33% e 50% dos casos. Entretanto, após o transplante, uma deficiência persistente é observada em 20% a 25% dos receptores. A variabilidade dos índices de crescimento do período pós-operatório deve-se, em parte, à heterogenicidade da população estudada considerando-se a doença primária, a idade, o grau de retardo do crescimento no momento do transplante e o tempo de seguimento pós-operatório. Desnutrição, uso prolongado de esteroides, doença primária e disfunção do enxerto são considerados fatores importantes para a manutenção do retardo do crescimento após o transplante.

Alguns estudos sugerem que a recuperação do crescimento é mais acentuada nas crianças pequenas (< 2 anos), assim como nas que apresentam maior retardo do crescimento no momento do transplante. Estudos anteriores mostraram que, após um crescimento inicial satisfatório, nenhum efeito positivo adicional foi observado após cinco anos nos pacientes em uso de esteroides. Espera-se que, com a estratégia de retirada precoce dos esteroides, esse panorama possa ser alterado.

Os estudos disponíveis mostram que muitas crianças apresentam distúrbios psicológicos significativos após o transplante, incluindo baixa autoestima, depressão, ansiedade e dificuldade de desenvolvimento intelectual. Os adolescentes são particularmente atingidos pela insegurança. Depressão, medo da morte, preocupações com atividade sexual, fertilidade e futuro profissional são frequentemente observados. A identificação desses problemas e sua abordagem por profissionais especializados são essenciais para proteção e tratamento das crianças e de seus familiares.

CASUÍSTICA E RESULTADOS

De setembro de 1991 a julho de 2014, foram realizados 729 transplantes de fígado em 686 crianças (< 18 anos), no Hospital Sírio Libanês e no A.C. Camargo Cancer Center, São Paulo, Brasil. Nos transplantes primários, 566 (87,6%) foram intervivos; 45 (6,9%), fígados inteiros; 15 (2,3%), fígados reduzidos; e 20 (3%), *SPLITS*. Quarenta pacientes foram retransplantados (18 intervivos e 22 transplantes com doadores com morte encefálica).

Vários aspectos dessa casuística foram discutidos em publicações ao longo dos 23 anos de existência desta equipe de transplantes. Em 1997 e 1998, Carone *et al.* descreveram a experiência inicial com transplantes com doadores vivos e, em 1999, o mesmo autor descreve uma técnica combinada (*in situ* e *ex situ*) para bipartição de fígados (*SPLIT*) e transplante em dois receptores.

A atividade transplantadora no Brasil, e em qualquer outro país, respeita as leis que regem a política de alocação. Em 2006, instituiu-se no Brasil o sistema MELD (Model for End-Stage Liver Disease) e PELD (Pediatric End-Stage Liver Disease). Trata-se de um sistema objetivo que prioriza candidatos mais graves, que apresentam maior risco de vida. No MELD, a relação entre RNI, bilirrubinas e creatinina determina o valor que os pacientes são listados junto à Secretaria de Saúde do Estado. A fórmula do PELD leva em consideração a bilirrubina, RNI, idade, albumina e z-score altura/idade. No Brasil, o resultado final do PELD multiplicado por 3 é o valor de entrada em lista para as crianças com falência hepática crônica. Essa situação dá às crianças prioridade em lista quando elas competem por fígados provenientes de doadores com morte encefálica. Todavia, após quase 10 anos da introdução dessa política de priorização da população pediátrica, as taxas de mortalidade em lista de espera para as crianças encontra-se em torno de 18% a 20%, maior na faixa etária dos pacientes abaixo de um ano de vida (dados da Secretaria de Estado da Saúde de São Paulo). Infelizmente, no nosso país não existem dados fidedignos que retratem a mortalidade nos diversos estados. A Associação Brasileira de Transplante de Órgãos mantém um registro (RBT – Registro Brasileiro de Transplante). Os dados do RBT mostram que mais do que 50% dos transplantes pediátricos no Brasil são realizados com doadores vivos.

Um trabalho recente do nosso grupo mostra os fatores perioperatórios responsáveis por um pior desfecho (sobrevida de pacientes e enxertos) em uma casuística de 413 transplantes intervivos primários em criança. As indicações foram atresia das vias biliares (273), colangite esclerosante (10), síndrome de Alagille (8), colestase familiar progressiva (6), deficiência de alfa-1-antitripsina (11), tirosinemia (15), cirrose criptogênica (22), hepatite autoimune (8), colestase crônica (6), outras doenças metabólicas (12), insuficiência hepática aguda (10), tumores hepáticos (14), síndrome de Budd-Chiari (11) e outras doenças (7). A idade dos pacientes variou de 3,6 meses a 217 meses (mediana = 14 meses), e o peso de 3,9 a 75,4 kg; 258 (62,5%) pacientes pesavam menos de 10 kg. Em relação aos enxertos utilizados, 353 (85,4%) eram segmentos laterais esquerdos, 51 lobos esquerdos (12,3%) e 9 lobos direitos (2,1%). A curva geral de sobrevida dos pacientes é apresentada na Figura 97.3. Sessenta e dois pacientes (15%) faleceram (Tabela 97.1). As complicações perioperatórias estão apresentadas na Tabela 97.2. As variáveis estudadas numa análise preliminar (univariada) para desfecho sobrevida de pacientes e enxertos foram: peso e idade do receptor, valor PELD, RNI, albumina, bilirrubina, z-score estatura/idade, ascite, cirurgia prévia, ocorrência de trombose de artéria hepática, trombose de veia porta e complicações biliares (fístulas e estenoses). Somente o peso < 10 kg e a ocorrência de trombose de artéria hepática mantiveram associação significante com pior sobrevida de pacientes e enxertos na análise multivariada (regressão logística Cox).

Como observado, o universo do transplante hepático infantil é repleto de obstáculos e intercorrências. O reconhecimento e tratamento precoce dos problemas perioperatórios, a análise dos resultados e o planejamento de medidas que objetivem a diminuição das complicações que se seguem ao transplante são fundamentais para se obter uma melhora da sobrevida dos pacientes pediátricos pós-transplante.

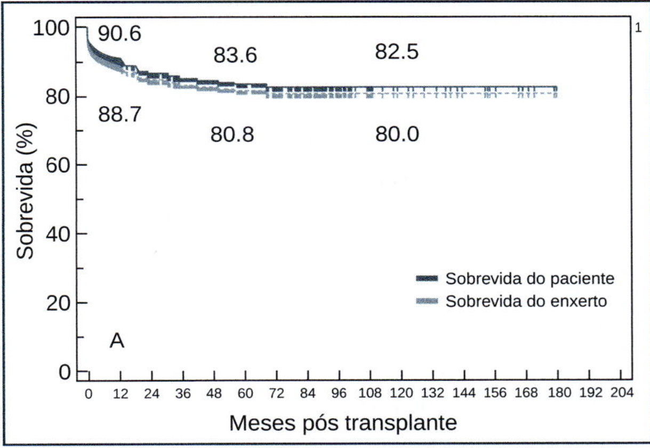

FIGURA 97.3 ***Sobrevida de pacientes e enxertos de 413 transplantes primários pediátricos realizados com doador vivo.***

TABELA 97.1 ***Causas de óbito em 62 (15%) crianças submetidas ao transplante de fígado intervivos.***

Sepse	12
Necrose hepática	6
Linfoma pós-transplante	9
Insuficiência respiratória	14
Não funcionamento primário	1
Sarcoma de Kaposi	1
Recidiva do tumor	3
Hemorragia intraoperatória	1
Rejeição crônica	3
Pancreatite aguda	1
Edema cerebral	2
Outras causas	9
Total	**62**

TABELA 97.2 ***Complicações perioperatórias em crianças submetidas ao transplante de fígado intervivos.***

Complicações	N (%)
Trombose de artéria hepática	18 (4,3)
Trombose precoce de veia porta (< 30 dias)	11 (2,6)
Trombose tardia de veia porta	24 (5,8)
Bloqueio do efluxo venoso	8 (1,9)
Fístula biliar	26 (6,2)
Estenose biliar	37 (8,9)
Sangramento	13 (3,1)
Perfuração intestinal	11 (2,6)

REFERÊNCIAS

1. Adam R, Reynes M, Johann M, et al. The outcome of steatotic grafts in liver transplantation. Transplant Proc. 1991;23:1538-40.
2. Anand AC, Hubscher SG, Gunson BK, McMaster P, Neuberger JM. Timing, significance, and prognosis of late acute liver allograft rejection. Transplantation. 1995;60:1098-103.
3. Bartosh SM, Thomas SE, Sutton MM, Brady LM, Whitington PF. Linear growth after pediatric liver transplantation. J Pediatr. 1999;135:624-31.
4. Benkerrou M, Durandy A, Fischer A. Therapy for transplant-related lymphoproliferative diseases. Hematol Oncol Clin North Am. 1993;7:467-75.
5. Bernuau J, Rueff B, Benhamou JP. Fulminant and subfulminant liver failure. Definitions and causes. Semin Liver Dis. 1986;6:97-106.
6. Bismuth H, Houssin D. Reduced-size orthotopic liver graft in hepatic transplantation in children. Surgery. 1984;95:367-70.
7. Breinig MK, Zitelli B, Starzl TE, Ho M. Epstein-Barr virus, cytomegalovirus, and other viral infections in children after liver transplantation. J Infect Dis. 1987;156:273-9.
8. Broelsch CE, Burdelski M, Rogiers X, et al. Living donor for liver transplantation. Hepatology. 1994;20:49s-55s.
9. Broelsch CE, Emond JC, Whitington PF, et al. Application of reduced-size liver transplants as split grafts, auxiliary orthotopic grafts, and living related segmental transplants. Am Surg. 1990;212:368-77.
10. Broelsch CE, Whitington PF, Emond JC, et al. Liver transplantation in children from living related donors. Ann Surg. 1992;214:428-39.
11. Bucuvalas JC, Ryckman FC. Long-term outcome after liver transplantation in children. Pediatr Transplant. 2002;6:30-6.
12. Cao S, Cox KKL, Berquist W, et al. Long-term outcomes in pediatric liver recipients: comparisons between cyclosporin A and tacrolimus. Pediatr Transplant. 1999;3:22-6.
13. Carone E, Chapchap P, Porta G, et al. Transplante hepático com doador vivo familiar. J Pediatr (Rio J). 1998;74:99-106.
14. Carone E, Chapchap P, Pugliese V, et al. Combined technique for splitting liver grafts. Transplantation. 1999;68:162-3.
15. Carone E, Chapchap P, Pugliese V, et al. Transplante hepático com doador vivo familiar: técnica operatória no doador. Rev Col Bras Cir. 1997;24:235-40.

16. Chapman JR, Griffiths D, Harding NGL, Morris PJ. Reversibility of cyclosporine nephrotoxicity after three months treatment. Lancet. 1985;1:125-30.
17. Charlton CP, Buchanan E, Holden CE, et al. Intensive enteral feeding in advanced cirrhosis: Reverse of malnutrition without precipitation of hepatic encephalopathy. Arch Dis Child. 1992;67:603-7.
18. Corall I, Williams R. Management of liver failure. Br J Anesth. 1986;58:234-45.
19. Couchoud C, Cucherat M, Haugh M, Pouteil-Noble C. Cytomegalovirus prophylaxis with antiviral agents in solid organ transplantation. A meta-analysis. Transplantation. 1998;65:641-7.
20. D'Agata ID, Balistreri WF. Pediatric aspects of acute liver failure. In: Lee WM, Williams R, editors. Acute Liver Failure. Cambridge: Cambridge University Press; 1997. p. 56-66.
21. D'Alessandro AM, Kalayoglu M, Sollinger HW, et al. The predictive value of donor liver biopsies for the development of primary non-function after orthotopic liver transplantation. Transplantation. 1991; 51:157-63.
22. D'Alesssandro AM, Ploeg RJ, Knechtle SJ, et al. Retransplantation of the liver: a seven-year experience. Transplantation. 1993;55:1083-7.
23. de Ville de Goyet J, Hausleithner V, Reding R, et al. Impact of innovative techniques on the waiting list and the results in pediatric liver transplantation. Transplantation. 1993;56:1130-6.
24. Demetris JA, Batts KP, Dhillon AP, et al. Banff schema for grading liver allograft rejection: an International Consensus Document. Hepatology. 1997;25:658-63.
25. Denhaive O, Ninane J, Sokal E, et al. Hepatic localization of a fibrosarcoma in a child with a liver transplant. J Pediatr. 1992;120:434-7.
26. Deshpande RR, Bowles MJ, Vilca-Melendez H, et al. Results of split liver transplantation in children. Ann Surg. 2002;236:248-53.
27. Edelman BH, Abu-Elmagd K, Wilson JM, et al. Neurologic complications of FK506. Transplant Proc. 1991; 23:3175-8.
28. Egawa H, Inomata Y, Uemoto S, et al. Hepatic vein reconstruction in 152 living-related donor liver transplantation patients. Surgery. 1997;121:250-7.
29. Eriksson LS, Söderman C, Ericzon B, et al. Normalization of ventilation/perfusion relationship after liver transplantation in patients with decompensated cirrhosis: evidence for a hepatopulmonary syndrome. Hepatolgy. 1990;12:1350-7.
30. Esquivel CO, Nakazato P, Cox K, et al. The impact of liver reductions in pediatric liver transplantation. Arch Surg. 1991;126:1278-86.
31. Ettenger RB. Age and the immune response in pediatric renal transplantation. Eur J Pediatr. 1992;15:S7-8.
32. European Liver Transplant Registry. Setembro, 2002. [Acesso mar 2006.] Disponível em: <http://www.eltr.org>.
33. Everhart JE, Lombardero M, Detre KM, et al. Increased waiting time for liver transplantation results in higher mortality. Transplantation. 1997;64:1300-6.
34. Fung JJ, Abu-Elmagd K, Jain A, et al. A randomized trial of primary liver transplantation under immunosuppression with FK 506 versus cyclosporine. Transplant Proc. 1991;23:2977-83.
35. Ganschow R, Lyons M, Grabhorn E, et al. Experience with basiliximab in pediatric liver graft recipients. Transplant Proc. 2001;33:3606-7.
36. Garcia-Gallont R, Bar-Nathan N, Shaharabani E, et al. Hepatic artery thrombosis in pediatric liver transplantation: Graft salvage after thrombectomy. Pediatr Transplant. 1999;3:74-8.
37. Gelman S, Kang YG, Pearson JD. Anesthetic considerations in liver transplantation. In: Fabian JA, editor. Anesthesia for Organ Transplantation. Philadelphia: JB Lippincott; 1992. p. 115-39.
38. Gladdy RA, Richardson SE, Davies HD, Superina RA. Candida infection in pediatric liver transplant recipients. Liver Transpl Surg. 1999;5:16-24.
39. Green M, Michaels MG, Webber SA, Rowe D, Reyes J. The management of Epstein-Barr virus associated post-transplant lymphoproliferative disorders in pediatric solid-organ transplant recipients. Pediatr Transplant. 1999;3:271-81.
40. Guimber D, Michaud L, Ategbo S, Turck D, Gottrand F. Experience of parenteral nutrition for nutritional rescue in children with severe liver disease following failure of enteral nutrition. Pediatr Transplant. 1999;3:139-45.
41. Heffron TG. Living-related pediatric transplantation. Semin Pediatr Surg. 1993;2:248-53.
42. Ho M, Miller G, Atchison RW, et al. Epstein-Barr virus infections and DNA hybridization studies in post-transplantation lymphoma and lymphoproliferative lesions: the role of primary infection. J Infect Dis. 1985;152:876-86.
43. Houssin D, Soubrane O, Boillot O, et al. Orthotopic liver transplantation with a reduced-size graft: an ideal compromise in pediatrics? Surgery. 1992;111:532-42.

44. Jensen CWB, Flechner SM, Van Buren CT, et al. Exacerbation of cyclosporine toxicity by concomitant administration of erythromycin. Transplantation. 1987;43:263-70.
45. Kahn D, Esquivel CO, Madrigal-Torres M, et al. An analysis of the causes of death after pediatric liver transplantation. Transplant Proc. 1988;20:613-5.
46. Kelly DA. The use of anti-interleukin-2 receptor antibodies in pediatric liver transplantation. Pediatr Transplant. 2001;5:386-9.
47. Kennard BD, Stewart SM, Phelan-McAuliffe D, et al. Academic outcome in long-term survivors of pediatric liver transplantation. J Dev Behav Pediatr. 1999;20:17-23.
48. Kimball PM, Kerman RH, Portman R, et al. Pediatric patients have poorer renal allograft survival and stronger immune responses than adults. Am Soc Transplant Phys. 1991;138.
49. King SM, Petric M, Superina RA, Graham N, Roberts EA. Cytomegalovirus infections in pediatric liver transplantation. Am J Dis Child. 1990;144:1307-10.
50. Krowka MJ, Cortese DA. Pulmonary aspects of chronic liver disease and liver transplantation. Mayo Clin Proc. 1985;60:407-10.
51. Kusne S, Dummer JS, Singh N, et al. Infections after liver transplantation. An analysis of 101 consecutive cases. Medicine. 1988;67:132-43.
52. Lerut MP, Gordon RD, Iwatsuki S, Starzl TE. Human orthotopic liver transplantation: surgical aspects in 393 consecutive grafts. Transplant Proc. 1988;20:603-6.
53. Lidofsky SD, Bass NM, Prager MC, et al. Transcranial doppler: monitoring of cerebral blood flow velocity during liver transplantation. Transplant Proc. 1993;25:1799-805.
54. Liu E, Dobyns E, Narkewicz M, et al. Acute hepatic failure in children: a seven year experience at a children's hospital. Hepatology. 2001;34:197A.
55. Lopez OL, Martinez AJ, Torre-Cisneros J. Neuropathologic findings in liver transplantation: a comparative study. Transplant Proc. 1991;23:3181-2.
56. Makowka L, Gordon RD, Todo S, et al. Analysis of donor criteria for the prediction of outcome in clinical liver transplantation. Transplant Proc. 1987;19:2378-82.
57. Mazariegos GV, Reyes J, Marino IR, et al. Weaning of immunosuppression in liver transplant recipients. Transplantation. 1997;63:243-9.
58. McDiarmid SV, Busuttil RW, Ascher NL, et al. FK506 (tacrolimus) compared with cyclosporine for primary immunosuppression after pediatric liver transplantation. Transplantation. 1995;59:530-6.
59. McDiarmid SV, Busuttil RW, Levy P, et al. The long-term outcome of OKT3 compared with cyclosporine prophylaxis after liver transplantation. Transplantation. 1991;52:91-7.
60. McDiarmid SV, Colonna JO, Shaked A, Ament ME, Busuttil RW. A comparison of renal function in cyclosporine and FK506 treated patients after primary orthotopic liver transplantation. Transplantation. 1993;56:847-53.
61. McDiarmid SV, Farmer DA, Goldstein LI, et al. A randomized prospective trial of steroid withdrawal after liver transplantation. Transplantation. 1995;60:1443-50.
62. McDiarmid SV, Gornbein J, Desilva PJ, et al. Factors affecting growth after pediatric liver transplantation. Transplantation. 1999;67:404-11.
63. McDiarmid SV, Goss J, Seu P, et al. One hundred children treated with tacrolimus after primary orthotopic liver transplantation. Transplant Proc. 1998;30:1397-8.
64. McDiarmid SV, Jordan S, Lee GS, et al. Prevention and preemptive therapy of post transplant lymphoproliferative disease in pediatric liver recipients. Transplantation. 1998;66:1604-11.
65. McDiarmid SV. Management of the pediatric liver transplant patient. Liver Transplant. 2001;7:S77-86.
66. McDiarmid SV. Risk factors and outcomes after pediatric liver transplantation. Liver Transplant Surg. 1996;2:44-56.
67. Mor E, Gonwa TA, Husberg BS, Goldstein RM, Klintmalm GB. Late-onset acute rejection in orthotopic liver transplantation. Associated risk factors and outcome. Transplantation. 1992;54:821-4.
68. Mor E, Klintmalm GB, Gonwa TA, et al. The use of marginal donors for liver transplantation. Transplantation. 1992;53:383-6.
69. Moreno LA, Gottrand F, Hoden S, et al. Improvement of nutritional status in cholestatic children with supplemental nocturnal enteral nutrition. J Pediatr Gastroenterol Nutr. 1991;12:213-6.
70. Mori K, Nagata I, Yamagata S, et al. The introduction of microvascular surgery to hepatic artery reconstruction in living donor liver transplantation: its surgical advantages compared with conventional procedures. Transplantation. 1992;54:263-8.
71. Moukarzel AA, Najm I, Vargas JV, McDiarmid SV, Busuttil RW, Ament ME. Effect of nutritional status on outcome of orthotopic liver transplantation in pediatric patients. Transplant Proc. 1990;22:1560-3.
72. Nalesnik MA. Clinicopathologic features of post transplant lymphoproliferative disorders. Ann Transplant. 1997;2:33-40.

73. Nalesnk MA, Randhawa P, Demetris AJ, et al. Lymphoma resembling Hodgkin disease after post transplant lymphoproliferative disorder in a liver transplant recipient. Cancer. 1993;72:2568-73.

74. Neto JS, Carone E, Pugliese RP, et al. Modified pediatric end-stage liver disease scoring system and pediatric liver transplantation in Brazil. Liver Transpl. 2010;16(4):426-30.

75. Neto JS, Pugliese R, Fonseca EA, et al. Four hundred thirty consecutive pediatric living donor liver transplants: variables associated with posttransplant patient and graft survival. Liver Transpl. 2012; 18(5):577-84.

76. Paya CV, Hermans PE, Washington JA II, et al. Incidence, distribution, and outcome of episodes of infection in 100 orthotopic liver transplantations. Mayo Clin Proc. 1989;64:555-664.

77. Penn I. De novo malignancies in pediatric organ transplant recipients. Pediatric Transplant. 1998;2:56-63.

78. Pichlmayr R, Ringe B, Gubernatis J, et al. Transplantation einer spenderleber auf zwei Empfange (Splitting transplant): eine neue Methode in der Weiterentwicklung der lebersegmenttransplantation. Langenbecks Arch Chir. 1988;373:127-30.

79. Plevak DJ. The hyperdynamic circulatory state after liver transplantation. Transplant Proc. 1993;25:1839.

80. Potter D, Peachey T, Eason H, et al. Intracranial pressure monitoring during orthotopic liver transplantation for acute liver failure. Transplant Proc. 1989;21:3528.

81. Raia S, Nery JR, Mies S. Liver transplantation from live donors. Lancet. 1989;2:497-8.

82. Righi D, Cesarani F, Muraro E, et al. Role of interventional radiology in the treatment of biliary structures following orthotopic liver transplantation. Cardiovasc Intervent Radiol. 2002;25:30-5.

83. Rodeck B, Melter M, Kardorff R, et al. Liver transplantation in children with chronic end stage liver disease: factors influencing survival after transplantation. Transplantation. 1996;62:1071-6.

84. Ryckman FC, Alonso MH. Liver Transplantation (cadaveric). In: Balistreri WF, Ohi R, Todani T, Tsuchida Y, editors. Hepatobiliary, Pancreatic and Splenic Disease in Children: Medical and Surgical Management. New York: Elsevier; 1997. p. 391-432.

85. Ryckman FC, Flake AW, Fisher RA, et al. Segmental orthotopic hepatic transplantation as a means to improve patient survival and diminish waiting list mortality. J Pediatr Surg. 1991;26:422-8.

86. Ryckman FC, Ziegler MM, Pedersen SH, et al. Liver transplantation in children. In: Suchy FJ, editor. Liver Disease in Children. St Louis: Mosby-Yearbook, Inc.; 1994. p. 931.

87. Sarna S, Sipila I, Jalanko H, Laine J, Holmberg C. Factors affecting growth after pediatric liver transplantation. Transplant Proc. 1994;26:161-4.

88. Schafer DF, Shaw BW. Fulminant hepatic failure and orthotopic liver transplantation for fulminant hepatic failure. Hepatology. 1992;16:1-7.

89. Serinet MO, Jacquemin E, Habes D, et al. Anti-CD20 monoclonal antibody (Rituximab) treatment for Epstein-Barr virus-associated, B-cell lymphoproliferative disease in pediatric liver transplant recipients. J Pediatr Gastroenterol Nutr. 2002;34:389-93.

90. Seu P, Winston DJ, Holt CD, Kaldas F, Busuttil RW. Long-term ganciclovir prophylaxis for successful prevention of primary cytomegalovirus (CMV) disease in CMV-seronegative liver transplant recipients with CMV-seropositive donors. Transplantation. 1997;64:1614-7.

91. Shackleton CR, Goss JA, Swenson K, et al. The impact of microsurgical hepatic arterial reconstruction on the outcome of liver transplantation for congenital biliary atresia. Am J Surg. 1997;173:431-5.

92. Shaked A, Vargas J, Csete ME, et al. Diagnosis and treatment of bowel perforation following pediatric orthotopic liver transplantation. Arch Surg. 1994; 128:994-9.

93. Shepherd RW, Chin SE, Claghorn GJ, et al. Malnutrition in children with chronic liver disease accepted for liver transplantation: clinical profile and effect on outcome. J Pediatr Child Health. 1991;27:295-9.

94. Sieders E, Peeters PM, ten Vergert M, et al. Analysis of survival and morbidity after pediatric liver transplantation with full-size and technical-variant grafts. Transplantation. 1999;68:540-5.

95. Singh N, Arnow PM, Bonham A, et al. Invasive aspergillosis in liver transplant recipients in the 1990s. Transplantation. 1997;64:716-20.

96. 96. Starzl TE, Hakala TR, Shaw BW, et al. A flexible procedure for multiple cadaveric organ procurement. Surg Gynecol Obstet. 1984;158:223-30.

97. Starzl TE, Miller C, Broznick B, Makowka L. An improved technique for multiple organ harvesting. Surg Gynecol Obstet. 1987;165:343-8.

98. Stratta RJ, Wood RP, Langnas AN, et al. The impact of extended preservaton on clinical liver transplantation. Transplantation. 1990;50:438-43.

99. Strong RW, Lynch SV, Ong TN, et al. Successful liver transplantation from a living donor to her son. N Engl J Med. 1990;322:1505-7.

100. Superina RA, Zangari A, Acal L, et al. Growth in children following liver transplantation. Pediatr Transplant. 1998;2:70-5.

101. Sze DY, Esquivel CO. The role of interventional radiology in a pediatric liver transplant program. Pediatr Transplant. 2002;6:1-4.

102. Tanaka K, Uemoto S, Tokunaga Y, et al. Surgical techniques and innovations in living related liver transplantation. Ann Surg. 1993;217:82-91.

103. Teperman L, Podesta L, Mieles L, et al. The successful use of older donors for liver transplantation. JAMA. 1989;262:2837.

104. The US Multicenter FK506 Liver Study Group. A comparison of tacrolimus (FK506) and cyclosporine for immunosuppression in liver transplantation. N Engl J Med. 1994;331:1110-5.

105. Timmons CF, Dawson DB, Richards CS, Andrews WS, Katz JA. Epstein-Barr virus-associated leiomyosarcomas in liver transplantation recipients. Origin from either donor or recipient tissue. Cancer. 1999; 76:1481-9.

106. Todo S, Demetris AJ, Makowka L, et al. primary nonfunction of hepatic allografts with preexisting fatty infiltration. Transplantation. 1989;47:903-5.

107. Tornqvist J, Van Broeck N, Finkenauer C, et al. Longterm psychosocial adjustment following pediatric liver transplantation. Pediatr Transplant. 1999;3:115-25.

108. Tzakis AG, Reyes J, Todo S, et al. Two-year experience with FK506 in pediatric patients. Transplant Proc. 1993;25:619-21.

109. United Network for Organ Sharing (UNOS) Scientific Registry. Scientific Registry Data, August 1998.

110. Wallot MA, Mathot M, Janssen M, et al. Long-term survival and late graft loss in pediatric liver transplant recipients: a 15-year single-center experience. Liver Transplant. 2002;8:615-22.

111. Whitington PF, Alonso EM, Piper JB. Pediatric liver transplantation. Semin Liver Dis. 1994;14:303-17.

112. Whitington PF, Balistreri WF. Liver transplantation in pediatrics: indications, contraindications, and pretransplant management. J Pediatr. 1991;118:169-77.

113. Wiesner RH, Demetris AJ, Belle SH, et al. Acute hepatic allograft rejection: incidence, risk factors, and impact on outcome. Hepatology. 1998;28:638-45.

114. Yamaoka Y, Ozawa K, Tanaka A, et al. New devices for harvesting the hepatic graft from the living donor. Transplantation. 1991;52:157-60.

115. Yokois NU, Perlman EJ, Colombani P, Wise B, Schwarz KB. Kaposi's sarcoma presenting as a protracted multisystem illness in an adolescent liver transplant recipient. Liver Transpl Surg. 1997;3:541-4.

98 Transplante Cardíaco

Marcelo Biscegli Jatene
Gustavo Foronda
Carolina Vieira de Campos
Estela Azeka

INTRODUÇÃO

Apesar dos inúmeros avanços clínico-cirúrgicos observados nas últimas décadas, uma parcela considerável das crianças portadoras de cardiopatas, tanto congênitas quanto adquiridas, evolui com insuficiência cardíaca refratária. Nesse cenário, o transplante cardíaco emerge como opção terapêutica para melhoria da sobrevida e da qualidade de vida desses pacientes.

Desde o primeiro transplante cardíaco realizado no Brasil, em 1968, passou-se quase um quarto de século até que a primeira criança cardiopata fosse transplantada em nosso território, em 1992[1]. Desde então, o número de procedimentos realizados anualmente vem crescendo, apesar da escassez de doadores, chegando a 33 transplantes cardíacos pediátricos no ano de 2015[2].

INDICAÇÃO

Dentre as indicações de transplante cardíaco em populações pediátricas, temos como principais:

- Cardiomiopatias – desde o período neonatal até os 18 anos de idade;
- Cardiopatias congênitas, quer a criança tenha sido submetida à correção cirúrgica, quer não, seja correção paliativa, seja definitiva, desde o período neonatal até a vida adulta;
- Pacientes submetidos a transplante desde o período neonatal até os 18 anos de idade[3-5].

O transplante cardíaco é geralmente considerado quando a expectativa de sobrevida é baixa, menor do que dois anos, ou quando existe uma qualidade de vida não aceitável, ou ainda a associação de ambas. As cardiomiopatias e as cardiopatias congênitas complexas são as principais indicações e compreendem 90% dos transplantes pediátricos[6]. Cerca de metade dos pacientes transplantados tem como diagnóstico de base cardiomiopatias, sendo a mais frequente a cardiomiopatia dilatada[8]; já entre os pacientes com cardiopatias congênitas, cuja proporção nas indicações em nosso país vem aumentando significativamente na última década[7,9], as cardiopatias complexas com fisiologia univentricular são a principal indicação[7]. Cabe ressaltar também a importância do grupo de pacientes submetidos aos diversos estágios de paliação univentricular, que evoluem com disfunção do ventrículo único sistêmico, cuja única opção terapêutica restante é o transplante cardíaco. Por fim, uma parcela pequena, porém significativa, é dos pacientes submetidos ao retransplante cardíaco, grupo com particularidades importantes tanto na indicação quanto no manejo pós-operatório[10-12].

Algumas características desses grupos devem ser consideradas. Cerca de um quarto dos receptores é composto por lactentes abaixo de um ano de idade, dos quais dois terços possuem cardiopatias congênitas complexas que necessitam de reconstrução especializada durante o transplante. É importante salientar que o receptor deve ter idade gestacional maior que 36 semanas e peso mínimo de 2.000 g[3,6]. Além disso, as comorbidades nesses receptores diferem das dos adultos. Existe uma parcela significativa de pacientes portadores de síndromes genéticas, retardo de desenvolvimento e malformações extracardíacas, que devem ser considerados do ponto de vista ético.

Apesar dos resultados em longo prazo e dos benefícios que o transplante oferece a pacientes com cardiomiopatia, o objetivo da terapêutica clínica nas cardiomiopatias em pediatria é minimizar e tentar retardar a necessidade de transplante cardíaco, tanto em lactentes como em crianças e adolescentes.

CONTRAINDICAÇÃO

De modo geral, a presença de qualquer comorbidade, além da cardiopatia, que diminua de maneira significativa a expectativa de sobrevida após o transplante, é uma contraindicação ao procedimento. Mais especificamente, a presença de processo infeccioso não controlado, hiper-resistência vascular pulmonar não reversível, doença neoplásica não controlada, insuficiência de múltiplos órgãos, uso de drogas e história de não aderência ao tratamento são contraindicações ao procedimento.

Os Quadros 98.1 e 98.2 resumem as indicações e as contraindicações de transplante cardíaco em pacientes pediátricos com cardiomiopatia e cardiopatia congênita e em pacientes adultos portadores de cardiopatia congênita[4-6].

QUADRO 98.1 ***Indicações para transplante em pacientes pediátricos com cardiomiopatias e cardiopatias congênitas[5].***

Classe I	Insuficiência cardíaca – Estágio D associada à disfunção do ventrículo sistêmico em cardiomiopatias ou cardiopatias congênitas, previamente corrigidas ou paliadas
	Insuficiência cardíaca – Estágio C e grave limitação às atividades físicas. Se medido, teriam consumo de O_2 < 50% do previsto para idade e sexo
	Insuficiência cardíaca – Estágio C associada à disfunção do ventrículo sistêmico em cardiomiopatias e cardiopatias congênitas, previamente corrigidas ou paliadas, quando houver importante retardo de crescimento atribuível a insuficiência cardíaca
	Insuficiência cardíaca associada à morte súbita e/ou arritmias, com risco de morte súbita, não responsivas à terapêutica medicamentosa ou CDI (Cardiodesfibrilador Implantável)
	Insuficiência cardíaca – Estágio C em cardiomiopatia restritiva associada à hipertensão pulmonar reversível
	Quando houver indicação de transplante cardíaco, este é factível em pacientes com resistência vascular sistêmica > 6 U Wood/m^2 e/ou gradiente transpulmonar > 15 mmHg, se a administração de inotrópicos ou vasodilatadores pulmonares reduzir a resistência vascular sistêmica para < 6 U Wood/m^2 e/ou gradiente transpulmonar para < 15 mmHg
Classe IIa	Insuficiência cardíaca – Estágio C em cardiopatias associadas à hipertensão arterial pulmonar reversível, com risco de desenvolver elevação da Resistência Vascular Pulmonar fixa, e irreversível, contraindicando transplante futuro
	Condições anatômica e fisiológicas que possam piorar a história natural das cardiopatias congênitas com ventrículo único funcional – estenose(s) grave(s) ou atresia de coronária; estenose ou regurgitação moderada a grave das valvas atrioventriculares ou semilunares; disfunção ventricular grave
	Condições anatômica e fisiológicas que pioram a história natural das cardiopatias congênitas, previamente corrigidas ou paliadas, e insuficiência cardíaca estágio C sem disfunção ventricular grave – hipertensão arterial pulmonar e risco de desenvolver elevação da resistência vascular pulmonar fixa e irreversível, contraindicando transplante no futuro; regurgitação aórtica ou de valva atrioventricular sistêmica grave não passível de correção cirúrgica; dessaturação arterial não passível de correção cirúrgica; enteropatia perdedora de proteína apesar de terapêutica otimizada
	Retransplante está indicado em crianças com função ventricular normal e vasculopatia do enxerto pelo menos moderada

QUADRO 98.2 ***Contraindicações para transplante em pacientes pediátricos com cardiomiopatias e cardiopatias congênitas[5].***

Classe I	Sepse ou outra infecção generalizada
	Hipertensão pulmonar irreversível
	Falência de outros órgãos ou múltiplos órgãos: disfunção renal, hepática
	Anormalidade significativa do sistema nervoso central
	Distúrbio psiquiátrico significativo
	Prematuridade < 36 semanas de Idade Gestacional
	Peso de nascimento < 2 kg
	Doença maligna não controlada
Classe IIb	Infecções prévias por hepatite B ou C, ou HIV
	História de uso recente de substâncias ilícitas, tabaco ou abuso de bebidas alcoólicas
	História de distúrbios psicológicos, comportamentais ou cognitivos; inadequado suporte da estrutura familiar; não aderência a terapêuticas prévias, podendo comprometer o resultado do tratamento após transplante
Classe III	Doença cardíaca associada à doença irreversível em outros órgãos ou quando for parte de doença multissistêmica irreversível. Transplante de múltiplos órgãos pode ser considerado
	Cardiopatia associada à elevação fixa, grave e irreversível da resistência vascular pulmonar
	Presença de hipoplasia grave das artérias pulmonares centrais ou veias pulmonares
	Terapêutica de rotina para qualquer cardiopatia congênita
	Retransplante durante episódio de rejeição aguda, mesmo na presença de vasculopatia do enxerto
	Nos primeiros seis meses após primeiro transplante

AVALIAÇÃO DO RECEPTOR

Os pacientes candidatos ao transplante devem ser avaliados por equipe multidisciplinar, incluindo médico, enfermeiro, nutricionista, assistente social e psicóloga, de modo a permitir melhor estratificação de risco do paciente e maior compreensão da família sobre a necessidade e complexidade do procedimento e a importância da aderência ao seguimento.

Do ponto de vista médico, a avaliação inicial se faz com o objetivo de estudar a anatomia e fisiologia da cardiopatia, evidenciar a disfunção cardíaca e excluir a possibilidade de existência de algum procedimento, clínico ou cirúrgico, que possa melhorar a qualidade de vida e sobrevida do paciente, previamente ao transplante. Tal investigação consiste de radiografia de tórax, eletrocardiograma, ecocardiograma com Doppler colorido, ventriculografia radioisotópica, cintilografia com gálio 67, ressonância magnética e angiotomografia, dependendo da cardiopatia, ultrassonografia de abdome, além de exames laboratoriais: dosagem de peptídeo natriurético, bioquímica básica, sorologias de toxoplasmose, citomegalovírus, mononucleose infecciosa, HIV, herpes e hepatites, painel imunológico, tipagem sanguínea, tipagem HLA, perfil hemoterápico. Por fim, todo paciente candidato ao transplante deve ter uma avaliação social e psicológica, em conjunto com sua família, de modo a diagnosticar possíveis impeditivos de seguimento ambulatorial adequado no pós-transplante.

PARTICULARIDADES NO MANEJO PRÉ-TRANSPLANTE

CHOQUE CARDIOGÊNICO E ASSISTÊNCIA CIRCULATÓRIA

Em um cenário em que se soma a escassez de doadores à gravidade de pacientes em fila de transplante cardíaco, a possível evolução das crianças listadas para choque cardiogênico é uma realidade iminente. Jatene *et al.* reportaram 42% de mortalidade na fila de espera para pacientes pediátricos em choque cardiogênico[16]. Como resposta a esse dilema, o uso da assistência mecânica circulatória como ponte para o transplante vem ganhando importância na faixa etária pediátrica. A avaliação criteriosa dos pacientes candidatos a esse procedimento é crucial para que os desfechos pré e pós-transplante não sejam negativos. A escala Intermacs estratifica os pacientes com insuficiência cardíaca avançada e choque cardiogênico como uma maneira de racionalizar a implementação de terapêuticas (Quadro 98.3).

Apesar de já bem estabelecido na população adulta, o uso de assistência ventricular na população pediátrica ainda está em desenvolvimento. A variedade de dispositivos de assistência aplicáveis à faixa

QUADRO 98.3 *Classificação da insuficiência cardíaca avançada proposta pelo Interagency Registry for Mechanically Assisted Circulatory Support (Intermacs).*

Choque cardiogênico grave: hipotensão persistente apesar da rápida escalada de medicações vasoativas, hipoperfusão tecidual crítica
Declínio progressivo: suporte inotrópico intravenoso mantendo níveis pressóricos aceitáveis, deterioração progressiva do estado nutritivo, da função renal ou retenção de fluidos
Estável na dependência de inotrópicos: estabilidade hemodinâmica dependente de medicação vasoativa, não tolerando o desmame devido à hipotensão, piora dos sintomas ou da função renal
Sintomas em repouso: sem medicações vasoativas, mas apresentando piora recorrente dos sintomas e retenção de líquido. Descompensação "recorrente" maior do que "refratária"
Intolerância ao esforço: limitação grave à atividade física, confortável em repouso, pequena retenção hídrica e, às vezes, alguma disfunção renal. Vida predominante dentro de casa e vizinhança
Limitado ao esforço: capaz de fazer algum exercício, porém cansa fácil, com intolerância à sobrecarga hídrica
Classe III avançada da New York Heart Association: clinicamente estável com razoável conforto às atividades, apesar da história prévia de descompensação recente

etária pediátrica é bem mais restrita, e o menor peso e superfície corpórea desses pacientes restringem sua aplicabilidade. Em nosso meio, a assistência mais utilizada ainda é a oxigenação de membrana extracorpórea (ECMO)[17], apesar de suas limitações. Trata-se de dispositivo para assistência de curta duração, com complicações ascendentes após duas semanas de uso, que incluem sangramento, trombose e infecção; além disso, sua arquitetura complexa não permite deambulação e reabilitação durante a assistência. Alternativas de dispositivos de assistência incluem os dispositivos paracorpóreos eletropneumáticos, como o Berlin-Heart Excor e as bombas centrífugas: CentriMag (Thoratec Corporation), PediMag (Thoratec Corporation) e Rotaflow (Maquet Getinge Group). Entretanto, estudos mostram que a sobrevida dos pacientes transplantados em vigência de ECMO é inferior à dos pacientes sem necessidade de ECMO pré-transplante[18]. Dipchand *et al.* reportaram sobrevida em três anos de 68% para o primeiro grupo, e 85% para o segundo grupo ($p < 0{,}0001$)[19]. Tal risco não se reproduz nos pacientes que utilizam dispositivos de assistência ventricular, tendo-se que alguns estudos reportaram sobrevida semelhante de pacientes transicionados para o transplante por meio de dispositivos de assistência ventricular, quando comparados a pacientes sem necessidade de tais dispositivos no pré-operatório[20-22].

Pacientes Sensibilizados

Desde os primórdios do transplante cardíaco ortotópico, na década de 1960, até a atualidade, a associação da resposta imunológica com a sobrevida do receptor permanece um campo em contínuo aperfeiçoamento e desenvolvimento. Nesse sentido e em decorrência dos avanços do arsenal terapêutico, o uso de dispositivos para assistência ventricular e homoenxertos tem induzido os pacientes a se tornarem sensibilizados no momento do transplante, sendo pertinente a discussão da abordagem desses pacientes.

Dentre os exames de avaliação inicial do paciente candidato ao transplante cardíaco, de fundamental importância é a pesquisa de anticorpos circulantes, devido ao risco de rejeição hiperaguda e perda precoce do enxerto. Até 88% dos óbitos em pacientes sensibilizados ocorreram nos primeiros três meses pós-transplante e foram principalmente associados a causas imunológicas[23,24].

1. Grupo sanguíneo – incompatibilidade ABO:

   O grupo sanguíneo ABO consiste de quatro categorias: A, B, AB e O. Os antígenos são expressos nas hemácias, linfócitos, plaquetas, células epiteliais e endoteliais. A formação dos anticorpos ocorre contra aqueles antígenos não nativos do hospedeiro. Há relatos de sucesso de transplantes com incompatibilidade ABO, por meio de protocolos de dessensibilização ou de transplantes em lactentes jovens cuja imaturidade do sistema imunológico permite tal procedimento, ambos com resultados semelhantes na evolução clínica, quando comparados aos com compatibilidade. No primeiro caso, as possíveis terapêuticas utilizadas na redução dos anticorpos ABO circulantes são a plasmaférese, imunoabsorção e rituximabe; a esplenectomia tem sido usada, mas permanece controversa. Já no segundo caso, a diminuição da imunidade do neonato e lactente jovem, representada pelo déficit na produção de anticorpos contra antígenos de carboidratos células T-independentes, se expressa por meio da ausência de isoaglutininas até quatro a seis meses. Essa alteração abriu precedente para a realização de transplantes em pacientes com incompatibilidade ABO, com relatos de sucesso, desde o começo do século XXI[15].

2. Anticorpos circulantes contra os antígenos HLA (*human leukocyte antigen*):

   Anticorpos anti-HLA são direcionados ao complexo maior de histocompatibilidade classe I e classe II, expressos nas células endoteliais do enxerto. A resposta imune anamnéstica tem origem na exposição prévia do receptor aos seguintes fatores:

   - Transfusão sanguínea;
   - Cirurgia prévia – ou cirurgia cardíaca com exposição a materiais como homoenxertos ou próteses biológicas e transplantes prévios;
   - Dispositivo de assistência ventricular – ponte para transplante.

   Os pacientes sensibilizados podem continuar a produzir anticorpos por muitos anos após os eventos que os sensibilizaram, limitando o doador compatível, permanecendo por um tempo maior na fila de espera e aumentando a incidência de morbimortalidade. Pacientes sensibilizados HLA classes I e/ou II foram positivamente associados com rejeição mediada por anticorpos (AMR – *antibody-mediated rejection*) e com menor taxa de sobrevida do enxerto no primeiro ano pós-transplante.

   O painel imunológico (PRA – *panel reative antibody*) é utilizado frequentemente para avaliar o grau de sensibilização. Obtido por meio da reação entre o soro de um potencial receptor e um painel de antígenos HLA representativos. O percentual de reatividade determina o PRA e define o grau de sensibilização. Pacientes com PRA acima de 10% são considerados sensibilizados e apresentam substancial risco para o desenvolvimento de rejeição aguda celular e humoral; além de aumento da mortalidade, quando comparados com os pacientes não sensibilizados (PRA menor que 10%) pós-transplante[25]. Mahle *et al.* evidenciaram que os pacientes em lista de espera com PRA ≥ 50% (fortemente sensibilizados) apresentaram mortalidade de 19%, comparada com a mortalidade de 9% nos pacientes com PRA < 10%. A mortalidade dos pacientes transplantados com PRA ≥ 50% foi de 77% e dos com PRA < 10%, de 93% em seis meses de seguimento pós-cirurgia[26].

3. Prova Cruzada (*Crossmatch*) Virtual:

   O doador que apresenta compatibilidade ABO será testado por meio da prova cruzada (*crossmatch*) com o soro do receptor para identificar anticorpos específicos anti-HLA contra os antígenos do doador, previamente ao transplante. O *crossmatch* prospectivo pré-transplante deve avaliar a compatibilidade para posterior liberação do órgão. Esses testes podem identificar alto risco da presença de anticorpos anti-HLA classe I ou classe II, mostrando perspectivas e probabilidades de um particular receptor candidato receber um novo coração.

   O teste de linfotoxicidade dependente de complemento (CDC – *complement-dependent lymphototoxixity*) é o método comumente usado para detectar anticorpos HLA. Outros métodos podem ser usados, como ELISA (*enzyme-linked immunosorbent assay*) ou citometria de fluxo. Os resultados do CDC podem demorar cerca de cinco a seis horas, criando um longo tempo de espera que pode ser fatal, eliminando a chance de o receptor ser transplantado.

   A introdução do *crossmatch* virtual tem demonstrado ser uma ferramenta útil, pois não requer que o soro do doador seja transportado por grandes distâncias e pode reduzir o tempo de espera na fila de pacientes sensibilizados aguardando um *crossmatch* prospectivo negativo. O método (*Luminex*) consiste em predizer incompatibilidade aguda por meio do rastreamento de anticorpos específicos, comparando o HLA genotípico do doador com o perfil de anticorpos do receptor sensibilizado. *Crossmatch* virtual é considerado positivo se os anticorpos detectados no teste de fase-sólida correspondem aos da tipificação do doador[25].

   Estudos têm evidenciado que o *crossmatch* virtual pode ser considerado um teste acurado e permite aumentar a oportunidade de transplante, encurtar o tempo de espera, fornecer melhores resultados e definir estratificação de risco em pacientes sensibilizados para transplante cardíaco[27].

Portanto, a conduta nos pacientes sensibilizados permanece controversa, devendo ser levado em consideração o tempo de sensibilização em relação à rejeição, o desenvolvimento da doença vascular do enxerto e o tempo de sobrevida. Estratégias mais agressivas de imunossupressão em transplante cardíaco pediátrico podem aumentar o número de possíveis doadores e a utilização desses órgãos.

O primeiro passo no manejo do paciente sensibilizado candidato ao transplante é evitar exposições futuras a antígenos humanos exógenos, minimizando transfusões de hemoderivados o máximo possível.

Uma variedade de protocolos de dessensibilização tem sido utilizada com o objetivo de reduzir os níveis de anticorpos em candidatos ao transplante que são sensibilizados, porém ainda necessita de melhor avaliação, pois tem apresentado resultados díspares. Existem protocolos que recomendam para pacientes com PRA > 50% a dessensibilização com imunoglobulina intravenosa durante dois dias e mensalmente por dois meses. Sugerem pré-medicação com acetaminofeno, difenidramina e metilpredinisolona para evitar reação à infusão. Duas semanas após a infusão da IVIG, é recomendada a administração de rituximabe[28]. Também existem citações de uso de baixas doses de imunoglobulina intravenosa associadas à plasmaférese, porém ressaltando possíveis complicações inerentes ao método.

Pacientes pediátricos com elevados PRA apresentam mortalidade global de cerca de 50%, levando à controvérsia pela escassez de doadores pediátricos em relação a questões éticas no uso desses órgãos, pois muitas vezes esses pacientes estão em estágio final da insuficiência cardíaca e o transplante seria sua única chance de sobrevida.

Aspectos Cirúrgicos

O transplante cardíaco pediátrico apresenta um caráter peculiar em função de alguns aspectos principais, dentre eles, os transplantes em crianças de baixo peso ou em neonatos e nos portadores de cardiopatias congênitas complexas. Nos casos de receptores portadores de diferentes tipos de cardiomiopatias, sem operações cardíacas prévias, o transplante costuma ser realizado sem maiores dificuldades técnicas, ficando reservadas manobras e táticas cirúrgicas mais elaboradas e trabalhosas para os casos de receptores portadores de diferentes cardiopatias de etiologia congênita.

Os transplantes mais prevalentes no primeiro ano de vida são aqueles realizados em crianças portadoras de cardiopatia congênita (64%); e em idade entre 10 e 17 anos, são aqueles realizados em crianças portadoras de cardiomiopatias de diferentes etiologias (62%)[62].

As cardiopatias congênitas consideradas para transplante mais prevalentes, nos casos em que os tratamentos cirúrgicos convencionais não obtiveram bons resultados ou estão contraindicados, são a atresia pulmonar com septo íntegro, casos de anatomia desfavorável da Anomalia de Ebstein, tumores cardíacos irressecáveis, anomalias complexas de retorno venoso, cardiomiopatia em pós-operatório tardio de correção definitiva associada ou não a bloqueio atrioventricular total, casos de evolução desfavorável de hipoplasia de coração esquerdo, disfunção ventricular grave em corações univentriculares e anomalia de Uhl, dentre outras.

Técnica Cirúrgica

Nos casos de cardiomiopatia, a técnica utilizada se assemelha à dos casos de transplante em adultos, podendo ser utilizada a técnica convencional, descrita por Shumway, ou a técnica bicaval, descrita por Web. Em ambas as técnicas, há necessidade de extremo cuidado na adequação e compatibilização das estruturas do coração doador em relação às estruturas do receptor, pelo fato de que, na maioria dos casos, o peso do doador é maior que o do receptor, e comumente há diferenças entre as dimensões e calibres dos vasos a serem anastomosados. Costuma-se aceitar corações de doadores com peso superior ao receptor em até três vezes e corações de doadores com peso inferior ao receptor em até 20%. Deve-se, sempre que possível, avaliar e comparar a área cardíaca do doador e do receptor pela radiografia de tórax, como mais um parâmetro de compatibilização entre ambos.

Alguns casos de cardiopatias congênitas necessitam programação prévia com relação à técnica a ser empregada na captação, como nos casos de distorções e estenoses das artérias pulmonares do receptor, nos quais o coração do doador deve ser preparado com extensos segmentos de artérias pulmonares.

Nos casos de operações prévias tipo Fontan, o coração doador deve conter longos segmentos de veia cava superior, bem como de artéria pulmonar direita, para facilitar a reconstrução dessas estruturas durante o transplante. Outra situação peculiar são os casos de *situs inversus*, nos quais o coração doador deve conter longos segmentos de aorta, artérias pulmonares e, sobretudo, veia cava superior e veia inominada, para que se criem prolongamentos dos vasos para facilitar as anastomoses com estruturas contralaterais.

Nos casos de hipoplasia do coração esquerdo, um longo segmento de aorta, contendo o arco e seus ramos, deve ser preparado para que se possa realizar a reconstrução da aorta no receptor. Cuidado adicional precisa ser tomado nos casos de presença de *shunt* sistêmico pulmonar ou canal arterial persistente, que precisa ser ligado antes do início da CEC para evitar desvio e roubo de sangue para os pulmões.

A preservação miocárdica pode ser realizada com a utilização de diferentes tipos de soluções cardioplégicas protetoras, infundidas no momento da captação do órgão doador. Nos casos de tempo de isquemia prolongado, por causa de captação à distância, recomendamos repetir a infusão de cardioplegia no campo operatório antes do implante do órgão, em tempos superiores a duas horas de isquemia. Damos preferência pela utilização de solução cardioplégica cristaloide hipotérmica (Solução de Roe, St. Thomas ou Custodiol), injetada na aorta ascendente, com infusão por gavagem, sem pressão, após descompressão das câmaras direitas e esquerdas.

Em crianças receptoras com aumento da resistência vascular pulmonar (RVP > 6U Wood), deve ser considerada a utilização de um coração de maior tamanho que o normalmente aceito para implante, algumas vezes até maior que o limite de três vezes o peso do coração do receptor. Nessa situação peculiar, deve-se analisar cuidadosamente as variáveis envolvidas, para que se evite a utilização de órgão com tamanho inadequado, com consequentes problemas de compatibilização de tamanho.

A retirada e o implante do órgão devem ser conduzidos por duas equipes distintas, sincronizadas entre si, para que se evitem longas esperas ou que haja aumento do tempo de isquemia do órgão a ser implantado. Após ter sido retirado do doador, o coração deve ser colocado dentro de sacos plásticos estéreis em solução salina gelada, acondicionado e transportado em reservatório térmico com gelo.

Técnica de Retirada

Após a confirmação da normalidade quanto à anatomia e função contrátil de todas as paredes, inicia-se a dissecção das veias cavas superior e inferior, a dissecção e ligadura da veia ázigos e a dissecção entre a artéria aorta e a artéria pulmonar e dos ramos pulmonares. Com grande frequência, realiza-se a retirada múltipla de órgãos no mesmo doador, havendo necessidade de adequada integração e diálogo entre os diferentes grupos para se evitar manobras que possam prejudicar algum órgão específico.

Inicia-se então a abertura das pleuras (para melhor drenagem do sangue oriundo do saco pericárdico), interrompe-se a ventilação pulmonar mecânica e se realiza a secção parcial da veia cava superior junto à origem na veia inominada, da veia cava inferior junto ao diafragma, e da veia pulmonar superior direita, para descomprimir as cavidades cardíacas. Clampeia-se então a aorta ascendente e se inicia a infusão da solução cardioplégica. Após a parada total do coração e o término da infusão da cardioplegia, procede-se à secção total de todos os vasos, completando a secção das veias cava, das pulmonares direitas e esquerdas, da aorta e do tronco pulmonar. Nos casos em que haja necessidade de retirada de pedículos vasculares mais longos, na dependência do diagnóstico do receptor, como já citado, deve-se realizar o preparo antes da retirada propriamente dita.

Técnica de Implante

A operação no receptor inicia-se após o aval favorável do chefe de equipe de retirada do coração doador. Em função do crescente número de receptores com operação cardíaca prévia, esse tempo pode ser readequado, uma vez que as dissecções cirúrgicas e as técnicas de hemostasia exigem cuidados adicionais. No transplante cardíaco ortotópico, procede-se à circulação extracorpórea da forma convencional, com drenagens individuais das veias cavas superior e inferior e perfusão arterial pela aorta ascendente, mesmo nos casos de reoperação. Realiza-se uma hipotermia moderada à 28°C. A remoção do coração é realizada pela secção dos vasos da base (aorta e tronco pulmonar), veias cava superior e inferior e do átrio esquerdo, próximo ao plano da valva mitral.

Inicia-se o implante pela reconstrução do átrio esquerdo, seguida pela anastomose das veias cava inferior e superior, tronco pulmonar e, por fim, da aorta. Em situações especiais, com tempo prolongado de isquemia, pode-se inverter essa ordem, realizando a anastomose da aorta antes do tronco pulmonar e da veia cava superior, para que se proceda à perfusão miocárdica o mais rápido possível.

O transplante cardíaco com a técnica da anastomose bicaval costuma apresentar aspectos favoráveis durante a evolução, prevenindo aumento do volume atrial direito, menor incidência de insuficiência tricúspide e diminuição de arritmias.

Nos casos de receptores portadores de cardiopatias congênitas, com operações prévias, diferentes estratégias técnicas podem ser utilizadas, dependendo da anatomia de cada caso.

Depois do término do implante, após cuidadosas manobras para a retirada de ar das cavidades cardíacas, procede-se à reperfusão do coração, com o desclampeamento da aorta. Antes do término das anastomoses, inicia-se a infusão de diferentes medicações vasoativas, como isoproterenol, milrinone e adrenalina, em doses variáveis para cada caso, além da utilização rotineira de óxido nítrico, inalado na linha ventilatória.

Revisão de hemostasia cuidadosa deve ser sempre realizada, especialmente nos casos de reoperação, seguida por síntese da toracotomia por planos.

Imunossupressão

A imunossupressão pode ser classificada, de maneira geral, em terapêutica de indução e terapêutica de manutenção. Terapêutica de indução é definida como terapêutica profilática administrada no período perioperatório[31] e tem como objetivo a prevenção da rejeição precoce do enxerto. Seu uso reduz a incidência de rejeição precoce nos receptores de transplante cardíaco[32,33], porém não há evidência de aumento de sobrevida ou diminuição de morbidades, como número de rejeições no primeiro ano pós-transplante, ausência de doença vascular do enxerto e ausência de linfoma[33,34]. A maioria dos receptores pediátricos recebe terapêutica de indução e esse número mostra uma tendência de ascensão nos últimos anos[34,39], ao contrário da população adulta, na qual aproximadamente metade dos pacientes recebe terapêutica de indução[35]. Globulina policlonal antilinfócito e globulina antitimócito são medicações mais comumente utilizadas na indução de retransplantes, enquanto o antagonista do receptor da interleucina-R (IL-2R) é mais frequentemente aplicado nos transplantes primários[34].

Os esquemas de imunossupressão de manutenção baseiam-se no uso de inibidor de calcineurina, citostáticos e/ou inibidores da sinalização celular. Dependendo do esquema utilizado, pode-se ou não incluir corticoides (Quadro 98.1). Os esquemas de terapêutica de manutenção podem ser classificados em monoterapia (somente o inibidor de calcineurina/inibidor da sinalização celular), duplo (inibidor de calcineurina/inibidor da sinalização celular e citostático) e triplo (inibidor de calcineurina/inibidor da sinalização celular, citostático e corticoide). Há grande variabilidade de esquemas de imunossupressão entre os centros de transplante cardíaco pediátrico, porém, até o momento, não houve demonstração de superioridade de determinado esquema sobre os demais.

A corticoterapia é um potente, porém inespecífico imunossupressor, que atua por meio da inibição do fator nuclear Kappa-Beta e ativador da proteína-1, regulando a transcrição de diversos genes. Em crianças, evita-se o uso de corticoides devido a seus efeitos colaterais, que incluem fechamento precoce dos núcleos de ossificação, diabetes *mellitus*, hipertensão arterial, hiperlipidemia, catarata e labilidade emocional. Além disso, o uso crônico de corticoide é associado com insuficiência adrenal, infecções oportunistas e maior risco de doença vascular do enxerto[31]. Dessa maneira, esforços ativos devem ser feitos para que seja realizado o desmame da corticoterapia introduzida no perioperatório, por meio do ajuste de outras classes de imunossupressores.

Os inibidores de calcineurina mais comumente utilizados são a ciclosporina e o tacrolimo. A primeira tem a vantagem de possuir apresentação tanto oral quanto intravenosa em nosso meio. O mecanismo de ação dessa classe medicamentosa consiste na inibição da enzima calcineurina, com consequente bloqueio da síntese de interleucina 2 (IL-2). Ambos são metabolizados no fígado, via citocromo P450 (CYP3A), portanto deve-se estar atento para interações medicamentosas que possam inibir ou estimular tal enzima, a fim de manter os níveis séricos próximos do desejado para o período de pós-operatório e histórico de rejeições do paciente.

Habitualmente, a ciclosporina é iniciada em infusão contínua no pré-operatório, com interrupção durante a circulação extracorpórea. Após a extubação traqueal, o medicamento é transicionado para via oral, devendo ser ingerido em jejum, e a dose é ajustada conforme o nível sérico, objetivando patamares entre 100 e 300 ng/mL, a depender do tempo decorrido desde o transplante. Os principais efeitos colaterais da ciclosporina incluem nefrotoxicidade, neurotoxicidade e diminuição do limiar convulsivo, hepatotoxicidade, hiperplasia gengival e hipertricose.

O tacrolimo é a alternativa à ciclosporina na presença de efeitos colaterais, principalmente no caso de eventos neurológicos no pós-operatório. Essa medicação vem ganhando preferência dentro de sua classe medicamentosa, pois, apesar de apresentar o mesmo mecanismo de ação, possui menor neuro e hepatotoxicidade, além de menor incidência de hiperplasia gengival e hipertricose; entretanto, também é uma medicação nefrotóxica e seu uso justifica a monitorização da função renal. Também deve ser ingerido em jejum; sua dose inicial é de 0,05-0,1 mg/kg/dia dividida em duas tomadas; porém, deve ter seu nível sérico monitorado no vale, para ajuste posológico.

Dentre as medicações citostáticas, as mais utilizadas são o micofenolato e a azatioprina. O micofenolato mofetil age por meio da inibição não competitiva da enzima inosina monofosfato desidrogenase na via de novo da síntese de purinas, reduzindo mais seletivamente a proliferação de linfócitos. Seus efeitos colaterais incluem sintomas gastrointestinais, como náuseas, vômitos e diarreia, além de anemia, leucopenia e hematúria[29]. A azatioprina inibe a síntese de DNA e RNA por meio de sua incorporação aos ribonucleotídeos celulares após sua transformação em 6-mercaptopurina. Seus efeitos colaterais incluem hepatotoxicidade, mielossupressão, pancreatite e neoplasias. Após o advento do micofenolato, entretanto, a azatioprina tem caído em desuso, devido à superioridade do primeiro em relação à sobrevida, rejeição e doença vascular de enxerto[37,38].

A classe mais recente de imunossupressores utilizados no transplante cardíaco pediátrico inclui os inibidores da sinalização celular: sirolimus e everolimus (Quadro 98.4). O sirolimus, o principal representante da classe utilizado no Brasil, é produzido por uma cepa de *Streptomyces hygroscopicus*; apesar de sua atividade antifúngica, ganhou notoriedade por sua atividade imunossupressora e antitumoral, como um potente inibidor da proliferação de células B e T e da produção de anticorpos, por meio da formação de um complexo intracelular proteico denominado FKBP12, que bloqueia a ativação da quinase TOR, bloqueando a progressão do ciclo celular na transição das fases G1 e S[30]; além disso, essa medicação inibe a proliferação endotelial e de músculo liso, com impacto significante no desenvolvimento de doença vascular do enxerto[36]. Devido ao seu potencial imunossupressor, tem sido usado como alternativa no tratamento de rejeição persistente e/ou disfunção renal. Seus efeitos colaterais incluem dislipidemia e hipertrigliceridemia, além de alterações hematológicas como anemia, neutropenia e plaquetopenia.

COMPLICAÇÕES

As principais complicações pós-transplante cardíaco pediátrico incluem: falência primária do enxerto, disfunção do ventrículo direito, infecção, rejeição, doença vascular do enxerto, tumores, hipertensão arterial, disfunção renal, dislipidemia e litíase biliar.

Infecção

Complicações infecciosas são uma importante causa de morbimortalidade no pós-operatório do transplante cardíaco, especialmente no primeiro ano após o procedimento. Ocupa o segundo lugar nas causas de mortalidade no primeiro ano, atrás apenas de rejeição/falência do enxerto. Cerca de um em cada quatro pacientes apresentará ao menos um quadro infeccioso no primeiro ano após o transplante[40], e a reinternação hospitalar é necessária para a maioria deles[41].

QUADRO 98.4 *Medicações na terapêutica de manutenção da imunossupressão.*

Medicação	Mecanismo de ação	Dose	Efeitos colaterais
Prednisona	Inibição fatores de transcrição celular	0,1-0,2 mg/kg/dia	Síndrome metabólica, catarata, alteração do crescimento
Ciclosporina	Inibidor da calcineurina	3-6 mg/kg/dia	Disfunção renal, convulsões, hepatotoxicidade, hiperplasia gengival
Tacrolimo		0,05-0,1 mg/kg/dia	Disfunção renal, neurotoxicidade, diabetes *mellitus*
Micofenolato mofetila	Citostático	2 g/dia	Náuseas, vômitos e diarreia
Sirolimus	Inibidor mTOR	1 mg/m²/d	Dislipidemia, hipertrigliceridemia, alterações hematológicas

Infecções bacterianas são as mais comuns e têm como principais sítios de localização o pulmão e a corrente sanguínea. Vírus são a segunda etiologia mais prevalente, e ambos somam 90% das causas de infecção no pós-transplante. Agentes mais raros incluem fungos e protozoários. Uma relação entre a etiologia infecciosa e o tempo decorrido desde o transplante foi demonstrada em estudos prévios. No primeiro mês após o transplante, os quadros infecciosos estão associados a questões técnicas do procedimento e infecções presentes no doador ou receptor; o principal agente etiológico nessa fase são as bactérias e a infecção mais comum é a pneumonia bacteriana. Entre o primeiro e o sexto mês, emergem os agentes oportunistas e os vírus; os principais agentes etiológicos nesse momento são citomegalovírus, *Toxoplasma gondii, Pneumocystis jiroveci, Aspergillus sp.* Após o sexto mês, a etiologia das complicações infecciosas varia de acordo com o grau de imunossupressão, sendo mais prevalentes os agentes oportunistas naqueles pacientes com maior grau de imunossupressão[42]. Em todos os casos, além do tratamento direcionado ao diagnóstico etiológico, deve-se proceder a ajuste da imunossupressão.

Citomegalovírus

Agente etiológico mais frequente nos quadros infecciosos dos pacientes transplantados cardíacos. Entre os fatores de risco estão receptores soronegativos com enxerto de doadores soropositivos, ou receptor soropositivo em uso de terapia antilinfócito. Sua importância se dá não apenas pelos quadros infecciosos sistêmicos, mas também pela correlação com outras complicações como rejeição, doença vascular do enxerto e neoplasias pós-transplante. As manifestações clínicas incluem sintomas gastrointestinais, miocardite, hepatite, alterações hematológicas e retinite. O diagnóstico é feito com base no quadro clínico, mas também com acompanhamento laboratorial da carga viral e antigenemia, de modo a diagnosticar precocemente quadros subclínicos que necessitem de terapêutica. O tratamento é feito com ganciclovir intravenoso 5 mg/kg/dose, de 12 em 12 horas; não há duração bem estabelecida, mas de maneira geral o tempo mínimo é de duas semanas, ou uma semana após a negativação da antigenemia ou PCR. Em casos de não negativação da carga viral em vigência de tratamento adequado, deve-se suspeitar de resistência viral ao ganciclovir; nesses casos, genotipagem deve ser solicitada e a medicação de escolha é o foscarnet[43]. A profilaxia da citomegalovirose está indicada no pós-operatório do transplante cardíaco (em especial nos casos de sorodivergência) e na vigência de tratamento para posteriores quadros de rejeição, e é feita com ganciclovir 5 mg/kg/dose, uma vez ao dia.

Toxoplasmose

A reativação de infecção latente devido à imunossupressão ou à discordância sorológica entre o receptor e o doador são as principais causas de toxoplasmose no transplantado cardíaco. A doença pode ter manifestações sistêmicas diversas e o diagnóstico é feito por meio da conversão sorológica (que pode ser tardia em relação aos sintomas) ou pela demonstração do protozoário em material biológico, por meio de biópsias. O tratamento é feito com sulfadiazina e pirimetamina, com associação de ácido folínico para prevenção da mielodepressão. A profilaxia primária de toxoplasmose está indicada no pós-operatório do transplante cardíaco, em especial nos casos de divergência sorológica; é realizada com sulfametoxazol-trimetropim associado ou não à pirimetamina, por um período de três meses.

Vírus Epstein-Barr

O vírus Epstein-Barr (EBV) é muito prevalente, e cerca de 90% da população adulta apresenta anticorpos que refletem infecção prévia. A taxa de prevalência na faixa etária pediátrica, em especial dos lactentes e pré-escolares, é bem menor, o que abre margem para sorodivergência no momento do transplante cardíaco. A primoinfecção pelo EBV é o maior fator de risco para o desenvolvimento de doença linfoproliferativa pós-transplante.

Pneumocistose

Patógeno oportunista associado a quadros respiratórios em pacientes imunossuprimidos. Sua incidência apresenta variabilidade regional, porém sua morbimortalidade é alta, o que justifica a instituição de profilaxia por pelo menos três meses após o transplante com sulfametoxazol-trimetropim.

Fungos

Apesar de representar uma menor proporção das etiologias infecciosas no pós-operatório do transplante cardíaco, este grupo merece atenção especial devido à mortalidade associada à sua incidência, com uma sobrevida de apenas 42% em seis meses[42]. O agente mais comum são as cândidas, responsáveis por dois terços das infecções fúngicas. Fatores de risco para infecção fúngica incluem cirurgia prévia ao transplante e invasões, como assistência circulatória e ventilação pulmonar mecânica[44]. O benefício da profilaxia com nistatina nesses casos ainda não é bem determinado, mas seu uso é frequente em serviços de transplante cardíaco pediátrico.

REJEIÇÃO

A principal limitação do transplante ainda constitui-se na rejeição. Cerca de um em cada cinco pacientes experimenta pelo menos um episódio de rejeição (presumida ou confirmada) no primeiro mês pós-transplante; ao final do primeiro ano após o procedimento, 46% dos pacientes terão tratado ao menos um quadro de rejeição do enxerto[45]. São fatores de risco para rejeição do enxerto a presença de *crossmatch* positivo e pacientes com idades maiores. O diagnóstico de rejeição continua sendo um importante marcador de morbidade e mortalidade em curto, médio e longo prazos nos pacientes submetidos ao transplante, especialmente na faixa etária pediátrica.

A rejeição classifica-se em celular, humoral ou mista, de acordo com o mecanismo imunológico mediador. Em ambos os casos, a suspeita clínica se faz por meio de mudanças no padrão habitual da criança, incluindo sintomas como hipoatividade, irritabilidade, náuseas ou vômitos, aumento da frequência cardíaca basal ou arritmias. Alterações ecocardiográficas, como disfunção ventricular, espessamento de paredes e insuficiências valvares, corroboram a hipótese, porém o diagnóstico definitivo é feito somente por meio de biópsia endomiocárdica (BEM) percutânea via procedimento hemodinâmico, no qual são retirados pequenos fragmentos (ao menos três) de miocárdio e enviados para análise anatomopatológica.

A rejeição celular é atualmente classificada em quatro graus, a depender do acometimento miocárdico, conforme classificação internacional publicada em 2005[47]. Grau 0R corresponde à ausência de infiltrado inflamatório. Grau 1R traduz a presença de discreto infiltrado inflamatório linfomononuclear perivascular ou intersticial, sem dano celular ou com foco único de agressão dos cardiomiócitos, sem distorção da arquitetura celular nativa; seu achado não necessariamente impõe a necessidade de tratamento de quadro de rejeição, a depender dos sintomas e achados de exames complementares. Grau 2R representa presença de infiltrado inflamatório linfomononuclear (com eventual presença de eosinófilos) multifocal, presente em um ou mais de um fragmento de biópsia, com dois ou mais focos de agressão aos cardiomiócitos. Por fim, Grau 3R significa achado de infiltrado inflamatório polimórfico difuso e multifocal, presente em mais de um fragmento, com eventual presença de necrose, vasculite e hemorragia intersticial[47,48]. O tratamento da rejeição celular é baseado na pulsoterapia com metilprednisolona, associado a timoglobulina apenas nos casos com grave comprometimento hemodinâmico e BEM 3R.

Enquanto a rejeição celular por vezes apresenta-se de maneira subclínica, sendo detectada apenas em BEM de rastreamento, a rejeição humoral em geral traduz-se por um quadro clínico mais exuberante. Sua presença é associada com menor sobrevida do enxerto e sua incidência atinge até 15% dos pacientes no primeiro ano pós-transplante[47]. Fatores de risco para rejeição humoral incluem alossensibilização, transfusão prévia, gestação, homoenxerto prévio e uso de dispositivo de assistência ventricular. Alterações histopatológicas incluem: edema celular e intersticial, infiltrado macrofágico, lesão capilar, focos hemorrágicos, trombos intravasculares e necrose de cardiomiócitos. Na presença de tais achados, o diagnóstico de rejeição humoral deve ser confirmado por provas de imuno-histoquímica, utilizando-se anticorpos anti-CD68, CD31 e C4. A suspeita de rejeição humoral deve desencadear tratamento agressivo, que inclui pulsoterapia com metilprednisolona associada a timoglobulina; alternativas incluem plasmaférese, imunoglobulina humana e rituximabe.

Devido a sua alta morbimortalidade e à possibilidade de apresentação subclínica ou assintomática, a rejeição é alvo de elaboração de protocolos de rastreamento, para sua detecção precoce e tratamento agressivo. Existe uma grande variabilidade de padrão de rastreamento de rejeição entre os centros de transplante cardíaco pediátrico e, até o presente momento, nenhum protocolo se mostrou superior aos demais. Entretanto, todos os protocolos têm como pedra fundamental o rastreamento mais frequente nos primeiros meses após o transplante, período no qual a incidência de episódios de rejeição é maior.

Apesar de ser o padrão-ouro para diagnóstico de rejeição em paciente transplantado cardíaco, por se tratar de um procedimento invasivo, com riscos inversamente proporcionais à faixa etária e ao peso do paciente, existe uma busca de longa data por um método alternativo à BEM que seja capaz de diagnosticar quadros de rejeição do enxerto de maneira não invasiva. Nesse contexto, o ecocardiograma exerce um importante papel na avaliação dos pacientes após o transplante cardíaco, principalmente por ser um exame não invasivo, de simples aplicação e reprodutibilidade, de uso rotineiro, podendo ser realizado facilmente à beira do leito quando necessário. Achados como o aumento da massa ventricular esquerda, derrame pericárdico e disfunção ventricular sistólica/diastólica já são indicadores de rejeição bem descritos na literatura. Infelizmente, os parâmetros do ecocardiograma convencional ainda apresentam limitações na detecção de rejeição, possibilitando muitas vezes apenas o diagnóstico de casos mais severos, nos quais já há também sinais clínicos evidentes. Avanços mais recentes nesse método têm contribuído para torná-lo uma importante ferramenta no diagnóstico precoce e mais confiável de rejeição.

A análise de rotina em um paciente transplantado, no laboratório de ecocardiografia, deve incluir: Modo M, avaliação Bidimensional, análise dos fluxos por meio do Doppler pulsado e contínuo, avaliação com o Doppler colorido e, mais recentemente, foi incluída também a avaliação por meio do Doppler tecidual.

O Doppler tecidual permite a medida das velocidades sistólica e diastólica dentro do miocárdio. Um dos avanços no diagnóstico de episódios de rejeição aguda tem sido relacionado com marcadores ecocardiográficos de disfunção diastólica, visto que ela normalmente precede a disfunção sistólica nesses eventos. A disfunção diastólica pode ser a única alteração detectável em episódios leves de rejeição, tornando-se dessa forma um marcador mais sensível no auxílio diagnóstico. Em adultos, a alta acurácia do método já está bem descrita. Porém, em crianças, as velocidades miocárdicas são mais variáveis e dependentes da idade. Além disso, crianças transplantadas podem apresentar velocidades mais baixas na análise do ventrículo direito, em comparação com crianças normais. Motivos como esses dificultam a análise e determinação de quando baixas velocidades estão relacionadas com episódios agudos de rejeição ou quando representam apenas mudanças crônicas.

Frequentemente, pacientes com rejeição evoluem com disfunção diastólica, fisiologia restritiva e graus variados de disfunção sistólica. Há relato na literatura de que uma redução de cerca de 15% no tempo de desaceleração mitral ou no tempo de relaxamento isovolumétrico (TRIV) foi associada com rejeição, confirmada pela biópsia. Outros parâmetros descritos também relacionados com rejeição foram o TRIV menor que 90 ms e uma relação E/A mitral maior do que 1,7.

Uma das dificuldades na análise ecocardiográfica é a obtenção de curvas adequadas ao Doppler, devido à tendência que os pacientes transplantados têm de manter frequências cardíacas mais altas, principalmente durante episódios de rejeição.

Nesses casos, o IPM (índice de performance miocárdica), que independe da frequência cardíaca, da pressão arterial ou do grau de regurgitação mitral, pode ser usado de forma mais segura. O IPM é uma medida ecocardiográfica de fácil realização e que avalia o desempenho global ventricular tanto sistólico quanto diastólico. O IPM é calculado por meio da soma dos tempos de contração e relaxamento isovolumétricos, dividida pelo tempo de ejeção aórtico ou pulmonar.

Em crianças, os novos marcadores de função derivados do Doppler tecidual parecem ser menos dependentes da idade. Dentre esses, pode-se citar o *Strain*, o *Strain rate* e a aceleração miocárdica durante a contração isovolumétrica (AVI). Esse último parâmetro (AVI) tem sido demonstrado como uma sensível medida da contratilidade miocárdica global. Linda *et al.* demonstraram que, durante um episódio de rejeição aguda, houve uma queda significativa da aceleração isovolumétrica em todos os segmentos do ventrículo esquerdo, quando comparada com os valores individuais de base de cada paciente. A maior redução do AVI ocorreu na parede inferior (região basal), onde foi demonstrado que um valor $\leq 0,9$ m/s^2 teve uma sensibilidade de 86% e especificidade de 100% para detecção de rejeição aguda. Achado adicional foi a redução da velocidade de pico das ondas "S" e "E" nas paredes lateral e inferior do ventrículo esquerdo. A análise do AVI requer uma alta resolução temporal e imagens com *frame rates* de pelo menos 100 por minuto, pois a fase de contração isovolumétrica é de curta duração.

Eun *et al.* relataram uma associação entre a medida da onda E' e da relação E/E' com episódios de rejeição. O Doppler tecidual também permite uma análise quantitativa do *Strain* regional e *Strain rate* do miocárdio, refletindo tanto a função ventricular sistólica quanto a diastólica. Com base em dados da literatura, espera-se que os parâmetros obtidos por meio do *Strain rate* tenham o potencial de detectar até mesmo os casos leves de rejeição, principalmente naqueles em que o paciente não tenha ainda apresentado qualquer sintomatologia que ocasione a suspeita clínica. Entretanto, essa nova modalidade também apresenta limitações, como, por exemplo, aquisições ângulo dependentes e a necessidade de *frame-rate* elevado.

A avaliação por meio do ecocardiograma bidimensional com *Speckle-tracking*, uma outra modalidade mais recente, analisa a mecânica da função cardíaca, com a vantagem de ser ângulo independente. Está já bem documentada a associação entre valores diminuídos da torsão do ventrículo esquerdo, analisados por meio do *Speckle-tracking*, em pacientes transplantados com rejeição e sua normalização aos valores habituais após o adequado tratamento do episódio.

Há uma expectativa futura de que o exame ecocardiográfico feito de forma completa e detalhada, associado a outros métodos diagnósticos pouco invasivos, como, por exemplo, a análise da expressão gênica, possa substituir em alguns casos a necessidade da biópsia endomiocárdica para avaliação de rejeição, especialmente naqueles pacientes de baixo risco, assintomáticos e estáveis do ponto de vista cardiovascular. A detecção precoce de um episódio de rejeição, em uma fase em que o paciente ainda não apresenta sintomas, é um dos objetivos futuros principais no manejo dos pacientes após o transplante.

DOENÇA VASCULAR DO ENXERTO

Crianças submetidas ao transplante cardíaco ortotópico podem evoluir no longo prazo com falência crônica do enxerto, geralmente decorrente do desenvolvimento progressivo da doença vascular do enxerto, na qual há um acometimento difuso e severo das artérias coronárias. A história natural nesses casos acaba sendo a evolução para o óbito ou para o retransplante. Este último está associado com um pior prognóstico quando comparado com o transplante inicial. A dificuldade da detecção não invasiva da falência crônica permanece um desafio devido, muitas vezes, à escassez de sintomas clínicos e de achados ecocardiográficos específicos. Portanto, o diagnóstico cada vez mais precoce da falência crônica do enxerto, especialmente quando realizado de forma não invasiva, haja vista a alta morbidade relacionada com a realização da biópsia endomiocárdica, nesses casos é fundamental. Dereck *et al.* descreveram como preditores de mortalidade estatisticamente significantes a fração de ejeção do ventrículo esquerdo, as velocidades sistólica e diastólica analisadas no anel tricúspide com o Doppler tecidual, e a gravidade da regurgitação tricúspide.

TUMORES

As neoplasias que incidem no pós-operatório de transplante cardíaco pediátrico são denominadas "doenças linfoproliferativas pós-transplante" (*Post-transplant lymphoproliferative disorder* – PTLD). São predominantemente neoplasias hematológicas de células B cuja ocorrência está relacionada à imunossupressão inerente ao procedimento e à soroconversão ou aumento da carga viral do vírus Epstein-Barr (EBV). No paciente imunocompetente, o EBV permanece de forma latente, por meio da formação de epissomos nas células B. Já no paciente imunossuprimido, a diminuição do controle das células T sobre a proliferação das células B resulta em proliferação de células com genoma viral, o que contribui para o desenvolvimento de PTLD[53]. Outro fator de risco é o número de rejeições, provavelmente relacionado à intensificação da imunossupressão[54].

Apresenta incidência bimodal, com primeiro pico nos primeiros meses após transplante (associado à soroconversão para EBV) e segundo pico tardiamente, após dois anos do procedimento[53]. Pacientes com idade entre um e nove anos são mais susceptíveis[50], quando comparados com lactentes ou adolescentes. Chinnock *et al.*[51] demonstraram sobrevida de 90% em 10 anos pós-PTLD, o que representa um aumento significativo em relação aos dados anteriores[52]; porém, o risco de PTLD continua a aumentar no decorrer dos anos pós-transplante.

As manifestações clínicas dessa entidade dependem principalmente da localização anatômica da neoplasia. Suas principais apresentações incluem nódulos cervicais ou em orofaringe, e massas abdominais ou torácicas. Os sintomas mais comuns são febre e mal-estar, linfadenopatia e esplenomegalia, além de sintomas específicos aos sistemas acometidos, como dor abdominal, náuseas/vômitos, diarreia e perda ponderal, nos casos de localização abdominal; alternativamente, pacientes com infiltrados torácicos apresentam-se com tosse, dispneia, dor torácica ou quadros respiratórios arrastados e sem resolução com tratamentos convencionais. Miana *et al.* demonstraram prevalência semelhante entre as topografias de apresentação em uma população de pacientes transplantados no Brasil[58].

A suspeita diagnóstica é feita por meio de sintomas compatíveis associados à elevação da carga viral para EBV, entretanto a biópsia é compulsória para confirmação diagnóstica e planejamento terapêutico. Deve ser realizada avaliação do material obtido sob microscopia óptica, além de técnicas de imunofenotipagem e citometria de fluxo para determinação do tipo celular envolvido. O critério apresentado pela Organização Mundial de Saúde em 2008 (OMS-2008)[55] deve ser então utilizado para classificação do tumor (Quadro 98.3). Para estadiamento, deve-se realizar mielograma, coleta de líquido cefalorraquidiano e exames radiológicos, de acordo com a localização do tumor.

O principal pilar do tratamento do PTLD é a diminuição da imunossupressão e, muitas vezes, é a única ação necessária. Vigilância rigorosa de possível quadro de rejeição deve ser implementada durante esse período, além de parâmetros para monitoração da resposta terapêutica, como tamanho das lesões e melhora da curva térmica, carga viral EBV, desidrogenase lática e provas inflamatórias; respostas iniciais podem ser observadas em duas a quatro semanas.

De acordo com o fenótipo tumoral, outras estratégias terapêuticas também podem ser adotadas. Nos casos de tumores que expressam CD20, o anticorpo monoclonal anti-CD20 (rituximabe) pode ser empregado, sempre em associação com o decréscimo da imunossupressão, com taxas de remissão que variam entre 44-87%[54]. Esquemas quimioterápicos mais complexos podem ser necessários para o tratamento dessas neoplasias, entretanto esse assunto fica além do escopo deste capítulo. Novas modalidades terapêuticas promissoras incluem anticorpos monoclonais anti-IL6 e IL10, Interferon-alfa, anti-CD30 e o próprio imunossupressor sirolimus, que também possui atividade antiproliferativa[56,57].

DISFUNÇÃO RENAL E HIPERTENSÃO ARTERIAL

Disfunção renal pode ser classificada temporalmente em precoce ou tardia. A primeira ocorre nos primeiros dias após o transplante; é decorrente da nefrotoxicidade dos imunossupressores, mas também da resposta inflamatória à circulação extracorpórea, e tem como possível agravante a existência de disfunção renal pré-operatória. A segunda ocorre pelo uso cumulativo de imunossupressores nefrotóxicos, que ocasiona a atrofia tubular renal, glomeruloesclerose, fibrose intersticial e arteriolopatia. Os inibidores de calcineurina causam hipertensão por meio da ativação do sistema renina-angiotensina-aldosterona, enquanto os corticoides aumentam a reabsorção de sódio por seu efeito mineralocorticoide. Adolescentes são mais susceptíveis à disfunção renal no pós-operatório tardio, quando comparados a lactentes e crianças abaixo de cinco anos, com incidência de 14% após 11 anos de transplante. Cerca de um em cada 20 pacientes evolui tardiamente para necessidade de terapêutica de substituição renal[60].

Hipertensão arterial é uma comorbidade prevalente no pós-operatório do transplante cardíaco. Cerca de metade dos pacientes desenvolve hipertensão no primeiro ano após o transplante, com a proporção atingindo dois terços após oito anos no procedimento[58]. Sua principal causa são os imunossupressores inibidores de calcineurina e os corticosteroides[61], tendo-se que o tacrolimo apresenta menor efeito causal do que a ciclosporina. O tratamento inclui medidas comportamentais e farmacológicas, com preferência para os inibidores da enzima conversora de angiotensina e os bloqueadores de canal de cálcio, devido a seu efeito protetor em relação à doença vascular do enxerto.

CONCLUSÃO

Pode-se concluir que o transplante constitui-se em opção terapêutica e de resgate de uma situação em que o paciente encontra-se em uma condição clínica refratária, com melhora dessa forma da qualidade de vida, possibilitando, nos casos em se encontram priorizados e internados, o retorno aos seus lares.

REFERÊNCIAS

1. Barbero-Marcial M, Azeka E, Camargo PR, et al. Características do transplante cardíaco neonatal e infantil. Rev Bras Cir Cardiovasc. 1996;11(2): 60-6.
2. Associação Brasileira de Transplante de Órgãos. Registro Brasileiro de Transplantes 2015. Disponível em: <http://www.abto.org.br/abtov03/Upload/file/RBT/2015/anual-n-associado.pdf>.
3. Huddleston CB. Indications for heart transplantation in children. Prog Pediatr Cardiol. 2009;26:3-9.
4. Canter CE, Shaddy RE, Bernstein D, et al. Indications for heart transplantation in pediatric heart disease: a scientific statement from the American Heart Association Council on Cardiovascular Disease in the Young; the Councils on Clinical Cardiology, Cardiovascular Nursing, and Cardiovascular Surgery and Anesthesia; and the Quality of Care and Outcomes Research Interdisciplinar Working Group. Circulation. 2007;115(5):658-76.
5. Bacal F, Neto JD, Fiorelli AI, Meija J, Marcondes-Braga FG, Mangini S, Oliveira JL Jr, de Almeira DR, Azeka E, Dinkhuyesen JJ, Moreira Mda C, Neto JM, Bestetti RB, Fernande JR, Cruz FD, Ferreira LP, da Costa HM, Pereira AA, Panajotopoulos N, Benvenuti LA, Moura LZ, Vasconcelos GG, Branco JN, Gelape CL, Uchoa RB, Ayub-Ferreira SM, Camargo LF, Colafranceschi AS, Bordignon S, Cipullo R, Horowitz ES, Branco KC, Jatene M, Veiga SL, Marcelino CA, Teixeira GF Filho, Vila JH, Montera MW; Sociedade Brasileira de Cardiologia. [II Brazilian Guidelines for Cardiac Transplantation]. Arq Bras Cardiol. 2010;94(1 Suppl):e16-76. [Portuguese. No abstract available.]
6. Loma Linda University Medical Center and Children's Hospital/Transplantation Institute/Cardiac Transplant Program. Pediatric Heart Transplantation Protocol. 2002.
7. Vaz MD, Campos CV, Siqueira AWS, Jatene MB, Azeka E. Perfil epidemiológico dos pacientes pediátricos submetidos a transplante cardíaco ortotópico em hospital quaternário entre 2013 e 2014. XIV Congresso Brasileiro de Transplantes; 2015; Gramado (RS).
8. Dipchand AI, Kirk R, Mahle WT, et al. Ten yr of pediatric heart transplantation: a report from the Pediatric Heart Transplant Study. Pediatr Transplant. 2013;17:99-111,
9. Miana LA, Azeka E, Canêo LF, et al. Pediatric and congenital heart transplant: twenty-year experience in a tertiary Brazilian hospital. Rev Bras Cir Cardiovasc. 2014;29(3):322-9.
10. Mehra MR, Canter CE, Hannan MM, et al. The 2016 International Society for Heart Lung Transplantation listing criteria for heart transplantation: A 10-year update. J Heart Lung Transplant. 2016;35(1):1-23.
11. Lund LH, Edwards LB, Kucheryavaya AY, et al. The Registry of the International Society for Heart and Lung Transplantation: Thirty-first Official Adult Heart Transplant Report—2014; Focus Theme: Retransplantation. 2014; 33(10):996-1008.
12. Chin C, Naftel D, Pahl E, et al. Cardiac re-transplantation in pediatrics: a multi-institutional study. J Heart Lung Transplant. 2006;25:1420-4.
13. Conway J, Manlhiot C, Kirk R, et al. Mortality and morbidity after retransplantation after primary heart transplant in childhood: An analysis from the registry

of the International Society for Heart and Lung Transplantation. J Heart Lung Transplant. 2014;33:241-51.

14. Fong SW, Qaqundah BY, Taylor FW. Developmental patterns of ABO isoagglutininss in normal children correlated with the effects of age, sex and maternal isoagglutinins. Transfusion. 1974;14:551-9.
15. West IJ, Pollock-Barziv SM, Dipchand AI, et al. ABO-incompatible heart transplantation in infants. N Engl J Med. 2001;334:793-800.
16. Jatene MB, Miana LA, Pessoa AJ. Pediatric Heart Transplantation in Refractory Cardiogenic Shock: a Critical Analysis of Feasibility, Applicability and Results. Arq Bras Cardiol. 2008;90(5):360-4.
17. Canêo LF, Miana LA, Tanamati C, et al. Use of Short-term Circulatory Support as a Bridge in Pediatric Heart Transplantation. Arq Bras Cardiol. 2015;104(1):78-84.
18. Dipchand AI, Kirk R, Mahle WT, et al. Ten yr of pediatric heart transplantation: a report from the Pediatric Heart Transplant Study. Pediatr Transplant 2013;17:99-111
19. Dipchand AI, Mahle W, Tresler M, et al. Extracorporeal membrane oxygenation as a bridge to pediatric heart transplantation: impact on post-listing and post-transplantation outcomes. Circulation. 2011;124(21 Suppl 1).
20. Blume ED, Naftel DC, Bastardi HJ, et al. Outcomes of children bridged to heart transplantation with ventricular assist devices: A multi-institutional study. Circulation. 2006;113:2313-9.
21. Januszewska K, Malec E, Birnbaum J, et al. Ventricular assist device as a bridge to heart transplantation in children. Interact Cardiovasc Thorac Surg. 2009;9(5):807-10.
22. Bastardi HJ, Naftel DC, Webber SA, et al. Ventricular Assist Devices as a Bridge to Heart Transplantation in Children. J Cardiovasc Nurs. 2008;23(1):25-9.
23. Yanagida R, Czer LSC, Reinsmoen NL, et al. Impact of virtual crossmatch on waiting times for heart transplantation. Ann Thorac Surg. 2011;92:2104-11.
24. Ghelani SJ, Spaeder MC, Pastor W, Spurney CF, Klugman D. Demographics, trends, and outcomes in pediatric acute myocarditis in the United States, 2006 to 2011. Circ Cardiovasc Qual Outcomes. 2012;5(5):622-7.
25. Stehlik J, Islam N, Hurst D, et al. Utility of virtual crossmatch in sensitized patients awaiting heart transplantation. J Heart Lung Transplant. 2009;28(11):1129-34.
26. Mahle WT, Shaddy RE, et al. Allosensitization and outcomes in pediatric heart transplantation. J Heart Lung Transplant. 2011;30:1221-7.
27. Velez M, Johnson MR. Management of allosensitized cardiac transplant candidates. Transplant Rev. 2009; 23:235-47.
28. Conway J, Dipchand AI. Challenges with sensitized recipients in pediatric heart transplantation. Clinics. 2014;69(S1):17-21.
29. Bacal F, Souza Neto JD, Fiorelli AI, et al. II Diretriz Brasileira de Transplante Cardíaco. Arq Bras Cardiol. 2010;94(1 Supl1):e16-73.
30. Sehgal SN. Sirolimus: its discovery, biological properties, and mechanism of action. Transplant Proc. 2003;35(3 Suppl):7S-14S.
31. Huddleston CB, Alejos JC, Thul JM. Postoperative Management: Early graft Failure, Pulmonary Hypertension, and Initial Immunosuppression Strategies. In: Canter CE, Kirklin JK. Pediatric Heart Transplantation. United States of America: Elselvier; 2007. V. 2.
32. Smith JM, Nemeth TL, McDonald RA. Current immunosuppressive agents: efficacy, side effects, and utilization. Pediatr Clin North America. 2003;50:1238-300.
33. Boucek RJ Jr, Naftel D, Boucek MM, et al. Induction immunotherapy in pediatric heart transplant recipients: a multicenter study. J Heart Lung Transplant. 1999;18(5):460-9.
34. Dipchand AI, Kirk R, Edwards LB, et al. The Registry of the International Society for Heart and Lung Transplantation: Sixteenth Official Pediatric Heart Transplantation Report--2013; focus theme: age. J Heart Lung Transplant. 2013;32:979-88.
35. Lund LH, Edwards LB, Kucheryavaya AY, et al. The Registry of the International Society for Heart and Lung Transplantation: Thirty-first Official Adult Heart Transplant Report—2014. Focus Theme: Retransplantation. J Heart Lung Transplant. 2014;33(10):996-1008.
36. Gregory CR. Immunosuppressive approaches to the prevention of graft vascular disease. Transplant Proc. 1998;30:878-80.
37. Kobashigawa JA, Meiser BM. Review of major clinical trials with mycophenolate mofetil in cardiac transplantation. Transplantation. 2005;80:S235-43.
38. Kobashigawa JA, Tobis JM, Metzer RM, et al. Mycophenolate mofetil reduces intimal thickness by intravascular ultrasound after heart transplant: reanalysis of the multicenter trial. Am J Transplant. 2006;6:993-7.
39. Azeka E, Jatene MB, Jatene I, et al. I Diretriz Brasileira de Insuficiência Cardíaca e Transplante Cardíaco, no Feto, na Criança e em Adultos com Cardiopatia Congênita, da Sociedade Brasileira de Cardiologia. Arq Bras Cardiol. 2014;103(6 Supl 2):1-126.
40. Dipchand AI, Kirk R, Mahle WT, et al. Ten yr of pediatric heart transplantation: a report from the Pediatric Heart Transplant Study. Pediatr Transplant. 2013;17:99-111.

41. Dipchand AI, Kirk R, Edwards LB, et al. The Registry of the International Society for Heart and Lung Transplantation: Sixteenth Official Pediatric Heart Transplantation Report--2013; focus theme: age. J Heart Lung Transplant. 2013;32:979-88.

42. Schowengerdt KO Jr, Azeka E. Infection Following Pediatric Heart Transplantation. In: Canter CE, Kirklin JK. Pediatric Heart Transplantation. United States of America: Elselvier; 2007. V. 2.

43. Bacal F, Souza Neto JD, Fiorelli AI, et al. II Diretriz Brasileira de Transplante Cardíaco. Arq Bras Cardiol. 2010;94(1 Supl 1):e16-73.

44. Zaoutis TE, Webber S, Naftel DC, et al. Invasive fungal infections in pediatric heart transplant recipients: Incidence, risk factors, and outcomes. Pediatr Transplant. 2011;15:465-9.

45. Dipchand AI, Kirk R, Mahle WT, et al. Ten yr of pediatric heart transplantation: a report from the Pediatric Heart Transplant Study. Pediatr Transplant. 2013;17:99-111.

46. Stewart S, Winters GL, Fishbein MC, et al. Revision of the 1990 working formulation for the standardization of nomenclature in the diagnosis of heart rejection. J Heart Lung Transplant. 2005;24:1710-20.

47. Bacal F, Souza Neto JD, Fiorelli AI, et al. II Diretriz Brasileira de Transplante Cardíaco. Arq Bras Cardiol. 2010;94(1 Supl 1):e16-73.

48. Bergersen L, Marshall A, Gauvreau K, et al. Adverse event rates in congenital cardiac catheterization — A multi-center experience. Catheter Cardiovasc Interv. 2010;75:389-400.

49. Pophal SG, Sugfusson G, Booth KL, et al. Complications of endomyocardial biopsy in children. J Am Coll Cardiol. 1999;34:2105-10.

50. Dipchand AI, Kirk R, Mahle WT, et al. Ten yr of pediatric heart transplantation: a report from the Pediatric Heart Transplant Study. Pediatr Transplant. 2013;17:99-111.

51. Chinnock R, Webber SA, Dipchand AI, et al. A 16-year multi-institutional study of the role of age and EBV status on PTLD incidence among pediatric heart transplant recipients. Am J Transplant. 2012;12:3061-8.

52. Webber SA, Naftel DC, Fricker FJ, et al. Lymphoproliferative disorders after pediatric heart transplantation: A multi-institutional study. Lancet. 2006;367: 233-9.

53. Al-Mansour Z, Nelson BP, Evens AM. Post-Transplant Lymphoproliferative Disease (PTLD): Risk Factors, Diagnosis, and Current Treatment Strategies. Curr Hematol Malig Rep. 2013;8(3):173-83.

54. Addonizio LJ, Boyle GJ. Posttransplant Malignancy: Risk factors, Incidence, Diagnosis, Treatment. In: Canter CE, Kirklin JK. Pediatric Heart Transplantation. United States of America: Elselvier; 2007. V. 2.

55. Swerdlow SH, Campo E, Harris NL, et al. WHO Classification of Tumours of Haematopoietic and Lymphoid Tissues. 4th ed. 2008.

56. Mynarek M, Schober T, Behrends U, et al. Posttransplant Lymphoproliferative Disease after Pediatric Solid Organ Transplantation. Clinical and Developmental Immunology. 2013. V. 2013. Article ID 814973. 14 p.

57. Younes A, Samad N. Utility of mTOR inhibition in hematologic malignancies. Oncologist. 2011;16(6):730-41.

58. Miana LA, Azeka E, Canêo LF, et al. Pediatric and congenital heart transplant: twenty-year experience in a tertiary Brazilian hospital. Rev Bras Cir Cardiovasc. 2014;29(3):322-9.

59. Singh TP. Long-term Medical Morbidities: Hypertension, Lypids, Renal Dysfunction, Arrhythmias. In: Canter CE, Kirklin JK. Pediatric Heart Transplantation. United States of America: Elselvier; 2007. V. 2.

60. Dipchand AI, Kirk R, Edwards LB, et al. The Registry of the International Society for Heart and Lung Transplantation: Sixteenth Official Pediatric Heart Transplantation Report--2013; focus theme: age. J Heart Lung Transplant. 2013;32:979-88.

61. Bacal F, Souza Neto JD, Fiorelli AI, et al. II Diretriz Brasileira de Transplante Cardíaco. Arq Bras Cardiol. 2010;94(1 Supl 1):e16-73.

62. Boucek MM, Aurora P, Edwards LB, et al. Registry of the International Society for Heart and Lung Transplantation: tenth official pediatric heart transplantation report--2007. J Heart Lung Transplant. 2007;26(8):796-807.

Transplante de Células-tronco Hematopoéticas

Nelson Hamerschlak
Vicente Odone Filho

INTRODUÇÃO

O transplante de células-tronco hematopoéticas (TCTH) é uma modalidade terapêutica consagrada para o tratamento de uma grande variedade de doenças hematológicas benignas e malignas nas crianças. Consiste na infusão intravenosa de células matrizes hematopoéticas, com o objetivo de corrigir ou ajudar a corrigir defeitos congênitos ou adquiridos relacionados à função medular.

A cada ano cerca de 60 mil pacientes são submetidos ao TCTH em todo o mundo; segundo dados do Registro Brasileiro de Transplantes, no ano de 2013 foram realizados cerca de 1.800 TCH no Brasil.

De acordo com o doador, o TCTH pode ser denominado: autólogo, quando a célula-tronco hematopoiética (CTH) enxertada é do próprio paciente; alogênico, quando provinda de outro doador; e singênico, quando o doador é um gêmeo univitelino. Nos transplantes alogênicos, o doador pode ser aparentado ou não aparentado, proveniente de registro de doadores ou de banco de sangue de cordão umbilical e placentário (SCUP)[1-3].

INDICAÇÕES DE TRANSPLANTE DE MEDULA ÓSSEA NA INFÂNCIA

Doenças Malignas

Leucemia linfocífica aguda (LLA) é a principal neoplasia da infância. Significa mais de 70% dos casos de câncer infantil. Felizmente, podemos considerar hoje que mais de 80% das crianças são curadas com os esquemas de poliquimioterapia disponíveis. No entanto, devem ser selecionadas para o transplante em primeira remissão: algumas crianças com a doença no primeiro ano de vida; algumas com anormalidades citogenéticas de mau prognóstico, como as relacionadas à translocação 4:11; alguns tipos de leucemia linfoide aguda T, principalmente as que apresentam anormalidades citogenéticas importantes ou hipodiploidia e as clássicas imunofenotipicamente, como "early T leukemia"; e aquelas que mantêm doença residual mínima importante na indução. O advento dos inibidores de tirosinoquinase retiraram definitivamente as leucemias Ph positivo desse contexto. Assim, a principal indicação de transplante em LLA é a leucemia em segunda remissão, pelo menos.

Leucemia Mieloide Aguda (LMA)

Nesta leucemia, os esquemas de quimioterapia ocasionam a remissão em mais de 70% a 75% dos pacientes. Destes, cerca de 30% a 40% são curados com consolidações de quimioterapia. Fatores citogenéticos e moleculares classificam as crianças, ao diagnóstico, como potenciais candidatas a transplante de medula óssea em primeira remissão. Por outro lado, sabe-se que os resultados de transplante de medula óssea em LMA são melhores quando realizados em primeira remissão do que em segunda remissão. Os casos transplantados com doença avançada têm pior prognóstico.

Leucemia Mieloide Crônica

Hoje, com o advento dos inibidores de tirosinoquinase (TKIs) indicados para pacientes pediátricos com leucemia mieloide crônica, o transplante de medula óssea deve se constituir de um processo de decisão compartilhada com a família, e indicado, exclusivamente, na factibilidade de um doador ideal, familiar e completamente compatível. Em adultos, o transplante de medula óssea deixou de ser indicado como primeira opção, sendo reservado apenas aos pacientes que deixam de responder ou que são diagnosticados já em fase blástica. Nestes, após resposta inicial ao tratamento com TKIs, o transplante deve ser indicado.

Síndrome Mielodisplásica

Nestes casos, o transplante de medula óssea é indicado em primeira linha, pois os tratamentos quimioterápicos trazem resultados muito ruins. Talvez os medicamentos agora disponíveis, agentes metilantes, possam ajudar a levar essas crianças em melhores condições ao transplante. Incluem-se aqui os pacientes com leucemia mielomonocíticas.

Linfomas

Nos linfomas infantis, o transplante de medula óssea é reservado para casos de segunda remissão. Particularmente, no linfoma não Hodgkin recidivado, vários esquemas de resgate são disponíveis, inclusive o anti-CD30 (Brentuximab vedotin®), propiciando a obtenção de remissão pré-transplante nesses pacientes. O transplante alogênico é reservado a pacientes que apresentarem recidiva pós-autóloga. Mais uma vez, esquemas de resgate são importantes, pois sabemos que apenas respondem a esse tipo de transplante pacientes com quimiossensibilidade e, de preferência, em remissão completa.

Outros Tumores Sólidos

Geralmente, são tratados com esquemas baseados em transplantes autólogos.

As principais indicações são:

- Neuroblastoma: em crianças com estágio IV, acima de um ano de idade, em estágios menos avançados, mas com deleção do cromossoma 1p e/ou amplificação n-myc.
- Tumor de Wilms: casos de alto risco pela histologia ou após a recaída.
- Sarcoma de Ewing: estágio IV e após a recaída.
- Tumor de células germinativas: após a recaída ou doença progressiva.
- Tumores cerebrais: crianças com meduloblastoma e gliomas de alto risco, responsivos à quimioterapia[4,5].

DOENÇAS "BENIGNAS"

O subtítulo "benignas" está entre aspas, pois os autores não consideram que doenças que necessitam de transplante de medula óssea possam ser assim consideradas.

Anemia Aplástica, Aplasia Pura de Série Vermelha de Blackfan-Diamond e Anemia de Fanconi

Na anemia aplástica grave, o transplante de medula óssea pode ser considerado em primeira linha, desde que exista um doador familiar compatível. Caso não, os pacientes devem ser submetidos ao tratamento imunossupressor, e o transplante alternativo (não aparentado, cordão ou haploidêntico) deve ser considerado na ausência de resposta. Crianças com síndrome de Blackfan-Diamond devem ser submetidas a transplante, na ausência de resposta a tratamento clínico. Nos casos de anemia de Fanconi, o transplante é importante para corrigir a falência medular, mas não tem significado para as demais alterações e mesmo cânceres secundários.

IMUNODEFICIÊNCIAS CONGÊNITAS

Em casos graves, o transplante é a principal alternativa terapêutica e deve ser indicado o mais rapidamente possível. Nesses casos, deve-se procurar o melhor doador possível, sempre se respeitando a melhor compatibilidade. Nesses casos, na ausência de doadores compatíveis, os transplantes haploidênticos vêm sendo realizados com sucesso, tendo a vantagem da rapidez em se obter as células para transplante.

ERROS INATOS DO METABOLISMO

Várias doenças podem se beneficiar de transplante alogênico, com resposta adequada dos pacientes. Nesses casos, também é importante a realização precoce do transplante, sob o risco de não obtermos melhora nos pacientes.

HEMOGLOBINOPATIAS

O transplante de medula óssea vem sendo utilizado como uma alternativa na talassemia maior e para casos selecionados de anemia falciforme. Os resultados são excelentes, com índices de cura acima de 90%.

EPIDERMÓLISE BOLHOSA

Estudos do grupo de Minnesota mostram que o colágeno pode voltar a ser produzido pelo menos parcialmente em crianças submetidas a transplante de medula óssea. O protocolo utilizado por eles combina células-tronco hematopoiéticas com células mesenquimais. A epidermólise bolhosa é uma doença grave e incapacitante, e o transplante se torna hoje a única esperança definitiva.

DOENÇAS AUTOIMUNES

Algumas doenças autoimunes como artrite reumatoide juvenil, diabetes tipo I, lúpus eritematoso sistêmico, doença de Crohn e esclerose múltipla podem se beneficiar de altas doses de imunossupressão e reinfusão de células-tronco hematopoiéticas. Aqui o transplante existe como forma de permitir a recuperação medular após altas doses de imunossupressores, que podem levar à aplasia de medula óssea[4-6].

TRANSPLANTE DE CÉLULAS-TRONCO HEMATOPOÉTICAS AUTÓLOGO

O TCTH autólogo possui como princípio básico a utilização de quimioterapia em altas doses, seguida de resgate com CTH. A infusão de CTH do próprio paciente tem o objetivo de reconstituir a medula óssea destruída pelas altas doses de quimioterapia empregada. As CTH ($CD34^+$) são do próprio paciente, coletadas por aférese e criopreservadas para serem devolvidas após administração de doses altas de quimioterapia ± radioterapia. As células são coletadas após 5-6 dias de estímulo com fator estimulador de colônias granulocíticas (GCSF), na dose de 10 ug/kg/dia por veia periférica.

As complicações dessa terapêutica relacionam-se à toxicidade do regime de condicionamento, tais como: mucosite e alterações hepáticas, renais, cardíacas e de outros órgãos, além de complicações infecciosas durante o período de aplasia. Ainda que o TCTH autólogo seja modalidade curativa para diversas patologias, a recidiva da doença de base ainda é a principal complicação pós-transplante[1,2].

TRANSPLANTE DE CÉLULAS-TRONCO HEMATOPOÉTICAS ALOGÊNICO

O TCTH alogênico baseia-se na reconstituição da medula óssea através da infusão de CTH de um doador aparentado ou não aparentado após a utilização de um regime de condicionamento. Este último tem por objetivo não somente erradicar as células neoplásicas por citotoxicidade direta, mas também criar um espaço imunológico no receptor, por meio da imunoablação e imunossupressão, permitindo a enxertia das CTH alogênicas.

As disparidades genéticas mediadas pelo complexo principal de histocompatibilidade (CPH), existentes entre o doador e receptor, irão desencadear as principais reações aloimunes que acometem o pós-TCTH: a rejeição, a doença do enxerto contra o hospedeiro (DECH) e o efeito enxerto contra o tumor (ECT). Os linfócitos T do doador foram considerados os principais efetores desses dois efeitos.

O efeito ECT tem um papel central no TCTH alogênico, pois as células T alorreativas do doador serão responsáveis por eliminar as células malignas residuais e, consequentemente, contribuir com menor risco de recaída da doença de base. Dessa forma, atualmente considera-se que o TCTH alogênico seja a forma mais eficaz de terapia celular antitumor[7-9].

ESQUEMA DE TRATAMENTO BÁSICO[10-13]

1. Regime de condicionamento: administração de químio e/ou radioterapia em altas doses (mieloablativo) ou com doses reduzidas (não mieloablativo), antecedendo a infusão de CTH. Tem como principais objetivos: imunossupressão do doador e erradicação ou diminuição da doença residual de base.
2. Infusão de CTH: coletadas por punção de medula óssea, aférese ou de SCUP e infundidas através de cateter venoso central.
3. Profilaxia da doença do enxerto contra hospedeiro (DECH): realizada somente no TCTH alogênico, por meio do uso de agentes imunossupressores (por exemplo, ciclosporina e metotrexato) por tempo variável.

FONTES DE CÉLULAS-TRONCO HEMATOPOÉTICAS

1. Medula óssea: coleta realizada por meio de sucessivas punções aspirativas da medula óssea do doador. Embora traga desconforto ao doador, é segura.
2. Células-tronco periféricas: a constante circulação de CTH da medula óssea para o sangue periférico possibilita sua coleta realizada através de aférese do doador. Realiza-se mobilização das CTH com fatores de crescimento ou inibidores de receptores de citocinas, que promovem circulação de grande quantidade de CTH no sangue periférico. É um método rápido e possibilita coleta de grande quantidade de CTH, conferindo recuperação hematopoética mais rápida. Por outro lado, o produto final apresenta maior quantidade de linfócitos T do que o produto coletado diretamente da medula óssea, levando a maior incidência de DECH. É um método bastante conveniente e de escolha para TCTH autólogo e na maioria dos TCTH alogênicos atualmente.
3. Células-tronco de sangue de cordão umbilical e placentário: o SCUP é rico em CTH, mas, devido ao seu pequeno volume, possibilita transplantes em crianças e adultos de baixo peso. Geralmente, a reconstituição imunológica é lenta. É escolhido para pacientes sem doadores HLA-idênticos que necessitam de TCTH rapidamente. A utilização de mais de um doador vem sendo empregada com sucesso, uma vez que a disparidade do sistema de histocompatibilidade humano é um fator de prognóstico de menor importância quando comparado ao número de CTH infundidas.
4. Células-tronco de doador haploidêntico: atualmente, existem dados suficientes na literatura que mostram a possiblidade de vencer a barreira do sistema de histocompatibilidade humano no TCTH. Entretanto, é um procedimento que ainda envolve grandes e consideráveis riscos ao paciente. É realizado como última opção de tratamento[14-19].

COMPLICAÇÕES

Mucosite: é uma das complicações mais frequentes no TCTH, especialmente naqueles que utilizam regimes de condicionamento mieloablativo. Além de cuidados gerais de saúde bucal, a utilização de *laser* e uso de fatores de crescimento de queratina podem ser úteis na profilaxia e tratamento.

Doença veno-oclusiva hepática (DVO): também conhecida como "síndrome de obstrução sinusoidal". É potencialmente fatal e caracterizada por hepatomegalia dolorosa, icterícia e retenção hídrica. Decorre da lesão de células endoteliais sinusoidais, causando obstrução da circulação hepática e lesão hetapocelular. O uso de irradiação corpórea total, bussulfano e ciclofosfamida são algumas medicações que podem causar DVO. Alguns fatores de risco, como doença hepática crônica e polimorfismos específicos do gene da hemocromatose, são bem estabelecidos. Não existem tratamentos eficazes e a profilaxia por meio da seleção cuidadosa do regime de condicionamento deve ser preconizada.

Infecções relacionadas ao TCTH: o conjunto de alterações clínicas frequentemente presentes no TCTH, como quebra das barreiras cutânea e da mucosa, neutropenia e imunossupressão, são fatores que predispõem pacientes transplantados a infecções por inúmeros agentes virais, bacterianos e fúngicos.

Doença do enxerto *versus* hospedeiro agudo: é a complicação mais importante do TCTH alogênico. É desencadeada por linfócitos T citotóxicos alorreativos do doador. A DECH aguda pode acometer pele, fígado e trato gastrintestinal (TGI). Atinge cerca de 50% dos pacientes, a despeito de profilaxia, e o principal fator de risco é a disparidade do sistema HLA. O tratamento básico é a imunossupressão realizada com corticosteroides.

Doença do enxerto *versus* hospedeiro crônica: ocorre em pacientes acima dos 100 dias pós-TCTH. Os principais fatores de risco são: idade avançada, fonte de CTH de coleta periférica, doadores não relacionados e presença de DECH aguda. Decorre da perda de autotolerância e muitas vezes se assemelha a doenças autoimunes, como esclerodermia e síndrome de Sjögren. Pode acometer um ou mais órgãos, como pele, olhos, glândulas salivares, boca, trato gastrintestinal, fígado e pulmões. Pacientes com doença extensa necessitam de uso de imunossupressão prolongada, induzindo a complicações crônicas secundárias como diabetes, osteoporose e infecções. Está associada ao efeito conhecido como enxerto *versus* tumor, uma vez que pacientes acometidos por GVHD crônico apresentam menor taxa de recidiva da doença de base.

Neoplasias secundárias: o tipo e intensidade do regime de condicionamento empregado, bem como o uso prolongado de imunossupressores, podem ocasionar um maior risco de desenvolvimento de tumores de pele, mucosa oral, sistema nervoso central, tireoide e ossos, e em pacientes tratados com TCTH alogênico. Já pacientes tratados com TCTH autólogo apresentam maiores riscos de neoplasias hematológicas secundárias, como as síndromes mielodisplásicas e leucemias agudas[20-24].

REFERÊNCIAS

1. Thomas ED, Storb R, Clift RA, et al. Bone-marrow transplantation. N Engl J Med. 1975;292(16,17):832-43 e 895-902.
2. Horowitz MM. Uses and growth of hematopoietic cell transplantation. In: Appelbaum FR, Forman SJ, Negrin RS, Blume KG, editors. Thomas' Hematopoietic Cell Transplantation. Oxford, UK: Wiley-Blackwell; 2009. p. 15-21.
3. Associação Brasileira de Transplante de Órgãos (ABTO). Dimensionamento dos transplantes no Brasil e em cada estado 2005-2012. Registro Brasileiro de Transplantes (RBT). 2012 [acesso 24 jun 2013];4. Disponível em: <http://www.abto.org.br/abtov03/Upload/file/RBT/2012/RBTdimensionamento2012.pdf>.
4. De Castro CG, Gregianin LJ, Brunetto AL. Transplante de medula óssea e cordão umbilical em pediatria. J Pediatr. 2001;77(5):345-60.
5. Bouzas LFS. Transplante de medula óssea em pediatria e transplante de cordão umbilical. Medicina (Ribeirão Preto). 2000;33:241-63.
6. Tolar J, Wagner JE. Allogeneic blood and bone marrow cells for the treatment of severe epidermolysis bullosa:repair of the extracellular matrix. Lancet. 2013;382(9899):1214-23.
7. Lee SJ, Klein J, Haagenson M, et al. High-resolution donor-recipient HLA matching contributes to the success of unrelated donor marrow transplantation. Blood. 2007;110(13):4576-83.
8. Cornelissen JJ, Carston M, Kollman C, et al. Unrelated marrow transplantation for adult patients with poor-risk acute lymphoblastic leukemia: strong graft-versus-leukemia effect and risk factors determining outcome. Blood. 2001;97(6):1572-7.
9. McGlave PB, Shu XO, Wen W, et al. Unrelated donor marrow transplantation for chronic myelogenous leukemia: 9 years' experience of the National Marrow Donor Program. Blood. 2000;95(7):2219-25.
10. Kamani N, Spellman S, Hurley CK, et al. State of the art review: HLA matching and outcome of unrelated donor umbilical cord blood transplants. Biol Blood Marrow Transplant. 2008;14(1):1-6.
11. Petersdorf EW, Anasetti C, Martin PJ, et al. Limits of HLA mismatching in unrelated hematopoietic cell transplantation. Blood. 2004;104(9):2976-80.
12. Ferrara GB, Bacigalupo A, Lamparelli T, et al. Bone marrow transplantation from unrelated donors: the impact of mismatches with substitutions at position 116 of the human leukocyte antigen class I heavy chain. Blood. 2001;98(10):3150-5.
13. Petersdorf E, Hansen JA. New advances in hematopoietic cell transplantation. Curr Opin Hematol. 2008; 15:549-54.
14. Laughlin MJ, Barker J, Bambach B, et al. Hematopoietic engraftment and survival in adult recipients of umbilical-cord blood from unrelated donors. N Engl J Med. 2001;344(24):1815-22.
15. Barker JN, Weisdorf DJ, Defor TE, et al. Transplantation of 2 partially HLA-matched umbilical cord blood units to enhance engraftment in adults with hematologic malignancy. Blood. 2005;105(3):1343-7.
16. Rocha V, Labopin M, Sanz G, et al. Transplants of umbilical-cord blood or bone marrow from unrelated donors in adults with acute leukemia. N Engl J Med. 2004;351(22):2276-85.

17. Aversa F, Terenzi A, Tabilio A, et al. Full haplotype-mismatched hematopoietic stem-cell transplantation: a phase II study in patients with acute leukemia at high risk of relapse. J Clin Oncol. 2005;23(15):3447-54.
18. Luznik L, O'Donnell PV, Symons HJ, et al. HLA-haploidentical bone marrow transplantation for hematologic malignancies using nonmyeloablative conditioning and high-dose, post-transplantation cyclophosphamide. Biol Blood Marrow Transplant. 2008;14:641-50.
19. Giralt S, Thall PF, Khouri I, et al. Melphalan and purine analog-containing preparative regimens: reduced-intensity conditioning for patients with hematologic malignancies undergoing allogeneic progenitor cell transplantation. Blood. 2001;97(3):631-7.
20. Slavin S, Nagler A, Naparstek E, et al. Nonmyeloablative stem cell transplantation and cell therapy as an alternative to conventional bone marrow transplantation with lethal cytoreduction for the treatment of malignant and nonmalignant hematologic diseases. Blood. 1998;91(3):756-63.
21. Junghanss C, Marr KA, Carter RA, et al. Incidence and outcome of bacterial and fungal infections following nonmyeloablative compared with myeloablative allogeneic hematopoietic stem cell transplantation: a matched control study. Biol Blood Marrow Transplant. 2002;8:512-20.
22. Hogan WJ, Maris M, Storer B, et al. Hepatic injury after nonmyeloablative conditioning followed by allogeneic hematopoietic cell transplantation: a study of 193 patients. Blood. 2004;103(1):78-84.
23. Ferrara JL, Levine JE, Reddy P, Holler E. Graft-versus-host disease. Lancet. 2009;373(9674):1550-6.
24. Baird K, Pavletic SZ. Chronic graft versus host disease. Curr Opin Hematol. 2006;13(6):426-35.

100 Síndrome Compartimental Abdominal

Uenis Tannuri
Ana Cristina Aoum Tannuri

A síndrome compartimental abdominal (SCA) é definida como uma pressão intra-abdominal sustentada acima de 20 mmHg (com ou sem pressão de perfusão abdominal < 60 mmHg), ocasionando falências ou disfunções orgânicas[1]. A SCA é associada a uma mortalidade de 90% a 100% se não reconhecida e tratada prontamente[2]. Nas últimas décadas, a SCA tem sido cada vez mais diagnosticada em pacientes criticamente doentes, o que coincidiu com um aumento no número de publicações relacionadas ao tema.

Por ser uma entidade nosológica de identificação e definição relativamente recentes, grande parte dos profissionais de saúde envolvidos no tratamento da criança gravemente enferma não está familiarizada com o reconhecimento e conduta na SCA.

Recentemente, foram desenvolvidas definições e *guidelines* para o diagnóstico e tratamento da hipertensão abdominal e SCA baseadas nas evidências médicas correntes e na opinião de especialistas, com o objetivo de facilitar as comparações entre estudos clínicos futuros e melhorar seu manuseio[3].

Dessa forma, seguem as definições necessárias para o bom entendimento da SCA.

DEFINIÇÕES

Pressão intra-abdominal (PIA): é a pressão no estado de repouso encontrada dentro da cavidade abdominal. Os valores de PIA variam de subatmosférica a 0 mmHg, em indivíduos normais; 5-7 mm, em adultos criticamente doentes; e 1-8 mmHg em crianças criticamente doentes após cirurgia cardíaca ou circulação extracorpórea[4,5,6] A PIA aumenta com a inspiração e diminui com a expiração devido à contração e ao relaxamento subdiafragmáticos, respectivamente. Existe uma correlação positiva entre a PIA e o índice de massa corpóreo. A PIA também varia com a posição do corpo (maior na vertical do que na horizontal, maior na posição prona do que na supina) e com a contração da musculatura abdominal[7].

Pressão de perfusão abdominal: é calculada como a pressão arterial média menos a PIA, e tem sido considerada um índice preciso de perfusão visceral e um critério para a ressuscitação. Valores de pressão de perfusão abdominal de pelo menos 60 mmHg têm sido associados a melhores índices de sobrevida em pacientes com hipertensão abdominal e SCA[8].

Hipertensão intra-abdominal (HIA): é definida como um aumento patológico sustentado ou repetido na PIA ≥ 12 mmHg. De acordo com a duração, a HIA pode ser classificada em hiperaguda (segundos ou minutos, como, por exemplo, durante uma tosse ou atividade física), aguda (horas, resultando de um trauma ou hemorragia intra-abdominal), subaguda (dias, comum em pacientes hospitalizados) e crônica (meses ou anos, como, por exemplo, secundária à gestação, obesidade mórbida, ascite crônica ou cirrose). Para estratificar os pacientes de acordo com a gravidade da HIA e guiar a terapêutica, ela pode ser graduada pelo sistema de Burch *et al.* modificado[2]:

- *Grau I:* PIA entre 12 e 15 mmHg;
- *Grau II:* PIA entre 16-20 mmHg;
- *Grau III:* PIA entre 21 e 25 mmHg;
- *Grau IV:* PIA > 25 mmHg.

SCA: representa a progressão natural da disfunção dos órgãos causada pela PIA aumentada, e se desenvolve se a HIA não for reconhecida e tratada adequadamente. Classicamente, SCA é definida pela tríade: 1) estado patológico causado por um aumento agudo na PIA > 20-25 mmHg; 2) presença de efeitos adversos na função dos órgãos-alvo; e 3) a descompressão abdominal tem efeitos benéficos. O consenso de especialistas propôs que a SCA fosse definida com um aumento da PIA > 20 mmHg (com ou sem pressão de perfusão abdominal < 60 mmHg), associada a novas disfunções ou falências de órgãos. De fato, o desenvolvimento de disfunção ou falência de órgãos associada à elevação da PIA é de maior importância na definição da SCA do que o valor absoluto da PIA[3].

A SCA pode ser classificada em primária, secundária e recorrente, de acordo com a sua causa e duração. A SCA primária (SCA cirúrgica ou abdominal) é caracterizada pela presença de HIA aguda ou subaguda, resultante de uma causa intra-abdominal (trauma abdominal ou pós-cirurgia abdominal). SCA secundária (médica ou extra-abdominal) é caracterizada pela presença de uma HIA subaguda ou crônica, resultando de condições que requereram ressuscitação com fluidos maciça, como choque séptico ou queimaduras graves. A SCA recorrente (terciária) representa o reaparecimento da SCA seguido da resolução de um episódio prévio.

INCIDÊNCIA E FATORES DE RISCO

A HIA e a SCA ocorrem em uma grande variedade de pacientes, incluindo neonatos, lactentes, crianças e adultos que requerem tratamento médico ou cirúrgico, e são associadas a uma variedade de diagnósticos. A incidência reportada de SCA varia de menos de 1% a 60%, dependendo das definições utilizadas e das diferentes populações de pacientes estudadas[9,10,11]. Acredita-se que a SCA possa ser sub-reconhecida e, portanto, sub-reconhecida.

De acordo com a Sociedade Mundial da Síndrome Compartimental Abdominal (SMSCA), os fatores de risco para HIA e SCA podem ser categorizados em condições associadas a certas características clínicas[12] (Quadro 100.1).

QUADRO 100.1 ***Fatores de risco para desenvolvimento de síndrome compartimental abdominal (SCA).***

Fatores de Risco para SCA
1. Complacência abdominal diminuída a. Insuficiência respiratória aguda, em especial com pressões intratorácicas elevadas b. Cirurgia abdominal com fechamento aponeurótico tenso c. Traumas e queimaduras extensas d. Posição prona, com elevação da cabeça > 30° e. Obesidade
2. Conteúdo intraluminal aumentado a. Gastroparesia b. Íleo adinâmico c. Pseudo-obstrução colônica
3. Conteúdo abdominal aumentado a. Hemo/pneumoperitônio b. Ascite/disfunção hepática
4. Extravasamento capilar/ressuscitação volêmica a. Acidose (pH < 7,2) b. Hipotensão c. Hipotermia d. Politransfusão e. Coagulopatia f. Ressuscitação volêmica maciça g. Pancreatite h. Oliguria i. Sepse j. Trauma e queimadura grave k. Laparotomia para controle de lesões

São exemplos das condições que ocorrem em crianças:

- Diminuição da complacência da parede abdominal: gastrosquise, onfalocele, queimadura de terceiro grau circunferencial na parede abdominal, cirurgia abdominal com fechamento sob tensão;
- Aumento do conteúdo intraluminal: constipação, doença de Hirschsprung;
- Conteúdo abdominal aumentado: esplenomegalia, hepatomegalia, tumores intra-abdominais (tumor de Wilms), ascite, sangramento intra ou retroperitoneal;
- Extravasamento capilar/reposição de fluidos: síndrome da resposta inflamatória sistêmica, sepse.

Como resultado da favorável relação risco-benefício na monitoração da pressão intra-abdominal e da alta morbimortalidade da HIA e SCA, a SMSCA recomenda a medida da PIA se o paciente tiver dois ou mais fatores de risco para desenvolver HIA ou SCA. Se HIA for detectada, medidas para manuseio da PIA devem ser instituídas.

TÉCNICAS PARA MEDIDA DA PIA

Como o exame físico isoladamente pode ser subjetivo e, especialmente em crianças, não ser capaz sozinho de detectar um aumento patológico da PIA, o diagnóstico de hipertensão intra-abdominal depende da mensuração acurada e frequente da PIA em pacientes de alto risco.

A medida direta pode ser realizada por meio de um cateter intraperitoneal inserido para drenagem de ascite ou diálise peritoneal, um transdutor de pressão intraperitoneal e durante uma cirurgia laparoscópica. Métodos indiretos para medida da PIA incluem a medida de pressão intravesical, gástrica, retal, uterina, da veia cava inferior e das vias aéreas. Devido a sua simplicidade e baixo custo, a medida intravesical da PIA tem sido considerada o padrão ouro[3].

Pressão Intravesical

A medida da pressão intravesical pode ser realizada por meio de uma sonda de Foley. Existem várias técnicas descritas na literatura de medida da PIA pela via intravesical, mas será descrita a seguir uma técnica simples e sem custo[3]. Uma torneira de três vias deve ser conectada a um manômetro de água ou a um transdutor de pressão conectado a um monitor de medida de pressão arterial invasiva. Uma seringa com soro fisiológico e uma agulha 18-gauge são conectadas à torneira de três vias. Depois de preencher o sistema de soro, a agulha deve ser inserida no porte de aspiração de cultura do sistema coletor conectado à sonda de Foley (Figura 100.1).

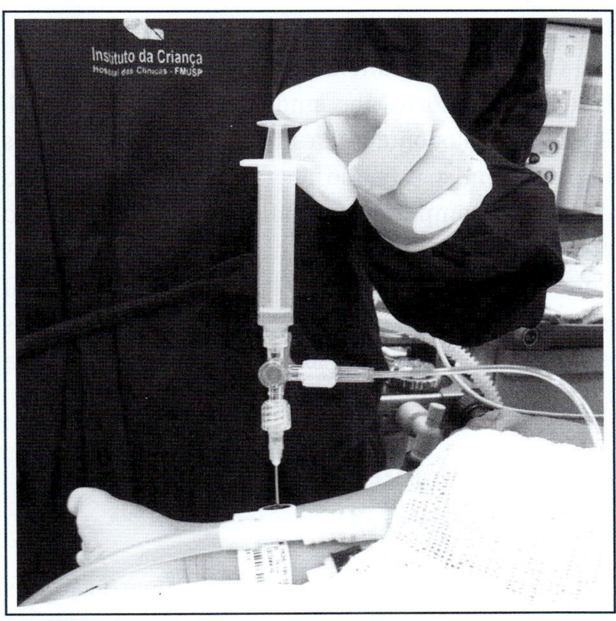

FIGURA 100.1 ***Sistema para medida da pressão intravesical.***

A pressão deve ser zerada no nível da linha hemiaxilar na crista ilíaca, com o paciente na posição supina. Para medir a PIA, o tubo de drenagem da urina deve ser clampeado logo após o porte da aspiração, a torneira fechada para o transdutor de pressão, e solução salina estéril injetada para dentro da bexiga. Os volumes recomendados são de 1 mL/kg para crianças pequenas, até um máximo de 25 mL para crianças maiores e adultos, pois volumes maiores podem elevar falsamente a PIA. A torneira deve ser então fechada para a seringa e o *clamp* da drenagem momentaneamente aberto para permitir a saída de ar do sistema. O *clamp* deve ser então novamente fechado e a PIA medida ao final da expiração e medida em mmHg. Como o aumento do tônus da musculatura abdominal pode aumentar a PIA, a medida deve ser feita na ausência de contrações musculares.

FISIOPATOLOGIA

A SCA se deve a uma persistência da PIA elevada. A pressão aumentada pode dever-se a um aumento dos volumes ocupados em um espaço fixo, ou a uma diminuição do volume do compartimento propriamente dito, ou a uma combinação de ambos[13]. A fisiopatologia de base de todas as síndromes compartimentais é uma perfusão e oxigenação inadequada dos órgãos e tecidos confinados ao espaço com a pressão aumentada[14].

Geralmente, a anoxia celular é a via final, ocasionando a morte por síndrome compartimental. A elevação sustentada da PIA tem efeitos adversos multissistêmicos devido ao tamanho e localização central do compartimento abdominal e ao número de órgãos vitais localizados nesse compartimento[15]. Comorbidades preexistentes, como falência renal ou cardiopatia, podem agravar de forma intensa os efeitos da HIA e reduzir o limiar de HIA que causa manifestações clínicas da SCA.

EFEITOS DA PRESSÃO INTRA-ABDOMINAL

Em condições fisiológicas normais, a perfusão dos órgãos requer um fluxo de sangue rico em oxigênio e nutrientes em direção ao órgão, ao longo de um gradiente pressórico desde o coração até os capilares. O fluxo sanguíneo é limitado pelas pressões venosa e intersticial, que tipicamente não excedem a pressão de perfusão, permitindo que o sangue flua para o órgão em questão[16]. A pressão elevada no compartimento abdominal é transmitida ao espaço intersticial e para a microvasculatura, levando a uma diminuição do fluxo do sangue rico em oxigênio e nutrientes na direção dos órgãos intra-abdominais, resultando em isquemia, congestão e edema dos órgãos. O edema acaba contribuindo para um aumento da PIA e gera um ciclo vicioso de maior compressão das estruturas vasculares e piora da perfusão dos órgãos com disfunção progressiva dos mesmos.

Quando a PIA excede a pressão de perfusão, o fluxo sanguíneo dos órgãos é completamente interrompido, o que ocasiona a morte celular. O efeito da PIA sustentadamente elevada também compromete a homeostase dos sistemas respiratório, cardiovascular, renal, gastrointestinal e hepático, e do sistema nervoso central.

SISTEMA RESPIRATÓRIO

A pressão intra-abdominal elevada gera um aumento da pressão e deslocamento cranial do diafragma, diminuindo o compartimento intratorácico e levando a um aumento da pressão intratorácica.

A pressão intratorácica afeta os pulmões, diminuindo a complacência pulmonar, o que gera atelectasia e distúrbio de ventilação-perfusão, que ocasiona a hipóxia e hipercarbia. Todas essas alterações se manifestam como aumento da necessidade de oxigênio e parâmetros ventilatórios[17].

SISTEMA CARDIOVASCULAR

Elevações da pressão intratorácica prejudicam o coração por compressão direta e por transmissão das pressões elevadas para o átrio. Consequentemente, pressões de enchimento maiores se tornam necessárias para estabelecer uma pré-carga adequada para manter o débito cardíaco. Essa compressão mecânica também leva à diminuição do volume diastólico final e, consequentemente, do débito cardíaco. O débito cardíaco diminuído resulta em pressões arteriais menores, contribuindo para o ciclo vicioso de baixa perfusão, piorando o edema tecidual e aumentando ainda mais a PIA.

ÓRGÃOS INTRA-ABDOMINAIS

Dentro do abdome, a PIA elevada comprime diretamente os órgãos. Essa compressão resulta em colapso da veia cava interior, veia porta e vasos mesentéricos, levando à diminuição do retorno venoso e, consequentemente, do débito cardíaco.

O débito cardíaco e o fluxo plasmático renal baixos levam à secreção de catecolaminas, angiotensina II e consequente vasoconstricção, que resultam em aumento da resistência vascular sistêmica (pós-carga), o que prejudica ainda mais o débito cardíaco e perfusão tecidual[18].

A isquemia intestinal ocasionada pela baixa perfusão pode resultar em translocação bacteriana através da mucosa para a circulação sistêmica, levando à bacteremia, sepse e liberação de mediadores inflamatórios, o que piora o estado hemodinâmico do paciente.

A compressão direta sobre os rins resulta em diminuição da perfusão dos mesmos, portanto diminuindo o fluxo sanguíneo renal e a taxa de filtração glomerular.

O débito cardíaco e o fluxo plasmático renal baixo, por sua vez, levam a aumento na secreção de catecolaminas, angiotensina II, aldosterona e subsequente vasoconstricção renal. A vasoconstricção exacerba a diminuição de fluxo sanguíneo e a taxa de filtração glomerular, alterações que se manifestam clinicamente como diminuição de débito urinário e piora da retenção de fluidos, ocasionando edema de órgãos intra e extra-abdominais, aumentando ainda mais a PIA.

SISTEMA NERVOSO CENTRAL

A pressão intracraniana se eleva com a elevação da PIA. As pressões aumentadas na veia cava superior e átrio direito, e a própria pressão intratorácica elevada, prejudicam o retorno venoso do segmento cefálico[19].

ENVOLVIMENTO DE MÚLTIPLOS ÓRGÃOS E SISTEMAS

Os efeitos multissistêmicos da PIA levam à disfunção orgânica resultante da SCA. Se não controladas, tais disfunções orgânicas podem ser irreversíveis e levar ao óbito. No entanto, as disfunções relacionadas à SCA podem ser indistinguíveis das lesões orgânicas causadas pela condição de base que levou à SCA.

Intervenções clínicas e cirúrgicas podem ser realizadas no sentido de interromper a cascata desencadeada pela SCA, mas, uma vez estabelecida, a SCA apresenta índices de mortalidade entre 30% e 60%, mesmo tratada[20,21].

PREVENÇÃO

Conforme dito anteriormente, como a mortalidade da SCA é muito elevada, são essenciais o reconhecimento e a intervenção precoces para diminuir a PIA antes do desenvolvimento da SCA. Nesse contexto, um alto índice de suspeita e monitorização intensiva da PIA é de essencial importância. Em estados de choque, é bem estabelecido que a rápida restauração da perfusão tecidual pela ressuscitação volêmica adequada é fundamental para evitar hipóxia tecidual, progressão da falência de múltiplos órgãos e morte[22]. No entanto, não se pode esquecer que a administração excessiva de volume é prejudicial e pode contribuir para a ocorrência da SCA.

Portanto, no manuseio de pacientes graves, a otimização da ressuscitação volêmica deve ser objetivada para evitar o desenvolvimento da SCA.

Nos casos de choque hemorrágico traumático, o controle imediato do sangramento é essencial para evitar a ressuscitação descontrolada[23].

Para guiar a reposição volêmica, indicadores hemodinâmicos, como lactato, déficit de base, pH de mucosa gástrica e saturação venosa central de oxigênio, podem ser úteis[23].

TRATAMENTO

Como a SCA pode ter uma grande variedade de causas, é impossível estabelecer uma terapêutica única e padronizada para todos os pacientes. De qualquer forma, os seguintes princípios são fundamentais para o manuseio adequado de todos os pacientes:

1. Monitoração seriada da PIA;
2. Otimização da perfusão e função dos órgãos em pacientes com PIA elevada;
3. Instituição de medidas clínicas para reduzir a PIA em pacientes com HIA;
4. Descompressão cirúrgica precoce nos casos de SCA refratária.

Medidas Clínicas para Reduzir a PIA

Atualmente, estratégias não cirúrgicas são consideradas vitais no tratamento da disfunção orgânica secundária à HIA/SCA. O manuseio clínico é de particular utilidade nos pacientes em que a laparotomia descompressiva tem alto risco de sangramento devido à presença de coagulopatia ou uso de anticoagulantes, como nas crianças em circulação extracorpórea[24].

Posicionamento corpóreo

A elevação da cabeça no leito aumenta significativamente os valores de PIA quando comparados aos da posição supina. Portanto, a medida da PIA em posição supina pode subestimar a real pressão se o paciente passar a maior parte do tempo com a cabeceira do leito elevada. Além disso, a posição prona, que melhora a oxigenação em pacientes com lesão pulmonar aguda, aumenta a PIA.

Dessa forma, em pacientes com SCA, o posicionamento corpóreo deve ser considerado um potencial contribuidor no aumento da PIA[1].

Agentes pró-cinéticos – descompressão nasogástrica e colônica

Íleo adinâmico com acúmulo de ar e líquido dentro das vísceras ocas, em combinação com edema de mucosa secundário à ressuscitação volêmica maciça, pode aumentar a PIA, criando um ciclo vicioso de piora da perfusão tecidual e hemodinâmica sistêmica, com necessidade adicional de ressuscitação volêmica[25].

Em pacientes com HIA de moderada a grave, a descompressão nasogástrica e retal, além de lavagens intestinais, pode ser útil[1,2]. Deve-se considerar também a administração de agentes pró-cinéticos na tentativa de diminuir o conteúdo intraluminal das vísceras.

Ressuscitação volêmica

Em pacientes com SCA, ressuscitação de fluidos adequada para corrigir a hipovolemia é fundamental para minimizar os efeitos fisiopatológicos da PIA aumentada na hemodinâmica sistêmica. No entanto, como a infusão excessiva de líquidos é um preditor independente para SCA e uma causa importante de SCA secundária[26], a hiper-hidratação deve ser evitada. Em pacientes traumatizados, a administração excessiva de volume foi associada com o desenvolvimento de SCA e aumento de mortalidade[27].

Dessa forma, sempre o volume de ressuscitação deve ser individualizado, no intento de evitar uma hiper-hidratação. Ainda há controvérsia a respeito do melhor fluido a ser utilizado na ressuscitação inicial em situações de hipovolemia: se coloide ou cristaloide. Embora revisões sistemáticas mostrassem maior mortalidade em pacientes que receberam albumina, quando comparados aos que receberam cristaloides[28,29], esse achado não foi confirmado em grandes ensaios randomizados de adultos graves[30]. Considerando que os coloides associam-se a maior risco infeccioso, são muito mais caros que os cristaloides e podem vazar para o interstício quando a membrana capilar estiver com lesão, piorando o edema periférico e pulmonar, a solução salina isotônica tem sido recomendada como a primeira opção na ressuscitação de neonatos e crianças com hipovolemia[31].

No entanto, acredita-se que a ressuscitação baseada em coloides em pacientes com HIA pode evitar a progressão para SCA[1].

Diurético e terapêuticas renais substitutivas

A utilização de diuréticos e terapêuticas renais substitutivas podem ser medidas não cirúrgicas úteis para descomprimir o abdome[32]. Para pacientes hemodinamicamente estáveis, a combinação de albumina com furosemida pode ser utilizada para mobilizar o edema do terceiro espaço[1]. Em pacientes oligoanúricos, mesmo com ressuscitação precoce e efetiva, a hemodiálise deve ser considerada[1,32].

Descompressão com cateter percutâneo

Para pacientes com SCA por líquido livre intra-abdominal, ar, pus ou sangue, a descompressão por cateter percutâneo pode diminuir a PIA e resolver a disfunção orgânica induzida pela HIA. A descompressão abdominal pela colocação percutânea de um cateter venoso na cavidade abdominal ou um cateter de diálise peritoneal pode diminuir significativamente a PIA, evitando uma intervenção cirúrgica[33].

Descompressão abdominal cirúrgica

A laparotomia descompressiva é a forma mais rápida e efetiva de se diminuir a PIA, e pode resolver a disfunção de múltiplos órgãos associada à SCA[34]. Está indicada nos casos de SCA refratárias às medidas clínicas, e deve ser realizada precocemente, a fim de se evitar lesões orgânicas isquêmicas irreversíveis. A demora na realização da laparotomia se associa à excessiva morbidade e índices de mortalidade acima de 88%[35].

Os objetivos da laparotomia descompressiva são os seguintes:

1. Diminuir a PIA e, dessa forma, tratar a disfunção orgânica;

2. Dar espaço à expansão dos órgãos abdominais que continua ocorrendo durante a ressuscitação volêmica em andamento;
3. Prover uma cobertura abdominal temporária, enquanto o processo se resolve;
4. Evitar uma retração excessiva da fáscia e aponeurose abdominais, o que dificulta muito um fechamento definitivo subsequente;
5. Permitir uma forma de drenagem contínua do líquido que vai se formando na cavidade abdominal.

Existem várias técnicas descritas e nenhuma é ideal para alcançar todos esses objetivos, mas os pontos principais de todas elas são a realização de uma secção musculoaponeurótica ampla, permitindo a evisceração, cobrindo as vísceras com uma membrana impermeável, prevenindo a retração excessiva da parede suturando o material protético à fáscia e a utilização de drenos ou curativos que permitam a contínua retirada de líquidos da cavidade abdominal.

Em adultos e crianças maiores, a fasciotomia deve ser realizada na linha alba, de forma bem ampla.

Em neonatos e crianças pequenas, devido à conformação do abdome, a laparotomia transversa permite melhor exposição e abertura da cavidade (Figura 100.2).

É importante que a abertura da cavidade seja bem ampla, pois a diminuição da PIA é diretamente proporcional a quanto o plano musculoaponeurótico é liberado. Na maioria dos pacientes, a PIA diminui depois da descompressão cirúrgica, mas não se normaliza e permanece alta por algum tempo após a cirurgia[35]. Além disso, a recuperação da disfunção orgânica não é imediata e, em alguns casos, ela não ocorre, o que induz ao óbito.

A utilização de uma membrana sintética para cobrir as alças é de crucial importância por vários motivos. As alças aderem à borda musculoaponeurótica em aproximadamente 72 horas. Após esse tempo, a dissecção das alças, liberando-as da borda da parede, torna-se muito difícil, o que ocasiona um alto risco de formação de fístula enterocutânea, caso haja uma enterotomia inadvertida. A fim de evitar que isso ocorra, deve-se suturar uma tela ou membrana siliconada às bordas da aponeurose (Figura 100.3)[36].

As bolsas de solução salina 0,9% estéreis são muito utilizadas com essa finalidade, de forma muito efetiva e com custo muito baixo (denominadas "bolsas de Bogotá")[37].

Além disso, a sutura da membrana às bordas da aponeurose evita sua retração lateral excessiva.

Finalmente, como as alças edemaciadas continuamente exsudam, é necessário que se estabeleça uma drenagem adequada desse líquido para que ele não se colete na cavidade, o que poderia induzir a recorrência da SCA.

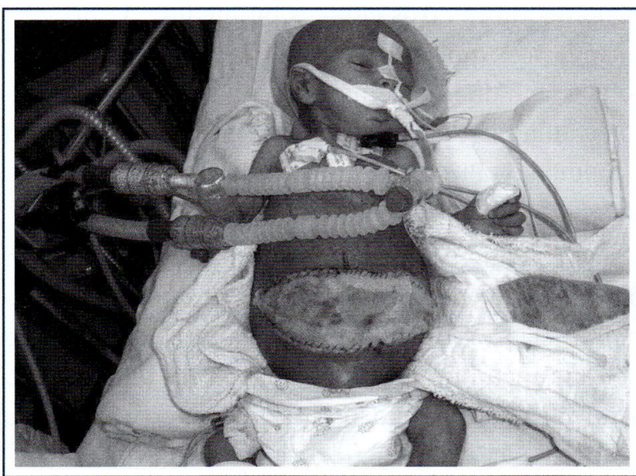

FIGURA 100.2 ***Lactente com SCA por grande neuroblastoma, submetido à laparotomia descompressiva e colocação de tela.***

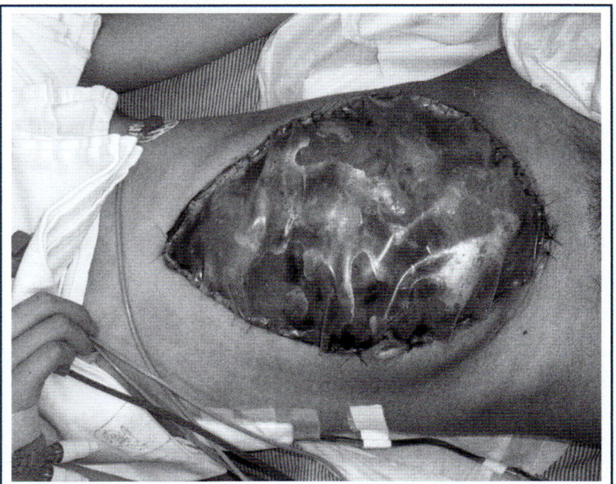

FIGURA 100.3 ***Criança com SCA e peritonite grave por apendicite complicada, submetida à colocação de tela de silicone sobre as alças.***

Quando as condições do paciente são consideradas instáveis demais para transferi-lo ao centro cirúrgico, deve-se considerar a realização da laparotomia descompressiva no próprio leito da unidade de terapia intensiva.

A descompressão preemptiva ou simplesmente a manutenção do abdome aberto deve ser considerada em pacientes submetidos a laparotomias por outras causas, mas que apresentam múltiplos fatores de risco para o desenvolvimento de SCA.

O fechamento definitivo da parede deve ser realizado apenas quando os fatores que causaram a SCA forem resolvidos. Em alguns casos, pode-se realizar o fechamento musculoaponeurótico primário após cinco a sete dias (Figura 100.4)[38].

Às vezes, a reaproximação das bordas aponeuróticas não é possível, optando-se por fechamento da pele e criação de uma hérnia incisional, para eventual correção futura, se necessária.

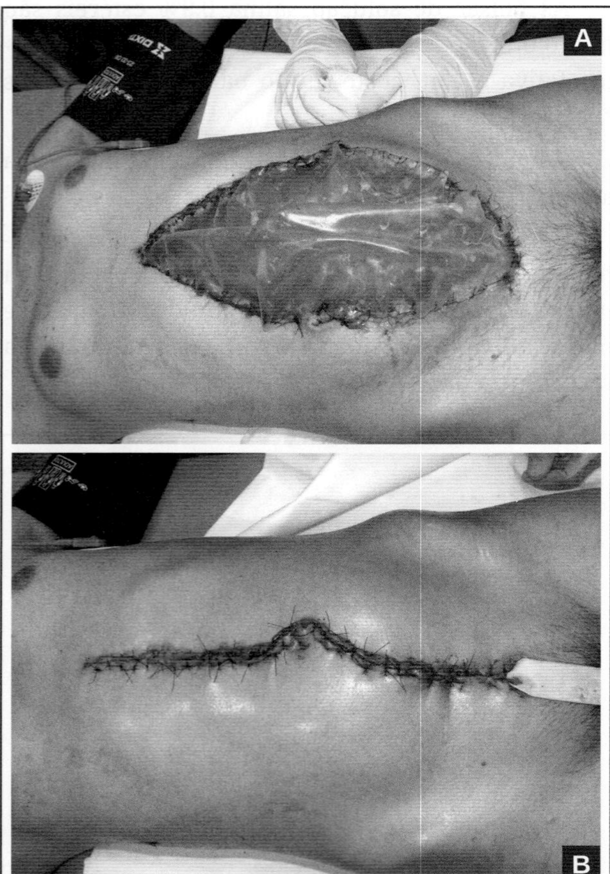

FIGURA 100.4 *(A) Melhora do processo inflamatório das alças (mesma paciente da Figura 100.3 após quatro dias); (B) Fechamento da parede abdominal após sete dias.*

SÍNDROME COMPARTIMENTAL ABDOMINAL E GASTROSQUISE

Por sua relevância e frequência dentro das patologias cirúrgicas neonatais, e pela importância da relação do tratamento da gastrosquise com a SCA, abordaremos este item separadamente neste capítulo.

A gastrosquise é um defeito congênito da parede abdominal relativamente pequeno, localizado à direita do cordão umbilical e em que não há membrana recobrindo as vísceras. Dessa forma, as alças ficam expostas ao líquido amniótico durante a vida intrauterina, o que ocasiona processo inflamatório das mesmas (serosite), tornando-as espessadas e edemaciadas ao nascimento.

Embora não se conheçam ao certo os fatores de risco e a etiologia da gastrosquise, tem sido observado expressivo aumento em sua incidência nas últimas décadas[39].

O tratamento cirúrgico da gastrosquise envolve a redução das alças para dentro da cavidade abdominal, seguida do fechamento do defeito aponeurótico e da pele.

No entanto, devido ao edema já descrito das alças intestinais, pode haver aumento expressivo da PIA por ocasião da redução, levando à SCA.

Assim, quando se julga no intraoperatório, por meio de parâmetros clínicos ou medida da pressão intravesical, que o neonato não vai tolerar a redução total e fechamento primário, opta-se pelo tratamento estadiado. Alguns autores advogam que, quando a medida da PIA for maior do que 20 mmHg, estaria indicada a redução estadiada[40].

O tratamento estadiado consiste na ampliação do defeito por meio de secção da parede abdominal anterior, redução parcial das alças e colocação de uma membrana sintética lisa sobre as alças sob a forma de um cilindro ou silo, que é suturada às bordas da aponeurose (Figura 100.5).

Após isso, o conteúdo do silo é diariamente reduzido para dentro da cavidade, objetivando-se retirar a prótese e fechar definitivamente a parede abdominal num prazo de até seis a sete dias.

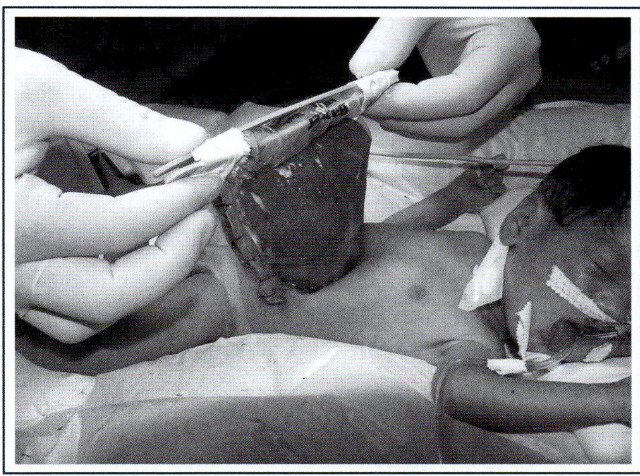

FIGURA 100.5 ***Neonato com gastrosquise submetido à colocação de silo abdominal.***

PROGNÓSTICO

A SCA é associada a 80-100% de mortalidade quando não reconhecida nem tratada[41]. Grande parte dos óbitos por SCA são atribuídos à sepse e falência de múltiplos órgãos.

Em crianças com queimaduras extensas, uma PIA maior do que 30 mmHg é associada com mais episódios de sepse e maior mortalidade[42].

Globalmente, a mortalidade reportada de SCA é de aproximadamente 50% a 60%[1,2,42], e ela permanece alta mesmo quando a descompressão for realizada precocemente, o que evidencia a importância da detecção e tratamento da PIA elevada antes que a disfunção orgânica irreversível ocorra[43].

REFERÊNCIAS

1. Cheatham ML, Malbrain ML, Kirkpatrick A, et al. Results from the International Conference of Experts on Intra-abdominal Hypertension and Abdominal Compartment Syndrome. II: Recommendations. Malbrain M, Cheatham M, Kirkpatrick A, et al. Results from the International Conference of Experts on Intra-abdominal Hypertension and Abdominal Compartment Syndrome. I. Definitions. Intensive Care Med. 2007;33(6):951-62.
2. Carlotti AP, Carvalho WB. Abdominal compartment syndrome: a review. Pediatr Crit Care Med. 2009;10(1): 115-20.
3. Malbrain M, Cheatham M, Kirkpatrick A, et al. Results from the International Conference of Experts on Intra-abdominal Hypertension and Abdominal Compartment Syndrome. I. Definitions. Intensive Care Med. 2006;32:1722-32.
4. Malbrain M. Intra-abdominal pressure in the intensive care unit: Clinical tool or toy? In: Vincent JL, editor. Yearbook of Intensive Care and Emergency Medicine. Berlin Heidelberg New York: Springer; 2001. p. 547-85.
5. Davis P, Koottayi S, Taylor A, et al. Comparison of indirect methods of measuring intraabdominal pressure in children. Intensive Care Med. 2005;31:471-5.
6. Sanchez NC, Tenofsky PL, Dort JM, et al. What is normal intra-abdominal pressure? Am Surg. 2001;67:243-8.
7. Moore AFK, Hargest R, Martin M, et al. Intraabdominal hypertension and the abdominal compartment syndrome. Br J Surg. 2004;91:1102-10.
8. Cheatham M, White M, Sagraves S, et al. Abdominal perfusion pressure: A superior parameter in the assessment of intra-abdominal hypertension. J Trauma. 2000;49:621-6.
9. Malbrain ML, Chiumello D, Pelosi P, et al. Prevalence of intra-abdominal hypertension in critically ill patients: a multicentre epidemiological study. Intensive Care Med. 2004;30(5):822-9.
10. Hong JJ, Cohn SM, Perez JM, Dolich MO, Brown M, McKenney MG. Prospective study of the incidence and outcome of intraabdominal hypertension and the abdominal compartment syndrome. Br J Surg. 2002;89(5):591-6.
11. Vidal MG, Ruiz Weisser J, Gonzalez F, et al. Incidence and clinical effects of intraabdominal hypertension in critically ill patients. Crit Care Med. 2008;36(6):1823-31.
12. World Society of the Abdominal Compartment Syndrome. Intra-abdominal hypertension assessment (IAH) algorithm. [Acesso 1º set 2012.] Disponível em: <http://www.wsacs.org/Images/IAH_algorithm.pdf>. [Published 2007.]
13. Newcombe J, Mathur M, Ejike JC. Abdominal compartment syndrome in children [review]. Crit Care Nurse. 2012 Dec;32(6):51-61. doi: 10.4037/ccn2012761.
14. Kostler W, Strohm PC, Sudkamp NP. Acute compartment syndrome of the limb. Injury. 2005;36(8):992-8.
15. Cheatham ML. Abdominal compartment syndrome: pathophysiology and definitions. Scand J Trauma Resusc Emerg Med. 2009;17(1):10.
16. Balogh ZJ, Butcher NE. Compartment syndromes from head to toe. Crit Care Med. 2010;38(9 Suppl):S445-51.
17. Vegar-Brozovic V, Brezak J, Brozovic I. Intraabdominal hypertension: pulmonary and cerebral complications. Transplant Proc. 2008;40(4):1190-2.

18. De Laet I, Malbrain ML, Jadoul JL, et al. Renal implications of increased intra-abdominal pressure: are the kidneys the canary for abdominal hypertension? Acta Clin Belg Suppl. 2007;(1):119-30.
19. Sahuquillo J, Arikan F, Poca MA, et al. Intraabdominal pressure: the neglected variable in selecting the ventriculoperitoneal shunt for treating hydrocephalus. Neurosurgery. 2008;62(1):143-50.
20. Cheatham ML, Safcsak K. Is the evolving management of intra-abdominal hypertension and abdominal compartment syndrome improving survival? Crit Care Med. 2010;38(2):402-7.
21. Pearson EG, Rollins MD, Vogler SA, et al. Decompressive laparotomy for abdominal compartment syndrome in children: before it is too late. J Pediatr Surg. 2010;45(6):1324-9.
22. Rivers E, Nguyen B, Havstad S, et al. Early goal-directed therapy in the treatment of severe sepsis and septic shock. N Eng J Med. 2001;345:1368-77.
23. Balogh Z, Moore F, Moore E, et al. Secondary abdominal compartment syndrome: A potential threat for all trauma clinicians. Injury. 2007;38:272-9.
24. Okhuysen-Cawley R, Prodhan P, Imamura M, et al. Management of abdominal compartment syndrome during extracorporeal life support. Pediatr Crit Care Med. 2007;8:177-9.
25. Madl C, Druml W. Gastrointestinal disorders of the critically ill. Systemic consequences of ileus. Best Pract Res Clin Gastroenterol. 2003;17:445-56.
26. Balogh Z, McKinley B, Holcomb J, et al. Both primary and secondary abdominal compartment syndrome can be predicted early and are harbingers of multiple organ failure. J Trauma. 2003;54:848-59.
27. Balogh Z, McKinley BA, Cocanour CS, et al. Supranormal trauma resuscitation causes more cases of abdominal compartment syndrome. Arch Surg. 2003;138:637-42.
28. Cochrane Injuries Group Albumin Reviewers. Human albumin administration in critically ill patients: Systematic review of randomized controlled trials. BMJ. 1998;317:235-40.
29. Alderson P, Bunn F, Lefebvre C, et al. Human albumin solution for resuscitation and volume expansion in critically ill patients. Cochrane Database Syst Rev. 2002.
30. Finfer S, Bellomo R, Boyce N, et al. SAFE Study Investigators: A comparison of albumin and saline for fluid resuscitation in the intensive care unit. N Engl J Med. 2004;350:2247-56.
31. Boluyt N, Bollen CW, Bos AP, et al. Fluid resuscitation in neonatal and pediatric hypovolemic shock: A Dutch Pediatric Society evidence-based clinical practice guideline. Intensive Care Med. 2006;32:995-1003.
32. Kirkpatrick AW, Balogh Z, Ball CG, et al. The secondary abdominal compartment syndrome: Iatrogenic or unavoidable? J Am Coll Surg. 2006;202:668-79.
33. Sharpe RP, Pyror JP, Gandhi RR, et al. Abdominal compartment syndrome in the pediatric blunt trauma patient treated with paracentesis: Report of two cases. J Trauma. 2002;53:380-2.
34. Carr JA. Abdominal compartment syndrome: a decade of progress. J Am Coll Surg. 2013 Jan;216(1):135-46.
35. De Waele JJ, Hoste EA, Malbrain ML. Decompressive laparotomy for abdominal compartment syndrome – a critical analysis. Crit Care. 2006;10(2):R51.
36. Foy HM, Nathens AB, Maser B, Mathur S, Jurkovich GJ. Reinforced silicone elastomer sheeting, an improved method of temporary abdominal closure in damage control laparotomy. Am J Surg. 2003;185(5):498-501.
37. Quyn AJ, Johnston C, Hall D, Chambers A, Arapova N, Ogston S, Amin AI. The open abdomen and temporary abdominal closure systems – historical evolution and systematic review. Colorectal Dis. 2012;14(8):e429-38.
38. Beck R, Halberthal M, Zonis Z, et al. Abdominal compartment syndrome in children. Pediatr Crit Care Med. 2001;2:51-6.
39. Kirby RS, Marshall J, Tanner JP, Salemi JL, Feldkamp ML, Marengo L, Meyer RE, Druschel CM, Rickard R, Kucik JE; National Birth Defects Prevention Network. Prevalence and correlates of gastroschisis in 15 states, 1995 to 2005. Obstet Gynecol. 2013;122(2 Pt 1):275-81.
40. Santos Schmidt AF, Goncalves A, Bustorff-Silva JM, Oliveira-Filho AG, Miranda ML, Oliveira ER, Marba S, Sbragia L. Monitoring intravesical pressure during gastroschisis closure. Does it help to decide between delayed primary or staged closure? J Matern Fetal Neonatal Med. 2012;25(8):1438-41.
41. Cheatham M. Intra-abdominal hypertension and abdominal compartment syndrome. New Horiz. 1999;7: 96-115.
42. Greenhalgh DG, Warden GD. The importance of intra-abdominal pressure measurements in burned children. J Trauma. 1994;36:685-90.
43. Balogh Z, McKinley B, Holcomb J, et al. Both primary and secondary abdominal compartment syndrome can be predicted early and are harbingers of multiple organ failure. J Trauma. 2003;54:848-59.

Seção X

SUPORTE NUTRICIONAL

Suporte Nutricional e Metabólico em Pediatria e Cirurgia Pediátrica

Heitor Pons Leite
Artur Figueiredo Delgado

INTRODUÇÃO

Uma boa nutrição é condição fundamental para o bem-estar e a saúde de indivíduos adultos, e é essencial para a manutenção do crescimento em crianças. Como a criança cresce e se desenvolve visando à maturidade fisiológica, a nutrição passa a desempenhar um papel primordial na saúde futura do indivíduo.

Na fisiologia da nutrição, o fenômeno do crescimento, as perdas de calor e a quase incessante atividade muscular fazem com que, no começo da vida, o consumo de energia seja três vezes maior – cerca de 110 kcal/kg por dia nos primeiros meses de vida, comparadas com cerca de 35 kcal/kg no adulto. Não há doença que não tenha algum ou alguns de seus componentes determinados ou, de algum modo, influenciados pelas condições da nutrição anterior ou atual.

A preocupação com a recuperação do estado nutricional por intervenção dietética remonta a antigas civilizações. Na era atual, a partir do advento da nutrição parenteral total (NPT), em 1967, ocorreu uma revolução na maneira de abordar a desnutrição e entender o suporte nutricional para enfermos.

A nutrição parenteral permitiu a intervenção nutricional em pacientes impossibilitados de alimentação pela via digestiva e modificou o prognóstico de várias doenças. O interessante é que, a partir de sua utilização clínica, começou-se a dar importância à utilização do trato digestório e, consequentemente, à via enteral. A compreensão de que a presença de nutrientes no trato digestório é importante para a manutenção do seu trofismo e desenvolvimento motivou pesquisas de aprimoramento da nutrição enteral.

Devido às suas vantagens, como ganho ponderal mais adequado, possibilidade de melhor oferta calórica, manutenção do trofismo da mucosa intestinal, menor custo, menor risco de infecções e lesões hepáticas, a terapia nutricional enteral é cada vez mais empregada.

Os conhecimentos atuais permitem afirmar que muitos nutrientes estão envolvidos em importantes processos biológicos, caracterizando-se não só por prevenirem ou corrigirem deficiências nutricionais, como também por produzirem efeitos farmacológicos – funções imunomoduladora, antioxidante, estrutural e prebiótica.

Assim, hoje dispomos de dietas que não só contêm todos os nutrientes para atender às necessidades básicas de um indivíduo normal, nas quantidades e proporções adequadas (exigência da Resolução SS 165 da Vigilância Sanitária, de 12/10/88), mas também fornecem nutrição diferenciada para indivíduos de várias faixas etárias e situações clínicas.

A nutrição é preocupação constante do pediatra, uma vez que propiciar crescimento e desenvolvimento adequados é a meta fundamental do atendimento às crianças. Essa preocupação data do início do século XX, quando o grande desafio era como alimentar recém-nascidos e crianças pequenas com segurança, uma vez que naquela época a mortalidade nessa faixa etária era elevada. Os primeiros substitutos do leite materno foram formulações à base de leite de vaca em pó evaporado, água e xarope de glicose que continham alto conteúdo proteico, gordura saturada de pobre absorção (com poucos ácidos graxos essenciais), ficando as crianças sujeitas a inúmeras deficiências de nutrientes como ferro, cálcio e vitaminas. Com o passar do tempo, foram desenvolvidas fórmulas lácteas mais seguras e de preparo mais fácil, e que hoje são modificadas constantemente, conforme evoluem os estudos acerca dos requerimentos nutricionais do recém-nascido.

Assim como as fórmulas lácteas para recém-nascidos evoluíram ao longo do tempo, as dietas destinadas à nutrição enteral de crianças com doenças graves também evoluíram, sempre com a finalidade de melhorar a condição nutricional do paciente. Diante desse avanço tecnológico e científico, hoje são raras as situações em que a via enteral não pode ser empregada de forma exclusiva ou associada à terapia nutricional parenteral.

Mecanismos Digestivos

Digestão e absorção de nutrientes

o trato gastrintestinal do feto humano apresenta a maioria de suas funções já suficientemente amadurecida em idade bastante precoce, fato que possibilita ao recém-nascido, mesmo prematuro, dispor de razoável capacidade digestiva. Os conhecimentos sobre os processos de digestão e absorção de nutrientes em fetos, recém-nascidos e lactentes jovens passaram a adquirir relevância face aos avanços terapêuticos na assistência aos recém-nascidos prétermos e/ou de baixo peso e as crianças gravemente doentes que necessitam de terapia nutricional.

O aparelho digestório é responsável pela digestão e absorção dos nutrientes. Os macronutrientes carboidratos, proteínas e lipídios são encontrados nos alimentos na forma de moléculas complexas e no tubo digestório sofrem fragmentação em seus constituintes moleculares mais simples, como glicose, aminoácidos e ácidos graxos. Somente após essa fragmentação é que os alimentos se tornam aptos a ser incorporados ao meio interno. Situações que modifiquem os sistemas de digestão e absorção podem comprometer o adequado aproveitamento dos nutrientes. Condições mórbidas que exigem a introdução de sonda nasoenteral podem, dependendo da localização da sonda, comprometer uma ou outra fase, desfavorecendo os processos fisiológicos. Dessa forma, a desnutrição pode ocorrer mesmo com o uso de uma dieta balanceada. Nesse sentido, as pesquisas clínicas buscam o desenvolvimento de alimentos específicos que facilitem os mecanismos de digestão e absorção, já que a mastigação e a ação do ácido clorídrico, entre outros processos, poderão estar abolidas em determinadas situações patológicas.

Digestão e absorção dos carboidratos

Desde o nascimento, a criança já apresenta boa capacidade de digestão dos dissacarídios. A digestão dos carboidratos tem início na boca quando o alimento sofre a ação da alfa-amilase salivar. O pâncreas sintetiza enzimas que facilitam a digestão luminal. O amido sofre sua maior digestibilidade no duodeno, sob a ação da amilase pancreática. A sacarose e a lactose, bem como os produtos da digestão do amido, as maltodextrinas, são hidrolisadas pelas enzimas da borda em escova intestinal. A sacarase e a lactase são encontradas em maior concentração no jejuno, enquanto a maltase é mais abundante no íleo.

Os monossacarídios são absorvidos na borda em escova. A galactose e a glicose são absorvidas por transporte ativo e a frutose, por meio de difusão facilitada. Após a absorção são transformados, principalmente no fígado, em glicose, que é, então, distribuída pela circulação para todos os tecidos do organismo.

Digestão e absorção das proteínas

A digestão das proteínas inicia-se no estômago à medida que o alimento se mistura com o suco gástrico contendo ácido clorídrico (HCl) e pepsina, cujos precursores são secretados com a presença de alimento no estômago. Por ação dessa enzima, a proteína é então hidrolisada em complexos proteicos menores: peptonas e proteoses. Essa proteólise é completada no duodeno e no jejuno por ação das enzimas proteolíticas pancreáticas, que desdobram os polipeptídios em oligopeptídios (60%) e aminoácidos (40%). As proteínas, então, são absorvidas como pequenos peptídios (jejuno e íleo) e aminoácidos (primariamente no íleo), existindo, para esses mecanismos, carreadores em sistema de transporte ativo para grupos que dividem características químicas semelhantes.

Os recém-nascidos, inclusive os pré-termos, já estão capacitados a processar a fase intestinal de digestão e absorção das proteínas, sendo, entretanto, muito vulneráveis à absorção de macromoléculas potencialmente nocivas.

Digestão e absorção dos lipídios

Embora já sofram hidrólise no estômago, o principal processo de digestão e absorção dos triglicerídios de cadeia longa (TCL) ocorre no intestino delgado, por ação dos sais biliares e das lipases pancreáticas. As lipases pancreáticas hidrolisam os triglicerídios (atualmente chamados triacilgliceróis), resultando, como produtos finais, ácidos graxos de cadeia longa e monoglicerídios, que, para serem absorvidos, necessitam combinar-se com os sais biliares para formar micelas. Estas funcionam como transportadores, carreando-os até a membrana do enterócito, onde serão absorvidos. As vitaminas lipossolúveis podem ser incluídas no interior das micelas. Em contato com a superfície da membrana intestinal, as micelas rompem-se, liberando seu conteúdo, que, então, é reesterificado a triglicerídios, ésteres de colesterol e fosfolipídios. As moléculas de triglicerídios unem-se formando uma partícula revestida por proteínas e fosfolipídio, denominada quilomícron. Este alcança o sistema linfático intestinal, drena para o ducto torácico e, posteriormente, para o sistema venoso central.

Os triglicerídios de cadeia média (TCM) são mais hidrossolúveis e, por isso, formam micelas mais rapidamente que os TCL. São absorvidos intactos (30%) ou sofrem ação da lípase, resultando em ácidos graxos de cadeia média, que são transportados pelo sistema capilar venoso até a veia porta, não havendo, dessa forma, necessidade de formação de quilomícrons.

As concentrações das lipases pancreáticas são baixas nos recém-nascidos, principalmente no pré-termo, vindo a alcançar valores de adultos ao redor de dois anos de idade. Além disso, os neonatos têm baixas concentrações de ácidos biliares na vesícula e no duodeno. No entanto, evidências mostram que essas crianças não dependem exclusivamente da lipólise intestinal para a metabolização de gorduras, pois podem se valer das lipases lingual e gástrica. Os recém-nascidos em aleitamento materno ainda contam com o auxílio das lípases contidas no leite humano – lipase lipoproteica e lipase estimulada pelos sais biliares.

A Desnutrição na Unidade de Cuidados Intensivos

A desnutrição é frequente em unidades de cuidados intensivos – a prevalência é de 40% a 45% em estudos feitos em hospitais públicos no país. Tende a aumentar durante a internação e é um fator de risco para o aumento da morbidade, da mortalidade e dos custos hospitalares. Suas principais causas são a doença aguda ou trauma com resposta inflamatória sistêmica, as doenças crônicas (renal, doença hepática, cardiopatia) e a desnutrição iatrogênica (atraso ou interrupção da terapia nutricional, medicações e procedimentos).

É de extrema importância identificar os pacientes em risco de desnutrição, de modo a instituir a terapia nutricional mais adequada. Nesse aspecto, a atuação das equipes multiprofissionais na identificação e monitorização da terapia do paciente em risco nutricional é um recurso essencial.

Avaliação nutricional

Todas as crianças com indicação de terapêutica nutricional devem receber avaliação nutricional e metabólica, com os seguintes objetivos principais:

1. Identificar desnutrição ou risco nutricional;
2. Fornecer informações para o planejamento e a monitorização da terapia nutricional.

Parâmetros antropométricos, clínicos e laboratoriais devem ser utilizados na avaliação inicial e no seguimento. A tolerância aos nutrientes deve ser monitorada rigorosamente para corrigir eventuais carências ou evitar a oferta excessiva de substrato (*under* e *overfeeding*). Conhecer o contexto clínico do paciente é essencial para a interpretação correta das informações. Nessa abordagem, deve-se considerar a etiologia, a fisiopatologia da doença/inflamação (aguda ou crônica), a gravidade da desnutrição e seu impacto sobre o prognóstico.

A avaliação nutricional deve ser a mais completa possível, abrangendo história clínica e alimentar, ingestão proteicoenergética e de micronutrientes, exame físico, medidas antropométricas (peso, estatura/comprimento, circunferência do braço e dobras cutâneas) e dados laboratoriais (albumina sérica, glicemia, eletrólitos, lactato, ureia, triglicérides, balanço nitrogenado, entre outros). Para a interpretação das medidas antropométricas, o paciente deve estar hidratado e sem edema. As medidas de peso e estatura deverão ser confrontadas com o padrão de referência da Organização Mundial de Saúde.

NUTRIÇÃO ENTERAL

A nutrição enteral progrediu significativamente nas últimas décadas como forma de terapia nutricional. O conceito de que o alimento constitui importante estímulo para manter a função e a estrutura da mucosa intestinal, além da possibilidade de uma melhor oferta de nutrientes, menor custo e menor risco de complicações, fazem com que a via digestiva seja cada vez mais utilizada. A nutrição enteral consiste na administração, por meio de sondas ou estomias digestivas, de dieta líquida contendo macro e micronutrientes, para pacientes com trato digestório funcionante que não possam se alimentar por via oral. A Portaria nº 337, do Ministério da Saúde/Secretaria de Vigilância Sanitária, de 14 de abril de 1999, que aprova o Regulamento Técnico para a Terapia de Nutrição Enteral, define nutrição enteral como:

> "Alimento para fins especiais, com ingestão controlada de nutrientes, na forma isolada ou combinada, de composição definida ou estimada, especialmente formulada e elaborada para uso por sondas ou via oral, industrializado ou não, utilizado exclusiva ou parcialmente para substituir ou complementar a alimentação oral em pacientes desnutridos ou não, conforme suas necessidades nutricionais, em regime hospitalar, ambulatorial ou domiciliar, visando à síntese ou manutenção dos tecidos, órgãos ou sistemas".

A introdução precoce da alimentação enteral estimula a função e a estrutura da mucosa intestinal, liberando secreções pancreáticas, biliares e fatores hormonais essenciais à função do intestino. O jejum prolongado causa atrofia da mucosa intestinal, perda da integridade do trato gastrintestinal e aumenta o risco de translocação bacteriana. A nutrição enteral tem vantagens fisiológicas, metabólicas, de segurança e de custo/benefício em relação à nutrição parenteral. Está indicada quando houver risco ou presença de desnutrição e a via oral não for suficiente para atender às necessidades de um paciente com trato digestório total ou parcialmente funcionante. O paciente deve estar com estabilidade hemodinâmica. As principais indicações de alimentação por sonda enteral na criança são:

- Trato gastrintestinal íntegro – prematuridade, insuficiência respiratória, doenças catabólicas (câncer, sepse, grandes queimaduras), doenças neurológicas (anorexia, incoordenação da deglutição, desmielinização);
- Alterações do trato gastrintestinal – diarreia crônica e desnutrição, fibrose cística, doenças inflamatórias intestinais, insuficiência pancreática e biliar, condições cirúrgicas (intestino curto, fístulas, preparo para cirurgias);
- Condições clínicas especiais – doenças metabólicas congênitas.

As contraindicações consideradas absolutas são: íleo paralítico, obstrução intestinal, enterocolite necrosante e instabilidade cardiocirculatória grave.

Critérios para a Escolha da Dieta

Para o sucesso da nutrição enteral, a escolha da dieta deve ser criteriosa. A dieta mais adequada é aquela que se adapta às necessidades específicas da criança, de acordo com sua doença e condições clínicas de digestão e absorção. Assim, para a seleção de uma formulação, é preciso conhecer-se as necessidades específicas do paciente e a composição da fórmula, bem como as eventuais alterações nos processos fisiológicos de digestão e absorção secundárias à doença. Em relação ao paciente, devem ser consideradas:

- A capacidade digestiva e absortiva do trato gastrintestinal;
- As necessidades nutricionais específicas, que variam conforme a situação clínica;
- A necessidade de restrição hídrica e de eletrólitos.

Em relação à fórmula, o grau de absorção é determinado pela forma e concentração de cada nutriente (por exemplo, uso de proteína inteira ou hidrolisada; de lactose ou de polímeros de glicose).

Fórmulas à base de hidrolisado proteico são mais utilizadas em crianças que não toleram dietas com proteína inteira, devido à síndrome do intestino curto, diminuição da capacidade absortiva, e doença pancreática ou hepatobiliar. O uso dessas fórmulas pode ser considerado durante a resposta inflamatória sistêmica, quando ocorrem alterações na permeabilidade e redução da superfície absortiva do epitélio intestinal. Contudo, não há, até o momento, estudos pediátricos comparando dieta com proteína inteira com dieta à base de hidrolisado proteico em relação ao prognóstico. Tampouco há recomendações baseadas em evidências que justifiquem o uso dessa última.

Há evidências de propriedades imunoestimuladoras de nutrientes como glutamina, arginina, ácidos graxos de cadeia ω-3, probióticos, ácidos nucleicos e antioxidantes, utilizados em conjunto ou separadamente, em pacientes adultos gravemente doentes. Entretanto, os resultados dos estudos ainda são controversos, sugerindo-se que a hiperestimulação da resposta inflamatória pelo uso de tais dietas possa até ser prejudicial nesse tipo de paciente. Portanto, considerando-se o risco potencial de maior mortalidade observado em alguns grupos de pacientes, além do fato de não seguirem padrões pediátricos, tais dietas não são rotineiramente recomendadas para crianças.

Conhecer a osmolalidade da dieta é outro ponto importante. Algumas dietas para situações especiais, geralmente formuladas para adultos, têm alta osmolaridade e concentração de eletrólitos excessiva para a faixa etária pediátrica. Tais dietas não são indicadas para crianças, principalmente lactentes jovens, pelo risco de diarreia e desidratação hipertônica que acarretam. Recomenda-se que a osmolalidade das fórmulas infantis, para administração oral ou intragástrica, seja inferior a 460 mOsm/kg.

Classificação das Dietas Enterais

As dietas enterais podem ser classificadas da seguinte forma:

Quanto à forma de preparo

- Artesanais;
- Industrializadas.

Quanto à indicação, segundo os objetivos da dietoterapia

- Formulação-padrão: suprem as demandas nutricionais dos pacientes, mantendo ou melhorando o estado nutricional dos mesmos;
- Formulação especializada: utilizadas para a recuperação nutricional ou veiculando nutrientes de efeito farmacológico;
- Nutricionalmente completas: poliméricas, semielementares ou oligoméricas e elementares ou monoméricas;
- Nutricionalmente incompletas: módulos de nutrientes e formulações para fins específicos (erros inatos do metabolismo, aditivos de leite humano).

Quanto ao suprimento de calorias

- Completas: são aquelas que, devido à sua densidade calórica, fornecem quantidades de calorias e nutrientes adequadas às necessidades do paciente, sem necessidade de acréscimos.
- Incompletas: são formulações que, quando ofertadas de forma exclusiva, não atendem às demandas nutricionais dos pacientes. Normalmente, são acrescentadas a outras formulações a fim de melhorar a oferta calórica da dieta ou de determinados nutrientes.

Quanto à complexidade dos nutrientes

- Poliméricas: aquelas em que os macronutrientes, especialmente a proteína, apresentam-se na sua forma intacta;

- Semielementares ou oligoméricas: são compostas de nutrientes pré-digeridos, com proteínas na forma parcialmente hidrolisada, os oligopeptídeos;
- Elementares ou monoméricas: são aquelas em que a proteína apresenta-se na sua forma totalmente hidrolisada (aminoácidos). Estas dietas são consideradas elementares somente no que se refere à fonte proteica, já que as gorduras e os carboidratos, apesar de serem de fácil digestibilidade, não são completamente elementares.

As fórmulas poliméricas são indicadas para pacientes com capacidade normal de digestão e absorção, uma vez que os nutrientes encontram-se na forma intacta. Já as fórmulas oligoméricas e monoméricas, pelas suas características de alta digestibilidade e hipoalergenicidade, estão indicadas em diversas condições patológicas, nas quais há comprometimento do trato gastrintestinal, como doenças inflamatórias intestinais, síndromes de má absorção e alergias e intolerâncias alimentares.

Quanto à presença de algum elemento específico

- Lácteas ou isentas de lactose – apresentam ou não lactose em sua composição;
- Com fibras ou isentas de fibras – contêm ou não adição de fibras alimentares em sua composição.

Módulos de Alimentação

São produtos que veiculam basicamente um macro ou micronutriente. São considerados nutricionalmente incompletos e normalmente utilizados como suplementos. Entretanto, a junção de um, dois ou mais módulos nutricionais pode resultar em uma formulação nutricionalmente completa. São exemplos os módulos de carboidratos (oligossacarídeos, polímeros de glicose), proteína (caseinato de cálcio, ou proteína do soro do leite), lipídios (triglicérides de cadeia média e ácidos graxos essenciais) e de vitaminas e minerais.

Dietas Enterais Industrializadas

São aquelas produzidas industrialmente. Apresentam como vantagens: possibilidade de individualização da fórmula; menor manipulação no preparo; maior estabilidade bromatológica e microbiológica; fornecimento dos micronutrientes de maneira adequada; programação de dietoterapia especializada; melhor adequação de viscosidade e fluidez; além de osmolalidade definida. Entretanto, seu custo é relativamente elevado.

São compostas, em geral, por polímeros de glicose; óleos vegetais e TCM; proteínas derivadas do leite de vaca ou da soja; e acrescidas de vitaminas, minerais, oligoelementos e nutrientes condicionalmente essenciais. Geralmente são isentas de lactose e sacarose, e se apresentam sob a forma de pó para reconstituição; líquida semipronta para uso (latas ou frascos) e pronta para uso (o chamado sistema fechado).

Existe atualmente no mercado um grande número de fórmulas industrializadas destinadas à população pediátrica. A possibilidade de contar com um grupo definido de opções de dietas industrializadas pode beneficiar de maneira significativa o arsenal terapêutico para crianças com doenças digestivas ou gravemente doentes. As dietas industrializadas podem facilitar os processos absortivos e digestivos (hidrolisados com peptídeos e triglicérides de cadeia média, por exemplo), com indicações em pacientes com processos abdominais cirúrgicos ou em crianças gravemente doentes.

Dieta Enteral Artesanal

As dietas enterais artesanais são aquelas preparadas à base de alimentos *in natura*, produtos alimentícios (passaram por algum processo de industrialização) ou módulos de nutrientes (fornecem um tipo específico de nutriente), e; liquidificadas em cozinha doméstica ou hospitalar.

Normalmente, tendem a ser usadas em situações em que o trato gastrintestinal encontra-se com capacidade normal de digestão e absorção, já que para seu preparo são utilizados nutrientes na sua forma intacta: carboidratos provenientes de batata, mandioca, inhame, arroz, creme de arroz e amido de milho; proteínas derivadas do leite, ovo e carnes; e gorduras à base de óleos vegetais.

Embora, aparentemente, seu menor custo seja uma vantagem, apresentam inúmeras desvantagens, já comprovadas por alguns estudos:

- Instabilidade bromatológica, por variar com relação aos procedimentos e técnicas adotados para o preparo e quanto à forma com que os nutrientes são empregados, considera-se que tenham uma composição "estimada". Vários estudos mostram que a densidade calórica e o conteúdo de nutrientes são bastante variáveis.
- Dificuldade de elaborar dietas com algum grau de especialização para situações clínicas e metabólicas especiais, nas quais o paciente pode necessitar de nutrientes específicos ou sonda na posição pós-pilórica.
- Dificuldade no manejo da viscosidade e fluidez, já que os carboidratos utilizados nesse tipo de formulação têm alto poder sobre a viscosidade, o que pode impedir o adequado gotejamento da preparação, bem como obstruir o calibre da sonda.
- Instabilidade microbiológica, por maior risco de contaminação bacteriana, uma vez que sofrem maior manipulação no preparo.
- Fornecimento inadequado de micronutrientes, uma vez que, normalmente, o fornecimento de vitaminas e minerais é insuficiente nessas formulações, principalmente no fornecimento de oligoelementos e nutrientes condicionalmente essenciais (taurina e carnitina), já que há uma dificuldade de suplementação com produtos alimentícios ou módulos de nutrientes. Minet *et al.* verificaram uma tendência ao fornecimento exagerado de macronutrientes e subfornecimento de micronutrientes.
- Desconhecimento da osmolalidade, pois a determinação da osmolalidade em formulações artesanais raramente é feita, em função de custo e disponibilidade de equipamentos. No duodeno, formulações muito concentradas podem provocar diarreia grave e desidratação.

Apesar das desvantagens aqui descritas, as dietas enterais artesanais são muito utilizadas por razões culturais e, principalmente, econômicas. O custo quase sempre elevado das dietas enterais industrializadas e o reduzido orçamento dos hospitais exigem dos nutricionistas a opção pela alternativa artesanal e um exercício das técnicas dietéticas, na tentativa de adequar as formulações e, consequentemente, melhor atender às demandas nutricionais dos pacientes.

Vias de Acesso em Nutrição Enteral

Nos últimos anos houve grande avanço na tecnologia das sondas, o que contribuiu também para o grande impulso à nutrição enteral. Atualmente, é possível dispor-se de sondas modernas de poliuretano ou silicone, que são mais macias; não sofrem alterações do seu material, conservando a sua flexibilidade; não provocam irritações e inflamações locais, podendo ser utilizadas por um período de tempo prolongado.

Uma vez preferida a via enteral, deverá ser escolhida a melhor via de acesso. Para tal, primeiramente, deverá ser estimado o tempo pelo qual a nutrição enteral total (NET) será necessária. Se aceita, de modo geral, que a NET de curto prazo seja oferecida por sondas nasoenterais e a de longo prazo (superior a seis semanas, sem perspectiva do uso oral) através de estomias (gástrica ou jejunal), a fim de evitar complicações como lesões de mucosas, infecções do trato respiratório superior e estenose esofágica.

Depois de feita a opção por sonda nasoenteral ou estomia, o próximo passo é decidir quanto à posição da extremidade distal, se no estômago, no duodeno ou no jejuno. O critério mais frequente para determinar o posicionamento pós-pilórico é o risco de aspiração, que aparentemente é maior com sonda na posição gástrica. Entretanto, vários pesquisadores têm demonstrado que não há diferenças significativas entre pacientes alimentados por via gástrica ou pós-pilórica, em termos da incidência de pneumonias aspirativas.

Em pediatria, a sonda em posição gástrica e a gastrostomia endoscópica percutânea têm sido as modalidades mais utilizadas na NET.

A via gástrica é a forma mais fisiológica de se alimentar um paciente, já que boa parte da digestão ocorre no estômago. Ou seja, o estômago tolera uma grande variedade de dietas constituídas por alimentos intactos ou nutrientes purificados.

Embora não haja evidências de menor risco de aspiração com a sonda na posição pós-pilórica, a sonda nasoduodenal ainda é muito utilizada em pacientes em ventilação mecânica. As desvantagens da utilização desse tipo de sonda são a passagem mais dificultosa, o maior risco de deslocamento acidental e a necessidade de dietas elementares, semielementares ou quimicamente compostas (com características especiais de osmolalidade).

Técnicas de Administração

Existem dois métodos para administração da nutrição enteral: o intermitente e o contínuo. A administração intermitente apresenta vantagens fisiológicas e maior praticidade, já que não requer necessariamente bomba para a infusão, permitindo ao paciente a deambulação. É indicada para pacientes com esvaziamento gástrico normal e com nutrição enteral domiciliar.

Normalmente, a administração contínua é indicada para pacientes com risco de aspiração pulmonar (intubados, em sepse etc.), com dificuldade de tolerar alimentação intermitente e que requerem infusões mais lentas e precisas. Sua grande vantagem é a otimização do volume oferecido, o que permite melhor tolerância e, consequentemente, oferta mais adequada de nutrientes, além de menor ocorrência de complicações gastrintestinais, como vômitos, diarreia e distensão abdominal.

Monitoração e Complicações da NET

A alimentação por via nasoenteral ou por estomas não é isenta de complicações, ainda que estas ocorram com menor frequência do que na nutrição parenteral. Por isso, a monitorização da NET é importante para que tais complicações sejam prevenidas ou tratadas de maneira adequada.

A monitoração constitui um processo de controle de qualidade que deve passar por várias etapas:

- Conhecimento das formulações utilizadas (composição, procedência, preparo);
- Adequada estimativa das necessidades nutricionais dos pacientes;
- Controle de infusão;
- Cuidados com a sonda nasoenteral ou estoma;
- Monitoração clínica e laboratorial.

As complicações da alimentação enteral podem ser classificadas em:

- Mecânicas, que são as relacionadas com a sonda nasoenteral e variam segundo o tipo de sonda empregada e a posição da mesma. A obstrução da sonda nasoenteral e seu deslocamento podem ser frequentes, seguidos por erosões nasais, otites, esofagites, sinusites, fístulas e estenose de esôfago.
- Gastrintestinais, que são consideradas as complicações mais comuns da NET. As náuseas, vômitos e distensão abdominal são frequentes nos pacientes, ocupando a diarreia um lugar de destaque. Normalmente, ocorrem por velocidade de administração, volume e osmolalidade da dieta inadequados. Além disso, os pacientes podem apresentar hipoalbuminemia e intolerância à lactose. Quando tais complicações ocorrem, sugere-se: avaliar os processos de preparo e manipulação da fórmula, a fim de verificar riscos de contaminação; avaliar os níveis de albuminemia do paciente, uma vez que a hipoalbuminemia é um fator de mau prognóstico para tolerância da nutrição enteral; além disso, poderá ser necessária a substituição da fórmula por uma isenta de lactose ou utilização de formulações suplementadas com fibras solúveis ou nutrientes prebióticos (os fruto-oligossacarídeos, que propiciam o crescimento de bactérias metabolicamente ativas no cólon, importantes para a recomposição da flora intestinal).
- Metabólicas, que são cada vez menos frequentes, à medida que se dispõe de dietas mais adequadas, com baixa osmolalidade. Podem ocorrer desidratação e distúrbios hidreletrolíticos.
- Respiratórias, pois a regurgitação seguida de aspiração pulmonar é considerada a complicação de maior gravidade em crianças, principalmente nas de baixa idade. A medida mais importante para se prevenir essa complicação é manter o paciente em proclive de 30º a 45º.

Como citado anteriormente, dentro do processo de monitorização, crianças em NET devem ter controles bioquímicos e antropométricos (peso, estatura, dobras cutâneas e circunferência braquial) sequenciais, a fim de avaliar e documentar os efeitos da terapia sobre a evolução nutricional.

NUTRIÇÃO PARENTERAL

As diferenças fisiológicas e na composição corpórea, bem como as limitações relativas à imaturidade, tornam mais complexa a terapia nutricional em crianças. A menor reserva energética em relação ao adulto reduz o tempo de sobrevivência à falta de alimentação: o tempo estimado de sobrevivência, que varia de 60 a 90 dias em adultos, é de 44 dias em crianças de um ano de idade, caindo para 12 dias em neonatos prematuros com peso de 2 kg. Por terem reservas energéticas limitadas, os desnutridos e os prematuros são particularmente sensíveis aos efeitos da nutrição inadequada, que afeta negativamente tanto o desenvolvimento somático como o neurológico.

A nutrição parenteral tem como objetivos recuperar ou manter o estado nutricional e promover o crescimento. Está indicada no paciente desnutrido ou em risco de desnutrição, quando o trato gastrintestinal estiver comprometido por doença ou tratamento ou a via enteral for insuficiente para suprir as necessidades nutricionais. Pacientes sem perspectiva de receber nutrição enteral efetiva em cinco a sete dias são candidatos à nutrição parenteral. Esse tempo pode ser menor em desnutridos graves e neonatos, recomendando-se não retardar o início da nutrição parenteral para além de 72 horas, desde que haja estabilidade hemodinâmica e metabólica. Nesse contexto, a nutrição parenteral tem sido utilizada principalmente nos pacientes desnutridos crônicos, naqueles em risco de desnutrição por doença aguda ou pós-operatório complicado, na síndrome de má absorção intestinal e nos neonatos prematuros.

Procedimento cujo custo é bem superior ao da nutrição enteral, a nutrição parenteral está sujeita a complicações metabólicas, infecciosas e mecânicas. Portanto, além de contemplar a relação custo/benefício, deve-se levar em conta a avaliação e monitoramento das necessidades nutricionais e metabólicas, a via de acesso e a formulação.

Via de Acesso

O acesso venoso periférico deve ser utilizado para a nutrição parenteral por períodos inferiores a duas semanas. A concentração de glicose apenas não deve ser parâmetro para a escolha da via de administração da nutrição parenteral, pois, além da glicose, os aminoácidos e os eletrólitos contribuem para a osmolaridade final da solução. A tolerância das veias à osmolaridade diminui à medida que aumenta o tempo de infusão. As veias superficiais, devido ao seu baixo fluxo, podem apresentar esclerose e flebite durante a infusão de soluções hipertônicas, ou ainda extravasamento da solução com lesão do tecido subcutâneo e formação de abcessos. A baixa tolerância das veias periféricas às soluções hiperosmolares limita sua utilidade para a nutrição parenteral. De modo ideal, a osmolaridade da solução não deve exceder 600 mOsm/L para se evitar o risco de tromboflebite periférica. Se estiver entre 600 e 900 mOsm/L, pode ser utilizada por um tempo curto em via periférica. O risco de complicações, como flebite e extravasamento, diminui se o acesso venoso for trocado a cada 48 horas.

O acesso venoso central está indicado para soluções com osmolaridade superior a 900 mOsm/L ou quando houver perspectiva do uso prolongado de nutrição parenteral. Está associado ao risco de complicações infecciosas, mecânicas e de trombose venosa profunda. Pode ser obtido por punção ou dissecção de vaso periférico calibroso (veia basílica, cefálica ou jugular externa) ou profundo (veia jugular interna ou subclávia), mas a extremidade distal do cateter deve ser localizada na entrada da veia cava superior (ou inferior) com o átrio direito. Devem-se preferir cateteres de poliuretano ou silicone; o cateter venoso central de inserção periférica (PICC), por sua vez, produz menor risco de trombose e infecção em relação à flebotomia. No caso de nutrição parenteral prolongada em pacientes com síndrome do intestino curto, deve-se considerar o cateter central totalmente ou semi-implantável.

A fórmula a seguir foi validada para estimar a osmolaridade de nutrição parenteral em crianças.

$$\text{Osmolaridade (mOsm/L)} = (A \times 8) + (G \times 7) + (Na \times 2) + (P \times 0{,}2) - 50$$

Onde: G = glicose (g/L); A = aminoácidos (mg/L); Na = sódio (mEq/L); P = fósforo (mg/L).

Essa fórmula é útil nos casos de concentração final de glicose superior a 7% e quando esta for inferior a 7% e a concentração de aminoácidos for superior a 10%, situações que não garantem uma osmolaridade final da solução inferior a 600 mOsm/L.

Avaliação Nutricional e Metabólica

Como visto anteriormente, a avaliação nutricional e metabólica é procedimento obrigatório em crianças com indicação de nutrição parenteral. Na fase inicial da doença, as alterações nos parâmetros antropométricos e laboratoriais podem ser de difícil interpretação devido à retenção hídrica e redistribuição dos líquidos e proteínas para o espaço extravascular, consequente às alterações de permeabilidade capilar. Detalhes sobre uso e interpretação dos parâmetros clínicos e laboratoriais utilizados na avaliação inicial e na monitoração da resposta à nutrição parenteral são abordados em outro capítulo deste livro.

CÁLCULO DAS NECESSIDADES NUTRICIONAIS

O início da nutrição parenteral será precedido da avaliação das necessidades nutricionais, que dependerá dos seguintes fatores: faixa etária, idade gestacional, peso, doença e estado nutricional. Deve-se procurar ofertar quantidades apropriadas de água, eletrólitos, proteína, glicose, vitaminas e oligoelementos, e as deficiências devem ser corrigidas assim que forem detectadas.

Oferta hídrica

As necessidades hídricas dependem da situação clínica do paciente. A avaliação diária de peso, estado de hidratação, densidade urinária, volume de diurese e balanço hídrico fornece boa estimativa do estado de hidratação. O cálculo das necessidades hídricas é feito com base na fórmula de Holliday e Segar, que estima a atividade metabólica diária a partir do peso corporal (Quadro 101.1). Das necessidades hídricas basais diárias de 100 mL/100 kcal metabolizadas, aproximadamente 40 mL/100 kcal destinam-se à reposição das perdas insensíveis e 60 mL/100 kcal, das perdas urinárias. Fatores como febre, aumento de temperatura ambiente, hipermetabolismo e perda de líquidos por diarreia ou sucos do tubo digestivo implicam perda adicional de água, o que requer aumento da oferta hídrica. Uma diminuição significativa de peso que ocorre de um dia para outro reflete, em geral, perda anormal de líquidos, assim como o ganho ponderal acentuado pode ser consequente à oferta hídrica excessiva. Perdas por diarreia ou ileostomia devem ser repostas diariamente (ver Capítulo 52, Necessidades Hidreletrolíticas).

A restrição de volume hídrico está indicada se houver edema por alteração da permeabilidade capilar decorrente da resposta inflamatória sistêmica. Hipóxia ou hipotensão consequentes à doença podem prejudicar a função renal por necrose cortical ou tubular. Na vigência de insuficiência renal aguda, deve-se administrar o volume adequado para suprir as necessidades proteicoenergéticas, associando-se a diálise peritoneal para retirada do excesso de líquido. Não havendo necessidade de restrição de volume hídrico, um acréscimo de até 50% sobre as necessidades basais pode ser efetuado, objetivando aumentar a oferta de nutrientes.

No período neonatal, as necessidades hídricas dependem das idades gestacional e pós-natal. A perda insensível de água é tanto maior quanto menor o peso corpóreo. Essa perda diminui com a idade pós-natal, sendo também modificada por algumas situações clínicas: se, por um lado, hipertermia, calor radiante, fototerapia, temperatura ambiente acima da variação térmica neutra, desconforto respiratório, diarreia e glicosúria aumentam a perda, por outro, ventilação pulmonar mecânica, uso de colchões térmicos, umidificadores aquecidos e cobertura plástica diminuem-na. Nos recém-nascidos, a oferta excessiva de volume pode desencadear situações como a persistência do canal arterial, insuficiência cardíaca, displasia broncopulmonar, hemorragia intraventricular e enterocolite necrosante.

Os componentes das necessidades hídricas do recém-nascido são: perdas insensíveis (20% a 30%), diurese (50% a 60%) e perdas pelas fezes (10%). As necessidades hídricas são menores nos primeiros dias de vida, quando ocorre perda de água à custa do compartimento extracelular, sendo maiores nos prematuros em relação aos recém-nascidos a termo, em função da maior perda insensível de água. No Quadro 101.1 e na Tabela 101.1, respectivamente, são mostradas as recomendações de oferta hídrica diária para crianças maiores e para neonatos.

QUADRO 101.1 ***Recomendação de oferta hídricas diária para crianças.***

Peso corpóreo	Volume
Até 10 kg	100 mL/kg
De 11 a 20 kg	1000 mL + 50 mL/kg para cada quilograma acima de 10 kg
Acima de 20 kg	1500 mL + 20 mL/kg para cada quilograma acima de 20 kg

Fonte: modificado de Holliday, Segar[13].

TABELA 101.1 *Recomendações de oferta hídrica para neonatos a termo e prematuros.*

	1° dia	2°dia	3°dia	4°dia	5° dia	6° dia
RNT	60 a 120	80 a 120	100 a 130	120 a 150	140 a 160	140 a 180
RNPT> 1500 g	60 a 80	80 a 100	100 a 120	120 a 150	140 a 160	140 a 160
RNPT< 1500 g	80 a 90	100 a 110	120 a 130	130 a 150	140 a 160	160 a 180

Fonte: ESPGHAN[1,16].

Oferta de eletrólitos

Além de atender as necessidades basais da criança, a oferta de eletrólitos destina-se a repor as perdas anormais, que devem ser corrigidas utilizando-se de linha venosa paralela à da nutrição parenteral. Os processos de desnutrição e realimentação podem estar associados a alterações do balanço hidreletrolítico. Na desnutrição, há perda de potássio intracelular, magnésio e fósforo, bem como ganho de sódio e água. Atenção especial deve ser dada ao magnésio e ao fósforo, principalmente em crianças desnutridas, pois a deficiência desses íons pode causar disfunção dos músculos da respiração e retardo na retirada gradual da ventilação pulmonar mecânica. Na realimentação de pacientes desnutridos, podem ocorrer hipofosfatemia e hipopotassemia consequentes ao aumento de insulina, que promove a captação intracelular desses íons. As recomendações diárias de eletrólitos em soluções parenterais são mostradas no Quadro 101.2.

Cálcio e fósforo

Na nutrição parenteral, a oferta de cálcio e fósforo segue a relação Cálcio:Fósforo de 1,3:1. As recomendações para a oferta de cálcio, fósforo e magnésio em mg/L são mostradas na Tabela 101.2.

TABELA 101.2 *Quantidades diárias recomendadas de cálcio, fósforo e magnésio.*

Nutriente (mg/L)	RNPT	RNT	> 1 mês
Cálcio	500 a 600	500 a 600	200 a 400
Fósforo	400 a 450	400 a 450	150 a 300
Magnésio	50 a 70	50 a 70	20 a 40

Fonte: Greene *et al.*[10].

Essas recomendações são feitas para prevenir a administração inadvertida de altas concentrações de cálcio e fósforo quando houver restrição de volume hídrico, o que pode levar à precipitação desses dois íons na solução se for utilizado sal inorgânico de fósforo. Os fatores que reduzem a solubilidade dos sais de cálcio e do fósforo na solução de nutrição parenteral são:

- Baixo teor de glicose;
- Baixo teor de aminoácidos, pH alto (o uso de soluções pediátricas de aminoácidos em concentração > 25 g favorece a solubilidade – essas soluções contém cisteína, que reduz o pH e aumenta a solubilidade);
- Exposição prolongada da solução à temperatura da incubadora;
- Concentração e ordem de mistura do cálcio e do fósforo na solução de nutrição parenteral; o cálcio deve ser adicionado por último.

Essas recomendações pressupõem uma oferta hídrica de 120 a 150 mL/kg/dia e o uso de 25 g/L de solução pediátrica de aminoácidos. Em RN prematuros essas concentrações de cálcio e de fósforo devem ser utilizadas somente em veia central. Para se evitar o risco de precipitação cálcio e fósforo na solução, *é* recomenda-se utilizar o fósforo orgânico, que tem menor potencial de dissociação e ligação ao fosfato.

QUADRO 101.2 *Recomendações diárias de eletrólitos por via parenteral.*

Eletrólito	Neonatos	Lactentes e crianças	Adolescentes e crianças < 50 kg	Adolescentes e crianças > 50 kg
Sódio	2 a 5 mEq/kg	2 a 5 mEq/kg	1 a 2 mEq/kg	1 a 2 mEq/kg
Potássio	2 a 4 mEq/kg	2 a 4 mEq/kg	1 a 2 mEq/kg	1 a 2 mEq/kg
Cálcio	2 a 4 mEq/kg	0,5 a 4 mEq/kg	10 a 20 mEq/dia	10 a 20 mEq
Fósforo	1 a 2 mmol/kg	0.5 a 2 mmol/kg	10 a 40 mEq/dia	10 a 40 mmol
Magnésio	0.3 a 0.5 mEq/kg	0.3 a 0.5 mEq/kg	10 a 30 mEq/dia	10 a 30 mEq
Acetato	O necessário para manutenção do equilíbrio acidobásico			
Cloreto	O necessário para manutenção do equilíbrio acidobásico			

Fonte: Task Force for the Revision of Safe Practices for Parenteral Nutrition[23].

As soluções disponíveis contém 1 mMol de fósforo e 2 mMol de sódio por mL. Para se evitar a instabilidade da solução, a soma dos cátions divalentes cálcio e magnésio não deve ultrapassar 16 mEq/L.

Oferta de Energia

As necessidades energéticas variam conforme a faixa etária e a doença. Pacientes sépticos comportam-se de modo diferente daqueles que não se encontram em estresse metabólico; portanto, a nutrição parenteral baseada nos moldes tradicionais é inadequada para pacientes gravemente doentes. Durante o estresse metabólico não há consumo de energia para crescimento e atividade física, portanto uma oferta baseada em recomendações para crianças sadias é excessiva. Nessa situação, o objetivo primário é a preservação da massa celular e das funções orgânicas de modo a permitir a sobrevivência do paciente.

De modo ideal, a oferta deveria basear-se nas medidas do gasto energético, porém o custo elevado da análise metabólica por calorimetria indireta impede sua utilização rotineira na grande maioria das unidades de cuidados intensivos. Na prática, as necessidades energéticas podem ser estimadas pela utilização de fórmulas ou normogramas.

Estimativa de oferta energética

A necessidade energética é o somatório das necessidades para manter o metabolismo basal (taxa metabólica basal), a atividade e o crescimento. Em crianças sadias, o taxa metabólica basal é de 55 kcal/kg para recém-nascidos e lactentes jovens. Em uma criança que não se encontra em estresse metabólico devem ser acrescentadas, para o crescimento, 30 kcal/kg para neonatos, 20 kcal/kg para lactentes e 5 a 10 kcal/kg para crianças maiores. O consumo energético com a atividade é variável, situando-se entre 15 e 25 kcal/kg.

Durante a fase de estresse metabólico, não há crescimento nem atividade física; a ausência desses componentes, aliada à sedação, reduz o gasto de energia. Portanto, se a oferta energética para uma criança gravemente doente tiver como base as necessidades previstas para uma criança sadia haverá risco de hiperalimentação. Nessa situação pode ocorrer hiperglicemia, hipofosfatemia, hipopotassemia, hipomagnesemia, deficiência de tiamina, hipercapnia, esteatose hepática e hipertrigliceridemia. O evento é particularmente prejudicial aos pacientes hipermetabólicos, dada a sua limitada capacidade de utilizar substratos energéticos exógenos.

As recomendações de oferta energética e a estimativa da taxa metabólica basal para crianças e adolescentes são mostradas nas Tabelas 101.3 e 101.4, respectivamente.

TABELA 101.3 *Recomendações de oferta energética por via parenteral.*

Idade	Kcal/kg/dia
RNPT	110 a 120
< 1 ano	90 a 100
1 a 7 anos	75 a 90
7 a 12 anos	60 a 75
12 a 18 anos	30 a 60
> 18 anos	25 a 30

Fontes: ASPEN, Koletzko *et al.*[2,16].

TABELA 101.4 *Fórmulas para estimar a taxa metabólica basal (FAO-OMS).*

Idade (anos)	Consumo energético (Kcal/kg)	
	Masculino	Feminino
0 a 3	60.7 x P – 54	61.0 x P – 51
3 a 10	22.7 x P + 495	22.5 x P + 499
10 a 18	17.5 x P + 651	12.2 x P + 746
18 a 30	15.3 x P + 679	14.7 x P + 496

Fonte: Joint FAO/WHO/UNU Expert Consultation[14].

Como uma alternativa à fórmula da OMS-FAO, a taxa metabólica basal (TMB) pode ser estimada pela fórmula de *Seashore*:

TMB (kcal/dia) =
(55 – 2 x idade em anos) x Peso (em kg)

A seguir, informações para o cálculo da oferta de energia:

- 1 g de glicose (quando se usa solução glicosada) fornece 3,4 kcal;
- 1 g de glicose (glicose molecular) fornece 4 kcal;
- 1 g de proteína fornece 4 kcal;
- 1 g de lipídio fornece 9 kcal.

O glicerol contido na emulsão lipídica fornece 0,2 kcal/mL, portanto:

- Emulsões lipídicas a 10% fornecem 1,1 kcal/mL;
- Emulsões lipídicas a 20% fornecem 2 kcal/mL.

As calorias totais devem ser distribuídas nas seguintes proporções:

- Carboidratos: 40% a 50%;
- Lipídios: 25% a 40%;
- Proteínas: 8% a 20% (ou superior a 20% se houver hipercatabolismo).

Para se promover o anabolismo, a relação nitrogênio/calorias não proteicas deve estar entre 1/150 a 1/250; no hipercatabolismo, entre 1/90 e 1/150; (1:100 equivale a 20% da oferta calórica total como aminoácidos; 1:150 equivale a 14%; 1:200 equivale a 11%; 1:250 equivale a 9%). Um grama de proteína provê 4 kcal. A 1 g de proteína corresponde 0,16 g de nitrogênio ou 1 g de nitrogênio está contido em 6,25 g de proteína.

Glicose

A glicose, principal fonte de carboidratos na nutrição parenteral, é um combustível essencial para sistema nervoso central, hemácias, leucócitos e medula renal. A taxa de infusão de glicose, equivalente à produção endógena de glicose deve ser inicialmente de 2 a 5 mg/kg por minuto (2-4 mg/kg nos adolescentes e 4-5 mg/kg nas crianças menores), podendo, nos neonatos, ser aumentada até 12,5 g/kg/min (equivalente ao máximo de 18 g/kg/dia). A oferta excessiva de calorias na forma de glicose associa-se a um aumento da taxa metabólica, hiperglicemia e alterações hepáticas.

Em recém-nascidos a termo, a taxa de infusão de glicose necessária para se evitar hipoglicemia é de 3 a 4 mg/kg/min, sendo em geral maior nos prematuros extremos. A hiperglicemia pode causar glicosúria com diurese osmótica, prejudica a função imune e a cicatrização, e possivelmente estaria associada à hemorragia peri e intraventricular em neonatos e à piora do prognóstico neurológico em pacientes com trauma cranioencefálico. Se ocorrer hiperglicemia, a conduta é tratar a causa e reduzir a concentração ou a velocidade de infusão de glicose. Deve-se evitar a infusão de soluções com concentração de glicose inferior a 2,5% pelo risco de hemólise e hipercalemia. Não há evidência de vantagem de protocolos de controle glicêmico rígido com insulina em crianças. Como o tratamento intensivo com insulina está associado ao risco de hipoglicemia e esta aumenta o risco de mortalidade, deve-se inicialmente tratar a causa e reduzir a velocidade de infusão de glicose se a glicemia atingir 140 a 150 mg/dL. Nos casos de hiperglicemia acima de 180 a 216 mg/dL, pode-se infundir insulina na dose de 0,01 a 0,05 U/kg/h, em diluição de 0,1 U/mL.

A desnutrição pode aumentar o risco de mortalidade e morbidade em crianças com hiper ou hipoglicemia, de modo independente da gravidade clínica. O estado nutricional, portanto, deve ser um fator a ser considerado na elaboração de protocolos de controle glicêmico em crianças gravemente doentes.

Lipídios

Os lipídios são fonte de ácidos graxos essenciais e de energia, e compõem a estrutura das membranas celulares. Os ácidos graxos poli-insaturados de cadeia longa (essenciais) são transportados sob duas formas: como ácidos graxos livres ligados à albumina e como parte das lipoproteínas (quilomícron ou VLDL). Como integrantes das partículas de lipoproteínas, não podendo atravessar o endotélio capilar, dependem de hidrólise pela lípase lipoproteica do endotélio. A hidrólise fornece ácidos graxos livres e glicerol. A depuração lipídica está diminuída em neonatos prematuros ou pequenos para a idade gestacional. Sugere que, além de quantidades adequadas de lípase lipoproteica, uma massa mínima de tecido adiposo seria necessária para o metabolismo normal dos triglicérides circulantes.

As crianças em estresse metabólico, em razão do aumento da lipólise, podem ter concentrações séricas aumentadas de triglicérides, ácidos graxos e glicerol. Isso satura o sistema da lípase lipoproteica (LPL) e resulta em depuração via fagocitose pelo sistema reticuloendotelial do fígado e dos pulmões, com possível depressão da função imune.

Taxa de infusão

A oferta lipídica deve ser iniciada com 0,5 g a 1,0 g/kg/dia e aumentada progressivamente até o máximo de 3 a 4 g/kg/dia. De modo ideal, o tempo de infusão deve ser de 20 a 24 horas. Em lactentes recomenda-se não ultrapassar 0,25-0,5 g/kg/h, nos casos de sepse, 0,08 g/kg/h; em recém-nascidos a termo, 0,25 g/kg/h; nos prematuros, 0,16 g/kg/h; e nos de muito baixo peso, 0,04 a 0,08 g/kg/h.

A infusão de grandes quantidades de emulsão lipídica pode ter efeitos adversos sobre a hematose, por causar alterações inflamatórias, edema e alterações no surfactante em adultos com lesão pulmonar aguda. As alterações dependem do tipo de emulsão que é utilizado; as emulsões MCT/LCT causam menos alterações que as LCT. Recomenda-se limitar a oferta de emulsão lipídica durante a fase aguda da insuficiência respiratória. Deve ser utilizada também com cautela nos pacientes com insuficiência hepática, sepse, distúrbios da coagulação, pancreatite, hipertensão pulmonar e síndrome do desconforto respiratório.

Emulsões lipídicas

As fontes de gordura habitualmente utilizadas são o óleo de soja com triglicérides de cadeia média (50% TCM) e 1,2% de fosfolípides de ovo como emulsificante. As emulsões lipídicas a 20% são preferíveis pelo seu maior teor energético e pela sua melhor relação fosfolípide/triglicéride, o que possibilita maior clareamento. Mais recentemente, estão disponíveis as emulsões SMOF, que contêm uma mistura de óleo de soja, triglicerídeos de cadeia média, óleo de oliva e óleo de peixe contêm ácidos graxos ω-3 EPA e DHA com menor relação ω-6/ω-3, com potencial efeito benéfico na redução da inflamação e modular o sistema imune.

Para prevenir a deficiência de ácidos graxos essenciais, 2% a 4% das calorias devem ser ofertadas como ácido linoleico. Emulsões lipídicas, por conterem ácidos graxos poli-insaturados, são suscetíveis à oxidação e concentrações elevadas de hidroperóxidos lipídicos podem ser formadas, especialmente se forem infundidas na presença de fototerapia. Além de serem citotóxicos, os hidroperóxidos lipídicos podem causar vasoconstricção em território pulmonar por interferência na síntese de prostaglandinas que regulam o tônus vascular. Para minimizar o problema recomenda-se proteger a emulsão da exposição à fototerapia com equipo de cor escura ou cobrindo-se o frasco e o equipo de infusão. A concentração sérica de triglicérides deve ser monitorada em pacientes que recebem nutrição parenteral com lipídios, antes do início e a cada aumento da taxa de infusão lipídica. Concentrações elevadas de triglicérides plasmáticos saturam o sistema da lipase lipoproteica, resultando em depuração por fagocitose pelo sistema retículo-endotelial do fígado e dos pulmões e possível depressão da função imune. Os atuais valores considerados limites de tolerância para hipertrigliceridemia são: 250 mg/dL para recém-nascidos e 300 a 400 mg/dL para crianças maiores. O uso de heparina não melhora a utilização do lipídio intravenoso e, na presença de cálcio, favorece a instabilidade da solução (separação em fases). Em pacientes com hipertrigliceridemia ou em nutrição parenteral por mais de quatro semanas, deve-se considerar o uso de carnitina.

Aminoácidos

A necessidade proteica varia de acordo com estado nutricional do paciente, grau de catabolismo e faixa etária. A necessidade proteica deverá atingir de 8% a 15% da oferta energética total, chegando a 20% nos estados hipercatabólicos. São parâmetros de monitoração da oferta proteica: dosagem sérica de ureia, amônia, proteínas séricas, gasometria e balanço nitrogenado. Quando quantidades excessivas de aminoácidos são administradas pode ocorrer acidose, desconforto respiratório, uremia, hiperamonemia, disfunção hepática, aumento do consumo de oxigênio e icterícia colestática. A oferta proteica de acordo com a faixa etária pode ser vista na Tabela 101.5.

As soluções para uso pediátrico são indicadas para crianças de até três meses de idade por conterem quantidades maiores de aminoácidos semiessenciais (cisteína, taurina e tirosina) e menores de fenilalanina e metionina. As particularidades da oferta de aminoácidos nas situações de insuficiência renal e insuficiência hepática são abordadas em outro capítulo deste livro.

TABELA 101.5 ***Quantidades recomendadas aminoácidos segundo a faixa etária.***

Idade	g/kg/dia
Neonato prematuro	3 a 4
Neonato a termo e lactentes	2 a 3
Crianças de 1 a 10 anos	1 a 2,5
Adolescentes	0,8 a 1,5

Fontes: Koletzko B *et al.*, Task Force for the Revision of Safe Practice for Parenteral Nutrition[16, 23].

Particularidades da oferta de aminoácidos nos neonatos prematuros

No neonato prematuro, o objetivo da terapia nutricional artificial é mimetizar o padrão de crescimento intrauterino para a idade gestacional. A oferta usual de aminoácidos no período pós-natal não é suficiente para isso e não impede a proteólise em neonatos prematuros, com impacto negativo sobre o crescimento e o desenvolvimento dessas crianças. Com 26 semanas de gestação, o suprimento de aminoácidos pela placenta é de 3,5 g/kg/dia e o feto incorpora diariamente 1,8 a 2,2 g de proteína. Já o prematuro extremo que recebe apenas glicose perde proteína à razão de aproximadamente 1,2 g/kg a cada dia que não recebe aminoácidos, o que corresponde a 1% a 2% de seus estoques endógenos de proteína. Por outro lado, a imaturidade do metabolismo hepático e intestinal, e a da função renal, colocam-no em risco de toxicidade por excesso de oferta.

Ainda não existe consenso sobre a oferta ideal de aminoácidos para os prematuros. A maior parte dos prematuros tolera uma oferta parenteral de aminoácidos de 1,5 a 2 g/kg/dia no primeiro dia de vida sem entrar em catabolismo proteico. A oferta máxima situa-se provavelmente entre 3 e 4 g/kg/dia. Embora haja variação na composição das soluções e na quantidade ofertada, os estudos apontam para a vantagem do início precoce da solução parenteral de aminoácidos (nas primeiras 24 horas) em limitar o catabolismo e preservar as reservas endógenas.

Nos prematuros em uso de nutrição parenteral com soluções padronizadas para adultos, a imaturidade das vias metabólicas pode acarretar em concentrações tóxicas de aminoácidos plasmáticos, como fenilalanina e metionina, e deficiência de outros, como cisteína, tirosina e taurina. As soluções parenterais de aminoácidos para neonatos foram desenvolvidas para se obter perfil plasmático de aminoácidos semelhante ao que é obtido em crianças com crescimento normal, amamentadas ao seio. Parecem ser vantajosas no período neonatal, por incluírem a taurina e conterem maiores quantidades de aminoácidos semiessenciais, como cisteína e tirosina e menores quantidades de fenilalanina e metionina. No entanto, estão longe de ser plenamente adequadas para os neonatos prematuros.

Situações clínicas que cursam com hipercatabolismo são acompanhadas por deficiências de aminoácidos específicos e sugere-se que os pacientes podem ser beneficiados pela administração seletiva de alguns deles. Certos aminoácidos tidos como não essenciais passariam a ser considerados *condicionalmente indispensáveis.* Nesse contexto, a L-glutamina é o aminoácido que tem sido mais estudado.

Glutamina

É o aminoácido livre mais prevalente no organismo humano, constituindo cerca de 60% dos aminoácidos livres na musculatura esquelética. Suas principais funções são: transferência de nitrogênio entre os tecidos, substrato para a gliconeogênese hepática e ser precursor da síntese de nucleotídeos. É o combustível preferencial para as células em alta taxa de divisão celular, como as da mucosa intestinal, linfócitos e macrófagos. Apesar de ser o aminoácido mais abundante do *pool* plasmático, seus níveis sanguíneos sofrem queda durante o estresse metabólico, que não é compensada por produção e liberação pela musculatura esquelética.

Sugere-se que provavelmente haja depleção de glutamina durante os estados hipercatabólicos e impacto negativo sobre a celularidade da mucosa intestinal. Isso justificaria a ideia de que a suplementação de glutamina traz benefício clínico por fortalecer a barreira mecânica contra a translocação intestinal, barreira essa representada pela mucosa intestinal trófica. A suplementação de glutamina (0,3 a 0,5 g/kg/dia) tem sido recomendada para pacientes adultos grandes queimados ou com trauma. Não há evidências que apoiem o uso rotineiro de glutamina em neonatos prematuros ou mesmo em crianças maiores.

Oferta de Micronutrientes

A deficiência de micronutrientes afeta negativamente o crescimento, a função imune e a eliminação de radicais livres de oxigênio, eventos cuja expressão clínica pode não ser de início aparente. Além da desnutrição e do uso de fármacos, a inflamação sistêmica também altera a homeostase dos micronutrientes. É difícil diagnosticar deficiência e estabelecer recomendações de oferta nas situações de estresse metabólico. A concentração plasmática, isoladamente, carece de sensibilidade e especificidade em função da inflamação sistêmica aguda, sendo recomendável sua avaliação nas hemácias ou, em alguns casos, no sangue total. As recomendações atendem as necessidades das crianças saudáveis e não consideram os estados de hipercatabolismo, situação em que as necessidades são provavelmente maiores, mas ainda não foram determinadas.

Considerando-se deficiências preexistentes e o aumento das perdas, o uso de solução de oligoelementos está indicado desde o primeiro dia de nutrição parenteral em crianças. As situações que indicam maior oferta de zinco são a prematuridade, as perdas por diarreia ou ileostomia e o processo de cicatrização tecidual. O selênio, incorporado às selenoproteínas, protege os órgãos e tecidos da lesão causada pelo estresse oxidativo e é essencial para a ativação do hormônio tireoidiano. Recomenda-se a sua inclusão em todas as formulações para uso pediátrico e neonatal. A suplementação de ferro na nutrição parenteral é restrita às situações de deficiência e quando não for possível a suplementação oral. A necessidade em crianças é de 200 mcg/kg e, em adultos, 1 a 1,2 mg/dia. Apenas o ferro dextran pode ser adicionado à solução (mistura 3:1), havendo relatos de reações alérgicas significativas. Na presença de colestase o cobre e o manganês devem ser reduzidos, pois têm excreção hepática. Na insuficiência renal pode ser necessário reduzir a oferta de selênio, cromo e molibdênio. A vitamina A não é removida por método dialítico e pacientes com doença renal crônica e em uso de diálise têm concentrações séricas elevadas de vitamina. Portanto, tais pacientes não devem receber formulações com vitamina A.

Por serem armazenadas em pequenas quantidades, as vitaminas hidrossolúveis necessitam de ingestão frequente para que sejam mantidos os estoques corporais. Pode haver deficiência de tiamina (vitamina B_1) quando o paciente receber apenas soluções glicosadas ou durante a realimentação de desnutridos, principalmente quando estes recebem dietas com alto teor de carboidratos. A deficiência de tiamina pode ocorrer em situações de realimentação de pacientes graves e desnutridos, principalmente quando recebem dietas com alto teor de carboidratos. Pode cursar com diminuição da função cardíaca, acidose láctica, encefalopatia e disfunção dos nervos periféricos. Desnutridos, cardiopatas em uso de diuréticos e todos os pacientes em vigência de resposta inflamatória sistêmica e restrição hídrica e que recebem apenas soluções glicosadas devem ser suplementados com tiamina.

No Quadro 101.3 são mostradas medicações que, por interferência no metabolismo, podem aumentar as necessidades de micronutrientes.

QUADRO 101.3 ***Medicações que podem aumentar as necessidades de micronutrientes.***

Nutrientes	Medicamentos
Vitamina A	Neomicina, fenobarbital, cafeína, glicocorticoides, antiácidos, antibióticos, colestiramina, óleo mineral
Vitamina D	Anticonvulsivantes, glicocorticoides, cimetidina
Vitamina E	Anticonvulsivantes, colestiramina, óleos minerais, antiácidos, antibióticos
Vitamina K	Antibióticos (cefalosporinas)
Vitamina B_1	Furosemida
Niacina	Isoniazida
Vitamina B6	Isoniazida, hidralazina, procarbazina, l-dopa, antidepressivos
Ácido Pantotênico	Antibióticos de largo espectro
Vitamina B_{12}	PAS, neomicina, KCl
Biotina	Sulfa, antibióticos de largo espectro
Ácido fólico	Anticonvulsivantes (fenitoína, fenbarbital, carbamazepina), methotrexate, anticonvulsivantes, antiácidos, colestiramina, sulfasalazina, trimetoprima, pirimetamina, ranitidina, cimetidina
Zinco	Etambutol, penicilamina, clorotiazida

Fontes: Balint *et al.*, Greene *et al.*, Task Force for the Revision of Safe Practice for Parenteral Nutrition, 2004[3,10,23].

A concentração dos micronutrientes no sangue deve ser monitorada periodicamente nos pacientes em nutrição parenteral por longos períodos. As recomendações diárias de oligoelementos e de vitaminas por via parenteral são mostradas nas Tabelas 101.6 e 101.7, respectivamente.

Complicações

As complicações da nutrição parenteral são metabólicas, relacionadas ao cateter venoso e infecciosas. A sepse é a complicação infecciosa mais grave e geralmente está relacionada ao uso de cateteres venosos centrais. O risco de sepse associada ao cateter pode ser reduzido com as seguintes medidas: tunelização do cateter (para NPT), uso de PICC, treinamento e protocolos para o manuseio adequado do cateter.

TABELA 101.6 ***Quantidades diárias recomendadas de oligoelementos por via parenteral segundo a faixa etária e peso corpóreo.***

Oligoelemento*	RNPT < 3 kg (mcg/kg/dia)	Crianças de 3 a 10 kg (mcg/kg/dia)	Crianças de 10 a 40 kg (mcg/kg/dia)	Pessoas > 40 kg (por dia)
Zinco	400	50 a 250	50 a 125	2 a 5 mg
Cobre	20	20	5,0 a 20	200 a 500 mcg
Manganês	1	1	1	40 a 100 mcg
Cromo	0,05 a 0,2	0,2	0,14 a 0,2	5 a 15 mcg
Selênio	1,5 a 2	2	1 a 2	40 a 60 mcg

* Doses máximas diárias: zinco 5 mg; selênio 100 mcg; cobre 500 mcg; cromo 5 mcg; manganês 50 mcg.
Fontes: Balint *et al.*, Greene *et al.*,Task Force for the Revision of Safe Practice for Parenteral Nutrition, 2004[3,10,23].

TABELA 101.7 ***Oferta diária recomendada de vitaminas por via parenteral.***

Vitamina	Crianças e RN a termo (dose total)	RN Pré-termo (dose/kg)
A (UI)	2.300	1.640
E (mg)	7	2,8
K (mg)	200	80
D (UI)	400	160
C (mg)	80	25
Tiamina (mg)	1,2	0,35
Riboflavina (mg)	1,4	0,15
Piridoxina (mg)	1,0	0,18
Niacina (mg)	17	6,8
Pantotenato (mg)	5	2,0
Biotina (mg)	20	6,0
Folato (mg)	140	56
B_{12} (mg)	1,0	0,3
Vitamina K (mg)	200	80

Fonte: Greene *et al.*[10].

As principais complicações metabólicas e respectivas causas são mostradas no Quadro 101.4.

Doença hepática associada à nutrição parenteral

A disfunção hepática pode ocorrer em crianças em uso prolongado de nutrição parenteral. É medida pelo aumento das enzimas hepáticas e da bilirrubina direta e tem causa multifatorial. Os fatores de risco são prematuridade, jejum prolongado, drogas hepatotóxicas, doença de base, excesso de glicose, toxicidade de aminoácidos (metionina), emulsões lipídicas à base de soja (efeito pró-inflamatório de fitoesteróis e ácidos graxos de cadeia Ω 6), peroxidação lipídica pela luz, oligoelementos (Cu, Cr, Mn), medicamentos e déficit de taurina, colina e ácidos graxos. A suspensão da nutrição parenteral pode reverter a colestase. Se a criança não puder prescindir desse suporte, recomenda-se: retirar a nutrição parenteral por um período do dia, evitar o fornecimento de excesso de calorias sob a forma de glicose, administrar soluções de aminoácidos para uso pediátrico, suspender temporariamente a emulsão lipídica e/ou utilizar emulsões SMOF. É muito importante iniciar nutrição por via enteral, mesmo com volumes mínimos, para estimular a função digestiva e a liberação de hormônios entéricos que melhoram

QUADRO 101.4 ***Principais complicações metabólicas associadas à nutrição parenteral e respectivas causas.***

Complicação	Causas mais frequentes
Acidose metabólica	Oferta proteica excessiva, desidratação
Alcalose metabólica	Perdas pelo trato gastrointestinal, hipocalemia Uso de corticosteroides, furosemida
Acidose respiratória	Sobrecarga de hidratos de carbono com alteração da função pulmonar
Hiperglicemia	Oferta excessiva de glicose, corticosteroide, resistência periférica à insulina durante o estresse metabólico
Hipoglicemia	Oferta insuficiente, interrupção abrupta da infusão de solução glicosada (em lactentes jovens e desnutridos graves)
Hipertrigliceridemia	*Clearance* diminuído (sepse, prematuridade, desnutrição grave), uso de corticosteroide, hipoalbuminemia. Oferta calórica excessiva como lipídios ou carboidratos
Distúrbios do sódio	Oferta insuficiente ou excessiva
Hipofosfatemia	Perdas, desnutrição, doença respiratória aguda, consumo, oferta insuficiente, síndrome da realimentação
Hipocalcemia	Doença subjacente, drogas (furosemida, corticosteroides, anticonvulsivantes), síndrome da realimentação
Hipomagnesemia	Síndrome da realimentação

o fluxo biliar e reduzem a colestase. Causas alternativas, como hepatite, drogas hepatotóxicas e sepse devem ser investigadas.

REFERÊNCIAS

1. Agostoni C, Axelson I, Colomb V, Goulet O, Koletzko B, et al. The Need for Nutrition Support Teams in Pediatric Units : A Commentary by the ESPGHAN Committee on Nutrition. J Pediatr Gastroenterol Nutr 2005;41:8-11.
2. American Society for Parenteral and Eenteral Nutrition (ASPEN). Guidelines for the Use of Parenteral and Enteral Nutrition in Adult and Pediatric Patients. JPEN J Parenter Enteral Nutr. 2002;26:1SA-138SA.
3. Balint J, Bobo E, Corkins KG, Plogsted S, Yaworski JA. Pediatric Assessment and Interventions. In: Corkins MR, Balint J, Bobo E, Plogsted S, Yaworski JA, editors. A.S.P.E.N. Pediatric Nutrition Support Handbook. American Society for Parenteral and Enteral Nutrition; 2011. p. 92-9.
4. Brans YW, Dutton EB, Andrew DS, Menchaca EM, West DLl. Fat emulsion in very-low-birth weight neonates: Effect on diffusion of oxygen in the lungs and on blood pH. Pediatrics. 1986;78:79-84.
5. Ministério da Saúde (Brasil). Secretaria de Vigilância Sanitária. Portaria n° 337, abril de 1999. Aprova o Regulamento Técnico para a Terapia de Nutrição Enteral. Brasília, DF: Diário Oficial da União da República Federativa do Brasil; 1999.
6. Casaer MP, Van den Berghe G. Nutrition in the Acute Phase of Critical Illness. N Engl J Med. 2014;370: 1227-36.
7. Corkins MR, Griggs KC, Groh-Wargo S, Han-Markey TL, Helms RA, Muir LV, Szeszycki EE; Task Force on Standards for Nutrition Support: Pediatric Hospitalized Patients; American Society for Parenteral and Enteral Nutrition Board of Directors; American Society for Parenteral and Enteral Nutrition. Standards for nutrition support: pediatric hospitalized patients. Nutr Clin Pract. 2013;28:263-76.
8. de Souza Menezes F, Leite HP, Koch Nogueira PC. Malnutrition as an independent predictor of clinical outcome in critically ill children. Nutrition. 2012;28: 267-70.
9. Delgado AF, Okay TS, Leone C, Nichols B, Del-Negro GM, Costa-Vaz FA. Hospital malnutrition and inflammatory response in critically ill children and adolescents admitted to a tertiary intensive care unit. Clinics. 2008;63:357-62.
10. Greene HL, Hambidge K, Schanler R, Tsang RC. Guidelines for the use of vitamins, trace elements, calcium, magnesium an phosphorus in infants and children receiving total parenteral nutrition: Report of the Subcommittee on Clinical Practice Issues of the American Society for Clinical Nutrition. Am J Clin Nutr. 1988;48:1324-42.
11. Hadorn B. Development aspects of intraluminal protein digestion. In: Lebenthal E. Textbook of gastroenterology and nutrition in infancy. New York: Raven Press; 1981. p. 365-73.
12. Hamosh M, Bitman J, Wood l, Hamosh P, Metha NR. Lipids in milk and the first steps in their digestion. Pediatrics. 1985;75(1 Pt 2):146-50.
13. Holliday MA, Segar WE. The maintenance need for water in parenteral fluid therapy. Pediatrics. 1957;19: 823-32.
14. Joint FAO/WHO/UNU Expert Consultation [homepage on the Internet]. Expert Consultation. Energy and Protein Requirements. World Health Organization Technical Report Series 724 [cited 1985]. Available from: <http://www.fao.org/docrep/003/aa040e/aa040e00.HTM>.
15. Jones MO, Pierro A, Hammond P, Nunn A, Lloyd DA. Glucose utilization in the surgical newborn infant receiving total parenteral nutrition. J Pediatr Surg. 1993;28:1121-5.
16. Koletzko B, Goulet O, Hunt J, Krohn K, Shamir R; Parenteral Nutrition Guidelines Working Group; European Society for Clinical Nutrition and Metabolism; European Society of Paediatric Gastroenterology, Hepatology and Nutrition (ESPGHAN); European Society of Paediatric Research (ESPR). Guidelines on Paediatric Parenteral Nutrition of the European Society of Paediatric Gastroenterology, Hepatology and Nutrition (ESPGHAN) and the European Society for Clinical Nutrition and Metabolism (ESPEN), Supported by the European Society of Paediatric Research (ESPR). J Pediatr Gastroenterol Nutr. 2005;41(Suppl 2):S1-87.
17. Leite H, Iglesias S. Nutrição Parenteral. In: Oliveira, FLC et al. Manual de Terapia Nutricional Pediátrica. Barueri, SP: Manole; 2014. p. 77-92.
18. Leite HP, Lima LF, de Oliveira Iglesias SB, Pacheco JC, de Carvalho WB. Malnutrition may worsen the Prognosis of Critically ill Children with Hyperglycemia and Hypoglycemia. JPEN J Parenter Enteral Nutr. 2013;37:335-41.
19. Mehta NM, Corkins MR, Lyman B, Malone A, Goday PS, Carney LN, Monczka JL, Plogsted SW, Schwenk WF; American Society for Parenteral and Enteral Nutrition Board of Directors. Defining pediatric malnu-

trition: a paradigm shift toward etiology-related definitions. JPEN J Parenter Enteral Nutr. 2013;37:460-81.

20. Nehra D, Carlson SJ, Fallon EM, Kalish B, Potemkin AK, Gura KM, Simpser E, Compher C, Puder M; American Society for Parenteral and Enteral Nutrition. A.S.P.E.N. clinical guidelines: nutrition support of neonatal patients at risk for metabolic bone disease. JPEN J Parenter Enteral Nutr. 2013;37:570-98.

21. Pereira da Silva L, Virella D, Henriques G, Rebelo M, Serelha M, Videira-Amaral JM. A simple equation to estimate the osmolarity of neonatal parenteral nutrition solutions. JPEN J Parenter Enteral Nutr. 2004;28:34-7.

22. Schanler RJ. Parenteral nutrition in premature infants. Abrams AS, Kim MS, editors [cited 2014] Available from: <http://www.uptodate.com/contents/parenteral-nutrition-in-premature-infants>.

23. Task Force for the Revision of Safe Practice for Parenteral Nutrition.;Mirtallo M, Canada T, Johnson D, Kumpf V, Petersen C, Sacks G, Seres D, Guenter P. Safe Practices for Parenteral Nutrition. JPEN J Parenter Enteral Nutr. 2004;28:S39-70.

24. U.S. Food and Drug Administration [homepage on the Internet]. Hazards of Precipitation Associated with Parenteral Nutrition [cited Apr 18, 1994]. Available from: <http://www.fda.gov/MedicalDevices/Safety/AlertsandNotices/PublicHealthNotifications/ucm238205.htm>.

25. Vanek VW, Borum P, Buchman A, Fessler TA, Howard L, Jeejeebhoy K, Kochevar M,Shenkin A, Valentine CJ; Novel Nutrient Task Force, Parenteral Multi-Vitamin and Multi-Trace Element Working Group; American Society for Parenteral and Enteral Nutrition (A.S.P.E.N.) Board of Directors. A.S.P.E.N. position paper: recommendations for changes in commercially available parenteral multivitamin and multi-trace element products. Nutr Clin Pract. 2012;27:440-91.

26. Vidigal MV, Leite HP, Nogueira PC. Factors associated with peptide-based formula prescription in a pediatric intensive care unit. J Pediatr Gastroenterol Nutr. 2012;54(5):620-3.

27. Wischmeyer PE, Dhaliwal R, McCall M, Ziegler TR, Heyland DK. Parenteral glutamine supplementation in critical illness: a systematic review. Crit Care. 2014;18:R76.

102 Particularidades do Suporte Nutricional e Metabólico em Neonatologia

Mário Cicero Falcão
Rubens Feferbaum

INTRODUÇÃO

Nas últimas décadas, as taxas de sobrevida de prematuros, especialmente os de muito baixo peso (RNMBP), aumentaram consideravelmente. Em função disso, o estudo das suas peculiaridades nutricionais vem evoluindo sistematicamente.

A nutrição exerce um papel fundamental no crescimento e desenvolvimento das crianças, e especialmente no recém-nascido prematuro (RNPT); seu principal objetivo é fornecer nutrientes para manter esse crescimento similar ao intrauterino e garantir um desenvolvimento neuropsicomotor satisfatório em longo prazo.

As necessidades nutricionais variam de acordo com peso de nascimento, idade gestacional, doenças associadas e terapêutica nutricional utilizada (enteral e/ou parenteral).

Os prematuros e recém-nascidos de muito baixo peso têm menores estoques de nutrientes, portanto a tolerância ao jejum é limitada. Assim, o suporte nutricional deve ser iniciado em até 24 horas de vida, por via parenteral, e a enteral em até 72 horas de vida.

Metas do Suporte Nutricional

As metas do suporte nutricional são manter ou restituir o *status* nutricional e o crescimento e evitar complicações relacionadas à desnutrição. Considerando-se que o padrão-ouro para o prematuro seja o crescimento intrauterino, na prática, isso se torna um desafio difícil de alcançar.

A nutrição precoce e agressiva influencia o neurodesenvolvimento, principalmente de recém-nascidos prematuros. Ainda que o leite materno possa ser, em alguns aspectos, nutricionalmente inadequado (baixo aporte de proteína, energia, cálcio, fósforo e sódio), as vantagens sobre o neurodesenvolvimento e a proteção contra doenças crônico-degenerativas são inquestionáveis.

Necessidades Nutricionais para Recém-nascidos Pré-termo (RNPT) e Recém-nascidos de Muito Baixo Peso (RNMBP)

As recomendações nutricionais para RNPT e RNMBP submetidos à nutrição enteral, segundo a European Society for Paediatric Gastroenterology Hepatology and Nutrition (SPGHAN), de 2010[1] e a *American Academy of Pediatrics* (AAP), de 2009[2], estão descritas na Tabela 102.1.

TABELA 102.1 *Recomendações nutricionais enterais para RNPT e RNMBP, de acordo com ESPGHAN (2010)[1] e AAP (2009)[2].*

Nutriente	ESPGHAN (kg/dia)		AAP (kg/dia)	
	Mínimo	Máximo	Mínimo	Máximo
Água (mL)	135	200	135	220
Energia (Kcal)	110	135	110	150
Proteínas (g)	3,5	4,5	3,4	4,4
Lipídeos (g)	4,8	6,6	6,2	8,4
Ácido linoleico (mg)	385	1.540	600	1.680
DHA (mg)	12	30	≥ 21	
ARA (mg)	18	42	≥ 28	
Carboidrato (g)	11,6	13,2	9	20
Sódio (mg)	69	115	69	115
Potássio (mg)	66	132	78	117
Cloro (mg)	105	177	107	249
Cálcio (mg)	120	140	100	220
Fósforo (mg)	60	90	60	140
Magnésio (mg)	8	15	7,9	15
Ferro (mg)	2	3	2	4
Zinco (mg)	1,1	2,0	1	3
Cobre (mcg)	100	132	120	150
Selênio (mcg)	5	10	1,3	4,5
Manganês (mcg)	≤ 27,5		0,7	7,75
Iodo (mcg)	11	55	10	60
Cromo (mg)	30	1.230	100	2.250
Molibdênio (mcg)	0,3	5,0	0,3	
Tiamina (mcg)	140	300	180	240
Riboflavina (mcg)	200	400	250	360
Niacina (mcg)	380	5.500	3.600	4.800
Ácido pantotênico (mg)	0,33	2,1	1,2	1,7
Piridoxina (mcg)	45	300	150	210
Cobalamina (mcg)	0,1	0,77	Sem recomendação	
Ácido fólico (mcg)	35	100	25	50
Ácido ascórbico (mg)	11	46	18	24
Biotina (mcg)	1,7	16,5	3,6	6,0
Vitamina A (UI)	400	1.000	700	1.500
Vitamina D (UI)	800	1.000	150	400
Vitamina E (mg de alfatocoferol)	2,2	11	6	12
Vitamina K (mcg)	4,4	28	8	10
Colina (mg)	8	55	14,4	28
Inositol (mg)	4,4	53	32	81

Para os recém-nascidos pré-termo estáveis, a partir da segunda semana de vida se recomenda 110 a 150 kcal/kg/dia e um máximo de 4,4 g/kg/dia de oferta proteica. O modo preferencial de administração é por gavagem gástrica intermitente, por ser mais fisiológica; com volume inicial de 1 a 2 mL, com intervalos de duas horas. A administração contínua eventualmente pode ser utilizada em prematuros extremos, com quadros respiratórios graves ou que não toleraram a alimentação, com resíduos gástricos persistentes. Um método alternativo é a administração durante uma hora, seguida por um período de pausa de duas horas. Nos recém-nascidos estáveis, o incremento do volume deve ser, em média, de 20 mL/kg/dia, conforme a tolerância do recém-nascido[3].

NUTRIÇÃO ENTERAL MÍNIMA

A nutrição enteral tem menor custo e tecnicamente é mais fácil de ser utilizada em relação à nutrição parenteral. No entanto, ela apresenta limitações, especialmente em relação à tolerância, particularmente nos RNMBP gravemente doentes. A partir desses aspectos, surgiu o conceito de nutrição enteral mínima, com a utilização de pequenos volumes (10 a 20 mL/kg/dia, preferencialmente de leite materno), concomitante com a nutrição parenteral. Estudos mostram que essa modalidade promove menor intolerância gástrica, maior ganho de peso e menor morbidade em relação aos recém-nascidos alimentados mais tardiamente[3].

A presença do alimento no intestino é um importante estímulo para o crescimento da mucosa intestinal. O efeito trófico do leite humano sobre a mucosa entérica é atribuído à presença de fatores de crescimento como insulina, fator de crescimento epidérmico e estímulo à liberação de peptídeos endógenos (gastrina e colecistoquinina)[3].

A administração precoce da dieta enteral promove efeitos em outros locais, como:

- Amadurecimento da musculatura lisa do trato gastrintestinal, facilitando a motilidade e a tolerância alimentar;
- Diminuição da resistência vascular esplâncnica, com aumento do fluxo sanguíneo e maior oferta de oxigênio, reduzindo a incidência de enterocolite necrosante;

- Aumento da secreção de gastrina, motilina e peptídeos pancreáticos que regulam diversas funções endócrinas, mantém a integridade da mucosa intestinal e contribui para a digestão e absorção de nutrientes[4].

Em relação à colonização intestinal, quando o recém-nascido recebe leite materno, predominam bifidobactérias e lactobacilos. Essa flora acidófila evita o crescimento de enterobactérias patogênicas. Por outro lado, quando se utiliza fórmula, a colonização é por enterobactérias, bacteroides e clostrídios[5].

Vários estudos, incluindo RNMBP, mostraram que a administração de nutrição enteral mínima, com volumes variando de 2,5 a 20 mL/kg/dia, promoveu menor tempo para se atingir a nutrição enteral plena, menor intolerância alimentar e prevenção de enterocolite necrosante[4-6].

Características e Composição do Leite Materno

Proteínas

Nas primeiras semanas de vida, o leite de mães de prematuros oferece maior conteúdo proteico em relação ao leite de mães de termo (3,5 a 4 g/kg/dia), considerando-se uma oferta de aproximadamente 180 mL/kg/dia. Esse conteúdo diminui (2 a 2,5 g/kg/dia) após duas semanas de lactação[7].

Também a qualidade proteica é mais apropriada para o RNPT devido à relação soro:caseína (70:30 a 60:40). A proteína do soro é mais facilmente digerida e o esvaziamento gástrico é mais rápido. Outros componentes importantes da fração proteica são: lactoferrina, lisozima eIgA secretora, proteínas específicas para a defesa imunológica[8].

Lipídeos

Os lipídeos do leite humano correspondem a 50% do teor calórico e sua estrutura é particularmente adequada para o recém-nascido. A digestão e absorção dos lipídeos são facilitadas pela estrutura da gordura em glóbulos e pela composição de ácidos graxos (elevados teores de ácido palmítico, oleico, linoleico e linolênico), pela sua distribuição na molécula do triglicerídeo e a presença de lipase do próprio leite, cuja ação é estimulada pelos sais biliares[8].

O leite humano contém ácidos graxos de cadeia longa, como o ácido araquidônico e o docosa-hexaenoico, derivados dos ácidos linoleico e linolênico, respectivamente. Eles são importantes constituintes dos fosfolipídeos das membranas celulares e do tecido cerebral e estão funcionalmente associados com crescimento, desenvolvimento cognitivo e visão[9].

O conteúdo lipídico varia, aumentando um pouco com a lactação durante a mamada. O leite de início da mamada (fração solução) contém mais elementos imunológicos e o leite do final contém maiores teores de gordura (fração emulsão). O leite materno coletado e em repouso pode apresentar ruptura da emulsão e a gordura pode separar-se, exceto se frequentemente homogeneizado. Os lipídeos, ao se separarem, aderem ao frasco, sondas e seringas, com diminuição da oferta lipídica ao recém-nascido. Para se evitar essa perda, deve-se reduzir os intermediários para a administração de leite materno ao RNPT[7,8].

Carboidratos

O leite humano contém lactose e oligossacarídeos complexos. A capacidade de absorção da lactose no RNPT gira em torno de 90%. Os oligossacarídeos complexos são polímeros de hidratos de carbono importantes para a defesa do organismo, pois sua estrutura mimetiza receptores antigênicos bacterianos e protege a mucosa entérica da ação bacteriana[8].

Sódio e cloro

A ingestão de 3 a 5 mEq/kg/dia de sódio é suficiente para cobrir as necessidades de crescimento e manter níveis séricos acima de 130 mEq/L no RNMBP com idade gestacional inferior a 34 semanas, durante as primeiras quatro a seis semanas de vida. A quantidade de sódio do leite humano nas duas primeiras semanas de lactação pode não ser suficiente para os RNMBP, portanto os níveis séricos desse íon devem ser monitorados. Geralmente, os prematuros abaixo de 34 semanas de gestação recebem uma suplementação de 2 a 4 mEq/kg/dia de cloreto de sódio, já aqueles acima de 34 semanas recebem 1,5 a 2,5 mEq/kg/dia[8].

Cálcio, fósforo e magnésio

As necessidades de cálcio, fósforo e magnésio aumentam em torno da 34ª semana de gestação, devido à mineralização óssea. Para recém-nascidos com peso inferior a 2.000 g recomenda-se um aporte de 132 a 175 mg de cálcio/100 kcal, 102 a 120 mg de fósforo/100 kcal e 5 a 7 mg de magnésio/100 kcal. O conteúdo de cálcio e fósforo no leite humano é inferior a esses valores, tanto no colostro como no leite maduro. Já o conteúdo de magnésio é suficiente para suprir as necessidades desses recém-nascidos. A utilização de leite humano não aditivado em RNMBP pode resultar em déficit da mineralização óssea, que é observada em torno de 52 semanas de idade corrigida. Enquanto a necessidade de suplementação proteica e energética pode ser prevenida com a ingestão de maiores volumes, a suplementação de sais de cálcio e fósforo é prática rotineira em RNMBP recebendo leite humano(7,8).

Leite de Mães de Prematuros

O parto prematuro determina variações na composição do leite materno, tornando-o mais adaptado às necessidades do RNPT. O leite de mães de prematuros (LMPT), especialmente durante as duas primeiras semanas de lactação, contém maiores concentrações de calorias, lipídeos, proteínas, sódio e IgA secretora, e menores teores de lactose, cálcio e fósforo, em comparação ao leite de mães de recém-nascidos de termo. Quanto maior o grau de prematuridade, maiores são os teores proteico e lipídico(7).

Alimentar o RBPT com leite fresco da própria mãe proporciona efeitos benéficos relacionados à imunidade, digestão e absorção de nutrientes, função gastrintestinal, desenvolvimento neurológico e aspectos psicológicos na relação entre mãe e filho(8). Um dos fatores responsáveis pelo melhor desenvolvimento neurológico é a presença de ácidos graxos poli-insaturados de cadeia longa (LCPUFA) das séries ômega 6 e ômega 3 presentes no leite materno, e que são extremamente importantes na formação do tecido nervoso(8).

Além disso, o LMPT promove redução na incidência de sepse e enterocolite necrosante, afecções graves que apresentam altas taxas de morbimortalidade. Existem vários mecanismos que explicam esse efeito protetor: maturação da barreira intestinal, presença de nutrientes como glutamato, nucleotídeos, fatores de crescimento e inibidores de citocinas pró-inflamatórias. Outro efeito importante de proteção se produz por meio do sistema imunológico enteromamário, pois as mães expostas ao meio ambiente das terapias intensivas neonatais podem sintetizar anticorpos específicos contra patógenos nosocomiais que estarão presentes no leite e protegerão seus filhos(7).

Vale também ressaltar que o estresse causado pelo nascimento prematuro pode inibir a lactação. O contato pele a pele entre mãe e filho diminui a ansiedade materna e aumenta a produção láctea.

Banco de Leite Humano

O banco de leite humano é um centro especializado, responsável pela promoção e incentivo ao aleitamento materno e execução de atividades de coleta, processamento e controle de qualidade do leite ordenhado de doadoras para a posterior administração a recém-nascidos que não podem ser amamentados pelas próprias mães(10). Seu funcionamento está regulamentado pelo Ministério da Saúde/Agência Nacional de Vigilância Sanitária (ANVISA), por meio da Resolução RDC nº 171, de 4 de setembro de 2006, acessível na Internet em <http://www20.anvisa.gov.br/segurancadopaciente/index.php/legislacao/item/rdc-171-de-4-de-setembro-de-2006>.

Um dos principais processamentos do leite coletado é a pasteurização que elimina vírus e bactérias. Existem vários estudos que avaliam os efeitos desse processo sobre os componentes imunológicos e nutrientes do leite humano, mostrando que, após a pasteurização, ainda existem razoáveis quantidades de IgA secretora, IgG, lisozimas e lactoferrina, importantes para a imunoproteção de prematuros. Apesar da diminuição das imunoglobulinas, isso não afeta a capacidade do leite humano em inibir a aderência da *Escherichia coli* enteropatogênica nas células do epitélio intestinal. Portanto, o leite humano pasteurizado possui não só a função de nutrir, mas também de imunoproteger(10).

Em relação à composição de gorduras do leite de banco, constatou-se que, se o leite for adequadamente processado e armazenado, há preservação do conteúdo lipídico e, portanto, o aporte calórico será adequado para o RNPT. A determinação da gordura do leite de banco é realizada pela técnica do crematócrito, método simples que determina o parâmetro de energia do leite da doadora, sendo possível obter leite mais calórico quando for coletado o leite do final da mamada, podendo atingir até 95 kcal/100 mL(10).

Pelo exposto, é possível a utilização de leite de banco segundo seu valor calórico (> 700 kcal/L) e proteico (> 2 g/dL). Essa adequação do teor calórico-proteico promove melhor crescimento nos RNMBP, praticamente sem complicações, pois se conservam as qualidades únicas do leite materno[10].

Aditivos do Leite Humano

Nos RNMBP ou menores que 32 semanas de idade gestacional, a utilização do leite humano da própria mãe ou de banco de leite pode ser insuficiente para suprir as necessidades energéticas, proteicas, de sódio, de cálcio e de fósforo, resultando em déficit de crescimento e hipomineralização óssea[7].

Com ofertas próximas a 200 mL/kg de leite humano, as necessidades nutricionais diárias deles seriam preenchidas. Entretanto, esse volume é excessivo, podendo causar intolerância, pela reduzida capacidade gástrica e sobrecarga hídrica[8].

Por esses motivos, foram desenvolvidos módulos nutricionais compostos de carboidratos, proteínas, lipídeos, eletrólitos, minerais, vitaminas e ferro para serem adicionados ao leite materno. Esses módulos são chamados de "aditivos do leite humano", tornando-se, então, uma prática alimentar amplamente utilizada[11].

A suplementação preserva as virtudes essenciais do leite humano e pode ser realizada por diferentes técnicas. Uma das possibilidades seria a utilização do próprio leite humano desidratado, em sua totalidade ou frações, técnica ainda com pouca aplicação prática pela dificuldade em se obter grandes volumes de leite materno para tais preparações[7,11].

A maioria dos aditivos disponíveis são derivados da proteína do leite de vaca, principalmente da fração do soro, que contém mais lactoalbumina, resultando em um perfil de aminoácidos diferente do obtido com o leite humano, apesar de oferecer mais proteínas, calorias e minerais[7,8,11].

Diversos estudos compararam grupos de RNMBP que receberam leite humano aditivado *versus* fórmula para prematuros, mostrando resultados semelhantes em relação ao crescimento, comparando peso, comprimento e perímetro cefálico. Por isso, o leite materno, quando presente, deve ser priorizado, sendo a utilização dos aditivos uma prática que leva a bons resultados[7,8,11].

A maioria dos estudos preconiza a introdução do aditivo do leite humano a partir da segunda semana de vida quando o aporte de nutrição enteral atinge 100 mL/kg/dia[7,8,11].

Fórmulas para Prematuros

Indicações

As fórmulas para prematuros estão indicadas na ausência ou insuficiência de produção do leite materno. Essas fórmulas são desenhadas com o objetivo de suprir as necessidades do RNPT. Estas fórmulas são suplementadas com nutrientes que promovem o amadurecimento e desenvolvimento da visão e dos sistemas nervoso e imunológico, tais como os ácidos graxos poli-insaturados de cadeia longa (LCPUFA), ácidos araquidônico e docosa-hexaenoico[8].

Características das fórmulas para RNPT

As fórmulas para recém-nascidos têm como modelo o leite humano tanto na composição como na qualidade dos nutrientes. Já a adequação nutricional das fórmulas para RNPT está baseada em estudos que utilizam técnicas de balanço de nutrientes e no crescimento de RNPT, segundo curvas de crescimento intrauterino. Essas fórmulas não devem sobrecarregar o RNPT, adequando a oferta nutricional à sua capacidade metabólica, com osmolalidade entre 240 e 300 mOsm/kg e densidade calórica ao redor de 80 kcal/100 mL[11-13].

Proteínas

Apesar de ocorrer secreção e ativação da tripsina na borda em escova da mucosa intestinal em idades gestacionais precoces, o RNPT tem uma capacidade de absorção proteica ao redor de 80%[11].

Como para o prematuro, a oferta proteica enteral recomendada é de 3,5 a 4,5 g/kg/dia; as fórmulas para essas crianças devem ter 2 a 2,4 g de proteínas/100 mL[12]. Deve-se evitar o excesso de oferta proteica, pois isso ocasiona uremia, hiperamonemia e acidose metabólica. Além desses distúrbios metabólicos, a própria ação dinâmico-específica da sobrecarga proteica leva a um maior gasto energético e dificuldade em ganho ponderal[12,14].

As fórmulas para prematuros também devem ser enriquecidas com alguns aminoácidos condicionalmente essenciais, tais como taurina, arginina, histidina, tirosina, cisteína e glutamina[12].

Utiliza-se a proteína do leite de vaca modificada, com uma relação proteína do soro:caseína de 60:40, semelhante a do leite materno maduro. Fórmulas à base de proteína de soja não estão indicadas na alimentação do RNPT. Fórmulas hidrolisadas não previnem enterocolite necrosante nem promovem melhor crescimento do que formulas para prematuros[15].

Carboidratos

A lactose é o principal carboidrato do leite humano, oferta em torno de 50% das necessidades energéticas e está presente nas fórmulas para RNPT. Apesar da atividade da lactase ser menor em prematuros, há uma digestão de 70% da lactose ingerida. Estudos recentes evidenciaram que a presença de metabólitos da lactose no cólon, tais como CH_4, H_2, CO_2 e ácidos graxos de cadeia curta (ácidos butírico e acético), é importante para o desenvolvimento e maturação intestinal. Além disso, a lactose favorece a absorção de cálcio e fósforo[14,16,17].

As fórmulas para prematuros contêm 50% de lactose e 50% de polímeros de glicose, geralmente maltodextrina; o objetivo dessa combinação é melhorar a digestão e absorção dos carboidratos e diminuir a carga osmótica da fórmula[17].

Alguns carboidratos complexos, os oligossacarídeos, como fruto-oligossacarídeos e galacto-oligossacarídeos são adicionados em algumas fórmulas para RNPT,com a finalidade de se obter um efeito prebiótico[17].

Lipídeos

Os lipídeos constituem 50% das necessidades energéticas de RNPT. É importante ressaltar que prematuros têm dificuldade na digestão de triglicerídeos de cadeia longa saturados, devido à limitada síntese e excreção da lipase pancreática e sais biliares. Já os triglicerídeos de cadeia média não necessitam de enzimas e sais biliares para ser absorvidos. Esses ácidos graxos são absorvidos diretamente do intestino para o sistema porta. Por essa razão, fórmulas para RNPT contêm 20% a 50% de triglicerídeos de cadeia média em sua composição, resultando em uma absorção em torno de 85%[12,13].

As fórmulas para prematuros contêm ácidos linoleico e alfalinolênico, considerados essenciais tanto para RN de termo como pré-termo. Esses nutrientes têm importância no crescimento e desenvolvimento do sistema nervoso e são substratos para a síntese de prostaglandinas, eicosanoides e outros elementos relacionados à reação inflamatória[13].

Esses ácidos graxos são precursores dos ácidos graxos poli-insaturados de cadeia longa por elongação e dessaturação. A cadeia ômega 3 resulta no ácido docosa-hexaenoico (DHA) e a ômega 6, em ácido araquidônico (ARA)[1].

Atualmente, é preconizada a suplementação de ácidos graxos de cadeia longa DHA e ARA nas fórmulas para prematuros, devido à ineficiência destes em convertê-los a partir dos seus precursores, o que pode prejudicar o desenvolvimento cerebral e retiniano do RNPT[1].

Minerais e micronutrientes

As necessidades de cálcio e fósforo em RNPT são maiores do que em RN de termo, devido à baixa reserva e maior velocidade de crescimento e mineralização óssea. A interação do cálcio com outros nutrientes alterara sua absorção; triglicerídeos de cadeia média aumentam a absorção e a redução da lactose pode diminuir a absorção[11,14].

Além disso, a proporção destes dois minerais (cálcio:fósforo 2:1) promove uma melhor mineralização óssea. Geralmente, volumes adequados de fórmulas para prematuros fornecem as quantidades adequadas desses nutrientes (140-210 mg/kg/dia de cálcio e 90-140 mg/kg/dia de fósforo). Vale ressaltar que a vitamina D é importante para a absorção intestinal de cálcio e fósforo[11,14].

Como já exposto, RNPT têm maiores necessidades de sódio por causa de desbalanço glomérulo-tubular, ocasionando maior perda urinária. Além disso, os prematuros também necessitam de maiores aportes de sódio para a mineralização óssea. A concentração desse íon nas fórmulas para RNPT deve variar entre 30 a 50 mg/100 kcal, lembrando que o sódio é um dos maiores responsáveis pela carga osmótica das fórmulas. Ademais, o uso de diuréticos natriuréticos, como a furosemida, eleva sobremaneira a perda urinária de sódio[11,14].

Recém-nascidos pré-termos, principalmente os de MBP, nascem com uma baixa reserva de ferro, que é rapidamente consumida nos primeiros meses de vida. A suplementação rotineira deve ser iniciada ao redor de seis semanas de vida, na dose de 2 a 5 mg/kg/dia de ferro elementar. O ideal é que essa suplementação seja criteriosa e avaliada individualmente. A introdução precoce de ferro antes das seis semanas de idade cronológica pode alterar a imunidade e promover hemólise[11,14].

Dentre as vitaminas lipossolúveis, a vitamina A é adicionada às fórmulas na dose de 240 a 970 UI/dL ou 300 a 1200 UI/100 kcal, com o objetivo de proteger o epitélio respiratório, principalmente na displasia broncopulmonar. Já a vitamina E é recomendada na dose de 5 U/dia, com a finalidade de incrementar a eritropoese[1].

As vitaminas hidrossolúveis C, B_1, B_2, B_6, B_{12}, niacina, biotina e ácido pantotênico estão presentes nas fórmulas para RNPT, segundo as recomendações da AAP e da ESPGHAN[1,2].

Todas as fórmulas para RNPT contêm zinco (0,5 mg/100 kcal), pois se sabe que a deficiência desste nutriente está relacionada a déficit de crescimento, lesões cutâneas e diarreia[1].

Em relação a magnésio, iodo, cobre, selênio, cromo e molibdênio, as fórmulas para prematuros seguem as quantidades do leite humano[1].

Prebióticos e probióticos

Alguns estudos mostram vantagens na adição de prebióticos e probióticos nas fórmulas para prematuros, com o objetivo de redução de incidência de enterocolite necrosante e sepse e maior facilidade na progressão da dieta. Entretanto, evidências com estudos de metanálise ainda não comprovam os benefícios e a segurança[16-18].

Avaliação Nutricional e Controles Laboratoriais durante a Nutrição Enteral

Todo RN deve ser avaliado no início e semanalmente durante a nutrição enteral por meio de antropometria (peso, comprimento e perímetro cefálico). Em situações especiais, a mensuração da prega tricipital e da circunferência braquial, o cálculo da massa muscular braquial e o índice de massa corpórea estão indicados[14].

A depleção proteica pode ser avaliada pela determinação de amônia sérica ou pela relação entre ureia plasmática e urinária. Já uma acidose metabólica sem causa definida pode estar relacionada a ofertas proteicas elevadas (> 5 g/kg/dia). A calciúria pode ser um indicador de doença metabólica óssea e deve ser avaliada periodicamente[14].

NUTRIÇÃO PARENTERAL

Características das Fórmulas para RNPT

Necessidade energética

A necessidade energética depende do balanço estimado entre oferta e gasto energético. Sabe-se que o gasto energético em repouso (GER) é suficiente para manter os processos metabólicos vitais, no entanto, para um crescimento adequado, as crianças, em média, necessitam uma oferta calórica 30% maior. Recém-nascidos recebendo nutrição parenteral (NP) têm necessidades energéticas menores do que aqueles em nutrição enteral, devido a menores perdas intestinais, exclusão dos processos de digestão e absorção e da ação dinâmico-específica dos alimentos[19].

Uma oferta não proteica de 60 kcal/kg, associada com uma oferta adequada de aminoácidos, supre as necessidades metabólicas em repouso do recém-nascido. Com ofertas calóricas de 80-90 kcal/kg e proteica de 3 g/kg/dia já se observa incremento de peso e crescimento (Tabela 102.2)[11].

TABELA 102.2 *Estimativa do gasto energético do recém-nascido (kcal/kg/dia)[11].*

GER – Gasto energético em repouso	45-60
Atividade	2,4-10
Termorregulação	7-8
Crescimento	10
Estoque energético	25-30
Total	**Média de 120**

Aminoácidos

As soluções de aminoácidos cristalinos desenvolvidas para recém-nascidos têm como objetivo assemelhar-se ao aminograma plasmático de neonatos alimentados com leite humano ou ao perfil de aminoácidos do sangue de cordão umbilical[20].

Essas soluções devem conter todos os aminoácidos essenciais e não essenciais. Além disso, para o recém-nascido pré-termo existe a necessidade da inclusão de aminoácidos condicionalmente essenciais como: cisteína, taurina e tirosina. Para RNPT, recomenda-se o aumento da concentração de aminoácidos de cadeia ramificada (valina, leucina e isoleucina) e diminuição de glicina, metionina e fenilalanina. As soluções com essas características permitem melhor retenção nitrogenada e menor incidência de complicações metabólicas[21].

O nascimento de um RNMBP traduz-se em uma urgência nutricional, portanto os aminoácidos devem ser ofertados desde o primeiro dia de vida, em quantidades em torno de 3 g/kg/dia, determinando um balanço positivo precoce e minimizando a desnutrição extrauterina. Posteriormente, aumenta-se para 4 g/kg/dia, para que ocorram anabolismo e crescimento, ressaltando-se que, para que ocorra esse crescimento, deve-se ofertar em torno de 100 kcal/kg/dia de calorias não proteicas. Além disso, deve-se manter uma relação nitrogênio/calorias não proteicas em torno de 1/150 a 1/200[11,20-24].

Carboidratos

A glicose é o carboidrato de escolha para a nutrição parenteral. Normalmente, objetiva-se atingir uma velocidade de infusão de glicose (VIG) entre 8 e 12 mg/kg/min. Entretanto, uma produção inadequada de insulina associada à imaturidade hepática, com diminuição da glicogenólise, especialmente em RNPT, pode ocasionar intolerância à glicose (glicemia > 125 mg/dL). Da mesma forma, frente a situações de estresse ou oferta insuficiente de glicose pode ocorrer hipoglicemia[23].

Ambos os distúrbios metabólicos devem ser tratados alterando-se a VIG. Ante uma hiperglicemia, preconiza-se uma diminuição da VIG em 2 mg/kg/min, com posterior controle glicêmico. Já ante a hipoglicemia, deve-se elevar a VIG em 2 mg/kg/min, também com posterior controle glicêmico[11].

A utilização de insulina exógena como terapêutica de hiperglicemia nos recém-nascidos é de difícil controle, ocasionando com frequência episódios de hipoglicemia. Portanto, o ajuste da VIG é a melhor forma de controle da glicemia, especialmente em RNMBP[23].

Lipídeos

As emulsões lipídicas são uma importante fonte calórica, são isosmolares e podem ser administradas por veias periféricas. Utilizam-se preferencialmente emulsões a 20%, sendo 50% de triglicérides de cadeia média e 50% de cadeia longa. Essa concentração tem como vantagem prover um maior aporte calórico em um volume menor e manter níveis de triglicerídeos, fosfolipídeos e colesterol dentro da normalidade, ou seja, próximos a níveis de recém-nascidos alimentados com leite humano. Esse efeito está relacionado a uma melhor relação entre fosfolípides e triglicerídeos presentes nas emulsões a 20%[11,24].

A oferta inicial de lipídeo deve ser de 1 g/kg/dia, elevando-se posteriormente até atingir um máximo de 3,0 a 3,5 g/kg/dia. Recém-nascidos pré-termos, principalmente os pequenos para a idade gestacional, têm maior dificuldade na hidrólise de lipídeos pela deficiência de enzimas lipolíticas (lipase lipoproteica e colesterol ACR transferase), portanto é recomendável, nesses casos, que a velocidade de infusão de lipídeos não ultrapasse 0,17 g/kg/hora, para se evitar a hipertrigliceridemia (> 200 mg/dL)[23].

Ofertas lipídicas excessivas estão relacionadas com depósitos de gorduras no sistema reticuloendotelial, com prejuízo funcional, plaquetopenia e diminuição da capacidade de difusão de oxigênio em território pulmonar[11,23].

As emulsões lipídicas tradicionais são elaboradas a partir de óleos vegetais. Essa mescla contém alguma quantidade de ácidos graxos poli-insaturados de cadeia longa da série ômega 6, porém praticamente nada da cadeia ômega 3. Para sanar essa deficiência existem no mercado emulsões lipídicas com óleo de peixe, contendo as cadeias ômega 3, 6 e 9, além de triglicerídeos de cadeia média. O objetivo dessa mistura é modular a resposta inflamatória e, consequentemente, diminuir a doença hepática associada à nutrição parenteral[25-27].

Água, eletrólitos e minerais

As necessidades hídricas dos recém-nascidos são variáveis, na dependência de idade gestacional e pós-natal e de condições clínicas associadas. Por exemplo, neonatos em fototerapia ou em berços de calor radiante necessitam, em média, 20 mL/kg/dia a mais de oferta hídrica; já em ventilação mecânica ou frente à persistência de canal arterial, necessitam de restrição. O estado de hidratação deve ser avaliado por parâmetros clínicos; variação de peso, volume e densidade urinários; natremia; e osmolalidade plasmática. A Tabela 102.3 mostra as necessidades hídricas durante o período neonatal, ressaltando-se que os volumes devem ser titulados conforme as necessidades do recém-nascido[20].

TABELA 102.3 ***Necessidades hídricas do recém-nascido[20].***

RN (Peso em gramas)	1-2 dias (mL/kg/dia)	3 dias (mL/kg/dia)	15-28 dias (mL/kg/dia)
750-1.000	105	140	150
1.001-1.250	100	130	140
1.251-1.500	90	120	130
1.501-1.700	80	110	130
1.701-2.000	80	110	130
> 2.000	70	80	100

O sódio deve ser administrado a partir do segundo dia de vida na quantidade de 3 mEq/kg/dia. RNMBP geralmente necessitam de aportes maiores desse íon, em função de perda urinária aumentada devido à imaturidade renal, levando a uma maior fração de excreção de sódio[20].

Ofertas excessivas de cloro podem acarretar acidose metabólica hiperclorêmica. Vale lembrar que as soluções de aminoácidos não tamponadas, contendo aminoácidos catiônicos, contêm cloro. Nesses casos, deve-se substituir o cloreto de sódio por acetato de sódio[20].

O potássio é um importante íon no metabolismo da glicose e na síntese de glicogênio. Ele deve ser adicionado à nutrição parenteral a partir do segundo ou terceiro dia de vida, sempre com monitorização sérica prévia, na quantidade de 2 a 3 mEq/kg/dia. O catabolismo proteico contribui com uma perda de 3 mEq por grama de balanço nitrogenado negativo. Nos prematuros, um balanço negativo de potássio pode ser consequente a hiperaldosteronismo, aumento de prostaglandinas e maior débito urinário, com ou sem glicosúria[20]. As necessidades dos eletrólitos estão listadas na Tabela 102.4.

O magnésio é utilizado na dose de 0,5 mEq/kg/dia na forma de sulfato de magnésio. É obrigatória a monitorização sérica, devido à sua toxicidade. Níveis séricos de 3 mEq/L promovem sonolência; acima desse

TABELA 102.4 ***Recomendações diárias de sódio, potássio e cloro[20].***

Dias de vida		1	1 a 3	3 a 5	> 7
Sódio (mEq/kg/dia)	RNPT	0	3	3	3-6
	RNT	0	3	3	3
Potássio (mEq/kg/dia)	RNPT	0	0	2,5	2,5
	RNT	0	0	2,5	2,5
Cloro (mEq/kg/dia)	RNPT	0	3	3	3
	RNT	0	3	3	3

nível, podem ocorrer depressão do sistema nervoso, diminuição e bloqueio dos reflexos profundos, e bloqueio da condução miocárdica. Além disso, na insuficiência renal seu uso deve ser criterioso[20].

Atualmente, é preferível a utilização das formulações de fósforo orgânico (glicerofosfato de cálcio) em relação aos sais tradicionais de cálcio e fósforo, pois provocam menos precipitações. Ressalta-se que a solubilidade do cálcio e fósforo depende da concentração e proporção de ambos, pH, temperatura e quantidade de aminoácidos. Devido às limitações em se atingir as recomendações diárias de cálcio e fósforo, os RNPT recebendo exclusivamente nutrição parenteral podem evoluir com doença metabólica óssea[20].

As recomendações de cálcio, fósforo e magnésio para nutrição parenteral estão descritas na Tabela 102.5.

TABELA 102.5 ***Recomendações diárias de cálcio, fósforo e magnésio[20].***

Nutriente (mmol/kg/dia)	RN pré-termo	RN de termo
Cálcio	1,5	1,5
Fósforo	1,8	1,8
Magnésio	0,5	0,25

Vitaminas

As vitaminas hidrossolúveis compreendem a vitamina C e o complexo B. As recomendações dessas vitaminas, por via intravenosa, devem ser maiores do que as indicadas por via enteral, visto que uma parte delas é excretada por via renal[1].

As vitaminas lipossolúveis compreendem as vitaminas A, D, E e K. Essas vitaminas, quando administradas em excesso, podem acumular-se no organismo, com risco de provocar intoxicações[1,2].

Níveis adequados de vitaminas E, A e C são importantes para a estabilização dos ácidos graxos poli-insaturados das membranas celulares, evitando a peroxidação lipídica e diminuindo a gravidade de eventuais lesões pulmonares[28].

As vitaminas são administradas em soluções multivitamínicas, que são adicionadas à nutrição parenteral. As doses recomendadas por via enteral servem apenas como base, visto que as soluções endovenosas podem apresentar modificações relacionadas ao recipiente utilizado e à fotodegradação[1,2].

As necessidades diárias de vitaminas estão listadas na Tabela 102.6.

TABELA 102.6 ***Necessidades de vitaminas e micronutrientes em recém-nascidos de termo e pré-termo[28].***

Vitamina	RN de termo (dose/dia)	RN pré-termo† (dose/kg/dia)
	Hidrossolúveis	
Ácido ascórbico (mg)	80	25
Tiamina (mg)	1,2	0,35
Riboflavina (mg)	1,4	0,15
Niacina (mg)	17	6,8
Piridoxina (mg)	1	0,18
Folato (µg)	140	56
Vitamina B_{12} (µg)	1	0,3
Pantotenato (mg)	5	2
Biotina (µg)	20	6
	Lipossolúveis	
Vitamina A (µg)*	700	500
Vitamina D (µg)* Vitamina D (IU)	10 400	4 160
Vitamina K (µg)	200	80
Vitamina E (mg)*	7	2,8
Micronutrientes	**RN de termo (µg/kg/dia)**	**RN pré-termo (µg/kg/dia)**
Zinco	250	400
Cobre	20	20
Selênio	2	2
Cromo	0,2	0,2
Manganês	1	1
Molibdênio	0,25	0,25
Iodo	1	1
Ferro	100	200

* 700 µg retinol = 2.300 UI;
10 µg vitamina D = 400 UI;
7 mg alfatocoferol = 7 UI.
† Não exceder as doses para RN de termo.

Micronutrientes

Dentre os micronutrientes destacam-se os metais (zinco, cobre etc.) que formam parte do núcleo das metaloenzimas. A deficiência desses nutrientes pode estar presente principalmente em prematuros recebendo NP total prolongada[28].

A deficiência de zinco pode provocar a acrodermatite enteropática e, por isso, todos os RNPT em NP devem receber suplementação mínima de 400 mcg/kg/dia[28].

Após uma semana de NP total, outros micronutrientes devem ser adicionados: cobre (20 mcg/kg/dia), manganês (1 mcg/kg/dia), selênio (2 mcg/kg/dia), cromo (0,2 mcg/kg/dia), molibdênio (0,25 mcg/kg/dia) e iodo (1 mcg/kg/dia). Cobre e manganês devem ser diminuídos ou suspensos na vigência de colestase ou disfunção hepática. Selênio, cromo e molibdênio devem ser diminuídos ou suspensos ante uma disfunção renal. Não existem doses estabelecidas para a suplementação de flúor[28].

Pacientes recebendo nutrição parenteral por tempo prolongado correm o risco de acúmulo de alumínio, principalmente ante uma disfunção renal, podendo apresentar osteomalácia e encefalopatia[28].

Controles Clínicos e Laboratoriais durante a Nutrição Parenteral

É imprescindível a realização de controles clínicos e laboratoriais em recém-nascidos recebendo nutrição parenteral. A Tabela 102.7 mostra esses parâmetros[23].

Complicações metabólicas da nutrição parenteral

As complicações metabólicas estão relacionadas à imaturidade funcional e enzimática do recém-nascido e à composição da NP (Quadro 102.1). A colestase (doença hepática associada à NP) é a complicação mais frequente nos RNPT, principalmente frente a quadros infecciosos e jejum prolongado. Caracteriza-se por icterícia, discreta hepatomegalia, colúria e raramente acolia fecal, e por aumento das enzimas canaliculares (fosfatase alcalina, Gama GT, DHL). Quando ocorre elevação das enzimas TGO e TGP, já indica uma lesão hepatocelular. As emulsões lipídicas com óleo de peixe impedem ou retardam essa agressão celular. A introdução ou reintrodução da dieta enteral favorece a reversão da colestase[23].

TABELA 102.7 ***Controles clínicos e laboratoriais durante a nutrição parenteral***[23]**.**

	Período inicial	Período estável
Controle clínico		
Peso	Diário	Diário
Comprimento	Semanal	Semanal
Perímetro cefálico	Semanal	Semanal
Controle laboratorial em sangue		
Hemograma	Semanal	A critério
Glicemia (fita reagente)	1 a 2 x dia	1 x dia
Ureia e creatinina	1 x semana	A cada 2 semanas
pH	1 x semana	A cada 2 semanas
Ionograma	1 x semana	A cada 2 semanas
Ca/P/Mg	1 x semana	A cada 2 semanas
Bilirrubina total e frações	1 x semana	A cada 2 semanas
TGO, TGP e GamaGT	1 x semana	A cada 2 semanas
Colesterol e frações	1 x semana	A cada 2 semanas
Triglicerídeos	1 x semana	A cada 2 semanas
Controle laboratorial em urina		
pH	Diário	Diário
Glicosúria	Diário	Diário
Densidade	Diário	Diário

QUADRO 102.1 ***Complicações metabólicas da nutrição parenteral***[23]**.**

Complicação	Prevenção
▪ Hipertrigliceridemia: depende da quantidade e da velocidade de infusão	▪ Velocidade de fluxo menor que 0,17 g/hora ▪ Diminuir o aporte
▪ Hipoglicemia e hiperglicemia	▪ Monitorizacão adequada ▪ Adequar velocidade de infusão de glicose
▪ Hiperazotemia	▪ Monitorização adequada ▪ Ajuste no aporte proteico ▪ Verificar *status* metabólico
▪ Colestase: depende do tempo de jejum, infecções e tipo de lipídeo	▪ Nutrição enteral o mais precoce possível ▪ Uso de emulsões lipídicas com óleo de peixe

CONSIDERAÇÕES FINAIS

A nutrição no período neonatal, especialmente a nutrição do recém-nascido pré-termo de muito baixo peso, continua sendo um desafio.

O nascimento prematuro é uma urgência nutricional. O início da nutrição parenteral deve ser imediato, a assim denominada nutrição parenteral precoce e agressiva. Além disso, ressalta-se que a nutrição parenteral é uma terapia nutricional muito valiosa, desde que corretamente indicada e prescrita. Ela exerce impacto positivo na sobrevida e no crescimento e desenvolvimento futuros desses recém-nascidos.

Na nutrição enteral é inquestionável o uso de leite humano. O ideal é a utilização de leite materno cru da própria mãe. Apesar dos avanços das fórmulas para prematuros, o leite humano apresenta propriedades imunológicas únicas. Os recém-nascidos de muito baixo peso necessitam também de aditivos ao leite humano para apresentarem crescimento e desenvolvimento satisfatórios. O jejum é extremamente maléfico para o prematuro, portanto a nutrição enteral deve ser iniciada o mais precocemente possível, na forma de nutrição enteral mínima.

REFERÊNCIAS

1. Agostoni C, Buonocore G, Carnielli VP, de Curtis M, Darmaun D, Decsi T, et al. Enteral nutrient supply for preterm infants: commentary from the Europen Society for Paediatric Gastroenterology, Hepatology, and Nutrition Committee on Nutrition. J Pediatr Gastroenterol Nutr. 2010;50:85-91.
2. Kleinman RE. Pediatric Nutrition Handbook. 6th ed. Elk Grove: American Academy of Pediatrics; 2009.
3. Feferbaum R. Nutrição enteral contínua em prematuros. Rev Bras Nutr Clin. 1999;4(Suppl 1):155-6.
4. Kennedy KA, Tyson JE, Chamnanraniky S. Early versus delayed initiation of progressive enteral feedings for parenterally fed low birth weight or preterm infants. Cochrane Database Syst Rev. 2000;2:CD001970.
5. Schanler RJ, ShulmanRJ, Lau C. Feeding strategies for premature infants: Randomized trial of gastrointestinal priming and tube-feeding method. Pediatrics. 1999;103:434-9.
6. Berseth CL. Minimal enteral feedings. Clin Perinatol. 1995;22:195-205.
7. Schanler RJ. The use of human milk in premature infants. Pediatr Clin North America. 2001;48:207-19.
8. Atkinson SA. Human milk feeding of the micropremie. Clin Perinatol. 2000;27:235-47.
9. Morley R, Lucas A. Randomized diet in the neonatal period and growth performance until 7.5-8 years of age in preterm children. Am J Clin Nutr. 2000;71:822-8.

10. Aprile MM, Feferbaum R. Growth of very low birth infants fed with human milk selected according caloric proteic value. Clinics. 2010;65:751-8.

11. Tsang R, Uauy R, Koletzko B, Zlotkin S. Nutrition of the Preterm Infant. Scientific Basis and Practical Guidelines. 2nd ed. Cincinnati, OH: Digital Educational Publishing; 2005.

12. Koletzko B, Baker S, Cleghorn G, Neto UF, Gopalan S, Hernell O, et al. Global standard for composition of infant formula: Recommendations of an ESPGHAN coordinated international expert group. J Pediatr Gastroenterol Nutr. 2005;41:584-99.

13. Uauy R, Hoffman DR. Essential fat requirements of preterm infants. Am J Clin Nutr. 2000;71(1 Suppl):245S-50S.

14. Catache MM, Leone CR. Critical analysis of pathophysiological diagnosis and therapeutic aspects of metabolic bone disease in very low birth weight infants. J Pediatr (Rio J.). 2001;77(Suppl 1):53-62.

15. Zamberlan P, Feferbaum R, Benedini JM, Leone C, Muramatsu F, Ceccon MEJ. Uso de hidrolizado proteico en los pacientes de una unidad de terapia intensiva neonatal. Nutr Clín. 2008;11:12-7.

16. Szajewska H. Probiotics and prebiotics in preterm infants: Where are we? Where are we going? Early Hum Dev. 2010;86(Suppl 1): S81-6.

17. Thomas DW, Greer FR; American Academy of Pediatrics Committee on Nutrition; American Academy of Pediatrics Section on Gastroenterology, Hepatology, and Nutrition. Probiotics and prebiotics in pediatrics. Pediatrics. 2010;126:1217-31.

18. Al Faleh K, Bassler D. Probiotics for prevention of necrotizing enterocolitis in preterm infants. [See comment in PubMed Commons below] Cochrane Database Syst Rev. 2008;23;(1):CD005496.

19. Feferbaum R, Leone C, Siqueira AA, Valenti VE, Gallo PR, Reis AO, et al. Rest energy expenditure is decreased during the acute as compared to the recovery phase of sepsis in newborns. Nutr Metab (Lond). 2010;23;7:63.

20. Koletzko B, Goulet O, Hunt J, Krohn K, Shamir R; Parenteral Nutrition: Guidelines Working Group; European Society for Clinical Nutrition and Metabolism; European Society of Paediatric Gastroenterology, Hepatology and Nutrition (ESPGHAN); European Society of Paediatric Research (ESPR). 1. Guidelines on Paediatric Parenteral Nutrition of the European Society of Paediatric Gastroenterology, Hepatology, and Nutrition (ESPGHAN), and the European Society for Clinical Nutrition and Metabolism (ESPEN), Supported by the European Society of Paediatric Research (ESPR). J Pediatr Gastroenterol Nutr. 2005;41(Suppl 2):S1-87.

21. Thureen PJ, Hay WW Jr. Intravenous nutrition and postnatal growth of the micropremie. Clin Perinatol. 2000;27:197-219.

22. Poindexter BB, Langer JC, Dusick AM, Ehrenkranz RA; National Institute of Child Health and Human Development Neonatal Research Network. Early provision of parenteral amino acids in extremely low birth weight infants: relation to growth and neurodevelopmental outcome. J Pediatr. 2006;148:300-5.

23. Carney LN. Parenteral and enteral nutrition: determining the best way to feed. In: The ASPEN pediatric nutrition support core curriculum, Aspen; 2010. p. 433-47.

24. Hay WW, Thureen P. Protein for preterm infants: how much is needed? How much is enough? How much is too much? Pediatr Neonatol. 2010;51:198-207.

25. Koletzko B, Goulet O. Fish oil containing intravenous lipid emulsions in parenteral nutrition-associated cholestatic liver disease. Curr Opin Clin Nutr Metab Care. 2010;13:321-6.

26. Smithers LG, Gibson RA, McPhee A, Makrides M. Effect of long-chain polyunsaturated fatty acid supplementation of preterm infants on disease risk and neurodevelopment: a systematic review of randomized controlled trials. Am J Clin Nutr. 2008;87:912-20.

27. Meisel JA, Le HD, de Meijer VE, Nose V, Gura KM, Mulkern RV, Sharif MR, Puder M. Comparison of 5 intravenous lipid emulsions and their effects on hepatic steatosis in a murine model. J Pediatr Surg. 2011;46:666-73.

28. Greene K, Hambidge KM, Schanler R, Tsang RC. Guidelines for the use of Vitamins, Trace Elements, Calcium, Magnesium, and Phosphorus in Infants and Children Receiving Total Parenteral Nutrition: Report of the Subcommittee on Pediatric Parenteral Nutrient Requirements from the Committee on Clinical Practice Issues of the American Society for Clinical Nutrition. Am J Clin Nutr. 1988;48:1324-42.

Particularidades do Suporte Nutricional e Metabólico na Sepse, na Disfunção Renal e na Hepática

Heitor Pons Leite
Simone Brasil de Oliveira Iglesias

INTRODUÇÃO

Nas crianças, a alimentação deve garantir não apenas a manutenção da massa corpórea e do metabolismo normal, mas também o crescimento. Nos primeiros anos de vida e na adolescência, a velocidade de crescimento somático é maior. O crescimento do cérebro, por sua vez, é mais acentuado no último trimestre de gestação até o primeiro ano de vida. Portanto, a desnutrição nesses períodos críticos pode comprometer tanto o crescimento somático quanto o neurológico e, consequentemente, o futuro da criança. Deve-se, então, garantir nutrição adequada para os pacientes que, por força da doença, não podem alimentar-se normalmente e estão em risco nutricional. Isso é feito com o suporte nutricional artificial, seja por via enteral, seja parenteral.

Em estados graves, como sepse, disfunção renal ou hepática, a terapêutica nutricional é dificultada pelas alterações hormonais e metabólicas comuns à resposta inflamatória sistêmica.

SUPORTE NUTRICIONAL E METABÓLICO NA SEPSE

Alterações Hormonais

A lesão tecidual causada pela infecção desencadeia resposta metabólica mediada por mecanismos neuro-hormonais, que incluem a ativação do sistema nervoso simpático e do eixo hipotálamo-hipófise-adrenal. Essa resposta sistêmica à infecção não é distinta sob o aspecto clínico daquela provocada por trauma, grandes cirurgias ou queimaduras. Caracteriza-se por alterações no metabolismo da glicose e dos lipídios e aumento do *turnover* e da degradação proteica, resultando em aumento do consumo de energia e balanço nitrogenado negativo, este principalmente à custa da perda de proteína muscular. Há hipertermia, taquicardia, taquipneia, hiperglicemia e aumento do consumo de oxigênio e do débito cardíaco, caracterizando um estado hipermetabólico e hiperdinâmico. Os efeitos benéficos dessa resposta seriam o suprimento de fontes alternativas de energia para cobrir o aumento da demanda decorrente da lesão e a provisão de substrato para a síntese proteica. A hiperglicemia e o aumento da gliconeogênese ocorrem provavelmente em resposta à maior demanda de glicose por parte dos tecidos lesados e órgãos vitais, como o cérebro. Com o hipercatabolismo proteico, que ocorre principalmente no músculo esquelético, os aminoácidos de cadeia ramificada são convertidos em alanina, que atuará como precursor da gliconeogênese e da síntese proteica hepática, e glutamina, combustível preferencial para células com alta taxa de divisão celular, como enterócitos e linfócitos. Há aumento da síntese de proteínas envolvidas na resposta imunológica, como as imunoglobulinas e os reagentes da fase aguda, e proteínas para restaurar a lesão tecidual.

Os mecanismos que desencadeiam, regulam e mantêm essa resposta ainda não foram plenamente identificados. Sabe-se que pacientes em estresse têm elevação das concentrações de catecolaminas, cortisol, glucagon, hormônio de crescimento, aldosterona e hormônio antidiurético, e que a insulina está geralmente elevada, mas não o suficiente para impedir a hiperglicemia. Essas alterações seriam explicadas por um reflexo neuroendócrino constituído por vias aferente e eferente. Informações aferentes provindas de receptores neurossensoriais viscerais e do córtex cerebral são integradas no tronco e no hipotálamo, resultando na ativação do sistema nervoso simpático e do eixo neuroendócrino. É o aumento das concentrações dos hormônios contrarreguladores que induz o estado de resistência à insulina e ao hormônio de crescimento, uma marca característica do estresse, resultando em catabolismo das reservas endógenas de proteína, carboidratos e gordura para fazer frente ao aumento da taxa metabólica basal.

Outro mecanismo fisiopatológico aventado é a síntese e a liberação de mediadores da resposta inflamatória e metabólica por monócitos, primariamente as células de Kupffer e os macrófagos alveolares. Entre esses fatores estão as citoquinas, os produtos do metabolismo do ácido aracdônico e os fatores de ativação plaquetária. Agindo no local ou à distância, promovem alterações na função e no metabolismo das células. Evidências sugerem que tais mediadores podem influir na liberação e atuar em combinação com os hormônios liberados pela resposta neuroendócrina, caracterizando uma interação entre os sistemas nervoso, endócrino e imunológico na mediação do estresse.

A resposta alcança seu pico em torno do terceiro dia após a lesão e reverte em um período de sete a 10 dias. Sua intensidade, expressa pelas concentrações dos mediadores no sangue, varia na medida da magnitude e da natureza do fator agressor. Na vigência de eventuais complicações, como infecção ou má perfusão tecidual, ou mesmo sem um evento complicador aparente, esse estado prolonga-se, mas sua reversão ainda é possível. Em alguns casos, a persistência do hipermetabolismo leva a uma série de eventos que culmina com a síndrome de disfunção de múltiplos órgãos, configurando a fase de exaustão do estresse, mencionada por Hans Hugo Bruno Selye, cujos primeiros estudos sobre estresse e doença foram publicados em 1955.

A cascata de eventos inflamatórios e metabólicos não ocorre em todos os estímulos; o padrão da resposta depende da natureza, intensidade e duração do estímulo. A perda de massa corpórea pode ser mínima ou sem maiores consequências em um paciente eutrófico e com doença autolimitada. A continuidade do hipermetabolismo, decorrente de fatores complicadores como hipotensão ou infecção, prolonga as alterações na produção, na utilização e na demanda celular de nutrientes, resultando em rápido processo de desnutrição e queda da função imunológica.

As taxas de morbidade e de mortalidade no trauma, na infecção e nas grandes cirurgias estão relacionadas não apenas à intensidade do processo, mas também à capacidade de resposta do paciente. Essa capacidade, que Selye, em 1955, chamou de "fatores condicionantes das ações hormonais", individualiza o padrão de resposta hormonal e metabólica que pode ser afetado, entre outros fatores, pelo estado nutricional. Na criança desnutrida em sepse, as já limitadas reservas de energia, insuficientes para promover um crescimento adequado, são agora direcionadas para suprir as demandas aumentadas pelo estresse metabólico.

A intensidade da resposta metabólica à lesão e à infecção pode ser avaliada pela concentração plasmática dos hormônios envolvidos e pelos marcadores de resposta inflamatória – as proteínas de fase aguda.

Proteínas Plasmáticas

No estresse, ocorrem alterações importantes no equilíbrio das proteínas plasmáticas. Algumas delas atuam como reguladores fisiológicos da função inflamatória, sendo chamadas de "reagentes da fase aguda da inflamação". A lesão tecidual estimula a produção de citoquinas pelos macrófagos, que induzem os hepatócitos a aumentar a síntese de algumas proteínas em detrimento de outras. Entre as proteínas cuja síntese está aumentada estão a proteína C reativa, a pró-calcitonina, a proteína S amiloide, a alfa-1-glicoproteína ácida, a alfa-1-antitripsina, a haptoglobulina, a ceruloplasmina e o fibrinogênio.

Nesse grupo, a proteína C reativa (PCR) é a que tem maior interesse clínico por sua grande sensibilidade, evolução rápida e simplicidade de análise laboratorial. A PCR é um reagente de fase aguda normalmente presente em quantidades diminutas no sangue de pessoas sadias, tendo sua concentração aumentada em vários estados inflamatórios e após a lesão tecidual. Desde a sua descoberta, em 1930, observou-se que o soro de pacientes com pneumonia pneumocócica precipitava o polissacarídeo somático C, comum a todos os pneumococos. Vários estudos têm demonstrado sua utilidade clínica, sendo considerada boa indicadora de infecção bacteriana e de complicações pós-cirúrgicas. É sintetizada no fígado em resposta ao estímulo de citoquinas, principalmente a interleucina-6. Seus níveis séricos aumentam de seis a oito horas após a lesão, alcançando o pico em 24 a 48 horas. Sua meia-vida é curta (oito a 12 horas) e, na ausência de complicações, os níveis séricos voltam aos valores basais dentro de aproximadamente quatro dias. A PCR atua como agente regulador da reação inflamatória. Como tal, ela modula a resposta imune atuando na opsonização e na ativação de complemento, podendo induzir à fagocitose de bactérias pelos monócitos. Tem função depuradora de fragmentos celulares e, em combinação com a ceruloplasmina e com a haptoglobulina, evita a disseminação de radicais livres de oxigênio a partir do sítio da reação inflamatória.

A pró-calcitonina, cuja meia-vida é de 24 horas, tem como vantagens a maior sensibilidade para detectar sepse e elevação mais rápida que a PCR, porém seu custo é maior. Tal como a PCR, seus níveis iniciais são pouco preditivos de prognóstico no choque séptico, mas o declínio dos níveis séricos está associado à maior probabilidade de sobrevivência. Nesse aspecto, a pró-calcitonina é um marcador mais precoce do que a PCR.

São denominadas reagentes negativos de fase aguda as proteínas cuja concentração plasmática diminui em relação ao nível basal em decorrência da reação inflamatória. A síntese pode estar normal ou diminuída, mas o catabolismo e o fluxo para o espaço extravascular estão aumentados. As principais proteínas são a albumina, a pré-albumina, a apolipoproteína A1, a proteína ligada ao retinol, a transferrina e a fibronectina.

A pré-albumina, por ter uma meia-vida curta e por ser afetada também pela desnutrição, é a proteína que tem maior relevância como marcador do *pool* de proteínas plasmáticas. É sintetizada pelo fígado e tem meia-vida de dois dias. Atua no transporte parcial da tiroxina e no transporte da vitamina A, em conjunto com a proteína transportadora do retinol. Sua concentração sérica diminui rapidamente quando as ofertas energética e proteica estão abaixo do normal e eleva-se em pouco tempo após a instituição da terapêutica nutricional, sendo útil na detecção da depleção nutricional aguda. Tem um alto teor de triptofano, aminoácido essencial, cuja ingestão está reduzida na desnutrição. Isso levaria a uma redução da síntese dessa proteína nessa situação. Embora seja normalmente considerado um indicador do estado nutricional, tem sido mais bem utilizada na monitoração da resposta ao suporte nutricional em pacientes graves. Não apenas o suporte nutricional, mas também o grau da resposta metabólica pode afetar a concentração da pré-albumina. Na prática, torna-se difícil a interpretação de seus níveis nessa situação, pois eles podem cair em resposta ao estresse metabólico ou podem ascender com a simples resolução do processo. De modo ideal, deve ser avaliada junto com a proteína C reativa, para se ter um parâmetro referencial em relação à intensidade da resposta inflamatória.

A albumina sérica, por sua meia-vida relativamente longa e pela redistribuição a partir do *pool* extravascular, pode não refletir adequadamente a desnutrição energético-proteica. Sabe-se que os mecanismos inerentes à gênese da hipoalbuminemia são multifatoriais, pois envolvem processos de síntese, catabolismo, ingestão proteica e perda para o espaço extravascular por alteração da permeabilidade endotelial. Por trás desses mecanismos está a resposta inflamatória sistêmica, modulada por citocinas e outros mediadores inflamatórios. Portanto, a hipoalbuminemia, mais do que um sinal de desnutrição, representa, nos diversos cenários clínicos, um sintoma da adaptação do organismo frente aos variados eventos agressores. É provável que proteínas de meia-vida mais curta, como a pré -albumina, a proteína C reativa ou a pró-calcitonina, forneçam melhores informações sobre o curso da resposta inflamatória, mas medidas de seus níveis séricos, em geral, não são prontamente disponíveis e são mais onerosas, o que não ocorre com a albumina, parâmetro bioquímico de baixo custo e fácil mensuração. Portanto, em pacientes gravemente doentes, a hipoalbuminemia, mais do que as alterações do estado nutricional, é indicativa do grau de estresse metabólico, podendo também ser de utilidade no acompanhamento da resposta inflamatória sistêmica.

Terapêutica Nutricional e Metabólica

Oferta hídrica

As necessidades hídricas dependem da situação clínica do paciente. A avaliação diária de peso, estado de hidratação, densidade urinária, volume de diurese e balanço hídrico fornece boa estimativa do estado de hidratação. O cálculo das necessidades hídricas é feito com base na fórmula de Holliday e Segar, que estima a atividade metabólica diária a partir do peso corporal (ver Capítulo 52, "Necessidades Hidreletrolíticas"). Fatores como febre, aumento de temperatura ambiente, hipermetabolismo e perda de líquidos por diarreia ou sucos do tubo digestivo implicam perda adicional de água, o que requer aumento da oferta hídrica. Uma diminuição significativa de peso que ocorre de um dia para outro reflete perda anormal de líquidos, assim como o ganho ponderal acentuado pode ser consequente à oferta hídrica excessiva. Perdas por diarreia ou ileostomia devem ser repostas diariamente.

A restrição de volume hídrico está indicada se houver edema por alteração da permeabilidade capilar decorrente da resposta inflamatória sistêmica. Hipóxia ou hipotensão consequente à doença podem prejudicar a função renal por necrose cortical ou tubular. Na vigência de disfunção renal aguda, deve-se administrar o volume adequado para suprir as necessidades proteico-energéticas, associando-se a diálise peritoneal para retirar o excesso de líquidos. Não havendo necessidade de restrição de volume hídrico, um acréscimo de até 50% sobre as necessidades basais pode ser efetuado, objetivando aumentar a oferta de nutrientes.

Oferta energética

Os principais componentes do gasto energético de uma criança são o metabolismo basal, o crescimento e a atividade. No estresse metabólico, não há crescimento nem atividade física. A ausência desses componentes, aliada à sedação, reduz o gasto de energia. Se a oferta energética para uma criança gravemente doente tiver como base as necessidades previstas de 100 kcal/kg/dia necessárias a uma criança sadia, haverá risco de hiperalimentação. A taxa metabólica basal em recém-nascidos e lactentes é de aproximadamente 50 a 55 kcal/kg/dia e cai gradativamente até a adolescência, para 25 kcal/kg/dia. Quando não se dispõe da análise metabólica por calorimetria indireta, podem ser empregadas fórmulas para se estimar a taxa metabólica basal (TMB), como, por exemplo, a fórmula de Seashore:

$$\text{TMB (kcal/dia)} = (55 - 2 \times \text{idade em anos}) \times (\text{peso em kg})$$

Em situações de hipercatabolismo acentuado, como ocorre nas grandes queimaduras, recomenda-se um aumento de 1,3 a 1,7 vezes o equivalente à TMB. Posteriormente, para se alcançar o anabolismo e restaurar a massa magra no período de convalescença, um aumento de 50% a 100% sobre a TMB é necessário.

Esse cálculo representa apenas uma estimativa das necessidades de energia, não se devendo esquecer que as regras tendem a superestimar o consumo de energia e que este pode variar em até 30% em um período de 24 horas.

A estratégia para a oferta de energia para o paciente séptico consiste em não se ofertar além do essencial e necessário para a manutenção da homeostase metabólica durante o estresse. A hiperalimentação ou excesso de nutrientes predispõe ao aumento do quociente respiratório e ao risco de esteatose e colestase hepática, além de aumentar o risco de infecção.

Oferta proteica

Quando se planeja a oferta proteica para crianças metabolicamente estáveis, é dada ênfase para o crescimento. Contudo, nos pacientes hipercatabólicos, objetiva-se minimizar os efeitos da perda de nitrogênio e compensar parcialmente o catabolismo proteico. É certo que o aumento da oferta proteica não diminui o catabolismo nem suprime as alterações endócrinas que o causaram, mas um balanço nitrogenado positivo é necessário para que haja o retorno ao anabolismo. Como consequência do hipercatabolismo, ocorre balanço nitrogenado negativo, perda de massa muscular esquelética e disfunção imune, da musculatura respiratória e cardíaca. Portanto, durante o estresse metabólico, as crianças precisam de mais proteína do que as saudáveis. As necessidades de proteína nas diferentes faixas etárias são apresentadas na Tabela 103.1.

TABELA 103.1 ***Necessidades de proteína por faixa etária.***

Faixa etária	Necessidade proteica
0 a 2 anos	2 a 3 g/kg/dia
2 a 13 anos	1,5 a 2 g/kg/dia
13 a 18 anos	1,5 g/kg/dia

A proporção proteica como fonte calórica, que normalmente deve ser de 8% a 15% da oferta total de energia, chega a 20% ou mais nos estados hipercatabólicos.

Para promover o anabolismo, a relação nitrogênio/calorias não proteicas deve estar entre 1/150 a 1/250; no hipercatabolismo, entre 1/90 e 1/150. Um grama de proteína provê 4 kcal; 1 g de proteína corresponde a 0,16 g de nitrogênio; ou 1 g de nitrogênio está contido em 6,25 g de proteína. Quando são administradas quantidades excessivas de aminoácidos, pode ocorrer: acidose, desconforto respiratório, uremia, hiperamonemia, disfunção hepática, aumento do consumo de oxigênio e icterícia colestática.

Durante o hipercatabolismo, há deficiências de aminoácidos específicos. Nessas condições, certos aminoácidos tidos como não essenciais podem ser considerados condicionalmente indispensáveis. Nesse contexto, a L-glutamina é o aminoácido que tem sido mais estudado, sendo a suplementação por via enteral recomendada para pacientes grandes queimados ou com trauma. Não há evidências favoráveis ao uso em outras situações encontradas em UTI.

Oferta de eletrólitos

Além de atender às necessidades basais, a oferta de eletrólitos destina-se a repor as perdas anormais, que devem ser corrigidas utilizando-se de acesso venoso paralelo ao da nutrição parenteral. Os processos de sepse, desnutrição e realimentação podem estar associados a alterações do equilíbrio hidreletrolítico. Na desnutrição, há perda de potássio intracelular, magnésio e fósforo e ganho de sódio e água. Atenção especial deve ser dada ao magnésio e ao fósforo, principalmente em crianças desnutridas, pois a deficiência desses íons pode causar disfunção dos músculos da respiração e consequente retardo na retirada gradual da ventilação pulmonar mecânica. As necessidades básicas diárias de eletrólitos por via parenteral são mostradas no Capítulo 101, "Suporte Nutricional e Metabólico em Pediatria e Cirurgia Pediátrica".

Oferta de micronutrientes

Sendo parte essencial da dieta, os micronutrientes devem integrar todas as formulações de nutrição enteral ou parenteral para crianças hospitalizadas, particularmente as desnutridas. As recomendações habituais são baseadas nas necessidades de crianças estáveis, não levando em conta a doença. Desnutrição prévia, drogas, doenças agudas ou crônicas, cirurgia, trauma e anabolismo aumentam as necessidades. Entretanto, ainda não foi comprovado se a suplementação medicamentosa de alguns micronutrientes em quantidades maiores que as recomendadas, particularmente aqueles de efeito antioxidante, apresenta vantagem clínica sobre a quantidade que é provida por uma alimentação balanceada. Atualmente, há poucas informações sobre necessidades, biodisponibilidade e eficácia da suplementação de vitaminas e oligoelementos durante a sepse.

A doença pode causar déficit importante de micronutrientes, resultante do aumento de perdas, de reposição inadequada ou de uma necessidade maior do que na saúde, pois o processo inflamatório aumenta o consumo dos micronutrientes, que atuam tanto no metabolismo intermediário quanto no oxidativo. São fatores que aumentam o risco de deficiência: redução da absorção intestinal, perdas por diarreia, sondas, fístulas, uso de métodos dialíticos e uso de fármacos. Ressalte-se que a deficiência de micronutrientes pode ser preexistente, causada por desnutrição associada à doença, frequente em crianças internadas em UTIs.

A real necessidade de cada paciente não pode ser determinada e, embora as formulações para uso endovenoso sejam adequadas para a maior parte, alguns deles podem necessitar de maior quantidade de certos micronutrientes, como zinco, selênio e vitaminas hidrossolúveis. Embora as necessidades estejam aumentadas durante o estresse, não há consenso sobre quantidades suplementares, sugerindo-se administrar as habitualmente recomendadas. Uma possível exceção pode ser feita no caso da tiamina, cuja deficiência é precipitada durante a realimentação de pacientes graves e desnutridos, principalmente quando recebem dietas com alto teor de carboidratos. Portanto, a suplementação de tiamina deve ser considerada em pacientes desnutridos e em estresse metabólico, principalmente naqueles em que o *turnover* de água está aumentado.

Nutrição Enteral

O fato de que o intestino contém quase dois terços do tecido linfoide do organismo e até 80% das células produtoras de imunoglobulina dá a medida de sua importância na evolução do paciente crítico. A via enteral deve ser preferível à parenteral, pela praticidade, menor custo e efeitos benéficos, como manutenção da integridade da mucosa intestinal e redução de complicações infecciosas, quando comparada à nutrição parenteral. Ainda há dúvidas sobre o melhor momento para o início da nutrição enteral. Se o atraso é prejudicial, o início muito precoce em situações que cursam com hipoperfusão mesentérica pode causar necrose intestinal. Estudos restritos aos pacientes adultos evidenciam as vantagens da nutrição enteral iniciada precocemente, mas também alertam para os riscos do uso excessivamente liberal da via digestória em pacientes gravemente doentes.

Se o trato digestório estiver funcionante, os pacientes devem receber nutrição enteral nas primeiras 24 a 48 horas de admissão. São parâmetros indicativos de função intestinal adequada: a presença de ruídos hidroaéreos, ausência de distensão abdominal ou vômitos, e resíduo gástrico em pequena quantidade. Como a medida da perfusão sanguínea do tubo digestório por tonometria gástrica não é factível rotineiramente, são considerados sinais de perfusão intestinal no paciente crítico: a estabilização dos sinais vitais, a não necessidade de expansões de volume hídrico ou de medicações vasoativas, e a normalização do equilíbrio acidobásico ou do lactato. A intolerância à nutrição enteral pode ser um sinal de hipoperfusão intestinal consequente ao agravamento da doença. Se houver piora dos sinais clínicos, aliada à necessidade de se aprofundar a sedação, de bloqueadores neuromusculares e de catecolaminas, a nutrição enteral deverá ser interrompida.

Dietas

A resposta inflamatória sistêmica causa alterações na permeabilidade e reduz a superfície absortiva do epitélio da mucosa intestinal. Nessa situação, o uso de fórmulas hidrolisadas deve ser considerado.

É oportuno lembrar que dietas para uso em situações especiais geralmente são formuladas para pacientes adultos. Por sua osmolaridade elevada e excessiva concentração de eletrólitos para a faixa etária pediátrica, não são recomendadas para as crianças menores, principalmente lactentes jovens, pelo risco de diarreia e desidratação hipertônica que acarretam.

Vários estudos têm demonstrado propriedades imunoestimuladoras de nutrientes como glutamina, arginina, ácidos nucleicos, ácidos graxos de cadeia ômega-3, probióticos e antioxidantes utilizados em conjunto ou separadamente. Como o custo dessas dietas é muito superior ao das dietas padronizadas, a questão é saber se, além de não causarem malefício, isto é, serem seguras, essas dietas contemplam a relação custo/benefício. A revisão dos estudos sobre dietas imunomoduladoras em pacientes críticos sugere que os resultados são conflitantes. Embora alguns deles tenham mostrado efeitos benéficos, há a possibilidade de poderem causar mais efeitos prejudiciais do que benefícios em alguns subgrupos de pacientes, pela exacerbação da resposta inflamatória decorrente do estímulo à resposta imune. Outro ponto obscuro é que, uma vez que todos os estudos combinam mais de um nutriente, não se sabe se o efeito é devido a um nutriente específico ou à combinação deles. Em razão da heterogeneidade dos estudos e dos grupos de pacientes, não é possível se fazer uma recomendação única para todos os pacientes. Considerados o risco potencial de efeito maléfico, a fraqueza metodológica e a interpretação errônea dos estudos existentes, a recomendação de uso clínico dessas dietas ainda é prematura, sendo necessários mais estudos para definir quais grupos de pacientes e intervenções podem estar associados à melhora do prognóstico.

Fórmulas à base de hidrolisado proteico têm sido utilizadas em crianças que não toleram dietas com proteína inteira devido à síndrome do intestino curto, diminuição da capacidade absortiva, doença pancreática ou hepatobiliar. O uso dessas fórmulas pode ser considerado durante a resposta inflamatória sistêmica quando ocorrem alterações na permeabilidade e redução da superfície absortiva do epitélio intestinal. Contudo, não há estudos pediátricos comparando dieta inteira com parcialmente digerida em relação ao prognóstico na UTI e tampouco recomendações baseadas em evidências que justifiquem o seu uso.

Posição da extremidade da sonda de nutrição enteral

a nutrição enteral é habitualmente administrada por via nasogástrica ou pós-pilórica (nasoduodenal ou nasojejunal). A via intragástrica requer os reflexos da deglutição e da tosse preservados, o esfíncter esofágico competente e a motilidade gástrica mantida. Em pacientes gravemente enfermos, a motilidade intestinal está relativamente preservada, o mesmo não ocorrendo no estômago. A via pós-pilórica, portanto, deve ser preferencial nos pacientes cujos reflexos protetores da via aérea estão prejudicados e quando houver retardo no esvaziamento gástrico, situações nas quais existe maior probabilidade de broncoaspiração. Pacientes gravemente enfermos frequentemente apresentam algum grau de atonia gástrica. Fatores como sepse, aumento da pressão intracraniana e utilização de medicações, como opiáceos e dopamina, afetam o controle neuro-humoral da motilidade do trato gastrintestinal, abolindo a atividade dos complexos motores migratórios no antro gástrico.

Estudos clínicos prospectivos randômicos e controlados não têm demonstrado diferença na incidência de pneumonia associada à ventilação mecânica conforme o local de posicionamento da sonda, se intragástrica ou pós-pilórica. Além da posição da sonda, a gravidade da doença e os cuidados de enfermagem devam ser considerados. De modo geral, os estudos relatados não mencionaram cuidados técnicos básicos em nutrição por sonda, como o adequado posicionamento do paciente e a verificação frequente de resíduo gástrico e da posição da sonda. A posse das informações de literatura, aliada à experiência clínica, permite afirmar que, em situações em que há alta probabilidade de desenvolver retardo no esvaziamento gástrico, a nutrição enteral pós-pilórica está indicada, por possibilitar a oferta de maior volume de dieta com menor risco de aspiração e broncopneumonia, em relação à via intragástrica. Contudo, se a via pós-pilórica não for possível inicialmente, pode-se utilizar a nutrição intragástrica, infundindo-se volumes menores de dieta.

Técnica de administração

Pacientes sépticos podem não tolerar inicialmente os esquemas habituais de progressão do volume de dieta, requerendo o uso inicial de volumes menores, que podem ser aumentados conforme a aceitação. Deve-se prestar atenção aos sinais de intolerância, como distensão abdominal, resíduo gástrico ou diarreia.

A administração da dieta pode ser feita de modo contínuo ou semicontínuo (por exemplo, em duas horas, com intervalo de uma hora). A infusão em *bolus* ou por gavagem pode causar distensão gástrica e reduzir a complacência pulmonar no paciente em ventilação pulmonar mecânica com maior risco de aspiração, além de que há menor aproveitamento energético. Em pacientes em ventilação pulmonar mecânica, a dieta deve ser administrada de modo contínuo ou lentamente, técnica que possibilita menores oscilações do gasto energético e melhor aproveitamento dos nutrientes administrados. O maior tempo de contato do nutriente com a mucosa possibilita maior absorção dos nutrientes, vantagem particularmente desejável nas crianças desnutridas e com síndrome de má absorção. Estudos feitos em recém-nascidos prematuros têm demonstrado que a infusão contínua é superior à infusão em *bolus*, pois promove menores alterações na curva pressão-volume e na complacência pulmonar.

Alguns agentes pró-cinéticos têm sido considerados benéficos na melhora da motilidade gastrintestinal em pacientes críticos. Os mais conhecidos são a metoclopramida e a eritromicina. A eritromicina atua sobre os receptores de motilina do estômago e intestino delgado. Tem sido utilizada para facilitar a migração transpilórica de sondas enterais e aumentar o esvaziamento gástrico, facilitando a nutrição enteral. A azitromicina e um derivado específico da eritromicina, desprovido de efeito antibiótico, também têm se mostrado eficazes em melhorar o esvaziamento gástrico, bem como a motilidade do antro gástrico e do duodeno em voluntários saudáveis. Sugeriu-se que uso de metoclopramida poderia facilitar a tolerância à nutrição enteral e que uma dose única de eritromicina facilita a migração da sonda para a posição pós-pilórica. Contudo, são necessários estudos que avaliem melhor a segurança do uso de tais medicamentos para essa finalidade.

Monitoramento Nutricional e Metabólico

Na criança séptica, a produção, a utilização e a demanda de nutrientes sofrem alterações profundas, o que pode resultar em rápida desnutrição. Nesse caso, a avaliação nutricional não detecta apenas as alterações na composição corpórea e na função orgânica, mas também as alterações decorrentes do aumento do consumo, da degradação e das perdas de nutrientes, podendo, conceitualmente, ser considerada uma avaliação nutricional e metabólica.

Todas as crianças com indicação de terapia nutricional artificial devem passar por essa avaliação, que não deve ser um procedimento eventual, mas sistematizado e integrante da rotina de atendimento. O balanço nitrogenado, a medida das concentrações de proteínas plasmáticas de meia-vida curta e da proteína C reativa, em conjunto com a avaliação clínica e antropométrica, podem ser úteis no diagnóstico e no monitoramento da terapêutica nutricional.

Balanço nitrogenado

O objetivo da terapia nutricional é obter um balanço nitrogenado positivo como reflexo do anabolismo. O balanço nitrogenado informa o grau de hipercatabolismo e se a oferta proteica é adequada, e não informa sobre as reservas proteicas do organismo, mas reflete somente o catabolismo e a ingestão de proteínas no período de 24 horas. Se estiver negativo, pode ser devido à ingestão insuficiente de proteínas, ao hipercatabolismo ou a perdas não mensuradas (queimaduras extensas, doença renal, diarreia, enteropatia perdedora de proteínas). É necessário coletar volume urinário de 24 horas.

Em crianças maiores e adolescentes, o balanço nitrogenado pode ser estimado pela fórmula:

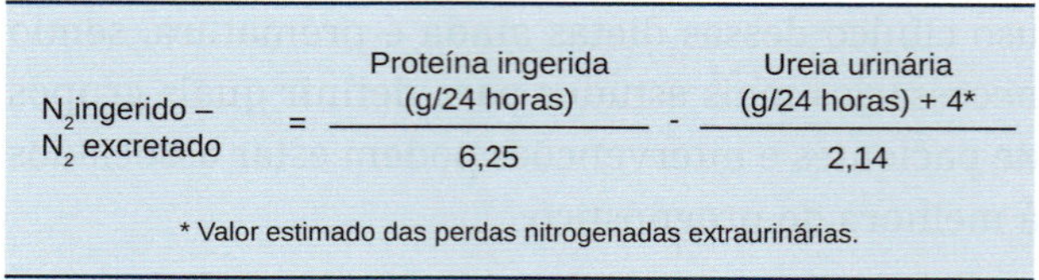

$$N_2\text{ingerido} - N_2\text{ excretado} = \frac{\text{Proteína ingerida (g/24 horas)}}{6{,}25} - \frac{\text{Ureia urinária (g/24 horas)} + 4^*}{2{,}14}$$

* Valor estimado das perdas nitrogenadas extraurinárias.

Em crianças menores, pode-se utilizar o normograma de Wilmore (Figura 103.1). Essa estimativa deve ser feita na ausência de diarreia ou perdas anormais.

Proteínas plasmáticas

Para se acompanhar a evolução da resposta inflamatória em crianças gravemente doentes, é aconselhável o emprego dos reagentes de fase aguda, como a proteína C reativa. Sua monitoração seriada pode, identificando o retorno ao anabolismo, permitir o aumento progressivo da oferta de nutrientes no momento adequado, evitando-se os riscos da hiperalimentação. A redução das concentrações séricas pode ser interpretada como diminuição do estresse e retorno ao anabolismo, mudança que também se expressa pelo aumento das concentrações de albumina e de pré-albumina. As concentrações séricas das proteínas plasmáticas podem cair em resposta ao estresse metabólico ou ascender com a simples resolução do processo. Na presença de inflamação, a sua medida só é útil juntamente com a da proteína C reativa, pois possibilita ter um parâmetro referencial para avaliar os rumos da resposta inflamatória. No Quadro 103.1 são mostradas as principais características dessas proteínas.

Triglicérides plasmáticos

Devem ser monitorados nos pacientes recebendo nutrição parenteral com lipídios, antes do início e a cada aumento da taxa de infusão lipídica. Recomenda-se manter a trigliceridemia menor que 150 mg/dL em recém-nascidos pré-termo, e menor que 200 mg/dL em recém-nascidos a termo. Reduzir a oferta se a trigliceridemia for maior que 250 mg/dL e suspender se for maior que 400 mg/dL em crianças maiores.

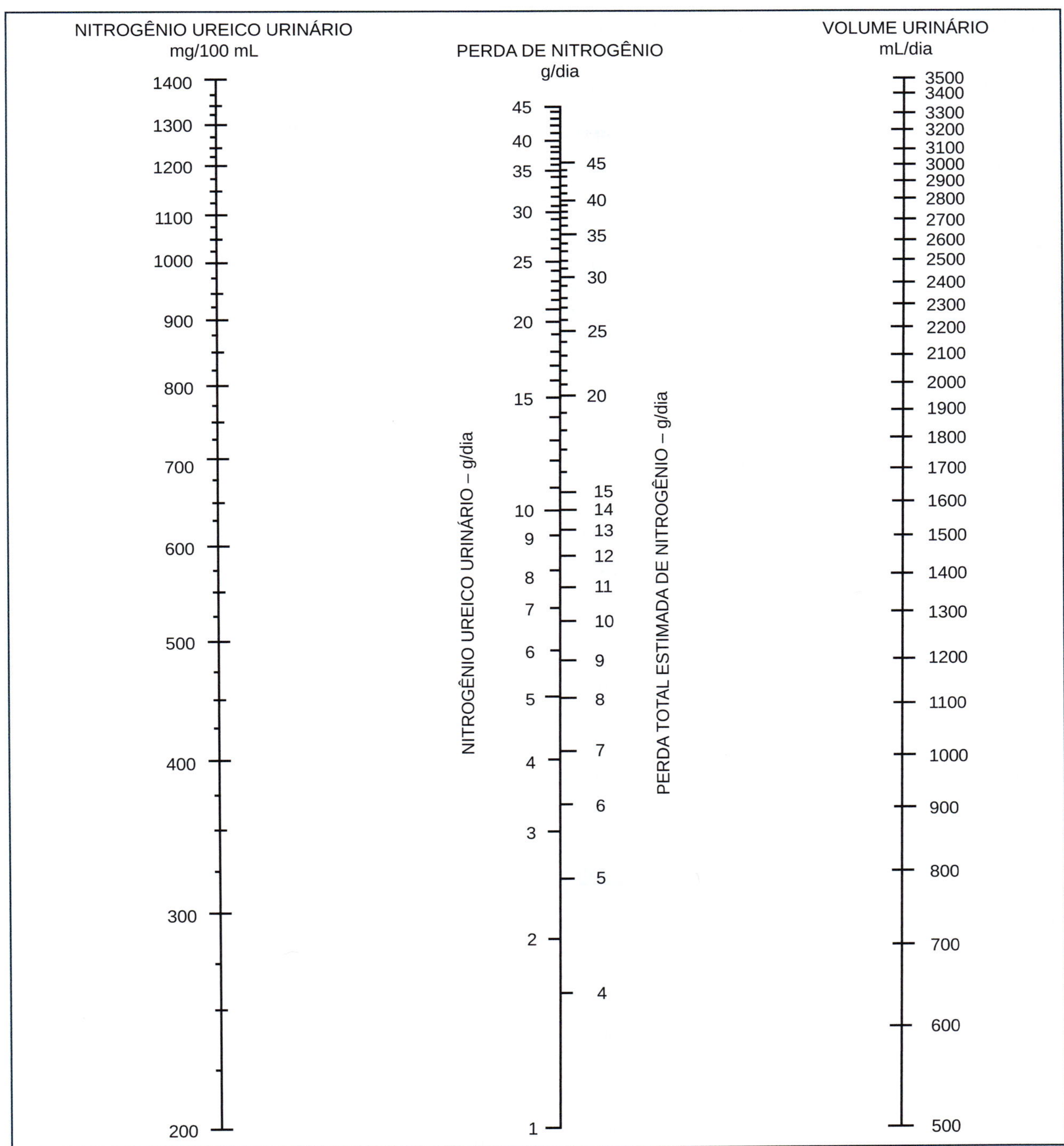

FIGURA 103.1 ***Normograma para a estimativa das perdas totais de nitrogênio.***
A relação de equivalência entre ureia sérica e nitrogênio ureico (BUN) é de 60/28 ou 1 mg/dL de nitrogênio ureico = 2,143 mg/dL de ureia ou 1 mg/dL de ureia = 0,357 mg/dL de nitrogênio ureico.
Fonte: adaptada de Wilmore[37].

Glicemia

Estresse agudo e corticoterapia são condições que podem indicar a redução da oferta de glicose. A hiperglicemia pode acarretar glicosúria com diurese osmótica, prejudica a função imunológica e a cicatrização e, possivelmente, estaria associada à hemorragia intracraniana e à piora do prognóstico neurológico em pacientes com trauma cranioencefálico.

A hiper e a hipoglicemia estão associadas à maior mortalidade em crianças gravemente doen-

QUADRO 103.1 ***Principais características e limitações das proteínas plasmáticas.***

Proteína	Meia-vida	Uso clínico	Limitações
Albumina	18-20 dias	Prognóstico Grau de desnutrição	Hidratação, inflamação, doença renal ou hepática
Transferrina	8-9 dias	Avaliar as reservas de ferro	Hidratação, inflamação, doença hepática, alterações do metabolismo do ferro
Pré-albumina	2 dias	Prognóstico Monitoramento nutricional	Hidratação, inflamação, doença renal ou hepática, uso de corticosteroide
Proteína C reativa	8-12 horas	Prognóstico Indicador de infecção bacteriana Monitor de resposta inflamatória	Reagente de fase aguda. Sem valor para o diagnóstico nutricional; atua como contraprova para as demais proteínas plasmáticas
Fibronectina	12 h	Monitoramento nutricional	Inflamação, valores de referência não estabelecidos
Proteína ligada ao retinol	4-24 h	Monitoramento nutricional	Hidratação, inflamação, doença renal ou hepática, déficit de vitamina A e zinco

Fonte: modificado de Benjamin[5].

tes. Nas desnutridas, essas alterações associam-se a um maior risco de morbimortalidade em relação às não desnutridas. Se ocorrer hiperglicemia, deve-se tratar a causa e reduzir a concentração ou a velocidade de infusão de glicose. Se a glicemia ultrapassar 180 mg/dL, deve-se infundir insulina na dose de 0,01 a 0,05 U/kg/h, em diluição de 0,1 U/mL. Entretanto, não há, até o momento, evidências de vantagens do controle glicêmico rígido com o uso de insulina em crianças. Deve-se evitar a infusão de soluções com concentração de glicose inferior a 2,5%, pelo risco de hemólise e hiperpotassemia.

SUPORTE NUTRICIONAL NA DISFUNÇÃO RENAL

Pacientes com insuficiência renal aguda têm maior risco de piora do estado nutricional. A desnutrição, por sua vez, é um fator associado à morbidade e mortalidade em crianças com doença renal. A perda da função renal, seja aguda, seja crônica, resulta em metabolismo inadequado de carboidratos, lipídios e proteínas e incapacidade de preservação da massa corporal magra. Tais alterações decorrem de um processo inflamatório inespecífico que leva ao catabolismo das proteínas musculares esqueléticas, com aumento da depuração de aminoácidos, hiperglicemia e balanço nitrogenado negativo. São mecanismos implicados na desnutrição da criança com insuficiência renal:

- Fornecimento insuficiente de nutrientes;
- Perda de aminoácidos e vitaminas hidrossolúveis por diálise;
- Distúrbios metabólicos (como acidose metabólica, uremia);
- Hipercatabolismo associado à uremia e às infecções.

Alterações Metabólicas

Para uma oferta adequada de nutrientes, deve-se conhecer as alterações metabólicas que ocorrem durante a lesão renal aguda. A taxa metabólica basal (BMR) depende da doença de base. O consumo total de energia (taxa metabólica basal + crescimento + atividade) pode estar pouco alterado ou até diminuído, pois o nível de atividade física diminui e não há crescimento.

Metabolismo de Carboidratos

Em geral, há hiperglicemia por resistência à insulina, consequente ao estresse metabólico. O controle glicêmico pode contribuir para a redução das complicações metabólicas, mas, até o momento, não há evidência de que um controle glicêmico rigoroso com insulina reduza a mortalidade de pacientes com lesão renal aguda. O uso da insulina durante episódio de perda da função renal deve sempre levar em consideração o risco potencial de hipoglicemia, uma vez que aproximadamente 30% do seu metabolismo ocorrem nos rins.

Metabolismo proteico

Ocorre perda proteica secundária ao hipercatabolismo, que pode ser agravada nos pacientes em uso de terapia substitutiva pela perda proteica no dialisato, estimada em 0,2 g de aminoácidos por litro de ultrafiltrado (10 a 15 g de aminoácidos/dia).

Metabolismo lipídico

A lipólise ineficaz é a causa mais importante das alterações lipídicas encontradas na disfunção renal aguda. A atividade das lipases lipoproteicas, tanto a periférica quanto a hepática, encontra-se reduzida em até 50%, o que se agrava na presença de acidose metabólica. O resultado laboratorial se traduz em aumento de triglicérides e das lipoproteinas de muito baixa densidade (VLDL) e em redução do colesterol total, da lipoproteína de alta densidade (HDL) e de baixa densidade (LDL). A oxidação dos ácidos graxos está preservada.

Micronutrientes

A diminuição das concentrações dos micronutrientes é secundária à resposta inflamatória sistêmica (que provoca a redistribuição das proteínas de transporte), hemodiluição, menor ingestão e remoção plasmática pelos métodos dialíticos.

Pacientes em terapia de substituição renal têm deficiência de vitaminas hidrossolúveis por ingestão inadequada, perdas por diálise e alterações do metabolismo de vitaminas. A suplementação de vitaminas hidrossolúveis é obrigatória, mas, em geral, não há necessidade de suplementar as lipossolúveis.

As concentrações séricas de vitamina C, tiamina, selênio, cobre e ácido fólico estão reduzidas, mas, de modo geral, a oferta deve seguir as recomendações para a idade. Já nos pacientes que recebem terapêutica substitutiva contínua, a oferta de vitamina C deve ser aumentada para 150 a 200 mg/dia. De modo similar, considerando-se o efeito do hipermetabolismo e da desnutrição em reduzir a tiamina, recomenda-se a suplementação intravenosa de até 100 mg por dia dessa vitamina nos pacientes em diálise.

A depleção da 1,25-di-idroxicolecalciferol [1,25$(OH)_2$ – Vitamina D] é maior quando a taxa de filtração glomerular for inferior a 50% da normal (ver Capítulo 54, "Distúrbios do Metabolismo do Cálcio, do Fósforo e do Magnésio"). A vitamina A não é removida pela diálise, e concentrações séricas podem estar elevadas mesmo sem suplementação. Isso, em parte, decorre do fato de que tanto a vitamina A quanto a sua proteína ligadora são catabolizadas nos túbulos renais. Durante a lesão renal, há acúmulo dessa vitamina e prejuízo da função tubular. A vitamina A não deve ser suplementada rotineiramente e seus níveis séricos devem ser monitorados em crianças com insuficiência renal crônica, pois podem estar elevados, a despeito da ausência de suplementação. Deve ser evitada a oferta excessiva de vitamina C.

Há alteração da homeostase de cálcio e fósforo, com risco de osteodistrofia. As alterações das concentrações séricas de fósforo (hiper ou hipofosfatemia), magnésio e sódio podem ser consequência tanto da lesão renal aguda, em si, como do uso de métodos dialíticos. A abordagem desses distúrbios deve ser individualizada.

Terapêutica Nutricional e Metabólica

As alterações metabólicas e as perdas devido aos procedimentos dialíticos dificultam a terapia nutricional. Pela falta de estudos controlados em pacientes pediátricos, as recomendações derivam de estudos feitos em adultos.

Oferta de energia

Em crianças sadias, a taxa metabólica basal (TMB) representa aproximadamente 50% do gasto energético total; a atividade e o crescimento representam os outros 50%. Na lesão renal aguda, preconiza-se, empiricamente, uma oferta equivalente ou um pouco superior (10% a 30%) à taxa metabólica basal (TMB), que pode ser estimada pela fórmula:

TMB (em kcal/kg/dia) = 55 – (2 x idade em anos)

Oferta de aminoácidos

A medida do nitrogênio eliminado pelo líquido dialisado e pela urina pode ser útil para predizer as necessidades proteicas. Contudo, sua obtenção na prática clínica é difícil. A nutrição parenteral intradialítica, usada como suplemento em pacientes recebendo hemodiálise, parece ser benéfica, mas não há dados suficientes para sua recomendação. Em adultos normoalbuminêmicos, associou-se à maior mortalidade; em hipoalbuminêmicos (< 3 g/dL), associou-se à menor mortalidade. A indicação seria restrita aos pacientes que não podem satisfazer suas necessidades nutricionais por via oral e que estão impossibilitados de receber nutrição enteral ou parenteral.

Na vigência de disfunção renal aguda, a oferta de energia e proteínas seguirá os moldes propostos para pacientes em estresse metabólico, mas, em crianças submetidas à diálise peritoneal, sugere-se a oferta proteico-calórica, de acordo com a Tabela 103.2.

TABELA 103.2 ***Oferta calórica e proteica em pacientes em diálise peritoneal, segundo a faixa etária.***

Idade	Oferta Calórica	Oferta Proteica
1 a 3 anos	102 kcal/kg	2 a 2,5 g/kg
4 a 6 anos	90 kcal/kg	2 a 2,5 g/kg
7 a 10 anos	70 kcal/kg	2 a 2,5 g/kg
11 a 18 anos	40 a 55 kcal/kg	1,5 g/kg

Orientações Práticas

A via enteral deve ser utilizada sempre que possível. Mesmo em volumes mínimos, potencializa as funções digestiva e absortiva, tem efeito trófico sobre os enterócitos e fortalece a barreira mecânica representada pela mucosa intestinal contra a translocação bacteriana. Além disso, atua na profilaxia do sangramento do tubo digestivo. Uma vez escolhida a via de administração, a elaboração do suporte nutricional deve seguir as recomendações a seguir:

- Oferta calórica: 1 a 1,3 x taxa metabólica basal.
- Carboidratos: iniciar com taxa de infusão de glicose de 5 mg/kg/min e aumentar gradativamente, visando prover 50% a 60% da energia total sob a forma de glicose. A hiperglicemia e a hipoglicemia devem ser evitadas.
- Proteínas: 1,5 a 2 g/kg/dia + 0,2 g/kg/dia se o paciente estiver em terapêutica substitutiva renal. Durante o uso da nutrição parenteral, deve ser utilizada solução balanceada de aminoácidos essenciais e não essenciais.
- Lipídios: 0,5 a 1 g/kg/dia, provendo 30% a 35% da energia não proteica ofertada. As concentrações séricas de triglicérides devem ser monitoradas e mantidas abaixo de 200 mg/dL. Suspender a emulsão lipídica quando a trigliceridemia for maior que 400 mg/dL.
- A oferta de íons deve ser individualizada, sendo necessária a monitoração das concentrações séricas de potássio, sódio, cálcio, fósforo e magnésio. Na insuficiência renal crônica, deve-se restringir o fósforo e suplementar o cálcio.
- Não suplementar vitamina A de forma rotineira.

SUPORTE NUTRICIONAL NA DISFUNÇÃO HEPÁTICA

A prevalência da desnutrição em pacientes pediátricos com disfunção hepática avançada é de aproximadamente 70%. Os distúrbios nutricionais são mais graves e frequentes em doenças hepáticas crônicas. Portanto, a terapêutica nutricional do lactente e da criança com doença hepática grave é necessária e depende do tipo de doença que acomete o fígado (ver Capítulo 69, Insuficiência Hepática Aguda).

O diagnóstico nutricional nesses pacientes é difícil. Habitualmente, são utilizados como parâmetros de avaliação a estatura, as pregas cutâneas e os perímetros de extremidades superiores, além da avaliação global subjetiva e o recordatório alimentar das últimas 24 horas. O peso corporal torna-se um parâmetro impreciso e superestimado, uma vez que pode sofrer influência de ascite, hepatoesplenomegalia e edema. Um indicador do comprometimento crônico do estado nutricional é a relação de estatura para a idade, porém, em certas doenças genéticas, como síndrome de Allagile, pode estar alterada devido à baixa estatura decorrente da síndrome. A utilização das proteínas séricas para a avaliação do estado nutricional também pode ser prejudicada, pois a depleção pode estar relacionada também à gravidade da doença hepática. O balanço nitrogenado, por sua vez, é de difícil interpretação, em vista da diminuição da síntese hepática de ureia, o que subestima a ureia urinária.

Os quadros graves de desnutrição em crianças portadoras de hepatopatias crônicas são multifatoriais e estão relacionados aos seguintes fatores:

- Baixa ingestão: vômitos; náuseas; anorexia; diarreia; dor abdominal; sangramentos digestivos; ascites tensas e restritivas; períodos de jejum associados à terapêutica, procedimentos diagnósticos ou dietas restritas ou não palatáveis; depressão relacionada à hospitalização.

- Digestão e absorção diminuídas, principalmente de vitaminas lipossolúveis, minerais e lipídeos. São secundárias à deficiência de sais biliares, insuficiência pancreática e atrofia vilositária, que estão presentes em algumas doenças hepáticas cirróticas, com hipertensão portal, ou colestáticas.
- Maior consumo energético pela própria doença de base ou por infecção.
- Disfunções metabólicas relacionadas à síntese, utilização e perdas (paracenteses) de proteínas, e ao metabolismo energético global.

A desnutrição nesses pacientes associa-se a: aumento da mortalidade nos períodos pré e pós-transplante hepático, pior desenvolvimento neurocognitivo, redução do crescimento, maior susceptibilidade a infecções, desenvolvimento de encefalopatia hepática e ascite refratária.

Alterações Metabólicas

Metabolismo proteico

Nos pacientes hepatopatas crônicos, ocorre redução na síntese de proteínas, como albumina, transferrina e fatores de coagulação. Há aumento do hormônio do crescimento e diminuição do fator de crescimento semelhante à insulina tipo 1 (IGF-1) ou somatomedina C, o que sugere resistência à ação hepática do hormônio de crescimento, com redução da síntese do IGF-1. Esse ambiente hormonal pode favorecer a lipólise e agravar a desnutrição, com diminuição da massa celular corporal.

A principal fonte de energia para pacientes com depleção do glicogênio hepático é o catabolismo proteico muscular. Os aminoácidos de cadeia ramificada leucina, isoleucina e valina, bem como a metionina e a glutamina, têm suas concentrações séricas reduzidas devido à oxidação proteica muscular. Por outro lado, o clareamento hepático dos aminoácidos aromáticos (fenilalanina, tirosina e triptofano) está diminuído, o que aumenta suas concentrações séricas.

Uma relação anormal entre aminoácidos de cadeia ramificada e aminoácidos aromáticos tem sido implicada na gênese da encefalopatia hepática. A concentração mais elevada dos aminoácidos aromáticos propicia sua entrada no sistema nervoso central, onde atuam como falsos neurotransmissores, desencadeando quadros de encefalopatia hepática.

Metabolismo de carboidratos

Nas hepatopatias crônicas, pode ocorrer hipoglicemia devido às pequenas reservas de glicogênio hepático cuja síntese está inibida, além de hiperinsulinismo (ver Capítulo 57, "Hipoglicemias"). Com a redução do glicogênio hepático, o principal mecanismo para obtenção de energia é a gliconeogênese a partir do catabolismo proteicomuscular e da oxidação de ácidos graxos. A hipoglicemia pode ser refratária ao tratamento em pacientes hepatopatas terminais, e o risco é maior em lactentes devido a menor reserva hepática. O aumento da resistência periférica à insulina e a diminuição da tolerância à glicose, com aumento da relação glucagon/insulina, podem ocasionar hiperglicemia em determinados pacientes.

Metabolismo lipídico

A principal fonte de energia nos hepatopatas é a oxidação de gorduras que, durante períodos de jejum, fornece cerca de 75% das calorias. Em pessoas saudáveis, essa taxa varia de 35% a 40%. O metabolismo lipídico do hepatopata caracteriza-se pela redução da absorção de ácidos graxos, hiperlipidemia e estímulo à lipogênese hepática. A carnitina, responsável pelo transporte de triglicérides de cadeia longa (TCL) para o interior do hepatócito, tem sua síntese reduzida, o que limita o clareamento plasmático dos TCL nesses pacientes. Associa-se a esses fatores a diminuição da síntese de lipoproteínas (VLDL e HDL), o que pode favorecer o desenvolvimento de esteatose hepática. Em fases evolutivas mais graves da doença hepática, a redução da síntese hepática de colesterol pode causar hipocolesterolemia.

Terapêutica Nutricional e Metabólica

A terapia nutricional e metabólica na criança hepatopata objetiva, fundamentalmente, prevenir e tratar a desnutrição e as principais deficiências de vitaminas e minerais, além de melhorar seu crescimento, desenvolvimento e qualidade de vida. A melhora do estado nutricional pré-transplante e a redução dos quadros infecciosos e de encefalopatia hepática durante a evolução também são metas importantes a ser alcançadas.

Oferta calórica

É desejável uma oferta calórica entre 130% e 150% da recomendada pela RDA[1] para a mesma idade e sexo. A distribuição calórica ideal é de 50% a 60% de carboidratos, 25% a 30% de lipídios, e 10% a 15% de proteínas. A glicose é geralmente preferida para se evitar a intolerância à galactose ou outros açúcares. Efeitos adversos e complicações do uso de carboidratos, como diarreia, derivam do seu conteúdo osmótico. O uso de polímeros de glicose ameniza essas consequências. Durante o jejum, a glicemia deve ser monitorada com frequência. Devido ao risco potencial de hipoglicemia e sequelas neurológicas graves, recomenda-se a seguinte infusão inicial de glicose, de acordo do faixa etária:

- Lactentes e pré-escolares: 8 a 9 mg/kg/min;
- Escolares: 5 a 7 mg/kg/min;
- Adolescentes: 2 a 4 mg/kg/min.

Oferta proteica

Nas crianças com doença hepática avançada, a ingestão proteica deve situar-se entre 2 e 4 g/kg/dia, quantidade suficiente para promover o crescimento e a síntese de proteínas endógenas. Uma oferta proteica inferior a 2 g/kg/dia pode agravar ainda mais o estado nutricional por meio do catabolismo proteico muscular, liberando aminoácidos aromáticos na circulação. A hiperamonemina, por si só, não justifica a restrição proteica, desde que não haja encefalopatia.

As soluções orais ou intravenosas ricas em aminoácidos de cadeia ramificada são reservadas apenas para os quadros de encefalopatia hepática. Existem evidências de melhora do quadro neurológico em adultos com o uso dessas soluções.

Oferta lipídica

As alterações absortivas observadas nesses pacientes causam deficiências de ácidos graxos poli-insaturados de cadeia longa e de vitaminas lipossolúveis. Os ácidos graxos essenciais são o ácido linoleico e o ácido α-linoleico, que não são produzidos endogenamente. São precursores de ácidos graxos poli-insaturados de cadeia longa, que exercem importante papel no desenvolvimento do cérebro e da retina, na mediação da resposta imune e na função vascular e plaquetária.

Sugere-se que a oferta lipídica contenha de 4,5% a 10% de ácido linoleico e a proporção entre ácido linoleico/alfalinoleico seja de 1/5 a 15. A suplementação de triglicerídeos de cadeia média (TCM) é comumente necessária para manter o crescimento. Os TCM são fonte de energia imediata, uma vez que não necessitam de emulsificação da bile e são absorvidos diretamente pelo sistema porta. Recomenda-se que 30% a 70% da oferta lipídica sejam na forma de TCM. Quantidades menores podem causar má absorção e quantidades maiores que 80% aumentam o risco de deficiência dos ácidos graxos essenciais.

Suplementação de vitaminas, minerais e oligoelementos

A má absorção de gorduras é a causa primária da deficiência das vitaminas lipossolúveis (A, D, E, K), mas alterações no metabolismo intermediário também contribuem para isso. A suplementação de vitaminas lipossolúveis é essencial e deve seguir as recomendações contidas no Quadro 103.2.

QUADRO 103.2 ***Necessidades de vitaminas e minerais na doença hepática crônica.***

Elemento	Necessidade
Vitamina A	< 10 kg: 5.000 UI/dia > 10 kg: 10.000 UI
Vitamina D	Colecalciferol: > 4.000 UI/dia Calcitriol: 2 a 5 μg/kg/dia
Vitamina E	25 UI/kg/dia
Vitamina K	2 mg/kg/semana
Minerais ▪ Cálcio ▪ Selênio ▪ Zinco ▪ Fósforo	 25 a 100 mg/kg/dia 1 a 2 μg/kg/dia 1 mg/kg/dia 25 a 50 mg/kg/dia

Fonte: modificado de Smart *et al.*[33].

Pode haver deficiência de vitaminas hidrossolúveis por baixa ingestão e má absorção. A prevenção requer o fornecimento duas vezes maior que a oferta diária habitual. Pode haver também deficiências de selênio, zinco, magnésio, fósforo e cálcio. De modo

1 RDA = Recommended Dietary Allowances são as recomendações nutricionais para a população norte-americana sadia, estabelecidas pela Food and Nutrition Board (FNB), do National Research Council (NRC), da National Academy of Sciences dos Estados Unidos.

ideal, a suplementação deve basear-se na análise das concentrações séricas do micronutriente, mas, se esta não for possível, a suplementação deve seguir as recomendações, como mostrado no Quadro 103.2.

A deficiência de ferro é incomum nos pacientes cirróticos, exceto naqueles com sangramento recorrente do trato gastrintestinal. O ferro sérico e a transferrina não são marcadores seguros de deficiência, pois podem estar reduzidos devido à doença hepática avançada. Desse modo, a sua oferta não é recomendada de rotina. Cobre, manganês e alumínio têm eliminação hepática, podendo por isso haver acúmulo e toxicidade desses oligoelementos nos pacientes com doença colestática. Portanto, sua oferta deve ser controlada pela monitoração das concentrações séricas ou, se necessário, suprimida.

Em pacientes que desenvolvem retenção hídrica (ascite, edema), consequente ao hiperaldosteronismo secundário, com hiponatremia dilucional e hipopotassemia (ver Capítulo 53, "Distúrbios do Metabolismo do Sódio e do Potássio"), estão indicadas a restrição de sódio e a reposição de potássio. Aqueles com perdas de potássio agravadas pelo uso de diuréticos ou devido à diarreia exigem monitorização e reposição frequentes.

Transplante Hepático

A principal indicação de transplante hepático na faixa etária pediátrica é a atresia de vias biliares (ver Capítulo 97, "Transplante Hepático"). O consumo energético de crianças hepatopatas com atresia de vias biliares, aferido por calorimetria indireta, ocorre predominantemente pela metabolização de carboidratos, o que não se observa em adultos. Já a oxidação proteica é responsável por cerca de 17% do gasto energético global, sendo o balanço nitrogenado aproximadamente zero. O consumo energético em repouso desses pacientes é cerca de 29% superior ao esperado e apenas 35% da energia metabolizada é direcionada para o crescimento.

O estado nutricional dos pacientes antes do transplante hepático relaciona-se ao prognóstico pós-transplante. Há maior morbidade infecciosa e cirúrgica, bem como elevada mortalidade daquelas crianças com quadro de desnutrição mais intenso.

Chin *et al.*, em 1992, mostraram haver melhora das medidas antropométricas, aumento do potássio corporal total e redução da necessidade de infusão regular de albumina com a suplementação de soluções ricas em aminoácidos de cadeia ramificada para crianças hepatopatas crônicas em programa de transplante hepático. Em situações graves e terminais, nas quais não é possível o suporte nutricional por via enteral, a nutrição parenteral tem sido utilizada com resultados relativamente bons, demonstrando ganho ponderal. A nutrição parenteral também pode ser utilizada no período pós-transplante, com redução da morbidade infecciosa, melhora da cicatrização e favorecimento da retirada do suporte ventilatório. No período pós-transplante, o uso de ciclosporina pode favorecer a hipercolesterolemia crônica, que deve ser tratada com drogas que reduzem o colesterol sérico, como as estatinas.

Orientações Práticas

- Oferta calórica: 130% a 150% da RDA; sendo a proporção calórica ideal de 40% a 60% na forma de carboidratos, 25% a 30% de lipídeos, e 10% a 15% de proteínas.
- Carboidratos: iniciar taxa de infusão de glicose em 6 mg/kg/min. Atentar para o risco potencial de hipoglicemia.
- Proteínas: na insuficiência hepática não descompensada, ofertar 2 a 4 g/kg/dia. Na presença de encefalopatia hepática, deve-se reduzir a oferta e administrar 10% da oferta proteica total na forma de aminoácidos de cadeia ramificada.
- Lipídios: 50% na forma de TCM e 4% a 10% de ácido linoleico da oferta lipídica total.
- Em pacientes com doença colestática crônica, deve-se suplementar a oferta de vitaminas A, D, E e K. Na nutrição parenteral, o uso de cobre e de manganês deve ser monitorado e, se necessário, suprimido.
- Suplementar as vitaminas hidrossolúveis, em especial tiamina, nas situações em que o paciente vier recebendo apenas solução glicosada.
- Não suplementar ferro – aguardar a resolução do processo inflamatório agudo para iniciar a correção de anemia. Monitorar eletrólitos séricos com frequência, em especial o potássio.

Conclusão

O suporte nutricional deve ser parte integrante da abordagem terapêutica da criança hepatopata. Há preferência pelo uso da via oral, mas, nos anoréticos e debilitados, pode ser necessário administrar dieta por via enteral, com sondas finas e maleáveis de poliuretano ou de silicone, em infusão contínua. O suporte nutricional pré e pós-operatório nos pacientes submetidos a transplante hepático pode beneficiar as crianças desnutridas.

Referências

1. ASPEN. Board of Directors and the Clinical Guidelines Task Force. Guidelines for the use of parenteral and enteral nutrition in adult and pediatric patients. JPEN J Parenter Enteral Nutr. 2002;26(1 Suppl):1SA-138SA.
2. Baker A, Stevenson R, Dhawan A, Gonçalves I, Socha P, Sokal E. Guidelines for nutritional care for infants with cholestatic liver disease before liver transplantation. Pediatr Transplant. 2007;11:825-34.
3. Basu RK, Devarajan P, Wong H, Wheeler DS. An update and review of acute kidney injury in pediatrics. Pediatr Crit Care Med. 2011;12:339-47.
4. Bayliss EA, Hambridge KM, Sokol RJ, Stewart B, Lilly JR. Hepatic concentrations of zinc, copper and manganese in infants with extrahepatic biliary atresia. J Trace Elem Med Biol. 1995;9:40-3.
5. Benjamin DR. Laboratory tests and nutritional assessment. Pediatr Clin North Am. 1989;36:139-61.
6. Berger MM, Shenkin A, Revelly JP, Roberts E, Cayeux MC, Baines M, Chioléro RL. Copper, selenium, zinc, and thiamine balances during continuous venovenous hemodiafiltration in critically ill patients. Am J Clin Nutr. 2004;80:410-6.
7. Cano N, Fiaccadori E, Tesinsky P, Toigo G, Drum lW; DGEM (German Society for Nutritional Medicine), Kuhlmann M, Mann H, Hörl WH; ESPEN (European Society for Parenteral and Enteral Nutrition). ESPEN Guidelines on Enteral Nutrition: Adult Renal Failure. Clin Nutr. 2006;25:295-310.
8. Cerra FB. Hypermetabolism, organ failure and metabolic support. Surgery. 1987;101(1):1-14.
9. Chin SE, Shepherd RW, Thomas BJ, Cleghorn GJ, Patrick MK, Wilcox JA, Ong TH, Lynch SV, Strong R. Nutritional support in children with end-stage liver disease: a randomized crossover trial of a branched-chain aminoacid supplement. Am J Clin Nutr. 1992Jul;56:158-63.
10. Claeys R, Vinken S, Spapen H, ver Elst K, Decochez K, Huyghens L, Gorus FK. Plasma procalcitonin and C-reactive protein in acute septics hock: clinical and biological correlates. Crit Care Med. 2002;30:757-62.
11. Davies AR, Froomes PR, French CJ, Bellomo R, Gutteridge GA, NyulasiI, Walker R, Sewell RB. Randomized comparison of nasojejunal and nasogastric feeding in critically ill patients. Crit Care Med. 2002;30:586-90.
12. De Souza Menezes F, Leite HP, Koch Nogueira PC. Malnutrition as an independent predictor of clinical outcome in critically ill children. Nutrition. 2012;28: 267-70.
13. Fiaccadori E, Cremaschi E. Nutritional assessment and support in acute kidney injury. Curr Opin Crit Care. 2009;15:474-80.
14. Fiaccadori E, Cremaschi E, Regolisti G. Nutritional assessment and delivery in renal replacement therapy patients. Semin Dial. 2011;24:169-75.
15. Fouque D, Kalantar-Zadeh K, Kopple J, Cano N, Chauveau P, Cuppari L, et al. A proposed nomenclature and diagnostic criteria for protein-energy wasting in acute and chronic kidney disease. Kidney Int. 2008; 73:391-8.
16. Greer R, Lehnert M, Lewindon P, Cleghorn GJ, Shepherd RW. Body composition and components of energy expenditure in children with end-stage liver disease. J Pediatr Gastroenterol Nutr. 2003;36:358-63.
17. Henkel AS, Buchman A. Nutritional support in patients with chronic liver disease. Nat Clin Pract Gastroenterol Hepatol. 2006;3:202-9.
18. Iglesias SB, Leite HP, Paes AT, Oliveira SV, Sarni RO. Low plasma selenium concentrations in critically ill children: the interaction effect between inflammation and selenium deficiency. Crit Care. 2014;19;18: R101.
19. Leite HP, de Lima LF, de Oliveira Iglesias SB, Pacheco JC, de Carvalho WB. Malnutrition May Worsen the Prognosis of Critically Ill Children With Hyperglycemia and Hypoglycemia. JPEN J Parenter Enteral Nutr. 2013;37:335-41.
20. Leite HP, Fisberg M, Vieira JG, Carvalho WB, Chwals WJ. The role of insulin-like growth factor, growth hormone and plasma proteins in surgical outcome of children with congenital heart disease. Pediatr Crit Care Med. 2001;2:29-35.
21. Leonis M, Balistreri W. Evaluation and Management of End-Stage Liver Disease in Children. Gastroenterology. 2008;134:1741-51.
22. Lima LF, Leite HP, Taddei JA. Low blood thiamine concentrations in children upon admission to the in-

tensive care unit: risk factors and prognostic significance. Am J Clin Nutr. 2011;93:57-61.

23. Macrae D, Grieve R, Allen E, Sadique Z, Morris K, Pappachan J, et al. A randomized trial of hyperglycemic control in pediatric intensive care. N Engl J Med. 2014; 370:107-18.
24. Mehta NM, Compher C. A.S.P.E.N. Clinical Guidelines: nutrition support of the critically ill child. JPEN J Parenter Enteral Nutr. 2009;33:260-76.
25. National Kidney Foundation, Kidney Disease Outcomes Quality Initiative (KDOQI); Warady BA, Secker D, Foster B, Goldstein SL, Kaskel F, Ledermann SE, Schaefer FS, Spinozzi NS. KDOQI Clinical Practice Guideline for Nutritionin Children with CKD: 2008 Update. Am J Kidney Dis. 2009;53(3 Suppl 2):S1-124. Disponível em: <https://www.kidney.org/sites/default/files/docs/cpgpednutr2008.pdf>.
26. Neumann DA, De Legge MH. Gastric versus small-bowel tube feeding in the intensive care unit: a prospective comparison of efficacy. Crit Care Med. 2002;30:1436-8.
27. Nielsen MF, Caumo A, Aagaard NK, Chandramouli V, Schumann WC, Landau BR, Schmitz O, Vilstrup H. Contribution of defects in glucose uptake to carbohydrate intolerance in liver cirrhosis: assessment during physiological glucose and insulin concentrations. Am J Physiol Gastrointest Liver Physiol. 2005;288:G1135-43.
28. Nightingale S, Ng VL. Optimizing nutritional management in children with chronic liver disease. Pediatr Clin Noth Am. 2009;56:1161-83.
29. Reinhart K, Karzai WI, Meisner M. Procalcitonin as a marker of the systemic inflammatory response to infection. Intensive Care Med. 2000;26:1193-200.
30. Santana e Meneses JF, Leite HP, de Carvalho WB, Lopes E Jr. Hypophosphatemia in critically ill children: prevalence and associated risk factors. Pediatr Crit Care Med. 2009;10:234-8.
31. Selye HHB. Hormones and Resistance. J Pharm Sci. 1971:60;1-28.
32. Selye HHB. Stress and Disease. Science. 1955;122(3171); 625-31.
33. Smart KM, Alex G, Hardikar W. Feeding the child with liver disease: a review and practical clinical guide. J Gastroenterol Hepatol. 2011;26:810-5.
34. Taylor RM, Dhawan A. Assessing nutritional status in children with chronic liver disease. J Gastroenterol Hepatol. 2005;20:1817-24.
35. Vidigal MV, Leite HP, Nogueira PC. Factors associated with peptide-based formula prescription in a pediatric intensive care unit. J Pediatr Gastroenterol Nutr. 2012;54:620-3.
36. Wiesen P, Van Overmeire L, Delanaye P, Dubois B, Preiser JC. Nutrition disorders during acute renal failure and renal replacement therapy. JPEN J Parenter Enteral Nutr. 2011;35:217-22.
37. Wilmore DW. The Metabolic Management of the Critically Ill. New York: Plenun Publishing Corporation; 1980. 262 p.
38. Zaloga GP, Marik P. Promotility agents in the intensive care unit. Crit Care Med. 2000;28:2657-9.

104 Particularidades do Suporte Nutricional e Metabólico na Insuficiência Respiratória e Cardíaca

Heitor Pons Leite

SUPORTE NUTRICIONAL EM PACIENTES COM INSUFICIÊNCIA RESPIRATÓRIA

O suporte nutricional ganhou maior importância para os pacientes com insuficiência respiratória na medida em que aumentou a prevalência de pacientes com esse diagnóstico. Pacientes em ventilação mecânica representam aproximadamente 3% das hospitalizações em unidades de cuidados intensivos nos Estados Unidos.

A desnutrição é um fator associado de modo independente ao maior tempo de ventilação mecânica em crianças. Em adultos, a implementação de início precoce de nutrição enteral associou-se à diminuição do tempo de ventilação mecânica. Embora os efeitos dessa estratégia ainda não tenham sido estudados em pacientes pediátricos, pode-se formular a hipótese de que a correção de distúrbios eletrolíticos e da deficiência de micronutrientes pode melhorar a função da musculatura respiratória e reduzir a duração do suporte ventilatório.

Efeito Termogênico da Dieta

Quando a via digestiva é utilizada, deve ser considerado o efeito termogênico dos alimentos, que é a quantidade de energia necessária para a absorção, o processamento e o armazenamento dos nutrientes, e que equivale a aproximadamente 10% da ingestão energética. Ele é responsável pelo aumento no gasto energético durante o período pós-absortivo e pode aumentar o consumo de oxigênio e a produção de dióxido de carbono, que, por sua vez, resultam em aumento das demandas ventilatória e cardiocirculatória. A infusão da dieta de modo contínuo tem menor efeito termogênico quando comparada à infusão em *bolus*. Dietas com predomínio de carboidratos possuem maior efeito termogênico em relação àquelas com predomínio lipídico.

Quociente Respiratório

A relação entre o consumo de oxigênio e a produção de dióxido de carbono é denominada quociente respiratório (QR) e é medida através da calorimetria: $QR = VO_2 / VCO_2$. A produção de energia a partir de um substrato específico equivale à quantidade de calor (em quilocalorias) liberada quando ele é oxidado em um litro de oxigênio.

Interações entre a Desnutrição e a Insuficiência Respiratória

Os principais efeitos negativos da desnutrição sobre a função respiratória são mostrados no Quadro 104.1. Esses efeitos contribuem para o aumento do risco de formação de áreas de atelectasia e pneumonia.

QUADRO 104.1	***Principais efeitos da desnutrição sobre a função respiratória.***
Músculos respiratórios	▪ Diminuição de massa muscular diafragmática e acessória e consequente redução da ventilação pulmonar ▪ Menor contratilidade e menor resistência ▪ Atrofia muscular e disfunção contrátil secundária ao estresse oxidativo
Sistema nervoso central	▪ Diminuição da resposta do centro respiratório à hipóxia e hipercapnia
Sistema imunológico	▪ Diminuição da imunidade celular e da IgA secretória ▪ Menor eficiência da fagocitose pelos macrófagos alveolares ▪ Menor atividade de cílios da mucosa respiratória, favorecendo aderência de microrganismos ao epitélio respiratório
Parênquima pulmonar	▪ Diminuição de complacência e elasticidade ▪ Menor produção de surfactante e de depuração mucoide ▪ Ruptura dos septos interalveolares

A doença respiratória aguda, por sua vez, pode piorar o estado nutricional. Relatos de estudos experimentais mostram aumento do estresse oxidativo em animais seis horas após o início da ventilação mecânica. A lesão oxidativa contribui para a atrofia muscular e disfunção contrátil. Estresse oxidativo, hipercatabolismo, aumento do consumo energético, baixa ingestão alimentar, hipóxia e uso de corticosteroides são os fatores associados à doença respiratória e podem resultar em desnutrição.

Retirada do Suporte Ventilatório

São fatores que podem retardar a retirada do suporte ventilatório, por contribuírem para o aumento do trabalho respiratório e a diminuição da contratilidade muscular:

- Alterações neuromusculares (polineuropatia do paciente crítico);
- Bloqueadores neuromusculares;
- Disfunção diafragmática associada à ventilação mecânica;
- Hiperinsuflação;
- Secreções, broncoespasmo, atelectasia;
- Displasia broncopulmonar;
- Desnutrição;
- Distúrbios eletrolíticos, como hipofosfatemia, hipocalemia, hipocalcemia e hipomagnesemia;
- Oferta excessiva de energia (aumento do quociente respiratório);
- Acidose metabólica.

Suporte Nutricional

Efeitos dos macronutrientes sobre a função respiratória

A carência ou o excesso de nutrientes pode exercer efeitos sobre o sistema respiratório, como mostrado no Quadro 104.2.

O objetivo inicial do suporte nutricional é manter o estado nutricional durante a fase de estresse metabólico e diminuir o catabolismo muscular. A via enteral é preferível pela praticidade, menor custo, manutenção da integridade da mucosa intestinal e redução de complicações infecciosas, quando comparada à parenteral. Pacientes hemodinamicamente estáveis devem receber nutrição enteral, preferencialmente nas primeiras 24 a 48 horas de admissão. A nutrição parenteral é indicada quando o trato gastrintestinal está comprometido por doença ou tratamento, ou quando a via enteral não é suficiente para suprir as necessidades nutricionais. Pacientes sem perspectiva de receber nutrição enteral efetiva em cinco a sete dias são candidatos à nutrição parenteral. No caso de desnutrição grave, recomenda-se reduzir esse prazo para três dias.

A nutrição enteral é administrada habitualmente por via nasogástrica ou pós-pilórica (nasoduodenal ou nasojejunal), por meio de sondas de poliuretano. Entretanto, deve-se estar atento a fatores associados ao risco de regurgitação e aspiração pulmonar de conteúdo duodenal ou gástrico, que são a diminuição do nível de consciência (também causada por sedação excessiva), a posição supina e a presença de tubo endotraqueal ou sonda nasogástrica. Além disso, o uso de

QUADRO 104.2 ***Efeitos dos macronutrientes sobre o sistema respiratório.***

Nutrientes	Carência	Excesso
Carboidratos	↓ volume-minuto ↓ taxa metabólica ↓ resposta à hipóxia	↑ VCO_2 ↑ VE ↑ produção de CO_2 ↑ quociente respiratório
Proteínas	↓ balanço nitrogenado ↑ catabolismo ↓ massa muscular ▪ Deficiência imunológica ▪ Alterações do parênquima pulmonar	↑ consumo de O_2 ↑ volume-minuto ↑ resposta à hipóxia e hipercapnia ↑ gasto energético
Lipídios	▪ Alteração da produção de eicosanoides vasodilatadores (PGE2, PGI2) e vasoconstrictores (TXA2/TXB2, PGF2) que agem no território pulmonar ▪ Diminuição da absorção de vitaminas lipossolúveis (estresse oxidativo e diminuição da função imune, alterações na função pulmonar secundárias à deficiência da vitamina D	Deposição em leito arterial pulmonar ↓ relação PaO_2/FiO_2 ↑ *shunt* intrapulmonar ↑ pressão intrapulmonar
Zinco	▪ Inflamação e lesão oxidativa das vias aéreas: aumento da permeabilidade do epitélio, edema, defeito na função mucociliar, hiperplasia da mucosa ▪ Diminuição da resposta imune	

bloqueadores neuromusculares, opiáceos e dopamina altera o controle neuro-humoral da motilidade do trato gastrintestinal, abolindo a atividade dos complexos motores migratórios no antro gástrico. Devem ser ainda consideradas a colonização da orofaringe e do estômago por microrganismos resistentes e a depressão do sistema imune, que é agravada pela desnutrição. Para se ofertar maior volume de dieta, recomenda-se posicionar a extremidade da sonda no intestino delgado (duodeno ou jejuno). Contudo, não há evidência de que essa medida tenha efeito em reduzir o risco de pneumonia aspirativa. Na prática, em situações em que há alta probabilidade de desenvolver retardo no esvaziamento gástrico, a nutrição enteral pós-pilórica está indicada por possibilitar a oferta de maior volume de dieta com menor risco de broncopneumonia, em relação à via gástrica. Ressalte-se, porém, que mais do que a posição da sonda, fatores como a gravidade da doença e o posicionamento do paciente no leito são fatores essenciais na prevenção da pneumonia associada à ventilação mecânica. Portanto, manter o paciente em proclive (30° a 45°) é uma medida preventiva muito importante.

Modo de infusão da dieta

No paciente em ventilação mecânica, a dieta deve ser administrada de modo contínuo ou lentamente (em duas horas com intervalo de uma hora), o que possibilita menores oscilações do gasto energético e melhor aproveitamento dos nutrientes administrados A infusão por gavagem pode causar distensão gástrica, reduzir a complacência pulmonar, aumentar o risco de aspiração e reduzir o aproveitamento energético.

O modo contínuo associa-se a menores oscilações do gasto energético e menores alterações nos parâmetros respiratórios e cardiocirculatórios. O aproveitamento energético é maior, uma vez que há menor consumo metabólico em relação à infusão rápida. Em recém-nascidos prematuros, a infusão contínua em relação à em *bolus* promove menores alterações na curva pressão-volume e na complacência pulmonar.

Dietas enterais

Devem ser utilizadas fórmulas lácteas ou dietas poliméricas iso-osmolares e apropriadas para cada faixa etária. Não há indicação para o uso de dietas ditas específicas para insuficiência respiratória, caracterizadas pelo maior teor de lipídios e menor teor de carboidratos. Tais dietas são formuladas para pacientes adultos e são impróprias para a faixa etária pediátrica. Têm osmolaridade e carga renal de soluto elevadas, podendo causar distensão abdominal, vômitos e desidratação hipertônica em crianças. Não há evidência na literatura de vantagens do uso de nutrientes considerados imunoestimuladores, como glutamina, ácidos graxos de cadeia ômega-3, arginina, ácidos nucleicos, probióticos e antioxidantes em crianças. Inicia-se a dieta com a oferta de aproximadamente 25% da meta calórica e observa-se a tolerância. Os aumentos diários podem ser de 25-50%, até se atingir o volume total planejado.

Complicações gastrointestinais da nutrição enteral

Diarreia, vômitos, refluxo gastresofágico e distensão abdominal são as principais. No Quadro 104.3, são mostradas as complicações gastrintestinais da nutrição enteral, prováveis causas, prevenção e tratamento.

QUADRO 104.3 ***Complicações gastrintestinais da nutrição enteral.***

Complicação	Provável causa	Prevenção/ tratamento
Diarreia	■ Infusão muito rápida ■ Alta osmolaridade da dieta ■ Intolerância à lactose ■ Intolerância alimentar ■ Alteração da flora intestinal por antibioticoterapia ■ Contaminação bacteriana da dieta	↓ Velocidade da infusão ↑ Diluição ou mudar a dieta ■ Usar fórmula sem lactose ■ Usar fórmula de hidrolisado proteico ■ Não usar antidiarreicos; considerar vancomicina ou metronidazol via oral ■ Técnica asséptica de preparo e administração; preferir sistema fechado de administração de dietas
Distensão abdominal	■ Uso de antiácidos e antibióticos, infusão muito rápida; fórmula hipertônica ou com alto teor de gordura, uso de opiáceos, íleo	■ Considerar a suspensão das medicações ↓ Fluxo ou volume da infusão; ■ Considerar mudança da dieta; ■ Rever uso de medicações que causam atonia gástrica
Náuseas e vômitos	■ Multifatorial	↓ Velocidade de infusão; ■ Considerar mudança de fórmula; ■ Afastar processo infeccioso
Constipação intestinal	■ Dieta pobre em resíduos; desidratação	■ Dieta rica em fibras; manter hidratação

Oferta de energia

Ao se estimar a oferta energética, deve-se estar atento aos riscos tanto da alimentação insuficiente como da hiperalimentação. O estresse metabólico não é revertido pela hiperalimentação – ao contrário, o excesso de nutrientes nessa fase pode aumentar o gasto energético, o quociente respiratório, a possibilidade de esteatose hepática e deprimir a função do sistema imune. Já a sedação adequada do paciente, por atenuar a resposta hormonal e metabólica do estresse, pode reduzir o consumo de energia.

Recomenda-se que a distribuição das calorias totais siga as seguintes proporções: carboidratos (40% a 50%), lipídios (30% a 40%) e proteínas (8% a 20%), havendo possibilidade de se aumentar a proporção de lipídios e reduzir a de glicose, caso haja necessidade de reduzir o quociente respiratório.

De modo resumido, os componentes do consumo total de energia de uma criança sadia são a taxa metabólica basal, o crescimento e a atividade. A taxa metabólica basal durante o primeiro ano de vida é de aproximadamente 55 kcal/kg de peso por dia. Durante o estresse metabólico, não há consumo de energia decorrente do crescimento nem da atividade física. A ausência desses componentes, aliada à sedação e dependência do suporte ventilatório, reduz o gasto de energia. A taxa metabólica basal (TMB) pode ser estimada conforme a fórmula:

$$\text{TMB (kcal/kg/dia)} = 55 - (2 \times \text{idade em anos})$$

Em uma fase posterior, deve-se aumentar a oferta para repor perdas prévias e alcançar o anabolismo.

Macronutrientes

Carboidratos

A oferta excessiva de energia na forma de glicose associa-se a um aumento da taxa metabólica, hiperglicemia e alterações hepáticas. O aumento da produção de CO_2 resulta em aumento do trabalho respiratório, fadiga e, no paciente intubado, atraso na retirada da ventilação mecânica.

Proteínas

A necessidade proteica da criança com insuficiência respiratória varia de acordo com a faixa etária (Tabela 104.1).

A necessidade proteica deverá atingir de 8% a 15% da oferta calórica total, podendo chegar a 20% ou mais nos estados hipercatabólicos. Na fase de anabolismo, a relação nitrogênio/calorias não proteicas deve estar entre 1/250 a 1/150 e, no hipercatabolis-

TABELA 104.1 ***Necessidade proteica para pacientes com insuficiência respiratória, de acordo com a faixa etária.***

Faixa etária	Necessidade proteica
Neonatos	2,5 a 3 g/kg/dia
Lactentes	2 a 2,5 g/kg/dia
Crianças maiores	1 a 1,2 g/kg/dia
Adolescentes	0,8 a 1 g/kg/dia

mo, entre 1/150 a 1/90. Observou-se que, em pacientes com bronquiolite, a nutrição enteral com fórmula enriquecida em energia e proteínas associou-se ao anabolismo durante os dias de internação em UTI.

Lipídios

Os lipídios são necessários como fonte de ácidos graxos essenciais (ácidos linoleico e alfalinolênico), que são constituintes essenciais das membranas celulares e precursores dos eicosanoides. Estes últimos, produtos do metabolismo da membrana celular fosfolipídica, modulam os processos inflamatórios do organismo e, nos pulmões, atuam no tônus da musculatura lisa e na secreção dos brônquios. Para se evitar a deficiência de ácidos graxos essenciais, a oferta calórica total como ácido linoleico e alfalinoleico deve ser de pelo menos 2% a 4% da oferta total de energia. A oferta lipídica inicial é de 1 g/kg/dia, podendo chegar ao máximo de 4 g/kg/dia.

No período neonatal, o aumento deve ser cuidadoso devido à limitada capacidade de hidrolisar os lipídios infundidos dos prematuros e dos pequenos para a idade gestacional.

Recomenda-se limitar a oferta lipídica em 1,5 g/kg/dia em pacientes com disfunção hepática, pancreatite, distúrbios graves de coagulação, nefrose lipoídica, hiperlipemia, hipertensão pulmonar e em pneumopatias graves, como a síndrome do desconforto respiratório agudo.

Durante a infusão intravenosa de emulsões lipídicas em pacientes com disfunção pulmonar, pode ocorrer diminuição da pressão arterial de O_2. Isso se deve, em parte, à deposição de gordura na membrana alveolocapilar, mas também ao desequilíbrio na relação ventilação/perfusão provocado pela liberação de prostaglandinas de efeito vasodilatador. A infusão lenta, em 20 a 24 horas, não produz tais efeitos.

Na nutrição parenteral, é preferível utilizar emulsões lipídicas a 20% com TCM (triglicérides de cadeia média) devido ao melhor clareamento plasmático. Em teoria, as emulsões lipídicas com óleo de oliva, óleo de soja (20%), óleo de peixe e TCM seriam benéficas por propiciarem melhor equilíbrio na síntese de mediadores inflamatórios derivados dos ácidos graxos de cadeia ômega 3 e ômega 6 e proteção contra o estresse oxidativo. Entretanto, não há consenso sobre o efeito dos ácidos graxos poli-insaturados ômega 3 sobre a função pulmonar. Portanto, seu uso rotineiro não é recomendado. Deve-se restringir a oferta lipídica em situações como hipertensão pulmonar e síndrome do desconforto respiratório neonatal.

As emulsões lipídicas, por conterem ácidos graxos poli-insaturados, são suscetíveis à oxidação, podendo produzir hidroperóxidos lipídicos, especialmente se forem infundidas na presença de fototerapia. Além de serem citotóxicos, os hidroperóxidos lipídicos podem causar vasoconstricção em território pulmonar por interferência na síntese de prostaglandinas vasorreguladoras, sendo, portanto, potencialmente prejudiciais ao paciente. Recomenda-se, portanto, proteger a emulsão da exposição à fototerapia, cobrindo-se o frasco e o equipo de infusão com papel alumínio.

Eletrólitos

Os distúrbios eletrolíticos prejudicam a contratilidade muscular respiratória, em especial em crianças previamente desnutridas. Nas situações de insuficiência respiratória, atenção especial deve ser dada aos íons fósforo, cálcio, magnésio, potássio e sódio, cujo equilíbrio pode ser alterado pelos processos de desnutrição e realimentação. Na desnutrição, há perda de potássio intracelular, magnésio e fósforo e ganho de sódio e água. Pacientes em uso de diuréticos, quimioterapia ou com síndrome de má absorção intestinal estão em risco de hipomagnesemia, devendo ter suas concentrações séricas de magnésio monitoradas e, se necessário, corrigidas.

Hipofosfatemia

A hipofosfatemia moderada ou grave (fósforo sérico inferior a 2,5 mg/dL) causa fraqueza muscular e diminuição da contratilidade diafragmática, com consequente redução do volume-minuto. O mecanismo para explicar a insuficiência respiratória é o esgotamento das ligações de ATP necessárias para a função contrátil dos músculos respiratórios. Além disso, ocorre diminuição na síntese de 2,3-difosfoglicerato, o que desloca a curva de dissociação da oxi-hemoglobina para a direita, o que aumenta a afinidade da hemoglobina para o oxigênio, resultando em menor libertação de oxigênio e risco de hipóxia tecidual. Pacientes adultos em suporte ventilatório, com concentração de fósforo inferior a 2,5 mg/dL (< 0,8 mmol/L), têm maior taxa de insucesso do desmame, em relação àqueles com concentrações iguais ou superiores a esse valor. Recomenda-se, que em pacientes intubados e com fósforo sérico inferior a 2,5 mg/dL, a correção da hipofosfatemia seja feita por via intravenosa (ver Capítulo 54, "Distúrbios do Cálcio, do Fósforo e do Magnésio").

Micronutrientes

Os micronutrientes são essenciais para o metabolismo, participando como cofatores ou coenzimas de uma série de reações do metabolismo intermediário e na eliminação de radicais livres de oxigênio. São parte obrigatória das formulações de nutrição enteral ou parenteral. As dietas enterais e fórmulas lácteas atendem as recomendações de micronutrientes para crianças saudáveis apenas se ofertadas em volumes plenos. Em uma criança gravemente doente, em função de restrição hídrica ou intolerância do trato gastrointestinal, pode ser necessário algum tempo para que volumes plenos de dieta sejam atingidos. Nesses casos, há risco de deficiência de micronutrientes, passível de agravar-se proporcionalmente ao tempo necessário para se atingir as recomendações. As consequências serão obviamente mais graves quando se tratar de crianças muito pequenas ou previamente desnutridas. A suplementação medicamentosa ou por via enteral ou intravenosa é uma alternativa para atender as recomendações de oferta. É oportuno ressaltar que, até agora, há pouca informação sobre necessidades, biodisponibilidade e eficácia da suplementação de vitaminas e oligoelementos em pacientes gravemente doentes.

Situações Específicas

Displasia broncopulmonar

A displasia broncopulmonar é uma doença que ocorre principalmente em lactentes que foram neonatos prematuros. Devido às repercussões cardiorrespiratórias da doença de base, esses pacientes têm maior consumo energético ou ingestão de nutrientes insuficiente, ou ambos. Sua taxa metabólica basal é, no mínimo, 25% maior que as crianças sem doença pulmonar. O aumento do gasto energético, a ingestão alimentar deficiente e o uso de corticosteroides são os fatores responsáveis pelo retardo de crescimento. Além de retardo do crescimento, os corticosteroides promovem a intolerância à glicose, alteram o metabolismo de carboidratos, proteínas e lipídios, e diminuem a mineralização óssea. A oferta energética para promover ganho ponderal é de 130 a 140 kcal/kg/dia. As deficiências de nutrientes envolvidos nas defesas antioxidantes (vitamina A, vitamina E, zinco e selênio) devem ser corrigidas. Pode ser necessário aumentar a oferta de cálcio, fósforo e magnésio, pois o uso de diuréticos, particularmente a furosemida, causa espoliação desses íons. O papel de alguns nutrientes, como os ácidos graxos essenciais, a vitamina A e a vitamina E na melhora do estado nutricional e do prognóstico, ainda não está definido.

Fibrose cística (mucoviscidose)

Nos pacientes com fibrose cística, a desnutrição pode ser consequente a vários fatores, sendo os principais:

- Insuficiência pancreática;
- Absorção intestinal diminuída;
- Infecções recorrentes de vias aéreas;
- Doença pulmonar crônica;
- Inflamação crônica;
- Estresse oxidativo;
- Ingestão alimentar insuficiente.

As infecções pulmonares recorrentes promovem o estresse oxidativo e aumentam a demanda de antioxidantes. A suplementação das vitaminas lipossolúveis, ao lado do suporte energético-proteico e das enzimas pancreáticas, é parte do tratamento desses pacientes. Doses maiores de nutrientes de efeito antioxidante, como vitamina E, β-caroteno e ácidos graxos ômega, podem melhorar os marcadores laboratoriais de estresse oxidativo. Contudo, até o momento, não há evidência sólida de que formulações orais de suplementos antioxidantes e de ácidos graxos ômega 3 teriam efeito benéfico sobre os sintomas respiratórios e a qualidade de vida. Portanto, sua indicação deve ser feita com critério. É preferível ingerir alimentos naturalmente ricos em nutrientes antioxidantes em relação aos alimentos enriquecidos por processos industriais, que diminuem a biodisponibilidade dos micronutrientes.

Neonatos em ECMO (sistema de oxigenação extracorpórea por membrana)

Neonatos submetidos à oxigenação extracorpórea por membrana estão em estresse metabólico e têm alto risco de desenvolver desnutrição. Recomenda-se oferta energética inicial de 55 kcal/kg (taxa metabólica basal para a fase aguda do estresse metabólico), objetivando chegar de 100 a 120 kcal/kg, à medida que houver resolução do estresse metabólico. A oferta de aminoácidos deve ser de, no mínimo, 3 g/kg/dia. Para se atingir esse objetivo na fase inicial de instabilidade, é necessário utilizar a nutrição parenteral já nas primeiras 24 horas. A nutrição enteral, preferencialmente com leite materno ordenhado, deve ser iniciada apenas quando o paciente estiver em estabilidade clínica e hemodinâmica. A progressão da dieta é feita com aumentos gradativos, conforme a tolerância. Devido ao risco de hipoperfusão esplâncnica e isquemia intestinal, deve-se ficar atento aos sinais de intolerância e, se necessário, suspender a dieta.

Uso de nutrientes específicos na síndrome do desconforto respiratório agudo (SDRA)

Na síndrome do desconforto respiratório agudo, há diminuição do parênquima pulmonar e lesão da barreira alveolocapilar. A diminuição da complacência pulmonar coexiste com o aumento da fração de *shunt* e da ventilação de espaço morto. Tais alterações resultam em aumento da taxa energética basal e do catabolismo proteico. Há risco nutricional devido à resposta inflamatória, ao catabolismo proteico e à oferta insuficiente de nutrientes. Como prostaglandinas e leucotrienos, que são derivados do metabolismo do ácido araquidônico, estão envolvidos no mecanismo da lesão pulmonar aguda, supõe-se que as dietas imunomoduladoras, que contêm ácidos graxos de cadeia ômega 3, possam atenuar a resposta inflamatória. Embora tenham sido mostrados efeitos benéficos de tais dietas em pacientes adultos com SDRA e lesão pulmonar aguda, as evidências em pediatria ainda são muito limitadas. Seu uso rotineiro não é recomendado para crianças, de acordo com a American Society for Parenteral and Enteral Nutrition (ASPEN). Além da pouca evidência de efeito benéfico, como são formuladas para pacientes adultos, essas dietas têm maiores teores de proteína e de eletrólitos, outra razão para contraindicar seu uso em pediatria.

Síndrome da realimentação (*refeeding syndrome*)

Esta síndrome, frequentemente subdiagnosticada, é descrita como uma série de complicações metabólicas que ocorrem durante a realimentação de pacientes desnutridos graves. Há depleção de íons intracelulares (em especial potássio e fósforo), redistribuição de fluidos, deficiência de vitaminas (tiamina), elevação de enzimas hepáticas, hiperglicemia, hipertrigliceridemia, arritmia cardíaca, insuficiência respiratória e, em casos mais graves, insuficiência cardíaca.

O aumento da secreção de insulina, devido à oferta de carboidratos, mobiliza potássio e fósforo para o compartimento intracelular, resultando em diminuição de suas concentrações séricas. A hipofosfatemia, distúrbio associado à doença respiratória aguda em pacientes gravemente doentes em UTI pediátrica, é uma característica importante dessa síndrome. Pode ocorrer também hipomagnesemia (ver Capítulo 54, "Distúrbios do Cálcio, do Fósforo e do Magnésio"). O paciente pode apresentar fadiga da musculatura torácica e diafragmática, mialgia e fraqueza. De modo geral, todas as crianças com perda ponderal significativa, secundária ao estresse metabólico agudo, estão em risco de desenvolver essa síndrome. Para a prevenção, recomenda-se adotar as seguintes medidas:

- Iniciar com 25-50% da necessidade estimada de energia e aumentar gradativamente ao longo de quatro a sete dias;
- Monitorar e corrigir alterações eletrolíticas, em especial de potássio, fósforo e magnésio séricos; monitorar glicemia, trigliceridemia, ureia, transaminases, gasometria arterial;
- Monitorar parâmetros vitais;
- Suplementar micronutrientes, em especial a tiamina (vitamina B_1);

- Identificar pacientes em risco: desnutridos graves, em jejum prolongado ≥ sete dias, oncológicos.

SUPORTE NUTRICIONAL EM PACIENTES COM CARDIOPATIA

A criança cardiopata tem características que dificultam o suporte nutricional. O consumo de energia e oxigênio é maior do que nas crianças saudáveis devido ao aumento do trabalho miocárdico, da musculatura respiratória e do sistema hematopoiético. A oferta de energia necessária para prover melhora do estado nutricional é de aproximadamente 150 kcal/kg. Pode haver aumento das necessidades específicas de vitaminas e minerais; a deficiência de alguns micronutrientes pode prejudicar a função cardíaca. Entretanto, a maioria dos cardiopatas desnutridos tem ingestão alimentar muito aquém da que seria considerada normal para a idade.

Suporte Nutricional antes da Cirurgia Cardíaca

O suporte nutricional prévio pode melhorar as condições do paciente a ser submetido à cirurgia cardíaca.

Recomendações práticas

- Se a criança estiver em aleitamento natural, estabelecer regime de livre demanda.
- Se a criança estiver em aleitamento artificial, aumentar a frequência das mamadas.
- Usar dietas balanceadas com alto teor calórico (1 mL = 1 kcal), com proteína inteira, fórmula láctea acrescida de 1,5% a 3% de óleo de soja ou TCM (triglicérides de cadeia média) e de carboidratos simples (como maltodextrina ou oligossacarídeos) até 5%.
- Não se deve administrar quantidade excessiva de energia no início do tratamento. Em pacientes desnutridos isso pode resultar em estado hiperadrenérgico, aumentar o consumo de oxigênio pelo miocárdio e o risco de descompensação cardíaca. A oferta excessiva de carboidratos, por sua vez, aumenta a liberação de insulina, que tem efeito antinatriurético, promovendo retenção de sódio.
- Nos casos de desnutrição grave e aceitação insuficiente por via oral, a alimentação por sonda enteral permite que a criança receba maior quantidade de energia. A dieta deve ser administrada de modo contínuo ou lentamente, para reduzir oscilações do gasto energético e melhorar o aproveitamento energético. Se o paciente estiver em nutrição por sonda enteral, é essencial o acompanhamento de profissional fonoaudiólogo para assegurar o retorno mais rápido e seguro à via oral.
- A realimentação deve ser gradual, monitorando-se a tolerância à administração de nutrientes. A tentativa de recuperação nutricional muito rápida pode causar ou agravar a insuficiência cardíaca.
- Na suplementação de vitaminas e oligoelementos, atenção especial deve ser dada à vitamina B_1 (tiamina), vitamina hidrossolúvel que atua como coenzima em vários processos metabólicos, em especial no metabolismo dos carboidratos. Sendo seus estoques muito pequenos, a oferta insuficiente pode levar em curto prazo ao risco de deficiência, que pode ser induzido pelo uso de furosemida. Recomenda-se a suplementação em crianças que recebem furosemida em dose igual ou maior que 2 mg/kg/dia.
- Aumentar gradativamente as ofertas hídrica e energética, para evitar descompensação cardíaca. A tolerância à administração de nutrientes deve ser monitorada rigorosamente para se evitar o agravamento do estresse metabólico pelo excesso de substrato. Iniciar com 80 kcal/kg e progredir conforme tolerância até aproximadamente 150 kcal/kg/dia.
- As concentrações séricas de potássio, magnésio, cálcio e fósforo devem ser monitorados com frequência, fazendo-se a suplementação, se necessária, pois a ingestão alimentar pode não satisfazer as recomendações e, em geral, os pacientes estão em uso de diuréticos, que aumentam a excreção renal desses eletrólitos.
- É necessário haver integração multidisciplinar, com troca de informações entre as equipes sobre a evolução clínica e eventuais mudanças de medicações e alimentação.

Suporte Nutricional no Pós-operatório de Cirurgia Cardíaca

Pacientes de médio e baixo risco cirúrgico, em geral, recebem alta da UTI nos primeiros dias do período pós-operatório e podem ser realimentados pela via oral sem maiores problemas. Nas crianças de alto risco cirúrgico, o suporte nutricional é dificultado pela instabilidade hemodinâmica. A desnutrição é agravada pela inflamação secundária ao trauma cirúrgico e pelos efeitos da circulação extracorpórea, que aumentam a probabilidade de endotelite e retenção hídrica. Há aumento da suscetibilidade à infecção e consequente piora do estado nutricional.

A baixa oferta energético-proteica nos primeiros dias do período pós-operatório deve-se à restrição de oferta hídrica – os pacientes recebem, em média, volumes de 50 a 60 mL/kg. Para se identificar a evolução da resposta inflamatória, é aconselhável monitorar as concentrações séricas de proteína C reativa. Sua monitoração seriada permite o aumento progressivo da terapia nutricional e metabólica no momento adequado e evita os riscos da hiperalimentação (ver Capítulo 103, Particularidades do Suporte Nutricional e Metabólico na Sepse, na Disfunção Renal e Hepática).

Recomendações práticas

- A nutrição enteral deve ser iniciada nas primeiras 24 a 48 horas se houver estabilidade hemodinâmica. Em criança acima de um ano de idade, utilizar dietas pediátricas; nas menores, leite materno ordenhado ou, na ausência dele, fórmulas lácteas modificadas para lactentes.
- Nos casos de desnutrição grave, tempo muito prolongado de circulação extracorpórea ou choque no intra ou pós-operatório, considera-se o uso de fórmula à base de hidrolisado proteico. Dietas enterais industrializadas feitas especificamente para crianças menores de doze meses têm maior teor energético (1 kcal/mL) e podem ser úteis quando houver necessidade de restrição hídrica.
- Se não houver perspectiva de nutrição efetiva por via digestiva em até cinco dias, inicia-se a nutrição parenteral, com o objetivo de atingir oferta de energia equivalente à taxa metabólica basal (TMB), estimada pela fórmula:

TMB (kcal/dia) = (55 – 2 x idade em anos) x (peso em kg)

- A oferta de aminoácidos é de 2,5 g/kg/dia e a de lipídios 1 a 2 g/kg/dia. A relação nitrogênio:calorias não proteicas deve situar-se entre 1:150 a 1:100.
- Quando a resposta inflamatória sistêmica entrar em fase de resolução, o que geralmente ocorre após sete a 10 dias, aumenta-se a oferta de energia gradualmente, com o objetivo de promover o anabolismo.
- Nas crianças cardiopatas em pós-operatório que, devido à restrição de volume hídrico, recebem apenas glicose, particularmente nas desnutridas e naquelas com *turnover* de água aumentado, deve-se ofertar diariamente vitaminas do complexo B, em especial a tiamina. Sendo cofator essencial no metabolismo de carboidratos, sua deficiência pode prejudicar a geração de energia e causar diminuição da contratilidade miocárdica e insuficiência cardíaca.
- Em neonatos prematuros em tratamento de canal arterial persistente com indometacina ou ibuprofeno, considerar o uso de nutrição enteral trófica (15 mL/kg). Em estudo prospectivo randômico controlado, o grupo de crianças que recebeu nutrição enteral trófica durante esse tratamento atingiu a oferta plena de nutrição enteral (120 mL/kg) em menos tempo do que o grupo que permaneceu em jejum.

Situações Específicas que Requerem Manejo Nutricional

Enteropatia perdedora de proteínas

É uma doença caracterizada por dilatação de vasos linfáticos intestinais, o que resulta em perda de proteínas, hipoalbuminemia, linfopenia, derrame pleural e pericárdico, diarreia, esteatorreia e distúrbios hidreletrolíticos.

No paciente cardiopata, ocorre como complicação da cirurgia de Fontan (anastomose cavopulmonar total), mas pode também ser secundária à pericardite constritiva, cardiomiopatia ou estenose de valva tricúspide. Há uma hipótese multifatorial para explicar sua gênese após a cirurgia de Fontan, segundo a qual a lesão primária seria causada pelo baixo débito cardíaco que ocorre após a cirurgia, o que acarretaria má perfusão da mucosa gastrointestinal. O consequente aumento da impedância vascular mesentérica, em conjunto com a congestão vascular causada pelo aumento da pressão venosa, resultaria em alteração da função do enterócito. O aumento da pressão dos vasos linfáticos após a cirurgia de Fontan também contribui para a redução de absorção intestinal de nutrientes, especialmente ácidos graxos de cadeia longa. As perdas de nutrientes e a constante demanda por ressíntese proteica aumenta o risco de desnutrição.

Essa enteropatia ocorre em 3% a 18% dos pacientes submetidos à cirurgia de Fontan. O tempo de aparecimento é variável (semanas a anos), sendo em média três anos e meio após a cirurgia. Recomenda-se que, após a cirurgia, seja feita avaliação periódica para verificar perda proteica fecal (*clearance* de 24 horas de α-1-antitripsina nas fezes), mesmo quando não houver sintomas. O suporte nutricional consiste em ofertar fórmula láctea desengordurada (com menor teor de ácidos graxos de cadeia longa), acrescida de triglicérides de cadeia média e hidrato de carbono, e com maior oferta proteica. Os módulos de carboidratos e proteínas devem ser utilizados em proporções adequadas, de modo a reconstituir o teor de energia similar ao das fórmulas poliméricas completas.

Quilotórax

O quilotórax, como complicação de cirurgia cardíaca, tem incidência de 2% a 9% e associa-se à morbidade e mortalidade. Os mecanismos propostos na sua gênese são o trauma cirúrgico do ducto torácico ou seus tributários e o aumento da pressão venosa após procedimento ou colocação de *shunts* arteriais sistêmico-pulmonares extracardíacos. Pode também ser secundário à oclusão da veia cava superior por trombo e em situações em que há aumento de pressão venosa, como cirurgias que envolvem anastomose cavopulmonar para o tratamento paliativo da síndrome do coração esquerdo hipoplásico. As cirurgias mais comuns associadas a essa complicação são a correção total da tetralogia de Fallot, a cirurgia de Fontan, de Glenn (*shunt* cavopulmonar) e transplante cardíaco. Pode haver desnutrição por perda de proteína no líquido quiloso. Ocorre, também, perda de sódio, cálcio e bicarbonato. A diminuição de linfócitos e hipogamaglobulinemia dminui a função imune.

Como no tratamento da enteropatia perdedora de proteínas, no quilotórax há indicação para o uso de dietas isentas de ácidos graxos de cadeia longa e fórmula láctea desengordurada, e enriquecida com triglicerídeos de cadeia média, módulos de carboidratos e proteína. Os triglicerídeos de cadeia média não passam pelo sistema linfático, entrando diretamente na circulação portal. Se o quilotórax for muito importante e não diminuir com as modificações na dieta, recomenda-se o jejum por via digestiva e a nutrição parenteral, cujo objetivo é não apenas manter o estado nutricional, mas repor as perdas de eletrólitos pelo líquido quiloso.

Beribéri cardíaco

A tiamina é cofator essencial no metabolismo de carboidratos e sua deficiência pode prejudicar a geração de energia, com consequente disfunção miocárdica. Uma das manifestações clássicas da deficiência grave de tiamina é o beribéri cardíaco, que cursa com insuficiência cardíaca de alto débito e acidose láctica. Existe uma forma de insuficiência cardíaca chamada de *shoshin beriberi*, forma perniciosa dessa cardiopatia, que se apresenta inicialmente como insuficiência cardíaca de difícil controle, acidose de difícil correção (devido aos distúrbios do metabolismo dos carboidratos) e insuficiência renal com oligúria progressiva.

O *shoshin beriberi* se manifesta de forma aguda e, se não reconhecido e tratado em tempo, resulta em choque hemodinâmico e óbito. O tratamento é feito com administração via intravenosa de tiamina, em dose de 100 mg duas vezes ao dia por sete dias, seguidas de 200 mg/dia por via oral durante seis semanas.

Uso de L-carnitina como adjuvante no tratamento de miocardiopatia

A oferta de nutrientes que aumentam a produção de energia do miocárdio, como a carnitina, pode contribuir para a melhora da função cardíaca e da qualidade de vida nas crianças com cardiomiopatias. A cardiomiopatia é uma doença muscular cardíaca que acomete a função sistólica ou a diastólica, ou ambas. A cardiomiopatia dilatada é a mais comum, principalmente na faixa etária abaixo de um ano e no sexo masculino. Na maioria dos casos, a etiologia da cardiomiopatia é desconhecida, sendo então denominada "cardiomiopatia idiopática". A carnitina, um composto amônio quaternário, é biossintetizada ou ingerida por dieta rica em produtos de origem animal, como carne, peixe e leite. A contratilidade miocárdica depende primariamente do metabolismo lipídico. A carnitina atua no transporte de ácidos graxos de cadeia longa para dentro da mitocôndria, onde sofrem betaoxidação e são convertidos em acetil-coenzima A, para posterior entrada no ciclo de Krebs e na cadeia respiratória para produção de energia. Sua deficiência está associada à cardiomiopatia e à disfunção da musculatura esquelética, condições que são melhoradas pela administração desse micronutriente. A L-carnitina em solução aquosa, na dose de 100 mg/kg/dia, pode promover melhora clínica em pacientes com cardiomiopatia dilatada, quando comparada ao tratamento convencional.

REFERÊNCIAS

1. A.S.P.E.N. Board of Directors and The Clinical Guidelines Task Force. Guidelines for the use of Parenteral and Enteral Nutrition in Adult and Pediatric Patients. Pulmonary: Bronchopulmonary Dysplasia. JPEN J Enteral Parenteral Nutr. 2002;26:118SA-9SA.
2. Agnetti A, Bitton L, Tchana B, Raymond A, Carano N. Primary carnitine deficiency dilated cardiomyopathy: 28 years follow-up. Int J Cardiol. 2013;162:e34-5.
3. Amanzadeh J, Reilly RF. Hypophosphatemia: an evidence-based approach to its clinical consequences and management. Nat Clin Pract Nephrol. 2006; 2:136-48.
4. Barton JS, Hindmarsh PC, Scrimgeour CM, Rennie MJ, Preece MA. Energy expenditure in congenital heart disease. Arch Dis Child. 1994;70:5-9.
5. Benzecry SG, Leite HP, Oliveira FC, Santana E, Meneses JF, de Carvalho WB, Silva CM. Interdisciplinary approach improves nutritional status of children with heart diseases. Nutrition. 2008;24(7-8):669-74.
6. Blondheim O, Abbasi S, Fox WW, et al. Effect of enteral gavage feeding rate on pulmonary functions of very low birth weight infants. J Pediatr. 1993;122(5 Pt 1):751-5.
7. Chwals WJ. Overfeeding the critically ill children: fact or fantasy? New Horiz. 1994;2:147-55.
8. Clyman R, Wickremasinghe A, Jhaveri N, Hassinger DC, Attridge JT, Sanocka U, et al.; Ductus Arteriosus Feed or Fast with Indomethacin or Ibuprofen (DAF-FII) Investigators. Enteral feeding during indomethacin and ibuprofen treatment of a patent ductus arteriosus. J Pediatr. 2013;163:406-11.e4.
9. Cooke CR. Economics of mechanical ventilation and respiratory failure. Crit Care Clin. 2012;28:39-55.
10. Daymont C, Neal A, Prosnitz A, Cohen MS. Growth in children with congenital heart disease. Pediatrics. 2013;131:e236-42.
11. de Betue CT, van Waardenburg DA, Deutz NE, van Eijk HM, van Goudoever JB, Luiking YC, et al. Increased protein-energy intake promotes anabolism in critically ill infants with viral bronchiolitis: a double-blind randomised controlled trial. Arch Dis Child. 2011;96:817-22.
12. de Souza Menezes F, Leite HP, Koch Nogueira PC. Malnutrition as an independent predictor of clinical outcome in critically ill children. Nutrition. 2012;28: 267-70.
13. Del Persio BCE, Leite HP. Benefício do uso da L-carnitina em crianças com diagnóstico de cardiomiopatia – estudo de revisão [monografia apresentada ao Programa de Residência Médica de Pediatria para obtenção de conclusão do curso]. ReseachGate [serial on the Internet]. 2014 [Retrieved on 12 Nov 2016]. Available from: <https://www.researchgate.net/publication/272744498_BENEFICIO_DO_USO_DA_L-CARNITINA_EM_CRIANCAS_COM_DIAGNOSTICO_DE_CARDIOMIOPATIA_-ESTUDO_DE_REVISAO>.
14. Dive A, Moulart M, Jonard P, Jamart J, Mahieu P. Gastroduodenal motility in mechanically ventilated critically ill patients: A manometric study. Crit Care Med. 1994;22:441-7.
15. Doehner W, Frenneaux M, Anker SD. Metabolic impairment in heart failure: the myocardial and systemic perspective. J Am Coll Cardiol. 2014;64:1388-400.
16. Fomon SJ, Ziegler EE. Renal solute load and potential renal solute load in infancy. J Pediatr. 1999;134:11-4.
17. Galli F, Battistoni A, Gambari R, Pompella A, Bragonzi A, Pilolli F, et al.; Working Group on Inflammation in Cystic Fibrosis. Oxidative stress and antioxidant therapy in cystic fibrosis. Biochim Biophys Acta. 2012; 1822:690-713.
18. Geerse DA, Bindels AJ, Kuiper MA, Roos AN, Spronk PE, Schultz MJ. Treatment of hypophosphatemia in the intensive care unit: a review. Crit Care. 2010;14:R147.

19. Gravelyn TR, Brophy N, Siegert C, Peters-Golden M. Hypophosphatemia-associated respiratory muscle weakness in a general inpatient population. Am J Med. 1988;84:870-6.

20. Hamilton LA, Trobaugh KA. Acute respiratory distress syndrome: use of specialized nutrients in pediatric patients and infants. Nutr Clin Pract. 2011;26:26-30.

21. Heymsfield SB, Erbland M, Casper K, Grossman G, Roongpisuthipong C, Hoff J, Head CA. Enteral nutritional support. Metabolic, cardiovascular, and pulmonary interrelations. Clin Chest Med. 1986;7:41-67.

22. Hulst JM, van Goudoever JB, Zimmermann LJ, Hop WC, Büller HA, Tibboel D, Joosten KF. Adequate feeding and the usefulness of the respiratory quotient in critically ill children. Nutrition. 2005;21:192-8.

23. Jaksic T, Hull MA, Modi BP, Ching YA, George D, Compher C; American Society for Parenteral and Enteral Nutrition (A.S.P.E.N.) Board of Directors. A.S.P.E.N. Clinical guidelines: nutrition support of neonates supported with extracorporeal membrane oxygenation. JPEN J Parenter Enteral Nutr. 2010;34:247-53.

24. Johnson JN, Driscoll DJ, O'Leary PW. Protein-Losing Enteropathy and the Fontan Operation. Nutr Clin Pract. 2012;27:375-84.

25. Jubran A. Critical illness and mechanical ventilation: effects on the diaphragm. Respir Care. 2006;51: 1054-61; discussion 1062-4.

26. Koletzko B, Goulet O, Hunt J, Krohn K, Shamir R; Parenteral Nutrition Guidelines Working Group; European Society for Clinical Nutrition and Metabolism; European Society of Paediatric Gastroenterology, Hepatology and Nutrition (ESPGHAN); European Society of Paediatric Research (ESPR). Guidelines on Paediatric Parenteral Nutrition of the European Society of Paediatric Gastroenterology, Hepatology and Nutrition (ESPGHAN) and the European Society for Clinical Nutrition and Metabolism (ESPEN), supported by the European Society of Paediatric Research (ESPR). J Pediatr Gastroenterol Nutr. 2005;41 Suppl 2:S1-87.

27. Leite HP, Iglesias SB. Are immune-enhancing diets safe for critically ill children? Nutrition. 2006;22:579-80.

28. Mehta NM, Compher C; A.S.P.E.N. Board of Directors. A.S.P.E.N. Clinical Guidelines: nutrition support of the critically ill child. JPEN J Parenter Enteral Nutr. 2009;33:260-76.

29. Mery CM, Moffett BS, Khan MS, Zhang W, Guzmán -Pruneda FA, Fraser CD Jr, Cabrera AG. Incidence and treatment of chylothorax after cardiac surgery in children: analysis of a large multi-institution database. J Thorac Cardiovasc Surg. 2014;147:678-86.e1; discussion 685-6.

30. Nydegger A, Walsh A, Penny DJ, Henning R, Bines JE. Changes in resting energy expenditure in children with congenital heart disease. Eur J Clin Nutr. 2009; 63:392-7.

31. Radrizzani D, Iapichino G. Nutrition and lung function in the critically ill patient. Clin Nutr. 1998;17:7-10.

32. Santana e Meneses JF, Leite HP, de Carvalho WB, Lopes E Jr. Hypophosphatemia in critically ill children: prevalence and associated risk factors. Pediatr Crit Care Med. 2009;10:234-8.

33. Zalewski PD. Zincmetabolism in the airway: basic mechanisms and drug targets. Curr Opin Pharmacol. 2006;6:237-43.

Seção XI

PROCEDIMENTOS

105 Vias de Acesso Vascular

Uenis Tannuri
Ana Cristina Aoun Tannuri

Em quase todas as afecções cirúrgicas da criança, o acesso vascular venoso, algumas vezes combinado com acesso arterial, é procedimento básico, indispensável, nas diferentes fases do tratamento.

A colocação e a possibilidade de manutenção de cateteres em veias centrais, por período prolongado, mudaram substancialmente o tratamento e o prognóstico de várias afecções clínicas e cirúrgicas da criança.

No início da década de 1950 surgiu o primeiro relato sobre a introdução de cateter em veia subclávia através de punção percutânea[1]. Em 1968, com o relato do primeiro caso clínico de nutrição parenteral prolongada em criança, pôde-se avaliar a importância e os benefícios dos cuidados na manutenção da via de acesso endovenosa no longo prazo[2]. Na década seguinte, registraram-se na literatura médica brasileira os primeiros casos de nutrição parenteral em crianças[3,4]; a partir de então, a utilização dos cateteres venosos profundos tornou-se rotineira e bastante difundida, graças também à melhor qualidade dos cateteres e ao aperfeiçoamento progressivo das técnicas para o acesso vascular, bem como a prevenção e o tratamento das complicações.

Erroneamente, na maioria dos centros médicos, as dissecções venosas ou a colocação de cateter por punção percutânea são cirurgias consideradas de pequeno porte e, portanto, delegadas a cirurgiões menos experientes, em início de formação. No entanto, a prática clínica demonstra que tais procedimentos exigem necessariamente o perfeito conhecimento anatômico dos vasos da região, muita habilidade técnica, indicação criteriosa e, principalmente, a noção das complicações que podem advir se não forem corretamente executados.

O acesso arterial, por punção isolada para colheita de amostra única de sangue ou para colocação de cateter, tem sido cada vez mais utilizado em crianças com doença grave, internadas em unidades de terapia intensiva ou durante cirurgias de grande porte, como ressecções de tumores, hepatectomias, transplante hepático ou qualquer outra em que existir a perspectiva de grandes sangramentos.

ACESSO VENOSO

Acesso Venoso Periférico

É feito através de punção das veias superficiais visíveis do dorso das mãos, antebraço, dorso dos pés e couro cabeludo, com agulhas metálicas do tipo Butterfly® ou com dispositivos do tipo Jelco® ou Abbocath®, em que um pequeno cateter de teflon de 2 a 3 cm é conduzido no interior da veia por uma agulha em seu interior. Após se verificar que a luz da veia foi atingida, através do refluxo de sangue, o cateter é totalmente introduzido e a agulha é finalmente retirada.

As veias do dorso das mãos são as de primeira escolha. São superficiais, de bom calibre e de fácil punção. As veias da face anterior do antebraço são mais delgadas e tortuosas, o que as torna adequadas para administração de líquidos apenas em crianças anestesiadas, e são de difícil manutenção em crianças acordadas. Na dobra anterior do cotovelo, as veias intermédia, basílica e cefálica constituem boas opções, com a única desvantagem de exigirem a imobilização da articulação para a manutenção no longo prazo. Nos membros inferiores, as veias superficiais utilizadas são as tributárias da safena interna, na região do maléolo interno e na face dorsal do pé. O maior inconveniente da punção dessas veias é a ocorrência de flebites com poucas horas de utilização. Em recém-nascidos e lactentes pequenos, as veias do couro cabeludo, apesar de delgadas e exigirem agulhas muito finas, são adequadas para administração de soluções de hidratação parenteral, com as vantagens de serem superficiais e não exigirem a imobilização da criança para manutenção em longo prazo.

Nos últimos anos, as punções de veias periféricas têm sido feitas com auxílio da ultrassonografia, recurso que facilita sobremaneira a visualização das veias. Dessa forma, a agulha é introduzida sob visão da imagem fornecida pelo ultrassom[5]. Outro recurso também disponível é a visualização das veias periféricas por meio de dispositivos de raios infravermelhos[6].

O período útil de cada veia superficial é de 24 a 72 horas. No entanto, quando se administram soluções hiperosmolares, como em nutrição parenteral periférica, recomenda-se o rodízio sistemático das veias a cada 48 horas, mesmo na ausência de flebites. Com isso, a recuperação das veias utilizadas é mais rápida e completa. Diante da impossibilidade de novas punções, torna-se necessária cateterização da veia central por punção percutânea ou dissecção.

A principal vantagem das punções de veias periféricas é o baixo risco de complicações, inerentes às veias profundas. As complicações mais comuns são as flebites superficiais e o extravasamento da solução ou dos medicamentos administrados.

Em situações críticas em que não se consegue acesso venoso rápido, pode-se utilizar a infusão de soluções na medula óssea. A justificativa para a utilização dessa via é que os vasos intramedulares não se colabam, mesmo diante de hipotensão grave ou choque, o que permite pronta absorção de drogas, soluções cristaloides e produtos hemocomponentes[7-9]. A substância injetada no interior da medula atinge inicialmente os múltiplos vasos sinusoides venosos, em seguida o seio venoso central e, finalmente, o interior da veia responsável pela drenagem sanguínea do osso.

Na criança com idade até quatro anos, os ossos longos contêm praticamente apenas medula vermelha. Os locais mais adequados para punção medular são a tíbia, o terço distal do fêmur e a crista ilíaca. Após infiltração anestésica na pele, subcutâneo e periósteo, punciona-se a medula da tíbia 1 a 3 cm abaixo de sua tuberosidade anterior, com agulha calibre 16 ou Butterfly® 19, conectada a uma seringa. No fêmur, o ponto de acesso localiza-se em média 3 cm acima do côndilo medial e, na crista ilíaca, em sua face posterior. Após a penetração do córtex ósseo, percebe-se que a agulha atingiu a medula pela falta de resistência e pela obtenção de sangue ao se aspirar a seringa. As soluções podem ser administradas por gravidade ou sob pressão. As complicações decorrentes dessa via, como celulites e osteomielites, são infrequentes, em torno de 1% a 2% dos casos[10].

Acesso Venoso Profundo

O acesso às veias profundas para cateterização, bem como as técnicas para a manutenção dos cateteres por longo prazo, representou um dos grandes avanços da cirurgia pediátrica nos últimos 30 anos. As principais finalidades do cateter venoso central na criança constituem: a administração de fluidos, sangue e drogas durante anestesia para cirurgias de grande porte; hidratação parenteral pré ou pós-operatória; administração endovenosa de drogas por diferentes períodos; nutrição parenteral prolongada; transfusão de troca em recém-nascidos; quimioterapia; hemodiálise; plasmaferese, para medidas da pressão venosa central; e coletas de sangue para exames laboratoriais[11]. Também, a cateterização venosa ou arterial é indicada em situações em que se faz necessário algum tipo de circulação extracorpórea, como na cirurgia cardíaca, no intraoperatório do transplante hepático de crianças maiores ou adolescentes (*bypass* venovenoso)[12], ou no tratamento da hipertensão pulmonar grave do recém-nascido, em que se utiliza modernamente a circulação extracorpórea, com oxigenador de membrana[13].

Cateteres

Podem ter luz única, dupla ou tripla e ser utilizados segundo a indicação de cada caso. Devem ser confeccionados com material não tóxico, maleável, não trombogênico, que não induza à reação de corpo estranho e não cause irritação ao endotélio vascular. Os principais materiais utilizados são: PVC (cloreto de polivinil), teflon (politetrafluoretileno), polietileno, poliuretano e silastic (elastômero de silicone).

Os cateteres de PVC são muito utilizados no Brasil para acesso venoso profundo por punção percutânea, mas não são os mais adequados para permanência por longo prazo, pois são trombogênicos e, em virtude da rigidez, podem perfurar a parede venosa. O teflon e polietileno são atualmente pouco utilizados para veias profundas, por serem muito rígidos e impróprios para crianças.

O cateter de silicone é o mais adequado para cateterização endovenosa por qualquer período de tempo. É pouco reativo, pouco trombogênico e flexível, o que facilita sua progressão pelo trajeto venoso, mesmo que haja angulações. A aquisição no mercado brasileiro é fácil e existem vários calibres adequados a todos os tipos de veias, para todas as idades.

O cateter de poliuretano apresenta características similares às do de silicone quanto à baixa capacidade de induzir reações no endotélio venoso ou trombogenicidade. No entanto, tem a desvantagem de ser menos flexível, o que o torna inadequado para cateterização de veias periféricas, sendo bastante utilizado atualmente para acesso venoso central apenas através de punção de veias jugular interna, subclávia ou femoral.

Seldinger elaborou uma técnica para introdução de cateteres flexíveis em veias profundas utilizando um fio-guia metálico, um dilatador e um dispositivo introdutor[14]. Após a punção da veia, o fio-guia é introduzido até o átrio direito, o que é indicado pelo aparecimento de extrassístoles no monitor cardíaco. A seguir, com a orientação do fio, introduz-se um dilatador para aumentar o orifício de entrada na veia. Esse dispositivo é retirado e, em seguida, introduzido o cateter de poliuretano orientado pelo fio-guia, o qual é finalmente tracionado. Quando se deseja utilizar cateter de silicone, em virtude da maleabilidade, torna-se necessária a introdução de um dispositivo de plástico através do fio-guia, seguida da retirada deste último. O cateter é então introduzido por dentro desse dispositivo, denominado "camisa". À medida que o cateter é introduzido, a camisa é aberta longitudinalmente, sendo finalmente retirada.

Em algumas situações, a previsão de permanência do cateter é de períodos de até alguns anos. Crianças com síndrome do intestino curto, neoplasias malignas em quimioterapia ou no período pré ou pós-operatório do transplante de medula óssea habitualmente necessitam de cateter por longo tempo para múltiplas finalidades: administração de soluções nutrientes, antibióticos, sangue ou produtos hemoderivados, e colheitas de amostras de sangue para exames laboratoriais de controle. Para esses casos, os cateteres de Broviac e Hickman são mais adequados, pois apresentam características que permitem sua utilização descontínua e são próprios para permanência por prazo bastante prolongado: são de silicone e possuem um anel de dacron, a mais ou menos 30 cm da extremidade proximal do cateter. Esse anel se situa na porção extravascular do cateter, que permanece no subcutâneo do paciente, e estimula a formação de fibrose em sua volta, o que permite maior fixação aos tecidos. A extremidade proximal do cateter é ocluída com tampa pelo sistema de rosca (*luerlock*) durante os períodos em que a administração de solução nutriente ou hidrossalina é interrompida. O cateter de Broviac difere do de Hickman por apresentar proteção adicional, constituída por outro cateter mais calibroso que envolve toda a porção extravascular localizada no túnel subcutâneo e que fica em contato com o exterior.

Os cateteres de luz única, dupla ou tripla são suficientes para a medida da pressão venosa central e colheita de sangue. Quando se fazem necessárias medidas de pressão de átrio direito, artéria pulmonar e débito cardíaco, é utilizado o cateter de Swan-Ganz, introduzido por meio da técnica de Seldinger ou dissecção venosa.

Em crianças com insuficiência renal, às vezes a diálise peritoneal não é factível, e a hemodiálise em sessões repetidas constitui a única possibilidade terapêutica no período de espera do transplante renal. Nesses casos, utilizam-se cateteres de silicone com dupla luz, do tipo Broviac, Hickman ou Permcath™. Neste último, os dois orifícios da extremidade distal estão em níveis diferentes, de modo que um se localiza no átrio direito e o outro na veia cava superior.

O cateter totalmente implantável, ou Portocath, constitui boa alternativa para quimioterapia e suporte nutricional. É um sistema em que um cateter de silicone é conectado a uma câmara de 2 a 3 cm de diâmetro, cuja superfície anterior é constituída por um diafragma de silicone e que permanece implantada na região peitoral, sobre a aponeurose do músculo peitoral maior. Na criança, o cateter é introduzido no sistema venoso central através de dissecção da veia jugular externa ou interna; em adolescentes, pode-se utilizar também a veia cefálica no sulco deltopeitoral ou punção da veia subclávia. O acesso ao sistema é feito utilizando-se agulha com orifício lateral (agulha de Huber), especialmente formulada para esse objetivo. No local onde a câmara é palpada, realiza-se a punção, e a agulha penetra a pele, o subcutâneo e o diafragma de silicone. Nos períodos em que o cateter não for utilizado, todo o interior do sistema é preenchido com heparina diluída em solução fisiológica.

A cateterização percutânea na criança deriva das técnicas descritas inicialmente para o adulto[15-18]. As veias utilizadas são aquelas que drenam diretamente ao sistema cava superior ou inferior. Podem ser utilizadas as veias superficiais do braço (veia basílica ou cefálica) e do pescoço (jugular externa), ou veias profundas (veia jugular interna ou subclávia). A tributária do sistema cava inferior mais utilizada é a veia femoral.

Qualquer que seja a via utilizada, a extremidade distal do cateter deve sempre ser localizada na entrada da veia cava superior (ou inferior), no átrio direito. A colocação da extremidade em outros pontos constitui erro técnico frequente, pois a prática demonstra que precocemente surgem flebites, às vezes muito graves, mesmo quando soluções não hipertônicas são administradas através do cateter.

Colocação de Cateter Central através da Punção de Veias Superficiais

Na criança, o sistema venoso periférico em geral não tem calibre adequado para punção com agulhas calibrosas que permitam a introdução de cateteres. No entanto, a introdução no mercado de cateteres delgados de silicone tem permitido a utilização rotineira da punção de veias periféricas para o acesso às veias centrais. São os cateteres conhecidos pela sigla derivada da língua inglesa "PICC" (*Peripherally Inserted Central Catheter*). A progressão do cateter em direção à veia cava torna-se possível pela flexibilidade e maleabilidade do cateter de silicone, apesar da presença de válvulas ou angulações do trajeto venoso periférico. Também os aparelhos de ultrassom ou raios infravermelhos auxiliam sobremaneira a visualização das delgadas veias periféricas.

A vantagem da cateterização das veias superficiais em relação às veias profundas reside na visualização direta e, portanto, na maior segurança. No membro superior, a punção é facilitada com o garroteamento, para se obter enchimento venoso mais adequado, e as veias mais utilizadas são a veia intermédia do cotovelo, basílica e cefálica. Na cateterização da veia jugular externa e de todas as outras tributárias da cava superior, utiliza-se a posição de Trendelenburg para melhor enchimento venoso. No entanto, a colocação de cateter rígido através dessa veia é muito difícil, em virtude do ângulo de 90° que existe na junção dela com a veia subclávia.

Punção de Veias Profundas

É a via mais utilizada para acesso ao sistema venoso central. Deve ser realizada no centro cirúrgico ou na unidade de terapia intensiva, sob rigorosas condições de assepsia, mas nunca em enfermarias. Lembrar que existem situações em que o procedimento deve ser evitado (Quadro 105.1).

Trata-se de uma punção sem visualização direta do vaso, orientada apenas por referências anatômicas. É necessária a imobilização adequada da

QUADRO 105.1 ***Situações em que a punção de veias profundas deve ser evitada.***

▪ Peso inferior a 3 kg
▪ Hipotensão ou choque
▪ Presença de coagulopatia (sangramento evidente, coagulograma alterado, plaquetopenia menor que 50.000/mm^3)
▪ Lesões na pele ou processo infeccioso nos locais de punção
▪ Trombose venosa ou tromboflebite local.
▪ Malformações ou tumores cervicais ou torácicos que podem alterar a posição anatômica dos vasos

criança e, às vezes, sedação ou anestesia geral, pois a agitação aumenta os riscos de insucesso. O local da punção deve estar limpo e isento de lesões, sendo a degermação de pele realizada com clorexidina 2% e/ou antissepsia realizada com clorexidina alcoólica 0,5% ou álcool 70%.

Se a criança não estiver sob anestesia geral, é necessária a infiltração da pele e subcutâneo com anestésico local. A punção do vaso é realizada com uma agulha conectada a uma seringa parcialmente preenchida com solução fisiológica. Após a passagem da pele, a agulha é orientada em direção à veia: a introdução é lenta e sob pressão negativa, aplicada no êmbolo da seringa. Uma vez atingido o vaso, deve haver livre refluxo de sangue. Não é recomendado aspirar e injetar esse sangue para se assegurar da punção correta, pois essa manobra pode deslocar a agulha do vaso ou mesmo formar hematomas, prejudicando a cateterização. Com a agulha no interior do vaso, retira-se a seringa, mantendo-se firme a posição da agulha, e com a outra mão se introduz o cateter. Este deve seguir livre pela agulha. A resistência à progressão pode indicar mau posicionamento da agulha em relação à veia, presença de angulações ou mesmo que o cateter esteja fora do vaso. É importante lembrar que nesse momento nunca se deve realizar movimentos de tração do cateter, pelo risco de se seccionar o segmento distal do mesmo pela extremidade cortante da agulha. O fragmento resultante pode permanecer no subcutâneo ou ser deslocado para a circulação, alojando-se no átrio direito, ventrículo ou artéria pulmonar.

O insucesso da primeira punção leva o cirurgião a outras tentativas, até que o procedimento seja concluído. No entanto, punções sucessivas aumentam consideravelmente o risco de complicações.

Após introdução do cateter, é realizada sua fixação à pele com pontos de fio de mononylon 4-0 ou 5-0, na dependência do calibre do cateter. Recomenda-se que o primeiro curativo seja compressivo, com finalidade hemostática. A localização correta da extremidade do cateter é garantida com o uso rotineiro do exame radiográfico do tórax.

Veia Jugular Interna

É a via comumente utilizada, sendo em geral um procedimento rápido, simples e com grande possibilidade de localização adequada da extremidade do cateter, dada a situação anatômica e o trajeto retilíneo até a veia cava superior. Constitui a primeira escolha para punção venosa profunda em crianças, reservando-se as veias subclávias ou femorais como segunda opção.

A veia jugular interna emerge da base do crânio, em posição posterior à artéria carótida interna, e durante o seu trajeto torna-se lateral e anterior à mesma. Em quase todo o seu percurso, localiza-se profundamente ao músculo esternoclidomastóideo e termina confluindo com a veia subclávia para formar a veia inominada e, em seguida, a veia cava superior. O lado preferencial de acesso é o direito, pelo fato de o trajeto venoso ser mais retilíneo, enquanto a veia jugular interna esquerda une-se praticamente em ângulo reto com a veia subclávia.

O posicionamento adequado do paciente é obtido com a colocação de coxim sob os ombros, forçando a extensão do pescoço. A cabeça é rodada em sentido contralateral, o suficiente para melhor apresentação do músculo esternoclidomastóideo. A punção é realizada tomando-se como referência o próprio músculo, o triângulo formado pelos ramos esternal e clavicular e a base na clavícula (triângulo de Sedillot) e a palpação da artéria carótida. A punção pode ser anterior, posterior ou através do músculo.

Via anterior: É preferível em virtude de o trajeto venoso ser mais retilíneo, evitando-se estruturas como a artéria carótida e a traqueia. O percurso da agulha é orientado sobre o trajeto da veia jugular interna, na borda anterior do músculo. A agulha deve ser introduzida em um ângulo de 30° com a superfície, dirigindo-se ao ponto médio da base do triângulo de Sedillot. Nas crianças pequenas, o ponto de punção deve ser próximo ao ângulo da mandíbula e, nas maiores, pouco acima do triângulo de Sedillot.

Via posterior: A agulha é introduzida na borda posterior do terço médio do músculo, profundamente ao mesmo, em direção à fúrcula esternal, atingindo a veia jugular perpendicularmente, o que dificulta a introdução do cateter. Também, por razões anatômicas, punções inadvertidas da artéria carótida e traqueia são frequentes, sendo por isso essa via pouco utilizada atualmente.

A punção da veia através do músculo esternoclidomastóideo é a via mais utilizada (Figura 105.1). É feita exatamente no ápice do triângulo de Sedillot, com um ângulo de 45° com a superfície. Direciona-se a extremidade da agulha ao centro da base do triângulo ou ao mamilo do mesmo lado. Quando se utiliza essa via, é importante lembrar que, no ponto de punção, a veia está mais próxima à superfície e, portanto, o comprimento de agulha introduzida é menor do que na via anterior, pois existe o perigo de atingir a cúpula pleural e a artéria carótida.

Veia Subclávia

Constitui a primeira escolha em adultos, adolescentes e crianças maiores. Localiza-se imediatamente sob a clavícula, anteriormente à artéria subclávia, tendo-se que a referência anatômica na superfície corresponde a um ponto situado medialmente à fenda deltopeitoral, na saliência da borda inferior da clavícula, onde esta cruza com a primeira costela. Em recém-nascidos e lactentes, existem duas peculiaridades anatômicas que tornam a punção mais difícil e de maior risco: a veia subclávia assume posição mais cefálica e a cúpula pleural se estende até a base do pescoço. O acesso à direita é o preferido, em virtude de o trajeto venoso ser mais retilíneo e mais calibroso e a cúpula pleural mais baixa. Pode-se utilizar a via infra ou supraclavicular[19], tendo-se que a primeira, descrita originalmente por Aubaniac[1], é muito utilizada em crianças (Figura 105.2).

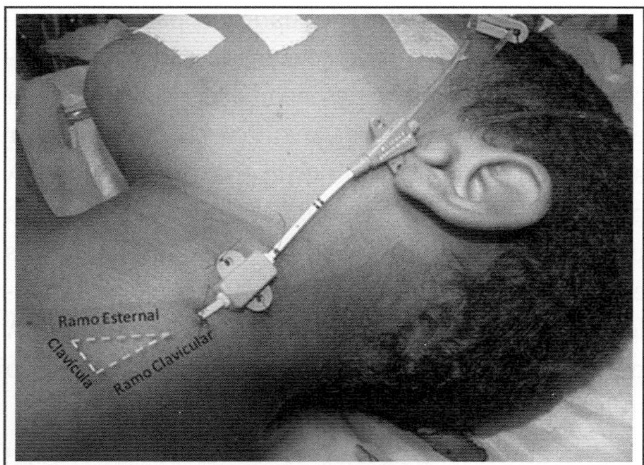

FIGURA 105.1 *Cateter de três vias introduzido em veia central através de punção da veia jugular interna no ápice do triângulo de Sedillot (formado por clavícula, ramo esternal e ramo clavicular do músculo esternoclidomastóideo).*

Para a utilização da via infraclavicular, coloca-se coxim sob os ombros, com a finalidade de se obter melhor exposição do local da punção, e a cabeça é mantida em posição neutra ou levemente voltada para o mesmo lado da punção, para evitar que o cateter progrida de forma indesejável para a veia jugular interna homolateral. O membro superior é imobilizado de modo a rebaixar o ombro desse lado. A agulha é introduzida à altura do ponto médio da clavícula, pouco abaixo da borda inferior da mesma. Após a penetração na pele, é mantido um pequeno ângulo de entrada, quase que paralelamente às fibras do músculo peitoral, em direção à base do triângulo de Sedillot (crianças menores) ou à fúrcula esternal (crianças maiores).

A via supraclavicular é pouco utilizada em crianças, pelo maior risco de acidentes, como lesão da cúpula pleural e da artéria carótida. Um coxim é colocado sob os ombros e a criança é posicionada

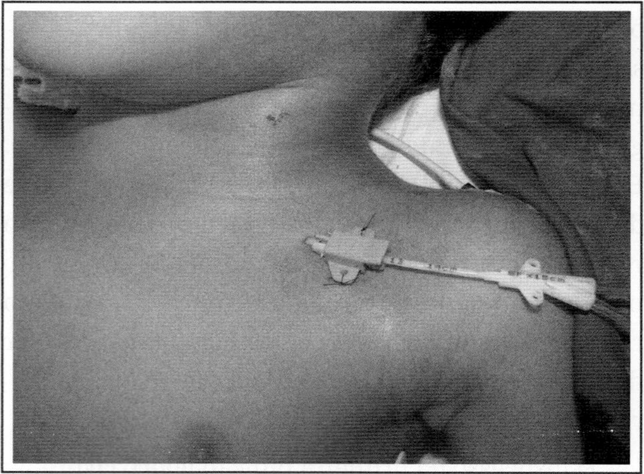

FIGURA 105.2 *Cateter duplo lúmen, introduzido em veia subclávia esquerda por punção.*

com a cabeça voltada para o lado oposto à punção. Identifica-se o ponto formado pela confluência da borda lateral do feixe clavicular do músculo esternoclidomastóideo e a borda superior da clavícula. A agulha é introduzida formando um ângulo de 45° com a superfície, em direção ao terço superior do esterno, abaixo da fúrcula. Em crianças pequenas, esse trajeto não deve ultrapassar 1 a 2 cm e, nas maiores, 3 cm.

Veia Femoral

No passado, a colocação de cateteres centrais através da veia femoral era considerada procedimento proscrito em vista do grande número de complicações, principalmente as tromboflebites com infecção secundária (pela proximidade do ponto de entrada do cateter com a região perineal), gangrena de membro inferior, fístula arteriovenosa e perfuração de veia cava inferior, com infusão de líquidos na cavidade peritoneal[20-24]. Esses problemas decorriam basicamente do desconhecimento da importância dos cuidados rigorosos para manutenção dos cateteres por longo prazo, bem como da má qualidade dos mesmos. No entanto, no presente, a veia femoral tem sido utilizada com muita frequência, com a vantagem de permitir acesso rápido mesmo em situações críticas de hipotensão, traumatismos ou falência cardíaca. A punção é feita na região femoral, logo abaixo do ligamento inguinal, no qual os elementos anatômicos se dispõem de 4 a 6 mm medialmente ao ponto onde se palpa o pulso arterial, e a agulha é introduzida em ângulo de aproximadamente 45° em direção à cicatriz umbilical, até que se obtenha sangue venoso[18]. A experiência clínica tem demonstrado que a utilização do sistema cava inferior se acompanha de índices de complicações infecciosas comparáveis aos observados quando se utiliza o sistema cava superior. Por outro lado, as tromboses de veia ilíaca ou cava inferior, consequentes ao uso do cateter por tempo prolongado, são frequentemente assintomáticas, ao contrário das tromboses de cava superior.

Dissecções de Veias

O acesso ao sistema venoso profundo, através das dissecções de veias periféricas, é tradicional e universalmente utilizado, pois apresenta a grande vantagem de ser procedimento bastante seguro, em virtude de a canulação venosa ser feita com visão direta. Outra vantagem reside na possibilidade de se utilizarem cateteres de silicone cujas características já foram frisadas. No entanto, o maior inconveniente desse tipo de acesso venoso é o de não permitir a troca repetida do cateter, além de implicar inutilização da veia, pois ela é ligada durante o procedimento. A escolha entre dissecção de veia periférica ou punção percutânea para o acesso venoso central depende basicamente da experiência da equipe médica e do tipo de paciente.

Para as dissecções venosas, utilizam-se inicialmente as veias tributárias do sistema cava superior, na seguinte ordem de preferência:

1. Axila: veia basílica ou axilar[25];
2. Pescoço: veias jugulares externas, faciais e, finalmente, jugulares internas;
3. Membro superior: veia basílica na dobra anterior do cotovelo e face interna do braço, e veia cefálica na face anterolateral;
4. Na sequência de opções, existem ainda as tributárias do sistema cava inferior, quando não houver disponibilidade do sistema cava superior, por trombose ou dissecções prévias. Entre os ramos da veia cava inferior, os mais utilizados são a croça da veia safena e a veia epigástrica profunda inferior;
5. Em adolescentes, de modo semelhante aos adultos, existe a opção da veia cefálica, no sulco deltopeitoral;
6. Excepcionalmente: veias tireoidianas inferiores, mamária interna ou veias intercostais[26].

O preparo do campo operatório consta de limpeza cuidadosa da pele, com clorexidina 2%, para degermação, e/ou antissepsia, realizada com clorexidina alcoólica 0,5% ou álcool 70%; e, para as veias cervicais, recomenda-se tricotomia do couro cabeludo do mesmo lado, visando inclusive a facilitar a realização dos curativos. Lembrar que a pele deve estar isenta de qualquer lesão infectada e ser distante de eventuais estomias naturalmente contaminadas, como traqueostomias ou colostomias.

As dissecções devem ser feitas em centro cirúrgico, sob anestesia geral, em crianças maiores, ou anestesia local com lidocaína, nas crianças menores. A dose máxima dessa droga a ser utilizada é de 7 mg/kg de peso corpóreo, ou seja, para um recém-nascido de 3 kg o volume do anestésico a 2% não deve ser superior a 1 mL. Utilizam-se pequenas incisões transversas, entre 0,5 e 1 cm, perpendiculares ao trajeto venoso. Após dissecção e adequada exposição, liga-se a veia com fio de mononylon 4, 5, ou 6-0, na dependência do calibre da veia. A venotomia, em geral transversa ao trajeto venoso, pode ser delicadamente dilatada com a própria extremidade da tesoura; detalhe técnico muito útil que facilita a introdução do cateter. Outro detalhe que possibilita o melhor manuseio, torna a feitura dos curativos mais fácil e diminui substancialmente os índices de infecção é a exteriorização do cateter por contra-abertura, ou seja, o ponto de penetração na pele é distante do ponto de entrada na veia. Nas veias do pescoço, exterioriza-se na região retroauricular ou peitoral, sendo esta última mais adequada para os curativos e manutenção no longo prazo. Quando se utilizam as veias da região axilar, o cateter é exteriorizado na face medial do braço ou na face lateral do tórax; e para as tributárias do sistema cava inferior, o local de exteriorização é o flanco do mesmo lado.

No nível da axila, as veias são profundas, próximas à artéria, e apenas em prematuros consegue-se visualizar a veia basílica através da pele. A incisão deve ser feita no ponto onde se palpa o pulso arterial. A veia basílica localiza-se em geral mais superficialmente ao feixe vasculonervoso da região, e apresenta válvulas em seu interior, facilmente perceptíveis externamente, o que é muito útil para sua identificação. Se a veia basílica não tiver calibre adequado, procede-se à dissecção em plano mais profundo até a veia axilar. Esta não apresenta válvulas internamente e sua textura é similar a da artéria, a qual poderá ser inadvertidamente cateterizada, particularmente em situações de hipotensão ou choque, em que o pulso arterial é pouco perceptível.

No membro superior, as veias periféricas podem ser dissecadas, porém o maior inconveniente é a dificuldade de progressão dos cateteres devido à presença das válvulas ou da angulação no nível da axila. Na dobra anterior do cotovelo, utiliza-se a veia basílica ou a cefálica, habitualmente visíveis e superficiais. A primeira pode também ser dissecada na face medial do braço, onde corre junto ao nervo cutâneo medial do antebraço, no plano da aponeurose muscular, tendo-se que o ponto mais utilizado para acesso é de 1 a 2 cm acima e anteriormente ao epicôndilo medial do úmero. A veia cefálica é pouco utilizada na criança para cateterizações em longo prazo devido à dificuldade de progressão do cateter até a subclávia. Sua utilidade se restringe a situações de dificuldade de punção venosa periférica e quando a perspectiva de duração do cateter é de poucas horas, como hidratação parenteral, ou durante anestesia geral para administração de drogas e fluidos. O ponto mais comum de acesso é a face anterolateral do braço, nas proximidades da dobra do cotovelo. Outro local citado, mas pouco utilizado na prática, é o antebraço, próximo ao punho.

A veia jugular externa é muito utilizada em recém-nascidos e lactentes. Habitualmente, é visível através da pele, superficialmente ao músculo esternoclidomastóideo, e a abordagem é feita por incisão sobre a veia. Às vezes, a introdução do cateter é dificultada pelo ângulo que existe na junção com a subclávia. Nesses casos, a rotação da cabeça para o mesmo lado da veia facilita a passagem através dessa angulação. A veia jugular interna é facilmente dissecada por meio de incisão no ponto médio do pescoço, sobre o músculo esternoclidomastóideo: as fibras musculares são afastadas e, junto à porção profunda do músculo, a veia é identificada em íntima vizinhança com a artéria carótida comum e o nervo vago. Apesar de ser facilmente encontrada e ser de excelente calibre e fácil canulação, a veia jugular interna deve ser reservada como uma das últimas opções. Em recém-nascidos prematuros extremos, algumas vezes é a única via de acesso, principalmente quando o objetivo do cateter é a transfusão de troca.

A veia facial, ramo da jugular interna, foi inicialmente utilizada em neurocirurgia para o tratamento da hidrocefalia por meio do *shunt* ventrículo-atrial, em que o acesso ao átrio era feito através dessa veia. A exposição é obtida com incisão transversa, no nível do trígono carotídeo, logo abaixo do ângulo da mandíbula, anteriormente ao músculo esternoclidomastóideo. Após divulsão das aponeuroses cervicais anterior e média, identifica-se a veia jugular interna, posteriormente à borda medial do músculo esternoclidomastóideo. Dissecando-se essa veia cranialmente, identifica-se a veia facial, cujo calibre é habitualmente adequado e o trajeto muito curto. As grandes vantagens dessa veia são a possibilidade de colocação de cateteres calibrosos e o fácil acesso central através da veia jugular interna, evitando-se a ligadura desse tronco venoso, o que faz com que essa via seja muito utilizada atualmente para nutrição parenteral prolongada em lactentes. Dada à situação anatômica da veia, é mais conveniente que o cateter seja exteriorizado por contra-abertura na região retroauricular.

Em relação ao sistema cava inferior, os ramos utilizados para a colocação de cateter são, em ordem de preferência, a croça da veia safena magna, a veia epigástrica profunda inferior e a veia safena magna. A primeira é encontrada na região femoral, logo abaixo do ligamento inguinal, medialmente ao ponto onde se palpa o pulso arterial. Através de incisão transversa, identifica-se a veia no tecido subcutâneo profundo, tendo-se que a croça atravessa a fáscia crivosa antes de desembocar na veia femoral comum[27].

A veia epigástrica profunda é dissecada por inguinotomia transversa na prega abdominal inferior. Após abertura de pele, subcutâneo, aponeurose do músculo oblíquo maior e fáscia transversal, identifica-se a veia cujo trajeto é curto em direção à veia ilíaca interna. A veia safena magna, no nível do maléolo tibial, é superficial, de fácil acesso em situações de emergência e hipovolemia, porém atualmente pouco utilizada em virtude da ocorrência muito precoce de flebites e do curto período de permanência dos cateteres, dada a impossibilidade de colocá-los em posição central.

Em adolescentes e adultos, a veia cefálica no sulco deltopeitoral pode ser utilizada principalmente para a colocação de cateteres de longa permanência, exteriorizados na região peitoral. Após correr pela face lateral do braço, a veia passa pelo triângulo formado pelo músculo peitoral maior, deltoide e borda inferior da clavícula, desembocando na veia subclávia. O acesso é obtido por incisão transversa nesse triângulo, onde a veia é localizada profundamente no espaço preenchido por tecido adiposo, entre as fibras dos dois músculos. Às vezes, no entanto, o pequeno calibre da veia não permite a colocação de cateter adequado, sendo esse o maior inconveniente dessa via de acesso.

Após a colocação do cateter, o controle da correta posição do mesmo deve ser feito na sala de cirurgia, antes do fechamento da incisão da flebotomia, através de radiografia contrastada ou radioscopia. No caso dos cateteres de silicone não radiopacos, a visualização é obtida com injeção de 1 a 2 mL de contraste iodado. Após a canulação venosa, o cateter é amarrado à veia com fio inabsorvível 5-0 ou 6-0, tendo-se o cuidado de não ocluir a luz do cateter, em virtude da delicada textura de suas paredes. A incisão cutânea é fechada com pontos separados de fio de mononylon fino.

Os curativos devem visar à correta fixação e impedir que o cateter seja mobilizado com os movimentos normais da criança ou em decorrência de manipulações pelo médico ou enfermagem. O curativo necessariamente deve englobar o canhão da agulha, que é conectado ao equipo de infusão. Os curativos devem ser meticulosamente trocados a cada dois ou três dias, ou em qualquer tempo se houver extravasamento de soluções ou refluxo de sangue. Limpa-se cuidadosamente o ponto de entrada do cateter na pele com solução de clorexidina alcoólica 0,5%. É muito importante a conscientização da enfermagem e do médico de que extremo cuidado seja tomado para o cateter não ser acidentalmente tracionado durante as trocas do curativo.

Em casos extremos de trombose de cava superior e inferior, decorrente da sucessiva utilização de cateteres por tempo prolongado, como em crianças com síndrome do intestino curto em nutrição parenteral prolongada ou com insuficiência renal crônica e diálise prolongada, pode-se utilizar o recurso de colocação de cateter diretamente no átrio direito. Através de esternotomia mediana, efetua-se sutura em bolsa na parede do átrio direito com fio de mononylon 4-0 ou 3-0 e coloca-se cateter de demora do tipo Broviac ou Permcath™.

Veia Umbilical

A cateterização da veia umbilical no recém-nascido só pode ser utilizada em situações de emergência durante a reanimação na sala de parto e, mais especificamente, quando houver necessidade de transfusões de troca (Figura 105.3). Até o quarto ou quinto dia, a cateterização pode ser feita diretamente pela secção do coto umbilical, rente à parede abdominal. A veia é identificada no quadrante superior do coto e tem luz bastante ampla. Após a mumificação do coto umbilical, o acesso pode ser obtido ainda no período neonatal através de pequena incisão transversa mediana, logo acima da cicatriz umbilical. A veia é encontrada entre a aponeurose anterior do abdome e o peritônio parietal; dirige-se cranialmente, continuando como ramo esquerdo da veia porta e entrando na veia cava inferior através do ducto venoso. O cateter deve ser introduzido em extensão de 4 a 5 cm, suficiente para que ocorra o fácil refluxo de sangue, e sua extremidade distal deve situar-se na veia cava inferior, no ducto venoso ou na própria veia umbilical. Não deve ser utilizado em hipótese alguma para administração de soluções hipertônicas e, após 24 a 48 horas, obrigatoriamente deve ser retirado, pelo risco de flebite e trombose da veia porta.

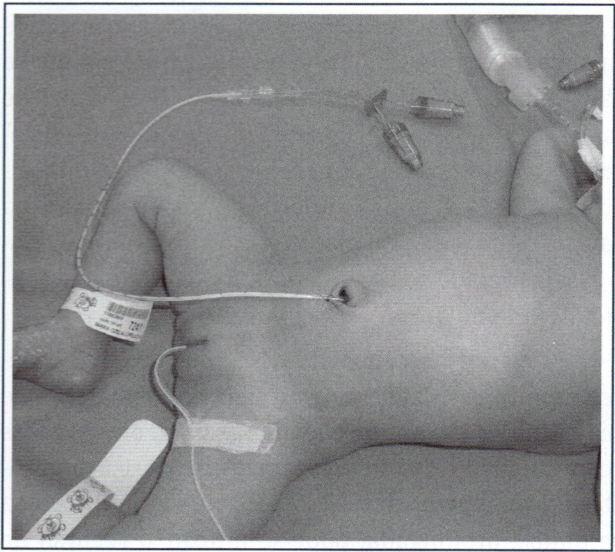

FIGURA 105.3 *Cateter introduzido em veia umbilical logo após o nascimento e utilizado para colheita de amostras de sangue e para hidratação parenteral.*

O tratamento de crianças com insuficiência renal crônica sofreu significativo avanço nos últimos anos, com os recursos da diálise peritoneal, através dos cateteres de silicone, e da hemodiálise, através dos cateteres venosos centrais ou das fístulas arteriovenosas[28]. Embora não sejam utilizadas em nutrição parenteral prolongada, as fístulas arteriovenosas têm assumido papel crescente nos últimos anos no atendimento de crianças com doença renal grave na fase de espera do transplante renal.

As primeiras hemodiálises em crianças foram realizadas no início da década de 1960, graças à utilização dos *shunts* arteriovenosos, introduzidos por Quinton e Scribner[29]. Genericamente, denomina-se "*shunt*" a toda comunicação externa entre artéria e veia, e "fístula" a comunicação interna. Para a confecção dos primeiros *shunts* foram utilizadas próteses vasculares externas de teflon ou silicone, introduzidas na artéria e veia através de pequenas incisões cutâneas. No entanto, a impossibilidade de utilização por período de tempo prolongado e as graves complicações, como deslocamento acidental, sangramento maciço, trombose, tromboembolismo pulmonar, infecção e escaras cutâneas, limitaram a utilização desse dispositivo na criança.

Em 1966, Brescia e Cimino realizaram pela primeira vez, em adultos, uma fístula interna entre a artéria radial e a veia cefálica, por meio de anastomose laterolateral, no nível do pulso[30]. Essa técnica permitiu a realização da hemodiálise por períodos de até 15 meses. Quatro anos mais tarde, Wander *et al.* utilizaram o procedimento em dez crianças, com sucesso[31]. Em 1984, Yazbeck *et al.* relataram as vantagens da utilização de técnicas microcirúrgicas para a confecção de fístulas em crianças[32].

Técnica operatória: Após o diagnóstico da falência de função renal e da necessidade de hemodiálise, de modo geral indica-se inicialmente a colocação de cateter venoso central para a execução da hemodiálise, já que a fístula arteriovenosa não deve ser utilizada antes de três ou quatro semanas após sua confecção. Esse período de tempo (período de "maturação da fístula") é dado para que as veias se tornem adequadamente calibrosas antes de ser puncionadas.

Como primeira opção, utiliza-se a veia cefálica e a artéria radial no nível do pulso do membro superior não dominante, em geral o esquerdo (Figura 105.4). A segunda opção é representada pela fístula entre a artéria braquial e a veia cefálica ou basílica, no nível da dobra anterior do cotovelo. Como última opção, podem ser utilizados os vasos dos membros inferiores com anastomose da veia safena com a artéria femoral[33,34].

A avaliação pré-operatória consiste na visualização das veias superficiais e na palpação do pulso arterial do membro a ser operado, preferencialmente o não dominante. O procedimento deve ser realizado sob anestesia geral, associada a um bloqueio regional. Utiliza-se lupa cirúrgica, com aumento de 3,5 vezes, ou microscópio cirúrgico, com aumento de cinco a oito vezes. O acesso à veia cefálica e à artéria radial é feito por meio de incisão longitudinal,

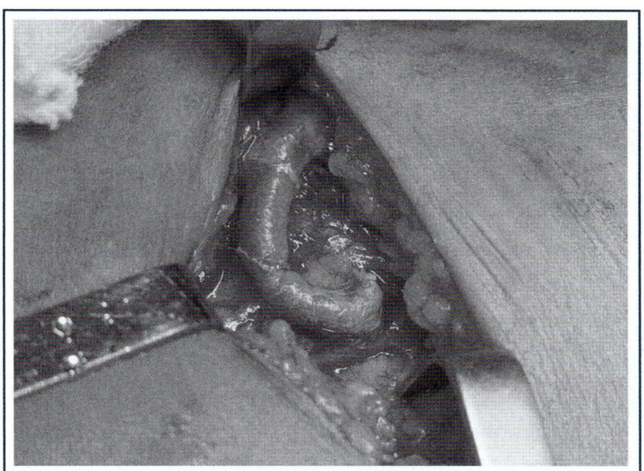

FIGURA 105.4 *Fístula da veia cefálica com a artéria braquial.*

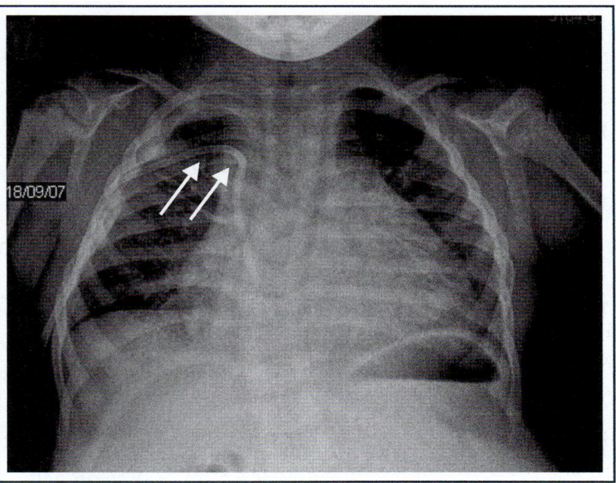

FIGURA 105.5 *Radiografia mostrando cateter central introduzido por meio da quarta veia intercostal (setas). O acesso foi obtido por toracotomia direita.*

com o objetivo de se obter a maior extensão possível de segmento venoso. Após dissecção distal da veia cefálica até sua origem, próxima à base do polegar, efetua-se a secção do vaso com ligadura apenas do coto distal, injeção de heparina diluída no segmento proximal e hemostasia temporária, com a colocação de pinça vascular delicada. A artéria radial deve ser dissecada em pequena extensão, suficiente apenas para a colocação da pinça arterial. A boca do segmento terminal da veia deve ser espatulada, com o objetivo de se obter a maior extensão possível de linha de sutura. A anastomose é feita na face lateral da artéria radial, utilizando-se suturas contínuas ou com pontos separados com fio de mononylon 7-0 ou 8-0. A confecção das fístulas arteriovenosas com outros vasos obedece aos mesmos princípios técnicos.

Acessos Vasculares em Condições de Exceção

Os grandes avanços em cuidados intensivos têm permitido a sobrevida prolongada de crianças em condições graves, por períodos cada vez maiores. Dessa forma, têm sido frequentes situações em que não mais existem opções para obtenção de via de acesso vascular, por trombose de veias tributárias do sistema cava superior ou inferior. Por vezes, em lactentes, depara-se com o problema de trombose da própria veia cava superior. Nessas situações, tem-se lançado mão do recurso de colocação de cateter através da veia ázigo, veias intercostais ou, mesmo, diretamente no átrio direito, acessos que são obtidos por meio de toracotomia (Figura 105.5)[35].

Referências

1. Aubaniac R. Une nouvelle voie d'injection ou de ponction veineuse: La voie sous claviculaire. Semin Hop. 1952;28:3445.
2. Dudrick SJ, Wilmore DW, Vars HM. Long-term parenteral nutrition with growth, development, and positive nitrogen balance. Surgery. 1968;64:134.
3. Maksoud JG, Tannuri U, Amaral LA. Prolonged parenteral nutrition in pediatric surgery: Nitrogen balance, comparison of 2 types of amino acid solutions. Rev Hosp Clin Fac Med Sao Paulo. 1977;32(6):353-8.
4. Tannuri U, Mathias AL, Brito IA. Prolonged parenteral nutrition in pediatric surgery. Experience in 55 cases. AMB Rev Assoc Med Bras. 1979;25(4):143-5.
5. Bouaziz H, Zetlaoui PJ, Pierre S, Desruennes E, Fritsch N, Jochum D, Lapostolle F, Pirotte T, Villiers S. Guidelines on the use of ultrasound guidance for vascular access. Anaesth Crit Care Pain Med. 2015; 34(1):65-9.
6. Jöhr M, Berger TM. Venous access in children: state of the art. Curr Opin Anaesthesiol. 2015;28(3):314-20.
7. Guy J, Haley K, Zuspan SJ. Use of intraosseous infusion in the pediatric trauma patient. J Pediatr Surg. 1993;28:158.
8. Joanne G, Stephen P, Susan S. Intraosseous vascular access in critically ill adults-a review of the literature. Nurs Crit Care. 2015 Feb 17. doi: 10.1111/nicc.12163. [Epub ahead of print]
9. Hunsaker S, Hillis D. Intraosseous vascular access for alert patients. Am J Nurs. 2013;113(11):34-9.

10. Rowe MI, O'Neill JA Jr, Grosfeld JL, Fonkalrsrud EW. Essentials of Pediatric Surgery. St Louis: Mosby; 1994. p. 138.
11. Orlowski JP. My kingdom for an intravenous line [editorial]. Am J Dis Child. 1984;138:803.
12. Tzakis AG, Starzl TE. Liver transplantation. In: Ashcraft KW, Holder TM. Pediatric Surgery. 2nd ed. Philadelphia: WB Saunders Company; 1993. p. 505.
13. Anderson KD. Extracorporeal membrane oxigenation. In: Ashcraft KW, Holder TM. Pediatric Surgery. 2nd ed. Philadelphia: WB Saunders Company; 1993. p. 956.
14. Seldinger SJ. Catheter replacement of the needle in percutaneous artheriography. Acta Radiol. 1953;39:368.
15. Newman BM, Jewett Jr TC, Karp MP, Cooney DR. Percutaneous central venous catheterization in children: First line choice for venous access. J Pediatr Surg. 1986;21:685.
16. Durand M, Ramanathan R, Martinelli B, Tolentino M. Prospective evaluation of percutaneous venous silastic catheters in newborns infants with birth weights of 510 to 3,920 grams. Pediatrics. 1986;78:245-50.
17. Loeff DS, Matlak ME, Black RE, et al. Insertion of a small central venous catheter in young infants. J Pediatr Surg. 1982;17:944.
18. Eichelberger MR, Rous PG, Hoelzer DJ, et al. Percutaneous subclavian venous catheters in neonates and children. J Pediatr Surg. 1981;16:547.
19. Yoffa D. Supraclavicular subclavian venipuncture and catheterization. Lancet. 1965;2:614.
20. Nabseth DC, Jones JE. Gangrene of the lower extremities of infants after femoral venipuncture. Report of two cases. N Engl J Med. 1961;268:1003.
21. Asnes RS, Arendar GM. Septic artritis of the hip: A complication of femoral venipuncture. Pediatrics. 1966;38:837.
22. Fuller TJ, Mahoney JJ, Juncos LI, Hawkins RF. Arterio-venous fistula after femoral vein catheterization [letter to the editor]. JAMA. 1976;236:2943.
23. Bonadio WA, Losek JD, Melzer-Lange M. An unusual complication from a femoral venous catheter. Pediatr Emerg Care. 1988;4:27.
24. Kanter RK, Gorton JM, Palmieri K, et al. Anatomy of femoral vessels in infants and guidelines for venous catheterization. Pediatrics. 1989;83:1020.
25. Stephens BI, Lelli Jl, Allen D, et al. Silastic catheterization of the axillary vein in neonates: an alternative to the internal jugular vein. J Pediatr Surg. 1993;28:31.
26. Jaime-Solis E, Anaya-Ortega M, Montezuma-Espinosa J. The internal mammary vein: an alternative route for central venous access with an implantable port. J Pediatr Surg. 1994;29:1328.
27. Meland NB, Wilson W, Soontharotoke CY, Kouchi CJ. Saphenofemoral venous cutdowns in the premature infants. J Pediatr Surg. 1986;21:341.
28. Goldstein Sl, Macierorowski CT, Jabs K. Hemodialysis catheter survival and complications in children and adolescents. Pediatr Nephrol. 1997;11:74.
29. Quinton WE, Dillard D, Scribner BH. Cannulation of blood vessels for prolonged hemodialysis. Trans Am Soc Artif Intern Organs. 1960;6:104.
30. Brescia MJ, Cimino JE, Appel K, Hurwich BJ. Chronic hemodialysis using venipuncture and a surgically created arteriovenous fistula. N Eng J Med. 1966;275:1089.
31. Wander JV, Moore ES, Jonasson O. Internal arteriovenous fistulae for dialysis in children. J Pediatr Surg. 1970;5:533.
32. Yazbeck S, O'Reagan S. Microsurgery for Brescia-Cimono fistula construction in pediatric patients. Nephron. 1984;38:209.
33. Tannuri U, Tannuri AC. Experience with arteriovenous fistulas for chronic hemodialysis in children: technical details and refinements. Clinics (Sao Paulo). 2005;60(1):37-40.
34. Tannuri U, Tannuri AC, Watanabe A. Arteriovenous fistula for chronic hemodialysis in pediatric candidates for renal transplantation: Technical details and refinements. Pediatr Transplant. 2009;13(3):360-4.
35. Tannuri U, Tannuri AC, Maksoud JG. The second and third right posterior intercostal veins: an alternate route for central venous access with an implantable port in children. J Pediatr Surg. 2005;40(11):e27-30.

106 Acesso para as Vias Aéreas

Iracema C. O. F. Fernandes
Toshio Matsumoto

INTRODUÇÃO

A medicina de emergência começa com as vias aéreas. Em toda situação em que é necessário manter uma via aérea patente e segura, a intubação traqueal pode estar indicada.

Uma via aérea segura é essencial em qualquer paciente que apresente risco presente ou potencial de morte, o que é comum em cenários como na medicina de emergência, na cirurgia e no resgate. A habilidade e a rapidez de garantir um acesso à via aérea são desafios constantes e não podem nunca serem negligenciados. A via aérea até a traqueia pode ser mantida por meio da colocação de um tubo introduzido pela narina, boca ou traqueotomia. Esse tubo permite a entrada dos gases para a respiração sem que passem por estruturas das vias aéreas superiores que estejam obstruídas, instáveis e que ofereçam grande resistência ao fluxo aéreo. No entanto, a colocação desses tubos deve ser seguida de rigor técnico para evitar complicações e maior morbidade para o paciente.

A intubação traqueal (IT) é a introdução de uma cânula na traqueia, por via oral ou nasal. A primeira descrição histórica de intubação é de 1543, por Vesalius, realizada em animais. A primeira IT em humanos foi em 1896, por Trendelenburg, em que se colocava um tubo, com um balão na extremidade distal, pela traqueostomia de pacientes anestesiados.

O aparecimento do laringoscópio com diversos tipos de lâminas e tamanhos específicos possibilitou a colocação da cânula sem traqueostomia.

A IT é um procedimento frequentemente realizado em emergência, em Unidades de Terapia Intensiva e em ambientes cirúrgicos.

Algumas considerações devem ser feitas sobre a anatomia da via aérea da criança, para a realização da IT.

CONSIDERAÇÕES ANATÔMICAS DA VIA AÉREA

A via aérea da criança difere da do adulto em alguns pontos:

- Cabeça: a cabeça da criança é proporcionalmente maior em relação ao resto do corpo, e a criança tende com isso a adquirir uma posição de flexão. O tônus cervical quando comprometido pode gerar obstrução de VAS.

- Língua: a língua é proporcionalmente mais longa e grande para a cavidade oral. Quando o tônus estiver comprometido, pode proporcionar uma queda posterior e obstrução. É a causa mais frequente de obstrução de VA em crianças e adultos.
- Áreas de estreitamento: na criança abaixo de um ano, a região mais estreitada por tecido cartilaginoso está no nível da cartilagem crinoide (no adulto a região mais estreitada está na glote).
- Laringe: ela está situada em relação superior e anterior à coluna cervical. Ao nascimento, a glote fica posicionada na altura de C3-C4 (adulto: C5-C6); as cordas vocais são côncavas e fazem uma angulação anteroinferior (no adulto são menos côncavas e mais horizontalizadas) (Figura 106.1).
- Epiglote: a epiglote é relativamente maior na criança e é também mais flácida; o formato ômega é mais pronunciado.

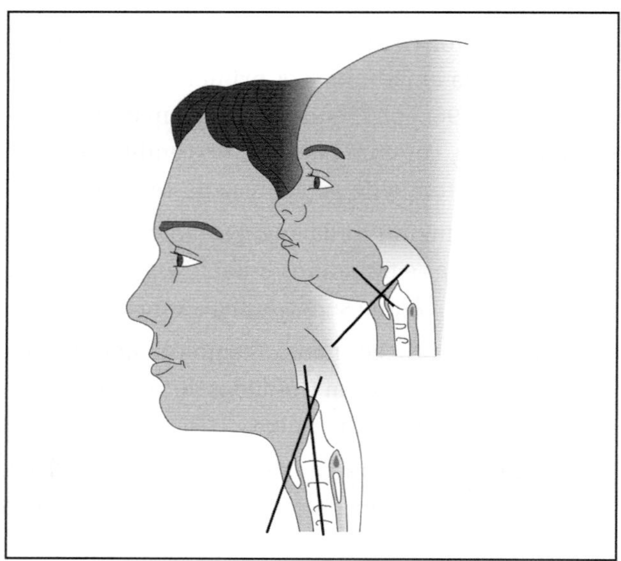

FIGURA 106.1 ***Diferença na angulação da epiglote no adulto e na criança.***

- Subglote: apresenta menor diâmetro e tem o suporte cartilaginoso menos desenvolvido.
- Traqueia: o formato observado no trajeto da traqueia de um adulto tem a forma cilíndrica e difere do da criança, que é caracteristicamente cônico (Figura 106.2).

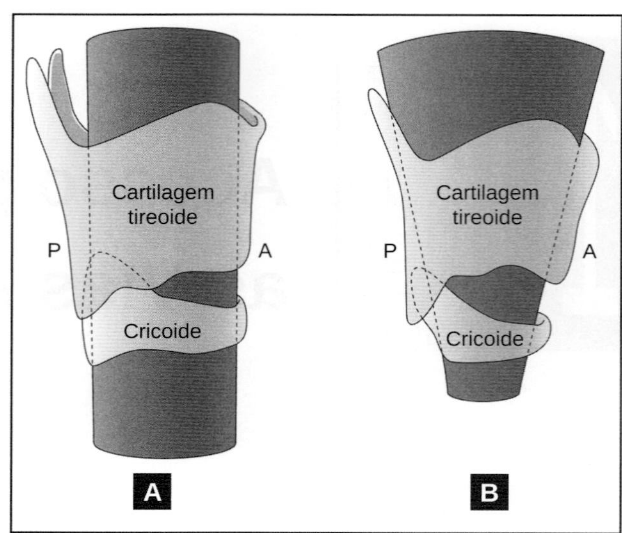

FIGURA 106.2 ***Traqueia no adulto e na criança[13]. (A) Adulto: forma cilíndrica; (B) Criança: forma cônica.***

Outras características da criança:

- Apresenta maior complacência da caixa torácica (tórax mais flácido).
- Ventilação colateral deficiente. O recém-nascido tem um número de alvéolos cerca de 20 vezes menor que o do adulto, e não apresenta nenhuma ventilação colateral alveolar. A ventilação colateral surge com a hiperplasia alveolar durante o crescimento da criança.
- Controle central da respiração deficiente.
- Menor proporção de fibras musculares tipo I (resistentes à fadiga) no diafragma.
- Maior taxa metabólica basal relativa, o que implica aumento relativo do trabalho respiratória para suprir as demandas do organismo.

EFEITOS FISIOLÓGICOS DA IT

Embora a IT seja um procedimento que garante um acesso às vias aéreas numa criança grave, esse procedimento pode levar a alterações fisiológicas que podem ser prejudiciais.

A manipulação da via aérea durante a laringoscopia pode estimular um reflexo que, por sua vez, pode provocar fechamento da glote, broncoespasmo, edema pulmonar, apneia, hipertensão arterial ou hipotensão, taquiarritmias (taquicardia, bradicardia), hipertensão intracraniana, hipoxemia e hipercapnia.

Para evitar essas alterações é indicado o protocolo de sequência rápida de intubação (SRI), sendo considerada uma má prática se não realizado.

INDICAÇÕES DE SRI

As indicações de SRI são relacionadas às indicações de intubação traqueal, seja na emergência, seja de modo eletivo. As principais condições são: insuficiência respiratória, perda de reflexos da via aérea, higiene brônquica, alterações do sistema nervoso central e procedimentos quando não for possível assegurar a via aérea.

São contraindicações relativas:

- Respiração espontânea e ventilação adequada;
- Malformação facial;
- Obstrução da via aérea superior;
- Trauma de face ou via aérea.

SRI

O termo surgiu em anestesia na década de 1980 como extensão da sequência rápida de indução anestésica. Foi observado que o uso de pré-medicamentos facilitava e tornava o procedimento mais seguro e com maior índice de sucesso. Em 1990, Yamamoto relatou o uso com sucesso da sequência rápida de intubação (SRI) em 19 pacientes pediátricos que necessitaram de intubação traqueal de emergência.

A SRI consiste na administração, depois de um período de oxigenação a 100%, de um sedativo de ação rápida e curta, seguida por um bloqueador neuromuscular com as mesmas características, para realizar rapidamente e nas melhores condições a laringoscopia, seguida da intubação orotraqueal. Tem o propósito de evitar tentativas mal sucedidas em pacientes despertos e combativos que recebem ventilação manual com bolsa e máscara, diminuindo o risco de distensão, regurgitação, vômito e aspiração. A SRI não está indicada em pacientes que estejam inconscientes e com relaxamento muscular, como na parada cardiorrespiratória.

No entanto, a SRI deve ser aplicada apenas por pessoal adequadamente treinado e experiente no uso das medicações utilizadas, além de serem aptos em fornecer uma ventilação alternativa quando a intubação for mal sucedida.

AVALIAÇÃO DO PACIENTE

Deve ser avaliada a via aérea do paciente quanto à presença de malformações de face (boca, nariz, palato, dentes).

Abertura da boca, mobilidade da mandíbula e articulação temporomandibular, e movimentação do pescoço.

Na tentativa de predizer a dificuldade de realizar a intubação, foram criados alguns escores em adultos. Mallampati, em 1985, descreveu um sistema de graduação baseado na observação pré-operatória da orofaringe do paciente sentado. O paciente expõe a língua ao máximo para fora e então são observadas as estruturas da faringe (pilares tonsilares, palato mole e base da úvula). De acordo com o que pode ser visto nesse teste, é realizada uma classificação. Na Figura 106.3, podemos observar as estruturas vistas e a sua classificação, modificada por Samsoon e Young. Em crianças maiores e colaborativas, pode ser realizada essa avaliação.

Em algumas situações, pode ser previsto que ocorrerá uma via aérea difícil, tais como: atresia de coanas, laringo e traqueomalácia, fístulas traqueoesofágicas, malformações traqueais, obstrução de via

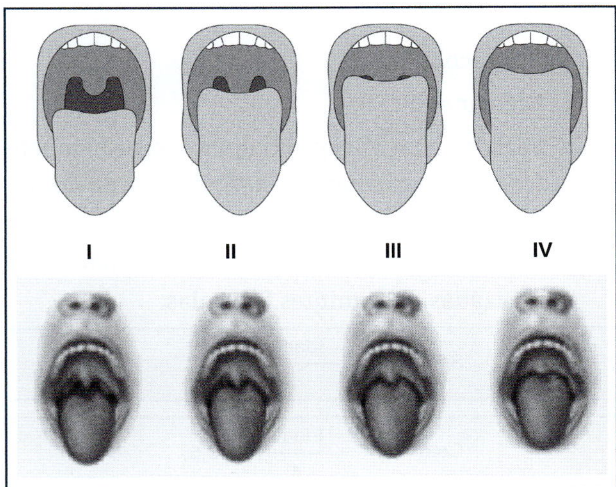

FIGURA 106.3 ***Escore de Mallampati***[18].

Classe I = palato mole, fauce, úvula e pilares amigdalianos visíveis.

Classe II = palato mole, fauce e úvula visíveis.

Classe III = palato mole e base da úvula visível.

Classe IV = palato mole totalmente não visível.

Pacientes com graus III e IV têm maiores riscos de apresentar dificuldades na intubação traqueal.

aérea, fenda palatina ou labial, micrognatia, macroglossia, infiltração tumoral de partes moles, obesidade mórbida e anquilose cervical.

Durante a avaliação do paciente, deve ser investigado o seu histórico, que pode ser orientado pela regra mnemônica em inglês AMPLE (Alergias, Medicações, antecedentes (*Past history*), última refeição (*Last meal*), Eventos que levaram à necessidade de intubação). Essa avaliação é importante para obter dados valiosos rapidamente, que auxiliam na escolha de medicamentos e decisões sobre a abordagem de vias aéreas.

EQUIPAMENTOS

Para a realização da IOT, são necessários:

- Monitor cardíaco (ritmo e frequência).
- Oximetria de pulso.
- Monitorização do CO_2 exalado, por meio da capnografia (sempre que possível).
- Sondas de grosso calibre para aspiração de secreções.
- Laringoscópio com lâminas retas e curvas de tamanhos variados:

  Recém-nascido = 0

  Lactente = 1

  Pré-escolar = 2

  Escolar = 3.
- Cânulas com vários diâmetros, sem balonete (*cuff*) e com balonete (*cuff*), de acordo com a idade da criança.

  Para crianças acima de dois anos, podem ser utilizadas as seguintes fórmulas:

$$\text{Sem } cuff = \frac{\text{Idade}}{4} + 4$$

$$\text{Com } cuff = \frac{\text{Idade}}{4} + 3{,}5$$

Para crianças com menos de dois anos:

Prematuro	2,5-3
RN termo	3
RN-6 meses	3,5-4
6-12 meses	4-4,5

Os balonetes das cânulas, atualmente, são de baixa pressão e alto volume; sendo elas menos traumáticas e podem ser usadas em qualquer faixa etária pediátrica, lembrando que a partir de oito anos a cânula deve ser sempre com balonete (*cuff*).

A Tabela 106.1 mostra o tamanho de tubo normalmente utilizado em diversas faixas etárias e a lâmina de laringoscópio adequada.

TABELA 106.1 ***Tubo endotraqueal mais comumente utilizado em relação à faixa etária e a lâmina de laringoscópio escolhida para o procedimento.***

Faixa etária	Tubo ET (ID)	Lâmina do laringoscópio
Prematuro extremo	2,0	00
Prematuro (> 1.500 g)	2,5-3,0	0
RN	3,0	0
1-6 meses	3,5	0-1
6-12 meses	3,5-4,0	1
1-2 anos	4,0-4,5	1-2
3-4 anos	4,5-5,0	2
5-6 anos	5,0-5,5	2
7-8 anos	5,5-6,0	2-3
9-10 anos	6,0-6,5	3
11-12 anos	6,5-7,0	3

FIXAÇÃO DO TUBO ENDOTRAQUEAL

A fixação da cânula deve ser realizada com o tubo introduzido na melhor profundidade, ou seja, a cânula não deve estar alta demais, com riscos de deslocamento do tubo para o esôfago ou extubação, ou baixa demais, com riscos de intubação seletiva e trauma da carina.

Em RN (regras 7-8-9, ou acrescentar 6 cm ao peso da criança).

2 kg: 7 cm no LS (lábio superior)
3 kg: 8 cm no LS
4 kg: 9 cm no LS

Em crianças maiores de dois anos, podem ser aplicadas as seguintes regras práticas:

Idade da criança (em anos)/2 + 12
ou
Diâmetro interno do tubo x 3

PRÉ-OXIGENAÇÃO

Para otimizar a oxigenação do paciente antes do procedimento, é administrado oxigênio a 100% por três minutos. Caso o paciente respire espontaneamente, isso pode ser realizado por meio de uma máscara aberta conectada à fonte de oxigênio. Em paciente apneico, a ventilação deve ser com pressão positiva através de máscara-valva-bolsa ("ambu"). Apesar do risco de distensão gástrica quando realizada a pressão positiva, não está indicada a passagem de sonda nasogástrica. A compressão da cartilagem cricoide (manobra de Sellick) para evitar a distensão gástrica não tem evidência científica suficiente que justifique o seu uso durante a ventilação com pressão positiva. Caso seja aplicada por pessoal habilitado, observar se não interfere com a ventilação.

MEDICAMENTOS

Para a realização da SRI, utilizamos uma pré-medicação, um sedativo e um bloqueador neuromuscular.

Na pré-medicação (Quadro 106.1), utilizamos medicamentos que atenuam os efeitos fisiológicos da IT, juntamente com analgesia. A atropina é um medicamento parassimpatolítico que reduz os efeitos colaterais da estimulação vagal que ocorre com a laringoscopia. O seu uso é recomendado para crianças abaixo de cinco anos e quando a opção for pelo uso de succinilcolina. A dose de atropina é de 0,02 mg/kg IV, com mínimo de 0,1 mg e máximo de 1 mg, administrada de 1 a 2 minutos antes da IT. A duração do efeito pode ser de até 30 minutos.

Ainda como pré-medicação, pode ser utilizado um analgésico potente e de rápida ação, como, por exemplo, fentanil ou morfina, sempre sendo considerados os efeitos colaterais de cada um.

Quanto aos sedativos (Quadro 106.1), a escolha deve ser feita de acordo com a experiência do profissional que vai realizar o procedimento, os efeitos desejados e os efeitos adversos. A via de administração das drogas deve ser intravenosa, porém alguns medicamentos podem ser administrados por outras vias.

QUADRO 106.1 ***Medicamentos habitualmente utilizados na sequência rápida de intubação.***

Pré-Medicação			
Medicação	**Grupo farmacológico**	**Dose**	**Observação**
Atropina	Anticolinérgico	0,01 mg/kg/dose IV Dose mínima: 0,1 mg Dose máxima: 1 mg	Previne bradicardia por tônus vagal, reduz secreção oral e pode aumentar FC
Lidocaína	Anestésico local Antiarrítmico	Como antiarrítmico: 1 a 2 mg/kg/dose IV lentamente	Suprime reflexo de tosse e efeitos cardiovasculares da intubação. Opção em TCE e asma aguda
Sedativos/analgésicos			
Medicação	**Grupo farmacológico**	**Dose**	**Observação**
Midazolam	Sedativo diazepínico	6m-5a: 0,1 até 0,6 mg/kg IV Dose máxima: 6 mg 6-12a: 0,05 até 0,4 mg/kg IV Dose máxima: 10 mg Início de ação: 1-2 min Duração de ação: 30-60 min	Início rápido, curta ação, promove amnésia, não tem ação analgésica. Pode provocar depressão respiratória, hipotensão e bradicardia. Ação sedativa reversível com flumazenil Contraindicado em glaucoma e choque. Pode causar depressão respiratória, hipotensão e bradicardia. Uso frequente associado ao fentanil
Fentanil	Hipnoanalgésico opioide	2 a 5 mcg/kg IV Início de ação: 2-3 min Duração de ação: 20-60 min	Início rápido, curta ação, relativa estabilidade hemodinâmica. Não promove amnésia Uso cauteloso em bradicardia, depressão respiratória e hipertensão intracraniana. Risco de rigidez torácica. Infundir lentamente
Cetamina	Anestésico dissociativo	1 a 2 mg/kg IV ou 4 mg/kg IM Início de ação: 1-2 min Duração de ação: 15-60 min	Início rápido; mantém reflexos de vias aéreas intactos Contraindicado em hipertensão intracraniana, glaucoma, hipertensão arterial. Pode causar hipertensão arterial, hipotensão, taquicardia, laringospasmo, alucinações e depressão respiratória
Thiopental	Anestésico barbitúrico	Normotenso: 4 a 6 mg/kg IV Hipotenso: 1 mg/kg IV Início de ação: 1-2 min Duração de ação: 15-60 min	Pode causar depressão miocárdica e respiratória. Reduz pressão intracraniana e fluxo cerebral. Contraindicado em asma aguda (risco de broncospasmo)
Propofol	Anestésico geral Sedativo hipnótico	2 a 3 mg/kg IV Início de ação: 30-60 s Duração de ação: 5-10 min	Uso em crianças acima de três anos Início rápido, rápido despertar. Pode provocar depressão cardiovascular e respiratória Contraindicado em pacientes com alergia ao ovo
Etomidato	Anestésico hipnótico	0,3 mg/kg IV Início de ação: 10-20 s Duração: 4-10 min	Início rápido, curta ação, estabilidade hemodinâmica Potencial inibidor da adrenal; pode provocar mioclonias Não recomendado para crianças abaixo de 10 anos

BLOQUEADORES NEUROMUSCULARES

Os bloqueadores neuromusculares possuem características diferentes, portanto deve ser considerado o tempo de início da ação para alcançar as condições ideais para a IT. O Quadro 106.2 mostra os agentes mais utilizados para a SR.

A succinilcolina é um bloqueador neuromuscular despolarizante que pode provocar fasciculações e mialgia. Para minimizar esse efeito, a dose pode ser dividida numa dose inicial despolarizante de 0,1 mg/kg, seguida de 0,9 mg/kg. Outros efeitos adversos atribuídos à succinilcolina são: bradicardia e assistolia, hipertermia maligna, aumento da pressão intraocular, aumento da pressão intragástrica, hipertensão arterial, mioglobinúria e rabdomiólise. Devido aos efeitos adversos, são contraindicações relativas: HIC, traumatismos e queimaduras, lesão do globo ocular, glaucoma, doenças neuromusculares e história de hipertermia maligna, hipercalemia e insuficiência renal.

PREPARO DO PACIENTE E TÉCNICA

Posicionamento

Colocação de coxim sob a cabeça, em crianças maiores, para facilitar o posicionamento dos eixos (Figura 106.4).

Em recém-nascidos, o coxim sob a cabeça muitas vezes é desnecessário pela maior proporção do segmento cefálico, pois a região occipital já eleva o nível da cabeça. Nesses casos, pode ser utilizado um coxim sob o pescoço e região das espáduas, para estabilizar a posição da cabeça.

Intubação

Em pediatria, a lâmina de laringoscópio mais utilizada é a reta (tipo Miller). Após o posicionamento, segura-se o laringoscópio com a mão esquerda e a lâmina é introduzida lateralmente, pelo lado direito da boca, procurando-se desviar a língua para a esquerda. Progride-se com a lâmina suave e lentamente sobre a língua até visualizar a epiglote. A lâmina deve sobrepor a epiglote, para visualização da região glótica (Figura 106.4C), e estar tracionada em sentido anterossuperior. Nunca bascular a lâmina pressionando a gengiva ou dentes do maxilar superior, pois, além de lesar essas estruturas, a visualização da região glótica ficará prejudicada (Figura 106.4C).

Quanto à manobra de Sellick, de acordo com a última revisão realizada pela AHA, de 2010, deve ser evitada, uma vez que a compressão excessiva pode prejudicar a visualização da glote e dificultar também a ventilação.

Quando se utiliza lâmina curva, a sua extremidade distal é colocada entre a base da língua e a valécula.

A Figura 106.5 descreve os passos da sequência rápida de intubação:

A confirmação do posicionamento adequado da cânula traqueal pode ser realizada de várias maneiras.

- Capnometria/capnografia: quando a intubação for bem-sucedida, deve haver uma detecção de CO_2 no ar exalado. Pode não ser adequada para pacientes em PCR;
- Visualização da expansibilidade torácica durante a inspiração com pressão positiva;

QUADRO 106.2 *Agentes bloqueadores neuromusculares (curare).*

Agentes paralisantes			
Medicação	**Grupo Farmacológico**	**Dose**	**Observação**
Succinilcolina	Bloqueador neuromuscular despolarizante	1 a 2 mg/kg IV Início de ação: 15-30 s Duração de ação: 3-10 min	Início rápido. Aumenta pressão intracraniana, causa aumento de K
Rocurônio	Bloqueador neuromuscular não despolarizante	0,6 a 1,2 mg/kg IV Início de ação: 30-60 s Duração de ação: 30-60 min	Efeito hemodinâmico mínimo Ação mais prolongada em insuficiência hepática
Vecurônio	Bloqueador neuromuscular não despolarizante	0,1 a 0,2 mg/kg IV Início de ação: 1-3 min Duração de ação: 30-40 min	Início lento e longa duração Pouca liberação de histamina, pouco efeito hemodinâmico
Cisatracúrio	Bloqueador neuromuscular não despolarizante	0,5 mg/kg IV Início de ação: 2-4 min Duração de ação: 25-45 min	Pode estimular liberação de histamina; hipotensão

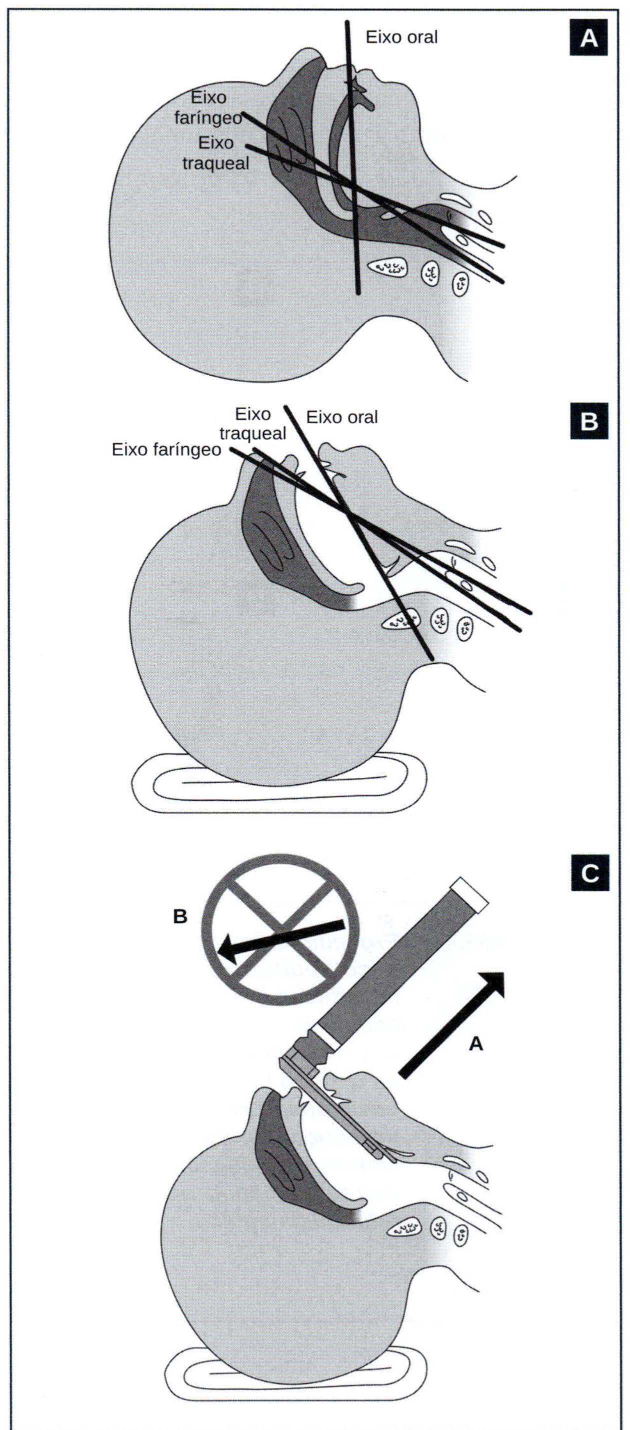

FIGURA 106.4 ***Posicionamento dos eixos. (A) Demonstração dos eixos (oral, faríngeo e traqueal); (B) alinhamento desses eixos, com o posicionamento adequado; (C) visualização da fenda glótica com a utilização de uma lâmina reta, indicando o sentido correto de tracionar a lâmina (A). A lâmina não deve ser basculada (B).***

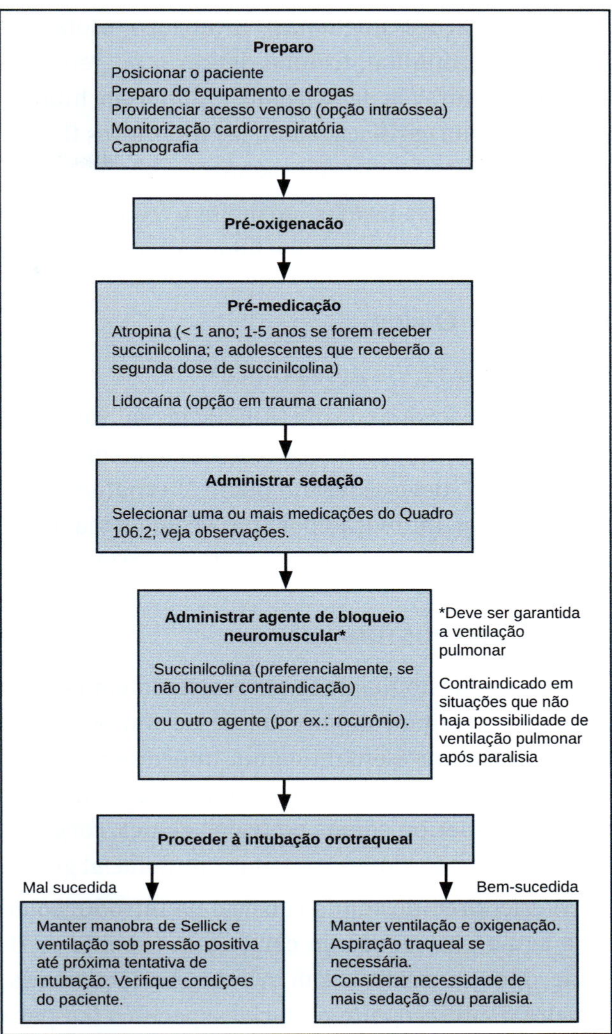

FIGURA 106.5 ***Algoritmo RSI.***

- Ausculta de murmúrio vesicular em ambos os pulmões;
- Presença de condensação do vapor d'água na cânula durante a expiração;
- Oximetria de pulso, verificando a adequada saturação durante a ventilação do paciente;
- Radiografia de tórax. Como orientação, a posição adequada da ponta da cânula se localiza na altura da vértebra T2;
- Laringoscopia direta é uma opção se persistirem dúvidas a respeito da localização da cânula traqueal.

Complicações da IT

Existem várias complicações potenciais da intubação traqueal que podem ser imediatas ou tardias.

Complicações imediatas: intubação esofágica, intubação bronquial, trauma dentário ou gengival, queda da saturação de oxigênio, hipotensão, hipoxemia e arritmia cardíaca, além das interações fisiológicas associadas ao procedimento.

Complicações tardias: laringite e traqueíte, granulomas, estenose traqueal e hemorragias locais.

Via Aérea Difícil

(Ver Capítulo 33, Via Aérea Difícil)

Caso o procedimento de IT não seja realizado com sucesso ou se o paciente for classificado como “via aérea difícil”, deve-se ter um plano alternativo: máscara laríngea, intubação por fibroscopia e via aérea cirúrgica (cricotireoidostomia ou traqueostomia).

Cricotireoidostomia

A cricotireoidostomia pode ser realizada em pacientes que necessitam urgentemente de um acesso às vias aéreas e apresentam algum impedimento para intubação traqueal, como, por exemplo, obstrução da via aérea superior, edema na região glótica, corpo estranho na região glótica e trauma craniofacial grave.

A cricotireoidostomia consiste na introdução de uma agulha na junção da cartilagem tireoide e cricoide, onde se localiza uma membrana de pouca espessura. É utilizado um material específico (*kit* para cricotireoidostomia – Figura 106.6) ou, na ausência dele, uma agulha calibrosa. Está contraindicada em lactentes pela pequena dimensão da membrana cricotireóidea.

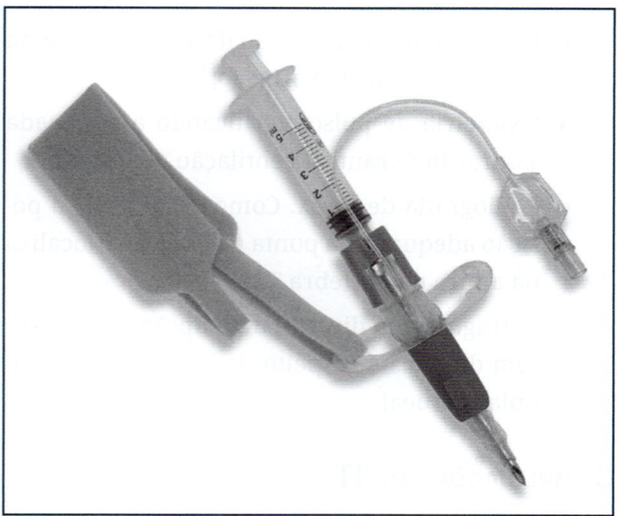

FIGURA 106.6 ***Kit para cricotireoidostomia.***

Esse procedimento é realizado em caráter provisório e, após a estabilização do paciente, deve ser prontificado de uma via aérea segura, como a traqueostomia cirúrgica por um profissional experiente.

A Figura 106.7 ilustra o procedimento da cricotireoidostomia.

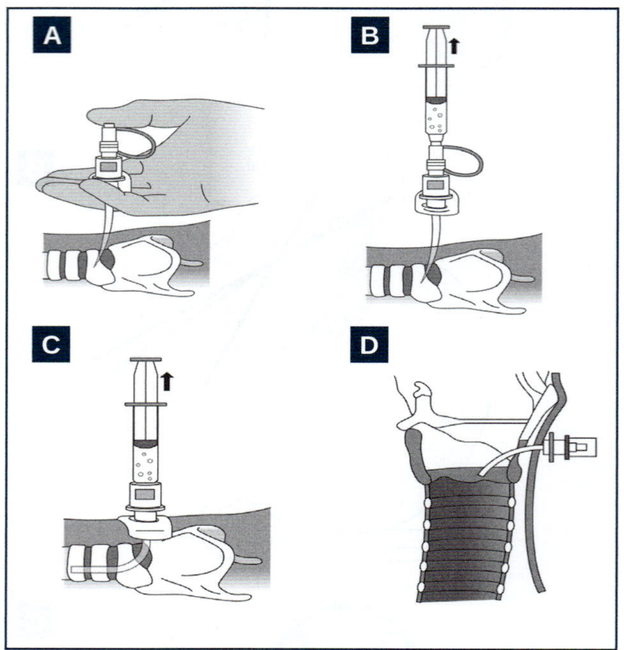

FIGURA 106.7 ***Procedimentos da cricotireoidostomia. (A) Introdução do conjunto agulha-cânula através da membrana cricotireóidea. (B) Aspiração da seringa para se certificar do posicionamento intratraqueal e introdução do conjunto agulha-cânula. (C) Posicionamento correto da cânula após a retirada da agulha.***

Referências

1. Fernandes I, Bousso A. Intubação traqueal, traqueostomia e cricotireoidostomia. In: Manual de Normas de Terapia Intensiva Pediátrica. Editora Sarvier; 1998. p. 13-22.
2. Airway Management. In: Pediatric Fundamental Critical Care Support. Cap 2. 2008. Society of Critical Car Medicine.
3. Yamamoto LG, Yim GK, Britten AG. Rapid sequence anesthesia induction for emergency intubation. Pediatr Emerg Care. 1990;6(3):200-13.
4. American Heart Association. Respiratory management resources and procedures. Pediatric Advanced Life Support – 1997-1999.

5. American Heart Association. Respiratory management resources and procedures. Pediatric Advanced Life Suport – 2010.
6. American Heart Association. Respiratory management resources and procedures. Pediatric Advanced Life Suport – 2010.
7. Ventura A, Bousso A. Sequência Rápida de Intubação Traqueal. In: Manual de Normas de Terapia Intensiva Pediátrica. Editora Sarvier; 2010. p. 11-20.
8. Matsumoto T, Carvalho W. Tracheal Intubation. J Pediatria (Suplemento). 2007;S83-90.
9. Salgo B, Schmitz A, et al. Evaluation of a new recommendation for improved cuffed tracheal tube size selection in infants and small children. Acta Anaesthesiol Scand. 2006 May;50(5):557-61.
10. Amantéa S, Piva J, et al. Acesso rápido à via aérea. J Pediatr (Rio J.). 2003;Supl 2:S127-38.
11. Bledsoe GH, Schexnaydery SM. Pediatric Rapid Sequence Intubation. A Review Pediatric. Pediatr Emerg Care. 2004;20:339-44.
12. Fine G, Borland L. The future of the cuffed endotracheal tube. Pediatr Anesth. 14:38-42.
13. Zuckerberg AL. In: Textbook of Pediatric Intensive Care. 3rd ed. 1996. p. 51-76.
14. Cordeiro AMG. In: Terapia Intensiva Pediátrica. 3ª ed. 2006. p. 1589-1605.
15. Velhote MCP, Stape A. In: Manual de Normas de Terapia Intensiva Pediátrica. 2ª ed. Editora Sarvier; 2009. p. 76-81.
16. Fernandes ICOF. In: Pediatria Geral Hospital Universitário da Universidade de São Paulo. Editora Atheneu; 2012.
17. Fiadjoe J, Stricker P. In: Pediatric Difficult Airway Management: Current Device and Techniques. Anesthesiol Clin. 2009;27:185-95.

107 Punção e Drenagem Pleural e Pericárdica

João Aléssio Juliano Perfeito
Roseli Giudici

PUNÇÃO E DRENAGEM PLEURAL

A cavidade pleural é um espaço virtual: durante o movimento respiratório, a pleura visceral desliza sobre a pleura parietal e o único conteúdo entre as duas pleuras é uma delgada membrana líquida, que atua como lubrificante. Qualquer coleção líquida ou gasosa nessa cavidade é sempre anômala. Diante desse achado, há duas medidas terapêuticas:

- Tratamento conservador, que é indicado em hemotórax e pneumotórax peq uenos, de etiologia não traumática. Eles são reabsorvidos espontaneamente pela própria superfície pleural. A conduta é também conservadora nos pequenos derrames assépticos, que não dificultam a respiração.
- Tratamento cirúrgico, que é a retirada do conteúdo anômalo, por um dos seguintes processos:
  - Punção da cavidade pleural;
  - Drenagem;
  - Toracotomia.

Julgamos importante ressaltar que procedimentos como a punção e drenagem pleural devem, obrigatoriamente, compor o arsenal de recursos práticos do médico geral. Lembrando que, em algumas situações de urgência, a aplicação desses métodos simples poderá significar, além do correto diagnóstico, a diferença entre a cura com ou sem sequelas; e, em situações de emergência, poderá resultar na diferença entre a vida e a morte do doente.

Punção Pleural

A punção pleural, ou toracocentese, é um exame complementar importante, pois permite a comprovação do derrame e a coleta de material para execução dos exames necessários para definir a etiologia do processo. A punção pleural está indicada em todos os casos de derrame pleural evidenciado pelo exame clínico ou radiográfico. Nessa situação, é chamada de punção exploradora ou diagnóstica.

Quando a punção for realizada com a finalidade de melhorar ou aliviar a dispneia produzida mecanicamente pelo acúmulo do líquido na cavidade pleural, é chamada de “punção esvaziadora ou de alívio”.

Como em muitas outras situações, e apesar da simplicidade de sua execução, esse procedimento não é isento de riscos e complicações. Portanto, devem ser observados todos os preceitos técnicos.

A inspeção, ausculta, percussão e palpação pouco antes do procedimento confirmarão ou afastarão a presença da alteração pleural e definirão também o lado acometido. Embora pareça corriqueira e evidente a obrigatoriedade do exame físico, algumas complicações nesse procedimento podem ter o seu início na inobservância desse preceito e também na avaliação inadequada dos exames de imagem. Diversas alterações podem ocorrer:

- Troca de nomes na identificação dos exames radiográficos (o exame não é daquele paciente);
- Exames antigos que já não representam o quadro atual do paciente;
- Troca do lado a ser abordado (erro na "plaqueta" de identificação do lado na radiografia);
- Diagnóstico radiográfico incorreto (por exemplo, lesões sólidas no parênquima, atelectasias lobares etc.);

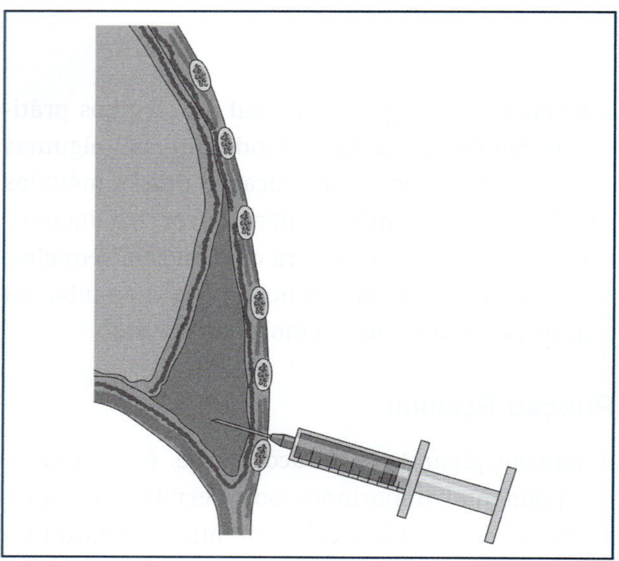

FIGURA 107.1 *Punção pleural, notando-se a introdução da agulha na borda superior da costela para se evitar o feixe vasculonervoso.*

A agulha deverá ter calibre suficiente para não ficar obstruída por derrames espessos. A agulha conectada à seringa é introduzida lentamente até ultrapassar a resistência da pleura parietal; a saída de líquido indica que a agulha alcançou a cavidade pleural, não necessitando ser introduzida além desse ponto.

Os seguintes acidentes podem ocorrer com a punção pleural:

- Punção de um vaso da parede: deve-se voltar com a agulha até que não ocorra mais refluxo de sangue.
- Se ocorrer acidentalmente uma punção do parênquima pulmonar, o paciente apresentará tosse, hemoptise ou escarro hemoptoico. Pode ocorrer pneumotórax, necessitando drenagem pleural.
- Um derrame volumoso esvaziado rapidamente pode determinar balanço do mediastino, com manifestações circulatórias, lipotimia, dispneia e sudorese. Outra complicação da punção esvaziadora é o edema de reexpansão pulmonar, com quadro semelhante ao edema agudo de pulmão: tosse e expectoração espumosa, rósea e abundante. Essas duas complicações podem ser evitadas pelo esvaziamento lento do conteúdo da cavidade pleural.

A observação rigorosa da técnica de punção evitará acidentes, tornando a punção um método fácil e seguro. Maiores cuidados devem ser tomados nos derrames encistados, nos derrames pequenos e nos derrames associados à ascite (por elevação da cúpula diafragmática).

Drenagem Pleural

Definição

Procedimento cirúrgico com a finalidade de promover a saída contínua de um conteúdo anômalo do espaço pleural, por um dreno colocado através da parede torácica.

Classificação

A drenagem da cavidade pleural pode ser terapêutica ou primária quando constitui a principal operação (como a drenagem de um empiema) e, nesse caso, o dreno é colocado de fora para dentro.

É classificada como secundária ou profilática quando o dreno é colocado após toracotomia (de dentro para fora), com o objetivo de evitar coleções anômalas consequentes à operação.

A drenagem pleural pode ser aberta ou fechada. No primeiro caso, o dreno estabelece comunicação do espaço pleural com a atmosfera. Geralmente não é usada, pois acarreta colapso do pulmão, por igualar a pressão do espaço pleural com a pressão atmosférica. Pode ser utilizada nos empiemas crônicos, quando já existe aderência entre as pleuras visceral e parietal, que impede o colapso do pulmão. Na drenagem fechada, o trânsito através do dreno só se faz de dentro para fora, graças a um sistema de válvula, que se obtém interpondo uma coluna de água entre a cavidade pleural e a atmosfera. É o chamado "selo d'água".

Indicações

O espaço pleural é normalmente um espaço virtual; a drenagem pleural será indicada para esvaziar um conteúdo anômalo, líquido ou gasoso. Nem todas as coleções pleurais necessitam de drenagem: coleções líquidas estéreis podem ser esvaziadas por meio de uma toracocentese. Na maioria das vezes, a drenagem é indicada para retirada de ar, pus ou sangue da cavidade pleural.

Constituem indicações de drenagem pleural:

- Todo pneumotórax e hemotórax traumático;
- Ferimento toracoabdominal penetrante;
- Profilaticamente, em paciente com fraturas de costela ou ferida penetrante, sem evidência de pneumotórax, que vai ser submetido à ventilação mecânica;
- Casos selecionados de pneumotórax espontâneo;
- Pacientes com empiema pleural;
- Casos selecionados de derrame pleural neoplásico;
- Casos selecionados de quilotórax.

Tipos de drenos e local de drenagem

Para a drenagem pleural, dois tipos básicos de dreno podem ser utilizados: os tubulares, com perfurações laterais, e os drenos com furo em uma expansão distal (Figura 107.2).

Os drenos tubulares multiperfurados poderão ser de material com características de borracha (Nelaton), de materiais plásticos ou siliconizados. Os drenos com furos apenas em sua expansão distal, ou "cabeça", são de materiais com características de borracha (Pezzer ou Malecot), cada vez menos utilizados.

O dreno com maior utilização em drenagem pleural é o tubular, o qual será indicado em todas as drenagens de líquidos e nos pós-operatórios de cirurgia torácica, sendo também o dreno indicado nos casos de pneumotórax traumático, inclusive por barotrauma, visto que os traumas predispõem ao aparecimento de hemotórax subsequente.

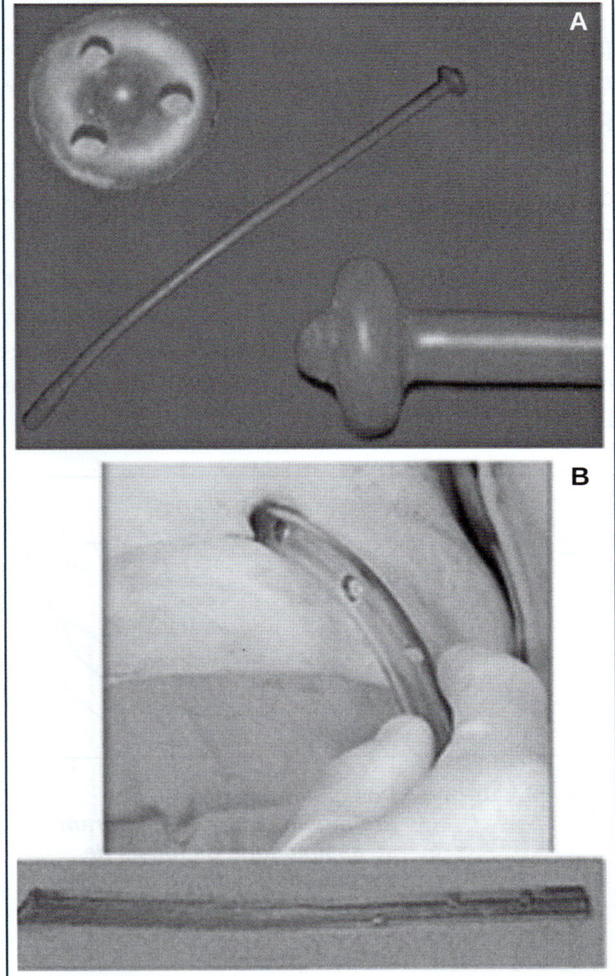

FIGURA 107.2 *Tipos de dreno. (A) Dreno de Pezzer; (B) Dreno tubular multiperfurado.*

O dreno torácico tubular multiperfurado é um tubo plástico macio que possui um filamento radiopaco por toda a extensão. A ponta é arredondada para minimizar o traumatismo. Possui um diâmetro conforme a numeração em escala French, geralmente com calibre maior que 10 Fr até 38 Fr, e comprimento de 40 a 50 cm.

O calibre do dreno variará de acordo com o tamanho do paciente, podendo-se usar desde drenos tubulares calibrosos (36 Fr ou 1,2 cm) até extremamente finos, como os 8 Fr ou 2,67 mm, em recém-nascidos prematuros.

As coleções líquidas devem ser drenadas num ponto em declive na cavidade pleural. Utiliza-se geralmente um dreno tubular, no quinto ou sexto espaço intercostal, na linha axilar média.

As coleções septadas devem ser drenadas segundo sua localização, geralmente com o auxílio de exame ultrassonográfico ou tomográfico.

As coleções exclusivamente gasosas devem ser drenadas em ponto superior e anterior da cavidade, em geral no segundo espaço intercostal da linha hemiclavicular. Nessa situação, utiliza-se um dreno de Pezzer ou de Malecot (Figuras 107.3 e 107.4).

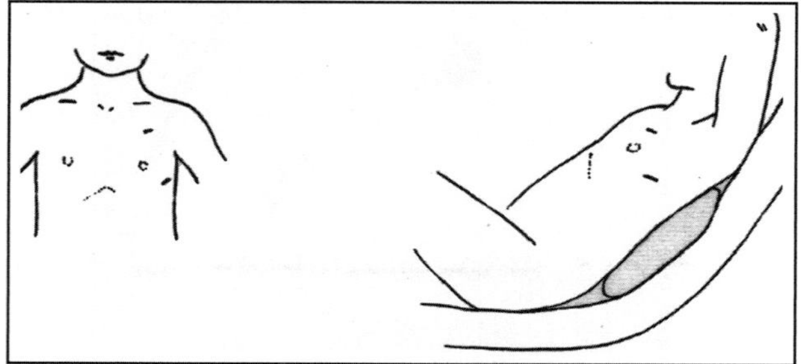

FIGURA 107.3 ***Posição do paciente para drenagem pleural. Encontram-se assinalados os locais de introdução do dreno de Pezzer na linha hemiclavicular e do dreno tubular na linha axilar de média à posterior.***

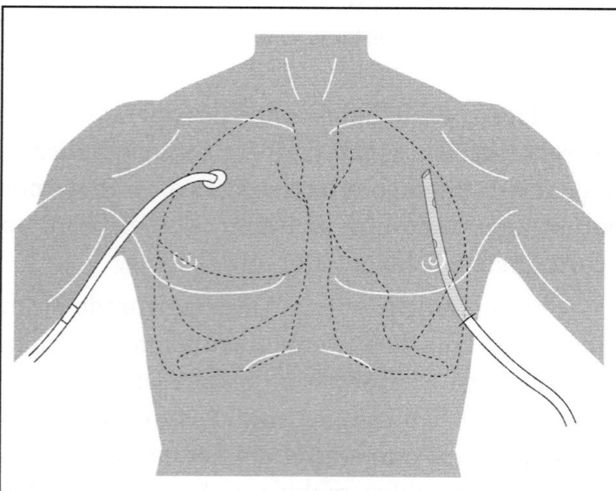

FIGURA 107.4 ***Esquema do local de drenagem no hemitórax esquerdo, com dreno tubular multiperfurado (quinto ou sexto espaço intercostal), no hemitórax direito com dreno de Pezzer (segundo espaço intercostal).***

Atualmente, são muito utilizados nessa situação os drenos com formato de rabo de porco conhecido como *pigtail* ("rabo de porco").

As drenagens no segundo espaço intercostal têm sua principal indicação nos casos de pneumotórax espontâneo, no qual a chance de sangramento associado é muito baixa.

Os drenos tipo "rabo de porco" de calibre menor têm sido difundidos principalmente para o tratamento do pneumotórax, mas também podem ser utilizados para a drenagem de líquidos não muito espessos. Trata-se de drenos tubulares com perfurações laterais, porém com o segmento distal enrolado como um rabo de porco e com a ponta mais afilada que o restante do tubo. A técnica de inserção desses drenos é diferente, uma vez que se utiliza um "guia" metálico no interior do tubo para deixar o conjunto mais rígido, propiciando a introdução por uma punção. O dreno é parcialmente tracionado e o segmento distal "enrolado" do dreno fica em contato com a pleura parietal.

Em geral, os drenos tipo "rabo de porco", são fabricados para ser acoplados a um sistema de drenagem com uma válvula unidirecional seca (válvula de Heimlich), ou seja, sem o selo d'água. Essa válvula é composta de um conjunto de duas ou três lâminas de borracha montadas em uma câmara de plástico. Essas lâminas se fecham na inspiração, evitando a entrada de ar para o interior do sistema, e se abrem na expiração, proporcionando a drenagem do conteúdo pleural para uma bolsa graduada na extremidade final do sistema. De outra maneira, nada impede que esse tipo de dreno possa ser acoplado ao sistema clássico de drenagem em selo d'água. O seu uso é defendido pela praticidade, facilidade de manuseio e discrição (o conjunto pode ficar por debaixo da roupa do doente), fazendo com que o paciente possa receber alta hospitalar com o dreno (Figura 107.5).

Procedimento

Para a drenagem de coleções líquidas, utiliza-se o dreno tubular multifenestrado conectado habitualmente a um sistema com líquido que funciona como válvula (Figura 107.6).

Sistemas de drenagem

O sistema básico de drenagem consta de um tubo de borracha que deverá ser mergulhado em um frasco com selo d'água, em cuja tampa haverá um respiro para o meio externo que não será conectado com a água. Esse sistema será ligado ao tubo de drenagem por meio de uma conexão, a qual deverá ser hermética e jamais ocluir o sistema de drenagem. Assim, o selo d'água definirá uma válvula unidirecional, tendo o ar condições de sair para o meio externo, borbulhando no frasco, mas não terá condições de entrar no sistema.

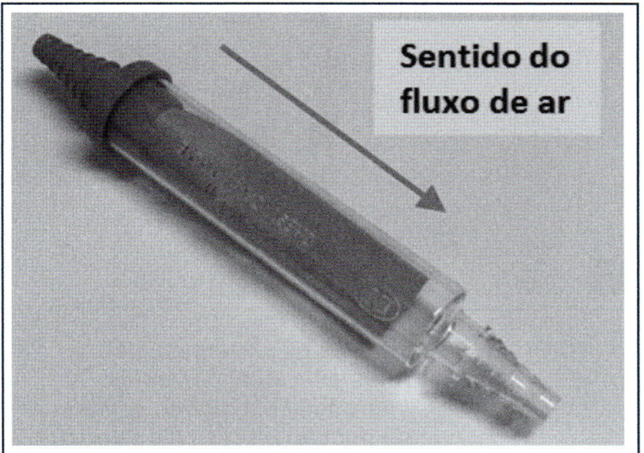

FIGURA 107.5 *Válvula de Heimlich.*

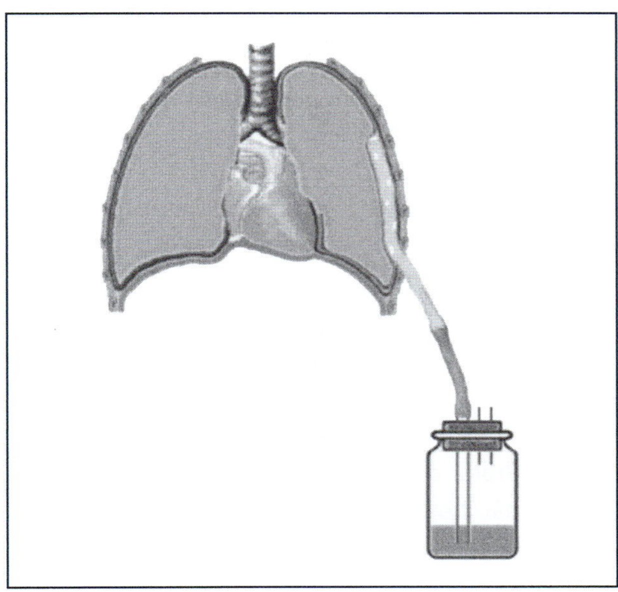

FIGURA 107.6 **Sistema básico de selo d'água para drenagem fechada, conectado ao dreno pleural.**

Com esse sistema simples, consegue-se resolver a maior parte das indicações de drenagem pleural.

Em situações especiais, como hemotórax, pus espesso ou fístula de parênquima pulmonar que impede a adequada expansão pulmonar, pode-se utilizar um sistema com dois frascos para aspiração contínua, sendo o segundo frasco com três aberturas para conexões: uma será conectada ao aspirador contínuo, outra será conectada ao respiro do primeiro frasco de drenagem e a terceira, que se encontra mergulhada na água, será mantida aberta para o meio externo. Esse segundo frasco serve para graduar o nível de aspiração, a qual será dependente não da força do aspirador, mas de quanto o respiro encontra-se mergulhado na água. Assim, quanto mais mergulhado, maior será a força de aspiração, desde que, por esse respiro, mantenha-se constantemente a entrada de ar. O nível de aspiração para crianças deve ser de 8-12 cm mergulhado na água, e nos adultos deve ser de 15-20 cm (Figura 107.7).

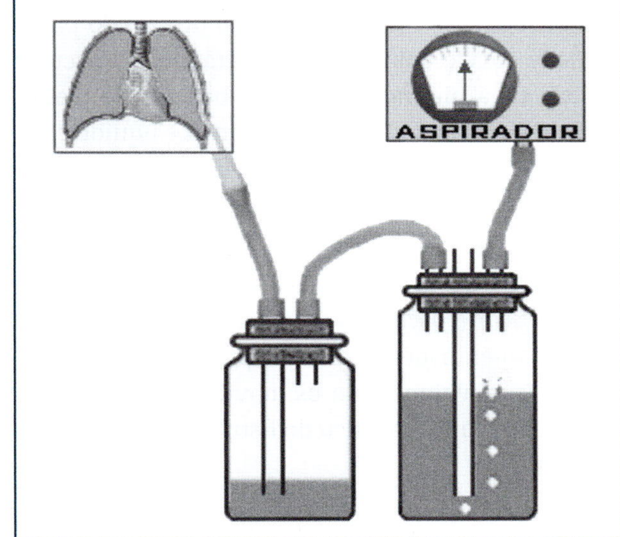

FIGURA 107.7 ***Sistema de drenagem pleural com dois frascos para aspiração contínua; a intensidade da aspiração será definida por quanto o respiro do frasco de três vias encontra-se introduzido na água.***

Quando se utiliza a aspiração contínua, em casos de fístula aérea do parênquima pulmonar, deve-se ponderar entre as vantagens de manutenção de uma pressão negativa constante e o inconveniente de maior roubo de ar pela fístula, com sua possível manutenção aberta. Lembrar que raramente a aspiração contínua tem uma indicação absoluta.

Técnica

De preferência, o dreno deve ser radiopaco e siliconizado. O diâmetro do tubo é determinado pelo tamanho do espaço intercostal. O segmento do dreno a ser introduzido na cavidade pleural é previamente determinado e ele é conectado ao selo d'água. Realiza-se a antissepsia com solução iodada ou clorexidina. A anestesia deve ser ampla, pois a introdução do dreno é muito dolorosa. Deve-se infiltrar a pele, os planos profundos e o nervo intercostal com injeção lenta do anestésico. Após a anestesia local com lidocaína a 1% ou 2%, procede-se à punção, para se ter certeza de que o ponto escolhido atingirá o conteúdo que se deseja esvaziar. A incisão (para coleções líquidas não septadas) deve ser feita no sexto espaço intercostal, na altura da linha axilar média, próximo à borda superior da costela inferior ao espaço escolhido, numa extensão compatível com o diâmetro do dreno. Segue-se a divulsão romba, utilizando pinça de Kelly curva, dos planos subcutâneo e muscular até atingir a pleura parietal. A abertura da pleura parietal é confirmada pela saída do ar e líquido coletados na cavidade. Introdução do dreno pleural com auxílio de pinça de Kelly curva, delicadamente, dirigindo-o superior e posteriormente. (Figura 107.8).

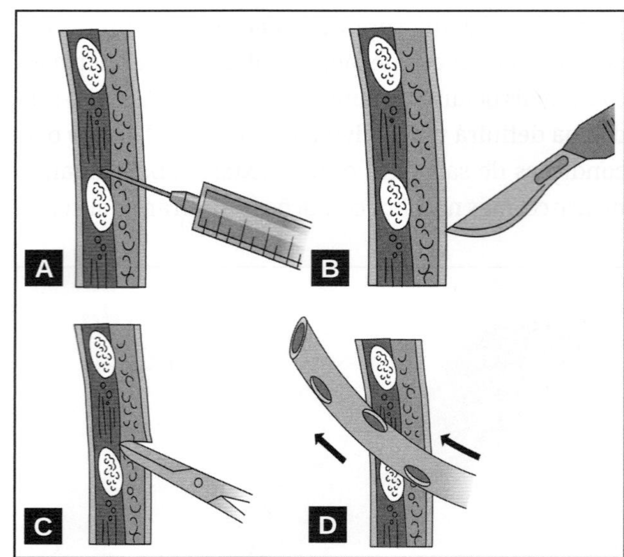

FIGURA 107.8 ***Técnica de drenagem. (A) Anestesia local do espaço intercostal escolhido, seguida de punção pleural. (B) Pequena incisão na pele, com uso de bisturi. (C) Divulsão dos planos subcutâneo e muscular, seguida da introdução da pinça na cavidade pleural. (D) Introdução do dreno, conforme orientação da seta, até que o último orifício encontre-se no espaço pleura.***

Fixação do dreno à pele com fio não absorvível. Verificar a oscilação do nível líquido e se existe borbulhamento persistente. A presença de borbulhamento constante com os movimentos respiratórios permite o diagnóstico de fístula de parênquima pulmonar.

Cuidados com o doente drenado

- Após o procedimento, verificar se houve expansão pulmonar, clínica e radiográfica;
- Trocar diariamente o frasco, anotando o volume e o aspecto do material drenado;
- Verificar constantemente as conexões;
- Manter o frasco de drenagem num nível inferior ao do tórax do doente;
- Não fixar a extensão do dreno ao leito do paciente;
- Não pinçar o dreno para transporte, apenas mantê-lo num nível mais baixo que o tórax.

O paciente com dreno pleural deve ser observado constantemente, em todas as vezes deve-se examinar o doente e o sistema de drenagem para surpreender eventuais anormalidades: verificar se o doente está sentindo dor (diminuindo a amplitude do movimento respiratório, prejudicando a tosse, que predispõe à retenção de secreção e atelectasia), verificar a posição do doente (evitar deitar sobre o dreno) e se ele está respirando normalmente, se há enfisema subcutâneo, se o nível líquido está oscilando (obstrução por coágulo de sangue ou fibrina). Se houver borbulhamento, verificar se não há algum orifício fora do tórax ou vazamento no sistema.

A retirada do dreno pleural pode ser realizada quando não houver débito de ar ou líquido, e após confirmação clínica e radiográfica da expansão pulmonar.

Quando retirar o dreno

Nos casos de drenagem por líquidos, o dreno será retirado quando não estiver mais cumprindo as funções pelas quais foi colocado, isto é, quando cessar o débito de drenagem (frasco limpo ou com mínimo débito em 24 horas), tendo ainda havido melhora do quadro clínico e da ausculta pulmonar, comprovada radiograficamente. Não havendo essa correspondência entre o quadro clínico e radiológico e o débito pelo dreno, o mesmo poderá estar obstruído, devendo ser trocado ou outro procedimento cirúrgico realizado.

Nos casos de pneumotórax, o dreno só será retirado quando estiver fechada a fístula aérea do parênquima pulmonar, isto é, não houver borbulhamento pelo dreno, mesmo forçando-se a tosse, a fala ou o choro, com a correspondência de expansão pulmonar confirmada pelos exames físico e radiográfico do tórax. Nesses casos, para uma maior segurança na retirada após o fechamento da fístula, pode-se realizar o pinçamento do dreno por um período de seis a 12 horas, fazendo uma radiografia em seguida; e se não houver pneumotórax, retirar o dreno.

Lembrar-se que a oscilação do nível líquido no sistema de drenagem significa apenas que o mesmo encontra-se pérvio e introduzido na cavidade pleural (transmitindo a variação de pressões), não tendo relação com a indicação de retirada do dreno. Como existe grande dúvida sobre esse assunto, gostaríamos de deixar claro que a oscilação do nível líquido não contraindica a sua retirada se os demais princípios, já descritos, indicarem esse procedimento.

Técnica de retirada do dreno

Colocar ao lado do leito: antisséptico, esparadrapo ou bandagem antialérgica, gazes, material cortante (tesoura ou lâmina de bisturi), lidocaína geleia ou pomada de antibiótico.

- Retira-se o curativo;
- Realiza-se a antissepsia ao redor do dreno;
- Secciona-se o fio de fixação na pele;
- Pede-se para o paciente parar de respirar se adulto ou criança com capacidade;
- Traciona-se o dreno com um único golpe para evitar a entrada de ar pelos vários orifícios;
- Oclui-se rapidamente o ferimento da pele com gaze embebida em lidocaína geleia ou pomada antibiótica, aplicando-se esparadrapo ou, de preferência, bandagem antialérgica sobre o ferimento. Pode-se também passar um ponto prévio para fechar o ferimento;
- Esse curativo só deve ser trocado após 48 a 72 horas, para se evitar a entrada de ar na ausência de aderência das bordas da ferida.

PUNÇÃO E DRENAGEM PERICÁRDICA

Derrame pericárdico é o acúmulo de líquido no espaço pericárdico. Os pacientes com risco para desenvolver derrame pericárdico são os portadores de tumores, como os linfomas; os urêmicos em programa de hemodiálise; os pacientes com aumento da pressão venosa central; os pacientes portadores de doenças infecciosas inespecíficas, com pericardite aguda ou mesmo específicas como a tuberculose; e os portadores de doenças reumáticas.

Embora não exista um quadro clínico característico, os sintomas mais comuns decorrentes do derrame pericárdico são a dispneia, as palpitações e uma dor incaracterística retroesternal. A presença do derrame pericárdico pode determinar um quadro de tamponamento cardíaco. O diagnóstico de tamponamento cardíaco é sugerido pela presença de taquicardia, queda da pressão arterial, redução da pressão de pulso, hipofonese de bulhas cardíacas e elevação da pressão venosa central (> 15 mmHg). A detecção de pulso paradoxal pode ser difícil na criança pequena (neonato e lactente). O diagnóstico de derrame pode ser confirmado por meio do ecocardiograma. Pacientes sintomáticos devem ser hospitalizados até que melhorem os sintomas e que o tratamento definitivo possa ser iniciado. Paciente com quadro clínico de tamponamento cardíaco necessita tratamento imediato e atenção em Unidade de Cuidados Intensivos. Nessa situação, recomenda-se a pericardiocentese, que consiste na punção do espaço pericárdico, podendo ser realizada tanto com finalidade diagnóstica (suspeita de etiologia infecciosa ou desconhecida) como terapêutica (suspeita de tamponamento por comprometimento da função cardíaca). Preferimos a via subxifoídea (técnica de Marfan) em região extrapleural e extraperitoneal, com menor chance de lesão acidental de artéria coronária ou mamária interna.

O paciente deverá preferencialmente estar com oxímetro de pulso e monitorização cardíaca no momento da punção, notando-se o aparecimento de extrassístoles ventriculares caso a agulha atinja a parede do coração. Nos casos de derrame pericárdico hemorrágico, poderá surgir dúvida se alguma cavidade cardíaca foi atingida. Habitualmente, o líquido pericárdico não coagula, ao contrário do sangue das cavidades cardíacas. Para se confirmar esse achado, basta derramar um pouco do líquido obtido em uma gaze e observar se há formação de coágulo sanguíneo. Atualmente, com a popularização do treinamento e a maior disponibilidade de aparelhos de ultrassonografia, a punção pericárdica, sempre que possível, pode ser realizada com o auxílio do ultrassom.

Nos casos de suspeita de tamponamento cardíaco, não se deve abaixar completamente o decúbito do paciente para a realização da punção, pois pode-se levar o paciente a uma possível descompensação cardiovascular súbita.

O médico deverá paramentar-se para a realização de um procedimento operatório estéril. É feita a limpeza e desinfecção da pele (metade superior do abdome e metade inferior do tórax) com solução iodada, com iodopovidona ou clorexidina, seguida da colocação de campos esterilizados. Procede-se à infiltração da pele e tecido subcutâneo com lidocaína a 1%, de 0,5 a 1 cm abaixo e à esquerda do apêndice xifoide, seguida da introdução de agulha calibre 16 ou 18 com bisel curto, na qual se conecta uma seringa de 20 mL através de uma torneira de três vias. Pode ser utilizada agulha com um sistema que permita a colocação de um cateter guiado internamente.

A punção, realizada abaixo e à esquerda do apêndice xifoide, é dirigida num ângulo de 30-45°, tracionando-se constantemente o êmbolo da seringa em direção ao ombro esquerdo, até alcançar o saco pericárdico. Para tanto, são ultrapassadas três resistências: a pele, a aponeurose do músculo reto abdominal e o diafragma encostado ao saco pericárdico. A saída de líquido indica que a agulha alcançou a cavidade pericárdica, não necessitando ser introduzida além desse ponto.

O aspecto macroscópico do líquido pericárdico orienta a hipótese diagnóstica (Quadro 107.1).

QUADRO 107.1 ***Aspecto macroscópico do líquido pericárdico.***

Aspecto	Hipótese
▪ Transparente	Pericardite aguda benigna, derrame por hemodiálise, doenças reumáticas
▪ Purulento	Pericardite infecciosa
▪ Achocolatado	Pericardite com necrose ou amebiana
▪ Hemorrágico	Neoplasias, pericardite tuberculosa, lesão do coração ou vasos intrapericárdicos ou trauma com hemopericárdio

A análise bioquímica e a microscópica com a cultura podem determinar a natureza infecciosa ou neoplásica do derrame. As amostras de líquido pericárdico devem ser distribuídas em três recipientes para estudo: bacteriológico (aeróbios e anaeróbios), tuberculose, vírus e fungos; bioquímico (proteínas, amilase, glicose, DHL, hematócrito e leucócitos) e citológico.

O uso de material e técnica adequados pode minimizar o risco das complicações. As complicações possíveis da pericardiocentese (5%) incluem:

- Reação vagal (bradicardia, hipotensão arterial, náusea, vômito, sialorreia e até assistolia);
- Lesão ventricular e coronária;
- Arritmias;
- Pneumotórax;
- Infecção;
- Pneumopericárdio;
- Punção acidental de pulmão, fígado ou estômago.

Após a pericardiocentese, deve-se observar se ocorre novo acúmulo de líquido na cavidade pericárdica, com possibilidade de tamponamento, e estabelecer a necessidade de biópsia ou drenagem pericárdica e de tratamento específico para a doença de base.

A drenagem pericárdica pode ser realizada por via subxifóidea, por toracoscopia (cirurgia torácica videoassistida) ou por toracotomia. A drenagem pericárdica pode ser a primeira escolha para o diagnóstico etiológico e o tratamento dos derrames não volumosos em pacientes estáveis hemodinamicamente, tanto por via subxifóidea como por meio de cirurgia torácica videoassistida (CTVA). A mais utilizada é a janela pericárdica subxifóidea.

A CTVA permite excelente acesso ao pericárdio, com adequado posicionamento, podendo-se realizar a drenagem pericárdica ou a confecção de uma janela pleuropericárdica pela toracoscopia (Figura 107.9). Podem-se realizar drenagens e biópsias pericárdicas ou tratar tamponamento cardíaco por processos inflamatórios ou metastáticos. Ampla porção do pericárdio parietal pode ser retirada pela via toracoscópica, obtendo-se bom material para diagnóstico da doença pericárdica. Tal ressecção é mais facilmente efetuada pelo hemitórax direito, porém pode ser realizada também pelo lado esquerdo, onde a gordura pré-pericárdica é mais abundante. A janela pleuropericárdica é uma estratégia que pode oferecer vantagens quando compara-

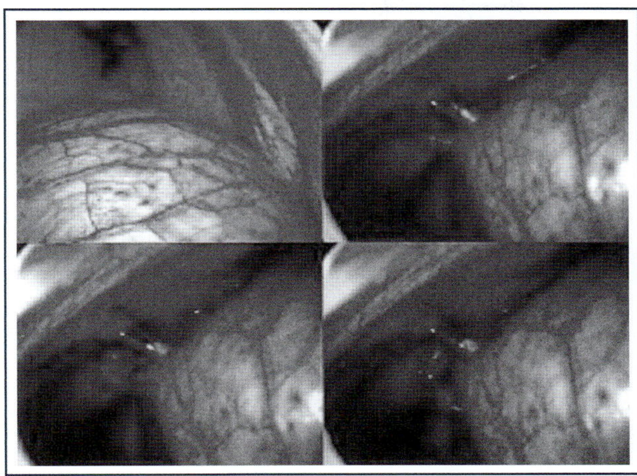

FIGURA 107.9 ***Caso de derrame pericárdico com tamponamento cardíaco. Observa-se o pericárdio tenso e o jato de líquido pericárdico após a punção.***

da à drenagem pericárdica pela via subxifóidea, pois se obtém ampla comunicação pleuropericárdica, produzida pela ressecção do pericárdio e pela possibilidade de tratar-se simultaneamente as lesões pleuropulmonares do lado correspondente. Nos tumores, principalmente com metástases pericárdicas, é recomendável manter ampla janela pleuropericárdica, minimizando os riscos de novo tamponamento cardíaco. A opção pela toracoscopia tem a desvantagem de necessitar obrigatoriamente de anestesia geral, com intubação.

REFERÊNCIAS

1. Andrade JCS, Gallucci C. Pneumotórax, hemotórax e quilotórax. In: Gallucci C, editor. Traumatismos torácicos. São Paulo: Panamed; 1982. p. 93-115.
2. Calhoon JH, Grover FL, Trinkle JK. Chest trauma approach and management. Clin Chest Med. 1992; 13:55-67.
3. Couraud LL, Velly JF, N'Diaye M. Principles and techniques of chest drainage and suction. In: Deslauriers J, Lacquet LK. International trends in general thoracic surgery: Thoracic surgery: surgical management of pleural diseases. St. Louis: The C.V. Mosby Company; 1990. p. 103-13.
4. Hood MR. Operation for trauma. In: Hood MR, editor. Techniques in general thoracic surgery. Philadelphia: W.B. Saunders Company; 1985. p. 32-67.
5. Leão LEV, Giudici R, Crotti PLR, Silva FM, Succi JE. Video Thoracoscopy approach for pericardium. 5th Internacional Symposium of Thoracoscopic Surgery/ VATS'98; 1998 May; Japan.
6. Leão LEV, Giudici R. Terapêutica Cirúrgica no Pneumotórax Espontâneo. In: Petroianu A, editor. Clínica Cirúrgica do Colégio Brasileiro de Cirurgiões. Rio de Janeiro: Editora Atheneu; 2010. 980 p.
7. Munnell ER. Chest drainage in the traumatized patient. In: Webb WR, Besson A, editors. International trends in general thoracic surgery: thoracic surgery: surgical management of chest injuries. Mosby-Year Book; 1991. p. 219-28.
8. Munnell ER. Thoracic drainage. Ann Thorac Surg. 1997;63(5):1497-502.
9. Webb WR, Besson A. International trends in general thoracic surgery: Thoracic surgery: surgical management of chest injuries. St. Louis: Mosby-Year Book, Inc.; 1991. 563 p.
10. Perfeito JAJ, Forte V, Giudici R, Lee JM, Sigulem D. Desenvolvimento e avaliação de um programa multimídia de computador para ensino de drenagem pleural. J Bras Pneumol. 2008;34(7):437-444.

108 Terapia Renal Substitutiva

João Domingos Montoni da Silva

A insuficiência renal aguda, atualmente denominada "lesão renal aguda" (LRA), é caracterizada por uma redução abrupta da função renal em horas ou dias[1], na maioria dos casos de caráter reversível. Decorre principalmente devido à queda do ritmo de filtração glomerular e/ou do volume urinário e está associada a distúrbios do equilíbrio hidroeletrolítico e acidobásico, com risco elevado de morbidade e mortalidade[2]. A LRA se manifesta por azotemia (aumento da ureia e creatinina no soro), acúmulo tóxico para o organismo de produtos do metabolismo proteico. A falta de consensos baseados em evidências, em relação ao seguimento do paciente pediátrico com LRA, levou a incertezas e controvérsias sobre o momento apropriado para o início da terapia renal substitutiva (TRS), bem como a modalidade dialítica a ser utilizada de forma mais adequada. No conceito de terapia renal substitutiva, poderíamos encontrar um ponto de equilíbrio para a terapia de suporte renal (TSR). Na TSR, existe a ideia de iniciar a diálise para evitar a progressão dos distúrbios, e não apenas tratar os distúrbios que já estão instalados.

As crianças tendem a desenvolver falência de múltiplos órgãos, com injúria renal aguda, no início da internação hospitalar, e a evolução com LRA aumenta o tempo de internação e também o risco de mortalidade[3].

Em crianças internadas em estado geral muito grave, a TRS pode prevenir e corrigir as complicações adversas e potencialmente fatais da LRA, incluindo: uremia sintomática, acidose metabólica e desequilíbrios eletrolíticos, e as sobrecargas de líquidos, reduzindo assim a mortalidade e o tempo de permanência das crianças em LRA.

Os indicadores que sugerem a utilização de TRS em LRA pediátrica têm sido tradicionalmente extrapolados a partir dos seguintes parâmetros, quando refratários ao tratamento clínico[4]:

- Hipervolemia;
- Hipercalemia;
- Acidose metabólica;
- Síndrome de lise tumoral;
- Intoxicações;
- Hiperfosfatemia;
- Azotemia com uremia sintomática (sangramentos, pericardite, encefalopatia), ideal-

mente os valores de ureia não devem ultrapassar 100 mg/dL;

- Hiperamonemia;
- Dificuldade de adequação do aporte nutricional necessário ao paciente – tanto limitada pelo aporte de proteina quanto pelo volume a ser utilizado.

O cuidado ao paciente pediátrico criticamente doente requer conhecimento das causas etiológicas da lesão renal aguda. A epidemiologia pediátrica da LRA está mudando; a LRA secundária tem suplantado em prevalência as doenças renais primárias[5]. É notório o aumento de pacientes com diagnósticos relacionados também à doença renal crônica. É necessário perceber que a exposição a medicamentos nefrotóxicos se torna cada vez mais prevalente, principalmente relacionados ao tratamento do câncer infantil; compreende cerca de 16% de todas as causas pediátricas de internação por LRA[6,7]. O avanço tecnocientífico permitiu a utilização de métodos dialíticos contínuos em todas as faixas etárias pediátricas, além da diálise peritoneal, e um melhor conhecimento das características dos pacientes submetidos à TRS, o que contribui para a prevenção e manejo terapêutico adequado dessas crianças[8].

Atualmente, o diagnóstico de LRA é feito com base na presença do aumento da creatinina sérica e/ou diminuição da diurese, apesar de suas conhecidas limitações. Um sistema de classificação foi proposto para avaliar a gravidade e planejar intervenções mais prococes e padronizar a definição de lesão renal aguda em adultos. Um grupo formado por especialistas conhecidos internacionalmente, denominado Acute Dialysis Quality Initiative (ADQI), publicou em 2004 os critérios para lesão renal aguda (Figura 108.1). Para esses critérios de risco (R), lesão (I), Insuficiência (F), perda (L) e doença renal em estágio final (E) foi criada uma sigla, o acrômio RIFLE. Em 2007, esses critérios foram validados na criança com o RIFLE pediátrico[9-11]:

O critério de RIFLE pediátrico é mais sensível para a população pediátrica na detecção da lesão renal aguda, quando comparado ao critério proposto em 2006 pela Acute Kidney Injury Network (AKIN), no qual foram definidos três estágios[12]:

Estágio 1. Aumento > 0,3 mg/dL, ou aumento de mais de 150-200% da creatinina basal, ou diminuição do débito urinário < 0,5 mL/kg/h por mais de seis horas;

Estágio 2. Aumento de mais de 200-300% da creatinina basal, ou diminuição do débito urinário < 0,5 mL/kg/h por mais de 12 horas;

Estágio 3. Aumento de mais de 300% da creatinina basal, ou aumento da creatinina para > 4 mg/dL com aumento de 0,5 mg/dL, ou diminuição do débito urinário < 0,3 mL/kg/h por mais de 24 horas, ou anúria por 12 horas[13].

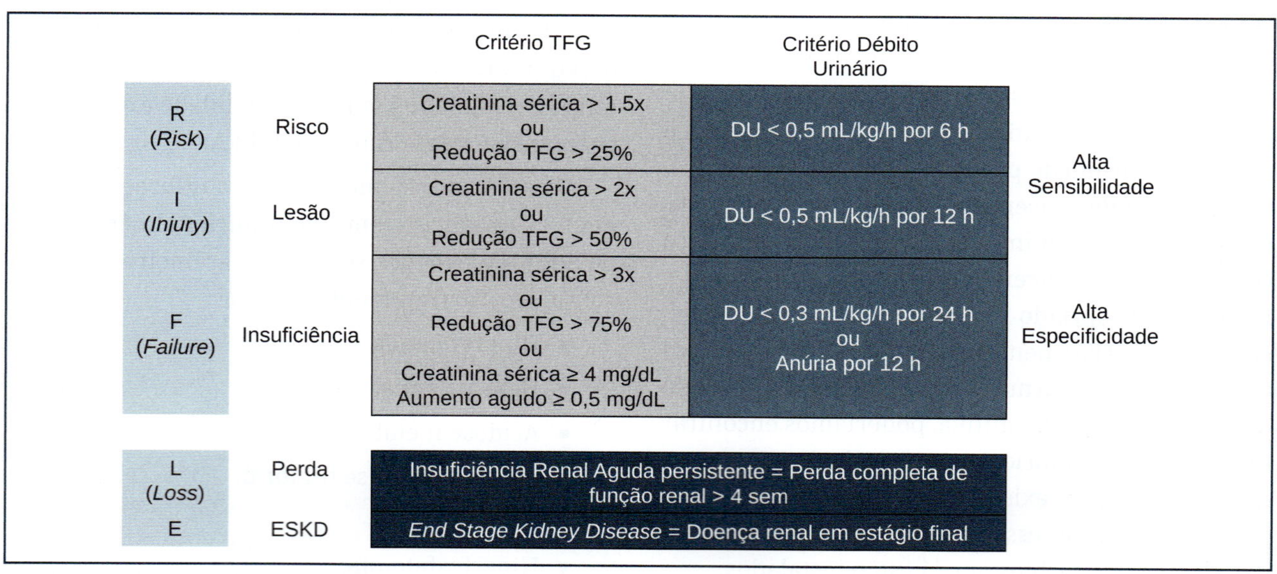

Critério TFG
Critério Débito Urinário
R (*Risk*)
Risco
Creatinina sérica > 1,5x ou Redução TFG > 25%
DU < 0,5 mL/kg/h por 6 h
I (*Injury*)
Lesão
Creatinina sérica > 2x ou Redução TFG > 50%
DU < 0,5 mL/kg/h por 12 h
Alta Sensibilidade
F (*Failure*)
Insuficiência
Creatinina sérica > 3x ou Redução TFG > 75% ou Creatinina sérica ≥ 4 mg/dL Aumento agudo ≥ 0,5 mg/dL
DU < 0,3 mL/kg/h por 24 h ou Anúria por 12 h
Alta Especificidade
L (*Loss*)
Perda
Insuficiência Renal Aguda persistente = Perda completa de função renal > 4 sem
E
ESKD
End Stage Kidney Disease = Doença renal em estágio final

FIGURA 108.1 ***Esquema de classificação proposta para insuficiência renal aguda[19].***
Sigla: TFG = taxa de filtração glomerular.

Em 2012, foram publicadas as *guidelines* para a prática clínica Kidney Disease: Improving Global Outcomes (KDIGO) para lesão renal aguda em crianças e adultos, com uma especificidade maior, em que se definiu os seguintes critérios para os estágios de lesão renal aguda:

Estágio 1. Aumento de 1,5-1,9 vezes a creatinina basal, aumento > 0,3 mg/dL, ou diminuição do débito urinário < 0,5 mL/kg/h por seis a 12 horas;

Estágio 2. Aumento de 2-2,9 vezes a creatinina basal, ou diminuição do débito urinário < 0,5 mL/kg/h por mais de 12 horas;

Estágio 3. Aumento de três vezes a creatinina basal, ou aumento da creatinina para > 4 mg/dL, ou início da terapia dialítica, ou em pacientes menores de 18 anos, o *clearance* de creatinina estimado < 35 mL/min/1,73 m^2 ou diminuição do débito urinário < 0,3 mL/kg/h por mais de 24 horas, ou anúria por 12 horas ou mais[(14)].

No sentido de melhorar e desenvolver o diagnóstico e o prognóstico da LRA, tem-se o RIFLE pediátrico[(9,11)] e os biomarcadores (a lipocalina associada à gelatinase dos neutrófilos humanos [NGAL] e à lesão renal 1 [KIM1] são consideradas marcadores precoces de lesão renal aguda). O diagnóstico precoce da LRA é fundamental para que sejam tomadas medidas terapêuticas precoces para impedir o agravamento do processo. Para isso, é preciso utilizar biomarcadores de lesão renal. Apesar do recente aparecimento de novas e promissoras moléculas, a creatinina é ainda o biomarcador mais confiável[(6)].

Houve uma substancial evolução nos últimos anos, tanto no diagnóstico quanto no tratamento da LRA, porém a mortalidade permanece elevada em crianças que desenvolvem LRA[(12)].

Nos adultos, tem-se como principal causa de insuficiência renal crônica (IRC) o diabetes e, em segundo lugar, a hipertensão arterial sistêmica (HAS), fato que mudou ao longo dos últimos dez anos, quando no século XX tinha-se a HAS como a primeira causa de IRC. Na pediatria, a principal causa de IRC está relacionada ao diagnóstico das uropatias (afecções principais: refluxo vesicoureteral e válvula de uretra posterior), associadas a infecções urinárias de repetição, como principais causas de IRC, e necessidade de diálise crônica ou casos de descompensações agudas.

Quando os pacientes com LRA ou IRC agudizada necessitam de TRS, o método mais utilizado em pediatria e em unidades de terapia intensiva pediátricas é a diálise peritoneal (DP), principalmente em UTIPs secundárias. Em UTIPs terciárias, os métodos mais utilizados estão relacionados à hemodiálise intermitente (clássica) ou aos métodos contínuos (ultrafiltração venovenosa contínua, hemofiltração venovenosa contínua, hemodiálise venovenosa contínua e hemodiafiltração venovenosa contínua). Dado variável a depender da característica de cada serviço e dos equipamentos e insumos disponíveis para cada tipo de procedimento de TRS.

A DP é um método de TRS que usa o peritônio como membrana semipermeável, que permite a difusão e passagem de solvente. É uma técnica fisiológica que utiliza a membrana peritoneal (membrana que envolve os órgãos abdominais), que atua como um filtro do sangue, removendo excesso de água e toxinas do corpo do paciente agudamente doente.

EPIDEMIOLOGIA

A epidemiologia da LRA é difícil de determinar, devido às diferenças nas definições e classificações e as populações de doentes estudados. Tudo depende se considerarmos a população em geral, a população de hospitalizados ou os pacientes graves internados em unidade de terapia intensiva (UTI) com diagnóstico de falência de múltiplos orgãos[(5,15)]. Há pouca informação sobre a epidemiologia da LRA nas Américas. Doenças transmissíveis, como a leptospirose, malária, dengue e diarreia, entre outras, são reconhecidas como importantes causas de LRA nessas áreas. Por outro lado, nas grandes cidades e hospitais universitários da América Latina, o espectro da LRA é semelhante ao observado em países desenvolvidos. Na faixa etária pediátrica, as principais causas de LRA então associadas à sepse, uso de drogas nefrotóxicas e isquemia renal em pacientes criticamente enfermos[(8,11)]. A sepse, a síndrome hemolítico-urêmica (e outras doenças renais primárias) e as queimaduras estão também entre as principais causas de LRA.

A incidência de LRA adquirida em hospitais é de cerca de 5-10 vezes maior do que a adquirida na comunidade[2]. Quando se utiliza os critérios de RIFLE, tanto em adultos quanto em crianças, existe uma associação positiva estatisticamente significante entre o tempo de internação, tanto em UTI quanto hospitalar, e a presença de LRA, demonstrando ser um preditor de pior prognóstico em pacientes criticamente enfermos.

A etiologia da LRA mudou, ao longo dos últimos 10-20 anos, de casos de doença renal primária (síndrome hemolítico-urêmica, glomerulonefrite) para complicações renais de doença sistêmica ou de seus respectivos tratamentos (as neoplasias pediátricas, o aumento do uso de drogas nefrotóxicas e os pós-operatórios de cirurgias cardíacas). Drogas como a ciclofosfamida podem causar lesão renal, levar à LRA e ainda propiciar a síndrome da secreção inapropriada de hormônio antidiurético (sódio urinário elevado e hiponatremia). A sepse continua a ser um importante fator etiológico de LRA[10,12]. As condições que levam à LRA têm mecanismos diferentes, porém conduzem a uma via final comum de necrose tubular aguda (NTA), que é caracterizada por morte do epitélio tubular renal. A NTA é a causa mais comum de LRA em crianças gravemente doentes. Por esse motivo, a realização de biópsia renal não é indicada de rotina, pois a maioria dos pacientes terão como resultado: necrose tubular aguda. Assim sendo, a biópsia é reservada a pacientes com diagnósticos de LRA rapidamente progressiva ou com diagnósticos obscuros, e o benefício do diagnóstico suplanta os riscos. A NTA, isquêmica ou nefrotóxica, constitui-se na principal causa de LRA. Em adultos, o diagnóstico diferencial deve incluir as nefrites túbulo-intersticiais (NIA) e as glomerulonefrites (GN). Em crianças, incluiu-se também a síndrome hemolítico-urêmica (SHU) e GN. Além do quadro clínico, a interpretação correta do exame de urina pode auxiliar no diagnóstico. Quando identificada em tempo hábil, a maioria dos pacientes com quadros atípicos de insuficiência renal aguda apresenta doenças passíveis de tratamento clínico ou cirúrgico.

Atualmente, muitos dos quadros de LRA são atribuídos a quadro secundário em que o paciente apresenta uma doença de base[9]: cardiopatias complexas, lúpus eritematoso sistêmico, doenças oncológicas, doenças hepáticas e sua evolução para insuficiência hepática, doenças pulmonares crônicas e transplantes de medula óssea e órgaos sólidos. Assim, muitas crianças com LRA geralmente têm uma ou mais comorbidades que podem afetar a sua evolução clínica. É importante notar que essa mudança epidemiológica ocorreu principalmente em países desenvolvidos, onde o uso de terapias renais substitutivas contínuas são mais prevalentes. Nos países em desenvolvimento, a LRA continua a ser causada por doença renal primária, como a síndrome urêmica hemolítica, glomerulonefrites e quadros de hipovolemia[5,11], mas esse cenário encontra-se em mudança.

Uma maior compreensão da fisiopatologia e espectros clínicos da insuficiência renal aguda levou a uma mudança de nomenclatura de insuficiência renal para lesão renal aguda, pois nem todo paciente com comprometimento renal agudo está em insuficiência renal; por isso, convencionou-se chamar "lesão renal aguda"[4].

FISIOPATOLOGIA

Um grande número de casos de LRA se desenvolve durante internações hospitalares em unidades de pronto atendimento e enfermarias, mas principalmente em UTIPs, em decorrência de procedimentos cirúrgicos, quadros sépticos, uso de contrastes intravenosos e uso de medicamentos nefrotóxicos (imunossupressores; anti-inflamatórios não hormonais; antibióticos, como os aminoglicosídeos; antifúngicos, como a anfotericina B; e alguns antivirais, como o aciclovir, entre outros).

Vários mecanismos fisiopatológicos estão envolvidos. Na LRA pré-renal, a queda abrupta na taxa de filtração glomerular (TFG), em consequência de hipoperfusão renal, quer a partir de depleção do volume intravascular, quer de redução do volume circulante efetivo (extravasamento de líquido do espaço intravascular), como na hipoalbuminemia grave (insuficiência hepática, síndrome nefrótica e desnutrição grave) ou no derrame capilar nos casos de síndrome da resposta inflamatória sistêmica (SIRS). Diminuição do volume circulante ocorre também com débito cardíaco diminuído (25% do débito cardíaco é direcionado aos rins) e/ou na vasodilatação sistêmica. A LRA pré-renal pode ocorrer devido à estenose da artéria renal bilateral ou unilateral no rim único. Em qualquer dos casos, ocorre a diminuição da perfusão do parênquima renal.

O ritmo de filtração glomerular diminui devido à queda do fluxo plasmático e da pressão hidrostática glomerular. Essas alterações hemodinâmicas são causadas pela intensa vasoconstricção das arteríolas glomerulares, mediada por vasoconstrictores como: angiotensina II, catecolaminas, endotelina e hormônio antidiurético. Os rins têm o objetivo de conservar água e sódio, utilizando os mecanismos neuro-hormonais. A diminuição da perfusão renal leva a um aumento na atividade adrenérgica e na estimulação do sistema renina-angiotensina-aldosterona (SRAA) e liberação de hormônio antidiurético (ADH).

Diante do quadro de diminuição da perfusão renal, várias respostas adaptativas entram em jogo, todas elas destinadas a manter TFG e restaurar o volume intravascular via mecanismos neuro-hormonais. Ocorre um aumento na atividade adrenérgica e estimulação do sistema renina-angiotensina-aldosterona (SRAA).

A maior parte dos casos de LRA pré-renal acaba evoluindo para a forma renal; com isso, o reconhecimento e tratamento precoces são determinantes para uma melhor evolução.

Quando a hipovolemia e a hipoperfusão renal persistem, a LRA pré-renal evolui para LRA renal. Alguns casos se originam de um efeito tóxico direto sobre o rim, provocado por peçonhas, pigmentos e/ou medicamentos.

Na LRA renal, pode ocorrer a LRA oligúrica e a não oligúrica. Na não oligúrica, é observada menor mortalidade, pois o manejo do volume é facilitado. Exames na LRA renal: a concentração de sódio é muito mais alta (> 40 mmol/L) e a osmolalidade urinária é muito próxima à do plasma (300 mmol/L).

Uma vez instalada, a LRA renal não mais pode ser revertida, mesmo que seja corrigido o distúrbio que a originou. O paciente passa a necessitar de assistência especializada em ambiente hospitalar, muitas vezes requerendo terapia de reposição renal.

CLASSIFICAÇÃO

A LRA é tradicionalmente classificada em pré-renal, renal (doença renal intrínseca) ou pós-renal (obstrução). Pré-renal refere-se à LRA com diminuição brusca da taxa de filtração glomerular após hipoperfusão renal, quer a partir de depleção do volume intravascular, quer a partir de redução do volume efetivo circulante, principalmente associada aos quadros de sepse e desidratações.

CAUSAS DE LRA

I. Causas pré-renais:

1. Cardiovasculares: diminuição do débito cardíaco
   - Agudas: insuficiência cardíaca, doenças valvulares, trauma, arritmias, cardiopatias complexas, disfunção miocárdica relacionada à sepse, miocardite relacionada às infecções virais, hipertensão arterial sistêmica, tamponamento pericárdico/pericardite;
   - Crônicas: disfunções valvulares, miocardiopatias (hipertensivas, isquêmicas).
2. Hipovolemia:
   - Perdas gastrointestinais: diarreia, vômitos, drenagem por sonda nasogástrica;
   - Hemorragia/sangramento: traumas, pós-operatórios;
   - Perdas aumentadas em dreno de tórax, perdas por drenos abdominais;
   - Perdas renais: diabetes insípido, nefropatias perdedoras de sal, uso de diuréticos, diurese osmótica, síndrome de Bartter, distúrbios adrenais.
3. Diminuição da volemia arterial efetiva:
   - Estados hipoalbuminêmicos: desnutrição grave, síndrome nefrótica, insuficiência hepática;
   - Vasodilatação periférica: hipotensão arterial, choque, sepse, síndrome hepatorrenal;
   - Causas mecânicas/físicas: obstrução bilateral de artérias renais por estenoses vasculares primárias ou secundárias (massa tumorais), estenose unilateral de artéria renal em rim único, peritonites, queimaduras, traumatismos.

II. Causas renais:

1. Doenças vasculares:
   - Inflamatórias (vasculites): glomerulonefrite necrotizante pauci-imune, poliarterite nodosa, granulomatose de Wegener, doença do soro;
   - Microangiopática (uremia, anemia e plaquetopenia): síndrome hemolítico-urêmica (SHU), esclerodermia, púrpura trombocitopênica trombótica (PTT), hipertensão maligna.
2. Glomerulopatias:
   - Pós-infecciosa: *Streptococcus*, vírus, endocardite, abscessos abdominais, relacionadas a *shunts* no coração;
   - Glomerulonefrites: glomerulonefrite rapidamente progressiva (risco de evolução para fibrose glomerular rápida e indicação de biopsia renal o mais rápido possível), glomerulonefrite membranoproliferativa, síndrome de *Goodpasture*, nefropatia por depósito de IgA;
   - Vascular: síndrome hemolítico-urêmica (SHU), induzida por inibidores da calcineurina, relacionada ao *Streptococcus pneumoniae* progressiva: idiopática, púrpura de Henoch-Schönlein, relacionada ao uso de inibidores da calcineurina, lúpus eritematoso sistêmico (LES), *Goodpasture*, poliarterite nodosa, granulomatose de Wegener.
3. Necrose tubular aguda (NTA) – Tubular
   - Isquêmica: hipoperfusão renal, hipovolemia;
   - Tóxica: aminoglicosídeos, antifúngicos (anfotericina B), drogas imunossupressoras (ciclosporina, FK506 – tacrolimus), antivirais (aciclovir, foscarnet), contrastes radiológicos, pigmentos (hemoglobina, mioglobina), metais pesados, peçonhas (venenos de cobras, aranhas, abelhas), herbicidas, pesticidas, solventes orgânicos, deposição tubular de cálcio, ácido úrico ou oxalato.
4. Nefrites intersticiais:
   - Drogas: diuréticos (furosemida, tiazídicos, clortalidona), anti-inflamatórios não hormonais, penicilinas, cefalosporinas, rifampicina, sulfonamidas, infecções;
   - Infiltração: leucemias, linfomas, sarcoidose;
   - Imunológica: síndrome de Sjoëgren, nefrite intersticial associada à uveíte.

III. Causas pós-renais:

1. Vesical:
   - Carcinoma de bexiga;
   - Neuropatia/bexiga neurogênica;
   - Cálculos;
   - Coágulos.
2. Ureteral e pélvica:
   - Obstrução extrínseca: tumores abdominais e/ou pélvicos, fibrose retroperitoneal, ligadura inadvertida de ureteres pós-procedimentos cirúrgicos;
   - Obstrução intrínseca: coágulos, cálculos, infecções fúngica e bacteriana.
3. Uretral:
   - Válvula de uretra posterior;
   - Obstrução da sonda vesical;
   - Estreitamentos da uretra;
   - Fimose.

TRATAMENTO

Nos pacientes internados nas enfermarias de pediatria e nos gravemente doentes em UTIP, deve-se tomar todos os cuidados para evitar a progressão do dano renal e tecidual. Para tanto, o benefício da terapêutica está diretamente relacionado à precocidade das intervenções: início precoce da hidratação, correção de distúrbios hidroeletrolíticos e acidobásicos, correção de drogas para a função renal do paciente. Assim, com base na literatura de adultos, a maioria dos intensivistas pediátricos e nefrologistas advogam que a TRS iniciada de forma precoce pode evitar as manifestações tardias da LRA e a maior possibilidade de óbito e evolução para doença renal crônica nos que sobrevivem. Dados semelhantes em crianças gravemente doentes não estão disponíveis.

Iniciar reposição de volemia precoce, em que podem ser utilizadas as soluções cristaloides: soro fisiológico 0,9% (154 mEq/L de Na^+); Ringer Lactato (Na^+ 130,0 mEq/L, K^+ 4,0 mEq/L, Ca^{+2} 7 mEq/L, Cl^- 108,7 mEq/L, osmolaridade 273,2 mOsmol/L). A solução de Ringer Lactato é contraindicada para pacientes com acidose láctica, alcalose metabólica, hipernatremia, hipercalcemia, hiperpotassemia e hipercloremia, e nos casos de disfunção hepática, insuficiência renal e/ou cardíaca. A reposição volêmica com solução salina 0,9% nos animais com sepse resultou em acidose metabólica hiperclorêmica, piorou a LRA e aumentou a mortalidade, quando comparada com a ressuscitação com solução cristaloide equilibrada (Plasma-Lyte). Mais estudos em humanos são necessários para respaldar essa evidência encontrada em animais. Composição do Plasma-Lyte: Na^+ 140 mEq/L, K^+ 5 mEq/L, Mg^{++} 3 mEq/L, Cl^- 98 mEq/L, Acetato 27 mEq/L, gluconato 23 mEq/L. Osmolaridade 294 mOsmol/L. Pode ser utilizado plasma fresco e albumina em pacientes hipovolêmicos com disfunção hepática, distúrbios de coagulação e em síndromes nefróticas. O quadro clínico é avaliado e a equipe decide a melhor forma de reposição volêmica.

A restrição proteica é relacionada ao grau de acidose metabólica e uremia, principalmente em pacientes sépticos, quando o catabolismo proteico é intenso. São ofertados em torno de 1,2 a 2,5 g de proteína por quilo de peso.

Deve ser realizada adequação do balanço hídrico. Uma normativa utilizada para a entrada de volume é de 400 mL/m^2 + a diurese do dia anterior para manter o balanço hídrico zerado. Se a necessidade for de mais volume, ele será acrescentado; e se a necessidade for de balanço negativo, o volume ofertado será diminuído. Levar sempre em consideração perdas por vômitos, débitos de drenos, débitos de sondas gástricas ou intestinais, fístulas e colostomias, entre outras perdas.

A correção da dose ou intervalo de drogas utilizadas no tratamento para função renal nunca deve ser negligenciada, pois deve-se evitar agravar ainda mais a lesão renal (utilizar correção pelo *clearance* de creatinina). Evitar também o uso de contrastes intravenosos. O gadolínio, contraste intravenoso utilizado para realização de ressonância nuclear magnética, é formalmente contraindicado em pacientes com *clearance* de creatinina menor do que 30 mL/1,73m^2/min; e entre 30 a 60 mL/1,73m^2/min deve existir discussão entre riscos e benefícios (deve ser evitado sempre que possível). O risco do gadolínio em pacientes com insuficiência renal é a possibilidade de evolução para fibrose nefrogênica sistêmica, também conhecida como "dermopatia fibrosante nefrogênica". Cada caso deve ser discutido com especialistas sobre a real necessidade dos exames contrastados e, se possível, postergados para um melhor momento de recuperação da função renal.

Tratamento da Hipercalemia

Nos casos de hipercalemia, a primeira coisa a ser feita é verificar a prescrição e certificar-se de que não existe nenhuma oferta de potássio ao paciente (drogas contendo potássio; soros de manutenção com potássio; dietas; xaropes de cloreto de potássio; drogas que podem levar à hipercalemia, como os inibidores de aldosterona; inibidores dos receptores da angiotensina; e inibidores da enzima conversora da angiotensina).

ß2 adrenérgico: esses fármacos atuam por meio de receptor na membrana celular, promovendo a redistribuição celular de potássio, com estímulo à entrada de potássio na célula. As doses utilizadas para hipercalemia são maiores que as habitualmente usadas para broncoespasmo. Além do fenoterol inalatório, pode-se também utilizar o salbutamol por via inalatória. Outra opção seria terbutalina por via subcutânea. Ocorre uma diminuição do potássio sérico de 1,0 a 1,5 mEq/L dentro de uma hora de administração[16].

Poliestirenossulfonato de cálcio ou poliestireno sulfonato de sódio: são resinas trocadoras de potássio na luz do trato gastrointestinal. O primeiro troca cálcio por potássio, e o segundo troca sódio por potássio. A dose preconizada é de 1 g/kg/dose até de quatro em quatro horas, por via enteral (oral, sonda nasogástrica, sonda nasoenteral ou gastrostomia) quando essa via pode ser utilizada. Cuidado deve ser tomado em pacientes com constipação intestinal com as duas resinas. Nos pacientes com hipercalcemia, deve ser evitado o uso de resina trocadora de cálcio e, nos pacientes com hipernatremia, não utilizar resina trocadora de sódio. No período neonatal, muita atenção aos riscos de obstrução com perfuração intestinal[17] (nesse caso, quanto mais prematuro o neonato maior o risco).

- Furosemida em pacientes hipervolêmicos: A dose é de 1 mg/kg/dose. A furosemida inibe a reabsorção de sódio por meio do bloqueio da bomba de sódio/potássio 2 cloro (Na^+/K^+-$2Cl^-$) mais intensamente na alça de Henle, e aumenta a excreção de sódio, potássio, cálcio, magnésio e água. Não deve ser utilizada em pacientes hipovolêmicos.

- Bicarbonato de sódio intravenoso a 8,4% (1 mEq/mL de Na^+ e 1 mEq/mL de $NaHCO_3$) ou bicarbonato de Na^+ a 10% (1,2 mEq/mL de Na^+ e 1,2 mEq/mL de $NaHCO_3$). Mais eficaz em pacientes com acidose metabólica. Promove a redistribuição celular de potássio, com saída do H^+ de dentro da célula para fora, com troca pelo potássio que entra na célula, e com isso mantendo a eletroneutralidade (troca de um H^+ por um K^+). A dose pode variar de acordo com a gravidade da acidose. O bicarbonato nunca deve ser administrado na mesma solução com cálcio e/ou fósforo devido à precipitação da solução. No paciente hipovolêmico, hipercalêmico e em acidose metabólica, diluir 15 ampolas de $NaHCO_3$ a 8,4% em 850 mL de SG 5% (150 mEq/L) e usar como expansor no lugar de SF 0,9%. Pode-se usar também bicarbonato de sódio 4,2% 2 mL/kg em crianças abaixo de seis meses de vida, e 1 mL/kg nas maiores; e o tempo de infusão varia com a gravidade de 10 a 30 minutos. Nos lactentes jovens, a necessidade de bicarbonato pode ser maior e, quanto mais jovem a criança, mais cuidado com o tempo de infusão, que deve ser mais prolongado. Atenção, pois as reposições de bicarbonato de sódio podem resultar em hipernatremia.
- Solução polarizante (insulina + glicose): com a insulina, o potássio extracelular passa para dentro das células por meio do aumento da atividade da bomba Na^+K^+ ATPase nos músculos esqueléticos. Dose: uma unidade de insulina regular para cada 5 g de glicose ou 0,1 U por quilo de peso, com dose máxima de 10 U, com 0,5 g/kg infundido em 30 minutos a uma hora. Manter o gotejamento com controle da glicemia em geral não permitindo que caia abaixo de 180 mg/dL e que não permaneça maior que 250 mg/dL. O uso deve ser cauteloso em lactentes e, no período neonatal, o seu uso deve ser ponderado devido ao risco maior de hipoglicemias.

Os critérios clínicos e o momento preciso ou ideal para iniciar a TRS permanecem indefinidos. As recomendações para iniciar a TRS são: sobrecarga de fluidos, redução significativa na taxa de filtração glomerular e desequilíbrios eletrolíticos e metabólicos. Dados referentes a valores de alterações que indiquem o procedimento dialítico ainda não estão disponíveis. Reconhecidamente, uma sobrecarga hídrica de mais de 20% aumenta a mortalidade, sendo um preditor de mortalidade em crianças[5,18].

Na hipercalemia, o tratamento dialítico é utilizado nas crianças que não respondem à terapêutica clínica ou nas que apresentam disfunção renal grave. Diálise peritoneal pode ser utilizada, mas o método mais eficaz para remoção do potássio sérico é a hemodiálise clássica. Em pacientes hemodinamicamente instáveis, a diálise peritoneal ou os métodos dialíticos contínuos (hemodiafiltração venovenosa contínua [CVVHDF]) podem ser indicados. Sempre levar em consideração a presença de equipamentos e o treinamento da equipe e sua experiência.

Nos casos de hiperfosfatemia, em que o paciente não se encontra em jejum, pode-se utilizar quelantes de fósforo, todos utilizados por via enteral (oral, gástrica ou intestinal). O hidróxido de alumínio tem grande efetividade em baixar o fósforo, porém, nos pacientes em insuficiência renal crônica, o seu uso é proscrito devido ao risco de impregnação do osso com alumínio e risco de doença óssea adinâmica (doença do metabolismo mineral e ósseo). Pode-se usar ainda carbonato de cálcio (contraindicado em pacientes com hipercalcemia) e o Sevelamer, que é um hidrogel que não tem em sua constituição nem alumínio nem cálcio.

A acidose metabólica deve ser corrigida, pois, além de influenciar na descalcificação do osso e levar à hipercalciúria, aumenta o consumo de oxigênio pelo organismo e leva ainda mais à disfunção cardíaca. A acidose metabólica é um importante indicador de baixo débito cardíaco e de má perfusão tecidual. A reposição de bicarbonato deve ser feita quando a diferença de bases (BE) na gasometria for menor que -3 mmol/L. Pode-se iniciar com 2 a 3 mEq/kg de bicarbonato em 24 horas, oral ou intravenoso (IV), a depender das condições clínicas do paciente. Só se recomenda a correção IV de bicarbonato se o pH da gasometria for menor ou igual a 7,0, e/ou se o bicarbonato for menor do que 10 mEq/L.

A decisão de iniciar a TRS é baseada principalmente na discussão clínica realizada pela equipe de médicos envolvidos no caso. Essa decisão inclui: idade, peso, doença de base, comorbidades e recursos disponíveis no centro (equipamentos, profissionais treinados).

A gravidade da LRA é geralmente baseada no grau de redução da taxa de filtração glomerular, medida clinicamente por valores de ureia e creatinina séricas. No entanto, a ureia, como um indicador para a TRS, é limitada, pois seus níveis podem ser alterados por sangramentos do trato gastrointestinal, uso de diuréticos, catabolismo proteico, uso de corticoides e dieta. Na prática, deve-se considerar a instalação de TRS quando o nível de ureia estiver compreendido entre 80 a 100 mg/dL. A creatinina apresenta elevação tardia, tornando-se um marcador ruim para indicar a TRS[19,20]. Seus níveis são alterados pelo estado nutricional, a massa muscular, o tamanho e as comorbidades subjacentes da criança. Os biomarcadores lipocalina associada à gelatinase de neutrófilos humanos (NGAL), molécula lesão renal-1 (KIM-1) e interleucina-18 (IL-18) são chamados de "biomarcadores precoces na LRA". Mostram-se como promessa, tanto para ser utilizados no diagnóstico como no prognóstico na LRA. Podem permitir uma intervenção precoce antes mesmo do aumento da creatinina. No entanto, são necessários mais estudos futuros para determinar o momento ideal para iniciar a TRS.

Na UTIP, as orientações para o início da TRS em crianças em estado grave com LRA são baseadas em: a) oligúria não responsiva ao uso de diuréticos; b) aumento das exigências ventilatórias associado à sobrecarga hídrica; c) sobrecarga hídrica maior que 15%; d) necessidade de otimização nutricional; e) valores de ureia acima de 100 mg/dL são sinais de alerta; f) necessidade de grandes quantidades de medicamentos e/ou reposição de hemoderivados com frequência; g) acidose metabólica persistente; e h) hipercalemia refratária ao tratamento clínico.

Modalidades Dialíticas Disponíveis para TRS

Quando a função renal deixar de manter o equilíbrio dinâmico da homeostase orgânica e as condutas clínicas falham no controle dos distúrbios hidroeletrolíticos e acidobásicos, pode-se considerar a utilização de métodos de terapia renal substitutiva (TRS). As principais modalidades estão listadas a seguir:

1. Diálise peritoneal (DP).
2. Hemodiálise intermitente – clássica (HD).
3. Hemodiálise lenta.
4. Terapias contínuas:
   Ultrafiltração contínua (SCUF);
   Hemodiálise venovenosa contínua (CVVHD);
   Hemofiltração venovenosa contínua (CVVH);
   Hemodiafiltração venovenosa contínua (CVVHDF).

Nos casos de insuficiência renal aguda, podem ser utilizados como TRS a diálise peritoneal (DP), a hemodiálise clássica (HD) intermitente, a hemodiálise lenta (hemolenta) e os métodos venovenosos contínuos. Tudo dependerá de diagnóstico, disponibilidade de equipamentos, treinamento e experiência da equipe de cada serviço.

Uma vez preenchidos os critérios para o início de TRS, deve ser definido juntamente com a equipe quais os objetivos a serem alcançados. Com isso, pode-se decidir sobre qual a terapia de substituição da função renal mais adequada a ser utilizada.

A grande vantagem da terapia contínua em relação à diálise intermitente é a taxa mais lenta de remoção de solutos ou de fluidos por unidade de tempo. Dessa forma, os procedimentos contínuos são geralmente mais tolerados do que a hemodiálise convencional.

Diálise Peritoneal

A DP tem se mostrado satisfatória para o tratamento de crianças com LRA, em decorrência de não necessitar de um acesso vascular, não necessitar de anticoagulação e ser de mais fácil manejo. É a modalidade mais disponível e presente na grande maioria de UTIPs do Brasil, técnica em que os intensivistas pediatras apresentam mais experiência. É a modalidade mais utilizada na pediatria, principalmente em UTIPs secundárias.

A DP em pacientes agudos pode ser realizada por meio de máquinas que realizam o procedimento automatizado, em que a própria máquina apresenta dispositivo para aquecimento das soluções infundidas. Essas máquinas estão disponíveis em serviços terciários de nefrologia e, na prática, funcionam melhor com volumes de infusão maiores que 150 mL na cavidade peritoneal, raramente funcionam com volumes menores. Esse procedimento automatizado é difícil de ser realizado em pacientes agudos que acabaram de ter o cateter de Tenckhoff implantado. Outro problema em crianças pequenas, e principalmente no período neonatal, é o volume de infusão muito pequeno para a sensibilidade das máquinas.

A DP pode ser realizada também em sistemas chamados de "aranha", nos quais as conexões se interligam sobre uma bancada. Dessa forma, as soluções infundidas são aquecidas e pesadas na própria bancada. O sistema aranha evita desconexões excessivas que poderiam contaminar o circuito. Outra opção de DP é a sua realização com sistema de buretas. Usado mais no período neonatal, em que o controle do volume infundido e drenado deve ser mais rigoroso.

Para viabilizar a DP, precisa-se de um cateter específico instalado no abdome e que esteja alocado no espaço peritoneal. Os cateteres de Tenckhoff são os mais utilizados e apresentam tamanhos para uso neonatal, pediátrico e adulto. A maior experiência tem sido com o uso de cateteres de Tenckhoff retos ou curvos de tamanhos reduzidos. Existem três tamanhos de cateteres disponíveis: neonatal (para neonatos com peso inferior a 3 kg), pediátrico (para crianças com peso entre 3-10 kg) e adulto (crianças com peso superior a 10 kg). Na prática, em crianças com menos de 3 kg, são utilizados cateteres de duplo lúmen ou sondas uretrais para serem colocados na cavidade peritoneal. A escolha do cateter depende da experiência do cirurgião e dos componentes da equipe que darão assistência ao paciente.

Após a instalação do cateter para diálise peritoneal, a sua posição deve ser sempre assegurada por meio de uma radiografia de abdome simples. Idealmente, a ponta do cateter deve estar na pequena bacia.

Verificar a pressão intra-abdominal (PIA) é fundamental no início do procedimento dialítico. A PIA normal varia entre 0 e 12 mmHg e pode estar relacionada ao índice de massa corporal[21,22]. Pressões acima de 15 a 20 mmHg são capazes de reduzir o débito cardíaco e o débito urinário e provocar dificuldades respiratórias ou dificultar a ventilação não invasiva e a ventilação mecânica. As altas pressões podem provocar o vazamento do líquido colocado na cavidade abdominal, com risco de infecção, e ainda prejudicar o funcionamento do procedimento dialítico. Inicia-se com volume na cavidade de 10 mL/kg, sempre respeitando os valores da PIA. O volume pode ser aumentado progressivamente até 30 a 40 mL/kg nos pacientes crônicos quando já existe "maturação do cateter". Em pacientes agudos, dificilmente o volume ultrapassa 20 mL/kg devido ao risco de vazamento e peritonite, desconforto respiratório e dificuldades na ventilação mecânica.

A diálise peritoneal apresenta aproximadamente 1/8 da eficiência da hemodiálise quando se compara a remoção de solutos, e cerca de 1/4 da eficiência da hemodiálise em termos da remoção de líquidos. Entretanto, a diálise peritoneal aguda pode ser aplicada continuamente, 24 horas por dia, ao passo que a hemodiálise clássica em geral é realizada quatro horas por dia. Dessa forma, considerando-se os níveis para as 24 horas, a eficácia da hemodiálise clássica em efetuar as trocas de solutos e diminuir o volume de líquidos não é acentuadamente diferente da eficácia da diálise peritoneal. O procedimento contínuo da diálise peritoneal permite que as alterações nos solutos sanguíneos e na água corporal total sejam feitas de maneira gradativa. A diálise peritoneal pode ser o tratamento de escolha nos pacientes hemodinamicamente instáveis.

A existência de cirurgias abdominais anteriores e aderências peritoneais extensas podem impossibilitar a instalação do cateter para diálise peritoneal e/ou a drenagem do dialisado. Nos casos de transplante hepático, o procedimento não deve ser realizado através do peritônio. Cirurgias abdominais recentes, com anastomoses intestinais e/ou presença de drenos através da parede abdominal, são contraindicações relativas para a diálise peritoneal. A presença de um enxerto vascular intra-abdominal é também uma contraindicação relativa, pois existe o risco de disseminação de peritonite associada à diálise (caso ela ocorra) para o material enxertado ou para o órgão transplantado. A contraindicação é absoluta em pacientes com defeitos diafragmáticos (hérnias diafragmáticas). Geralmente, não é recomendado em pacientes com derivações ventrículo-peritoneal, síndrome de Prune Belly e ventilação por meio do oscilador de alta frequência, por causa do alto risco de vazamento de cateter devido ao movimento abdominal.

A composição de uma das soluções disponíveis no mercado é: 1,5% de concentração de glicose (15 g/L), Na^{+} 140,5 mEq/L; Ca^{++} 3,5 mEq/L; Mg^{++} 1,5 mEq/L; Cl^{-} 101 mEq/L; $Lactato^{-}$ 44,5 mEq/L). Existem soluções com outras concentrações de glicose: 1,5%, 2,5% ou 4,25% (15 g/L, 25 g/L e 42,5 g/L de glicose, respectivamente).

Geralmente, essas soluções são preparadas nas farmácias do próprio hospital. Erros de prescrição e no preparo dessas soluções representam um risco significativo para a segurança do paciente. Quando forem utilizadas preparações com bicarbonato, elas não podem conter cálcio devido à possibilidade de precipitação; assim sendo, o paciente deve receber aporte de cálcio, intravenoso e/ou por via enteral. Em pacientes com disfunção hepática, deve ser evitado o uso de lactato como o tampão da solução de diálise.

Prescrição Inicial

1. Volume de infusão: 10 mL/kg, podendo chegar a 40 mL/kg (lembrar que, em paciente agudos, dificilmente se consegue ultrapassar 20 mL/kg);
2. Tempo: contínuo;
3. Intervalo de trocas do banho: 30/30 minutos (depende da necessidade dialítica de cada paciente e do tempo de permanência do banho na cavidade peritoneal, que pode variar de 15 minutos até duas horas);
4. Heparina: utiliza-se de 500 a 1000 U de heparina de alto peso molecular por litro de solução (usada para evitar a obstrução do cateter por fibrina e/ou coágulos devido à recente instalação do cateter. A preocupação com sangramentos atribuídos ao uso da heparina, inclusive no período neonatal, não se justifica, pois o peso molecular da heparina é em média 15.000 dáltons, não ocorrendo absorção da mesma);
5. Potássio: não deve ser acrescentado potássio em pacientes com hipercalemia. Naqueles pacientes que eventualmente necessitam de complemento: 0,5 mEq a 4 mEq de potássio para cada litro de solução de diálise. Caso seja necessário mais potássio, ele pode fornecido na nutrição parenteral, no soro de manutenção intravenoso do paciente ou ainda por via enteral, conforme as possibilidades de cada paciente.

A DP pode ser realizada com sucesso mesmo no cenário de falência de múltiplos órgãos, incluindo instabilidade cardiovascular, com necessidade de suporte por meio de drogas vasoativas. Entretanto, a adequação da diálise nesses casos torna-se mais difícil. Esses pacientes podem apresentar sobrecarga hídrica mais severa, acidose lática e hipotensão, com necessidade de balanço hídrico mais cuidadoso.

Hemodiálise

A hemodiálise intermitente fornece depuração de soluto e ultrafiltração mais eficiente, em comparação com outras modalidades de TRS. No paciente hemodinamicamente estável, nenhuma outra modalidade é mais adequada. Assim, essa terapia é particularmente importante na população pediátrica para o tratamento de alterações agudas com risco a vida: hipercalemia, intoxicações exógenas (lítio, aspirina), toxicidade à droga (vancomicina), síndrome de lise tumoral e hiperamonemia. A maioria dos centros de cuidados secundários ou terciários tem o equipamento e a experiência para oferecer essa terapia para o paciente pediátrico.

A hemodiálise intermitente e os procedimentos contínuos necessitam de acesso vascular calibroso, que deve ser instalado por um profissional habilitado da equipe.

A hemodiálise proporciona uma alteração mais rápida na composição de solutos do plasma e a possibilidade de uma remoção da água corporal, em comparação com a diálise peritoneal ou com os procedimentos contínuos lentos. A alta eficiência da hemodiálise pode ser vantajosa ou não, dependendo da situação clínica. Como a hemodiálise é aplicada esporadicamente, a necessidade diária de remoção de líquidos e a alteração de solutos devem ser satisfeitas em um curto intervalo de tempo. A correção rápida do desequilíbrio eletrolítico pode predispor a arritmias cardíacas, e a remoção rápida de líquidos frequentemente é pouco tolerada por pacientes com instabilidades hemodinâmicas. Por outro lado, em pacientes hipercatabólicos e em pacientes que necessitam de correção rápida dos desequilíbrios eletrolíticos, a hemodiálise pode ser a terapia de escolha.

Outra questão em relação à hemodiálise é relacionada à anticoagulação com heparina, em que pacientes graves, hepatopatas, transplantados e com distúrbios de coagulação e/ou sangramentos não devem utilizar a heparina pelo risco de piora de sangramentos prévios e/ou sangramentos para o sistema nervoso central. Uma alternativa seria a lavagem do sistema a cada 30 minutos, com solução salina (NaCl 0,9%), sem o uso de heparina (sempre com risco maior de coagulação do sistema, com perda parcial ou total do sangue do paciente no circuito extracorpóreo). A prescrição da HD deve levar em consideração: a) presença de tratamento da água; b) fluxo de sangue; c) fluxo do dialisato; d) composição dialisato, que pode ser alterado de acordo com as necessidades do paciente; e) tamanho do dialisador; f) ultrafiltração; e g) tempo de duração. Como é um procedimento especializado, deve contar com um profissional habilitado para conduzir esses casos.

Procedimentos Contínuos

Esses procedimentos proporcionam uma alteração gradual na composição de solutos do plasma e uma remoção gradual do excesso de líquidos de maneira semelhante à que se obtém com a diálise peritoneal. A principal vantagem é ter maior estabilidade hemodinâmica, e a principal desvantagem é a necessidade de se implantar uma derivação arteriovenosa ou a inserção e manutenção de cateteres em grandes vasos sanguíneos. Os procedimentos contínuos lentos geralmente envolvem a administração de alguma quantidade de heparina, embora possam ser utilizados protocolos com anticoagulação regional com o citrato de sódio. Os procedimentos contínuos lentos exigem uma equipe de enfermagem dedicada e interessada.

A terapia de substituição renal contínua (TRSC), ao longo dos últimos 10 anos, suplantou a DP como modalidade primária no tratamento do paciente pediátrico gravemente doente e com instabilidade hemodinâmica. No entanto, os dados da literatura até hoje ainda são insuficientes para recomendar uma modalidade em detrimento da outra. Dessa forma, a seleção da modalidade dialítica deve ser individualizada.

A TRSC é mais precisa em relação às metas de depuração de soluto e ultrafiltração quando comparada à DP. Embora a DP forneça depuração de soluto e ultrafiltração contínuas, as taxas são variáveis e dependem do estado clínico e hemodinâmico do paciente. TRSC fornece controle da uremia superior, em comparação com o de DP ou HD.

O grande volume extracorporal necessário para TRSC, bem como para HD, pode ser superior a 10% do volume de sangue circulante do paciente. Dessa forma, existe a possibilidade de instabilidade hemodinâmica, que deve ser considerada e evitada. Muitas vezes em lactentes é necessário estabilização hemodinâmica antes do início do procedimento, e o *priming* (volume de preenchimento do circuito) pode ser realizado com sangue. Às vezes, expansores de volume devem ser utilizados (solução de bicarbonato, soro fisiológico, ringer lactato, albumina, plasma). Mesmo em centros terciários de pediatria, pacientes com peso inferior a 5 kg devem ter o circuito preenchido com sangue.

Existem trabalhos em curso para tentar determinar qual modalidade é mais adequada para cada condição específica dos pacientes pediátricos. Terapias convectivas (CVVH e CVVHDF) promovem maior remoção de citocinas pró-inflamatórias e podem gerar benefícios no tratamento de pacientes com LRA secundária à sepse. Não existe descrição de estudos clínicos randomizados que comparem as três modalidades (PD, HD e TSRC) para o tratamento de crianças com LRA.

Interrupção do Procedimento Dialítico

Fatores determinantes para interromper a terapia renal substitutiva ou ser modificada para outra modalidade são menos descritos que os fatores determinantes para seu início. A decisão deve considerar: diurese, estabilidade hemodinâmica e respiratória, estado nutricional, estado geral e prognóstico. Outras considerações podem incluir a utilização contínua de recursos, a disponibilidade de pessoal, os desejos da família e as necessidades do paciente no longo prazo. Por exemplo, se um paciente com falência de múltiplos órgãos melhorou e está pronto para a extubação, pode ser razoável mudar o paciente de um tratamento contínuo para HD intermitente, facilitando assim a reabilitação do paciente e sua transferência da UTIP para a enfermaria.

Fatores que aumentam as taxas de mortalidade em diálise:

1. Doenças que resultam em insuficiência renal secundária, incluindo insuficiência da medula

óssea, insuficiência hepática e doença pulmonar grave. Além disso, transplantes de órgãos sólidos estão associados a maior mortalidade;

2. Hipotensão no início da diálise;
3. Uso de agentes inotrópicos em qualquer momento durante o curso da TRS;
4. Grau de sobrecarga de fluido no início da TRS – quanto mais balanço acumulado, maior a mortalidade.

CONCLUSÃO

O conceito de terapia de suporte renal será estabelecido ao longo dos próximos anos e, por meio de novos biomarcadores, será encontrado o ponto de equilíbrio na assertiva da indicação cada vez mais precoce dos procedimentos dialíticos na pediatria.

Reconhecidamente, a LRA prejudica o curso de muitas crianças internadas na UTI e sua etiologia é usualmente multifatorial, em geral associada à isquemia, hipóxia e lesões por drogas nefrotóxicas.

As taxas de mortalidade de crianças que necessitam de diálise na UTIP por LRA são elevadas, especialmente em crianças que desenvolvem disfunção de múltiplos órgãos. As crianças que sobrevivem à LRA na UTIP estão sob o risco de nova disfunção renal no médio e no longo prazos.

Critérios pediátricos específicos para definir a LRA facilitam ainda mais a investigação clínica, incluindo a identificação de biomarcadores úteis na LRA e a resposta de lesão renal a terapias renais específicas.

O tratamento da LRA varia desde cuidados de suporte clínico, como hidratação, restrição hídrica, tratamento dos distúrbios eletrolíticos e acidobásicos, até terapias renais substitutivas. A decisão de iniciar a diálise na UTIP deve ser realizada em conjunto entre o intensivista pediátrico e demais membros da equipe envolvidos no cuidado da criança criticamente doente, como o cardiologista e o nefrologista. A decisão da modalidade de diálise dependerá de fatores clínicos, da experiência da equipe e da disponibilidade de recursos locais.

Em crianças, a lesão renal aguda é um preditor independente de morbidade e mortalidade; assim sendo, é necessário perceber a importância do treinamento das equipes para uma tomada rápida de decisões e assertiva em relação às melhores condutas para o paciente criticamente doente.

REFERÊNCIAS

1. Akcay A, Turkmen K, Lee D, Edelstein CL. Update on the diagnosis and management of acute kidney injury. Int J Nephrol Renovasc Dis. 2010;3:129-40.
2. Price J, Mott A, Dickerson H, et al. Worsening renal function in children hospitalized with acute decompensated heart failure: vidence for a pediatric cardiorenal syndrome? Pediatr Crit Care Med.
3. Schneider J, Khemani R, Grushkin C, Bart R. Serum creatinine as stratified in the RIFLE score for acute kidney Injury is associated with mortality and length of stay for children in the pediatric intensive care unit. Crit Care Med. 2010;38:933.
4. Flynn JT. Choice of dialysis modality for management of pediatric acute renal failure. Pediatr Nephrol. 2002;17:61.
5. Goldstein SL, Michel JG, Somers MA, Baum JMS, Brophy PD, Blowey D, Timothy E, Bunchman TE, Baker C, Mottes T, Mcafee N, Barnett J, Morrison G, Rogers K, Fortenberry JD. Pediatric patients with multi-organ dysfunction syndrome receiving continuous renal replacement therapy. Kidney Int. 2005;67(2):653-8.
6. Zappitelli M. Epidemiology and diagnosis of acute kidney injury. Semin Nephrol. 2008;28:436-46.
7. Andreoli SP. Acute kidney injury in children. Pediatr Nephrol. 2009;24:253-63.
8. Oliveira JF, Silva CA, Barbieri CD, Oliveira GM, Zanetta DM, Burdmann EA. Prevalence and risk factors for aminoglycoside nephrotoxicity in intensive care units. Antimicrob Agents Chemother. 2009;53:2887-91.
9. Bellomo R. Defining, quantifying, and classifying acute renal failure. Crit Care Clin. 2005;21:223-37.
10. Akcan-Arikan A, Zappitelli M, Loftis LL, Washburn KK, Jefferson LS, Goldstein SL. Modified RIFLE criteria in critically ill children with acute kidney injury. Kidney Int. 2007 May;71(10):1028-35.
11. Hoste EA, Clermont G, Kersten A, Venkataraman R, Angus DC, De Bacquer D, Kellum JA. RIFLE criteria for acute kidney injury are associated with hospital mortality in critically ill patients: A cohort analysis. Crit Care. 2006;10:R73.
12. Kavaz A. Acute kidney injury in a paediatric intensive care unit: comparison of the pRIFLE and AKIN criteria. Acta Paediatr. 2012;101:126-9.
13. Özçkar ZB. Application of the new classification criteria of the Acute Kidney Injury Network: a pilot

study in a pediatric population. Pediatr Nephrol. 2009 Jul;24(7):1379-84. doi:10.1007/s00467-009-1158-1.

14. Kellum JA, Lameire N. KDIGO Clinical Practice Guideline for Acute Kidney Injury. Kidney Int Suppl. 2012;2:1. doi: 10.1038/kisup.2012.1.
15. Zappitelli M, Parikh CR, Akcan-Arikan A, Washburn KK, Moffett BS, Goldstein SL. Ascertainment and Epidemiology of Acute Kidney Injury Varies with Definition Interpretation. Clin J Am Soc Nephrol. 2008 Jul;3(4):948-54.
16. Helfrich E, Vries TW, Van Roon EN. Salbutamol for hyperkalaemia in children. Acta Paediatr. 2001;90:1213.
17. Bomback AS, Woosley JT, Kshirsagar AV. Colonic necrosis due to sodium polystyrene sulfate (Kayexalate). Am J Emerg Med. 2009;27:753.e1.
18. Sutherland SM, Zappitelli M, Alexander SR, et al. Fluid overload and mortality in children receiving continuous renal replacement therapy: the prospective pediatric continuous renal replacement therapy registry. Am J Kidney Dis. 2010;55:316.
19. Bellomo R, Ronco C, Kellum JA, et al. Acute renal failure – definition, outcome measures, animal models, fluid therapy, and information technology needs: the Second International Consensus Conference of the Acute Dialysis Quality Initiative (ADQI) Group. Crit Care. 2004;8:R204.
20. Devarajan P. Cellular and molecular derangements in acute tubular necrosis. Curr Opin Pediatr. 2005;17: 193.
21. Malbrain ML, Deeren D, De Potter TJ. Intra-abdominal hypertension in the critically ill: it is time to pay attention. Curr Opin Crit Care. 2005;11:156-71.
22. Hunter JD, Damani Z. Intra-abdominal hypertension and the abdominal compartment syndrome. Anaesthesia. 2004;59:899-907.

109 Endoscopia do Aparelho Respiratório e Digestivo

Heitor Corrêa Barbin
Fabio Marioni

O objetivo deste capítulo é reunir temas de terapia intensiva que venham a se beneficiar com o aporte da endoscopia, provendo informações que auxiliem na tomada de decisões. Foram enfocados de forma prática rotinas e procedimentos que se fazem necessários ao acompanhamento diário das crianças nas unidades de terapia intensiva. E estruturado a partir de informações compiladas em revisões sistemáticas e metanálises, somadas às melhores práticas e à *expertise* clínica. Busca esclarecer informações quanto ao método, sua capacidade no diagnóstico, limitações e condições mínimas para a execução. Aborda ainda, aspectos relativos à terapia endoscópica e sua desafiadora potencialidade em casos de dificuldade.

O êxito na realização dos procedimentos está intimamente relacionado à precisa indicação do clínico, aliada à capacitação do médico examinador. É correto presumir que tratar de recém-nascidos (RN) e lactentes requer cuidados redobrados, sendo necessária a adesão a protocolos operacionais. Aspectos como adequação do local, tipo de anestesia, materiais e equipamentos também são de importância para seu desfecho. Deve-se sempre avaliar os riscos e as complicações em relação aos benefícios do procedimento. Dessa forma, propõe-se prover informações e gerar reflexões, e, ainda se possível, sugerir condutas que irão questionar rotinas até então absolutas.

ESTENOSES LARINGOTRAQUEAIS

A estenose laringotraqueal é definida como o estreitamento parcial ou completo da via aérea, podendo ser congênito ou adquirido. Manifesta-se pela dificuldade respiratória, com aumento do esforço muscular, e tiragem supraclavicular e intercostal, além do ruído causado durante a respiração. O estridor inspiratório origina-se da rápida e turbulenta passagem do ar através do segmento estreitado da via aérea (VA), geralmente com 60% ou mais de redução da luz. Pode se apresentar acompanhado de choro fraco, disfonia e agitação.

As estenoses congênitas da laringe são originárias da inadequada recanalização do lúmen após a fusão epitelial ao final da 10ª semana ou terceiro mês de gestação. Elas são subdivididas em: 1) atresias congênitas: de baixa incidência e alta mortalidade; 2) membranas laríngeas: correspondem a cerca de 5% dos casos, tendo-se que 75% acometem a glote – diagnosticadas geralmente na sala de parto pelo neonatologista e resolvidas por meio da intubação orotraqueal (IOT); e 3) estenoses subglóticas: definidas como de diâmetro inferior a 4 mm em um RN a termo, e atribuídas à malformação da cartilagem cricoide, com atenuação dos sintomas por meio da traqueostomia.

Dentre as causas de estenoses adquiridas, destacam-se as complicações que surgem após períodos sob IOT e as traqueostomias. Apesar de a laringe e a traqueia da criança serem mais complacentes e apresentarem melhor tolerância à permanência da cânula, quando comparadas às dos adultos, não é infrequente a presença de problemas como ulcerações, granulomas, retrações e até paralisias das pregas vocais. Essas lesões têm como mecanismo fisiopatológico comum o trauma e a isquemia da mucosa. Mesmo em centros de excelência em cuidados intensivos, a incidência de estenoses de laringe por IOT é elevada e pode variar de 0,5% a até 14% dos casos. Os fatores predisponentes considerados para o desenvolvimento dos quadros de estenoses de via aérea são a prematuridade e o estado geral da criança. Um potencial para o surgimento das estenoses são encontrados no transcorrer das doenças inflamatórias como lúpus, sarcoidose, granulomatoses, pênfigo e amiloidose, assim como nas doenças infecciosas como tuberculose, sífilis, micoses profundas e difteria. Pode-se ainda citar como cofatores: o período prolongado de IOT; o grau de sedação; as dimensões da cânula, seu tipo e material; o modo de fixação; traumas pelo uso de guias; ou a necessidade de intubações traqueais repetidas.

Medidas na prevenção de traumas têm sido ponderadas, tais como a utilização de menor pressão no suporte ventilatório. Isto é, o ar, quando propelido através da cânula, ocasiona movimento semelhante ao de um pistão, provocando traumas à face posterior da cartilagem cricoide. Cabe ainda ressaltar os benefícios obtidos com a higienização e o monitoramento contínuo, a utilização de antibióticos e a indicação precoce da traqueostomia nos casos em que se prevê o uso prolongado da ventilação mecânica.

Não há consenso exato quanto ao tempo de permanência sob IOT e à adoção da traqueostomia. Parece-nos razoável aguardar o transcorrer da segunda e terceira semanas para questionar o prognóstico e, se preciso, indicar o procedimento cirúrgico a fim de evitar as complicações da intubação prolongada.

É boa prática que as traqueostomias sejam realizadas por cirurgiões habilitados, evitando assim ressecções extensas da parede anterior da traqueia, incisões altas ou cricotireoidostomias. Não são infrequentes casos em que granulomas e retrações cicatriciais tiveram origem nos fios de reparos cirúrgicos esquecidos após a alta do procedimento.

Respaldada também pela literatura, a experiência nos mostra a superioridade do exame endoscópico em relação aos demais exames de imagem. Desde que a condição clínica o permita, possibilita a avaliação morfológica das estruturas e seu comprometimento na disfunção da passagem do ar, além da concomitante possibilidade terapêutica. Ponderações devem ser feitas sobre quais indicações irão realmente se beneficiar com o tratamento endoscópico, que geralmente consiste de secção de tecidos, ressecções, cauterizações ou recorrentes dilatações (Figura 109.1). Os pacientes submetidos a esses procedimentos costumam apresentar recidivas frequentes. No entanto, a maioria desses casos pode ser conduzida em caráter ambulatorial e sem a necessidade de traqueostomia; desde que tenham disponibilizada a adequada estrutura para acompanhamento e, quando necessários, os atendimentos de urgências.

Não é infrequente que crianças sejam submetidas à traqueostomia para aguardar o ganho de peso e assim estarem em condições de realizar a cirurgia definitiva. Esse retardo da terapia também apresenta riscos, sendo relatadas taxas de mortalidade de até 24% em crianças com estenoses laríngeas e traqueostomias, geralmente por perda acidental da cânula ou sua obstrução por rolhas de secreções.

O tratamento cirúrgico de estenose fica reservado para casos de insucesso do tratamento endoscópico. A cirurgia também apresenta ressalvas e imprevisibilidade quanto aos resultados preteridos. Apesar do extenso empenho em busca da solução, até então não foi possível definir qual a opção mais promissora. Entendemos tratar-se de doença complexa com enfoque diversificado. Portanto, para se indicar qualquer tratamento não se pode embasar em apenas um único critério de avaliação.

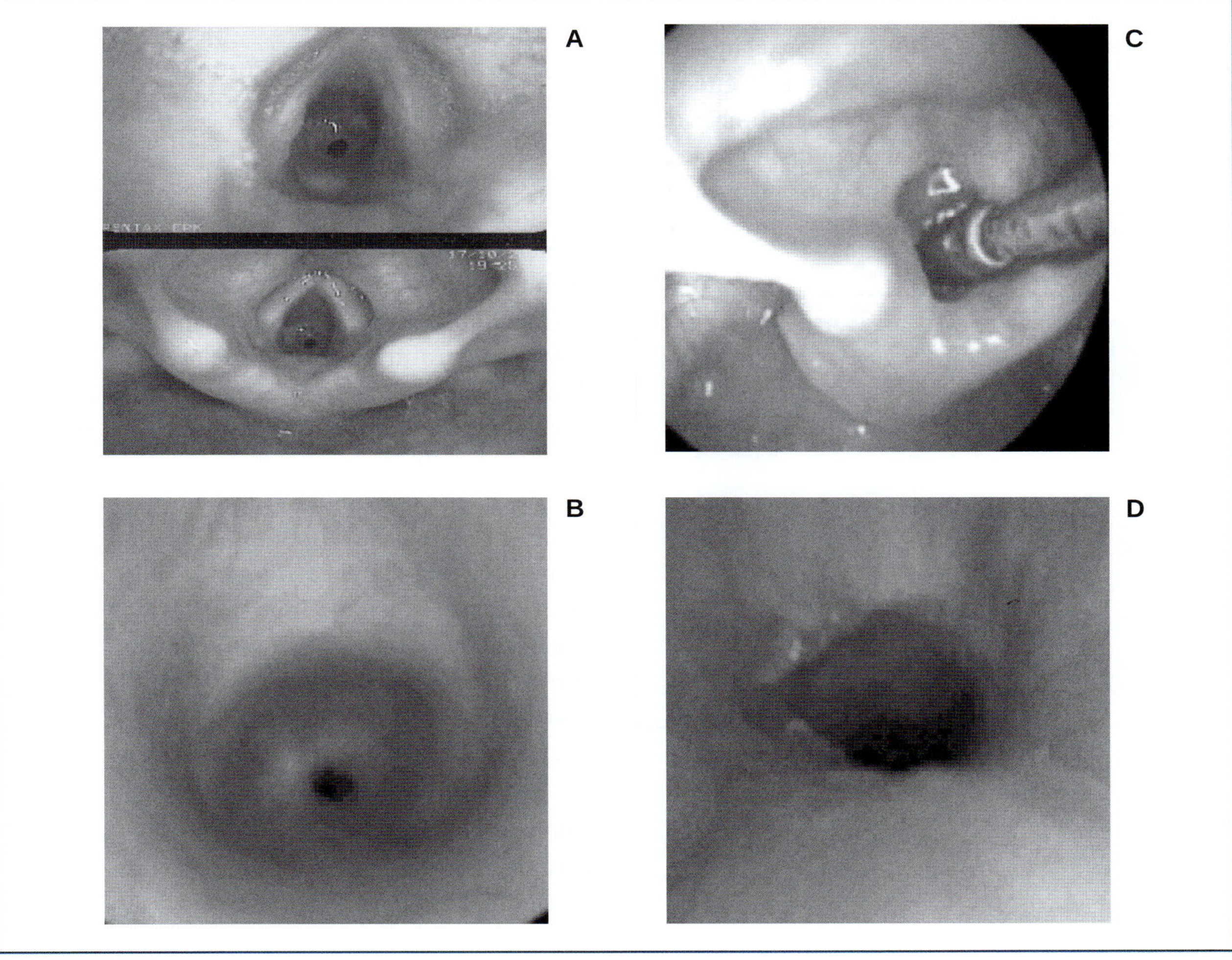

FIGURA 109.1 *(A e B) A laringoscopia evidencia estenose cicatricial subglótica pós-IOT (no nível da cartilagem cricoide). (C) Foi realizada sessão de dilatação sequencial com velas metálicas de Jackson. (D) Aspecto resultante do tratamento, com consequente ruptura da fibrose e desobstrução da luz.*

LARINGOMALÁCIA

Considerada a mais frequente anomalia congênita da laringe e causa de estridor na infância. Decorre da flacidez das cartilagens que dão sustentação ao vestíbulo da laringe (Figura 109.2). A gradiente de pressão negativo gerado durante a inspiração ocasiona colabamento das estruturas acima das pregas vocais e a consequente obstrução das VA. O estridor ocorre durante a inspiração e não há propriamente um obstáculo, mas sim um colapso parcial das vias aéreas. A velocidade do fluxo aéreo fica mais rápida, produzindo o estridor característico. Na expiração, o ar pode ser expelido sem grande dificuldade pelos pulmões, permitindo a fonação com sonorização normal. O quadro clínico piora com a alimentação, agitação ou posição supina. Manifesta-se desde os primeiros meses de vida, podendo persistir até os dois anos de idade. Na maioria das vezes, sua resolução é espontânea com o crescimento da criança e a maturação das cartilagens. Porém, uma minoria dos casos pode apresentar grave acometimento respiratório e riscos à vida. Até a poucos anos, optava-se por conduta expectante e adoção das traqueostomias. O exame endoscópico ratifica o diagnóstico por meio da avaliação funcional da laringe, além de identificar quais estruturas cursam com maior comprometimento do fluxo aéreo. Existem classificações específicas para tal disfunção, sejam únicas, sejam em conjunto; na maioria dos casos, a obstrução da via aérea se deve a desproporções da epiglote ou à limitação gerada com pelos ligamentos ariepiglóticos curtos, ou mesmo, por mucosa redundante sobre as cartilagens aritenoides e cuneiformes, com consequente prolapso inspiratório. Compete ao endoscopista analisar o conjunto, estudar sua disfunção e, se possível, equalizar o problema por meio da secção ou ressecção de estruturas ou tecidos, técnicas microcirúrgicas denominadas supraglotectomias.

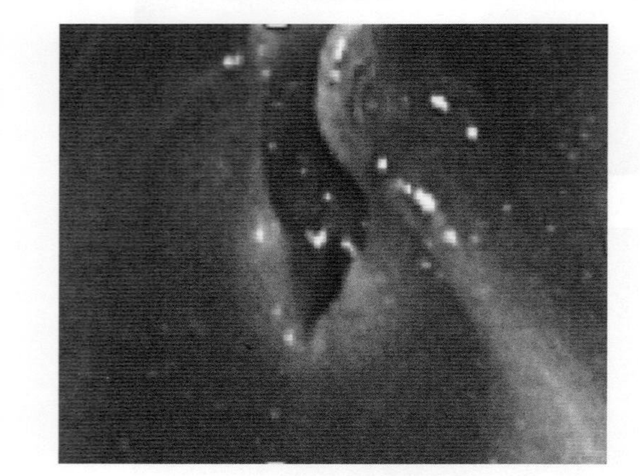

FIGURA 109.2 ***Laringomalácia. Observar a alteração congênita, com adelgaçamento das cartilagens, e a flacidez das estruturas do vestíbulo da laringe.***

TRAQUEOMALÁCIA

É um processo de obstrução que decorre da flacidez do arcabouço cartilaginoso da traqueia. Ocasiona o colapso anteroposterior de sua luz durante a respiração. Pode ser inspiratório, quando o acometimento se faz na porção extratorácica do órgão, ou predominante expiratório, quando restrito ao tórax. Geralmente, o comprometimento traqueal é secundário à imaturidade das cartilagens, podendo estar associado a processos inflamatórios, atresias, fístulas ou mesmo compressões extrínsecas por anéis vasculares ou tumores do mediastino. O diagnóstico é fundamentado pela radiologia, e a endoscopia ratifica o parecer com a avaliação funcional. A evolução dos sintomas com o tempo é favorável. O tratamento é embasado em cuidados a fim de se evitar infecções, como a fluidificação da secreção e o acompanhamento fisioterápico. A indicação cirúrgica restringe-se a casos de evolução desfavorável, mesmo com o uso de medidas profiláticas, pois existe uma natural tendência de melhora com o crescimento.

LARINGOTRAQUEÍTE OU CRUPE

O termo "crupe" refere-se a um grupo heterogêneo de processos infecciosos que cursam com a obstrução aguda da laringe. Manifestam-se por febre, tosse ladrante e rouquidão, podendo evoluir para o estridor e a angústia respiratória. As principais causas da obstrução respiratória nas crianças são decorrentes de processos infecciosos, destacando-se agentes virais como influenza, adenovírus, parainfluenza e sincicial respiratório, dentre outros. Podem-se citar outras causas de obstrução da VA, como as presenciadas nos portadores de difteria, traqueíte bacteriana e na epiglotite. Doenças exantemáticas da infância, como o sarampo e a escarlatina, também podem cursar com quadros de laringotraqueítes. Observa-se em nosso meio relevantes mudanças na epidemiologia da doença com a disponibilização da vacina contra o *H. Influenzae,* observada pela redução de casos de epiglotite e reaparecimento da traqueíte bacteriana.

O diagnóstico é baseado nos achados clínicos. Informações obtidas por meio de uma anamnese detalhada são de grande importância e norteiam as condutas. O interrogatório busca esclarecer o tipo da manifestação: se teve início abrupto ou não; qual o tempo transcorrido; se há sinais de infecção, toxemia ou histórico de alergia. Achados clássicos radiográficos, como estreitamento de traqueia na região subglótica (sinal da ponta de lápis ou torre de igreja), são de pouco valor, já que podem estar presentes em crianças saudáveis. Além disso, 50% das crianças com crupe viral têm radiografia cervical normal.

O tratamento consiste no manejo da via aérea com hidratação, nebulizações e suplemento de oxigênio; uso de corticosteroides sistêmicos e inalatórios; inalações com epinefrina; por vezes, brocodilatadores; e, quando necessário, IOT ou acesso cirúrgico.

A indicação da broncoscopia fica reservada aos quadros de evolução atípica ou na suspeita de corpos estranhos. O método endoscópico pode auxiliar na confirmação do diagnóstico, coletar material para análise laboratorial e, eventualmente, remover crostas do exsudato aderido às paredes da laringe e da traqueia.

FALHAS DE EXTUBAÇÃO

Define-se como falha de extubação os casos de crianças submetidas à IOT e ventilação pulmonar mecânica (VPM) que, após a extubação, necessitaram reintubação em um período de até 48 horas. Na prática diária das UTIP (Unidades de Terapia Intensiva Pediátricas), encontram-se falhas de extubação com relativa frequência, com os consequentes aumento do tempo de internação, índices de complicações respiratórias e mortalidade. Quanto mais tempo em VM e menor a idade da criança, maiores serão as probabilidades de ocorrer dificuldades na extubação. Dentre as possíveis causas, uma das mais rotineiras é a inflamação e o edema laríngeo que advêm do contato com a cânula endotraqueal.

A resistência das vias respiratórias é inversamente proporcional à quarta potência do raio. Isto é, pequenos edemas em RN e lactentes podem provocar expressiva redução do calibre e aumento da resistência à passagem do ar.

O tratamento inicialmente consiste em evitar a persistência do trauma e a reintubação. Deve-se recorrer a medidas que tenham como foco a regressão do edema e do processo inflamatório. Tais medidas envolvem oferta de oxigênio, umidificação do gás ofertado, inalações com vasoconstritores e broncodilatadores, utilização de corticosteroides intravenosos e inalatórios, e ainda cânulas oro ou nasofaríngeas. A VNI (ventilação não invasiva) tem se mostrado útil nessas situações. A avaliação endoscópica presta-se a quantificar os danos causados pela cânula, afastar cofatores e tentar predizer sua evolução.

MALFORMAÇÕES E ANOMALIAS CRANIOFACIAIS

Destaca-se, em frequência, a síndrome de Pierre-Robin, na qual crianças apresentam quadros obstrutivos precoces da VA. Geralmente, são portadoras de micrognatia, arcada alta ou palato fendido, e glossoptose; apesar de a língua ser de tamanho normal, o assoalho bucal é reduzido. Manifestam episódios de piora e sufocação durante a alimentação ou choro, que são passíveis de melhora com a mudança do decúbito ou quando se acalmam. É constatada uma atual tendência de se evitar as traqueostomias, dada à significante melhora após a implantação de extensores cirúrgicos da mandíbula, que otimizam a respiração e facilitam a alimentação. O exame endoscópico objetiva excluir outras malformações, avaliar a dinâmica respiratória e, quando necessário, prestar assistência para proceder à IOT.

Deve-se pontuar dificuldades na avaliação de crianças portadoras de mandíbulas pequenas ou anormalidades do palato, como na síndrome de Treacher Collins, ou na craniossinostose e hidrocefalia encontradas no Apert ou Crouzon; limitações da mobilidade cervical, como na de Klippel-Feil, ou instabilidade da coluna cervical no Down e nas mucopolissacaridoses. Encontram-se, ainda, restrições com a reduzida abertura bucal, característica da síndrome de Freeman-Sheldon e Hallermann-Strieff; ou a macroglossia, no hipotireoidismo, Beckwith-Wiedeman e Down, dentre outras.

ANÉIS VASCULARES

Trata-se de anomalia congênita do arco aórtico e seus ramos principais. Provém da formação de anéis vasculares ao redor da traqueia e do esôfago, levando à compressão e, em alguns casos, à sua obstrução. Os tipos completos mais frequentes são o arco aórtico duplo e o arco aórtico à direita, com subclávia esquerda aberrante e ligamento arterioso esquerdo. Os sintomas podem iniciar-se na lactância, com quadros de apneia e cianose, relacionados à alimentação, e até mesmo morte súbita. O diagnóstico é realizado por meio de exames radiológicos e ecocardiografia. A esofagoscopia e a broncoscopia auxiliam na avaliação do grau do comprometimento endoluminal e norteiam o tratamento cirúrgico como definitivo.

TRAUMAS

Lesões na face ou da via aérea da criança podem comprometer a respiração. Geralmente, decorrem de traumas contusos ou penetrantes, queimaduras térmicas ou causadas pela ingestão de cáusticos. Considerar sempre quais são os casos em que o exame direto deve ser realizado, pois constituem situações de estresse que podem limitar a avaliação endoscópica. Deve ser também considerado que iremos encontrar um paciente secretivo, com mucosa edemaciada e de fácil sangramento, além de ser possível a existência de hematomas em expansão, e distorção das estruturas acima da glote. A condição da laringe e da traqueia também pode estar comprometida com a intubação orotraqueal. Em casos de grave acometimento supraglótico, mesmo munido do broncoscópio, convém cautela ao realizar a extubação, pois existe o risco de descompensar o quadro respiratório, e as tentativas de relocação da cânula traqueal podem ser mal sucedidas. Independentemente da gravidade da lesões, a imobilização da coluna por um colar cervical pode tornar o procedimento ainda mais difícil.

Quando for consenso, o exame endoscópico possibilita avaliar o grau do acometimento e seu prognóstico funcional. A equipe e o examinador devem estar capacitados e preparados a realizar o manejo da ventilação e o acesso emergencial à VA. Dependendo dos achados, considerar a realização da traqueostomia para assegurar a VA, permitindo repouso às estruturas afetadas.

PAPILOMAS DE LARINGE E TRAQUEIA

São lesões verrucosas múltiplas, em forma de massa, que se proliferam no epitélio respiratório. Os papilomas são decorrentes da infecção pelo papilomavírus, da família DNA vírus. Cabe questionar a possível via de transmissão e se a mãe é portadora do condiloma genital, pois os HPV tipos 6 e 11 podem causar papilomatose da laringe em lactentes e crianças maiores. A recorrência é regra e a severidade da obstrução é variável. O diagnóstico endoscópico é característico e quantifica a obstrução. Seu tratamento consiste na ressecção mecânica das lesões e visa a impedir a replicação (Figura 109.3). São promissores os resultados com o uso de medicação antiviral (cidofovir), com efeito residual, que, quando injetada no local inibe a produção de enzima DNA-polimerase e sua replicação.

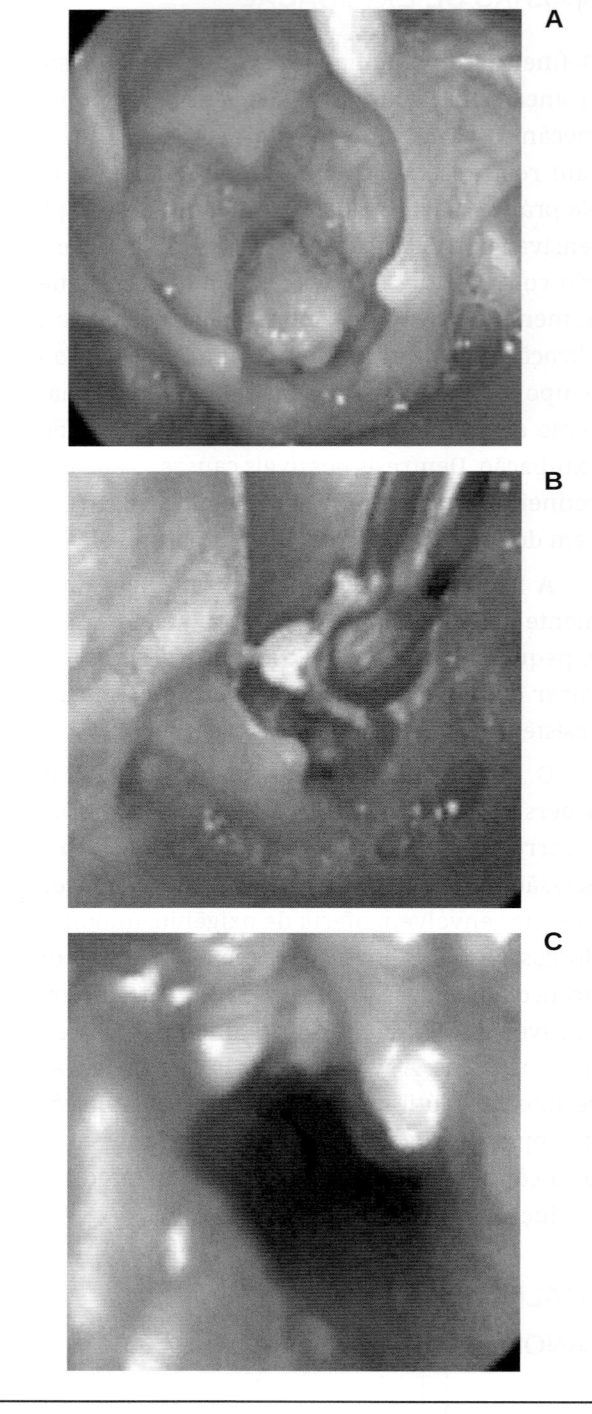

FIGURA 109.3 ***(A) Obstrução do vestíbulo e da glote por papilomatose laríngea. (B) Ressecção com pinça saca-bocado. (C) Desobstrução da via aérea após o procedimento.***

GRANULOMAS DE TRAQUEIA E BRÔNQUIOS

O granuloma é histologicamente caracterizado por tecido hipertrófico benigno de granulação e excessiva neoformação vascular, com ou sem o processo inflamatório. Mostram-se como lesões de crescimento endoluminal facilmente sangrantes, que podem provocar redução em graus variados da traqueia e dos brônquios. São de difícil diagnóstico clínico, sendo visualizadas apenas em imagens inespecíficas de falhas ou consequentes de obstrução nos exames radiológicos. O diagnóstico definitivo é possibilitado pela broncoscopia, que avalia o grau de obstrução e afasta a presença de corpos estranhos. Sua resolução é obtida por meio da remoção da causa, geralmente trauma por contato, atenuada por injeção intralesional de triancinolona ou pela ressecção por endoscopia em casos de importante restrição do espaço aéreo (Figura 109.4).

CORPOS ESTRANHOS (CE)

A ingestão ou aspiração de corpos estranhos é responsável pela procura frequente por serviços de emergência. Geralmente, são crianças cujos pais relatam aos médicos que presenciaram o episódio inicial de engasgamento ou sufocação, ou que receberam tal informação.

Constata-se uma elevada prevalência entre crianças em faixas etárias de seis meses a quatro anos, com pico de incidência entre um e dois anos de idade. Nesta fase, as crianças são capazes de ficar em pé, estão aptas a explorar o ambiente a sua volta, além de já terem habilidades motoras finas e o hábito de levar objetos à boca. Outros fatores encontrados na infância podem contribuir para o acidente, como o controle inadequado da deglutição, a falta dos dentes molares para mastigação e a imaturidade dos reflexos de proteção da faringe e da laringe.

CE do Trato Gastrointestinal

Comportamentos próprios da idade e instintos relacionados à fase oral favorecem que a criança leve objetos passíveis de deglutição à boca. Em nosso

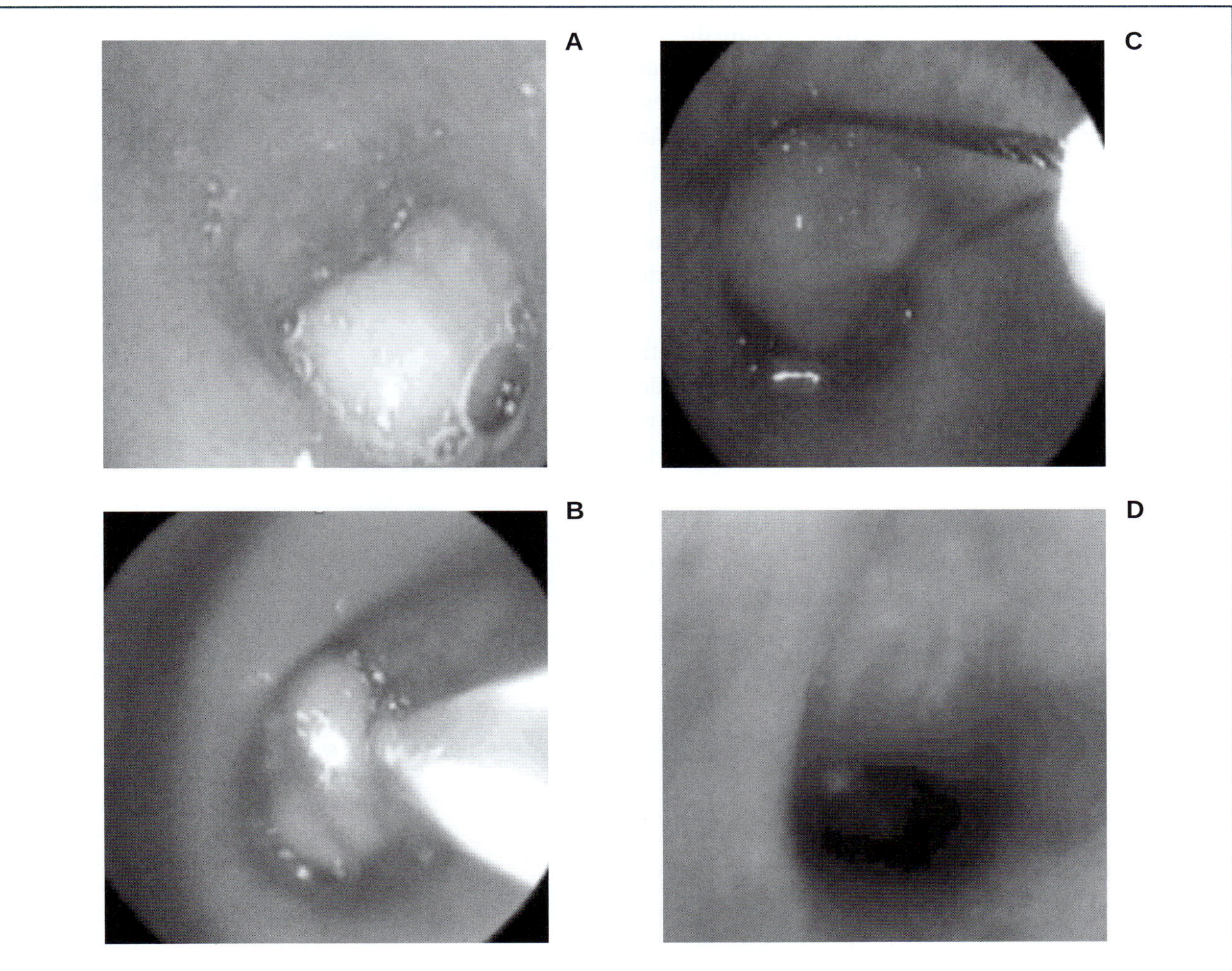

FIGURA 109.4 *A sequência das imagens (A e B) ilustra um granuloma oclusivo da traqueia no bordo superior do traqueostomia, sua ressecção (C) com auxílio de alça diatérmica e o aspecto após a ressecção (D).*

meio carecemos de estudos, porém, nos Estados Unidos, 80% dos casos de ingestão de corpo estranho (CE) ocorrem com crianças, sendo sua maioria entre seis meses a três anos de idade. Apenas 10% a 20% deles irão prescindir da retirada por endoscopia (Figura 109.5), e menos de 1% necessitar de intervenções cirúrgicas para sua remoção.

Cabe tecer alerta sobre a atual prevalência da ingestão de baterias e suas consequências. São considerados casos de emergência quando impactados no esôfago, pois os artefatos eletrônicos em contato com a saliva extravasam seu conteúdo e formam potentes corrosivos. Sua permanência junto às paredes do órgão pode resultar em graves consequências e, até mesmo, a perfuração em poucas horas (Figura 109.6).

CE do Trato Respiratório

A suspeita da aspiração de CE deve ser sempre aventada em todos os casos em que houver o relato do episódio inicial de sufocação ou naqueles com sintomas respiratórios súbitos em que não se observam respostas ao tratamento convencional. Geralmente, são episódios autolimitados, com melhora clínica temporária conseguida por meio do tratamento para as laringites, seguidos por período sem sintomas que, equivocadamente, é interpretado como um sinal de resolução, retardando assim o diagnóstico.

O exame radiológico pode ou não indicar a presença do corpo estranho, pois é dependente da constituição dos materiais, se radiopacos ou não. Como geralmente acontece, são visualizadas apenas as consequências de sua permanência, traduzidas por imagens de atelectasias, hiperinsuflação por mecanismo valvular, e condensações e desvios de mediastino, dentre outras. O tratamento de eleição consiste na retirada endoscópica por profissionais experientes e com domínio da broncoscopia rígida (Figuras 109.7, 109.8 e 109.9).

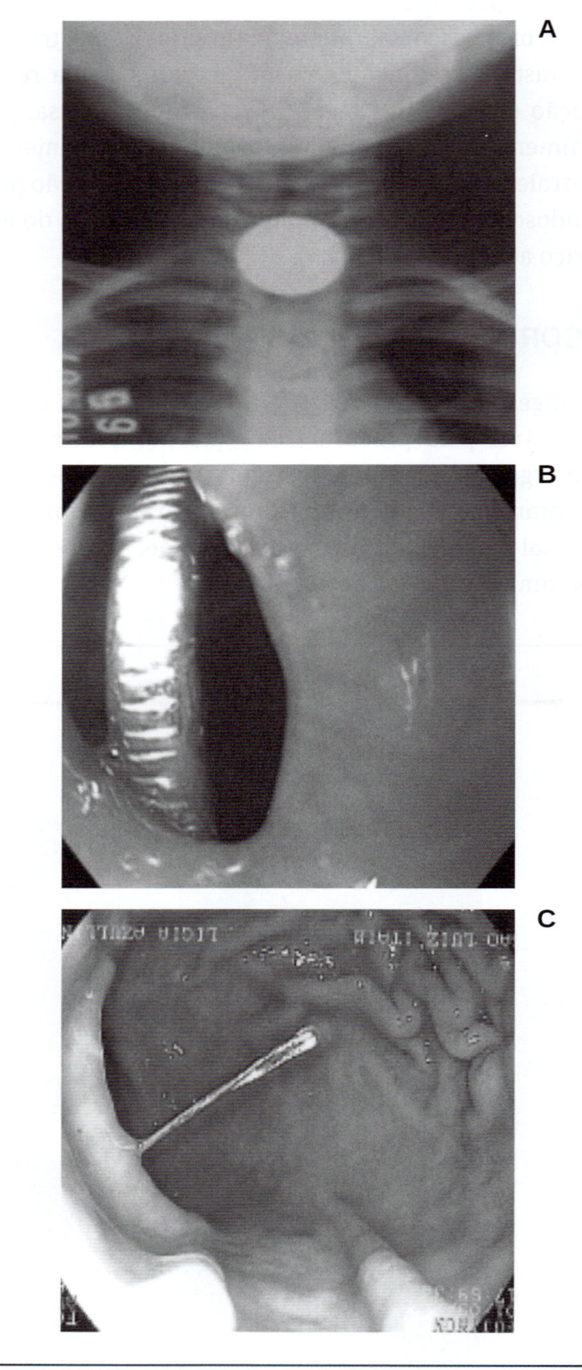

FIGURA 109.5 *(A) Radiografia em PA demonstra o impacto do corpo estranho (moeda) no nível proximal do esôfago. (B) Visão endoscópica do corpo estranho junto ao esfíncter superior. (C) Corpo estranho de estômago (agulha de costura).*

REQUISITOS E LIMITAÇÕES

Broncoscopia Rígida

Requer conhecimento dos equipamentos, técnica apurada e experiência do profissional. Possibilita a ventilação concomitante ao procedimento, apesar do escape aéreo e da limitada reserva funcional das crianças. Contraindicam o exame a instabilidade cervical, anomalias craniofaciais, hipoxemia grave e arritmias com instabilidade hemodinâmica.

Broncoscopia Flexível

Quando utilizada com equipamento infantil, possibilita a redução dos traumas e a duração do exa-

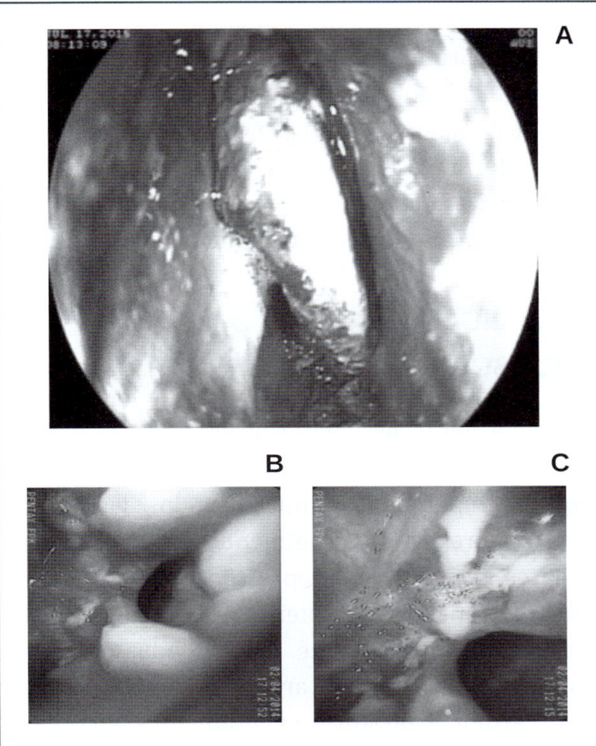

FIGURA 109.6 *(A) Bateria impactada no esôfago e lesões cáusticas no entorno. (B) Destruição de estruturas e perfuração do órgão.*

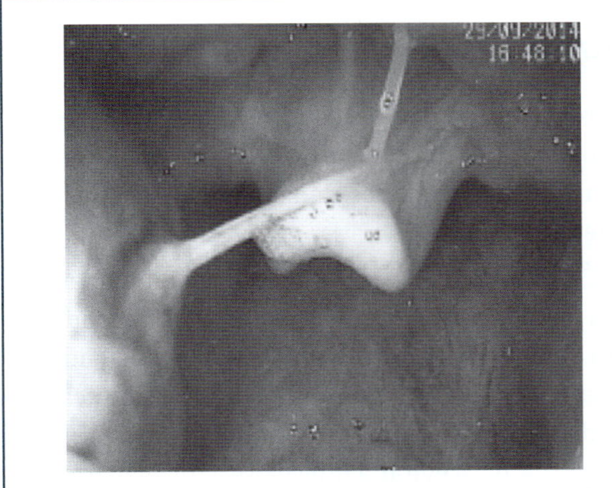

FIGURA 109.7 *Corpo estranho de faringe (espinha de peixe).*

me. Devemos lembrar que o aparelho compete pelo mesmo espaço da via aérea. Sempre respeitar as condições clínicas, quadros de broncoespasmo e os limites de hipoxemia; excetuando os casos de indicação precisa em que os benefícios superem os riscos.

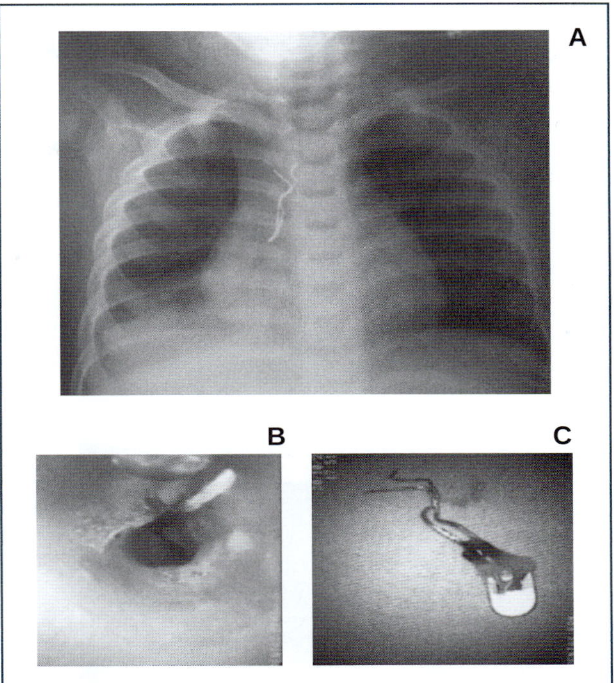

FIGURA 109.8 *(A) Radiografia de tórax destaca imagem suspeita como corpo estranho no pulmão direito. (B) Imagem endoscópica do CE no brônquio fonte direito e granuloma por contato. (C) Corpo estranho após retirada (lâmpada LED decorativa).*

Lavado Broncoalveolar (LBA)

Considerado uma das mais poderosas ferramentas diagnósticas da broncoscopia. Seu rendimento é diretamente dependente da padronização de técnicas de coleta e processamento do material. O equipamento de eleição para realizar o procedimento é o broncoscópio flexível da linha infantil. Utiliza-se a técnica de impactação noóstio ou brônquio do segmento correspondente à alteração radiológica, seguida da infusão de alíquotas de soro fisiológico, com volume total de 2,5 a 3,0 mL/kg do peso. A fim de otimizar o retorno do líquido infundido e a qualidade do material coletado, deve-se utilizar baixa pressão para a aspiração. Destaca-se como método padrão para diagnósticos de agentes etiológicos nas pneumonias em crianças imunocompetentes, e pneumopatias em imunossuprimidos a esclarecer.

Biópsias Transbrônquicas (BTB)

A coleta de fragmentos de pulmão em crianças encontra restrições quanto à sua realização. São

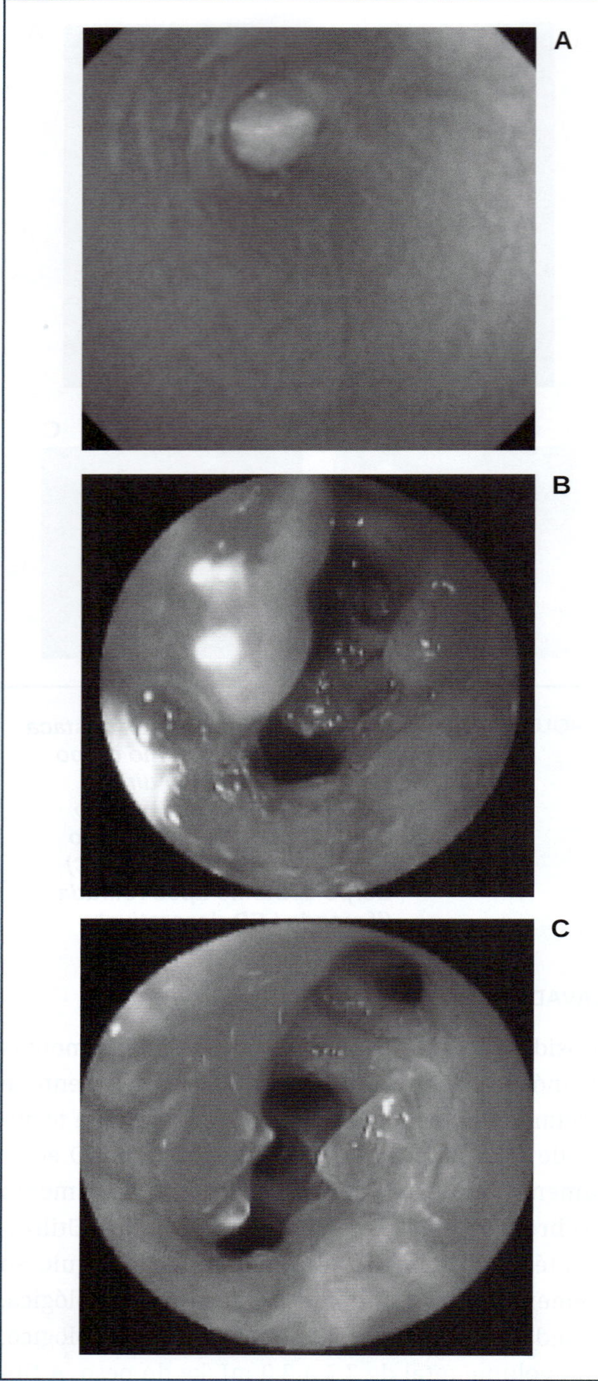

FIGURA 109.9 *(A) Corpo estranho no brônquio intermediário (amendoim). (B) Corpo estranho no brônquio do lobo inferior, à esquerda (tampa de caneta). (C) Reação endobrônquica causada pelo CE no local do impacto.*

patentes as ponderações acerca do exame e da obtenção de amostras para análise, pois envolvem aspectos relativos a dificuldades técnicas, níveis de segurança e rendimento almejado. Atualmente, a prática da broncoscopia com BTB é otimizada pela utilização de equipamentos infantis e acessórios específicos, além do uso concomitante da radioscopia. Mesmo assim, ainda apresenta índices de complicação mais elevados quando comparados aos dos adultos, com taxas de morbidade de até 12,5%.

COMPLICAÇÕES DA ENDOSCOPIA DE VIAS AÉREAS

De forma geral, as complicações dos exames são classificadas como menores as autolimitadas ou de pequena repercussão clínica; sendo classificadas como maiores as potencialmente graves. Dentre as menores, pode-se citar depressão ventilatória e hipoxemia transitória, hipotensão, edema e pequenos traumas durante o exame. Relacionadas como graves, destacam-se casos de arritmias com descompensação cardiorrespiratória, sangramentos volumosos, broncoespasmos severos e barotraumas. Cerca da metade das complicações está relacionada à medicação utilizada durante a sedação ou anestesia. Estima-se que boa parte dos eventos menores seja devido aos traumas causados pela broncoscopia rígida.

TRAQUEOSTOMIA

As três principais indicações para realização de traqueostomias nas crianças são a obstrução respiratória alta, necessidades de suporte ventilatório e o toalete pulmonar.

É compreensiva a opção por cânulas plásticas para pacientes com menos de dois anos de idade, devido à disponibilidade de modelos e na fácil adaptação a aparelhos na concomitância da ventilação assistida. Proceder sempre à retirada de fios e reparos cirúrgicos, para evitar a infecção e a formação granulomas. Quando possível, disponibilizar cânulas sem o *cuff* para aqueles em acompanhamento ambulatorial, sem necessidade de ventiladores. Preconiza-se, ainda, que a troca de cânulas em boas condições de funcionamento e higiene seja feita num período não inferior a quatro a seis meses, sempre no hospital.

Dentre as complicações mais comuns, destacam-se a perda acidental da cânula e sua obstrução por rolhas de secreção. O pneumotórax e a hemorragia intensa são complicações graves e carecem de medidas operatórias, particularmente da artéria inominada que cruza a parede anterior do órgão, pouco abaixo do esterno. É imprescindível o auxílio do endoscopista para desvendar casos de falso trajeto e reposicionar as cânulas sob visão dirigida; revelar obstruções por contato, granulomas ou estenoses; além de investigar possíveis complicações que venham a ocorrer no transcorrer do tempo.

GASTROSTOMIA

Atualmente, boa parte das gastrostomias são percutâneas e realizadas por endoscopia (GEP). Suas principais indicações são as disfunções da deglutição, necessidades de suporte nutricional, acesso direto e descompressão do TGI. Trata-se de método com reduzida morbimortalidade e baixos custo e tempo de hospitalização. O procedimento consiste na confecção de uma fístula gastrocutânea, sendo utilizados *kits* comerciais de tração ou punção. Restrições quanto ao tamanho e peso da criança são frequentes. Existem dificuldades técnicas para realizar o procedimento em crianças com peso inferior a 2,5 kg e limitações nos portadores de coagulopatias, infecções e ascite, e em curso de diálise peritoneal.

São frequentes e de fácil resolução as pequenas complicações com o surgimento de vazamentos pelo orifício, perda inadvertida da sonda, dermatites ao entorno e piora do refluxo gastroesofágico (RGE). Infelizmente, ainda se pode deparar com casos de graves celulites e sepultamento intramural do balonete, com a formação de abscessos, fístulas gastrocolocutânea e até fasciíte necrotizante. É fundamental realizar o treinamento dos cuidadores quanto à manipulação e cuidados no manejo da GEP. Sugerimos que a primeira troca da sonda seja após 30 dias em ambiente hospitalar.

ATRESIA DE ESÔFAGO E FÍSTULA TRAQUEOESOFÁGICA

Caracterizam-se por uma bolsa esofágica em fundo cego, com ou sem conexão fistulosa com a via respiratória. O poli-hidrâmnio é achado comum ao nascimento. Em 85% dos RN, a fístula situa-se entre o esôfago distal e a via aérea. Os bebês apresentam, nas primeiras horas de vida, secreções copiosas pela VA e sufocação, alguns com cianose e dificuldade respiratória. O diagnóstico é radiológico, obtido por meio da cuidadosa locação de uma sonda nasogástrica (SNG), até o ponto onde se nota a resistência. Se houver uma fistula da traqueia para o coto distal do esôfago haverá presença de gás no intestino. O tratamento consiste na aspiração intermitente ou contínua por sonda, a fim de prevenir a entrada de saliva nos pulmões. Devem ser considerados o peso e a existência de complicações pulmonares e anomalias associadas, pois o tratamento definitivo é cirúrgico.

A endoscopia pode ser útil no intraoperatório para localizar o óstio fistuloso ou estimar a distância entre cotos. Sua indicação mais comum é no tratamento pós-operatório das estenoses cicatriciais da anastomose esofágica e no surgimento de refístulas, apresentando excelentes resultados com tratamento dilatador.

INGESTÃO DE CÁUSTICOS

São acidentes geralmente causados pela ingestão de soluções de ácidos ou álcalis utilizados como produtos de limpeza. Ocasionam graves lesões de mucosa e necrose transmural que podem evoluir com quadros de perfurações agudas ou de estenoses cicatriciais da faringe, esôfago e estômago (Figura 109.10). A realização da endoscopia será útil para quantificar o aspecto e estimar o prognóstico, além de possibilitar a passagem de sonda enteral (SNE) sob visão dirigida. Dependentemente da evolução clínica, após a quarta semana será realizado o es-

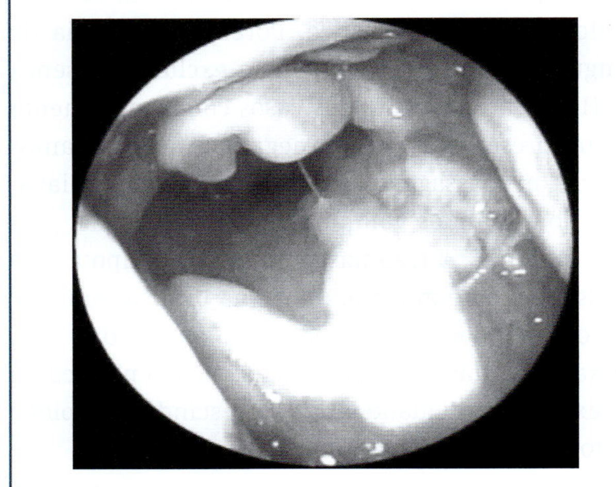

FIGURA 109.10 *Lesões cáusticas da faringe e laringe decorrentes da ingestão de cáustico.*

tudo radiológico contrastado e, quando necessário, o início do tratamento dilatador. Trata-se de doença complexa, com repercussões permanentes para a vida da criança. Apesar de novos equipamentos e avanços tecnológicos, o tratamento endoscópico da estenose cáustica da faringe e do esôfago ainda é caracterizado pela cronicidade e elevados índices de recorrência. Reserva-se à cirurgia reconstrutora os casos de insucesso da endoscopia.

HEMORRAGIA DIGESTIVA ALTA (HDA)

Define-se como HDA a perda de sangue com origem no trato gastrointestinal (TGI) proximal ao ligamento de Treitz. Didaticamente, é dividida em varicosa e não varicosa. As principais etapas da avaliação inicial buscam diagnosticar o risco, estabilizar a criança e determinar a necessidade de intervenções de urgência, como transfusões, endoscopia ou, até mesmo, cirurgia.

Cerca de 80% das hemorragias cessam espontaneamente. Na literatura, foram propostos escores preditivos de gravidade para a população geral. São considerados fatores relevantes: história da doença, sua manifestação por hematêmese, sinais de hipovolemia; incluindo hipotensão, taquicardia e choque; além dos níveis de hemoglobina inferior a 8 g/dL. Estimando que o volume total de sangue na criança é em torno de 80 mL/kg, define-se como hemorragia maciça a perda igual ao volume total em 24 horas, em menores de dois anos, e maior ou igual à metade, nos maiores.

Relatos envolvendo a sondagem gástrica e o uso de pró-cinéticos antes do exame têm se mostrado úteis no diagnóstico. Porém, a ausência de sangue no aspirado da SNG não exclui a presença do HDA. Cerca de 15% dos casos com sangramento ativo apresentam refluxo negativo. Aconselhamos cautela na passagem da sonda e posteriores lavagens com grandes volumes de solução gelada, pois podem induzir a traumas, a quadros de hipotermia e a isquemia de mucosa. De forma prática, consideramos a sondagem gástrica pouco elucidativa e de baixa efetividade na hemorragia; exceto para casos de extrema gravidade e de imprescindível rapidez na tomada de condutas.

Se houver suspeita de doença péptica, a infusão da terapia antissecretora intravenosa antes da endoscopia não resulta em alterações da mortalidade, recidivas da hemorragia e progressão para cirurgia. No entanto, constata-se melhoras dos estigmas de alto risco e consequentes facilidades na realização da terapia hemostática. Portanto, recomenda-se o uso da terapia em todos os casos suspeitos de HDA aguda. Ainda que encontrados questionamentos referentes aos benefícios com a remoção de coágulos aderidos às lesões suspeitas para possível terapia endoscópica. Concordamos com relatos de que não há diferenças entre riscos de ressangramento e a necessidade de cirurgia, quando comparadas a nenhuma terapia.

O principal mecanismo hemostático utilizado na endoscopia é pela injeção de substâncias que resultam em tamponamento local (Figura 109.11). Podem ser utilizadas soluções salinas, hiperosmolares ou acrescidas de epinefrina. A infusão de esclerosantes como etanol, etanolamina ou polidocanol ocasiona lesão tecidual direta e trombose. Agentes como trombina, fibrina e colas, como cianoacrilato, são utilizados para criar um selo de tecido primário no local do sangramento. São disponibilizados cateteres para cauterização por corrente elétrica (mono e bipolar) ou transmitida através de um fluxo de gás argônio. Também encontram-se sondas térmicas (*heather-probe*) e até de lasers para hemostasia. Além disso, são disponíveis dispositivos para obliteração física, como *clips* metálicos, *loops* e *kits* de ligadura elástica de varizes para conter o sangramento (Figura 109.12). Respaldada pelos melhores resultados e menores índices de recidiva no sangramento digestivo alto, justifica-se a utilização de métodos combinados para a obtenção da hemostasia endoscópica.

Recomendações na HDA

- Estabilização hemodinâmica antes do procedimento endoscópico;
- Uso de terapia antissecretora com inibidor de bomba de próton (IBP) na suspeita de causa péptica;
- Terapia pró-cinética prévia naqueles com probabilidade de o estômago estar cheio;
- Exame após estabilização nos casos de gravidade;
- Realização de terapia endoscópica nos casos de lesões com estigmas de alto risco;
- Sempre que possível, utilizar-se de terapia hemostática combinada;

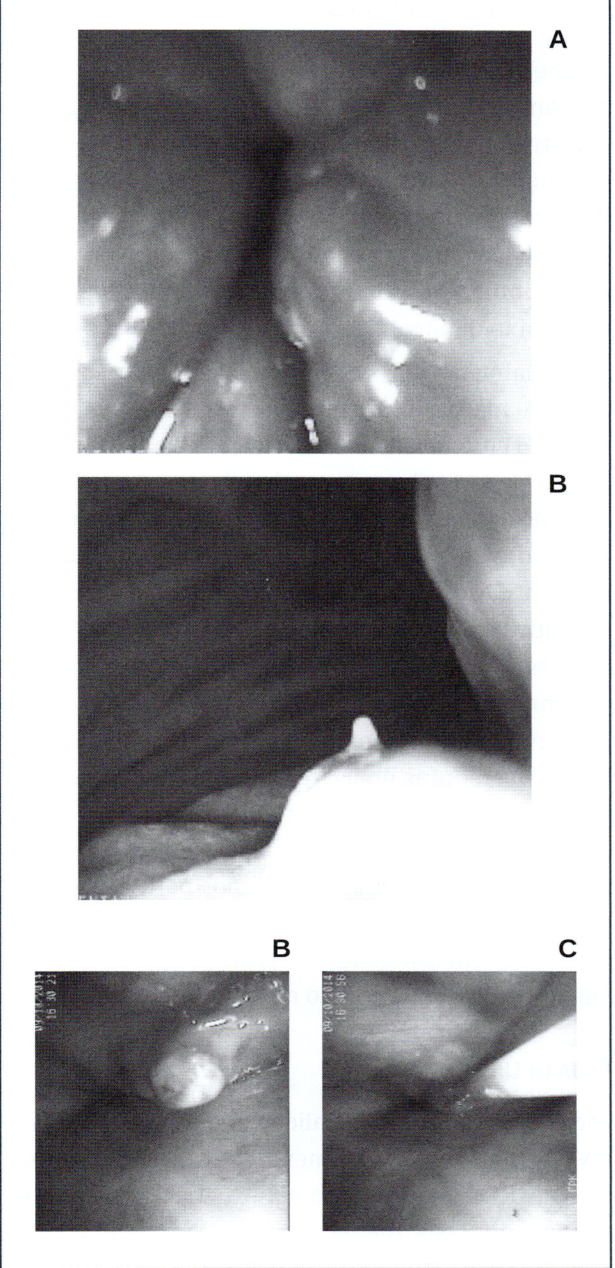

FIGURA 109.11 ***(A) Aspecto endoscópico das varizes esofágicas. (B e C) Sítios de sangramento recente onde se nota o tampão plaquetário. (D) Terapia endoscópica realizada com a infusão de solução esclerosante através de cateter injetor.***

- Reavaliação quando houver indícios de sangramento recorrente;
- Questionamos o *second look* nos que receberam terapia apropriada segundo o examinador.

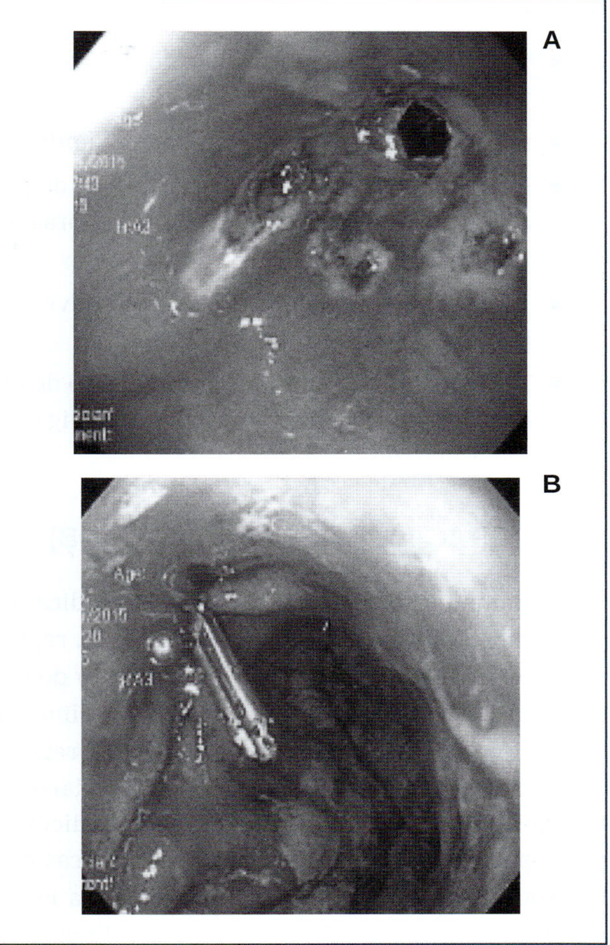

FIGURA 109.12 ***Cauterização de fístula gastrocólica com bisturi de argônio, seguida de tentativa de fechamento com clip metálico.***

A hemorragia varicosa é a principal causa de sangramento do TGI superior em crianças portadoras da hipertensão portal com mais de dois anos de idade. Sabe-se que os níveis de tensão intramural estão diretamente relacionados ao risco do sangramento. Estudos referem que o risco iminente do sangramento esteja relacionado à severidade da disfunção hepatocítica, presença de vasos de grosso calibre e dilatações telangectásicas sobre a superfície varicosa ("sinais da cor vermelha"). Estima-se que apenas 30% a 50% dos casos com primeiro sangramento sejam corretamente diagnosticados, e que 10% a 50% dos pacientes irão falecer todo ano após o primeiro surto de HDA. Cabe ao endoscopista investigar a existência da hemorragia, buscar sua causa e tentar contê-la, além de predizer quais serão as possibilidades de recidiva ou riscos de sangramento iminente.

Recomendações na HDA Varicosa

- Início do tratamento farmacológico com octreotide;
- Administração de antibioticoprofilaxia;
- Realizar endoscopia após estabilização do paciente, se possível dentro de 12 a 24 horas da internação;
- Tamponamento com balão quando houver falha no tratamento inicial;
- Terapia antissecretora para tratamento de ulcerações ou escaras após esclerose ou ligadura das varizes.

HEMORRAGIA DIGESTIVA BAIXA (HDB)

O sangramento retal é a mais frequente indicação de colonoscopia na infância. Em nosso meio, representa cerca de 75% da casuística. O preparo do cólon é fundamental para o sucesso do procedimento e deve levar em conta o peso da criança, o regime alimentar e o fato de apresentar ou não diarreia. Utiliza-se rotineiramente a combinação de dieta líquido-pastosa, laxativos e soluções eletrolíticas por via oral. Casos de fissura constituem a causa isolada mais comum de sangramento baixo de origem anal. A doença hemorroidária é rara nas crianças. Os pólipos juvenis são causas frequentes de sangramento retal em crianças com idades de cinco a seis anos, dos quais 80% em topografia de retossigmoide, sendo raros em lactentes ou após a puberdade. A doença inflamatória é pouco frequente abaixo de dois anos de idade. Nessa idade, quando se depara com achados sugestivos de hemorragia baixa, deve-se primeiro investigar as enterocolites, agudas ou infecciosas, nas doenças granulomatosas crônicas, nos defeitos quimiotáticos dos neutrófilos ou nas colites alérgicas. As complicações após os transplantes de órgãos, como as doenças enxerto-hospedeiro, podem provocar colopatia aguda ou crônica e o HDB. A doença de Crohn e a RCUI devem ser mais consideradas na adolescência. Outras causas de sangramento devem ser descartadas, como na presença de coagulopatias, infestações parasitárias, anomalias vasculares, intussuscepção e divertículo de Meckel. As indicações da colonoscopia na infância se resumem à investigação das colites, esclarecer as causas dos sangramentos e buscas por neoplasias.

HEMORRAGIA DIGESTIVA OBSCURA (HDO)

Define-se como hemorragia oculta ou de origem desconhecida quadros manifestos de sangramento digestivo que persistem ou se repetem após uma avaliação endoscópica negativa, composta por colonoscopia e esofagogastroduodenoscopia (EGD). Deve-se considerar repetir os exames quando existirem limitações técnicas ou a qualidade do preparo for abaixo da ideal.

Atualmente, a vídeo cápsula endoscópica é conceituada como método diagnóstico de eleição na HDO, no entanto encontra limitações devido à desproporção de tamanho entre a cápsula e a criança. Considerações devem ser feitas sobre a eficácia e o detalhamento dos enemas contrastados e da tomografia axial na identificação de sítios de sangramento. Apenas lesões ativas, com taxas de sangramento de 0,1 a 0,4 mL/min, serão passíveis de identificação à cintilografia, em comparação com a angiografia, que depende de taxas maiores de 0,5 mL/min. Embora menos sensível que as varreduras nucleares, a angiografia é mais eficaz e permite intervir na causa da hemorragia. Como conduta de exceção, motivada pela falta do diagnóstico e inexistência de enteroscópios para o segmento pediátrico, sujeita-se à possível avaliação do jejuno proximal, com a utilização do gastroscópio infantil por via oral ou o exame guiado no intraoperatório.

Conclusões

São inúmeras as potencialidades e benefícios da endoscopia no acompanhamento de crianças em situações críticas. O bom senso e a experiência devem reger as indicações. Diante de tamanhas possibilidades, torna-se imprescindível a capacitação de profissionais e a estruturação de serviços em busca da excelência.

Este capítulo é dedicado ao Prof. Dr. Seiji Nakakubo, eterno mestre que nos encanta diariamente com seu conhecimento e perseverança por resultados positivos.

REFERÊNCIAS

1. Xavier V. Approach to upper gastrointestinal bleeding in children. UpToDate. 2016 Jan 6.
2. Woods CR. Bacterial tracheitis in children: Treatment and prevention. UpToDate. 2015 Jul 10.

3. Chiba EK. Broncoscopia diagnóstica e terapêutica. In: Pedreira WL Jr. Broncoscopia pediátrica. Rio de Janeiro: Atheneu; 2005. p. 117-124.
4. Hoffenberg E, Brumaugh D, Furuta GT, Kobak G, Liu E, Soden J. Trato gastrointestinal. In: Hay W (ed). Current Diagnóstico e Tratamento – Pediatria. 22. ed. Porto Alegre: AMGH; 2016.
5. Cassol VE. Diagnóstico endoscópico de estridor na infância.J Bras Pneumol. 2001;27(3):143-7.
6. Nagler J. Endoscopia Pediátrica. Endoscopia Digestiva: Diagnóstica e Terapêutica – SOBED. Ed. Revinter; 2005. p. 94-114.
7. Loftis LL. Emergency evaluation of acute upper airway obstruction in children. UpToDate. 2013 Dec 9.
8. Silva MGD, Ferreira CT, Monrat MMC, Sanna MGP. Endoscopia pediátrica. In: Endoscopia digestiva: diagnóstica e terapêutica – Sobed. Revinter; 2005.
9. Domingues ACB, Mannarino RV, Souza FS. Endoscopia respiratória pediátrica. Rev Ped SOPERJ. 2005;6(1): 19-23.
10. Woods CR. Epiglottitis (supraglottitis): Clinical features and diagnosis. UpToDate. 2015 Jun 23.
11. Rangel AC, Pegorer LF, Vilela R. Estridor na sala de parto. Rev Paul Pediatr. 2010;28(4):409-12.
12. Carvalho E de, Nita MH, Paiva LMA, Silva AAR. Hemorragia digestiva. JPediatr (Rio J). 2000;76(Supl 2): s135-s46.
13. Dillon PA, Warner BW. Gastrointestinal bleeding. In: Pediatric Surgery. 19th ed., 2012. Coran AG, Caldamone A, Adzick NS, Krummel TM, Laberge J-M, Shamberger R, ed. Copyright by Saunders and imprint of Elsevier Inc. Philadelphia.
14. Superina R. Portal hypertension. In: Pediatric Surgery. 19th ed., 2012. Coran AG, Caldamone A, Adzick NS, Krummel TM, Laberge J-M, Shamberger R, ed. Copyright by Saunders and imprint of Elsevier Inc., Philadelphia.
15. Mansur GR, Mello GFS, Garcia FL, Santos TB. In: Gastronomia endoscópica percutânea (GEP). Projeto Diretrizes. Soc Bras Endosc Digest. 2010 Oct.
16. Souza CDC, Parente JML, Lima MM, Santos OF. In: Hemorragia digestiva alta não varicosa. Soc Bras Endosc Digest. São Paulo, 2008 Sep.
17. Medina AM, Laringite aguda. In: III Manual de Otorrinolaringologia em Pediatria IAPO. Guarulhos: LIS Gráfica e Editora; 2003.
18. Simon H Jr. Laringites Agudas na Infância. In: IV Manual de Otorrinolaringologia IAPO. Guarulhos: LIS Gráfica e Editora; 2003.
19. Patel N, Kay M. Lower gastrointestinal bleeding in children. Causes and diagnostic approach. UpToDate. 2017 Feb.
20. Ikenberry SO, et al. Management of ingested foreign bodies and food impactions. Gastrointest Endosc. 2011;73:1085-91.
21. Mannarino RV. Obstrução respiratória alta em pediatria. Rev Ped SOPERJ. 2012;13(2):54-60.
22. Araujo TE, Vieira SMG, Carvalho PRA. Profilaxia para úlcera de estresse em pacientes internados em UTI pediátrica. J Pediatr. 2010;86(6):525-30.
23. Matsuno AK. Insuficiência respiratória aguda na criança. Medicina (Ribeirão Preto). 2012;45(2):168-84.
24. Fisher L, Lee Krinsky M, Anderson MA. The role of the endoscopy in the management of obscure GI Bleeding. Gastrointest Endosc. 2010;72(3):471-9.
25. Hwang JH, Shergill AK, Acosta RD, et al. The role of endoscopy in the management of variceal hemorrage. Gastrointest Endosc. 2014;80:221-7.
26. Hwang JH, Fisher DA, Ben-Menachem T, et al. The role of endoscopy in the management of acute non-variceal upper GI bleeding. Gastrointest Endosc. 2012;75(6):1132-8.
27. Gatiboni S. Variabilidade dos índices ventilatórios preditores de sucesso de extubação em crianças submetidas à ventilação mecânica. [Tese de mestrado.] Porto Alegre: PUCRS; 2008. 86 f.

110 Ultrassonografia de Tórax

Janete Imamura Honda
Werther Brunow de Carvalho
Marcos Brotto

INTRODUÇÃO

O paciente grave tradicionalmente tem sido avaliado na investigação por imagem do tórax, por meio de estudos radiológicos (radiografia anteroposterior simples e de perfil)[1].

A utilização da tomografia computadorizada (TC) e da radiografia no estudo do tórax à beira de leito é clássica na pediatria. A TC é um exame com alta radiação (risco de câncer induzido por radiação associado a doses cumulativas); custo mais elevado (proibitivo na maior parte do mundo); necessita de transporte de um paciente grave, muitas vezes submetido à ventilação pulmonar mecânica (VPM); e induz a um atraso na sua realização; enquanto a precisão instável dos raios X contribui para a necessidade de utilização de outros métodos alternativos de investigação diagnóstica[2-4] (Figuras 110.1A e 110.1B).

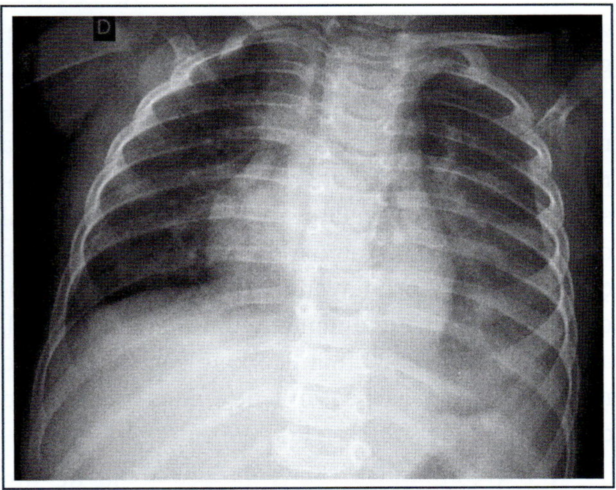

FIGURA 110.1A *Radiografia de tórax evidenciando opacidade mal definida no terço inferior do hemitórax esquerdo, apagando o contorno diafragmático e o seio costofrênico.*

Há um grande reconhecimento da utilidade do US em muitas doenças torácicas, sendo superior, às vezes, a outras investigações radiológicas[5].

Como os pulmões têm papel central na evolução clínica da maioria das doenças, os intensivistas necessitam da avaliação pulmonar rapidamente, até como parte da avaliação hemodinâmica, o que contribuiu também para o uso disseminado do US como parte do *point-of-care* (POC).

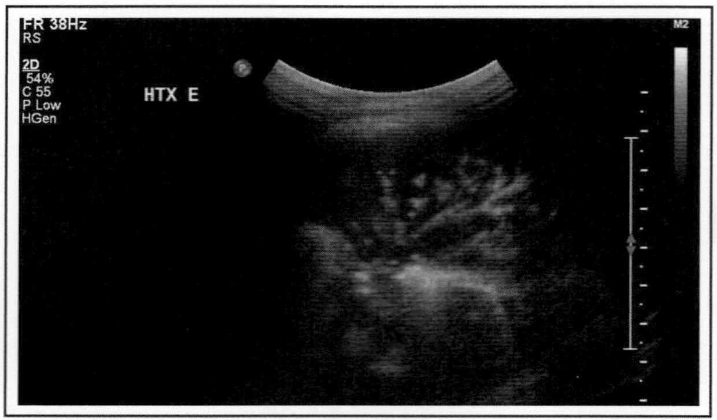

FIGURA 110.1B *Estudo ultrassonográfico evidenciando foco de consolidação na língula, com broncogramas aéreos, sem evidência de derrame.*

O US pulmonar em crianças e recém-nascidos é muito útil, com a vantagem do pequeno tamanho do tórax, que permite uma visualização ideal, embora ainda indireta dos pulmões. Todos os sinais e padrões descritos no adulto são semelhantes aos dos neonatos e crianças, tanto em condições normais quanto em patológicas[6,7]. A caixa torácica relativamente pouco ossificada e o timo relativamente grande nos recém-nascidos e nos lactentes facilitam a obtenção de imagens do tórax anterior e do mediastino através da região do esterno e da cartilagem costocondral[2,8].

A obtenção de um exame à beira de leito é seguro, independentemente de idade ou de insuficiência renal ou alergias, rápido, reprodutível e sem exposição à radiação revela a aplicabilidade funcional da USG pulmonar, reduzindo o atraso da realização do exame e promovendo maior conforto ao paciente[3,4,9,10]. Adicionalmente, é um método portátil, acessível, simples e dinâmico, que geralmente não necessita de sedação, e isento de efeitos colaterais, o que o torna de uso irrestrito[3,5,12,13].

A USG pulmonar realizada por meio de um aparelho portátil e leve, constitui-se numa técnica alternativa em inúmeras situações, é rápido e pode diagnosticar doenças torácicas graves em RNs e crianças, como pneumotórax, de modo relativamente fácil[1,14-17]. O exame pode ser feito à beira do leito, sem os riscos potenciais inerentes ao transporte de pacientes graves e em menor tempo que as radiografias, feitas com aparelhos portáteis. Pode ser executado em decúbito dorsal, posição habitual do paciente grave, o que permite uma fácil abordagem anterolateral pelo US, mas pode dificultar a adequada interpretação da radiografia de tórax[1,18]. Também pode ser realizado em outros decúbitos e em múltiplos planos. Além disso, é passível de repetição na medida do necessário, sem riscos ao paciente, sendo utilizado como método de monitoração da evolução desses pacientes e na condução da resposta ao tratamento. Também não promove emissão de radiação ionizante, o que é especialmente interessante para determinados grupos (crianças e mulheres grávidas)[1]. Considerando sua sensibilidade, as crianças podem beneficiar-se dessa técnica não irradiante, principalmente nas doenças crônicas ou durante a internação em UTI, devido às doses de radiação cumulativas que podem atingir altos níveis[7]. Também é um exame de baixo custo, com menor exposição do paciente e grande confiabilidade[15,19].

É também um método comparativamente de baixa demanda tecnológica, não depende de uma janela acústica específica e é relativamente de fácil aprendizagem[7].

Na ecografia pulmonar, as costelas, a coluna vertebral e o ar intratorácico atuam como barreira para o US, causando artefatos que devem ser reconhecidos e interpretados para um diagnóstico correto[1]. Todas as zonas de cada hemitórax devem ser exploradas para que se obtenha um exame completo[2]. No entanto, as doenças intratorácicas e a existência de líquido no espaço pleural, a consolidação ou a atelectasia pulmonar, proporcionam janelas ecográficas para uma adequada avaliação[1].

Atualmente, a prática do US torácico compreende as avaliações de estruturas torácicas estáticas, bem como de processos dinâmicos, com a interpretação de imagens não somente através de ecos convencionais, mas também utilizando-se das imagens de artefatos[2].

A análise dinâmica e estática de uma combinação de artefatos sonográficos e as imagens imediatas tornam possível o diagnóstico de muitas doenças pulmonares, particularmente quando a USG pulmonar é utilizada em unidades de emergência e terapia intensiva. Por ser uma técnica dinâmica em tempo real, também permite a análise dos movimentos respiratórios[20].

Embora o ar limite a reconstrução da imagem real dos pulmões normais, a alteração no balanço entre o ar e líquidos no pulmão comprometido modifica de modo substancial o padrão do US normal. Essa alteração pode ocorrer tanto no pulmão colabado, com manutenção de um peso constante, como também quando o peso do pulmão aumenta devido ao aumento de líquidos, células, tecido conjuntivo ou conteúdo sanguíneo. Nesses casos, o US é altamente sensível às variações na densidade do órgão[20].

A USG é muito útil no diagnóstico de doenças pulmonares, nas quais o conteúdo de ar alveolar está alterado e o fluido intersticial e alveolar está aumentado, bem como nos casos em que ar e/ou líquido estão coletados no espaço pleural[6].

Pacientes podem apresentar-se com dispneia e opacificação completa de um hemotórax na radiografia do tórax. O diagnóstico diferencial inclui doenças do espaço pleural ou do parênquima pulmonar, como derrame pleural maciço, e consolidações ou atelectasias graves (Figura 110.2).

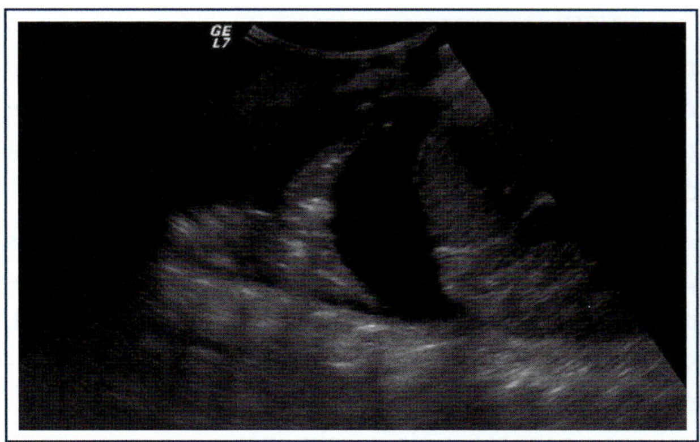

FIGURA 110.2 ***Derrame pleural anecoico, sem sinais de complicação, com atelectasia por compressão do parênquima pulmonar adjacente.***

O US tem sido útil para determinar um diagnóstico de modo acurado e de orientar a terapêutica adequada[18].

Derrame pleural, pneumotórax, consolidação pulmonar e doença pulmonar intersticial podem ser diagnosticados em uma UTI, com um nível de desempenho semelhante ao de métodos diagnósticos de referência, como a TC[6].

PRINCÍPIOS BÁSICOS DA ULTRASSONOGRAFIA GERAL E APLICADA AO TÓRAX

A USG é uma técnica efetiva que usa ondas ultrassônicas para criar imagens do corpo, com o propósito diagnóstico e para guiar procedimentos invasivos[20].

O US é uma onda de som definida como uma frequência de mais de 20.000 Hz (20 kHz), ou seja, acima daquela que o ouvido humano pode perceber[10,14]. A frequência do US utilizado em diagnóstico é em milhões de hertz (MHz)[10].

As ondas de US são geradas dentro de um transdutor ultrassônico[5], que emite um breve pulso de som de alta frequência que penetra nos tecidos[20].

O US usa um "cristal", como um quartzo, que gera uma onda de som quando uma corrente elétrica é aplicada[10]. Quando a onda de som retorna, o cristal gera uma corrente. O cristal, portanto, transmite e recebe o som[10].

As ondas emitidas podem ser refletidas de volta ao transdutor por objetos localizados em seu trajeto[13]. O tempo de retardo entre a geração do sinal de US e sua detecção indica a distância do objeto ao transdutor, enquanto a intensidade do retorno do sinal indica a natureza acústica do objeto[5].

No corpo humano, o feixe de US se propaga em diferentes velocidades, dependendo do efeito de atenuação da impedância acústica das estruturas e tecidos por onde ele atravessa[20]. O feixe é parcialmente refletido para o transdutor nas interfaces e bordos dos tecidos[20]. O ângulo de incidência também influencia a penetração ou o reflexo dos feixes de US. Como resultado desse fenômeno, há diferentes intensidades de reflexos, que são transformados em pixels na tela, criando imagens que correspondem aos órgãos e tecidos que são atravessados pelos feixes[20].

Os efeitos de atenuação do ar e dos ossos são muito maiores do que os de outros tecidos. Por essa razão, o ar e os ossos representam limitações ao uso do US[20]. Por outro lado, líquidos têm valores de atenuação baixos e são facilmente atravessados pelos feixes de US. Tradicionalmente, as aplicações ideais da USG na medicina são nos estudos de segmentos e órgãos desprovidos de ar e ossos do corpo humano, tais como órgãos parenquimatosos abdominais e coração[20].

Uma onda de US propaga-se aproximadamente na mesma velocidade em todos os tecidos humanos, que, por sua vez, a absorvem, refletindo parte dela[2]. Dependendo da quantidade de energia absorvida, bem como do tempo entre a emissão e a recepção das ondas de US pelo transdutor, um *software* é capaz de gerar uma imagem representando as estruturas subjacentes[14].

O US penetra bem através dos líquidos e órgãos sólidos (por exemplo, baço, fígado e útero)[15]. Os líquidos (como o sangue, urina, bile e ascite) são geralmente anecoicos e apresentam-se como imagens negras ao US[10]. Esse fato torna o US particularmente útil para detecção de fluidos e para diferenciar as áreas císticas ou vascularizadas das estruturas sólidas[10]. No entanto, não tem boa penetração através dos ossos e do ar, o que limita sua utilidade no crânio, tórax e áreas do abdome, onde a presença dos gases intestinais atrapalham a identificação das estruturas[10].

O reflexo ocorre quando a impedância acústica muda repentinamente na interface dos tecidos, como o que ocorre entre a parede torácica sólida e o pulmão aerado, ou entre o líquido de um derrame pleural e o diafragma[5].

O tipo e a frequência do transdutor são selecionados considerando-se o tamanho e a idade do paciente, o local a ser acessado, a profundidade da lesão e a estrutura a ser avaliada[2,8,12].

A frequência baixa, embora tenha melhor penetração, apresenta menor resolução, enquanto a frequência maior fornece imagens melhores, mas não visualiza bem as estruturas profundas[10]. Os transdutores lineares (ou convexos pequenos) e de alta frequência (5-17 MHz) são os preferenciais para o estudo de estruturas superficiais, da parede torácica, pleura e espaço subpleural, e para neonatos e lactentes[2,12]. Para lesões diafragmáticas ou peridiafragmáticas, os transdutores convexos com baixa frequência (3-6 MHz) são os utilizados, frequentemente com acesso transabdominal e em crianças maiores[2,12]. Como exemplo, um transdutor cardíaco típico tem uma frequência que varia de 2 a 5 MHz, enquanto um transdutor ultrassonográfico dermatológico tem frequências altas, como 100 MHz[10].

A intensidade do sinal refletido pode ser detectada em um monitor pela Amplitude de uma imagem (modo A) ou pelo Brilho de um pixel (modo B)[5]. Se a distância do objeto ao transdutor muda durante a exploração, esse Movimento pode ser identificado com o tempo em um eixo X, usando o modo M do US[13]. O modo A era utilizado pelos primeiros USs, que usavam um único cristal para criar uma imagem unidimensional[5].

A imagem de tela que atualmente é gerada pelo US convencional é conhecida como "modo-B"[2,10]. O modo B é também denominado "bidimensional" e é criado por uma série de cristais (geralmente 128 ou mais) através da superfície do transdutor[10]. É utilizado para dar uma visão plana que pode ser direcionada pelo operador para qualquer plano anatômico no paciente: sagital (ou longitudinal), transverso (ou axial), coronal (ou frontal) ou alguma combinação (oblíqua)[10]. Um indicador sobre o transdutor é utilizado para orientar o operador sobre a orientação do plano sobre a tela[10]. É complementado pelo US com Doppler colorido, que fornece informações do fluxo vascular[2].

A USG apresenta certas características que favorecem a realização do exame: equipamento relativamente simples fornece bons resultados. Um pré-requisito essencial para a utilização do US é a presença de uma janela acústica acessível e apropriada[8].

A via de acesso depende da localização ou das condições da lesão a ser avaliada[11]. Para lesões mediastinais, geralmente é acessada a via paraesternal, supraclavicular ou supraesternal, ou mesmo a paraespinhal dorsal[2]. O acesso transesternal é possível em neonatos, pois geralmente o esterno ainda é cartilaginoso nessa faixa etária[2]. Para lesões pulmonares periféricas ou pleurais, a via intercostal no nível desejado é a via utilizada[2]. Para o acesso ou avaliação da veia subclávia, a via supra ou infraclavicular é adequada[2]. O acesso transabdominal subcostal ou subxifoídeo é utilizado para avaliações do diafragma e lesões peridiafragmáticas[2,12]. A posição do paciente, geralmente deitado, sentado ou em decúbito lateral, pode frequentemente ser alterada para melhorar a visualização, dependendo das condições clínicas do paciente e das necessidades diagnósticas[8].

As informações clínicas são essenciais antes da realização do US[2]. Adicionalmente, é muito útil a avaliação da imagem radiológica mais recente do paciente, que permitirá guiar o estudo para a área de interesse[2].

Embora o ar limite a reconstrução da imagem real do pulmão normal, as alterações no balanço entre ar e líquido do pulmão doente modificam substancialmente o padrão ultrassonográfico normal[20].

Essas alterações podem ajudar tanto nos casos de pulmões normais quanto naqueles com peso maior devido ao aumento de líquidos, células, tecido conjuntivo ou sangue[20]. Em condições normais ou não, a cavidade torácica e os pulmões podem conter algum fluido fisiológico ou patológico. Esse líquido muda a relação entre a onda de US e o ar contido no espaço intersticial alveolar do parênquima ou no espaço pleural e cria determinados artefatos[14].

Assim, o emprego do US do tórax como instrumento de diagnóstico inicial deve ser utilizado de modo padronizado, avaliando o pulmão como um todo, com o tórax examinado do ápice à base; na região anterior, lateral e posterior; na posição supina, prona e em decúbito lateral[8].

O US permite a obtenção e a análise de imagens estáticas e dinâmicas, associadas com a posição do transdutor e dos movimentos respiratórios. As informações clínicas podem ser obtidas pela avaliação de artefatos produzidos pela imagem pulmonar[8]. Pulmões normais mostram-se aerados e secos e apresentam-se com padrão hipoecogênico uniforme, que desliza com a respiração[10]. O deslizamento pulmonar é o movimento através da superfície da pleura parietal e visceral, visível nos espaços intercostais[21].

As linhas A são linhas ecogênicas horizontais repetitivas que se originam da superfície delimitada entre o tecido e o ar, em intervalos regulares (linha que distancia a pele da pleura)[8]. Essas reverberações horizontais apresentam-se como linhas hiperecogênicas de imagem pleural, apresentando-se em intervalos regulares da linha pleural e refletindo uma superfície pulmonar regular, que age como um forte refletor[8,9,11]. As ondas de US atingem a membrana do transdutor onde as ondas são refletidas e reemitidas[8]. As linhas A representam artefatos e indicam a presença de ar subpleural[8]. O rabo de cometa pulmonar é a denominação antiga de artefatos ultrassonográficos que se originam quando o US encontra uma pequena interface ar-líquido, atualmente denominados "linhas B"[10,22].

As linhas B representam uma ou mais linhas móveis orientadas verticalmente que se originam na interface pleural e são provavelmente causadas por fenômenos de ressonância e reverberação[8]. Essas reverberações hiperecoicas verticais, tênues como laser, estendem-se da linha pleural para os bordos da imagem, sem redução do brilho com a profundidade, movendo-se sincronicamente com o movimento pleural[2,8,9,22]. Esses artefatos parecem originar-se da interface alterada entre o ar alveolar e o septo interlobular espessado[22]. Essas linhas podem ser isoladas em circunstâncias normais, sem qualquer significado patológico. A presença de três ou mais linhas B entre duas costelas definiriam alterações intersticiais dentro do pulmão, tais como edema intersticial ou fibrose intersticial[8]. Essas múltiplas linhas B bilaterais e difusas, sugestivas de síndromes pulmonares intersticiais (edema pulmonar, pneumonia intersticial, doença pulmonar parenquimatosa difusa) indicam ausência de pneumotórax[2,8,9,22]. A água pulmonar extravascular aumentada é a explicação de linhas B aumentadas no US pulmonar[2]. No entanto, é inespecífica em termos de etiologia e pode ser encontrada em uma grande variedade de condições, tais como edema pulmonar, SDRA, contusão pulmonar, pneumonia e fibrose pulmonar, além das áreas dependentes dos pulmões de pacientes em UTI em decúbito dorsal prolongado[2].

O sinal do ponto pulmonar é identificado onde a pleura visceral entra em contato de forma intermitente com a pleura parietal[10], entre a borda do pulmão aerado e o pneumotórax[11]. Localiza-se entre o espaço pleural na junção do pneumotórax na parte não dependente com a região sem pneumotórax, na parte dependente[2].

O pulso pulmonar é a transmissão do pulso cardíaco ao pulmão periférico. Pode ser detectado pelo US no modo-M, na ausência de ventilação[2].

INDICAÇÕES

As indicações para a realização de US de tórax variam, dependendo da doença e das condições do paciente, da necessidade da imagem e o que se pretende obter com a imagem[2].

As indicações mais comuns são[2,4]:

- Avaliação de lesões da parede torácica;
- Confirmar e caracterizar derrames pleurais;
- Detectar espessamento pleural e/ou tumor pleural;
- Avaliação de um diafragma lobulado ou anormalmente alto;
- Avaliação de motilidade diafragmática;

- Avaliação de um pulmão radiologicamente opaco;
- Confirmar consolidação pulmonar e detectar complicações;
- Avaliar um mediastino alargado;
- Avaliar obstrução de veias sistêmicas que passam no tórax;
- Detecção de pneumotórax (mais utilizado em setores de emergência, de cirurgia ou de UTI);
- Direcionar aspirações ou biópsia de lesões pleurais, mediastinais ou pulmonares;
- Direcionar a passagem de cateter central.

CONSOLIDAÇÃO PULMONAR

Em grande parte dos pacientes, a consolidação pulmonar está contígua à pleura, situação que favorece a utilização do US para diagnóstico[18].

A pneumonia adquirida em comunidade é a doença torácica mais comum que acomete os lactentes. Só os vírus são os agentes responsáveis por até 50% dessas patologias nas crianças menores[8]. Nas crianças maiores, a infecção por *Streptococcus pneumoniae*, seguida por *Mycoplasma* e *Chlamydia*, são as causas mais comuns de pneumonia bacteriana[8]. Não há métodos clínicos ou radiológicos confiáveis que identifiquem o agente causal, e um terço dos casos de pneumonia adquirida na comunidade está relacionado a infecções mistas[8].

A consolidação de uma pneumonia demonstra a perda das reverberações acústicas do pulmão normalmente aerado[12]. As grandes perdas de ar e o aumento no líquido pulmonar causam consolidações[20]. Esses casos, denominados "síndrome alveolar", são diferentes da síndrome do tipo intersticial, na qual os alvéolos ainda contêm ar[20]. Quando a consolidação atinge a pleura e o pulmão não aerado está próximo à pleura, a lesão pode ser visualizada na USG como uma região hipoecoica ou com uma ecotextura semelhante à de um tecido que difere visualmente dos padrões aerados ao redor[20].

Na consolidação pulmonar, os espaços aéreos estão preenchidos por líquido ou células inflamatórias, tornando um pulmão normalmente aerado, que reflete altamente o US, em um órgão sólido, denso, hipoecogênico e com boa transmissão ultrassônica, semelhante ao parênquima do fígado e baço por seu alto conteúdo aquoso, em um processo chamado "hepatização"[1,18].

A análise de margens, formato, distribuição, vascularização e características peculiares, como broncogramas aéreos e líquidos, pode direcionar para o diagnóstico diferencial entre diferentes tipos de consolidação, como infarto no embolismo pulmonar, pneumonia, contusão e atelectasias compressivas ou obstrutivas[20].

O edema alveolar, o edema intersticial e a consolidação às vezes podem ser difíceis de ser distinguidos pela radiografia de tórax, mas podem eventualmente ser diferenciados pela USG[19].

Quando o hemitórax está completamente ou quase completamente opaco, sem sinais de perda de volume nas imagens de um filme simples, é difícil diferenciar derrame pleural, consolidação pulmonar, uma grande massa ou a combinação dessas entidades[2]. Essa é a situação mais indicada para a realização do US, no qual o derrame pleural e suas características, uma massa e sua vascularização ou a consolidação com ou sem perfusão podem ser visualizados[2]. A USG pode, assim, fornecer um direcionamento para um procedimento ou investigação posterior[2].

A localização mais apropriada para que se possa fazer o correto diagnóstico das consolidações é junto à pleura. Os broncogramas aéreos representam brônquios preenchidos com ar dentro de uma área de consolidação pulmonar, demonstrados como áreas lineares aeradas mais focais, que podem ser evidenciadas no US[2,12]. Os broncogramas preenchidos por muco ou líquidos podem apresentar-se como estruturas hipoecogênicas tubulares dentro do pulmão não aerado[12]. Dentro dos broncogramas, pode haver bolhas gasosas e o US com Doppler poderá distingui-las de grandes vasos[12]. O Doppler também pode ajudar na diferenciação de um pulmão hipovascularizado de um necrótico[12].

As características de uma pneumonia incluem uma área hipoecogênica de tamanho variável e formato irregular, e margens serrilhadas junto a uma ecotextura heterogênea[11]. A característica típica do US de uma pneumonia é uma consolidação pulmonar como o fígado, com faixas de broncogramas[2]. O US tem uma alta sensibilidade e especificidade no diagnóstico da pneumonia comunitária[2].

Mesmo complicações de pneumonias, como a formação de abscesso e necrose, não podem ser identificadas mais precocemente pelo US do que pela radiografia de tórax[2].

Mas o aspecto de consolidação também pode representar uma atelectasia (obstrutiva ou não), por quadro infeccioso (pneumonia), por trauma (contusão), infarto (embolia pulmonar), tumor etc. Sinais ultrassonográficos adicionais podem ajudar a determinar a etiologia da consolidação, como qualidade de margens profundas, presença de broncograma aéreo ou fluido, ou padrão vascular dentro da consolidação[7].

Outros critérios clínicos e exames complementares orientarão o diagnóstico, pois a ecografia pulmonar não distingue a natureza da consolidação[1].

EMBOLIA PULMONAR

O US pode auxiliar no diagnóstico de embolismo da artéria pulmonar, particularmente útil quando não há acesso rápido à TC contrastada[2].

A suspeita, por meio do US, da embolia pulmonar é baseada no reconhecimento de uma lesão hipoecoica adjacente à pleura, periférica e triangular, que representa a área de infarto pulmonar, embora possa apresentar-se com um formato mais arredondado[2,7].

Nesses casos, o método de US em múltiplos órgãos, incluindo pulmão, coração e veias periféricas, revelou recentemente uma melhora da eficiência no diagnóstico de embolia pulmonar do que o USG pulmonar isoladamente[7].

No US com Doppler colorido, a área pulmonar comprometida está avascular nas fases precoces, que, no entanto, pode mudar nas fases tardias devido à revascularização e reperfusão (às vezes, também por vasos sistêmicos). Embora não haja muitos estudos sobre o uso do US em embolia arterial pulmonar em pacientes pediátricos, doença rara nessa faixa etária, a mesma técnica pode ser utilizada e o reconhecimento de suas características é essencial para o apropriado reconhecimento das imagens[2]. Embora a embolia pulmonar seja uma doença primária da vasculatura parenquimatosa pulmonar, o espaço pleural pode ser frequentemente acometido secundariamente[11].

PNEUMOTÓRAX

O pneumotórax é definido como a presença de ar dentro do espaço pleural que impede a expansão total pulmonar[8]. É de se ressaltar que o pneumotórax hipertensivo é uma grave condição que pode induzir o paciente à parada cardíaca e requer um diagnóstico precoce e um tratamento urgente[13].

O pneumotórax pequeno ou moderado geralmente não é ameaçador, mas o retardo no diagnóstico e tratamento pode determinar a progressiva repercussão pulmonar e cardíaca em pacientes instáveis[13].

Nessa situação, o ar se interpõe entre a parede torácica e o pulmão, e o ar no espaço pleural apresenta muitos efeitos visíveis no padrão ultrassonográfico. O ar no espaço pleural amplia os artefatos de reverberações, dando origem a linhas A, linhas ecogênicas grosseiras horizontais[8].

O diagnóstico é baseado nas análises de artefatos, e o mais importante é o efeito dinâmico que pode identificá-lo durante o movimento dos pulmões[3,20]. A imagem dinâmica típica encontrada, de uma linha pleural normal ao US, é de um movimento para frente e para trás da pleura visceral sobre a pleura parietal que pode ser visto durante a respiração em tempo real com o modo-B, chamado de “sinal do deslizamento”[2]. Quando o pneumotórax está diretamente sob o transdutor do US, não se visualiza o deslizamento pleural[2]. A ausência do sinal de deslizamento pulmonar, a ausência das linhas B e a detecção do sinal do ponto pulmonar são alguns critérios para o diagnóstico de pneumotórax pela USG[11]. Entretanto, como os critérios são inespecíficos, recomenda-se a comparação com o pulmão contralateral[11]. O modo-M é utilizado para documentar esse achado dinâmico em imagem estática[2]. No entanto, a falta do sinal de deslizamento pulmonar pode ocorrer em outras condições, como apneia, SDRA, atelectasia, pneumonia, aderência, contusão e complacência pulmonar reduzida[23]. A detecção do pneumotórax é um potencial novo descoberto e bem documentado de utilização do US.

O US é especialmente importante no traumatismo torácico, no barotrauma associado à VPM, devido à cateterização venosa central e em pacientes submetidos a transporte aéreo[1,2,20].

O pneumotórax pode não ser identificado em até 30% dos casos de radiografias realizadas à beira de leito[3]. Muitos autores sugerem que o US torácico à beira de leito é um instrumento de triagem mais sensível do que o raio X de tórax anteroposterior em posição supina, para o diagnóstico de pneumotórax em paciente adulto vítima de trauma contuso[8,23].

A ecocardiografia é muito sensível ao diagnóstico de pneumotórax, mas não seu volume, com variações de 90% a 100%, inclusive aqueles de pequeno tamanho (ocultos na radiografia de tórax)[1]. No entanto, é importante ressaltar que o US pulmonar é mais útil na exclusão de pneumotórax do que na sua confirmação e não é reconhecido como método para diferenciar entre pneumotórax grande e pequeno[7,14].

O potencial da USG pulmonar no diagnóstico de pneumotórax é crucial, particularmente em pacientes com parada cardíaca e em pacientes instáveis. Nessas situações extremas, essa técnica representa um método à beira de leito seguro e acurado no direcionamento de procedimentos que podem salvar o paciente. Adicionalmente, a superioridade do US pulmonar sobre a radiografia à beira de leito torna esse método o de escolha para a primeira avaliação de pacientes vítimas de trauma e após procedimentos invasivos.

DERRAME PLEURAL

Os derrames parapneumônicos podem ser encontrados nos pacientes com pneumonia adquirida em comunidade[19], tendo o US um papel também importante no diagnóstico dessas pneumonias complicadas por derrames parapneumônicos[18] (Figuras 110.3A e 110.3B).

Sua extrema importância nos casos de derrame pleural se deve ao fato de poder detectar, quantificar e caracterizar o líquido pleural[5].

É uma modalidade muito útil para a identificação de derrames pleurais, mesmo os de pequeno volume[2]. É mais sensível e específico do que as radiografias de tórax em decúbito lateral na detecção de derrames pleurais pequenos[2,5]. Os derrames pleurais menores que 200 mL poderiam não ser identificados na linha pleural lateral por meio da radiografia frontal do tórax, e volumes menores que 50 mL podem não ser vistos no sulco posterior na radiografia lateral, enquanto o US pode detectar volumes tão pequenos quanto 3 a 5 mL[12]. Tais cálculos podem ser úteis quando se discute a necessidade de drenagem desses derrames[5].

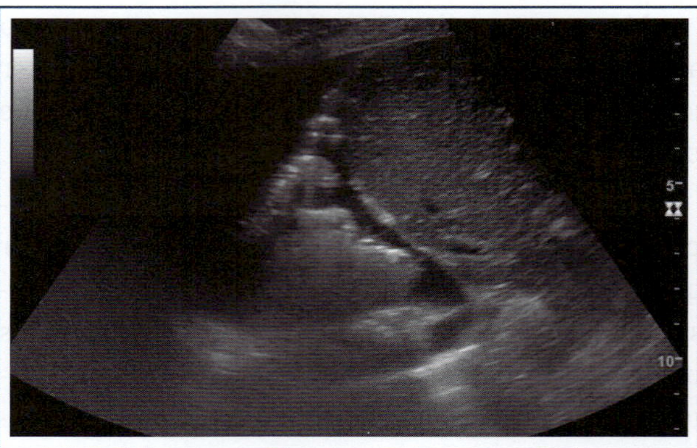

FIGURA 110.3A *Estudo ultrassonográfico evidenciando derrame plural aneoico, de aspecto simples, em paciente com quadro de pneumonia, sugerindo derrame pleural parapneumônico simples.*

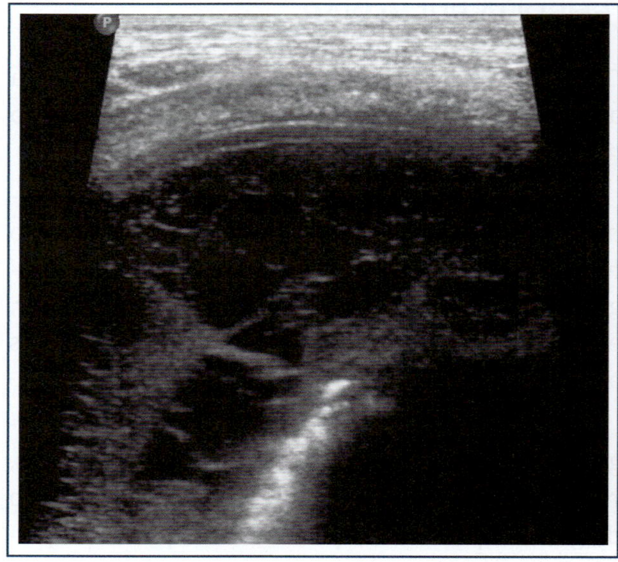

FIGURA 110.3B *Dez dias após, nota-se espessamento do plano pleural e derrame pleural multiloculado/septado, com áreas hipoecogênicas, compatível com empiema.*

Também é melhor que a TC e a RM na identificação de septos e fibrinas no derrame pleural[2]. O estudo de imagem ideal para a avaliação de uma suspeita de empiema é a realização inicial de uma radiografia de tórax, seguida por USG de tórax[2]. Às vezes, embora haja uma opacificação importante do hemitórax na radiografia de tórax, pode haver dúvidas para diferenciar um grande derrame pleural, um pulmão consolidado, um tumor ou uma atelectasia[12]. O uso rotineiro da TC não é necessário ou adequado, não somente pelas questões de radiação, mas também devido às restrições da TC[2]. A TC deve ser reservada para o planejamento pré-operatório ou para condições pulmonares complexas, como suspeita de abscesso pulmonar não acessível ao US, fístulas broncopleurais, anormalidades pulmonares estruturais e doença pulmonar intersticial[2].

A USG torácica, além de identificar, determinar o tipo e quantificar o líquido pleural, pode orientar a área para drenagem desses fluidos. Adicionalmente, pode também caracterizar o fluido pleural e estimar a natureza do líquido, bem como diferenciá-lo de atelectasia, consolidação, tumor ou elevação de hemidiafragma, que muitas vezes é difícil de distinguir ao exame radiológico[11,15,19].

O US também permite a diferenciação de um abscesso parenquimatoso de um empiema. O abscesso teria paredes mais irregulares e formato mais arredondado, formaria ângulo agudo com a parede torácica, enquanto o empiema teria bordos mais uniformes, formaria ângulo obtuso com a parede torácica e septações pleurais poderiam ser identificadas[12]. A TC geralmente não permite a visualização da septação pleural nem dos filamentos de fibrina[8].

O derrame pleural simples é visualizado como um espaço livre de ecos, uma imagem anecoica, entre a pleura parietal e a visceral, acima do diafragma[1]. É possível também visualizar-se o interior do tórax através da coleção e até inversão da curvatura do diafragma se existirem grandes quantidades de líquido[1].

O exame, tecnicamente, é realizado na posição sentada e avalia-se a base do pulmão com um transdutor linear de alta resolução[8]. Também é a melhor opção para classificar os derrames pleurais[8].

De acordo com a aparência ecográfica, o derrame pleural classifica-se em[1,8,14,15]:

- Simples (Grau 1): padrão totalmente anecoico, homogêneo, nenhuma densidade ecogênica é identificada. São os transudatos.
- Complexo não trabeculado/não septado (Grau 2): material de densidade heterogênea é identificado, mas sem evidência de filamentos de fibrina ou formação de septos, e o material ecogênico dentro do derrame anecoico geralmente é puntiforme.
- Complexo trabeculado/septado (Grau 3): se o material ecogênico tiver a forma de filamentos de fibrina ou septações, dentro do derrame pleural de conteúdo anecoico (Figura 110.4).

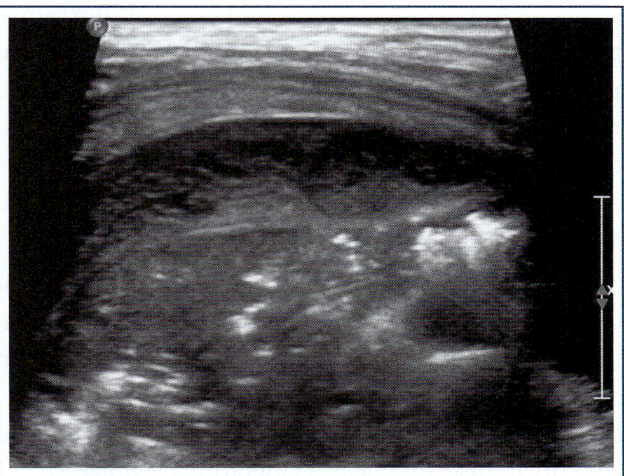

FIGURA 110.4 ***Ultrassonografia torácica evidenciando derrame pleural parapneumônico, com conteúdo hipoecogênico, septações e sinais de espessamento pleural.***

- Ecogênico difuso (Grau 4): tem sua aparência com ecogenicidade aumentada homogeneamente, com componentes com aspecto sólidos compondo mais de um terço do derrame, que corresponde à presença de tecido desvitalizado, proteínas, fibrina ou sangue.

Embora a classificação de derrame em exsudato ou transudato às vezes seja difícil, com necessidade de exames laboratoriais, a distinção é útil em termos de atuação diagnóstico-terapêutica. As características do derrame na ecografia podem ajudar a diferenciar um tipo do outro. Em geral, os transudatos são anecoicos, embora um derrame anecoico possa ser transudato ou exsudato. Um derrame complexo (tabeculado ou não) e um ecogenicamente difuso são sempre exsudatos. Estes últimos geralmente são hemotórax ou empiemas[1].

Os transudatos apresentam-se como derrames simples, enquanto os exsudatos apresentam-se como derrames simples ou complexos[2]. Um hemotórax geralmente é caracterizado por múltiplos ecos que aparentam "dançar" dentro do derrame como uma "agitação de neve"[11]. No entanto, o US não substitui a drenagem pleural na diferenciação entre transudato ou exsudato e não pode apurar se o derrame contém proteína, sangue ou quilo[2]. Outros sinais que apoiam tratar-se de um derrame por exsudato são a presença de consolidação, o conteúdo espesso e a aparência de nódulos pleurais[1]. Os derrames pleurais complicados podem ocorrer devido a traumas ou iatrogenias, enquanto um espessamento ou nodularidade pleural pode indicar uma causa inflamatória, infecciosa ou tumoral[12]. Em alguns casos, esses espessamentos ou nódulos pleurais podem sugerir tuberculose ou processo maligno[5].

Outro diagnóstico diferencial para o espessamento pleural nodular é a pleurite tuberculosa[2]. A identificação da natureza do líquido pleural e a presença ou ausência de septações auxiliam na decisão da necessidade de intervenções, como drenagem com ou sem fibrinólise, ou mesmo videotoracoscopia[12].

O US transtorácico supera a TC no diagnóstico de derrame complexo, devido a sua capacidade de distinguir septo de fibrina dentro da coleção, bem como tem se mostrado mais específico e sensível na avaliação de hemotórax traumático do que as radiografias de tórax[7,18].

De forma semiquantitativa, o volume do derrame pode ser classificado como mínimo, pequeno, moderado ou maciço, em função do número de espaços intercostais em que se pode visualizá-lo, podendo identificar volumes mínimos como 20 mL[1,18]. O US transtorácico pode ser realizado em qualquer posição (decúbito dorsal, lateral ou prona), desde que a distribuição da anormalidade pulmonar não mude tão rapidamente que informações importantes possam ser omitidas (além do derrame pleural) apenas pela mudança de posição do paciente[7]. No entanto, em pacientes submetidos à VPM, em decúbito supino, se o derrame não estiver septado, ele irá se movimentar livremente no espaço pleural e se distribuirá em função do grau de elevação da cabeceira do leito. Isso pode modificar as medidas ecográficas do derrame; assim é adequado uma padronização. Em geral, aceita-se uma posição entre 0-15°, avaliando-se na linha axilar posterior, tanto em corte longitudinal como transversal, e realiza-se a medida na fase expiratória[1].

Os dois quadrantes laterais superiores abdominais devem ser examinados na pesquisa de derrames pleurais[14].

Deve-se, no entanto, prestar atenção para que o líquido livre peritoneal sob o diafragma não seja confundido com derrame pleural[14].

O US com Doppler colorido, por meio da identificação do sinal de "fluido colorido", pode auxiliar na discriminação entre derrame pleural mínimo, septado ou espessamento pleural[15].

MUSCULATURA DIAFRAGMÁTICA

O diafragma é um músculo respiratório fundamental cuja disfunção pode ser muito comum em pacientes submetidos à VPM[24]. A disfunção diafragmática está associada à VPM prolongada e falha na retirada da VPM[24,25]. Os instrumentos de diagnóstico tradicionalmente usados para estudar disfunção diafragmática, como o estudo da condução do nervo frênico por estimulação, a eletromiografia, a fluoroscopia e a medida de pressão transdiafragmática, apresentam algumas limitações e desvantagens, como a radiação ionizante, desconforto imposto ao paciente, pouca disponibilidade, invasibilidade, necessidade de transportar o paciente e operadores habilitados ou treinados especificamente[24].

Por meio do US, a disfunção diafragmática pode ser diagnosticada pela USG diafragmática, método que é capaz de medir a excursão diafragmática, a espessura do diafragma e a velocidade da contração diafragmática[24,25].

Naqueles pacientes que necessitam de VPM, a identificação da disfunção diafragmática pelo US, realizado durante o teste de respiração espontânea, está associada tanto com maior tempo de desmame quanto com tempo de ventilação total maior[24].

Aproximadamente, 20% dos pacientes apresentam dificuldade na retirada da VPM e mais de 40% do tempo nas UTIs são consumidos na tentativa de retirada da VPM[24]. Vários índices têm sido estudados na avaliação da capacidade de restabelecimento da respiração espontânea. Muitas variáveis, como ventilação minuto, frequência respiratória, pressão inspiratória máxima e índice de respiração rápida e superficial (frequência respiratória/volume corrente, considerado um dos melhores preditores para avaliar a falha da retirada de VPM), entre outras, têm sido utilizadas na prática clínica[24]. O movimento do diafragma e o deslocamento do fígado e do baço também podem auxiliar como indicativos de evolução para extubação traqueal[15]. O US diafragmático pode ser utilizado como método de retirada da VPM[24].

A movimentação diafragmática normal, alterada, deficiente, paralisada ou mesmo paradoxal pode ser visualizada em tempo real pelo US[2,12] (Figuras 110.5 e 110.6).

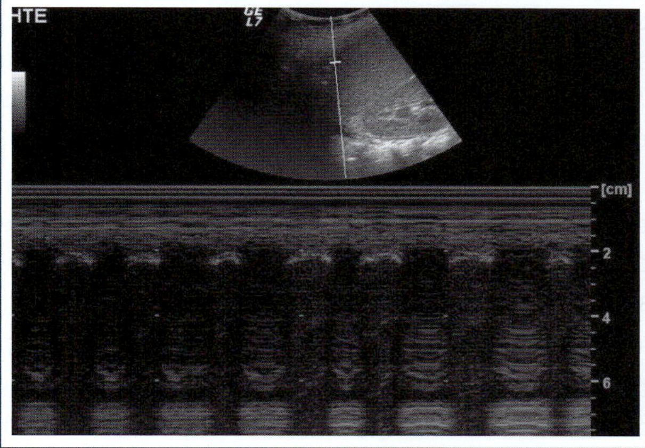

FIGURA 110.5 *Estudo ultrassonográfico utilizando modo M para caracterizar a mobilidade diafragmática.*

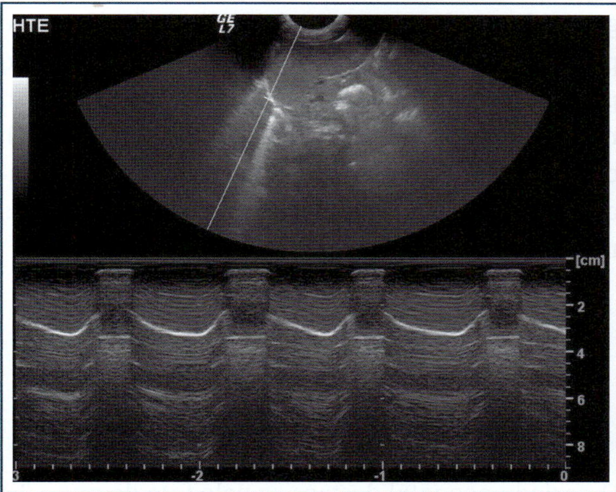

FIGURA 110.6 *Estudo ultrassonográfico utilizando modo-M, evidenciando marcada redução da mobilidade da hemicúpula diafragmática direita (a) em paciente no pós-operatório de cirurgia cardíaca.*

Em crianças maiores, cada hemidiafragma é avaliado separadamente, tanto por via subcostal como intercostal[2]. O US é também utilizado para avaliar o formato lobulado de um hemidiafragma, para identificação de uma eventração diafragmática focal, uma hérnia diafragmática ou um raro baço ou rim torácico[2]. A hérnia diafragmática congênita é geralmente diagnosticada no período pré-natal, mas, após o nascimento, a maioria das hérnias diafragmáticas pode ser diagnosticada por meio de raio X, mas, quando as vísceras herniadas não contêm ar, o US pode ser utilizado para mostrar alças intestinais herniadas preenchidas por líquido ou fígado herniado[2,12]. O US pode também ser utilizado nos pacientes em pós-operatório para diferenciar entre um derrame pleural da ruptura da região cirúrgica e a recorrente herniação do fígado ou das alças intestinais[2,12]. As hérnias diafragmáticas pós-traumáticas em crianças maiores também podem ser confirmadas pelo US[12].

A identificação de movimento diafragmático em paciente com respiração espontânea também permite excluir a paralisia diafragmática completa após procedimentos como bloqueio interescaleno, cirurgia abdominal alta ou manipulação da artéria mamária interna em cirurgia de *by-pass* de coronária[14].

A paralisia diafragmática ocasionalmente pode ocorrer após a cirurgia cardíaca em lactentes com cardiopatia congênita[26]. O diagnóstico é importante para a terapêutica respiratória no pós-operatório, pois a respiração abdominal é preponderante nos neonatos e lactentes[26]. Nesses casos, a fluoroscopia é o exame-padrão para avaliação da movimentação diafragmática[26]. A ecografia tem surgido como uma alternativa à beira de leito para a avaliação clínica diária da movimentação diafragmática, embora a identificação simultânea bilateral seja difícil. No entanto, a via coronal trans-hepática, obtida com transdutor de baixa frequência, é uma via específica que pode revelar a movimentação do diafragma direito e esquerdo simultaneamente[26]. Essa técnica é muito adequada para neonatos e lactentes, pois a penetração do US e a qualidade dessas imagens são quase comparáveis às da fluoroscopia[26].

LESÕES DA PAREDE TORÁCICA

O US pode desempenhar um papel fundamental na avaliação de alterações da parede torácica. Massas palpáveis na parede torácica anterior podem ser facilmente avaliadas pelo US para auxílio diagnóstico ou sugerir outras intervenções. A celulite poderá se apresentar com uma ecogenicidade aumentada difusamente, enquanto as coleções líquidas focais por abscesso podem ser identificadas para drenagem. Os linfonodos podem ser caracterizados por seu hilo gorduroso característico. Uma sensibilidade aumentada sobre uma cartilagem costal com aspecto normal poderia representar costocondrite, na dependência do quadro clínico. Coleção líquida subperiostal ou líquido adjacente ao osso poderia ser identificado em uma osteomielite. Em outras lesões de parede, como trauma (hematomas), malformações vasculares, enfisema subcutâneo ou mesmo tumor, o US também pode avaliar seu contorno, composição, vascularização e potencial de envolvimento das costelas e da pleura. Os cateteres de derivação ventricular também podem ser avaliados no seu trajeto superficial pelo US, que pode identificar coleções encistadas, rupturas e deslocamentos[2,12].

INSUFICIÊNCIA RESPIRATÓRIA AGUDA

O US transtorácico oferece importantes informações a respeito das condições respiratórias de paciente graves, com condições patológicas diversas[15]. No diagnóstico diferencial incluem-se as entidades mais frequentes, que compreendem 97,5% de todos os casos: asma, agudização da doença pulmonar obstrutiva crônica, edema de pulmão, embolia pulmonar, pneumotórax e pneumopatias[1,6]. Determinados achados característicos à USG podem auxiliar pacientes com insuficiência respiratória aguda, no diagnóstico diferencial da doença intersticial alveolar, como no edema cardiogênico, no edema pulmonar não cardiogênico de origem respiratória (como na síndrome do desconforto respiratório agudo [SDRA])[14,20].

Exacerbações de doença pulmonar obstrutiva crônica, embolismo pulmonar, pneumonia e pneumotórax fornecem um padrão ultrassonográfico não intersticial.

As síndromes intersticiais são condições nas quais o ar alveolar está alterado pelo aumento de líquidos no interstício, mas somente algumas áreas pulmonares aeradas estão preservadas. O potencial da USG pulmonar no diagnóstico da síndrome intersticial tem sido revelado em estudos de pacientes gravemente doentes e em pacientes no setor de emergência, pois o aumento do conteúdo líquido causa espessamento do septo interlobular e do interstício pulmonar[20].

Devido ao poder de resolução espacial do US, as regiões finais subpleurais dos septos são muito pequenas para visualização como estruturas reais[20]. O espessamento dessas regiões e as mudanças subsequentes no balanço entre o ar e líquido criam reverberações que pode ser identificadas no US[20]. Geralmente, atingem o espaço subpleural, e uma síndrome focal intersticial pode, às vezes, ser um "alerta periférico" de uma condição patológica mais medial[7].

Infiltração alveolar e espessamento do interstício do tecido pulmonar, ou mesmo a combinação de ambos, podem ser visualizados pelo US com alta sensibilidade e especificidade[15].

Em associação com oximetria de pulso, monitoração de dióxido de carbono exalado, monitores de VPM e broncoscopia, o US torácico e pulmonar pode auxiliar na investigação de muitos casos de hipoxemia[14].

Trabalhos realizados no período neonatal, por meio da utilização de USG pulmonar, revelam que a persistência de um imagem hiperecogênica, "pulmão branco" (*white lung*), se correlacionariam com grave desconforto respiratório clínico no lactente prematuro. A utilização de USG no paciente neonato poderia prever a falha na utilização da ventilação não invasiva e a necessidade de intubação traqueal, com uma praticidade superior à radiografia convencional, embora haja mais experiência em adultos nesse tipo de observação[9].

DESCONFORTO RESPIRATÓRIO NEONATAL E OUTRAS CONDIÇÕES NEONATAIS ESPECÍFICAS

O período neonatal destaca-se pelo fato de que a TC nessa fase, que seria o método padrão-ouro, promove exposição à radiação e a necessidade de transporte de crianças muito pequenas e em estado grave[3]. A radiografia torna-se uma opção, mas, embora específico, não satisfaz em sensibilidade[3]. Nos neonatos, assim como nos adultos, a radiografia à beira de leito, na posição supina, pode não identificar consolidações alveolares pequenas ou retrodiafragmáticas, e derrames pleurais menores[3].

Em 1990, Avni *et al.* descreveram o padrão clássico de US da doença de membrana hialina como sendo uma hiperecogenicidade retro-hepática[8].

As imagens radiológicas podem confundir alterações pleurais, intersticiais e alveolares, prejudicando a especificidade, enquanto o US pode detectar essas alterações[3].

O US pulmonar é uma ferramenta de imagem baseada em sinais reprodutíveis e em um método padronizado que tem se mostrado eficiente em avaliar patologias pulmonares graves em adultos, gradualmente reduzindo a necessidade das imagens tomográficas na urgência. Todos esse sinais foram também identificados em recém-nascidos com mínimas modificações[3,8].

O US pulmonar tem sido utilizado no diagnóstico da SDRA por meio da imagem de um "pulmão branco" ecogênico difuso, com linhas B confluentes, linhas pleurais e alterações atelectásicas subpleurais[2]. A maioria dos recém-nascidos com a SDRA é prematura e a deficiência de surfactante endógeno está relacionada à falta relativa de pneumócitos tipo II maduros[8]. A SDRA representa a soma de alvéolos colapsados, a transudação de fluidos para o interstício, pela perda capilar, e a distensão dos bronquíolos, pelo ar, que permanecem mais complacentes do que o pulmão deficiente em surfactante.

A broncodisplasia pulmonar, evidenciada pelo US pulmonar, também tem sido descrita e está correlacionada com a resolução incompleta da hiperecogenicidade retrodiafragmática na segunda ou terceira semana após o nascimento[2]. Na broncodisplasia pulmonar, o US pode ser utilizado para monitorar a remoção de líquidos[8].

Em neonatos com diagnóstico clínico de taquipneia transitória do recém-nascido ou síndrome do pulmão úmido, há relatos de linhas B compactas em lobos inferiores, poupando lobos superiores[2]. A taquipneia transitória é uma condição na qual há uma redução do clareamento do líquido pulmonar neonatal, causando sintomas neonatais de dificuldade respiratória nos primeiros dias de vida[2]. As linhas B proeminentes em lobos inferiores sugerem menor clareamento do fluido pulmonar em lobos inferiores, em relação aos lobos superiores, devido à presença de mais tecido pulmonar. As linhas B não são específicas de alguma etiologia, mas a localização de linhas B pode auxiliar na diferenciação da taquipneia transitória da SDRA ou de outras causas de dificuldade respiratória nos neonatos[2]. Existem algumas evidências de que a presença desses artefatos significaria que os pulmões não são saudáveis[8]. Em neonatos, esses artefatos poder estar relacionados a variações nas relações tecido-ar e ar-água[8]. No entanto, hemorragia intrapulmonar, pneumonia neonatal e formas congênitas de proteinose alveolar pulmonar têm uma aspecto muito similar e não podem ser diferenciadas com o US[8].

LESÕES MEDIASTINAIS

Em crianças, o US pode ser utilizado como uma modalidade inicial de imagem após uma radiografia suspeita de tórax, pois é rápido, fácil de diferenciar o timo de outras condições, e pode analisar a composição da massa (se sólido, cístico, calcificado ou complexo), sua vascularização ou seu efeito sobre vasos adjacentes[2].

Embora a avaliação do mediastino posterior e das estruturas hilares pelo US seja limitada pela sobreposição de estruturas anatômicas, as regiões do mediastino anterior e médio são frequentemente mais bem caracterizadas[12]. A avaliação do timo é uma indicação frequente de US torácico[12]. O timo normal deve ser homogêneo e não deve comprimir estruturas adjacentes[12]. O US é o melhor método para identificar o tecido tímico que se estende para o pescoço, o que pode ocorrer quando uma criança chora[12].

Ocasionalmente, o timo pode se encontrar aumentado e confundir-se com uma massa mediastinal; nesse caso, o US pode confirmar a presença de tecido tímico, embora uma confirmação, com biópsia, às vezes, seja necessária para excluir uma massa infiltrativa[12]. As lesões tímicas mais comuns que aumentam rapidamente em lactentes e crianças são as infiltrações por linfomas e leucemias e, ocasionalmente, por histiocitose de Langerhans, geralmente mostrando aumento infiltrativo tímico com contornos lobulados e ecotextuta heterogênea de um órgão muito denso, com um pouco de pressão sobre as estruturas ao redor[2,12]. O US realizado na criança em posição vertical é o método mais adequado para confirmar a presença do tumor, acessar as estruturas vasculares adjacentes e direcionar a biópsia[12]. Os timomas malignos são raros em crianças e suas características são similares às do linfoma[2]. Com o US, é possível o estudo de massas mediastinais se o timo não for muito pequeno ou atrófico, mas pode ser difícil se a massa tiver localização subcarinal[2].

O US também pode avaliar o mediastino médio e o Doppler pode demonstrar a natureza vascular de massas do mediastino médio, como duplo arco aórtico e vasos aberrantes, embora estes sejam mais bem caracterizados com ecocardiografia ou imagens com corte transversal[12].

A maioria das massas mediastinais é de linfadenopatias e, ocasionalmente, cistos broncopleurais[2]. As linfadenopatias, que podem ocorrer em qualquer compartimento do mediastino e da parede torácica, podem ser caracterizadas pelo US se houver uma janela acústica adequada, inclusive de linfonodos por tuberculose pediátrica, com detecção e monitoração por via supraesternal e paraestenal[12]. No entanto, o US não pode diferenciar a causa das linfadenopatias, se os linfonodos estão aumentados por infecção, como um processo reativo, ou por metástases[2].

DIAGNÓSTICO DE LESÕES CONGÊNITAS

As lesões pulmonares congênitas (que são sólidas ou císticas, com fluidos e localizadas perifericamente) podem ser detectadas e diagnosticadas pelo US[2]. Malformações adenomatoides císticas e cistos broncogênicos, com identificação de elementos proteicos dentro dos cistos, podem ser identificados ao US[12]. As neoplasias, principalmente o blastoma pleuropulmonar, devem ser consideradas na presença de uma massa ecogenicamente heterogênea[12]. Malformações das vias aéreas pulmonares congênitas e hiperinsuflação lobar congênita nos primeiros dias de vida podem conter fluidos, podendo ser identificadas pelo US[2]. No entanto, nessas entidades no período pós-natal, a modalidade de escolha é a TC, que pode confirmar o diagnóstico e auxiliar no planejamento cirúrgico[2].

O US pode ser especialmente útil na avaliação de deformidades cartilaginosas costais e malformações vasculares, incluindo vasos anômalos, com a utilização em especial das imagens por Doppler[8,12].

O uso do US estende-se no diagnóstico de sequestro pulmonar, no qual apresenta-se como uma massa ecogênica, delineada e geralmente localizada no tórax inferior e, às vezes, até abaixo do diafragma[2]. Com a utilização do US com Doppler colorido, a artéria que alimenta o pulmão consolidado, com um fluxo que se origina da aorta, na forma de uma onda pulsátil, pode ser identificada, geralmente na parte medial do segmento pulmonar inferoposterior[2]. A drenagem venosa pode eventualmente também ser identificada[2].

REALIZAÇÃO DE TÉCNICAS/ PROCEDIMENTOS

O direcionamento pelo US pode promover maior eficácia e reduzir as complicações nos procedimentos realizados por múltiplas especialidades, tanto de modo estático como dinâmico[10].

- Toracocentese e drenagem pleural guiadas: a drenagem de derrames, com finalidades de diagnóstico ou terapêutica, foi um dos primeiros usos da USG torácica. A seguir, verificou-se o aumento da segurança e maior facilidade na punção pleural, proporcionada pela localização correta e precisa, além da identificação da extensão do derrame, com menor incidência de pneumotórax ou insucesso por localização errada, fluido muito espesso com material fibrinoso septado ou espessamento pleural[1,2,6,15]. Em pacientes submetidos à VPM, foi comprovada uma redução da incidência de complicações, com taxa de pneumotórax de apenas 1,3%[1]. O US também tem sua utilidade na confirmação da reexpansão pulmonar após drenagem de pneumotórax[11].
- Intubação traqueal: o US pode ser um instrumento alternativo para confirmação da posição do tubo intratraqueal quando não se pode obter uma radiografia rapidamente, e a confirmação imediata à beira de leito é importante[2,3]. Posicionando-se o transdutor no plano sagital mediano sobre a traqueia, em posição anterior, pode-se demonstrar a posição da ponta distal do tubo intratraqueal em relação ao arco aórtico ou à artéria pulmonar principal direita[2]. A intubação intratraqueal correta pode ser confirmada pela identificação de deslizamento bilateral pulmonar e avaliação do movimento do diafragma durante a ventilação[18]. A ecografia pulmonar pode auxiliar no diagnóstico da in-

tubação brônquica seletiva, pois o pulmão não ventilado mostrará ausência do sinal de deslizamento pulmonar[1]. A identificação de intubação esofágica também pode ser rapidamente verificada como duas estruturas arredondadas dentro do pescoço, pois o tubo traqueal será visto dentro do esôfago como uma estrutura circular posterolateral à traqueia, também arredondada, mas localizada anteriormente[18].

- Estudo de vasos torácicos: O US permite a visualização de obstrução de veias axilar, subclávia e braquiocefálica[2]. Caso o timo não seja pequeno ou atrófico, a veia cava superior também pode ser analisada[2]. No caso do timo estar ausente, a completa obstrução das veias braquiocefálica e cava superior pode ser indiretamente suspeitada pelo estudo do fluxo venoso na veia subclávia ou veia jugular interna[2]. Está bem demonstrado também o uso do US no direcionamento para cateterização venosa central, com redução do risco de complicações, redução do tempo necessário para a locação do cateter venoso central e melhora da taxa geral de sucesso no seu posicionamento, com importante redução na falha de colocação, no número de tentativas e complicações como pneumotórax e cateterização arterial[15]. Os cateteres intravenosos e arteriais podem ser identificados dentro dos vasos por meio do US[3].
- Uso durante a dilatação percutânea para traqueostomia, com indicação do espaço intercartilaginoso para colocação do tubo de traqueostomia, evitando a má colocação em sentido cranial[15].
- Utilização no direcionamento para biópsia e aspiração de lesão mediastinal, pleural e pulmonar[9]. A visualização em tempo real da ponta da agulha entrando na área alvo torna o procedimento mais fácil e seguro[2]. Há vários relatos de maior taxa de sucesso clínico e menor taxa de complicações com o uso do US para o direcionamento da drenagem e biópsia pleural – especialmente, quando o derrame pleural for pequeno ou septado, biópsia de nódulo pulmonar periférico, aspiração de abscesso pulmonar ou pneumonia necrotizante e biópsia de massa mediastinal – principalmente com o uso do modo colorido para evitar a punção de algum grande vaso adjacente
- Bloqueio do plexo braquial: procedimento realizado geralmente por anestesista, para analgesia local em cirurgia de extremidades superior, embora ainda sem muitos relatos em paciente pediátricos[2].

MASSAS PULMONARES

Massas pulmonares também podem ser identificadas pelo US torácico, especialmente se localizadas perifericamente, junto à pleura. As massas pulmonares parecem semelhantes às consolidações pulmonares, com aspecto de hepatização[18].

AMPLIAÇÃO DA ECOGRAFIA NO TRAUMATISMO GRAVE

FAST estendido (*focused assessment with sonography for trauma* = avaliação focada com USG para trauma).

A avaliação ultrassonográfica permite uma avaliação imediata e dinâmica, podendo o exame ser realizado inúmeras vezes nesses casos para elucidação diagnóstica, orientação terapêutica ou direcionamento de conduta[10].

A clássica exploração abdominal para a detecção do líquido livre peritoneal e pericárdico (subcostal) em pacientes vítimas de trauma pode ser complementada de forma rápida, mediante a colocação do transdutor na parede anterior e lateral do tórax, a fim de se avaliar as possibilidades de pneumotórax e líquido pleural. A especificidade é muito alta e sua sensibilidade é maior que a do raio X; e, principalmente, é realizado como uma extensão da exploração física e o diagnóstico é realizado em um tempo sensivelmente inferior à radiografia de tórax[1]. Assim, sua principal utilidade estaria em determinar a necessidade da colocação de um tubo torácico durante os primeiros minutos de avaliação do paciente vítima de trauma. Apesar da detecção de pneumotórax, a decisão do tratamento deve incluir a avaliação da estabilidade cardiorrespiratória do paciente e os procedimentos que devem ser realizados (VPM, transporte)[1].

O exame e-FAST compreende cinco exames focados na detecção de líquido livre intraperitoneal, líquido livre na pelve, líquido pericárdico, derrame pleural e pneumotórax. O líquido peritoneal é detectado por meio da avaliação do espaço hepatorrenal (recesso de Morison), espaço esplenorrenal e espaço retrovesical[10]. O tórax é pesquisado para líquidos através dos flancos e anteriormente para pneumotórax[10].

O uso do exame FAST pode ser completado em cinco minutos e reduz a necessidade de TC e lavagem peritoneal[10]. O tempo para uma intervenção adequada pode ser reduzido, assim como o tempo de internação e os custos hospitalares[10].

Embora ainda não explicitamente incluída no FAST estendido, na avaliação do paciente vítima de trauma também tem sido realizado USG para detecção de contusão pulmonar. Parece especialmente importante nos primeiros estágios, quando não apresenta expressividade radiológica nem clínica, mas sua constatação pode predizer uma má evolução[1].

MONITORAÇÃO DA RESPOSTA AOS TRATAMENTOS EM PACIENTES GRAVES

- Administração de fluidoterapia: tanto em pacientes sépticos como em vítimas de lesão pulmonar e SDRA, a administração de fluidoterapia deve ser realizada de maneira criteriosa. Tem sido demonstrado tanto o benefício de uma reanimação fluídica inicial precoce e generosa como o efeito adverso, que afeta em termos prognósticos quando existe balanço cumulativo positivo de fluidos[1,22].
- Monitoração da congestão pulmonar pela observação da depuração de água extravascular pulmonar, por meio de avaliações seriadas com USG pulmonar[20,22].
- Monitoração do tratamento antibiótico da pneumonia: recentemente, um grupo do Pitié Salpêtrière, em Paris, publicou um trabalho com resultados da avaliação ecográfica pulmonar durante o tratamento antibiótico em pneumonia associada à VPM. A resolução da pneumonia caracterizou-se pela mudança do padrão ecográfico de menor para maior aeração (consolidação, alveolar, intersticial, normal), com uma excelente correlação com a TC[1].

Exames ultrassonográficos pulmonares seriados de pacientes com graves pneumonias permitem a avaliação do tratamento antimicrobiano e monitorização do efeito do antibiótico e da ventilação, com boa correlação com imagens tomográficas[4]. A aeração das áreas comprometidas pode ser observada pela mudança no aspecto da USG, de padrão alveolar do pulmão consolidado para um padrão intersticial[20,22].

RECRUTAMENTO ALVEOLAR

A melhora da aeração pulmonar em pacientes com SDRA, que recebem ventilação invasiva com pressão positiva, pode ser monitorada por meio do USG pulmonar seriado, que pode ser utilizado para orientar as manobras terapêuticas[20,22].

O exame ultrassonográfico pulmonar de pacientes submetidos à VPM apresenta vantagens, com relação ao método de curva pressão-volume, para avaliação da quantificação do recrutamento pulmonar induzido pela pressão expiratória final positiva (PEEP), como a facilidade na realização de modo repetido, sem necessidade de sedação profunda ou paralisia, e permite a análise regional do recrutamento pulmonar nas regiões pulmonares dependentes e não dependentes[4].

A distribuição dos infiltrados nesses casos (padrão focal e difuso) e sua resposta à pressão positiva (potencial de recrutamento) podem ser avaliadas por meio do US e, assim, contribuir na escolha da melhor estratégia ventilatória[1,6].

DESVANTAGENS/LIMITAÇÕES

A interface dos tecidos com o ar limita a penetração do US, dificultando o US torácico e pulmonar em pacientes com enfisema subcutâneo[11,14]. Assim, o US não pode ser utilizado para o estudo do enfisema ou da hiperdistensão alveolar, devido à VPM excessiva por causa do conteúdo de ar pulmonar aumentado, como no caso da hiperinsuflação pulmonar induzida pela PEEP; assim, não deve ser utilizado como método único para titulação da PEEP[4,20].

O US é incapaz de dar informações do tamanho/volume de um pneumotórax, somente sua presença ou ausência[5,13]. Outras condições, como a doença pulmonar obstrutiva crônica, também podem mimetizar o pneumotórax[13].

Nas calcificações da pleura, grandes curativos torácicos, pleurodese e sínfise pleural são também situações que limitam o uso do US transtorácico[13,15]. Esses fatores causam alterações ou impedem a propagação dos feixes de US para o parênquima pulmonar subpleural[7].

Na presença de tubos e dispositivos subjacentes, nas lesões de pele e em pacientes com anasarca ou muito obesos (a obesidade extrema apresenta grande espessura do tecido subcutâneo, com espessamento da caixa torácica e partes moles), o exame com US também pode apresentar importantes limitações[4,7,11,13-15].

O USG é uma técnica de imagem de superfície que não pode visualizar lesões localizadas profundamente nos pulmões[20]. Assim, é um método útil somente quando as lesões são mais periféricas[11,20]. Doenças pulmonares profundas, como pequenas consolidações posteriores ou aquelas que não têm contato com a superfície da pleura, não são adequadamente avaliadas e podem passar despercebidas porque somente porções superficiais do pulmão ou aquelas que atingem a pleura são acessíveis ao US. No entanto, grande parte das condições pulmonares observadas em pacientes graves ou em situações de emergências é caracterizada por lesões que atingem a superfície do pulmão. O lóbulo pulmonar secundário é uma unidade fundamental da estrutura pulmonar. Em diferentes regiões pulmonares, o lóbulo é cercado de modo variável pelo septo interlobular, que é uma estrutura conjuntiva que envolve o pulmão como uma rede e contém vasos pulmonares e vasos linfáticos. Alterações na maioria dos septos podem ser estudadas pelo US pulmonar. Essas características também se refletem na distribuição espacial da maioria das consolidações pulmonares. As síndromes intersticiais pulmonares de diferentes etiologias também raramente poupam o espaço subpleural[7,14,19,20].

O acesso às áreas profundas do tórax e a avaliação de linfadenopatias mediastinais e hilares, assim como de opacidades peri-hilares, o acesso à vascularização pulmonar e outras condições pulmonares subjacentes, dificultadas pelo ar pulmonar, são também limitações ao uso do US[2].

Embolia pulmonar também não é facilmente identificável pelo US pulmonar e, nos casos de embolia pulmonar maciça, o exame poderá ser tipicamente normal[1].

A USG não distingue a natureza do fluido que se acumula, nem o tecido que está proliferando no local (fibrótico, infiltrativo), nem o mecanismo que o produz (aumento da pressão hidrostática ou da permeabilidade vascular). A diferenciação entre as entidades que produzem o quadro deve ser baseada em outras características[1].

Outras limitações podem apresentar-se quando o US necessita ser estendido até o dorso do paciente que está em decúbito dorsal, submetido à VPM, ou utilizado no paciente inconsciente que não pode ser mobilizado. Nessas situações, o uso de pequenos transdutores podem atingir mais locais, com melhora nos resultados obtidos. Adicionalmente, o exame depende da habilidade e experiência do médico que o realiza e uma formação regulamentada é necessária, como a proposta pelo American College of Chest Physician[14,19].

A dificuldade de diferenciar a consolidação da atelectasia é outra questão a ser observada[8].

REFERÊNCIAS

1. Colmenero M, García-Delgado M, Navarrete I, et al. Utility of the lung ultrasound in the intensive medicine unit. Med Intensiva. 2010;34(9):620-8.
2. Trinavarat P, Riccabona M. Potential of ultrasound in the pediatric chest. Eur J Radiol. 2014;83(9):1507-18.
3. Lichtenstein DA. Ultrasound examination of the lungs in the intensive care unit. Pediatr Crit Care Med. 2009; 10(6):693-8.
4. Bouhemad B, Brisson H, Le-Guen M, et al. Bedside Ultrasound Assessment of Positive End-Expiratory Pressure-induced Lung Recruitment. Am J Respir Crit Care Med. 2011;183(3):341-7.
5. Hew M, Heinze S. Chest ultrasound in practice: a review of utility in the clinical setting. Intern Med J. 2012;42(8):856-65.
6. Riu B, Ruiz J, Mari A, et al. Chest ultrasonography in pediatric critical care practice. Ann Fr Anesth Reanim. 2013;32(12):e219-23.
7. Gargani L, Volpicelli G. How I do it: lung ultrasound. Cardiovasc Ultrasound. 2014;12:25.
8. Tomà P, Owens CM. Chest ultrasound in children: critical appraisal. Pediatr Radiol. 2013;43:1427-34.
9. Raimondi F, Migliaro F, Sodano A, et al. Use of Neonatal Chest Ultrasound to Predict Noninvasive Ventilation Failure. Pediatrics. 2014;134(4):e1089-94.

10. Moore CL, Copel JA. Point-of-Care Ultrasonography. N Engl J Med. 2011;364:749-57.
11. Reissig A, Copetti R, Kroegel C. Current role of emergency ultrasound of the chest. Crit Care Med. 2011;39(4);839-45.
12. Mong A, Epelman M, Darge K. Ultrasound of the pediatric chest. Pediatr Radiol. 2012; 42:1287-97.
13. Ding W, Shen Y, Yang J, et al. Diagnosis of pneumothorax by radiography and ultrasonography: a meta -analysis. Chest. 2011;140(4):859-66.
14. Piette E, Daoust R, Denault A. Basic concepts in the use of thoracic and lung ultrasound. Curr Opin Anaesthesiol. 2013;26(1):20-30.
15. Stefanidis K, Dimopoulos S, Nanas S. Basic principles and current applications of lung ultrasonography in the intensive care unit. Respirology. 2011;16(2):249-56.
16. Lichtenstein DA, Mauriat P. Lung Ultrasound in the Critically Ill Neonate. Curr Pediatr Rev. 2012;8(3):217-223.
17. Ding W, Shen Y, Yang J, et al. Diagnosis of pneumothorax by radiography and ultrasonography: a meta -analysis. Chest. 2011;140:859-66.
18. Lobo V, Weingrow D, Perera P, et al. Thoracic ultrasonography. Crit Care Clin. 2014;30(1):93-117.
19. Ashton-Cleary DT. Is thoracic ultrasound a viable alternative to conventional imaging in the critical care setting? Br J Anaesth. 2013;111(2):152-60.
20. Volpicelli G. Lung sonography. J Ultrasound Med. 2013;32(1):165-71.
21. Galvan DA, Matsushima K, Frankel HL. Ultrasound in the Surgical Intensive Care Unit. Isr Med Assoc J. 2011; 13(9):566-70.
22. Baldi G, Gargani L, Abramo A, et al. Lung water assessment by lung ultrasonography in intensive care: a pilot study. Intensive Care Med. 2013;39:74-84.
23. Barbara DW. Images in anesthesiology: bedside lung ultrasonography: a tool for rapid assessment of pneumothorax. Anesthesiology. 2015;122(4):921.
24. Ferrari G, De Filippi G, Elia F, et al. Diaphragm ultrasound as a new index of discontinuation from mechanical ventilation. Crit Ultrasound J. 2014;6(1):8.
25. Valette X, Seguin A, Daubin C, et al. Diaphragmatic dysfunction at admission in intensive care unit: the value of diaphragmatic ultrasonography. Intensive Care Med. 2015;41(3):557-9.
26. Matsui H, Kitamura M, Kurosaka N, et al. Transhepatic diaphragm echography for diaphragm paralysis in infants. Intensive Care Med. 2015;41(3):523-4.

111

Ecocardiografia

Heloisa Amaral Gaspar Gonçalves
Ligia Sakai

INTRODUÇÃO

O ecocardiograma transtorácico vem ganhando crescente aceitação como ferramenta de monitorização hemodinâmica capaz de identificar causas potencialmente reversíveis de instabilidade hemodinâmica e rapidamente orientar a terapêutica[1,2]. O exame apresenta-se como um método não invasivo, isento de riscos e com elevada especificidade e sensibilidade quando realizado por ecocardiografistas à beira do leito.

O progresso contínuo no desenvolvimento tecnológico permitiu a criação de pequenos aparelhos portáteis de ecocardiograma, de menor custo, operado por bateria e de mais fácil manuseio. Esses equipamentos já foram previamente validados para utilização à beira do leito em situações de emergência, inclusive na população pediátrica, o que facilitou e difundiu o uso do ecocardiograma em UTI[3-5].

Uma série de estudos demonstrou o efeito positivo da realização de ecocardiograma à beira do leito para lidar com pacientes criticamente enfermos, revelando mudança na conduta clínica em 30-60% dos casos após a realização do exame[6-9]. Dessa forma, os recentes consensos e revisões de especialistas a respeito de monitorização hemodinâmica já inserem o ecocardiograma à beira do leito no arsenal de opções para monitorização do paciente gravemente doente[10]. Para a faixa etária pediátrica, existem publicações que estabelecem o ecocardiograma transtorácico como o método de escolha para a medida de débito cardíaco e avaliação de função cardíaca[11,12]; e uma recente revisão sobre monitorização hemodinâmica em pediatria enfatizou o papel do ecocardiograma transtorácico como crucial na monitorização hemodinâmica de crianças criticamente enfermas[13].

A seguir, abordaremos alguns aspectos, a respeito da ultrassonografia e ecocardiografia, fundamentais para a compreensão do exame de ecocardiograma de emergência.

Princípios físicos da ultrassonografia e da ecocardiografia

Um som é caracterizado por vibrações (variação de pressão) no ar ou tecidos. O ser humano consegue ouvir sons na faixa de frequência que se estende de 20 a 20.000 Hz aproximadamente. Acima desse intervalo, os sinais são conhecidos como ultrassons e, abaixo dele, como infrassons (Figura 111.1). Para a realização do exame de ecocardiograma, as frequências utilizadas pelo equipamento estão muito acima das detectadas pelo ouvido humano, variando entre 1,5-7,5 MHz[14].

As ondas de ultrassom apresentam algumas características físicas básicas: ciclo, frequência, amplitude, comprimento de onda e velocidade de propagação[14] (Figura 111.2).

- Ciclo: conjunto de uma compressão e uma rarefação.
- Frequência (f): representa o número de ciclos de ultrassom por segundo e sua unidade de medida é o hertz (Hz). Uma frequência de um milhão de ciclos/segundo equivale a um mega-hertz (MHz). Quanto maior a frequência, menor a penetração da onda do ultrassom, e o oposto é verdadeiro; por esse motivo, para a realização do exame em pacientes pequenos, utilizam-se frequências de ultrassom mais elevadas do que as utilizadas em adolescentes e adultos.
- Amplitude: magnitude da onda – mudança em relação à linha de base. Medida em decibéis (dB).
- Comprimento de onda (γ): distância entre duas ondas adjacentes, de pico a pico de onda (medida em milímetros). O comprimento de onda está intimamente relacionado com a profundidade de penetração da onda. Comprimentos de onda mais curtos penetram em profundidades menores que comprimentos de onda mais longos.
- Velocidade de propagação: é a velocidade com que a onda se propaga em determinado meio e depende de características desse meio (densidade, propriedades elásticas e temperatura), sendo diferente para cada tecido do corpo humano (Quadro 111.1).

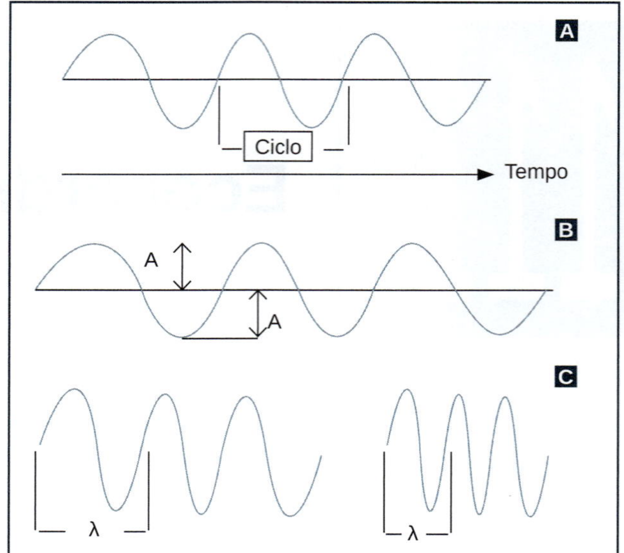

FIGURA 111.2 ***Características físicas das ondas de ultrassom. (A) Ciclo e frequência; (B) amplitude [A]; e (C) comprimento de onda [λ][16].***

A imagem ecocardiográfica é gerada pela propriedade de os cristais, localizados no transdutor do ecocardiograma, transformarem a oscilação mecânica (som) em variação elétrica. Esse fenômeno é chamado de “efeito piezoelétrico”. As ondas de ultrassom interagem com os tecidos de quatro maneiras distintas: reflexão, dispersão, refração e atenuação. O resultado dessa interação é captado pelo transdutor (cristal piezoelétrico) e, de acordo com sua intensidade, velocidade e duração, é transformado em imagem ultrassonográfica/ecocardiográfica[14].

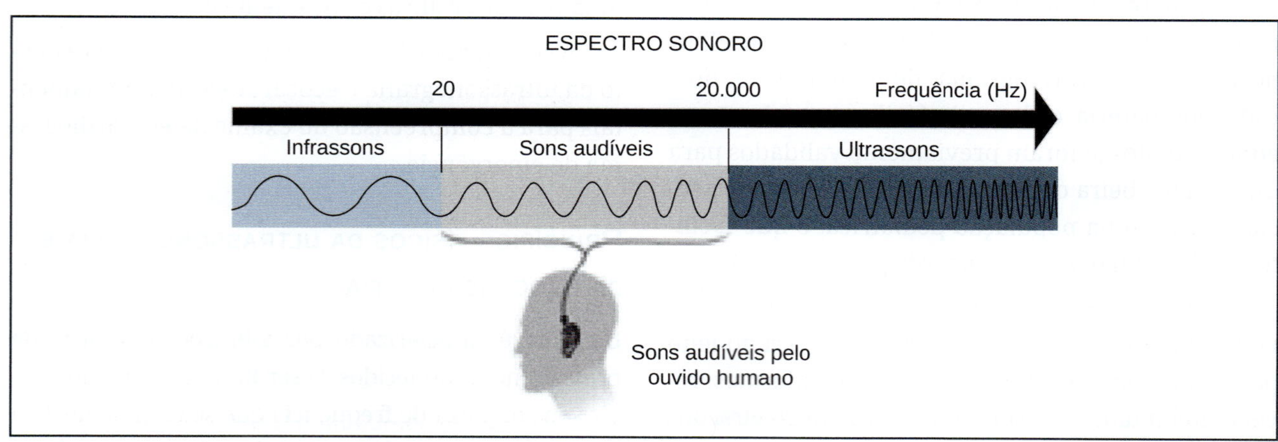

FIGURA 111.1 ***Espectro sonoro das diversas frequências de som[15].***

QUADRO 111.1 *Velocidade de propagação do ultrassom nos diversos tecidos.*

Tecido	Velocidade (m/s)
Pulmão	600
Gordura	1.460
Fígado	1.555
Sangue	1.560
Rim	1.565
Músculo	1.600
Osso	4.080

- Reflexão é a base da imagem ultrassonográfica. Ela representa o feixe de onda que retorna após o contato com o novo meio e é maior quanto mais perpendicular o feixe de ultrassom estiver da interface (Figura 111.3). O feixe de onda refletido é captado pelo transdutor e gera a imagem ultrassonográfica.
- Refração é o desvio da onda após atravessar o meio (Figura 111.3).

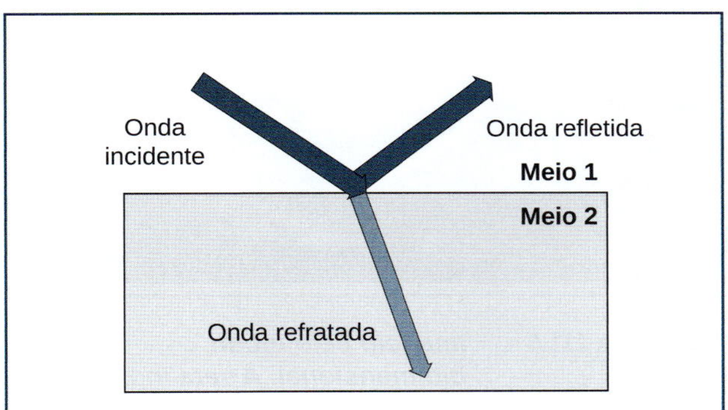

FIGURA 111.3 *Reflexão e refração.*

- Dispersão ocorre após o contato do som com pequenas estruturas, como as hemácias, e consiste em dispersão da energia em todas as direções, de tal forma que apenas uma pequena quantidade do sinal disperso atinge o cristal do transdutor. A dispersão do ultrassom através das hemácias em movimento é a base utilizada para gerar sinais de Doppler.
- Atenuação é a perda da força do sinal de ultrassom, na medida em que interage com os tecidos. Os tecidos possuem diferentes coeficientes de atenuação.

Equipamentos de Ecocardiograma

Os equipamentos de ecocardiograma são tradicionalmente grandes, pesados (acima de 100 kg), de difícil manipulação e de elevado custo (entre U$ 200.000 e U$ 400.000), o que limita o seu uso para realização de exames à beira do leito em unidades de terapia intensiva e de emergência[17].

Nos últimos 20 anos, os equipamentos de ultrassonografia/ecocardiografia sofreram avanços tecnológicos que permitiram a idealização de aparelhos portáteis, leves e de mais fácil manipulação. O ideal de um equipamento portátil de ecocardiografia foi concretizado, em 1978, por Roelandt *et al.*[18], responsável por introduzir o primeiro equipamento portátil de ecocardiograma na prática clínica (Minivisor, OrganonTeknika). Essa experiência fez com que o potencial impacto clínico do uso do ecocardiograma portátil fosse reconhecido e incentivou a indústria a criar diversos equipamentos portáteis.

Dessa forma, foi desenvolvida uma grande gama de modelos de equipamentos portáteis, que pesam em torno de 3 kg, possuem o tamanho de um notebook e variam de custo, entre U$ 20.000 e U$ 80.000. A qualidade varia dependente do fabricante e modelo, mas, de forma geral, realizam imagem pelos modos M, bidimensional e Doppler, e possuem resolução adequada o suficiente para a avaliação ecocardiográfica à beira do leito, sendo seu uso para essa finalidade já validado em diversos estudos[17,19] (Figura 111.4, Quadro 111.2).

QUADRO 111.2 *Equipamentos de ecocardiograma portáteis: opções de modelos disponíveis, com as modalidades ecocardiográficas e seu peso.*

Modelo (Fabricante)	Modo	Peso (kg)
Tringa 50S (Esaote)	2D/M	1,0
Ilook 15 (Sonosite)	2D	1,5
SonoHeart Elite (Sonosite)	2D/M/DC/DE	2,5
Optigo (Philips Technologies)	2D/DC	3,0
Terason 2000 (Teratech)	2D/M/DC/DE	3,5
MicroMaxx (Sonosite)	2D/M/DC/DE	3,5
M-Turbo (Sonosite)	2D/M/DC/DE	3,5
Vivid (GE Healthcare)	2D/M/DC/DE	4,5

Siglas: 2D = bidimensional; M = modo M; DC = Doppler a cores; DE = Doppler espectral (pulsado e contínuo).

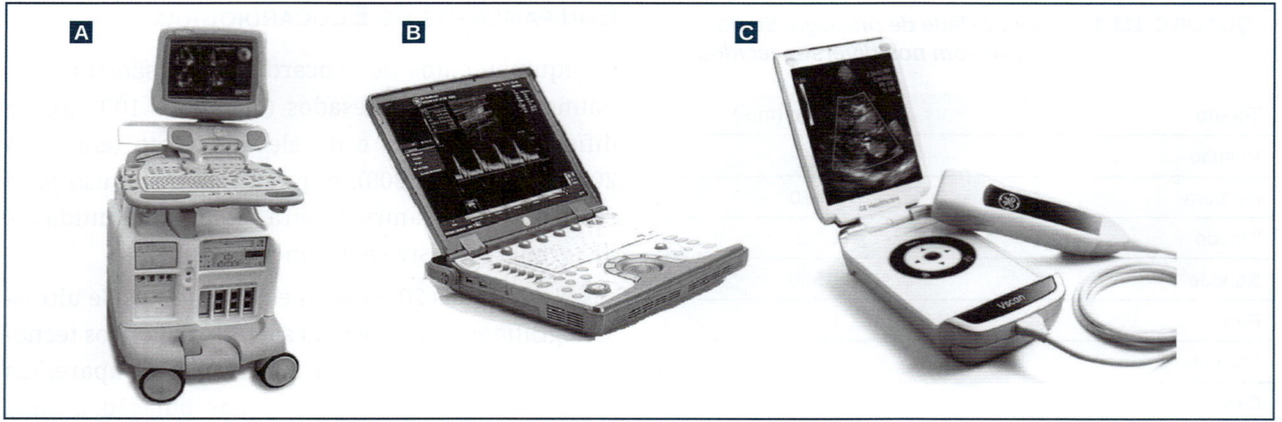

FIGURA 111.4 ***Diversos modelos de equipamentos de ecocardiograma. (A) Plataforma tradicional de ecocardiograma; (B) equipamento portátil utilizado para exames à beira do leito; (C) equipamento de "bolso" para avaliações rápidas.***

Nos últimos cinco anos vêm sendo desenvolvidos equipamentos ecocardiográficos ainda menores, chamados de "*pocket* ultrassom" ou ainda de "ecocardioscópio", em analogia ao estetoscópio, equipamento consagrado na medicina para propedêutica cardíaca. Esses equipamentos pesam menos de 0,5 kg e foram idealizados para permitir que o médico tenha o aparelho sempre disponível, podendo ser utilizado de forma rápida com a finalidade de complementar o exame físico habitualmente realizado. A qualidade da imagem desses equipamentos está sendo avaliada em alguns estudos, mas algumas publicações já reforçam a boa qualidade da imagem e sua utilidade prática[20,21] (Figura 111.4).

Modalidades de Imagens Ecocardiográficas

Três modos ecocardiográficos são utilizados rotineiramente na prática clínica: modo bidimensional, modo M (*Motion*) e o Doppler (nas suas três modalidades: contínuo, pulsado e cores)[22].

O modo bidimensional fornece uma fotografia instantânea de diversos cortes do coração, dependendo da posição no tórax em que o transdutor é posicionado. O sinal de ultrassom sai do transdutor e faz uma varredura de toda uma área triangular imediatamente abaixo do mesmo. Essas imagens são produzidas de forma rápida e sequencial na tela do equipamento, gerando uma imagem contínua e em tempo real do coração, com suas câmaras, vasos e válvulas[14,22] (Figura 111.5).

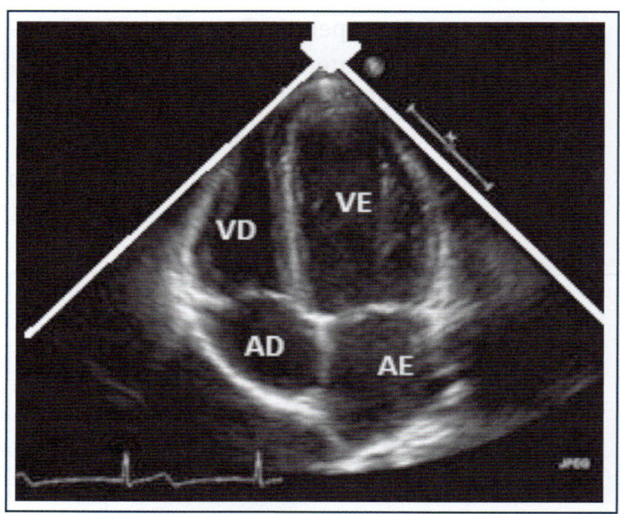

FIGURA 111.5 ***Imagem pelo modo bidimensional. A seta indica o local onde o transdutor está posicionado, emitindo e captando o sinal do ultrassom. As linhas brancas demonstram a área triangular abaixo do transdutor que recebem os feixes ultrassonográficos.***
Siglas: AD = átrio D; AE = átrio E; VD = ventrículo D; VE = ventrículo E.

O modo M é produzido através da transmissão e recepção do sinal de ultrassom em uma única linha, o que proporciona maior sensibilidade (maior que a do modo bidimensional) para análise de estruturas em movimento naquela linha específica (por exemplo, abertura e fechamento valvar e movimentação da parede ventricular)[14,22] (Figura 111.6).

O efeito Doppler, descrito pelo físico austríaco Johann Doppler, é uma característica observada nas

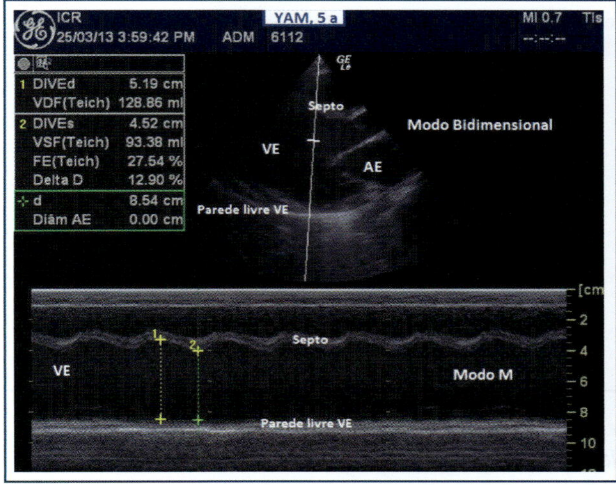

FIGURA 111.6 ***Imagem do modo M (abaixo), na qual apenas a linha definida na imagem bidimensional (acima) é avaliada ao longo do tempo.***

Siglas: AE = átrio esquerdo; VE = ventrículo esquerdo.

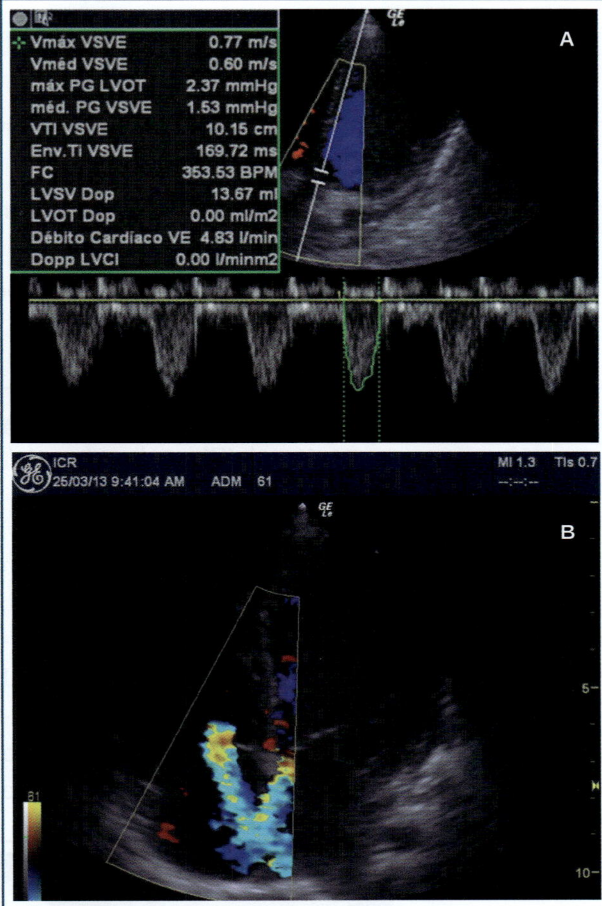

FIGURA 111.7 ***(A) Doppler pulsado na via de saída do ventrículo esquerdo; (B) Doppler colorido demonstrando refluxo de válvula tricúspide (cor azul representa fluxo de sangue se afastando do transdutor).***

ondas que são dispersas por um objeto que está em movimento. Na ecocardiografia, o objeto que está em movimento e promove a dispersão das ondas sonoras emitidas pelo transdutor é a hemácia. Por meio do movimento das hemácias, é possível registrar o sinal do Doppler, que pode ser analisado a partir de três modalidades: o Doppler pulsado, o Doppler contínuo e o Doppler colorido[14,22].

O Doppler pulsado analisa a velocidade do fluxo sanguíneo em um determinado ponto específico do coração, com um espectro de velocidade limitado (Figura 111.7A). O Doppler contínuo analisa o somatório das velocidades de todos os fluxos em uma determinada faixa do coração onde é posicionado o cursor, e permite registrar o fluxo em altas velocidades. O Doppler colorido ou mapeamento de fluxo a cores analisa o fluxo sanguíneo e suas direções e as cores determinam a direção do fluxo de sangue dentro das cavidades cardíacas, definindo se o fluxo se aproxima (cor vermelha) ou se afasta (cor azul) do transdutor[16,22] (Figura 111.7B).

Janelas Ecocardiográficas

Existem posições padronizadas na parede torácica para a colocação do transdutor de ecocardiograma, com o objetivo de fornecer uma boa penetração do feixe de ultrassom até o coração, sem alteração da condução do mesmo pelo pulmão e costelas. Essas posições são chamadas de "janelas ecocardiográficas". Para a realização do ecocardiograma de emergência, é preconizada a avaliação através de três janelas: paraesternal, apical e subcostal (Figura 111.8). Além da posição preestabelecida do transdutor em relação ao tórax do paciente, existe também a padronização da posição direcional do transdutor de acordo com uma marca existente em um dos quatros lados do transdutor[22,23] (Figuras 111.9, 111.10 e 111.11).

A janela paraesternal é composta por dois eixos, o longo e o curto. No paraesternal eixo longo, o transdutor é colocado na região paraesternal esquerda, com a marca do transdutor voltada para o ombro direito do paciente, ao nível do terceiro e quinto espaços intercostais. Nessa posição, faz-

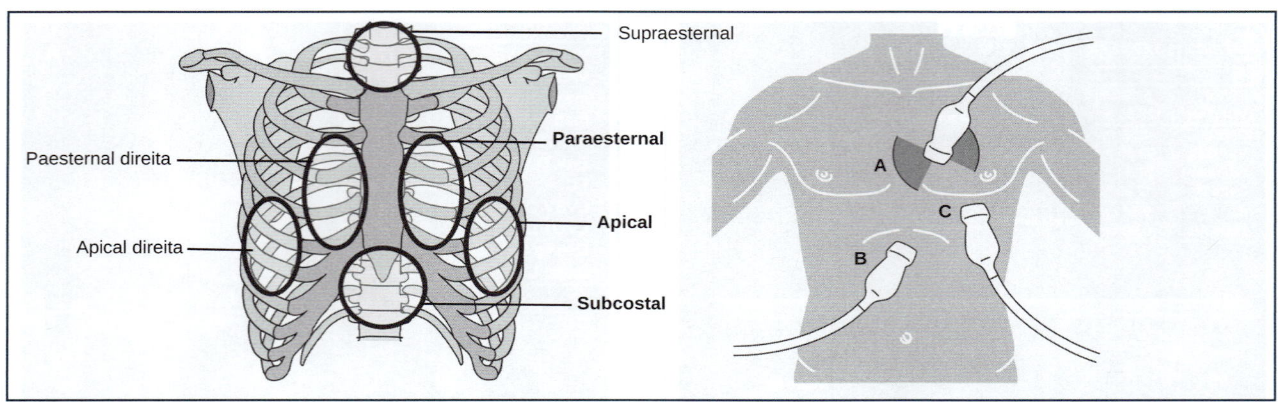

FIGURA 111.8 ***Janelas ecocardiográficas: Posição do probe do ultrassom no tórax. (A) Janela paraesternal; (B) janela subcostal; (C) janela apical.***

Fonte: adaptada de Guimarães et al.[24].

se um corte longitudinal do coração permitindo a visualização do átrio esquerdo, valva mitral, ventrículo esquerdo e a via de saída do ventrículo esquerdo (Figura 111.9). Na janela paraesternal eixo curto, o transdutor é mantido na mesma localização do paraesternal eixo longo e rodado 90° no sentido horário para que a marca do *probe* fique voltada para o ombro esquerdo do paciente. Dessa forma, realiza-se um corte transversal de ventrículo esquerdo e direito e, mudando-se a angulação do transdutor, é possível realizar esse corte em diferentes alturas: ao nível da mitral, ao nível dos músculos papilares e ao nível do ápice cardíaco (Figura 111.10)[14,23].

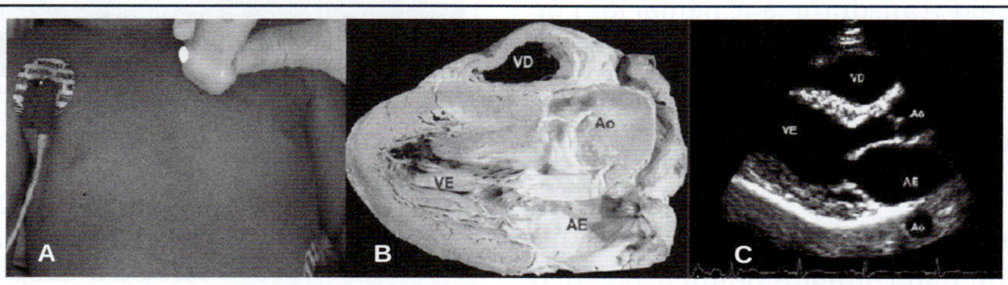

FIGURA 111.9 ***Janela paraesternal eixo longo. (A) Posicionamento do transdutor longitudinalmente ao coração, com a marca do transdutor [○] voltada para o ombro D, na altura do terceiro ao quinto espaços intercostais; (B) imagem anatômica; (C) imagem ecocardiográfica da imagem obtida no paraesternal eixo longo.***

Siglas: AE = átrio esquerdo; VE = ventrículo esquerdo; Ao = aorta; VD = ventrículo direito.

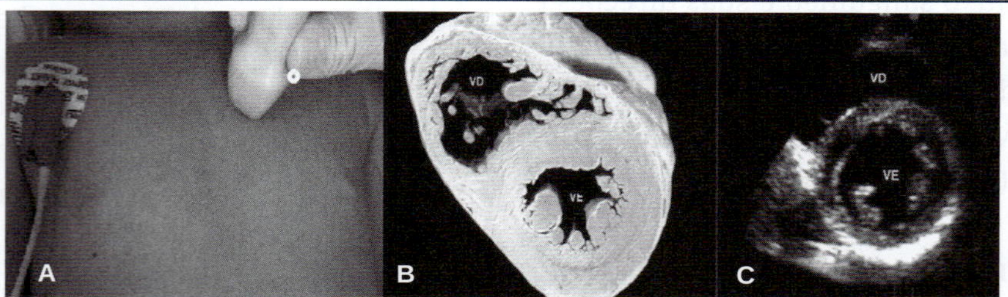

FIGURA 111.10 ***Janela paraesternal eixo curto. (A) Transdutor com marca (○) orientada para ombro esquerdo do paciente, fazendo um corte transversal na altura dos ventrículos; (B) imagem anatômica de ambos os ventrículos cortados transversalmente ao nível dos músculos papilares; (C) imagem ecocardiográfica.***

Siglas: VD = ventrículo direito; VE = ventrículo esquerdo.

Na janela apical, realizam-se duas importantes imagens ecocardiográficas, as imagens de 4-câmaras e 5-câmaras cardíacas. Para a janela apical 4-câmaras, o transdutor é posicionado no ápice cardíaco, com a marca voltada para o lado esquerdo do paciente e o feixe do ultrassom direcionado ao ombro direito do paciente. Permite um corte longitudinal para visualização dos dois átrios e dos dois ventrículos[14,23] (Figura 111.11).

Ainda na janela apical, alterando-se a angulação do transdutor para baixo, tornando o feixe de ultrassom mais superficial, obtém-se a imagem da aorta saindo do ventrículo esquerdo, que, juntamente com os dois átrios e dois ventrículos, forma a chamada imagem apical 5-câmaras[14,23] (Figura 111.12).

A terceira janela ecocardiográfica obtida no ecocardiograma de emergência é a janela subcostal. Ela se divide em subcostal 4-câmaras e subcostal veia cava inferior. Em ambas, o transdutor é colocado abaixo do apêndice xifoide. Tendo-se que a marca do transdutor deve ser posicionada para a esquerda do paciente para obtenção da imagem das 4-câmaras cardíacas; posteriormente, o transdutor é rodado 90° em sentido anti-horário para o posicionamento de sua marca em direção à cabeça do paciente, proporcionando a visualização longitudinal da veia cava inferior (Figura 111.13)[14,23].

Ecocardiografia de Emergência

As principais avaliações ecocardiográficas pertinentes ao ecocardiograma de emergência são:

- Avaliação da função sistólica de ventrículo esquerdo;
- Avaliação da volemia/resposta à ressuscitação volêmica;
- Análise de derrame pericárdico/tamponamento cardíaco.

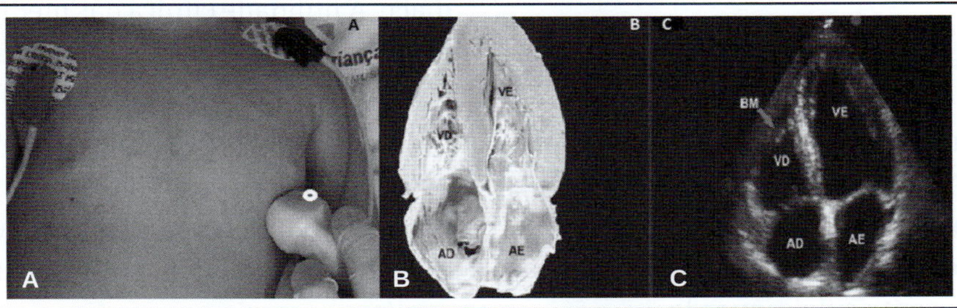

FIGURA 111.11 ***Janela apical 4-câmaras. (A) Posicionamento do transdutor no ápice cardíaco, com a marca voltada para o lado esquerdo do paciente [○]; (B) imagem anatômica das 4-câmaras cardíacas; (C) imagem ecocardiográfica.***

Siglas: AD = átrio direito; AE = átrio esquerdo; BM = banda moderadora; VD = ventrículo direito; VE = ventrículo esquerdo.

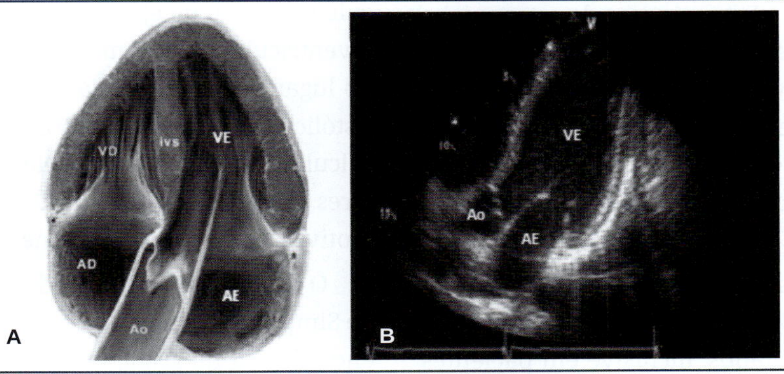

FIGURA 111.12 ***Janela apical 5-câmaras. (A) Imagem anatômica; (B) imagem ecocardiográfica.***

Siglas: AD = átrio direito; AE = átrio esquerdo; Ao = aorta; IVS = septo interventricular; VD = ventrículo direito; VE = ventrículo esquerdo.

Fonte: Figura 111.12A adaptada de Asociación Española de Imagen Cardíaca[25].

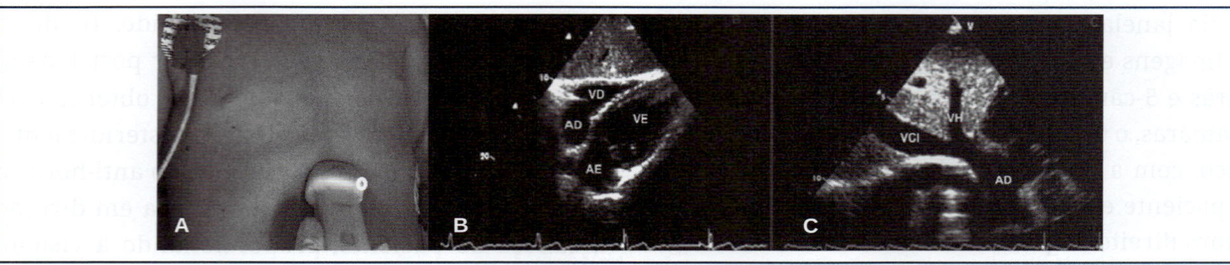

FIGURA 111.13 ***Janela subcostal. (A) Transdutor posicionado abaixo do apêndice xifoide, com a marca [○] para o lado esquerdo do paciente para obtenção do subcostal 4-câmaras; (B) imagem das 4-câmaras cardíacas pela janela subcostal; (C) imagem longitudinal da veia cava inferior [VCI] obtida quando se direciona a marca do transdutor para a direção cefálica do paciente.***

Siglas: AD = átrio direito; AE = átrio esquerdo; VD = ventrículo direito; VH = veia hepática; VE = ventrículo esquerdo.

Função sistólica de ventrículo esquerdo

A avaliação da função sistólica ventricular esquerda é de fundamental importância para lidar com o paciente criticamente enfermo e pode ser realizada de forma subjetiva ou por meio de medidas objetivas.

Subjetiva

A análise da função sistólica de ventrículo esquerdo (VE) de forma subjetiva consiste na impressão visual do examinador a respeito da função contrátil do miocárdio. A função de VE é subjetivamente classificada em normal ou deprimida de grau leve, moderado ou grave, por meio da avaliação visual da função contrátil do ventrículo esquerdo.

Essa avaliação assumiu o papel de principal análise a ser realizada pelo médico não ecocardiografista em um exame ecocardiográfico direcionado à beira do leito, pela sua importância clínica e menor imprecisão na avaliação, quando comparada às medidas objetivas de função de VE(26,27). Apesar de estar sujeita a variações intra e inter-observador, existem estudos demonstrando que a avaliação subjetiva da função de VE tem correlação linear com o método padrão-ouro (ventriculografia)(28) e com outros métodos objetivos consagrados de medida de fração de ejeção (FE)(26).

É o método que atualmente mais vem sendo utilizado nos treinamentos de médicos não ecocardiografistas para realização do exame em situações de emergência, com bons resultados, inclusive em pacientes pediátricos(27,29). Recentes estudos demonstram o efeito positivo da presença de médicos não ecocardiografistas treinados para realizar a avaliação de função ventricular esquerda nos setores de emergência, no que diz respeito à velocidade de início da terapêutica e ao melhor direcionamento terapêutico(8,20,31).

Objetiva

Consiste na medida de fração de ejeção (FE) do ventrículo esquerdo e na medida de débito/índice cardíaco. A utilidade clínica das medidas objetivas de FE realizadas pelo ecocardiografista para lidar com pacientes criticamente enfermos é amplamente aceita, tanto em pacientes adultos quanto pediátricos(1,32).

A fração de ejeção (FE) do VE pode ser realizada por meio do modo M ou do modo bidimensional. O cálculo da FE pelo modo M é o mais utilizado na prática clínica e consiste na medida dos diâmetros sistólico e diastólico de ventrículo esquerdo na janela paraesternal eixo longo ou curto, tendo-se que a divisão da diferença desses diâmetros (diâmetro diastólico – diâmetro sistólico) pelo diâmetro diastólico de VE corresponde à Fração de Encurtamento (ΔD%). Para o cálculo da fração de ejeção, parte-se do pressuposto que o ventrículo possui um formato cilíndrico e utiliza-se no lugar dos diâmetros a diferença entre os volumes sistólicos e diastólicos de VE (Figura 111.14), que são calculados, e não medidos, elevando-se ao cubo os valores dos diâmetros (volume = diâmetro^3) e, por esse motivo, recebe o nome de "método do cubo"(33).

O cálculo da FE pelo modo bidimensional (método de Simpson) requer o traçado manual de toda a borda endocárdica na sístole e na diástole, sendo indispensável uma adequada qualidade de imagem para sua mensuração e, ainda assim, está mais sujeito à imprecisão na medida. Por esse motivo, não é um método preconizado para médicos não ecocardiografistas.

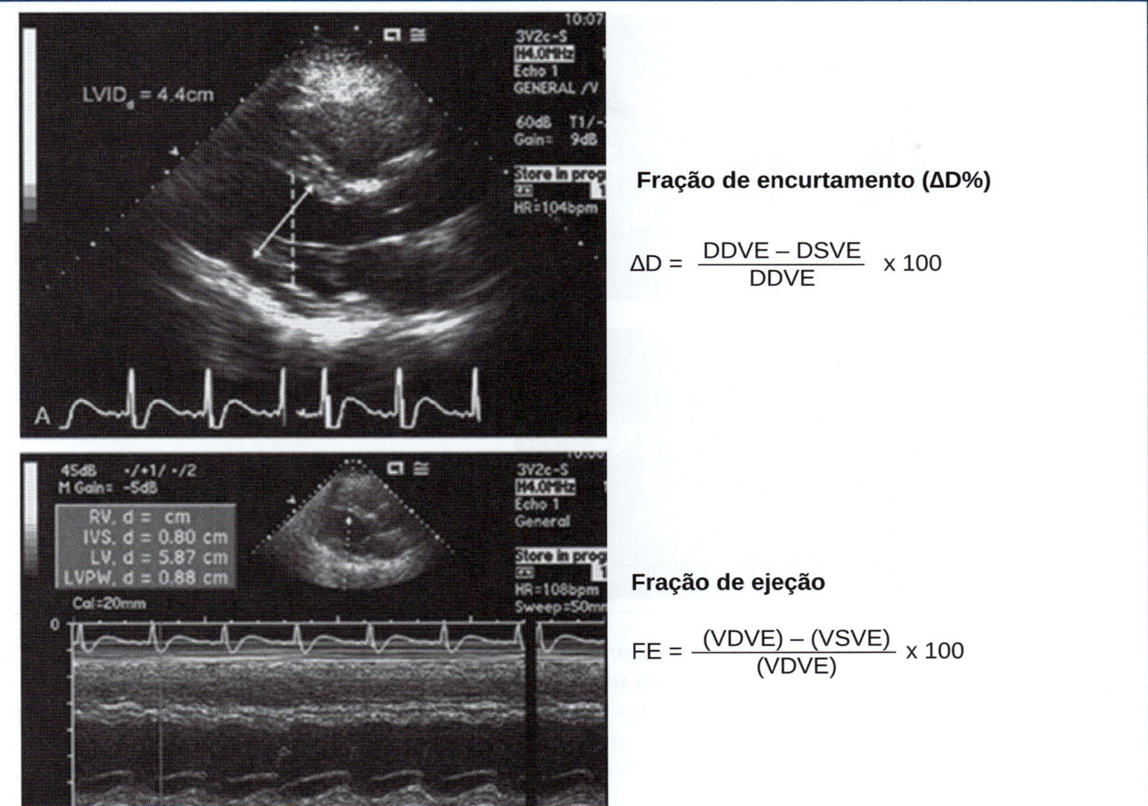

FIGURA 111.14 ***Cálculo da fração de ejeção do ventrículo esquerdo pelo modo M, método do cubo, pela janela paraesternal eixo longo.***

Siglas: DDVE = diâmetro diastólico do VE; DSVE = diâmetro sistólico do VE; VDVE = volume diastólico do VE; VSVE = volume sistólico do VE.

O débito cardíaco é estimado por meio da medida do volume sistólico do VE multiplicado pela frequência cardíaca. O volume sistólico, ou seja, volume ejetado a cada sístole através da aorta, é calculado por meio do produto da medida do diâmetro da raiz da aorta (DVSVE – diâmetro da via de saída de ventrículo esquerdo) e da integral da velocidade-tempo do fluxo sanguíneo pela aorta[34]. A avaliação do DVSVE é realizada no plano paraesternal eixo longo e a do VTI aórtico no plano apical 5-câmaras. O DVSVE é medido na raiz da aorta, no local de inserção das cúspides da válvula aórtica, durante a mesossístole e consiste na medida anatômica do diâmetro da aorta. O VTI é calculado por meio da curva de Doppler pulsado do fluxo ejetado pela aorta e representa a somatória de todo o fluxo aórtico durante uma sístole (Figura 111.15).

O cálculo do débito cardíaco/índice cardíaco por meio do ecocardiograma necessita de medidas mais complexas realizadas por meio do uso do Doppler; por esse motivo, é considerado tecnicamente desafiador, no entanto, apesar da conhecida dificuldade técnica, existem trabalhos em pacientes adultos e pediátricos que demonstram que o médico não especialista treinado é capaz de realizar tal medida ecocardiográfica[29,35]. Essa avaliação pode fornecer uma nova opção no arsenal para a monitorização hemodinâmica de crianças gravemente doentes, população que sofre da escassez de métodos não invasivos para a medida de IC.

Avaliação da volemia

A principal forma de avaliação de volemia por meio do ecocardiograma é realizada pela análise do diâmetro da veia cava inferior (VCI). Porém, a análise estática do diâmetro da VCI apresenta correlação ruim com a resposta individual do paciente à ressuscitação volêmica, em especial em pacientes pediátricos, nos quais o diâmetro da VCI está relacionado a dados pôndero-estaturais da criança[36]. A variação respiratória do diâmetro da veia cava inferior é o método mais usado para avaliar a resposta volêmica

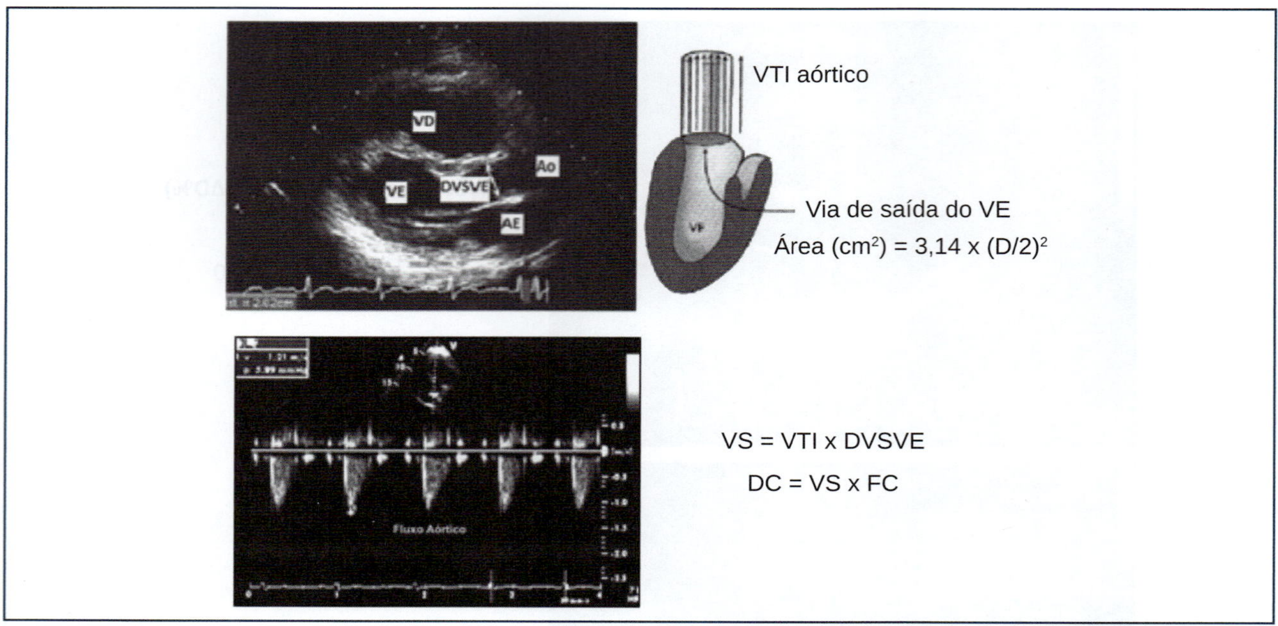

FIGURA 111.15 ***Cálculo do débito cardíaco: medida do diâmetro da via de saída de VE (DVSVE) pelo paraesternal eixo longo e uso do Doppler pulsado para medida do VTI aórtico.***
Siglas: DC = débito cardíaco; FC = frequência cardíaca; VS = volume sistólico; VTI = velocidade integral tempo aórtica.

pelo ecocardiograma. Para seu uso, o racional é que, quanto mais hipovolêmico o paciente se apresentar, maior será a repercussão da ventilação com pressão positiva no retorno venoso e, consequentemente, maior será a variação respiratória do diâmetro da VCI. Ecocardiograficamente, consiste na análise da variação do diâmetro da VCI com a respiração (inspiração e expiração), pelo modo M e/ou bidimensional, através da janela subcostal (Figura 111.16).

Existem diversos índices (fórmulas) descritos para avaliar a variação de VCI e tentar correlacioná-la com a responsividade do paciente aos fluidos. Em 2004, Feissel *et al.*[37] avaliaram a relação entre variação respiratória de VCI e fluido-responsividade de 39 pacientes com choque séptico em ventilação mecânica. Os autores descreveram um índice nomeado como "índice de variação respiratória de VCI" (ΔDIVC), que pode ser calculado por meio da seguinte fórmula: diâmetro máximo de VCI – diâmetro mínimo de VCI/média dos diâmetros. Naquela ocasião, os autores demonstraram uma correlação linear entre o ΔDIVC e a capacidade do indivíduo de aumentar o débito cardíaco frente à infusão de volume, e encontraram como melhor ponto de corte para predizer a fluido-responsividade o ΔDIVC de 12%, sendo os indivíduos com ΔDIVC ≥ 12% volume-responsivos e, com

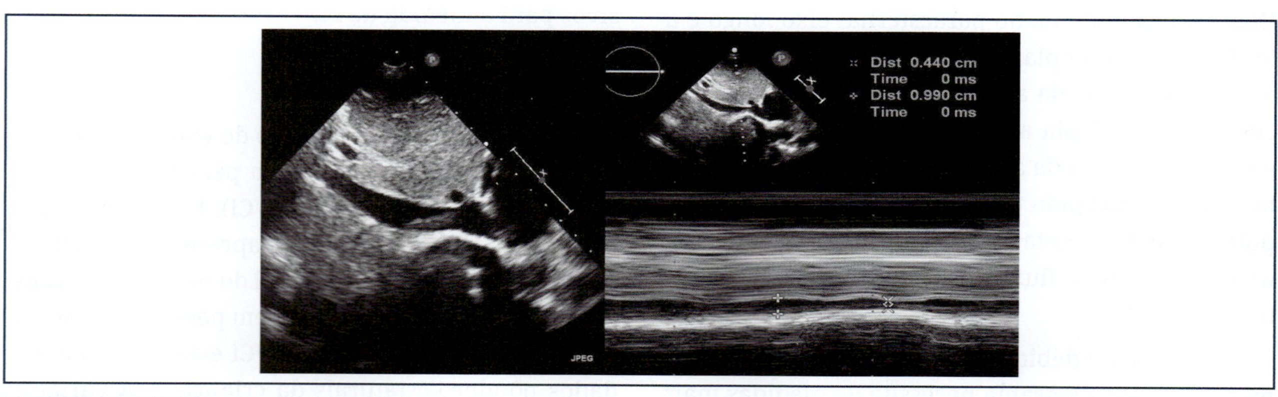

FIGURA 111.16 ***Avaliação dos diâmetros máximos e mínimos da VCI para estimativa da resposta volêmica do paciente. À esquerda, modo bidimensional e, à direita, modo M.***

ΔDIVC < 12%, não volume-responsivos, com valor preditivo positivo de 93% e negativo de 92%.

No mesmo ano, Barbier *et al.*[38] publicaram um estudo com desenho bastante semelhante ao realizado por Feissel *et al.*[37], descrevendo outro índice relacionado à variação respiratória da VCI, intitulado de "índice de distensibilidade de VCI" (dVCI), e calculado por meio da seguinte fórmula: índice distensibilidade de VCI (dVCI) = diâmetro máximo da VCI – diâmetro mínimo da VCI/diâmetro mínimo da VCI. Barbier *et al.*[38] demonstraram forte correlação (r = 0,9) entre dVCI e fluido-responsividade quando um *cutoff* de 18% foi utilizado. De forma similar ao ΔDIVC, o dVCI foi capaz de discriminar, com sensibilidade e especificidade acima de 90%, os indivíduos volume-responsivos (dVCI maior que 18%) daqueles não volume-responsivos (dVCI menor de 18%).

Desde então, a variação respiratória de VCI vem sendo utilizada na prática clínica como ferramenta não invasiva de predizer a resposta volêmica do paciente. É relevante o fato de que ambos os estudos foram realizados em pacientes sob ventilação mecânica. Os dados a respeito do uso da variação respiratória de VCI em pacientes durante a respiração espontânea ainda são controversos, e não podem até o presente momento ser extrapolados para pacientes em respiração espontânea[39]. Não existem trabalhos semelhantes na população pediátrica.

Avaliação do pericárdio

O derrame pericárdico (DP) é reconhecido ecocardiograficamente como um espaço ecolucente adjacente às estruturas cardíacas. Pode ser visualizado tanto no plano paraesternal quanto no plano apical e subcostal. Usualmente, são difusos e promovem clara separação entre os pericárdios parietal e visceral (Figura 111.17). O derrame é considerado pequeno quando a separação entre o coração e o pericárdio visceral é < 0,5 cm, moderado quando mede entre 0,5 cm e 2 cm, e grande quando ultrapassa 2 cm[14].

O tamponamento cardíaco é uma situação emergencial e de diagnóstico clínico, porém depende invariavelmente da presença de derrame pericárdico para seu estabelecimento. A ocorrência de tamponamento não depende do volume de líquido presente no saco pericárdico, mas sim da relação entre volume e tempo de instalação do DP, associado a uma maior ou menor complacência pericárdica[40,41].

O tamponamento cardíaco ocorre quando a pressão pericárdica suplanta a pressão intracavitária, resultando em redução do enchimento cardíaco e, consequentemente, do débito cardíaco. Pode ser sugerido ecocardiograficamente por meio de uma série de alterações fisiopatológicas que ocorrem em decorrência do aumento da pressão intrapericárdica e culminam com o sofrimento das câmaras cardíacas de paredes mais finas e menor pressão (átrio direito e ventrículo direito), gerando inversão de suas paredes durante seu período diastólico. Assim, são alterações ecocardiográficas sugestivas de tamponamento cardíaco: colapso (inversão da parede) diastólico do AD (Figura 111.18), colapso diastólico do VD e presença de dilatação da VCI, sem variação respiratória da mesma (chamada de "pletora de VCI")[42].

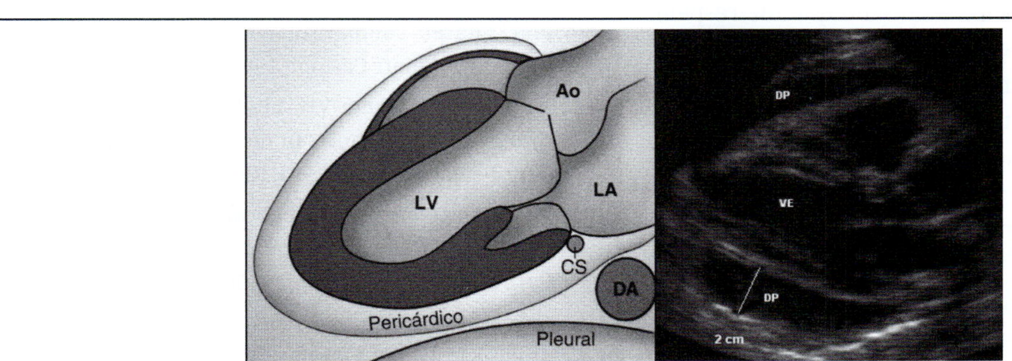

FIGURA 111.17 ***Derrame pericárdico pelo modo bidimensional. À esquerda, desenho esquemático e, à direita, imagem ecocardiográfica evidenciando derrame pleural (DP) de 2 cm.***

Siglas: LV = ventrículo esquerdo; LA = átrio esquerdo; Ao = aorta; DA = aorta descendente; CS = seio coronário; DP = derrame pericárdico; VE = ventrículo esquerdo.

Fonte: Figura 111.17 adaptada de Otto[14].

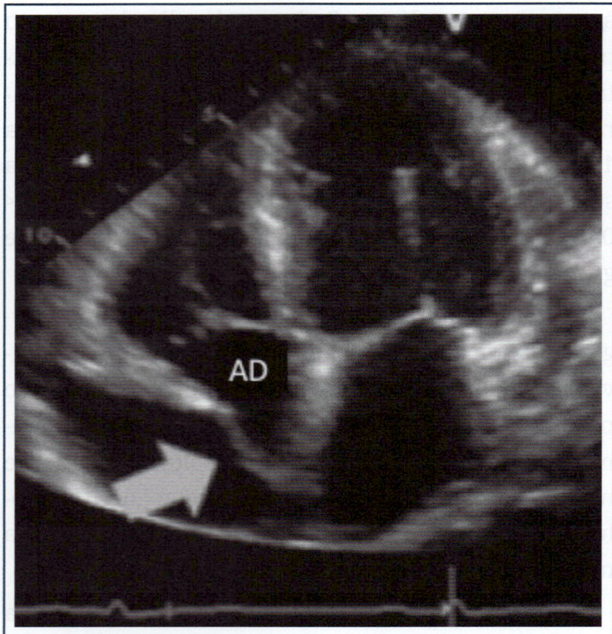

FIGURA 111.18 *Tamponamento cardíaco com colapso do átrio direito (AD).*

O ecocardiograma à beira do leito tem papel importante em identificar a presença do derrame pericárdico em caso de suspeita de tamponamento cardíaco e, principalmente, por ser um guia para a realização da pericardiocentese. As complicações da pericardiocentese guiada por ecocardiograma são muito reduzidas em relação ao procedimento realizado às cegas[26,43,44].

CONCLUSÕES

O ecocardiograma funcional à beira do leito pode ter importante papel como opção de monitorização hemodinâmica de pacientes adultos e pediátricos criticamente enfermos, principalmente no que diz respeito à abordagem volêmica e ao uso de drogas vasoativas, com a vantagem de ser um exame não invasivo e isento de riscos. Dessa forma, torna-se bastante interessante a capacitação de médicos intensivistas para a realização de avaliações ecocardiográficas direcionadas, seja por meio de treinamento inserido no programa de residência médica, seja por eventuais cursos específicos não vinculados a esta. Esse aumento de habilidades técnicas traduz seguramente numa melhoria nos cuidado dos pacientes criticamente doentes.

REFERÊNCIAS

1. Vieillard-Baron A, Prin S, Chergui K, Dubourg O, Jardin F. Hemodynamic instability in sepsis: bedside assessment by Doppler echocardiography. Am J Resp Crit Care Med. 2003;168(11):1270-6.
2. Vignon P. Hemodynamic assessment of critically ill patients using echocardiography Doppler. Curr Opin Crit Care. 2005;11(3):227-34.
3. Spevack DM, Spevack DM, Tunick PA, Kronzon I. Hand carried echocardiography in the critical care setting. Echocardiography. 2003;20(5):455-61.
4. Vignon P, Chastagner C, Francois B, Martaillé JF, Normand S, Bonnivard M, et al. Diagnostic ability of hand-held echocardiography in ventilated critically ill patients. Crit Care. 2003;7(5):R84-91.
5. DallaPozza R, Loeff M, Kozlik-Feldmann R, Netz H. Hand-carried ultrasound devices in pediatric cardiology: clinical experience with three different devices in 110 patients. J Am Soc Echocardiogr. 2010;23(12):1231-7.
6. Heidenreich PA. Transesophageal echocardiography (TEE) in the critical care patient. Cardiol Clin. 2000;18:(4)789-805.
7. Colreavy FB, Donovan K, Lee KY, Weekes J. Transesophageal echocardiography in critically ill patients. Crit Care Med. 2002;30(5):989-96.
8. Croft LB, Duvall WL, Goldman ME. A pilot study of the clinical impact of hand-carried cardiac ultrasound in the medical clinic. Echocardiography. 2006;23(6):439-46.
9. Manasia AR, Nagaraj HM, Kodali RB, Croft LB, Oropello JM, Kohli-Seth R, et al. Feasibility and potential clinical utility of goal-directed transthoracic echocardiography performed by noncardiologist intensivists using small hand-carried device (SonoHeart) in critically ill patients. J Cardiothoracic Vasc Anesth. 2005;19(2):155-9.
10. Vincent JL, De Backer D. Circulatory shock. N Engl J Med. 2013;369(18):1726-34.
11. Mellander M, Sabel K, Caidahk K, Solymar L, Eriksson B. Doppler determination of cardiac output in infants and children: comparison with simultaneous thermodiluition. Pediatr Cardiol. 1987;8(4):241-6.
12. Mandelbaum-Iskem VH, Linderkamp O. Cardiac output by pulsed Doppler in neonates using apical window. Pediatr Cardiol. 1991;12(1):13-6.
13. Klugman D, Berger JT. Echocardiography as a hemodynamic monitor in critically ill children. Pediatr Crit Care Med. 2011;12(4 Suppl):S50-4.
14. Otto CM. Fundamentos de ecocardiografia clínica. 4ª ed. São Paulo: Elsevier; 2009. p. 1-7; 10-13; 39-44; 240-155.
15. Cavaleiro N. FQ8 – Sustentabilidade na terra. Portugal: Asa; 2006.
16. Chenzbraun A. Emergency echocardiography. São Paulo: Springer; 2009. p. 2; 7-12.

17. Kimura JB, DeMaria AN. Technology insight: hand-carried ultrasound cardiac assessment – Evolution, not revolution. Nat Clin Pract Cardiovasc Med. 2005;2(4):217-23.
18. Roelandt J, Wladmiroff JW, Baars AM. Ultrasonic real time imaging with a hand-held-scanner. Part II: initial clinical experience. Ultrasound Med Biol. 1978; 4(2):93-7.
19. Dalen H, Haugen BO, Graven T. Feasibility and clinical implementation of hand-held echocardiography. Expert Rev Cardiovasc Ther. 2013;11(1):49-54.
20. De Backer D, Fagnoul D. Pocket ultrasound devices for focused echocardiography. Crit Care. 2012;16(3):134.
21. Bials M, Carrie C, Delaunay F, Morel N, Revel P, Janvier G. Evaluation of a new pocket echoscopic device for focused cardiac ultrasonography in an emergency setting. Crit Care. 2012;16(3):R82.
22. Perera P, Lobo V, Williams SR, Gharahbaghian L. Cardiac echocardiography. Crit Care Clin. 2014;30(1):47-92.
23. Kaddoura S. Echo made easy. 2nd ed. London: Elsevier; 2009. p. 3-9.
24. Guimarães JI, Silva CES, Tasca R, Witzel LH, Moisés WA, Ferreira LDC, et al. Normatização dos equipamentos e técnicas de exame para realização de exames ecocardiográficos. Arq Bras Cardiol. 2004;82(Suppl 2).
25. Asociación Española de Imagen Cardíaca. Disponível em: <http://www.ecocardio.com/rincon_tecnico/apical_5_camaras.asp>.
26. Gudmundsson P, Rydberg E, Winter R, Willenheimer R. Visually estimated left ventricular ejection fraction by echocardiography is closely correlated with formal quantitative methods. Int J Cardiol. 2005; 101(2):209-12.
27. Unlüer EE, Karagöz A, Akoğlu H, Bayata S. Visual estimation of bedside echocardiographic ejection fraction by emergency physicians. West J Emerg Med. 2014;15(2):221-6.
28. Van Royen N, Jaffe CC, Krumholz HM, Johnson KM, Lynch PJ, Natale D, et al. Comparison and reproducibility of visual echocardiographic and quantitative radionuclide left ventricular ejection fraction. Am J Cardiol. 1996;77(10):843-50.
29. Gaspar HA, Morhy SS, Lianza AC, de Carvalho WB, Andrade JL, do Prado RR, et al. Focused cardiac ultrasound: a training course for pediatric intensivists and emergency physicians. BMC Med Educ. 2014;14:25.
30. Martin LD, Howell EE, Ziegelstein RC, Martire C, Whiting-O'Keefe QE, Shapiro EP, et al. Hand-carried ultrasound performed by hospitalists: does it improve the cardiac physical examination? Am J Med. 2009;122(1):35-41.
31. Razi R, Estrada JR, Doll J, Spencer KT. Bedside hand-carried ultrasound by internal medicine residents versus traditional clinical assessment for the identification of systolic dysfunction in patients admitted with decompensated heart failure. J Am Soc Echocardiogr. 2011;24(12):1319-24.
32. Gazit AZ, Cooper DS. Emerging technologies. Pediatric Crit Care Med. 2011;12(4 Suppl):S55-61.
33. Schiller NB, Shah PM, Crawford M, DeMaria A, Devereux R, Feigenbaum H, et al.; American Society of Echocardiography Committee on Standards, subcommittee on quantification of two-dimensional echocardiograms. Recommendations for quantification of the left ventricle by two-dimensional echocardiography. J Am Soc Echocardiogr. 1989;2(5):358-67.
34. Calafiore P, Stewart WJ. Doppler echocardiographic quantitation of volumetric flow rate. Cardiol Clin. 1990;8(2):191-202.
35. Dinh VA, Ko HS, Rao R, Bansal RC, Smith DD, Kim TE, et al. Measuring cardiac index with a focused cardiac ultrasound examination in the ED. Am J Emerg Med. 2012;30(9):1845-51.
36. Haines EJ, Chiricolo GC, Aralica K, Briggs WM, Van Amerongen R, Laudenbach A, et al. Derivation of a pediatric growth curve for inferior vena caval diameter in healthy pediatric patients: brief report of initial curve development. Crit Ultrasound J. 2012;4(1):12.
37. Feissel M, Michard F, Faller JP, Teboul JL. The respiratory variation in inferior vena cava diameter as a guide to fluid therapy. Intensive Care Med. 2004; 30(9):1834-7.
38. Barbier C, Loubières Y, Schmit C, Hayon J, Ricôme JL, Jardin F, et al. Respiratory changes in inferior vena cava diameter are helpful in predicting fluid responsiveness in ventilated septic patients. Intensive Care Med. 2004;30(9):1740-6.
39. Muller L, Bobbia X, Toumi M, Louart G, Molinari N, Ragonnet B, et al.; The AzuRea group. Respiratory variations of inferior vena cava diameter to predict fluid responsiveness in spontaneously breathing patients with acute circulatory failure: need for a cautious use. Crit Care. 2012;16(5):R188.
40. Tsang TS, Oh JK, Seward JB. Diagnosis and management of cardiac tamponade in the era of echocardiography. Clin Cardiol. 1999;22(7):446-52.
41. Tsang TS, Oh JK, Seward JB, Tajik AJ. Diagnostic value of echocardiography in cardiac tamponade. Herz. 2000;25(8):734-40.
42. Goodman A, Perera P, Mailhot T, Mandavia D. The role of bedside ultrasound in the diagnosis of pericardial effusion and cardiac tamponate. J Emerg Trauma Shock. 2012;5(1):72-5.

43. Salem K, Mulji A, Lonn E. Echocardiographically guided pericardiocentesis – the gold standard for the management of pericardial effusionand cardiac tamponade. Can J Cardiol. 1999;15(11):1251-5.

44. Degirmencioglu A, Karakus G, Güvenc TS, Pinhan O, Sipahi I, Akyol A. Echocardiography-guided or "sided" pericardiocentesis. Echocardiography. 2013;30(9):997-1000.

Seção XII

ATENDIMENTO MULTIPROFISSIONAL

112 A Enfermagem na Unidade de Terapia Intensiva Pediátrica

Marta Avena
Mavilde Pedreira
Kelly Cristina Sbampato Calado
Priscilla Costa
Andréia Cascaes Cruz

A enfermagem possui destacada atuação como membro da equipe multidisciplinar das unidades de terapia intensiva pediátrica (UTIP), tendo como principal finalidade recuperar as funções debilitadas da criança gravemente enferma, prevenindo complicações decorrentes da doença, assim como os tratamentos e cuidados executados.

Como especialidade, a área de conhecimentos da enfermagem pediátrica apresentou grande desenvolvimento desde o advento das primeiras UTIPs. Contínuos desafios, relacionados ao cuidado da criança e sua família, às características da fisiopatologia, aos tratamentos e ao suporte tecnológico, vêm requerendo cada vez mais a ampliação e aprofundamento do conhecimento nessa área.

Diferentemente das unidades de cuidados intensivos de adultos, que já designam unidades para o atendimento de distúrbios sistêmicos específicos, na maioria das UTIPs é identificada uma grande variedade de pacientes, desde recém-nascidos até adolescentes, bem como de doenças. Esses dois extremos, idade e doença, requerem que enfermeiras intensivistas pediatras possuam conhecimentos generalistas dentro de uma especialidade.

Crianças gravemente enfermas são caracterizadas por apresentar ou possuir risco de desenvolver distúrbios que comprometem as funções vitais, necessitando de cuidados de forma vigilante por enfermeiras que possuam julgamentos clínicos rápidos o suficiente para permitir pequenas margens de erro na resolução de problemas. Assim, a vigilância é a prática mais conhecida e solidificada que caracteriza o cuidado intensivo de enfermagem.

Por definição, o cuidado da criança gravemente enferma não deve ser baseado no tipo de tratamento (intensivo, não intensivo) nem na dependência da tecnologia; o foco da assistência deve ser direcionado para o atendimento das necessidades integrais e individuais da criança e sua família.

SEGURANÇA DO PACIENTE

Controle de Qualidade da Prática de Enfermagem em Cuidados Intensivos Pediátricos

Até há algumas décadas, para determinar a qualidade da assistência de enfermagem oferecida aos pacientes eram considerados o julgamento do profissional e, em algumas UTIPs, a monitorização de indicadores de resultados, que atualmente são considerados restritos, como índices de mortalidade e infecção. Essa situação sofreu grandes mudanças nos últimos anos, com a ampliação dos conceitos e práticas da avaliação de qualidade da assistência na área da saúde, tendo como base a avaliação da estrutura, do processo e do resultado.

A avaliação e o controle da qualidade dos serviços de saúde têm como principal finalidade estimular e demonstrar uma melhoria contínua e sustentada do atendimento, por meio de avaliações baseadas em padrões e indicadores demonstrados na literatura ou empregados internacionalmente, adaptados às necessidades locais de cada serviço.

Esses padrões de prática são definidos como diretrizes que descrevem o nível de cuidado e de desempenho esperado em determinados aspectos da assistência, na qual a qualidade da prática desenvolvida possa ser avaliada por meio, por exemplo, de indicadores de qualidade.

No que concerne à enfermagem, o padrão de prática caracteriza-se como uma diretriz específica sobre a qualidade de alguns aspectos do cuidado de enfermagem, tendo-se que tais diretrizes devem conter critérios pelos quais a efetividade do cuidado possa ser avaliada. A principal finalidade de um padrão de prática de enfermagem é possibilitar a verificação do desempenho para o alcance da excelência clínica.

Padrões da prática clínica de enfermeiros intensivistas foram descritos em 1998 pela American Association of Critical Care Nurses (AACN), conforme descrito no Quadro 112.1, sendo referência em nosso país, pois ainda não se possui padrões de prática publicados por associações e sociedades de enfermagem nacionais.

Quadro 112.1 **Padrões para a prática de enfermagem em cuidados intensivos da American Association of Critical Care Nurses (AACN).**

Padrão de cuidado I: avaliação
A enfermeira intensivista deve coletar dados/informações de saúde relevantes para o paciente Critério de medida: dados/Informações 1. A coleta deve ser realizada conversando tanto com pacientes e familiares, como também com outros profissionais de saúde, conforme necessário para o desenvolvimento de um cuidado holístico, baseado nas necessidades do paciente 2. A prioridade das atividades de coleta é norteada pelas condições atuais do paciente ou por necessidades que podem ser antecipadas 3. São obtidos por meio da utilização de técnicas e ferramentas apropriadas 4. Devem ser registrados em documentos oficiais da instituição 5. O processo de coleta é sistemático e contínuo
Padrão de cuidado II: diagnóstico
A enfermeira intensivista analisa os dados/informações coletados e determina os diagnósticos Critério de medida: diagnósticos 1. São derivados da avaliação 2. São validados por meio da interação da enfermeira com o paciente, a família e a equipe de saúde, quando possível e pertinente 3. São priorizados e documentados de modo a facilitar a identificação dos resultados esperados e o desenvolvimento do plano de cuidados 4. Devem ser registrados de forma recuperável, ou seja, na documentação do paciente
Padrão de cuidado III: identificação de resultados
A enfermeira intensivista identifica resultados esperados e individuais de cada paciente. Critério de medida: resultados 1. São derivados de diagnósticos atuais ou potenciais 5. São estabelecidos com o paciente, a família e outros profissionais de saúde, quando possível e apropriado 6. São individualizados para que sejam reais e culturalmente apropriados em relação à idade e capacidades presentes ou potenciais de cada paciente 7. São alcançados de acordo com os recursos disponíveis pelo paciente 8. Devem ser mensuráveis e incluir o tempo estimado para seu alcance, sempre que possível 9. Fornecem a direção para a continuidade do cuidado, de modo que o que compete à enfermagem esteja em consonância com as necessidades do paciente 10. Devem ser documentados de forma recuperável
Padrão de cuidado IV: planejamento
A enfermeira intensivista desenvolve um plano de cuidados que prescreve as intervenções necessárias para o alcance dos resultados esperados

continua >>

>> *continuação*

Quadro 112.1 Padrões para a prática de enfermagem em cuidados intensivos da American Association of Critical Care Nurses (AACN).

Critério de medida: plano de medidas
1. É individualizado para refletir as características e necessidades do paciente
2. É desenvolvido de forma colaborativa com a equipe, pacientes e familiares, de forma que promova a contribuição de cada um, para o alcance dos resultados esperados
3. Deve refletir conhecimentos atualizados em cuidados intensivos de enfermagem
4. Permite a continuidade do cuidado
5. As prioridades assistenciais são estabelecidas
6. É documentado a fim de promover a continuidade do cuidado

Padrão de cuidado V: execução

A enfermeira intensivista executa as intervenções identificadas no plano de cuidados

Critério de medida:
1. As intervenções são executadas para minimizar complicações e situações de risco à vida
2. O paciente e família participam da execução do plano de cuidados, de acordo com sua habilidade em participar da tomada de decisões concernentes ao cuidado
3. As intervenções são documentadas de modo a poderem ser recuperadas

Padrão de cuidado V: evolução

A enfermeira intensivista avalia e descreve a evolução do progresso do paciente quanto ao alcance dos resultados esperados

Critério de medida: evolução
1. É sistemática, contínua e baseada em critérios
2. Tanto o paciente como familiares e outros profissionais de saúde participam do processo da evolução, caso apropriado
3. A evolução é realizada de acordo com a ordem de tempo de início das intervenções
4. Dados contínuos de avaliação são utilizados para revisar diagnósticos, resultados e plano de cuidados, conforme necessário
5. As revisões dos diagnósticos, resultados e plano de cuidados devem ser documentadas
6. A efetividade das intervenções é evoluída de acordo com os resultados
7. As respostas do paciente às intervenções devem ser documentadas

Igualmente, para o desenvolvimento da especialidade e alcance de metas assistenciais, enfermeiros intensivistas devem procurar especializar-se e desenvolver seu conhecimento nessa área. Assim, outros padrões foram desenvolvidos para avaliar e mensurar o desenvolvimento individual de cada profissional. Dentre os padrões de prática do profissional, pode-se destacar:

- *Qualidade do cuidado*: avaliação sistemática da qualidade e efetividade da prática de enfermagem;
- *Avaliação da prática individual*: a prática individual deve refletir o conhecimento vigente da especialidade, bem como leis e regulamentações que regem a profissão;
- *Educação*: aquisição e manutenção contínua de competências e conhecimentos atualizados;
- *Ensino*: interação e contribuição para o desenvolvimento da profissão e de seus pares, bem como de outros profissionais de saúde;
- *Ética*: as decisões e ações, a favor dos pacientes, são determinadas de maneira ética;
- *Colaboração*: prática colaborativa com a equipe, paciente e familiares na assistência, em um ambiente de trabalho saudável, humano e benéfico;
- *Pesquisa*: prática baseada em evidências científicas;
- *Utilização de recursos*: considerar a segurança, a efetividade e os custos no planejamento e execução do cuidado.

Assim, padrões de prática e diretrizes de cuidados intensivos de enfermagem devem ser incorporados por enfermeiros nas UTIPs para que se possa assegurar à criança gravemente enferma um cuidado altamente qualificado, baseado em conhecimentos científicos e no desempenho profissional competente.

Paralelamente, de igual importância para o controle da qualidade da assistência de enfermagem, faz-se necessário identificar e monitorar as ocorrências adversas relacionadas aos cuidados de enfermagem, pois enfermeiros realizam ou controlam a maioria dos cuidados diretos realizados com crianças gravemente enfermas.

A avaliação de ocorrências adversas na prática de enfermagem em UTIP é uma importante ferramenta para identificação de elementos com potencial para comprometer a segurança do paciente. Para esse monitoramento, podem ser executados métodos eletrônicos ou manuais de captação de relatos de ocorrências adversas. Esses relatos devem ser avaliados continuamente, em um processo fundamentalmente não punitivo, com pressuposto de melhoria da assistência, e não desconsiderando a identificação de casos de má prática que requeiram avaliação ética e legal.

Em estudo realizado para avaliação das situações vinculadas ao desencadeamento de ocorrências adversas na prática de enfermagem em UTIP, foi identificado que estavam mais frequentemente relacionadas aos cuidados de enfermagem de rotina, ventilação pulmonar mecânica, cateteres intravenosos, administração de fluidos, monitoramento cardíaco e hemodinâmico, administração de medicamentos, nutrição enteral, cuidados de higiene e controle de dispositivos.

AVALIAÇÃO DA DEMANDA DE CUIDADOS DE ENFERMAGEM

De acordo com recentes investigações, foram identificadas importantes diferenças na organização e prática de UTIP, diferenças essas relacionadas aos tipos de pacientes atendidos, gravidade da doença, demanda de cuidados de enfermagem, taxas de ocupação e tipo do atendimento do hospital.

Essas diferenças acarretam implicações diretas na adequação organizacional para o dimensionamento da necessidade e demanda de recursos humanos nas unidades. A UTI é o serviço do hospital que apresenta maior consumo de mão de obra qualificada por doente internado: médicos e enfermeiros. Vários sistemas de quantificação da carga de trabalho de enfermagem têm sido publicados e fornecem suporte para caracterização do tipo de demanda de assistência e dimensionamento de pessoal.

Assim, para a caracterização da demanda de cuidados de enfermagem em UTIP, é necessário executar avaliações que permitam identificar o tipo de atendimento da unidade, a fim de promover comparações e avaliações da qualidade, e custos do cuidado de enfermagem, bem como auxiliar na tomada de decisão do enfermeiro para a execução do planejamento assistencial diário da unidade.

Vários escores que enfocam a necessidade terapêutica do paciente, como o *Therapeutic Intervention Scoring System* (TISS), o *Time Oriented Score System* (TOSS) e o *Nine Equivalents of Nursing Manpower Use Score* (NEMS), podem auxiliar na determinação da demanda de cuidados de enfermagem. No entanto, não devem ser utilizados isoladamente, mas para auxiliar na tomada de decisão diária do nível e demanda de cuidados.

O TISS inicialmente composto por 76 itens e posteriormente simplificado e validado para 28 itens, conforme apresentado no Quadro 112.2, é um dos escores mais utilizados. Para permitir maior facilidade e menor tempo para a aplicação, Miranda *et al.* validaram o NEMS (Quadro 112.3), composto por nove itens extraídos do TISS 28, sendo posteriormente replicado em estudos em que se demonstrou sua aplicabilidade em UTIP.

QUADRO 112.2 ***Sistema de Escore TISS-28.***

Atividade	Pontuação
Atividades básicas	
Monitoramento de rotina (sinais vitais e balanço hídrico de horário)	5
Investigação laboratorial, bioquímica e microbiológica	1
Uma medicação por qualquer via	2
Múltiplas medicações intravenosas (mais de uma droga ou infusão contínua)	3
Troca de curativos rotineira ou de áreas com úlceras de pressão	1
Troca de curativos frequente (uma por plantão) ou de feridas extensas	1
Cuidados com drenos (todos, exceto sondas nasogástricas)	3
Suporte cardiovascular	
Uma droga vasoativa (qualquer)	3
Múltiplas drogas vasoativas, independentemente do tipo e dose	4
Reposição de grandes perdas de fluidos (> 3 L/m²/dia⁻¹)	4
Cateter arterial periférico	5
Cateter de artéria pulmonar e/ou medida de débito cardíaco	8
Cateter venoso central	2
Reanimação cardiorrespiratória após PCR nas últimas 24 horas	3
Suporte metabólico	
Tratamento de acidose/alcalose metabólica complicada	4
Hiperalimentação IV	2
Dieta enteral por qualquer via	2
Suporte neurológico	
Medida de pressão intracraniana	4

continua >>

>> continuação

QUADRO 112.2 ***Sistema de Escore TISS-28.***

Atividade	Pontuação
Suporte ventilatório	
Ventilação pulmonar mecânica, incluindo respiração espontânea com PEEP	5
Suporte ventilatório suplementar Oxigenoterapia por qualquer método, exceto se foram aplicados parâmetros ventilatórios Respiração espontânea através de tubo traqueal sem PEEP	2
Cuidados com a via aérea artificial (tubo traqueal ou traqueotomia)	1
Fisioterapia torácica/aspiração traqueal/ terapia inalatória	1
Suporte renal	
Técnicas de hemofiltração ou hemodiálise	3
Medida quantitativa de débito urinário	2
Diurese ativa (furosemida > 0,5 mg/kg^{-1}/dia^{-1} para sobrecarga)	3
Intervenções específicas	
Uma intervenção específica em unidade de alta dependência, como intubação traqueal, inserção de marca-passo, endoscopia, operação de emergência nas últimas 24 horas, lavagem gástrica (excluindo radiografias, ecocardiografia e inserção de cateteres)	3
Múltiplas intervenções específicas, conforme já mencionado	5
Intervenções específicas fora da unidade, procedimentos cirúrgicos ou diagnósticos	5

QUADRO 112.3 ***Nine Equivalents of Nursing Manpower Use Score* (NEMS).**

Item	Pontuação
1. Monitoramento básico: sinais vitais de horário, registros e cálculos de balanço hídrico rotineiro	9
2. Medicações intravenosas: em *bolus* ou contínuas, não se incluindo drogas vasoativas	6
3. Suporte ventilatório mecânico: qualquer forma de ventilação mecânica/assistida, com ou sem PEEP, com ou sem musculorrelaxantes	12
4. Cuidados ventilatórios suplementares: suplementação de oxigênio por qualquer método, respiração espontânea por tubo intratraqueal, exceto o que se aplica ao item 3	3
5. Droga vasoativa: qualquer droga vasoativa	7
6. Drogas vasoativas múltiplas: mais do que uma droga vasoativa, a despeito de tipo e dose	12
7. Técnicas de diálise: todas	6
8. Intervenções específicas na UTI, tais como: intubação intratraqueal, instalação de marca-passo, cardioversão, endoscopia, operação de emergência nas últimas 24 horas, lavagem gástrica (não estão incluídas intervenções de rotina como raios X, ecocardiografia, eletrocardiografia, curativos e instalação de cateteres venosos ou arteriais)	5
9. Intervenções específicas fora da UTI, tais como procedimentos cirúrgicos ou diagnósticos; a intervenção ou procedimento tem relação com a severidade da doença do paciente e leva a uma demanda extra de trabalho na UTI	6

Esse último escore pode, em razão da facilidade de aplicação, além de caracterizar a demanda de cuidados de enfermagem das unidades ao permitir comparações, classificar o nível de atendimento diário, constituindo uma ferramenta de gestão e de controle de qualidade da assistência de enfermagem.

Para a classificação do nível de atendimento nas UTIPs, pode-se utilizar a relação enfermeiro/paciente, sendo classificada como Nível I quando a relação for 1:4; Nível II, na relação 1:2,5; e Nível III quando a relação for 1:1.

Complementarmente, para determinar a eficiência do uso dos recursos humanos de enfermagem em UTIP, pode ser empregada a avaliação da razão de utilização do trabalho (*Work Utilization Rate* [WUR]).

O WUR é calculado com base no número de enfermeiros disponíveis na unidade, na quantidade de trabalho individual de cada enfermeiro (46 pontos de NEMS em 24 horas, divididos em três turnos de trabalho) e o número total do NEMS obtido na unidade no período de avaliação, podendo-se aplicar a seguinte fórmula:

$$\text{WUR} = \frac{\Sigma \text{ pontos TISS ou NEMS utilizados durante um ano}}{\text{Número de enfermeiros} \times 200 \times \frac{46}{3}}$$

Onde: 200 é o número médio de dias de trabalho anual de cada enfermeiro; 46, o número máximo de pontos TISS (ou NEMS) que um enfermeiro pode desenvolver num dia de trabalho; e 3, o número de turnos de enfermagem (cada um com a duração de oito horas) existentes num período de 24 horas.

O resultado da fórmula determina o nível global de eficiência da aplicação de recursos humanos de enfermagem, e estudos europeus têm demonstrado que essa relação é globalmente baixa (inferior a 73%).

Outro instrumento que mensura a demanda de cuidados de enfermagem foi escrito em 2001 e adaptado e validado para o português em 2002 (Quadro 112.4); inclui aspectos assistenciais, de suporte à família e administrativos. Subdividido em sete classes, contém 23 itens que avaliam atividades básicas, suporte ventilatório, suporte cardiovascular, suporte renal, suporte neurológico, suporte metabólico e intervenções específicas que abrangem o paciente. Esse instrumento expressa o tempo gasto por enfermeiro e por turno, em porcentagem; e o escore final pode variar de 0% a 176%, aproximadamente 80% do tempo utilizado pelo profissional no cuidado direto.

QUADRO 112.4 ***Escore de atividades de enfermagem.***

Atividades físicas	Pontuação
1. Monitorização e controles	
1a. Sinais vitais horários, cálculo e registro do balanço hídrico	4,5
1b. Presença à beira do leito e observação ou atividade contínua por 2 horas ou mais em algum plantão por razões de segurança, gravidade ou terapia, tais como: ventilação mecânica não invasiva, desmame, agitação, confusão mental, posição prona, procedimentos de doação de órgãos, preparo e administração de fluídos ou modificação, auxílio em procedimentos específicos	12,1
1c. Presença à beira do leito e observação ou atividade contínua por 4 horas ou mais em algum plantão por razões de segurança, gravidade ou terapia, tais como os exemplos acima	19,6
2. Investigações laboratoriais: bioquímicas e microbiológicas	4,3
3. Medicação: exceto drogas vasoativas	3,6
4. Procedimentos de higiene	
4a. Realização de procedimentos de higiene tais como: curativo de feridas e caracteres intravasculares, troca de roupa de cama, higiene corporal do paciente em situações especiais (incontinência, vômito, queimaduras, feridas com secreção, curativos cirúrgicos complexos com irrigação), procedimentos especiais (ex. isolamento), etc	4,1
4b. Realização de procedimentos de higiene que duram mais do que 2 horas, em algum plantão	16,5
4c. Realização de procedimentos de higiene que duram mais do que 4 horas, em algum plantão	20,0
5. Cuidado com drenos: Todos (exceto sonda gástrica)	1,8
6. Mobilização e posicionamento incluindo procedimentos tais como: mudança de decúbito, mobilização do paciente; transferência da cama para a cadeira; mobilização do paciente em equipe (ex. paciente imóvel, tração, posição prona)	
6a. Realização do(s) procedimento(s) até 3 vezes em 24 horas	5,5
6b. Realização do(s) procedimento(s) mais do que 3 vezes em 24 horas ou com 2 enfermeiros em qualquer frequência	12,4
6c. Realização do(s) procedimento(s) com 3 ou mais enfermeiros em qualquer frequência	17,0
7. Suporte e cuidados aos familiares e pacientes incluindo procedimentos tais como telefonemas, entrevistas, aconselhamento. Frequentemente, o suporte e cuidado, sejam os familiares ou aos pacientes permitem a equipe continuar com outras atividades de enfermagem (ex.: a comunicação com o paciente durante o procedimento de higiene, comunicação com os familiares enquanto presente à beira do leito observando o paciente)	
7a. Suporte e cuidado aos familiares e pacientes que requerem dedicação exclusiva por cerca de uma hora em algum plantão, tais como: explicar condições clínicas, lidar com a dor e angústia, lidar com circunstâncias familiares difíceis	4,0
7b. Suporte e cuidado aos familiares e pacientes que requerem dedicação exclusiva por 3 horas ou mais em algum plantão, tais como: morte, circunstâncias trabalhosas (ex. grande número de familiares, problemas de linguagem, familiares hostis)	32,0
8. Tarefas administrativas e gerenciais	
8a. Realização de tarefas de rotina tais como: processamento de dados, clínicos, solicitação de exames, troca de informações profissionais (ex. passagem de plantão, visitas clínicas)	4,2
8b. Realização de tarefas administrativas e gerenciais que requerem dedicação integral por cerca de 2 horas em algum plantão, tais como: atividades de pesquisa, aplicação de protocolos, procedimentos de admissão e alta	23,2
8c. Realização de tarefas administrativas e gerenciais que requerem dedicação integral por cerca de 4 horas ou mais de tempo em algum plantão, tais como: morte e procedimento de doação de órgãos, coordenação com outras disciplinas	30,0

continua >>

>> continuação

QUADRO 112.4 ***Escore de atividades de enfermagem.***

Atividades físicas	Pontuação
Suporte ventilatório	
9. Suporte respiratório: Qualquer forma de ventilação mecânica/ventilação assistida com ou sem pressão expiratória final positiva, com ou sem relaxantes musculares; respiração espontânea com ou sem pressão expiratória final positiva (ex. CPAP ou BiPAP), com ou sem tudo endotraqueal ou cânula de traqueostomia	1,4
10. Cuidado com vias áereas artificiais. Tubo endotraqueal ou cânula de traqueostomia	1,4
11. Tratamento para melhora da função pulmonar. Fisioterapia torácica, espirometria estimulada, terapia inalatória, aspiração endotraqueal	4,4
Suporte cardiovascular	
12. Medicação vasoativa independente do tipo e dose	1,2
13. Reposição intravenosa de grandes perdas de fluídos. Administração de fluídos > 31/m³/dia, independente do tipo de fluído administrado	2,5
14. Monitorização do átrio esquerdo. Cateter da artéria pulmonar com ou sem medida de débito cardiaco	1,7
15. Reanimação cardiorrespiratória nas últimas 24 horas (excluído soco precordial)	7,1
Suporte renal	
16. Técnicas de hemofiltração. Técnicas dialíticas	7,7
17. Medida quantitativa do débito urinário (ex. sonda vesical de demora)	7,0
Suporte neurológico	
18. Medida da pressão intracraniana	1,6
Suporte metabólico	
19. Tratamento da acidose/alcalose metabólica complicada	1,3
20. Hiperalimentação intravenosa	2,8
21. Alimentação enteral, através de tubo gástrico ou outra via gastrintestinal (ex.: jejunostomia)	1,3
Invervenções específicas	
22. Intervenções especifícas na unidade de terapia intensiva. Intubação endotraqueal, inserção de marca-passo, cardioversão, endoscopia, cirurgia de emergência no último período de 24 horas, lavagem gástrica. Intervenções de rotina sem consequências diretas para as condições clínicas do paciente, tais como: Raio X, ecografia, eletrocardiograma, curativos ou intervenção de cateteres venosos ou arteriais não estão incluídos	2,8
23. Intervenções especifícas fora da unidade de terapia intensiva. Procedimentos diagnósticos ou cirúrgicos	1,9

Os subitens dos itens 1, 4, 6, 7 e 8 são mutuamente exclusivos.

AVALIAÇÃO E INTERVENÇÃO CLÍNICA DE ENFERMAGEM

O monitoramento da criança internada na unidade de terapia intensiva é uma prática rotineira, sendo utilizada na determinação, monitoramento e cálculo de vários parâmetros fisiológicos. Mais importante que mensurar valores absolutos, os enfermeiros devem estar atentos na detecção de mudanças e tendências nas variações fisiológicas, informação fornecida, principalmente, pela avaliação das alterações nas curvas de pressão monitoradas.

A avaliação isolada desses dados é inadequada para a tomada de decisão clínica, devendo ser associada à avaliação global das condições da criança.

PRINCIPAIS ASPECTOS EM CUIDADOS INTENSIVOS PEDIÁTRICOS E NEONATAIS

Sistema Nervoso Central

Aproximadamente, 15% das crianças internadas em UTIP necessitam de cuidados com o sistema nervoso central cujas disfunções podem ser caracterizadas como primária ou secundária a comprometimentos em outros sistemas. O enfermeiro pediatra, enquanto profissional especialista, deve ter conhecimento e estar apto para realizar a avaliação desse sistema nas diferentes faixas etárias que contemplam a população pediátrica.

No que diz respeito aos lactentes e crianças, a avaliação neurológica pode ser considerada um desafio ao enfermeiro, uma vez que o desenvolvimento infantil modifica as funções e comportamentos neurológicos, além dos achados do exame físico e as manifestações de funções anormais e doenças esperadas em crianças de diferentes faixas etárias. A imaturidade do sistema neurológico deve ser levada em consideração para a realização de um planejamento específico do cuidado de enfermagem, com diferentes estratégias de abordagem da criança, avaliação e estabelecimento de prioridades.

O plano de cuidados de enfermagem para crianças com alterações no sistema nervoso central, bem como para aquelas que apresentam riscos de comprometimento desse sistema, deve abranger a avaliação neurológica minuciosa. A avaliação neurológica de crianças gravemente enfermas inclui: determinação do nível de consciência, avaliação da função motora e sensória, padrão respiratório, resposta pupilar, sinais vitais, pressão de perfusão cerebral e intracraniana, quando da presença de cateteres invasivos, bem como realização de eletroencefalogramas (EEG) contínuos ou intermitentes.

Avaliação da Criança com Enfoque no Sistema Nervoso

A avaliação deve se iniciar com a observação do nível de consciência. A avaliação da função motora auxilia na detecção de disfunções nos hemisférios cerebrais. As alterações no padrão respiratório ocorrem à medida que a disfunção neurológica progride. Alterações nos sinais vitais e da resposta de alguns pares de nervos cranianos podem surgir em estágios mais tardios, quando houver hipertensão intracraniana e lesão do tronco cerebral.

Nível de Consciência

A avaliação acurada do nível de consciência permite uma análise rápida dos componentes principais do sistema nervoso central: córtex cerebral e tronco encefálico. Além disso, pode indicar se a condição da criança está melhorando, piorando ou permanece inalterada.

A consciência define-se pelo estado de reconhecimento de si e do ambiente ao seu redor. Os níveis de consciência podem ser classificados como: consciência plena, confusão, desorientação, letargia, obnubilação, torpor, coma e morte encefálica.

Existem escalas utilizadas como ferramentas facilitadoras para uma avaliação objetiva do nível de consciência, sendo mais utilizadas as Escala de Resposta Pediátrica (AVDN) (Quadro 112.5) e a Escala de Coma de Glasgow modificada para crianças (Quadro 112.6).

QUADRO 112.5 ***Escala de Resposta Pediátrica (AVDN).***

A	Alerta	A criança está desperta, ativa e responde adequadamente aos pais e aos estímulos externos. A resposta adequada é baseada na resposta prevista para idade da criança, local ou situação
V	Voz	A criança responde somente quando os pais ou o profissional chamam seu nome ou falam alto
D	Dor	A criança responde somente aos estímulos dolorosos, como um aperto no leito ungueal
N	Não responsiva	A criança não responde a qualquer estímulo

A Escala de Coma de Glasgow modificada é o método mais utilizado para definir o nível de consciência da criança, embora tenha limitações para avaliação de crianças que ainda estão na fase não verbal do desenvolvimento, devendo ser adaptada para valorizar os achados de resposta verbal no lactente. O escore varia de 3 a 15 pontos, obtidos pela avaliação da melhor resposta observada nas seguintes categorias: abertura ocular, resposta verbal e resposta motora, testados a princípio sempre com o estímulo menos nóxico, evoluindo para os estímulos verbal, tátil e doloroso (nessa sequência) caso a resposta não seja apresentada. A gravidade da lesão cerebral é classificada de acordo com o escore obtido, sendo: leve, de 13 a 15 pontos; moderada, de 9 a 12; e grave, de 3 a 8.

Função Motora

A função motora deve ser avaliada tanto pelos parâmetros da Escala de Coma de Glasgow, bem como em termos de simetria de resposta e presença de sinais patológicos.

Em situações de coma, a criança pode apresentar perda de controle cortical sobre a função motora em algum grau, tendo-se que alguns reflexos posturais

QUADRO 112.6 *Escala de Coma de Glasgow modificada para crianças.*

Medida	> 1 ano	< 1 ano	Escore
Abertura dos olhos	Espontaneamente Ao comando À dor Nenhuma resposta	Espontaneamente Ao grito À dor Nenhuma resposta	4 3 2 1
Melhor resposta verbal	Orientada Desorientada Palavras inapropriadas Sons incompreensíveis Nenhuma resposta	Apropriada Palavras inapropriadas Choro Gemidos Nenhuma resposta	5 4 3 2 1
Melhor resposta motora	Obedece aos comandos Localiza a dor Flexão à dor Extensão à dor Nenhuma resposta	Localiza a dor Flexão à dor Extensão à dor Nenhuma resposta	5 4 3 2 1
Escores ▪ Totais ▪ Normais	< 6 m 6-12 m 1-2 a 2-5 a > 5 a		12 12 13 14 14

primitivos podem aparecer. Em crianças inconscientes, podem ser identificados alguns movimentos motores espontâneos. Na criança em coma, a localização do estímulo e o movimento espontâneo para retirada do estímulo é um sinal de bom prognóstico.

A função motora deve ser avaliada e documentada antes da administração de agentes químicos paralisantes, bem como a de sedação.

Padrão Respiratório

A avaliação do padrão respiratório é de extrema importância para detecção precoce de disfunção neurológica. Quando houver lesão cerebral, podem ser identificados os seguintes padrões respiratórios na criança:

- Respiração de Cheyne-Stokes: períodos de apneias alternados com respirações rápidas e profundas;
- Respiração de Kussmaul: frequência e amplitude respiratória elevadas;
- *Gasping*: respirações de altas amplitudes com curta duração, seguidas por períodos de apneias;
- Hiperventilação neurogênica central: frequência respiratória elevada, com inspirações e expirações profundas.

Avaliação Pupilar

A avaliação do tamanho, simetria e responsividade da pupila pode elucidar a presença e localização de lesões cerebrais, uma vez que é o sistema nervoso autônomo e a conexão aferente do II e III pares de nervos cranianos que regulam esses fatores.

Na admissão do paciente, ambas as pupilas devem ser observadas e o tamanho exato delas anotado. O tamanho usual varia entre 2 a 6 mm. Após observar o tamanho e simetria das pupilas, a reatividade, direta e consensual, deve ser avaliada.

O tamanho da pupila se altera devido à interação das fibras simpáticas e parassimpáticas. A constrição da pupila, denominada "miose", ocorre em função da estimulação das fibras parassimpáticas, enquanto a estimulação das fibras simpáticas causa a midríase, uma dilatação pupilar.

Movimento Ocular

Normalmente, os olhos se movimentam em conjunto. A avaliação da movimentação ocular pode indicar lesões nos III, IV e VI pares de nervos cranianos que inervam os músculos extraoculares e controlam a movimentação dos olhos. São considerados movimentos anormais: movimento desconjugado dos olhos, nistagmo e paralisia extraocular.

Sinais Vitais

Alterações em sinais vitais indicativos de lesão cerebral ocorrem mais tardiamente e são indicativos de deterioração clínica. Monitorar os parâmetros vitais é fundamental para identificar agravos e intervir rapidamente, evitando agravo da lesão primária e uma provável lesão secundária por aumento da pressão intracraniana e isquemia.

Deve-se monitorar a presença de sinais indicativos de aumento da pressão intracraniana, evidenciados por aumento de pressão arterial, bradicardia e alterações no padrão respiratório. Essas alterações são conhecidas como "tríade de Cushing" e, quando identificadas, devem ser realizadas medidas de controle e estabilização da pressão intracraniana.

Cuidados de Enfermagem à Criança com Enfoque no Sistema Nervoso

A assistência de enfermagem à criança com lesões neurológicas deve basear-se na monitoração da criança pela realização do exame neurológico e controle de parâmetros vitais continuamente, objetivando a detecção precoce de alterações neurológicas e hemodinâmicas, a fim de se executar medidas para o controle do edema cerebral e da hipertensão intracraniana, prevenindo possíveis complicações ou danos permanentes que são frequentemente observados nessa população.

Os cuidados de enfermagem devem incluir a avaliação do transporte de oxigênio (avaliação neurológica e choque), controle de complicações secundárias (hemorragias, sepse) e avaliação de evidências de falências de outros órgãos. Após 24 a 48 horas da lesão, encontra-se presente uma resposta hipermetabólica decorrente do hipercatabolismo, da hiperglicemia e da instabilidade endotelial vascular. Assim, os cuidados devem também considerar o controle do estresse hipermetabólico, por meio do controle da dor e ansiedade, e do suporte metabólico e nutricional. Na vigência de convulsões, avaliar tipo e nível de consciência, duração de cada episódio, movimento da cabeça e olhos, incontinência fecal e urinária e o efeito dos anticonvulsivantes administrados.

Deve-se promover um ambiente favorável à recuperação da criança, minimizando fatores que podem ser fontes de estresse e privação de sono, como iluminação excessiva, elevados níveis de ruído e manipulação em excesso. A recuperação do desenvolvimento neuropsicomotor da criança deve ser estimulada, bem como a presença e participação da família nesse processo.

Analgesia e Sedação

Crianças gravemente enfermas frequentemente estão expostas a procedimentos dolorosos ou desconfortáveis, uma vez que a abordagem diagnóstica e terapêutica de um paciente crítico é quase sempre invasiva e agressiva, principalmente na unidade de terapia intensiva. Além disso, a internação para a criança gera ansiedade e maior suscetibilidade à dor, devido à realização de exames e procedimentos invasivos, à separação parcial da família e também ao ambiente hospitalar inóspito. Assim sendo, são necessárias intervenções apropriadas que conduzam ao alívio da dor e da ansiedade. O tipo de agente ou a intervenção que deverá ser realizada deve ser avaliado com a equipe que assiste o paciente.

A dor caracteriza-se como um fenômeno multidimensional que abrange estimulação física, mudanças autonômicas e fisiologia sensória, sendo definida pela International Association for the Study of Pain (IASP) como uma experiência subjetiva e desagradável, associada a uma lesão efetiva ou potencial dos tecidos, ou descrita em termos de tal lesão. Possui uma diversidade de fatores etiológicos implicados, podendo ocorrer como resultado de uma doença, de transtornos físicos e psicológicos ou ainda não apresentar causa conhecida.

A dor na criança é subestimada por muitos profissionais, principalmente em decorrência das barreiras de comunicação verbal impostas pela idade ou doença e a subjetividade de expressão e interpretação da dor. Por isso, um dos principais desafios é a avaliação da presença e intensidade de dor.

Importantes avanços ocorreram em relação à avaliação da dor nos últimos anos, por meio da validação de instrumentos de avaliação do dor com critérios objetivos, que hoje podem ser utilizados em diferentes locais e também possibilitam estudos comparativos para execução de melhorias nos processos de avaliação e alívio da dor.

Para avaliar a dor na criança, devem ser considerados parâmetros fisiológicos e comportamentais o relato da criança e da família, e escalas de mensuração de dor devem ser empregadas cotidianamente por enfermeiras, o que caracteriza esse processo assistencial como contínuo e sistemático. A avaliação rotineira da dor em UTIP, incorporada à mensuração de sinais vitais, ou seja, como o quinto sinal vital, pode ser uma estratégia que promove não apenas a avaliação da dor, como também a reavaliação dos resultados obtidos com as medidas executadas para seu alívio.

Diversas ferramentas foram desenvolvidas para nortear a avaliação da dor, porém poucas contemplam a avaliação de crianças na fase não verbal do desenvolvimento ou quando ainda não possuem habilidades cognitivas para relatar sua dor em cuidados intensivos pediátricos. Uma dessas ferramentas é a escala de avaliação de dor *Face, Legs, Activity, Cry, Consolability revised* (FLACCr) (Quadro 112.7), que recentemente foi traduzida e adaptada para a língua portuguesa do Brasil, podendo ser utilizada com crianças de até 18 anos de idade, apresentando ou não comprometimento cognitivo e impossibilitadas de relatar sua dor. A *Neonatal Infant Pain Scale* (NIPS) (Quadro 112.8) é uma escala desenvolvida para recém-nascidos e é muito utilizada nas unidades de terapia intensiva neonatal, por sua praticidade.

Outras escalas podem ser empregadas para mensuração de dor em UTIP, como a *Crying, Requires increased oxygen administration, Expression, Sleeplessness* (CRIES) e a *Children's Hospital of Eastern Ontário Pain Scale* (CHEOPS), dentre outras.

Além da avaliação e intervenção para o alívio da dor, faz-se necessário intervir para a diminuição da ansiedade, principalmente relacionada aos procedimentos invasivos inerentes ao cuidado intensivo. A utilização de protocolos de sedação, adequados ao tipo de tratamento instituído, bem como para o controle de complicações, deve ser prática usual em

QUADRO 112.7 ***Escala* Face, Legs, Activity, Cry, Consolability revised *(FLACCr).***

Categoria	Pontuação		
	0	1	2
F Face	Sem expressão particular ou sorriso	Presença ocasional de careta ou sobrancelhas salientes, introspeção, desinterese. Parece triste ou preocupado	Sobrancelhas esporadicamente ou constantemente saliente; mandíbula cerradas, queixo trêmulo. Face aparentando estresse: expressão assustada ou de pânico
P Pernas	Posição normal ou relaxada	Desconforto, inquietação, tensão. Tremores ocasionais	Chutes ou pernas soltas. Aumento considerável da espasticida tremores constantes ou sacudidelas
A Atividade	Em silêncio, posição normal, movimentando-se facilmente	Contorcendo-se, movimentando o corpo para frente e para trás, tensão. Moderadamente agitado (por exemplo, movimento da cabeça para frente e para trás, comportamento agressivo); respiração rápida, superficial, suspiros intermitentes	Corpo arqueado, rígido ou trêmulo. Agitação intensa, cabeça chacoalhando (não vigorosamente), tremores, respiração presa em *gasping* inspiração profunda, intensificação da respiração rápida e superficial
C Choro	Sem choro (acordado ou dormindo)	Gemidos ou lamúrias, reclamações ocasionais. Impulsos verbais ou grunhidos ocasionais	Choro regular, gritos ou soluços, reclamações frequentes. Repetidos impulsos verbais, grunhidos constantes
C Consolabilidade	Contente, relaxado	Tranquilizado por toques ocasionais, abraços ou conversa e distração	Difícil de consolar ou confortar. Rejeita o cuidador, resiste ao cuidado ou a medidas de conforto

Orientações para aplicação da escala

1. Cada uma das cinco categorias (F) Face; (L) Pernas; (A) Atividade; (C) Choro; (C) Consolabilidade é pontuada de 0-2, resultando num escore total entre zero e dez.
2. Pacientes acordados: Observe por pelo menos 1-2 minutos. Observe pernas e corpo descobertos. Reposicione o paciente ou observe a atividade, avalie tonicidade e tensão corporal. Inicie intervenções de consolo, se necessário.
3. Pacientes dormindo: Observe por pelo menos 2 minutos ou mais. Observe o corpo e pernas descobertos. Se possível, reposicione o paciente. Toque o corpo e avalie tonicidade e tensão.
4. A FLACC revisada pode ser utilizada para todas as crianças não verbais. As descrições adicionais (em negrito) são descritores validados em crianças com dificuldades congnitivas. A enfermeira pode revisar com os pais os descritores dentro de cada categoria. Pergunte a eles se há comportamentos adicionais que melhor indiquem a dor em seus filhos. Adicione esses comportamentos na categoria apropriada da escala.

Fonte: Bussotti EA, Guinsburg R, Pedreira MLG. Traduzido para a língua portuguesa. Brasil – São Paulo, junho de 2013.

QUADRO 112.8 *Escala* **Neonatal Infant Pain Scale** ***(NIPS).***

Escala de dor para o recém-nascido – Neonatal *Infant Pain Scale*			
NPS	**0 ponto**	**1 ponto**	**2 pontos**
Expressão facial	Relaxada	Contraída	–
Choro	Ausente	Resmungos	Vigoroso
Respiração	Relaxada	Diferente do basal	–
Braços	Relaxados	Fletidos/estendidos	–
Pernas	Relaxados	Fletidos/estendidos	–
Estado de consciência	Dormindo/calmo	Desconfortável	–

Pontuação máxima de 7 pontos, considerando dor ≥ 4.

UTIP, e a avaliação da eficácia da sedação pode ser determinada por meio de aplicação de escalas. A escala *Comfort-Behavior©* (Quadro 112.9) foi validada por estudos conduzidos em unidades de cuidados intensivos pediátricos, podendo ser aplicada a crianças intubadas ou não, e pode ser utilizada em UTIP para a determinação do nível de sedação, tendo-se que, para pacientes em ventilação pulmonar mecânica, tem como resultado: sedação insuficiente em escore maior que 26, sedação adequada entre 17 a 26 e sedação excessiva quando abaixo de 17 pontos.

A assistência de enfermagem na avaliação e manejo da dor deve seguir os seguintes princípios:

- Minimizar procedimentos dolorosos sempre que possível, evitando facilitar a execução do procedimento por complicações relacionadas à dor e ao trauma emocional.
- Avaliar a dor regularmente, de maneira sistemática, antes e após a administração de analgésicos. Documentar os escores obtidos e as ações de enfermagem frente à situação da criança.
- Estabelecer um plano terapêutico e os objetivos de analgesia individualizados.
- Crianças agitadas devem ser sedadas somente após analgesia, e o nível de sedação deve ser reavaliado e readequado de acordo com a evolução clínica da criança, continuamente.
- Estratégias não farmacológicas de alívio da dor devem ser utilizadas sempre que possível.
- Promover ambiente adequado e minimizar fatores de estresse e perturbadores do sono, por meio de iluminação adequada e redução do ruído.
- Promover oportunidades de a criança realizar atividades não relacionadas ao tratamento, por meios lúdicos e brincadeiras.
- Estimular a presença e participação da família durante toda a hospitalização da criança.

SISTEMA CARDIOVASCULAR

O sistema cardiovascular possui papel essencial na manutenção da vida, considerando sua importante função na distribuição de oxigênio e nutrientes aos tecidos. O enfermeiro tem como atribuições avaliar a criança e sua família, e planejar, executar e supervisionar os cuidados de enfermagem em unidade de terapia intensiva pediátrica (UTIP), visando a atender as necessidades de saúde de crianças com disfunções cardiovasculares e suas famílias.

Avaliação de Enfermagem com Enfoque no Sistema Cardiovascular

A avaliação de enfermagem compreende o histórico de saúde, o exame físico, a avaliação dos exames complementares, o reconhecimento dos procedimentos realizados e registros dos diversos profissionais de saúde em prontuário hospitalar.

O histórico de saúde pode envolver questões sobre o histórico de doenças cardíacas na criança (congênita ou adquirida) e na família, histórico de saúde da criança, medicamentos em uso, ocorrência de desconforto respiratório, dificuldades de alimentação, ganho de peso insuficiente, fadiga, intolerân-

QUADRO 112.9 **Escala de *Comfort-Behavior*©.**

Anexo I – Escala Comfort-B	
Nível de consciência: alerta	
Sono profundo	1
Sono Superficial	2
Letárgico	3
Acordado e alerta	4
Hiperalerta	5
Calma/Agitação	
Calma	1
Ansiedade leve	2
Ansioso	3
Muito ansioso	4
Amedrontado	5
Resposta respiratória (apenas se paciente em ventilação mecânica	
Ausência de tosse e de respiração espontânea	1
Respiração espontânea com pouca ou nenhuma resposta à ventilação	2
Tosse ou resistência ocasional ao ventilador	3
Respirações ativas contra o ventilador ou tosse regular	4
Compete com o ventilador, tosse	5
Choro (apenas se paciente com respiração espontânea)	
Respiração silenciosa, sem som de choro	1
Resmungando/choramingando	2
Reclamando (monotônico)	3
Choro	4
Gritando	5
Movimento físico	
Ausência de movimento	1
Movimento leve ocasional	2
Movimento leve frequente	3
Movimento vigoroso limitado às extremidades	4
Movimento vigoroso que incluiu tronco e cabeça	5
Tônus muscular	
Totalmente relaxado	1
Hipotônico	2
Normotônico	3
Hipertônico com flexão dos dedos e artelhos	4
Rigidez extrema com flexão de dedos e artelhos	5
Tensão facial	
Músculos faciais totalmente relaxados	1
Tônus facial normal, sem tensão evidente	2
Tensão evidente em alguns músculos faciais	3
Tensão evidente em toda a face	4
Músculos faciais contorcidos	5

cia à atividade, cianose, palidez, sudorese e padrão de sono e repouso alterado. A família da criança e os profissionais de saúde devem compartilhar informações sobre as condições de saúde da criança e estabelecer uma parceria no cuidado.

Considerando o cenário de atuação da UTIP, o olhar clínico do enfermeiro sobre o estado de saúde da criança é essencial. Por essa razão, o exame físico do enfermeiro constitui uma importante ferramenta para a identificação de necessidades de cuidados imediatos.

O exame físico da criança contempla a avaliação de seu comportamento e atitude frente à hospitalização, se ela não estiver sedada; postura corporal; nível de consciência; coloração, textura, temperatura e umidade da pele; palpação para avaliação de distensão jugular; palpação dos pulsos (por exemplo, pulso braquial, radial, poplíteo, pedioso) e avaliação quanto à sua simetria, ritmo, amplitude e frequência; verificação da expansibilidade torácica e presença de sinais de desconforto respiratório, a exemplo do uso de musculatura acessória e batimento de asa de nariz; ausculta pulmonar e dos focos cardíacos (aórtico, pulmonar, tricúspide e mitral); aferição e interpretação dos sinais vitais de acordo com a faixa etária da criança (frequência cardíaca, frequência respiratória, temperatura, pressão arterial); verificação da saturação de oxigênio; aferição do peso; avaliação quanto à presença de edema e hepatomegalia; tempo de enchimento capilar; avaliação da dor, preferencialmente com uma escala multidimensional; débito urinário; e balanço hídrico. É necessário que o enfermeiro reconheça os sinais iniciais de descompensação cardiovascular, tais como alteração do nível de consciência, hipotensão, dificuldade respiratória com queda da saturação de oxigênio, palidez e/ou cianose e diminuição do débito urinário. A pele da criança pode apresentar-se fria e úmida, fria e seca ou quente e úmida, de acordo com o tipo de disfunção cardíaca.

A interpretação dos exames complementares, em conjunto com a equipe médica, auxilia na compreensão da condição clínica da criança, e podem ser incluídos exames laboratoriais (hemograma, dosagem de plaquetas, coagulograma, hemocultura, gasometria, lactato, glicemia, eletrólitos, nível sérico de cálcio, ureia, creatinina, enzimas hepáticas, enzimas cardíacas), exames de imagem (radiografias, ecocardiografia, ressonância magnética) e a eletrocardiografia, que permite uma medida gráfica da atividade elétrica do coração, podendo ser feita com monitores cardíacos à beira do leito.

É essencial obter informações também sobre os procedimentos aos quais a criança foi submetida, tais como cateterismo, cirurgias, reanimação cardiopulmonar e outros. O prontuário hospitalar, bem como a comunicação verbal efetiva com os demais profissionais de saúde, como médicos, fisioterapeutas, nutricionistas e assistentes sociais, é uma fonte imprescindível de informações a respeito do planejamento do cuidado à criança e sua família em unidade de terapia intensiva.

Os Cuidados de Enfermagem com Enfoque no Sistema Cardiovascular

Diversos são os cuidados de enfermagem possíveis à criança com disfunção cardíaca e sua família, e eles extrapolam o propósito do presente capítulo. Além da avaliação de saúde da criança, o enfermeiro necessita planejar, executar e supervisionar os cuidados de enfermagem relacionados a: terapêutica intravenosa; inserção, manutenção e remoção de sondas, drenos, cateteres e dispositivos de suporte ventilatório; provisão de cuidados para nutrição, higiene, conforto e alívio da dor; e cuidado à família.

O enfermeiro e a equipe de enfermagem são também responsáveis pelos cuidados relacionados à monitorização hemodinâmica da criança, bem como pela interpretação de seus resultados e tomada de decisão junto à equipe de saúde. A monitorização hemodinâmica objetiva avaliar o sistema cardiovascular e assegurar uma adequada perfusão tecidual.

A monitorização básica da criança envolve os seguintes itens: ritmo cardíaco, pressão arterial sistêmica (sistólica, diastólica e média), pressão venosa central (PVC), pressão de átrio direito (PAD), débito urinário, débito de sondas enterais, débito de drenos, temperatura corporal, parâmetros respiratórios, oximetria de pulso, exames de imagem e laboratoriais (gasometria, sódio, potássio, glicemia, hemograma, ureia, creatinina, cálcio e radiografia torácica).

As técnicas utilizadas para monitorização hemodinâmica podem ser invasivas ou não invasivas. As variáveis obtidas por método não invasivo incluem temperatura corpórea, avaliação dos pulsos, frequência cardíaca, pressão arterial (PA) e outras. A pressão arterial fornece uma estimativa razoável da adequação de perfusão aos órgãos quando a pressão venosa e resistência vascular forem constantes. A mesma é constituída de um valor referente à PA sistólica (PAs) e à PA diastólica (PAd), sendo a PA média (PAM) = (PAs + 2 PAd)/3. Em pacientes com instabilidade hemodinâmica, a medida não invasiva da PA torna-se pouco fidedigna. O uso do cateter intra-arterial permite uma medida mais confiável, além de possibilitar a coleta de exames laboratoriais e a análise da onda de pressão, essencial para o cálculo da pressão de pulso, variação de pressão de pulso e débito cardíaco. As variáveis não invasivas processadas são a oximetria transcutânea de oxigênio, o CO_2 expirado e a ecocardiografia transtorácica.

As variáveis invasivas refletem a inserção de cateteres nos espaços intravasculares, a instalação de sensor esofágico e a análise de componentes sanguíneos.

Os sistemas de monitorização hemodinâmica invasiva utilizam transdutores de pressão que convertem a energia mecânica, gerada pela movimentação do sangue nos vasos, em sinal elétrico, o qual é amplificado e exibido na tela do monitor. Os transdutores devem ser nivelados a um determinado ponto externo de referência e zerados para determinar o nível de equivalência entre a pressão hidrostática do sistema venoso e a pressão atmosférica. Os pontos de referência mais conhecidos são a linha axilar média e o eixo flebostático (linha axilar média na altura do quarto espaço intercostal). Após os transdutores serem adequadamente posicionados, o sistema deve ser zerado para que as pressões internas e externas ao sistema se igualem. Alguns cuidados de enfermagem devem ser tomados para garantir a acurácia da medida, tais como:

1. Assegurar que as extensões utilizadas entre o paciente e o transdutor não sejam muito longas ou pendentes;
2. Todas as bolhas de ar do sistema devem ser eliminadas;
3. A formação de coágulos de sangue deve ser prevenida por meio da infusão contínua ou intermitente de soluções estéreis.

Uma vez que a monitorização hemodinâmica pode envolver o uso de cateteres intracardíacos transtorácicos, a assistência de enfermagem contempla o preparo do material para inserção do cateter; o auxílio ao médico durante a inserção, com atenção para possíveis complicações relacionadas ao procedimento; a manutenção do cateter direcionada ao sítio de inserção, às vias do cateter e à mensuração das medidas hemodinâmicas e comunicação imediata à equipe sobre valores anormais encontrados; e cuidados para sua remoção e prevenção de complicações, bem como orientações à criança e à família.

Os cateteres intracardíacos transtorácicos fornecem informações a respeito das condições hemodinâmicas da criança, a saber: pressão de átrio direito (PAD), pressão venosa central (PVC), pressão de átrio esquerdo (PAE) e pressão de artéria pulmonar (PAP).

Os cateteres implantados diretamente no átrio direito (para verificação da PAD) em veia jugular ou cava superior (para mensuração da PVC) têm a finalidade de verificar o retorno venoso, pré-carga, função de ventrículo direito e saturação de oxigênio no sangue, bem como viabilizam a infusão de medicamentos e soluções.

A PAE é geralmente verificada por meio de um cateter inserido através da veia pulmonar direita até o átrio esquerdo, fornecendo informações relacionadas à pressão venosa pulmonar, função e pré-carga do lado esquerdo do coração.

A medida da pressão de artéria pulmonar (PAP) requer a instalação de cateter em artéria pulmonar – cateter de Swan-Ganz –, possibilitando medida de pré-carga, pressão da artéria pulmonar, saturação venosa de oxigênio (SVO_2) e débito cardíaco. Contudo, a utilização do cateter de Swan-Ganz tem sido objeto de intensa controvérsia em razão dos riscos ao paciente e a falha em melhorar a morbidade e mortalidade. Cateteres de átrio esquerdo e artéria pulmonar apresentam risco aumentado para embolia aérea da circulação coronária ou cerebral durante a manipulação.

Vale ressaltar que nenhuma técnica de monitorização hemodinâmica, invasiva ou não invasiva, pode isoladamente avaliar de modo adequado o sistema cardiovascular, e a escolha da técnica depende da condição clínica do paciente.

SISTEMA PULMONAR

Anatomia Pulmonar

A anatomia pulmonar é composta de vias aéreas superiores (que incluem boca, nariz, faringe e laringe) e das vias aéreas inferiores (que consistem em árvore traqueobrônquica e parênquima pulmonar). A cavidade e a musculatura torácica são também muito importantes na anatomia pulmonar.

Fisiologia Pulmonar

São quatro as maiores funções dos pulmões:

1. Trocas gasosas
   - A maior função do pulmão é a troca de gases para oxigenação do sangue. Os principais gases utilizados nessas trocas são oxigênio e gás carbônico, e o pulmão mantém uma reserva oito vezes maior que a necessária para as atividades normais.
2. Reservatório
   - O pulmão pode funcionar como depósito, pois contêm de um a dois litros de sangue (no adulto) disponíveis para aumentar o débito cardíaco.
3. Filtragem
   - Os pulmões filtram bactérias e microagregados que são fagocitados pelas células macrófagos do pulmão.
4. Órgão endócrino
   - Os pulmões podem funcionar também como um órgão endócrino, metabolizando algumas substâncias que passam pelo sistema.

O processo da respiração tem quatro fases:

- Ventilação pulmonar, que é o movimento do ar ambiente para dentro e fora dos pulmões;
- Difusão do oxigênio e do gás carbônico na interface alveolocapilar pulmonar;
- Transporte do oxigênio para dentro das células e do gás carbônico para fora das células;
- Regulação da ventilação.

A assistência de enfermagem à criança em uso de suporte respiratório em UTIP envolve a avaliação do sistema respiratório, incluindo histórico de saúde, exame físico, exames diagnósticos e laboratoriais e prescrição dos cuidados de enfermagem.

CUIDADOS COM O SISTEMA RESPIRATÓRIO

Avaliação de Enfermagem com Enfoque no Sistema Respiratório

O histórico de saúde com enfoque no sistema respiratório pode conter questões relacionadas a problemas de saúde atuais e pregressos, tempo de internação, tipos de suporte respiratório em que a criança já foi submetida ou está em uso, ocorrência de febre, vômitos, dificuldade para respirar e intercorrências clínicas, bem como o tipo de alimentação e o plano terapêutico atual.

O exame físico inclui a avaliação do estado de alerta ou nível de consciência; coloração da pele, lábios e leitos ungueais; palpação dos gânglios linfáticos; presença de batimento de asa de nariz e secreções nasais; coloração da orofaringe e presença de exsudatos ou lesões; tosse; avaliação da simetria e expansibilidade do tórax; utilização de musculatura acessória (retração de fúrcula, retração subdiafragmática, retrações intercostais); presença de sons como grunhidos e estridores; frequência e ritmo respiratório; ausculta pulmonar no tórax anterior e posterior e nas áreas axilares do ápice à base pulmonar, observando a presença de murmúrios vesiculares e ruídos adventícios (estertores, roncos e sibilos); percussão do tórax em busca de sons maciços e/ou timpânicos; verificação da saturação de oxigênio; e registro dos dados de capnometria, conforme o caso.

Os exames complementares mais comuns envolvem a avaliação dos gases sanguíneos e exames de imagem, como a radiografia de tórax.

Cuidados de Enfermagem à Criança com Enfoque no Sistema Respiratório

A captação e entrega de oxigênio podem estar comprometidas em várias condições, tais como insuficiência respiratória, choque, trauma ou afecções do sistema nervoso central. Nessas situações, é necessário administrar concentrações mais altas de oxigênio por meio de dispositivos de suporte respiratório.

Neste capítulo, os dispositivos de suporte respiratório serão apresentados conforme seu método de administração.

Cateter Nasal

O cateter nasal consiste em dois *prongs* inseridos na parte anterior das narinas e fixados no rosto da criança (Figura 112.1).

Trata-se de um sistema de baixo fluxo que oferece concentração de oxigênio relativamente estável e possibilita uma maior mobilidade da criança, sendo indicado para aquelas que necessitem de baixas concentrações de oxigênio e estão clinicamente estáveis.

São cuidados de enfermagem: dispor de um fluxômetro de oxigênio calibrado para fornecer fluxos de, no máximo, 4 L/min; sempre ofertar oxigênio umidificado e aquecido; observar o grau de desconforto respiratório após a instalação do cateter e monitorar a presença de secreção em vias aéreas superiores.

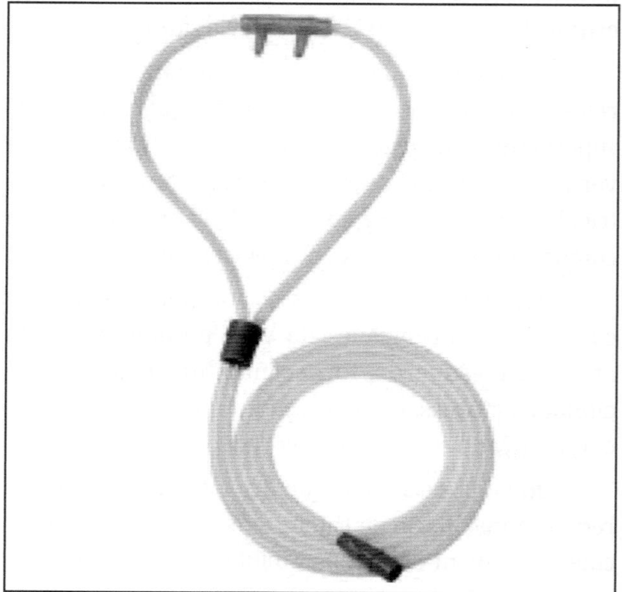

FIGURA 112.1 *Cateter nasal.*

Capacete ou halo

Trata-se de recipiente cilíndrico de acrílico transparente que rodeia a cabeça, com uma abertura no pescoço do paciente (Figura 112.2). Este método possibilita a mistura de diferentes proporções de oxigênio e ar comprimido, fornecendo concentrações de até 80-90%. São pontos importantes do cuidado de enfermagem: verificar o fluxo de oxigênio (10 a 15 L/min); manter a mistura de oxigênio umidificada e aquecida; posicionar confortavelmente a cabeça da criança dentro do capacete, mantendo livre o espaço entre o pescoço e o capacete; colocar um pequeno chumaço de algodão no ouvido da criança, uma vez que o ruído no interior é proporcional ao fluxo de gases e ao tipo de umidificação utilizada; trocar a água de umidificação conforme protocolo institucional; e avaliar continuamente o padrão respiratório da criança.

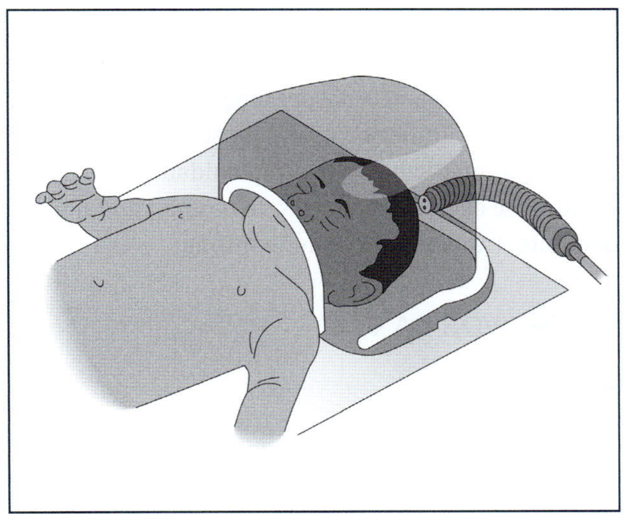

FIGURA 112.2 *Capacete ou halo.*

Oxitenda

A oxitenda é um dispositivo de acrílico transparente (Figura 112.3) que pode ofertar FiO_2 de até 50%, porém sem garantir concentrações estáveis. Os cuidados de enfermagem envolvem: evitar a abertura excessiva da oxitenda, verificar continuamente o fluxo da mistura de gases, colocar um pequeno chumaço de algodão no ouvido da criança, e verificar a temperatura e o padrão respiratório da criança.

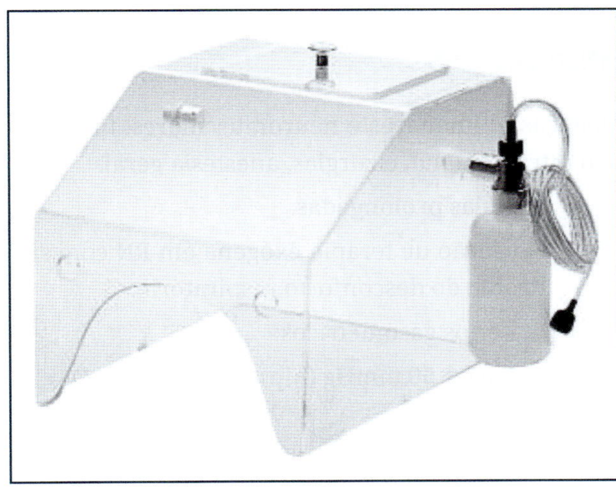

FIGURA 112.3 *Oxitenda.*

Máscara de Oxigênio e Máscara Tipo Venturi

As máscaras de oxigênio (Figura 112.4A) são feitas de plástico transparente e se adaptam à face do paciente, fixando-se por meio de um elástico em torno da cabeça da criança. O oxigênio é ofertado por meio de um tubo conectado na base da máscara, e orifícios em cada lado da máscara servem como saída do gás exalado e porta de entrada de ar ambiente. O fluxo varia de 6 a 10 L/min.

A máscara tipo Venturi procura assegurar uma concentração previsível e controlada de oxigênio, de baixa a moderada (FiO_2 de 25% a 60%), de acordo com o fluxo de oxigênio e o tipo de diluidor de oxigênio utilizado, identificado por cores distintas (Figura 112.4B). Os cuidados de enfermagem às crianças com máscara envolvem a utilização de estratégias para minimizar o incômodo com seu uso, de acordo com a faixa etária da criança, bem como auxílio nos momentos de alimentação, banho e interação social.

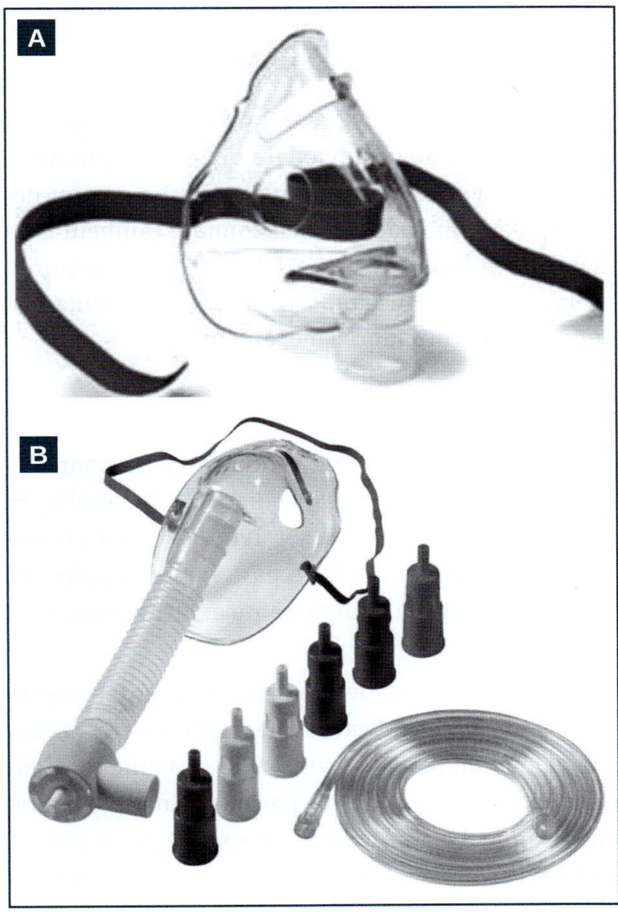

FIGURA 112.4 ***Máscaras de oxigênio. (A) Máscara simples para oferta de oxigênio; (B) Máscara Venturi: dispositivos que possibilitam a adequação de FiO_2 administrado.***

Ventilação Não Invasiva

A utilização da ventilação não invasiva aumenta a capacidade residual funcional, aplicando uma pressão de distensão contínua em vias aéreas, o que possibilita a abertura de alvéolos colapsados, com melhora da oxigenação. A monitorização do paciente envolve contagem da frequência cardíaca e respiratória; oximetria de pulso contínua; elevação de decúbito a 30°; avaliação do conforto da criança; verificação dos parâmetros ventilatórios e registro; colocação de protetor de cabeça, evitando tensão excessiva na máscara; avaliação quanto a extravasamento de ar; e reajuste da máscara sempre que necessário. Faz parte também a utilização de estratégias de distração e suporte da família para manter a criança confortável.

SUPORTE VENTILATÓRIO

Ventilação por Pressão Positiva

A insuflação do pulmão é obtida com a introdução de ar por pressão positiva para dentro dos pulmões, que pode ser realizada através de tubo oro ou nasotraqueal, tubos de traqueostomia e também com máscaras faciais e nasais. Pode ser aplicada com a utilização de ressuscitadores manuais, válvulas de demanda e ventiladores mecânicos.

Ventilação Pulmonar Mecânica

Ver também Capítulo 38, "Ventilação Pulmonar Mecânica Convencional em Pediatria". A ventilação pulmonar mecânica pode ser definida como o movimento de gás para dentro e para fora dos pulmões, promovido por um equipamento externo conectado ao paciente.

Uma das finalidades do cuidado de enfermagem é prevenir as complicações decorrentes da extubação acidental. A não observância dos cuidados em relação à manutenção da permeabilidade do tubo endotraqueal e à prevenção da extubação acidental pode expor o paciente aos riscos de uma nova intubação, como: trauma da via aérea e cavidade oral, hipoxemia, bradicardia e, em alguns casos, óbito.

O cuidado à criança intubada prioriza a segurança e conforto do paciente, portanto é essencial: avaliação contínua da fixação da cânula; observação do nível de atividade da criança e provisão de imobilização apropriada dos membros, conforme a necessidade e idade da criança; avaliação do padrão respiratório para identificação precoce de obstruções e extubações não planejadas; observação da sincronia entre paciente e ventilador mecânico; validação dos parâmetros da ventilação e sistemas de alarme; avaliação da presença de escape de ar ao redor da cânula; provisão de sedação conforme prescrição médica; e manuseio cuidadoso da criança durante os procedimentos de banho, mudança de decúbito, transporte e higiene íntima.

OBJETIVOS DA VPM

Fisiológicos

1. Manter ou permitir a adequação de trocas gasosas;
2. Aumentar o volume pulmonar;
3. Reduzir ou permitir a manipulação do trabalho respiratório.

Clínicos

1. Reverter a hipoxemia;
2. Reverter a acidose respiratória aguda;
3. Diminuir o desconforto respiratório;
4. Prevenir ou reverter a atelectasia;
5. Reverter a fadiga dos músculos respiratórios;
6. Diminuir a pressão intracraniana.

INDICAÇÕES

Doenças pulmonares e neuromusculares, hipertensão intracraniana, cirurgias, anestesia geral.

- Apneias prolongadas.
- Iniciação de terapia exógena em RN com síndrome do desconforto respiratório.
- Critérios gasométricos:
  - $PaO_2 < 50$ mmHg (hipoxemia) com FiO_2 > ou = 0,6;
  - $PaCO_2 > 50$ mmHg (hipercapnia);
  - pH < 7,25 (acidose respiratória).

MODOS DE VENTILAÇÃO PULMONAR MECÂNICA

Ventilação Controlada

Neste modo, a ventilação é fornecida e controlada pelo aparelho para um paciente anestesiado e com a musculatura paralisada. Cada ciclo é totalmente controlado pelo ventilador; início, alvo e término da respiração são pré-determinados e na frequência estabelecida por minuto. Esse modo não reconhece o esforço respiratório do paciente.

Ventilação Assistida/Controlada (VAC)

É um modo ventilatório que permite apenas respirações mandatórias, sejam iniciadas pelo ventilador, sejam pelo paciente. O ventilador libera um número preestabelecido de respirações mandatórias para o paciente, caso ele não apresente nenhum esforço respiratório. Caso o paciente apresente esforços respiratórios e eles forem detectados pelo ventilador, então este irá liberar respirações mandatórias assistidas, aumentando o número de respirações liberadas pelo ventilador. Podem ser volume ou pressão controlada.

Ventilação Mandatória Intermitente (VMI)

É um modo de ventilação que libera respirações mandatórias na frequência preestabelecida, mas permite que o paciente respire espontaneamente. A respiração mandatória é liberada independentemente do esforço respiratório espontâneo do paciente.

Ventilação Mandatória Intermitente Sincronizada (SMIV)

Este modo é uma ventilação mandatória intermitente que, por meio de um algoritmo, libera uma respiração mandatória assistida ou uma respiração espontânea quando reconhecer um esforço inspiratório do paciente. O número total de respirações mandatórias, sejam assistidas (iniciadas pelo paciente) ou não, será a frequência que foi estabelecida no ventilador. O ventilador libera as respirações mandatórias, tentando sincronizar algumas com o esforço espontâneo do paciente.

Ventilação com Suporte de Pressão (VPS)

É um modo de ventilação que auxilia o paciente durante esforços respiratórios espontâneos. O ventilador auxilia apenas durante a fase inspiratória (alvo), pois o início e o término da respiração são controlados pelo paciente. Isso significa que o volume corrente e o tempo inspiratório são determinados somente pelo paciente. A pressão suporte auxilia o paciente a vencer a impedância imposta pelo sistema respiratório, reduzindo o trabalho respiratório. O ciclo é iniciado quando o aparelho detecta que a sensibilidade (usualmente pressão ou fluxo) foi atingida pelo esforço inspiratório do paciente.

Pressão Positiva Contínua nas Vias Aéreas (CPAP)

Fornece um fluxo de gases contínuo e constante para manter uma pressão preestabelecida e auxilia a manter as vias aéreas abertas e aumentar a CRF.

O Quadro 112.10 descreve as vantagens e desvantagens em relação ao modo de ventilaçãoo

QUADRO 112.10 **Vantagens e desvantagens de cada modo de VPM.**

Modos	Vantagens	Desvantagens
Ventilação Mecânica Controlada (CV)	Repouso dos músculos respiratórios	Nenhuma interação de paciente-aparelho de ventilação; necessita a utilização de seleção/bloqueio neuromuscular; possível ocorrência de efeitos hemodinâmicos adversos
Ventilação Assistida Controlada (A/C)	O paciente determina a quantidade de suporte ventilatório; diminuição do trabalho respiratório	Pode ocasionar uma hiperventilação inapropriada; possível ocorrência de efeitos hemodinâmicos adversos
Ventilação Mandatória Intermitente Sincronizada (SIMV)	Melhora a interação paciente – aparelho de ventilação mecânica; menor interferência com a função cardiovascular	Aumento inapropriado do trabalho respiratório
Ventilação com Suporte de Pressão (PSV)	Melhora a interação paciente-aparelho de ventilação mecânica, diminui o trabalho respiratório	Efeito variável em relação à tolerância do paciente. Necessita do esforço respiratório do paciente e que o ventilador reconheça esse esforço

Ventilação com Alta Frequência

Com volume corrente de 1 a 3 mL/kg, permite atingir uma frequência respiratória acima de 150 pulsos/min.

ATENDIMENTO DAS NECESSIDADES VENTILATÓRIAS DO PACIENTE

Utilizando-se um aparelho de ventilação pulmonar mecânica adequado, com parâmetros preestabelecidos de frequência respiratória, fluxo, pressão e volume.

Indicações Específicas da Intubação Intratraqueal

- Necessidade de um sistema fechado de ventilação pulmonar mecânica para pacientes que necessitem suporte ventilatório;
- Prevenir, reverter ou auxiliar nas obstruções das vias aéreas superiores, como laringite, epiglotite, tumor laríngeo e cirurgia de pescoço;
- Promover a limpeza traqueobrônquica quando, por si só, o paciente não o consegue, quer por incompetência ciliar, quer por escassez de tosse.

TIPOS DE CÂNULAS (SONDAS, TUBOS) PARA VIAS AÉREAS ARTIFICIAIS

Nasofaríngeas

Estas sondas, muito pouco utilizadas em nosso meio, apresentam algumas vantagens em relação às orofaríngeas por não estimular o reflexo vagal, proporcionar fácil acesso à traqueia e ser razoavelmente bem toleradas por um período de aproximadamente uma semana. Necessitam de um tubo macio e rigorosamente lubrificado no momento da instalação. Muito úteis para broncoscopia e aspiração nasotraqueal.

Orofaríngeas

São conhecidas como "cânulas de Guedell". As sondas utilizadas nessa via atendem a necessidade de proteção à obstrução da via aérea pelo prolapso da língua, e para proteger a língua de mordidas e lesões durante outros procedimentos. São de fácil e rápida colocação pela introdução e rotação das mesmas, com consequente adaptação à cavidade oral.

Cânulas Intratraqueais

Utilizadas para instalação de ventilação pulmonar mecânica prolongada, para obstrução persistente das vias aéreas e para auxiliar no controle das secreções.

É um procedimento que necessita muitos cuidados, desde a instalação do tubo até sua manutenção e retirada.

A correta e cuidadosa introdução do tubo intratraqueal é fator determinante para o início da prevenção de lesões e controle de infecções do trato respiratório, seguida da observação, monitoramento e manuseio adequado durante os procedimentos de rotina no decorrer da assistência respiratória.

A via de opção pode ser naso ou orotraqueal; sempre aplicar uma adequada e firme fixação, considerando a idade do paciente e sua condição mental, e nunca subestimar o risco de uma retirada acidental do tubo e a consequente piora do estado de saúde da criança. Na emergência, a via orotraqueal é a preferencial.

A firme fixação do tubo e a correta manutenção da posição da cabeça serão determinantes para a integridade das cordas vocais e a prevenção de edemas que posteriormente atrapalharão no sucesso da retirada.

Cânulas de Traqueostomia

São cânulas que promovem um excelente acesso traqueal, além de maior conforto e melhor aparência para os familiares. Procede-se à traqueostomia geralmente quando a probabilidade de retirada do tubo ainda for distante. É um procedimento cirúrgico que deve ser cuidadosamente acompanhado, principalmente nas primeiras 72 horas quando o risco de criar um falso pertuito ainda estiver presente.

AJUSTES DA VENTILAÇÃO MECÂNICA

- Fração inspiratória de oxigênio (FiO_2): porcentual ou fração de oxigênio presente no ar inspirado (21% a 100%);
- Pressão inspiratória de pico (PIP): pressão inspiratória máxima durante o ciclo inspiratório;
- Pressão expiratória final positiva (PEEP): pressão mantida nas vias aéreas do final da fase expiratória até o início da fase inspiratória, prevenindo o colapso alveolar durante a expiração, diminuindo o trabalho respirató-

rio na reinsuflação alveolar e melhorando as trocas gasosas entre os alvéolos e os capilares;

- Tempo inspiratório (Ti): duração da fase inspiratória do ciclo respiratório;
- Tempo expiratório (Te): duração da fase expiratória do ciclo respiratório;
- Tempo expiratório (Rel. I/E): relação inspiração/expiração – relação entre o tempo inspiratório e o tempo expiratório;
- Pressão média de vias aéreas (MAP): média das pressões exercidas na via aérea durante todo o ciclo respiratório, considerando PIP, PEEP, Ti e Te;
- Volume corrente (VC): volume de gás fornecido durante uma inspiração normal;
- Volume minuto: volume de gás fornecido durante um minuto. Volume corrente x frequência respiratória.

O Quadro 112.11 mostra um esquema prático da VPM (inspiração e expiração).

QUADRO 112.11 *Esquema prático da VPM.*

Inspiração
A válvula exalatória fecha-se na fase inspiratória, o que pressuriza o circuito, direcionando os gases para os pulmões e alvéolos.
Expiração
Exala o gás proveniente do pulmão, mantendo um volume residual pulmonar. A válvula exalatória abre-se na expiração, permitindo a saída dos gases por meio do gradiente de concentração.

1. Os gases (ar e oxigênio) são fornecidos ao sistema (pressão habitual de entrada 50 psi ~ 14 kgf/cm^2);
2. O *blender* faz a mistura (mistura ar e oxigênio);
3. A mistura de gases é submetida a aquecimento e umidificação (câmara com água);
4. O circuito respiratório tem duas linhas (inspiratória e expiratória).

UMIDIFICAÇÃO DURANTE A ASSISTÊNCIA RESPIRATÓRIA

A principal função do trato aéreo superior é assegurar que os gases inspirados sejam umidificados e aquecidos adequadamente, e isso só pode acontecer em presença de vias aéreas normais e funcionantes.

Durante a inspiração, a via aérea superior aquece e umidifica os gases e os transporta até o parênquima pulmonar com 100% de umidade relativa na temperatura corporal (37°C). Esse local, chamado de "limite de saturação isotérmica", encontra-se a aproximadamente 5 cm abaixo da carina (no adulto). Todo o ar inspirado deve, nesse ponto de bifurcação da traqueia, alcançar a temperatura corporal aproximada de 37°C, independentemente das condições do gás inspirado (Figura 112.5).

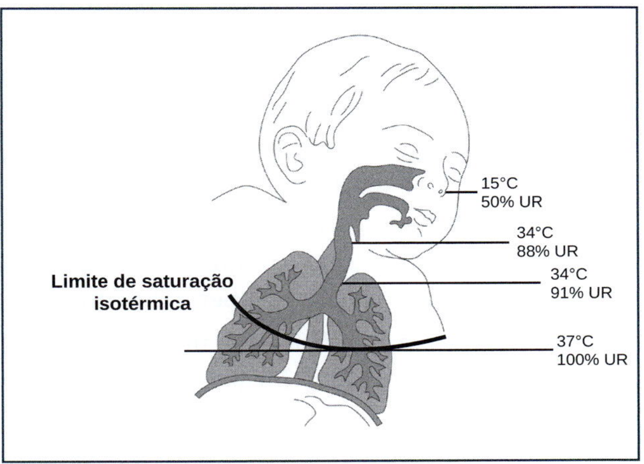

FIGURA 112.5 *Saturação do ar inspirado no trajeto da via aérea.*

Durante a inspiração nasal, o fluxo de ar nas narinas é turbulento e o calor é transferido por convecção através das turbinas ou conchas nasais e o contato direto do ar com a mucosa respiratória.

Quando a inspiração acontece pela boca, o fluxo de ar é laminar e necessita de aquecimento por radiação. Como o ar é pobre condutor de calor, a boca é menos eficiente que o nariz para aquecê-lo. Haveria, portanto, uma diferença entre o ar inspirado pela boca e pelo nariz; por exemplo, o ar inspirado pelo nariz alcançaria na orofaringe uma temperatura de 34°C, com 80% a 90% de umidade relativa; o gás inspirado pela boca alcançaria nesse mesmo local 21°C, com umidade relativa de 60%.

Qualquer gás inspirado pela narina ou boca atingiria a temperatura e saturação corporal na região da carina, em condições normais.

Como o gás inspirado aquece, o vapor de água é transferido da mucosa por meio de vaporização, que resulta em umidade adicionada ao gás inspirado. O aquecimento e a umidificação continuam até que o gás inspirado alcance sua saturação na temperatura corporal.

Durante a exalação, o calor é transferido para a traqueia fria e mucosa nasal por convecção. Como o gás retém menos vapor de água, ocorre condensação e a água se acumula na superfície da traqueia, sendo reabsorvida pelo muco. O calor é transferido para a mucosa e resulta em aquecimento e reidratação. Calor latente e água ficam então estocados até a próxima inspiração.

A via aérea superior é um ótimo umidificador, principalmente pela grande concentração de glândulas mucosas e elevada vascularização, enquanto a boca não. As vias aéreas e o pulmão têm também a função de filtrar partículas dos gases inalados, enquanto são transportados para o parênquima pulmonar. O sistema funciona bem em condições normais; uma vez a ciliar comprometida, poderá necessitar de semanas para recuperar sua função.

Umidificação é a adição de umidade (vapor d'água) a gases inspirados fornecidos ao paciente durante a assistência respiratória ou suporte ventilatório por uma via aérea artificial.

Quando há uma via aérea artificial instalada, a umidificação durante a VPM é obrigatória para prevenção de hipotermia, espessamento de secreções de vias aéreas, destruição do epitélio e atelectasias.

A umidificação pode ser obtida utilizando-se um umidificador aquecido (UA) ou um HME – trocador de calor e umidade (TCU), também conhecidos por filtro, nariz artificial ou umidificador hidrofóbico.

Durante a ventilação pulmonar mecânica, o equipamento selecionado deve ser capaz de fornecer um mínimo de 30 mg/L de vapor d'água, ou seja, a saturação máxima a uma temperatura de 30°C. A quantidade de vapor d'água que um volume de gás pode conter depende diretamente da temperatura. Quanto mais alta a temperatura, mais vapor d'água aquele volume de gás pode conter. A 37°C, com 100% de saturação, cada litro de gás inspirado terá 44 mg de vapor d'água.

Umidificador Aquecido

É utilizado, principalmente com uma via aérea artificial, durante a ventilação pulmonar mecânica e funciona ativamente, garantindo adequado aquecimento e umidificação dos gases fornecidos. O gás fornecido pelo aparelho de VPM atravessa uma câmara preenchida com água aquecida e se satura de vapor de água, elevando o calor e o conteúdo de vapor de água do gás inspirado (Figura 112.6).

> *Desvantagens: condensação na fase inspiratória do circuito (fonte de proliferação bacteriana; risco de aspiração do líquido condensado; risco de alterações drásticas de temperatura, determinando resfriamento ou hiperaquecimento das vias aéreas; custo elevado).*

Mecanismo: a água aquecida aumenta a quantidade de moléculas de água e, por meio da energia cinética, transforma-a em estado gasoso.

Modo de ação

Gás inspirado ► reservatório preenchido com água aquecida ► vapor desprendido + gás ► fase inspiratória do circuito respiratório ► paciente ► Gás expirado ► fase expiratória do circuito respiratório ► válvula exalatória.

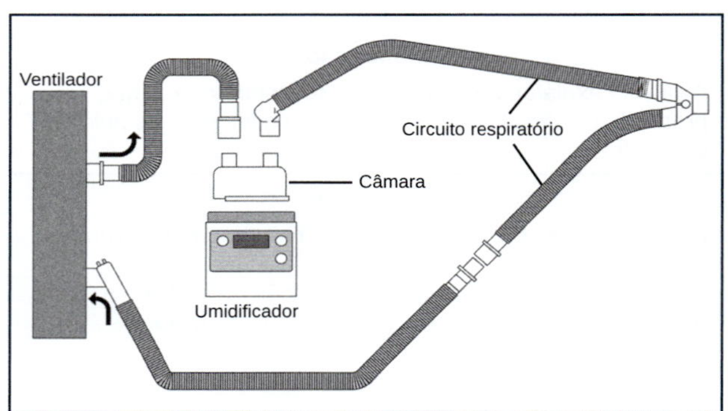

FIGURA 112.6 ***Circuito respiratório usualmente utilizado no ventilador mecânico.***

Trocadores de Calor e Umidade

Funciona passivamente, estocando o calor e a umidade do gás exalado pelo paciente, que é reutilizado na reinalação. São mais utilizados em pacientes anestesiados para procedimentos cirúrgicos. Fornecem barreira bacteriológica devido ao material utilizado no seu interior; também são denominados "filtros".

Desvantagens: interferência no processo de desmame da VPM e não deve ser usado em crianças com peso inferior a 2.500 g. Pode haver oclusão do tubo endotraqueal por acúmulo de secreções; pode determinar aumento do espaço morto e a consequente resistência ao fluxo de gases. Em pediatria e neonatologia, não se recomenda o uso rotineiro desses dispositivos pelo risco de asfixia por acúmulo de secreções. Utilizar apenas por pequenos períodos, como em transporte e cirurgia.

Modo de ação

Gás inspirado (fase inspiratória do circuito respiratório) ► trocador de calor e umidade ► paciente (gás é aquecido e umidificado nas vias aéreas do paciente) ► Gás expirado ► trocador de calor e umidade (retém a umidade e o calor que acompanham o gás) ► fase expiratória do circuito respiratório ► válvula exalatória.

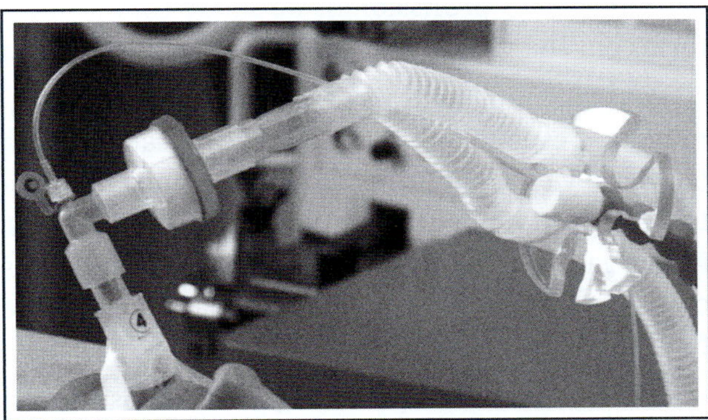

FIGURA 112.7 *Trocador de calor e umidade.*

Características "Desejadas" dos Umidificadores

- Fornecer umidificação adequada;
- Manter a temperatura corporal;
- Propriedades físicas seguras e constantes (tamanho, resistência, espaço morto funcional e complacência interna);
- Conveniente para uso, limpeza e acondicionamento;
- Custo-benefício.

CONTRAINDICAÇÃO

Não há contraindicações para prover condições fisiológicas dos gases inspirados durante a assistência respiratória.

O trocador de umidade e calor é contraindicado em algumas circunstâncias:

- Pacientes com secreções espessas, secas ou sanguinolentas;
- Pacientes com volume corrente expirado menor que 70% do volume corrente fornecido (fístulas, COT sem balonete);
- Pacientes com temperatura corporal menor que 32°C;
- Pacientes com volume minuto elevado (> 10 L/min);
- Deve ser removido do paciente, durante tratamento com aerossóis, no momento da instalação do nebulizador.

O Cuidado Centrado na Criança e na Família

Historicamente, sabe-se que o cuidado na área pediátrica evoluiu, de uma abordagem de cuidado centrada na doença, para uma perspectiva centrada na criança; e, mais atualmente, para uma abordagem de cuidado centrada na criança e na família. No entanto, em termos práticos, a evolução das diferentes abordagens de cuidado não ocorreu homogeneamente em âmbito global, pois, apesar das evidências científicas recomendarem uma prática que tenha a criança e a família como foco dos cuidados, ainda se observa em muitos ambientes de saúde uma abordagem centrada na doença e/ou na criança.

Na abordagem centrada na doença, o cuidado está focalizado no agravo à saúde da criança ou em sua patologia; seu objetivo principal é recuperar a saúde da criança, e a tomada de decisão está centrada na figura do médico. A família não é considerada parte do cuidado e seu papel é indiferente dentro do contexto e da experiência de hospitalização da criança.

Na abordagem centrada na criança, o foco do cuidado é a criança que está acometida por alguma doença. Os objetivos do cuidado vão além da recuperação da saúde da criança, uma vez que a meta também é garantir o crescimento e desenvolvimento ideais durante o tempo de hospitalização, e minimizar as repercussões emocionais da doença/hospitalização para a criança e as chances de recorrência da doença e/ou hospitalização, por meio de participação e orientação à família. Nessa abordagem, a tomada de decisão está centrada na equipe de saúde. Sob essa perspectiva, a família é considerada parte do cuidado para garantir o bem-estar da criança; seu papel é periférico e sua presença considerada obrigatória nos ambientes de cuidado em saúde.

Na abordagem centrada na criança e na família, o cuidado está focalizado no sistema familiar, entendendo que a família se encontra em um determinado estágio do ciclo de desenvolvimento e possui estrutura e funcionamento peculiares. A família é considerada uma unidade de cuidado, e as principais metas desse tipo de abordagem são promover autonomia e segurança para a família, minimizar o sofrimento causado pela situação de doença/hospitalização da criança e ajudar a família a utilizar suas forças e recursos próprios. A tomada de decisão é compartilhada entre a equipe e a família. A família é bem-vinda nos ambientes de cuidado, sendo sua presença encorajada e apoiada. Essa abordagem não exclui as necessidades da criança, tampouco desconsidera a doença e os aspectos clínicos implicados nesse processo, mas expande o olhar ao inserir a criança num contexto mais ampliado, o sistema familiar, entendendo que doença e família se afetam reciprocamente.

O Cuidado Centrado no Paciente e na Família (CCPF) tem sido endossado como filosofia ideal para o cuidado por grandes organizações profissionais e não profissionais, tais como Institute of Medicine (IOM), American College of Critical Care Medicine (ACCM), American Academy of Pediatrics (AAP) e Joint Commission International (JCI). Essa abordagem de cuidado foi desenvolvida na década de 1950, inicialmente na Grã-Bretanha, após divulgação da pesquisa seminal de John Bowlby (1952) e da publicação do Relatório de Platt (1959). Em 1992, o Instituto para o Cuidado Centrado na Família foi criado nos Estados Unidos e assumiu algumas das funções da Associação de Assistência à Saúde das Crianças (Association for the Care of Children's Health), sendo rebatizado em 2010 como Instituto para o Cuidado Centrado no Paciente e na Família (Institute for Patient and Family Centered Care).

Atualmente, o Instituto para o Cuidado Centrado no Paciente e na Família, uma organização sem fins lucrativos, representa uma liderança internacionalmente reconhecida e ativa para o avanço do conhecimento e promoção de mudanças organizacionais para execução do CCPF em todos os ambientes de cuidado. O Instituto cumpre sua missão por meio de educação, consulta e assistência técnica; desenvolvimento de materiais e divulgação da informação; pesquisa; e parcerias estratégicas, com envolvimento ativo de pacientes, famílias e profissionais de saúde.

A palavra "família" refere-se a "duas ou mais pessoas que estão relacionadas de alguma forma, biologicamente, legalmente ou emocionalmente". São os pacientes e membros familiares que definem quem faz parte da família. O CCPF é uma abordagem para o planejamento, a prestação e a avaliação dos cuidados de saúde que se baseia em parcerias mutuamente benéficas entre os profissionais de saúde, pacientes e famílias. Na área pediátrica, trabalhar de acordo com essa abordagem significa reconhecer a família como uma constante na vida da criança e os profissionais de saúde como transitórios em sua vida.

Os princípios centrais dessa abordagem são: dignidade e respeito à individualidade de cada família (crenças, valores culturais, modos de enfrentamento); compartilhamento de informações verdadeiras, imparciais e completas; participação da família nos cuidados e tomadas de decisão; e colaboração entre família e profissionais de saúde.

- Dignidade e respeito: os profissionais de saúde devem ouvir e honrar as perspectivas e escolhas do paciente e da família. Os saberes, valores, crenças e contexto cultural devem ser incorporados ao planejamento e à prestação de cuidados.
- Compartilhamento de informações: os profissionais de saúde devem comunicar e compartilhar em tempo oportuno informações completas, verdadeiras, imparciais e úteis com pacientes e familiares, de modo que eles possam participar efetivamente do cuidado e das tomadas de decisão.
- Participação: os pacientes e famílias devem ser apoiados e encorajados a participar do cuidado e do processo de tomada de decisão no nível que escolherem.
- Colaboração: os pacientes e famílias devem ser incluídos de modo amplo na instituição. Profissionais de saúde, gestores e famílias devem trabalhar juntos na elaboração, execu-

ção e avaliação de políticas e programas institucionais, no planejamento das instalações de cuidado em saúde e no processo de educação profissional, bem como na prestação de cuidados diretos ao paciente.

A atuação dos profissionais de saúde, de acordo com esses princípios, reconhece, respeita e apoia as singularidades das famílias e o importante papel delas como tomadoras de decisão, cuidadoras e defensoras dos interesses da criança. Para que os conceitos centrais do CCPF sejam incorporados em todos os aspectos da prática profissional, uma comunicação eficaz entre profissional da saúde e família é essencial no processo de cuidado durante a hospitalização da criança na Unidade de Terapia Intensiva Pediátrica.

Como benefícios decorrentes da utilização do CCPF na prática clínica, são descritos: melhora da experiência do paciente e da família em relação à hospitalização; fortalecimento das forças do paciente e da família; maior satisfação dos usuários em relação aos serviços de saúde; menor tempo de internação e custos hospitalares; uso mais efetivo dos recursos em saúde; e maior satisfação da equipe de saúde.

A seguir, são apresentadas algumas recomendações para aplicação dos conceitos centrais do CCPF pelas instituições de saúde e equipes multiprofissionais na prática clínica pediátrica:

- Deve ser assegurado pelos profissionais de saúde que as relações com as crianças e suas famílias sejam verdadeiramente colaborativas. De acordo com o CCPF, a criança e sua família são parte integrante da equipe de saúde, assim, elas devem participar no desenvolvimento do plano de cuidados de saúde e ter domínio sobre ele.
- Todos os profissionais de saúde devem tratar as famílias com respeito, buscando ativamente compreender a visão da família acerca do comportamento e das necessidades da criança, incorporando adequadamente suas preferências ao plano de cuidados.
- As visitas médicas e as passagens de plantão devem ser realizadas ao lado do leito dos pacientes, com a equipe multiprofissional e membros da família presentes, devendo essa ser uma prática padrão nas unidades hospitalares.
- Deve ser oferecida às famílias, ou aos responsáveis pela criança, a opção de estarem presentes durante a realização de qualquer procedimento invasivo ou não invasivo na criança, devendo ser dado apoio às famílias antes, durante e após o(s) procedimento(s) realizado(s).
- As famílias devem ser fortemente encorajadas a estar presentes durante a hospitalização da criança; os enfermeiros e pediatras devem reconhecer e agir em defesa da importância da presença da família durante a doença e a hospitalização da criança.
- Os membros da equipe de saúde devem compartilhar informações e promover a participação ativa de todas as crianças (incluindo as crianças com deficiência, se forem capazes) na gestão e na direção de questões relacionadas à sua saúde e ao seu cuidado. Deve ser respeitada a capacidade do adolescente e do jovem adulto para a tomada de decisão independente, e o direito à sua privacidade.
- Em colaboração com pacientes, famílias e outros profissionais de saúde, os sistemas e processos de atendimento às crianças devem ser adequados, com vistas a melhorar a experiência do cuidado do paciente e da família.
- Todos os membros da equipe de saúde devem compartilhar informações clínicas com as crianças e suas famílias, de maneira que essas informações sejam úteis, afirmativas, completas, honestas e imparciais.
- Deve ser incentivado e facilitado o apoio entre pares (família para família) e entre redes e grupos de suporte, especialmente entre crianças e famílias de origens culturais e linguísticas semelhantes ou com o mesmo tipo de condição clínica.
- Os pediatras devem, em colaboração com os pacientes, famílias e outros membros da equipe de saúde, assegurar uma transição para o domicílio de boa qualidade, visando garantir o adequado desenvolvimento da criança.
- As instituições de saúde, na contratação de pessoal, no desenho de processos de trabalho

e na avaliação de desempenho dos recursos humanos, devem tornar explícita a expectativa de colaboração e parceria com os pacientes e familiares, bem como de outros comportamentos esperados na abordagem de cuidado centrada no paciente e na família.

- A concepção das instalações das unidades de cuidado deve ser consonante e promover a filosofia do CCPF, como quartos ou boxes individuais, locais para as famílias descansarem e disponibilidade de áreas de cozinha e lavanderia e outras áreas de apoio às necessidades das famílias. As famílias devem participar do planejamento de projetos arquitetônicos das unidades de cuidado.
- Educação e treinamento sobre o CCPF devem ser realizados periodicamente com todos os estudantes e residentes, bem como com membros da equipe de saúde.
- Em situações de pesquisa, pacientes e famílias devem ter voz ativa na definição da agenda de investigação; isso deve incluir a determinação de como as crianças e suas famílias irão participar da pesquisa e como os resultados serão compartilhados com elas.

Apesar de os cuidados intensivos pediátricos terem evoluído para um modelo de atenção centrado na criança e na família, ainda existem divergências entre a cultura profissional e a familiar na UTIP. A operacionalização do CCPF é desafiadora, sobretudo devido aos projetos estruturais das unidades, ao compromisso ideológico e às práticas cotidianas da equipe de saúde que atua na UTIP. Mudar a prática cultural não é pouca coisa; a informação, por si só, embora necessária, não é suficiente. O início da mudança pode vir de questionamentos acerca do *status quo* e do aumento da conscientização das famílias e das equipes de saúde sobre o CCPF.

REFERÊNCIAS

1. AARC Clinical Practice Guide: Humidification during mechanical ventilation. Respir Care. 1992;37:887-90.
2. AARC Clinical Practice Guideline: Nasotracheal suctioning. Respir Care. 1992;37:898-901.
3. Ambuel B, Hamlett KW, Marx CM, et al. Assessing distress in pediatric intensive care environments: the Comfort scale. J Pediatr Psychol. 1992;17:95-102.
4. American Academy of Pediatrics. Guidelines for Monitoring and Management of Pediatric Patients during and after Sedation for Diagnostic and Therapeutic Procedures. Pediatrics. 1992;89(6):1110-15.
5. American Association of Critical Care Nurses. Standards for Acute and Critical Care Nurses [serial on line] 2002 [cited 998]. Disponível em: <http://www.aacn.org/clinicalpractice/standards>.
6. Amoretti CF, Rodrigues GO, Carvalho PRA, Trotta EA. Validação de escalas de sedação em crianças submetidas à ventilação mecânica internadas em uma unidade de terapia intensiva pediátrica terciária. Rev Bras Ter Intensiva. 2008;20(4):325-330. Disponível em: <https://dx.doi.org/10.1590/S0103-507X2008000400002>.
7. Arbour RB. Using the bispectral index to assess arousal response in a patient with neuromuscular blockade. Am J Crit Care. 2000;9(6):383-7.
8. Atik KA. Monitorização hemodinâmica em cirurgia cardíaca pediátrica. Arq Bras Cardiol. 2004;82(2): 199-208.
9. Avena MJ. Avaliação da mecânica respiratória e da oxigenação em crianças antes e após aspiração de secreções durante a ventilação pulmonar mecânica [tese de mestrado]. Unifesp. São Paulo: 1998.
10. Beauchamp K, Baker S, Moser W, et al. Reliability of Nurses' Neurological assessment in the cardio thoracic surgical intensive care unit. Am J Crit Care. 2001; 10(5):298-305.
11. Binnekade JM, de Mol BA, Kesecioglu J, Haan RJ. The critical nursing index for safety assessment in intensive care. Intensive Care Med. 2001;27:1022-8.
12. Brissaud O, Botte A, Cambonie G, Dauger S, Blanquat LS, Durand P, et al. Expert's recommendations for the management of cardiogenic shock in children. Ann Intensive Care. 2016;6:14.
13. Brook RH, Cleary PD. Measuring quality of care. N Engl J Med. 1996;335(13):966-70.
14. Bussotti EA, Guinsburg R, Pedreira MLG. Adaptação cultural para o português do Brasil da escala de avaliação de dor Face, Legs, Activity, Cry, Consolability revised (FLACCr). Rev Latino-am Enfermagem, 2015;23(4):651-9.
15. Castellões TMFW, Silva LD. Guia de cuidados de enfermagem na prevenção da extubação acidental. Rev Bras Enferm. 2007;60(1):106-9.
16. Cheever KH. Early enteral feeding of patients with multiple trauma. Crit Care Nurse. 1999;19(6):40-9.
17. Chulay M, et al. Efficacy of hyperinflation and hyperoxygenation suctioning intervention. Heart Lung. 1988;17:15-22.

18. Committee on Hospital Care and Institute for Patient-and-family-centered Care. Patient- and family-centered care and the pediatrician's role. Pediatrics. 2012;129(2):394-404. doi: 10.1542/peds.2011-3084.
19. Costa P, Cruz AC, Angelo M. O cuidado centrado no paciente e na família em unidade de terapia intensiva neonatal. In: Morais SCRV, Souza KV, Duarte ED, orgs. Associação Brasileira de Enfermagem, Associação Brasileira de Obstetrizes e Enfermeiros Obstetras. PROENF Programa de Atualização em Enfermagem: Saúde Materna e Neonatal: Ciclo 7. Porto Alegre: Artmed Panamericana; 2016. p. 113-42. [Sistema de Educação Continuada a Distância, v. 3.]
20. Cote CJ. Adverse Sedation Events in Pediatrics: Analysis of Medications Used for Sedation. Pediatrics. 2000:13-26.
21. Cullen DJ, Civetta JM, Briggs BA, Ferrara LC. Therapeutic Intervention Scoring System: a method for quantitative comparison of patient care. Crit Care Med. 1974;2:57-40.
22. Curley MAQ, Levett PV. Intracreal Dynamics. In: Curley MAQ, Smith JA, Maloney-Harmon PA. Critical Care Nursing of Infants and Children. Philadelphia: WB Saunders Company; 1996. p. 336-84.
23. Davidson JE. Neuromuscular blockade. Crit Care. 1991;18:502-12.
24. Dijk M, Boer JB, Koot HM, et al. The reliability of the Comfort scale as a postoporative pain instrument in 0 to 3 year old infants. Pain. 2000;84:367-77.
25. Ducharme J. Acute pain and pain control: state of the art. Ann Emerg Med. 2000;35(6):592-603.
26. Edbrooke DL, Hibbert CL, Mills GH. Does it make sense to correlate TISS to ICU costs. Acta Anaesthesiol Scand. 1998;42(Suppl 112):195-6.
27. Fink JB, Cohen NJ. Humidity and Aerosols. In: Eubanks DH, Bone RC. Principles and Applications of Cardiorespiratory Care Equipment. St. Louis: Mosby – Year Book Inc.; 1994. p. 49-116.
28. Foronda FAK, Panico FF. Análise crítica dos procedimentos para oxigenoterapia. In: Delgado AF, Kimura HM, Troster EJ. Terapia intensiva. Barueri, SP: Manole; 2010.
29. Foster MJ, Whitehead L, Maybee P, Cullens V. The Parents', Hospitalized Child's, and Health Care Providers' Perceptions and Experiences of Family Centered Care Within a Pediatric Critical Care Setting: A Metasynthesis of Qualitative Research. J Fam Nurs. 2013;19(4):431-68.
30. Frownfelter DL. Chest Physical therapy and Airway Care. In: Barnes TA. Core Textbook of Respiratory Care Practice. 2nd ed. St. Louis: Mosby – Year Book Inc.; 1994. p. 187-210.
31. Fry-Bowers EK, Killian K. Effects of cardiovascular bypass in children: the effect of physiologic and metabolic derangements induced by CPB and associated procedures. Am J Nurs. 2002;102(1):23-7.
32. Garfield M, Jeffrey R, Ridley S. An assessment of the staffing level required for a high dependence unit. Anaesthesia. 2000;55(2):137-43.
33. Gaspar HA, Kimura HM. Monitorização hemodinâmica invasiva versus não invasiva. In: Delgado AF, Kimura HM, Troster EJ. Terapia intensiva. Barueri, SP: Manole; 2010.
34. GIRTI. Time oriented score system: a method for direct and quantitative assessment of nursing workload for ICU patients. Intensive Care Med. 1991;17:340-5.
35. Goodnough SKC. The effects of oxygen and hyperinflation on arterial oxygen tension after endotracheal suctioning. Heart Lung. 1985;14:11-7.
36. Gunderson LP, Stone KS, Hamlin RL. Endotracheal suctioning-induced heart rate alterations. Nurs Res. 1991;40:139-42.
37. Hayward RA, Hofer TP. Estimating hospital deaths due to medical errors: preventability is in the eye of the reviewer. JAMA. 2001;286(4):415-20.
38. Holt TO. Aerosol Generators and Humidifiers. In: Barnes TA. Core Textbook of Respiratory Care Practice. 2nd ed. St Louis: Mosby – Year Book Inc.; 1994. p. 441-84.
39. Howard VA, Thurber FW. The Interpretation of Infant Pain: Physiological and Behavioral Indicators used by NICU Nurses. J Pediatr Nurs. 1998;13(3):164-74.
40. Hudak CM, Gallo BM. Sistema cardiovascular. In: Hudak CM, Gallo BM. Cuidados Intensivos de Enfermagem. 6ª ed. Rio de Janeiro: Guanabara Koogan; 1997. p. 170-89.
41. Iapichino G, Radrizzani D, Bertoloni G, et al. Daily classification of level of care. A method to describe clinical course of illness, use of resources and quality of intensive care assistance. Intensive Care Med. 2001;27:131-6.
42. Institute for Patient and Family Centered Care [Internet]. [Acesso 27 jul 2016.] Disponível em: <http://www.ipfcc.org/>.
43. Jenning B, Staggers N. A provocative look at performance measurement. Nurs Adm Q. 1999;24(1):17-30.
44. Joint Commission on Accreditation of Healthcare Organizations (JCAHO). Joint Commission International Accreditation Standards for Hospitals. Illinois: Department of Publications of JCAHO; 2000. p. 1-5.

45. Kidd KC, Criddle L. Using jugular venous catheter in patients with traumatic brain injury. Crit Care Nurse. 2001;21(6):16-22.

46. Kusahara MD. Avaliação do sistema cardiovascular, principais distúrbios e cuidados de enfermagem na criança. In: Pedreira MLG, Harada MJCS, Viana DL, orgs. Enfermagem no cuidado crítico neonatal, pediátrico e de adulto. São Paulo: Yendis; 2015.

47. Lareau SC, et al. The relationship between frequency of ventilator circuit changes and infectious hazard. Am Rev Respir Dis. 1978;118:493-6.

48. Lemson J, Nusmeier A, Van der Hoeven JG. Advances hemodynamic monitoring in critically ill children. Pediatrics. 2011;128:560-71.

49. Linch M. Pain as the fifth vital sign. J Intraven Nurs. 2001;24:85-94.

50. Lookinland S, Appel PL. Hemodynamic and Oxygen transport changes following endotracheal suctioning in trauma patients. Nurs Res. 1991;40:133-7.

51. Louser MD, Mahoney PJ. Hazards of routine endotracheal suction in the neonatal unit. Lancet. 1989;24:1444-5.

52. Luce JM, et al. Intensive Respiratory Care. 2nd ed. Philadelphia: W.B. Saunders Co.; 1993.

53. Macdonald ME, Liben S, Carnevale FA, Cohen SR. An office or a bedroom? Challenges for family-centered care in the pediatric intensive care unit. J Child Health Care. 2012;16(3):237-49.

54. Matsuno AK. Reconhecimento das situações de emergência: avaliação pediátrica. Medicina (Ribeirão Preto). 2012;45(2):158-67.

55. McGrath PJ, Johnson G, Goodman JT, Schillinger J, Dunn J, Chapman J-A. CHEOPS: A behavioral scale for rating postoperative pain in children. In: Fieds HL, Dubner R, Cervero F, editors. Advances in pain researd and therapy. Vol. 9. New York; Raren Press;1985;p. 395-402.

56. Melzack R, Wall PD. O Desafio da Dor. Lisboa: Fundação Calouste Gulbekian; 1987. 425 p.

57. Merkel SI, Voepel-Lewis T, Shayevitz J, Malviya S. The FLACC: a behavioral scale for scoring postoperative pain in young children. Pediatr Nurs. 1997;23(3):293-7.

58. Miller PJ, Farr BM. Morbidity and mortality associated with multiple episodes of nosocomial bloodstrem infecton: A Cohort Study. Infect Control Hosp Epidemiol. 1989;10:216-9.

59. Miranda DR, Moreno R, Iapichino G. Nine Equivalents of Nursing Manpower Use Score (NEMS). Intensive Care Med. 1997;23:760-5.

60. Miranda RD, de Rijk A, Schaufeli W. Simplified Therapeutic Interventions Scoring System: the TISS 28 items – results from a multicenter study. Crit Care Med. 1996;2:57-60.

61. Moreno R. A avaliação da carga de trabalho de enfermagem como instrumento de gestão. [serial on line]. Disponível em: <http://www.spci.pt/cimc2000/mesas/mr3/Moreno/moreno2.htm>.

62. Oalks LL. Caring Practices: Providing Comfort. In: Moloney-Harmon PA, Curley MAQ, editors. Critical Care Nursing of Infants and Children. 2nd ed. Philadelphia PA: WB Saunders Co.; 2001. p. 547-76.

63. Pena BMG. Pediatric sedation: seeing patients safety through. Contemp Pediatr. 2000:1-13.

64. Phillips LD. Controle de risco e controle de qualidade no cuidado ao paciente. In: Phillips LD. Manual de Terapia Intravenosa. 2ª ed. Porto Alegre: Artmed; 2001. p. 36-50.

65. Pilbeam SP. Mechanical Ventilation – Physiological and Clinical Applications. 2nd ed. St. Louis: Mosby – Year Book, Inc.; 1992.

66. Pollock E, Jones LF, Correy M, et al. Use of Pediatric Risk of Mortality score to predict nosocomial infection in a pediatric intensive care unit. Crit Care Med. 1991;19:160-5.

67. Prendiville A, Thomson S, Silverman M. Effect of tracheobronchial suction on respiratory resistance in intubated preterm babies. Arch Dis Child. 1986;61:1178-83.

68. Queijo AF, Padilha KG. Nursing activities score (NAS): Cross-cultural adaptation and validation to Portuguese language. Rev Esc Enferm USP. 2009;43:1001-8.

69. Ramelet AS. Analgesia e sedação de recém-nascidos e crianças no cuidado intensivo. In: Pedreira MLG, Harada MJCS, Viana DL, orgs. Enfermagem no cuidado crítico neonatal, pediátrico e de adulto. V. 1. São Caetano do Sul: Yendis; 2015. p. 329-39.

70. Rau JL. Humidity and Aerosol Therapy. In: Barnes TA. Core Textbook of Respiratory Care Practice. 2nd ed. St. Louis: Mosby – Year Book Inc.; 1994. p. 167-86.

71. Rhame FS, Streifel A, et al. Bubbling humidifiers produce microaerosols which can carry bacteria. Infect Control. 1986;7(8):403-7.

72. Rothen HU, Küng V, Ryser DH, et al. Validation of NEMS in an independent data sample. Intensive Care Med. 1999;25:606-11.

73. Sandler RL. Comparing special and intensive care units. Am J Nurs. 1996;96(9):16J-16L.

74. Scott AA, Koff PB. Airway Care and Chest Physiotherapy. In: Koff PB, et al. Neonatal and Pediatric Respiratory Care. 2nd ed. St. Louis: Mosby – Year Book Inc.; 1993. p. 226-45.

75. Smith JA, Browne AM. Critical illness care during infancy and childhood. In: Curley MAQ, Smith JA, Maloney-Harmon PA. Critical Care Nursing of Infants and Children. Philadelphia: WB Saunders Company; 1996. p. 15-41.
76. Smith JA, Ley SJ, Curley MAQ, et al. Tissue perfusion. In: Curley MAQ, Smith JA, Maloney-Harmon PA. Critical Care Nursing of Infants and Children. Philadelphia: WB Saunders Company; 1996. p. 155-245.
77. Sorbello JG, Acevedo RA. Manual Resuscitators, Mechanical Ventilators, and Breathing Circuits. In: Eubanks DH, Bone RC. Principles and Applications of Cardiorespiratory Care Equipment. St. Louis: Mosby – Year Book Inc.; 1994. p. 147-224.
78. Stone KS, Vorst EC, et al. Effects of lung hyperinflation on mean arterial pressure and posuctioning hypoxemia. Heart Lung. 1989;18:377-85.
79. Taft AA, et al. A comparison of two methods of preoxygenation during endotracheal suctioning. Respir Care. 1991;36:1195-201.
80. Task Force on Guidelines. Society of Critical Care Medicine. Crit Care Med. 1991;19:279-85.
81. Tobias JD, Berkenbosch JW. Tolerance during sedation in a pediatric ICU patient: effects of BIS monitor. J Clin Anesth. 2001;13:122-4.
82. Vendramin P. Avaliação do sistema nervoso, principais distúrbios e cuidados de enfermagem na criança. In: Pedreira MLG, Harada MJCS, Viana DL, orgs. Enfermagem no cuidado crítico neonatal, pediátrico e de adulto. V. 1. São Caetano do Sul: Yendis; 2015. p. 329-39.
83. Vernon-Levett P. Intracranial dynamics. In: Moloney-Harmon PA, Curley MAQ, editors. Critical Care Nursing of Infants and Children. 2nd ed. Philadelphia, PA: WB Saunders Co.; 2001. p. 323-67.
84. Vernon-Levett P. Neurological critical care problems. In: Moloney-Harmon PA, Curley MAQ, editors. Critical Care Nursing of Infants and Children. 2nd ed. Philadelphia PA: WB Saunders Co.; 2001. p. 695-729.
85. Vesely H, Seltzer H, Metnizt PGH. Level of care: nursing workload. Acta Anesthesiol Scand. 1998;42(112):196-8.
86. Vincent JL, Suter P, Bihari D, Bruning H. Organization of intensive care units in Europe: lessons from EPIC study. Intensive Care Med. 1997;23:1181-4.
87. Walsh CM, Bada HS, et al. Controlled supplemental oxygenation during tracheobronchial hygiene. Nurs Res. 1987;36:211-5.
88. Walsh JM, Vanderwarf BS, et al. Unsuspected hemodynamic alterations during endotracheal suctioning. Chest. 1989;95:162-5.
89. Ward JJ. Equipment for Mixed Gas and Oxygen Therapy. In: Barnes TA. Core Textbook of Respiratory Care Practice. 2nd ed. St. Louis: Mosby – Year Book Inc.; 1994. p. 353-440.
90. Weber DJ, Wilson MB, Rutala WA, et al. Manual ventilation bags as a source for bacterial colonization of intubated patients. Am Rev Respir Dis. 1990;142:892-4.
91. Wilkeman C. Effect of backrest elevation in intracranial and cerebral perfusion pressures in traumatically brain-injured adults. Am J Crit Care. 2000;9(6):373-80.
92. Wilson BG, Bone RC. Administration of Oxygen and other Medical Gases. In: Eubanks DH, Bone RC. Principles and Applications of Cardiorespiratory Care Equipment. St. Louis: Mosby – Year Book Inc.; 1994. p. 27-48.
93. Wilson BG, Desautels DA. Oxygen therapy. In: Koff PB, et al. Neonatal and Pediatric Respiratory Care. 2nd ed. St. Louis: Mosby – Year Book Inc.; 1993. p. 226-45.
94. Young CS. A review of the adverse effects of airway suction. Physiotherapy. 1984;70:104-6.
95. Youtsey JW. Oxygen and Mixed Gas Therapy. In: Barnes TA. Core Textbook of Respiratory Care Practice. 2nd ed. St. Louis: Mosby – Year Book Inc.; 1994. p. 135-66.
96. Zimmerman JE, Wagner DP, Sun X, Knaus WA, Draper EA. Planning patient services for intermediate care units: insights based on care for intensive care unit low-risk monitoring based. Crit Care Med. 1996; 24(10):1626-32.

113 Cuidados de Fisioterapia e Reabilitação

Cintia Johnston
Werther Brunow de Carvalho

INTRODUÇÃO

O tema reabilitação/cuidados fisioterapêuticos para pacientes pediátricos/neonatais em unidade de terapia intensiva (UTI) é abordado como um cuidado hospitalar em situações de alta complexidade. A complexidade e/ou gravidade clínica desse perfil de paciente pode limitar os cuidados e intervenções de reabilitação/fisioterapia, mas não as excluem.

A proporção de crianças com doenças crônicas e/ou morbidades tem aumentado (aproximadamente, 50% em hospitais pediátricos)[1-5]. As consequências dessa progressão em UTI pediátrica não estão totalmente estudadas e identificadas, e os números reais não estão adequadamente estimados[2]. Briassoulis *et al.*[6] analisaram 1.629 admissões consecutivas nas UTI pediátricas gregas (período de 1996 a 2001) e identificaram que 38% das crianças admitidas apresentavam comorbidades significantes.

Cremer *et al.*[7], em estudo transversal com pacientes neonatais e pediátricos de 45 UTIs (pediátricas e/ou neonatais), excluindo crianças no pós-operatório, identificaram uma prevalência de 67% de pacientes em situações crônicas, mesmo quando esses hospitais tinham equipe de reabilitação. Referem que essa alta prevalência pode estar relacionada com: baixa prescrição de fisioterapia motora, a doença de base (nesse estudo, foram predominantes as crianças com displasia broncopulmonar), alto escore de gravidade (Pediatric Index of Mortality [PIM]), uso de ventilação pulmonar mecânica (VPM) e tempo prolongado no leito.

A decisão clínica da equipe multiprofissional envolve uma série de etapas inter-relacionadas que auxiliam no planejamento dos cuidados e intervenções de prevenção e reabilitação efetivas, que sejam compatíveis com a situação clínica do paciente, com as necessidades e com as metas da criança e sua família. Essas etapas incluem: 1) avaliação dos níveis atuais de função e alterações funcionais da criança; 2) organização, análise e interpretação dos dados da avaliação; 3) estabelecimento de metas em curto e longo prazos; 4) desenvolvimento de um plano de intervenção apropriado para que as metas sejam atingidas; 5) intervenção efetiva no paciente; 6) reavaliação da criança e dos resultados obtidos; e 7) orientação do paciente, cuidadores e família. Entretanto, em cada etapa desse processo, é importante que a equipe multiprofissional tenha conhecimento e habilidade clínica para a tomada de decisões, documentação acurada, comunicação efetiva entre a equipe multiprofissional e paciente/familiares (Figura 113.1)[8].

Quando as etapas do processo de tomada de decisões para a intervenção/tratamento (Figura 113.1)[8] forem consideradas, deve-se iniciar a avaliação global da criança (neurológico, cardíaco, respiratório, gastrintestinal e renal, entre outros), independentemente de ela estar com ou sem suporte ventilatório.

Como os cuidados ou intervenções de reabilitação incluem a manipulação da criança, que, nesse contexto, é de alta complexidade, deve-se avaliar a estabilidade fisiológica e a interação desses sistemas, independentemente do tipo de abordagem prevista, que pode ser de cuidados gerais (por exemplo, posicionamento no leito), fisioterapia respiratória ou motora. A atuação do fisioterapeuta, como integrante da equipe multiprofissional, é realizada em diversas etapas da tomada de decisão, como em prevenção ou intervenção, diagnóstico cinéticofuncional, diagnóstico diferencial, prognóstico, avaliação da qualidade das intervenções, implementação e avaliação de programas específicos, entre outros[9].

PREVENÇÃO E TRATAMENTO DAS COMPLICAÇÕES CLÍNICAS DA CRIANÇA GRAVE

Aspectos Relacionados à Imobilidade e Repouso no Leito

Os efeitos cardiovasculares e respiratórios da imobilidade e repouso no leito são bem documentados[10]. As crianças com restrição da mobilidade são principalmente aquelas submetidas à analgesia/sedação, portadoras de lesão aguda de coluna espinal e as gravemente enfermas, que estão impossibilitadas de ser mobilizadas pela instabilidade hemodinâmica. A restrição da mobilidade, concomitante com a diminuição do estresse (nos tecidos e articulações) relacionada ao exercício, acomete virtualmente cada órgão e sistema do corpo, com efeitos profundos no sistema cardiovascular e neuromuscular.

Existem diversos fatores de risco relacionados à fraqueza adquirida na UTI, incluindo sepse, imobilidade e hiperglicemia. A idade, a ocorrência de comorbidade associada e o tempo de permanência na UTI têm sido reconhecidos como os maiores fatores de risco que podem modificar a recuperação em longo prazo da função dos pacientes após uma doença grave (Figura 113.2).

As consequências mais importantes da restrição da mobilidade são os efeitos ocasionados nos sistemas cardiovascular e cardiorrespiratório, com consequente alteração da entrega de oxigênio (DO_2).

O posicionamento e mobilização da criança têm efeitos importantes na função cardiorrespiratória, determinando uma melhora na capacidade da DO_2 (Quadro 113.1).

Os efeitos da mobilização e posicionamento da criança podem melhorar as trocas gasosas, com possibilidade de diminuição na fração inspirada de O_2 e do suporte farmacológico e ventilatório[12]. Nesse contexto, é função do fisioterapeuta avaliar, prescrever e realizar essas intervenções para otimizar a troca gasosa e a DO_2. Esse papel é distinto do posicionamento e mobilização de rotina, realizado frequentemente pela enfermagem, pois visto que essa rotina objetiva, principalmente, diminuir os efeitos adversos da imobilidade, incluindo as complicações pulmonares e alterações musculoesqueléticas. Portanto, a restrição da mobilidade e suas consequências devem ser minimizadas. A mobilização e o posicionamento em pé devem ser maximizados para evitar as consequências negativas da imobilidade no leito, assim como o aumento do risco de morbidade associada a esses efeitos.

A mobilização (passiva, ativo-assistida, resistida) é utilizada pelos fisioterapeutas como uma técnica de tratamento para pacientes com uma ampla variedade de alterações, incluindo pacientes que estão gravemente enfermos em UTI, e tem como objetivos: melhorar a função respiratória, otimizando a relação ventilação/perfusão, aumentando os volumes pulmonares e melhorando a depuração das secreções das vias áreas; diminuição dos efeitos adversos da imobilidade; melhora do nível de consciência; melhora da independência funcional; melhora do condicionamento cardiovascular; e melhora da condição psicológica[13].

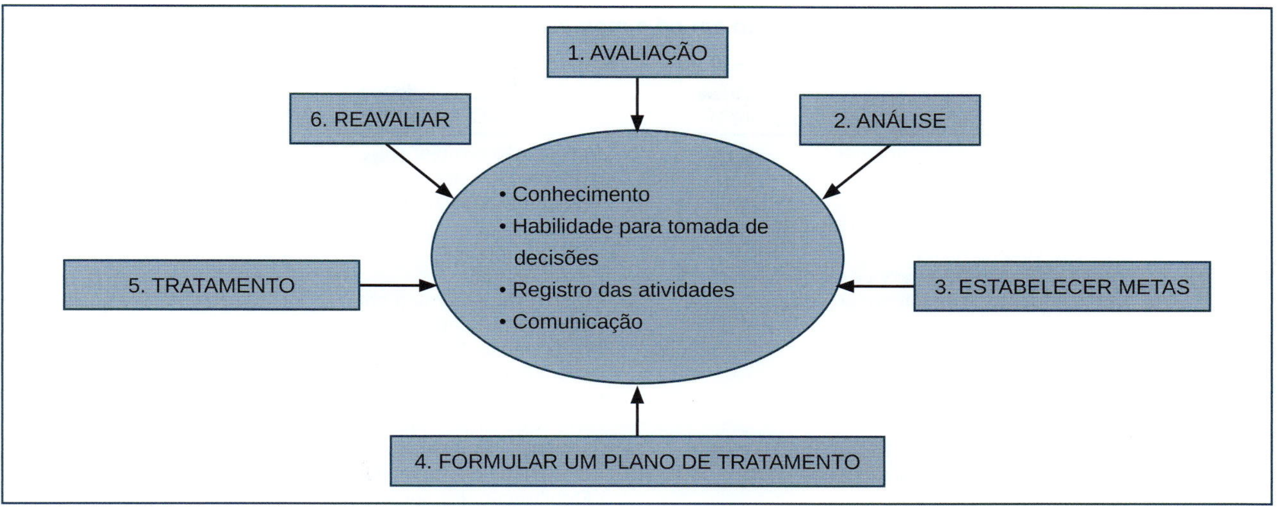

FIGURA 113.1 ***Etapas do processo de tomada de decisões relacionadas à equipe multiprofissional.***
Fonte: adaptada de O'Sullivan *et al.*[8].

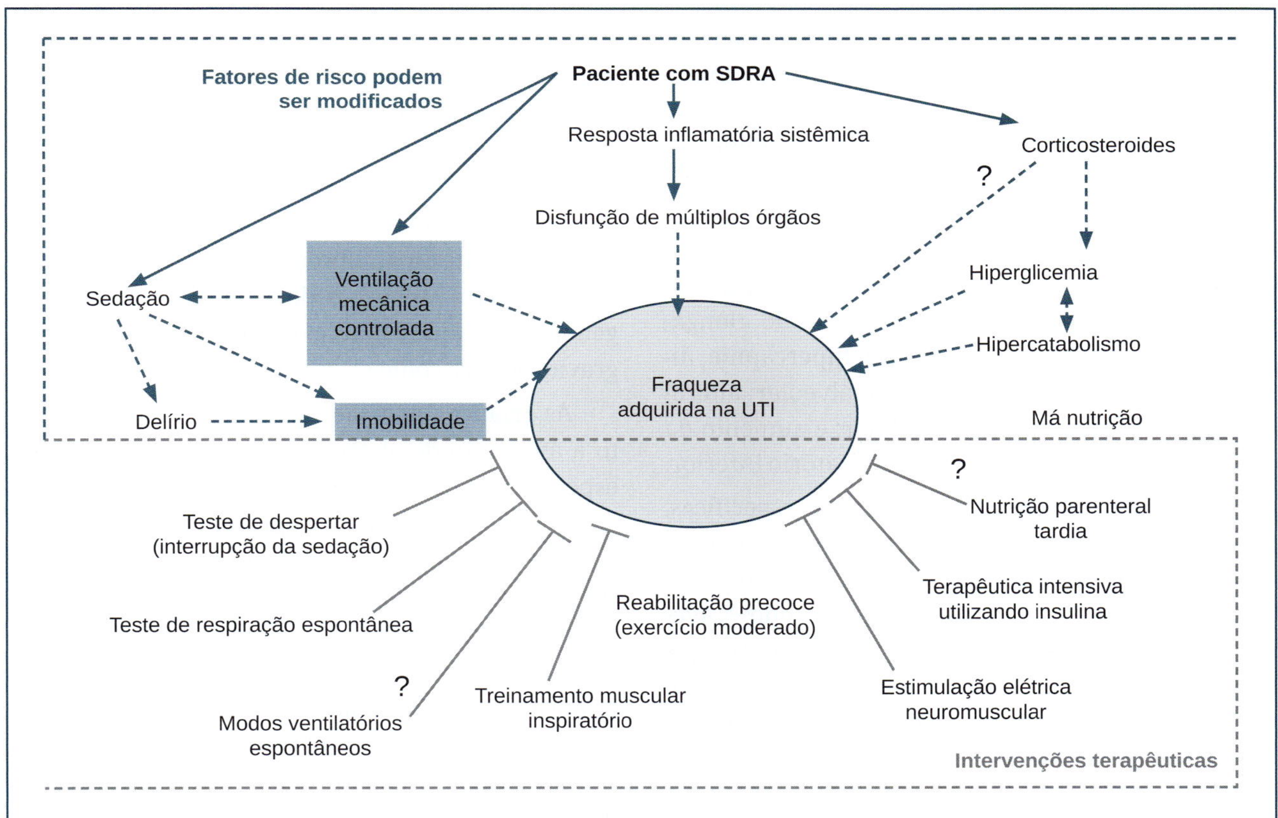

FIGURA 113.2 ***Fatores de risco que podem ser modificados em relação à atrofia muscular e fraqueza adquirida na UTI e as intervenções terapêuticas potenciais em um paciente com síndrome do desconforto respiratório agudo (SDRA) submetido à VPM. As setas tracejadas indicam efeitos adversos da intervenção, adicionalmente à doença grave subjacente/SDRA. As intervenções com achados inconclusivos ou contraditórios são colocadas com uma marca de interrogação.***
Fonte: adaptada de Walsh *et al.*[11].

QUADRO 113.1 *Efeitos agudos da posição em pé e mobilização na entrega de O_2.*

Resposta Sistêmica	Estímulo	
	Posicionamento (supino)	*Mobilização em pé (a partir da posição supina)*
Cardiopulmonar	↑ Capacidade pulmonar ↑ Volume corrente ↑ Capacidade vital ↑ Capacidade residual funcional ↑ Volume residual ↑ Volume de reserva expiratório ↑ Volume expiratório forçado ↑ Fluxo expiratório forçado ↑ Complacência pulmonar ↓ Resistência de vias aéreas ↓ Fechamento da via aérea ↑ PaO_2 ↑ Diâmetro AP do tórax ↓ Diâmetro lateral gradeado costal e abdome	↑ Ventilação alveolar ↑ Volume corrente ↑ Frequência respiratória ↑ Gradiente (A – a) O_2 ↑ *Shunt* pulmonar ↓ Relação V/Q ↑ Distensão e recrutamento de unidades pulmonares com perfusão e ventilação baixas ↑ Mobilização de secreção ↑ Drenagem linfática pulmonar ↑ Produção e distribuição de surfactante ↑ Alteração da distribuição do fluxo sanguíneo pulmonar ↓ Trabalho respiratório ↑ Mobilidade diafragmática ↑ Mobilização das secreções

Sigla: PaO_2 = pressão parcial de O_2 arterial.
Fonte: adaptado de Dean *et al.*[10].

ASPECTOS RELACIONADOS À NUTRIÇÃO

A avaliação nutricional e o seu manejo consistem em uma importante opção terapêutica em crianças com doença respiratória crônica, pois um comprometimento nutricional pode estar associado com a VPM prolongada e/ou dificuldade para o desmame e extubação traqueal. A desnutrição determina vários efeitos adversos relacionados à função toracopulmonar, tais como alteração da condução (*drive*) respiratória; diminuição da resposta ventilatória à hipóxia; diminuição da massa, força, contratilidade e resistência do diafragma; diminuição do alongamento da musculatura respiratória; hipercapnia; diminuição da síntese de surfactante alveolar; alteração da imunidade humoral e celular; e aumento da adesão de bactérias no sistema respiratório inferior.

Além disso, deficiências nutricionais específicas, como hipofosfatemia, também podem ter consequências relacionadas à função respiratória, ocasionando insuficiência respiratória aguda[14]. Um estudo[15], avaliando a ocorrência de hipofosfatemia em crianças hospitalizadas em uma UTI, não encontrou associação de hipofosfatemia com a mortalidade, o tempo de permanência na UTI ou o tempo de VPM. Menezes *et al.*[16] observaram uma prevalência de hipofosfatemia de 61% durante os primeiros 10 dias de permanência na UTI. O aumento da síntese de lipídeos a partir da glicose e a diminuição da mobilização de triglicérides, devido à ausência de exercício físico, podem contribuir com um aumento na massa de gordura[17], propiciando o aparecimento de tecido de substituição nos músculos comprometidos pela imobilidade.

COMPLICAÇÕES MUSCULOESQUELÉTICAS

As crianças internadas na UTI podem apresentar várias condições musculoesqueléticas de base, como resultado de um amplo espectro de causas. Os sintomas musculoesqueléticos podem ser de condições potencialmente ameaçadoras à vida (por exemplo, sepse, vasculite, lesões não acidentais e causas malignas) e frequentemente estão associadas com várias outras condições crônicas em pediatria, como doença inflamatória intestinal, fibrose cística, artrite e psoríase[18]. Na UTI, o repouso pode determinar uma atrofia generalizada, que é mais evidente nos músculos antigravitacionais, como os gastrocnêmicos e o sóleos[19].

As crianças não são pequenos adultos, portanto a avaliação do sistema neuromuscular deve ser específica para cada faixa etária. Na avaliação da criança que não está bem e apresenta dor localizada, existe sempre a possibilidade diagnóstica de artrite séptica ou osteomielite[20]. Quando for caracterizado um envolvimento multissistêmico, é necessário investigar uma infecção grave ou doença maligna. Na criança com dor difusa, as possibilidades diagnósticas são: leucemia, neuroblastoma, artrite idiopática juvenil, lúpus eritematoso sistêmico juvenil, dermatomiosite e vasculite.

Uma grande variedade de doenças neuromusculares que acometem as crianças – incluindo alterações do sistema nervoso central (por exemplo, paralisia cerebral e lesão de coluna espinal), alterações do neurônio motor (por exemplo, atrofia muscular espinal), alterações do nervo periférico (por exemplo, doença de Charcot-Marie-Tooth), alterações da junção neuromuscular (por exemplo, miastenia congênita grave) e alterações das fibras musculares (por exemplo, distrofia muscular de Duchenne) – implica numa evolução com complicações musculoesqueléticas. As complicações musculoesqueléticas mais frequentemente encontradas nas doenças neuromusculares são: cifoescoliose, deformidade rotacional de ossos e displasia coxofemoral[21].

A polineuropatia e a miopatia do doente grave têm sido descritas separadamente ou associadas. Bolton *et al.*[22] definiram a polineuromiopatia do doente grave: "Caracterizada como degeneração axonal primária das fibras nervosas motoras e sensoriais, acompanhadas por degeneração dos músculos esqueléticos como resultado de sua denervação". Latronico *et al.*[23] definiram a miopatia do doente grave: "Miopatia primária aguda ocasionando fraqueza muscular e paralisia no paciente gravemente doente".

A fisiopatologia envolvida na mio- e neuropatia do doente grave está demonstrada na Figura 113.3, a seguir.

A polineuropatia e a miopatia do doente grave em UTI pediátrica podem resultar em morbidade significante. Essas condições são clinicamente e fisiologicamente similares em crianças e adultos, mas existe a necessidade de estudos prospectivos para caracterização mais precisa de sua frequência, história natural e significado clínico na prática pediátrica[25].

A fisiopatologia da polineuromiopatia do doente grave inclui disfunção mitocondrial, alterações na microcirculação, liberação de citocinas pró-inflamatórias, inativação dos canais de sódio nos músculos esqueléticos e aumento da expressão da calpaína. Vários são os fatores de risco para o desenvolvimento de polineuromiopatia do doente grave: síndrome da resposta inflamatória sistêmica, sepse, hiperglicemia, corticoide, bloqueadores neuromusculares, aminoglicosídeos, medicações, nutrição parenteral (hiperosmolaridade), mobilidade, aumento da gravidade da doença, outras condições (SDRA, pancreatite aguda, queimados), transplante de órgãos e asma (esses dois últimos podem ser fatores de risco em pediatria).

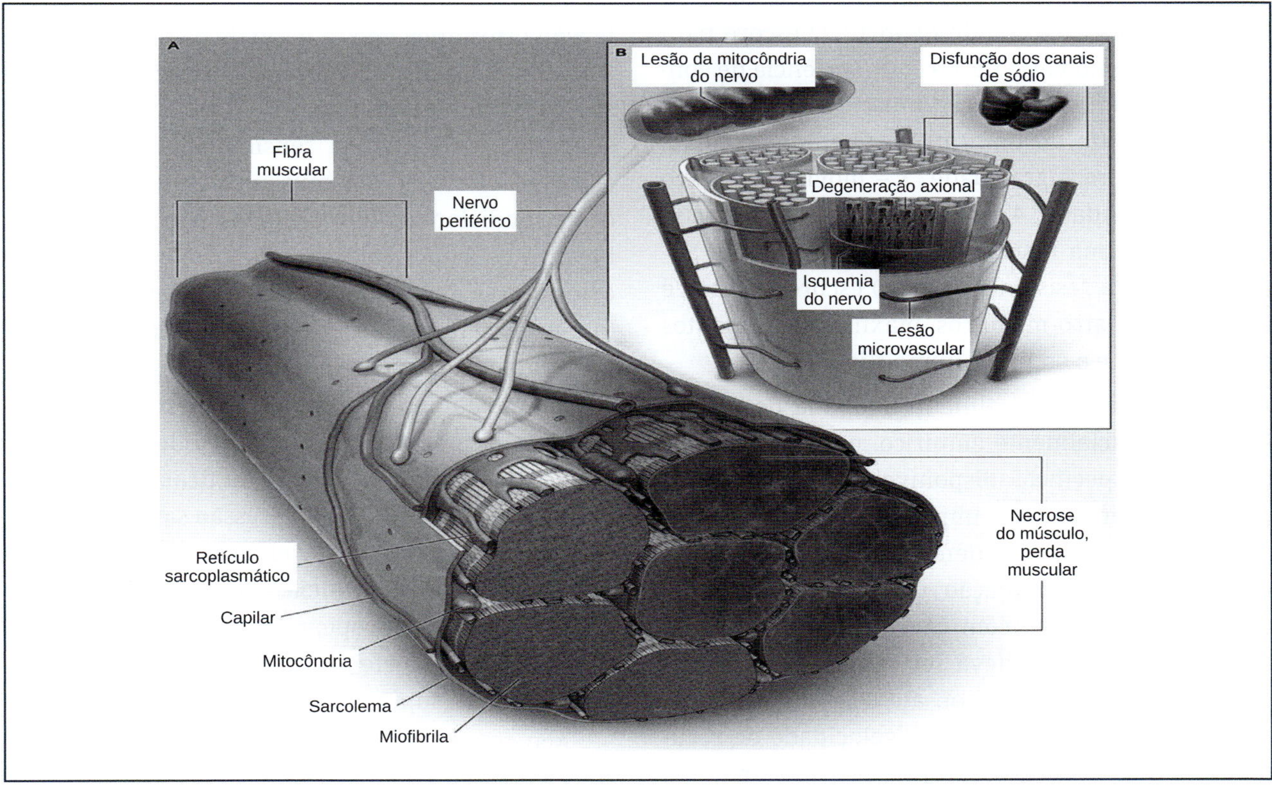

FIGURA 113.3 ***Mecanismos fisiopatológicos envolvidos na fraqueza adquirida na UTI (polineuropatia e miopatia).***
Fonte: adaptada de Kress *et al.*[24].

Para diagnóstico diferencial da fraqueza muscular nos pacientes internados em UTI pode ser utilizada a regra mnemônica "MUSCLES", sendo: **M**-medicações (corticosteroides, bloqueadores neuromusculares como pancurônio e vecurônio, zidovudina, amiodarona); **U**-*undiagnosed*-não diagnosticada (alteração neuromuscular não diagnosticada: miastenias, síndrome miastênica de Lambert-Eaton, miopatias inflamatórias, miopatias mitocondriais, deficiência de maltase ácida); **S**-*spinal*-espinal (doença da coluna espinal, como isquemia, compressão, trauma, vasculite e desmielinização); **C**-crítico (miopatia do doente grave, polineuropatia); **L**-*lost*-perda (perda de massa muscular como miopatia do caquético e rabdomiólise); **E**-eletrólitos (alterações eletrolíticas, como hipopotassemia, hipofosfatemia e hipermagnesemia); **S**-sistêmica (doença sistêmica como porfiria, AIDS, vasculite, tóxica e paraneoplásica)[26].

Para a avaliação dos músculos, temos utilizado a escala do Medical Research Council, na qual as funções avaliadas são: extremidade superior (flexão do punho, flexão do antebraço e abdução do ombro) e extremidade inferior (dorsiflexão do tornozelo, extensão do joelho, flexão do quadril). O escore para cada movimento varia de 1 a 5: 0 – ausência de contração visível; 1 – contração muscular visível, mas sem movimento do ombro; 2 – movimento ativo, mas não contra a gravidade; 3 – movimento ativo contra a gravidade; 4 – movimento ativo contra a gravidade e uma resistência; e 5 – movimento ativo contra uma resistência total. O escore máximo é igual a 60 (quatro membros, máximo de 15 pontos por membro) e o escore mínimo é igual a zero.

O tratamento da polineuromiopatia do doente grave é essencialmente empírico, não existindo terapêuticas específicas disponíveis. A identificação da polineuromiopatia é importante na seleção dos pacientes com risco de falência ventilatória quando da tentativa de extubação traqueal. Recomenda-se que a terapêutica com corticoide e bloqueadores neuromusculares deva ser evitada sempre que possível. Não se comprovou até o momento que a fisioterapia motora aumente a velocidade de recuperação, mas evita as complicações funcionais da polineuromiopatia.

O prognóstico da polineuromiopatia do doente grave está relacionado diretamente ao prognóstico da doença de base, sendo muito variável. Uma recuperação lenta (semana a meses) é observada na maioria dos pacientes adultos e pediátricos. A fraqueza profunda pode ocasionar alteração funcional significante em longo prazo.

ALTERAÇÕES CARDIOCIRCULATÓRIAS

À semelhança de outros sistemas, o sistema cardiovascular também pode tornar-se descondicionado com a inatividade. Existe um aumento da frequência cardíaca mesmo em repouso, assim como após um exercício submáximo. O volume sistólico em repouso diminui, mas o débito cardíaco não se altera significantemente. A hipotensão ortostática pode ocorrer por uma dificuldade fisiológica do organismo em reajustar a resposta venosa quando na posição em pé. Em pessoas sadias, a resposta cardiovascular é comprometida após três semanas de repouso no leito. Podem ser necessárias três a cinco semanas de terapêutica para que o organismo torne adequadas as respostas compensatórias quando da alteração de posicionamento.

Estudos têm documentado a presença de hipotensão ortostática após a lesão de coluna espinal[28]. São fatores predisponentes para hipotensão após lesão da coluna espinal: perda do controle do tônus simpático, alteração da sensibilidade de barorreceptores, alteração dos músculos esqueléticos, perda do condicionamento cardiovascular, alteração do balanço de água e sal, e multifatorial. A hipotensão ortostática é mais comum na criança tetraplégica do que na paraplégica, sendo uma condição não apenas evidente após o período agudo após a lesão, mas pode também persistir em um número significante de pacientes por muitos anos. A mobilização padrão durante a fisioterapia (sentar ou ficar em pé) pode induzir uma diminuição da pressão sanguínea e ser acompanhada de sintomas clínicos, tais como hipotensão ortostática (cefaleia, zumbido, fadiga, fraqueza muscular, síncope, visão borrada). O Quadro 113.2 sumariza os efeitos cardiocirculatórios do posicionamento (supino para em pé) do paciente.

A avaliação da função autonômica cardiovascular é essencial como ferramenta para esclarecer a sua função em diversas condições clínicas, tais como: utilização e desmame da VPM, arritmias, morte súbita inexplicável, distúrbios do sono e hipertensão.

QUADRO 113.2 ***Efeitos agudos da posição em pé e da mobilização do paciente na entrega de oxigênio.***

Resposta Sistêmica	Estímulo	
	Posicionamento (supino)	Mobilização em pé (a partir da posição supina)
Cardiovascular	↑ Volume sanguíneo total ↓ Volume sanguíneo central ↓ Pressão venosa central ↓ Congestão vascular pulmonar ↑ Drenagem linfática ↓ Trabalho cardíaco	↑ Débito cardíaco ↑ Volume sistólico e Frequência cardíaca ↑ Ligação do O_2 à Hb ↑ Dissociação e Extração de O_2 em nível tecidual

Fonte: adaptado de Dean *et al.*[10].

A respiração mediando a variabilidade da frequência cardíaca é o teste de função cardiovagal mais utilizado como índice da função cardíaca para parassimpática. A variabilidade batimento a batimento da frequência cardíaca é predominantemente mediada pelo nervo vago, sendo a amplitude dessa variabilidade com a respiração frequentemente utilizada como medida da função autonômica. Utiliza-se também o desvio padrão do intervalo R-R no eletrocardiograma e a relação inspiração e expiração (relação I:E). Habitualmente, os testes à beira do leito para verificar essa variabilidade com respiração profunda são realizados na posição supina, na qual o tônus vagal é maior. Geralmente, o teste é realizado com seis ciclos respiratórios[29].

A prevenção e o tratamento precoce para a perda do condicionamento cardiovascular pode incluir: mobilização precoce, exercícios de movimentação das articulações (*range of motion* [ROM]), exercícios isométricos e/ou isotônicos de alongamento, posicionamento ereto na cama (se possível) e posicionamento em pé (quando apropriado).

ALTERAÇÕES PULMONARES

Recém-nascidos e crianças graves, com ou sem alterações funcionais, necessitam de cuidados respiratórios devido à sua suscetibilidade a vários graus de morbimortalidade. As principais alterações respiratórias estão relacionadas à fraqueza dos músculos (diafragma, intercostais e abdominais) resultante do repouso no leito, alterações nutricionais e ao modo de suporte ventilatório (ventilação controlada). Podem ser observados: diminuição do volume corrente, volume minuto, capacidade vital e ventilação voluntária máxima[19].

Quando possível, devem ser realizadas medidas de prevenção, e não simplesmente o tratamento de deformidades ou alterações funcionais. A prevenção de complicações no sistema respiratório pode ser realizada por meio da mobilização precoce; posicionamento no leito com cabeceira elevada entre 30-45°; e depuração das secreções das vias aéreas. A depuração pode ser realizada por: exercícios com respiração profunda (inspirometria de incentivo, quando possível em crianças colaborativas acima de cinco anos de idade, e em respiração espontânea ou hiperinsuflação manual em crianças em suporte ventilatório invasivo); vibração torácica manual ou mecânica; aumento do fluxo expiratório, para crianças com risco de hiperinsuflação pulmonar (por exemplo, asma); estímulo à tosse; e alongamento da musculatura respiratória.

Nas técnicas de drenagem postural, a posição prona pode ser utilizada. A posição prona é significativamente superior na melhora da oxigenação quando comparada com a posição supina. Adicionalmente, essa posição pode melhorar a função respiratória em neonatos e crianças. Entretanto, é necessária a monitoração cardiorrespiratória contínua do paciente nas trocas dos decúbitos e durante a posição prona[30].

Uma das complicações respiratórias mais frequentes em pacientes pediátricos com doenças crônicas, especialmente aqueles com doenças neurológicas, é a aspiração de conteúdo gástrico. A aspiração crônica determina inflamação das vias aéreas inferiores e aumento da quantidade de secreção. A depuração das secreções das vias aéreas inferiores está frequentemente prejudicada nas crianças com alterações funcionais, tais como tosse inefetiva (resultante de fraqueza dos músculos respiratórios), alterações da mecânica ventilatória e da parede torácica, cifoescoliose e limitação da deambulação. A drenagem postural padrão e a vibração torácica[31] auxiliam na mobilização das secreções das vias aéreas periféricas para as centrais, sendo posteriormente expectoradas pela tosse. A maioria das posturas/posicionamentos adotados na drenagem postural ou decúbito seletivo traz benefícios para a depuração de secreções das vias aéreas. No entanto, o posicionamento em Trendelemburg não deve ser utilizado em crianças com estado clínico grave ou naquelas com refluxo gastroesofágico.

A internação de crianças com doenças respiratórias é frequente em UTI pediátrica, entretanto o comprometimento desse sistema pode ser uma complicação do uso prolongado da VPM invasiva, do posicionamento inadequado no leito, do tempo prolongado no leito e/ou de técnicas inadequadas de aspiração das vias aéreas. Crianças com doenças pulmonares crônicas (asma, mucoviscidose), quando internadas em UTI pediátrica por agudização da doença, merecem cuidado especial, pois a aplicação de métodos inadequados de fisioterapia respiratória pode determinar piora do quadro clínico e até mesmo a necessidade de VPM invasiva ou não invasiva.

As crianças com doença pulmonar obstrutiva apresentam redução do fluxo expiratório de pico, com tendência ao aprisionamento de ar, obstrução das vias aéreas por secreção e redução do alongamento da musculatura ventilatória[(32)]. Exercícios respiratórios com a utilização de volumes pulmonares e o treinamento da musculatura respiratória melhoram as condições físicas e de alongamento dos músculos ventilatórios de crianças com asma[(33)], e auxiliam na desobstrução das vias aéreas.

A força de deflação é uma técnica padrão-ouro utilizada para examinar as características do fluxo máximo em crianças graves intubadas[(34)]. Essa técnica, aplicada por fisioterapeutas de forma manual, tem sido utilizada com o objetivo de aumentar o fluxo expiratório (denominada "aumento do fluxo expiratório" [AFE]) e assim auxiliar na mobilização de secreção de crianças com ou sem suporte ventilatório[(35)]. É considerada uma técnica segura mesmo quando aplicada em até 48 horas após a extubação em recém-nascidos[(36)]. Até então, não foram demonstradas complicações e/ou contraindicações para aplicação do AFE em pediatria. Entretanto, na prática clínica, contraindicamos a aplicação dessa técnica de fisioterapia respiratória para crianças em diálise peritoneal (com cavidade cheia – por risco de aumento da pressão intra-abdominal [PIA]), com aumento da PIA e em pós-operatório cardíaco com toracotomia[(37)].

Crianças com doença pulmonar crônica podem evoluir com bronquiectasias. As bronquiectasias são diagnosticadas em 4% dos pacientes com tosse crônica, tendo como causa mais frequente em pediatria as infecções virais. Outras causas descritas são asma, tosse psicogênica, refluxo gastroesofágico e discinesia ciliar, entre outros. A tosse crônica (definida como tosse diária por mais de 3-4 semanas) é um dos sinais mais frequentes em crianças[(38)]. Os sinais e sintomas de crianças com bronquiectasias são caracterizados por tosse crônica e secreção nas vias aéreas. Alguns pacientes podem apresentar tosse não produtiva, predisposição às doenças pulmonares agudas com acúmulo de secreção. A terapia recomendada consiste de fisioterapia respiratória, além da terapêutica medicamentosa (mucolíticos, broncodilatadores, anti-inflamatórios, antibióticos), e, nos casos mais graves, até uma intervenção cirúrgica, como lobectomia. A recomendação de fisioterapia respiratória para esses pacientes é baseada na opinião de especialistas, podendo apresentar melhores resultados durante a exacerbação aguda da doença[(39)]. Mesmo sem evidências definidas, é importante que os pacientes com doenças pulmonares crônicas recebam orientação e participem de um programa de prevenção, independentemente de estarem ou não na fase aguda da doença, para se evitar as complicações da doença.

As crianças que não conseguem tossir podem se beneficiar utilizando um sistema de insuflação-desinsuflação (por exemplo, aparelho Cough Assist®). Esse método, denominado "tosse assistida"[(40)], utiliza um sistema que gera uma pressão inspiratória mantida através de uma máscara facial, seguida por uma pressão expiratória negativa para mobilizar as secreções durante a exalação.

As intervenções de fisioterapia respiratória aplicadas em crianças com alterações respiratórias em UTI consistem de:

- Mobilização (alteração da postura, exercícios passivos e ativos dos membros e terapêutica rotacional contínua);
- Vibração mecânica ou manual, hiperinsuflação manual, exercícios respiratórios (insuflantes ou desinsuflantes);
- Treinamento muscular (treinamento dos músculos respiratórios e treinamento dos músculos periféricos)[(41)].

Apesar de as evidências que suportam as intervenções de fisioterapia em crianças em UTI serem limitadas, durante o acompanhamento evolutivo da criança em UTI é observada a importância dessa atuação para evitar as complicações inerentes à internação hospitalar.

ÚLCERAS DE PRESSÃO

Úlcera de pressão (UP) é a lesão decorrente da compressão do tecido mole (pele) entre a proeminência óssea e a superfície externa por um período prolongado. A UP pode ser definida como: "Lesão localizada da pele provocada pela interrupção do fornecimento de sangue para a área".

As crianças gravemente enfermas apresentam maior probabilidade de desenvolverem UP por estarem sedadas, submetidas à VPM e quase invariavelmente imobilizadas no leito por longos períodos, o que leva a um comprometimento da integridade cutânea, além de fatores de gravidade e comorbidades inerentes a esses pacientes.

A UP promove desconforto, dor, prolongamento da doença, aumento no tempo de permanência hospitalar e da reabilitação da criança, resultando na piora da qualidade de vida do paciente.

Esses pacientes podem ser avaliados quanto ao risco de desenvolvimento de UP pela escala de Norton[42] ou pela escala de Braden[43,44], validadas no Brasil e recomendadas nas diretrizes internacionais.

Considerar risco para UP todas as crianças restritas ao leito ou cadeira de rodas, ou aquelas cuja capacidade de se reposicionarem está debilitada. A plena avaliação do risco dos pacientes inclui: a) condição clínica geral/avaliação do paciente, b) mobilidade, c) umidade e incontinência, d) nutrição e dor; e e) pacientes que estão restritos ao leito ou à cadeira de rodas, ou aqueles que são submetidos a uma intervenção cirúrgica, devem ser avaliados quanto à exposição à pressão, fricção e cisalhamento em todas as áreas de risco, quando é realizado movimento de rotação e quando reposicionados.

Selecionar e usar um método de avaliação do risco (Escala de Braden ou Escala de Norton). Avaliar todos os pacientes de risco no momento da admissão e, posteriormente, em intervalos regulares. A avaliação deve ser constante e a frequência das reavaliações depende da mudança da condição clínica da criança. Braden sugere que a frequência da avaliação deva ser baseada nos achados iniciais de avaliação e na evolução do quadro clínico. Idealmente, o paciente deve ser avaliado quanto ao risco de desenvolver UP na admissão, em 48 horas e numa frequência conforme o grau de morbidade indicado. Braden fez as seguintes recomendações, conforme listado a seguir[44]:

- Instituições de longa permanência (idosos, crônicos) – na admissão, a cada semana, por quatro semanas, e posteriormente a cada trimestre;
- Unidades de terapia intensiva: diariamente;
- Unidades de internação clínica ou cirúrgica: dias alternados;
- Comunidade – a cada visita domiciliar.

Identificar todos os fatores individuais de risco: diminuição do estado mental, sedação, instabilidade hemodinâmica, umidade, incontinência de esfíncteres, deficiências nutricionais, alteração ou comprometimento funcional, de forma a direcionar as medidas preventivas específicas. Considerar o impacto da dor. A dor pode diminuir a mobilidade e a atividade. O controle da dor inclui medicação efetiva, posição confortável, superfícies de apoio e outras intervenções não farmacológicas. Considerar o impacto da dor na perfusão tecidual.

TROMBOSE VENOSA

A trombose venosa profunda (TVP) em pacientes pediátricos é uma complicação hospitalar rara, mas tem sido observado um aumento no seu reconhecimento devido à alta taxa de morbidade e mortalidade[45,46]. A epidemiologia da TVP em pediatria difere da dos pacientes adultos. A incidência é menor em crianças, tendo-se que os adultos têm um risco relativo no mínimo sete vezes maior, quando comparado ao das crianças[47].

A maioria das crianças com TVP tem uma alteração subjacente e fatores predisponentes, como: cateter venoso profundo, cirurgia, trauma (principalmente, lesão de coluna espinal), alterações trombóticas ou malignas[48,49]. A incidência de TVP e de tromboembolismo em crianças hospitalizadas é de 5,3/10.000, sendo mais elevada em lactentes (um a 23 meses de idade) e em adolescentes (15 a 17 anos de idade).

ALTERAÇÕES GASTRINTESTINAIS

As crianças portadoras de alterações funcionais, decorrentes de doenças como paralisia cerebral, espinha bífida ou outros distúrbios neurológicos, apresentam frequentemente problemas gastrintestinais. A disfunção oromotora causa dificuldade de alimentação, risco de aspiração e tempo prolongado para se alimentar, levando à desnutrição e comprometimento físico. O refluxo gastroesofágico é também frequente nessas crianças e pode necessitar correção cirúrgica. A constipação é outro problema frequente(50,51). Esses pacientes podem necessitar de gastrostomia, procedimento que favorece o melhor suporte nutricional, melhorando as condições gerais de saúde e de qualidade de vida.

O sangramento devido à úlcera gástrica de estresse é uma complicação possível em crianças gravemente enfermas admitidas em UTI. Existem poucos relatos dessa condição na população pediátrica, com uma incidência variando de 10%, em UTI, até 53%, em UTI neonatal(52). Existem fatores de risco significantes para gastrite e ulceração gastrintestinal que incluem: traumatismo craniano grave, queimadura grave, utilização de medicamentos que acometem o trato gastrintestinal, risco de hipóxia do trato gastrintestinal, trombocitopenia, tempo prolongado de tromboplastina parcial, utilização de VPM (pressão inspiratória de pico ≥ 25 cmH_2O), PRISM (*pediatric risk of mortality score*) ≥ 10 e falência orgânica(53).

O tratamento farmacológico profilático (inibidores da bomba de próton) deve ser considerado para as crianças que apresentam esses fatores de risco, entretanto a profilaxia para todas as crianças graves pode não ser custo-efetiva e pode aumentar a incidência de pneumonia associada à VPM(54).

ASPECTOS PSICOLÓGICOS

As UTIs pediátricas/neonatais acolhem crianças que apresentam uma agressão fisiológica importante e/ou uma doença orgânica que necessita de cuidado intensivo. As crianças ficam submetidas a procedimentos invasivos e ao ambiente extremamente estressante para o paciente e sua família. Como as crianças são particularmente vulneráveis a alterações emocionais e de comportamento, elas estão suscetíveis para desenvolver uma alteração de estresse pós-traumática (PTSD)(55), bem como outras alterações emocionais, como depressão e ansiedade.

É fundamental identificar esses fatores potenciais de estresse durante o tratamento da criança e implementar medidas para diminuir o seu impacto. Poucas pesquisas têm sido realizadas para determinar os efeitos das intervenções que objetivam melhorar a evolução psicossocial de crianças graves e seus pais, independentemente do reconhecimento dos efeitos adversos que a hospitalização em UTI determinam nos pacientes e nos pais(56).

Os pacientes podem apresentar também alterações do sono/vigília, devido a sua condição clínica e/ou ao ambiente da UTI, com som excessivo(57) e luz constante. A utilização de medicações, particularmente sedativos/analgésicos e musculorrelaxantes, também pode resultar em alterações do sensório e distorções das sensações orgânicas ou cognitivas(58). As crianças podem evoluir com períodos de confusão, desorientação, delírio e alucinações. Os pais também apresentam um risco de desenvolver ansiedade, depressão e outras alterações emocionais, incluindo sintomas de PTSD(59).

O programa COPE (Creating Opportunities for Parent Empowerment)(56) avalia a utilidade de uma intervenção educacional e ambiental para pais/crianças em três momentos:

1. Durante a fase precoce (6-12 horas) de admissão na UTI;
2. Após (2-16 horas), a transferência para a unidade pediátrica geral;
3. Dois a três dias após a alta hospitalar.

Encontrou-se uma importante diminuição nas evoluções adversas, tanto nos pais (menos estresse durante a hospitalização e menos depressão e PTSD após) quanto nas crianças (condição mental melhor), comparativamente ao grupo controle que recebeu apenas orientação educacional.

Uma pesquisa realizada por Rasnake *et al.*(60) observou que houve diminuição da ansiedade e estresse ambiental durante o procedimento em crianças que foram acolhidas com informações apropriadas, comparativamente àquelas que receberam informação padrão. É também possível minimizar o impacto do ambiente da UTI e diminuir o estresse da criança por meio de orientação frequente relacionada ao tempo (dia, noite, que horas são) e complementada com uma rotina normal de cuidados dia/noite.

A permanência dos pais ao lado da criança no Brasil é um direito decretado por lei, que consta no Estatuto da Criança e do Adolescente. A companhia desses familiares é um fator importante para reduzir a ansiedade e a apreensão da criança internada. Estimular os pais a conversar e manter contato táctil com a criança ajuda a diminuir o seu estresse e a melhorar o seu conforto. A presença dos pais e a participação deles nos cuidados da criança demonstram um impacto positivo na criança, e também nos pais[(56)]. Entretanto, os efeitos psicológicos adversos à internação hospitalar podem persistir por um período prolongado após a alta, tendo-se que as crianças submetidas a um número maior de procedimentos invasivos são aquelas que apresentam um maior risco.

TRAUMA DE CRÂNIO E TRAUMA RAQUIMEDULAR

Traumatismo cranioencefálico

A plasticidade neuronal do sistema nervoso central (SNC) possibilita que após um traumatismo cranioencefálico (TCE [TBI – *traumatic brain injury*]) ou uma lesão espinal haja a recuperação de aprendizado, de relembrar informações e de reorganizar as respostas aos estímulos[(61)]. O TCE é uma das causas frequentes de alterações funcionais em pediatria. Crianças e adolescentes com TCE moderado a severo, internados em UTI, devem participar de programas intensivos de reabilitação/fisioterapia.

Não existem diretrizes definidas para o plano de fisioterapia a ser adotado para essas crianças, devido à heterogeneidade do diagnóstico do TCE e à variabilidade de possibilidades de alterações funcionais decorrentes dele. Dessa forma, as intervenções de fisioterapia devem seguir a história da doença[(62)] e a avaliação minuciosa do paciente, de seus exames de imagem e funcionais. Adicionalmente, os fisioterapeutas devem utilizar as suas experiências clínicas prévias, o treinamento acadêmico e assistencial em conjunto com a equipe multiprofissional (médicos, enfermeiras, fonoaudiólogas, terapeutas ocupacionais, nutricionistas e psicólogas, entre outros profissionais)[(63)].

A melhora e a preservação funcional da criança após o TCE dependem de inúmeros fatores: estado clínico do paciente, gravidade do TCE, presença de lesões extracranianas, manejo médico intensivo, duração e intensidade das alterações de consciência, e presença de espasticidade nas extremidades[(64)].

Depois de considerar esses fatores, será possível avaliar o real potencial de reabilitação funcional e assim determinar a frequência e a intensidade das intervenções a serem realizadas em UTI.

De acordo com o guia de prática fisioterapêutica (*Guide to Physical Therapist Practice* 2001)[(65)], as intervenções de fisioterapia incluem: exercícios terapêuticos; treinamento funcional (cuidados pessoais, atividades de vida diária); treinamento funcional em casa, escola e brincar; aplicação de técnicas manuais (mobilizações passivas, assistidas e ativas, entre outras); prescrição, aplicação e confecção de equipamentos (por exemplo, órteses); desobstrução das vias aéreas; e aplicação de eletrotermofototerapia, entre outras.

Uma pesquisa realizada por Tepas III *et al.*[(66)] demonstrou o "preço funcional" decorrente do atraso da indicação de fisioterapia/reabilitação para crianças com TCE, determinando que as intervenções devam ser o mais precoces possíveis para o melhor aproveitamento das chances de reabilitação dos pacientes. A "hora de ouro" ou "dia de ouro" para a intervenção fisioterapêutica se inicia assim que a criança chega ao setor de emergência.

Trauma Raquimedular

O trauma raquimedular (TRM) causa uma agressão na coluna espinal e paralisia dos músculos inervados pelo segmento no nível da lesão. A lesão primária pode produzir compressão focal, laceração ou lesão de tração da coluna espinal. A transecção da coluna não é habitual. A lesão isquêmica pode ser proveniente da interferência do fornecimento arterial no segmento espinal. As lesões da coluna espinal podem ser ocasionadas por hiperflexão e rotação, hiperextensão e rotação, compressão vertical ou lesão por rompimento, flexão lateral, cisalhamento direto e lesão penetrante. As lesões de coluna espinal toracolombar são devido a fraturas com compressão, fraturas com rompimento, lesões do tipo cinto de segurança ou deslocamentos com fratura.

O manejo respiratório desses pacientes reduz a mortalidade decorrente da falha respiratória. As complicações respiratórias são as primeiras causas de morbimortalidade após TRM, especialmente nos casos de lesão no nível cervical (C3 a C5; C5 a C7), ocorrendo em 40% a 70% dos casos[67,68].

A avaliação inicial da criança na UTI consiste em verificar a estabilização da coluna espinal, realizar alteração do posicionamento a cada duas horas, realizar exercícios de respiração profunda a cada quatro horas (inspirometria de incentivo, tosse assistida e técnicas manuais de fisioterapia respiratória), realizar o tratamento para evitar a retenção de secreções (respiração com pressão positiva intermitente a intervalos regulares), utilização de broncodilatadores, monitoração clínica e radiológica para verificação de atelectasia e tratamento para a atelectasia estabelecida. Com essas medidas, o sucesso do desmame da VPM torna-se maior[67]. A intubação intratraqueal e a utilização de suporte ventilatório invasivo podem ser necessárias. A utilização de volumes correntes maiores facilita o desmame e diminui a possibilidade de complicações respiratórias[69]. O posicionamento é indicado para prevenir lesões de pele, neuropatia por compressão, contraturas e aumento da espasticidade[70].

A hipotensão pode ser resultante de uma lesão cervical alta da coluna espinal e, quando for necessária a expansão de volume, deve ser evitada uma oferta excessiva de fluidos. A hipervolemia aumenta o risco de mortalidade quando existir um aumento de peso maior o que 10%.

PACIENTE EM PROCESSO DE DESMAME DA VPM

A maioria das crianças pode ser retirada da VPM sem intercorrências. Entretanto, um pequeno número de pacientes necessita de um período mais prolongado de desmame, particularmente as crianças com doenças de base como pulmonar, neuromuscular, de parede torácica e cardíaca. A utilização de ventilação não invasiva com pressão positiva (VNIPP) pode ser uma estratégia útil, permitindo a remoção mais precoce da VPM invasiva[71]. Um estudo[72] randomizado controlado demonstrou que a extubação precoce e a aplicação de VNIPP determinam uma redução do tempo de permanência, da incidência de complicações e melhora da sobrevida.

Pacientes com alto risco de falha pós-extubação beneficiam-se com a aplicação imediata da VNIPP após a extubação traqueal[73,74]. Houve melhora da sobrevida naqueles que apresentaram hipercapnia na extubação[73]. A aplicação de VNIPP não deve ser uma rotina em todas as crianças após a extubação, mas deve ser avaliada nos pacientes considerados de risco para o desenvolvimento de alterações respiratórias. A sua aplicação deve ser logo após a extubação traqueal, antes que o paciente desenvolva sinais de desconforto respiratório[73,74].

A utilização da VPM tem alterado a evolução e o prognóstico das crianças com vários diagnósticos clínicos, apesar de existir um grande número dessas crianças que dependem do suporte ventilatório, tanto hospitalar como domiciliar[75].

A definição de VPM prolongada é muito variável (48 horas a seis meses)[76]. De acordo com o consenso da National Association for Medical Direction on Respiratory Care, a VPM prolongada é definida como necessidade de suporte ventilatório consecutivo durante um período de 21 ou mais dias ou por pelo menos seis horas por dia[76].

Vários países desenvolveram unidades específicas de cuidados e fornecimento de VPM para pacientes estáveis[77,78]. Essas unidades determinam um menor custo e uma menor complexidade, comparativamente aos cuidados fornecidos nas UTIs, permitindo uma maior rotatividade e disponibilidade dos leitos para os pacientes graves.

PACIENTE COM DOENÇA NEUROMUSCULAR

Os pacientes com doença neuromuscular (DNM) podem evoluir com falência respiratória e necessitar de VPM. A falência respiratória ocorre na DNM aguda e também nas condições crônicas progressivas num cenário de agudização ou superposição de doenças cardiorrespiratórias. O prognóstico, assim como a estratégia de ventilação ideal desses pacientes, é determinado primariamente pela causa específica da fraqueza neuromuscular[79,80].

As DNMs ocasionam um padrão restritivo de falência respiratória, tendo-se que a alteração mais precoce produzida pela fraqueza dos músculos respiratórios é o desenvolvimento de microatelectasias nas bases pulmonares. Os pacientes nesse estágio podem se apresentar taquipneicos, com alcalose respiratória e uma PaO_2 normal ou levemente diminuída. Conforme haja progressão para fadiga dos músculos respiratórios, existe um quadro de hipoventilação alveolar generalizada. Inicialmente, o paciente apresenta aumento da frequência respiratória, com $PaCO_2$ normal; na sequência, o paciente apresenta hipercapnia e acidose respiratória. Mais tardiamente, ocorre hipoxemia grave, conforme evolua o quadro de colapso alveolar. Essa espiral para baixo de piora da relação ventilação/perfusão e aumento do trabalho respiratório pode, algumas vezes, ser revertida por uma intervenção na janela de oportunidade com a utilização de ventilação não invasiva, mas, em outras ocasiões, é necessária a intubação traqueal e a instituição de VPM.

As crianças com alterações neurológicas apresentam alta incidência de problemas respiratórios de causas multifatoriais, como aspiração de conteúdo gástrico; alterações da mecânica ventilatória decorrente da escoliose; alteração da tosse devido à fraqueza da musculatura respiratória e consequente dificuldade na eliminação de secreção das vias aéreas; apneia do sono; alterações nutricionais; displasia broncopulmonar; e alterações no desenvolvimento e crescimento, entre outros[81].

Crianças com DNM apresentam um maior risco para complicações respiratórias e musculoesqueléticas quando em UTI. Recentemente, observou-se que elas apresentam um risco aumentado para infecção respiratória grave por vírus sincicial respiratório (VSR), sendo uma causa de internação em UTI[82].

Essas crianças, quando em UTI, necessitam obrigatoriamente de intervenções de prevenção, estando elas com ou sem suporte ventilatório. Quando em respiração espontânea, deve-se aplicar as técnicas convencionais de fisioterapia respiratória (posicionamento, trocas de decúbito, drenagem postural, técnicas de aumento dos volumes pulmonares, técnicas de desobstrução das vias aéreas, auxílio à tosse e aspiração das vias aéreas, quando necessário) e a utilização da VNIPP de forma intermitente para proporcionar um "descanso" à musculatura respiratória e evitar a retenção de CO_2 durante o sono.

Deve-se ter cautela durante a fisioterapia respiratória para não ocasionar fadiga muscular, principalmente dos músculos respiratórios. Os pacientes com DNM que não estejam em VPM invasiva ou VNIPP apresentam um volume corrente inspiratório pobre, devido à doença neuromuscular, e tendência à oclusão das vias aéreas superiores[83].

Concluindo, a reabilitação/fisioterapia na criança grave com alterações funcionais difere daquela estabelecida para pacientes adultos. Ela é uma combinação dos cuidados de uma criança normal associada com a melhor estratégia de intervenção para reabilitação. A proporção de crianças com condições crônicas e/ou alterações funcionais que são internadas em UTI está em crescente aumento e, portanto, é esperado que a necessidade de reabilitação/fisioterapia também aumente.

Existe claramente uma discrepância entre a necessidade e a possibilidade de cuidados de reabilitação/fisioterapia em crianças internadas em UTI. São necessários mais estudos para definir os métodos de reabilitação para recém-nascidos e pacientes pediátricos em UTI, para evitar e tratar as alterações funcionais.

REFERÊNCIAS

1. Bethell CD, Read D, Stein RE, et al. Identifying children with special health care needs: Development and evaluation of a short screening instrument. Ambul Pediatr. 2002;2:38-48.
2. Bethell CD, Read D, Neff J, et al. Comparison of the children with special health care needs screener to the questionnaire for identifying children with chronic conditions – revised. Ambul Pediatr. 2002;2:49-57.
3. Feudtner C, Christakis DA, Connell FA. Pediatric deaths attributable to complex chronic conditions: A population-based study of Washington State, 1980-1997. Pediatrics. 2000;106:205-9.
4. Sneed RC, May WL, Stencel CS. Training of pediatricians in care of physical disabilities in children with special health needs: Results of a two-state survey of practicing pediatricians and national resident training programs. Pediatrics. 2000;105:554-61.
5. Srivastava R, Norlin C, James BC, et al. Community and hospital-based physicians' attitudes regarding pediatric hospitalist systems. Pediatrics. 2005;115:34-8.
6. Briassoulis G, Filippou O, Natsi L, et al. Acute and chronic paediatric intensive care patients: Current

trends and perspectives on resource utilization. QJM. 2004;97:507-18.

7. Cremer R, Leclerc F, Lacroix J, et al. Children with chronic conditions in pediatric intensive care units located in predominantly French-speaking regions: Prevalence and implications on rehabilitation care need and utilization. Crit Care Med. 2009;37(4):1456-62.
8. O'Sullivan SB. Physical Rehabilitation. 2nd ed. F.A Davis Company; 1988.
9. Svien L, Anderson S, Long T. Research in pediatric physical therapy: an analysis of trends in first fifteen years of publication. Pediatr Phys Ther. 2006;18(2):126-32.
10. Dean E. Effect of body position on pulmonary function. Phys Ther. 1985;65:613-8.
11. Walsh CJ, Batt J, Herridge MS, Dos Santos CC. Muscle wasting and early mobilization in acute respiratory distress syndrome. Clin Chest Med. 2014;35(4):811-26.
12. Dean E. Optimizing outcomes: relating interventions to an individual's needs. In: Frownfelter D, Dean E, editors. Cardiovascular and pulmonary physical therapy: evidence and practice. 4th ed. St Louis: Mosby; 2006.
13. Stiller K. Safety issues that should be considered when mobilizing critically ill patients. Crit Care Clin. 2007;23:35-53.
14. Aubier M, Murciano D, Lecocguic Y. Effect of hypophosphatemia on diaphragmatic contractility in patients with acute respiratory failure. N Engl J Med. 1985;313:420-4.
15. Menezes JFS, Leite HP, Fernandez J, et al. Hypophosphatemia in children hospitalized within an intensive care unit. J Intensive Care Med. 2006;21(4):235-9.
16. Menezes JFS, Leite HP, Carvalho WB, et al. Hypophosphatemia in critically ill children: prevalence and associated risk factors. Pediatr Crit Care Med. 2009;10(2):234-8.
17. Ellis DA. Intermediate metabolism of muscle in Duchenne muscular dystrophy. Br Med Bull. 1980;36:165-71.
18. Jandial S, Foster HE. Examination of the musculoskeletal system in children – a simple approach. Pediatr Child Health. 2007;18(2):47-55.
19. Trovato MK, Pidcock FS, Sadowsky CL, et al. Rehabilitation of children with critical illness. In: Rogers' Textbook of Pediatric Intensive Care. 4th ed. Philadelphia: Wolters Kluver; 2008. p. 166-79.
20. Grier D. Common musculoskeletal problems in children. Curr Paediatr. 2003;13:469-78.
21. Driscoll SW, Skinner J. Musculoskeletal complication of neuromuscular disease in children. Phys Med Rehabil Clin N Am. 2008;19:163-94.
22. Bolton CF, Gilbert JJ, Hahn AF, Sibbald WJ. Polyneuropathy in critically ill patients. J Neurol Neurosurg Psychiatry. 1984;47(11):1223-31.
23. Latronico N, Shehu I, Seghelini E. Neuromuscular sequelae of critical illness. Curr Opin Crit Care. 2005;11(4):381-90.
24. Kress JP, Hall JB. ICU-acquired weakness and recovery from critical illness. N Engl J Med. 2014;370(17): 1626-35.
25. Williams S, Horrocks IA, Ouvrier RA, et al. Critical illness polyneuropathy and myopathy in pediatric intensive care: a review. Pediatr Crit Care Med. 2007;8:18-22.
26. Maramattom BV, Wijdicks EF. Acute neuromuscular weakness in the intensive care unit. Crit Care Med. 2006;34(11):2835-41.
27. Kleyweg RP, van der Meche FG, Meulstee J. Treatment of Guillain-Barre syndrome with high-dose globulin. Neurology. 1988;38:1639-41.
28. Krassioukov A, Eng JJ, Warburton DE, et al. A systematic review of the management of orthostatic hypotension after spinal cord injury. Arch Phys Med Rehabil. 2009;90:876-85.
29. Freeman R. Assessment of cardiovascular automatic function. Clin Neurophysiol. 2006;117:716-30.
30. Wells DA, Gillies D, Fitzgerald DA. Positioning for acute respiratory distress in hospitalised infants and children. Cochrane Database Syst Rev. 2005;18(2):CD003645.
31. McCarren B, Alison JA, Herbert RD. Manual vibration increases expiratory flow rate via increased intrapleural pressure in healthy adults: an experimental study. Aust J Physiother. 2006;52(4):267-71.
32. Lima EVNCL, Lima WL, Nobre A, et al. Inspiratory muscle training and respiratory exercises in children with asthma. J Bras Pneumol. 2008;34(8):552-8.
33. Silva CS, L Torres LAGMM, Rahal A, et al. Evaluation of a four-month program of physical training designed for asthmatic children. J Bras Pneumol. 2005; 31(4):279-85.
34. Hammer J, Patel N, Newth CJ. Effect of forced deflation maneuvers upon measurements of respiratory mechanics in ventilated infants. Intensive Care Med. 2003;29(11):2004-8.
35. Almeida CC, Ribeiro JD, Almeida-Júnior AA, et al. Effect of expiratory flow increase technique on pulmonary function of infants on mechanical ventilation. Physiother Res Int. 2005;10(4):213-21.

36. Antunes LCO, Silva EG, Bocardo P, et al. Effects of conventional chest physical therapy versus increased expiratory flow on oxygen saturation, heart rate and respiratory rate in premature infants following extubation. Rev Bras Fisioter. 2006;10(1)97-103.
37. Carlotti AP, Carvalho WB. Abdominal compartment syndrome: A review. Pediatr Crit Care Med. 2009; 10(1):115-20.
38. de Jongste JC, Shields MD. Cough. 2: Chronic cough in children. Thorax. 2003;58(11):998-1003.
39. Rosen MJ. Chronic cough due to bronchiectasis: ACCP evidence-based clinical practice guidelines. Chest. 2006;129(1 Suppl):122S-31S.
40. Homnick DN. Mechanical insuflation-exsuflation for airway mucus clearance. Respir Care. 2007;52(10): 1296-307.
41. Balachandran A, Shivbalan S, Thangavelu S. Chest physiotherapy in pediatric practice. Indian Pediatr. 2005;42(6):559-68.
42. Norton DMR, Exton-Smith AN. An Investigation of geriatric Nursing problems. Edinburgh: Churchill Livingstone; 1975.
43. Curley NA, Razmus IS, Roberts KE, et al. Predicting pressure ulcer risk in pediatric patients: the Braden Q Scale. Nurs Res. 2003;53:22-33.
44. Braden B, Bergstrom N. Predictive validity of the Braden Scale for pressure risk a nursing home population. Res Nurs Health. 1994;17:459-70.
45. Andrew M, David M, Adams M, et al. Venous thromboembolic complications (VTE) in children: first analyses of the Canadian Registry of VTE. Blood. 1994;83:1251-7.
46. Levy ML, Granville RC, Hart D, et al. Deep venous thrombosis in children and adolescents. J Neurosurg. 2004;101:32-7.
47. Vavilala MS, Nathens AB, Jurkovich GJ, et al. Risk factors for venous thromboembolism in pediatric trauma. J Trauma. 2002;52:922-7.
48. David M, Andrew M. Venous thromboembolic complications in children. J Pediatr. 1993;123:337-46.
49. Rohrer MJ, Cutler BS, MacDougall E, et al. A prospective study of the incidence of deep venous thrombosis in hospitalized children. J Vasc Surg. 1996;24:46-9.
50. Sullivan PB. Gastrointestinal problems in the neurologically impaired child. Ballières Clin Gastroenterol. 1997;11(3):529-35.
51. Sullivan PB, McIntyre E. Gastrointestinal problems in disabled children. Curr Paediatr. 2005;15:347:53.
52. Nithiwathanapong C, Reungrongrat S, Ukarapol N. Prevalence and risk factors of stress-induced gastrointestinal bleeding in critically ill children. World J Gastroenterol. 2005;11(43):6839-42.
53. Deerojanawong J, Peongsujarit D, Vivatvakin B, et al. Incidence and risk factors of upper gastrointestinal bleeding in mechanically ventilated children. Pediatr Crit Care Med. 2009;10(1):91-5.
54. Prod'hom G, Leuenberger P, Koerfer J, et al. Nosocomial pneumonia in mechanically ventilated patients receiving antacid, ranitidine, or sucralfate as prophylaxis for stress ulcer. A randomized controlled trial. Ann Intern Med. 1994;120:653-62.
55. Ward-Begnoche W. Posttraumatic stress symptoms in the pediatric intensive care unit. J Spec Pediatr Nurs. 2007;12(2):84-92.
56. Melnyk BM, Alpert-Gillis L, Feinstein NF, et al. Creating opportunities for parent empowerment: program effects on the mental health/coping outcomes of critically ill young children and their mothers. Pediatrics. 2004;113(6):e597-607.
57. Carvalho WB, Pedreira ML, de Aguiar MA. Noise level in a pediatric intensive care unit. J Pediatr (Rio J.). 2005;81(6):495-8.
58. Baker C. Preventing ICU syndrome in children. Paediatric Nurs. 2004;16(10):32-5.
59. Kazak AE, Boeving CA, Alderfer MA, et al. Posttraumatic stress symptoms during treatment in patients of children with cancer. J Clin Oncol. 2005;23(30):7405-10.
60. Rasnake LK, Linscheid TR. Anxiety reduction in children receiving medical care: developmental considerations. J Dev Behav Pediatr. 1989;10:169-75.
61. Johsnton MV. Plasticity in the developing brain: implications for rehabilitation. Dev Disabil Res Rev. 2009;15(2):94-101.
62. Osberg JS, Unsworth CA. Trauma-rehabilitation connections: discharge and admission decisions for children. Pediatr Rehabil. 1997;1:131-46.
63. Dumas HM, Haley SM, Ludlow LH, Carey TM. Recovery of ambulation during inpatient rehabilitation: physical therapist prognosis for children and adolescents with traumatic brain injury. Phys Ther. 2004;84(3):232-42.
64. Hackbarth RM, Rzeszutko KM, Sturm G, et al. Survival and functional outcome in pediatric traumatic brain injury: a retrospective review and analysis of predictive factors. Crit Care Med. 2002;30:1630-5.
65. American Physical Therapy Association. Guide to Physical Therapist Practice. 2nd ed. American Physical Therapy Association. Phys Ther. 2001;81(1):9-746.

66. Tepas III JJ, Leaphart CL, Pieper P, et al. The effect of delay in rehabilitation on outcome of severe traumatic brain injury. J Pediatr Surg. 2009;44:368-72.

67. Padman R, Alexander M, Thorogood C, et al. Respiratory management of pediatric patients with spinal cord injuries: retrospective review of the DuPont experience. Neurorehabil Neural Repair. 2003;17(1):32-6.

68. Mansel JK, Norman JR. Respiratory complications and management of spinal cord injuries. Chest. 1990; 97(6):1446-52.

69. Peterson WP, Barbalata L, Brooks CA, et al. The effect tidal volumes on the time to wean persons with high tetraplegia from ventilators. Spinal Cord. 1999;37:284-8.

70. White JRM, Dalton HJ. Pediatric trauma: postinjury care in the pediatric intensive care unit. Crit Care Med. 2002;30(Suppl 11):S478-88.

71. Girault C, Daudenthun I, Chevron V, et al. Noninvasive ventilation as a systematic extubation and weaning technique in acute-on-chronic respiratory failure. Am J Respir Crit Care Med. 1999;160:88-92.

72. Ferrer M, Esquinas A, Leon M, et al. Non-invasive ventilation in severe hypoxemic respiratory failure. A randomized clinical trial. Am J Respir Crit Care Med. 2003;168:1438-44.

73. Nava S, Gregoretti C, Fanfulla F, et al. Noninvasive ventilation to prevent respiratory failure after extubation in high-risk patients. Crit Care Med. 2005;33: 2465-70.

74. Ferrer M, Valencia M, Nicolas JM, et al. Early noninvasive ventilation averts extubation failure in patients at risk. Am J Respir Crit Care Med. 2006;173:164-70.

75. Kamm M, Burger R, Rimensberger P, et al. Survey of children supported by long-term mechanical ventilation in Switzerland. Swiss Med Wkly. 2001;131:261-6.

76. MacIntyre NR, Epstein SK, Carson S, et al. Management of patients requiring prolonged mechanical ventilation. Chest. 2005;128:3937-54.

77. Seneff MG, Wagner D, Thompson D, et al. The impact of long-term acute-care facilities on the outcome and cost of care for patients undergoing prolonged mechanical ventilation. Crit Care Med. 2000; 28:342-50.

78. Pilcher DV, Bailey MJ, Treacher DF, et al. Outcomes, cost and long term survival of patients referred to a regional weaning centre. Thorax. 2005;60:187-92.

79. Cabrera Serrano M, Rabinstein AA. Causes and outcomes of acute neuromuscular respiratory failure. Arch Neurol. 2010;67(9):1089-94.

80. Rabinstein AA. Acute Neuromuscular Respiratory Failure. Continuum (Minneap Minn). 2015;21(5 Neurocritical Care):1324-45.

81. Seddon PC, Khan Y. Respiratory problems in children with neurological impairment. Arch Dis Child. 2003;88(1):75-8.

82. Wilkesmann A, Ammann RA, Schildgen O, et al. Hospitalized children with respiratory syncytial virus infection and neuromuscular impairment face an increased risk of a complicated course. Pediatr Infect Dis J. 2007;26(6):485-91.

83. Ntoumenopoulos G, Shipsides T. Proposal for a more effective chest physiotherapy treatment in the neuromuscular patient with copious secretions, bulbar dysfunction and ineffective cough: a case report. Physiotherapy. 2007;93(2):164-7.

114 Fonoaudiologia

Cintia Kotomi Tanaka

INTRODUÇÃO

Histórico

A fonoaudiologia é a ciência que trata os distúrbios de comunicação humana. Sua regulamentação ocorreu em 1981, sendo, portanto, uma profissão relativamente nova. Seus profissionais atuam em pesquisa, prevenção, avaliação e terapia fonoaudiológica. Em terapia intensiva neonatal e pediátrica, a atuação é ainda mais recente, por volta de 1988. Revisando relatos de experiência, observamos que houve a necessidade da intervenção fonoaudiológica a partir das queixas relacionadas à alimentação, tais como sucção débil e/ou incoordenação sucção/respiração. Atualmente, a fonoaudiologia possui várias especialidades: motricidade oral, voz, linguagem, audiologia, fonoaudiologia educacional, saúde coletiva e disfagia.

A regulamentação da inserção do fonoaudiólogo na equipe mínima de UTI neonatal é referida segundo a Portaria nº 930, de 10 de maio de 2012, que define as diretrizes e objetivos para a organização da atenção integral e humanizada ao recém-nascido grave ou potencialmente grave, e os critérios de classificação e habilitação de leitos de unidade neonatal no âmbito do Sistema Único de Saúde (SUS).

A atuação da fonoaudiologia na neonatologia abrange a assistência ao neonato prematuro ou de risco e o acolhimento à mãe e incentivo à amamentação. O grau de prematuridade e as intercorrências perinatais vão influenciar na decisão do momento propício para ser avaliado um neonato. É importante a orientação e o acompanhamento da mãe para a manutenção da lactação e formação de vínculo com o bebê. A maturidade neurológica para coordenar as funções de sucção, deglutição e respiração, além de manutenção do estado de alerta e do tônus muscular e alinhamento corporal são aspectos importantes no trabalho com prematuros. A introdução inadequada da via oral pode trazer riscos de aspiração, perda de peso e desequilíbrios no sistema neuroimunoendócrino.

Queixa

O perfil dos pacientes que necessitarão de atendimento fonoaudiológico geralmente é de neonatos prematuros, bebês ou crianças imaturas, portadores de síndromes, encefalopatias ou alterações cardiorrespiratórias. Apresentam habilidades orais pobres, imaturidade absortiva do trato gastrointestinal e imaturidade do trato respiratório que conduzem à colocação de sonda para alimentação. O uso prolongado desta via alternativa de alimentação traz como consequência ritmo acelerado e qualidade de sucção desorganizados. Por um lado, o uso de sonda poupa a criança de gasto energético e o risco de aspiração pela inabilidade de coordenar a sucção, deglutição e respiração. Por outro lado, pode interferir no desenvolvimento dessas mesmas funções devido à falta de vivência sensório-motora oral e ainda favorecer o refluxo gastroesofágico. A atenção para a intervenção adequadamente iniciada pode propiciar o desenvolvimento dentro dos períodos críticos e de forma a respeitar sua fisiologia.

Algumas crianças alimentadas por sonda desenvolvem respostas hiper ou hiporreativas à estimulação oral. Estas podem ocorrer com o toque na face e boca, com texturas, sabores, cheiros ou diferentes temperaturas. A normalização dessas respostas será parte do programa de intervenção fonoaudiológica.

O encaminhamento dos pacientes neonatos e pediátricos geralmente é realizado a partir de observações da equipe de enfermagem/médica ou das mães, antes ou após ser feita a opção da alimentação por sonda (por exemplo, orogástrica, nasogástrica, nasoenteral ou gastrostomia). Os principais dados clínicos observados são:

- Engasgos;
- Sucção fraca;
- Apneia durante a alimentação;
- Reflexo de náusea excessivo ou tosse recorrente durante a alimentação;
- Dificuldade em reiniciar a alimentação;
- Diagnóstico de distúrbios associados à disfagia ou ganho ponderal inadequado;
- Irritabilidade severa ou problemas de comportamento durante a alimentação;
- História de pneumonia recorrente e dificuldade para se alimentar;
- Preocupação de possível aspiração durante a alimentação;
- Letargia ou alerta diminuído durante a alimentação;
- Períodos para alimentação superiores a 30 ou 40 minutos;
- Inexplicável recusa de alimento ou *failure to thrive*.

Além da atuação na área da alimentação, o fonoaudiólogo também desenvolve a triagem auditiva, popularmente chamada de "Teste da Orelhinha".

"Teste da Orelhinha" – Triagem Auditiva Neonatal

A partir de 2 de agosto de 2010, com a lei nº 12.303 do Teste da Orelhinha, foram traçadas diretrizes visando à atenção auditiva neonatal. Os pacientes da UTI neonatal têm os indicadores de risco para perda auditiva, que consistem em permanência na UTI por mais de cinco dias ou a ocorrência de qualquer uma das seguintes condições, independentemente do tempo de permanência na UTI: ventilação extracorpórea; ventilação assistida; exposição a drogas ototóxicas, como antibióticos aminoglicosídeos e/ou diuréticos de alça; hiperbilirrubinemia; anoxia perinatal grave; Boletim de Apgar 0 a 4, no primeiro minuto, ou 0 a 6, no quinto minuto; e peso ao nascer inferior a 1.500 g.

Devem ser realizados os testes de emissões otoacústicas (EOA) e o potencial evocado auditivo de tronco encefálico – automático (PEATE-A). De forma simplória, o teste de emissões otoacústica informará a integridade do sistema auditivo da orelha externa, média e interna, até a cóclea; o potencial evocado auditivo informará também a integridade até os centros neurológicos auditivos.

"Teste da linguinha" – Protocolo de Avaliação do Frênulo Lingual em Bebês

Em 23 de junho de 2014, foi sancionada a lei nº 13.002 do Protocolo de Avaliação do Frênulo Lingual em Bebês[12]. Na realidade, a avaliação fonoaudiológica já contempla esse procedimento. Essa lei expande a avaliação fonoaudiológica para todos os bebês, seja de risco ou não, e levanta demanda cirúrgica para os pacientes que apresentam disfunção de sucção devido à alteração do frênulo, com prejuízo para a amamentação.

Objetivos

O objetivo principal da fonoaudiologia é o desenvolvimento global adequado, desde a deglutição propriamente dita, até a vivência positiva e prazerosa da cavidade oral em todas as áreas, como, por exemplo, exploração oral e jogo sonoro.

O desenvolvimento da sucção nos prematuros e a coordenação com a deglutição e respiração são primordiais no acompanhamento dos prematuros. A aproximação mãe e filho, proporcionada pelo Método Canguru, e técnicas sonda-dedo e de translactação são as estratégias de preparo para a prontidão para iniciar a alimentação oral e o desenvolvimento e estabelecimento da amamentação no trabalho em UTI neonatal.

Na prática pediátrica, conforme cada caso, alimentos e líquidos não são essenciais ao programa (especialmente, nos estágios iniciais) e podem não ser incluídos em absoluto se a criança tiver um distúrbio severo de deglutição. Devemos focalizar uma abordagem que beneficie a criança ou o bebê no desenvolvimento do sistema sensório-motor oral. Algumas crianças são alimentadas por sonda por um período extenso, entretanto necessitam continuar a desenvolver as habilidades orais para vocalização, exploração e interação com meio e aprendizado, deglutição e higiene oral.

As estratégias utilizadas no tratamento visam a proporcionar oportunidades para o desenvolvimento da consciência, percepção e discriminação sensorial intraoral que a criança necessita para explorar o mundo dos brinquedos, roupas, partes do corpo, sons, alimentos e líquidos. Alimentos em suas diversas consistências podem ser introduzidos para proporcionar cheiros, sabores e temperaturas e para induzir movimentos orais específicos quando a criança estiver clinicamente apta para tanto. O tratamento considera os efeitos da estimulação oral em relação à alimentação e observa os sistemas fisiológicos que têm impacto sobre a cavidade oral. A alimentação oral é o produto secundário, obtido pelo processamento de um programa total, e não a principal meta, devido à contextualização da criança quanto à sua família e condições de desenvolvimento.

Assim, várias hipóteses evolutivas podem ser traçadas:

- Algumas crianças podem ser alimentadas por via oral através de sólidos, mas continuam a receber líquidos por sonda. A mastigação e a deglutição necessitam ser desenvolvidas ou mantidas;
- Outras crianças podem ser alimentadas por via oral de dia, mas receber algum complemento por sonda à noite;
- Ainda outras que podem ser alimentadas por via oral totalmente, sendo retirada a alimentação por sonda.

A alimentação constitui parte da abordagem do fonoaudiólogo, e não a atuação prioritária. Além das funções alimentares, o desenvolvimento da interação, comunicação e formação de vínculo também estão envolvidos na abordagem terapêutica. Algumas variáveis influenciam o tratamento fonoaudiológico, tais como: experiências orais negativas como intubação orotraqueal, aspirações frequentes de vias aéreas, condições clínicas, interações durante as mamadas ou horário das dietas e condições motoras globais (tônus, postura, controle de tronco, cabeça e pescoço).

A análise minuciosa de cada variável traduz o objeto de nosso estudo: o desenvolvimento do sistema sensório-motor oral.

SISTEMA SENSÓRIO-MOTOR ORAL

Desenvolvimento da Sucção e Deglutição

O desenvolvimento do sistema sensório-motor oral tem início desde os primeiros movimentos de sucção na vida intrauterina, passando pela seguinte sequência de desenvolvimento: aleitamento materno; transição alimentar de texturas; desenvolvimento da dentição; exploração de mãos, pés, objetos e brinquedos pela boca; mastigação; vocalizações; balbucio; e desenvolvimento da fala e linguagem.

Coordenação Sucção/Deglutição/Respiração (S/D/R)

O desenvolvimento fetal permite que os neonatos estejam equipados com estratégias para organizar as informações do meio, regulando e organizando seu crescimento e desenvolvimento. A mais básica dessas estratégias é a coordenação sucção/deglutição/respiração. A sincronia e a coordenação entre sucção/deglutição/respiração são utilizados pelo neonato como mecanismo primário para alimentar-se e acalmar-se. Numa sequência natural, os músculos e a coordenação utilizados na sincronia sucção/deglutição/respiração oferecem um sólido embasamento para outras importantes funções do desenvolvimento e das habilidades que parecem ocorrer sem esforço e que se desdobram prazerosamente.

O primeiro elemento necessário para a sincronia sucção/deglutição/respiração é o selamento ao redor do mamilo (ou bico da mamadeira) que o bebê faz usando a gengiva superior e a língua. Esse selamento é essencial; caso contrário, o bebê não consegue criar o vácuo necessário para extrair o leite com a boca. A língua faz um sulco em forma de calha para segurar o líquido no centro da boca pela pressão de sua borda lateral contra o palato. Essa ação eleva o leite e o move para trás em direção à faringe, num movimento de onda. Assim que líquido suficiente alcança o dorso da língua, há o disparo da deglutição (segundo elemento da sincronia S/D/R). Quando o bebê engole, a respiração é temporariamente interrompida para que o líquido passe para o esôfago, e não para a traqueia.

Assim que o bebê usa a sincronia S/D/R, os músculos envolvidos se tornam mais fortes, mais refinados e contribuem para um amplo leque de novas habilidades. A partir da sucção no peito ou na mamadeira, o bebê é capaz de controlar o manuseio oral do alimento semissólido, realizar exploração com a boca, chorar, balbuciar etc. Os mesmos músculos da S/D/R são importantes para sustentar a cabeça, o que, por sua vez, é importante para que a criança alcance e pegue objetos, sente-se e, finalmente, fique de pé.

Esses músculos também ajudam os olhos a trabalharem juntos para que seja possível fixar e seguir objetos e pessoas, manipular objetos e usar instrumentos. Além disso, os músculos da S/D/R oferecem suporte para a saúde geral e influenciam na função auditiva, visual e do sistema respiratório. Dessa maneira, a sincronia S/D/R tem um efeito espiral em todo o desenvolvimento.

Quando todos os eventos em torno do desenvolvimento fetal, nascimento e parto ocorrem como o esperado, a sincronia S/D/R funciona adequadamente. Um distúrbio em qualquer componente dessa sincronia pode ter um impacto negativo no desenvolvimento global da criança. São exemplos desses distúrbios: prematuridade, afecções clínicas e cirúrgicas e padrões atípicos no desenvolvimento.

Anatomia e Fisiologia das Funções Alimentares

As funções alimentares consistem de sucção, deglutição, mastigação e coordenação destas com a respiração. Durante o desenvolvimento e crescimento intrauterino, a partir da 32ª semana de gestação, o bebê normal é capaz de sugar e deglutir o líquido amniótico pela sua maturação e desenvolvimento neurológico. O recém-nascido termo saudável, desde os primeiros momentos de vida extrauterina, apresenta condições iniciais para a alimentação caracterizadas por: movimentos de mão à boca, reflexos orais de procura, de sucção e de deglutição.

O recém-nascido tem vivências de prazer/desprazer. A fome, o frio e a dor serão sentidos como sensação de desprazer, levando ao choro intenso. A saciedade desse desprazer trará o estado de tranquilidade, ou inatividade alerta, até o sono. Então, de acordo com seu estado fisiológico, ocorre também uma variação do seu estado de alerta. O sono predomina nos primeiros meses de vida, propiciando a continuidade do desenvolvimento neurológico.

Quando o neonato tem fome, os reflexos orais ficam mais acentuados.

Reflexos orais

Reflexo de procura ou dos quatro pontos cardeais: importante para a preensão do mamilo/bico da mamadeira. Pelo toque leve nos lábios, a criança volta a cabeça na direção do estímulo, abocanhando, preparada para sugar.

Sucção: com o mamilo/bico da mamadeira na boca, a criança faz o vedamento labial ao redor da aréola, abaixa e eleva a mandíbula, pressiona o bico contra o palato com a língua e, num movimento sinérgico, impulsiona o alimento para a faringe, já desencadeando o reflexo seguinte, que é o da deglutição.

Deglutição: a língua ocupa todo o espaço oral, a úvula está bem próxima da epiglote, encostando nela, e, quando o alimento vai ser deglutido, o dorso da língua vai também pressionar o palato mole para cima, veda a comunicação com a nasofaringe interrompendo a respiração e evitando refluxo de leite para a cavidade nasal. Coordenadamente a laringe se eleva, fecha a glote e o leite escorrega para o esôfago, encerrando a fase oral da deglutição.

Involuntariamente, por meio do funcionamento dos esfíncteres esofágicos superior e inferior, com os movimentos peristálticos do sistema esôfago/estômago/duodeno, o bolo alimentar prossegue em seu caminho e processo digestório.

Além dos reflexos orais acima, o neonato também apresenta outros reflexos chamados de proteção, pois vão demonstrar saciedade/limite de aceitação da criança e proteção efetiva de vias aéreas. São eles: a mordida fásica ou trancamento, o nauseoso (*gagging*) e o de tosse.

A deglutição objetiva mover o bolo alimentar para o sistema digestório e impedir que o bolo entre no sistema respiratório. Para isso, iremos detalhar o processo de deglutição em quatro etapas distintas, que ocorrem rápida e sincronicamente para alcançar esse objetivo.

FASES DA DEGLUTIÇÃO

1. Fase preparatória oral, vista lateral: preparação do bolo alimentar na cavidade oral através de lábios, língua e bochechas (Figura 114.1A).
2. Fase preparatória oral, vista frontal: bolo posicionado no dorso da língua, para desencadear o reflexo de deglutição (Figura 114.1B).
3. Fase oral: o reflexo de deglutição é desencadeado e o alimento encaminha-se para a orofaringe (Figura 114.1C).

4 e 5. Fase faríngea: ocorre a elevação do palato mole, fechando a nasofaringe. Há o fechamento da laringe e traqueia. Iniciam-se os movimentos de contração da faringe, levando o bolo alimentar para o esôfago (Figuras 114.1D e 114.1E).

6. Fase esofagiana: o esfíncter esofágico superior se abre e o alimento passa através do esôfago, até chegar ao estômago (Figura 114.1F).

Fase preparatória oral: após a sucção ocorre uma combinação dos movimentos de bochechas, língua, lábios e mandíbula para preparar o bolo alimentar na cavidade oral.

Fase oral: ocorre quando o reflexo de deglutição é desencadeado na porção posterior lateral da língua e fauces. Para ele estar presente, precisamos de dois fatores: o estímulo tátil do alimento e o movimento adequado da musculatura para desencadear o reflexo.

Fase faríngea: nesse momento, ocorre o mecanismo de abertura e fechamento das válvulas.

- *Primeiro movimento*: a língua se eleva e faz uma compressão contra o palato mole, impedindo que o alimento volte para os lábios.
- *Segundo movimento*: o palato mole eleva-se e fecha a nasofaringe, impedindo a passagem do ar nasal e evitando que o alimento saia pelo nariz.
- *Terceiro movimento*: ocorre o fechamento da laringe e traqueia. A laringe e o osso hioide se elevam e a epiglote se rebaixa sobre a laringe, impedindo a passagem de alimento para a traqueia. Simultaneamente, as cordas vocais falsas aduzem juntamente com as cordas vocais verdadeiras. Esse movimento do osso hioide também inicia o relaxamento do músculo cricofaríngeo e a consequente abertura do esôfago.
- *Quarto movimento*: ocorrem os movimentos peristálticos que aumentam a pressão dentro da faringe e conduzem o alimento para o estômago. Uma semiválvula na base do esôfago fecha-se para prevenir refluxo do conteúdo do estômago.

Fase esofagiana: inicia-se quando o esfíncter esofágico superior se abre. O alimento passa através do esôfago pela ação da gravidade e dos movimentos peristálticos. Essa fase termina quando o alimento passa para o estômago e o esfíncter esofágico inferior fecha-se para impedir o refluxo gastresofágico.

AVALIAÇÃO CLÍNICA

Observa-se inicialmente a idade gestacional, estabilidade do quadro geral, peso atual e presença da mãe. Em seguida, estado de alerta, reatividade, reflexos orais e sucção não nutritiva e nutritiva são avaliados. Em crianças maiores, pode-se avaliar a deglutição de saliva e de alimentos. A sensibilidade e respostas protetivas da via aérea são importantes de ser avaliadas.

Um dos estudos mais completos e minuciosos propõe um instrumento de avaliação de prontidão do prematuro para a alimentação oral, dando parâmetros de forma didática dos itens avaliados pelo fonoaudiólogo[6,14].

AVALIAÇÃO INSTRUMENTAL

Em certos casos, fazem-se necessários exames complementares à avaliação clínica fonoaudiológica, de forma

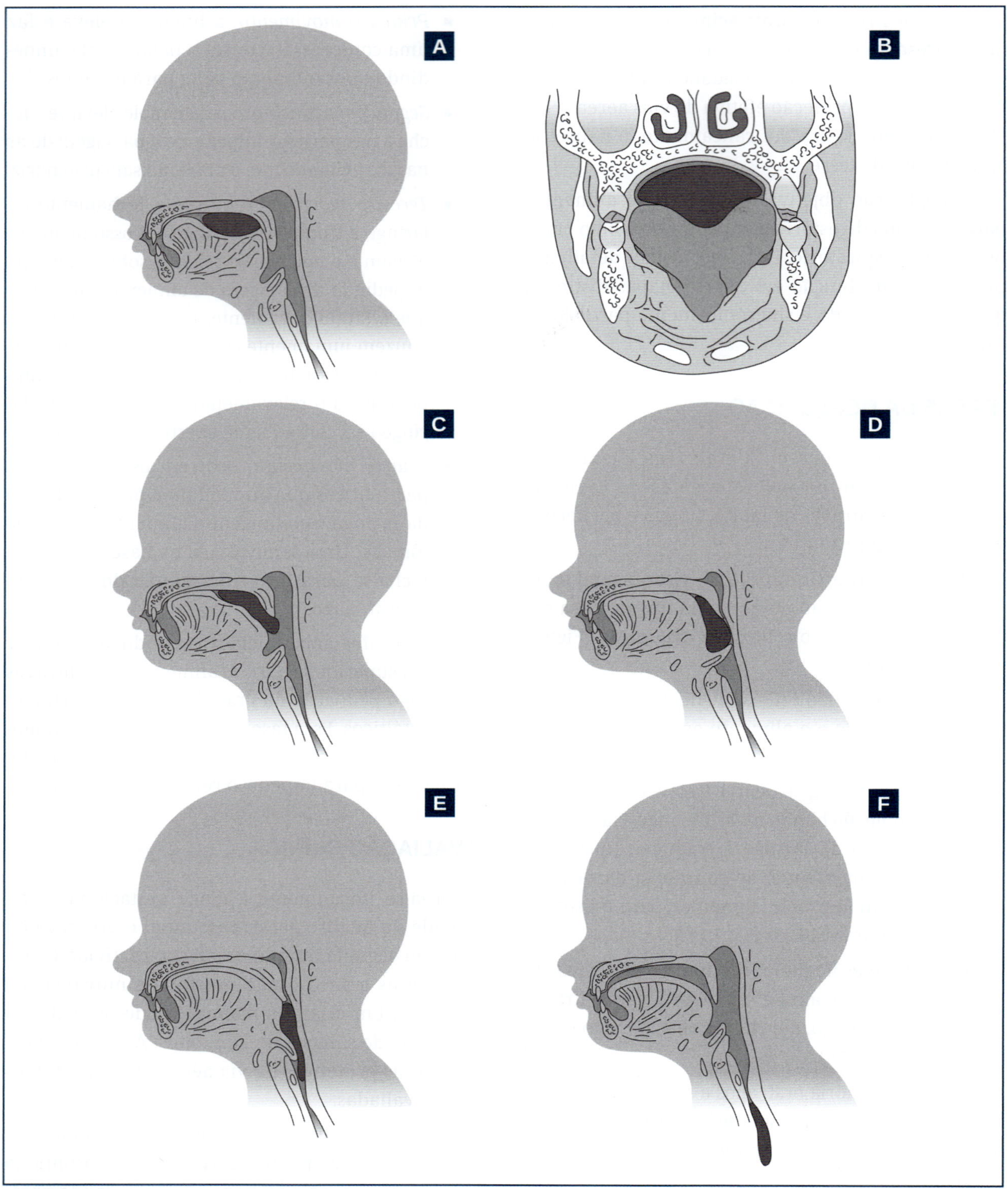

FIGURA 114.1 *Fases da deglutição: (A) fase preparatória oral (vista lateral); (B) fase preparatória oral (vista frontal); (C) fase oral; (D e E) fase faríngea; (F) fase esofagiana.*

objetiva, para esclarecer a fisiologia faríngea e esofágica e investigar a segurança e eficiência da deglutição.

Os critérios para indicar exames instrumentais da deglutição incluem, mas não se limitam a:

- Risco de aspiração pela história e observação clínica;
- Incoordenação sucção/deglutição/respiração durante a alimentação oral;

- Sinais sugestivos de disfagia da fase faríngea ou esofágica superior;
- Pneumonia aspirativa prévia ou problemas pulmonares similares que podem estar relacionadas à aspiração;
- Qualidade vocal molhada;
- Suspeita de problema faríngeo ou laríngeo, baseada na etiologia, particularmente neurológica, que é comum em problemas de alimentação e deglutição;
- Necessidade de definir as fases da deglutição oral, faríngea e esofágica superior.

VIDEOENDOSCOPIA DA DEGLUTIÇÃO (VED)

Também chamada de nasofaringolaringoscopia óptica ou nasofibroscopia, é primariamente indicada para a avaliação da anatomia e fisiologia do trato aerodigestivo superior. Pode-se observar deglutição em sua fase faríngea e o teste sensorial pode ser adicionado. Realizado pelo otorrinolaringologista e acompanhado pelo fonoaudiólogo. Pode ser realizado à beira de leito. Apesar de não investigar dados sobre a fase faríngea e a sequência das fases oral, faríngea e esofágica, quando há preocupação relacionada à segurança da via aérea, esse exame é preferível à videofluoroscopia da deglutição. Mas requer a colaboração do paciente, assim como na videofluoroscopia.

VIDEOFLUOROSCOPIA DA DEGLUTIÇÀO (VFD)

Também chamada de videodeglutograma, apresenta a visão da dinâmica da deglutição desde a fase oral até a esofágica. Provê informações mais detalhadas do trânsito oral, proteção de vias aéreas e trânsito esofágico. É possível avaliar as manobras e posturas mais facilitadoras da deglutição. Realizada pelo fonoaudiólogo e radiologista. Embora o exame seja fácil de ser executado, requer treinamento e experiência. As principais vantagens da videofluoroscopia são: os resultados são passíveis de análise posterior, e fornece mensuração objetiva em programa computadorizado e a possibilidade de análise precisa e imediata da deglutição em diversas posições e com deglutição de bolos com diferentes volumes e consistências. Dentre as desvantagens estão: exposição à radiação, utilização do contraste de bário e subjetividade na análise pelos examinadores. O exame é indicado em casos de suspeita de aspiração silenciosa, ou silente, e na confirmação de alterações na deglutição orofaríngea detectadas por testes clínicos. A aspiração silenciosa é assim considerada quando não há reação à ocorrência de aspiração, como tosse e sinais de engasgo. A VFD é frequentemente utilizada na recomendação da nutrição oral ou parenteral de pacientes disfágicos.

DIFICULDADES DA CRIANÇA COM DISFUNÇÃO DE DEGLUTIÇÃO – RISCO DE ASPIRAÇÃO

A Ausência do Reflexo de Deglutição

Se o reflexo de deglutição não for desencadeado por movimentos posteriores do bolo alimentar (e/ou intenção de), a passagem aérea permanece aberta e desprotegida. O esfíncter esofágico permanece fechado, impedindo o alimento ou saliva de entrar no esôfago e permitindo indiretamente que ele se mova para a via aérea, que está aberta.

Demora do Disparo do Reflexo de Deglutição

Dificuldades de sensibilidade, mobilidade e controle da organização oral do bolo alimentar e problemas de coordenação global podem permitir que parte do bolo entre ou permaneça na faringe, durante os períodos em que a via aérea está aberta. Isso cria um risco de aspiração antes, durante ou depois que a deglutição foi desencadeada.

As pequenas cavidades formadas pelas valéculas e os seios piriformes podem atrasar a entrada do bolo na cavidade aérea. Por causa desse atraso, pode parecer clinicamente que o bolo foi deglutido. A chegada do bolo alimentar no vestíbulo da laringe ou a penetração no espaço aéreo pode ser sinalizada por tosse ou engasgo que ocorrem após a deglutição.

Comprometimento do Sistema Respiratório e Risco de Aspiração

Neonatos e crianças com dificuldades respiratórias primárias (por exemplo, síndrome da angústia respiratória, broncodisplasia pulmonar) protegem o seu vulnerável sistema respiratório por meio da inibição central do reflexo de deglutição ou da recusa voluntária de deglutir. Isso pode ser observado na criança que recebe assistência respiratória invasiva (ventilação mecânica) ou mesmo não invasiva.

DISFAGIA

Geralmente o termo disfagia é mais utilizado na população adulta e idosa. Na população neonatal e pediátrica, prefere-se disfunção sob a ótica de compreender que esta população ainda está em processo de aquisição e desenvolvimento, possuindo potencial adaptativo e evolutivo. O conceito de disfagia consiste em alteração no processo de deglutição, seja na nutrição, no conforto da alimentação, na segurança das vias aéreas e na qualidade da hidratação, podendo ser provocada por diversos quadros (Quadro 114.1).

VARIÁVEIS QUE INFLUENCIAM NO DESENVOLVIMENTO DO SISTEMA SENSÓRIO-MOTOR ORAL

Condições Clínicas

Os procedimentos invasivos, tais como ventilação pulmonar mecânica, aspiração de vias aéreas superiores e utilização de sonda para alimentação, fazem com que as crianças associem a boca a uma fonte de experiências não prazerosas. As crianças podem começar a evitar a exploração oral por ela ser desconfortável e desagradável, podendo inclusive "esquecer" habilidades existentes de sucção e deglutição ou não as desenvolver. Assim, experiências orais, com sabor e textura, são perdidas, deixando de ocorrer o aprendizado dessas habilidades nos períodos críticos em que é mais facilmente alcançado.

Doenças cardíacas podem causar fadiga durante a alimentação e tornar as refeições experiências exaustivas.

Dificuldades respiratórias contribuem para a exaustão e a incoordenação de sucção, deglutição e respiração. A presença excessiva de muco faz com que haja seu acúmulo na orofaringe, representando risco de aspiração. Como consequência, a percepção interna da criança em relação ao alimento não será agradável.

O refluxo gastresofágico, muito comum em nossas crianças, influencia negativamente a experiência de alimentação por causar desconforto. O apetite pode ser suprimido e a constante irritação da mucosa do esôfago, em razão da acidez e seu consequente desconforto, pode reduzir o desejo da criança de se alimentar pela boca.

Interação nas Refeições

Crianças alimentadas por sonda acabam perdendo a oportunidade de vivenciar a interação que o momento da refeição proporciona, como aspectos relacionados à educação, construção de confiança e afeto. A alimentação por sonda se torna um processo mecânico. Porém, respostas emocionais podem ser identificadas, tais como cólica, irritabilidade, engasgos, ânsia, vômitos e uma falta de vontade em experimentar coisas novas pela boca.

A criança pode mudar seu comportamento para dissuadir nossa intenção de abordar sua boca ou introduzir o alimento. Mostra que a refeição já perdeu seus aspectos positivos, tornando-se uma situação de aflição para ela e para quem a alimenta.

Condições Motoras

Alterações de tônus (hipertonia, hipotonia ou flutuação de tônus) influenciam a postura para comer ou respirar. O controle débil do tronco influenciará o controle de cabeça e pescoço e também a organização interna do processo digestório. A hiperextensão de pescoço, acompanhada por adução escapular, e a elevação de cintura escapular influenciam o controle oral e faríngeo, afetando o processo de preparação do bolo alimentar e de proteção de vias aéreas.

Habilidades Orais

Bebês podem ter suas habilidades orais comprometidas por muitas razões. O padrão de sucção desorganizado e arrítmico é característico da maioria das crianças internadas, principalmente as que apresentam alteração neurológica. A criança alimentada por sonda pode perder o ritmo de sucção. Seu movimento pode ser mais desorganizado quando o toque ou pressão do bico ou colher é aplicado na língua. Os distúrbios de deglutição ocorrem com frequência, impedindo o desenvolvimento da alimentação por via oral. Quando o reflexo de deglutição falha, a passagem aérea estará aberta e sem proteção; o es-

QUADRO 114.1 *Etiologias da disfagia na infância*[2].

		Doenças Crônicas	
	Doenças Agudas	**Não progressiva**	**Progressiva**
Sistema nervoso central	Encelfalopatia hipóxico-isquêmica Infartos cerebrais Infecções • Meningite • Encefalite • Poliomelite • Botulismo • Sífilis Kemicterus Encefalopatias metabólicas • Aminoacidopatias • Desordens do metabolismo de carboidratos Síndrome de abstinência neonatal (heroína, barbitúricos) Encefalopatias traumáticas e lesões de tronco encefálico	Malformação de Arnold Chiari Anomalias genéticas Disautonomia familiar (Riley-Day) Sequência de Möebius Anomalias do desenvolvimento cerebral Paralisia cerebral	Malformação de Arnold Chiari Malignidades intracranianas • Tumores • Leucemia • Linfoma Doenças degenerativas de substância branca e cinzenta • Doenças de depósito lisossomal • Leucodistrofia metacromática • Adrenoleucodistrofia • Encefalomielopatia de Leigh • Degeneração neuroaxonal • Doença de Zelweger • Doença de Wilson • Encefalopatia por HIV • Síndrome de Rett Anomalias espinocerebelares Distonia *musculorum deformans* Esclerose múltipla Esclerose lateral amiotrófica Siringobulbia
Célula de corno anterior			Atrofia espinomuscular infantil
Sistema nervoso periférico	Polirradiculoneuropatia inflamatória aguda	Polineuropatias	Polineuropatias
Junção neuromuscular	Hipermagnesemia		*Miastenia gravis*
Músculos	Polimiosite Dermatomiosite	Miopatias congênitas • Nemalínica • Miotubular • Desproporção de tipo de fibra Distrofia miotônica Distrofia muscular congênita Distrofia fascioescapuloumeral infantil	Miopatias metabólicas • Doença do depósito de glicogênio • Mitocondrial Distrofia muscular de Duchenne
Trato respiratório	Otite média Sinusite Adenotonsilite/faringite	Doença pulmonar crônica severa • Displasia broncopulmonar Anomalias estruturais de trato respiratório superior	
Distúrbios cardiovasculares		Doença cardíaca congênita • Cianótica • ICC	Doença cardíaca congênita (pode ser progressiva, às vezes)
Trato gastrointestinal		Refluxo gastresofágico	Refluxo gastresofágico e esofagite Úlcera péptica
Psicológico		Distúrbios de interação pais-criança	

fíncter esofágico superior não abre para permitir a passagem do alimento, resultando em aspiração do alimento para o pulmão. Em vez de ocorrer o reflexo em razão do movimento do dorso de língua ou da estimulação das fauces, ele será deflagrado depois de o alimento já ser coletado pelas valéculas dos seios piriformes. Embora a deglutição ocorra, uma porção do alimento pode ser aspirada antes ou após a deglutição.

TRATAMENTO

O tratamento deve objetivar as necessidades da criança e da família e ser baseado numa visão global, abrangendo aspectos de sensação, interação com o meio, movimento, aprendizagem e comunicação. O foco do tratamento não pode ser estritamente a função da boca na alimentação, mas sim o que ela representa para o desenvolvimento da criança.

Descrevemos na sequência os componentes da intervenção fonoaudiológica.

Alimentação: o Momento da Mamada ou da Dieta

Para estabelecer uma vivência positiva de alimentação, este momento precisa proporcionar posturas e posicionamentos da criança com interação, segurança e afeto. Pais de crianças alimentadas por sonda devem aprender a compreender os sinais de desconforto apresentados pela linguagem corporal e expressão facial. Deve-se respeitar a velocidade, o ritmo, o volume e as pausas para a criança respirar e seguir na oferta da dieta. Assim, a criança poderá novamente (ou finalmente) vivenciar positivamente a alimentação. Além disso, podemos usar toque amoroso na face e canções para criar uma situação lúdica e agradável.

É importante favorecer a sensação de saciedade, pela adequação de volume e horários da dieta, pela associação da sensação de fome e a passagem da dieta por sonda. A associação preenchimento gástrico junto à sucção não nutritiva em bebês é utilizada para treinar a sucção, reduzir a irritabilidade, aumentar o ganho de peso e facilitar a transição para a via oral.

Refluxo Gastroesofágico e a Alimentação

O refluxo gastroesofágico influencia na sensibilidade oral, na associação de vivência de dor à alimentação, interferindo na tolerância da criança quanto ao volume da dieta, sendo necessário atenção para o melhor posicionamento durante a alimentação. Reduzindo-se o volume ofertado, minimiza-se o impacto sobre o esfíncter esofágico inferior, facilitando o esvaziamento gástrico. Elevar o leito a 30º e manter o decúbito ventral também ajudam a reduzir o número de episódios de refluxo. Crianças maiores, que têm um extenso histórico de refluxo, frequentemente podem se valer de náuseas e vômitos como comportamentos voluntários utilizados para chamar a atenção.

Crianças alimentadas por sonda sentem alívio do desconforto da distensão abdominal com o controle da velocidade de gotejamento da dieta. É também de auxílio o aumento gradual de volume de dieta, com alíquotas de 5 a 10 mL por vez, o que permite um ajuste gradual do sistema gastrintestinal, causando menos aflição para a criança.

Controle da Postura de Cabeça, Pescoço e Tronco

Devemos avaliar a criança como um todo, não só uma boca. Iniciar diretamente o trabalho pela boca traz o risco de ignorar várias causas de dificuldade oral. Trabalhando a adequação do tônus e postura no tronco, é possível desenvolver a estabilidade postural e permitir a ela aliviar a tensão de pescoço, ombros e pernas. Como o tônus é mantido e estabilizado com o manuseio e informação sensorial, novos movimentos automáticos são facilitados. Incluem-se padrões que envolvem flexão de cabeça, com ajuste do pescoço e ativação do controle lateral e diagonal dos músculos abdominais.

O alinhamento da cabeça evitando hiperextensão do pescoço favorece posição mais anteriorizada da língua para a deglutição, postura dos lábios em oclusão e espaço faríngeo. Como o controle é desenvolvido pelos flexores de pescoço e nos músculos abdominais oblíquos, maior estabilidade é dada também à caixa torácica. Isto permite o aumento de sua expansão durante a respiração. A ativação de toda a musculatura abdominal e pélvica permite melhor suporte do estômago e conteúdos abdominais e redução de cólicas, arrotos excessivos e refluxo gastroesofágico. A contração dos músculos abdominais é também necessária para as vocalizações nas brincadeiras sonoras e a fala.

Exploração do Meio e o Aprendizado

Facilitar o manuseio e a exploração oral de brinquedos, mãos, dedos ou punhos possibilita que a criança treine suas habilidades orais e amplie a interpretação das informações recebidas, por meio de maiores habilidades discriminativas.

A gnosia oral aumenta a organização sensório-motora oral e as habilidades articulatórias para o desenvolvimento da fala. Para tal, podemos utilizar também contrastes e similaridades na textura, sabor e temperatura do alimento. Esses elementos devem ser introduzidos de forma lúdica, adquirindo então a confiança da criança.

Outra importante função oral é a vocalização. A criança deve ter habilidade para coordenar a respiração com a vocalização. Sons onomatopaicos feitos com língua, lábios e bochechas, além de combinações de movimento desses órgãos podem ser praticados sem o alimento. Melhorar a discriminação sensorial e o controle sensório-motor para as brincadeiras de vocalização melhora as coordenações similares envolvendo a alimentação via oral. A vocalização permite uma maior ação da faringe, laringe e boca, e pode, indiretamente, facilitar a deglutição e reduzir o muco alojado na boca e faringe. Sabe-se que crianças com distúrbio grave de controle oral para alimentação terão dificuldades similares com a coordenação fina, necessária para a produção de fala inteligível. A privação de experiências sensoriais orais que organizam o movimento para a fala pode ter um efeito profundo no desenvolvimento de fala e linguagem da criança alimentada por sonda, até mesmo quando não há dano neurológico. Devemos propiciar vivências que possibilitem à criança perceber fatores de comunicação tais como fixação ocular, intenção comunicativa, relação causa-efeito até a idade de aproximadamente oito meses. Aos 12 meses de idade o uso de gestos simples e o apontar para se comunicar já ocorrem de maneira sistemática (associados ou não a vocalizações). A partir de 18 meses de idade, podemos encorajar o uso de gestos formais ou apontar figuras para indicar necessidades, desejos e ideias simples. O objetivo é incluir todos os aspectos da comunicação: gestos, figuras, vocalizações e palavras, capacitando a criança para utilizar um sistema de comunicação o mais completo possível para se expressar.

Sensibilidade e Respostas Orais

O objetivo do trabalho fonoaudiológico é achar caminhos que tornem a estimulação oral interessante, confortável e aceitável, enquanto gradualmente inibimos o limiar de baixa aceitação ao manuseio e construímos uma resposta final mais adequada. O terapeuta deve considerar o histórico da criança com experiências orais negativas. O que parece uma resposta negativa é frequentemente uma reação negativa por ter tido sua boca invadida por diferentes procedimentos aversivos, mas necessários. Nessa abordagem, devemos favorecer a habilidade da criança para levar as mãos à boca e usar lábios e língua para explorá-las. A interação positiva entre ambos precisa ser construída gradualmente, para que a criança adquira confiança e acredite que a fonoaudióloga é uma parceira na exploração oral de forma lúdica.

Técnicas de sucção de dedo enluvado, sonda-dedo, translactação, relactação e uso de bicos e intermediários podem ser utilizados, caso a caso, buscando a retirada da via alternativa de alimentação dos neonatos e fornecendo incentivo à amamentação.

A Deglutição

Alguns dados clínicos auxiliam na construção do trabalho, tais como observar se a criança engasga ou tosse depois que um volume mínimo de alimento é oferecido, e investigar o histórico de pneumonias de repetição e observar o controle de saliva. Se não houver nenhum sinal do reflexo de deglutição, o procedimento deve ser cauteloso e o objetivo é aumentar as habilidades motoras e sensoriais da cavidade oral, sem o uso de alimentos. Uma deglutição adequada é muitas vezes desencadeada por um trabalho para aumentar a força, duração e ritmo da sucção. A estimulação com baixa temperatura (gelo) na área das fauces também facilita a obtenção do reflexo de deglutição. O ritmo e os componentes da deglutição podem ser analisados por meio da videofluoroscopia. Normalmente, ela é realizada para determinar se há aspiração de alimento e se o refluxo gastresofágico está presente, além de permitir uma análise e entendimento do comportamento de deglutição daquela criança.

A criança deve estar alerta. Se estiver sonolenta ou comatosa, podemos realizar uma estimulação oral suave, mas sem alimento.

Ritmo Sucção/Deglutição

O ritmo é o componente básico de todos os comportamentos de coordenação. O ritmo sucção/deglutição idealmente deve ocorrer na razão de 1:1 por segundo, mas pode ocorrer 3:1 (três sucções para uma deglutição), dependendo do fluxo de leite ejetado em cavidade oral. Melhorando o ritmo de sucção teremos melhora no padrão de deglutição. Oferecemos a sensação de ritmo por meio do toque na língua da criança, para a frente e para trás. Podemos tocar a criança dando apoio submandibular, e no caso de bebês, estimular o reflexo palmar para que a criança perceba esse ritmo. Assim que a criança incorpora o ritmo de sucção, pode-se observar se consegue realizar sozinha as pausas e pode-se introduzir o alimento, seja seio materno, bicos ou alimentação de transição para crianças maiores.

Conforme a aceitação via oral for aumentando, aumentamos gradualmente o volume e o uso da via alternativa de alimentação, sonda, permanece para complementar o volume da dieta. Essa progressão deve ser feita lentamente e dentro da tolerância física e emocional da criança. Técnicas podem ser utilizadas, tais como: de sucção de dedo enluvado, sonda-dedo, translactação, relactação, uso de bicos e intermediários podem ser utilizados, caso a caso, buscando a retirada da via alternativa de alimentação dos neonatos e incentivo à amamentação.

INDICAÇÃO DE VIA ALTERNATIVA DE ALIMENTAÇÃO E DESCONEXÃO LARINGOTRAQUEAL

Geralmente, após algumas semanas de acompanhamento diário fonoaudiológico, pode-se ter uma base para a indicação da alimentação oral ou a necessidade de via alternativa de alimentação, a gastrostomia. Fatores como histórico de pneumonias aspirativas, engasgos frequentes com a saliva, controle oral fraco, reflexo de tosse inconsistente, deglutições ineficazes ou insuficientes e sinais de aspiração vão nortear a decisão. Nos casos neurológicos, é possível que haja a necessidade de proteção da via aérea com a realização da desconexão laringotraqueal; essa é uma decisão complexa que requer ampla discussão interdisciplinar (equipe médica, nutrição, fisioterapia, psicologia) e acolhimento cuidadoso e pactuação com a família.

CONSIDERAÇÕES FINAIS

A Fonoaudiologia em Terapia Intensiva Neonatal e Pediátrica é uma área apaixonante e em expansão, que tem a perspectiva de olhar a criança globalmente, inserida em um núcleo familiar e num contexto socioeconômico e cultural. A abordagem tem objetivo de proporcionar qualidade de vida e seu desenvolvimento global acolhendo as expectativas tanto de sua família como da equipe multidisciplinar da UTI. Este capítulo é um vislumbre da inserção da Fonoaudiologia em Pediatria e não pretende esgotar as possibilidades de trabalho com esta especialidade.

REFERÊNCIAS

1. Associação de Medicina Intensiva Brasileira (AMIB). Regulamento Técnico para Funcionamento de Unidades de Terapia Intensiva. Disponível em: <http://amib.com.br>.
2. Andrade CRF, et al. Fonoaudiologia em berçário normal e de risco. São Paulo: Lovise; 1996.
3. Arvedson JC, Brodsky L. Pediatric swallowing and feeding: assessment and management. San Diego: Singular Publishing Group, Inc.; 1993.
4. Arvedson JC. Swallowing and feeding in infants and young children. GI Motility online. 2006. Disponível em: <http://www.nature.com/gimo/contents/pt1/full/gimo17.html#>.
5. Crary MA. Developmental motor speech disorders. San Diego: Singular Publishing Group, Inc.; 1983.
6. Fujinaga CI, Zamberlan NE, Rodarte MDO, Scochi CGS. Confiabilidade do instrumento de avaliação da prontidão do prematuro para alimentação oral. Pró-Fono 2007 abr-jun;19(2):143-50.
7. Frick SM, Frick R, Oetter PE, Richter E. Discovering the developmental significance of the mouth. Hugo, MN: PDP Press; 1996.
8. Groher ME. Disphagia diagnosis and management. 3ª ed. Boston: Butterworth-Heinerman; 1997.
9. Hypes B. Facilitating development and sensorimotor function. Minnesota: PDP Press; 1991.
10. Logemann JA. Evaluation and treatment of swallowing disorders. Tucson: College-Hill; 1983.
11. Manrique D, Bühler RB, Melo ECM. Tratamento cirúrgico para aspiração. Rev Bras Otorrinolaringol. 2001 set;67(5):695-700.
12. Martinelli RLC, Marchesan IQ, Rodrigues AC, Berretin-Felix G. Protocolo de Avaliação do Frênulo da Língua em Bebês. Rev CEFAC. 2012 jan-fev;14(1):138-45.
13. Morris S, Evans Klein MD. Pre-feeding skill: A comprehensive resource for feeding developmente. Tucson: Therapy Skills Builders; 1987.
14. Neiva FCB, Leone C, Leone CR. Non-nutritive sucking scoring system for preterm newborns. Acta Pædiatr. 2008;97:1370-5.

15. Oetter P, Richter EW, Frick S. Integrating the mouth with sensory and postural functions byt. Minnesota: PDP Press; 1998.

16. Fujinaga CI, Duca AP, Petroni RACL, Rosa CH. Indicações da técnica "sonda-dedo". Rev CEFAC. 2012;14(4):721-4.

17. Medeiros AMC, et al. Caracterização da técnica de transição da alimentação por sonda enteral para seio materno em recém-nascidos prematuros. J Soc Bras Fonoaudiol. 2011;23(1):57-65.

18. Moreira CMD, Cavalcante-Silva RPGV, Miyaki M, Fujinaga CI. Efeitos da estimulação da sucção não nutritiva com dedo enluvado na transição alimentar em recém-nascido prematuro de muito baixo peso. Rev CEFAC. 2014;16(4):1187-92.

19. Ministério da Saúde (Brasil), Secretaria de Políticas Públicas de Saude, Área da Saúde da Criança. Atenção Humanizada ao Recém-nasßcido de Baixo Peso: método Canguru. Manual do curso. Brasília: Ministério da Saúde; 2002.

20. Cartilha do Teste da Linguinha: para mamar, falar e viver melhor. São José dos Campos, SP: Pulso Editorial; 2014.

21. Lewis DR, et al. COMUSA Comitê Multiprofissional em Saúde Auditiva. Braz J Otorhinolaryngol. 2010;76(1):121-8. Disponível em: <http://www.bjorl.org.br>.

115 Psicologia

Giselle Sogayar Bechara

Eu estava dormindo e me acordaram
E me encontrei, assim, num mundo estranho e louco...
E quando eu começava a compreendê-lo
Um pouco,
Já eram horas de dormir de novo!

Mário Quintana, *O Morto*

INTRODUÇÃO

Em 2001, quando já integrava a equipe de Saúde Mental do Hospital Municipal Infantil Menino Jesus, fui chamada pela primeira vez para atender um caso na UTI. Desde então, somam-se 16 anos de intenso trabalho e aprendizagem, durante os quais, a cada dia, venho descobrindo mais e mais a respeito do ser humano e suas vicissitudes.

O psicólogo na UTI passou a ser uma necessidade não apenas para auxiliar pacientes e familiares, mas também para os próprios profissionais que assistem o paciente. A sua presença por solicitação da equipe médica não só facilita como também viabiliza toda intervenção psicológica que se faça necessária. Expressa toda uma abertura e motivação para tal trabalho e também para a questão da interdisciplinaridade.

Nesse sentido, torna-se importante trabalhar com grupos de profissionais experientes e maduros emocionalmente, o que possibilita um olhar holístico e humanizado em relação ao paciente, à sua família e ao processo de adoecer, por meio de uma comunicação que requer compreender e traduzir a linguagem corporal, a simbologia da doença e seus efeitos contundentes sobre o paciente e seu grupo familiar.

Abordar aspectos psicológicos relativos a pacientes e seus familiares dentro de uma Unidade de Terapia Intensiva implica necessariamente estar em contato com situações de doenças graves e, com isso, contemplar a possibilidade de morte iminente.

Tal contemplação nos coloca diante do nosso mais assustador desafio: enfrentar o pensamento de morte, para o qual não temos uma representação ou simbolização em nossa mente, o que o transforma em algo que absolutamente não imaginamos como possa vir a ser. Estamos preparados para o nascimento, mas não para a morte. Em outras palavras, não temos ideia do que seja a morte, nem a do outro nem a nossa própria e, por isso, a vivenciamos com um medo, inominável e intenso, do que ela possa provocar em nossas vidas quando nos vemos diante da possível perda de um ente querido internado na UTI.

Sobretudo a partir da década de 1970, parte significativa das instituições hospitalares brasileiras passou a contar com áreas específicas para o tratamento desses pacientes críticos, ainda que a ideia de áreas especiais não fosse propriamente uma novidade. Locais onde o trabalho seria diferenciado dos outros setores, o que previa desde distinções no treinamento da equipe, até o uso de uma tecnologia de alto poder resolutivo. As situações mais alarmantes, com demanda de intervenções urgentes e constantes, geralmente invasivas e de caráter intensivo, passaram a se circunscrever nesse território no qual a morte constitui uma ameaça constante.

Obviamente, o paciente pode ser internado na UTI por diversos motivos, especialmente no que se refere ao seu diagnóstico. Quando são portadores de quadros crônicos, em que reinternações são frequentes e até previsíveis, percebemos que tanto o paciente quanto seus familiares tendem a lidar com a internação de maneira mais confiante e segura, pois se trata de uma situação conhecida e que pode ser parcialmente controlada. Em contrapartida, vemos um altíssimo grau de angústia e ansiedade quando estamos diante de quadros agudos que acometeram um indivíduo previamente saudável e que necessita de tratamento qualificado para garantia de sua sobrevida. Uma situação como essa gera naturalmente uma quebra imediata no equilíbrio de vida, não apenas do paciente, mas de todo o seu grupo familiar, provocando, neste, uma crise para a qual nem sempre está preparado.

Viver e morrer são nossos dramas essenciais e estão presentes incessantemente em toda e qualquer expressão humana, sendo, portanto, elementos determinantes de aspectos cotidianos como o trabalho e as manifestações artísticas e religiosas, por exemplo. Um poema de Ferreira Gullar aborda a inexorabilidade da morte e da urgência humana em aceitá-la e evitá-la, simultaneamente.

> Do mesmo modo que te abriste à alegria
> abre-te agora ao sofrimento
> que é fruto dela
> e seu avesso ardente.
>
> Do mesmo modo
> que da alegria foste ao fundo
> e te perdeste nela
> e te achaste nessa perda
> deixa que a dor se exerça agora sem mentiras
> nem desculpas
> e em tua carne vaporize toda ilusão
>
> que a vida só consome o que a alimenta.
>
> Ferreira Gullar, *Toda poesia*

Observamos que a maneira pela qual cada grupo familiar lida com a perspectiva ou a realidade da morte está condicionada a inúmeros fatores, mas principalmente ao modo pelo qual concebem a vida e, nesse sentido, como encontram suas próprias justificativas para a existência humana.

A CHEGADA À UTI

A chegada a uma UTI representa um momento de ruptura na vida de uma pessoa e de toda sua família, gerando fantasias, expectativas e medos. Tudo isso amplifica ainda mais o sofrimento decorrente do processo de adoecimento físico. Cuidar psicologicamente do paciente e de sua família desde o início não é só necessário, mas absolutamente indispensável para um bom atendimento em saúde.

Independentemente do motivo da internação, o ambiente desses setores é, em sua própria natureza, altamente estressor. Existe uma concentração de pacientes criticamente doentes, sujeitos a constantes alterações de seu estado clínico, bem como a procedimentos invasivos e emergenciais. Quando estão conscientes, os pacientes mostram-se inseguros e fragilizados diante de local e pessoas desconhecidos, aos quais a sua vida estará temporariamente entregue. Temem dores físicas, afastamento das pessoas que amam, visualização de outros seres sofrendo e, em última análise, antecipar a vivência de sua própria morte. Por outro lado, vemos sua família experimentando os mesmos medos, acrescidos de sentimentos de culpa por não poderem poupar ou evitar tal situação. Atemorizados pelos riscos de morte, apresentam-se geralmente ansiosos e depressivos.

Em alguns estudos prospectivos de avaliação sobre quais as repercussões físicas e psíquicas que esse ambiente pode provocar, diversas vivências e sentimentos são referidos por pacientes que estiveram em UTI. Eles descrevem que, além da fantasia da morte, sentem medo da dor física provocada por procedimentos invasivos; têm sensação de abandono por falta dos familiares, angústia por estarem ligados a aparelhos pertencentes a um arsenal tecnológico e, sobretudo, uma ansiedade por estarem se defrontando com uma situação totalmente desconhecida, sobre a qual não têm nenhum controle.

Nas palavras dos próprios pacientes, são frequentes os seguintes tipos de relatos: "Eu não me lembro de quase nada que aconteceu na UTI", "A gente não sabe se é dia ou noite", "Eu sempre perguntava a hora; a gente fica meio sem noção das coisas", "A UTI é um lugar isolado, a gente fica muito sozinho", "Detestei aqueles aparelhos, mas precisa, né? Porque se não fosse aquele tubo na boca, acho que eu não estaria aqui agora", "Eu não podia comer nada, nem me mexer" e "Não gostava que mexessem no meu corpo, tinha muita vergonha".

De modo geral, os pacientes egressos da UTI não demonstraram bons sentimentos sobre sua estada, apesar de terem consciência de que tal atendimento foi decisivo para sua sobrevivência e recuperação. A UTI é um setor em que prevalece o uso de tecnologia bastante sofisticada, que realmente pode fazer a diferença no salvar vidas. Mas é preciso usá-la de forma harmoniosa com as necessidades do paciente, visando o atendimento em sua totalidade, de forma sensível e criativa.

Soma-se a isso a alta exigência técnica e psicológica de suas equipes profissionais, que têm sob sua responsabilidade o comando de situações limite, as quais envolvem vidas humanas.

Não é difícil imaginar o impacto emocional provocado por tais condições, justificando a atenção crescente dada a esse momento da internação e ao maior investimento nos serviços de saúde mental específicos para esses setores.

Outro momento crítico no processo de adoecimento é o do diagnóstico da enfermidade. Ele possui um efeito extremamente complexo sobre pacientes e familiares, em virtude da multiplicidade de fatores positivos e negativos que incidem sobre um sistema que se encontrava estável até aquele momento.

Podemos considerar, para fins didáticos, quatro importantes e diferentes tipos de diagnóstico. A saber:

1. Quadro agudo, cuja internação é necessária para o monitoramento de curto prazo, o qual apresenta riscos leves;
2. Eclosão de uma doença crônica, mas de prognóstico favorável em médio ou longo prazo;
3. Evolução de uma doença crônica que exige múltiplas e longas internações;
4. Diagnóstico de doença grave e complexa (com ou sem etiologia conhecida), em que o paciente sobrevive em razão do uso de grande parte dos recursos tecnológicos existentes, resultando frequentemente em condições crônicas e incapacitantes que exigem permanência hospitalar ou re-hospitalizações.

Em função de cada uma das situações supracitadas, desenvolvem-se geralmente reações proporcionais à gravidade e ao prognóstico de cada caso. No entanto, é perceptível que, quando se lida adequadamente com essas situações, o impacto negativo resultante tende a se minimizar.

No caso específico de um paciente pediátrico, todos esses sentimentos são ainda mais intensos. Deve ser considerado que a criança está numa fase da vida em que não possui suficientes recursos lógicos e afetivos para uma compreensão efetiva, tanto das questões pertinentes à doença em si, quanto ao evento da hospitalização e tudo o que dela decorre. Existem peculiaridades de cada faixa etária cujas necessidades e possibilidades de compreensão e tolerância à dor, frustrações, medos e incertezas são limitadas e diferenciadas.

A chegada de uma criança à UTI constitui um momento muito delicado. Além das dificuldades mencionadas, inúmeras intervenções são impostas a ela, interrompendo seus hábitos cotidianos e seu processo de desenvolvimento. Isso pressupõe, paralelamente ao tratamento médico, uma atenção aos aspectos sociopsicológicos dos pequenos pacientes.

O impacto da hospitalização pode incidir em qualquer fase do desenvolvimento infantil, e alguns períodos são mais vulneráveis a episódios de desestruturação. Crianças com menos de quatro anos possuem menos recursos cognitivos e emocionais, podendo apresentar maior dificuldade para compreender e aceitar a doença e tudo que a cerca, além de não terem estabelecido completamente sua capacidade de simbolização e representação psíquica.

Já no adolescente, a dificuldade maior não incide na compreensão da doença, e sim na perda de privacidade e autonomia, atributos recém-conquistados e de extremo valor, sem contar as alterações ocorridas em sua imagem corporal. É uma preocupação do adolescente ter o seu corpo exposto e manipulado por estranhos, pois sente vergonha e quer privacidade. De maneira genérica, pode-se dizer que costuma experimentar sensações de perda e vulnerabilidade.

A ameaça ou perda efetiva de quaisquer dos atributos que compõem a sensação de segurança e controle pode desencadear reações disfuncionais e deve ser atendida, tanto pela equipe multiprofissional, como pela família.

Crianças previamente estáveis emocionalmente são favorecidas no enfrentamento mais adequado da doença, especialmente quando se observa pais presentes, verdadeiros, sensíveis às necessidades de seus filhos e com habilidades para a reorganização de situações difíceis. A separação do paciente de seus entes queridos e de seu ambiente seguro rotineiro parece ser o principal fator desencadeante de alterações psicológicas da criança hospitalizada.

Uma das experiências de UTI que inflige essa vivência é a ventilação pulmonar mecânica (VPM), que, por si só, provoca uma diminuição na interatividade do paciente com seu meio. Sendo a respiração uma importante função vital (perceptível aos familiares), ver uma criança mantida artificialmente em VPM, geralmente sob intensa sedação, significa retirar o paciente de seu convívio familiar, trazendo uma forte vivência de perda, mesmo que não consumada concretamente. Um dos momentos mais felizes referidos pelos pais é aquele em que reveem seus filhos, extubados. As crianças são recebidas com muita alegria, independentemente se estão chorosas e por vezes irritadiças, pois sinalizam a retomada do contato interpessoal e do apego físico. A retirada da VPM representa a retomada da vida!

Outra vivência bastante comum na UTI é manter-se restrito ao leito, sem poder se movimentar. Estar preso ao leito provoca desconforto e o sentimento de impotência em relação a si mesmo no paciente, já que não pode manter sua autonomia, sequer para o autocuidado. A sensação de imobilidade pode representar a supressão da liberdade física e psíquica de um indivíduo, provocando nele uma vivência de mutilação e castração de sua essência e de suas aspirações mais profundas. Obviamente, não se pode negar a necessidade do repouso para a recuperação de pacientes graves. No entanto, é importante tirá-lo desse estado assim que possível, considerando o ganho psicológico oferecido pela retomada da movimentação, que, em última instância, revela a capacidade do paciente de voltar à vida. Como a respiração, o movimento representa concreta e simbolicamente o estar vivo.

Assistimos frequentemente a um concomitante adoecimento da família do paciente, que sofre com e por ele, gerando um alto grau de ansiedade, principalmente pelo risco de perda e desconhecimento do que está por vir. Queiramos ou não, temos que admitir que as famílias também se tornam nossos pacientes, juntamente com seus filhos. Aceitar essa realidade é imprescindível para ambas as partes.

Ainda em relação à criança, observamos que, quando o grupo familiar apresenta boas condições emocionais e estabelece vínculos afetivos fortes com a criança, a sua recuperação física e psíquica acaba sendo mais tranquila e cooperativa, diminuindo a possibilidade de situações de estresse pós-traumático. Assim, o impacto negativo proveniente da doença e da hospitalização tende a ser minimizado.

As mudanças comportamentais dessas famílias são tão frequentes quanto às das crianças. A grande variedade destas depende de fatores, tais como suas experiências vividas anteriormente, sua estabilidade emocional e capacidade adaptativa, sua faixa etária, religião, perdas recentes e problemas psicoemocionais (presentes ou passados).

Segundo Kübler-Ross[10], alguns estágios são naturalmente percorridos quando enfrentamos momentos de muita dor e aflição, como os de graves doenças ou morte. São eles:

1. Negação – da realidade e da doença;
2. Revolta – contra a doença, o tratamento, a equipe ou até mesmo contra Deus;

3. Barganha – tentando negociar fantasiosamente a saúde;
4. Depressão – marcada por sentimentos de impotência e desamparo;
5. Aceitação – elaboração psíquica da situação.

Vivenciar tais etapas faz parte do processo de enfrentamento de uma situação trágica e funciona como mecanismos de defesa e proteção psíquica contra a dor e o desamparo moral.

SERVIÇO DE SAÚDE MENTAL EM UMA UTI PEDIÁTRICA

Buscando a Humanização do Serviço

> Alguém perguntou ao Sr. K. se existe um Deus. O Sr. K respondeu: "Aconselho refletir se o seu comportamento mudaria conforme a resposta a essa pergunta. Se não mudaria, podemos deixar a pergunta de lado. Se mudaria, posso lhe ser útil a ponto de dizer que você já decidiu: você precisa de um Deus".
>
> Berthold Brecht, *A questão de existir um Deus.*

Não há outra maneira de abordar pessoas gravemente doentes a não ser pela compreensão "bio-psico-socio-espiritual" de seu processo de adoecimento. Precisamos compreender e considerar vários aspectos, inclusive em termos de propostas de tratamentos e intervenções médicas, entre elas:

- O tipo de doença;
- A idade do paciente;
- O momento psíquico em que a enfermidade eclode;
- O significado desse evento em determinado grupo familiar;
- Sua orientação religiosa;
- As repercussões da doença no trabalho e rotina dessas pessoas;
- As situações psicodinâmicas que antecedem o adoecimento;
- A capacidade da família e da rede social disponível para a reestruturação psíquica em situações críticas.

Devemos perceber e caracterizar esse indivíduo, entender o significado simbólico de sua doença dentro do contexto de sua história pessoal e, a partir daí, compreendê-lo, para programar as condutas mais adequadas a cada paciente, seja para curá-lo ou "apenas" para cuidar dele.

O conceito de curar deve ser distinto do de cuidar. O serviço de saúde no sentido amplo visa, prioritariamente, a curar doenças e devolver o paciente à sua vida rotineira de modo pleno, com saúde, alegria e adaptabilidade. No entanto, nota-se muitas vezes que, mesmo curado, ele não se mostra satisfeito ou aliviado. Ao contrário, pode estar revoltado, amargurado e sem perspectivas para a retomada de sua vida após a alta. Colabora com isso a sensação de não ter sido cuidado e atendido em suas necessidades mais íntimas e peculiares. O verdadeiro atendimento em saúde requer uma atenção especial para a subjetividade do sujeito e procurarmos descobrir o que lhe fará sentir-se cuidado e acolhido, ainda que, por vezes, não curado.

Cuidar de um doente é uma arte que traduz a percepção e a sensibilidade do cuidador em relação ao que deve ser feito para que seu paciente se sinta zelado. Muitas vezes, imaginamos que as crianças têm necessidades intangíveis para se sentir satisfeitas e calmas, e nos surpreendemos ao "ouvi-las com o coração" quando nos dizem que precisavam simplesmente de sua chupeta ou da foto do irmãozinho.

Mesmo para os familiares, quantas vezes observamos a satisfação e alegria quando proporcionamos alguns de seus desejos não contemplados nas regras hospitalares. Obviamente, não estamos pregando a quebra sistemática das regras, o que poderia promover uma situação de desordem institucional. As regras hospitalares devem ser respeitadas, mas podem ser criadas exceções em situações especiais. Para exemplificar, citamos uma família que, apesar de ter perdido seu bebê, manteve-se afetiva e grata a toda a equipe da UTI, simplesmente por ter sido liberada a permanência de familiares próximos no setor que, além de receberem constantes notícias do estado clínico do paciente, puderam amparar os pais da criança no momento doloroso da despedida. O sentimento de respeito e acolhimento aumentou ainda mais quando autorizamos a vinda de um pastor da sua igreja, fora do horário convencional de visitas, para apresentar aquele bebê a Deus antes de seu falecimento.

Outro exemplo foi a autorização da entrada de um pajé para realizar rituais de cura típicos de sua tribo, a pedido da família do indiozinho que se encontrava sob nossos cuidados. Isso fez com que os pais da criança pudessem receber e aceitar as condutas propostas pela equipe médica, com respeito e confiança, sem que as diferenças e crenças culturais entrassem em choque e colocassem em risco a sobrevida do pequeno curumim.

Discutindo um pouco mais sobre as regras hospitalares, algumas vezes o cuidado para com pacientes e acompanhantes pode ser prejudicado pela imposição de limites institucionais muito rígidos. Regras são criadas e se tornam indispensáveis para organizar o funcionamento e o convívio interpessoal. No entanto, não devem engessar as instituições nem tampouco gerar um distanciamento entre as pessoas e suas principais necessidades, o que descaracterizaria toda uma proposta de trabalho.

Tornar uma UTI pediátrica mais humana e adequada às necessidades da tríade paciente-família-equipe é atualmente uma das grandes metas e desafios das instituições hospitalares e não implica necessariamente em aumentar os gastos institucionais. Depende muito mais do interesse, desejo e criatividade dos profissionais envolvidos no processo de atendimento e, essencialmente, de suas atitudes diante do ser humano.

Um espaço físico adequado, com bom controle de luminosidade e ruídos, acomodações confortáveis e agradáveis, salas de espera aconchegantes e refeições satisfatórias estão entre os fatores essenciais para um bom atendimento de usuários. Mas, é também fundamental que os profissionais envolvidos no trabalho desempenhem suas funções com sensibilidade, tolerância, boa vontade, eficiência, disponibilidade interna, empatia e, por que não dizer, com amor. Dito de outra forma, humanizar a UTI significa transformá-la num espaço acolhedor, que procura assim diminuir os impactos negativos gerados involuntariamente por seus inerentes aspectos estressores. Isso contribuirá para que a recuperação física e psíquica seja alcançada mais rapidamente e com menor desgaste e sofrimento, o que pode implicar na redução de custos!

HUMANIZAÇÃO NO ATENDIMENTO EM UTI PEDIÁTRICA

A humanização no atendimento em saúde está pautada no conceito de integralidade do ser, de forma que o paciente seja concebido em seus aspectos biopsicossocioespirituais, e não somente em sua enfermidade física.

As necessidades biológicas são as mais intimamente relacionadas aos atos médicos, os quais vão suprir o paciente em suas demandas de nutrição, ventilação pulmonar, circulação sanguínea, equilíbrio metabólico, equilíbrio térmico, integridade física e neurológica etc. No entanto, isso não será suficiente se não forem atendidas as suas necessidades psicossociais, que compreendem também o conforto, dignidade, orientação no tempo e no espaço, segurança, autoestima, autoimagem, vida familiar, interação e integração com pessoas, e satisfação, lazer, aprendizado etc. Lembro ainda que tão importante quanto as necessidades biológicas e psicossociais são as espirituais, que incluem as demandas religiosas, morais, filosóficas e éticas.

Não satisfazer tais necessidades humanas básicas gera estresse, sendo este entendido como um conjunto de reações do organismo a agressões (de origem física, infecciosa, moral, psíquica e outras), o que pode perturbar a homeostase, gerando fatores neuro-humorais capazes de desencadear fenômenos fisiopatológicos em cascata. A humanização tem o potencial de criar instrumentos que permitam minimizar a geração desses fatores, os quais interferem tão negativamente na evolução da doença. Ela tem a finalidade de melhorar o prognóstico clínico, reduzir o tempo de hospitalização, o número de reinternações e atendimentos de urgência e emergência. Procura não somente amenizar os efeitos da internação hospitalar, mas promover a capacitação para que todos (usuários, familiares, profissionais, gestores e diretores de instituições) sejam "atores", tanto no processo de prevenção, cura e reabilitação, como na oferta de um atendimento de saúde de qualidade. O trabalho, nesse sentido, deve possibilitar um olhar crítico da equipe de saúde para a própria instituição, avaliando aspectos tais como estrutura de área física; disponibilidade de equipamentos, materiais e medicamentos; recursos humanos; formas de funcionamento; e tipos e características dos relacionamentos. Razão pela qual muitas vezes gera questionamentos a respeito de concepções de saúde, "jeitos de ser", formas de fazer e relações de poder estabelecidas nas instituições de saúde.

As medidas de humanização relacionadas à criança doente têm o objetivo de fazer com que a UTI pediátrica seja um ambiente acolhedor, para que ela se sinta amada e protegida, apesar de contrariada pela necessidade da internação, favorecendo-lhe assim desenvolver respostas adaptativas positivas para uma melhor e mais rápida recuperação. Para tanto, são necessários a sensibilização e o empenho da equipe, bem como da família.

Humanizar não se restringe somente à adoção de estratégias técnicas, mas sim e principalmente a *atitudes* que deverão caracterizar toda e qualquer ação em saúde, já que se refere à essência de todo trabalho interpessoal: o respeito às necessidades próprias de cada ser humano. Por isso, usamos o termo "humanização", que, em última análise, traduz o empenho em resgatar e devolver aos atos humanos aquilo que lhe é inerente. Portanto, a cada ato esperamos uma atitude humanizada, o que certamente implicará na melhor qualidade do atendimento em saúde.

Como o ambiente de UTI é extremamente estressante e geralmente promotor de isolamento, medo, ansiedade e despersonalização, humanizá-lo significa tentar minimizar tais efeitos para facilitar a recuperação física e psíquica da criança, bem como de seu possível estresse pós-traumático. É assumir, frente ao paciente e sua família, uma postura de respeito, acolhimento, cordialidade, constante diálogo e empatia. De outro modo, é a capacidade de nos colocarmos no lugar do outro para compreendê-lo e, assim, oferecer o tratamento e a assistência de que realmente necessita.

Neste ponto, devemos lembrar que aquilo que nos caracteriza como humanos é a nossa possibilidade de imergir no campo da linguagem. Ela é um dos elementos que caracteriza o psiquismo humano. A atitude humanizada implica necessariamente na abertura de um espaço em que a linguagem possa fluir sem restrições e a escuta se faça presente, mesmo sem propiciar respostas imediatas a todas as questões levantadas. Uma atenção verdadeira e cordial pode silenciosamente proporcionar para aquele que fala a elaboração de suas angústias e o encontro espontâneo de respostas. O doente não é só um corpo sintomático, mas um sujeito que fala e comunica. Ao falar, vai dando novo sentido às suas emoções, que podem ser sistematizadas e assim mais bem compreendidas, abrindo, então, a possibilidade de elaboração psíquica e a concomitante recuperação da doença física. Estimular um ambiente para que haja constante e franco diálogo entre as pessoas que por lá circulam, sejam usuários, sejam profissionais, aproxima-as, fazendo com que as possíveis diferenças hierárquicas não resultem em baixa interatividade, tampouco numa comunicação precária. Falar e compreender o que é dito, enquanto características especificamente humanas, constituem o caminho pelo qual poderá transitar nossa tarefa de atender efetivamente o outro.

Um dos principais objetivos da assistência psicológica na UTI é de promover uma ligação efetiva e verdadeira de confiança e segurança entre os segmentos paciente-família-equipe, para que a doença possa ser superada com menos sofrimento e no menor tempo possível.

Outro aspecto essencial do trabalho humanizado é a valorização e até mesmo a priorização da comunicação interpessoal, especialmente entre a equipe multiprofissional e a família. De nada adianta uma UTI bem equipada, mobiliada, asséptica e embelezada se seus profissionais não se dispuserem a estar próximos de seus pacientes – os pequenos e também os grandes. Se considerarmos a intimidade, muitas vezes até simbiótica, existente nas relações pais-filhos, devemos incluir os familiares como o vetor mais importante para que se atinja efetiva e positivamente o paciente infantil. Nesse sentido, consideramos paciente a díade criança-pais. Quem de nós, profissionais da saúde, já não presenciou a melhora das crianças quando seus pais se acalmam e se mostram emocionalmente estáveis?

Manter uma comunicação clara, objetiva, verdadeira, afetiva e constante parece ser a melhor maneira de cuidar dos pais, para que eles, seguros e confiantes, possam transmitir verbalmente ou não tais sentimentos aos seus filhos. Mesmo más notícias, quando adequadamente comunicadas, podem organizar e acalmar psiquicamente os pais e familiares, pois denotam a atitude de respeito e confiança da equipe para com a família. Nem sempre essas más notícias são a fonte do maior sofrimento familiar. Muitas vezes, a falta de segurança e confiança, e o sentimento de isolamento e solidão afetiva, são os que ferem destrutivamente. Assim sendo, dar uma má notícia com verdade, afeto, empatia e solidariedade pode gerar menos dor do que a esconder, adiar, ou transmitir por meio de um porta-voz que não se identifique afetivamente com seu receptor. Devemos reconhecer o direito que todos temos de acessar e enfrentar as tragédias pessoais ao nosso modo e, se possível, suportar e acolher generosa e empaticamente a vivência experimentada pelo outro. Colocar-se no lugar do outro é a melhor e mais eficiente maneira de ajudá-lo. Entretanto, devemos cuidar para não nos misturarmos a ele, mantendo o nosso próprio lugar, de onde poderemos compreendê-lo e ampará-lo. Assistir à dor do outro também nos faz sofrer. Chorar com o paciente significa compartilhar sua dor, mas não a viver em seu lugar.

Comumente, muitos sentimentos ou vivências experimentados em situações de UTI traduzem-se em reações de depressão, hostilidade, desespero, desconfiança, regressão e, até mesmo, em agressividade à equipe multiprofissional. Esta também passa a sofrer, seja pelo impacto da agressividade recebida, seja pela identificação com a dor da criança e de sua família. Nesse sentido, buscando atender e minimizar tais respostas, muitas vezes as únicas possíveis, deve-se criar algumas estratégias práticas na busca da melhoria do processo de comunicação interpessoal na UTI para, enfim, humanizá-la. Algumas delas são:

Atendimento Inicial ao Paciente e Sua Família quando da Sua Chegada à UTI

O ingresso na UTI pressupõe que o quadro de saúde de um ente querido é grave e, infelizmente, existe a real possibilidade de perdê-lo. Além disso, paciente e família estão entrando no novo, desconhecido e assustador espaço onde passam de agentes a pacientes, e onde se entregam às mãos de outros que sequer sabem quem são. Acolher, nesse momento, é receber e amparar a dor e o medo dos que chegam.

Investimento no Programa Família Participante, que Aceita e Estimula a Permanência de Familiares junto aos Pequenos Pacientes na UTI, 24 Horas por Dia

Num passado não muito distante, a presença de familiares mantida além do horário permitido de visita era vista como um problema. Esse acompanhante poderia gerar excesso de mimo na criança e interferências indesejáveis no trabalho da enfermagem. Hoje, ela é tida como essencial, seja na manutenção da segurança emocional do paciente, seja na participação da família e no aumento de sua confiança em relação ao tratamento dispensado ao seu filho. A constante presença do familiar permite que ele tenha acesso aos profissionais da UTI, os quais podem e devem oferecer informações e esclarecimentos de dúvidas e condutas pertinentes aos diversos âmbitos relacionados ao paciente, obviamente dentro de um limite de conveniência. Na área física da UTI, deve haver espaços privativos que proporcionem uma conversa sincera entre os profissionais e os familiares.

Se, por um lado, tal presença gera mais trabalho à equipe, pois transforma os familiares em pacientes também, por outro, gera um ambiente de maior transparência, comunicação e confiabilidade. Essa interação contribui visivelmente para acalmar familiares e, consequentemente, a criança, que se vê fortalecida para seu processo de recuperação. No entanto, para que essa interação seja harmoniosa, existe a necessidade de que os familiares também compreendam a atividade exercida pelos profissionais que cuidam do paciente, sua rotina e atribuições. Entender que existe um momento apropriado para solicitar informações. Às vezes, os pais e familiares podem se tornar inconvenientes e isso em nada colabora com o cuidado da criança; pelo contrário, prejudica.

Acompanhamento Psicológico Individual Diário de Todos os Pacientes e Familiares que Permanecem como Acompanhantes na UTI Pediátrica

Diferentemente de outras especialidades médicas, nas quais o atendimento psicológico é realizado a partir de solicitações pontuais da equipe médica (interconsultas), na UTI o acompanhamento de todos os pacientes que se encontram internados e de seus acompanhantes deve ser diário. Os pacientes devem ser vistos e avaliados frequentemente, no intuito de verificar suas necessidades momentâneas e como elas podem ser satisfeitas. Não se trata de adotar uma atitude conciliatória por meio do mero agrado para aquietar crianças ou pais. Muito mais que isso, é uma gratificação de necessidades urgentes que devolvem aos indivíduos uma condição de equilíbrio e conforto emocionais. Sem essa condição, existe uma dificuldade de relacionar-se adequadamente com os outros e consigo mesmos. Nesse sentido, o profissional da saúde mental deve participar da recepção, do acolhimento, da orientação e do suporte psicológico. Tal atendimento em situações de urgência requer a rápida identificação das necessidades do paciente, e ter a capacidade e a disposição de supri-las o mais prontamente possível. Todas essas intervenções devem ser registradas no prontuário do paciente.

Atendimento Específico aos Próprios Pacientes da UTI

Quando as crianças apresentam condições de interação verbal ou gráfica, por meio de desenhos ou linguagem escrita, falamos de sua doença, da internação, dos procedimentos e do motivo de eles serem indispensáveis para definir o diagnóstico e o prognóstico do quadro. Falamos também das fantasias, dos medos, dos desejos, dos aspectos de sua vida antes da internação e de seus projetos após a alta hospitalar. Devemos tentar valorizar suas preferências, incluindo as referentes à alimentação e ao lazer. Devemos procurar, acima de tudo, ouvir as crianças, buscando traduzir suas necessidade e satisfazê-las na medida do possível. Gratificá-las é ajudá-las a restabelecer seu equilíbrio interno, fortalecendo-as.

Valorização do Elemento Lúdico na UTI

A capacidade do brincar infantil sinaliza a possibilidade de a criança retomar seu desenvolvimento psicomotor e cognitivo do ponto em que foi interrompido pela doença. Estimulá-la nesse sentido é ajudá-la no resgate de seu processo de crescimento e saúde. Além disso, brincar possibilita o exercício da capacidade simbólica por meio dos jogos de faz de conta, nos quais a criança poderá representar as situações vividas em jogos lúdicos que envolvem trocas de papéis. A criança pode então elaborar os traumas ou conflitos advindos das vivências experimentadas durante sua grave doença. É importante também ressaltar o papel de lazer e higiene mental proporcionado pelo brincar.

Oficinas Temáticas para os Acompanhantes Familiares

Percebemos a importância e a necessidade de os acompanhantes se ocuparem durante a permanência de seus filhos na UTI com algo além do cuidado para com estes, que podem passar a maior parte do tempo adormecidos ou sedados. Os acompanhantes devem ter oportunidades de participar de atividades em que leiam, bordem, tricotem, pintem, desenhem, conversem etc. Assim, ficam próximo aos filhos e também se distraem. Tais atividades promovem também a interação com outros acompanhantes. A colocação de aparelhos de TV em todos os quartos da UTI tem se mostrado boa fonte de distração e relaxamento, tanto para os pais, quanto para as crianças.

Devem ser planejados cursos de treinamento para familiares em cuidados gerais e específicos que a criança necessita. Isso para determinadas enfermidades crônicas pode reduzir não só o tempo de internação, como possíveis reinternações.

Reuniões de "Pais da UTI"

São encontros semanais e sistemáticos, nos quais são convidados todos os acompanhantes para se reunirem com os representantes das equipes médica, de enfermagem, de saúde mental, de fisioterapia, de nutrição, de serviço social e de outros profissionais da saúde envolvidos na assistência do paciente. Nessas reuniões, os pais têm a liberdade de perguntar sobre as condições clínicas da criança, "novidades" na evolução de cada caso, medicamentos utilizados e resultados de novos exames, entre outros. É uma reunião sem pressa, na qual se discute os aspectos do atendimento clínico oferecido a cada um dos pacientes. É o espaço adequado para receber críticas e sugestões relativas ao trabalho da equipe multiprofissional, frequentemente centrada na enfermagem, que mantém o contato mais frequente e direto com o paciente e sua família, sendo em geral a depositária das insatisfações familiares. Mas, não é somente a atualização clínica e o relato de críticas e de sugestões que se fazem presentes nesses momentos. Trata-se de um espaço de trocas não só entre a equipe e as famílias, mas também entre as famílias, que, a partir desses encontros, passam a interagir entre si e compartilhar vivências e sentimentos. O apoio e o consolo mútuo têm sido frequentes como produto desse trabalho, tornando o ambiente mais cooperativo e solidário. Aproveitamos tais encontros multiprofissionais para o encaminhamento de necessidades específicas dos pacientes, tais como acerto de dieta com a nutricionista, contatos extra-hospitalares com a assistente social, atendimento a demandas emocionais de familiares não presentes à reunião pelo psicólogo etc. Nessas reuniões, tratamos de todos os aspectos positivos e negativos envolvidos no atendimento oferecido aos nossos pacientes. Observamos que essa prática ajuda muito no estabelecimento de um vínculo de confiança e parceria entre a família e a equipe, o que acaba naturalmente diminuindo a frequência e a intensidade dos conflitos interpessoais.

Parceria com Outros Setores do Hospital

Além dos profissionais da saúde (médicos, assistentes sociais, enfermeiros, fisioterapeutas, fonoaudiólogos, nutricionistas, pedagogos hospitalares, psicólogos, terapeutas ocupacionais etc.), o trabalho conjunto de todo o grupo de profissionais da instituição mostra-se como o palco em que a ação humanizada deverá estar presente, e inclui as equipes de arquivo de prontuários e estatística, limpeza, manutenção, recepção, rouparia e segurança, entre outras.

Encaminhamento de Acompanhantes ao Serviço de Ouvidoria

Este setor tem a função de receber queixas, reclamações, sugestões ou mesmo elogios acerca do atendimento oferecido pelo hospital. A possibilidade de ser ouvido é, em si mesma, terapêutica, pois alivia aquele que fala. Além disso, ao falar, elaboramos nossos sentimentos e fantasias. Soma-se ainda o objetivo específico da Ouvidoria, que é encaminhar todas as colocações recebidas, positivas ou negativas, para que sejam tomadas as providências cabíveis. Essa escuta promove a detecção de possíveis focos de insatisfação, prevenindo conflitos e promovendo a melhoria na qualidade do atendimento.

Visitas Religiosas Quando a Pedido dos Familiares

Muitas vezes, estão internadas crianças que ainda não foram batizadas ou submetidas a outros rituais religiosos, e seus pais demonstram desejo de ser atendidos por padres, pastores, pais de santo ou outros líderes espirituais. Caso a família não tenha sua própria indicação, sempre que possível, tratamos de contatar representantes das diversas orientações religiosas para oferecer amparo e conforto a acompanhantes e familiares. É importante que tais ritos sejam discretos e que não façam proselitismo religioso junto às demais pessoas presentes na UTI.

Ambulatório de Luto

Quando as famílias perdem seus filhos, oferecemos um seguimento ambulatorial pós-óbito para o trabalho de elaboração do luto vivido. Tal atendimento deve ser oferecido não somente aos pais, mas também a outros familiares envolvidos e atingidos emocionalmente pelo óbito, principalmente irmãos do paciente morto (em geral, também são crianças e requerem atenção especial no enfrentamento de situações como essa). Trata-se de um convite, de um espaço aberto para o grupo familiar se, e somente se, sentir a necessidade ou desejo de ocupá-lo. Em muitos casos, a família desaparece do serviço, como seu filho desapareceu de suas vidas. Parece não aguentar sequer a aproximação física com o hospital, mudando o atendimento de seus outros filhos para outras instituições. Respeitados em sua dor e em sua forma de enfrentá-la, são apenas informados da possibilidade de serem ajudados psicologicamente após a morte de seu filho. A equipe deve demonstrar disposição para atender quaisquer retornos, até mesmo para indagações que só venham a ser elaboradas dias ou meses depois da perda. O serviço deverá estar constantemente aberto para retornos, nos quais mais esclarecimentos de dúvidas relativas à doença, internação, evolução, atendimento e morte da criança possam ser oferecidos, para gerar a real possibilidade da elaboração do luto e compartilhamento da dor dele decorrente.

Em outras tantas famílias, principalmente naquelas que permaneceram por longos períodos na UTI, pode haver a necessidade (compartilhada com a equipe) de preservar o vínculo tão longamente vivido por ambas as partes. Nesses casos, deve-se trabalhar com três vertentes do luto:

- Da família, pelo paciente morto;
- Da família, pela equipe, e vice-versa;

- Da família, pela rotina diária criada e organizada para o enfrentamento da longa internação.

Poder acompanhar uma família em seu luto significa admitir que a morte é uma parte intrínseca da vida e que devemos incluí-la em nosso projeto de ação terapêutica, sendo a morte também um importante objeto de todo o trabalho psicológico. O hospital pode e deve ser o espaço não só para a terapêutica da vida, mas também da morte.

Gerar Possibilidade de Relativizar Normas Hospitalares

Na UTI, em algumas situações, como já discutimos anteriormente, percebe-se a importância de rompermos, dentro do tolerável, com determinadas regras que, em situações críticas, tornam-se elementos contrários e indesejáveis ao atendimento adequado e humanizado da família. Por exemplo, quando o óbito é inevitável ou muito provável, deve-se liberar a visita simultânea de vários parentes da criança, mesmo que fora do horário convencional, para que juntos possam preparar-se para essa morte. Obviamente, o número de familiares deve ser o conveniente de acordo com a enfermagem. Quebrar regras não implica necessariamente em desorganizar a estrutura cotidiana do hospital. Trata-se do arranjo de pequenas adequações que, quando combinadas e afinadas com os diversos setores da instituição, acabam por fazer a diferença, na medida em que atendem às necessidades específicas desse dramático momento familiar.

ATENDIMENTO DAS NECESSIDADES BÁSICAS DO PACIENTE

Concomitantes às urgências orgânicas de um paciente, encontram-se as psíquicas e a elas devemos oferecer também intervenções focais, breves, precisas e intensivas. Eventualmente, pode-se atender várias vezes um mesmo paciente e seu grupo familiar num mesmo dia, oferecendo a cada momento aquilo de que precisam. Essas necessidades podem variar constantemente e precisamos nos manter alertas, tentando satisfazê-las, pois assim promoveremos um ambiente de respeito, ajuda, solidariedade e acolhimento, apesar da dor.

O não atendimento das necessidades básicas de um paciente, juntamente ao seu grupo familiar, poderá dificultar seu processo de recuperação ou até mesmo agravar suas condições de saúde. Não se trata de simples atitude de agrado ou expressão de generosidade, mas de gratificação de desejos (conscientes ou inconscientes). Quando satisfeitos, poderão reestabelecer o equilíbrio interno – físico e psíquico – indispensável à retomada da saúde e, em última análise, da vida. Gratificar significa ajudar para que o outro se sinta pleno e forte, capaz inclusive de enfrentar sua doença.

Algumas situações são muito singelas, como a de uma menininha que precisava apenas de seu ursinho de estimação para relaxar e adormecer. Bastou autorizar que a família trouxesse esse mimo para que todos se acalmassem. Nesse sentido, podemos afirmar que o acompanhamento psicológico deve ter como um de seus focos a subjetividade do paciente. Desse modo, trabalhamos com o significado que as coisas têm para a criança, e não necessariamente com a realidade concreta dos fatos. Segundo Cassorla[4], “Cabe ao psicólogo digerir conteúdos impensáveis e devolvê-los pensados ao paciente”.

A mãe (senhora R) de um adolescente de 14 anos, portador de neuropatia (menino K), descreveu-me alguns dos sonhos que teve durante o período que antecedeu a colocação de uma traqueostomia no paciente. Ela estava apavorada com a informação médica de que o procedimento seria dali em diante a única forma de garantir a respiração de seu filho e, portanto, sua vida. A senhora R debateu-se durante dias entre seus mais profundos sentimentos: o amor ao jovem e seu desejo de mantê-lo vivo, ao mesmo tempo em que nutria um temor intenso, quase pânico, em relação à traqueostomia e a sua manipulação, que ela própria deveria executar após o período de alta hospitalar. A equipe deixou-a à vontade para pensar, refletir e conversar com os familiares, com tempo, sem pressa. Somente quando a senhora R se sentisse segura e convencida para dar uma resposta é que deveria autorizar, ou não, a realização do procedimento.

Por vários dias, trabalhamos intensamente na procura de quais aspectos estariam contribuindo para tão intenso medo e aversão à solução proposta, uma vez que a mãe conseguia perceber claramente o caráter indispensável do dispositivo. Seus lamentos eram constantes e irracionais, mas seu sofrimento era legítimo e visível. Foi quando relatou um sonho seu, no qual uma pessoa não conhecida, dotada de asas brancas e longas, aparecia e lhe acenava como que numa despedida, levando embora algo que não discriminava se era seu ou de outrem. Angustiada e impressionada, acordou com um forte sentimento de desespero. Juntas, mãe e psicológa, conseguiram caminhar em direção à questão da possibilidade da morte, não só de seu filho, mas da sua própria, já que ambos experimentavam uma relação simbiótica desde o adoecimento do menino K, aos nove meses de vida, quando contraiu meningite, quadro que o deixou com sequelas graves. Esse homem-anjo alado desconhecido era como a morte que a assustava e roubava. Outra perda, também trabalhada a partir do sonho, foi a morte simbólica desse filho que, a partir daquele momento, não seria mais o "mesmo menino" que chegara à UTI. Esse menino agora sairia de outro modo, com outro corpo, outras necessidades, para as quais essa mãe não se sentia minimamente preparada, sobretudo as de higienização e aspiração da traqueostomia.

Naquele momento psicológico surgiu então outro sonho. Seu filho estaria deitado em uma maca, retornando do centro cirúrgico do hospital, mas não teria feito a traqueostomia. Em seu lugar, apareceu com um cordão de ouro no pescoço, largo, brilhante e valioso, como nunca ela vira. Viu-se aí sua necessidade inconsciente de idealizar a traqueostomia, transformando-a de aversiva em desejável e cobiçável, já que derivada de um material nobre e sinônimo de riqueza. A traqueostomia igualou-se, naquele momento, a um presente de inestimável valor, uma vez que seu filho dela não só precisava, mas também a merecia. No dia seguinte a esse sonho, a senhora R autorizou a colocação do dispositivo e o menino K foi traqueostomizado num clima de ânimo e euforia. A mãe passou a comer e dormir melhor, exibindo no rosto a alegria e disposição de cuidar e aceitar o novo filho. Quatro dias depois, ela mesma observou uma importante queda em seu estado de ânimo, apesar de o paciente estar bem.

Novo sonho! O mesmo homem-anjo, agora um médico velhinho, grisalho e bondoso, dizia-lhe: "Minha filha, nem tudo o que reluz é ouro!". "Chega de enganos", disse-me ela, "o cordão brilhante e valioso no pescoço do meu filho não era de ouro. Brilhou com o intuito de me chamar a atenção para o que era essencial naquele momento, para que eu pudesse aceitar as novas necessidades dele. Mas não era ouro!". Esses pensamentos foram fruto de um trabalho psíquico feito em parceria com a psicóloga.

Por meio do contato direto com a realidade da traqueostomia durante quatro dias, a mãe pôde desidealizá-la, percebendo que, ao aceitá-la, estaria dando uma chance de ouro para a respiração de seu filho, mas também um novo passo em direção a uma nova vida, mais difícil e limitante.

Coincidência ou não, no quinto dia após a realização do procedimento, a senhora R foi informada pela escola do menino K que ele não poderia mais ser aceito na instituição, já que esta não possuía estrutura adequada para o atendimento de crianças traqueostomizadas. A partir dessa notícia, ficou concretizada a intuição da mãe de que alguns aspectos de sua vida prática seriam efetivamente alterados e, portanto, daí decorria a necessidade de aprender a lidar com essas perdas. Situações como essas requerem um trabalho de elaboração do luto pelo filho que simbolicamente se foi, para receber, posteriormente, o que está chegando.

O breve relato desses sonhos tem como objetivo apontar para a importância da escuta psicológica e do alcance de sua ação terapêutica dentro do contexto hospitalar. Como em toda relação psicoterápica, o trabalho psicológico com pacientes de UTI está pautado no vínculo que deverá ser estabelecido não só com a criança, mas também e inseparavelmente com os familiares que acompanham e participam da difícil rotina desse árduo trabalho.

Colocar-se como uma ponte entre a família e a equipe é outro foco do fazer psicológico. Promover constantes e eficientes intercomunicações, traduzi-las e ajudar a digeri-las para a necessária elaboração psíquica é a tarefa e o desafio do profissional de saúde mental. Devemos apoiar e orientar os familiares, que, se sentindo seguros e amparados, tornam-se em geral grandes aliados no enfrentamento da situação, favorecendo e até mesmo abreviando o período de internação hospitalar.

ATENDIMENTO DAS NECESSIDADES DA EQUIPE MULTIPROFISSIONAL

Não podemos esperar que profissionais prestem um atendimento humanizado se não forem, eles mesmos, vistos como humanos. Por isso, a humanização precisa se estender às pessoas que trabalham na UTI, pois o sofrimento psíquico é inerente tanto ao processo de adoecer quanto à tarefa de cuidar. Precisamos investir na formação desses profissionais e ressaltar a importância do cuidado que deve ser dispensado também às equipes de saúde, para que elas possam desempenhar suas funções de forma produtiva e saudável. Favorecer seu aprimoramento técnico é indispensável, mas não suficiente para alcançarmos tal objetivo. É preciso investir em sua formação pessoal, preparando-as e fortalecendo-as emocional e psicologicamente para o enfrentamento da árdua tarefa de seu dia a dia. Não se pode prescindir de uma capacitação adequada do trabalhador para alcançar a tão desejada melhoria no atendimento em saúde, o que promoverá a gratificação e a valorização de sua autoimagem profissional, prevenindo ou, pelo menos, minimizando a síndrome de *burnout*, ou síndrome do esgotamento profissional.

Não é infrequente o despreparo de membros da equipe para lidar com a dimensão subjetiva de seus pacientes. Por isso, repensar sua formação profissional requer não somente constante aprimoramento técnico, como também o desenvolvimento de seus recursos emocionais e comportamentais.

Quanto à equipe multiprofissional, deve-se ouvi-la e abraçá-la para que possa entrar em contato com seu próprio sofrimento, e despir-se dele diante da percepção da precariedade da condição humana e sua própria impotência mediante inúmeros e inevitáveis insucessos. Ajudá-la a resgatar o sentido da naturalidade da morte e da finitude de nossa existência pode reforçar sua capacidade de atuação e aceitação de seus próprios limites. Compartilhar experiências, afinal, nos fortalece! Cuidar do cuidador, vale frisar, também é essencial na atuação da saúde mental em unidades de terapia intensiva.

Para prevenir ou minimizar a ocorrência da síndrome do esgotamento profissional (*burnout*), é desejável planejar atividades antiestresse que promovam o cuidado ao cuidador. Em conjunto com o setor de Recursos Humanos da instituição, podem ser promovidos grupos de relaxamento, ioga, alongamento e outros meios de busca do autoconhecimento e alívio das tensões físicas e psicológicas advindas da carga emocional a que estão submetidas as pessoas que trabalham nesse universo. Grupos para troca de experiências também podem ser introduzidos, com o objetivo de compartilhar vivências e dar acolhimento aos profissionais.

O desalento emocional é o sentimento mais vivo e presente nesse universo, e fica evidente a necessidade de um olhar e de uma escuta que deem continência e amparo a tanto desconforto e sofrimento. Lembremos aqui que o psicólogo, como membro dessa equipe, é também o cuidador de cuidadores. Ele deve e merece, como seus parceiros, ter espaço e oportunidades para elaborar seus próprios conteúdos internos relativos a seu trabalho e sua vocação. Supervisões técnicas, discussões multiprofissionais dos casos atendidos e análise pessoal são excelentes oportunidades de compartilhamento e desenvolvimento individual, além de atividades de lazer e relaxamento, que ajudam a recompor as energias, assim como a paixão pelo seu ofício.

Nos hospitais-escola ou nos de ensino, os profissionais da saúde em treinamento, como os médicos residentes, deveriam cumprir estágio tanto no setor de saúde mental quanto na UTI. Isso os ajudaria não só em sua capacitação técnica e científica, como no aprimoramento humanístico, tanto pessoal como emocional. Nesses setores, eles têm a possibilidade de entrar em contato com situações que extrapolam as questões ligadas ao adoecer estritamente físico. Contemplar os aspectos emocionais na elaboração do diagnóstico e da conduta médica fornece subsídios imprescindíveis para o melhor conhecimento do paciente, tornando o atendimento mais eficaz e humanizado.

Aprender como dar más notícias faz parte desse treinamento e a elaboração de recomendações a respeito da conduta diante dessas situações é desejável, como exemplificado a seguir:

1. Saiba tudo a respeito do paciente (nome completo, idade, sexo, nome da mãe e do pai, de onde veio o paciente ao ser internado, história clínica, dados de exame físico, evolução, tratamento, exames realizados, circunstâncias em que o óbito foi identificado).
2. Apresente-se de modo conveniente e sereno (e não usando luvas, máscara ou roupas ensanguentadas, e descabelado).
3. Identifique-se pelo nome e função.

4. Prepare-se para explicar o que o paciente apresenta de grave e que prejudica o prognóstico, considerando que irá conversar com leigos. Mantenha sempre o contato visual com quem você conversa. Evite expressões muito técnicas (como "ele apresenta linhas isoelétricas no EEG") ou dúbias (como "agora ele descansou").
5. Atenda a família em ambiente tranquilo, onde todas as pessoas possam ficar bem acomodadas, de preferência sentadas, e a privacidade possa ser respeitada – nunca na beira do leito, dentro da área de atendimento da UTI, na frente de outras pessoas estranhas àquela família.
6. Não faça uso de pager ou telefone celular e avise a todos para não ser interrompido.
7. Trate todos os presentes com atenção e cortesia (mesmo os mais hostis) e procure identificar o parente mais próximo que poderá apoiar a família.
8. Permita que seja questionada a exatidão das suas informações e, se a família desejar, esclareça que ela tem direito à opinião de outro médico de sua confiança, mesmo que de outra instituição.
9. Seja absolutamente honesto, manifestando sua solidariedade, mas evitando expressões do tipo "sei o que vocês estão sentindo" (pois, na realidade, não sabe).
10. Esteja disposto a ouvir, sem esperar atitudes lógicas e objetivas.
11. Disponibilize todos os recursos de apoio que a instituição pode oferecer.

CONSIDERAÇÕES FINAIS

O papel do psicólogo dentro de uma UTI pediátrica tem sido mais valorizado nos últimos anos. Apaziguar os sentimentos negativos, conflitantes e agressivos faz parte desse escopo. O psicólogo tem o trabalho árduo de ajudar paciente e familiares diante da doença que pode significar a morte. Podemos lembrar ainda que o estilo de vida das pessoas determina, em grande parte, seus padrões de adoecimento e também de morte, conforme esclarecem Robert Kastenbaum e Ruth Aisenberg em seu livro *Psicologia da Morte*:

"No mais amplo sentido, a Terra é nosso ambiente final assim como o primeiro. Ao longo de nossas vidas, atuamos neste ambiente para o bem ou para o mal. Concluímos esta discussão sobre a morte com a simples sugestão de que medidas adicionais, um pouco mais de cuidado e trato, poderiam fazer deste mundo um lugar melhor para se morrer. Isto não faria do mundo também um lugar melhor para se viver?"

REFERÊNCIAS

1. Aberastury A, organizador. A percepção da morte na criança e outros escritos. Porto Alegre: Artes Médicas; 1984. [Tradução de Folberg MN]
2. Andreoli PBA, Erlichman MR, Knobel E. Psicologia e humanização: Assistência aos pacientes graves. São Paulo: Atheneu; 2008.
3. Cardoso SV. A vida e a morte na UTI: humanização e o ato psicológico. In: Felix VN, editor. Atualização e Medicina Intensiva. V. 7. São Paulo: Edição do Autor; 2008.
4. Cassorla RMS. Esteja ao meu lado. In: Kovács MJ, editor. Educação para a morte: temas e reflexões. São Paulo: Casa do Psicólogo; 2003.
5. Freud S. Luto e melancolia (1917). In: Ed. Standard Brasileira de Obras Completas de Sigmund Freud. V. XIV. Rio de Janeiro: Imago; 1999. p. 269-291.
6. Junior MMM, Faria MD. Humanização na UTI pediátrica. In: Humanização em cuidados intensivos – AMIB. Rio de Janeiro: Revinter; 2004.
7. Kastenbaum R, Aisenberg R. Psicologia da morte. São Paulo: Pioneira Edusp; 1983. p. 412.
8. Knibel M, Celli CBP. Comunicação no processo de humanização em uma unidade de cuidados intensivos. In: Humanização em cuidados intensivos – AMIB. Rio de Janeiro: Revinter; 2004.
9. Kopelman BI, Hirschheimer MR. Morte encefálica e doação de órgãos e tecidos. In: Carvalho WB, Hirschheimer MR, Matsumoto T, editores. Terapia Intensiva Pediátrica. 3ª ed. São Paulo: Atheneu; 2009. p. 647-75.
10. Kübler-Ross E. Sobre a morte e o morrer. 6ª ed. São Paulo: Martins Fontes; 1994. [Tradução de Kipnis TL]
11. Oliveira FMF, Constantino CF, Barros JCR, Hirschheimer MR. Humanização do atendimento pediátrico. In: Constantino CF, Barros JCR, Hirschheimer MR, editores. Cuidando de crianças e adolescentes sob o olhar da ética e da bioética. São Paulo: Atheneu; 2009. p. 173-86.
12. Raimbault GA. A criança e a morte – crianças doentes falam da morte: problemas da clínica do luto. Rio de Janeiro: Francisco Alves; 1979.

116 Farmácia Clínica

Ester Emerick Eller

Farmácia Clínica é um ramo da farmácia hospitalar que surgiu nos Estados Unidos e ficou nacionalmente conhecida nos anos 1960. Esse novo perfil da atividade farmacêutica passou a ser desenvolvido com foco no paciente, visando maior eficácia do tratamento medicamentoso.

Segundo o Comitê de Farmácia Clínica dos Estados Unidos, a Farmácia Clínica pode ser definida como: "Ciência da saúde cuja responsabilidade é assegurar, mediante a aplicação de conhecimentos e funções relacionados aos cuidados dos pacientes, que o uso de medicamentos seja seguro e apropriado."

A palavra grega *klinikós* refere-se a "leito", por isso o Farmacêutico Clínico é aquele que visita o paciente e atende suas necessidades "à beira do leito", visando sempre à qualidade de vida do paciente. Seu objetivo é proporcionar o tratamento mais eficaz, mais seguro e menos nocivo possível, certificando-se da melhor terapêutica empregada, da dose correta e do monitoramento adequado do paciente em conjunto com toda a equipe.

O farmacêutico clínico participa de uma equipe multiprofissional, colaborando com o médico para uma prescrição segura e racional; participa do processo de padronização e dispensação de medicamentos, provendo informações técnicas à equipe; participa em protocolos clínicos; e reduz custos associados a medicamentos.

A atuação do farmacêutico nos hospitais é de grande importância para garantir uma assistência farmacêutica adequada, especialmente nas Unidades de Terapia Intensiva (UTI), em que, devido às características clínicas do paciente, à complexidade dos medicamentos utilizados e à grande variação diária das prescrições, requer uma avaliação farmacoterapêutica bastante minuciosa.

A Agência Nacional de Vigilância Sanitária (ANVISA) publicou em 24 de fevereiro de 2010 a Resolução RDC nº 07, que dispõe sobre os requisitos mínimos para o funcionamento da UTI, onde devem ser garantidos vários serviços à beira do leito do paciente, incluindo o serviço de assistência farmacêutica.

Atualmente, as UTIs comportam uma equipe multiprofissional para garantir o cuidado integral do paciente. Nesse contexto, a figura do farmacêutico clínico surge para integrar a equipe no processo de acompanhamento farmacoterapêutico do paciente, visando à adequação do tratamento prescrito, detectar interações medicamentosas e verificar a adesão do paciente ao tratamento, e monitorar o tratamento farmacológico verificando a eficácia, reações adversas e ajustes de posologia.

A presença do profissional farmacêutico qualificado nas UTI justifica-se, pois devido à complexidade dos casos no ambiente da terapia intensiva e à necessidade de cuidados com monitoramento constante, observam-se prescrições extensas, combinação de drogas potencialmente inapropriadas e tempo prolongado de hospitalização, que representam maior possibilidade de desenvolvimento de eventos adversos.

A inserção do farmacêutico junto à equipe multiprofissional, apesar de ser uma abordagem recente, tem demonstrado sua necessidade e os impactos positivos na redução de erros de medicação. E ao reduzir o número de eventos adversos, aumenta a qualidade assistencial e diminuem os custos hospitalares.

A Farmácia Clínica em pediatria é um desafio para o farmacêutico, tanto pela escassez de estudos científicos direcionados à população pediátrica como pela dificuldade imposta pelo processo fisiológico de crescimento da criança, característica esta que permite inúmeras variáveis, tanto no tratamento como no diagnóstico do paciente. As ações do farmacêutico clínico para com os pacientes pediátricos englobam uma gama de atividades que se inicia com a simples aceitação da criança ingerir o medicamento ou a administração de medicamentos/formas farmacêuticas adequadas por sondas, até a investigação detalhada sobre a eficácia da terapia prescrita ou dos efeitos adversos provenientes dos medicamentos.

As atividades do farmacêutico clínico na unidade de terapia intensiva pediátrica podem ser resumidas em:

- Reconciliação medicamentosa (admissão, transferência e alta do paciente);
- Substituição de medicamentos não padronizados por padronizados na Instituição (sempre que possível e de acordo com a terapêutica adequada);
- Anamnese farmacêutica (admissão/alta ou sempre que julgar necessário, tanto para esclarecimento de dúvidas como para orientações específicas); assim obtemos informações sobre o paciente tais como: idade, altura, peso, sexo, etnia, uso contínuo de medicamentos, alergias, antecedentes patológicos, alimentação e adesão à terapêutica;
- Análise da prescrição médica, na qual são verificados: dose prescrita (de acordo com peso e idade da criança), ajustes específicos (nefropatas/hepatopatas), descrição correta dos medicamentos na prescrição, forma farmacêutica adequada, via de administração, frequência e aprazamento dos medicamentos, diluição, volume e tempo de infusão, estabilidade (físico-química e microbiológica), compatibilidade, interações medicamentosas e alergias;
- De acordo com o monitoramento do paciente: exames laboratoriais e sinais vitais, avaliar o efeito dos medicamentos sobre o organismo, e vice-versa;
- Farmacovigilância (detectar, avaliar e reportar o surgimento de reação adversa a medicamento [RAM]);
- Participação da visita multiprofissional "à beira do leito";
- Validação de medicamentos próprios;
- Orientar os pacientes e/ou cuidadores na alta hospitalar, a fim de garantir a adesão medicamentosa;
- Identificação e alerta de interações como: droga x droga, droga x alimento e droga x exames laboratoriais;
- Monitorar os regimes terapêuticos para evitar a toxicidade dos medicamentos e os métodos recomendados para prevenir a toxicidade (por exemplo, coleta de nível sérico).

O serviço de farmácia clínica em pediatria deve incluir a participação do farmacêutico nas visitas multiprofissionais ao paciente, momento em que pode ser definida a conduta a ser seguida pela equipe multiprofissional para o cuidado pleno do paciente pediátrico. Profissionais de saúde precisam trabalhar em conjunto para superar qualquer impedimento e garantir o uso seguro de medicamentos em crianças. A análise da terapia medicamentosa pelo farmacêutico clínico deve levar em consideração as variáveis de desenvolvimento, farmacocinética e farmacodinâmica da criança.

Em uma unidade de cuidados intensivos em pediatria, é imprescindível manter atualizados os dados de: peso, idade e estatura do paciente, para prescrição da dose correta dos medicamentos. A dose é sempre prescrita, calculada e checada pelo padrão dose/peso/intervalo, como, por exemplo: mg/kg/dia. Por esse motivo, em pediatria, as unidades adequadas para prescrição são: mililitros (mL), miligramas (mg), microgramas (mcg), gramas (g) etc., e não se deve utilizar unidades "inteiras", como, por exemplo: ampola, comprimidos ou cápsulas.

Essa definição é muito importante quando se trata de doses/esquemas terapêuticos, pois uma "vírgula" pode alterar drasticamente a dose a ser administrada, gerando assim uma sobredose (possíveis efeitos adversos/toxicidade) ou subdose (ineficácia terapêutica).

O farmacêutico também contribui para criar critérios de racionalidade de medicamentos por meio da elaboração de protocolos terapêuticos, seleção apropriada de fármacos em relação aos seus efeitos adversos e/ou contraindicações e seleção da apresentação adequada para o paciente. Também é de grande importância o farmacêutico clínico informar aos prescritores sobre eventuais riscos de toxicidade associados ao uso de medicamentos não padronizados e não aprovados em pediatria.

A análise de prescrição é uma atividade fundamental da farmácia clínica; a leitura crítica e atenta da prescrição, com análise dos medicamentos prescritos quanto à sua quantidade, via de administração, dose, compatibilidade, interações e terapia medicamentosa, além de poder evitar a ocorrência de erros de medicação e eventos adversos. Portanto, revisar, conferir e validar a prescrição médica é um passo imprescindível para atender requisitos de qualidade no uso de medicamentos.

FARMACOTERAPIA EM PEDIATRIA

A terapia medicamentosa é um dos primeiros cuidados ao paciente hospitalizado; normalmente é complexa e possui potencial para produzir eventos adversos, principalmente em pacientes graves. Variações no tamanho do paciente, doenças preexistentes, falta de doses industrializadas disponíveis e necessidade de cálculos individuais para a obtenção de dosagens criam riscos adicionais à criança hospitalizada.

A prescrição de medicamentos para pacientes pediátricos segue os mesmos princípios de segurança da que é realizada para adultos, embora existam mais particularidades e muitas vezes escassez de dados de comprovação científica. Dessa forma, fatores como idade, estatura, massa corporal e estágio de desenvolvimento da população pediátrica interferem de forma peculiar na farmacocinética dos fármacos nesse grupo populacional.

As evidências de variações mais significativas são observadas em relação à farmacocinética, pois estágios importantes como absorção e metabolização de fármacos podem ser influenciados por variações de pH, tempo de esvaziamento gástrico, motilidade gastrintestinal, deficiência enzimática e imaturidade hepática.

Nos Estados Unidos, 50% dos medicamentos prescritos para pacientes pediátricos não são aprovados para uso em crianças devido a limitações éticas relacionadas à pesquisa de medicamentos envolvendo essa faixa etária. Acredita-se que no Brasil a taxa de medicamentos não apropriados para uso em crianças também seja elevada, principalmente em ambiente hospitalar.

A farmacoterapia pediátrica exige uma variedade de formas farmacêuticas adequadas tanto às diferentes fases do desenvolvimento da criança como também às condições clínicas mais frequentes em pediatria.

Nesse sentido, nos Estados Unidos, medidas regulatórias da Food and Drug Administration (FDA) vêm buscando desde a década de 1990, com sucesso parcial e questionado, motivar economicamente a indústria farmacêutica a suprir as carências de medicamentos necessários e adequados para uso em pediatria.

As crianças apresentam importantes diferenças e alterações na farmacocinética e farmacodinâmica dos medicamentos em relação aos adultos. Essas mudanças devem ser consideradas no momento da elaboração do esquema terapêutico, para que tenha os efeitos desejados com mínimo efeito tóxico.

A terapia farmacológica efetiva, segura e racional em neonatos, lactentes e crianças, requer conhecimentos dos mecanismos de ação, absorção, distribuição, metabolismo e excreção, que sofrem alterações com o crescimento.

O termo "medicamentos não aprovados" considera medicamentos não aprovados para uso, como um todo, em crianças; sejam eles manufaturados e/ou modificados no hospital ou sem dosagem específica. O conceito *off-label* (não padronizado) considera medicamentos prescritos de forma diferente daquela orientada na bula, em relação à faixa etária, dose, frequência, apresentação, via de administração ou indicação para uso em crianças.

Em um estudo alemão, avaliou-se que 61% das crianças hospitalizadas receberam ao menos um fármaco não padronizado e/ou não aprovado durante a internação, sendo 31% dos medicamentos prescritos *off-label*. As classes terapêuticas que mais se destacaram foram: antibióticos sistêmicos, analgésicos, medicamentos para o sistema gastrointestinal e anti-hipertensivo.

Na terapia medicamentosa, as crianças são referidas por vários autores como "órfãos terapêuticos", pois não existem informações suficientes para a sua utilização segura. Esse trabalho justifica o papel do farmacêutico clínico nas unidades pediátricas onde ocorre grande utilização de medicamentos *off-label* e não aprovados para a terapia farmacológica, ocasionando alta prevalência de reações adversas aos pacientes.

A farmacologia clínica incorpora inúmeros conceitos combinados para administrar fármacos na quantidade adequada para o local desejado, com o objetivo de conseguir a ação correta, ao mesmo tempo em que se evitam efeitos tóxicos indesejáveis.

Relatos de estudos mostram que 11-80% dos fármacos comercializados para adultos não são destinados à pediatria, porém a falta de indicação não significa que o medicamento seja ineficaz, perigoso ou contraindicado para uso nesses pacientes.

A farmacocinética descreve a distribuição de um fármaco no corpo e é mais frequentemente caracterizada pelos seguintes parâmetros: biodisponibilidade sistêmica, distribuição, metabolização e eliminação.

A absorção é um processo pelo qual os fármacos tornam-se biodisponíveis para o corpo e, portanto, está diretamente relacionada com as vias de administração, sendo elas: oral, bucal, retal, inalatória, intranasal, intramuscular, subcutânea, intraocular e auricular, entre outras. A distribuição dos fármacos é influenciada por uma variedade de fatores físico-químicos fármaco-específicos, como o papel dos transportadores dos fármacos, ligação proteica, pH e perfusão do sangue e do tecido.

A metabolização envolve a conversão dos fármacos em compostos ativos ou inativos. A maior parte do metabolismo acontece no fígado, por meio de enzimas hepáticas.

A excreção ou eliminação envolve principalmente o rim, onde o fármaco é eliminado do organismo na forma inalterada ou de metabólitos.

Absorção

A administração de fármacos pode ocorrer por meio de múltiplas vias, e a quantidade de fármaco distribuído para a corrente sanguínea (biodisponibilidade) e que atinge o local destinado de ação pode variar. O sucesso de cada via de administração depende da adesão adequada à técnica e da conscientização sobre limitações e problemas que podem ocorrer em cada uma. A maioria dos fármacos é absorvida a partir do trato gastrointestinal, por difusão passiva. Existem inúmeras variáveis que podem afetar a taxa e a extensão da absorção gastrointestinal do fármaco, incluindo difusão dependente de pH, presença ou ausência de conteúdo gástrico, tempo de esvaziamento gástrico e motilidade gastrointestinal. Esses processos fisiológicos refletem uma dependência evidente, mas altamente variável, da idade do paciente.

Após 24 horas de vida, o recém-nascido se encontra com um pH gástrico elevado (pH 6), devido à ingestão de líquido amniótico e à imaturidade da secreção ácida. O valor de adulto é alcançado com cerca de dois anos de idade.

O esvaziamento gástrico nos recém-nascidos é mais lento, com peristaltismo irregular e secreções gástricas mais alcalinas quando comparados a crianças maiores. Esses fatores contribuem para uma menor absorção dos medicamentos por via oral.

Até os seis meses de vida existe uma deficiência da amilase intestinal na criança. Isso provoca a absorção irregular e incompleta dos pró-fármacos, que necessitam de enzimas para se transformar em sua forma ativa.

A flora microbiana é capaz de metabolizar alguns fármacos e influenciar na sua biodisponibilidade. Durante a vida fetal, o trato gastrintestinal é estéril, mas após quatro a oito horas de vida, já se detecta colonização de bactérias no intestino.

O uso de medicamentos por via oral é, na prática, mais comum na pediátrica. Além dos diversos aspectos já citados, encontramos também a falta de formulações adequadas. A carência de evidências seguras e de formulações líquidas afetam principalmente crianças hospitalizadas, particularmente em unidade de terapia intensiva, em que a via oral na maioria de vezes está descartada, tendo de ser fornecida a medicação por sondas, colocando em risco a eficácia e a segurança dos tratamentos.

A existência de formas farmacêuticas apropriadas facilitaria a administração e o cumprimento dos tratamentos e evitaria perdas desnecessárias, reduzindo os custos em saúde. Uma formulação ideal traria facilidade de preparo pelo farmacêutico e de administração pela enfermagem; concentração e volume suficientes para obtenção da medida ou da dosagem necessária; sabor agradável; e dados científicos que respaldassem o preparo e a determinação do prazo de validade. As preparações líquidas são as mais adequadas em crianças, devido à facilidade de ajuste de doses e das características organolépticas, bem como a facilidade de deglutição e administração.

Entretanto, devido à carência de formulações líquidas, frequentemente se adaptam formulações extemporâneas, com uso de excipientes apropriados. Porém, é difícil assegurar a estabilidade desses medicamentos pela ausência de testes para comprovar a sua qualidade, segurança e eficácia. Além disso, essas preparações nos hospitais devem seguir as normas nacionais da RDC 214/2006, segundo a qual o preparo dos medicamentos em hospitais é de responsabilidade exclusiva do farmacêutico, devendo ser realizado em local apropriado, atendendo às exigências das boas práticas de manipulação.

A via intravenosa é a mais rápida e também a mais perigosa, pois o fármaco não necessita ultrapassar algumas barreiras de absorção, entrando diretamente no espaço intravascular. As crianças apresentam aspectos específicos de absorção, distribuição, metabolização e excreção dos medicamentos devido à idade, peso e superfície corporal, requerendo um cuidado apropriado na terapia intravenosa. As crianças apresentam maiores quantidades de água corporal que os adultos, por esse motivo a oferta hídrica das crianças deve ser minuciosamente acompanhada.

Outra via de administração utilizada é a via retal em crianças pelo rápido início de ação. É uma opção quando não houver possibilidade do uso da via oral. Alguns dados mostram que a utilização da formulação adequada nessa via de administração pode ser tão eficaz quanto na via oral. Por outro lado, devido à biodisponibilidade irregular, pode não ser segura por não se saber exatamente a quantidade de fármaco que irá alcançar a corrente sanguínea.

A administração por via intramuscular em crianças é utilizada com cautela devido à massa muscular da criança ser aproximadamente 38% menor do que em adultos, e a composição corporal muscular de um recém-nascido ser de 25% em média, enquanto a de adulto varia em torno de 40%. Devido à pequena massa muscular e o fluxo sanguíneo ser irregular, a absorção dos medicamentos pode ser alterada.

Os medicamentos que são administrados por via inalatória possuem um acesso à circulação mais rápido, devido à grande superfície de absorção e à vascularização elevada dos alvéolos. Deve ser usada com cautela devido aos possíveis efeitos adversos ou complicações geradas pelo efeito sistêmico.

Transporte e Distribuição

É importante conhecer as características de distribuição dos fármacos no corpo para calcular a dose correta. O volume de distribuição do fármaco é influenciado por algumas variáveis como idade, compartimentos hídricos, ligação a proteínas e fatores hemodinâmicos, como débito cardíaco, fluxo sanguíneo e permeabilidade de membranas. As quantidades e a distribuição de água e gordura também afetam o volume de distribuição dos fármacos. Apenas o fármaco livre pode ser distribuído a partir do espaço vascular para outros líquidos corporais e tecidos, onde se liga ao seu receptor e estimula uma resposta.

A ligação do fármaco a proteínas plasmáticas depende de inúmeras variáveis relacionadas com: a idade, quantidade absoluta de proteínas disponíveis, locais de ligação disponíveis, afinidade do fármaco com a proteína, influência das condições fisiopatológicas e presença de substâncias endógenas, que podem competir para a ligação à proteína, ocasionando deslocamento da mesma. A albumina, a α_1-ácido glicoproteína e as lipoproteínas são as proteínas circulantes mais importantes, responsáveis pela ligação do fármaco no plasma. A concentração absoluta dessas proteínas é influenciada pela idade, nutrição e doenças.

Os fármacos de característica ácida geralmente se ligam à albumina. Enquanto os medicamentos básicos se ligam à glicoproteína α-1-ácido e, em menor grau, a lipoproteínas.

A albumina e α_1-ácido glicoproteína são reduzidas durante a lactação, aproximando-se dos valores encontrados em adultos por volta de 12 meses de vida. Várias substâncias endógenas presentes no plasma podem se ligar a proteínas plasmáticas e competir por locais disponíveis de ligação com fármacos. Durante o período neonatal, os ácidos graxos livres e a bilirrubina competem pelos locais de ligação com a albumina e influenciam no equilíbrio resultante entre as concentrações dos fármacos livres e ligados. É necessário avaliar o potencial de um fármaco para o deslocamento de bilirrubina dos locais de ligação com a proteína antes de administrá-lo em lactentes e recém-nascidos prematuros.

Como muitos fármacos se distribuem através do espaço extracelular, o volume de água desse compartimento pode ser importante para determinar a concentração do fármaco, principalmente os de característica hidrossolúvel no seu sítio de ação. A distribuição dos fármacos de alta afinidade com as proteínas plasmáticas pode ser influenciada por mudanças na concentração. O nível reduzido de proteínas totais do plasma, especialmente a albumina, promove o aumento das frações livres de fármaco. Prematuros, recém-nascidos a termo, lactentes e crianças de um ano de idade têm proporção variável de gordura, que pode comprometer a distribuição dos medicamentos com características lipofílicas. A barreira hematoencefálica no recém-nascido é incompleta e facilita a penetração de fármacos que agem no sistema nervoso central.

Metabolismo

O órgão primário para metabolização dos fármacos é o fígado, embora rins, intestino, pulmões, adrenais, sangue (fosfatases e esterases) e pele também possam biotransformar determinados compostos. A maioria dos fármacos são ácidos lipofílicos e bases fracas, e a biotransformação em compostos hidrossolúveis facilita a sua eliminação do organismo através da bile, rins e pulmões. Embora a biotransformação da maioria dos fármacos resulte em compostos farmacologicamente mais fracos ou inativos, os compostos percussores podem ser transformados em metabólitos ativos ou intermediários. Os pró-fármacos podem ser transformados em sua porção ativa antes da sua eliminação corporal.

O metabolismo dos fármacos envolve dois processos: reações de fases I e II. As enzimas do citocromo P450 são hemeproteínas, que se diferenciam entre si devido à sequência de aminoácidos, à sensibilidade a inibidores e agentes indutores e na especificidade das reações que catalisam. Essas enzimas fazem parte da reação de fase I, onde ocorrem reações como oxidação, hidroxilação, desalquilação, desaminação e hidrólise, formando um metabólito com características polares. Medicamentos hidrossolúveis não necessitam das reações de fase I, sendo eliminadas na forma inalterada na urina. A molécula do fármaco resultante da reação de fase I se torna suscetível à conjugação. O fármaco conjugado é quase sempre farmacologicamente inativo e menos lipossolúvel do que o precursor, sendo assim eliminado na urina ou na bile. A grande maioria dos fármacos é metabolizada pelo citocromo P450; essas enzimas são adquiridas de acordo com a idade, o que justifica o grande número de reações adversas em crianças.

Devido ao número de enzimas do citocromo P450 ser diminuído em recém-nascidos, o metabolismo dos medicamentos fica lento e tem um maior tempo de ação farmacológica no organismo, necessitando o ajuste de dose e posologia de acordo com o peso corporal. A atividade metabólica é geralmente baixa no recém-nascido. Especificamente na fase I, as reações de biotransformação são reduzidas em recém-nascidos a termo, não atingindo os valores do adulto até dois a três anos de idade. As reações de hidroxilação são muito baixas durante os primeiros meses de vida. Na fase II, reações de conjugação também são reduzidas em crianças. Em geral, a conjugação com ácido glicurônico não atinge os níveis dos adultos até cerca de 24 a 30 meses de vida; assim, as drogas que requerem esse processo tendem a se acumular no corpo. Compreender a sequência de maturação dos processos de metabolismo do fármaco é importante quando se desenvolvem recomendações de dosagem para fármacos que passam por metabolismo hepático extenso. Por exemplo, o cloranfenicol, administrado em doses normais, pode produzir síndrome do bebê cinzento, potencialmente fatal, como consequência da imaturidade do metabolismo hepático.

Excreção

O fármaco é eliminado do corpo quimicamente inalterado ou na forma de metabólitos. O rim é o principal órgão de excreção, porém há outros sistemas envolvidos, como o sistema hepatobiliar, pulmões e pele. Alguns fármacos também são eliminados pelo leite materno e suor.

O sistema renal começa o amadurecimento durante a vida intrauterina. Os fármacos são excretados por filtração glomerular e secreção tubular ativa, seguindo os mesmos passos e mecanismos dos produtos do metabolismo intermediário. Assim, os fármacos que são filtrados pelo glomérulo também são passivos de processos de reabsorção tubular. Dado que os mecanismos de excreção renal não estão completamente desenvolvidos ao nascimento, ocorre alteração farmacocinética de muitos medicamentos. Por outro lado, a filtração glomerular de uma droga depende da ligação às proteínas plasmáticas (apenas a fração livre pode ser filtrada), do fluxo sanguíneo renal e da área de filtração, uma vez que esses fatores de mudança ocorrem com a maturidade. A esse respeito, o recém-nascido com menos de 34 semanas tem uma menor quantidade de néfrons que o recém-nascido a termo, e a taxa de filtração e o fluxo sanguíneo renal apenas alcançam valores de adultos aos dois anos de vida.

A pediatria engloba uma ampla faixa etária na qual determinados estágios da vida influenciam profundamente na resposta e na disposição do fármaco. Ocorrem diversas alterações farmacocinéticas quando os lactentes prematuros amadurecem para a condição de a termo, quando os lactentes amadurecem durante o primeiro ano de vida e quando as crianças atingem a puberdade e a adolescência. Para atender às necessidades desses diferentes grupos pediátricos são necessárias diferentes formulações para distribuição do fármaco, que podem influenciar na absorção e na distribuição do fármaco.

Os medicamentos podem ser *off-label* para a dose, frequência, idade, apresentação, via de administração e indicação.

Muitas vezes, é necessária a adequação dos medicamentos às faixas etárias pediátricas, levando em consideração a dose calculada de acordo com o peso, prevista na literatura, e os critérios específicos para a forma farmacêutica definida em função da estabilidade, requisitos das técnicas de administração e desperdícios.

A ausência de formulações pediátricas leva a cálculos complexos para a utilização da dosagem adequada. Os prejuízos são de várias ordens, incluindo desde as perdas financeiras associadas ao desperdício de medicamentos, passando pela ausência de informações sobre biodisponibilidade, estabilidade físico-química e microbiológica, até a falta de uma terapia efetiva.

FARMACOVIGILÂNCIA EM PEDIATRIA

De acordo com a ANVISA, define-se Farmacovigilância como: "Ciência e atividades relativas à identificação, avaliação, compreensão e prevenção de efeitos adversos ou qualquer outro problema relacionado a medicamentos."

No Brasil, as primeiras tentativas de desenvolvimento da farmacovigilância ocorreram na década de 1970 com a criação da Vigilância Sanitária, pelo Ministério da Saúde, e, posteriormente, em 1999, foi criada a Agência Nacional de Vigilância Sanitária (Anvisa). Outro referencial importante para o desenvolvimento da farmacovigilância no Brasil foi a aprovação da Política Nacional de Medicamentos (PNM) em 1998, com o propósito de "garantir a necessária segurança, eficácia e qualidade dos medicamentos, a promoção do uso racional e o acesso da população àqueles considerados essenciais". A PNM afirmou que a farmacovigilância, além de tratar de efeitos adversos e queixa técnica a medicamentos, devia ser utilizada também para assegurar o uso racional, reorientando procedimentos relativos ao registro, forma de comercialização, prescrição e dispensação de produtos.

"*Efeito adverso*: é qualquer resposta a um medicamento que seja prejudicial, não intencional, e que ocorra nas doses normalmente utilizadas em seres humanos para profilaxia, diagnóstico e tratamento de doenças, ou para a modificação de uma função fisiológica."

"*Evento adverso*: casos em que existe uma suspeita de que o dano sofrido pelo paciente ou usuário tenha ocorrido após a utilização de um medicamento."

A notificação voluntária consiste na comunicação de eventos adversos feita pelos usuários dos produtos, sejam eles profissionais da saúde, sejam pacientes. Uma desvantagem desse método de notificação voluntária é a subnotificação, característica comum da farmacovigilância em todo mundo. Por isso, o sucesso de um sistema de notificação – isto é, aquele que fornece aos serviços de farmacovigilância dados que possam auxiliá-los no estabelecimento de uma possível relação causal entre o evento adverso e o medicamento – depende da participação ativa dos notificadores.

Em hospitais, a monitorização intensiva é ideal para a identificação precoce de eventos adversos ou queixas técnicas, pois, nesse ambiente, a identificação de reações adversas a medicamentos (RAM) e a prevenção de erros de medicação poupam vidas e custos. Esse método apresenta vantagens, como o acesso a dados completos e confiáveis dos eventos relacionados ao paciente, realizado por meio da revisão de prontuário e entrevista com paciente/responsável.

Os farmacêuticos clínicos notificam qualquer "suspeita" de efeito adverso. No caso de alergias (reações de hipersensibilidade), além de se notificar à ANVISA, também cadastra-se a reação apresentada no sistema interno de pacientes, vinculado ao código de identificação dos mesmos, para que, em prescrições e/ou internações futuras, ao se prescrever o(s) medicamento(s) notificado(s), apareça um "alerta" na tela (no momento da prescrição eletrônica), relacionando o(s) princípio(s) ativo(s) ao(s) qual(ais) o paciente é alérgico e a descrição da reação (sinais e/ou sintomas). Desse modo, a equipe médica poderá avaliar o quadro clínico do paciente (risco x benefício) e optar pela mais adequada terapêutica.

Erros de Medicação

"Qualquer incidente evitável que pode de fato, ou potencialmente, levar ao uso inadequado dos medicamentos, podendo lesar ou não o paciente, não importando se o paciente está sob o controle de profissionais de saúde ou sob seu próprio controle. Esses eventos podem originar-se em todas as fases do processo do uso de medicamentos."

Dentre as principais iniciativas para melhorar a segurança do sistema de utilização de medicamentos nas instituições de saúde está o estabelecimento de o compromisso institucional de criar uma cultura de segurança, promovendo a notificação de erros em um ambiente não punitivo.

Temos um fluxo de notificação e treinamentos específicos para que cada colaborador saiba como notificar. Nesse processo, não se indica "quem errou", e sim a descrição da falha, e o notificador tem a escolha de se identificar ou se manter no anonimato. Essa notificação chega ao setor de Qualidade do Hospital, que analisa o ocorrido e gera planos de ação para correção/prevenção de tal falha, tendo em vista o processo como um todo.

Reconciliação Medicamentosa

A "reconciliação medicamentosa" é descrita como um processo para obtenção de uma lista completa, precisa e atualizada dos medicamentos que cada paciente utiliza em casa (incluindo nome, dosagem, frequência e via de administração), à qual é comparada com as prescrições médicas feitas na admissão, transferência e alta hospitalar. Essa lista é usada para aperfeiçoar a utilização dos medicamentos pelos pacientes, em todos os pontos de transição, e tem como principal objetivo diminuir a ocorrência de erros de medicação quando o paciente mudar de nível de assistência à saúde.

Os farmacêuticos clínicos são os profissionais mais indicados e qualificados para a coleta de dados sobre os medicamentos de uso contínuo, identificando mais medicamentos em uso, dose administrada, possíveis alergias e histórico de imunizações. Após a coleta desses dados, há a interação com a equipe médica para definir sobre a inclusão ou exclusão desses medicamentos no tratamento atual do paciente, e novamente sendo analisado quando da transferência e/ou alta hospitalar.

Estudos têm demonstrado que o processo de reconciliação medicamentosa tem grande impacto na prevenção de eventos adversos relacionados a medicamentos, sendo eficiente na redução das discrepâncias encontradas entre as prescrições hospitalares e os medicamentos utilizados em casa, promovendo assim a redução dos erros de medicação em cerca de 70%.

O Institute for Healthcare Improvement (IHI) recomenda que a reconciliação medicamentosa seja realizada em três etapas:

- *Verificação*: consiste na coleta e elaboração da lista de medicamentos que o paciente utiliza antes da sua admissão, transferência ou alta hospitalar;
- *Confirmação*: é a etapa que visa a assegurar que os medicamentos e as dosagens prescritas são apropriados para o paciente;
- *Reconciliação*: consiste na identificação das discrepâncias entre os medicamentos prescritos em cada nível de atenção à saúde ou em cada ponto de transição, na documentação das comunicações feitas ao prescritor e na correção das prescrições junto com o médico.

Validação de Medicamentos

Após análise dos medicamentos de uso domiciliar, conforme descrita anteriormente na reconciliação medicamentosa, caso o paciente faça uso de algum medicamento não padronizado pela Instituição Hospitalar, esse medicamento é inserido na prescrição eletrônica como item não padrão (seguindo a posologia usual do medicamento) e o(s) medicamento(s) é(são) validado(s) pelo farmacêutico clínico, que verifica: lote, validade, se o medicamento está devidamente regularizado perante à Anvisa/Ministério da Saúde (ou se é medicamento importado), e quantidade e condições de armazenamento, garantindo assim que o medicamento esteja adequado para a administração no paciente internado.

O medicamento validado é identificado por meio de uma etiqueta do paciente, mais uma etiqueta de "medicamento próprio", e administrado conforme prescrição médica. Caso seja necessária a aquisição do medicamento pelo hospital, o médico deverá encaminhar pedido de compra de medicamento não padrão para a Farmácia Central.

MEDICAMENTOS DE ALTA VIGILÂNCIA EM PEDIATRIA

Alguns medicamentos apresentam maior potencial de provocar lesão grave nos pacientes quando ocorrer falha em seu processo de utilização. Tais medicamentos foram denominados High-Alert Medications, pelo Institute for Safe Medication Practices (ISMP), sendo, posteriormente, definidos em português como Medicamentos Potencialmente Perigosos (MPP). Essa definição não indica que os erros com esses medicamentos sejam mais frequentes, mas que sua ocorrência pode provocar lesões permanentes ou fatais. Essa característica torna os MPP medicamentos de alto risco, os quais merecem atenção especial durante o planejamento de medidas de prevenção e redução dos erros de medicação.

Todo o fluxo dos medicamentos de alta vigilância é realizado separadamente, de forma a diferenciá-los dos demais medicamentos do hospital, desde a qualificação de fornecedores até a dispensação.

Esses medicamentos são identificados pela etiqueta vermelha e pelo invólucro vermelho de unitarização.

Ao administrar um medicamento de alta vigilância, o profissional de enfermagem deve separar os itens a serem administrados nos carrinhos de medicação nas gavetas individualizadas de cada paciente. Esses permanecem segregados em sacos vermelhos onde são mantidos até o momento do preparo e administração, que deverão ser realizados na presença do paciente após conferência entre o profissional de enfermagem e o paciente e/ou acompanhante.

MONITORAMENTO DOS REGIMES TERAPÊUTICOS EM PEDIATRIA

O objetivo da monitoração terapêutica é otimizar o emprego de fármacos, evitando ou detectando precocemente a ocorrência de níveis tóxicos ou subterapêuticos. Para melhor entendimento, recorremos a alguns conceitos de farmacocinética e farmacodinâmica.

"Farmacocinética" pode ser definida como o impacto realizado pelo organismo humano na disponibilidade do fármaco administrado. "Farmacodinâmica" pode ser definida como o efeito do agente administrado no organismo humano, tanto para o objetivo pretendido, como para as consequências não desejadas.

"Meia-vida" é o tempo necessário para que a concentração plasmática de determinado fármaco seja reduzida pela metade.

"*Steady state*" é o ponto em que a taxa de eliminação do fármaco é igual à taxa de biodisponibilidade, ou seja, quando o fármaco encontra-se em concentração constante no sangue.

A coleta do nível sérico é realizada quando é atingido o *steady state* do fármaco, isto é, aproximadamente quatro a cinco meias-vidas.

A análise do nível encontrado permite a monitorização mais segura do fármaco administrado (Quadro 116.1).

A farmácia clínica, com vimos, é uma importante aliada nos cuidados e na segurança do paciente dentro do ambiente hospitalar, particularmente na UTI, onde ocorrem prescrições de várias medicações e mudanças frequentes dessas medicações em um paciente em condições críticas.

QUADRO 116.1 ***Coleta de nível sérico dos principais fármacos utilizados em UTI pediátrica.***

Droga	Quando coletar o nível sérico	Coleta da amostra	Valores de referência
Vancomicina	24 h após a primeira dose	30/60 min antes da próxima dose	5 – 15 mcg/mL (Função renal normal) 5 – 10 mcg/mL (Insuficiência renal)
Fenitoína	IV: 2 h após a dose de ataque VO: 10 dias após início do tratamento	IV 2 h após a dose de ataque (2 x dia) – 30/60 min antes da próxima dose (1 x dia) – 12 h após a dose	10 – 20 mcg/mL (se NS ok iniciar dose de manutenção) 10 – 20 mcg/mL
Fenobarbital	7 – 17 dias após o início do tratamento	(2 x dia) – 30/60 min antes da próxima dose (1 x dia) – 12 h após a dose	15 – 40 mcg/mL
Ác. valproico	3 dias após o início do tratamento	30/60 min antes da próxima dose	50 – 100 mcg/mL
Gentamicina	2 x dia: Após 3ª ou 4ª dose 1 x dia: após 12 h	(2 x dia) – 30/60 min antes da próxima dose (1 x dia) – 12 h após a dose	< 2 mcg/mL < 0,5 – 1,0 mcg/mL
Amicacina (Vale)	2 x dia: Após 3ª ou 4ª dose 1 x dia: após 12 h	(2 x dia) – 30/60 min antes da próxima dose (1 x dia) – 12 h após a dose	5 – 10 mcg/mL < 1 mcg/mL
Amicacina (Pico)	Após 3ª dose	30/60 min após adm da dose	(1 x dia) 54 – 64 mcg/mL (2 x dia) 15 – 30 mcg/mL
Digoxina	IV: 7 dias após o início do tratamento VO: 4 h após a dose	6 h após a dose 4 h após a dose	0,8 – 2 mcg/mL
Aminofilina/ Teofilina	IV: 5 dias após o início do tratamento VO: 4-6 h após o início do tratamento	30/60 min antes da próxima dose 30/60 min antes da próxima dose	Asma severa: 10 – 20 mcg/mL Apneia Neonatal: 8 – 12 mcg/mL
Enoxaparina (anti-Xa)	3-4 dias após o início do tratamento	4 – 6 horas após a dose	0,5 – 1 unit/mL

REFERÊNCIAS

1. Atista DVB, Fromhertz BS, Costa J Jr, Cunha JB, Abechain L, Giusti R, Haag F J. Importância da intervenção farmacêutica na terapia medicamentosa de pacientes internados em Unidade de Terapia Intensiva (UTI). Revista Racine. 2010 mar/abr;115:104.
2. Araújo RQ, Almeida SM. Farmácia Clínica na Unidade de Terapia Intensiva. Pharm Bras. 2008 nov/dez [acesso 23 jan 2015]. Disponível em: <http://www.cff.org.br/sistemas/geral/revista/pdf/68/encarte_farmacia_hospitalar.pdf>.
3. Behrman RE, Kliegman R, Jenson HB. Nelson – Tratado de Pediatria. 18ª ed. Rio de Janeiro: Elsevier; 2009. V. 1. 1.525 p.
4. Boots L, et al. Stimulation programs for pediatric drug research – Do children really benefit? Eur J Pediatr. 2007;166(8):849-55.
5. Conselho Federal de Farmácia (Brasil). Resolução nº 585, de 29 de agosto de 2013. Regulamenta as atribuições clínicas do farmacêutico e dá outras providências. [Acesso 20 jan 2015.] Disponível em: <http://www.cff.org.br/userfiles/file/resolucoes/585.pdf>.
6. Ministério da Saúde (Brasil), Agência Nacional de Vigilância Sanitária (ANVISA). Resolução RDC nº 07, de 24 de fevereiro de 2010. Dispõe sobre os requisitos mínimos para funcionamento de Unidades de Terapia Intensiva e dá outras providencias. Brasília: Diário Oficial da República Federativa do Brasil; 25 fev 2010. p. 48-51.

7. Carvalho RAP, et al. Identificação de medicamentos "não apropriados para crianças" em prescrições de unidade de tratamento intensivo pediátrico. J Pediatr. 2003;79(5):397-402.
8. Carvalho DC, et al. Uso de medicamentos em crianças de zero a seis anos matriculadas em creches de Tubarão, Santa Catarina. Rev Paul Pediatr. 2008;26(3):238-44.
9. Carvalho PRA, Carvalho CG, Alievi PT, Martinbiancho J, Trotta EA. Identificação de medicamentos "não apropriados para crianças" em prescrições de unidade de tratamento intensivo pediátrica. J Pediatr (Rio J.). 2003 [acesso 02 fev 2015.] Disponível em: <http://www.scielo.br/scielo.php?script=sci_arttext&pid=S0021-75572003000500006>.
10. Choonara I, Conroy S. Unlicensed and off-label drug use in children – Implications for safety. Drug Saf. 2002;25(1):1-5.
11. Costa PQ, Lima JES, Coelho HLL. Prescrição e preparo de medicamentos sem formulação adequada para crianças: um estudo de base hospitalar. RBCF Rev Bras Ciênc Farm. 2009;45(1):57-66.
12. Costa PQ, Rey LC, Coelho HLL. Carência de preparações medicamentosas para uso em crianças no Brasil. J Pediatr. 2009;85(3):229-35.
13. Cuzzolin L, Atzei A, Fanos V. Off-label and unlicensed prescribing for newborns and children in different settings: A review of the literature and a consideration about drug safety. Expert Opin Drug Saf. 2006;5(5):703-18.
14. Dell'Area M, et al. Unlicensed and off-label use of medices at a neonatology clinic in Italy. Pharm World Sci. 2007;29(4):361-7.
15. Duarte D, Fonseca H. Melhores medicamentos em pediatria. Sociedade Portuguesa de Pediatria. 2008;39(1):17-22.
16. Fattahi F, et al. Adverse drug reactions in hospitalized children in a department of infectious diseases. J Clin Pharmacol. 2005;45(11):1313-8.
17. Ferreira AL, et al. A alta prevalência de prescrições de medicamentos off-label e não licenciados em unidade de terapia intensiva pediátrica brasileira. ABM Rev Assoc Méd Bras. 2012;58(1):82-7.
18. Furini CAA, Lima ZLA, Atique CST. Análise de indicadores de prescrições em crianças de 0-12 anos em São José do Rio Preto. Rev Bras Farm. 2009;90(3):175-9.
19. Gonçalves ACS, Caixeta CM, Reis AMM. Análise da utilização de medicamentos antimicrobianos sistêmicos em crianças e adolescentes em dois hospitais de ensino. Rev Ciênc Farm **Básica Apl**. 2009;30(2):49-54.
20. Hsien L, et al. Off-label drug use among hospitalized children: Identifying areas with the highest need for research. Pharm World Sci. 2008;30(5):497-502.
21. Kairuz T, et al. Quality, safety and efficacy in the "off label" use of medicines. Curr Drug Saf. 2007;2(1):89-95.
22. Kairuz T, et al. Extemporaneous compounding in a sample of New Zealand Hospitals: A retrospective survey. N Z Med J. 2007;120(1251):1-9.
23. Lavanderia A. Orphan drugs: legal aspects, current situation. Haemophilia. 2002;8(3):194-8.
24. Liberato E, et al. Fármacos em crianças. In: Formulário Terapêutico Nacional. Brasília: Conselho Federal de Farmácia; 2008. p. 18-25.
25. Loureiro CV, et al. Uso de medicamentos off-label ou não licenciados para pediatria em hospital público brasileiro. RBFHSS. 2013;4(1):17-21.
26. Novak E, Allen PJ. Prescribing medications in pediatrics: concerns regarding FDA approval and pharmacokinetics. Pediatr Nurs. 2007;33(1):64-70.
27. Oliveira JAA, Canedo DM, Rossato M. Otoproteção das células ciliadas auditivas contra a ototoxicidade da amicacina. Rev Bras Otorrinolaringol. 2002;68(1):7-13.
28. Paparella S. The risks associated with the use of multidose vials. J Emerg Nurs. 2006;32(5):428-30.
29. Patel H, et al. Trends in hospital admissions for adverse drug reactions in England: analys is of national hospital episode statistics 1998-2005. BMC Clin Pharmacol. 2007;7(9):1-11.
30. Pedreira MLG, Chaud MN. Terapia intravenosa em pediatria: subsídios para a prática da enfermagem. Acta Paul Enferm. 2004;17(2):222-8.
31. Peterlini MAS, Chaud MN, Pedreira MLG. Órfãos de terapia medicamentosa: administração de medicamentos por via intravenosa em crianças hospitalizadas. Rev Latinoam Enferm. 2003;11(1):88-95.
32. Pinto S, Barbosa MC. Medicamentos manipulados em pediatria – Estado actual e perspectivas futuras. Arq Med. 2008;22(2/3):75-84.
33. Planner C, Naubert A, Cranswik N. The New European Regulation on Pediatric Medicines – Safety and Etnics Perspectives. Pediatr Drugs. 2008;10(3):147-9.
34. Rang HP, et al. Farmacologia. 6ª ed. Rio de Janeiro: Elsevier; 2007. V. 1, p. 920.
35. Saavedra IS, et al. Farmacocinética de medicamentos de uso pediátrico, visión actual. Rev Chil Pediatr. 2008;79(3):249-58.
36. Santos DB, Coelho HLL. Adverse drug reactions in hospitalized children in Fortaleza, Brazil. Pharmacoepidemiol Drug Saf. 2006;15(9):635-40.
37. Santos DB, et al. Off-label and unlicensed drug utilization in hospitalized children in Fortaleza, Brazil. Eur J Clin Pharmacol. 2008;64(11):1111-8.

38. Smith P, et al. Safety Monitoring of drugs receiving pediatric marketing exclusivity. Pediatrics. 2008;122:628-33.

39. Souza MCP, et al. Estudo de utilização de medicamentos parenterais em uma unidade de internação pediátrica de um hospital universitário. Rev Bras Ciênc Farm. 2008;44(4):675-82.

40. Souza MCP, et al. Utilização de medicamentos parenterais em frasco-ampola em uma unidade pediátrica de um hospital universitário. Rev Esc Enferm USP. 2008;42(4):715-22.

41. Taketomo CK, Hodding JH, Kraus DM. Pediatric & Neonatal Dosage Handbook with International Trade Names Index. 20th ed. Lexicomp; 2013. 2.435 p.

42. Wong A. Os usos inadequados e os efeitos adversos de medicamentos na prática clínica. J Pediatr. 2003; 79(5):379-80.

Seção XIII

APÊNDICES

117 Tabelas e Bulário

João Fernando Lourenço de Almeida
Flávio Roberto Nogueira de Sá
Laura Fonseca Darmaros

DOSE FISIOLÓGICA EQUIVALENTE DE ADRENOCORTICOSTEROIDES	
Adrenocorticosteroide	**Dose Fisiológica Equivalente**
Glicocorticoide	
Hidrocortisona	9-12 mg/m²/dia IM ou IV 1x/dia 18-30 mg/m²/dia VO cada 8 h
Acetato de cortisona	12-18 mg/m²/dia IM ou IV 1x/dia 24-36 mg/m²/dia VO cada 8 h
Prednisona/prednisolona	4-6 mg/m²/dia VO 12/12 h
Dexametasona	0,5-0,75 mg/m²/dia VO/IV/IM cada 6-12 h
Mineralocorticoide	
Acetato de fludrocortisona (Florinefe®)	0,1 mg/m²/dia (0,05-0,3 mg/dia) VO 1x/dia

DOSES EQUIVALENTES DE CORTICOSTEROIDES		
Droga	**Efeito Anti-inflamatório Glicocorticoide equivalente a 100 mg de cortisol VO (mg)**	**Efeito Mineralocorticoide equivalente a 0,1 mg de acetato de fludrocortisona (mg)**
Cortisona	125	20
Hidrocortisona (cortisol)	100	20
Prednisona	25	50
Prednisolona	20-25	50
Metilprednisolona	15-20	Sem efeito
Triancinolona	10-20	Sem efeito
9 alfafluorocortisol	6,5	0,1
Dexametasona	1,5-3,75	Sem efeito

USO DE DROGAS EM INSUFICIÊNCIA RENAL						
Antibióticos						
Antibiótico	Vida Média	Método	Ajuste para Insuficiência Renal Clearance de Creatinina (mL/min)			Dose suplementar em H/P*
			> 50	10-50	< 10	
Aminoglicosídeos						
Amicacina	1,5-3 h	I	c/8-12 h	c/12-18 h	c/24-48 h	sim H/P
Gentamicina	1,5-3 h	I	c/8-12 h	c/12-18 h	c/24-48 h	sim H/P
Tobramicina	1,5-3 h	I	c/8-12 h	c/12-18 h	c/24-48 h	sim H/P
Cefalosporinas						
Cefaclor	0,5-1 h	D	100%	100%	50%	sim H/P
Cefadroxil	1-2 h	I	c/12 h	c/12-24 h	c/24-48 h	sim H/não P
Cefazolina	1,5-2,5 h	I	c/8 h	c/12 h	c/24 h	sim H/não P
Cefepime	1,8-2 h	I	para regime a cada 8h: c/8 h	 c/12-24 h	 c/24-48 h	sim H/não P
Cefixime	3-4 h	D	100%	75%	50%	não H/P
Cefotaxima	1-3,5 h	D	100%	se Cl Cr < 20 = 50% dose		sim H/não P
Cefoxitina	0,75-1,5 h	I	c/8 h	c/12 h	c/24-48 h	sim H/não P
Cefprozil	1,3 h	D	100%	se Cl Cr < 30 = 50% dose		sim H
Ceftazidima	1-2 h	I	c/8-12 h	c/12-24 h	c/24-48 h	sim H/P
Ceftriaxona	8h	não	100%	100%	100%	sim H/P
Cefuroxima IV	1,6-2,2 h	I	c/8-12 h	c/12 h	c/24 h	sim H/não P
Cefamandole	1 h	I	c/6 h	c/6-8 h	c/12 h	sim H
Cefalexina	0,5-1,2 h	I	c/6 h	c/8-12 h	c/12-24 h	sim H/não P
Cefalotina	0,5-1 h	I	c/6-8 h	c/6-8 h	c/12 h	sim H/não P
Penicilinas						
Amoxicilina	1-3,7 h	I	c/8-12 h	c/12 h	c/24 h	sim H/não P
Amoxicilina-Clavulanato	1 h	I	c/8-12 h	c/12 h	c/24 h	sim H/P
Ampicilina	1-4 h	I	c/6 h	c/6-12 h	c/12-16 h	sim H/não P
Carbenicilina	0,8-1,8 h	I	c/8-12 h	c/12-24 h	c/24-48 h	sim H
Meticilina	0,5-1,2 h	I	c/4-6 h	c/6-8 h	c/8-12 h	não
Oxacilina	0,3-1,8 h	D	100%	100%	dose menor	não P
Penicilina G	0,5-3,4 h	D	100%	75%	20-50%	sim H/não P
Piperacilina	0,4-1 h	I	c/4-6 h	c/8 h	c/12 h	sim H/não P
Piperacilina/tazobactam	pip.:0,4-1 h taz.:0,7-0,9 h	D e I	100% c/6-8 h	70% c/6 h	70% c/8 h	sim H/não P
Ticarcilina	0,9-1,3 h	I	c/4-6 h	c/8 h	c/12 h	sim H/não P
Miscelânea						
Azitromicina	12-68 h	não	100%	100%	100%	não
Aztreonam	1,3-2,2 h	D	75-100%	50%	25%	sim H
Cloranfenicol	1,5-3,5 h	não	100%	100%	100%	não
Claritromicina	3-7 h	D e I	100% c/12 h	se Cl Cr < 30 = 50% dose se Cl Cr < 30 = c/12-24 h		?
Clindamicina	2,4 h	não	100%	100%	100%	não
Co-trimoxazol (sulfametoxazol+trimetoprim)	sulfa.: 9-11 h trimeto.: 8-15 h	D	100%	se Cl Cr 15-30 = 50% dose se Cl Cr < 15 = evitar		sim H/não P
Eritromicina	1,5-2 h	D	100%	100%	50-75%	não
Imipenem	1-1,4 h	D e I	50-100% c/6-8 h	25-50% c/8 h	25% c/12 h	sim H

continua >>

>> *continuação*

USO DE DROGAS EM INSUFICIÊNCIA RENAL						
Antibióticos						
Antibiótico	**Vida Média**	**Método**	**Ajuste para Insuficiência Renal Clearance de Creatinina (mL/min)**			**Dose suplementar em H/P***
			> 50	**10-50**	**< 10**	
Meropenem	1-1,4 h	D e I	100% c/8 h	50-100% c/12 h	50% c/24 h	sim H
Metronidazol	6-12 h	D	100%	100%	50%	sim H/não P
Teicoplanina	45	I	c/24 h	c/48 h	c/72 h	dose em Cl Cr < 10 sim H/P
Vancomicina	2,2-8 h	I	c/6-12 h	c/18-48 h	c/48-96 h	sim/não H não P
Fluoroquinolonas						
Ciprofloxacin	1,2-5 h	D ou I	100%	50-75% c/18-24 h	50% c/18-24 h	sim H/P
Ofloxacin	5-7,5 h	I	c/12 h	c/24 h	c/48 h	sim H/não P
Tetraciclinas						
Doxiciclina	18h	não	100%	100%	100%	não
Tetraciclina	6-12 h	I	c/8-12 h	c/12-24 h	evitar	?
Antivirais						
Aciclovir (IV)	2-4 h	D e I	100% c/8 h	100% c/12-24 h	50% c/24 h	sim H/não P
Foscarnet	3-4,5 h	D	checar bula			sim H
Ganciclovir (IV)	2,5-3,6 h	D e I	50-100% c/12 h	25-50% c/24 h	25% c/24 h	sim H
Zidovudina	1,1-1,4 h	D	100%	100%	50%	dose em Cl Cr < 10 sim H/P
Antifúngicos						
Anfotericina B	24 h	I	c/24 h	c/24 h	c/24 h	não H/não P
Fluconazol	19-25 h	D	100%	25-50%	25%	sim H/P
Fluorocitosina	3-8 h	I	c/6 h	c/12 h	c/24 h	sim H/P
Itraconazol	21 h	D	100%	100%	50%	sim H/P
Antiparasitários						
Pentamidina	6,4-9,4 h	I	c/24 h	c/36 h	c/48 h	não
Pirimetamina	111 h	não	100%	100%	100%	não
Antituberculosos						
Etambutol	2,5-3,6 h	I	c/24 h	c/24-36 h	c/48 h	sim H/não P
Etionamida	2,1 h	D	100%	100%	50%	não
Isoniazida	0,5-4 h	D	100%	100%	50%	sim H/P
Pirazinamida	9 h	D	100%	100%	50-100%	sim H/não P
Rifampicina	3-4 h	D	100%	50-100%	50%	não

* H=hemodiálise, P=diálise peritoneal, D=dose, I=intervalo, c/=cada, h=horas, Cl Cr=*clearance* de creatinina.

USO DE DROGAS EM INSUFICIÊNCIA RENAL						
Não Antibióticos						
Droga	**Vida Média (h)**	**Método**	**Ajuste para Insuficiência Renal Clearance de Creatinina (mL/min)**			**Dose suplementar em H/P***
			> 50	**10-50**	**< 10**	
Acetaminofen	2-4 h	I	c/4 h	c/6 h	c/8 h	sim H/não P
Ácido						
Acetilsalicílico[1]	2-19 h	I	c/4 h	c/4-6 h	evitar	sim H/P
Alopurinol	1-3 h	D ou I	100% c/8 h	50% c/12-24 h	10-25% c/48-72 h	?
Azatioprina[2]	0,7-3 h	D ou I	100% c/24 h	75% c/36 h	50% c/48 h	sim H
Captopril	1-2,3 h	D ou I	100% c/8-12 h	75% c/12-18 h	50% c/24 h	sim H/não P
Carbamazepina	8-17 h	D	100%	100%	75%	não H/P
Ciclofosfamida	3-12 h	D	100%	100%	75%	sim H
Cimetidina	1,4-2,0 h	D ou I	100% c/6 h	75% c/8 h	50% c/12 h	não H/P
Digoxina[3]	35-48 h	D ou I	100% c/24 h	25-75% c/36 h	10-25% c/48 h	não H/P
Difenidramina	4-7	I	c/6 h	c/6-12 h	c/12-18 h	?
Enalapril (IV)	1,3-6	D	100%	75-100%	50%	?
Espironolactona	13-24 h	I	c/6 h	c/12-24 h[5]	evitar	?
Famotidina	2,5-4	D ou I	100% c/8-12 h	50% c/24 h	25% c/36-48 h	não H/P
Fenobarbital	65-150	I	c/8-12 h	c/8-12 h	c/12-16 h	sim H/P
Hidralazina[4]	2,0-8 h	I	c/4-6 h	c/8 h	c/8-24 h	não H/P
Hidrato de cloral	8-11 h	D	100%	evitar	evitar	sim H
Insulina (regular)	5-15 min	D	100%	75%	25-50%	não H/P
Metildopa	1-3 h	I	c/8 h	c/8-12 h	c/12-24 h	sim H
Metoclopramida	2,5-6	D	100%	50-75%	25-50%	não H
Metotrexate	8-12 h	D	67-75%	30-50%	evitar	sim H não P
Primidona	10-16	I	c/8 h	c/8-12 h	c/12-24 h	sim H
Ranitidina	1,8-2,5 h	D	100%	75%	50%	sim H
Tiazídicos	1-2	D	100%	100%	evitar	?

* H=hemodiálise, P = diálise peritoneal, D = dose, I = intervalo, c/ = cada, h = horas, Cl Cr = *clearance* de creatinina.
[1] Em altas doses, T ½ pode se prolongar até 30 h.
[2] Conversão rápida a mercaptopurina.
[3] Reduzir dose de depósito em 50% em doença renal terminal, pela redução no volume de distribuição.
[4] Intervalo entre as doses variável, de acordo com a taxa de acetilação de hidralazina, para acetiladores rápidos ou lentos, com função renal normal ou comprometida.
[5] Hiperpotassemia é comum quando Cl Cr < 30 mL/min.

BULÁRIO

Nome	Apresentação	Indicação/classificação	Dosagem	Observação
Abacavir (Ziagenavir®)	Comprimido = 300 mg Solução = 20 mg/mL	Agente antirretroviral Inibidor da transcriptase reversa	1 a 3 meses: 8 mg/kg/dose VO 12/12 h 3 meses a 16 anos: 8 mg/kg/dose VO 12/12 h (máx. = 300 mg/dose 2x/dia) Adultos: 300 mg/dose VO 2x/dia ou 600 mg 1x/dia	Reações de hipersensibilidade fatais Efeitos colaterais: náusea, vômito, diarreia, insônia, perda do apetite Usar em combinação com outros antirretrovirais
Acetaminofen/ Paracetamol (Tylenol®, Dôrico®)	Comprimido = 500 mg Comprimido = 750 mg Suspensão oral concentrada = 100 mg/mL (Tylenol bebê®) gotas 200 mg/mL (1 mL = 15 gotas, 1 gota = 13 mg)	Analgésico antipirético	Pediatria: 10-15 mg/kg/dose ,VO,4-6 x/dia Máx. = 65 mg/kg/dia Adulto: 325-750 mg/dose Máx. = 4 g/dia	Metabolização hepática Doses maciças levam à hepatotoxicidade Contraindicado em pacientes com deficiência de G6PD T ½ = 1-3 h Efeitos colaterais: *rash* cutâneo, discrasia sanguínea, lesão renal com uso crônico
Acetazolamida (Diamox®)	Comprimido = 250 mg	Diurético Alcalinizante urinário	Diurético: VO ou IV 1x/dia Crianças: 5 mg/kg/dose IV Adulto: 250-375 mg/dose Glaucoma: Crianças: 20-40 mg/kg/24h cada 6 h, IM/IV; 8-30 mg/kg/24 h cada 6-8 h, VO Adultos: 1.000 mg/24 h, cada 6 h, VO Convulsões: 8-30 mg/kg/dia a cada 6-12 h, VO Dose máxima = 1 g/dia Alcalinização urinária: 5 mg/kg/dose, repetir 2-3x/dia Para hidrocefalia: VO/IV 20 mg/kg/dia 3x/dia	Inibidor da anidrase carbônica, levando à da urina Meia-vida = 2-6 h Efeitos colaterais: anemia aplástica, calculose renal, parestesias, poliúria, irritação gastrointestinal (vômito, diarreia), hipocalemia transitória, excreção reduzida de urato e acidose podem ocorrer com terapia prolongada Deve-se repor bicarbonato em terapia prolongada Contraindicada em pacientes com insuficiência hepática
Acetilcisteína (Fluimucil®)	Ampola = 100 mg/mL Envelope = 100, 200 ou 600 mg VO Xarope = 20 mg/mL Xarope = 40 mg/mL	Mucolítico, antídoto na intoxicação por acetaminofen, utilizado no íleo meconial	Íleo meconial: 5-30 mL de solução a 10%, 3-6x/dia, VO ou VR Nebulização: 3-5 mL de solução a 20%, diluída com volume igual de H_2O ou SF, 3 a 4x/dia Antídoto na intoxicação por acetaminofen: Dose de ataque = 140 mg/kg, VO ou SNG, seguidos por 70 mg/kg a cada 4 h, 17 doses Se ocorrer vômito até 1 h após a dose, repeti-la	Pode induzir broncoespasmo, estomatite, rinorreia e náusea Inativa muitos antibióticos usados associados à nebulização
Aciclovir (Zovirax®)	Comprimido = 200 mg e 400 mg Ampola = 250 mg Creme Pomada oftálmica = 0,03 g/g	Herpes simples (doença genital, doença oral primária, encefalite em pacientes imunocomprometidos), varicela-zóster	Herpes simples Doença genital: Primária = 200 mg 5x/dia por 10 dias, VO ou 15 mg/kg/dia em 3 doses, IV por 7-10 dias Recorrente = 200 mg 5x/dia, VO, por 5 dias Supressiva = 200 mg 3-5x/dia, VO por 6 meses Profilaxia = 200 mg, VO, 2-5x/dia, por, no máx., 12 meses Doença oral (primária): como na infecção genital primária, não exceder 50 mg/kg/dia Encefalite: RN termo = 60 mg/kg/dia, de 8/8 h, IV, por 14-21 dias RN pré-termo = 40 mg/kg/dia, de 12/12 h, IV, 14-21 dias Pacientes imunodeprimidos: 750-1.500 mg/m²/dia, IV, 8/8 h Varicela-zóster: < 1 ano: 30 mg/kg/dia, IV, 8/8 h ≥ 1 ano: 1.500 mg/m²/dia, 8/8 h, IV, por 5-10 dias (se a função renal for normal)	Excreção da droga é renal Efeitos colaterais: flebite cáustica com lesão vesicular pela infiltração IV; renal: aumento da creatinina, hematúria, com altas doses ocorre cristalização nos túbulos coletores levando a uropatia obstrutiva; lesão hepática com aumento de TGO e TGP; corrigir dose em insuficiência renal Absorção oral é de 15-30%

continua >>

>> *continuação*

Nome	Apresentação	Indicação/classificação	Dosagem	Observação
Ácido Acetilsalicílico (AAS®, Aspirina®)	Comprimido = 100 mg e 500 mg Efervescente = 500 mg Infantil = 100 mg	Analgésico Antipirético Anti-inflamatório	Analgésico = 30-60 mg/kg/dia, VO, a cada 4 ou 6 h Anti-inflamatório: 100 mg/kg/dia, VO a cada 4 ou 6 h Antipirético: 10-15 mg/kg/dose, VO, a cada 4h (máx. = 3,6 g/24 h) Antirreumático: 60-100 mg/kg/dia, VO, a cada 4-6 h Doença de Kawasaki: 80-100 mg/kg/dia, VO, 6/6 h durante a fase febril até defervescência por 36 h, depois diminuir para 5-10 mg/kg/dia, VO pela manhã	Usar com cautela nas coagulopatias Pode causar desconforto GI, reações alérgicas, hepatotoxicidade, redução da agregação plaquetária Seu uso vem sendo relacionado com a incidência de síndrome de Reye, especialmente associado com infecções por influenza e varicela Acompanhar nível sérico quando usar em reumáticos Nível terapêutico: 30-50 µg/mL = antipirético e analgésico; 150-300 µg/mL = anti-inflamatório
Ácido Aminocaproico (Ipsilon®)	Comprimido = 500 mg Frasco-ampola= 1 ou 4 g	Inibidor das enzimas proteolíticas; inibe a via da fibrinólise; inibição dos ativadores de plasminogênio e atividade antiplasmina	Dose de ataque = 100-200 mg/kg, IV em 1 h, ou VO, depois 100 mg/kg/dose a cada 4 ou 6 h (máx. = 30 g/dia)	Pode causar náusea, diarreia, mal-estar, fraqueza Quando associado a contraceptivos orais pode ocorrer hipercoagulabilidade Pode causar hiperpotassemia, principalmente em pacientes com insuficiência renal Reduzir dose a 25% do habitual em insuficiência renal grave
Ácido Ascórbico – vitamina C (Cebion®, Redoxon®)	Gotas: 1 mL (20 gotas) = 100 mg (Cebion®) e 1 mL (20 gotas) = 200 mg (Redoxon®) Comprimido = 1 e 2 g Ampola = 5 mL = 1 g Ampola = 5mL = 0,5 g	Escorbuto infantil, acidificação urinária, vitamina hidrossolúvel	Suplemento dietético: < 10 kg = 6 mg/kg/dia > 10 kg = 80 mg/dia Adultos = 100 mg/dia Escorbuto = 100 a 300 mg/dia em crianças e 500 a 1.000 mg/dia em adultos, VO, 1-2x/dia, por pelo menos 14 dias Acidificação urinária: Crianças: 500 mg/dose a cada 6 a 8 h Adultos: 4-12 g/dia a cada 6 a 8 h	Efeitos colaterais: náusea, vômito, dor de cabeça, hiperoxalúria, rubor, vertigem Via oral é preferível, mas pode ser usado parenteral (IM preferível/EV/SC)
Ácido Fólico (Folin®, Acfol®)	Comprimido = 5 mg Solução oral = 5 mg/mL	Anemia megaloblástica por deficiência de ácido fólico Suplemento dietético para prevenir defeitos do tubo neural	Dose de ataque: Crianças = 0,3-1,0 mg/dia, 6/6 h Adulto = 1-3 mg/dia, 6/6 ou 8/8 h Manutenção: RN prematuro = 50 µg/dia < 6 meses = 25-35 µg/dia 6 meses-3 anos = 50 µg/dia 4-6 anos = 75 µg/dia 7-10 anos = 100 µg/dia 11 anos-adulto = 200 µg/dia	Nível normal: sérico > 4 ng/mL; sangue total > 50 ng/mL Pode mascarar os efeitos hematológicos da deficiência da vitamina B_{12}, não prevenindo a progressão das anormalidades neurológicas Mulheres que consideram engravidar devem tomar 0,4 mg/dia antes e durante a gestação, para reduzir risco de defeitos do tubo neural no feto
Acido Folínico (Legifol®, Leucovorin cálcio®, Prevax®)	Comprimido = 15 mg Ampola = 3 mg = 1 mL Frasco ampola = 50 mg ou 100 mg ou 200 mg	Reduz efeitos tóxicos do methotrexate Antídoto para intoxicação por antagonistas do ácido fólico Anemia megaloblástica por deficiência de ácido fólico	Para reduzir efeitos tóxicos do methotrexate: inicial: 10 mg/m²/dose EV 6/6 h Antídoto para intoxicação por antagonistas do ácido fólico: oral: 2 = 15 mg/dia por 3 dias Anemia megaloblástica por deficiência de ácido fólico: 1 mg/dia IM	Efeitos colaterais: *rash*, prurido, trombocitose, sibilos
Ácido Nalidíxico (Wintomylon®)	Comprimido = 500 mg Suspensão oral = 5 mL = 250 mg	Antibiótico do grupo das quinolonas, usado em infecção do trato urinário	50 mg/kg/dia, VO, 6/6 h Melhor se usado 1 h antes da refeição Adulto: 1 g/dose VO 6/6h	Pode causar pseudotumor cerebral Contraindicado em convulsivos e em menores de 3 meses de idade Deve ser evitado em insuficiência renal grave Causa fotossensibilidade
Ácido Valproico (Depakene®, Valpakine®) Depakote® é o divalproato de sódio	Comprimido = 200 e 500 mg Compr. revestido = 300 e 500 mg Cápsula = 250 mg Suspen.: 5 mL = 250 mg-Depakene Suspen.: 200 mg/mL-Valpakine	Anticonvulsivante	Inicial: 10-15 mg/kg/dia, VO, 1-3x ao dia; aumentar 5-10 mg/kg/dia semanalmente, até 60 mg/kg/dia	Nível terapêutico = 50-100 mg/L Toxicidade gastrointestinal, hematológica e hepática

continua >>

>> *continuação*

Nome	Apresentação	Indicação/classificação	Dosagem	Observação
ACTH (Corticotropina®)	Injeção aquosa = 25 e 40 U Gel = 40 e 80 U/mL (1 U = 1 mg)	Alguns tipos de crises convulsivas na infância	Anti-inflamatório: Aquoso = 1,6 U/kg/dia, IV, IM ou SC, a cada 6-8 h Gel = 0,8 U/kg/dia, IM, a cada 12-24 h ou 25 U/m²/dia, IM, 1-2x/dia Convulsões: gel = 5 a 40 U/dia, IM	Contraindicações: psicose aguda, doença de Cushing, tuberculose, úlcera péptica, herpes ocular, infecções fúngicas, cirurgia recente A administração IV é somente para propósitos diagnósticos Efeitos colaterais semelhantes aos dos corticoides
Actinomicina-D (Dactinomicina®)	Ampola = 500 µg/5 mL	Antraciclina (quimioterápico)	15 µg/kg/dia, IV, por 5 dias, conforme protocolo utilizado	Efeitos colaterais: diarreia, leucopenia, trombocitopenia, náusea, doença hepática venoclusiva, aumento de transaminases, lesão local se extravasamento, imunossupressão
Adenosina (Adenocard®)	Ampola = 3 mg/mL	Droga de eleição para taquicardia supraventricular	0,1 mg/kg/dose, IV, em *push* rápido (máx.= 6 mg); pode ser repetido com dose de 0,2 mg/kg (máx.= 12 mg) se não houver resposta Adultos: 6 mg/dose IV em *push* rápido; pode ser repetido com dose de 12 mg se não houver resposta	Bloqueia a condução pelo nodo atrioventricular Administrar sempre com *push* rápido T ½ vida < 10 seg
Albendazol (Zentel®, Parasin®)	Compr. mastigável = 200 mg e 400 mg Suspensão = 40 mg/mL	Anti-helmíntico de amplo espectro	Para maiores de 2 anos Para ancilostomíase, ascaridíase, enterobíase, tricuríase: 400 mg/dia VO, dose única Para estrongiloidíase, teníase, larva migrans cutânea: 400 mg/dia VO, por 3 dias	Raramente, desconforto gastrointestinal, náusea, vômito, cefaleia, prurido cutâneo, aumento de enzimas hepáticas, leucopenia
Albumina Humana a 20%	Frasco = 50 mL = 10 g	Hipoproteinemia, hipovolemia	Geralmente administrada a 20% ou 10% ou 5% (diluir com soro fisiológico ou, se oferta de sódio for problemática, com soro glicosado a 5%) 0,5-1 g/kg/dose IV Repetir conforme necessidade	Cautela na hipervolemia Reações alérgicas são incomuns, mas podem ocorrer Pode precipitar insuficiência cardíaca congestiva Contém 130-160 mEq de sódio por litro
Albuterol ou Salbutamol (Aerolin®, Aerojet®)	Sol. nebulização = 0,5% = 5 mg/mL = 20 gotas Comprimido = 2 e 4 mg Solução oral = 2 mg/5 mL Aerossol/spray = 100 mcg/dose Ampola = 0,5 mg = 1 mL	Agonista beta 2 adrenérgico usado em broncoespasmo; prevenção de broncoespasmo induzido pelo exercício	Crianças: 2-5 anos = 0,3-0,6 mg/kg/dia, a cada 8 h, VO (máx. = 12 mg/dia) 6-11 anos = 2 mg/dose, VO, a cada 6-8 h (máx. = 24mg/dia) 12 anos-adultos = 2-4 mg/dose, VO, a cada 6-8h (máx. = 32 mg/dia) aerossol: 1-2 *puffs* a cada 4-6 h nebulização: 0,05-0,15 mg/kg/dose a cada 4 a 6 h (ou 1/1 h na crise aguda ou até nebulização contínua)	Efeitos colaterais: taquicardia, tremor, nervosismo, insônia, sintomas gastrointestinais (náusea), cefaleia, hipocalemia
Álcool Etílico		Antídoto na intoxicação por metanol e etilenoglicol	Ataque: 8-10 mL/kg de solução 10% (máx.= 200 mL) em SG 5% em 30 min, IV ou 0,8-1,0 mL/kg solução 95%, VO, com suco de laranja, em 30 min Manutenção: Etanol a 10% IV 95% VO Paciente mL/kg/h mL/kg/h Não usuário-0,8 0,1 Uso ocasional-1,4 0,15 Alcoólatra- 2,0 0,2 Manter infusão até nível sérico de metanol/etileno glicol < 10 mg/dL	Deve-se monitorar os níveis sanguíneos de etanol 1 hora após o início da infusão e a cada 4-6 h Manter a concentração sanguínea entre 100-130 mg/dL Causa coma com nível sérico > 300 mg/dL
Álcool Polivinílico (Lacril®)	Frasco = 15 mL	Lubrificante ocular	1-2 gotas cada olho 1/1 h a 4/4 h	
Alfentanil (Rapifen®)	Ampola = 0,5 mg/mL	Analgésico narcótico para uso em procedimento cirúrgicos de curta ou longa duração, intubação traqueal	Dose em menores de 12 anos ainda não bem estabelecida. Procedimentos de curta duração: bolo (em 3-5 min) de 8-20 mg/kg, seguido de 3 a 5 mg/kg/min. Início ação em 5 min, durando menos de 15-20 min (dose única)	Efeitos colaterais: bradicardia, depressão respiratória, rigidez muscular, hipotensão leve e transitória, tonturas, náusea e vômito Uso concomitante de diazepam pode produzir vasodilatação, hipotensão e recuperação mais demorada Pode causar rigidez torácica se infusão for rápida Antagonista: naloxona

continua >>

>> continuação

Nome	Apresentação	Indicação/classificação	Dosagem	Observação
Alopurinol (Zyloric®)	Comprimido = 100 e 300 mg	Hiperuricemia Gota	< 6 anos = 150 mg/dia, VO, 8/8 h 6-10 anos = 300 mg/dia, VO 2-3x/dia > 10 anos = 600-800 mg/dia, VO 2-3x/dia	Inibidor da xantina-oxidase, diminuindo a produção de ácido úrico Deve-se manter fluxo urinário alcalino Diminuir a dose em caso de insuficiência renal Efeitos colaterais: exantema, neurite e hepatotoxicidade, distúrbios gastrointestinais Controlar nível sérico do ácido úrico Administrar após refeições
Alprazolam (Frontal®)	Comprimido e compr. de liberação lenta = 0,25 mg, 0,5 mg, 1,0 mg e 2 mg	Benzodiazepínico de curta ação, para tratamento de ansiedade	Segurança não estabelecida em < 18 anos Crianças > 7 anos: 0,005-0,02 mg/kg/dose, 3x/dia, VO Adultos: 0,75-4 mg/dia 3x/dia, VO	Efeitos colaterais comuns aos benzodiazepínicos
Alprostadil (ou prostaglandina E_1) (Prostin VR®, Bedfordalprost 500 mcg®)	Ampola = 1 mL (0,5 mg)	Vasodilatador usado para manter patência do canal arterial	Uso IV contínuo: Iniciar com 0,01 mcg/kg/min e aumentar progressivamente se necessário até 0,1 mcg/kg/min	Pode causar apneia, febre, *rash*, hipotensão, bradicardia T ½ vida = 5-10 min
Alteplase (Actilyse®)	Ampola = 50 mg	Agente trombolítico Ativador do plasminogênio tecidual Usado em cateteres obstruídos e infarto agudo do miocárdio	Para desobstrução de cateteres, usar concentração de 1mg/mL, com o volume igual ao da luz do cateter, mantendo por 2-4 h. Não infundir esse volume ao paciente (aspirar droga antes do uso do cateter)	Se uso sistêmico, pode causar sangramento
Alumínio, hidróxido de (Aldrox®, Gastrox®· Pepsamar®)	Gel = 5 mL (300 mg) Comp. mastigável = 230 mg Comprimido = 300 mg	Sangramento gastrintestinal, gastrite, úlcera péptica, hiperfosfatemia (ex.: na insuficiência renal crônica)	Gastrite: Lactentes = 2-5 mL/dose, VO ou SNG, de 2/2 h Crianças maiores = 5-15 mL, VO ou SNG, de 2/2 h Úlcera péptica: Criança: 5-15 mL, VO, 3/3h ou 6/6 h Adulto = 15-45 mL, VO a cada 3-6 h Hiperfosfatemia = 50-150 mg/kg/dia, a cada 4-6 h	Pode causar obstipação, redução da motilidade intestinal, hipofosfatemia Interfere com a absorção de digoxina, indometacina, isoniazida, tetraciclina e ferro Manter pH gástrico acima de 5,0 nas úlceras pépticas
Alumínio, hidróxido de + hidróxido de magnésio (Mylanta®, Maalox plus®)	Maalox plus® (+dimeticona) Alumínio, magnésio Suspensão = 5 mL = 200 mg: 200 mg Compr. mastigável = 200 mg: 200 mg Mylanta plus (+dimeticona) Alumínio, magnésio Suspensão = 5 mL (400 mg: 400 mg) Compr. mastigável = 400 mg: 400 mg	(Idem Hidróxido de alumínio)	(Idem Hidróxido de alumínio)	Magnésio pode ter efeito laxante Pode causar hipocalemia Usar com cuidado na insuficiência renal
Amicacina (Novamin®)	Ampola = 2 mL com 100 ou 250 ou 500 mg Ampola = 4 mL com 1 g	Antibiótico aminoglicosídeo para uso em infecções por bactérias gram-negativas	Uso IV/IM Recém-nascidos: < 1.200 g: 7,5 mg/kg/dose 18-24 h RN ≤ 7 dias: 1.200g-2 kg: 7,5 mg/kg/dose 12/12 h > 2 kg: 7,5-10 mg/kg/dose 12/12 h RN > 7 dias: 1.200 g-2 kg: 7,5-10 mg/kg/dose a cada 8-12 h > 2 kg: 10 mg/kg/dose de 8/8 h Crianças: 15-22,5 mg/kg/dia, a cada 8 h, IV/IM (máx. = 1,5 g/dia), infusão lenta (30 min.) em concentração máx. de 10 mg/mL	Podem ocorrer oto e nefrotoxicidade, *rash*, febre, eosinofilia e cefaleia Controlar níveis séricos Níveis terapêuticos: pico = 20-30 mg/L; vale = 5-10 mg/L O uso de doses elevadas associado a bloqueadores neuromusculares (succinilcolina) e grandes transfusões de sangue com citrato pode causar paralisia respiratória reversível com sais de cálcio IV Ajustar a dose em insuficiência renal Doses únicas diárias têm sido utilizadas, com mesma eficácia e sem aumento de efeitos colaterais

continua >>

>> continuação

Nome	Apresentação	Indicação/classificação	Dosagem	Observação
Aminofilina (Aminofilina®, Euphyllin®)	Comprimido = 100 ou 200 mg Sol. oral = 240 mg/mL (gotas: 1 gt = 10 mg) Ampola = 24 mg/mL	Broncodilatador formado da associação entre etilenodiamina e teofilina	IV inicial = 6 mg/kg em 20 min (cada dose de 1,2 mg/kg eleva a concentração de teofilina sérica em 2 mg/L) IV manutenção (infusão contínua): RN = 0,2 mg/kg/h 6 sem-6 meses= 0,5 mg/kg/h 6 meses-1 ano= 0,6-0,7 mg/kg/h 1-9 anos = 1 mg/kg/h 9-12 anos e fumantes= 0,9 mg/kg/h > 12 anos não fumantes = 0,7 mg/kg/h Obs.: as doses diárias acima podem ser a cada 4-6 h Uso VO início= 6 mg/kg manutenção: 6-52 sem: [0,2 x idade (sem)+5] x peso (kg) = dose diária, a cada 6-8 h 1-9 anos: 27 mg/kg/dia cada 4-6 h 9-12 anos: 20 mg/kg/dia 6/6 h 12-16 anos: 16 mg/kg/díade 6/6 h adultos: 12,5 mg/kg/dia 6/6 h 10 Apneia neonatal: inicial = 5-6 mg/kg, VO ou IV, em 15 min manutenção = 1-2 mg/kg/dose, VO ou IV, cada 6-8 h	É essencial monitorizar nível sérico Nível terapêutico de teofilina em asma = 10-20 mg/L Nível terapêutico de teofilina em apneia neonatal = 6-13 mg/L Efeitos colaterais: dispepsia, insônia, convulsão, arritmia Excreção aumentada pela fenitoína e retardada pela eritromicina e cimetidina Aminofilina x 0,85 = teofilina
Amiodarona (Ancoron®, Miodaron®)	Comprimido = 100 ou 200 mg Gotas = 1 mL = 30 gt = 200 mg Ampola = 150 mg/3 mL	Antiarrítmico classe III Uso em taquicardia supraventricular, fibrilação ventricular e taquicardia ventricular	Crianças: Uso VO: < 1 ano: 600-800 mg/1,73 m²/dia, cada 12-24 h por 4-14 dias, e reduzir para 200-400 mg/1,73 m²/dia ≥ 1 ano: 10-15 mg/kg/dia cada 12-24 h por 4-14 dias e reduzir para 5 mg/kg/dia Uso IV Ataque de 5 mg/kg em 30 min e manter IV contínuo 10-15mg/kg/dia Adultos: Uso VO: Iniciar 800-1.600 mg/dia por 1-3 semanas Manutenção com 600-800 mg/dia por 1 mês e reduzir para 200-400 mg/dia Uso IV: Ataque de 150 mg em 10 min, seguido de 360 mg em 6 h; após manter com 0,5 mg/min	Meia-vida longa (40-55 dias). Nível terapêutico: 0,5 a 2,5 mg/L Pode causar microdepósitos corneanos assintomáticos Altera enzimas hepáticas e função tireoidiana Contraindicado em disfunção grave do nó sinusal com bradicardia, e em bloqueio A-V Pode causar anorexia, náuseas, vômitos, tonturas, parestesias, ataxia Aumenta os níveis séricos de digoxina, warfarin, fenitoína, quinidina e ciclosporina No uso IV contínuo, diluir com SG 5%, máximo 2 mg/mL
Amitriptilina (Tryptanol®)	Comprimido = 25 mg ou 75 mg	Antidepressivo tricíclico, utilizado no tratamento do déficit de atenção, enurese noturna, profilaxia de enxaqueca, dores crônicas	Antidepressivo: Crianças: iniciar com 1 mg/kg/dia de 8/8 h por 3 dias; aumentar para 1,5 mg/kg/dia; dose pode ser aumentada gradualmente até máx. 5 mg/kg/dia Adolescentes: 10 mg de 8/8 h, com aumento progressivo (máx. = 200 mg/dia) Dores crônicas: Iniciar com 0,1 mg/kg/dose à noite; aumento progressivo até 0,5-2 mg/kg/dose	Efeitos colaterais: sonolência, distúrbios gastrintestinais, manifestações alérgicas, reações anticolinérgicas, taquicardia; deve ser retirado lentamente Contraindicado em convulsões, glaucoma Obs.: efeito antidepressivo pode necessitar de pelo menos 15 dias de tratamento para ocorrer
Amlodipina (Norvasc®, AmLocor®)	Comprimido = 2,5 ou 5 ou 10 mg	Anti-hipertensivo, bloqueador de canal de cálcio	Crianças: iniciar com 0,1 mg/kg/dia 1-2x/dia e se necessário aumentar progressivamente até 0,6 mg/kg/dia (máx. = 10 mg/dia) Adultos: 5-10 mg/dia 1x/dia	Reduzir dose em insuficiência hepática Ajustar dose inicial após 5 dias, pelo início gradual de sua ação Efeitos colaterais: edema, tontura, fadiga, palpitação T ½ vida= 30-50 h Pico sérico em 6-12 h

continua >>

>> continuação

Nome	Apresentação	Indicação/classificação	Dosagem	Observação
Amônio, cloreto de	Ampola = 5 mEq/mL (1 mEq= 53 mg) Comprimido = 500 mg	Diurético Agente para acidificação urinária	Acidificação urinária em crianças: 75 mg/kg/dia VO/IV de 6/6 h (máx. = 6 g/dia) Adulto = 1,5 g/dose IV de 6/6 h; VO 2-3 g/dose a cada 6 h (máx. = 12 g/dia) Infusão: não exceder 50 mg/kg/h ou 1 mEq/kg/h	Pode causar acidose e hiperamonemia Não usar em insuficiência hepática ou renal Usar com cautela em crianças Pode causar irritação gastrointestinal Monitorizar cloremia e acidose
Amoxicilina (Amoxil® , Amoxi-Ped®, Hiconcil®, Novocilin®, Velamox®)	Cápsula = 500 mg Suspensão = 5 mL = 125 ou 250 mg ou 500 mg Apresentação BD (2x ao dia): comprimido = 875 mg suspensão: 5 mL = 200 ou 400 mg	Antibiótico betalactâmico do grupo das penicilinas	Crianças: Habitual: 25-50 mg/kg/dia, VO, 8/8 h (máx. = 500 mg/dose), Pode ser administrado 2x/dia (máx. = 875 mg/dose) Dose alta: 80-90 mg/kg/dia, VO, 2x/dia (máx.= 875 mg/dose) Adultos: 500 mg 3x/dia ou 875 mg 2x/dia Profilaxia endocardite: 50 mg/kg dose única, 1 h antes do procedimento (máx. = 2 g)	Efeitos colaterais comuns às penicilinas (*rash* e diarreia) Menos efeitos gastrintestinais que a ampicilina Menos eficaz contra a *Shigella* que a ampicilina Excreção renal; ajustar dose na insuficiência renal Absorção oral: 74-92%
Amoxicilina + Clavulanato (Clavulin®, Clavoxil®, Clavair®, Novamox®)	Amoxicilina/clavulanato comprimido = 500 mg/125 mg Suspensão = 5 mL = 125 mg/31,25 mg Suspensão = 5 mL = 250 mg/62,5 mg Ampola = 500 mg/100 mg ou 1.000 mg/200 mg Apresentação BD (2x ao dia): Comprimido = 875 mg/125 mg Suspenção= 5 mL = 200 mg/28,5 mg Suspenção = 5 mL = 400 mg/57 mg	Antibiótico betalactâmico do grupo das penicilinas, associado a inibidor de betalactamase	Dose baseada na amoxicilina: crianças: 25-50 mg/kg/dia VO, 8/8 h (máx. = 500 mg/dose) Apresentação BD: Crianças: 25-45 mg/kg/dia VO, 12/12 h (máx.= 875 mg/dose); doses de 80-90 mg/kg/dia VO,12/12 h, podem ser usadas para otite média por pneumococos resistentes (usar apresentação BD) Adultos: VO 500 mg/dose de 8/8 h ou 875 mg/dose de 12/12 h Doses Uso IV: Crianças 0 a 3 meses: 50 mg/kg/dia IV de 12/12 h 3 meses a 12 anos: 75 mg/kg/dia IV de 8/8 h Adultos e > 12 anos: 1 g/dose IV de 8/8 h	Efeitos colaterais comuns às penicilinas, mais frequentes que com amoxacilina isoladamente Efeitos colaterais: *rash*, náusea, vômito, dor abdominal, diarreia Ajustar dose na insuficiência renal
Ampicilina (Amplacilina®, Binotal®)	Comprimido = 250 ou 500 mg ou 1.000 mg Suspensão = 5 mL = 125 mg ou 250 mg Ampola = 250 mg ou 500 mg ou 1 g	Antibiótico betalactâmico do grupo das penicilinas	RN < 7 dias: < 2 kg: 50-100 mg/kg/dia IV/IM de 12/12 h ≥ 2 kg: 75-150 mg/kg/dia IV/IM de 8/8 h RN ≥ 7 dias: < 1,2 kg: 50-100 mg/kg/dia IV/IM de 12/12 h 1,2-2 kg: 75-150 mg/kg/dia IV/IM de 8/8 h > 2 kg: 100-200 mg/kg/dia IV/IM de 6/6 h Crianças: Infecção leve ou moderada: IM ou IV 100-200 mg/kg/dia de 6/6 h VO 50-100 mg/kg/dia de 6/6 h (máx.= VO 2-3 g/dia) Infecção grave: IM ou IV 200-400 mg/kg/dia de 6/6 h (máx.= 12 g/dia) Adultos: IM/IV 500 mg-3.000 mg de 6/6 h (máx.= 12 g/dia) VO 250-500 mg de 6/6 h	Efeitos colaterais comuns à penicilina *Rash* geralmente aparece com 5 a 10 dias de terapêutica; maior incidência se associado com infecção por citomegalovírus ou Epstein-Barr vírus Pode causar nefrite intersticial, diarreia Ajustar dose na insuficiência renal Absorção oral: 50%, diminuída se administrada com alimentos; portanto, o ideal é administrar 1-2 h antes da refeição

continua >>

>> *continuação*

Nome	Apresentação	Indicação/classificação	Dosagem	Observação
Ampicilina + Sulbactam (Unasyn®)	Ampola = 1 g de ampicilina e 0,5 g de sulbactam ou ampola de 2 g de ampicilina e 1 g de sulbactam Forma oral = sultamicilina (éster de ampicilina + sulbactam); comprimido = 375 de sultamicilina; susp. oral = 5 mL = 250 mg de sultamicilina	Antibiótico betalactâmico do grupo das penicilinas, associado a inibidor de betalactamase	Dose baseada na ampicilina: Uso IV/IM: ≥ 1 mês e < 1 ano: Infecção leve ou moderada: 100-150 mg/kg/dia 6/6 h Infecção grave: 200-300 mg/kg/dia 6/6 h Crianças maiores: Infecção leve ou moderada: 100-200 mg/kg/dia 6/6 h Infecção grave: 200-400 mg/kg/dia 6/6 h Adultos: 1-2 g a cada 6-8h (máx.=8 g de ampicilina/dia) Uso oral (dose baseada na sultamicilina): Crianças: 25-50 mg/kg/dia 12/12 h Adultos: 375-750 mg 12/12 h	Efeitos colaterais comuns à penicilina *Rash* geralmente aparece com 5 a 10 dias de terapêutica; maior incidência se associado com infecção por citomegalovírus ou Epstein-Barr vírus Pode causar nefrite intersticial, diarreia Ajustar dose na insuficiência renal. Dose total de sulbactam não deve exceder 4 g/dia
Amprenavir (Agenerase®)	Cápsula = 50 mg ou 150 mg Solução = 15 mg/mL	Antiretroviral Inibidor de protease	Crianças < 50 kg: Sol. oral: 22,5 mg/kg/dose VO 12/12 h (máx. = 2.800 mg/dia) Cápsulas: 20 mg/kg/dose VO 12/12 h (máx. = 2.400 mg/dia) Adolescentes ≥ 50 kg e adultos: 1.200 mg VO 12/12 h	Solução oral é contraindicada em < 4 anos, grávidas, pacientes com insuf. renal ou hepática, pacientes em uso de dissulfiram Efeitos colaterais: náusea, diarreia, vômitos, parestesia perioral, *rash* Não administrar com cisaprida, midazolam
Amrinona (Inocor®)	Ampola = 5 mg/mL	Inibidor da fosfodiesterase III inodilatador	Uso IV contínuo: Ataque com 0,75 mg/kg em 5 min (pode ser repetido a cada 30 min 2x, máximo 3 mg/kg de ataque) Manutenção de 5-10 mcg/kg/min Máx. = 10 mg/kg/dia (em adultos até 18 mg/kg/dia)	Efeitos colaterais: trombocitopenia, arritmia supraventricular e ventricular, hipotensão, hepatotoxicidade Diluir com soro fisiológico Metabolismo hepático Excreção renal
Anfotericina B (Fungizon®)	Ampola = 50 mg	Antifúngico	Uso IV: Iniciar com 0,5 mg/kg/dia 1x/dia Manutenção com 1 mg/kg/dia 1x/dia Expansão com soro fisiológico 10-15 mL/kg prévio a anfo, pode minimizar o risco de nefrotoxicidade	Diluir com SG 5% para concentração de 0,1 mg/mL em veia periférica, ou 0,2 mg/mL em veia central Infundir em 2 a 6 h Durante a infusão pode ocorrer febre, calafrios, cefaleia, hipotensão, náusea e vômito; pode ser feito paracetamol e difenidramina 30 minutos antes da anfotericina (ou hidrocortisona) ef. colaterais: hipocalemia, hipomagnesemia, hipercalciúria, insuficiência renal e hepática, hipotensão, flebite Ajustar dose na insuficiência renal
Anfotericina B complexo lipídico (Abelcet®, Amphocil®)	Ampola = 5 mg/mL	Antifúngico	Uso IV: 2,5 a 5 mg/kg/dia 1x/dia Velocidade de infusão: 2,5 mg/kg/h	Diluir com SG 5% para concentração de 1 mg/mL, ou 2 mg/mL se houver necessidade de restrição hídrica Efeitos colaterais semelhantes aos da anfotericina convencional, com menor incidência de insuficiência renal Necessidade de ajustar dose na insuficiência renal ainda não estabelecida
Anfotericina B lipossomal (Ambisome®)	Ampola = 50 mg	Antifúngico	Uso IV: 3 a 5 mg/kg/dia 1x/dia	Diluir com SG 5% para concentração de 1 mg/mL, ou 2 mg/mL (em crianças 0,2-0,5 mg/mL) Efeitos colaterais semelhantes aos da anfotericina convencional, com menor incidência de insuficiência renal Infundir em 2 h Necessidade de ajustar dose na insuficiência renal ainda não estabelecida

continua >>

>> continuação

Nome	Apresentação	Indicação/classificação	Dosagem	Observação
Antimoniato de meglumina (Glucantime®)	Ampola = 5 mL = 1,5 g de antimoniato de meglumina = 405 mg de antimônio pentavalente	Antiparasitário de escolha nas leishmanioses	Dose baseada no antimônio pentavalente: Uso IV/IM Leishmaniose visceral: 20 mg/kg/dia 1x/dia por 20 dias (máx. 3 ampolas/dia) Pode ser repetido se necessário	Efeitos colaterais: cardio e hepatotóxico; arritmias, neurite, choque anafilático, lesão pancreática Eliminação renal
Antitoxina Tetânica (Tetanogamma®, Gama antitétano®)	Ampola = 1 mL = 250 UI de antitoxina tetânica ou 2 mL = 500 UI	Imunoglobulina antitetânica para profilaxia e tratamento de tétano	Crianças e adultos: Profilaxia: 250 UI IM Tratamento: 250-6.000 UI IM dose única	Eteitos colaterais: urticária, artralgia, neurite, choque anafilático
Arabinosil-Citosina ou citarabina (Aracytin®, Citarax®, Darbin®)	(Ver Citarabina)			
Asparaginase (Elspar®)	Frasco = 10 mL = 10.000 UI	Quimioterápico (antineoplásico) usado em leucemias e linfomas	Checar protocolo utilizado. 6.000-10.000 U/m²/dose por 9 doses, 3x/sem. na indução, IM uso IV não é o mais indicado, mas é possível.	Efeitos colaterais: reações alérgicas, pouco ematogênica, hiperglicemia, febre, pancreatite, coagulopatia, tromboses, hepatite, encefalopatia, convulsões, uremia
Atenolol (Atenol®, Angipress®)	Comprimido = 25 ou 50 ou 100 mg	Anti-hipertensivo, antianginoso e antiarrítmico β-bloqueador	Crianças: 1 mg/kg, VO, 1x/dia (máx. 2 mg/kg/dia) Adultos: 25-100 mg/dose VO 1x/dia	Evitar na presença de bloqueio AV de 2° e 3° graus, insuficiência cardíaca Cautela em pacientes com asma Não suspender o uso de forma abrupta Efeitos colaterais: fadiga muscular, bradicardia, hipotensão, bloqueio AV, broncoespasmo, ICC, erupção cutânea Ajustar dose na insuficiência renal Início de ação em ≤ 1 h; máx. em 2-4 h; duração ≥ 24 h
Atracurium (Tracrium®, Tracur®)	Ampola = 2,5 mL = 25 mg e 5 mL = 50 mg	Bloqueador neuromuscular não despolarizante	Uso IV: Inicial = 0,4-0,5 mg/kg/dose Manutenção (IV contínuo): 0,4 a 1,2 mg/kg/h	Metabolismo por degradação não enzimática no plasma (eliminação de Hofmann) Início de ação em 1 a 4 min Duração da ação = 20 a 40 min Promove liberação de histamina e pode ocasionar hipotensão e broncoespasmo Não necessita correção da dose na insuf. renal ou hepática Bloqueio neuromuscular pode ser revertido com neostigmine
Atropina, sulfato de (Atropion®)	Ampola = 1 mL = 0,25 mg ou 1 mL = 0,5 mg	Agente anticolinérgico usado em ressuscitação cardiopulmonar (bradicardia) e em intoxicação por inseticidas inibidores da colinesterase (organofosforados)	Uso IV/IM/intratraqueal: Bradicardia: Crianças: 0,02 mg/kg/dose; dose mín. = 0,1 mg; dose máx. = 0,5 mg em crianças e 1 mg em adolescentes; pode ser repetido 1x. Adultos: 0,5-1 mg/dose; pode ser repetido 1x	Dose menores que 0,1 mg podem causar bradicardia paradoxal Efeitos colaterais: boca seca, turvação visual, febre, taquicardia, obstipação intestinal, retenção urinária, sinais neurológicos (alucinações, sonolência, cefaleia) Contraindicada em glaucoma, uropatia obstrutiva, taquicardia, tirotoxicose e hipersensibilidade a sulfitos Colírio de atropina usado para promover midríase No uso intratraqueal, diluir com soro fisiológico 3-5 mL Pode ser usado via subcutânea

continua >>

>> *continuação*

Nome	Apresentação	Indicação/classificação	Dosagem	Observação
Azatioprina (Imuran®, Imunen®)	Comprimido = 50 mg	Imunossupressor	Inicial: 3-5 mg/kg/dia VO 1x/dia Manutenção: 1-3 mg/kg/dia VO 1x/dia	Toxicidade: supressão da medula óssea, *rash*, estomatite, distúrbios gastrintestinais, hepatotoxicidade, alopecia, artralgia Reduzir para ¼-⅓ da dose quando usado com alopurinol Monitorizar leucócitos, plaquetas, bilirrubinas, fosfatase alcalina, ureia e creatinina Administrar dose com alimentação para minimizar desconforto gastrintestinal Obs.: formulação IV não disponível no Brasil
Azitromicina (Zitromax®, Zitamax®, Zitril®, Azi®, Azimix®)	Cápsula = 250 mg Comprimido = 500 mg, 1 g Suspensão oral = 5mL = 200 mg Ampola = 500 mg	Antibiótico macrolídeo	Crianças: Otite média/pneumonia: 10 mg/kg/dia VO no 1º dia 1x/dia (máx. 500 mg/dia), seguido de 5 mg/kg/dia nos dias 2 a 5 (máx. 250 mg/dia). Faringite (≥ 2 anos): 12 mg/kg/dia VO 1x/dia por 5 dias (máx. 500 mg/dia) Adultos: 500 mg 1x/dia por 3 dias ou 500 mg no 1º dia e 250 mg nos dias 2 a 5 dias, VO, 1x/dia IV: 500 mg/dia 1x/dia	Cápsulas e suspensão oral devem ser administradas 1 h antes ou 2 h após as refeições Antiácidos (com alumínio ou magnésio) diminuem absorção Baixa penetração no sistema nervoso central Efeitos colaterais: aumento de transaminases, icterícia colestática, desconforto gastrintestinal, dor local no uso IV Administração endovenosa deve ser lenta em 1-3 h
Aztreonam (Azactam Azul de metileno, Itatreonam Azul de metileno)	Ampola = 0,5 g e 1 g	Antibiótico monobactâmico (beta lactâmico)	RN: 30 mg/kg/dose, IV/IM < 1,2 kg e 0-4 sem: 12-12 h 1,2-2 kg e 0-7 dias: 12/12 h 1,2-2 kg e > 7 dias: 8/8 h > 2 kg e 0-7 dias: 8/8 h > 2 kg e > 7 dias: 6/6 h Crianças: 90-120 mg/kg/dia, 6/6 h ou 8/8 h, IV/IM Fibrose cística: 150-200 mg/kg/dia, IV/IM, 6/6 ou 8/8 h (máx. = 8 g/dia) Adultos: 500 mg-2g IV/IM a cada 6 ou 8 ou 12h (máx. = 8 g/dia)	Efeitos colaterais: flebite, eosinofilia, leucopenia, neutropenia, trombocitopenia, hipersensibilidade, elevação de enzimas hepáticas, hipotensão, convulsões, confusão mental, vômitos, diarreia, náusea Ajustar dose na insuficiência renal Boa penetração no sistema nervoso central
Azul de metileno	10 mg/mL (1%)	Antídoto para tratamento de meta-hemoglobinemia induzida por drogas e para intoxicação por cianeto	Crianças e adultos: 1-2 mg/kg IV em 5 min; repetir em 1h se necessário	Em altas doses pode causar meta-hemoglobinemia Efeitos colaterais: náusea, vômito, cefaleia, dor abdominal, confusão mental, tontura Colore urina e fezes de azul
Bacitracina + Neomicina (Nebacetin® pó spray ou pomada, Nebaciderme® pomada, Nebacitrin® pomada)	Pomada ou *spray*	Associação de antibióticos	Aplicar na pele 2 a 5 x/dia	
Baclofen (Lioresal®)	Comprimido =10 mg	Relaxante muscular de ação central	Crianças ≥ 2 anos: 10-15 mg/dia VO 8/8 h (máx. em < 8 anos: 40 mg/dia; e em ≥ 8 anos: 60 mg/dia). Adultos: dose inicial 5 mg VO 8/8 h (máx. = 80 mg/dia).	Evitar suspensão abrupta Usar com cautela em convulsivos e em insuf. renal Administrar com refeições Efeitos colaterais: fadiga, náusea, distúrbios psiquiátricos, *rash*, hipotonia

continua >>

>> *continuação*

Nome	Apresentação	Indicação/classificação	Dosagem	Observação
Beclometasona, dipropionato de (Beclosol®, Clenil®)	Asma: Beclosol spray (50 mcg/dose) Beclosol 250 spray (250 mcg/dose) Clenil A susp. para nebulização = flaconete de 2 mL (1 mL = 400 mcg) Clenil 250 mcg spray (250 mcg/dose) Clenil jet 250 mcg (250 mcg/dose) Clenil pulvinal: pó para inalação dosimetrada (frasco de 100 mcg/dose ou 200 ou 400) Rinite: Beclosol aquoso nasal *spray* (50 mcg/dose) Beclosol nasal spray (50 mcg/dose) Clenil nasal aquoso (50 mcg/dose) Clenil nasal *spray* (50 mcg/dose)	Corticosteroide Para profilaxia e tratamento da rinite alérgica e asma	Uso inalatório (asma): 6-12 anos: 100 a 400 mcg/dia em 2 a 4x/dia. > 12 anos: 200 a 800 mcg/dia em 2 a 4x/dia. *Spray* nasal (rinite): ≥ 6 anos: 50-150 mcg cada narina 2x/dia (dose diária pode ser 6/6 h)	Enxaguar orofaringe com água após inalação Doses devem ser tituladas para menor dose efetiva Não recomendado para crianças menores de 6 anos Pode ocorrer supressão do eixo hipotálamo-hipófise-adrenal Efeitos colaterais: monilíase oral, supressão da velocidade do crescimento, tosse, rouquidão
Beclometasona, dipropionato de + salbutamol (Clenil compositum®, Aerotide®)	Clenil compositum A susp. para nebulização: flaconete de 2 mL (1 mL = beclometasona 400 mcg e salbutamol 800 mcg) Clenil compositum spray jet (dose = 50 mcg de beclometasona + 100 mcg de salbutamol) Aerotide spray (dose = 50 mcg de beclometasona + 100 mcg de salbutamol)	Associação de corticosteroide com agonista beta 2 adrenérgico	(Ver dose de Beclometasona e Albuterol [salbutamol])	
Benzoato de Benzila (Acarsan®, Miticoçan®)	Líquido (a 25%) e sabonete	Pediculose e escabiose	Para tratamento usar formulação líquida Escabiose: aplicar em todo o corpo 1 x/dia, à noite, por 5 a 7 dias; banho pela manhã; repetir após 1 semana Pediculose: aplicar no couro cabeludo 1x/dia	Efeito colateral: irritação cutânea
Benzidamina (Benflogin®)	Gotas = 30 mg/mL (20 gotas) Drágea = 50 mg	Antinflamatório não hormonal	1,5 mg/kg/dose, VO, a cada 6-8 h	Efeitos colaterais: irritabilidade, alucinações, alterações hematológicas, alterações gastrintestinais
Betametasona (Celestone®)	Comprimido = 0,5 mg ou 2 mg Elixir = 0,1 mg/mL Solução = 0,5 mg/mL (26 gts) Ampola de 1 mL = 4 mg (na forma de fosfato dissódico)	Corticosteroide	Oral: Crianças: 0,017-0,25 mg/kg/dia a cada 6-8 h Adolescentes e adultos: 2,4-4,8 mg/dia em 2-4x/dia (máx. 7,2 mg/dia). Intramuscular: Crianças: 0,017-0,125 mg/kg/dia a cada 6 a 12 h. Adolescentes e adultos: 0,6-9 mg/dia a cada 12 h.	Efeitos colaterais: edema, hipertensão, retenção de sódio, Cushing, supressão adrenal e do crescimento, intolerância à glicose, úlcera, osteoporose, fraqueza muscular, glaucoma Metabolismo hepático
Biotina ou vitamina H		Deficiência primária de biotinidase e deficiência nutricional de biotina	Crianças e adultos: uso oral Necessidades diárias: 100-200 mcg/dia Deficiência biotinidase: 5-10 mg/dia 1x/dia Deficiência de biotina: 5-20 mg/dia 1x/dia	Faz parte das vitaminas do complexo B

continua >>

>> continuação

Nome	Apresentação	Indicação/classificação	Dosagem	Observação
Biperideno (Akineton®)	Comprimido = 2 mg Compr. retard. = 4 mg Ampola = 1 mL = 5 mg	Anticolinérgico usado em Parkinson e síndromes extrapiramidais de origem medicamentosa	Uso VO: 3-15 anos = 1-2 mg/dose 1-3x/dia. Adultos: 2 a 16 mg/dia 2-4x/dia (aumento progressivo) Uso IV/IM: Até 1 ano: 1 mg/dose 1-6 anos: 2 mg/dose 6-10 anos: 3 mg/dose Adultos: 2,5-5 mg/dose; pode ser repetido após 30 min (máx. 10-20 mg/dia)	Efeitos colaterais: cansaço, náusea, agitação, obstipação, boca seca, reações alérgicas, retenção urinária, movimentos coreicos Contraindicado em glaucoma, íleo, miastenia *gravis*
Bisacodil (Dulcolax®)	Drágea = 5 mg Supositório = 10 mg	Laxante, preparatório para exames abdominais	Oral: Crianças = 0,3 mg/kg/dia 6 h antes do efeito desejado > 12 anos e adultos: 5-15 mg/dose Retal: < 2 anos: 5 mg 2-11 anos: 5-10 mg ≥ 12 anos: 10 mg	Não dar 1 hora após antiácidos ou leite Não usar no período neonatal Pode causar náusea, vômitos, irritação retal Efetivo por via oral em 6-10 h Efeito por via retal em 15-60 min Ingerir drágea sem mastigar ou partir
Bleomicina (Blenoxane®)	Ampola = 15 U	Quimioterápico (inibe síntese de DNA)	SC, IM ou IV: 10-20 U/m² ou 0,25-0,50 U/kg 1-2x/sem. Checar protocolo utilizado	Efeitos colaterais: pouco ematogênica, febre, anafilaxia e outras reações alérgicas, estomatite, fenômeno de Raynaud Uso crônico: pneumonite, fibrose pulmonar Ajustar dose na insuficiência renal Administração IV deve ser lenta
Bretílio	Ampola: 50 mg/mL	Antiarrítmico classe III	IV: 5-10 mg/kg/dose; pode repetir a cada 10-20 min, até dose total de 30 mg/kg IM: 2-5 mg/kg 1x Manutenção: 5 mg/kg/dose a cada 6-8 h IM/IV	Contraindicado em arritmias induzidas por intoxicação digitálica Pode causar hipertensão inicial seguida de hipotensão Ajustar dose na insuficiência renal Pode aumentar a sensibilidade a digitálicos e catecolaminas
Bromopride (Digesan®, Plamet®)	Cápsula = 10 mg Ampola = 2 mL = 10 mg Solução = 1 mL = 1 mg ou 4 mg Gotas pediátricas = 4 mg/mL (6 gts = 1 mg) Gotas adulto: 8 mg/mL (20 gts = 1 mL) Digesan retard = 20 mg/cápsula	Procinético antiemético	Uso oral: Crianças: 0,5-1 mg/kg/dia 4x/dia Adultos: 10 mg/dose 3-4x/dia Uso IV/IM: Adultos: 1 ampola 1-2x/dia	Efeitos colaterais: sonolência, fraqueza
Brometo de Ipratrópio (Atrovent®)	Aerossol = 20 mcg/dose (*puff*) Solução para inalação 0,025% = 1 mL (20 gotas) = 0,25 mg	Agente anticolinérgico para asma	Aerossol: < 12 anos: 1-2 *puffs* 3-4x/dia ≥ 12 anos: 2-3 *puffs* 4x/dia Nebulização/inalação: crianças: 250 mcg/dose 3-4x/dia > 12 anos e adultos: 250-500 mcg/dose 3-4x/dia	Usar com cautela em glaucoma
Budesonida (Pulmicort®)	Suspensão para nebulização (frasco com 2 mL) = 0,25 mg/mL ou 0,5 mg/mL Turbuhaler Symbicort = 200 mcg+6 mcg/dose ou 100 mcg+6 mcg/dose ou 400 mcg+12 mcg/dose Budecort® spray nasal = 32 mcg, 64 mcg	Corticosteroide	Nebulização: 1 a 8 anos: 0,5-1mg/dia 1-2x/dia Turbuhaler: Em > 6 anos: 200 mcg 2x/dia e aumentar se necessário (máx. = 800 mcg/dia)	Reduzir manutenção para menor dose possível Efeitos colaterais: faringite, tosse, epistaxe, irritação nasal Enxaguar boca após o uso

continua >>

>> *continuação*

Nome	Apresentação	Indicação/classificação	Dosagem	Observação
Bumetanida (Burinax®)	Comprimido = 1 mg	Diurético de alça	≥ 6 meses: VO = 0,015-0,1 mg/kg/dose 1x/dia; máx. 10 mg/dia Adultos: VO = 0,5-2 mg/dose 1-2x/dia	Efeitos colaterais: tremores, hipotensão, cefaleia, encefalopatia, hipocalemia, hipocloremia, hiponatremia, hipocalcemia, alcalose metabólica Pode interagir com lítio, indometacina, probenecid Administrar dose oral com alimentos Pode ocorrer reação alérgica cruzada em pacientes alérgicos a sulfanamidas
Buprenorfina (Temgesic®)	Compr. sublingual = 0,2 mg Ampola = 1mL = 0,3 mg	Analgésico opioide	> 13 anos e adultos: Uso SL: 0,4-0,8 mg/dose Uso IV/IM: 0,3 mg/dose 6/6 h	Efeitos colaterais: náusea, vômitos, obstipação, *rash* cutâneo, bradicardia, hipotensão, hipoventilação, miose 25 a 50x mais potente que morfina 0,4 mg IM equivale à morfina 10 mg IM
Buspirone (Ansitec®, Buspanil®)	Comprimid = 5 ou 10 mg	Ansiolítico	Crianças e adolescentes: dose não estabelecida (iniciar com 5 mg/dia 1x/dia e aumentar até 10 mg/dia 2x/dia) Adultos: iniciar 7,5 mg 2x/dia; aumentar progressivamente até máx. = 60 mg/dia	Usar com cautela em insuficiência hepática ou renal Efeitos colaterais: taquicardia, dor torácica, tontura, cefaleia, fadiga, confusão, febre, sedação
Bussulfano (Myleran®)	Comprimido = 2 mg	Quimioterápico agente alquilante	Crianças: 0,06-0,12 mg/kg 1x/dia VO Adultos: 4-8 mg/dose 1x/dia VO Checar protocolo utilizado	Efeitos colaterais: Agudos: muito ematogênica, depressão medular, mucosite, convulsão, doença veno oclusiva hepática, hiperpigmentação, hipotensão. Crônicos: fibrose endocárdica, infertilidade, neoplasia secundária
Cafeína	Citrato de cafeína (contém 50% de cafeína base)	Metilxantina Estimulante do *drive* respiratório em neonatos (para apneia da prematuridade)	Doses em mg de citrato de cafeína Apneia neonatal: Ataque: 10-20 mg/kg IV/VO dose única Manutenção: 5-10 mg/kg/dose IV/VO 1x/dia; iniciar 24 h após dose de ataque	Níveis terapêuticos = 5-25 mg/L Toxicidade cardiovascular, neurológica e gastrintestinal em níveis séricos > 50 mg/L Colher nível sérico 30 min antes da dose Não usar benzoato de cafeína sódica (Kernicterus e toxicidade fatal em neonatos) Evitar uso em arritmia cardíaca
Cálcio, cloreto de	Ampola a 10% = 100 mg/mL 1mL = 1,36 mEq de cálcio = 27,3 mg de cálcio elementar	Hipocalcemia Em intoxicação por bloqueador de canal de cálcio e hipercalemia grave	Dose em mg de cloreto de cálcio. *Push*: Crianças: 20 mg/kg/dose IV em 10 min Adultos: 250-500 mg/dose IV em 10 min Manutenção: 1-2,5 mEq de cálcio elementar por kg/dia (máx. = 35 mEq/dia)	Uso IV em *push* com extremo cuidado Extravasamento pode levar à necrose local Se extravasamento, infiltração local com hialuronidase pode ser útil Uso por acesso venoso central é preferível A infusão rápida está associada com bradicardia, hipotensão e vasodilatação periférica Cloreto de cálcio pode causar acidose hiperclorêmica; uso VO é possível (a 2%)
Cálcio, gluconato de	Ampola a 10% = 100 mg/mL 1mL = 0,45 mEq de cálcio = 9 mg de cálcio elementar	Hipocalcemia Em intoxicação por bloqueador de canal de cálcio e hipercalemia grave	Dose em mg de gluconato de cálcio. *Push*: Crianças: 100 mg/kg/dose IV em 10 min Adultos: 500-800 mg/dose IV em 10 min Manutenção: 1-2,5 mEq de cálcio elementar por kg/dia (máx. = 35 mEq/dia).	(Ver Cálcio, cloreto de) Gluconato de cálcio pode precipitar se misturado a bicarbonato; uso VO é possível
Cálcio, carbonato de (Calciodex®, Calciolit®)	Comprimido = 500 mg (contém 200 mg de cálcio elementar)	Hipocalcemia e hiperfosfatemia Antiácido	Dose em mg de cálcio elementar, uso VO: Neonatos: 50-150 mg/kg/dia a cada 4-6 h (máx. = 1 g/dia) Crianças: 45-65 mg/kg/dia 4x/dia Adultos: 1-2 g/dia 3-4x/dia	Efeitos colaterais: obstipação, hipercalcemia, hipofosfatemia, hipomagnesemia, náusea, vômito, cefaleia, confusão mental Para tratamento de hiperfosfatemia deve ser administrado com as refeições

continua >>

>> *continuação*

Nome	Apresentação	Indicação/classificação	Dosagem	Observação
Calcitriol ou 1,25-di-hidroxicolecalciferol ou forma ativa da vitamina D (Rocaltrol®, Calcijex®)	Comprimido = 0, 25 mcg (Rocaltrol®) Ampola= 1 mL = 1 mcg (Calcijex®)	Usado em raquitismo renal, insuficiência renal crônica, hipoparatiroidismo	Insuficiência renal: Crianças: 0,01-0,05 mcg/kg/dia VO 1x/dia Titular dose baseada na resposta clínica Adultos: inicial = 0,25 mcg/dia VO 1 x/dia; aumentar se necessário até 1 mcg/dia	É o metabólito mais potente da vitamina D Monitorizar cálcio e fósforo séricos Uso IV em pacientes em hemodiálise Contraindicado em hipercalcemia Efeitos colaterais: fraqueza, cefaleia, vômito, obstipação, calcificação metastática, hipotonia, polidipsia e poliúria, mialgia
Cambendazol (Cambem®)	Comprimido = 180 mg Suspensão = 6 mg/mL	Estrongiloidíase	> 2 anos: 5 mg/kg VO dose única; repetir após 10 dias Adultos: 360 mg dose única; repetir após 10 dias	Efeitos colaterais (pouco comuns): astenia, cefaleia, tontura, náusea, vômitos, diarreia, dor abdominal Eficácia de 90-95% Não usar em gestantes, menores de 2 anos, insuf. renal ou hepática
Captopril (Capoten®, Captobel®, Captolab®, Captolin®)	Comprimido = 12,5 ou 25 ou 50 mg	Anti-hipertensivo inibidor da enzima de conversão da angiotensina	RN: 0,1-0,4 mg/kg/dia 3-4x/dia VO < 1 ano: 0,15-0,3 mg/kg/dose 1-4x/dia VO, e aumentar se necessário (máx. = 6 mg/kg/dia). Crianças: inicialmente 0,3-0,5 mg/kg/dose 8/8 h VO, e aumentar se necessário (máx. = 6 mg/kg/dia 2-4x/dia) > 12 anos e adultos: iniciar com 12,5-25 mg/dose VO 2-3x/dia, e aumentar semanalmente, se necessário, em 25 mg/dose (máx. = 450 mg/dia)	Início do efeito 15-30 min da administração, pico com 1-2 h. Ajustar dose em insuficiência renal Administrar 1 hora antes ou 2 depois das refeições Efeitos colaterais: *rash*, neutropenia, febre, tosse, eosinofilia, diminuição do paladar, hipercalemia, angioedema, hipotensão Promove hipoaldosteronismo e aumento da produção de renina
Carbamazepina (Tegretol®)	Comprimido = 200 ou 400 mg Suspensão oral 2% = 5 mL = 100 mg	Anticonvulsivante	< 6 anos: iniciar com 10-20 mg/kg/dia VO 2-3x/dia (4x/dia se suspensão) e aumentar a cada 5-7 dias até 35 mg/kg/dia 6-12 anos: iniciar com 10 mg/kg/dia VO 2x/dia (máx. = 100 mg/dose); aumentar 100 mg/dia com intervalo de 1 semana (2-3x/dia) até melhor resposta Manutenção: 20-30 mg/kg/dia VO 2-3x/dia (máx. = 1.000 mg/dia) Adolescentes e adultos: iniciar com 200 mg 2x/dia VO; aumentar 200 mg/dia com intervalo de 1 semana (2-4x/dia) até melhor resposta Manutenção: 800-1.200 mg/dia em 2-4 doses/dia (máx. = 12 a 15 anos: 1.000 mg/dia; > 15 anos: 1.200 mg/dia; adultos: 1.600-2.400 mg/dia)	Níveis terapêuticos: 4-12 mg/L Contraindicada em usuários de inibidores da MAO Eritromicina, verapamil e cimetidina podem aumentar os níveis séricos A carbamazepina pode diminuir a atividade do warfarin, doxiciclina, contraceptivos orais, ciclosporinas, teofilina, fenitoína, benzodiazepínicos e ácido valproico Efeitos colaterais: Nistagmo, tontura, sonolência, diplopia, anorexia, náuseas, vômitos, anemia aplástica, neutropenia, icterícia, SSIADH, síndrome de Stevens-Johnson, retenção urinária Administrar com refeições Sugere-se hemograma prévio ao tratamento Monitorizar hemograma e toxicidade hepática Ajustar dose em insuf. renal
Carbicarb	Solução equimolar de bicarbonato de sódio e carbonato de sódio	Tampão utilizado para acidose metabólica		Menor produção de gás carbônico do que com o uso de bicarbonato de sódio
Carboplatina (Paraplatin®, Carboplatina®)	Ampola = 50 mg ou 150 mg ou 450 mg	Quimioterápico agente alquilante	Crianças: 400-560 mg/m²/dose IV Adultos: 360 mg/m²/dose IV a cada 4 semanas Checar protocolo utilizado	Efeitos colaterais: plaquetopenia, nefrotoxicidade, muito ematogênica, ototoxicidade, neuropatia periférica Ajustar dose na insuf. renal
Carmustina (Becenum®)	Frasco-ampola = 100 mg	Quimioterápico agente alquilante	Crianças: 200-250 mg/m²/dose IV a cada 4 a 6 semanas Adultos: 150-200 mg/m²/dose IV a cada 6 semanas Checar protocolo utilizado	Efeitos colaterais: Agudos: mielossupressão, náusea, muito ematogênica, descoloração da pele, toxicidade renal e hepática Crônicos: fibrose pulmonar, infertilidade, neoplasias secundárias
Carnitina		Suplemento nutricional	Uso oral: Crianças: 50-100 mg/kg/dia a cada 8-12 h; aumentar progressivamente se necessário e tolerado, até máx. 3 g/dia Adultos: 330 mg-1 g/dose 2-3x/dia	Efeitos colaterais: náusea, vômito, dor abdominal, diarreia, convulsão Também pode ser usado IV

continua >>

>> *continuação*

Nome	Apresentação	Indicação/classificação	Dosagem	Observação
Carvão ativado		Adsorvente Para descontaminação do trato gastrintestinal em intoxicações	Crianças: 1-2 g/kg/dose VO ou 10 g de carvão por grama de tóxico ingerido Adolescentes e adultos: 30-100 g/dose VO	Administrar logo que possível, de preferência até 1 h da ingesta do tóxico Contraindicado em cáusticos, alcoois, ferro, ácido bórico, lítio, soluções eletrolíticas e em risco de aspiração: íleo, obstrução intestinal, hidrocarbonetos Efeitos colaterais: vômitos, obstipação intestinal, obstrução intestinal, aspiração Pode ser repetido a cada 2-6 h
Caspofungin (Cansidas®)	Ampola = 50 mg ou 70 mg	Antifúngico	Uso IV: 2 a 11 anos: 70 mg/m²/dia 1x/dia no 1º dia (máx. = 70 mg); depois 50 mg/m²/dia 1x/dia (máx. = 50 mg) ≥ 12 anos e adultos: 70 mg no 1º dia e depois 50 mg/dia	Efeitos colaterais: edema periférico, febre, cefaleia, *rash*, prurido, hipocalemia, hipercalcemia, diarreia, vômito, eosinofilia, aumento de transaminases e bilirrubinas, flebite, mialgia, anafilaxia Ajustar dose na insuf. hepática Concentração máxima a ser infundida = 0,47 mg/mL
Cefaclor (Ceclor®, Cefaclor®, Faclor®)	Cápsula = 250 mg ou 500 mg Suspensão = 5 mL = 250 mg ou 375 mg Ceclor AF = drágea de liberação prolongada de 375 mg ou 750 mg	Antibiótico Cefalosporina de 2ª geração	Crianças: 20-40 mg/kg/dia VO 8/8 h (máx. = 2 g/dia) Em otite média e faringite pode ser 2x/dia Adultos: 250-500 mg/dose VO 8/8 h (máx. = 4 g/dia) Liberação prolongada: 375-750 mg/dose VO 12/12 h	Usar com cautela em pacientes com alergia à penicilina ou com insuficiência renal Pode causar Coombs positivo ou glicosúria falso positiva Doença do soro tem sido relatada em pacientes recebendo múltiplos tratamentos com cefaclor Não estão estabelecidas a segurança e a eficácia em recém-nascidos Ajustar dose em insuficiência renal
Cefadroxil (Cefamox®, Cefadrox®, Cefadroxil®)	Comprimido = 1 g Cápsula = 500 mg Suspensão = 5 mL = 250 mg ou 500 mg	Antibiótico Cefalosporina de 1ª geração	Crianças: 30 mg/kg/dia VO 12/12 h Em faringite por Strepto do grupo A, pode ser administrada 1x/dia Adolescentes e adultos: 1-2 g/dia VO 12/12 h (máx. = 4 g/dia)	Alterações gástricas, *rash* cutâneo, colite pseudomembranosa, neutropenia, vaginite, candidíase Tem meia-vida maior que a cefalexina Ajustar dose em insuficiência renal
Cefalexina (Keflex®, Cefalexina®, Celexin®)	Cápsula = 500 mg Drágea = 500 mg ou 1 g Suspensão = 5 mL = 125 mg ou 250 mg ou 500 mg Suspensão gotas = 1 gota = 4,5 mg	Antibiótico Cefalosporina de 1ª geração	Crianças: 25-100 mg/kg/dia VO 6/6 h Pode ser usado a cada 8 ou 12 h para infecções não complicadas Adultos: 1-4 g/dia VO 6/6 h (máx. = 4 g/dia)	Pode haver reação cruzada em pacientes alérgicos a penicilinas Usar com cautela em pacientes com insuficiência renal Ajustar dose na insuficiência renal Administrar 1 h antes ou 2 h depois das refeições Efeitos colaterais: náusea, vômito, diarreia, dor abdominal
Cefalotina (Keflin®, Cefalin®)	Ampola = 1 g	Antibiótico Cefalosporina de 1ª geração	RN < 2 kg: 0-7 dias: 40 mg/kg/dia IV 12/12 h > 7 dias: 40-60 mg/kg/dia IV a cada 8-12 h RN ≥ 2 kg: 0-7 dias: 60 mg/kg/dia IV 8/8 h > 7 dias: 80 mg/kg/dia IV 6/6 h Crianças: 80-160 mg/kg/dia IV/IM a cada 4-6h Adultos: 2-12 g/dia a cada 4-6h IV/IM (máx. = 12 g/dia)	Pode causar flebite Pode haver reação cruzada em pacientes alérgicos a penicilinas Usar com cautela em pacientes com insuficiência renal Ajustar dose na insuficiência renal Baixa penetração em sistema nervoso central Mesmo espectro que cefazolina, mas com T ½ vida menor

continua >>

>> *continuação*

Nome	Apresentação	Indicação/classificação	Dosagem	Observação
Cefazolina (Kefazol®, Cefazotan®, Cefazolina®)	Ampola = 500 mg ou 1 g	Antibiótico Cefalosporina de 1ª geração	RN uso IV/IM: 0-7 dias: 40 mg/kg/dia 12/12 h > 7 dias e ≤ 2.000 g: 40 mg/kg/dia 12/12 h > 7 dias e > 2.000 g: 60 mg/kg/dia 8/8 h Crianças: 50-100 mg/kg/dia IM/IV 8/8 h; (máx. = 6 g/dia) Adultos: 2-6 g/dia IV/IM a cada 6-8 h; (máx. = 12 g/dia)	Pode haver reação cruzada em pacientes alérgicos a penicilinas Usar com cautela em pacientes com insuficiência renal Ajustar dose na insuficiência renal Não penetra bem em sistema nervoso central Pode causar flebite, leucopenia, plaquetopenia, elevação de enzimas hepáticas transitória
Cefepima (Maxcef®)	Ampola = 500 mg ou 1 g ou 2 g	Antibiótico Cefalosporina de 4ª geração	Crianças > 2 meses: 100 mg/kg/dia IV/IM 12/12 h Meningite e outras infecções graves: 150 mg/kg/dia IV/IM 8/8 h (máx. = 6 g/dia) Adultos: 1-4 g/dia IV/IM 12/12 h (máx. = 6 g/dia)	Pode haver reação cruzada em pacientes alérgicos a penicilinas Usar com cautela em pacientes com insuficiência renal Ajustar dose na insuficiência renal Efeitos colaterais: tromboflebite, desconforto gastrintestinal, aumento transitório de enzimas hepáticas
Cefotaxima (Claforan®)	Ampola = 1 g	Antibiótico Cefalosporina de 3ª geração	RN uso IV/IM: ≤ 7 dias: < 2.000 g: 100 mg/kg/dia 12/12 h ≥ 2.000 g: 100-150 mg/kg/dia a cada 8-12 h > 7 dias: < 1.200 g: 100 mg/kg/dia 12/12 h ≥ 1.200 g: 150 mg/kg/dia 8/8 h Crianças: 100-200 mg/kg/dia IV/IM a cada 6-8 h Meningite: 200 mg/kg/dia IV/IM 6/6 h (máx. = 12 g/dia) Adultos: 1-2 g/dose a cada 4-6-8 h IM/IV (máx. = 12 g/dia).	Pode haver reação cruzada em pacientes alérgicos a penicilinas Usar com cautela em pacientes com insuficiência renal Ajustar dose na insuficiência renal Boa penetração em sist. nervoso central Efeitos colaterais: alergia, neutropenia, plaquetopenia, eosinofilia, aumento de ureia e creatinina, enzimas hepáticas
Cefoxitina (Mefoxin®)	Ampola = 1 g ou 2 g	Antibiótico Cefalosporina de 2ª geração	Crianças: 80-160 mg/kg/dia IM/IV a cada 4-8 h Adultos: 4-12 g/dia IM/IV a cada 6-8 h (máx. = 12 g/dia) Ajustar dose na insuficiência renal	Potente indutor de betalactamase Pode haver reação cruzada em pacientes alérgicos a penicilinas Usar com cautela em pacientes com insuficiência renal Boa atividade contra anaeróbios Não tem boa penetração em SNC Efeitos colaterais: flebite, *rash*, prurido, leucopenia, aumento transitório de enzimas hepáticas Falso aumento da creatinina
Cefprozil (Cefzil®)	Suspensão = 250 mg/5 mL Comprimido = 250 ou 500 mg	Antibiótico Cefalosporina de 2ª geração	≥ 6 meses a 12 anos: 30 mg/kg/dia VO 12/12 h ≥ 12 anos e adultos: 500-1.000 mg/dia VO a cada 12-24 h (máx. = 1 g/dia)	Pode haver reação cruzada em pacientes alérgicos a penicilinas Usar com cautela em pacientes com insuficiência renal Ajustar dose na insuficiência renal
Ceftazidima (Fortaz®)	Ampola = 1g ou 2 g	Antibiótico Cefalosporina de 3ª geração	RN uso IV/IM: 0-7 dias: 100 mg/kg/dia 12/12 h > 7 dias: < 1.200 g: 100 mg/kg/dia 12/12 h ≥ 1.200 g: 150 mg/kg/dia 8/8 h Crianças: 90-150 mg/kg/dia IV/IM 8/8 h Adultos: 2-6 g/dia IV/IM a cada 8-12 h (máx. = 6 g/dia)	Pode haver reação cruzada em pacientes alérgicos a penicilinas Usar com cautela em pacientes com insuficiência renal Ajustar dose na insuficiência renal Boa penetração em sistema nervoso central
Ceftriaxona (Rocefin®)	Ampola = 250 mg ou 0,5 g ou 1 g	Antibiótico Cefalosporina de 3ª geração	> 1 mês: 50-75 mg/kg/dia IV/IM a cada 12-24 h Meningite: 100 mg/kg/dia IV/IM 12/12 h (máx. = 4 g/dia) Adultos: 1-4 g/dia IV/IM a cada 12-24 h (máx. = 4 g/dia)	Cautela em RN pelo risco de hiperbilirrubinemia Pode haver reação cruzada em pacientes alérgicos a penicilinas Usar com cautela em pacientes com insuficiência renal Efeitos colaterais: colelitíase reversível, icterícia

continua >>

>> *continuação*

Nome	Apresentação	Indicação/classificação	Dosagem	Observação
Cefuroxima (Zinacef® – apresentação IV, Zinnat® – apresentação VO)	Ampola = 750 mg Comprimido = 250 mg ou 500 mg Suspensão = 5 mL = 250 mg	Antibiótico Cefalosporina de 2ª geração	Uso IM/IV: RN: 20-60 mg/kg/dia 12/12 h Crianças: 75-150 mg/kg/dia 8/8 h (máx. = 6 g/dia) Adultos: 750-1500 mg/dose 8/8 h (máx. = 9 g/dia) Uso VO: Crianças: 20-30 mg/kg/dia 12/12 h (máx. = 1 g/dia) Adultos: 250-500 mg/dose 12/12 h (máx. = 1 g/dia)	Administrar suspensão com as refeições para melhor absorção Pode haver reação cruzada em pacientes alérgicos a penicilinas Usar com cautela em pacientes com insuficiência renal Ajustar dose na insuficiência renal Efeitos colaterais: tromboflebite local, alteração no resultado da creatinina
Cetamina (Ketalar®)	Ampola = 10 mL (1 mL = 50 mg)	Anestésico, sedativo e analgésico	Sedação/analgesia: Crianças: 0,5-2 mg/kg/dose IV ou 3-7 mg/kg/dose IM Contínuo: 5-20 mcg/kg/min IV Adultos: 1-2 mg/kg/dose IV ou 3-8 mg/kg/dose IM Velocidade de infusão máxima: 0,5 mg/kg/min	Pode causar hipertensão, taquicardia, depressão respiratória, laringoespasmo, aumento de secreções salivares, alucinações Contraindicado em pressão intracraniana elevada, aumento da pressão ocular, hipertensão, aneurismas, tireotoxicose, ICC, angina, doenças psicóticas Monitorizar função cardíaca quando usar halotano associado Uso prévio de benzodiazepínicos diminui incidência de alucinações
Cetirizina (Zyrtec®)	Comprimido = 10 mg Solução oral = 1 mg/mL	Anti-histamínico	2 a 5 anos: 2,5 mg/dose VO 1x/dia e aumentar para 5mg/dia se necessário, 1x/dia ≥ 6 anos e adultos: 5-10 mg/dia VO 1x/dia	Menor sedação que outros anti-histamínicos Efeitos colaterais: cefaleia, faringite, boca seca, sedação, sintomas gastrintestinais Ajustar dose na insuficiência hepática ou renal
Cetoconazol (Nizoral®, Candicort ®, Candoral®)	Comprimido = 200 mg Creme, pomada e *shampoo*	Antifúngico	≥ 2 anos: 3,3-6,6 mg/kg/dia VO 1x/dia Adultos: 200-400 mg/dia VO 1x/dia (máx. = 800 mg/dia 12/12 h)	Contraindicado em pacientes com hepatopatia Monitorizar função hepática quando usado por longo período Maior absorção em meio ácido Efeitos colaterais: náusea, vômito, prurido, dor abdominal, cefaleia Não usar com cisaprida, terfenadina e astemizol (causa arritmia)
Cetotifeno (Zaditen®, Asdron®)	Comprimido = 1 mg Comprimido SRO = 2 mg (liberação lenta) Suspensão = 5 mL = 1 mg Solução oral = 1 mL = 1 mg = 20 gts	Anti-histamínico	≥ 6 meses-3 anos: 0,05 mg/kg/dose VO 12/12 h > 3 anos: 1 mg VO 12/12 h Adultos: 1 mg VO 12/12h (máx.= 4 mg/dia)	Efeitos colaterais: sonolência, tontura, boca seca, *rash* cutâneo
Ciclofosfamida (Enduxan®, Genuxal®· Ciclofosfamida®)	Ampola = 200 mg ou 1.000 mg Drágea = 50 mg	Quimioterápico agente alquilante	Indução: Crianças: 2-8 mg/kg/dia VO ou 40-50 mg/kg IV ao longo de 2-5 dias Checar protocolo utilizado	Efeitos colaterais: vômito, alopécia, cistite hemorrágica, depressão medular (principalmente leucopenia), miocardiopatia, infertilidade, neoplasia secundária, nefrotoxicidade, leucoencefalopatia, fibrose pulmonar, SIHAD Ajustar dose na insuficiência renal
Ciclosporina (Sandimmun®, Sandimmun Neoral®, Sigmasporin®, Sigmasporin microoral®)	Ampola = 50 mg = 1 mL Cápsula = 10 mg ou 25 mg ou 50 mg ou 100 mg Cápsula = 10 mg ou 25 mg ou 50 mg ou 100 mg (microemulsão – Neoral) Solução oral = 100 mg/mL Solução oral = 100 mg/mL (microemulsão – Neoral)	Imunossupressor Inibe produção e liberação de interleucina 2	Oral: 5-15 mg/kg/dia 1-2x/dia IV: 5-6 mg/kg/dia 1-3x/dia Neoral tem melhor absorção	Efeitos colaterais: nefrotoxicidade, hepatotoxicidade, hipomagnesemia, hipercalemia, hipertensão, hirsutismo, hiperplasia gengival, convulsão, encefalopatia. Monitorizar nível sérico
Cimetidina (Tagamet®, Ulcedine®)	Comprimido = 200 ou 400 mg ou 800 mg Ampola = 2 mL = 300 mg Suspensão = 5 mL = 200 mg	Antiácido Bloqueador de receptor H_2	RN: 5-20 mg/kg/dia VO/IV/IM a cada 6-12 h < 1 ano: 10-20 mg/kg/dia VO/IV/IM a cada 6-12 h Crianças: 20-40 mg/kg/dia VO/IV/IM 6/6 h Adultos: 300 mg/dose 4x/dia ou 400 mg/dose 2x/dia ou 800 mg/dose 1x/dia VO/IV/IM (máx = 2.400 mg/dia)	Efeitos colaterais: diarreia, *rash*, mialgia, neutropenia, ginecomastia, sonolência; pode elevar enzimas hepáticas Ajustar dose na insuficiência renal

continua >>

>> *continuação*

Nome	Apresentação	Indicação/classificação	Dosagem	Observação
Ciprofloxacin (Cipro®)	Comprimido = 250 mg ou 500 mg Solução para infusão IV = 2 mg/mL em bolsas de 100 e 200 mL	Antibiótico fluorquinolona	Crianças: 20-30 mg/kg/dia VO 12/12 h (máx. = 1,5 g/dia) ou 20-30 mg/kg/dia IV 12/12 h (máx. = 800 mg/dia) Adultos: 250-750 mg/dose VO 12/12 h ou 200-400 mg/dose IV 12/12 h	Não recomendado para crianças menores de 18 anos Efeitos colaterais: distúrbios gastrintestinais, reações alérgicas, alterações hematológicas e renais, convulsão, cefaleia Ajustar dose na insuficiência renal
Cisaprida (Prepulside®)	Comprimido = 5 mg ou 10 mg ou 20 mg Suspensão = 1 mg/mL	Agente procinético Usado em refluxo gastroesofágico	RN: 0,1-0,2 mg/kg/dose VO a cada 6-12 h Crianças: 0,2-0,3 mg/kg/dose VO 3-4x/dia (máx. = 10 mg/dose) Adultos: 10 mg/dose 4x/dia, antes das refeições (máx. = 20 mg/dose)	Realizar eletrocardiograma prévio ao uso, para checar intervalo QT Contraindicado uso com cetoconazol, fluconazol, macrolídeos e outras drogas que inibem citocromo P-450, pois há risco de arritmia fatal Não usar se paciente com distúrbio eletrolítico Risco de arritmia se paciente apresenta arritmia prévia ou em uso de medicamentos que prolonguem intervalo QT (quinidina, procainamida, antidepressivo tricíclico, fenotiazinas) Aumenta a peristalse antral, a pressão do esfíncter esofágico inferior e o trânsito no delgado Efeitos colaterais: cefaleia e distúrbios gastrintestinais
Cisatracurium (Nimbium®)	Ampola = 2 mg ou 5 mg	Bloqueador neuromuscular	Uso IV: 2 a 12 anos: 0,1 mg/kg/dose; se necessário, repetir 0,03 mg/kg/dose > 12 anos e adultos: 0,15-0,2 mg/kg/dose; se necessário, repetir 0,03 mg/kg/dose Uso IV contínuo: ≥ 2 anos: 1-4 mcg/kg/min Adultos: 1-3 mcg/kg/min	Efeitos colaterais: poucos efeitos cardiovasculares por liberação de histamina, *rash*, broncoespasmo, anafilaxia Potência é 3x maior que atracurium T ½ vida = 20 a 30 min Metabolismo através de degradação não enzimática no plasma (metabolismo de Hofmann)
Cisplatina (Platiran®, Cisplatyl®)	Ampola = 0,5 mg/mL ou 1 mg/mL	Quimioterápico Agente alquilante	Uso IV: Intermitente: 50-100 mg/m² em 4-6 h, 1x a cada 14-21 dias ou 15-20 mg/m²/dia por 5 dias, a cada 21-28 dias Checar protocolo utilizado	Manter hidratação adequada por 24 h após a administração do fármaco Ajustar dose na insuf. renal Efeitos colaterais: Agudos: depressão medular, muito ematogênica, nefrotoxicidade, neuropatia periférica Crônicos: insuf. renal, ototoxicidade, neuropatia periférica
Citarabina ou Arabinosil-Citosina (Aracytin®, Citarax®, Darbin®)	Ampola = 20 ou 100 mg/mL	Quimioterápico	Crianças e adultos: Indução: 200 mg/m²/dia IV por 5 dias; pode ser usado também intra tecal Checar protocolo utilizado	Efeitos colaterais: depressão medular, toxicidade cerebelar, emese moderada, diarreia, leucoencefalopatia Pode ser administrado IM e SC
Citrato		Agente alcalinizante	Crianças: 5-15 mL/dose a cada 6 ou 8 h VO ou 2-3 mEq/kg/dia a cada 6 ou 8 h VO Adultos: 15-30 mL/dose a cada 6 ou 8 h VO ou 100-200 mEq/dia a cada 6 ou 8 h VO	Ajustar a dose para manter pH desejado 1 mEq de citrato = 1 mEq de $HC0_3$ em pacientes com função hepática normal Contraindicado em insuf. renal grave e desidratação Efeitos colaterais: diarreia, hipocalemia, alcalose metabólica
Claritromicina (Klaricid®)	Suspensão = 125 mg/5 mL ou 250 mg/5 mL Comprimido = 250 mg ou 500 mg Ampola = 500 mg Klaricid UD (liberação prolongada) = 1 compr = 500 mg	Antibiótico macrolídeo	Crianças: 15 mg/kg/dia VO 12/12 h (máx. = 500 mg/dose) Adultos: 250-500 mg/dose VO 12/12 h Administrar com refeições	Efeitos colaterais: diarreia, náuseas, alteração do paladar, dispepsia, desconforto abdominal, cefaleia, arritmias (principalmente se associadas à cisaprida) Pode aumentar a concentração de carbamazepina, teofilina e ciclosporina Contraindicada em pacientes alérgicos à eritromicina Ajustar dose na insuf. renal

continua >>

>> *continuação*

Nome	Apresentação	Indicação/classificação	Dosagem	Observação
Clindamicina (Dalacin C®)	Cápsula = 300 mg Ampola: 150 mg/mL	Antibiótico (derivado da lincomicina)	RN: 10-30 mg/kg/dia IM/IV a cada 6-8-12 h Crianças: 20-30 mg/kg/dia VO a cada 6-8 h ou 25-40 mg/kg/dia IV/IM a cada 6-8 h Adultos: 150-450 mg/dose VO a cada 6-8 h (máx. = 1.800 mg/dia) ou 1.200-1.800 mg/dia IM/IV a cada 6-12 h (máx. = 4.800 mg/dia)	Usar com cautela em pacientes com insuficiência hepática ou renal Colite pseudomembranosa pode ocorrer até várias semanas após a suspensão da droga Efeitos colaterais: diarreia, *rash*, síndrome de Stevens-Johnson, granulocitopenia, trombocitopenia ou abscesso estéril no local da aplicação Velocidade máx. de infusão = 30 mg/min
Clobazam (Frisium®, Urbanil®)	Comprimido = 10 ou 20 mg	Benzodiazepínico Ansiolítico Anticonvulsivante	6 meses a 3 anos: a critério médico 3 a 15 anos: 5-10 mg/dia VO 12/12 h e aumentar se necessário até 1 mg/kg (máx. = 80 mg/dia) > 15 anos e adultos: 10-20 mg/dia (máx. = 80 mg/dia) 1-2x/dia VO	Dependência física e psíquica no uso prolongado Efeitos colaterais semelhantes aos de outros benzodiazepínicos
Clonazepan (Rivotril®)	Comprimido = 0,5 mg ou 2 mg 1 gota = 0,1 mg (2,5 mg/mL)	Benzodiazepínico Anticonvulsivante	Crianças (< 10 anos ou < 30 kg): Inicial: 0,01-0,03 mg/kg/dia VO 8/8 h; aumentar em 0,25-0,5 mg/dia a cada 3 dias, até a dose de manutenção máx. de 0,1-0,2 mg/kg/dia 8/8 h Crianças (≥ 10 anos ou ≥ 30 kg) e adultos: Inicial: 1,5 mg/dia VO 8/8 h; aumentar em 0,5-1 mg/dia a cada 3 dias (máx. = 20 mg/dia)	Efeitos colaterais: sonolência, hipersecreção brônquica, hipersalivação, hipotensão; mais raramente toxicidade hematopoiética, gastrintestinal Pode causar alterações de comportamento. Usar com cautela em pacientes com insuficiência renal Níveis terapêuticos = 20-80 ng/mL Contraindicada em glaucoma e disfunção hepática T ½ vida = 24-36 h
Clonidina (Atensina®)	Comprimido = 0,1 mg ou 0,15 mg ou 0,2 mg	Anti-hipertensivo Agonista alfa adrenérgico central Também para déficit de atenção/hiperatividade Sedativo	Crianças: 5-7 mcg/kg/dia VO a cada 6-12 h; se necessário aumentar a cada 5-7 dias até 25 mcg/kg/dia 6/6 h (máx. = 0,9 mg/dia) Adultos: 0,1 mg/dose VO 12/12 h; aumentar em 0,1 mg/dia a cada 7 dias até a melhor resposta (máx. = 2,4 mg/dia)	T ½ vida = 6-20 h (adultos) Efeitos colaterais: sedação, tontura, fadiga, boca seca, obstipação, anorexia, arritmias Não interromper o tratamento abruptamente Tem sido utilizado como sedativo na UTI pediátrica
Clorambucil (Leukeran®)	Comprimido = 2 mg	Quimioterápico Agente alquilante	0,1-0,2 mg/kg/dia 1x/dia VO por 3-6 sem Checar protocolo utilizado Administrar com refeições	Efeitos colaterais: depressão medular, fibrose pulmonar, toxicidade hepática, alucinações
Clorfeniramina (Polaramine®)	Comprimido = 2 mg Drágeas repetabs (liberação prolongada) = 6 mg Suspensão = 2 mg/5 mL	Anti-histamínico	Crianças < 12 anos: 0,35 mg/kg/dia VO 6/6 h (máx. = 12 mg/dia) ≥ 12 anos e adultos: 2 mg/dose VO 6/6 h (máx. = 24 mg/dia)	Efeitos colaterais: sonolência, euforia, boca seca, poliúria e distúrbios da coordenação Crianças pequenas podem ter excitação paradoxal Administrar com alimentos.
Clorpromazina (Amplictil®)	Comprimido = 25 ou 100 mg Solução = 1 gota = 1 mg Ampola = 5 mL = 25 mg	Neuroléptico da classe dos fenotiazídicos	> 6 meses: IM ou IV: 2,5-4 mg/kg/dia a cada 6-8 h (máx. IM/IV em < 5 anos = 40 mg/dia; 5-12 anos = 75 mg/dia) VO: 2,5-6 mg/kg/dia a cada 4-6 h Adultos: Inicial: 25 mg IM ou IV; repetir 25-50 mg/dose se necessário a cada 1-4 h (máx. = 400 mg/dose 4/4 h) VO: 10-25 mg/dose 4/4 ou 6/6 h (máx. = 2 g/dia)	Efeitos colaterais: sonolência, icterícia, sintomas extrapiramidais, hipotensão, arritmia, agranulocitose, síndrome neuroléptica maligna Pode potencializar o efeito de narcóticos e sedativos Reduz o limiar convulsivo Pressão arterial dever ser controlada, pois acarreta hipotensão postural com taquicardia reflexa
Clortalidona (Higroton®)	Comprimido = 12,5 mg ou 25 mg ou 50 mg	Anti-hipertensivo Diurético tiazídico	Crianças: 0,5-1 mg/kg/dia VO Adultos/adolescentes: iniciar com 25 mg/dia VO e aumentar até 200 mg/dia se necessário 1x/dia	Efeito colateral comum: distúrbios eletrolítico
Clotrimazol (Canesten®)	Creme, *spray* ou pó	Antifúngico tópico	Tópico: aplicar 3x/dia na pele	Reações locais: *rash*, urticária, prurido

continua >>

>> *continuação*

Nome	Apresentação	Indicação/classificação	Dosagem	Observação
Codeína		Analgésico opioide Antitussígeno	Analgésico: Crianças: 0,5-1 mg/kg/dose VO a cada 4 ou 6 h (máx. = 60 g/dose) Adultos: 15-60 mg/dose VO a cada 4 ou 6 h Antitussígeno: 1-1,5 mg/kg/dose VO se necessário (máx. = 20 mg/dose 4/4 h)	Efeitos colaterais: depressão do SNC e centro respiratório, obstipação, hipotensão, prurido Não usar em crianças menores de 2 anos como antitussígeno Pode causar dependência
Colestiramina (Questran Light®)	Envelope = 4 g	Antilipêmico Quelante de sais biliares	Crianças: 240 mg/kg/dia VO 3x/dia diluído em água, suco, etc., antes das refeições Adultos: 3-4 g/dose 2 a 4x/dia (máx. = 32 g/dia)	Efeitos colaterais: obstipação, distensão abdominal, vômitos, *rash* Altas doses podem levar à esteatorreia e à deficiência de vitaminas lipossolúveis
Colistin ou Polimixina E ou colistimetato (Colis-tek®)	Ampola = 150 mg	Antibiótico	2,5-5 mg/kg/dia IM/IV a cada 6-12 h	Excreção renal Efeitos colaterais: bloqueio neuromuscular, nefrotoxicidade, ataxia, febre, *rash* Ajustar dose na insuficiência renal
Cromoglicato Dissódico (Intal®)	Cápsula para inalação = 20 mg/cápsula Solução para nebulização = 10 mg/mL (ampola de 2 mL) Aerossol = 5 mg/jato dosimetrado	Profilático da asma	Inalação: 20 mg cada 6-8 h Nebulização para > 2 anos: 20 mg cada 6-8 h Aerossol: Crianças < 12 anos: 1-2 *puffs* 3-4x/dia Adultos e ≥ 12 anos: 2-4 *puffs* 3-4x/dia	Efeitos colaterais: irritação da orofaringe, tosse, sibilância (principalmente após o uso da forma em pó)
Dacarbazina (Dacarb®)	Frasco-ampola = 100 ou 200 mg	Quimioterápico Agente alquilante	200-470 mg/m²/dia IV por 5 dias, cada 3-4 semanas Checar protocolo utilizado	Efeitos colaterais: leucopenia, trombocitopenia, muito ematogênica, mialgia, parestesias, alopécia, necrose hepática, infertilidade
Dantrolene (Dantrium®, Dantrolen®)	Ampola = 20 mg/60 mL Cápsula = 25 mg ou 50 mg ou 100 mg	Relaxante da musculatura esquelética Usado para hipertermia maligna	Espasticidade crônica: Crianças: iniciar com 0,5 mg/kg/dose VO 12/12 h; aumentar a frequência para 3-4x/dia a cada 4-7 dias Depois aumentar doses em 0,5 mg/kg/dose (máx. = 3 mg/kg/dose 4x/dia até 400 mg/dia) Hipertermia maligna (crianças e adultos): Prevenção: 4-8 mg/kg/dia VO 6/6 h por 1-3 dias antes da cirurgia Tratamento: 1 mg/kg IV; repetir até dose acumulada de 10 mg/kg, se necessário. Depois manter 4-8 mg/kg/dia VO 4x/dia por 3 dias (até níveis normais de CPK)	Contraindicado na doença hepática ativa Monitorizar transaminases Efeitos colaterais: alteração do sensório, diarreia, fraqueza, obstipação, incontinência urinária
Daunorrubicina (Daunoblastina®)	Frasco-ampola = 20 mg	Quimioterápico Antracíclico	< 2 anos: 1 mg/kg IV ≥ 2 anos: 30-45 mg/m²/dia por 3 dias; repetir em intervalos de 3-4 sem Checar protocolo utilizado	Metabolizado no fígado, formando o daunorrubicinol, metabólito ativo, excretado lentamente pela urina e pela bile Efeitos colaterais: Moderadamente ematogênica, estomatite, reações febris; cardiotoxicidade e miocardiopatia dose-dependente, arritmias Ajustar dose na insuficiência hepática e renal
Delavirdina (Rescriptor®)	Comprimido = 100 mg ou 200 mg	Antirretroviral Inibidor da transcriptase reversa	> 12 anos e adultos: 400 mg VO 3x/dia	Usar com cautela na doença hepática Efeitos colaterais: *rash*, cefaleia, fadiga, desconforto gastrintestinal Interfere com metabolismo de outras drogas

continua >>

>> *continuação*

Nome	Apresentação	Indicação/classificação	Dosagem	Observação
Desferoxamina (Desferal®)	Frasco-ampola = 500 mg	Quelante de ferro	Sobrecarga crônica de ferro: Crianças: 20-40 mg/kg/dia 1x/dia SC em 8-12 h (máx. = 2 g/dia) ou 15 mg/kg/h IV (máx. = 12 g/dia) Intoxicação aguda por ferro: Crianças: 15 mg/kg/h IV ou 50 mg/kg/dose IM 6/6 h (máx. = 6 g/dia)	Urina toma-se castanho avermelhada Contraindicado em pacientes em anúria, hemocromatose Efeitos colaterais: *rash*, eritema, urticária, hipotensão, taquicardia, febre, diarreia, catarata, perda auditiva
Desmopressina, acetato de (DDAVP®)	Spray nasal = 0,1 mg/mL (10 mcg/dose) Solução intranasal com aplicador = 10 mcg/dose Ampola = 4 mcg/mL Comprimido = 0,1 mg ou 0,2 mg	Análogo sintético da vasopresssina Para diabetes insípido e enurese noturna Agente hemostático	Diabetes insípido: > 3 meses-12 anos: 5-30 mcg/dia em 1-2x/dia intranasal Adultos: 10-40 mcg/dia em 1-3x/dia intranasal (máx. = 40 mcg/dia) Hemofilia A e doença de von Willebrand: 2-4 mcg/kg/dose intranasal Enurese noturna (> 6 anos): 20 mcg intranasal à noite (efeito em 1 h, duração 5-21 h)	Cautela em pacientes hipertensos e com doença coronariana Efeitos colaterais: cefaleia, náuseas, congestão nasal, rinite, cólicas, aumento da pressão sanguínea
Dexametasona (Decadron®)	Comprimido = 0,5 mg ou 0,75 mg ou 4 mg Ampola = 2 mg ou 10 mg Elixir = 5 mL = 0,5 mg	Corticosteroide	Edema cerebral: Inicial: 1-2 mg/kg/dose IV/IM 1x Manutenção: 1-1,5 mg/kg/dia 6/6 h IV/IM (máx. = 16mg/dia). Edema de vias aéreas: 0,5-2 mg/kg/dia IV/IM cada 6 h; na extubação eletiva iniciar 24h antes e manter por 4-6 doses Laringite: 0,6 mg/kg/dose IV/IM/VO x 1 Anti-inflamatório: Crianças: 0,08-0,3 mg/kg/dia cada 6-12 h IV/IM/VO Adultos: 0,75-9 mg/dia cada 6-12 h IV/IM/VO Meningite por *Haemophilus*: 0,15 mg/kg/dose IV 6/6 h por 3 dias. Iniciar antes da antibioticoterapia	Retirada gradual se utilizada por mais de 7 dias Pico de nível sérico oral ocorre em 1-2 h, e intramuscular no decorrer de 8 h Efeitos colaterais: edema, hipertensão, cefaleia, psicose, supressão do eixo hipotálamo-hipófise-adrenal, supressão do crescimento, intolerância à glicose, alcalose, síndrome de Cushing, úlcera, fraqueza muscular, osteoporose, catarata, glaucoma, imunossupressão
Dextran (ou dextran 40 ou dextran 70)		Expansor volumétrico	Uso IV: Crianças: máx. 20 mL/kg/dia Adultos: 500-1.000 mL/dia (20-40 mL/min)	Efeitos colaterais: urticária, náusea, vômito, antiagregante plaquetário
Diazepam (Valium®, Dienpax®)	Comprimido = 5 mg ou 10 mg Ampola = 2 mL = 10 mg	Benzodiazepínico Anticonvulsivante, relaxante muscular, sedativo, ansiolítico	Sedativo e relaxante muscular: Crianças: 0,1-0,8 mg/kg/dia VO a cada 6-8 h 0,04-0,2 mg/kg/dose IV cada 2-4 h, se necessário (máx. = 0,6 mg/kg em período de 8 h) Anticonvulsivante (estado de mal epiléptico): ≤ 1 mês: 0,3-0,75 mg/kg/dose IV a cada 15-30 min 2-3 doses > 1 mês: 0,2-0,5mg/kg/dose IV a cada 15-30 min (máx. < 5 anos = 5mg e em ≥ 5 anos = 10 mg)	Pode levar à hipotensão e depressão respiratória Usar com cuidado em glaucoma, choque e depressão Administrar não diluído, máx. = 5 mg/min Não misturar a outras soluções de uso parenteral
Diazóxido (Tensuril®)	Ampola = 20 mL = 300 mg	Anti-hipertensivo, agente anti-hipoglicemiante	Crise hipertensiva: 1-3 mg/kg IV; pode ser repetido em 5-15 min, se necessário; manter a cada 4-24 h (máx. = 150 mg/dose) Hipoglicemia hiperinsulinêmica: RN e < 1 ano: 8-15 mg/kg/dia VO 8/8 ou 12/12 h Crianças maiores/adultos: 3-8 mg/kg/dia VO 8/8 ou 12/12 h	Pode causar retenção de água e sal, hipotensão, hiponatremia, arritmia, taquicardia transitória Usar com cautela em pacientes portadores de ICC Relaxamento arteriolar direto e inibe liberação de insulina pelo pâncreas

continua >>

>> *continuação*

Nome	Apresentação	Indicação/classificação	Dosagem	Observação
Diclofenaco (Voltaren®, Cataflan®)	Cataflan (diclofenaco potássico): Drágea = 50 mg Ampola = 3 mL = 75 mg Supositório = 12,5 mg ou 75 mg Suspensão oral = 2 mg/mL Suspensão (gotas) = 15 mg/mL (30 gts = 1 mL) Voltaren (diclofenaco sódico): Comprimido = 50 mg Ampola = 3 mL = 75 mg Supositório= 50 mg Voltaren retard (desintegração lenta) = compr. = 100 mg Voltaren SR 75 (liberação gradativa) = compr. = 75 mg	Anti-inflamatório não hormonal	Crianças: 2-3 mg/kg/dia VO 2-4x/dia Adultos: 100-200 mg/dia VO 2-4x/dia (máx. = 225 mg/dia)	Efeitos comuns aos demais anti-inflamatórios não hormonais: *rash*, prurido, dor abdominal, úlcera, hepatite, nefrotoxicidade
Didanosina ou DDI (Didanosina®, Videx®)	Comprimido = 25 mg ou 50 mg ou 100 mg ou 200 mg Solução oral = 10 mg/mL	Agente antiretroviral Usado no tratamento do HIV	RN e ≤ 3 meses: 100 mg/m²/dia VO 12/12 h > 3 meses e ≤ 13 anos: 180-300 mg/m²/dia VO 12/12 h > 13 anos e adultos: < 60 kg: 125 mg/dose VO 12/12 h ≥ 60 kg: 200 mg/dose VO 12/12 h	Inibidor da transcriptase reversa Efeitos colaterais: neuropatia periférica dose-relacionada, cefaleia, diarreia, dor abdominal, náusea, vômito, pancreatite e hepatite ocasional Ajustar dose na insuf. renal Administrar longe das refeições
Difenidramina (Benadryl®, Difenidrin®)	Suspensão = 12,5 mg/5 mL Ampola = 10 mg e 50 mg	Anti-histamínico	Crianças: 5 mg/kg/dia VO/IM/IV 6/6 h (máx. = 300 mg/dia) Adultos: 10-50 mg/dose VO/IM/IV a cada 4-8 h (máx. = 400mg/dia) Antídoto da intoxicação por fenotiazídicos: 1-2 mg/kg IV lento	Efeitos colaterais: sedação, tonturas, visão borrada, boca seca, náusea, hipotensão, agitação paradoxal Contraindicada em recém-nascidos, usuários de inibidores da MAO, ou em surtos agudos de asma
Digoxina (Digoxina®)	Comprimido = 0,25g Elixir = 1 mL = 0,05 mg Gotas = 1 mL = 0,5 mg	Inotrópico, agente antiarrítmico	< 10 anos: 10 mcg/kg/dia VO 12/12 h ≥ 10 anos: 5 mcg/kg/dia VO 1x/dia	Contraindicada em arritmia ventricular Excreção renal, ajustar a dose em insuficiência renal Nível sérico terapêutico = 0,8-2 ng/mL Sinais e sintomas de intoxicação: náusea, vômito, diarreia, tontura, cefaleia, alterações visuais, arritmias cardíacas Os dados clínicos de melhora da ICC são mais importantes que os níveis séricos
Digoxina imune Fab (Digibind®)	Frasco = 38 mg	Antídoto da digoxina, anticorpo antidigoxina	Calcular inicialmente a digoxina corporal total (DCT) (mg), pela qual se obterá a dose da digoxina imune Fab, conforme fórmulas: DCT (mg) = [(digoxina sérica (ng/mL) x 5,6 x peso (kg)]/1.000 Dose de digoxina imune Fab (mg): DCT x 76 Infundir em 15-30 min, em filtro de 0,22 micra	Monitorização durante e após a administração Controle de K sérico. Dosagem da concentração sérica pré-administração Se necessário, suporte inotrópico Reações adversas: hipocalemia (reativação Na-K ATPase), piora débito cardíaco, urticária, reações alérgicas
Diltiazem (Cardizem®, Balcor®)	Comprimido = 30 mg ou 60 mg Cardizem CD = cápsula de liberação prolongada 180 mg ou 240 mg (1x/dia) Cardizem SR = cápsula de liberação retardada 90 mg ou 120 mg (2x/dia) Ampola = 25 mg ou 50 mg (Balcor)	Anti-hipertensivo, bloqueador de canal de cálcio	Crianças: 1,5-2 mg/kg/dia VO 3-4x/dia Adolescentes: 30-120 mg/dose VO 3-4x/dia Antiarrítmico: 0,25 mg/kg IV em 2 min; repetir se necessário após 15 min	Contraindicado em infarto do miocárdio com congestão pulmonar, bloqueio AV de 2º e 3º graus Efeitos colaterais: tontura, cefaleia, edema, náusea, arritmia Aumenta nível sérico de ciclosporina, carbamazepina e digoxina

continua >>

>> *continuação*

Nome	Apresentação	Indicação/classificação	Dosagem	Observação
Dimenidrato (Dramin®)	Ampola = 1 mL = 50 mg (uso IM) Ampola = 10 mL = 30 mg (Dramin DL – uso IV) Solução Gts = 20 gotas = 25 mg = 1 mL Comprimido = 50 mg ou 100 mg Solução oral = 12,5 mg/5 mL	Antiemético, anti-histamínico	< 12 anos: 5 mg/kg/dia VO/IM/IV 6/6 h Adultos: 50-100 mg/dose a cada 4-6 h VO/IM/IV Dose máx. VO: 2 a 6 anos: 75 mg/dia 6 a 12 anos: 150 mg/dia Adultos: 400 mg/dia Dose máx. IM: 300 mg/dia	Efeitos comuns aos demais anti-histamínicos Causa sonolência, efeitos anticolinérgicos Não recomendado em crianças menores de 2 anos
Dimeticona (Luftal®, Silidron®)	Comprimido = 40 mg Gotas = 75 mg/30 gts	Antiflatulento	Lactentes: 4-6 gts 3x/dia VO < 12 anos: 6-12 gts 3x/dia VO > 12 anos: 16 gts ou 1 compr. 3x/dia, VO	Não absorvido Sem efeitos colaterais conhecidos
Dipiridamol (Persantim®)	Drágea = 75 ou 100 mg Ampola = 2 mL = 10 mg	Antiagregante plaquetário	Crianças: 3-6 mg/kg/dia, 8/8 h VO Adultos: 75-400 mg/dia em 3-4x/dia VO	Efeitos colaterais: vasodilatação, tontura, cefaleia, *rash*, prurido, náusea, vômito
Dipirona (Novalgina®, Anador®, Magnopyrol®)	Ampola = 500 mg/mL Comprimido = 500 mg Solução oral = 50 mg/mL Solução (gotas) = 30 gts = 1 mL = 500 mg Supositório infantil = 300 mg	Antitérmico e analgésico	10 mg/kg/dose VO/IM/IV, 6/6 h	Evitar emprego na agranulocitose. Efeitos colaterais: choque, urticária, síndrome de Stevens-Johnson
Divalproato de sódio (Depakote®)	Comprimido = 250 mg ou 500 mg Sprinkle = cápsula de 125 mg	Anticonvulsivante	(Checar Valproato de sódio)	
Dobutamina (Dobutrex®)	Ampola = 20 mL = 250 mg	Agonista beta-adrenérgico sintético Inotrópico	5-20 mcg/kg/min IV contínuo	Meia-vida de 2 min; efeito máximo é atingido em 10-20 min Efeitos colaterais: taquicardia, arritmias, hipertensão
Docusato Sódico (Humectol D®: com bisacodil)	Drágea = 60 mg de docusato e 5 mg de bisacodil	Laxante	VO (tomar com líquidos): < 3 anos: 10-40 mg/dia 1-4x/dia 3-6 anos: 20-60 mg/dia 1-4x/dia 6-12 anos: 40-150 mg/dia 1-4x/dia > 12 anos: 50-400 mg/dia 1-4x/dia	Efeito após 3 dias de uso Poucos efeitos colaterais
Domperidona (Motilium®)	Comprimido = 10 mg Suspensão = 1 mg/mL	Agente procinético usado em refluxo gastroesofágico antiemético	Crianças: 2,5 mL para cada 10 kg de peso/dose VO, 3-4x/dia. Adultos: 10 mg/dose, 3-4x/dia VO	Antagonista da dopamina, não atravessa a barreira hematoencefálica e raramente causa efeitos extrapiramidais Administrar 30 min antes das refeições
Dopamina (Revivan®)	Ampola = 10 mL = 50 mg	Agonista adrenérgico	2-5 mcg/kg/min IV contínuo: causa vasodilatação arteriolar renal (efeito dopaminérgico) 5-10 mcg/kg/min IV contínuo: ação inotrópica e cronotrópica positiva (efeito beta-adrenérgico) > 10 mcg/kg/min IV contínuo: vasoconstrição arteriolar periférica (efeito alfa-adrenérgico)	Extravasamento pode ocasionar necrose tecidual Corrigir volemia antes de sua indicação Não usar em feocromocitoma Administração por cateter em artéria umbilical não é recomendada
Dornase alfa ou DNAse (Pulmozyme®)	Ampola = 2,5 mg	Para fibrose cística	Em maiores de 5 anos Inalatório: 2,5 mg 1x/dia	Beta-agonista prévio pode melhor distribuição da droga Efeitos colaterais: faringite, laringite, alteração da voz Tem sido usado em menores de 5 anos
Doxapram		Estimulante do sistema nervoso central Para apneia neonatal	1-2,5 mg/kg/h IV contínuo Com o controle da apneia, reduzir para 1 mg/kg/h	Efeitos colaterais: estimulação do SNC, convulsões, hipertensão, hipotermia, sialorreia, distensão abdominal, vômitos, hiperglicemia e glicosúria
Doxiciclina (Vibramicina®)	Drágea = 100 mg Compr. solúveis = 100 mg	Antibiótico do grupo das tetraciclinas	Crianças ≥ 8 anos: 5 mg/kg/dia VO 12/12 h (máx. = 200 mg/dia) Adolescentes e adultos: 200 mg/dia VO 12/12 h (máx. = 300 mg/dia)	Provoca descoloração amarelada dos dentes. Pode provocar hipertensão intracraniana Contraindicada na gravidez Não usar em crianças abaixo de 8 anos Evitar exposição à luz solar

continua >>

>> continuação

Nome	Apresentação	Indicação/classificação	Dosagem	Observação
Doxorrubicina (Adriblastina RD®)	Ampola = 10 ou 50 mg	Quimioterápico antracíclico	Crianças: 35-75 mg/m² IV, 1x a cada 3 sem. Adultos: 60-75 mg/m² IV, 1x a cada 3 sem. Checar protocolo utilizado	Efeitos colaterais: moderadamente ematogênica, diarreia, febre, reações alérgicas, ulceração oral, miocardiopatia Ajustar dose na insuf. hepática
Droperidol (Droperdal®)	Ampola= 2,5 mg/mL	Neuroléptico, bloqueador alfa-adrenérgico, antiemético	Crianças: 0,03-0,07 mg/kg/dose IV/IM (máx.=0,1-0,15 mg/kg/dose com máx.= 2,5 mg/dose) a cada 4-6h para emese; ou a cada 15-30 min para sedação, se necessário Adultos: 2,5-5 mg IV/IM a cada 3-4h para emese; ou a cada 15-30 min para sedação, se necessário	Efeitos colaterais: Hipotensão, taquicardia, reações extrapiramidais, tontura, calafrios ou tremores, laringoespasmo, broncoespasmo Diminui limiar convulsivo
Drotrecogin alfa ativada ou proteína C ativada (Xigris®)	Frasco = 5 mg ou 20 mg	Modulador resposta biológica	Crianças e adultos: 24 mcg/kg/h IV contínuo por 96 h	Contraindicado em sangramento ativo, sangramento recente, cirurgia craniana ou espinhal recente, trauma de crânio Efeito colateral: sangramento
EDTA ou edetato dissódico		Antídoto na intoxicação por chumbo Também para hipercalcemia	Crianças: 40-70 mg/kg/dia, IV em 3-4 h (máx. = 3 g/dia) por 5 dias Adultos: 50 mg/kg/dia, IV em 3-4 h (máx. = 3 g/dia) por 5 dias; repetir após intervalo de 2 dias (máx. = 15 doses)	Pode-se adicionar procaína 0,5%, quando IM (via preferencial) Pode causar necrose tubular aguda Contraindicado em pacientes anúricos Pode causar deficiência de zinco e cobre por quelação Monitorizar nível de cálcio e fósforo. Infusão rápida IV pode aumentar subitamente a pressão intracraniana em pacientes com edema cerebral
Edrofônio (Tensilon®)	Solução injetável = 10 mg/mL	Agente anticolinesterásico Antídoto de bloqueio neuromuscular	Teste para miastenia grave (IV): RN: 0,1 mg dose única Lactentes e crianças: 0,04 mg/kg/dose, x1 (máx. 1 mg em < 34 kg e 2 mg em ≥ 34 kg); repetir após 1 min se necessário; 0,16 mg/kg/dose (dose máx. total 5 mg em < 34 kg e 10 mg em ≥ 34kg) Adultos: 2 mg e, se não houver resposta, dar 8, MG, após 45 seg	Pode precipitar crise colinérgica Efeito colateral: hipertensão Curta duração de ação (minutos) Antídoto: atropina – 0,01-0,04 mg/kg/dose, IM/IV Contraindicado em pacientes com obstrução gastrintestinal ou geniturinária Ajustar dose em insuf. renal
Efavirenz (Stocrin®)	Cápsula = 50 mg ou 100 mg ou 200 mg Solução oral = 30 mg/mL Comprimido = 600 mg	Antirretroviral Inibidor da transcriptase reversa	Uso VO 1x/dia: 10-15 kg: 200 mg 15-20 kg: 250 mg 20-25 kg: 300 mg 25-32,5 kg: 350 mg 32,5-40 kg: 400 mg ≥ 40 kg e adultos: 600 mg	Não usar como agente único no tratamento Efeitos colaterais: tontura, sonolência, insônia, alucinações, euforia, *rash* cutâneo Interfere com metabolismo de outras drogas
Efedrina (Efedrin®)	Ampola = 1 mL = 50 mg	Agonista adrenérgico	Em < 12 anos: 3 mg/kg/dia IM/SC/IV a cada 4-6 h Em ≥ 12 anos e adultos: 25-50 mg/dose IM/SC, e repetir se necessário (máx. 150 mg/dia) ou 10-25 mg/dose IV e repetir se necessário (máx. 150 mg/dia).	Pode precipitar arritmia cardíaca. Efeitos colaterais: hipertensão, dor precordial, ansiedade, irritabilidade, *rash*, náusea, vômito
Enalapril (Renitec®)	Comprimido = 5 mg ou 10 mg ou 20 mg Frasco-ampola: 1 mg/mL (5 mL = 5 mg)	Anti-hipertensivo Inibidor da enzima de conversão da angiotensina	Crianças: 0,1mg/kg/dia, 1-2x/dia VO e aumentar se necessário até 0,5 mg/kg/dia; ou IV 0,005-0,01 mg/kg/dose a cada 8-24 h Adultos: iniciar com 2,5-5,0 mg/dia VO, 1x/dia e aumentar até o máx. de 40 mg/dia 1 ou 2x/dia; ou IV 0,625-1,25 mg/dose, 6/6 h	Efeitos colaterais: náusea, diarreia, cefaleia, tontura, hipercalemia, hipotensão, tosse Ajustar dose na insuf. renal Metabolizado em componente ativo pelofígado Usar com cautela em estenose de artéria renal
Enoxaparina (Clexane®)	Seringas preenchidas = 20 mg ou 40 mg ou 60 mg ou 80 mg ou 100 mg	Heparina de baixo peso molecular, anticoagulante	Tratamento: < 2 meses: 1,5 mg/kg/dose SC 12/12 h ≥ 2 meses e adultos: 1 mg/kg/dose SC 12/12 h Profilaxia: < 2 meses: 1 mg/kg/dose SC 12/12 h ≥ 2 meses e ≤ 18 anos: 0,5 mg/kg/dose SC 12/12 h Adultos: 30mg/dose SC 12/12 h	Ajustar dose pelo nível de antifator X ativado (0,5-1 U/mL) Contraindicado em sangramento ativo Efeitos colaterais: febre, confusão mental, edema, náusea, hemorragia, trombocitopenia Sulfato de protamina é o antídoto

continua >>

>> continuação

Nome	Apresentação	Indicação/classificação	Dosagem	Observação
Epinefrina ou Adrenalina	Ampola = 1 mL = 1 mg (1:1000)	Agonista adrenérgico	Choque anafilático: 0,01 mg/kg/dose SC; pode ser repetido após 20 min (máx. = 0,5 mg/dose) Assistolia/bradicardia/atividade elétrica sem pulso/fibrilação ventricular/taquicardia ventricular sem pulso: 0,01 mg/kg/dose = 0,1 mL/kg/ dose da solução aquosa 1:10.000 IV (diluir 1 ampola em SF 0,9% 9 mL); se não houver resposta repetir 0,1 mL/kg/dose da mesma solução 1:10.000 após 3 min Uso em infusão IV contínua: 0,1-0,3 mcg/kg/min (efeito beta-adrenérgico predominante); 0,3-2 mcg/kg/min (efeito alfa-adrenérgico predominante) Pode ser usado intratraqueal Adultos: 1 mg/dose IV (máx. = 5 mg/ dose)	Pode precipitar arritmia cardíaca, taquicardia, hipertensão, cefaleia, vômito, náusea, nervosismo Pode ocorrer necrose tecidual após injeções repetidas
Ergocalciferol ou vitamina D_2 (Calciferol®)		Osteodistrofia renal, raquitismo vit. D-dependente, raquitismo vit. D-resistente, raquitismo nutricional	Suplementação dietética: Pré-termo: 400-800 UI/dia VO Lactentes/crianças: 400 UI/dia VO Raquitismo: Vit. D-dependente: crianças – 3.000-5.000UI/dia VO Vit. D-resistente: crianças – 40.000-80.000UI/dia VO, e aumentar se necessário	Controlar cálcio, fósforo e fosfatase alcalina Observar sinais de hipercalcemia: fraqueza, diarreia, poliúria, calcificação metastática, nefrocalcinose
Eritromicina, Estolato de = (Ilosone®, Ilocin, Eritrex®); Estearato de = (Pantomicina®)	Cápsula = 250 mg Drágea = 250 mg, 500 mg Suspensão oral = 125 mg/5 mL ou 250 mg/5 mL Susp. oral gotas = 100 mg/mL (20 gotas = 1 mL)	Antibiótico macrolídeo	Crianças: 30-50 mg/kg/dia VO a cada 6-8 h (máx. = 2g/dia) Adultos: 1-4 g/dia VO 6/6 h (máx. = 4 g/dia) Profilaxia de doença reumática: 500 mg/dia 12/12 h VO Pertussis: 50 mg/kg/dia VO 6/6 h (usar estolato) por 14 dias Administrar após refeições Estolato pode ser a cada 6-12 h	Efeitos colaterais: reações alérgicas, hepatite colestática, epigastralgia, náusea, vômito, dor abdominal Excreção predominantemente hepática Estolato de eritromicina é mais bem absorvido VO, altera-se pouco com a alimentação, porém está mais relacionado com hepatite colestática Não associar com cisaprida
Eritropoetina (Eprex®, Eritromax®)	Ampola = 1.000 UI ou 2.000 ou 3.000 ou 4.000 ou 10.000 UI Seringas preenchidas = 1.000 UI ou 2.000 ou 3.000 ou 4.000 ou 10.000 UI	Eritropoetina humana recombinante Usada para anemia em pacientes com insuficiência renal crônica (IRC)	Anemia da IRC: 50-100 UI/kg/dose 3x/sem, IV/SC; a dose pode ser aumentada em 5% a cada 8 sem	Efeitos colaterais: hipertensão arterial, cefaleia, febre, artralgia, reações cutâneas Pico de efeito em 2-3 semanas Reduzir dose quando nível de hematócrito desejado for atingido Suplementação de ferro é recomendada, com exceção de pacientes que apresentem estoques excessivos
Escopolamina ou hioscina (Buscopan®)	Drágea = 10 mg Solução oral gotas: 10 mg/mL Ampola = 20 mg = 1 mL (20 gts)	Anticolinérgico, antiespasmódico usado em cólicas intestinais e renais	> 6 anos: 1 a 2 drágeas, VO, 3-5x/dia Lactentes: 10 gts, VO, 3x/dia Crianças de 1 a 6 anos: 10 a 20 gts VO 3x/dia Adultos e crianças maiores de 6 anos: 20 a 40 gts VO 3 a 5x/dia Adultos e adolescentes acima de 12 anos: 20-40 mg IV/IM/SC 3-4x/dia (máx. = 100 mg/dia) Lactentes e crianças: 0,3-0,6 mg/kg/dose IV/IM/SC, 3-4x/dia (máx. = 1,5 mg/kg/dia)	Efeitos colaterais: boca seca, disidrose, taquicardia, retenção urinária; em geral, estes efeitos são leves Contraindicada nos casos de glaucoma, obstrução urinária e gastrintestinal, miastenia gravis e megacólon
Esmolol (Brevibloc®)	Ampola = 2,5 g/10 mL Frasco-ampola = 100 mg/10 mL	Anti-hipertensivo, antiarrítmico classe II, bloqueador adrenérgico beta 1 seletivo	Inicial = 100-500 mcg/kg, IV em 1 min; a seguir = 25-100 mcg/kg/min IV contínuo; aumentar se necessário (geralmente 50-500 mcg/kg/min)	Efeitos colaterais: hipotensão, bradicardia, tontura, broncoespasmo, sonolência T ½ vida = 9 min Diluir para ≤ 10 mg/mL Monitorizar o paciente antes da administração

continua >>

>> *continuação*

Nome	Apresentação	Indicação/classificação	Dosagem	Observação
Espironolactona (Aldactone®)	Comprimido = 25 mg ou 50 mg ou 100 mg	Diurético antagonista competitivo da aldosterona	Crianças: 1,0-3,3 mg/kg/dia, VO, 1-4x/dia Adultos: 25-200 mg/dia, VO, 1-4x/dia (máx. = 200 mg/dia)	Efeitos colaterais: hiperpotassemia, distúrbios gastrintestinais, *rash*, ginecomastia Contraindicado na insuficiência renal aguda Pode potencializar os efeitos de bloqueadores ganglionares e outros anti-hipertensivos
Estreptomicina	Ampola = 1 g	Antibiótico aminoglicosídeo, empregado no tratamento da tuberculose	RN: 10-20 mg/kg/dia, IM, 1x/dia Crianças: 20-40 mg/kg/dia, IM, 1x/dia (máx. = 1 g/dia) Adultos: 15 mg/kg/dia, IM, 1x/dia (máx. = 1 g/dia)	Pode causar reações de hipersensibilidade, discrasia sanguínea, toxicidade vestibular e auditiva, nefrotoxicidade, miocardite Nível terapêutico = 15-40 mg/L (pico) e < 5 mg/L (vale). Níveis terapêuticos não são alcançados no liquor Ajustar dose na insuf. renal
Estreptoquinase (Streptase®, Streptonase®)	Frasco-ampola = 250.000 ou 750.000 ou 1.500.000 UI	Enzima de atividade trombolítica	Crianças: Trombolítico: iniciar com 3.500-4.000 UI/kg em 30 min IV, seguido de 1.000-1.500 UI/kg/h IV em infusão contínua	Estimula a conversão do plasminogênio em plasmina Segurança não estabelecida em crianças Contraindicada em cirurgia intracraniana ou intraespinhal prévia, sangramento ativo usado em embolia pulmonar, tromboflebite profunda, trombose venosa profunda Efeitos colaterais: hemorragia, urticária, prurido, dor muscular, broncoespasmo, anafilaxia Não é recomendada para restabelecer patência de cateteres venosos obstruídos
Etambutol	Comprimido = 400 mg Solução = 25 mg/mL	Antimicrobiano empregado no tratamento da tuberculose	Tuberculose: Crianças maiores de 6 anos: Até 25 kg: 25 mg/kg/dia 1x/dia. Entre 25-35 kg: 600 mg/dia 1x/dia Adultos Entre 35-45 kg: 800 mg/dia 1x/dia > 45 kg: 1.200 mg/dia 1x/dia Administrar com refeições	Pode causar neurite óptica e demais alterações visuais Realizar estudo oftalmológico prévio à terapia e após, mensalmente Descontinuar o uso se ocorrer deterioração visual Controlar ácido úrico, função hepática, hematológica e renal Pode ocorrer distúrbio gastrintestinal Ajustar a dose na insuficiência renal
Etoposide (Vepesid®, Eposido®)	Ampola = 100 mg/5 mL Cápsula = 100 mg ou 50 mg	Quimioterápico Inibidor de topoisomerase	60-150 mg/m²/dia, IV, por 2-5 dias a cada 3-6 sem Checar protocolo utilizado	Efeitos colaterais: pouco ematogênica, diarreia, febre, depressão medular, neuropatia periférica, neoplasia secundária, cegueira cortical transitória, hipotensão
Famotidina (Famodine®, Famoset®, Famox®, Famoset®, Famoxil®)	Comprimido = 20-40 mg	Antagonista do receptor H2. Indicado em úlcera duodenal ativa, estados hiper secretórios patológicos (Sd. Zollinger-Ellison)	Pediatria (< 16 anos): VO (IV não disponível no BR): Úlcera péptica: 0,5 mg/kg/dia, 2x vezes/dia; máx. = 40 mg/dia RGE: 1 mg/kg/dia, 2x/dia; máx. = 80 mg/dia Adulto: 20-80 mg/dia, VO, 2x/dia; máx. = 80 mg/dia IV: 20 mg 2x/dia	Eventos adversos: CV: bradicardia, taquicardia, hipertensão SNC: cefaleia, vertigem, ansiedade, convulsões, depressão, sonolência, insônia Dermato: acne, prurido, urticária, pele seca, alopecia TGI: constipação, náuseas, vômitos, diarreia, dor abdominal, flatulência, boca seca, anorexia Hemat.: trombocitopenia, pancitopenia, leucopenia (raro) Hepático: elevação enzimas, hepatomegalia, icterícia colestática Renal: aumento de U e C, proteinúria, necessita correção em IRA (redução para 10 mg ou intervalo 36-48 h)

continua >>

>> *continuação*

Nome	Apresentação	Indicação/classificação	Dosagem	Observação
Fanciclovir (Penvir®)	Comprimido = 125 e 500 mg	Antiviral oral para tratamento de herpes-zóster agudo, tratamento ou supressão de herpes genital recorrente em imunocompetente, tratamento de herpes simples mucocutâneo em HIV+	Adolescentes (AAP, 2000): Herpes genital: 750 mg/dia em 3 doses por 7-10 dias Herpes genital episódica recorrente: 250 mg/dia em 2 doses por 5 dias Terapia supressiva diária: 250-500 mg/dia em 2 doses por 1 ano Adultos: 250-1.500 mg/dia Máx.: 1,5 g/dia	Eventos adversos: SNC: cefaleia, fadiga, febre, sonolência, confusão Dermat.: prurido, *rash* TGI: náuseas, diarreia, vômito, constipação, anorexia, dor abdominal Neuromuscular: rigidez, parestesia
Fatores II, VII, IX e X da coagulação (complexo) (Prothromplex-T®)	Frasco-ampola = 200 ou 600 UI de cada um dos fatores	Deficiência dos fatores de coagulação	1 UI de fator IX por kg de peso aumenta a atividade do fator IX do plasma em 0,8% 1 UI de fator VII por kg de peso aumenta a atividade do fator VII do plasma em 2,0% 1 UI de fator II ou por kg de peso aumenta a atividade do fator II ou do fator X do plasma em 1,5% Dose inicial (p. ex. fator IX): Unidades requeridas = peso (kg) x aumento desejado em F IX (%) x 1,2	Como qualquer terapia com derivado de plasma pode ocorrer reações alérgicas, inclusive choque anafilático
Fator VIII coagulação (humano) (Alphanate TM®, Beriate P®, Emoclot DI®, Haemate P®, Immunate®, Monoclate P®)	Frasco = 250, 500 e 1.000 UI	Tratamento da hemofilia A	Nº UI = peso (kg) x 0,5 x aumento desejado de fator VIII (unidades internacionais UI/dL ou % do normal)	Cada 1 UI/kg aumento de 2% no fator VIII Eventos adversos: CV: taquicardia, febre, calafrios, dor torácica SNC: cefaleia, letargia, sonolência, ansiedade, parestesia Dermato: urticária, *rash*, prurido TGI: náuseas, vômitos, gosto não usual Local: reação local, flebite Misc.: reações alérgicas vasomotoras, edema, desenvolvimento de anticorpos inibitórios (3-52%)
Fator IX coagulação (humano) (Aimafix®, Alphanine SD®, Immunine®, Mononine®, Profilnine SD®)	Frascos com 200, 600 e 1200 UI	Tratamento e profilaxia de sangramento decorrente de hemofilia B	Dose inicial: unidades requeridas = peso (kg) x aumento desejado em F IX (%) x 1,2 Profilaxia da hemofilia B grave: 20-30 UI/kg de peso corpóreo, duas vezes por semana	Cada 1 UI/kg aumenta o fator IX em 1% Contraindicado em doenças hepáticas, CIVD e fibrinólise
Fenazopiridina, Fempiridina (Pyridium®, Urotril®)	Drágea = 100 e 200 mg	Analgésico de vias urinárias	Crianças: 7-10 mg/kg/dia, VO, 8/8 h 6-12 anos a adultos: 100 mg, VO, 12/12 h	Pode causar meta-hemoglobinemia Atenção para formulações com sulfa/TMP associados
Fenilefrina (Fenilefrin®) Associações (Afebrin®, Coristina D®, Decadron® solução nasal, Decongex®, Dimetapp®, Resprin®, Trimedal®)	Ampola= 1 mL = 10 mg Frasco com solução 0,125% e 0,5% Associações	Hipotensão; descongestionante nasal	Descongestionante nasal (não deve exceder 3-5 dias). OBS.: se não houver solução de 0,125% disponível, diluir com soro fisiológico. Dose: > 6 meses: 1-2 gts de 0,125% cada 3 h 1-6 anos: 2-3 gts 0,125% cada 4 h > 6 anos: 2-3 gts 0,5% cada 4 h Hipotensão: IM, SC: 0,1 mg/kg/dose cada 1-2 h (máx. 5 mg) IV: 5-20 mcg/kg/dose de ataque e 0,1-0,5 mcg/kg/min. Contínuo Adulto: 5 mg/dose/h	Diluição: 1mg/mL (ataque) e 20-60 mcg/mL (contínuo) Contraindicações: feocromocitoma e hipertensão grave Eventos adversos: CV: hipertensão, angina, bradicardia reflexa, arritmia, vasoconstricção SNC: agitação, cefaleia, excitabilidade, ansiedade Local: necrose pós-extravazamento Neuro: tremores Resp.: desconforto respiratório, congestão nasal rebote, broncoespasmo

continua >>

>> continuação

Nome	Apresentação	Indicação/classificação	Dosagem	Observação
Fenitoína (Epelin®, Fenital®, Feniton®, Hidantal® comprimidos e injetável)	Solução oral = 5 mL = 100 mg Cápsula = 100 mg Ampola = 5 mL = 250 mg	Anticonvulsivante, arritmia	Mal convulsivo (ataque): Neonatal: 15-20 mg/kg Crianças e adultos: 15-18 mg/kg Manutenção (geralmente 12 h após ataque): RN: 5 mg/kg/dia 0,5-3 anos: 8-10 mg/kg/dia 4-6 anos: 7,5-9 mg/kg/dia 7-9 anos: 7-8 mg/kg/dia 10-16 anos: 6-7 mg/kg/dia Adulto: 300 mg/dia Arritmias: Ataque: IV, 1,25 mg/kg cada 5 min até 15 mg/kg	Não refrigerar, não diluir com glicose. Diluição 1-10 mg/mL Ajuste em insuf. hepática e renal Eventos adversos dose-relacionados: SNC: coma, ataxia, alterações de fala, discinesia, letargia Ocular: nistagmo, diplopia CV (IV): hipotensão, bradicardia, arritmias, colapso cardiovascular Endócrino: hiperglicemia TGI: hepatite, náuseas, vômitos, hiperplasia gengival Hematológico: discrasia sanguínea, linfoma Local: flebites
Fenobarbital (Gardenal®, Edhanol®, Fenocris®, Gardenal injetável®)	Comprimido = 50 e 100 mg Frasco com 1 gota = 1 mg (40 mg/mL) Ampola 1 mL = 200 mg	Anticonvulsivante barbitúrico Sedativo	Mal convulsivo (ataque): Crianças: 15-20 mg/kg, IV Adulto: 200-600 mg, IV (até máx. 20 mg/kg) Manutenção (geralmente 12 a 24 h após ataque): Crianças: 1-6 mg/kg/dia Adultos: 60-100 mg/dia Sedação: 1-3 mg/kg/dose VO ou IM (até 8/8 h)	Nível terapêutico: 15-40 mg/L Contraindicações: porfiria, hipersensibilidade a barbitúricos, hepatopatias, nefrite Eventos adversos: sonolência, sedação, depressão, hiperatividade, bradicardia, hipotensão, tromboflebite, apneia/depressão respiratória, eritema multiforme, Síndrome de S. Johnson
Fenoterol (Berotec®)	Gotas = 1 mL = 5 mg Xarope pediátrico = 10 mL = 2,5 mg Xarope adulto = 10 mL = 5 mg Comprimido = 2,5 mg Aerossol = 100 (cada dose/*puff* = 0,1 mg) Aerossol= 200 (cada dose/*puff* = 0,2 mg)	Broncodilatador Beta 2-adrenérgico	Crise asmática: Inalação: 1 gota/3-5 kg Suspensão: 0,5 mg/kg/dia (cada 6-8 h)	Eventos adversos: fraqueza, tontura, agitação, taquicardia, arritmias, tremores, hipotassemia
Fenoxazolina (Aturgyl®)	1 mL = 0,5 mg (0,05%) (uso para > 6 anos)	Rinites	2-3 pulverizações em cada narina 12/12 h	Contraindicações: glaucoma, hipersensibilidade ao medicamento Crianças < 6 anos Eventos adversos: CV: hipertensão, bradicardia reflexa, palpitações SNC: nervosismo, depressão SNC, insônia, cefaleia, convulsões, alucinações Ocular: midríase, aumento da PIO,visão turva Resp.: chiado, dificuldade respiratória, congestão rebote, ressecamento da mucosa nasal
Fentanil (Fentanil®, Durogesic®)	Ampola = 0,05 mg/mL (50 mcg/mL) Adesivo transdérmico = 2,5 mg (25 mcg/h); 5 mg (50 mcg/h); 7,5 mg (75 mcg/h) e 10 mg (100 mcg/h)	Opioide sintético; analgésico/sedativo	RN: 0,5-3 mcg/kg/dose (bolus) 0,5-2 mcg/kg/h (cont.) Lactentes: 1-4 mcg/kg/dose (bolus) 0,5-1 mcg/kg/h (início) – titular de acordo com efeito até 20 mcg/kg/h (dose para ECMO) Crianças e adultos: 1-2 mcg/kg/dose Anestesia geral: 50-100 mcg/kg Transdérmico: iniciar com 25 mcg/h Aumentar de acordo com o efeito desejado	200-300 vezes mais potente que morfina Duração: 30-60 min Eventos adversos: CV: hipotensão, bradicardia. SNC: coma, depressão SNC, sedação, euforia Derma.: eritema, prurido. Neuromuscular: rigidez de parede torácica e musculatura esquelética Ocular: miose Resp.: depressão, apneia Misc.: dependência
Fentolamina (Regitina®, Herivyl®)	Comprimido = 40 mg	Bloqueador adrenérgico empregado no diagnóstico de feocromocitoma, na HAS pós-intoxicação por anfetamina	Dose-teste: 0,05-1 mg/kg, IV Terapêutica: 2,5-5 mg/kg/dia (não há formulação IV no Brasil)	Eventos adversos: taquicardia, hipotensão, arritmias

continua >>

>> *continuação*

Nome	Apresentação	Indicação/classificação	Dosagem	Observação
Ferro (Fer-in-sol®, Noripurum®, Neutrofer®, Iberol®, Combirom®)	FeSO4 susp. (250 mg = 10 mL) Fer-in-sol, Iberol, Combiron gotas (125 mg/mL ou 25 mg Fe/mL) Drágeas = 300 mg Noripurum gotas = 50 mg Fe/mL Noripurm xpe = 50 mg Fe/5 mL Noripurum IV ampola = 5 mL = 100 mg Fe Noripurum IM ampola = 2 mL = 100 mg Fe Neutrofer flaconete= 250 mg e cp 500 mg	Profilaxia e tratamento das anemias ferroprivas	IM Adultos: 1 ampola/cada 2 dias (total 2 ampolas) Até 5 kg: 0,5 mL 5-10 kg: 1 mL IV Crianças: 0,15 mL/kg, 2-3x/sem (dose máx. por aplicação 0,35 mL/kg infundidos em 3,5 h) Adultos: 1-2 ampolas VO 3-6 mg/kg/dia (Fe) Profilaxia 1-2 mg/kg/dia	Terapia VO é preferível Eventos adversos (IM/IV) Eventos adversos: anafilaxia, febre, mialgia, artralgia Contraindicado em doenças hemolíticas
Fexofenadina (Allegra®)	Comprimido = 60, 120 e 180 mg Comprimido infantil = 30 mg	Anti-histamínico	Rinite: 1 cp 120 mg, 1x/dia Urticária: 1 cp 60 mg, 1x/dia Considerar uso para maiores de 6 anos – 30 mg, 1x/dia	Uso acima de 12 anos Casos especiais: uso acima de 6 anos Eventos adversos: cefaleia, sonolência, vertigem e náuseas
Fibrina (Beriplast P®)	Frasco	Selante de fibrina para aplicação local	Aplicação tópica local	–
Filgrastima (Granulen®, Granulokine®, Leucin®)	Frasco-ampola = 1 mL/300 mcg Seringa preenchida = 0,5mL/300 mcg	Fator estimulador de colônias granulócitos G-CSF	Crianças e adultos: IV, SC: 5-10 mcg/kg/dia (150-300 mcg/m²/dia), 1x/dia, até 14 dias	IV: concentração 15 mcg/mL Eventos adversos: CV: queda transitória da PA, vasculite, dor torácica SNC: febre, cefaleia Derma.: alopécia, *rash*, prurido TGI: esplenomegalia, nauseas, vômitos, diarreia, mucosite, elevação da fosfatase alcalina e DHL Misc.: dor em medula óssea (24%)
Fisostigmina (Enterotonus®)	Frasco = 200 mL Frasco = 20 mL (gotas) Drágeas Flaconetes = 10 mL Ampola = 1 mg/mL (não disponível no BR – importação)	Antídoto na intoxicação grave por anticolinérgicos ou anti-histamínicos	0,01-0,03 mg/kg/dose Repetir a cada 15-30 min IM ou IV lento (máx. 8 mg)	Contraindicado em pacientes com obstrução mecânica do intestino ou trato urinário, asma, gangrena, diabetes, vagotonia Eventos adversos mais comuns: convulsões, excitabilidade, bradicardia, salivação excessiva, broncoespasmo
Fitomenadiona (Kanakion®, Kanakion MM®, Kavit®, Vikatron®)	Ampola IV = (1 mL = 10 mg) Ampola IM ,IV, VO = (0,2 mL = 2 mg)	Promove síntese hepática de fatores II, VII, IX e X	Doença hemorrágica do RN: Profilaxia e tratamento: 0,5-1 mg, IM, IV, SC, 1x Deficiência vit. K: 1-2 mg/dose, IV, 1x, ou 2-5 mg/dia, VO Hepatopatia e Sd. má absorção: 2,5-5 mg/dia, VO, IM, IV, SC Excesso anticoagulante oral: 5-10 mg/dose, IV	Irritação no local da aplicação Flebite Eventos anafilactoides raros (relatos isolados e não confirmados)
Flecainide, Acetato (Tambocor®)	Comprimidos = 50, 100 e 150 mg Ampola = 150 mg/15 mL (não disponível no BR)	Antiarrítmico Classe Ic	Crianças: VO, 3-6 mg/kg/dia; IV, 0,1-0,25 mg/kg/h Adultos: 100 mg, VO, 12/12 h Máx.: 400 mg/dia	Incompatível com bicarbonato Diluir em SG 5% Atenção para Sd. Wolff-Parkinson White Eventos adversos sérios: arritmias ventriculares, Insuficiência cardíaca, parada cardíaca Reações comuns: arritmias, dispneia, fatiga, náuseas, cefaleia, dor torácica
Fluconazol (Candizol®, Fluconal®, Fluconel® Flunazol®, Zelix®, Zolstatin®, Zoltec®)	Cápsula = 50, 100 e 150 mg Frasco = 2 mg/mL (100 mL)	Antifúngico	Inicial: 10 mg/kg/dia (1x), VO ou IV Manut.: 3-6 mg/kg/dia (1x/dia) Infecções graves/invasivas: até 12 mg/kg/dia	Correção para IRA Efeitos adversos: náuseas, cefaleia, *rash*, vômitos, elevação de enzimas hepáticas, convulsões, leucopenia com neutropenia, agranulocitose e plaquetopenia, dor abdominal e diarreia

continua >>

>> *continuação*

Nome	Apresentação	Indicação/classificação	Dosagem	Observação
Flumazenil (Lanexat®)	Ampola = 0,1 mg/mL (5 mL)	Antagonista benzodiazepínico	0,01 mg/kg/dose (máx. 0,2 mg), IV Adultos: 0,2 mg (repetir até dose acumulada de 1 mg)	Contraindicado em pacientes com intoxicação por antidepressivos tricíclicos. Atenção em alcoólatras Eventos adversos: SNC: confusão mental, convulsões, cefaleia Misc.: dor local CV: arritmias
Flunazirina (Sibelium®, Flunarin®)	Comprimido = 10 mg Frasco = 5 mg/mL	Distúrbios circulatórios cerebrais e periféricos, distúrbios do equilíbrio, profilaxia de enxaqueca	10 mg, VO, 1x/dia	–
5-Fluoruracila (Fluoro-uracil®, Fluorouracila®)	Ampola = 10 mL/250 mg e 10 mL/500 mg Cápsula = 250 mg (não disponível no BR)	Citostático, quimioterápico, carcinomas de cabeça, pescoço e gastrointestinal	IV: 400-500 mg/m^2 (4-5 dias) Manut.: 200-250 mg/m^2/dose (4 doses) Repetir a cada 4 semanas Alternativa: 10-12 mg/kg/sem VO: 15-20 mg/kg/dia	Eventos adversos: náuseas, vômitos, diarreia, reação de hipersensibilidade Uso crônico: Úlceras orais e gastrointestinais, depressão medular, efeitos cerebelares
Flucitosina (Ancotil®)	Comprimido = 500 mg	Antifúngico eficaz contra *Cryptococcus*	Crianças e adultos: 50-150 mg/kg/dia, VO, 6/6 h	Ajuste para pacientes com IRA Eventos adversos: *rash*, depressão medular, náuseas, vômitos, elevação de enzimas hepáticas, hepatomegalia
Fluorocortisol (9-α-fluorocoritsol) (Florinefe®)	Tablete = 0,1 mg Comprimido = 0,1 mg	Mineralocorticoide – insuficiência adrenal	VO: Crianças: 0,05-0,1 mg/dia Hiperplasia adrenal congênita: 0,05- 0,3 mg/dia (AAP, 2000) Adultos: 0,05-0,2 mg/dia	Eventos adversos: CV: Hipertensão, edema, insuf. cardíaca SNC: convulsões, cefaleia Derma.: *rash*, acne Metabol.: hipocalemia com alcalemia, supressão do crescimento, hiperglicemia TGI: úlcera Ocular: catarata
Fluoxetina (Prozac®, Deprex®, Deprax®, Fluxene®, Daforin®, Psiquial®)	Comprimido = 20 mg Cápsula = 20 mg Frasco = 20 mg/5 mL, 20 mg/mL	Antidepressivo, distúrbio obsessivo-compulsivo	< 5 anos: sem dose definida (ECR, Black 94: 0,2-0,6 mg/kg/dia) 5-18 anos: doses de segurança não estabelecidas. Dose inicial: 5-10 mg/dia (ou 10 mg, 3x/semana Adultos: 20 mg/dia	Contraindicação: atenção com inibidores da MAO Eventos adversos: SNC: nervosismo, ansiedade, insônia, cefaleia, tremores, astenia, fatiga TGI: náuseas, diarreia, boca seca, anorexia, perda de peso Pele: *rash*, prurido
Foscarnet (Foscavir® – importado)	Solução injetável = 24 mg/mL (250, 500 mL)	HIV, inibidor da transcriptase reversa. Alternativa ao ganciclovir para CMV, retinite CMV, infecção herpes simples mucocutânea	Crianças e adultos: Indução: 180 mg/kg/dia, 8/8h, por 14-21 dias Manut.: 90-120 mg/kg/dia, 1x/dia	Eventos adversos: cefaleia, convulsões, meningite, hipertensão,bloqueio de 1º grau, hipotensão, pancreatite, vômitos, náuseas, insufic. renal, ITU, poliúria, aumento de creatinina, albuminúria, disúria, anemia, granulocitopenia, leucopenia, trombocitopenia, tosse, dispneia, broncoespasmo, *rash*, morte súbita, febre
Furosemida (Lasix®, Furosix®, Fluxil®, Furesin®, Furolasil®)	Comprimido = 40 mg Ampola = 2 mL/10 mg Ampola = 2 mL/20 mg Cápsula = 60 mg Envelope = 20 e 40 mg	Diurético com ação em alça ascendente de Henle	IV: 1-2 mg/kg/dose (cada 6-12 h) VO: 2-5 mg/kg/dose (cada 6-12 h) Edema agudo: até 6 mg/kg/dia	Contraindicações: anúria e hipersensibilidade à droga SNC: vertigem, cefaleia, parestesia CV: desidratação, hipotensão ortostática, tromboflebite Misc.: surdez transitória (IV) TGI: pancreatite Hemato.: agranulocitose, trombocitopenia Metabol.: hipokalemia, alcalose hipoclorêmica, hiperuricemia, hiperglicemia, hiponatremia dilucional

continua >>

>> *continuação*

Nome	Apresentação	Indicação/classificação	Dosagem	Observação
Gabapentina (Neurontin®)	Cápsula = 300 e 400 mg Comprimido = 600 mg	Anticonvulsivante/tratamento para crises parciais, com ou sem generalização	12 anos e adultos: 300 mg 1x/dia no 1º dia; 300 mg 2x/dia no 2º dia; 300 mg 3x/dia no 3º dia. Aumentar conforme tolerabilidade até 1.800 mg/dia (8/8 h)	Eventos adversos (fatais e + comuns): fatiga, ataxia, nistagmo, tremores, sonolência, diplopia, rinite, leucopenia
Gamaglobulina (Armoglobulina®, Endoglobulin®, Sandoglobulina®, Intraglobulin®, Varitec®, Venoglobulin®)	Frascos = 1, 3 e 6 g Frascos = 500, 1.000, 2.500, 5.000 e 10.000 mg	Imunodeficiências, Sd. de Kawasaki	Dependente da indicação clínica: 100-800 mg/kg/dose, IV	Eventos adversos: anafilaxia, eritema, urticária, cefaleia, dor torácica, náuseas, vômitos, dispneia, mialgia, artralgia Requer monitorização em UTI para monitorização de descompensação cardíaca
Gamaglobulina Antilinfócitos (Lymphoglobuline®)	Frasco = 5 mL (100 mg)	Tratamento da rejeição de transplante de órgãos/ aplasia de medula	Dependente da indicação 10-20 mg/kg, IV	Recomenda-se teste cutâneo intradérmico 1 hora da primeira dose (edema local ou eritema > 10 mm indica potencial de reação alérgica grave [anafilaxia]) Atenção em pacientes imunossuprimidos (em uso de corticoide ou azatioprina) Eventos adversos: convulsões, hipotensão, laringoespasmo, leucopenia, trombocitopenia, hemólise, anemia aplástica, edema pulmonar, *rash*
Gamaglobulina antitetânica (Tetanogama®)	Frasco = 1mL/250 UI (100-170 mg)	Tétano	Profilaxia: 250-500 UI, IM, dose única Terapêutico: 50-300 UI/kg, IM, dose única	Eventos adversos: hipersensibilidade transitória, reações cutâneas, febre, calafrios, náuseas e vômitos
Gamaglobullina antitimócitos (Thymoglobuli-ne®)	Frasco ampola = 25 mg	Transplantes, aplasia de medula, doença enxerto *vs.* hospedeiro	2,5-5 mg/kg/dia, IV	Infusão em 8-12 h Aplicar anti-histamínico 1 hora antes Atenção em pacientes imunossuprimidos (em uso de corticoide ou azatioprina) Eventos adversos: convulsões, hipotensão, laringoespasmo, leucopenia, trombocitopenia, hemólise, anemia aplástica, edema pulmonar, *rash*
Ganciclovir (Cymeveme®, Gancivir®, Itagan®)	Cápsula = 250 mg Frasco-ampola = 500 mg	Antiviral (CMV)	5 mg/kg/dia, IV, 12/12 h (14-21 dias) ou 2,5 mg/kg/dia, IV, 8/8 h	Contraindicações: hipersensibilidade à droga e com contagem de neutrófilos < 500/mm³ ou contagem de plaquetas < 25.000 mm³ Uso criterioso na insuf. renal Eventos adversos: coma, convulsões, granulocitopenia, trombocitopenia, leucopenia, anemia, *rash*, sudorese, febre
Gatifloxacin (Tequin®)	Comprimido = 400 mg Frasco-ampola = 10 mg/mL (40 mL) Bolsas flexíveis = 200 mL/2 mg	Antibiótico (quinolona)	Adultos: 200-400 mg, IV ou VO, 1x/dia	Contraindicações: lactação, QT longo, uso concomitante de antiarritmico, hipokalemia Uso para > 18 anos
Gentamicina (Garamicina®, Garacin®, Amplomicina®, Gentaxil®)	Adultos Ampola = 1,5 mL/60 mg Ampola = 2 mL/80 mg Ampola = 1,5 mL/120 mg Ampola = 2 mL/160 mg Ampola = 2 mL/280 mg Pediátrico Ampola = 1 mL/10 mg Ampola = 1 mL/20 mg Ampola = 1 mL/40 mg	Antibiótico (aminoglicosídeo)	Lactentes/crianças: 5-7,5 mg/kg/dia, IM ou IV, 8/8 h Adultos: 3-5 mg/kg/dia, IM ou IV, 8/8 h Intratecal: > 3 meses: 1-8 mg/dia	Eventos adversos: convulsões, ototoxicidade, hipotensão (injetável), nefrotoxicidade, leucopenia, trombocitopenia, granulocitopenia, apneia, anafilaxia, *rash* Nível sérico terapêutico: 6-10 mg/L (pico) e < 2 mg/L (vale) Eliminação mais rápida em pacientes com fibrose cística, esclerose múltipla, queimados ou neutropênicos

continua >>

>> *continuação*

Nome	Apresentação	Indicação/classificação	Dosagem	Observação
Glucagon (Glucagen®)	Ampola = 1 mg/1 UI (1 mL)	Hipoglicemia neonatal, hiperinsulinêmica, diagnóstico dos distúrbios de GH, antídoto de agentes β-bloqueadores	Hipoglicemia insulino-induzida: 0,025 mg/kg, SC, IM, IV (pode repetir em 20 min – 2 doses). Adulto: 0,5-1 mg Estímulo GH: 0,25-2 mg, IM ou IV Antídoto de β-bloqueadores: 0,05 mg/kg IV (bolus) + infusão 0,07 mg/kg	Não retardar infusão de glicose enquanto aguarda o efeito Eventos adversos: hipotensão, broncoespasmo
Gonadotrofina Coriônica Humana (Pregnyl®, Chgon®)	Ampola = 1.500 UI e 5.000 UI HCG/mL	Hormônio de origem placentária – criptorquidia, atraso de puberdade	Testículos ectópicos: 4-9 anos: 5.000 UI, IM, 4 doses, ou 4.000 UI 3x/sem por 3 semanas, ou 500 UI 3x/sem, por 4-6 sem. Hipogonadismo hipogonadotrófico: 500-1.000 UI, IM, 3x/sem, por 3 sem.	Contraindicado em puberdade precoce ou câncer andrógeno-responsivo Eventos adversos: ruptura de cistos ovarianos, cefaleia, edema, dor local
Griseofulvina (Fulcin®, Sporostatin®)	Comprimido = 500 mg	Antifúngico eficaz contra *Tinea, Microsporum* e *Tricophyton*	Crianças > 2 anos: 10-20 mg/kg/dia, VO, 12/12 h Adultos: 500-1.000 mg/dia, VO, 12/12 h	Administrar com leite, ovos ou alimentos gordurosos Contraindicações: porfiria e hepatopatias Eventos adversos: leucopenia, fotossensibilidade
Haloperidol (Haldol®, Halo®, Haloper®, Loperidol®)	Comprimido = 1, 2, 5 e 10 mg Solução oral = 2 mg/mL Solução injetável = 5 mg/mL Haldol decanoato = 50 mg/mL (longa duração)	Antipsicótico (Coreia de Sidehan, psicoses, estados de hiperagitação	Crianças 3-12 anos: VO: inicial 0,025- 0,05 mg/kg/dia, cada 8-12h; aumentar até máx. 0,15 mg/kg/dia Manutenção: Agitação: 0,01-0,03mg/kg/dia Psicose: 0,05-0,15 mg/kg/dia Sd. Tourette: 0,05-0,075 mg/kg/dia IM (6-12 anos): 1-5 mg/dose, cada 4-8 h	Atenção para cardiopatas (risco de hipotensão) e epilépticos (haloperidol reduz gatilho convulsivo) Eventos adversos: Sintomas extrapiramidais, cefaleia, taquicardia, arritmias, náuseas e vômitos
Heparina (Cellparin®, Disotron®, Heparin® Heptar®, Liquemine®)	Frasco-ampola = 5 mL/25.000 UI Frasco-ampola = 5 mL/5.000 UI Frasco-ampola = 0,25 mL/5.000 UI	Anticoagulante	Crianças: Inicial: 50 UI/kg, IV, bolus Manut.: 10-25 UI/kg/h, IV, ou 50-100 UI/kg/dose, 4/4 h, IV Adultos: Inicial: 50-100 UI/kg, IV, bolus Manut.: 15-25 UI/kg/h, IV, ou 75-125 UI/kg/dose, 4/4 h, IV Bolus de heparina (*flush*) Periférico: 1-2 mL da solução 10 UI/mL (4/4 h) Central: 2-3 mL da solução 100 UI/mL (em 24 h)	Eventos adversos: sangramento, alergia, alopecia, trombocitopenia Antídoto: (ver Sulfato de Protamina)
Heparina de baixo peso molecular	(Ver Enoxaparina)			
Hidralazina (Apresolina®, Lowpress®)	Drágea = 25 e 50 mg Comprimido = 25 e 50 mg Ampola (não disponível no BR) = 20 mg/mL	Anti-hipertensivo de ação vasodilatadora arteriolar	Crise hipertensiva: Crianças: 0,1-0,2 mg/kg/dose, IM ou IV, cada 4-6 h (máx. 20 mg/dose) Adultos: 10-40 mg, IM ou IV, cada 4-6 h HAS crônica: 0,75-1 mg/kg/dia, cada 6-12 h (máx. 25 mg/dose – adultos 300 mg/24 h)	Cautela em pacientes com insuf. renal e cardíaca Síndrome Lúpus-*like*: 10-20% (geralmente reversível) Eventos adversos: taquicardia reflexa, palpitações, cefaleia, desconforto intestinal, polineurite
Hidroclorotiazida (Clorana®, Diurepina®, Diuretic®, Diuretil®, Diurezin®, Diurix[R], Drenol®, Hidrofall®)	Comprimido = 25 e 50 mg	Diurético tiazídico, com ação em alça ascendente de Henle	1-3 mg/kg/dia, 12/12 h, VO (máx. 25-200 mg/dia)	Cautela em insuf. hepática e renal grave Contraindicado em pacientes anúricos Eventos adversos graves: pancreatite, insuf. renal, aplasia de medula, agranulocitose, leucopenia, trombocitopenia, anafilaxia Causa hiperbilirrubinemia, hipopotassemia, alcalose, hiperglicemia, hiperuricemia

continua >>

>> continuação

Nome	Apresentação	Indicação/classificação	Dosagem	Observação
Hidrocortisona (Benzenil®, Cortisonal®, Cortiston®, Flebocortid®, Hidrocortex®, Solu-Cortef®)	Frasco-ampola = 100 e 500 mg	Glucocorticoide	Dose fisiológica: 12 mg/m²/dia Insuf. adrenal, inflamação grave: 0,56-8 mg/kg/dia ou 16-240 mg/m²/dia (3-4 doses) Choque anafilático: 10 mg/kg, IV, bolus + 16-20 mg/kg/dia, cada 4-6 h Mal asmático: 4-8 mg/kg, IV, seguido de 20-40 mg/kg/dia, cada 4-6 h	Eventos adversos comuns a todos os corticoides, que são dose e duração-dependentes Eventos adversos: SNC: euforia, insônia, convulsões CV: insuf. cardíaca, hipertensão, edema, arritmias Misc.: catarata, glaucoma, Cushing, hiperglicemia, hirsutismo, suscetibilidade a infecções, insuficiência adrenal aguda com *stress* TGI: pancreatite, úlcera péptica
Hidroxietilamino (Pentaspan®, Plasmin®)	Bolsa = 250 e 500 mL (100 mg/mL)	Expansor de volume, mistura heterogênea de moléculas ramificadas de amilopectina	3-20 mL/kg, em 1-2 h	pH – 5,5; osm – 310 mOsm/L; PM médio – 450.000 daltons Meia-vida = 17 dias Aumento de pressão coloidosmótica, com expansão do volume plasmático Atenção para sobrecarga de volume Pode causar plaquetopenia
Hidroxiuréa (Hydrea®)	Cápsula = 500 mg	Antineoplásico	500-1.500 mg/dia, VO Uso na anemia falciforme: dose inicial 15 mg/kg, VO, 1 x/dia e dose máxima 35 mg/kg	Eventos adversos: hiperpigmentação, supressão medular, efeitos tóxicos, náuseas, vômitos
Hidroxizine (Hidroxine®, Hixizine®, Prurizin®)	Comprimido = 10 e 25 mg Xarope = 2 mg/mL Cápsula = 25 mg	Anti-histamínico, prurido, sedativo, antiemético	< 6 anos: 50 mg/dia (cada 6-12 h) > 6 anos: 50-100 mg/dia (cada 6-12 h), mesma dose de adultos Crianças (sedação): 0,6 mg/kg, VO, ou 1,1 mg/kg (cada 4-6 h)	Observar sedação. Injeção IM profunda. Eventos adversos: sonolência, boca seca, reação de hipersensibilidade.
Hiposulfito de sódio 25%	Fórmula	Antídoto na intoxicação pelo cianeto	0,8-1,25 mg/kg, VO, cada 4 a 6 h	–
Hioscina (Buscopan®, Hioscin®, Hiospan®)	Drágeas = 10 mg Ampola (1 mL) = 20 mg/mL Frasco = 20 mL (10 mg/mL)	Espasmolítico	0,5 mg/kg (1 gota), VO, cada 6-8 h (máx. 10 mg) 0,5 mg/kg/dose, IM ou IV	Efeitos anticolinérgicos: boca seca, diplopia, taquicardia, febre, retenção urinária Cautela em < 2 anos
Hormônio do Crescimento (Biotropinc, Genotropin®, Hormotropp®, Humatrope®, Norditropin®, Serostim®, Somatrop®)	Frasco = 4, 12, 16, 24 e 36 UI	Hipopituitarismo, baixa estatura	Dependente da indicação 0,16 ui/kg (0,06 mg/kg) IM ou SC, 3x/sem ou 0,3 mg/kg/sem ou 0,03-0,05 mg/kg/dia	Contraindicação: pacientes com fechamento de epífise ou lesão intracraniana ativa (tumoral) Atenção para pacientes com hipotireoidismo Eventos adversos: cefaleia, leucemia, hiperglicemia, hipertireoidismo, edema
Ibuprofeno (Actiprofen®, Alivium®,Advil®, Algiflex®, Artril®, Dalsy®, Doretrim®, Ibufran®, Ibuprofen®, Parartrin®)	Comprimido = 200, 300, 400 e 600 mg Suspensão = 50 mg/mL, 100 mg/mL, 100 mg/5 mL	Anti-inflamatório, analgésico	Crianças (dor): 10 mg/kg, cada 6-8 h, VO (máx. 40 mg/kg/dia) Adultos: 400 mg até 4/4 h Artrite: 20-40 mg/kg/dia Febre: 5 mg/kg/dose, cada 6-8 h	Eventos adversos: cefaleia, confusão, edema, náuseas, úlcera péptica, diarreia, insuf. renal, neutropenia, pancitopenia, trombocitopenia, aplasia de medula, leucopenia, agranulocitose, broncoespasmo, *rash*, sd. Stevens Johnsons
Imipenem-Cilastatina (Tienam®)	Frasco-ampola = 250 e 500 mg	Antibiótico	Crianças: 1-3 meses: 60-75 mg/kg/dia, cada 6 h, IV > 3 meses: 60-100 mg/kg/dia, cada 6 h, IV Dose máx.: 4 g/dia	Cautela em pacientes com insuf. renal, convulsões e alergia a penicilinas ou cefalosporinas Eventos adversos: convulsões, colite pseudomembranosa, agranulocitose, anafilaxia, tromboflebite

continua >>

>> continuação

Nome	Apresentação	Indicação/classificação	Dosagem	Observação
Imipramina (Depramina®, Imipra®, Tofranil®)	Comprimidos = 10 e 25 mg Cápsula (pamoato) = 75 ou 150 mg	Antidepressivo, enurese	Enurese (6-12 anos): 25 mg/dia, VO, 1h antes de dormir Depressão: 1,5-5 mg/kg/dia, VO Máx.: 200 mg/dia (adultos)	Contraindicado em pacientes em uso de inibidores da MAO Eventos adversos: confusão mental, ansiedade, convulsões, taquicardia, alterações do ECG, infarto agudo do miocárdio, arritmias, insuf. cardíaca, boca seca, retenção urinária, ginecomastia, aumento de enzimas hepáticas Dose máx. por idade: 5-6 anos = 40 mg/dia; 6-8 anos = 50 mg/dia; 10-12 anos = 70 mg/dia
Indinavir (Crixivan®)	Cápsula = 200 e 400 mg	Inibidor da protease HIV, antiviral	> 3 anos: 250-500 mg/m², VO, cada 8 h Adultos: 800 mg, VO, 8/8 h	Eventos adversos: náuseas, hiperbilirrubinemia Evitar uso com cisaprida, miodazolam e triazilam Cautela em pacientes com insuficiência hepática
Indometacina (Indocid®)	Cápsula = 25 e 50 mg Supositório = 100 mg (Suspensão = 25 mg/5 mL, e Ampola = 1 mg, não disponíveis no BR – importados)	Anti-inflamatório, analgésico, inibidor da via ciclo-oxigenase na metabolização do ácido aracdônico	Anti-inflamatório (> 14 anos): 1-3 mg/kg/dia (máx. 200 mg/dia) Fechamento PCA: 0,1- 0,25 mg/kg/dose, IV, doses adicionais de 3-5 dias	Contraindicações: sangramento ativo, coagulopatias, enterocolite necrosante e insuficiência renal Eventos adversos: oligúria, disfunção plaquetária, diminuição do fluxo sanguíneo esplâncnico, redução do fluxo sanguíneo cerebral (IV) Monitorizar função hepática e renal
Ipratrópio, brometo (Atrovent®)	(Ver Brometo)			
Isoniazida (Fluodrazin®)	Comprimidos = 50, 100 e 300 mg	Antibiótico utilizado para tratamento de tuberculose	Tratamento: 10-20 mg/kg/dia, 1x/dia, VO ou 20-40 mg/kg/dose, 2x/sem, por 9 meses (+ RMP) Profilaxia: 10 mg/kg/dia, 1x/dia, VO 20 mg/kg/dose, VO, 2x/sem. Máx.: 300 mg/dia (900 mg/dose no esquema bissemanal)	Hepatotoxicidade Recomenda-se suplementação da piridoxina (1-2 mg/kg/dia) Eventos adversos: neurite periférica, cefaleia, convulsões, irritação gástrica, *rash*, febre, encefalopatia, psicose, falsa glicosúria
Isoproterenol	Tablete (SL)= 10 e 15 mg Aerossol = 120 e 131 mcg/spray Injeção = 200 mcg/mL (Não disponíveis no BR)	B-adrenérgico, aumenta o inotropismo e cronotropismo, reduz resistência arteriolar periférica e pulmonar, promove broncodilatação		Contraindicado em pacientes com taquicardia por intoxicação digitálica, arritmias ou angina Cautela em pacientes com insuf. renal e cardíaca, diabetes e hipertireoidismo Eventos adversos (fatais): cefaleia, tremores, nervosismo, convulsões, taquicardia, arritmias, parada cardíaca, náuseas e vômitos, broncoespasmo
Itraconazol (Estiranox®, Itracotan®, Itrazol®, Sporanox®, Traconal®)	Cápsula = 100 mg	Antifúngico esporotricose, aspergilose, cândida, histoplasmose	> 18 meses: 150 mg/dia, VO	Eventos adversos: alterações TGI
Ivermectina (Leverctin®, Vermectil®, Ivermec®, Revectina®)	Comprimido = 6 mg	Antiparasitário	Uso cuidadoso em crianças < 2 anos ou 15 kg Larva *migrans* cutâneo, escabiose, pediculose, estrongiloidíase: 0,2 mg/kg dose única Oncocercose: 0,15 mg/kg dose única	Reações adversas são geralmente leves (diarreia, náuseas, vômitos, anorexia, sonolência, prurido, urticária)
Ketamina	(Ver Cetamina)			
Labetalol	Tabletes = 100, 200 e 300 mg Injeção = 5 mg/mL Suspensão = 10 mg/mL (Não disponíveis no BR)	Antogonista adrenérgico (alpha e beta), anti-hipertensivo	VO: 4 mg/kg/dia, 2x/dia (aumentar até 40 mg/kg/dia) IV (crise hipertensiva): Intermitente: 0,2-1mg/kg/dose, cada 10 min. Máx. 20 mg/dose Infusão contínua: 0,4-1 mg/kg/h (máx. 3 mg/kg/h)	Contraindicações: asmáticos, edema pulmonar, choque cardiogênico e bloqueio cardíaco Eventos adversos: hipotensão ortostática, edema, ICC, bradicardia, broncoespasmo, retenção urinária

continua >>

>> *continuação*

Nome	Apresentação	Indicação/classificação	Dosagem	Observação
Lactulose (Farlac® Lactulona®, Lactolosum®, Pentalac®)	Frasco = 120 mL (667 mg/mL)	Laxativo	Lactentes: 2,5-10 mL/24 h, 3-4x/dia, VO Crianças: 40-90 mL/dia Adultos: 30-45 mL/dose	Cautela em pacientes diabéticos Contraindicado na galactosemia Eventos adversos: desconforto TGI e diarreia Não utilizar concomitantemente com antiácidos
Lanatosídeo C Deslanósido (Cedilanide®)	Ampola = 0,2 mg/mL	Cardiotônico, inotrópico	Ataque: 20-40 mcg/kg, IV (1/2 dose de início, ¼ nas próximas 16 h (8/8 h) Manut.: equivalente à ¼ do dose de ataque, 2 x/dia	(Ver Digoxina)
Lamivudina (3TC, Epivir®)	Comprimido = 150 mg Frasco = 240 mL (10 mg/mL)	Agente antiviral nucleosídeo análogo com inibição da transcriptase reversa	Crianças (3meses-12 anos): 4 mg/kg/dose, VO, 2x/dia (máx. 150 mg/dose) Adultos: 150 mg/dose, VO, 2x/dia	Eventos adversos: cefaleia, fatiga, náuseas, diarreia, *rash*, pancreatite e dor abdominal Uso concomitante de co-trimoxazol resulta em níveis aumentados de lamivudina
Lamotrigina (Lamictal®, Neurium®)	Comprimido = 25, 50, 100 mg	Anticonvulsivante	Crianças (2-16 anos): Inicial: 2 mg/kg/dia, VO, 12/12 h (2 semanas) Aumento: 5 mg/kg/dia, VO, 12/12 h (2 semanas) Dose: 5-15 mg/kg/dia Máx.: 15 mg/kg/dia ou 400 mg/dia	Uso com ácido valproico, reduzir a dose máxima de 5 mg/kg/dia ou 250 mg/dia Eventos adversos: Sd. Stevens-Johnson, fatiga, ataxia, *rash*, cefaleia, náuseas, vômitos e dor abdominal, diplopia, nistagmo e alopecia Corrigir dose na IRA Paracetamol, carbamazepina e fenitoína diminuem NS de lamotrigina
Levamisol (Ascaridil®)	Comprimido pediátric o= 80 mg Comprimido adulto = 150 mg	Ascaridíase	3-5 mg/kg, VO, dose única	Eventos adversos: náuseas, vômitos, dor abdominal, cefaleia, leucopenia, encefalopatia
Levarterenol (Levophed®)	(Ver Noradrenalina)			
Levolepromazina (Neozine®)	Ampola = 5 mg/mL (5 mL) Frasco gotas = 1 mg/gta Comprimido = 25 e 100 mg	Neuroléptico	0,25-0,5 mg/kg/dia	Eventos adversos: reações extrapiramidais, taquicardia, hipotensão, obstipação e retenção urinária
Levotiroxina (Euthyrox®, Puran T4®,Synthroid®)	Comprimidos = 25, 50, 75, 88, 100, 112, 125, 150, 175, 200 mcg	Hipotireoidismo	VO (25-150 mcg/dia) 0-6 meses: 8-10 mcg/kg/dia 6-12 meses: 6-8 mcg/kg/dia 1-5 anos: 5-6 mcg/kg/dia 6-12 anos: 4-5 mcg/kg/dia > 12 anos: 2-3 mcg/kg/dia IM ou IV 75% da dose VO	Eventos adversos: nervosismo, insônia, tremor, taquicardia, arritmias, parada cardíaca, diarreia, vômitos, febre Cautela em pacientes com uso de anticoagulantes
Lidocaína (Xylocaína®)	Solução 1% = 1 mL/10 mg Solução 2% = 1 mL/20 mg *Spray* (10%) Creme (4%) Pomada (5%)	Anestésico, agente arrítmico (Classe Ib), redutor da HIC secundária à intubação traqueal	Intubação: 1-2 mg/kg Arritmia: 1 mg/kg/dose, IV, IO, ET (repetir cada 15 min, com máx. 4,5 mg/kg/h) Infusão contínua 20-50 mcg/kg/min, IV Anestésico: Tópico - 3 mg/kg/dose (max 200 mg), cada 2 h Injeção – 7 mg/kg/dose (com epinefrina), max. 300mg e 4-5 mg/kg/dose (sem epinefrina), max. 500 mg	Contraindicação: bloqueio atrioventricular (sem marca-passo) Eventos adversos: hipotensão, assistolia, arritmias, convulsões, parada respiratória, ansiedade, sonolência, letargia, estupor, anafilaxia, mal asmático
Linezolida (Zyvox®)	Bolsa para infusão = 2 mg/mL (300 mL) Comprimido = 600 mg	Antibiótico	Crianças > 5 anos: 10 mg/kg, VO, 12/12 h (máx. 600 mg 2x/dia)	Reações não dose-dependentes, geralmente leves a moderadas Eventos adversos: cefaleia, diarreia, náuseas, vômitos, sabor metálico, elevação de enzimas hepáticas e monilíase vaginal

continua >>

>> continuação

Nome	Apresentação	Indicação/classificação	Dosagem	Observação
Lítio (Carbolin®, Carbolitium®, Neurolithium®)	Comprimido = 300 mg	Bulimia nervosa, depressão, déficit de atenção, anorexia nervosa, mania	Inicial: 15-60 mg/kg/dia, 2-3x/dia, VO Máx.: 2,4 g/dia	Contraindicações: cardiopatias e nefropatias graves Eventos adversos: diabetes insipidus nefrogênico, hipotireoidismo, arritmias, sedação em doses terapêuticas Nível terapêutico: 0,6-1,5 mEq/L Toxicidade: confusão, sonolência, convulsões e morte
Loperamida (Diafuran®, Diasec®, Imosec®)	Comprimido = 2 mg	Antidiarreico, inibidor do peristaltismo intestinal, opioide	2-5 anos: 1 mg, 3x/dia (1º dia) 6-8 anos: 2 mg, 2x/dia (1º dia) 9-11 anos: 2 mg, 3x/dia (1º dia) > 12 anos: 4 mg, VO, seguido de 2 mg/dose após cada evacuação alterada (máx. 16 mg/dia)	Contraindicado em < 2 anos e em pacientes que a constipação deva ser evitada Não usar em diarreia causada por *Salmonella, Shigella ou E. coli* ou em suspeita de colite pseudomembranosa Eventos adversos: fatiga, confusão, constipação, náuseas, vômitos, *rash*, boca seca
Lorazepam (Lorax®)	Comprimido = 1 e 2 mg Ampola = 2 mg/mL e 4 mg/mL (não disponível no BR)	Ansiolítico, benzodiazepínico, tratamento de *status* epiléptico	Crianças: 0,1 mg/kg, IV, em 2-5 min; repetir 2ª dose de 0,05 mg/kg, IV, em 10-15 min Máx. 4 mg/dose Adultos: 4 mg/dose IV VO: 0,05 mg/kg/dose cada 4/8 h Dose máxima: 2 mg/dose	Eventos adversos: sedação, confusão mental, distúrbios visuais, síndrome de abstinência, elevação de enzimas hepáticas
Losartan (Aradois®, Cozaar®, Losartec®, Redupress®)	Comprimido = 12,5, 25, 50 e 100 mg	Bloqueador do receptor de angiotensina 2	25-100 mg/dia Dose pediátrica ainda não estabelecida	Cautela em pacientes com disfunção hepática
Manitol (Manitol 20%)	Frasco = 250 e 500 mL	Diurético osmótico	0,5-1 g/kg, IV, bolus	Precipitação com concentrações maiores que 20% Eventos adversos: hipovolemia, cefaleia, náuseas, vômitos, polidipsia, insuf. cardíaca e distúrbios eletrolíticos
Mebendazol (Bendrax®, Necamin®, Panfugan®, Pantelmin®, Vermoral®)	Comprimido = 100 mg Suspensão = 100 mg/5 mL (30 mL)	Anti-helmíntico eficaz contra *Ascaris sp, Ancilostoma, Tricocephalus e Enterobius*	100 mg, VO, 12/12 h por 3 dias Repetir o esquema em 3 sem. Toxocara: 5 dias	Eventos adversos: dor abdominal ocasional e transitória, diarreia, febre
Medroxiprogesterona (Contracep®, Cycrin®, Depo-provera®, Farlutal®, Provera®, Tricilon®)	Suspensão aquosa injetável = 50 mg/mL Frasco-ampola = 1 mL/150 mg Comprimido = 2,5, 5 e 10 mg	Puberdade precoce, sangramento vaginal anormal	Puberdade precoce: 0,3 mg/kg/dose (até total mensal de 7,5 mg) Sangramento anormal: 10 mg, 1-2x/dia, por 10-14 dias Adultos: 5-10 mg/dia	Contraindicado em pacientes com: Hipersensibilidade à droga, fenômenos tromboembólicos ativos, antecedentes de fenômenos tromboembólicos, acidente vascular cerebral, câncer de mama, sangramento vaginal anormal ou disfunção hepática Eventos adversos (graves): embolia pulmonar, tromboembolismo
Meglumina (Glucantime®, Megluxil®)	Ampola = 300 mg/mL (5 mL)	Leishmaniose	20 mg/kg/dia, 20-30 dias	Contraindicado em: insuficiência renal, hepática ou cardíaca Monitorizar função cardíaca, renal e hepática Pode apresentar dor articular, cefaleia, erupção cutânea, edema facial
Menadiona	(Ver Vitamina K)			
Meperidina (Dolantina®, Dolosal®)	Ampola = 2 mL/100 mg	Analgésico opioide sintético	Crianças: 1-1,5 mg/kg/dose, IM, IV, VO, cada 3-4 h (Máx. 100 mg/dose) Adultos: 50-150 mg/dose	Risco de depressão respiratória neonatal (atravessa barreira placentária) Contraindicado: arritmias cardíacas, asma, aumento da pressão intracraniana Eventos adversos: náuseas, vômitos, espasmo musculatura lisa, prurido, hipotensão, constipação, letargia Cautela em insuf. renal, anemia falciforme e convulsivos

continua >>

>> continuação

Nome	Apresentação	Indicação/classificação	Dosagem	Observação
Mercaptopurina (Puri-nethol®)	Comprimido = 50 mg	Quimioterápico; tratamento de LLA, LMC, histiocitose X, LMA	Dependente da indicação e protocolo 2,5 mgkg VO 1x/dia Manut.: 1,5-2,5 mg/kg, 1x/dia	Eventos adversos: TGI: náuseas, vômitos, anorexia, úlceras orais, diarreia, pancreatite, hepatotoxicidade Hemat.: leucopenia, trombocitopenia Pele: *rash*, hiperpigmentação Misc.: hiperuricemia
Meropenem (Meronem®)	Frasco-ampola = 500 e 1.000 mg	Antibiótico (carbapenem)	Lactentes > 3 meses e crianças: 60 mg/kg/dia, IV, 8/8h. Máx. 3 g/dia Meningite ou infecções graves: 120 mg/kg/dia IV, 8/8h. Máx. 6 g/dia	Boa penetração em SNC Eventos adversos: diarreia, *rash*, vômitos, monilíase oral, glossite, dor e irritação no local de aplicação, neutropenia, leucopenia, elevação de enzimas hepáticas e cefaleia
Mesna (Mitexan®)	Ampola = 4 mL/400 mg Ampola = 2 mL/800 mg	Prevenção da toxicidade da ifosfamida (oxazafosforinas) ao nível das vias urinárias	60% da dose de ifosfamida, divididas em 3 doses, IV 1ª dose concomitante com ifosfamida 2ª dose com 4 h, e 3ª dose com 8 h	Difícil determinação de eventos adversos (uso concomitante com ifosfamida) Mais comuns: cefaleia, fatiga, hipotensão, alergia, diarreia, náuseas e vômitos
Metadona (Metadon®)	Comprimido = 5 e 10 mg Solução injetável = 10 mg/mL	Narcótico opioide, analgesia, Sd. abstinência	Crianças: 0,7 mg/kg/dia, cada 4-6 h, VO, SC, IM, IV Máx. 10 mg/dose Adultos: 2,5-10 mg/dose, cada 3-4 h	Eventos adversos similares à morfina Mais comuns: depressão respiratória, sedação, aumento da PIC, hipotensão e bradicardia Meia-vida: 19 horas Duração oral: na 1ª dose, 6-8 h, e doses repetidas, 22-48 h
Metaraminol (Aramin®)	Ampola = 10 mg/mL (1 mL)	Amina simpatomimética com efeito semelhante ao da norepinefrina	(Ver Noradrenalina)	Meia-vida maior (em relação à norepinefrina)
Methotrexate (Biometrox®, Metotrexin®, Metrotex®)	Comprimido = 2,5 mg Frasco-ampola = 2 mL/50 mg e 20 mL/500 mg	Quimioterápico, LLA, TU não Hodgkin, TU SNC metastáticos	Dependente da indicação/protocolo 20 mg/m², VO, IM, IV, 1x/sem. Intratecal: 1-2 mg/mL, lentamente	Eventos adversos: SNC: neurotóxico, leucoencefalopatia necrozante desmielinizante, cefaleia, fatiga, convulsões TGI: toxicidade hepática, cirrose, diarreia, estomatite, anorexia, náuseas e vômitos Renal: insuf. renal, necrose tubular, hematúria, cistite Hemat.: leucopenia e trombocitopenia Resp.: fibrose e infiltrados pulmonares Pele: urticária, prurido, hiperpigmentação
Metildopa (Aldomet®, Metilcord®)	Comprimido = 250 e 500 mg	Anti-hipertensivo com ação simpatolítica central	Inicial: 10 mg/kg/dia ou 300 mg/m²/dia, VO, em 2 ou 4 doses 20-40 mg/kg/dia, IV, 6/6 h Dose máx.: 65 mg/kg, 2 g/m² ou 3 g	Contraindicações: feocromocitoma e hepatopatias Cautela em pacientes recebendo haloperidol, propranolol, lítio, simpatomiméticos Interfere com testes laboratoriais para creatinina e catecolaminas urinárias Eventos adversos: sedação, cefaleia, fraqueza, bradicardia, hipotensão ortostática, miocardite, pancreatite, boca seca, anemia hemolítica, trombocitopenia, leucopenia, hepatite, *rash*
Metilprednisolona (Predmetil®, Solu-Medrol®, Solupren®)	Frasco-ampola = 40 mg/mL, 125 mg/2 mL, 500 mg/8 mL e 1 g/16 mL	Glucocorticoide, anti-inflamatório, imunossupressor	Dependente da indicação. Inflamação/imunossupressão: 0,16-1,66 mg/kg/dia, 3-4 doses Asma/alergias: Ataque: 1-2 mg/k/dose, IV Manut.: 2 mg/kg/dia, IV, 6/6 h Rejeição: 5-10 mg/kg/dia, 1x/dia ou em dias alternados Pulsoterapia: 30 m g/kg/dose	(Ver outros Glucocorticoides/ Hidrocortisona)

continua >>

>> continuação

Nome	Apresentação	Indicação/classificação	Dosagem	Observação
Metimazol (Tapazol®)	Comprimidos = 5 e 10 mg	Hipertireoidismo	0,5-1 mg/kg, 12/12 h, VO Manut.: ½ da dose inicial, VO, 8/8 h	Eventos adversos: *rash*, icterícia colestática, alopecia, síndrome nefrótica e hipoglicemia
Metoclopramida (Eucil®®, Plasil®)	Comprimido = 10 mg Frasco com solução = 1 mg/mL Ampola = 5 mg/mL Frasco gotas = 10 mL (4 mg/mL) Supositório = 10 mg	Refluxo gastroesofágico, hipomotilidade intestinal, antiemético	Vômitos: 1-2 mg/kg/dose, IV, pode ser repetido em 1 h (1x). Manut.: 6/6 h RGE: 0,2-0,4 mg/kg/dia, 6/6 h, IV ou VO	Eventos adversos: sintomas extrapiramidais (especialmente em doses altas), ansiedade, fatiga, depressão, confusão, convulsões, bradicardia, neutropenia, agranulocitose, broncoespasmo, febre, secreção de prolactina
Metoprolol (Seloken®, Lopressor®)	Comprimido = 25, 50 e 100 mg Seringa = 5 mg	Bloqueador adrenérgico	Inicial: 1-2 mg/kg/dia, VO, 12/12 h Aumentar até efeito desejado (Máx. 10 mg/kg/dia)	Contraindicações: insuficiência cardíaca e asma
Metronidazol (Flagyl®)	Comprimido = 250 e 400 mg Frasco-ampola = 100 mL/500 mg	Antimicrobiano eficaz contra anaeróbios, tricomoníase, giardíase e amebíase	Amebíase: 35-50 mg/kg/dia, VO, 8/8h, por 10 dias Giardíase: 15 mg/kg/dia, VO, 8/8 h, por 10 dias Tricomoníase: 15 mg/kg/dia, VO, 8/8 h, por 7 dias Anaeróbios: 15 mg/kg, IV ataque 7,5 mg/kg/dose, IV ou VO, 6/6 h (máx. 4 g/dia)	Eventos adversos: convulsões, leucopenia transitória, neutropenia, candidíase (glossite), febre, náuseas, boca seca Cautela em pacientes com doenças do SNC, discrasias sanguíneas, nefropatias ou hepatopatias
Micofenolato Mofetil (Cellcept®)	Comprimido = 500 mg	Imunossupressor	Crianças: 600 mg/m²/dose, VO, 2x/dia Adultos: IV: 2.000-3.000 mg/dia VO: 2.000-4.000 mg/dia	Dose dependente do protocolo de transplante Eventos adversos (mais comuns): Cefaleia, hipertensão, diarreia, vômitos, supressão medular, anemia, febre, infecções oportunistas e sepse Aumenta risco de linfoma ou outros tumores
Midazolam (Dormire®, Dormium®, Dormonid®, Sedazol®)	Frasco = 120 mL (2 mg/mL) Comprimido = 7,5 e 15 mg Solução injetável = 15 mg/3 mL, 5 mg/5 mL, 50 mg/10 mL	Benzodiazepínico, sedativo, pré-anestésico	6 meses-5 anos: 0,05-0,1 mg/kg/dose (2-3 min); máx. 6 mg 6-12 anos: 0,025-0,05 mg/kg/dose; Máx. 10 mg Sedação para ventilação mecânica: Intermitente: 0,05-0,15 mg/kg/dose, cada 1-2 h Infusão Contínua: 1-2 mcg/kg/min	Eventos adversos: depressão respiratória, hipotensão e bradicardia Contraindicado em pacientes com glaucoma e choque Atenção com uso concomitante de cimetidina, eritromicina, itraconazol, cetoconazol e inibidores da protease
Milrinone (Primacor®)	Ampola = 1 mg/mL	Inotrópico, inibidor da fosfodiesterase, insuficiência cardíaca e choque cardiogênico	Crianças (dados limitados): Ataque: 50 mcg/kg, IV, bolus em 10 min Contínuo: 0,5-1 mcg/kg/min	Contraindicação: estenose aórtica grave, estenose pulmonar grave, infarto agudo do miocárdio Eventos adversos: cefaleia, arritmias, hipotensão, hipopotassemia, náusea, vômitos, anorexia, dor abdominal, hepatotoxicidade e trombocitopenia Efeitos hemodinâmicos podem durar cerca de 3-5h após retirada da droga. Corrigir dose na insufic. renal
Minoxidil (Loniten®)	Comprimido = 10 mg	Hipotensor, vasodilatação arteriolar	< 12 anos: 0,2 mg/kg/dia, VO > 12 anos: 5 mg/dia (aumento a cada 2 dias, até máx. de 100 mg)	Eventos adversos: retenção hídrica, derrame pericárdico, hipertricose
Mitomicina C (Mitocin®)	Frasco-ampola = 5 mg	Quimioterápico, sarcoma, CA pulmão	10-20 mg/m², por 6-8 sem.	Eventos adversos: mielotoxicidade, pancitopenia, aplasia medular, náusea, vômito e estomatite
Mivacúrio (Mivacron®)	Ampola = 2 mg/mL (10 mL)	Bloqueador neuromuscular não despolarizante, ação curta	0,2 mg/kg, IV, *push* Contínuo: 5-31 mcg/kg/min	Início de ação em 2 min Cautela em cardiopatas, distúrbios eletrolíticos e pacientes com redução da colinesterase plasmática (efeito prolongado) Liberação histamínica

continua >>

>> *continuação*

Nome	Apresentação	Indicação/classificação	Dosagem	Observação
Montelucaste (Singulair®)	Comprimido = 4,5 e 10 mg Grânulo oral = 4 mg	Antiasmático, antagonista do receptor de leucotrieno	6 meses-5 anos: 4 mg VO, 1xdia 6-14 anos: 5 mg, VO, 1x/dia > 15 anos e adultos: 10 mg, VO, 1x/dia	Eventos adversos: cefaleia, dor abdominal, dispepsia, fatiga, tosse, elevação de enzimas hepáticas Menos frequentes: diarreia, laringite, faringite, otite, sinusite, náuseas e infecções virais Fenobarbital e RMP aumentam o *clearence* da droga
Morfina (Dimorf®)	Comprimido = 10 e 30 mg Solução oral = 10 mg/mL (26 gotas) Sol. Injetável 0,1, 0,2 mg/mL Cápsula de 30 mg Ampola 1 mg/mL e 10 mg/mL	Opioide, analgésico	0,1- 0,2 mg/kg/dose, SC, IM, IV, VO, cada 4 h Máx.: 15 mg/dose Adultos: 10-30 mg/dose	Eventos adversos: dependência, depressão respiratória e do SNC, náuseas, vômitos, constipação e retenção urinária, hipotensão, bradicardia, aumento de PIC, miose, espasmo do trato biliar Naloxone pode ser usado para reversão de efeito
Mupirocina (Bactroban®)	1g creme 2%/20 mg mupirocin	Impetigo, antibiótico tópico	Aplicação local, 3x/dia, por 5 dias	Eventos adversos: espirros, *rash*, dermatite de contato
Muromonal CD3/ Muromonab-CD3 (Orthoclone OKT-3®)	Ampola = 5 mg/5 mL	Rejeição aguda de órgão transplantado	Indução: 0,5-5 mg/dia, IV, por 10-14 dias	–
Nafazolina (Claroft®, Narix®)	Solução oftálmica. Solução nasal = 1:1000	Descongestionante nasal	1 gota da solução em cada narina, 3/3 h Máx.: 4 aplicações/dia	Eventos adversos (principalmente hiperdosagem): Palidez, transpiração intensa, pupilas dilatadas, elevação da pressão arterial, hiperemia reativa, náusea e cefaleia
Naloxone (Narcan®)	Ampola = 1 mL/0,4 mg Neonatal = 1 mL/0,02 mg	Depressão respiratória induzida por opiáceos	0,01 mg/kg, IV. Dose subsequente 0,1 mg/kg. Repetir cada 3-5 min Infusão contínua: 0,025-0,16 mg/kg/h	Pode ser usado IM ou SC Cautela em cardiopatas Reversão abrupta da depressão narcótica causa náuseas, vômitos, taquicardia, hipertensão e tremor
Naproxeno (Naprosyn®, Flanax®)	Comprimido = 250, 275, 500 e 550 mg Suspensão = 25 mg/mL	Analgésico, anti-inflamatório, antipirético	10 mg/kg/dia, VO, 12/12 h Adultos: 250-500 mg/dia (Máx. 1.500 mg/dia)	Somente para > 1 ano Eventos adversos: náuseas, vômitos, desconforto abdominal, cefaleia, *rash*
Nelfinavir (Viracept®)	Frasco = 144 g de pó para solução oral Comprimido = 250 mg	Antirretroviral	2-13 anos: 25-30 mg/kg/dose, 3x/dia	Pode ser misturado com alimentos Eventos adversos: geralmente leves, diarreia, neutropenia, linfocitose, aumento de trasaminases, *rash*, flatulência, náusea, dor abdominal e fraqueza
Neomicina	Comprimido = 500 mg Solução = 125 mg/5 mL Creme e pomada = 0,5% (Algumas apresentações não estão disponíveis no BR)	Antibiótico, aminoglicosídeo	Crianças: 50-100 mg/kg/dia, cada 6-8 h, VO, 5-6 dias Máx.: 12 g/dia Adultos: 4-12 g/dia	Contraindicado em obstrução intestinal Nefrotóxico e ototóxico Eventos adversos: prurido, edema, colite, candidíase e redução da cicatrização (tópico)
Neostigmine (Prostigmine®)	Ampola = 1 mL/0,5 mg	Agente colinesterásico	Dependente da indicação Intoxicação atropínica: 0,1 mg/kg/ dose, IV	Titular dose para evitar excessivo efeito colinérgico Cautela em asmáticos Eventos adversos: crise colinérgica, broncoespasmo, salivação, náuseas, vômito, diarreia, miose, lacrimejamento, bradicardia, hipotensão, fadiga, confusão, depressão respiratória, convulsões. Antídoto: atropina 0,01-0,04 mg/kg/dose
Nifedipina (Adalat®)	Cápsula = 10 mg Oros: cápsula = 20, 30 e 60 mg Retard: comprimido = 10 e 20 mg	Bloqueador de canal de cálcio, vasodilatador	Hipertensão: 0,25-0,5 mg/kg/dose, VO ou SL, cada 6-8 h Cardiopatia hipertrófica: 0,5-0,9 mg/ kg/dia, VO, cada 6-8 h Máx.: 180 mg/dia	Cautela em pacientes com insuf. cardíaca e estenose aórtica Eventos adversos: hipotensão grave, edema periférico, cefaleia, náusea, taquicardia, palpitações, síncope Urina cor marrom alaranjada

continua >>

>> continuação

Nome	Apresentação	Indicação/classificação	Dosagem	Observação
Nimorazol (Naxogin®)	Comprimido = 500mg Xarope = 25 mg/mL	Giardíase	Crianças: < 10 anos: 5 mL, VO, 2x/dia, por 2 dias > 10 anos: 10 mL, VO, 2x/dia, por 2 dias	Eventos adversos: náuseas, pirose, vômitos.
Nistatina (Micostatin®)	Drágea = 500.000 ui Suspensão = 100.000 ui/mL Creme 4g = 100.000 ui	Antifúngico	Crianças: 1-2.000.000 ui/dia, VO, 6/6 h	Eventos adversos: diarreia e efeitos gastrointestinais Não é absorvido por VO
Nitrazepam (Sonotrat®, Sonebom®)	Comprimido = 5 e 10 mg	Anticonvulsivante	0,5-2 mg/kg/dia, VO, 8/8 h	Evento adverso: sonolência
Nitroglicerina (Nitroglin®)	Solução injetável = 0,5, 0,8 e 5 mg/mL	Vasodilatador	Início: 0,25 mcg/kg/min, IV Infusão contínua. Aumentar até 5 mcg/kg/min SL: 0,2-0,6 mg, cada 5 min, até o máx. de 3 doses em 15 min	Eventos adversos: cefaleia, metahemoglobinemia, alterações TGI, visão turva Cautela em pacientes com insuf. renal, aumento da pressão intracraniana e falência hepática
Nitrofurantoína (Macrodantina®, Hantina®)	Comprimido = 50 e 100 mg Suspensão = 25 mg/mL Cápsula = 100 mg	Antibiótico	5-7 mg/kg/dia, VO, 6/6 h Máx. 400 mg/dia Profilaxia ITU: 1-2 mg/kg, 1x/dia	Eventos adversos: reações de hipersensibilidade, hemólise em portadores de def. G6PD Contraindicações: Insuficiência renal grave e RN
Nitroprussiato de sódio (Nipride®)	Frasco-ampola = 2 mL/50 mg	Vasodilatador arteriolar e venoso, emergência hipertensiva, hipertensão pulmonar	0,5-10 mcg/kg/min (dose média 3 mcg/kg/min)	Monitorização rigorosa da PA Eventos adversos: hipotensão grave (dose-dependente), acidose metabólica e sintomas de SNC Após 48 h de uso, deve-se monitorizar o nível sérico de tiocianato (< 12 mg/L) Antídoto: tiossulfato de sódio
Norepinefrina (Levophed®)	Ampola = 4 mL/4 mg	Vasopressor, choque	0,05-0,1 mcg/kg/min, IV, infusão contínua	Início de ação rápido (1-2 min) Contraindicação: trombose mesentérica ou vascular periférica, hipóxia profunda, hipercapnia ou hipotensão por hipovolemia ou durante anestesia com halotano Eventos adversos: ansiedade, bradicardia, hipertensão grave, arritmias, crise asmática, anafilaxia
Norfloxacin (Floxacin®, Floxinol®, Norfin®)	Comprimido = 400 mg	Antibiótico, quinolona	400 mg, VO, 12/12 h	Contraindicação: < 12 anos Eventos adversos: cefaleia, insônia, náusea, aumento de enzimas hepáticas, leucopenia, eosinofilia, *rash*, fadiga, cristalúria Pode aumentar NS de teofilina
Nortriptilina (Pamelor®)	Cápsulas = 10, 25, 50 e 75 mg Solução = 1 mL/2 mg	Antidepressivo	Adultos: 25 mg, VO, 3-4x/dia Adolescentes: 30-50 mg/dia 6-12 anos: 10-20 mg/dia, VO, em 2 doses	Cautela em pacientes com retenção urinária, convulsões, glaucoma, tendência suicidas, doenças cardíacas ou hepáticas ou hipertireoidismo Eventos adversos: convulsões, bloqueio cardíaco, infarto, agranulociose, trombocitopenia
Octreotida (Sandostatin®)	Ampola = 0,05, 0,1 e 0,5 mg LAR – Ampola = 10, 20 e 30 mg	Análogo da somatostatina, hemorragia digestiva, agente antissecretório	Diarreia: IV ou SC: 1-10 mcg/kg/dia, cada 12-24h. Dose pode ser aumentada no nível recomendado de 0,3 mcg/kg/dose a cada 3 dias Dose máx.: 1.500 mcg/dia Várias outras indicações não rotuladas. Exemplo: HDA: 25 mcg/h, IV contínuo, 5 dias. (0,3-1 mcg/kg/h)	Eventos adversos: bradicardia, anorexia, náusea, vômitos, dor abdominal, edema abdominal, flatulência

continua >>

>> *continuação*

Nome	Apresentação	Indicação/classificação	Dosagem	Observação
Ofloxacina (Floxina®, Ofloxacin®)	Comprimido = 200 mg	Antibiótico, quinolona	200 mg, VO, 1-2x/dia	(Ver Norfloxacin) Outros efeitos colaterais: artralgia, sínd. Stevens-Johnson e hematúria
OKT	(Ver Muromomal CD3)			
Omeprazol (Losec®, Victrix®)	Cápsula = 10 e 20 mg Frasco-ampola = 40 mg	Inibidor acidez gástrica, úlcera péptica	Início: 0,6-0,7 mg/kg/dose, VO, 1x/dia; aumentar para 2x/dia se necessário Dose eficaz varia de 0,3-3,3 mg/kg/dia Adultos: 20 mg/dose, VO, 1x/dia, 4-8 semanas	Eventos adversos: cefaleia, diarreia, náuseas e vômitos Aumenta ½ vida do diazepam, fenitoína e warfarina
Oxacilina (Staficilin®)	Frasco-ampola = 500 mg/3 mL	Antibiótico	100-300 mg/kg/dia, VO, IM, IV, cada 4-6 h	Reação alérgica cruzada com penicilina Eventos adversos: os mesmos das penicilinas. Causa hematúria e nefrite
Oxibutinina (Ditropan®) (Retemic®)	Comprimido = 5 mg Xarope = 5 mg/5 mL	Bexiga neurogênica	< 5 anos: 0,4-0,8 mg/kg/dia, VO, 6/6 h ou 12/12 h > 5 anos: 10-15 mg/dia, VO, 8/8 h ou 12/12 h Adultos: 10-20 mg/dia, VO, 6/6 h ou 12/12 h	Eventos adversos semelhantes aos da atropina Contraindicações: glaucoma, obstrução gastrointestinal, megacólon, colite grave e hipovolemia
Oxcarbamazepina (Trileptal®)	Comprimido = 300 e 600 mg Suspensão = 60 mg/mL	Antiepilético	8-10 mg/kg/dia, 12/12 h	Precaução: hiponatremia, angiodema, sd. Stevens-Johnson
Oximetolona (Hemogenin®)	Comprimido = 50 mg	Anemia aplástica, disfunção de medula óssea	1-5 mg/kg/dia	Eventos adversos: hepatotoxicidade, virilização, deficiência de ferro, náuseas, câimbra, vômitos, calafrio, fechamento prematuro de epífise em criança
Oximetazolina (Afrin®)	Pediátrico = 10 mL (0,025%) Adulto = 10 mL (0,05%)	Descongestionante da mucosa nasal, vasoconstrictor	1-2 gts em cada narina, 3x/dia Inalação: 10-20 gotas/5 mL de soro fisiológico	Contraindicação: pacientes recebendo terapia com iMAO Congestão nasal rebote no uso excessivo (> 3 dias) Eventos adversos: cefaleia, confusão, hipertensão, sensação transitória de queimação, picada, ulceração de mucosa nasal, visão turva e midríase
Palivizumab (Synagis®)	Injeção = 100 mg	Anticorpo monoclonal para VSR	Profilaxia VSR: < 2 anos com doença pulmonar crônica ou lactente prematuro (< 35 sem.) e < 12 meses de vida: 15 mg/kg/dose, IM, mensalmente durante período sazonal para VSR	Cautela em pacientes com trombocitopenia ou outra alteração da coagulação Eventos adversos: rinite, *rash*, dor local, aumento de enzimas hepáticas, faringite, tosse, chiado, diarreia, vômitos, conjuntivite e anemia
Pamoato de Pirvínio (Enterocid®, Pyr-pan®)	Suspensão = 10 mg/mL (40 mL)	Anti-helmíntico, oxiuríase	10 mg/kg, VO, 1x. Segunda dose após 15 dias	Tratar todos os membros da família Eventos adversos raros
Pancurônio (Pavulon®)	Ampola = 2 mg/mL	Bloqueador neuromuscular não despolarizante	> 1 mês-adultos: 0,04-0,1 mg/kg, IV Repetir 0,01 mg/kg, cada 25-60 min, se necessário	Contraindicado em pacientes com hipersensibilidade ao medicamento e com taquicardia pré-existente Cautela em pacientes nefropatas, pneumopatas ou hepatopatas, miastenia *gravis* Eventos adversos: taquicardia, hipertensão, salivação, fraqueza muscular residual, apneia, *rashs* transitórios
Paracetamol	(Ver Acetaminofen)			
Penicilamina (Cuprimine®)	Cápsula = 250 mg	Quelante de metais pesados, intoxicação por chumbo, doença de Wilson	Intoxicação: 30-40 mg/kg/dia, VO, 6/6h, por 5 dias (máx. 1 g/dia) Doença de Wilson: 20 mg/kg/dia, VO, 1x/dia	Eventos adversos: catarata, febre, *rash*, náusea, vômitos, síndrome lúpus-*like*, leucopenia, leucocitose, eosinofilia, trombocitopenia e neurite óptica Pode reduzir nível sérico de digoxina

continua >>

>> *continuação*

Nome	Apresentação	Indicação/classificação	Dosagem	Observação
Penicilina G Aquosa (Penicilina G potássica cristalina)	Frasco-ampola = 10.000.000, 20.000.000, 500.000 e 5.000.000 UI	Antibiótico	Crianças: 25.000-400.000 UI/kg/dia, IM ou IV, cada 4-6 h	Eventos adversos: anafilaxia, *rash*, doença do soro, convulsões, leucopenia, agranulocitose, trombocitopenia Nível sérico IV 23 vezes maior quando comparado com IM
Penicilina G Benzatina (Benzetacil®)	Frasco-ampola = 300.000, 600.000, 1.200.000 e 2.400.000 UI	Antibiótico	Lactentes e pré-escolares: 300.000-600.000 UI, IM, dose única Escolares/adolescentes: 900.000 UI, IM, dose única Adultos: 1.200.000 UI, IM, dose única	Nível sérico se prolonga por 3-4 sem. (Ver Penicilina G)
Penicilina G Procaína (Wycilin®)	Frasco-ampola = 100.000 e 300.000 UI	Antibiótico	100.000-600.000 UI/dia, IM, 12/12 h	(Ver Penicilina G)
Penicilina V (Pencilin V®)	Comprimido = 500.000 UI Frasco = 400.000 UI/5 mL	Antibiótico	25.000-50.000 UI, VO, 6/6 h Profilaxia febre reumática: 250 mg (400.000 UI/dia), VO, 12/12 h	Dar 1 hora antes ou 2 horas após as refeições
Pentamidina (Pentacarinat®)	Frasco-ampola = 300 mg	Tratamento de infecção por *P. carinni*, antibiótico, antiprotozoário	4 mg/kg/dia, IM ou IV, 1x/dia, 14-21 dias Dose máx.: 300 mg	Eventos adversos: hipoglicemia, hiperglicemia, hipotensão, náuseas, vômitos, febre, hepatotoxicidade, pancreatite, anemia megaloblástica, hipocalcemia, nefrotoxicidade e granulocitopenia Infundir IV em 1 hora para evitar hipotensão
Pentastarch (Solução 10%)		Coadjuvante à leucoferese, expansor na reanimação	10 mL/kg/dose	–
Pentobarbital	Cápsula = 50 e 100 mg Supositório = 30, 60, 120 e 200 mg Injeção = 50 mg/mL (Não disponíveis no BR)	Sedativo barbitúrico	Mal convulsivo: 10-15 mg/kg/dose, IV, 1x Manut.: 5-10 mg/kg/dose, cada 20 min. (máx. 40 mg/kg) Contínuo: 1-3 mg/kg/h Outras indicações: 2-8 mg/kg/dia, IV, VO, cada 12-24 h	Contraindicações: falência hepática, insuf. cardíaca e hipotensão Adjunto no tratamento da hipertensão intracraniana Eventos adversos: hipotensão, arritmia, hipotermia, depressão respiratória e dependência
Pentoxifilina (Trental®)	Comprimido = 400 mg Ampola = 5 mL/100 mg	Antiagregante plaquetário	400 mg, VO, 2-3x/dia Dose pediátrica não definida	Eventos adversos: *flush* e distúrbios gastrointestinais
Periciazina (Neuleptil®)	Comprimido = 10 mg Solução oral = 4% Gotas = 20 mL com solução 1%	Distúrbios do caráter e do comportamento	2 gotas, 1x/dia, VO Aumentar até efeito desejado	–
Pindolol (Visken®)	Comprimido = 5 e 10 mg	Bloqueador β- adrenérgico Hipertensão Angina pectoris Taquicardia sinusal e axial	Adulto: 5-15 mg/dia 1x/dia	Contraindicações: asma, bradicardia, bloqueio atrioventricular, DPOC e choque cardiogênico Eventos adversos: broncoespasmo, bradicardia, insuf. cardíaca, insônia, fadiga, náuseas
Piperacilina/ Piperacilina + Tazobactama (Tazocin®, Tazoxil®)	Frasco-ampola = 2g de piperacilina + 250 mg de tazobactama Frasco-ampola = 4 g de piperacilina + 500 mg de tazobactama	Antibiótico	Doses referentes ao componente Piperacilina < 6 meses: 150-300 mg/kg/dia, IV, cada 6-8 h > 6 meses e crianças: 300-400 mg/kg/dia, IV, cada 6-8 h Adultos: 3 g, IV, 6/6 h. Doses de até 18 g/dia têm sido usadas em infecções hospitalares	Penetração liquórica ocorre somente em meninge inflamada Eventos adversos: convulsões, mioclônus e febre
Piperazina (Vermilen®, Veroverm®)	Xarope = 60 mL ((130 mg/mL) Suspensão = 100 mg/mL	Anti-helmíntico, suboclusão por áscaris	Enterobius: 65 mg/kg/dia, VO, 1x/dia, por 7 dias Áscaris: 75 mg/kg/dia, VO, 1x/dia, por 2 dias	Eventos adversos: raros com desconforto abdominal, efeitos neurológicos transitórios e reações urticariformes

continua >>

>> *continuação*

Nome	Apresentação	Indicação/classificação	Dosagem	Observação
Piracetam (Nootropil®, Nootron®)	Comprimido = 400 e 800 mg Ampola = 5 mL (200 mg/mL) Solução pediátrica= 60 mg/mL	Ativador do metabolismo cerebral	100 mg/kg/dia, IV ou VO, 6/6 h	Evento adverso: agitação psicomotora
Pirazinamida (Pirazinon®)	Comprimido = 500 mg Suspensão = 150 mL (30 mg/mL)	Antibiótico, tuberculose	35 mg/kg/dia, VO, cada 12-24 h (máx. 2 g)	Eventos adversos: toxicidade hepática, dores articulares por acúmulo de ácido úrico, *rash* e alterações gástricas
Pirimetamina (Daraprim®)	Comprimido = 25 mg	Antiparasitário, antibiótico, malária, tuberculose	Malária: 0,3 mg/kg, VO, 8/8 h, 3 dias Toxoplasmose: 2 mg/kg/dia, VO, cada 12-24 h, por 2-3 dias (máx. 100 mg/dia). Depois manter 1 mg/kg/dia por 4 sem (máx. 25 mg/dia)	Eventos adversos: anemia macrocítica por deficiência de folato, discrasias sanguíneas, glossite, leucopenia, *rash*, convulsões Iniciar leucovorin para evitar complicações hematológicas
Piroxicam (Feldene®)	Gel = 5% Cápsula, comprimido e supositório = 20 mg Injeção = 40 mg/2 mL	Anti-inflamatório, analgésico, antipirético	Adultos e crianças > 12 anos 0,45 mg/kg/dia, VO, 12/12 h (máx. 20 mg)	Eventos adversos sérios: anafilaxia, sangramento digestivo, dispepsia, insuf. renal, broncoespasmo, trombocitopenia, síndrome de Stevens-Johnson, nefrite intersticial, hepatotoxicidade, agranulocitose
Polimixina B (Bedfordpoly B®)	Frasco-ampola = 500.000 UI Tópico em associação: várias formulações	Antibiótico	15.000-25.000 UI mg/kg/dia, IM ou IV, cada 8-12 h	1 mg = 10.000 UI Excreção renal Eventos adversos: febre, *rash*, dor local, tontura, parestesia, arreflexia, convulsão, coma, bloqueio neuromuscular, nefrotoxicidade
Pralidoxima (Contrathion®)	Frasco = 200 mg	Antídoto na intoxicação por organofosforados, reativador da colinesterase	Usar com atropina Crianças: 20-50 mg/kg/dose, 1x, IM, IV, SC. Pode repetir em 1-2 h Adultos: 1-2 g/dose	Para infusão IV, diluir 50 mg/mL ou menos e infundir em 15-30 min Não exceder 200 mg/min Eventos adversos: rigidez muscular, laringoespasmo e taquicardia
Prazosina (Minipress®)	Cápsula = 1, 2 e 4 mg	Vasodilatador arterial e venoso, agente bloqueador adrenérgico (alfa-1)	Inicial: 5 mcg/kg, VO, dose teste Manut: 25-150 mcg/kg/dia, 6/6h Máx.: 15 mg/dia ou 0,4 mg/kg/dia	Eventos adversos: síncope, taquicardia, hipotensão, náusea, cefaleia, fadiga, efeitos anticolinérgicos
Prednisolona (Prednisolon®, Predsim®, Prelone®)	Suspensão oftálmica Comprimidos = 5 e 20 mg Solução = 3 mg/mL (frasco com 60 e 100 mL)	Glicocorticoide	(Ver Metilprednisolona e Prednisona)	(Ver Metilprednisolona e Prednisona)
Prednisona (Corticorten®, Meticorten®, Prednison®, Predson®)	Comprimido = 5 e 20 mg	Glicocorticoide	Dose fisiológica: 4-5 mg/m²/dia, VO, 12/12 h (20% da dose de cortisona) Dose dependente da indicação: 0,5-2 mg/kg/dia, VO, cada 6-12 h	Eventos adversos comuns aos outros glicocorticoides (Ver Hidrocortisona) Preferir metilprednisolona em hepatopatas, pois a prednisona é convertida em metilprednisilona no fígado
Primidona (Mysoline®, Primidon®)	Comprimido = 100 e 250 mg	Antiepiléptico	< 8 anos (Dia 1-3): 50 mg, VO, 1x/dia > 8 anos e adultos: 100-125 mg, VO, 1x/dia < 8 anos (Dia 4-6): 50 mg, VO, 2x/dia > 8 anos e adultos: 100-125 mg, VO, 2x/dia < 8 anos (Dia 7-9): 100 mg, VO, 2x/dia > 8 anos e adultos: 100-125 mg, VO, 3x/dia Depois: 125-250 mg, VO, 3x/dia 10- 25 mg/kg/dia, cada 6-8 h Máx.: 2 g/dia	Cautela em nefropatas, hepatopatas e insuf. respiratória Metabolizada em fenobarbital Eventos adversos e contraindicações: (ver Fenobarbital) Eventos adversos adicionais: vertigem, náusea, leucopenia, linfoma, diplopia, nistagmo, síndrome lúpus-*like* Nível sérico: 5-12 mg/L (monitorizar também NS fenobarbital = 15-40 mg/L)

continua >>

>> *continuação*

Nome	Apresentação	Indicação/classificação	Dosagem	Observação
Procainamida (Procamide®)	Comprimido = 300 mg Ampola = 5 mL/500 mg	Antiarrítmico, classe Ia	IM: 20-30 mg/kg/dia, cada 4-6 h Dose máx. 4 g/dia (pico de efeito em 1 h) IV: Ataque: 2-6 mg/kg/dose em 5 min. (máx. 100 mg/dose). Repetir dose até máx. de 15 mg/kg. Não exceder 500 mg em 30 min Manutenção: 20-80 mcg/kg/min, máx. 2 g/dia VO: 15-50 mg/kg/dia, cada 3-6h, máx. 4 g/dia	Contraindicação: miastenia gravis, bloqueio AV total, Torsade de Pointes Eventos adversos: síndrome Lupus-*like*, Coombs +, trombocitopenia, arritmias, alterações TGI, confusão
Prometazina (Fenergan®)	Comprimido = 25 mg Ampola = 2 mL/50 mg Xarope = 120 mL	Anti-histamínico, antiemético	Anti-histamínico: 0,1 mg/kg/dose, cada 6 h, VO Vômitos: 0,25-1 mg/kg/dose, cada 4-6 h, VO, IM, IV, VR	Toxicidade semelhante a outros fenotiazídicos (ver Clorpromazina) Pode causar sedação profunda, visão turva e distonias
Propafenona (Ritmonorm®)	Comprimido = 300 mg Ampola = 20 mL/70 mg	Antiarrítmico	150 mg, VO, 8/8 h Dose pediátrica não estabelecida	Eventos adversos: arritmias, assistolia, Torsade de Pointes, QT prolongado, agranulocitose
Propofol (Diprivan®)	Frasco-ampola = 1% (20, 50 e 100 mL) com 10 mg/mL Frasco-ampola = 2% (50 mL) com 20 mg/mL	Anestésico, sedativo	Indução anestésica: > 3 anos: 2,5-3,5 mg/kg, IV, em 20-30 seg Manutenção: 2 mes-16 anos: 125-300 mcg/kg/min., IV Sedação procedimento: 1 mg/kg, IV, 1x; depois 0,5 mg/kg, se necessário. Máx.: 40 mg inicial e 20 mg nas doses subsequentes	Contraindicação: hipersensibilidade à droga ou componentes da emulsão lipídica. Atenção com o metabolismo lipídico Cautela em pacientes com NPP Eventos adversos: hipotensão, depressão miocárdica, queda débito cardíaco, bradicardia, apneia, dor local, flebite, hiperlipidemia, acidose metabólica Evitar uso em pacientes com aumento da PIC Cautela em pacientes menores que 3 anos e como sedação em UTI
Propranolol (Inderal®)	Comprimido = 10, 40 e 80 mg	β-bloqueador	Hipertensão: inicial: 0,5-1 mg/kg/dia, VO, em 2-4 doses Manut: 2-4 mg/kg/dia Máx.: 16 mg/kg/dia	Contraindicações: asma, bradicardia sinusal e bloqueio AV, choque cardiogênico Cautela em nefropatas e hepatopatas, diabéticos e pacientes recebendo outros anti-hipertensivos Eventos adversos: fatiga, letargia, bradicardia, insuf. cardíaca, sintomas TGI, agranulocitose, broncoespasmo, *rash*, febre
Protamina (Protamina 1000®)	Ampola = 5 mL (cada 1 mL inativa 1.000 UI de heparina)	Antídoto, heparina	IV: 1 mg protamina inativa 115 UI de heparina (porcina) ou 90 UI de heparina (derivada pulmão) Dose máx.: 50 mg	Taxa de infusão máxima: 5 mg/min Eventos adversos: hipotensão, bradicardia, dispneia e anafilaxia
Quinidina (Quincardine®)	Comprimido = 200 mg Injeção = 80 mg/mL (não disponível no BR)	Antiarrítmico, classe Ia	Dose teste: 2 mg/kg, IM, VO (máx. 200 mg/dose) Terapêutico: IV (não recomendado): 2-10 mg/kg/dose, cada 3-6 h VO: 15-60 mg/kg/dia, cada 6/6 h	Dose teste devido à reação idiossincrática à quinidina Toxicidade: QRS > 0,02 seg Eventos adversos: sintomas TGI, hipotensão, *rash*, bloqueio cardíaco, discrasias sanguíneas Nível sérico: 3-7 mg/L
Ranitidina (Antagon®, AntakR, Zylium®, Ulcoren®)	Comprimido efervescente = 150 e 300 mg Comprimido = 150 e 300 mg Ampola = 2 mL/50 mg Xarope = 150 mg/10 mL	Antiácido	VO: 2-4 mg/kg/dia, 12/12 h IV: 1-2 mg/kg/dia, cada 6-8 h	Eventos adversos: cefaleia, distúrbios TGI, fadiga, insônia, sedação, artralgia, hepatotoxicidade
Remifentanil (Ultiva®)	Frasco-ampola = 1, 2 e 5 mg	Analgésico, opioide	0,05-1,3 mcg/kg/min, IV, infusão contínua	(Ver Fentanil)

continua >>

>> *continuação*

Nome	Apresentação	Indicação/classificação	Dosagem	Observação
Resina troca-cátions (Kayexalate®, Sorcal®)	Envelope = 30 g (Sorcal)	Hiperpotassemia	0,5-1 g/kg/dose, cada 4-6 h, VO ou VR	O sulfato de poliestireno de sódio acumula potássio no tubo intestinal liberando sódio (1 g/kg reduz o K^+ em 1 meq/kg)
Ribavirina (Virazole®, Viramid®)	Cápsula = 250 mg Frasco-ampola = 100 mL/6 g	Antiviral, VSR, *Influenza sp.*	INAL: 1,1 g/dia, aerossol, 12-18 h/dia por 3-7 dias (diluir 20 mg/mL) IV: 2 g, dose de ataque, após 1 g de 6/6 h por 4 dias, mais 0,5 g, 8/8 h, por 6 dias	Eventos adversos: piora do desconforto respiratório, *rash*, conjuntivite, broncoespasmo, hipotensão, anemia e parada cardíaca
Rifampicina (Rifaldin®)	Cápsula = 300 mg Frasco = 100 mL (100 mg/5 mL) Gotas = 5 mL (150 mg/mL)	Antibiótico, tuberculose	10-20 mg/kg/dia, VO, 6/6 h (para tuberculose, a dose é dada 1x/dia) Profilaxia meningococo: RN: 10 mg/kg/dia, VO, 12/12 h, 2 dias > 1 mês: 20 mg/kg/dia, VO, 12/12 h, 2 dias Adultos: 600 mg, VO, 12/12 h, 2 dias Profilaxia H *Influenza*: > 1 mês: 20 mg/kg/dia, VO, 12/12 h, 4 dias (máx. 600 mg/dia)	Cautela em pacientes com insuficiência hepática Eventos adversos: náuseas, epigastralgia, elevação de enzimas hepáticas, plaquetopenia, cefaleia, reações alérgicas, confusão, febre, discrasias sanguíneas Coloração avermelhada em secreções
Rimantadina	Comprimido = 100 mg	Tratamento de *Influenza* tipo A	5 mg/kg/dia, VO, cada 6-12 h Máx. 150 mg/dia 100 mg, VO, 2x/dia por 7 dias (início dos sintomas)	Eventos adversos: cefaleia, insônia, náuseas
Ritonavir (Norvir®)	Cápsula = 100 mg	Antiviral, inibidor da protease	Início: 250 mg/m²/dose, VO, 12/12 h Aumentar a cada 2-3 dias com 50 mg/m²/dose, 12/12 h Máx: 600 mg/dose	Cautela em insuficiência hepática Eventos adversos: náuseas, vômitos, diarreia, cefaleia, dor abdominal e anorexia
Rocurônio (Esmeron®)	Injeção- 10 mg/mL	Bloqueador neuromuscular não despolarizante de ação curta, SRI	IV: 0,6-1,2 mg/kg/dose, 1x; repetir 0,1-0,2 mg/kg a cada 20 a 30min se necessário Contínuo: 10-12 mcg/kg/min	Eventos adversos: hipertensão, hipotensão, arritmia, taquicardia, broncoespasmo, vômitos, *rash*, soluços, edema e dor no local da injeção Pico de ação em 0,5-1 min. Duração 30-40 min
Salmeterol (Serevent®)	Aerossol/spray = 25 mcg/*puff* Diskus = 50 mcg/inalação	β2 agonista (longa duração)	1-2 *puffs* (25-50 mcg) 12/12 h	Não deve ser usado para crise asmática Início de ação em 10-20 min. Pico 3 horas Eventos adversos: (ver Albuterol)
Salbutamol (Aerolin®)	(Ver Albuterol)			
Sildenafil (Viagra®)	Comprimido = 25, 50 e 100 mg	Inibidor da fosfodiesterase tipo 5, tratamento de hipertensão pulmonar	Neonatal: inicial 0,3 mg/kg/dose 8-12 h Crianças: inicial: 0,25-0,5 mg/kg/dose 4-8 h Máx: 1 mg/kg/dose 4-8 h Adultos: 20 mg 3x/dia	*Fush*, diarreia, arritmia ventricular, taquicardia, hipotensão, priaprismo, hematúria, parestesia, mialgia, disfunção plaquetária, cefaleia
Sinvastatina (Sinvastacor®)	Comprimido = 5,10, 20 e 40 mg	Redutor de LDL colesterol e triglicérides	5-80 mg/dia à noite Dose máx. 80 mg/dia	Efeitos adversos: cefaleia, dor muscular
Saquinavir (Fortovase®)	Cápsula = 200 mg Comprimido = 500 mg	Inibidor da protease, antiviral HIV	VO: 50 mg/kg/dose, 3x/dia (dose investigacional de ACTG 397) Máx. 600 mg/dose	Eventos adversos: diarreia, náuseas e cefaleia
Somatostatina (Stilamin®)	Ampola = 3 mg/1 mL	Hemorragia digestiva, hipoglicemia	HAD: Bolus: 3,5 mcg/kg Manut: 3,5 mcg/kg/h, IV, infusão contínua Doses até 10 mcg/kg/min são descritas Máx.: 250-500 mcg/h	Eventos adversos: raros, hiperglicemia, hipotensão, bradicardia, náuseas, vômitos e dor abdominal
Succinilcolina (Quelicin®)	Frasco-ampola: 500 mg/10 mL 100 mg/100 mL	Bloqueador neuromuscular despolarizante	1- 2 mg/kg/dose, IV, 1x	Pré-medicar com atropina Eventos adversos: bradicardia, hipotensão, arritmias, liberação de histamina Com redução da colinesterase plasmática ocorre prolongamento da ação Pode causar hipertermia maligna

continua >>

>> *continuação*

Nome	Apresentação	Indicação/classificação	Dosagem	Observação
Sucralfato (Sucrafilm®)	Comprimido = 1g Flaconete = 10 mL/2 g (9.200 mg/mL)	Ulcera péptica, esofagite	40-80 mg/kg, VO, 6/6 h Máx. 1 g/dose	Eventos adversos: vertigem, constipação e tontura
Sulbactam	(Ver Ampicilina + Sulbactam)			
Sulfadiazina de Prata (Dermacerium®)	Bisnagas = 5, 10, 15 e 30 g	Antibiótico tópico, queimados	Aplicar creme 3x/dia	Evento adverso: neutropenia
Sulfadiazina (Neosulfazina®)	Comprimido = 500 mg	Antibiótico	> 2 meses; 75 mg/kg, VO, 1x, seguido de 150 mg/kg/dia, VO, 6/6 h Toxoplasmose congênita: (com pirimetamina e ácido fólico). 100 mg/kg/dia, VO, 12/12 h por 1 ano	Contraindicação: porfiria Eventos adversos: cristalúria, febre, *rash*, hepatite, vasculite, síndrome Lupus-*like*, supressão medular e hemólise em paciente com def. G6PD
Sulfametoxazol + Trimetoprim (Bactrim®)	Comprimido = 400 mg (SMX) e 80 mg (TMP) Comprimido F = 800 mg (SMX) e 160 mg (TMP) Suspensão = 5 mL = 200 mg (SMX) e 40 mg (TMP) Suspensão F = 5 mL = 400 mg (SMX) e 80 mg (TMP)	Antibiótico	Referente à SMX: 40 mg/kg/dia, VO, 12/12 h P. carinni: 100 mg/kg/dia, IV, 6/6 h Profilaxia P carinni: 50 mg/kg/dia, VO, 12/12 h Profilaxia ITU: 20 mg/kg/dia, VO, 1x	Evitar em menores 2 meses Eventos adversos: cristalúria, glossite, injúria hepática ou renal, irritação TGI, *rash*, sd. Stevens-Johnson e hemólise em pacientes com G6PD
Sulfasalazina (Azulfin®, Salazoprin®)	Comprimido = 500 mg	Antimicrobiano, retocolite ulcerativa	50-60 mg/kg/dia, VO, cada 6-8 h Adultos: 2-3 g/dia	Ação se deve ao composto 5-amino-salicilato, produto de sua decomposição no intestino Pouco absorvida VO Eventos adversos: anemia com corpúsculos de Heinz, hemólise (G6PD), agranulocitose, náusea, febre, artralgia e eritema
Sulfonato poliestereno de cálcio (Sorcal®)	(Ver Resina troca-cátions)			
Surfactante (Alveofact®, Curosurf®, Survanta®)	Alveofact: ampola 1,2 mL = 50 mg Curosurf: ampola 1,5 mL = 120 mg ou 3 mL = 240 mg Survanta: ampola 4 mL = 100 mg ou 8 mL = 200 mg	Surfactante pulmonar	200 mg/kg/dose 1x intratraqueal; pode ser repetido após 12 h (dose máx. total = 400 mg/kg)	Efeitos colaterais: bradicardia e queda da saturação de oxigênio transitórias
Tacrolimus – FK 506 (Prograf®)	Cápsula = 0,5, 1 e 5 mg Ampola = 1 mL/5 mg	Imunosupressor, rejeição de órgãos	IV: 0,03-0,15 mg/kg/dia, infusão contínua VO: 0,15-0,2 mg/kg/dia, 12/1 2h	Eventos adversos: cefaleia, tremores, insônia, parestesia, hipertensão, edema, sintomas TGI, alteração da função renal, anemia, leucocitose, trombocitopenia, hiper e hipopotassemia, hiperglicemia, atelectasia, derrame pleural, prurido, *rash*, febre, dor, anafilaxia
Teicoplanina (Targocid®)	Ampola = 200 e 400 mg	Antibiótico	Ataque: 10 mg/kg/dose por 3 doses, IV ou IM, 12/12 h Manut: 4-6 mg/kg/dia, 1x/dia, IV ou IM	Nível sérico: 10 mcg/mL Eventos adversos: reações cutâneas, ototoxicidade, nefrotoxicidade, aumento de fosfatase alcalina e GGT
Teniposida (Vumon®)	Ampola = 50 mg	Antineoplásico, linfoma, neuroblastoma	100 mg/m²/dia, IV, por 2-3 dias ou 40-60 mg/m² por 5 dias	Eventos adversos: Náuseas, vômitos, febre, depressão medular, neuropatia periférica
Teofilina (Teofilab®, Teolong®)	Solução (200 mL) = 100 mg/15 mL Comprimido = 100, 200 e 300 mg	Broncodilatador, apneia	Apneia: Inicial: 5 mg/kg/dose, VO Manut: 1-4 mg/kg/dia, VO, cada 8-12 h Broncoespasmo (> 1 ano): 12-14 mg/kg/dia, VO, cada 6-8 h. Aumentar de acordo com nível sérico de teofilina	Nível terapêutico: Apneia: 7-13 mg/L BCE: 10-20 mg/L Eventos adversos: náuseas, vômitos, anorexia, refluxo gástrico, nervosismo, taquicardia, convulsões e arritmias Contraindicação: porfiria

continua >>

>> *continuação*

Nome	Apresentação	Indicação/classificação	Dosagem	Observação
Terbutalina (Bricanyl®)	Comprimido = 2,5 mg Xarope = 5 mL/1,5 mg Ampola = 0,5 mg/mL Solução gotas = 10 mg/mL	Broncodilatador	VO: < 12 anos: 0,05 mg/kg/dose, 8/8 h (máx. 5 mg/dia) Adultos: 2,5 mg, 8/8 h SC: < 12 anos: 0,005-0,01 mg/kg/dose, repetido a cada 15-20 min (máx. 0,4 mg/dose) Adultos: 0,25 mg/dose IV: Ataque 2-10 mcg/kg Contínuo 0,1-0,4 (máx. 1 mcg/kg/min) INAL: 0,5-2,5 mg em 2,5 mL SF, cada 4-6 h	Eventos adversos: nervosismo, tremores, cefaleia, náuseas, taquicardia, arritmias e palpitações
Terlipressina (Glypressin®)	Frasco-ampola = 1 mg	Tratamento de hemorragias por varizes esofágicas	Adolescentes e adultos: Bolus: 2 mg, IV. Repetir a cada 4 h (até controle do sangramento de 24-48 h) Dose pediátrica não estabelecida	Único medicamento com impacto na sobrevida, 2004 Eventos adversos: palidez, cefaleia, náuseas, vômitos, hipertensão, diarreia e bradicardia
Tiabendazol (Thiaben®)	Comprimido = 500 mg Suspensão = 50 mgmL	Vermífugo para tratamento da estrongiloíase e da Larva migrans	50 mg/kg/dia 12/12 h Máx.: 3 g/dia	Náusea, vômitos, diarreia, sonolência, vertigem, cefaleia, anorexia, xerostomia
Tiopental sódico (Thinembutal®, Thiopentax®)	Frasco-ampola = 500 e 1.000 mg	Barbitúrico de ação curta, mal convulsivo, edema cerebral	Edema cerebral: 1,5-5 mg/kg/dose, IV Anestesia: Indução: 2-5 mg/kg, IV, 1x Manut: 1 mg/kg/h Infusão contínua/mal convulsivo: 10 mcg/kg/min (até 90 mcg/kg/min. Doses de 400 mcg/kg/min já foram relatadas)	Eventos adversos: depressão respiratória, hipotensão, anafilaxia, redução do débito cardíaco Metabolismo hepático
Tiroxina sódica	(Ver Levotiroxina)			
Tobramicina (Tobramina®)	Ampola = 1,5 mL/75 mg Ampola = 3 mL/150 mg Solução oftálmica e creme Solução para inalação = 300 mg/5 mL	Antibiótico, aminoglicosídeo	Crianças: 6-7,5 mg/kg/dia, IM ou IV, 8/8 h Adultos: 3-5 mg/kg/dia, IM ou IV, 8/8 h	Eventos adversos: oto, mielo e nefrotóxico Nível terapêutico: Pico: 6-10 mg/L Intervalo: < 2 mg/L
Topiramato (Topamax®)	Comprimido = 25, 50 e 100 mg Cápsula= 15 e 25 mg	Anticonvulsivante tratamento de enxaqueca	Crianças acima de 2 anos: 5-9 mg/kg/dia, 12/12 h Iniciar em doses baixas e aumentar a dose a cada 1-2 semanas 1-3 mg/kg/dia Adultos: começar com 25 mg à noite e aumentar 25 ou 50 mg ao dia, em intervalos de 1-2 semanas Dose máxima diária de 500 mg	Eventos adversos: problemas de coordenação, lentidão, confusão, tontura, formigamento, cansaço, distúrbio de fala, agitação, alteração de humor, náusea, cálculo renal
Tramadol (Sylador®, Tramal®)	Cápsula = 50 mg Comprimido retard. = 100 mg Ampola = 2 mL/100 mg Supositório = 100 mg Solução = 100 mg/mL, 50 mg/mL	Analgésico	> 14 anos e adultos: 50-100 mg, IV ou IM Dose máxima: 400 mg/dia Crianças > 1 ano: 1-2 mg/kg/dose (dose diária máxima: 8 mg/kg)	Eventos adversos: sudorese, tonturas, náuseas, vômitos, sonolência
Ursodesoxicólico, ácido (Ursacol®)	Comprimido = 50, 150 e 300 mg	Aumenta o poder solubilizante da bile em relação ao colesterol, impede formação de cálculos de colesterol	7,5-10 mg/kg/dia, VO, 8/8h, por 4-6 meses	Eventos adversos: diarreia, aumento de fosfatase alcalina, GGT e bilirrubinas
Vancomicina (Vancocina®)	Frasco = 500 mg/10 mL	Antibiótico	Crianças: 40 mg/kg/dia , IV, 6/6 h Infecções graves ou SNC: 40-60 mg/kg/dia, IV, 6/6 h Máx.: 2 g/dia	Nível terapêutico: Pico: 25-40 mg/L Vale: 15-20 mg/L Eventos adversos: hipotensão, nefrotoxicidade, neutropenia, ototoxicidade, síndrome *red neck*, anafilaxia

continua >>

>> *continuação*

Nome	Apresentação	Indicação/classificação	Dosagem	Observação
Vasopressina (Pitressin®)	Ampola = 20 U/mL	Hormônio antidiurético, choque, diabetes *insipidus*, hemorragia digestiva	SC/IM 2,5-10 U 2-4x/dia Infusão contínua (hemorragia digestiva): 0,002-0,005 U/kg/min. Aumentar a dose a cada 30 min, até máximo de 0,01 U/kg/min	Eventos adversos: tremor, sudorese, vertigem, dor abdominal, náuseas, vômitos, urticária
Vecurônio (Norcuron®)	Ampola = 4 e 10 mg	Bloqueador neuromuscular não despolarizante	IV Ataque: 0,08-0,1 mg/kg/dose Manut: 0,05-0,1 mg/kg/h	Ação em 2-3 min Menos efeitos cardiovasculares que o pancurônio
Verapamil (Dilacoron®)	Drágea = 40 mg Comprimido = 80, 120 mg Comprimido retard = 240 mg Ampola = 2 mL/5 mg	Vasodilatador, antiarrítmico, hipotensor	Dose teste: 0,01 mg/kg Inicial: IV, bolus, 50-70 mcg/kg, em 2-3 min TSV: 0,05-0,15 mg/kg a cada 15 min (2x)	Contraindicações: choque, hipotensão, bloqueio AV de 2º e 3º graus Eventos adversos: arritmias, hipotensão, mal-estar gástrico e obstipação intestinal
Vinblastina (Faulblastina®)	Frasco-ampola = 10 mg/10 mL	Quimioterápico, Hodgkin, linfoma linfocítico, sarcoma de Kaposi	1x a cada 7 dias: 1ª dose: 2,5 mg/m² 2ª dose: 3,75 mg/m² 3ª dose: 5 mg/m² 4ª dose: 6,25 mg/m² 5ª dose: 7,5 mg/m²	Eventos adversos: náuseas, vômitos, obstipação, anorexia, faringite, enterocolite, parestesias, depressão mental, cefaleia, convulsão e alopecia
Vincristina (Tecnocris®) (Fauldvincri®)	Ampola = 1 mg	Leucemia, linfoma, neuroblastoma, Wilms, Ewing	1,5-2 mg/m², IV, 1x por semana	Eventos adversos: alopecia, parestesias, ataxia, perda de peso, febre, ulceração oral e cefaleia
Zidovudina (Retrovir AZT®)	Cápsula = 100 mg e 250 mg	Inibidor da transcriptase, HIV	Dependente do protocolo VO 180-240 mg/m², 12/12h, máx. 200 mg/dose Adulto: 100-200 mg/dose, 4/4 ou 8/8 h IV: 1-2 mg/kg/dose, 4/4 h	Eventos adversos: cefaleia, náuseas, insônia, miosite, mialgia, aumento de CPK, parestesias Cautela em nefropatas e hepatopatas

REFERÊNCIAS

1. Hirschheimer MR, Matsumoto T, Carvalho WB. Terapia intensiva pediátrica. 3ª ed. São Paulo: Editora Atheneu; 2006.
2. Arcara K, Tschudy M. The Harriet Lane Handbook. The Johns Hopkins Hospital. 19th ed. Philadelphia, Pennsylvania: Ed. Elsevier Mosby; 2012.
3. Taketomo CK, Hodding JH, Kraus DM. Pediatric Dosage Handbook. 21ª ed. Hudson, Ohio. Lexi-Comp, 2014.
4. Dicionário de especialidades farmacêuticas: DEF 2003/2004 — Jornal Brasileiro de Medicina. 32ª ed. Rio de Janeiro: Ed. Publicações Médicas; 2003.

Índice Remissivo

A

B

C

D

G

H

I

J

K

L

M

N

O

P

Q

R

T

U

V

X

Impressão e acabamento:
Geográfica editora